U0233457

Revised Reprint

Hinman's Atlas of Urologic Surgery

辛曼泌尿外科手术图解

（第 4 版）

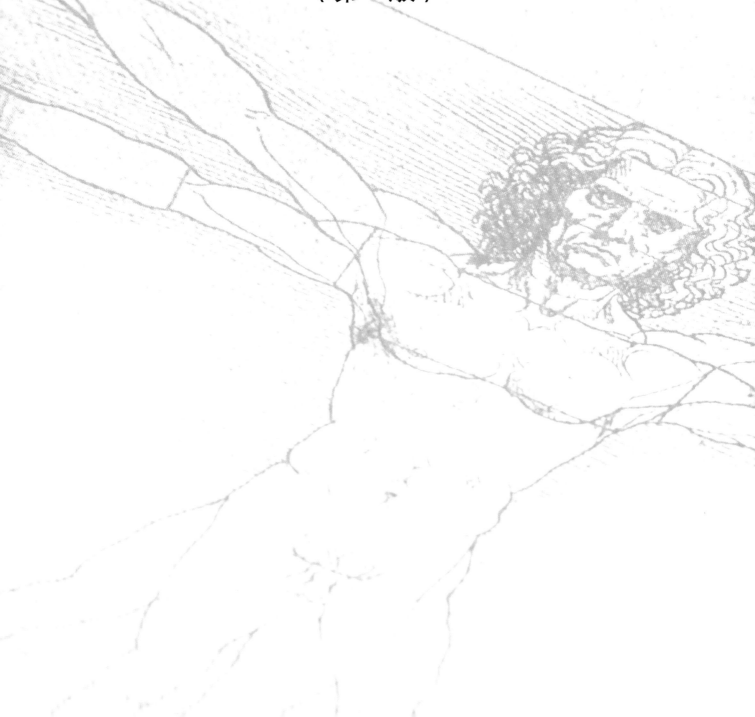

Revised Reprint

Hinman's Atlas of Urologic Surgery

辛曼泌尿外科手术图解

（第 4 版）

原　著　Joseph A. Smith Jr.，Stuart S. Howards，
　　　　Glenn M. Preminger，Roger R. Dmochowski

主　译　王东文　纪志刚

北京大学医学出版社

XINMAN MINIAO WAIKE SHOUSHU TUJIE（DI 4 BAN）

图书在版编目（CIP）数据

辛曼泌尿外科手术图解：第 4 版 /（美）约瑟夫·史密斯（Joseph A. Smith Jr.）等原著；王东文，纪志刚主译 . —北京：北京大学医学出版社，2022.3

书名原文：Hinman's Atlas of Urologic Surgery，4th Edition

ISBN 978-7-5659-2358-6

Ⅰ. ①辛… Ⅱ. ①约… ②王… ③纪… Ⅲ. ①泌尿系统外科手术—图谱 Ⅳ. ① R699-64

中国版本图书馆 CIP 数据核字（2021）第 021698 号

北京市版权局著作权合同登记号：图字：01-2021-5459

Elsevier（Singapore）Pte Ltd.
3 Killiney Road，#08-01 Winsland House I，Singapore 239519
Tel：（65）6349-0200；Fax：（65）6733-1817

辛曼泌尿外科手术图解（第 4 版）

主　　译：王东文　纪志刚
出版发行：北京大学医学出版社
地　　址：（100191）北京市海淀区学院路 38 号　北京大学医学部院内
电　　话：发行部 010-82802230；图书邮购 010-82802495
网　　址：http://www.pumpress.com.cn
E - m a i l：booksale@bjmu.edu.cn
印　　刷：北京金康利印刷有限公司
经　　销：新华书店
责任编辑：陈 奋　袁朝阳　　责任校对：靳新强　　责任印制：李 啸
开　　本：889 mm×1194 mm　1/16　　印张：60.75　　字数：1957 千字
版　　次：2022 年 3 月第 1 版　2022 年 3 月第 1 次印刷
书　　号：ISBN 978-7-5659-2358-6
定　　价：598.00 元

版权所有，违者必究
（凡属质量问题请与本社发行部联系退换）

译校者名单

名誉主审： 赫　捷　院士

主　　审： 黄　健　叶章群

主　　译： 王东文　纪志刚

副 主 译： 曹晓明　梁学志　张旭辉

译校者名单（按姓氏汉语拼音排序，括号内为译者单位及参译人员）

曹晓明（山西医科大学第一医院　李春风　梁学志　穆颖　任力娟　王璟琦　吴波　杨华
　　　　原小斌　张彬　张伟　张旭辉　章雷）

陈福宝（宁夏医科大学总医院　李广永）

高　新（中山大学附属第三医院　毛云华　李腾成）

贺大林（西安交通大学第一附属医院　朱国栋）

黄　健（中山大学孙逸仙纪念医院　陈长昊　陈旭　范新祥　黄立　赖义明　李锴文　彭圣萌
　　　　汤壮　吴少旭　吴宛桦　谢伟槟　于浩　钟广正　钟文龙）

纪志刚（北京协和医院　成向明　邓建华　樊华　李嘉临　乔逸　邱子凯　王栋　王旭　王站
　　　　谢燚　徐维锋　严维刚　杨鸣　张玉石　郑国洋　周毅　周智恩）

靳风烁（陆军军医大学大坪医院　李耀明　王鹏　周波）

孔垂泽（中国医科大学附属第一医院　刘涛）

孔祥波（吉林大学中日联谊医院　王尧　魏鑫）

黎　玮（河北医科大学第二医院　黄天浩　齐进春　王崇博　张雅楠）

李黎明（天津医科大学总医院　王宝龙）

李　鸣（新疆维吾尔自治区人民医院　李九智）

李宁忱（北京大学首钢医院吴阶平泌尿外科医学中心　纪翔）

李　逊（广州医科大学附属第五医院　何永忠　赖德辉　刘兴　盛明）

刘修恒（武汉大学人民医院　张璐）

马洪顺（天津市第一中心医院　王伟）

倪少滨（哈尔滨医科大学附属第一医院　贾光）

牛远杰（天津医科大学第二医院　李刚　朱东生）

齐　琳（中南大学湘雅医院　陈智勇）

任来成（山西医科大学第二医院　郝志轩）

田　野（首都医科大学附属北京友谊医院　沈洪亮）

王春喜（吉林大学第一医院　郝元元　徐博）

王东文（中国医学科学院肿瘤医院深圳医院　李海涛　田军）

王晓峰（北京大学国际医院　王田）

王玉杰（新疆医科大学第一附属医院　拜合提亚·阿扎提　李前进　李晓东　刘强　王文光）

王志平（兰州大学第二医院　杨立）

谢立平（浙江大学医学院附属第一医院　林奕伟　毛祺琦　徐鑫　郑祥义）

邢金春（厦门大学附属第一医院　陈跃东　曾彦恺）

徐啊白（南方医科大学珠江医院　温勇　江宁）

徐　勇（天津医科大学第二医院　刘成益　张志宏）

叶定伟（复旦大学附属肿瘤医院　金圣明　王弘恺　俞雷均）

袁建林（空军军医大学西京医院　孟平）

张　旭（中国人民解放军总医院　高宇）

周利群（北京大学第一医院　陈宇柯　程嗣达　杜毅聪　李子晞　姚林）

秘　　书：章　雷（山西医科大学第一医院）

　　　　　郭文敏（中国医学科学院肿瘤医院深圳医院）

策　　划：黄大海

主译简介

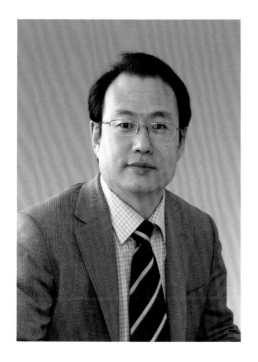

王东文，男，山西临猗人，现任中国医学科学院肿瘤医院深圳医院副院长。国家二级教授，博士研究生导师。新世纪"百千万"人才国家级人选，卫生部有突出贡献中青年专家，享受国务院政府特殊津贴专家，深圳市国家级领军人才。

曾任中华医学会泌尿外科学分会（CUA）全国常委（兼肿瘤学组秘书长）、中国医师协会泌尿外科医师分会全国常委。现任亚洲男科协会（AAA）副主席（兼前列腺健康咨询委员会副主任）、中国医学装备协会泌尿外科分会（CUEA）副主任委员，中国医疗保健国际交流促进会泌尿健康促进分会副主任委员、深圳市抗癌协会泌尿生殖系统肿瘤专委会主委。担任《中华腔镜泌尿外科杂志（电子版）》副总编，《现代泌尿生殖肿瘤杂志》副主编，《中华泌尿外科杂志》、*Journal of Endourology*、《中华男科学杂志》等杂志编委。

从事泌尿外科临床工作 35 年余，擅长泌尿系统肿瘤、泌尿系疑难杂症的诊治及微创泌尿外科和临床尿动力技术的应用。完成男性泌尿生殖系统疾病微创手术 6000 余例，属国内较早开展此项技术的医生之一。主刀 3D 腹腔镜及机器人辅助腹腔镜下泌尿系复杂手术 2000 余例。多次受邀到多家知名医院举办的全国学术会议上进行现场手术演示。多种经典手术已被收入《中国当代医学名家经典手术》和《中国泌尿外科名家腹腔镜手术作品典藏》。连续 5 年入选"中国名医百强榜"及"中国最具影响力医生排行榜"。

在肿瘤的微创诊疗领域有一定的建树，荣获中国名医百强榜肾及肾上腺手术 TOP10 医生，系统性开展肾癌精准手术的相关应用与研究，首创专门针对肾血管的定量评估系统——SIREN 评分系统，量化肾血管解剖结构对手术难度的影响，提高了复杂肾肿瘤手术的安全性和治疗效果。在国内较早开展机器人辅助腹腔镜术中淋巴荧光显影技术的应用与研究，为肿瘤手术淋巴清扫提供可视化手段，优化手术操作流程，规范手术切除范围，得到了业界的广泛好评。在国内率先开展机器人辅助腹腔镜前列腺癌根治术中 NVB 神经电刺激技术的应用与研究，确切保留尿控神经和性神经，兼顾肿瘤根治与功能保留。

近年来，以第一作者或通讯作者在国内外核心期刊发表学术论文 200 余篇。主编《三维重建技术辅助下 3D 腹腔镜肾脏及肾上腺手术》（北京：人民卫生电子音像出版社，2016）《泌尿外科专家说病说保健》（北京：科学出版社，2012）《泌尿外科腔镜手术》（北京：中国大百科全书电子音像出版社，2004）等专著及科普书籍教学光盘多部。参编及参译《吴阶平泌尿外科学》《坎贝尔-沃尔什泌尿外科学》（第 11 版）《泌尿外科内镜诊断治疗学》等专著及教材 20 余部。

先后以第一完成人荣获教育部等十余项科技进步奖，以第一承担人获得包括国家自然科学基金面上项目、卫生部科研基金项目、国家科技支撑计划专项等国家及省部级基金资助 28 项。获国家实用新型专利 5 项、国家发明专利 4 项。并曾荣获尿控学杰出贡献奖、2014 年度吴阶平医学奖、2014 年度中华医学会泌尿外科学分会（CUA）"大禹奖"、中国首届"白求恩式好医生"提名奖等多项荣誉。

主译简介

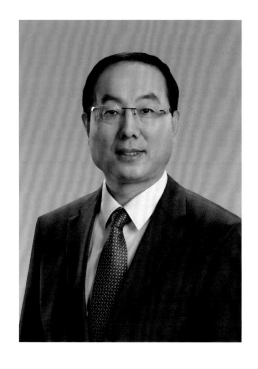

纪志刚，男，中国医学科学院北京协和医院泌尿外科主任，学科带头人；博士研究生导师；中央保健会诊专家。

现任中华医学会泌尿外科学分会（CUA）常委、中华医学会泌尿外科学分会肿瘤学组副组长、中国医师协会泌尿外科医师分会副会长、中国医师协会男科与性医学医师分会副会长、世界华人医师协会男科专业组候任会长、北京医学会泌尿外科学分会副主任委员、国家卫健委医学人才培养联盟泌尿外科内镜专业委员会主任委员、国家药品监督管理局药品审评中心审评专家；《中华泌尿外科杂志》常务编委、《中华医学杂志》编委、《临床泌尿外科杂志》编委、《现代泌尿生殖肿瘤杂志》编委、《中华外科杂志》通讯编委、《国际外科学杂志》通讯编委、《机器人外科学杂志》常务编委。

在北京协和医院泌尿外科临床工作 35 年，始终秉承"严谨、求精、勤奋、奉献"的精神，打下了雄厚的理论和专业基础，养成良好的临床思维和工作习惯，尤其在泌尿外科微创技术、肾上腺外科、泌尿男性生殖系统肿瘤诊治、肾移植等诸多领域取得了丰硕的学术成就。

在泌尿外科微创技术和泌尿系肿瘤治疗方面经验丰富，在经尿道手术、腹腔镜技术的改进及机器人辅助手术进行了深入的研究，特别在国产手术机器人的研发领域取得一定的成果，牵头开展了国产手术机器人的临床验证工作，针对不同的肿瘤和肿瘤分期，开展了包括手术、化疗、放疗、靶向药物治疗、免疫治疗及联合治疗，并是国内首批开展 MDT 工作的团队。注重人才的培养，合作研发了动物离体器官培训系统，在毕业后继续教育和培训方面取得初步成果。

在泌尿男性生殖系肿瘤诊治上成效斐然，特色鲜明。早期局限性肾癌，强调保留器官手术治疗；晚期肾癌强调综合治疗，开展转移性肾癌靶向治疗及新型免疫治疗，其指导的团队是国内患者数量累计最多、诊治经验丰富的一组。将各种微创技术应用于尿路上皮癌诊治，除传统 TURBt 外，还开展输尿管镜激光肿瘤切除术、输尿管软镜肾盂肾盏肿瘤激光切除术，取得了良好的疗效。开展尿路上皮肿瘤化疗及免疫治疗，包括：转移性尿路上皮癌全身化疗、膀胱癌新辅助化疗、高危尿路上皮癌术后辅助化疗、髂内动脉灌注化疗等，形成标准化体系化治疗，显著延长了患者生存期。他指导的团队在国内最早开展前列腺近距离治疗，既根治前列腺癌，又保留患者性功能、避免尿失禁，最大限度保证患者高质量生存；并在此基础上创新性开展经会阴前列腺穿刺活检术，成功解决经直肠前列腺穿刺活检感染和出血等临床难题，提高了前列腺癌检出率。该项技术先后取得多项国家发明专利。规范化开展前列腺癌的化疗，使得前列腺癌的 5 年生存率达到国际先进水平。

主持或合作开展国家级、省部级、院内外多项科研项目，均取得良好成果。近 5 年在国内外核心期刊发表学术论著 130 余篇，其中 SCI 收录 60 余篇。主译《坎贝尔-沃尔什泌尿外科学》（第 11 版），主编《原位新膀胱关键技术》，参编《中国泌尿外科与男科疾病诊断治疗指南》《吴阶平泌尿外科学》等多部专著。先后荣获中华医学科技奖、华夏医学科技奖，取得国家专利 6 项。

近代科学技术的发展，对泌尿外科领域产生了深远的影响，尤其是近年来，泌尿外科在各种新技术、新设备、新理论的支持推动下迅速发展。《辛曼泌尿外科手术图解》（*Hinman's Atlas of Urologic Surgery*）是一部专为泌尿外科医师提供全面手术技能指导的专业著作，内容全面覆盖泌尿外科各个领域的手术操作内容，被认为是当今世界泌尿外科领域的最权威图谱，被众多泌尿外科医师誉为学科"圣经"。为了紧跟时代步伐，这部享誉全球的泌尿外科巨著近期进行了再版，该书对大家全面了解当代泌尿外科手术十分重要。

第4版《辛曼泌尿外科手术图解》对泌尿外科领域的各类手术进行了全面介绍，从患者的术前评估到术后管理均进行了详细阐述。手术操作部分采取循序渐进的方法，对手术步骤进行了细致的讲解，并附以丰富的手术图片，对每个手术入路的各个环节逐步予以介绍。同时文中也包含了撰稿专家关于手术技巧的介绍，对手术的重点和难点进行了重点阐述，为广大泌尿外科医生快速学习和安全开展手术提供了极为实用的指导。

同时，第4版在上一版的基础上对书中内容进行了全面的调整和修订，提供了关于新的手术入路、新的手术系统、设备以及新的腹腔镜和机器人手术技术的高度图解式分步指导。虽然如今手术视频的获得更加简单，但是，显然通过研读手术图解和相应的文字描述并结合手术视频比单纯地观看手术视频更有助于提高外科医生对于手术过程中各个步骤的理解和认识，这也是《辛曼泌尿外科手术图解》编者们的初衷。

为了达到完美的手术效果，需要进行精细的术前决策、精确的手术模拟，逐步发展到精密的手术方案、精准的手术操作，我们需要全面普及规范化综合治疗理念，紧跟精准医学步伐，多维度加强质量控制，提高诊疗质量。我们希望能有更多的国内同仁可以更加方便地学习这样一部泌尿外科领域的经典手术教材。王东文和纪志刚两位教授组织了全国33家医院相关领域的权威专家对本书进行翻译和审校工作。在尽可能忠实于原著的前提下，力求翻译能够做到深入浅出、专业准确，以满足不同阶段读者需求，使广大读者都能从中有所收获，为患者带来福音。

赫 捷
中国科学院院士
国家癌症中心主任
中国医学科学院肿瘤医院院长
中国医学科学院肿瘤医院深圳医院党委书记
世界华人肿瘤医师协会会长

译者前言

Hinman's Atlas of Urologic Surgery（第 4 版）由美国泌尿外科学界泰斗 Joseph A. Smith，Jr 教授主编，他曾任美国泌尿外科委员会主席、美国泌尿肿瘤学会主席、美国泌尿外科住院医师审查委员会主席等职位。该书近三十年来一直是美国泌尿外科领域最为经典的手术教材，作者团队由来自美国、英国、加拿大等国的高达 240 多位顶级泌尿外科专家组成，所有章节均由相关领域最权威的专家撰写。

本书所著内容也极为全面，涵盖了泌尿外科专业几乎所有的手术类型。作者对手术步骤描述详细，同时又紧跟时代发展，在第 3 版《辛曼泌尿外科手术图解》出版后仅 5 年时间，就对上一版的内容完成了全面调整和修订，跟进了泌尿外科领域最新的手术方式，并辅以高达 2000 多个精美手绘插图、高清手术照片和实用表格，为读者提供了最前沿、最专业、最可靠的信息。对于泌尿外科各级医师来说，本书都是一部非常值得推荐的参考用书。

为了能让更广大的泌尿外科同仁更方便地学习这样一部泌尿外科巨著，我们组织了全国 33 家医院相关领域的权威专家对本书进行翻译和审校，在尽可能忠实于原著的前提下，以更符合我国人民的语言习惯进行翻译，从而使读者能快速准确地学习到原著的精髓，更好地开展临床工作。

本书在翻译过程中得到了中华医学会泌尿外科学分会现任主任委员黄健教授、前任主任委员叶章群教授及候任主任委员张旭教授的大力支持和指导，在此深表感谢！我们郑重并十分荣幸邀请到了国家癌症中心主任、中国医学科学院肿瘤医院院长（深圳医院书记）、中国科学院院士赫捷教授为本书作序，在此表示衷心感谢！另外，北京大学医学出版社的编辑们为本书的出版和发行付出了卓越的努力，在此一并致谢！由于本书内容丰富，译者专业知识所限，不当之处在所难免，请广大读者理解并提出宝贵建议。

王东文　纪志刚

2022 年 5 月

献词

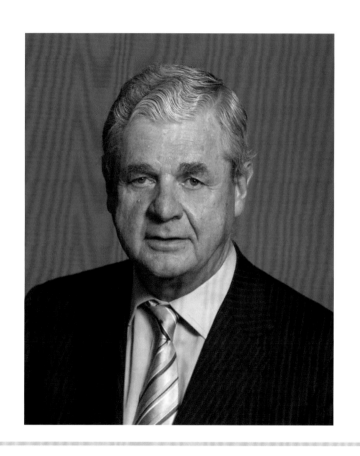

John Fitzpatrick 教授几十年来一直是世界上最著名的泌尿外科教授之一。他奔波于世界各地进行学术交流，在众多知名大学和重要泌尿外科学术会议上进行学术交流和展示，为泌尿外科事业的发展做出了巨大贡献。在他的领导下，其在都柏林的工作单位得到了广泛尊重和认可。他曾担任《英国国际泌尿学杂志》（*British Journal of Urology International*）的主编。

John Fitzpatrick 教授无疑是一位充满活力的医师，同时他也是一位国际公认的顶尖外科医师。为了表彰他对泌尿外科事业的贡献以及表达人们对他的敬重，John Fitzpatrick 教授受邀为第 3 版《辛曼泌尿外科手术图解》作序。他在序言中对泌尿外科手术发展提出了非常宝贵的建议。

万分不幸的是，John Fitzpatrick 教授于 2014 年 5 月 14 日突然离世。

本书所有的主编都十分敬重 John Fitzpatrick 教授，把他当作挚友。我们谨以此版本纪念 John Fitzpatrick 教授。

原著者名单

Haidar M. Abdul-Muhsin, MBChB
Endourology Fellow
Mayo Clinic
Phoenix, Arizona
54: Laparoscopic/Robotic Radical Cystectomy

A. Lenore Ackerman, MD
Assistant Professor
Cedars-Sinai Medical Center
Adjunct Assistant Professor
Pelvic Medicine and Reconstructive Surgery at UCLA
Los Angeles, California
85: Bulbocavernosus Muscle and Fat Pad Supplement

Mark C. Adams, MD, FAAP
Professor of Urology and Pediatrics
Vanderbilt University
Nashville, Tennessee
61: Colocystoplasty

Hashim U. Ahmed, PhD, FRCS(Urol), BM, BCh, BA(Hons)
MRC Clinician Scientist
Division of Surgery and Interventional Science
University College London
Honorary Consultant Urological Surgeon
University College London Hospitals NHS Foundation Trust
London, England
81: Focal Therapies in the Treatment of Prostate Cancer

Husain Alenezi, MD
Endourology, Laparoscopy, and Robotic Surgery
Sabah Al-Ahmad Urology Center and Al-Adan Hospital
Al Ahmadi Governorate, Kuwait
20: Endoscopic Management of Ureteral Strictures

Uzoma A. Anele, MD
Resident in Urology
Virginia Commonwealth University Medical Center
Richmond, Virginia
127: Operations for Priapism

Jacob T. Ark, MD
Resident in Urologic Surgery
Vanderbilt University Medical Center
Nashville, Tennessee
10: Open and Laparoscopic Nephroureterectomy

Angela M. Arlen, MD
Assistant Professor
Urology and Pediatrics
University of Iowa Hospitals and Clinics
Iowa City, Iowa
39: Endoscopic Management of Vesicoureteral Reflux

Monish Aron, MD
Professor and Vice Chair
Department of Urology
University of Southern California
Los Angeles, California
59: Robotic Urinary Diversion

Raed A. Azhar, MD, MSc, FACS, FRCSC
Assistant Professor of Urology
King Abdulaziz University
Jeddah, Saudi Arabia
Adjunct Assistant Professor of Clinical Urology
Keck School of Medicine of the University of Southern California,
Los Angeles, California
71: Laparoscopic and Robotic Simple Prostatectomy

Demetrius H. Bagley, Jr., MD
The Nathan Lewis Hatfield Professor of Urology and Radiology
Sidney Kimmel Medical College at Thomas Jefferson University
Philadelphia, Pennsylvania
44: Ureteroscopic Management of Upper Tract Urothelial Carcinoma

Clinton D. Bahler, MD, MS
Assistant Professor of Urology
Indiana University School of Medicine
Indianapolis, Indiana
14: Percutaneous Resection of Upper Tract Urothelial Carcinoma

John M. Barry, MD
Professor of Urology
Oregon Health and Science University
Portland, Oregon
19: Renal Transplant Recipient

Edward J. Bass, MBChB, BSc (Hons)
Research Fellow
Department of Surgery and Interventional Science
University College London
London, England
81: Focal Therapies in the Treatment of Prostate Cancer

Aaron P. Bayne, MD
Assistant Professor of Urology
Oregon Health and Sciences University
Portland, Oregon
121: Penile Curvature in Pediatric Patients

Anthony J. Bella, MD, FRCSC
Greta and John Hansen Chair in Men's Health Research
Divsion of Urology, Department of Surgery
University of Ottawa
Ottawa, Ontario, Canada
125: Penile Arterial Revascularization

Michael Belsante, MD
Urology Associates
Nashville, Tennessee
105: Botox Injection for Urologic Conditions

Richard Bihrle, MD
Dr. Norbert M. Welch, Sr., and Louise A. Welch Professor of
    Urology
Indiana University
Indianapolis, Indiana
55: Ileocecal Reservoir

Michele Billia, MD, FEBU
Consultant Urological Surgeon
Maggiore della Carità Hospital
University of Eastern Piedmont
Novara, Italy
80: Cryotherapy

Andrew Blackburne, MD
Resident in Urology
Mayo Clinic
Rochester, Minnesota
38: Ureterolithotomy

Michael L. Blute, Sr., MD
Chief of Urology
Massachusetts General Hospital
Walter S. Kerr, Jr., Professor of Urology
Harvard Medical School
Boston, Massachusetts
11: Vena Caval Thrombectomy

Alex Borchert, MD
Resident
Henry Ford Hospital-Wayne State University
Detroit, Michigan
7: Basics of Robotic Surgery

Michael S. Borofsky, MD
Assistant Professor of Urology
University of Minnesota
Minneapolis, Minnesota
26: Percutaneous Renal Access

Steven B. Brandes, MD
Professor of Urology
Columbia University Medical Center
New York, New York
3: Reconstructive Techniques

William O. Brant, MD, FACS, FECSM
Associate Professor of Surgery (Urology)
University of Utah
Salt Lake City, Utah
125: Penile Arterial Revascularization

Matthew Bream, MD
Resident in Urology
Case Western Reserve University School of Medicine
Cleveland, Ohio
2: Suture Techniques

John W. Brock, III, MD, FAAP, FACS
Professor and Chief of Pediatric Urologic Surgery
Director of Pediatric Urology
Monroe Carell, Jr., Professor and Surgeon-in-Chief
Monroe Carell, Jr., Children's Hospital at Vanderbilt
Nashville, Tennessee
130: Repair of Proximal Hypospadias

Gregory A. Broderick, MD
Professor of Urology
Mayo Clinic College of Medicine
Jacksonville, Florida
124: Inflatable Penile Prosthesis Implantation

Joshua A. Broghammer, MD
Associate Professor of Urology
University of Kansas Medical Center
Kansas City, Kansas
128: Repair of Genital Injuries

Elizabeth Timbrook Brown, MD, MPH
Assistant Professor
Department of Urology
MedStar Georgetown University Hospital
Washington, D.C.
83: Vaginal Reconstruction
90: Enterocele Repair
91: Rectocele Repair
96: York–Mason Closure of Rectourinary Fistula in the Male
101: Bulking Agents for Incontinence

Victor M. Brugh, III, MD
Assistant Professor of Urology
Eastern Virginia Medical School
Norfolk, Virginia
110: Vasectomy

Jill C. Buckley, MD
Associate Professor of Urology
UC San Diego Health System
San Diego, California
17: Repair of Renal Injuries

Fiona C. Burkhard, MD
Vice Chair and Professor
Department of Urology
University Hospital of Bern
Bern, Switzerland
58: Ileal Orthotopic Bladder Substitution

Arthur L. Burnett, MD, MBA
Patrick C. Walsh Professor of Urology
Johns Hopkins School of Medicine,
Baltimore, Maryland
127: Operations for Priapism

Fernando Cabrera, MD
Urologist
Cleveland Clinic Florida
Weston, Florida
22: Laparoscopic and Robotic Pyeloplasty

Jeffrey A. Cadeddu, MD
Professor of Urology and Radiology
University of Texas Southwestern Medical Center
Dallas, Texas
30: Renal Radiofrequency Ablation

Noah E. Canvasser, MD
Assistant Instructor of Urology
University of Texas Southwestern Medical Center
Dallas, Texas
30: Renal Radiofrequency Ablation

Peter A. Caputo, MD
Glickman Urologic and Kidney Institute
Cleveland Clinic
Cleveland, Ohio
*32: Open and Laparoscopic Approaches to the Adrenal
Gland (Malignant)*

Culley C. Carson III, MD, FACS, FRCS(hon)
Rhodes Distinguished Professor of Urology
University of North Carolina
Chapel Hill, North Carolina
123: Insertion of Semirigid Penile Prostheses

Patrick C. Cartwright, MD
Professor and Chief
Division of Urology
University of Utah
Surgeon-in-Chief
Primary Children's Hospital
Salt Lake City, Utah
60: Ileocystoplasty

Clint Cary, MD, MPH
Assistant Professor of Urology
Indiana University
Indianapolis, Indiana
55: Ileocecal Reservoir
118: Retroperitoneal Lymph Node Dissection

Erik P. Castle, MD
Professor of Urology
Mayo Clinic Arizona
Phoenix, Arizona
54: Laparoscopic/Robotic Radical Cystectomy

Paul Cathcart, MD, FRCS (Urol)
Consultant Urological Surgeon
Guy's and St. Thomas' Hospitals
London, England
79: Robotic-Assisted Laparoscopic Prostatectomy

Ben Challacombe, MD, FRCS (Urol)
Consultant Urological Surgeon
Guy's and St. Thomas' Hospitals
London, England
79: Robotic-Assisted Laparoscopic Prostatectomy

Sam S. Chang, MD, FACS
Professor of Urologic Surgery
Vanderbilt University Medical Center
Nashville, Tennessee
48: Radical Cystectomy in Male Patients
49: Radical Cystectomy in Female Patients

Christopher R. Chapple, BSc, MD, FRCS(Urol)
Consultant Urological Surgeon
Royal Hallamshire Hospital
Honorary Professor
University of Sheffield
Sheffield, England
95: Reconstruction of Pelvic Fracture Urethral Distraction Defect

Earl Y. Cheng, MD
Professor of Urology
Lurie Children's Hospital of Chicago
The Feinberg School of Medicine at Northwestern University
Chicago, Illinois
45: Endoscopic Incision of Ureteroceles

Ben H. Chew, MD, MSc, FRCSC
Associate Professor of Urologic Sciences
University of British Columbia
Vancouver, British Columbia, Canada
40: Ureteroscopic Instrumentation

Kelly A. Chiles, MD
Assistant Professor of Urology
George Washington University
Washington, D.C.
107: Sperm Retrieval

Joseph L. Chin, MD, FRCSC
Professor of Urology and Oncology
Western University
London, Ontario, Canada
80: Cryotherapy

Sameer Chopra, MD, MS
Research Fellow
Department of Urology
University of Southern California
Los Angeles, California
59: Robotic Urinary Diversion

Alison M. Christie, MD
Director of Robotic Surgery and Staff Urologic Surgeon
Naval Medical Center Portsmouth
Portsmouth, Virginia
46: Transurethral Resection of Bladder Tumors

Kai-wen Chuang, MD
Pediatric Urology
University of California, Irvine/Children's Hospital of Orange
County
Los Angeles, California
115: Reduction of Testicular Torsion

Bilal Chughtai, MD
Assistant Professor of Urology
Weill Cornell Medicine
New York, New York
70: Retropubic Prostatectomy

Peter E. Clark, MD
Professor of Urologic Surgery
Vanderbilt University Medical Center
Nashville, Tennessee
51: Pelvic Lymphadenectomy

Marisa Clifton, MD
FPMRS Fellow in Urology
Cleveland Clinic
Cleveland, Ohio
63: Transvaginal Repair of Vesicovaginal Fistula

Joshua A. Cohn, MD
Clinical Fellow
Department of Urologic Surgery
Vanderbilt University Medical Center
Nashville, Tennessee
83: Vaginal ReconstructionJoshua
90: Enterocele Repair
91: Rectocele Repair
96: York–Mason Closure of Rectourinary Fistula in the Male
101: Bulking Agents for Incontinence

Molly M. Cone, MD
Assistant Professor of Surgery
Division of General Surgery, Colon and Rectal
Vanderbilt University Medical Center
Nashville, Tennessee
4: Bowel Stapling and Closure Techniques

Michael S. Cookson, MD, MMHC
Professor and Chairman
Department of Urology
University of Oklahoma
Oklahoma City, Oklahoma
72: Anatomy and Principles of Excision of the Prostate
76: Radical Retropubic Prostatectomy

Hillary Copp, MD, MS
Associate Professor of Urology
University of California, San Francisco
San Francisco, California
115: Reduction of Testicular Torsion

Sean T. Corbett, MD
Associate Professor of Urology
University of Virginia School of Medicine
Charlottesville, Virginia
114: Undescended Testis

Raymond A. Costabile, MD
Jay Y. Gillenwater Professor of Urology
University of Virginia
Charlottesville, Virginia
111: Vasovasostomy and Vasoepididymostomy

Brian W. Cross, MD
Assistant Professor of Urology
University of Oklahoma
Oklahoma City, Oklahoma
72: Anatomy and Principles of Excision of the Prostate
76: Radical Retropubic Prostatectomy

Deepansh Dalela, MD
Vattikuti Urology Institute
Henry Ford Health System
Detroit, Michigan
7: Basics of Robotic Surgery

Teresa L. Danforth, MD
Clinical Assistant Professor of Urology
State University of New York at Buffalo
Buffalo, New York
102: Artificial Urinary Sphincter

Christopher B. Dechet, MD, FACS
Co-Director, Multidisciplinary Urologic Oncology Group
Associate Professor of Urologic Oncology
Hunstman Cancer Hospital/University of Utah
Salt Lake City, Utah
50: Urethrectomy

Jessica M. DeLong, MD
Assistant Professor of Urology
Eastern Virginia Medical School
Norfolk, Virginia
92: Reconstruction of the Fossa Navicularis

John D. Denstedt, MD, FRCSC, FACS
Professor of Urology
Western University
London, Ontario, Canada
20: Endoscopic Management of Ureteral Strictures

Mahesh R. Desai, MS, FRCS, FRCS
Medical Director and Managing Trustee
Muljibhai Patel Urological Hospital
Nadiad, India
21: Percutaneous Endopyeloplasty

Mihir M. Desai, MD
Professor of Clinical Urology
Director, Center For Advanced Robotics
Keck School of Medicine of the University of Southern
    California
Los Angeles, California
21: Percutaneous Endopyeloplasty
59: Robotic Urinary Diversion

Colin P.N. Dinney, MD
Chairman and Professor
Department of Urology
The University of Texas MD Anderson Cancer Center
Houston, Texas
47: Partial Cystectomy

Roger R. Dmochowski, MD,FACS
Professor of Urologic Surgery
Vice Chair, Section of Surgical Sciences
Associate Surgeon in Chief
Associate Chief of Staff
Vanderbilt University
Nashville, Tennessee
83: Vaginal Reconstruction
90: Enterocele Repair
91: Rectocele Repair
96: York–Mason Closure of Rectourinary Fistula in the Male
101: Bulking Agents for Incontinence

James A. Eastham, MD
Chief of Urology Service
Memorial Sloan Kettering Cancer Center
Professor of Urology
Weill Cornell Medical Center
New York, New York
78: Pelvic Lymph Node Dissection

Sean P. Elliott, MD, MS
Urologist
University of Minnesota
Minneapolis, Minnesota
93: Reconstruction of Strictures of the Penile Urethra

Donald A. Elmajian, MD, FACS
Professor of Urology
LSU Health Shreveport
Shreveport, Louisiana
117: Radical Orchiectomy

Mark Emberton, MD, FRCS
Director of the Division of Surgery and Interventional Science
University College London
London, England
81: Focal Therapies in the Treatment of Prostate Cancer

Ekene A. Enemchukwu, MD, MPH
Fellow in Urologic Surgery
New York University Langone Medical Center
New York, New York
64: Transvesical Repair of Vesicovaginal Fistula

Dena Engel, MD
Urologist
Sharp Rees-Stealy Medical Group
San Diego, California
52: Excision of Vesical Diverticulum

Jairam R. Eswara, MD
Assistant Surgeon
Division of Urology
Brigham and Women's Hospital
Boston, Massachusetts
3: Reconstructive Techniques

Sarah F. Faris, MD
Assistant Professor of Urology
University of Chicago
Chicago, Illinois
53: Cystolithotomy

Michael N. Ferrandino, MD
Assistant Professor
Division of Urologic Surgery
Duke University Medical Center
Durham, North Carolina
22: Laparoscopic and Robotic Pyeloplasty

Margit Fisch, MD
Director and Chair
Department of Urology and Pediatric Urology
Hamburg-Eppendorf Medical School University of Hamburg
Hamburg, Germany
57: Ureterosigmoidostomy and Mainz Pouch II

Richard S. Foster, MD
Professor of Urology
Indiana University
Indianapolis, Indiana
118: Retroperitoneal Lymph Node Dissection

Luke Frederick, MD
Resident
Southern Illinois University School of Medicine
Springfield, Illinois
69: Suprapubic Prostatectomy

Drew A. Freilich, MD
Instructor of Urology
Medical University of South Carolina
Charleston, South Carolina
86: Female Urethral Diverticulum

Arvind P. Ganpule, MD
Vice-Chairman, Department of Urology
Chief of Laparoscopic and Robotic Surgery
Muljibhai Patel Urological Hospital
Nadiad, India
21: Percutaneous Endopyeloplasty

Oscar Dario Martin Garzón, MD
Professor of Clinical Urology
Clínica Cooperativa de Colombia
Universidad Cooperativa de Colombia-Facultad de Medicina.
Villavicencio, Colombia.
71: Laparoscopic and Robotic Simple Prostatectomy

Geoffrey Steven Gaunay, MD
The Smith Institute for Urology
Hofstra North Shore-LIJ School of Medicine
Long Island, New York
119: Laparoscopic and Robotic Retroperitoneal Lymph Node Dissection

Timothy M. Geiger, MD
Chief, Division of General Surgery
Associate Professor of Surgery
Director, Colon and Rectal Surgery
Vanderbilt University Medical Center
Nashville, Tennessee
4: Bowel Stapling and Closure Techniques

Francisco J. Gelpi, MD, MPH
Urologic Oncology Fellow
Massachusetts General Hospital
Boston, Massachusetts
11: Vena Caval Thrombectomy

Khurshid Ridwan Ghani, MBChB, MS, FRCS(Urol)
Assistant Professor of Urology
University of Michigan
Ann Arbor, Michigan
28: Laparoscopic Access

David A. Ginsberg, MD
Associate Professor of Clinical Urology
Keck School of Medicine of the University of Southern
    California
Los Angeles, California
102: Artificial Urinary Sphincter

Leonard Glickman, MD
Laparoscopic, Robotic, and Endourology Fellow
Hackensack University Medical Center
Hackensack, New Jersey
23: Laparoscopic Live Donor Nephrectomy

David A. Goldfarb, MD
Professor of Surgery
Cleveland Clinic Lerner College of Medicine at Case Western
    Reserve University
Surgical Director of Renal Transplantation
Cleveland Clinic Glickman Urological and Kidney Institute
Cleveland, Ohio
*18: Surgery for Renal Vascular Disease and Principles of Vascular
    Repair*

Howard Brian Goldman, MD
Professor
Glickman Urological and Kidney Institute
Cleveland Clinic
Cleveland, Ohio
63: Transvaginal Repair of Vesicovaginal Fistula

Marc Goldstein, MD, DSc (hon), FACS
Matthew P. Hardy Distinguished Professor of Urology and Male
    Reproductive Medicine
Surgeon-In-Chief, Male Reproductive Medicine
Weill Medical College of Cornell University
New York, New York
116: Testis-Sparing Surgery for Benign and Malignant Tumors

Mark L. Gonzalgo, MD, PhD
Professor of Urology
University of Miami Miller School of Medicine
Miami, Florida
131: Partial Penectomy

Justin R. Gregg, MD
Resident in Urologic Surgery
Vanderbilt University
Nashville, Tennessee
*8: Surgical Approaches for Open Renal Surgery, Including Open
    Radical Nephrectomy*

Shubham Gupta, MD
Assistant Professor of Urology
University of Kentucky
Lexington, Kentucky
36: Ureteroureterostomy and Transureteroureterostomy

Michael L. Guralnick, MD, FRCSC
Professor of Urology
Medical College of Wisconsin
Milwaukee, Wisconsin
37: Ileal Ureteral Replacement

Jorge Gutierrez-Acevez, MD
Professor of Urology
Wake Forest Baptist Medical Center
Winston-Salem, North Carolina
*24: Open Stone Surgery: Anatrophic Nephrolithotomy and
    Pyelolithotomy*

Ashley N. Hadaway, MD
Resident in Urology
University of Texas Health Science Center at San Antonio
San Antonio, Texas
98: Autologous Pubovaginal Sling

Zachary A. Hamilton, MD
Urologic Oncology Fellow
University of California, San Diego School of Medicine
San Diego, California
132: Total Penectomy

David I. Harriman, MD
Resident in Urologic Sciences
University of British Columbia
Vancouver, British Columbia, Canada
40: Ureteroscopic Instrumentation

David Hatcher, MD
Resident in Urology
The University of Chicago
Chicago, Illinois
*31: Robotic, Laparoscopic, and Open Approaches to the Adrenal
    Gland (Benign)*

Jonathan Hausman, MD
Anesthesiology
Cedars-Sinai Medical Center
Los Angeles, California
5: Methods of Nerve Block

Wayne J. G. Hellstrom, MD, FACS
Professor of Urology
Tulane University School of Medicine
New Orleans, Louisiana
113: Epididymectomy

C.D. Anthony Herndon, MD, FAAP, FACS
Professor of Surgery/Urology
Director of Pediatric Urology
Co-Surgeon-in-Chief
Children's Hospital of Richmond at Virginia Commonwealth
    University
Richmond, Virginia
122: Hidden Penis

S. Duke Herrell, MD
Professor of Urology
Vanderbilt University Medical Center
Nashville, Tennessee
6: Basic Laparoscopy
10: Open and Laparoscopic Nephroureterectomy

Jeffrey M. Holzbeierlein, MD
Associate Professor
Department of Urology
University of Kansas Hospital
Kansas City, Kansas
132: Total Penectomy

Scott G. Hubosky, MD
The Demetrius H. Bagley, Jr., MD Associate Professor of
    Urology
Sidney Kimmel Medical College at Thomas Jefferson University
Philadelphia, Pennsylvania
*44: Ureteroscopic Management of Upper Tract Urothelial
    Carcinoma*

Steven J. Hudak, MD
Reconstructive Urologist
San Antonio Military Medical Center
Fort Sam Houston, Texas
94: Reconstruction of Strictures of the Bulbar Urethra

Brant A. Inman, MD, MS, FRCSC
Cary N. Robertson Associate Professor of Urology
Duke University
Durham, North Carolina
9: Open Partial Nephrectomy
11: Vena Caval Thrombectomy

Richard D. Inman, BMedSci BM BS DM FRCS (Urol)
Consultant Urological Surgeon
The Royal Hallamshire Hospital
Sheffield, England
95: Reconstruction of Pelvic Fracture Urethral Distraction Defect

Thomas W. Jarrett, MD
Professor and Chairman of Urology
George Washington University
Washington, D.C.
*13: Laparoscopic and Robotic-Assisted Laparoscopic Partial
    Nephrectomy*

Gerald H. Jordan, MD
Professor Emeritus of Urology
Eastern Virginia Medical School
Norfolk, Virginia
92: Reconstruction of the Fossa Navicularis

Hristos Z. Kaimakliotis, MD
Assistant Professor of Urology
Indiana University
Indianapolis, Indiana
55: Ileocecal Reservoir

Jihad H. Kaouk, MD
Director, Center for Robotics and Minimally Invasive Surgery
Glickman Urologic and Kidney Institute
Cleveland Clinic
Cleveland, Ohio
*32: Open and Laparoscopic Approaches to the Adrenal Gland
    (Malignant)*

Steven A. Kaplan, MD
Director of the Men's Wellness Program at Mount Sinai Health
    System
Professor of Urology at Icahn School of Medicine at Mount
    Sinai
New York, New York
70: Retropubic Prostatectomy

Melissa R. Kaufman, MD, PhD
Associate Professor of Urologic Surgery
Vanderbilt University
Nashville, Tennessee
1: Surgical Basics
83: Vaginal Reconstruction
90: Enterocele Repair
91: Rectocele Repair
96: York–Mason Closure of Rectourinary Fistula in the Male
97: Direct Vision Internal Urethrotomy
101: Bulking Agents for Incontinence

Louis R. Kavoussi, MD, MBA
Waldbaum-Gardiner Distinguished Professor and Chairman
The Smith Institute for Urology
Hofstra North Shore-LIJ School of Medicine
Long Island, New York
*119: Laparoscopic and Robotic Retroperitoneal Lymph Node
    Dissection*

Jacob L. Khurgin, DO
Division of Urology
Maimonides Medical Center
Brooklyn, New York
127: Operations for Priapism

Charles Kim, MD
Associate Professor of Radiology
Duke University
Durham, North Carolina
29: Renal Cryosurgery

Roger S. Kirby, MC, FRCS
Medical Director
The Prostate Center
London, England
79: Robotic-Assisted Laparoscopic Prostatectomy

Andrew J. Kirsch, MD, FAAP, FACS
Clinical Professor and Chief of Pediatric Urology
Children's Healthcare of Atlanta
Emory University School of Medicine
Atlanta, Georgia
39: Endoscopic Management of Vesicoureteral Reflux

Laura Chang Kit, MD, FRCSC
Assistant Professor of Surgery
Divison of Urology
Albany Medical College
Albany, New York
100: Transobturator Midurethral Sling

Bodo E. Knudsen, MD, FRCSC
Associate Professor, Vice Chair Clinical Operations
Department of Urology
Wexner Medical Center, The Ohio State University
Columbus, Ohio
27: Percutaneous Nephrolithotomy

Kathleen C. Kobashi, MD
Head of the Section of Urology and Renal Transplantation
Virginia Mason Medical Center
Seattle, Washington
84: Urethrovaginal Fistula Repair

R. Caleb Kovell, MD
Assistant Professor of Urology
Department of Surgery
University of Pennsylvania Health System
Philadelphia, Pennsylvania
103: Male Urethral Sling

Kate Kraft, MD
Clinical Assistant Professor of Urology
University of Michigan
Ann Arbor, Michigan
120: Circumcision and Dorsal Slit or Preputioplasty Circumcision

Amy E. Krambeck, MD
Professor of Urology
Mayo Clinic
Rochester, Minnesota
38: Ureterolithotomy

Stephen R. Kraus, MD
Professor and Vice Chairman of Urology
University of Texas Health Science Center at San Antonio
San Antonio, Texas
98: Autologous Pubovaginal Sling

Venkatesh Krishnamurthi, MD
Director of Kidney/Pancreas Transplant Program
Cleveland Clinic Glickman Urological and Kidney Institute
Cleveland, Ohio
18: Surgery for Renal Vascular Disease and Principles of Vascular Repair

Ryan M. Krlin, MD
Assistant Professor of Urology
Department of Urology
Louisiana State University
New Orleans, Louisiana
89: Anterior Pelvic Organ Prolapse Repair

John Lacy, MD
Division of Urology
University of Tennessee Medical Center
Knoxville, Tennessee
36: Ureteroureterostomy and Transureteroureterostomy

Jaime Landman, MD
Professor of Urology and Radiology
Chairman, Department of Urology
University of California, Irvine
Orange, California
12: Laparoscopic Nephrectomy

Aaron H. Lay, MD
Endourology fellow
University of Texas Southwestern Medical Center
Dallas, Texas
43: Ureteroscopic Endopyelotomy and Endoureterotomy

Ngoc-Bich (Nikki) Le, MD
Urology Austin
Austin, Texas
105: Botox Injection for Urologic Conditions

Eugene W. Lee, MD
Urologist
The Permanente Medical Group
San Leandro, California
84: Urethrovaginal Fistula Repair

James E. Lingeman, MD
Professor of Urology
Indiana University School of Medicine
Indianapolis, Indiana
26: Percutaneous Renal Access

Michael E. Lipkin, MD
Assistant Professor of Urology
Surgery, Division of Urology
Duke University
Durham, North Carolina
42: Ureteroscopic Management of Renal Calculi

L. Keith Lloyd, MD
Professor of Urology
University of Alabama School of Medicine
Birmingham, Alabama
66: Female Vesical Neck Closure

Tom F. Lue, MD, ScD (Hon)
Professor of Urology
University of California, San Francisco,
San Francisco, California
125: Penile Arterial Revascularization
126: Procedures for Peyronie Disease

Tracy Marien, MD
Clinical Instructor/Endourology Fellow
Vanderbilt Medical Center
Nashville, Tennessee
6: Basic Laparoscopy
68: Laser Treatment of Benign Prostatic Disease

Brian R. Matlaga, MD, MPH
Associate Professor
James Buchanan Brady Urological Institute
Johns Hopkins Medical Institutions
Baltimore, Maryland
41: Ureteroscopic Management of Ureteral Calculi

Erik N. Mayer, BS Neuroscience
Research Fellow
Huntsman Cancer Institute/University of Utah
Salt Lake City, Utah
50: Urethrectomy

Jack W. McAninch, MD, FACS, FRCS(E) (Hon)
Professor of Urology
University of California, San Francisco
San Francisco, California
93: Reconstruction of Strictures of the Penile Urethra

R. Dale McClure, MD
Clinical Professor of Urology
University of Washington
Seattle, Washington
106: Testis Biopsy

Kevin T. McVary, MD, FACS
Professor and Chairman
Division of Urology
Southern Illinois University School of Medicine
Springfield, Illinois
69: Suprapubic Prostatectomy

Douglas F. Milam, MD
Associate Professor of Urologic Surgery
Vanderbilt University Medical Center
Nashville, Tennessee
*67: Transurethral Resection and Transurethral Incision of the
    Prostate*
96: York–Mason Closure of Rectourinary Fistula in the Male
97: Direct Vision Internal Urethrotomy
134: Laser Treatment of the Penis

Olufenwa Famakinwa Milhouse, MD
Fellow at Metro Urology
Saint Paul, Minnesota
Urologist at DuPage Medical Group
Lisle, Illinois
104: Neuromodulation

Nicole L. Miller, MD
Associate Professor of Urologic Surgery
Vanderbilt University Medical Center
Nashville, Tennessee
68: Laser Treatment of Benign Prostatic Disease

Moben Mirza, MD
Assistant Professor of Urology
University of Kansas Medical Center
Kansas City, Kansas
77: Radical Perineal Prostatectomy

Marta Johnson Mitchell, DO
Urology Specialists of Oregon
Bend, Oregon
104: Neuromodulation

Allen F. Morey, MD
Professor of Urology
University of Texas Southwestern
Dallas, Texas
94: Reconstruction of Strictures of the Bulbar Urethra

Ravi Munver, MD, FACS
Vice Chairman
Department of Urology
Hackensack University Medical Center
Hackensack, New Jersey
Professor of Surgery (Urology)
Rutgers University-New Jersey Medical School
Newark, New Jersey
23: Laparoscopic Live Donor Nephrectomy

Jeremy B. Myers, MD, FACS
Associate Professor
Genitourinary Injury and Reconstructive Urology
Department of Surgery, University of Utah School of Medicine
Salt Lake City, Utah
50: Urethrectomy

Neema Navai, MD
Assistant Professor of Urology
The University of Texas MD Anderson Cancer Center
Houston, Texas
47: Partial Cystectomy

Christopher S. Ng, MD
Tower Urology Medical Group
Cedars-Sinai Medical Center
Los Angeles, California
5: Methods of Nerve Block

Victor W. Nitti, BA, MD
Professor of Urology, Obstetrics and Gynecology
New York University Langone Medical Center
New York, New York
87: Female Urethral Reconstruction

R. Corey O'Connor, MD, FACS
Professor of Urology
Medical College of Wisconsin
Milwaukee, Wisconsin
37: Ileal Ureteral Replacement

Zeph Okeke, MD
Assistant Professor
Smith Institute for Urology
Hofstra Northwell School of Medicine
Lake Success, New York
16: Surgery of the Horseshoe Kidney

Brock O'Neil, MD
Assistant Professor
Urologic Oncology and Health Services Research
University of Utah and Huntsman Cancer Institute
Salt Lake City, Utah
48: Radical Cystectomy in Male Patients
49: Radical Cystectomy in Female Patients

Michael Ordon, MD, MSc, FRCSC
Assistant Professor of Urology
University of Toronto
Toronto, Ontario, Canada
12: Laparoscopic Nephrectomy

Vignesh Packiam, BS, MD
Resident in Urology
University of Chicago
Chicago, Illinois
31: Robotic, Laparoscopic, and Open Approaches to the Adrenal Gland (Benign)

Priya Padmanabhan, MD, MPH
Assistant Professor
Pelvic Reconstruction and Voiding Dysfunction
The University of Kansas
Kansas City, Kansas
34: Bladder Flap Repair (Boari)

Raymond W. Pak, MD
Senior Associate Consultant of Urology
Mayo Clinic Florida
Jacksonville, Florida
44: Ureteroscopic Management of Upper Tract Urothelial Carcinoma

Dipen J. Parekh, MD
Professor and Chairman of Urology
Director of Robotic Surgery
University of Miami Miller School of Medicine
Miami, Florida
131: Partial Penectomy

Abhishek P. Patel, MD
Andrology and Infertility Fellow
Department of Urology
University of Virginia Health System
Charlottesville, Virginia
27: Percutaneous Nephrolithotomy

Manish N. Patel, MD
Endourology Fellow
Wake Forest Baptist Medical Center
Winston-Salem, North Carolina
24: Open Stone Surgery: Anatrophic Nephrolithotomy and Pyelolithotomy

Sanjay Patel, MD
Assistant Professor of Urology
University of Oklahoma
Oklahoma City, Oklahoma
73: Transrectal Ultrasound-Directed Prostate Biopsy

Ram A. Pathak, MD
Chief Resident in Urology
Mayo Clinic Florida
Jacksonville, Florida
124: Inflatable Penile Prosthesis Implantation

James Peabody, MD
Vattikuti Urology Institute
Henry Ford Hospital
Detroit, Michigan
7: Basics of Robotic Surgery

Margaret S. Pearle, MD, PhD
Vice Chair, Department of Urology
Professor of Urology and Internal Medicine
University of Texas Southwestern Medical Center
Dallas, Texas
43: Ureteroscopic Endopyelotomy and Endoureterotomy

David F. Penson, MD, MPH
Professor and Chair
Urologic Surgery
Vanderbilt University
Nashville, Tennessee
75: Prostate Biopsy with MR Fusion

Andrew C. Peterson, MD, FACS
Associate Professor of Surgery
Duke University
Durham, North Carolina
35: Ureteral Stricture Repair and Ureterolysis

Thomas J. Polascik, MD
Professor of Surgery
Duke University
Durham, North Carolina
29: Renal Cryosurgery

Lee Ponsky, MD
Professor of Urology
Case Western Reserve University School of Medicine
Cleveland, Ohio
2: Suture Techniques

John C. Pope IV, BA, MD
Professor of Urologic Surgery and Pediatrics
Vanderbilt University Medical Center
Nashville, Tennessee
33: Ureteroneocystostomy

Julio M. Pow-Sang, MD
Chair Genito-Urinary Oncology Department
Moffitt Cancer Center
Tampa, Florida
133: Ilioinguinal Lymphadenectomy

Edward N. Rampersaud, MD
Assistant Professor of Surgery
Duke University
Durham, North Carolina
9: Open Partial Nephrectomy

David E. Rapp, MD
Co-director of the Center for Incontinence and Pelvic Floor Reconstruction
Virginia Urology
Richmond, Virginia
84: Urethrovaginal Fistula Repair

Shlomo Raz, MD
Professor of Urology
UCLA School of Medicine
Los Angeles, California
85: Bulbocavernosus Muscle and Fat Pad Supplement

Amanda B. Reed-Maldonado, MD
Clinical Fellow
University of California, San Francisco
San Francisco, California
126: Procedures for Peyronie Disease

W. Stuart Reynolds, MD, MPH
Assistant Professor of Urologic Surgery
Vanderbilt University Medical Center
Nashville, Tennessee
83: Vaginal Reconstruction
88: Urethral Prolapse-Caruncle
90: Enterocele Repair
91: Rectocele Repair
101: Bulking Agents for Incontinence

Lee Richstone, MD
Chief of Urology
Long Island Jewish Medical Center
Lake Success, New York
119: Laparoscopic and Robotic Retroperitoneal Lymph Node Dissection

Nirit Rosenblum, BA, MD
Assistant Professor of Urology
New York University Langone Medical Center
New York, New York
64: Transvesical Repair of Vesicovaginal Fistula

Jonathan C. Routh, MD, MPH
Associate Professor of Urology
Duke University Medical Center
Durham, North Carolina
129: Pediatric Meatotomy and Distal Reconstruction

Eric S. Rovner, MD
Professor of Urology
Medical University of South Carolina
Charleston, South Carolina
86: Female Urethral Diverticulum

Ornob Roy, MD,MBA
Assistant Professor of Urology
Carolinas Medical Center
Charlotte, North Carolina
119: Laparoscopic and Robotic Retroperitoneal Lymph Node Dissection

Daniel Sagalovich, MD
Urology Resident
Mount Sinai Hospital
New York, New York
82: Brachytherapy

Francisco J. B. Sampaio, MD, PhD
Full Professor and Chairman
Urogenital Research Unit
State University of Rio de Janeiro,
Rio de Janeiro, Brazil
25: Anatomic Basis for Renal Endoscopy

Kristen R. Scarpato, MD, MPH
Assistant Professor of Urologic Surgery
Vanderbilt University
Nashville, Tennessee
8: Surgical Approaches for Open Renal Surgery, Including Open Radical Nephrectomy
48: Radical Cystectomy in Male Patients
49: Radical Cystectomy in Female Patients

Peter N. Schlegel, MD
James J. Colt Professor of Urology
Urologist-in-Chief
Weill Cornell Medical Center
New York, New York
107: Sperm Retrieval

Alice Semerjian, MD
Instructor of Urology
James Buchanan Brady Urological Institute
The Johns Hopkins University
Baltimore, Maryland
13: Laparoscopic and Robotic-Assisted Laparoscopic Partial Nephrectomy

Michelle Jo Semins, MD
Assistant Professor of Urology
University of Pittsburgh
Pittsburgh, Pennsylvania
41: Ureteroscopic Management of Ureteral Calculi

Arieh Shalhav, MD
Professor of Surgery
Chief, Section of Urology
University of Chicago
Chicago, Illinois
31: Robotic, Laparoscopic, and Open Approaches to the Adrenal Gland (Benign)

Pranav Sharma, MD
Assistant Professor of Urology
Texas Tech University Health Sciences Center
Lubbock, Texas
133: Ilioinguinal Lymphadenectomy

Khurram Mutahir Siddiqui, MD, FRCS, FEBU
SUO Clinical Fellow in Urology
University of Western Ontario
London, Ontario, Canada
80: Cryotherapy

Steven W. Siegel, MD
Director of the Centers for Female Urology and Continence Care
Metro Urology
Woodbury, Minnesota
104: Neuromodulation

Steven J. Skoog, MD
Chief Division Pediatric Urology
Oregon Health and Science University
Portland, Oregon
121: Penile Curvature in Pediatric Patients

Arthur D. Smith, MD
Professor of Urology and Chairman Emeritus
Smith Institute for Urology
Hofstra Northwell School of Medicine
Lake Success, New York
16: Surgery of the Horseshoe Kidney

Joseph A. Smith, Jr., MD
Professor of Urologic Surgery
Vanderbilt University
Nashville, Tennessee
1: Surgical Basics

Ryan P. Smith, MD
Assistant Professor of Urology
University of Virginia
Charlottesville, Virginia
111: Vasovasostomy and Vasoepididymostomy
112: Spermatocelectomy

Akshay Sood, MD
Resident
Henry Ford Hospital-Wayne State University
Detroit, Michigan
7: Basics of Robotic Surgery

Rene Sotelo, MD
Professor of Clinical Urology
Keck School of Medicine of the University of Southern
    California
Los Angeles, California
71: Laparoscopic and Robotic Simple Prostatectomy

Massimiliano Spaliviero, MD
Urologic Oncology Fellow
Memorial Sloan Kettering Cancer Center
New York, New York
78: Pelvic Lymph Node Dissection

Nelson N. Stone, MD
Professor of Urology and Radiation Oncology
The Icahn School of Medicine at Mount Sinai
New York, New York
82: Brachytherapy

Kelly L. Stratton, MD
Assistant Professor of Urology
University of Oklahoma Health Sciences Center
Oklahoma City, Oklahoma
109: Simple Orchiectomy

Phillip D. Stricker, MBBS, FRACS
Chairman of the Department of Urology
St. Vincent's Hospital
Sydney, Australia
74: Transperineal Prostate Biopsy

Urs E. Studer, MD
Expert Consultant
Department of Urology
University Hospital of Bern
Bern, Switzerland
58: Ileal Orthotopic Bladder Substitution

Renea M. Sturm, MD
Pediatric Urology Fellow
Ann and Robert H. Lurie Children's Hospital of Chicago
Northwestern University Feinberg School of Medicine
Chicago, Illinois
62: Ureterocystoplasty

Chandru P. Sundaram, MD
Professor of Urology
Indiana University School of Medicine
Indianapolis, Indiana
14: Percutaneous Resection of Upper Tract Urothelial Carcinoma

James L.P. Symons, BMedSc, MBBS (Hons), MS (Urology), FRACS
Department of Urology
St. Vincent's Hospital
Sydney, Australia
74: Transperineal Prostate Biopsy

Cigdem Tanrikut, MD
Assistant Professor of Surgery (Urology)
Harvard Medical School
Boston, Massachusetts
116: Testis-Sparing Surgery for Benign and Malignant Tumors

Kae Jack Tay, MBBS, MRCS(Ed), MMed(Surg), MCI, FAMS (Urol)
Urology Fellow
Duke University
Durham, North Carolina
9: Open Partial Nephrectomy
29: Renal Cryosurgery

Ryan P. Terlecki, MD
Associate Professor of Urology
Wake Forest University School of Medicine
Winston-Salem, North Carolina
103: Male Urethral Sling

John C. Thomas, MD, FAAP, FACS
Associate Professor of Urologic Surgery
Division of Pediatric Urology
Monroe Carell, Jr., Children's Hospital at Vanderbilt
Nashville, Tennessee
56: Appendicovesicostomy
130: Repair of Proximal Hypospadias

J. Brantley Thrasher, MD
William L. Valk Chair of Urology
University of Kansas Medical Center
Kansas City, Kansas
77: Radical Perineal Prostatectomy

Joachim W. Thüroff, MD
Professor and Chairman
Department of Urology
University Medical Center
Johannes Gutenberg University
Mainz, Germany
57: Ureterosigmoidostomy and Mainz Pouch II

Matthew D. Timberlake, MD
Department of Urology
University of Virginia
Charlottesville, Virginia
114: Undescended Testis

Nelson Ramirez Troche, MD
Urologist
Centro de Ginecología y Obstetricia
Instituto Nacional del Cáncer Rosa Emelia Sánchez Pérez de
    Tavarez INCART
Santo Domingo, Dominican Republic
71: Laparoscopic and Robotic Simple Prostatectomy

Paul J. Turek, MD
Director
The Turek Clinic
San Francisco, California
108: Varicocele Ligation

Sandip P. Vasavada, MD
Professor of Surgery (Urology)
Glickman Urological Institute
Cleveland Clinic
Cleveland, Ohio
65: Transperitoneal Vesicovaginal Fistula Repair

Julian Wan, MD
Reed Nesbit Professor of Urology
University of Michigan
Ann Arbor, Michigan
120: Circumcision and Dorsal Slit or Preputioplasty Circumcision

Hunter Wessells, MD
Wilma Wise Nelson, Ole A. Nelson, and Mabel Wise Nelson
    Endowed Chair in Urology
Professor and Chair, Department of Urology
University of Washington
Seattle, Washington
128: Repair of Genital Injuries

John S. Wiener, MD
Professor and Head of Section of Pediatric Urology
Division of Urologic Surgery, Department of Surgery
Duke University
Durham, North Carolina
15: Open Pyeloplasty

Tracey Small Wilson, MD, FACS
Associate Professor of Urology
University of Alabama at Birmingham
Birmingham, Alabama
66: Female Vesical Neck Closure

Jack Christian Winters, MD, FACS
Professor and Chairman
Department of Urology
Louisiana State University Health Sciences Center
New Orleans, Lousiana
89: Anterior Pelvic Organ Prolapse Repair

J. Stuart Wolf, Jr., MD
Professor and Associate Chair for Clinical Integration and
    Operations
Department of Surgery and Perioperative Care
Dell Medical School
The University of Texas at Austin
Austin, Texas
28: Laparoscopic Access

Gillian F. Wolff, MD
Female Pelvic Medicine and Reconstructive Surgery Fellow
Obstetrics and Gynecology
Louisiana State University Health Sciences Center
New Orleans, Louisiana
89: Anterior Pelvic Organ Prolapse Repair

Christopher E. Wolter, MD
Assistant Professor of Urology
Mayo Clinic Arizona
Phoenix, Arizona
99: Tension-Free Vaginal Tape/Suprapubic Midurethral Sling

Michael E. Woods, MD
Associate Professor of Urology
Urology
UNC Chapel Hill
Chapel Hill, North Carolina
54: Laparoscopic/Robotic Radical Cystectomy

Elizabeth B. Yerkes, MD
Associate Professor of Urology
Ann and Robert H. Lurie Children's Hospital of Chicago
Northwestern University Feinberg School of Medicine
Chicago, Illinois
62: Ureterocystoplasty

**Kamran Zargar-Shoshtari, MBChB, MD (Thesis), FRACS
(Urol)**
Senior Lecturer in Urology
University of Auckland
Auckland, New Zealand
133: Ilioinguinal Lymphadenectomy

Rebecca S. Zee, MD, PhD
Chief Resident in Urology
University of Virginia School of Medicine
Charlottesville, Virgnia
122: Hidden Penis

Ilia S. Zeltser, MD
Clinical Associate Professor of Urology
Thomas Jefferson University
Philadelphia, Pennsylvania
30: Renal Radiofrequency Ablation

Philip T. Zhao, MD
Assistant Professor
Department of Urology
NYU Langone Medical Center
New York, New York
16: Surgery of the Horseshoe Kidney

通过编辑和作者们的共同努力，第4版《辛曼泌尿外科手术图解》（*Hinman's Atlas of Urologic Surgery*）取得了巨大的成功，在很多方面甚至比前几个版本更加出色。虽然很多章节已经更新或增添了新的内容，但是它依然继承了《辛曼泌尿外科手术图解》系列逐步描述泌尿外科手术的详细过程并附以精美的手术模式图和手术照片的优良传统。尽管本书涵盖了泌尿外科专业相关的几乎所有的手术，但是本书提供的绝不仅仅是一个概述，而是一部全面且插图丰富的手术图解，所有章节均由相关领域的权威专家撰写。因此，它不仅是一部适合年轻泌尿外科医师学习的著作，对于经验丰富的泌尿外科医师来说也是一部非常有用的参考书。

新版《辛曼泌尿外科手术图解》对泌尿外科手术进行了全面且详细的介绍，一定会帮助到广大泌尿外科医师，而对于一些基本的手术原则，虽然在书中没有详细阐述，但是广大泌尿外科医师对于这些原则必须要有足够的重视。这些原则包括：

- 清楚手术所在的解剖位置、所在的解剖层面，以及邻近的组织结构，如血管或输尿管等。
- 清楚手术目的和手术步骤。在完成正在进行的手术步骤之前，不要试图去开始另一个更容易的手术步骤。
- 不要盲目地进行手术，而应沿着已知的解剖结构进行，如血管、骨骼或肌肉等。
- 平行于已知的组织结构进行游离，如神经和静脉，而不是垂直于它们。
- 如果不确定离断的组织是什么，永远不要尝试去离断组织，再观察组织离断后会发生什么，而是应该保持在熟悉的解剖层面上，尝试从另一侧进行游离。

- 如果出现紧急出血的情况，首先使用纱布（而不是吸引器）压迫出血点，准备好手术器械或缝线后，找到出血点进行处理。
- 尽量减少手术创伤，避免撕裂组织，使用双极电凝代替单极电凝。
- 尽量减少对邻近组织和器官或其神经、血管的损伤。
- 通过持续使用血管活性药物来对抗麻醉/镇痛剂引起的血管扩张，显著减少失血量和术后并发症，而不是过度给患者补充电解质溶液，后者可能会导致间质水肿，这是术后并发症发生的重要原因。
- 时刻牢记，患者的护理直到出院时才最终结束。不要等到术后并发症发生后才做出反应；无论使用何种手术方式或器械，积极主动的管理都是必要的。

这些原则以及更多的原则是降低术后并发症发生的先决条件。为了确保手术成功，手术过程中必须要遵循严谨细致、循序渐进的原则。第4版《辛曼泌尿外科手术图解》对这一手术原则进行了最好的诠释。再次感谢第4版《辛曼泌尿外科手术图解》全体作者，本书的成功出版必将建立泌尿外科手术领域新的标准。

Urs E. Studer，MD
章　雷　译　王东文　校

原著前言

通过外科手术图解，我们可以了解手术的具体步骤，无论手术方式如何变化，手术的基本原则是不变的。由于新的手术器械的引进或者新的手术入路的采用，泌尿外科手术的方式经常发生变化。随着人们对疾病认识的不断深入，外科手术方式也在发生相应的变化。

近三十年来，《辛曼泌尿外科手术图解》一直是泌尿外科医师最新和最全面的经典手术教材，第4版延续了这个传统。虽然5年前出版了第3版，但是当今医学发展迅速，为了紧跟时代步伐，我们再版了这本书。

一直以来，Hinman系列手术图解都是以精良的手术图片和专业的图示见长，第4版《辛曼泌尿外科手术图解》在这些方面的表现更加出色。

作者对手术的重要步骤进行了详细描述和介绍，并辅以图示。书中对患者的术前评估和术后管理也进行了介绍。本书的特色之一是每章附有相关领域权威专家的点评，专家们对相关章节进行了梳理，并对重点内容进行了强调。

本版新增了一些章节，介绍了机器人辅助根治性膀胱切除术和尿流改道术，这两种手术方式正逐渐被广泛应用。本书也对前列腺癌诊疗方面的进展进行了介绍，如MRI靶向融合穿刺技术等，同时对逐步普及的男性吊带技术也进行了介绍。肉毒毒素注射治疗在诸多排尿功能障碍方面的疾病中得到了应用，并取得了良好的疗效，本书有一章专门对相关内容进行了介绍。保留了单纯耻骨后和耻骨上前列腺切除术的相关章节，新增了机器人单纯前列腺切除术。这些仅仅是对本版新增内容的举例，事实上，本版对上一版所有章节的内容都进行了修订和更新。

社会和医学的交流方式正在以难以想象的速度发生着变化。尽管如此，仍然需要像《辛曼泌尿外科手术图解》这样的手术巨著。在描述手术步骤方面，手术视频和照片都无法取代高质量的模式图和图解。研究模式图并将其与相应的文字描述进行对应学习比单纯地观看手术视频更加有效。

此外，泌尿外科的手术变得越来越复杂。几十年前，泌尿外科医师可能能够做到胜任本专业的所有手术，而现在已经变得不切实际了。这也凸显了外科手术图解的重要性。一个新手外科医师可以借助手术图解研究各种手术的方法，而经验丰富的外科医师可以通过对手术技巧和步骤的回顾得到新的体会。

第4版《辛曼泌尿外科手术图解》无疑是一部宏大的著作，这是众人共同努力的结果。在这里，笔者要感谢第4版《辛曼泌尿外科手术图解》的副主编Roger R. Dmochowski、Glenn M. Preminger及Stuart S. Howards，感谢每一位参编人员，他们为本书的最终出版做出了巨大的贡献。最后，我们要感谢合作伙伴爱思唯尔（Elsevier）公司为本书做出的杰出贡献。

《辛曼泌尿外科手术图解》的最终目标是帮助外科医师不断提升自我水平，使患者取得最好的疗效。患者和外科医师之间存在着信任契约。这种信任的一部分就是期望外科医师会尽一切可能去拥有进行特定手术的知识、技术和技巧；这就是第4版《辛曼泌尿外科手术图解》的编者们想要帮助实现的。

Joseph A. Smith，Jr.，MD
章 雷 译 王东文 校

目录

第一部分 外科基础	1
第 1 章 外科基础	1
第 2 章 缝合技术	12
第 3 章 整形外科技术	20
第 4 章 肠道切割吻合技术	35
第 5 章 神经阻滞麻醉方法	39
第 6 章 腹腔镜手术基础	43
第 7 章 机器人手术基础	52

第二部分 肾：切除性手术	61
第 8 章 包括开放根治性肾切除术在内的肾开放手术	61
第 9 章 开放肾部分切除术	76
第 10 章 开放性和腹腔镜肾输尿管切除术	82
第 11 章 下腔静脉瘤栓取栓术	97
第 12 章 腹腔镜肾切除术	111
第 13 章 腹腔镜和机器人辅助腹腔镜肾部分切除术	121
第 14 章 经皮上尿路上皮癌切除术	127

第三部分 肾：重建性手术	130
第 15 章 开放性肾盂成形术	130
第 16 章 马蹄肾的手术治疗	140
第 17 章 肾外伤的修复	148
第 18 章 肾血管疾病手术及血管修复的原则	154
第 19 章 肾移植受者	161
第 20 章 输尿管狭窄的内镜治疗	174
第 21 章 经皮内镜下肾盂成形术	177
第 22 章 腹腔镜和机器人肾盂成形术	181
第 23 章 腹腔镜活体供肾肾切取术	188

第 24 章 肾结石开放手术：无萎缩性肾实质切开取石术和肾盂切开取石术	196

第四部分 内镜和经皮肾手术	203
第 25 章 肾内镜的解剖学基础	203
第 26 章 经皮肾穿刺通路	213
第 27 章 经皮肾碎石术	223
第 28 章 腹腔镜手术入路	233
第 29 章 肾冷冻手术治疗	240
第 30 章 肾射频消融	246

第五部分 肾上腺切除术	250
第 31 章 机器人、腹腔镜或开放入路的肾上腺手术（良性）	250
第 32 章 肾上腺疾病（恶性）的开放及腹腔镜手术治疗	266

第六部分 输尿管重建和切除性手术	273
第 33 章 输尿管膀胱再吻合术	273
第 34 章 膀胱皮瓣修复	290
第 35 章 输尿管狭窄的修复和输尿管松解术	293
第 36 章 输尿管-输尿管吻合术和经输尿管输尿管吻合术	300
第 37 章 回肠代输尿管术	304
第 38 章 输尿管切开取石术	308
第 39 章 膀胱输尿管反流的腔内治疗	313

第七部分 输尿管内镜手术	316
第 40 章 输尿管镜设备	316
第 41 章 输尿管结石的输尿管镜手术	323

第 42 章　肾结石的输尿管镜手术　327

第 43 章　输尿管镜下肾盂内切开与输尿管内
　　　　　切开术　330

第 44 章　上尿路上皮癌的输尿管镜治疗　336

第 45 章　输尿管囊肿内切开术　341

第八部分　膀胱：切除性手术　343

第 46 章　经尿道膀胱肿瘤切除术　343

第 47 章　膀胱部分切除术　345

第 48 章　根治性膀胱切除术（男性）　350

第 49 章　根治性膀胱切除术（女性）　357

第 50 章　尿道切除术　363

第 51 章　盆腔淋巴结清扫术　368

第 52 章　膀胱憩室切除术　379

第 53 章　膀胱切开取石术　385

第 54 章　腹腔镜/机器人根治性膀胱切除术　387

第九部分　尿路重建手术　399

第 55 章　回盲肠贮尿囊　399

第 56 章　阑尾膀胱造口术　405

第 57 章　输尿管乙状结肠吻合术和 Mainz Ⅱ型
　　　　　贮尿囊　408

第 58 章　回肠原位新膀胱术　417

第 59 章　机器人尿流改道　424

第十部分　膀胱扩大术　448

第 60 章　回肠膀胱成形术　448

第 61 章　结肠膀胱成形术　451

第 62 章　输尿管膀胱成形术　455

第十一部分　膀胱阴道瘘修补术　459

第 63 章　经阴道膀胱阴道瘘修补术　459

第 64 章　经膀胱膀胱阴道瘘修补术　464

第 65 章　经腹膀胱阴道瘘修补术　469

第 66 章　女性膀胱颈闭合术　473

第十二部分　前列腺：良性疾病　480

第 67 章　经尿道前列腺切除术和经尿道前列腺
　　　　　切开术　480

第 68 章　良性前列腺疾病的激光治疗　489

第 69 章　耻骨上前列腺切除术　498

第 70 章　耻骨后前列腺切除术　507

第 71 章　腹腔镜和机器人单纯前列腺切除术　515

第十三部分　前列腺：恶性肿瘤　526

第 72 章　解剖与前列腺切除的原则　526

第 73 章　经直肠超声引导前列腺穿刺活检　532

第 74 章　经会阴前列腺穿刺活检　538

第 75 章　磁共振融合前列腺穿刺活检术　544

第 76 章　耻骨后根治性前列腺切除术　549

第 77 章　经会阴根治性前列腺切除术　560

第 78 章　盆腔淋巴结清扫术　570

第 79 章　机器人辅助腹腔镜前列腺切除术　584

第 80 章　冷冻治疗　594

第 81 章　前列腺癌的局灶治疗　600

第 82 章　近距离放射治疗　614

第十四部分　女性生殖器官再造　619

第 83 章　阴道再造术　619

第 84 章　尿道阴道瘘修补术　623

第 85 章　球海绵体肌及阴唇脂肪垫植入　627

第 86 章　女性尿道憩室　635

第 87 章　女性尿道重建术　643

第 88 章　尿道脱垂和肉阜　651

第 89 章　前盆腔脏器脱垂的修复　654

第 90 章　肠疝的修补　663

第 91 章　直肠膨出的修复　670

第十五部分　尿道：重建手术　675

第 92 章　尿道舟状窝重建　675

第 93 章　阴茎部尿道狭窄的重建　682

第 94 章　尿道球部狭窄的重建　695

第 95 章　骨盆骨折尿道断裂后的重建　708

第 96 章　York-Mason 式式治疗男性直肠尿瘘　716

第 97 章　尿道内切开术　718

第十六部分　尿道括约肌手术　721

第 98 章　自体耻骨阴道吊带术　721

第 99 章　无张力阴道吊带 / 耻骨上尿道中段耻骨阴道吊带术　729

第 100 章　经闭孔尿道中段吊带术　734

第 101 章　治疗尿失禁的填充剂　739

第 102 章　人工尿道括约肌植入术　741

第 103 章　男性尿道吊带术　748

第 104 章　神经调节　754

第 105 章　肉毒毒素注射治疗泌尿外科疾病　762

第十七部分　睾丸：修复与重建手术　765

第 106 章　睾丸活检　765

第 107 章　精子获得　768

第 108 章　精索静脉结扎术　772

第 109 章　单纯睾丸切除术　779

第 110 章　输精管结扎术　782

第 111 章　输精管吻合术和输精管附睾吻合术　785

第 112 章　精液囊肿切除术　790

第 113 章　附睾切除术　792

第 114 章　隐睾　794

第 115 章　睾丸扭转复位术　811

第十八部分　睾丸：恶性肿瘤手术　814

第 116 章　保留睾丸的良恶性睾丸肿物切除术　814

第 117 章　根治性睾丸切除术　818

第 118 章　腹膜后淋巴结清扫术　821

第 119 章　腹腔镜及机器人腹膜后淋巴结清扫术　827

第十九部分　阴茎：修复与重建手术　841

第 120 章　包皮环切术与包皮背侧切开术或多切口包皮切开术　841

第 121 章　小儿阴茎弯曲　850

第 122 章　隐匿性阴茎　856

第 123 章　可弯曲假体植入术　861

第 124 章　可膨胀阴茎假体植入术　868

第 125 章　阴茎动脉血管重建术　879

第 126 章　Peyronie 病的治疗策略　883

第 127 章　阴茎异常勃起的手术治疗　892

第 128 章　生殖器损伤的修复　900

第二十部分　阴茎：尿道下裂手术　909

第 129 章　小儿尿道外口切开术及尿道远端重建　909

第 130 章　近端尿道下裂修复术　914

第二十一部分　阴茎：恶性肿瘤手术　921

第 131 章　阴茎部分切除术　921

第 132 章　阴茎全切术　925

第 133 章　髂腹股沟淋巴结清扫术　928

第 134 章　阴茎的激光治疗　935

外科基础　第 1 章

Melissa R. Kaufman，Joseph A. Smith Jr.

（刘　涛　译　孔垂泽　审校）

方法与技巧

自从 Hugh Hampton Young 博士在 20 世纪首创了前列腺电切术后，泌尿外科的各项技术可能从没有像过去 10 年那样快速发展。如今的泌尿外科医师能够学习到多种多样的技术，而这些技术也在日新月异地变化着。微创技术正在逐步代替过去传统经典的手术方式。对于泌尿外科医师和他们的患者来说，评价和进行这些先进的手术操作所需要的手术技巧和心理素质能够极大地提高他们的预期。对于当代泌尿外科医师来说，选择正确的手术方式要求其既要汲取传统手术的精华，又要辩证地评估新技术的效果。此外，随着时代进步，审查和监督愈发严格，了解高质量治疗方法并对复杂疾病进行分级，如今已成为外科手术的基本方向。

编写此书的主要目的是帮助泌尿外科医师提高在泌尿外科手术中应对各种技术问题的能力。然而，显而易见的是书本上的知识是有限的，提高外科技术的方法还是要通过手术台上的不断实践来完成。书本上的一些理论通常比较枯燥乏味，但在外科训练中却要不断地重复重视它们，因为这些都是高级操作技术的基础原理，经验丰富的外科医师都应该把这些变成他们的第二本能。这些基本技术在 Hinman 博士编写此书的第 3 版时已经做了详尽丰富的阐述，下文将进一步阐述。

首先，决定方案前需要了解患者的病情及发病机制。尽管在手术中常能出现不可预知的情况，但若能注意细节和术前评估环节，会使手术风险最小化，有利于患者的预后，所以一定要注意细节。Hinman 博士告诉我们，术中一定要使术野充分暴露，避开困难的平面和血管丰富的地方，细致操作，清理坏死组织，彻底止血，关闭无效腔，充分引流。我们要按照术前的方案进行，提升手术团队的凝聚力，操作轻柔，动作果断。缝合打结尽可能靠近组织，沿着正常的组织平面进行分离，从已知区域向未知区域分离，并保持组织的湿润和覆盖。最重要的一点是要沉着冷静、意志坚定。即便是在做革新性的泌尿外科手术时，也仍然要遵守这些基本原则。

本书的一贯建议是，以实用受益的原则为指导，分享那些拥有着丰富外科经验的著名专家的警示性经验。让泌尿外科医师在拟行一例特别的手术前，能够通过回顾复习这些章节逐步提升技术水平，同时也可以避免前人犯过的一些错误。外科手术其实是一个师傅带徒弟学习的过程，师傅传授他们的技术，徒弟在这些基础上逐步学习。就像教授指导实习医师的目的一样，本书的最终目的是服务患者并使患者受益。

在全球范围内，泌尿外科的工作已经从为患者提高外科护理质量转化为增强手术安全性和改善治疗结果。这一计划由美国外科医师学会国家外科质量改进计划（the American College of Surgeons National Surgical Quality Improvement Program，ACS NSQIP）指出。ACS NSQIP 是一项受国家认证的、调整风险、基于结果的计划，旨在衡量和提升外科护理的质量，并特别强调私营机构的外科护理质量。ACS NSQIP 包含了可供医院和医疗服务系统使用的各种可定制工具，培训和数据管理。ACS 还提供在线的风险计算，根据其庞大的数据库确定外科手术干预的潜在并发症风险（http：//www.riskcalculator.facs.org/）。

联合委员会是一个独立的、非营利性的组织，负责对美国大部分的医疗保健组织和项目进行认证。联合委员会的认可反映了一个组织对达到规定的行业标准的承诺。联合委员会与医疗保险和医疗补助服务中心（CMS）合作，制定了包括外科护理改进项目（SCIP）在内的国家质量标准。SCIP 是一项旨在减少围术期并发症的国家项目，包括及时使用和停用围术期抗生素、启动静脉血栓预防以及围术期使用 β 受体阻滞剂。许多医院已经在术前"暂停"程序中实施了 SCIP 措施，并将这些质量衡量标准整合到护理路径中。以下章节将讨论目前 SCIP 的一些措施，可访问网址 http：//www.jointcommission.org/assets/1/6/SCIP-Measures-012014.pdf。

此外，美国泌尿外科协会（AUA）已经开始与美国内科委员会（ABIM）基金会合作，以优化资源的使用，这对于围术期的规划将会非常有价值。2013 年，美国泌尿外科协会（AUA）加入了"明智选择"运动，旨在减少过度检查，并支持患者自己做出明智和有效的护理选择。为了达到这个目的，美国泌尿外科协会发布了一份泌尿外科常用检查清单，但是这些检查并非总是必需的。2015 年，AUA 扩大了它的名单，增加了 5 条建议。完整的列表列出了有针对性的、以证据为基础的建议，这些建议可以支持患者和医生之间关于哪些是必需的检查的对话。（https：//www.auanet.org/resources/choosingwisely.cfm）

术前评估

随着医学知识不断扩展，除极差的身体状况外，准备做任何手术前都需要对患者进行详尽周密的评估考量。由于泌尿外科患者限于青年和老年两个群体，术前的评估对手术结果至关重要，同时还应该与相关内外科医师进行积极有效的交流。

风险评估

美国麻醉师协会（the American Society of Anesth-esiology，ASA）用身体状况评估表描述了对全身麻醉（全麻）患者术前身体状况的评估以及对全麻不良事件的风险分级（表 1.1）。Ⅰ 级：正常健康；Ⅱ 级：伴有轻度系统性疾病；Ⅲ 级：伴有严重系统性疾病，但未丧失工作能力；Ⅳ 级：伴有严重系统性疾病，已丧失工作能力，经常威胁生命安全；Ⅴ 级：濒死患者，无论手术与否，都不会存活 24 小时；Ⅵ 级：确证为脑死亡，其器官拟用于器官移植手术。

心脏状态长久以来被认为是评估围术期死亡率的重要风险因素，过去 10 年更是见证了在评估和治疗心脏病患者上的显著改变。关于对冠状动脉重建、抗凝治疗，及 β 受体阻滞剂的应用是当代泌尿外科医师应特别关注的方面。

在考虑进行手术干预时，最重要的是加强对溶栓药物的管理。要注意在围术期口服抗凝药（oral anticoagulant，AC）和口服抗血小板药（oral antiplatelet，AP）的治疗，以避免术中出血以及药物可能产生的系统性影响。为了给泌尿外科的诊治提供特定的 AC 和 AP 管理措施，美国泌尿外科协会（the American Urologic Association，AUA）与泌尿系统疾病国际协商会（the International Consultation on Urological Disease，ICUD）合作，对"抗凝和抗血小板治疗在泌尿外科诊治中的使用"进行了审查，为口服抗凝药在围术期的安全有效使用提供了指导。一些关键的界限包括：可选择性停止用于紧急手术的 AC/AP 制剂、可以在不停止抗凝的情况下安

表 1.1　美国麻醉师协会身体状况评估系统

分级	定义	包括但不限于
ASA Ⅰ	一般健康患者	健康，不吸烟，不喝酒或少量饮酒
ASA Ⅱ	有轻度全身性疾病的患者	轻度疾病，无实质功能性限制 例如（包括但不限于）：当前吸烟者，社交饮酒者，怀孕，肥胖（30 < BMI < 40），控制良好的糖尿病和高血压，轻度肺病
ASA Ⅲ	有重度全身性疾病的患者	存在功能限制；一种或多种中度至重度疾病。 例如（但不限于）：糖尿病或高血压控制不良、COPD、病态肥胖（BMI ≥ 40）、活动性肝炎、酒精依赖或滥用、置入心脏起搏器、射血分数中度降低、定期透析的终末期肾病、早产儿 PCA < 60 周、病史（3 个月）或心肌梗死、脑血管意外、短暂性脑缺血发作或 CAD/ 支架
ASA Ⅳ	患有严重全身性疾病，对生命构成持续威胁的患者	例如包括（但不限于）：最近（< 3 个月）的心肌梗死、脑血管意外、短暂性脑缺血发作或 CAD/ 支架、持续的心肌缺血或严重的瓣膜功能障碍、射血分数的严重降低、败血症、弥散性血管内凝血、急性呼吸系统疾病或终末期肾病不定期透析。
ASA Ⅴ	生命垂危，不进行手术不能存活的患者	例如（但不限于）：腹 / 胸动脉瘤破裂、大面积创伤、颅内出血伴肿块效应、明显心脏病理性或多器官 / 系统功能障碍的肠道缺血。
ASA Ⅵ	一名被宣布脑死亡的患者，其器官正在被摘除以供捐赠	

From Dripps RD. New classification of physical status. Anesthesiol. 1963；24：111. http：//www.asahq.org/resources/clinical-information/asa-physical-statusclassification-system，2014.

全进行的手术，及平衡手术出血与血栓形成的风险。AUA/ICUD 针对不同情况提供了 18 项具体建议，并列举了一些具有说明性、与泌尿外科诊治实例相似的案例。在围术期窗口停止使用 AC/AP 制剂的指南见表 1.2。尽管这个指南能够提供良好的治疗措施，但对于一些需要维持抗凝治疗的复杂泌尿外科患者，则需要包括心脏科和初级护理在内的多学科团队指导，以确保达到最佳的护理效果。

近期有人对关于非心脏病患者围术期应用 β 受体阻滞剂治疗能够降低死亡率这个说法，提出了相反的论调。目前美国心脏病学会及美国心脏协会原则上建议，已经服用了如 β 受体阻滞剂药物的患者可在围术期继续应用，但把 β 受体阻滞剂等药物作为术前常规用药并不推荐（框 1.1）。若要应用 β 受体阻滞剂治疗，一定要在心内科医师的专业指导下用药或麻醉师根据相关风险评估后对症用药。

肺功能和行气管插管术后恢复出现问题通常是由术前已存在的肺部疾病造成的。如果患者患有阻塞性肺疾病或严重的哮喘，最好同胸科医师或麻醉师共同商讨手术方案。对于这样的患者，气管插管有可能无法实施，但即便如此，适当的会诊咨询也利于评估风险。有吸烟史的患者更应该请求会诊，不但要评估他们发生多发性恶性肿瘤的风险，更要评估像呼吸衰竭和切口愈合不良等术后不良反应的危害程度。

营养情况

应特别强调的是，术前一定要对患者营养状态进行评估，因为许多泌尿外科患者都伴有恶性肿瘤或肾功能障碍，这些慢性疾病通常都会导致患者体重下降和营养缺失。对危险因素的术前评估除了与高危人群的营养专家协商外，还包括两个血清实验。事实上，联合委员会

要求在入院后 24 小时内进行营养评估。营养不良会让患者更容易发生切口愈合不良、出血及免疫系统损害等并发症。在严重的病例中，要给予患者营养支持治疗，以便解决由营养不良引起的影响手术安全的问题。随着跨外科学科的理论不断发展，早期肠内营养方案作为综合护理途径的一部分，可以加快患者康复和出院。

静脉血栓形成的预防

我们应提高对围术期静脉血栓形成以及由此引发的如肺栓塞等疾病的重视。对于外科患者来说，静脉血栓形成是公认的高风险因素。美国胸科学院提出了一个全面的关于用药物和医学材料预防深静脉血栓形成的治疗方案。美国泌尿外科医师协会指南编写小组出版了其最

框 1.1　围术期 β 受体阻滞剂管理

在接受手术且已经服用 β 受体阻断剂治疗慢性病的患者中，β 受体阻断剂应该继续应用（I 类；证据水平 B）。
在 β 受体阻断剂开始应用时，进行临床情况下独立引导的手术后 β 受体阻断剂的管理是合理的（II a 类；证据水平 B）。
在中度或高危心肌缺血患者中指出，在术前危险分层的测试中，围术期开始 β 受体阻断剂使用可能是合理的（II b 类；证据水平 C）。
患者有 3 个或更多的修正的心脏风险指数风险因素，手术前开始 β 受体阻断剂使用可能是合理的（II b 类；证据水平 B）。
患者有一个引人注目的长期的 β 受体阻断剂治疗的指征，但没有其他修正的心脏风险指数风险因素，围术期设置启动 β 受体阻断剂使用来减少围术期风险不确定是否有益（II b 类；证据水平 B）。
β 受体阻断剂治疗开始的患者，围术期提前足够长的时间开始使用 β 受体阻断剂来评估安全性和耐受性可能是合理的，最好手术前 1 天以上（II b 类；证据水平 B）。β 受体阻断剂治疗不应开始于手术当天［III类（有害）；证据水平 B］。

From Fleisher LA, Fleischmann KE, Auerbach AD, et al. 2014 ACC/AHA guideline on perioperative cardiovascular evaluation and management of patients undergoing noncardiac surgery. J Am Coll Cardiol. 2014; 64（22）: e77-e137.

表 1.2　抗凝 / 抗血小板治疗的围术期管理

抗凝治疗	最大效果时间	低风险手术：肾功能正常	高风险手术：肾功能正常	注释
华法林	口服治疗 5～7 天			循环维生素 k 依赖因子（II，VII，IX，X）
未分级肝素	静脉给药 6 小时内			肾清除率：鱼精蛋白有效逆转
低分子肝素	3～6 小时			肾清除率：鱼精蛋白部分逆转
磺达肝癸钠	2 小时			肾清除率：鱼精蛋白不可逆转
达比加群酯	1.25～3 小时	手术前 2 天服用最后一剂	手术前 3 天服用最后一剂	不可逆；80% 肾清除率
利伐沙班	2～4 小时	手术前 2 天服用最后一剂	手术前 3 天服用最后一剂	不可逆；86% 肾清除率
阿哌沙班	1～3 小时	手术前 2 天服用最后一剂	手术前 3 天服用最后一剂	不可逆；25% 肾清除率

From Culkin DJ, Exaire EJ, Soloway MS, et al. Anticoagulation and antiplatelet therapy in urologic practice: ICUD and AUA review paper. J Urol. 2014 Oct; 192（4）: 1026-34. https://www.auanet.org/education/guidelines/anticoagulation-antiplatelet-therapy.cfm, 2014.

权威的临床实践指南——《泌尿外科患者深静脉血栓形成的预防》（*Prevention of Deep Vein Thrombosis in Patients Undergoing Urologic Surgery*）（表 1.3）。这些指南集合了泌尿外科及各种外科书籍的观点，并依照泌尿外科各种类型手术和患者的风险分级制订了药物和医学材料预防深静脉血栓形成的治疗方案。每一名泌尿外科医师都应该复习阅读这些实践指南并融会贯通，在围术期提早预防，降低深静脉血栓形成和肺栓塞的风险。

麻醉师的评估

随着患者要求的不断提高及手术过程复杂性的增加，麻醉术前评估变得越来越有难度。许多种手术现在都可以在门诊开展，简单便捷。术前应注意对高血压及电解质紊乱等进行调节，因为若不注意这些情况，术中上述症状将会加重。术前评估主要是基于对心、肺，及全身系统风险因素来进行的，因为这些都影响到患者能否耐受麻醉和手术，及术后恢复情况的好坏。尽管目前通过相关检查可以提示患者有哪些异常指标，但我们仍然要在进行手术前查看患者所有的检查资料，以评估患者是否适合手术。

术前准备

门诊手术

如今许多泌尿外科手术都可以在门诊进行，甚至一些大手术，如前列腺癌根治性切除术，住院时间都可能不超过 24 小时。因此更应对此类患者做好充分的术前准备及术前会诊评估。向患者及家属充分交代患者目前的病情及预后可能出现的问题，既可以明显减轻患者焦虑，又能使手术医师在手术时压力减小很多。

尽管大多数在门诊手术的患者较住院手术的患者风险要小，但门诊手术对麻醉术前评估却提出了更高的要求。门诊手术特别适合儿童患者，因为这类手术患儿都能够很好地耐受，且术后能够在自己的家里安心恢复。

术前准备

框 1.2 的术前清单展示了我们进入手术室做手术前应该准备的主要项目。

体表标记

由于国家的安全举措，现在大多数医院都要求患者进入手术室前在手术部位划出体表标记，这种规范安全的做法对泌尿外科手术特别重要，尤其是对成对器官中的一个进行手术时。体表标记应成为术前的常规准备。这种能使术者及患者都安心的做法一定要加以重视。对位于中线结构的病例，如阴茎或阴道的手术，可不用体表标记。

剃须及去毛

剃须会增加细菌驻留的机会，所以应尽可能在临近手术时剃须。在医院中，电动剃须刀因比传统刀片剃须刀安全而逐步取代之。电动剃须刀在剃须时很少造成皮肤损伤和随之而来的细菌驻留。在某些病例中，如尿道口被毛发所遮挡，此时去毛就是必要的，通常可用激光去毛。

皮肤准备

在患者摆好体位及备皮结束后，应进行术前消毒，需选用最有效的消毒剂来去除皮屑和暴露的细菌。最近 Cochrane 对消毒病例数据的审查报告显示，采用皮肤表面活性物质能够减少术区感染。这表明，与含乙醇的聚维酮碘溶液相比，在甲基化乙醇中加入 0.5% 的氯已定（洗必泰）采用稍微更多些。然而，专家组承认，这些数

表 1.3　　静脉血栓栓塞预防的建议		
患者危险分层	**描述**	**预防性治疗**
低危险	小于 40 岁的患者接受小手术，无其他危险因素	除了早期步行外无预防措施
中危险	对有附加危险因素的患者进行小手术 手术年龄在 40～60 岁，没有额外的危险因素	肝素 5000 单位每 12 小时皮下注射或依诺肝素 40 毫克每天皮下注射，如果出血的风险高就使用气动压缩装置
高危险	手术患者 > 60 岁 手术患者年龄在 40～60 岁 额外的风险因素	肝素 5000 单位每 12 小时皮下注射或依诺肝素 40 毫克每天皮下注射，如果出血的风险高就使用气动压缩装置
超高危险	有多种危险因素（如年龄 > 40 岁，癌症，静脉血栓栓塞病史）的患者进行手术	依诺肝素 40 毫克每日皮下注射及辅助气动压缩装置或肝素 5000 单位每 8 小时皮下注射 以及辅助气动压缩装置

From Forrest JB, Clemens JQ, Finamore P, et al. AUA Best Practice Statement for the prevention of deep vein thrombosis in patients undergoing urologic surgery. J Urol. 2009; 181: 1170-7, updated 2014. https://www.auanet.org/common/pdf/education/clinical-guidance/Deep-Vein-Thrombosis.pdf

框 1.2	外科医师的术前检查表

评估手术风险
营养状态（血清白蛋白）
免疫功能
药物治疗（抗凝药、皮质激素、抗生素）
肺功能障碍
切口愈合（贫血、放疗、维生素缺乏）
肥胖
与患者相关准备
术前谈话、签字
备血
手术部位标记
备皮
肠道准备
麻醉前用药
输血
补液
用药
抗生素

据不够有力，无法提供确凿的证据；因此，这个问题仍然取决于医师的偏好。术前良好的擦洗和准备仍然至关重要，泌尿系统修复手术习惯延长擦洗时间至 10 分钟。

铺巾

黏附性的黏纸是避免污染和隔热很好的屏障，特别适合对低温更敏感的儿童患者，还能减少皮肤准备与铺手术巾的时间。铺巾要求用无菌干燥的手术单尽可能靠近切口铺盖，并用巾钳固定好。保持术巾干爽有助于减少因潮湿造成的对皮肤的热刺激。不可吸收的塑料材质的粘贴巾可减少污染，但除非透气性良好，否则，尤其在潮湿的环境下，在粘贴巾下面更会给细菌提供繁殖的条件。如果术巾不自带布兜，就需要我们为手术器械和引流管等折叠术巾自制一个侧方的小布兜。对于阴道或阴茎手术，患者通常为截石位，术者需要坐着手术，此时自制布兜就更为重要了。

避免污染

细菌容易驻留在行将脱落的皮肤表皮细胞和毛囊上。术中来源于术者及其他人员头颈部的污染要多于来源于手部的污染，所以做好头颈部的遮盖保护有利于减少对术区的污染。尽管在术前手部消毒这块，目前有很多以乙醇为基础的消毒洗手液，但我们仍提倡用传统的肥皂水、毛刷子刷手消毒并清理指甲污垢的消毒方法。

肠道准备

对于正在接受可能存在肠道损伤的手术，但预期的手术不涉及肠道重建的患者，有时使用比沙可啶或镁柠檬酸盐等药物进行短暂的洗肠，根据情况给予抗生素。对于手术涉及打开肠道的情况，采用一种更有活力的，以聚乙二醇电解液（如 Golytely）与改良的 Nichol 抗生素制剂相结合而成的机械制剂。尽管关于灌肠和口服抗生素的优点有着很大的争议，但上述 ACS NSQIP 数据库中关于结直肠手术的最新数据表明，积极的联合肠道准备能显著减少手术部位感染以及吻合口泄漏。

建立血管通路

对于大多数局麻的病例，术前手术室护士或麻醉师需要用静脉穿刺的方法建立血管通路，如果需要行中心静脉穿刺，通常采用锁骨下静脉或颈内静脉套管插入术。中心静脉导管的放置通常在全身麻醉诱导后。有时，有血管通路困难史的患者可能会受益于外周联合插入中心导管（peripherally inserted central catheter，PICC）。PICC 导管通常在手术前一天在超声波引导下放置。对于病情较重或预估术中出血量较大的患者，麻醉师常需要留置动脉导管以便术中精确监测血压和动脉血气的变化。

围术期抗生素的应用

近期美国泌尿外科医师协会发布的最完善的临床实践指南中尤其对泌尿外科手术的抗生素应用给出了指导性意见（表 1.4），这个被循证医学证实的围术期抗生素应用指南包含了美国国家外科感染预防计划中的意见，并为应用抗生素治疗提供了实际的纲要。通过复习回顾这些详尽的抗生素应用原则能够使很多泌尿外科医师获益，特别是对于那些在医疗机构中仍习惯于用过时的、费用高的和有潜在危害的药物的那些医师更有帮助。泌尿外科医师协会指南也特意阐述了那些像人工心脏瓣膜手术、泌尿外科腔镜手术和诊所手术等特殊情况的抗生素预防用药原则。

术中防护

手术室的温度需要控制在一个既能使术者舒适又能让患者保暖的范围内。对于儿童和婴儿的手术，室内温度需大幅度提高以便减少体热无感觉的丢失。

此书展示了每种手术的合理摆放体位，但是术中保护患者的细节是多种多样的。要在骨性凸起的位置放置足够厚的泡沫软垫以避免损伤邻近的神经干，尤其要注意尺神经和腓神经。当患者取侧卧位时，一定要在患者的腋窝下放置软垫来保护臂丛神经。截石位更是特别容易造成神经损伤。摆截石位时要避免过度牵拉肌肉、韧

表 1.4　泌尿外科手术的抗生素预防

步骤	预防指征	抗生素的选择	治疗周期
使用下尿道仪器时			
导管移除	如存在危险因素	氟喹诺酮类复方新诺明	≤24 小时
简单膀胱尿道镜，膀胱镜	如存在危险因素	氟喹诺酮类 复方新诺明	≤24 小时
尿动力学	如存在危险因素	氟喹诺酮类 复方新诺明	≤24 小时
膀胱尿道镜检查与操作	全期	氟喹诺酮类 复方新诺明	≤24 小时
前列腺近距离放射治疗或冷冻治疗	不明	第一代头孢菌素	≤24 小时
经直肠前列腺穿刺活组织检查	全期	氟喹诺酮类 第二、三代头孢菌素	≤24 小时
使用上尿道仪器时			
冲击波碎石术	全期	氟喹诺酮类 复方新诺明	≤24 小时
经皮肾手术	全期	第一、二代头孢菌素 氨基糖苷＋甲硝唑或克林霉素	≤24 小时
输尿管镜	全期	氟喹诺酮类 复方新诺明	≤24 小时
开腹手术或腹腔镜手术			
阴式手术	全期	第一、二代头孢菌素 氨基糖苷＋甲硝唑或克林霉素	≤24 小时
不进入尿道	如存在危险因素	第一代头孢菌素	单剂量
涉及进入尿道	全期	第一、二代头孢菌素 氨基糖苷＋甲硝唑或克林霉素	≤24 小时
涉及肠道	全期	第二、三代头孢菌素 氨基糖苷＋甲硝唑或克林霉素	≤24 小时
涉及置入假体	全期	氨基糖苷＋第一代/第二代头孢菌素或万古霉素	≤24 小时

From Wolf, J. S., Jr., Bennett, C. J., Dmochowski, R. R., Hollenbeck, B. K., Pearle, M. S., Schaeffer, A. J: Best practice policy statement on urologic surgery antimicrobial prophylaxis. J Urol. 2008；179：1379. Updated 2014. https：//www.auanet.org/education/guidelines/antimicrobial-prophylaxis.cfm

带和关节。对于儿童的小手术，需要应用束缚器（板）。

内镜手术中使用的灌流液的选择至关重要，低渗溶液的血管内吸收可能表现为一系列综合征，主要是由于低钠血症，这通常被称为经尿道切除综合征（TUR 综合征）。虽然在经尿道前列腺切除术常有经典描述，但任何内镜手术，包括膀胱镜检查、膀胱肿瘤切除术、输尿管镜检查和经皮肾镜取石术，都可能发生 TUR 综合征和液体过剩。

减少液体过剩的一般原则包括在下呼吸道使用与血清渗透压相似的非电解质溶液，最常见的是 1.5% 甘氨酸。对于上呼吸道，经常使用 0.9% 氯化钠，应适当加热，以防止体温过低。使用尽可能低压力灌流还有助于防止液体通过开放的静脉窦或肾周间隙吸收。

麻醉

补充液体和电解质

术中液体丢失量增加是由于包括麻醉、手术灯光、皮肤暴露和血管器官暴露等多种因素造成的额外液体丢失所致。因手术刺激组织器官导致的炎症反应使液体渗出并积聚到血管外间隙。麻醉师应给予患者足量补液以纠正那些因第三间隙效应丢失的液体。通过术中监测丢失血液量和及时交流手术进展，外科医师可以帮助麻醉师们做好应对生理性体液紊乱的准备。患者的扩容情况既可以通过观察血压也可以通过检验尿量多少来监测，同时也可以让手术医师直接通过术中情况来监测。术中常规监测尿量、血离子、血糖和血细胞比容。对于更加复杂的病例，则需要监测中心静脉压。

局部麻醉

一些泌尿外科手术能够在局部麻醉下顺利进行。通过多数病例的结论证明，患者在全麻后再接受局麻的治疗，对于术后疼痛的治疗有着确切的帮助。局部阻滞通常用丁哌卡因（丁哌卡因）0.5 ～ 1.0 mg/kg 配成的浓度为 0.25% 的注射液。另外，注射 1∶200 000 的肾上腺素能减慢局部血液流动和减少药物的吸收率，从而延长麻醉时间和减轻局部失血。然而，肾上腺素能产生全身系统效应，可能因局部灌注量减少而诱发感染。不建议将肾上腺素用于灌注终末端的器官组织，比如说阴茎。应注意一定不能将丁哌卡因注入血液系统，因为这类药物有破坏心脏组织的作用。对于大量应用如丁哌卡因这类药物的患者，应谨慎一些，最好在麻醉监护下进行手术，以便在出现副作用时监测病情并及时用药。另外，止痛药联合像地西泮这样的药物也可能极大地改善患者的镇痛效果。

全身麻醉

在现代的手术室中，通过脉搏血氧饱和度监测仪监测患者体温、心电图、心率、血压和血氧饱和度已经是很常规的操作。大手术时可以通过监测中心静脉压了解患者术中的病情变化，同时也可以通过留置动脉导管来监测有创血压和动脉血气。

体温可以通过经直肠或食管的热探针来测量评估。恶性高热症状很少见，但在给易感染患者应用麻醉药物时可能会出现极其严重的并发症，这就需要我们立刻做出决定性的治疗方案来应对患者出现的过度通气症状，例如碱化尿液、冰袋物理降温，并用丹曲洛林和利尿剂对症治疗。从术者的角度来看，若术中从创面流出暗红色血液可能预示着恶性高热的发生或至少说明较差的氧合效应，此时应迅速告知麻醉师。

手术操作

助手

一名能够熟练配合术者且具有相当手术水准的第一助手（一助）的重要性不言而喻。在教学附属医院，通常由住院医师担任此角色，这要求住院医师能够逐步理解手术中的每一个步骤，同时还承担着充分暴露术野的责任。在如今腹腔镜的手术中，一助需掌握的技能发生了翻天覆地的变化。他们要给术者提供良好的操作空间视角，特别是在盆腔和腹膜后手术时一助的作用更加重要。一助主要承担暴露术野的工作，并负责清创冲洗，还要参与缝合、钳夹与手术标本送检等工作。如果助手不能够很好地理解手术过程，上述这些工作对他而言都是巨大的挑战。

病毒感染的预防

如今，外科手术前对病毒感染相关的预防性措施已经成为公认的标准。一般患有感染性疾病的患者，像人免疫缺陷病毒感染或乙型肝炎和丙型肝炎这样的疾病，术前一般很少被检测出。所以，外科医师必须假定每一名患者的试验结果都为阳性，这既是对患者负责，又能保护医护人员避免因不小心损伤造成的交叉感染。

外科医师、麻醉师和其他工作人员在开放性手术过程中应戴防护镜，并常规穿防护靴或防水的鞋套。对于经常可能将冲洗液洒到手术室地上的腔镜手术来说更是特别重要。对于手术时意外受伤的医师的风险是未知的，但当术中手套破损造成手部损伤时，需用无菌的透气胶膜覆盖破损处。

由于戴手套时可能造成污染，所以在手术室一定要多加小心，避免触碰到像门把手或电脑键盘这种不常规消毒的物品。手术人员需要在离开手术室之前脱掉所有的无菌衣、手套和鞋套。裸露在外的皮肤若触碰到血液或体液，需立即用消毒剂清洗。在手术结束摘掉手套后也应该立即洗手消毒。

术中对于针和锐器应特别注意，无论在术区还是在整个手术室，操作动作都应小心谨慎，以便让感染的风险降至最低。还应该特别注意不要用已经折弯的针进行缝合，现在大多数缝针都有安全装置，以避免术者尝试将弯针掰回原型。我们也不要因为这些安全装置烦琐就去掉这些装置。在使用之后，缝针和一次性锐器应立即放置在锐器盒内以备处理。

泌尿外科术中透视所带来的辐射需要引起高度重视。对个人防护和辐射监测进行适当的培训和关注是当代泌尿外科实践的一个关键方面。特别是在输尿管镜检查和经皮肾镜取石术等内镜手术中，应遵循理论上可实现的最低辐射照射原则（as low as reasonably achievable，ALARA）。脉冲式透视应设置在每秒尽可能低的频率，为了提供足够的图像质量，增强器应尽可能靠近患者，并且直接对准要观察的区域。在条件允许的情况下，可将仪器悬挂在患者上方或安置在患者下方，以此来减少散射辐射。

手术技术

熟练的手术技术是快速完成复杂手术的必要条件。良好的手术技术要求术者操作娴熟敏捷。提前想好下一步的操作，除非在需要传递器械或缝合时，否则操作不应停顿。提前通知器械护士准备好术中需用的物品。对于经常在一块配合的医护人员，他们常能预估术者的需要，而且仅需与术者简单交流几个字便能准确迅速地传递其想要的器械。手法熟练的外科医师会一直持续关注术中的每一个细微变化，必要时也不要顾忌停下来思考一下某种替代方案。

分离

组织、器官及术式决定了术中应选用何种器械。对于肿瘤的分离，一般用吸引器或剪刀的钝缘能有效彻底的剥离。对于肾盂成形术，一定要谨慎分离相关组织，偶尔会用到钳子和锐利的器械。有时用小拉钩或直接用手指分离也是很实用的方法，但我们一定要小心，避免盲目用手指分离而造成风险，而且如果术野显露不佳会使手术困难。不要在视野看不到的地方进行操作，因为那些地方往往有一些隐蔽的组织和血管，而且很难处理。

操作动作应轻柔，尽可能多地保留血管以促进患者的愈合并减少感染的风险。尽可能应用支持线和皮钩，因为即使再精细的手术钳也会造成组织的损伤。电切和电凝时一定要小心谨慎，因为这些都会造成组织坏死。

光线

术中光线的强度决定了视野的清晰度，一般通常至少配备两台手术灯，在手术室上方照射。手术灯把需由手术医师或助手安装。为避免光线照射的死角，需要集中光线照射切口的底部。像盆腔手术等，手术灯光无法照到盆腔深部，头灯此时便尤为重要。对于阴道手术，需特殊应用头灯或光线汇集装置等。

切口

应使用合适型号的手术刀一次性切开皮肤及皮下组织。反复的小切口会损伤脆弱的皮下组织并继发感染。单一电流电刀比混合电流电刀更容易分离组织，但止血效果不佳。电刀在切开肌肉组织时极为有用。

止血及止血材料

术中用电凝止血不但比缝扎止血快，而且对组织损伤程度更小。如某处血管需要电凝止血，应将其游离出来单独处理，避免血管覆盖在组织表面时处理，因为这有可能造成大面积损伤并增加感染的风险。双极电凝只对邻近组织产生微小的损伤，适用于要求精细操作的组织。

如今的手术室，可以提供多种多样不用缝扎的止血材料。组织黏胶已成为泌尿外科医师手术中的重要工具，并大获好评，而且还能在以前认为棘手的地方进行止血。这些黏胶一般多用于如保肾的手术、开放的前列腺切除术、尿道重建术甚至经皮肾穿刺术。表 1.5 列出了目前常见的多种不同作用机制的止血药。新颖的血管黏胶和组织切割器也已经在手术中逐步增加应用，特别是在腔镜手术中。

失血和输血

血液占了人体重量的 7%，一个体重为 70 kg 的男性大约有 5000 ml 的循环血量。术中丢失量小于循环血量的 15% 时通常不会影响患者的血流动力学稳定，除非发生其他的体液丢失、毛细血管再灌注和其他暂时补偿机制性质的再灌注。当丢失量达到循环血量的 15%～30% 时，就代表了失血已达到 800～1500 ml，此时会导致心动过速、呼吸急促和脉压下降等。若丢失量大于 30%（2000 ml），则会导致收缩压明显下降。

补充丢失血液通常先用等渗液如乳酸林格液或勃脉力（复方电解质注射液），成人快速静脉点滴 1～2 L，儿童以 20 mg/kg 速度静脉点滴。如果指标不能恢复或

表 1.5	泌尿外科常用的止血剂		
材料	商品名称	作用机制	要求
纤维蛋白胶	Tisseel，Crosseal，Hemaseel CoStatis，Dynastat，Vivostat	混合纤维蛋白原、凝血酶和因子XIII产生血栓	使用前一定要加热
凝血酶	Thrombinar，Thrombin JMI	与血液中的纤维蛋白原相互作用形成纤维蛋白凝块	组织中必须存在循环纤维蛋白原
胶原蛋白	Avetine，FloSeal，TachnoComb	通过提供物质基础促进血小板聚集	需要循环纤维蛋白原
可吸收明胶	Surgifoam，SurgiFlo，Gelfoam	通过接触激活启动凝血级联	需要凝血因子
纤维素	Surgicel	纤维素纤维通过接触激活而引发凝血	凝血级联功能

From Pursifull N.F., Morey A.F. Tissue glues and nonsuturing techniques. Curr Opin Urol. 2007；Nov；17（6）：396-401.

仅为短暂提升并且尿量一直很少的话，就需要行输血治疗。相关指南建议血红蛋白低于 7～8 g 时或失血造成了血流动力学紊乱时应行输血治疗。

即使只有很少的 6 单位的血液替换量，但由血液稀释作用造成的凝血病也会发展成为一个进展性的疾病。如果发现凝血因子缺失，则需要输注血小板或新鲜冰冻血浆。低体温症会加剧凝血异常。因此需对所有的液体加温，并覆盖保温毯，冲洗腹腔时也要用温盐水。

即便是中心静脉压未达到正常指标，也可能出现液体负荷过重，所以我们不但要监测中心静脉压和血流动力学，还要通过观察尿量、皮肤颜色、脉搏和血压等指标来指导适当的灌注量。谨慎应用利尿剂，如果以受到利尿剂影响的尿量作为参考指标，有可能造成突发的血容量不足。

引流

留置引流管可能会引发一些不良反应，但在泌尿外科手术中，往往利大于弊。引流管可能给细菌一个更加直接便利的从皮肤和外界进入组织的途径。但另一方面，引流管也利于引出污染的尿液、浆液和血液。引流最主要的目的是预防因血液、浆液或尿液的沉积而可能造成的感染。目前主要应用两种类型的引流管：像烟卷式引流的被动引流和像 Jackson-Pratt 密闭引流或开放的深坑引流的主动引流。被动引流对于大多数泌尿外科手术是足够用的，对那些可能因引流不畅造成问题的阴囊或表浅组织手术更是有效。主动引流更适合于腹内或腹膜后的手术，并且通常在出院前拔除引流管。

导尿管和泌尿引流管

在外科手术开始前，通常要插尿管，留置尿管可以监测尿量，可以排空膀胱避免术中副损伤，可以充填膀胱利于术中膀胱的辨认，可以通过尿管向膀胱内灌注抗菌药或抗肿瘤药物，还可以帮助辨别尿道和膀胱颈。对于大多数情况来说，留置 16 号尿管是足够用的。但如果预期估计可能有较大血凝块形成，则需要更大号的导尿管。固定尿管时要保持其适当的松紧度，有时也需要将尿管固定于腿部以避免因尿管意外脱落而造成的损伤。

耻骨上引流术

在许多涉及膀胱或尿道的手术后可能需要留置耻骨上引流管。耻骨上引流管与尿道导管相比有几种优点：可以通过它行膀胱造影术，也可以在拔除前行排空试验。这种引流方法特别适合于尿道重建手术及用于预估术后有排空困难的患者。某些型号的尿管通常可用于耻骨上引流，像 Malecot 自留导尿管和球囊尿管。可以在开放手术中或者间接地经尿道留置耻骨上尿管。

术后神经阻滞

即使是全身麻醉的患者，用丁哌卡因等药物进行局部神经阻滞也能有效减少术后疼痛。这种方式对儿童患者和门诊手术患者尤为有效。骶管阻滞常规用于儿童患者，并能保持较长时间的无痛感。

术后管理

对于复杂手术，要特别注意核对手术器械及纱布数目。如出现数目不一致的情况，务必要在患者麻醉苏醒前于手术室内行放射线检查以及一切有帮助的检查，尽可能减少医源性损伤。

手术记录

对于患者的治疗来说，手术记录是一种关键的医疗文件。需要记录手术目的及法医学相关的问题。手术记录应完整翔实，以便其他医师能够借此了解术中的关键发现及整个手术过程，从而更好地进行术后管理。术中如有解剖上的变异需要记录下来，术中的大致情况、并发症或术中难点也都需要进行记录。

术后并发症的预防

有些患者不可避免地发生并发症，但细心的操作和未雨绸缪可使许多并发症得以避免。大多数医院经常举行死亡和并发症讨论，目的是总结经验教训，防患于未然。我们可以通过回顾病例来分析并思考这些并发症发生的不同原因。在本图谱里，笔者对大部分重要的术后问题做了讲述，并列在手术步骤之后。在做手术前应复习回顾这些可能发生的并发症，并确保每一步的操作，以便预防这些常见问题。

为了给手术并发症进行量化和分级，许多手术都开始使用 Clavien-Dindo 评分系统（表 1.6）。事实上，在泌尿外科诊治中，NSQIP 数据库已经使用有关不良事件的 Clavien-Dindo 分级来提供基本标准，最终可能应用于全国。

液体补充

液体量不足可以通过乏力、直立性低血压、心动过速、脉搏减弱、皮肤干燥和尿量减少等体现出来。液体量不足时血尿素氮与血肌酐不成比例地增高。体

表 1.6　CLAVIEN-DINDO 手术并发症分级系统

分级	定义
Ⅰ级	不需要手术、内镜和放射治疗的药物治疗而偏离正常的术后进程。允许的治疗方案有止吐药、解热药、镇痛药、利尿剂、电解质和物理疗法。这个级别还包括在床边开始的伤口感染
Ⅱ级	除Ⅰ级并发症外，需要药物治疗。输血和全肠外营养包括在内
Ⅲ级 Ⅲa Ⅲb	需要手术、内镜或放射治疗 非全身麻醉下的干预 全身麻醉下的干预
Ⅳ级 Ⅳa Ⅳb	需要 ICU 管理的危及生命的并发症 单器官功能障碍（包括透析） 多器官功能障碍
Ⅴ级	患者死亡
后缀"d"	出院时有并发症的患者

From Demartines N, Clavien PA. Classification of surgical complications. A new proposal with evaluation in a cohort of 6, 336 patients and results of a survey. Ann Surg. 2004; 240（2）: 205-213.

液缺失的替代治疗应根据临床体征逐步补充，对高钠血症应补充低渗液，其他情况则应该用等渗液。补充液体量过多会导致水肿，而且经常伴发呼吸困难、心动过速、静脉肿胀和肺部充血等症状。

外科患者低渗低钠血症通常发生在第三间隙液体丢失后，并可导致尿量减少和高渗透压尿。用盐溶液替代丢失的液体。低血容量高钠血症通常由未纠正的肾或胃肠道液体丢失所致，会产生口渴、低血压和昏睡等症状。

疼痛处理

神经阻滞

术后可用丁哌卡因和切口浸润麻醉进行神经阻滞来减轻疼痛，而且可以持续镇痛，之后逐步改为口服止痛药。正如前文所述，局部阻滞对帮助患者减少静脉内麻醉镇静药的应用有帮助。

许多麻醉师都提倡持续硬膜外给药，它对麻醉诱导和全麻的维持特别有效，而且还可以作为术后止痛的一种方法。然而，在泌尿外科患者群体中，尤其是需要术后早期下床活动和排泄的患者，应用此种方法需注意，因为硬膜外麻醉可以产生运动神经和感觉神经阻滞。

其他的硬膜外麻醉副作用包括低血压、瘙痒、嗜睡、导管感染和前面所提到的下肢乏力。呼吸抑制是不常见的且通常在药物过量时才会出现的反应。硬膜外麻醉有利的方面包括良好的止痛效果、减少止痛药

物的应用和减轻恶心等症状。

脊尾阻滞对于儿童患者行包皮环切术、尿道下裂修补术、疝修补术、睾丸固定术和鞘膜积液切除术等特别有用。脊尾阻滞有良好的安全疗效并可以应用在成人几种躯干部低位的手术。

术后镇痛

给术后患者提供良好的止痛效果是外科医师重要的责任。镇痛药物种类繁多，医师需要根据手术过程和患者的自身情况和需求来决定使用何种止痛药物。一般来说，即使我们知道麻醉药物或麻醉方式会带来一些副作用，也应给予患者足量的止痛药物，使其在恢复期间免于疼痛困扰。

某些患者可以给予口服止痛药，通常应用含或不含可待因衍生物的对乙酰氨基酚治疗。非甾体抗炎药能够提供良好的止痛效果，但也会增加出血的风险。含阿司匹林成分的药物在术后阶段应被禁止使用。

像吗啡、哌替啶或氢化吗啡酮这类的药物经常被作为血管内麻醉剂。这些药物可以由护士注射，或者患者可以通过自己调节的麻醉泵来自行给药。为了减少部分患者的麻药用量，可以注射像酮咯酸（痛力克）这样的辅助用药，尽管并不鼓励长期应用。在恢复期酮咯酸的负荷量为 30 mg，其后每 6 小时 15 mg，可以追加 4 次，这样会大大提高术后的止痛效果。当肠道功能恢复并开始进食时，将患者药物改为口服止痛药。努力限制麻醉药物的应用会促进术后肠梗阻症状的恢复。

术后出血

术后出血的原因可能是缝合线断裂、未能观察到和结扎处理动脉或静脉，或从新生组织表面渗出。由于血管痉挛，一些血管在手术时可能没有大量出血。应禁止使用可引起出血的药物，并应考虑是否有凝血功能障碍。因为必须保持血管内平衡，所以血清红细胞压积可能不是急性失血的可靠指标。

术后感染

发生在术后第一天或第二天的发热可能是源于呼吸道感染。尽管对于激动肺量计效果的证明有限，但大多数外科医师还是习惯使用激动肺量计来提供一个患者的反馈信息，以促进全麻后患者的深呼吸和肺部清洗。在术后前几天里的发热，还要考虑泌尿系感染、脓肿和尿外渗等。

切口感染对于接受泌尿外科手术的患者来说都是

一个可能发生的问题，像未控制的糖尿病和肥胖症这些常见的危险因素都能让泌尿外科患者处于特别高的风险中。对于肥胖患者的切口缝合，如出现切口感染，像那种需要敞开一部分切口进行充分引流的患者，应用皮钉比应用皮下缝合更易处理。抗生素保守治疗适用于表皮蜂窝组织炎这样的疾病，但要是怀疑切口为更深层的感染，一定要明确感染部位以预防可能的筋膜断裂或破裂。

由于抗生素在医院的滥用，相关问题就会出现，例如耐药菌感染和更多的二次感染。对于术后腹泻的患者，要查便常规以明确是否有艰难梭状芽胞杆菌感染，并积极治疗，以预防其感染所造成的后遗症。

切口处理

大多数切口一期缝合可用吸收线或钉皮器。为避免皮钉和组织粘连，通常在 10 ～ 14 天内拆除皮钉，这样可以在拆线时减轻患者的疼痛和不适感。表面切口未愈的患者可以用黏附性的黏膏固定或者二期缝合。为引流腹腔积液，在中线切口留置引流会使筋膜破裂，还可能加重切口裂开的程度，甚至需要切除组织器官。在患者未感染、未存在严重的免疫力低下，或没有营养不良的情况下，筋膜裂开通常意味着技术性的问题，例如可能是没有用内层缝合线小心谨慎地连续缝合，或是对高风险患者没有用外层缝合线进行确切的缝合。

早期的筋膜破裂可以通过再次的一期缝合来对应处理，但晚期切口疝的修复需要应用人工补片。

拓展阅读

American Society of Anesthesiologists. New classification of physical status. *Anesthesiology*. 1963;24:111. <http://www.asahq.org/resources/clinical-information/asa-physical-status-classification-system>; 2014.

Chen TT, Wang C, Ferrandino MN, et al. Radiation exposure during the evaluation and management of nephrolithiasis. *J Urol*. 2015;194: 878-885.

Culkin DJ, Exaire EJ, Soloway MS, et al. Anticoagulation and antiplatelet therapy in urologic practice: ICUD and AUA review paper. <https://www.auanet.org/education/guidelines/anticoagulation-antiplatelet-therapy.cfm>, 2014.

Demartines N, Clavien PA. Classification of surgical complications. A new proposal with evaluation in a cohort of 6,336 patients and results of a survey. *Ann Surg*. 2004;240(2):205-213.

Fleisher LA, Fleischmann KE, Auerbach AD, et al. 2014 ACC/AHA guideline on perioperative cardiovascular evaluation and management of patients undergoing noncardiac surgery. *J Am Coll Cardiol*. 2014;64(22):e77-e137.

Forrest JB, Clemens JQ, Finamore P, et al. AUA Best Practice Statement for the prevention of deep vein thrombosis in patients undergoing urologic surgery. *J Urol*. 2009;181:1170-1177, updated 2014. <https://www.auanet.org/common/pdf/education/clinical-guidance/Deep-Vein-Thrombosis.pdf>.

Hahn RG. Fluid absorption in endoscopic surgery. *Br J Anaesth*. 2006;96(1):8-20.

Pursifull NF, Morey AF. Tissue glues and nonsuturing techniques. *Curr Opin Urol*. 2007;17(6):396-401.

Wolf JS Jr, Bennett CJ, Dmochowski RR, et al. Best practice policy statement on urologic surgery antimicrobial prophylaxis. *J Urol*. 2008;179:1379, Updated 2014. <https://www.auanet.org/education/guidelines/antimicrobial-prophylaxis.cfm>.

第 2 章　缝合技术

Lee Ponsky，Matthew Bream
（刘　涛　译　孔垂泽　审校）

缝合的目的是保持组织闭合且最少地干扰组织的血供。针对不同的组织应用最适合的缝合技术，而从经济上考虑，也要选用最小、最少的缝合线。

打结技术

有 3 种基本的绳结：方结、外科结、双重结（图 2.1）。

- 方结（图 2.1A），简单的方结使用不加涂层（敌克松）的聚乳糖和聚乙醇酸缝合线。如果使用涂层的缝合线（薇乔和小号 Dexon），需要额外再打一个结（图 2.1B）。必须小心地、自始至终地打好每个方结。

- 外科结（图 2.1C），可让缝线在打第一个结后不再滑动，但是不会比打方结更安全可靠。如果想要更安全，除了用 Dexon，应增加额外的结。

- 双重结（图 2.1D），本质上是一种双重的外科结，对所有缝合材料都具有最大的持结能力。只有聚对二氧环己酮（PDS）和尼龙（Ethilon，Dermalon）需要一个额外的结。聚葡糖酸酯（MAXON）有

最好的结保持能力和抗拉断力。为了绝对安全，人工合成可吸收缝合线（synthetic absorbable sutures，SAS）需要打 3 个结，单股不吸收缝合线（nonabsorbable sutures，NAS）可能需要额外打 6 ～ 7 个结，才能与之持平。

在靠近缝线自由端打结时，缝线肯定会因此被使用了两次，同时节省了缝合材料和时间。器械打结偏慢，但是明显减少了缝合材料的使用。

缝合技术

缝线的选择

每个外科医师都有自己喜欢用的缝合线，但是这必须考虑到两个重要的因素：线的持久强度和组织相容性。缝合线的初始强度和缝线的尺寸成比例，但是强度的损失速度和缝线的材料有关。缝线的吸收速度也和缝线的材质有关，但是和强度的损失速度不一定直接相关。一般来说，张力缝合线是会被一点一点吸收

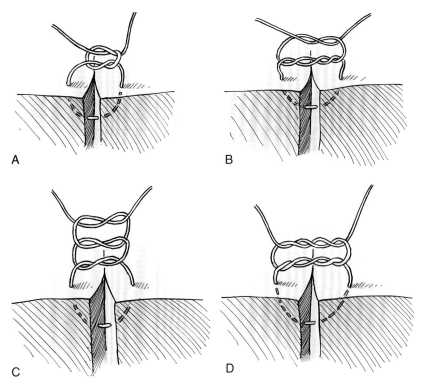

图 2.1 （**A ～ D**）基本结

的。一次缝合必须要有持久的强度，提供机械支持直到切口新生的组织能承受压力。在切口愈合期间，缝线强度的降低不应超过伤口新生组织力量增加的比例。可吸收缝线在皮下组织被吸收时间：肠线 1 个月，聚乳酸羟基乙酸（薇乔）2～3 个月，聚乙醇酸（Dexon）4 个月，PDS 6 个月，聚葡糖酸酯（Maxon）7 个月。膀胱在 2 周内能恢复 70% 的拉伸强度，筋膜在 2 个月恢复 50%，皮肤在 3 周恢复 30%。

组织的异物反应性与缝合线的尺寸及材料有关。尺寸越大，反应越大。

| 反应性最强的 | → | 棉丝肠线 | → | 合成可吸收的复丝不能吸收的 | → | 尼龙钢聚乙烯聚丙烯 | → | 反应性最弱的 |

可吸收线和不可吸收线有不同的效果，普通羊肠线和铬制肠线被蛋白水解酶水解吸收的时间和引起的组织反应性是一个不确定因素。此外它们的可拉伸强度普遍低于合成缝线。与此相反，人工合成可吸收缝合线，通过水解除去，有适度的组织反应性和可预测的吸收时间。那些取材于聚乙醇酸（Dexon，薇乔）的缝线，它们的强度在 14 天后降至 20%，取材于聚对二氧环己酮的缝线第 4 周时保留 50%，将会在数月被吸收。在有感染的尿液中，最适合用羊肠线。单股的不可吸收缝线对组织的刺激小，且不易引起细菌感染，应用它们结扎更安全。在有细菌或者尿液存在的情况下，应用它们是合适的。丝线和棉线在第 2 个月以后会迅速失去强度，但它们可用于肠吻合术肠壁外层的吻合和肠系膜的结扎。尼龙是聚酰胺，达克龙是多聚酯，聚乙烯和聚丙烯是聚烯烃，由于这些材质的出现，尼龙失去了它强度第一的位置。

最新增加的技术是倒刺缝合线品种。2004 年，由美国食品药品监督管理局（Food and Drug Administration，FDA）批准了奎尔医疗公司（Quill Medical Inc.）生产的双向倒刺缝合线，2009 年批准了 Covidien（V-Loc）制作的单向倒刺缝合线。这些缝合线是用附着在单丝缝线上的微小倒钩制造的，沿缝合线间隔约 1 mm。缝线是单纤维并有多种可吸收和不可吸收的材料，一旦缝线穿过组织，倒钩就会提供锚定作用并防止先前穿过的缝线向后滑动。由于每个单独的倒钩与组织连接可增强闭合的整体强度，因此比传统封闭伤口所承受的张力较小。它们的易用性还包括减少了对缝线松弛的管理，因为不需要辅助工具来维持缝合的张力。这些缝合线在外科医师中越来越受欢迎，特别是在腹腔镜和机器人手术领域；在这些领域，打结难度越来越大，手术暴露也越来越有限。两种常见的用途包括部分肾切除术中的肾小块闭合和根治性前列腺切除术中的膀胱尿道吻合术。

表 2.1 总结了几种缝合线的特点。在一般情况下，聚乙醇酸缝合线比普通羊肠线和铬制肠线更适用于泌尿外科手术，感染尿液和皮肤除外。由于费用的原因，在特定的情况下使用尽可能少的不同大小和类型的缝合线。尽管缝线的选择是个别医师的事，但这可作为一个指导方针。

筋膜

不管使用哪种缝线，缝合后的伤口即刻强度只有正常结构强度的 40%～70%。使用不可吸收缝线，其强度会持续至少 2 个月左右才下降，这个时候可认为是切口完全愈合。对于可吸收的缝合线，如果使用相同尺寸，初始强度和不可吸收缝线的一样，但其强度会在 1～2 周明显下降。不过，到那个时候，伤口本身已经积累了足够的力量平衡缝合强度的减弱。因此，伤口最脆弱且容易

表 2.1　缝合类型

		商品名	
		爱惜康公司（Ethicon）	柯惠医疗（Covidien）
可吸收			
合成编织			
聚乳酸	有涂层	Vicryl	Polysorb
	没有涂层		Dexon S
聚乙醇酸	有涂层		Dexon plus
合成单丝			
多聚糖			Maxon
聚二噁酮		PDS	
肠线			
普通肠线		普通肠线	普通肠线
加铬肠线		加铬肠线	加铬肠线
不可吸收			
合成编织			
聚酯	没有涂层	Mersilene	Ti-Cron
尼龙	有涂层		Surgilon
合成单丝			
尼龙	没有涂层	Ethilon	Dermalon
聚丙烯		Proline	Surgilene
倒刺锁定缝合线			
可吸收和不可吸收的单丝聚合物			
		Stratafix	V-Loc

Adapted from Edlich RF, Rodeheaver GT, Thacker JG. (1987). Considerations in the choice of sutures for wound closure of the genitourinary tract. J Urol 137 (3): 373.

分离的情况出现在第 2 周。出于这个原因，不可吸收线常常用于封闭伤口应力大的地方，如腹部和侧面的切口。

对于污染的伤口，缝线在吸收过程中能刺激巨噬细胞生长，导致组织缺氧，这会降低该处内皮细胞迁移和毛细血管的形成，从而为厌氧细菌的生长提供适宜的环境。聚乙醇酸缝线能引起最少的炎症反应，且其降解产物本身可以抗菌。相反，不可吸收线，特别是单股的，产生最少的反应，但是一旦感染，感染时间就会很长，因为它们不被吸收。聚丙烯是最好的选择，在有需要用的伤口上远优于丝线和棉线。对于一个虚弱且预期愈合不良的患者，不论使用不可吸收线还是可吸收线，主要目的是保持足够长时间的强度（例如聚对二氧环己酮）。对于一个虚弱的患者，可能需要更多的不可吸收线来缝合（聚丙烯或金属），特别是伤口感染的患者。放置一个红色橡胶导管能减少对皮肤的损害。

皮下组织

皮下组织是最容易出现感染的，因为脂肪组织防御机制较薄弱。这里不要使用缝合线，除非有必要，要用引起最小反应、可吸收的聚乙醇酸缝线。避免用普通羊肠线和铬制肠线。

皮肤

如果张力不大，防水胶带是最好的。如果张力不是太大，钉皮器是次优的选择，因为它不会穿透伤口，但是它花费更多，需要后续拆除。单股不可吸收线皮下缝合会留下一个容易恢复的伤口，但必须拆除。聚乙醇酸缝线可以保留至吸收，同时它只有很少的反应。这种材料不适于做皮肤的间断缝合，因为吸收主要靠水解作用，在皮肤之上会持续存在。

尿路

尿路上皮在 5 天之内就能覆盖缝合线。输尿管和膀胱伤口较那些体表伤口能够迅速获得强度，第 21 天就能达到正常强度。缝合材料在这个部位不是至关重要的，但是可吸收缝合线比不可吸收线引起的反应小。可吸收线在结石还未形成前就已经被吸收掉。聚乙醇酸缝线比铬制肠线引起的反应少，它们有一个可预见的吸收率。虽然聚乙醇酸缝线在 28 天内不能完全被吸收，它们通常是更好的选择，但有一个例外，在变形杆菌感染时候会吸收很快，这个时候应使用铬制肠线。

肠

应用不可吸收线间断缝合，通过肌层及黏膜下层。

如果需要止血，黏膜-黏膜下层应用可吸收缝合线连续缝合。铬制肠线适合用于穿透管腔的缝合，另外也可以使用人工合成的可吸收缝线。吻合器的使用可以加快缝合进程。在一般情况下，如果组织情况较好将采用连续缝合，如果较差，采用间断缝合。

血管

单股的人工合成不可吸收线有很强的张力且反应性非常小。

尺寸和类型

表 2.2 中列出了各种结构的缝合线和相应的针的大小和类型。

皮肤缝合术

可供选择的皮肤缝合技术包括皮下缝合、间断缝合、钉皮器和胶带。

皮下闭合（图 2.2）：使用 4-0 号人工合成可吸收缝合线或单股不可吸收缝合线。

从一端开始进针并打结（图 2.2A）。把皮下组织和皮肤像合书一样牵拉在一起，进针到真皮层，平行于皮肤表面，一直到最后一针。

掩埋最后的缝结。先做深层的缝合，结扎一起后远离切口 1 cm 将其带出（图 2.2B）。剪去多余的缝线，并让其缩回。或者，通过在伤口一端来回传递锁定缝线，针正好进入缝合线在出口处的部位。皮下缝合线完成后，按同样方法锁定缝线。另一个方法是应用可吸收的线间断缝合，把每个结都埋在内部。

垂直褥式缝合（图 2.3）：此种缝合是一个双重缝合。在产生外翻的皮肤组织周围的两侧形成一个环。使用单股不可吸收缝线，在离皮肤边缘很近的第二个出口处打 4～5 个结。

外翻间断缝合（图 2.4A）：作为一种整形技术，在接近皮缘的地方穿透皮肤，然后包带皮下更多的组织。

HALSTED 褥式缝合（图 2.4B）：这种缝合技术可以反转皮缘，使得缝线穿入皮肤又再次从皮缘附近穿出。

筋膜缝合

间断缝合

应用 2-0 号人工合成可吸收或单纤维缝线缝合，要求 1 cm 深和 1 cm 宽（一对一规则）（图 2.5A）。

缝线打结要求足够紧，以使切口边缘接触在一起，

表 2.2 推荐各种组织缝合的类型和大小

组织	成人		儿童	
	类型	大小	类型	大小
皮肤				
美容闭合	可吸收	4-0	可吸收	5-0
非美容缝合	短纤维		不可吸收	5-0
	不可吸收	4-0		4-0
		3-0		
筋膜	普迪思（PDS）	Zero	普迪思（PDS）	3-0
	马克森丝（Maxon silk）	1-0	马克森丝（Maxon silk）	2-0
肌肉	可吸收	1-0	可吸收	3-0
		2-0		3-0
膀胱	可吸收	3-0	可吸收	4-0
		2-0		3-0
输尿管–骨盆	可吸收	5-0	可吸收	5-0
		4-0		6-0
尿道（血管）	可吸收	4-0	可吸收	5-0
	（Maxon，PDS）	5-0		6-0
肠道	斯台普斯（Staples）		斯台普斯（Staples）	
	可吸收（内层）	3-0	可吸收（内层）	5-0
		4-0		4-0
	不可吸收（外层）	3-0	不可吸收（外层）	4-0
血管	不可吸收	4-0	不可吸收	4-0
		5-0		5-0

Adapted from Foster LS，McAninch JW：Suture material and wound healing：An overview. AUA Update 11：86，1992.

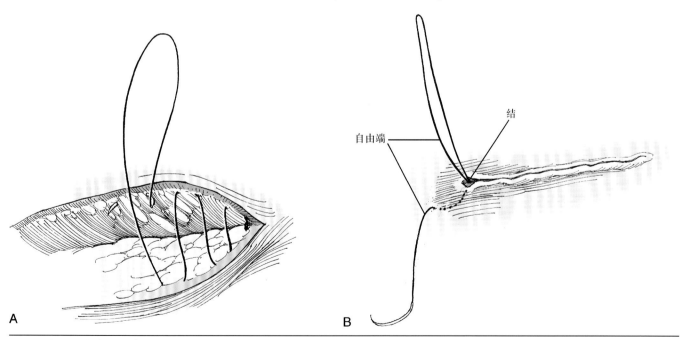

图 2.2 （A，B）皮下缝合

且至少打 3 个方结（图 2.5B）。单丝缝合线只有一股线，因此它们可不经意也很容易被任何器械损坏，缝针和锋利的器材容易损坏、割伤或划伤其表面（《伤口缝合手册》爱惜康公司 *The Wound Closure Manual*，Ethicon，Inc.）。对于依靠在两端单一结的连续缝合线，这种风险更大。如果最后一个线结是所谓的环-链结，那么它可能被拉出来。在瘦弱的患者和儿童中，掩埋线结以防止伤口的不适。

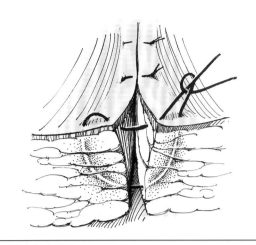

图 2.3   垂直褥式缝合

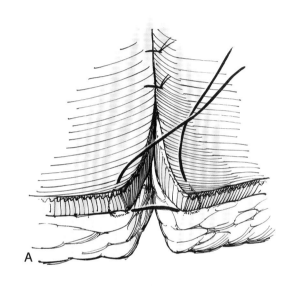

图 2.4   （A）外翻间断缝合；（B）Halsted 褥式缝合

远近缝合

应用 2-0 号人工可吸收缝线于 1 cm 间距，且要求深入且浅出，其后浅入且深出缝合（图 2.6）。

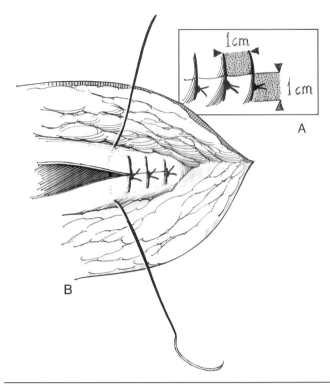

图 2.5   （A，B）间断缝合

订皮器

订皮器是一种可快速但相对昂贵的缝合皮肤的自动化器械。把订皮器端松松地对着皮肤，同时机器的箭头和切口成一直线。在适当的位置局部挤压手柄，然后就打出钉子。当然，皮钉需要后期拆除。

其他类型的筋膜缝合

腹部大规模闭合的近远缝合（图 2.7A）：用 2-0 号的不可吸收性缝合线，首先行深部缝合，然后是浅部缝合。

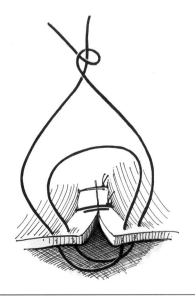

图 2.6   远近缝合

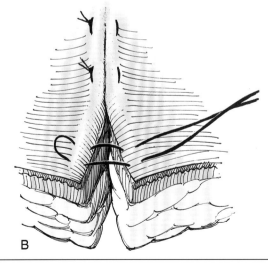

Smead-Jones 筋膜闭合技术（图 2.7B）：用 2-0 号不可吸收性缝合线，间距 2 cm 行 8 字缝合，缝合应由近及远。

合并筋膜层的垂直褥式缝合（有时称为 Gambee 缝合）（图 2.7C）：在伤口的一侧，缝合线穿过浅表、深部筋膜和腹膜，然后穿过腹膜从肌肉穿出。穿到伤口的另一侧，进入肌肉层，穿出腹膜和深筋膜，然后再次穿过腹膜和两层筋膜，于皮下打结。

肠管缝合技术的最初设计目的是为了防止肠黏膜疝的形成（图 2.12）。它穿过一侧的全层，然后通过对侧的黏膜和黏膜下层，其次通过第一侧的黏膜下层退出黏膜，最后通过对侧的全层。

肠管缝合

Connell 缝合

Connell 缝合是肠道内壁的内翻连续缝合。

缝针先后穿过肠壁的两侧（图 2.8A）。它只能包括黏膜和黏膜下层。使用 3-0 SAS。

从肠吻合术的角度看（图 2.8B），由内而外地穿过肠壁是一种特别有用的闭合技术。

Lembert 缝合

Lembert 缝合是把浆膜层对合，并且穿透肌层和部分黏膜下层的一种内翻缝合（在 Lembert 缝合技术出现之前没有令人满意的肠吻合技术）。

可作间断缝合，每一针要达到但不是穿透黏膜下层（图 2.9A）。

也可以替换作连续缝合（图 2.9B），这种缝合在封闭肠管末端或吻合肠管的两端时是非常有用的。可用 4-0 号编织线，要求一定要达到黏膜下层。

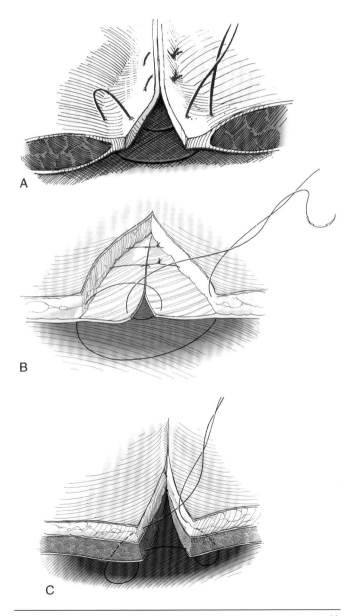

图 2.7 （A）腹部大规模闭合的近远缝合；（B）Smead-Jones 筋膜闭合技术；（C）垂直褥式缝合

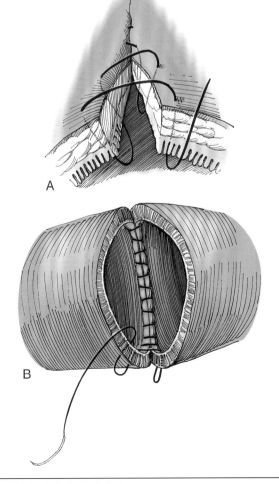

图 2.8 （A、B）Connell 缝合

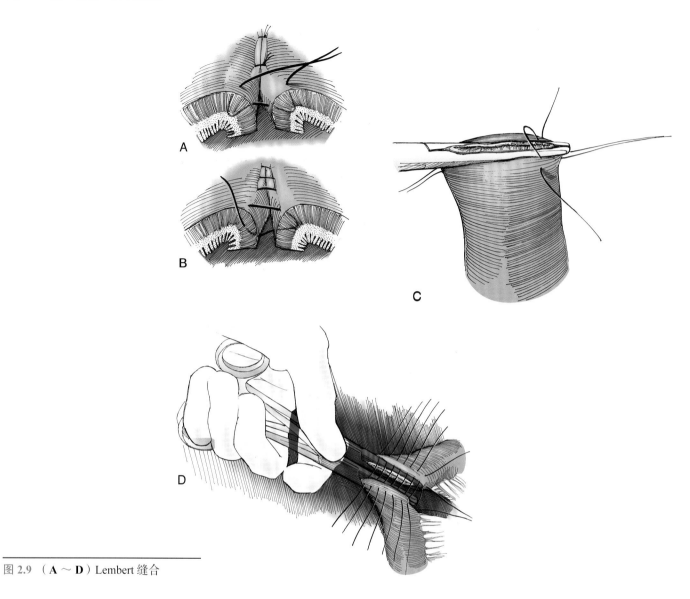

图 2.9 （**A～D**）Lembert 缝合

要闭合肠管尾端，可借助一个肠钳使用 Lembert 间断缝合术来完成（图 2.9C）。首先把牵引线缝合在两端，所有缝线保持于吻合口两端，小心取出肠钳，然后打结，同时应注意肠黏膜的内翻。

对于一个单层肠吻合术，在吻合口两端应用 Lembert 间断缝合，然后助手轻轻撤回肠钳，依次打结（图 2.9D），同时注意吻合口两端的黏膜内翻。

荷包缝合

围绕着缺损连续缝合，可内翻（阑尾）或关闭（疝囊）（图 2.10）。

锁边缝合

锁边缝合应用于黏膜边缘连续缝合（图 2.11），第 3 针或第 4 针要从前一针的下方通过。选择此缝合时要避免褶皱。

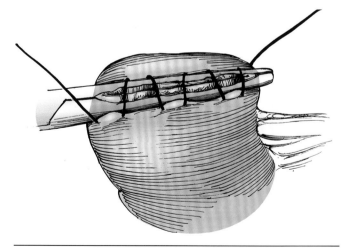

图 2.10　荷包缝合

8 字肠管缝合

8 字肠管缝合是独立于肌层和浆膜层之外的接近黏膜的一种间断缝合技术（图 2.12），通过缝线穿过一侧

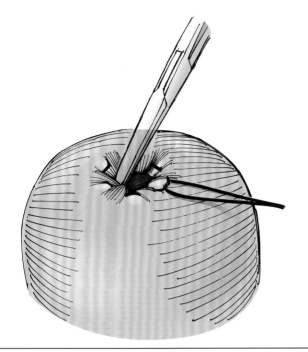

图 2.11　锁边缝合

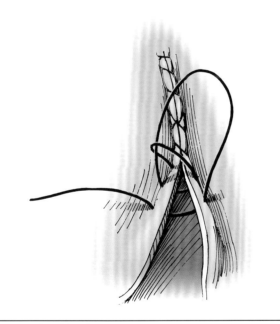

图 2.12　8 字肠管缝合

的全层，然后穿过两侧的黏膜和黏膜下层。最后，穿过另一侧的全层。

腹腔镜缝合

　　腹腔镜缝合需要使用两个持针器，一旦针进入腹内，就应该把持针器的正手放到操作者的优势手上。

然后随着针的曲线，平滑地穿过组织。一旦针穿过组织，当优势手放针时，非优势手则应该抓住缝针。

　　器械打结这种技术原用于开放手术。缝线被牵拉出组织，留下短短的线尾，非优势手的持针器抓住距离组织约 5 cm 的线尾的缝针，做一个 C 环，且保持缝线松弛。优势手的持针器要进入环中抓持并牵拉穿过 C 环线尾，同时两个持针器反方向牵拉，这就完成了方结的第一部分。然后与对面手中线尾交换而打出第二结，从而完成方结。

　　使用倒刺缝合线打结仍然存在争论。由于张力均匀分布，缝合线每个倒钩沿着长度固定，可能不需要终止结。然而这种简便的无结技术与几十年的无倒刺缝合线的手术经验相悖，打结仍然经常被用来固定倒刺缝合线。虽然缝线在逐渐变细，但在通过组织时，添加的倒钩会比标准缝合线产生更多的摩擦。缝合线通过组织应该尽可能减小张力，并与组织垂直以减少撕裂的风险。当使用单向倒刺缝合线（如 V-Loc）时，一旦针穿过组织，就会穿过在缝合线的尾部形成的圆环。一旦缝合线被拉过，就会锚定在组织中，并且使圆环闭合在组织上。闭合完成后，对侧末端可以通过将缝合线与自身系在一起来固定，类似于无刺缝线。或者可以在缝合线的末端放置一个锁夹。像 Quill 这样的双侧均有倒刺的双向倒刺缝线，在中间闭合要优于在边缘闭合。缝合线的终末端也可以相似地打结锚定或使用夹子。

　　在肌肉发达的年轻健康人或可能患癌症恶病质和营养不良的患者中，筋膜缝合采用间断缝合是合适的。在其他患者中，可以采用可吸收单股线（0 号）连续缝合。必须强调的是，筋膜组织不应该阻断其血运。筋膜缝合中使用近远 8 字缝合往往阻断其一个环的血液循环。Connell 缝合术应用于肠管内层两端，是肠吻合术中特别好的一项技术。这种缝针要避免在管腔内做荷包缝合，它的缺点是，它不是一个止血的缝合技术。

拓展阅读

Bai Y, Pu C, et al. Assessing the impact of barbed suture on vesicourethral anastomosis during minimally invasive radical prostatectomy: A systematic review and meta-analysis. *Urology*. 2015;6:1368-1375.

Egeland B, Cederna P. Chapter 42. Wound closure techniques. In: Minter R, Doherty G, eds. *Current Procedures: Surgery*. New York, NY: McGraw-Hill.; 2010.

Riet M, Steyerberg E, et al. Meta-analysis of techniques for closure of midline abdominal incisions. *Br J Surg*. 2002;89:1350-1356.

第 3 章　整形外科技术

Jairam R. Eswara，Steven B. Brandes

（刘　涛　译　孔垂泽　审校）

移植物从组织游离后，其存活依赖于被移植处血管床的支持，血液供应依赖于移植物皮瓣供血，或者通过手术方法的重建恢复其血运。

皮肤的血液供应

血液供给可以通过位于肌肉或筋膜深处的纵行动脉，提供皮肤、皮下和皮内神经丛功能区的血液；或通过位于筋膜表面的前侧纵行血管，直接与皮肤内血管丛相连接（图 3.1）。这些都是通过不同粗细、复杂的血管网络互相联系的，血管一般都非常脆弱，钳夹、扭曲、过度拉伸等都容易造成其损伤。皮肤拉钩和丝线牵引是用来保护这些血管必不可少的工具。

移植物

移植物必须在失去中央连接后的 24～48 小时内从血管床获取营养（吸入），然后在接下来的 2 天内必须建立局部血管连接（结合）。这需要移植物与血管床之间保持稳定和紧密的连接，同时要求血管床有足够

的血管供血。血肿、感染和瘢痕组织会阻碍这些过程。

皮肤移植物的厚度

移植物厚度可能包括整个真皮到脂肪层的厚度，也可能是它们游离后的厚度（图 3.2）。

全层皮肤移植

全层移植皮片，由全部皮肤层压缩至 5%～25% 组成，它提供一个非常有用的皮肤覆盖保护层，与分层移植皮片相比，更少发生色素过度沉着。但是它们也有皮肤附属器结构，使毛发的再生成为一个潜在的问题。它们比分层移植皮片对受植床的血管供应和质量要求更高，不仅因为它们更厚（更庞大）而需要更多的血液供应，还因为它们几乎完全依赖于与新生血管相连接的皮下血管丛，此血管丛往往受到破坏，因此结合的过程血管供应相对明显减少。移植物存活要求非常良好的血管床和绝对固定。

全层移植必须清除连带的脂肪结缔组织，从而使皮下血管丛的血管直接接触新的血管床（图 3.3）。

从下腹部取移植物，合适方式是取厚的分层移植皮片（＞0.19 英寸，1 英寸＝ 2.54 cm），因为它有全

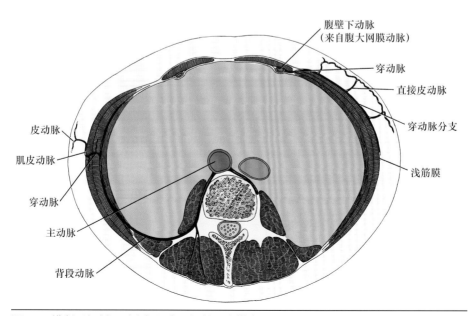

图 3.1　横断面解剖显示示腹部肌肉组织的血液供应

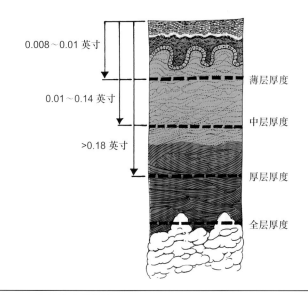

图 3.2　移植的皮肤厚度

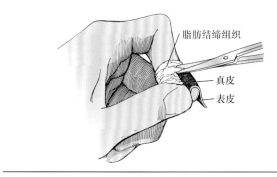

图 3.3　脱脂全层皮肤移植

层移植所需要的大部分必备因素，同时不会像分层移植那样有收缩的趋势。另一方面，来源于包皮、膀胱或口腔的全层移植物，组织薄而柔软，基本上没有皮下脂肪，必须显露深层的血管丛，同时对其深层表面组织做精心修剪，为下一步移植皮片做好充分的准备。

中厚皮片移植

中厚皮片移植的厚度可能比较薄（包括最少的真皮，从 0.010 ~ 0.015 英寸）；中等厚度（大约真皮厚度的一半，从 0.016 ~ 0.18 英寸），或厚（真皮的 3/4 以上，> 0.18 英寸）。中厚皮片移植只包含部分真皮和表皮，比全层移植效果更好，但其表皮提供的覆盖作用更弱。其缺点是分层皮肤移植可以收缩约 50% 甚至更多。

真皮移植

真皮移植清除表皮和脂肪后，比全层移植弹性更好，且其双面都有血供。它们更适用于替代深层结构组织，如阴茎白膜和筋膜。

非细胞真皮基质可来源于尸体的捐献者或自体皮肤移植。

中厚皮片和网状皮瓣移植的应用

为了让移植物提供更大的覆盖范围，有必要进行提前扩张，将皮肤移植物网格化；而对泌尿外科更重要的是这样可以避免血清和血液的流失。然而，因为网格的开口愈合后会使网状移植物更加收缩，导致网状移植物更易弯曲并产生不规则的接触表面。移植时必须保持良好的止血、无污染、固定化的状态。除了手背与生殖器组织，移植物将收缩 30% ~ 60%。

由于网状移植没有优势，且收缩 30% ~ 60%，这使重建的阴茎在外观上不太雅观，所以对阴茎尽量选用非网状皮肤移植。由于网状瘢痕与阴囊褶皱在外观上相似，考虑到网状移植可以与底层复杂的轮廓接触，避免轮廓接口集合，创建好看的外观，所以对于阴囊的重建，应选用网状皮瓣移植（图 3.4）。

皮瓣

皮瓣深层由脂肪组成；筋膜瓣由筋膜组成；肌肉瓣由肌肉组成。皮瓣可以用于覆盖（皮肤瓣），为血管再生提供结构和功能（肌肉瓣），提供知觉（感觉皮肌膜皮瓣），或者是这些功能的组合。

与皮片移植相比，皮瓣血管蒂能为其自身提供血液供应，还可以通过血管吻合技术直接为其提供新的血液供应。皮瓣能以任意模式旋转，皮瓣可被分为任意型皮瓣和轴型皮瓣，这主要取决于皮瓣本身血管分布模式。任意型皮瓣没有特定的血管分布，血管因人而

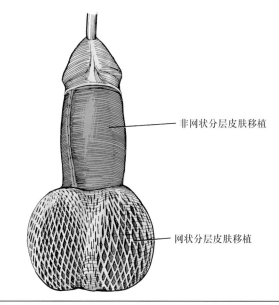

图 3.4　使用到阴茎轴上的无网状裂厚移植物和到阴囊的网状裂厚移植物产生良好的美容效果

异且不固定。相比之下，轴型皮瓣有独立的血液供应和特定的表皮血管区域，个体间差异很小，比较可靠。

皮瓣分类的另一种方法是将其分为半岛状皮瓣、岛状皮瓣、微血管自由转移皮瓣（microvascular free transfer，MVFT），这些分类取决于皮瓣本身的设计和形状。半岛状皮瓣，顾名思义，形状像一个半岛，因此表皮部分和血管部分都保持与移植物主体的接触。因此，任意型半岛状皮瓣（按照定义，所有的任意型皮瓣都是半岛状皮瓣）能使这段皮肤在任意分布的皮肤神经丛上存活。在过去，外科医师试图通过定义皮瓣的长度／宽度比率，使任意皮瓣更加可靠（例如，如果皮瓣长度为 3cm，其基底需要有 3cm 宽，比率为 1∶1）。然而，相比于实际应用，这种比率有很多的局限性，因为在身体的某些区域，1∶2 甚至 1∶3 的比率即可提供足够的存活条件。而对于其他区域或特定个体，1∶1 是接近极限的比率。

如果在半岛状皮瓣中皮肤与主体连接，则在岛状皮瓣中就不相连。术语"岛状皮瓣"意味着表皮的连续性被中断，但是血管仍然相连接（血管吊着皮瓣）。如果血管不相连，则皮瓣就成为 MVFT 皮瓣或游离皮瓣。

肌皮或筋膜皮瓣被看作岛状皮瓣，但只有当肌肉和（或）筋膜是完全分离，无论是起点和插入，皮瓣单元移至血管供应时，它才是真正的岛状皮瓣。在大多数临床应用中，肌肉与起点相连接并被移至邻近的缺陷处。外科医师必须查看肌肉和筋膜皮瓣及附加的皮肤单元，从而使理论和语义准确。下一个合适的术语是"岛状皮肤或皮岛"。以股薄肌为例，其皮瓣可被恰当地称为"带皮岛的股薄肌皮瓣"。筋膜皮瓣，根据定义不能被过高地称为皮岛。皮瓣几乎已经成为常见的泌尿道的术语，包皮／阴茎皮肤岛状皮瓣应该正确地使用指定肉膜筋膜皮瓣修复。

重建泌尿外科学中所指的肌皮瓣，包括掀起的皮肤和肌肉及一片独立的皮肤血管区，通过一个蒂连至腹壁上、腹壁下或旋髂浅动脉等血管的皮瓣。

皮瓣的准备

选择大小合适的皮瓣，留有足够的脉管系统、合适的组成部分、可接受的供体。用记号笔标记被移植处的缺损，然后迅速以手套包装纸按压在标记上，从而获得移植区的图案。皮肤移植物和皮瓣含有弹性纤维，因此是有弹性的，适度拉伸移植物（相当于拉伸 10 ～ 15 分钟），由于应力松弛可以扩大皮瓣。然而，过大的张力会损伤血管，影响血运。

移植的皮肤与其血管床之间的移植后可能会出现收缩现象，随着瘢痕组织的形成而发生，一般于术后第 10 天开始出现，可持续 6 个月。尽可能地采用薄的移植物，柔韧的血管床，以减少瘢痕收缩。如果形成瘢痕组织不干扰神经纤维，皮肤知觉会在移植后 3 周内恢复。受周围皮肤张力的刺激，皮肤移植物和皮瓣会随着患者的生长而生长。

避免因缝合线的张力使皮肤留下痕迹，缝合线需稍稍收紧。皮下缝合应该避免张力缝合，而且应平行于切口皮肤线。缝合线留存时间也是一个影响因素，通常保留 6 ～ 7 天已足够，但背部厚皮肤需要 10 ～ 14 天。轻度的皮肤痕迹与组织边缘的切口相关，明显的瘢痕与感染有关。当然，瘢痕体质的患者形成瘢痕的风险最大。

皮肤边缘轻微外翻会形成扁平的瘢痕，内翻会形成凹陷性瘢痕。在一些区域，有必要用垂直褥式缝合保证皮肤边缘准确对合。如果使用皮瓣，它们应该与皮肤准确对合，且保持一定角度使皮肤略翻转。皮肤带可被用在最初缝合皮肤时或者应用在剪切移除之时。在应用前，坚持用乙醇或丙酮擦洗皮肤。皮肤带有以下优势：快速使用，避免缝合痕迹，可提供额外的抗拉强度。它们的缺点是不翻转皮肤边缘且可能过早脱落。

局部麻醉

用 1% 利多卡因与 1∶200 000 肾上腺素；对于儿童，用 0.5% 利多卡因与 1∶400 000 肾上腺素。透明质酸酶可能帮助麻药的扩散。在向患者解释程序时缓慢注入麻醉药。如果注射引起疼痛就停留片刻，区域阻滞常比局部浸润效果好。

郎格线的使用

使切口与郎格线平行（图 3.5）。它们与组织的最大可延展线成直角。沿线定向切开，伤口张力（不要混淆为固有的皮肤张力）可被最小化。

岛状皮瓣

岛状皮瓣保留半岛状皮瓣具有的良好血管质量，且又包含了重要的轴动脉和静脉的易操作的血管蒂的优势。通过完全切断附件到皮肤的组织，使皮肤区失去小血管丛供应，可以获得更大的伸展度（图 3.6）。

选择一个大小、弧度合适，且有充足血管的皮瓣。虽然岛状皮瓣比半岛状皮瓣更容易转置，但其供应血管脆弱，易受损伤。而肌肉皮瓣、筋膜皮瓣和各自的皮岛具有更加自由的旋转的皮瓣。

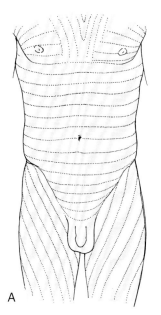
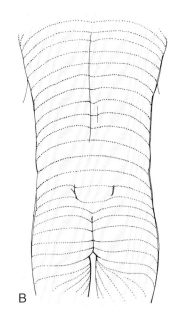

图 3.5　郎格线

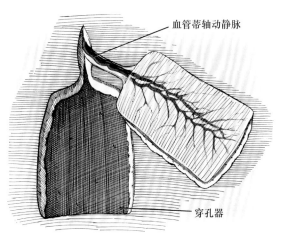

图 3.6　带血管蒂的岛状皮瓣

血管蒂轴动静脉

穿孔器

狗耳缝合的校正

1. 保留最后一针，收缩长边的中心（图 3.7A）。

2. 在切门线的对面切开一小段皮肤（图 3.7B）。

3. 切开皮肤多余的边，同样沿着切口线，切除多余的皮肤皮瓣（图 3.7C）。

4. 关闭剩下的切口（图 3.7D）。

肌皮皮瓣

覆盖肌肉单蒂的皮肤共同组成肌皮瓣，这些皮瓣对修复泌尿生殖缺陷是很有用的，尤其是基于股薄肌

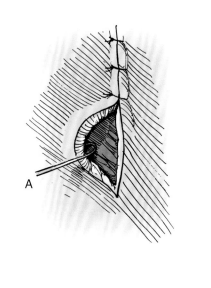
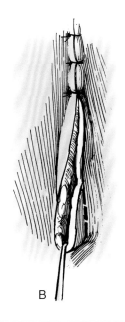
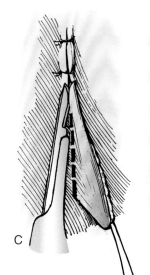
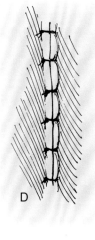

图 3.7　狗耳缝合的校正

和下腹部腹直肌的肌肉皮瓣。

例（图3.8）：有皮肤覆盖的供应血管区域的肌肉，适于作为肌皮瓣（图3.8）。在左边腹壁下的血管供应腹直肌肌肉。右边是向内侧弯曲的股动脉分支，供应股薄肌的肌肉。

股薄肌肌皮瓣

股薄肌肌皮瓣非常适合用于会阴部、盆腔瘘管、阴道及阴茎的重建。

股薄肌起自耻骨下支，在耻骨内侧髁的下方止于

胫骨粗隆的内侧（图3.9）。这些骨性标志均可以通过触诊来确定。当下肢屈曲时，股薄肌是腿部表浅肌肉中最靠里的一块，位于长收肌的后内方，这有助于识别此肌肉。皮瓣可采用的皮肤部分位于从耻骨结节到内侧胫骨髁连线的后方。

股薄肌的主要供应血管是旋股正中动脉，是股深动脉的分支。它从近端进入肌肉约1/3（8～10 cm），使肌肉连到会阴、阴毛或同侧腹股沟区或坐骨窝。

位置：患者取截石位，标出耻骨结节和膝盖内侧髁（图3.10）。当患者的腿展平并捆绑（虚线），标志

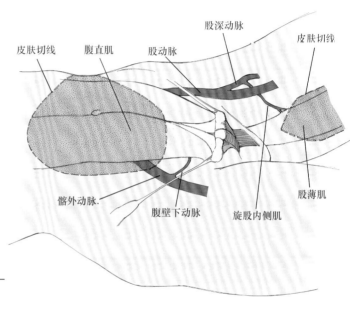

图3.8 肌皮皮瓣和相应的血管系统

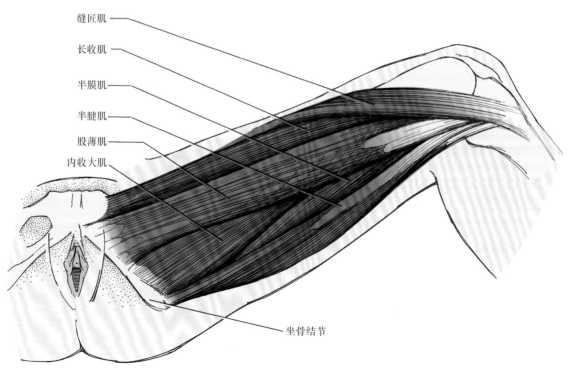

图3.9 股薄肌的肌皮皮瓣

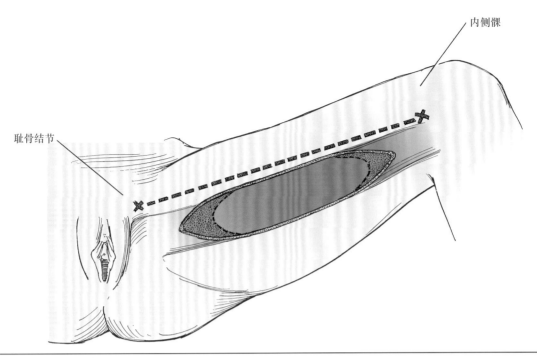

图 3.10 股薄肌肌皮瓣的位置和标志

通常用于定位耻骨结节和内侧踝之间,因为皮瓣由这两个标志结构后方的皮岛和肌肉组成。从下腹部到左(右侧)小腿肚开始准备。对于女性患者,还需从外阴和阴道区域的褶皱开始准备。

切口:当下肢外展时,插入耻骨结节的长收肌的肌腱,是定位股薄肌内侧和后侧的关键,在股薄肌肌肉起始处,在耻骨结节下方向近端可触诊到柔软区域。从耻骨结节下 10 cm 开始向头侧到内上踝约 18 cm 处,标出一个 6 ~ 7 cm 宽的椭圆形(如果需要建立新阴道则为 12 cm)。当标出椭圆时,注意保持大腿的皮肤在其解剖位置,因为如果它是冗余的,则将凹陷在股薄肌功能区后方不再有血液供应。考虑到有圆锥形关闭缺陷,椭圆将比皮瓣本身所需更长些;修剪之后为最终结果。

移植的皮瓣置于将近 2/3 的肌腹上能够保证其血液循环的供应。由于远处的连贯性没有这么好,因此,末梢的部分需要被修复,检查那部分皮瓣的血液循环需要在上端应用荧光素。

第一开口(图 3.11):在耻骨骨节处做一个切口,清楚地分离皮下组织,直到触诊到股薄肌的腱性插入部分。这个腱性部分在缝匠肌之下和腿部肌肉内容物之前(半膜肌和半腱肌)。在通过腱插入的股薄肌的直角夹时,小心避免损伤附近的腘动脉。确保通过肌腱的引流管固定牢靠。

第二开口:在引流管处放置牵引使得股薄肌肌肉保持张力。然后触诊耻骨结节下肌肉的起点。在这个位置做一个切口,仔细解剖皮下组织一直到肌腹的中点。

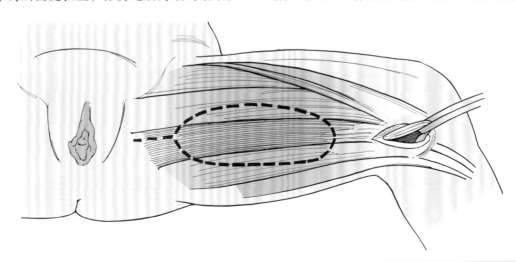

图 3.11 股薄肌肌皮皮瓣的切口

皮肤解剖位置应该位于肌肉的上方，覆盖肌肉和皮瓣，用一个丝线标志连接这两个切口的中轴，移植的大体位置应该距原点 4～6 cm 或者 10 cm 左右，一般宽度 7～8 cm 是令人满意的。

可能的错误：一是将缝匠肌误认为是股薄肌。为避免这个错误应认识到股薄肌与肌腱是厚薄一致的，而缝匠肌肌肉明显比股薄肌发达。二是把长收肌作为股薄肌。尽管长收肌也存在肌腱的嵌插，但它位于缝匠肌的末端，而股薄肌一般位于缝匠肌的后面。因此，当怀疑不是股薄肌时，有必要将缝匠肌解剖出其末端的肌肉起源部位。不会把股薄肌同半膜肌及半腱肌弄混，因为它们背侧完全是肌腱。

采用申切分离股薄肌肌腱，穿一根丝线牵拉操起缝匠肌肌腱，进一步分离皮岛边缘，同时在分离时将岛状皮瓣与肌肉固定（图 3.12）。首先，仔细解剖自股薄肌至内收肌部分，在确认主蒂之前，保留 2～3 个远端蒂。以动脉夹夹闭每组血管，用多普勒超声探头检查皮瓣及远端血管。继续解剖皮岛侧边缘，分离长收肌前侧和大收肌近侧和左后侧，调整边缘使其适合股薄肌走向，可见大隐静脉，从大隐静脉至股薄肌可分为数分支，分离各个分支静脉，使之朝前。

继续分离长收肌内侧，逐步显露腹部股薄肌，直到接近血管蒂股薄肌的肌肉部分。穿过下腹部长收肌，定位主要血管蒂。如果需要额外长度的血管蒂，则可溯向切割至股深动脉。

在腹部股薄肌做椭圆形切口，缝合皮岛与肌肉。继续分离肌肉起点，而此处通常不需分离。自血管床移除皮瓣时，沿着肌肉的边缘标记缝合处，防止皮瓣缝合后张力不均匀。

将已备好的皮瓣旋转覆盖于需要修补的缺陷或膀胱阴道重建处。

分离腹股沟皮肤和皮下组织，建立良好的隧道（图 3.13A）。顺时针方向旋转皮瓣（逆时针方向为右股薄肌）。对于建立的隧道大小如有任何的疑问，在皮瓣到位后，重新扩张隧道并评估其大小是否合适。

用 3-0 铬制肠线缝合切口处的肌肉，在接近皮肤边缘置引流管（图 3.13B）。

股薄肌瓣

对于盆底缺损的肌瓣修补，可以利用股薄肌（不包括肌肉覆盖的皮肤）作为补片（图 3.14）。内收大腿，将肌瓣穿过做好的通道，原位缝合。将肌瓣基底部固定于内收肌肉上，分离肌肉起点，以获得更好的张力。操作时，尽量减少血管张力。对于张力太大的病例，可以分离深部的血管，直到迂曲的股骨血管。在这之前，要先确认股骨末梢循环的完整性。

下端腹直肌肌瓣

利用下端腹直肌可以修补下腹壁、会阴、腹股沟缺损，进行阴茎及阴道重建以及会阴部缺损的覆盖。

腹直肌下端由上腹壁并行的动脉及静脉（髂外动、静脉的分支）供血。对于腹直肌下端及其皮肤，上腹部动脉的血供并非必要，静脉也可以作为代偿。当然，主要的大血管在脐周，需要皮岛，并确保脐周血供。弓状线之下，肌纤维直接与腹横筋膜相邻，此线之上，腹直肌与腹直肌后鞘相邻。外生殖器缺损病例中，我们用下腹壁动脉为皮肌瓣提供血供。多数人肌肉深层的静脉到达脐水平面。由于肌肉支点位于骨盆深部，多数病例中，肌瓣很容易固定。分离腹直肌及其附属组织达耻骨联合，可以很容易地将肌肉分离并用于对

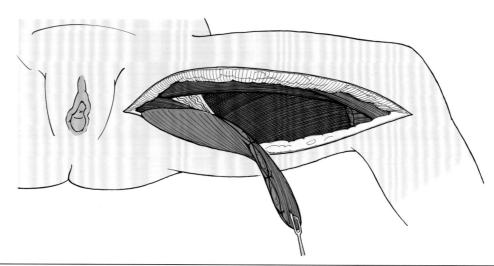

图 3.12 股薄肌腱的横断

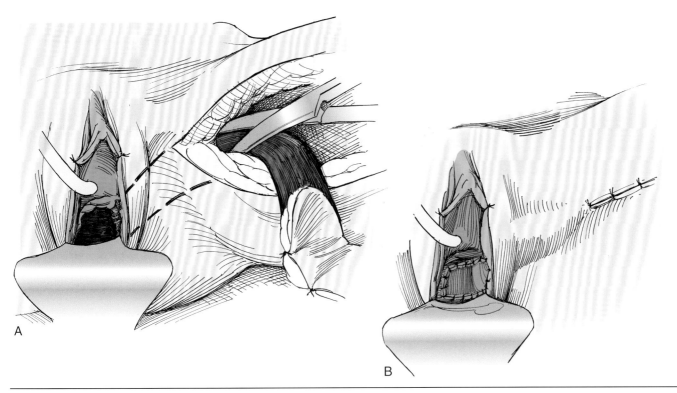

图 3.13 股薄肌肌皮皮瓣的横断

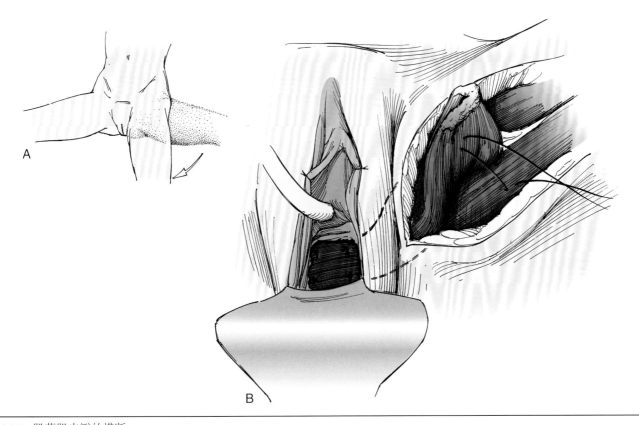

图 3.14 股薄肌皮瓣的横断

侧腹股沟的修补。

取供体的位置此时应已经闭合。根据股动脉质量，双侧腹直肌都可使用。移植部位肌瓣的支点为会阴部阴道重建以及膀胱壁缺损修补提供条件。

首先对受体区进行准备：如果无法确定该侧股动脉的完整性，可以选择使用对侧的腹直肌。如果对腹壁下动脉的长度及张力有疑问，可以使用血管彩超进行检查；并可以用同样的方法评估静脉。

在脐下标出非对称肌瓣的范围，包括穿静脉的穿行位置（图 3.15A）。肌瓣的宽度取决于缺损部位需要覆盖的大小，也部分取决于腹壁吻合的张力。皮岛可以纵行、完全横行或只有垂直部位横行，分离皮肤及皮下组织达腹直肌鞘。绕脐切开，使其下的腹直肌鞘部分保留。

或者采用脐旁切口美容效果更好（图 3.15B）。

提起皮缘（图 3.15C），保留穿血管。

从腹直肌边缘开始，分离肌鞘上的皮肤（图 3.15D），预留 1 ～ 1.5 cm 的前鞘用于缝合。

从腹直肌鞘分离腹直肌，先从一侧开始，分离至中线（图 3.16），再分离另一侧。血管通常于脐部进入肌腹并分叉。

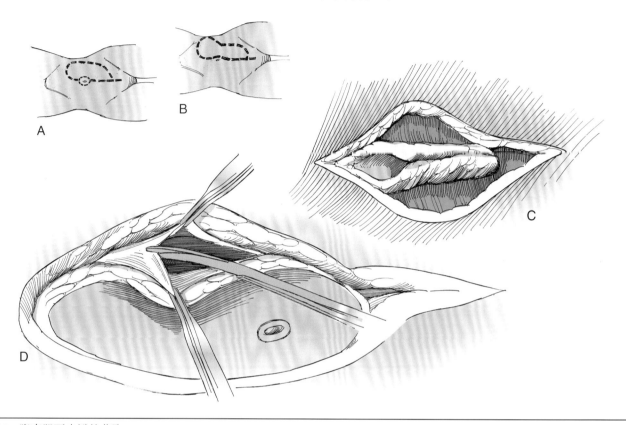

图 3.15 腹直肌下皮瓣的获取

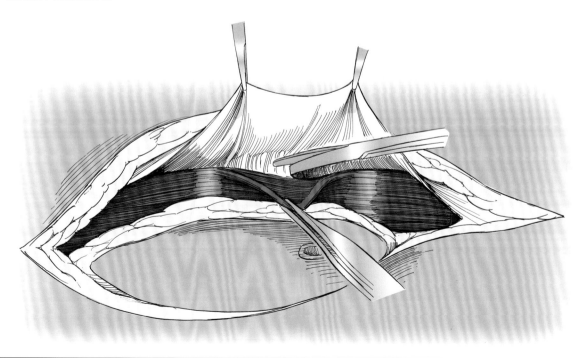

图 3.16 从肌鞘中剥离腹直肌

先分离前部肌鞘，然后再分离后部（图 3.17），在弓状线以下，直接从腹膜上分离。保留主要的穿血管进入筋膜、皮肤，用丝线将皮肤边缘拉向肌肉。分离过程中注意不要损伤肌肉及小血管，除了腱划部位外从鞘膜上分离肌肉通常不太困难。

分离腹直肌，甚至达剑突附着处，结扎腹壁上动脉（图 3.18），末端以 2-0 丝线缝扎。分离并结扎出血的分支，继续游离下部肌肉。

接近下端时需小心（图 3.19）来自阴茎的下腹壁血管由此上升，有些进入腹直肌的第 5 个肌节。切断并结扎这些静脉。可能需要分离腹直肌下端，以使肌瓣可以自由转动，减少放入通道时的挤压。或者，保留末端以提供一个安全范围，以防在放置过程中受到伤害性牵引。分离完后，末端放置丝线帮助定位。

将肌瓣经通道放入会阴或阴茎内，确保阴茎未被扭曲或挤压。在其下放置引流后，原位双重缝线固定（图

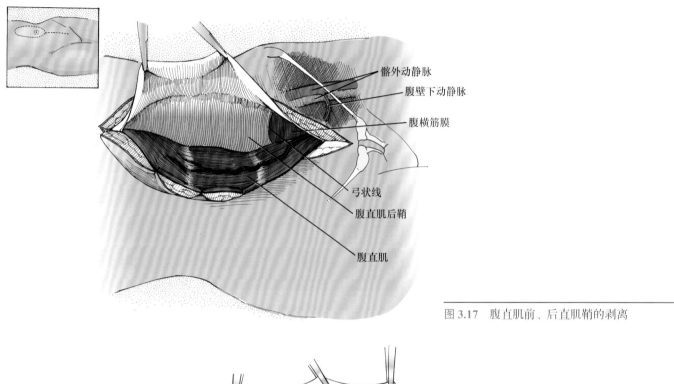

髂外动静脉

腹壁下动静脉

腹横筋膜

弓状线

腹直肌后鞘

腹直肌

图 3.17　腹直肌前、后直肌鞘的剥离

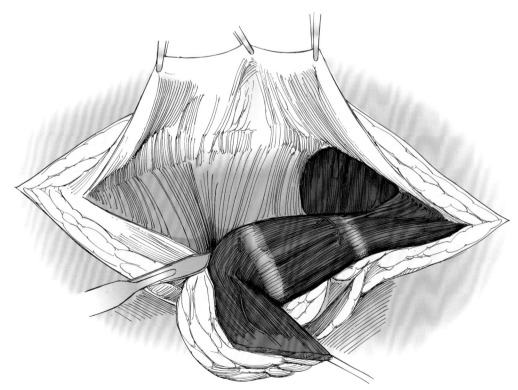

图 3.18　上直肌的分离并保留上腹壁动脉

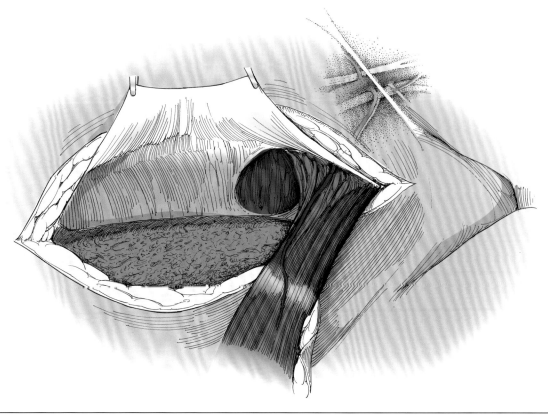

图 3.19   保留腹壁下血管

3.20）。0 号尼龙缝线（可能需双股）缝合腹直肌鞘。由
于远端腹直肌鞘缺如，远侧 1/3 腹壁薄弱，可能需要放
置合成材料鞘（Gore-Tex）并剪成合适的尺寸，单股缝

线固定，打 8 ～ 9 个结。腹直肌鞘内放置引流，通常与
会阴或阴茎缺损相交通，从而引流淋巴液。用 2-0 可吸
收缝线（SAS）连续缝合关闭皮下组织，再用 PC-3 针和

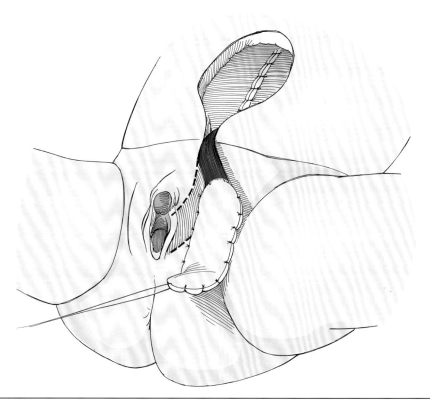

图 3.20   腹直肌皮瓣的保留

4-0 SAS 缝合皮肤。术后，间隔给予两次甲基泼尼松龙减少炎症反应。患者可出现起初行走困难，告知患者坐的时间不应超过数分钟，需要站立或者躺在气垫床上。

移植和皮瓣的外科敷料

对于移植物和受植区，充分固定移植物至关重要。这取决于敷料的质量和患者的活动。胶带包扎，如果没有首选药物安息香酊，则应该用胶黏剂（mastisol）固定于皮肤。在外接移植物的情况下，支撑敷料可以帮助这一功能。有种错误的观点认为，支撑敷料可以防止移植后形成血肿和皮下积液；但研究表明，支撑敷料若是过紧可以干扰移植物的存活。移植供体部位可敷以透明的胶敷料而皮瓣通常不需要敷料，抗生素软膏可以放置在缝合线和无菌条周围，通常不用包扎。

皮瓣移植及移植区术后常见问题

植皮成败往往与影响移植成活率的多种因素有关，血肿及移植物的制动不足将会导致黏附性变差，而这会造成移植的失败。因此，良好的止血以及适当的固定是植皮成功的关键。血肿和血凝块将导致皮片与其下方的供应血管相分离，血肿还会影响皮瓣的成活率。它们会分泌导致血管痉挛的物质，会对移植成功的皮瓣造成不利影响。尽早并及时引流逐渐增大的血肿和血凝块可以挽救皮瓣。移植过程中细菌将导致皮瓣（移植物）的感染，而这种感染以血肿或血凝块为表现。这些脓性物质不仅会使皮瓣与供应血管相分离，而且会对内皮迁移产生毒性作用。

皮瓣太小往往是由于选择了不恰当的皮瓣或者皮岛。一定不能颠倒皮瓣而导致移植失败。

局部缺血将导致皮瓣坏死，它与植皮失败相反，是影响移植成活率的因素。这可能是由于手术中血管的损伤，也可能是因为没有足够长的蒂所导致的血管的过度牵拉，血管张力尤其会影响移植区周边的血供。应立即松开部分缝线。也可以考虑重新设计关闭切口或者把皮瓣放到最初的区域，血液供应不足是局部缺血的主要原因。尽管很多时候静脉淤血是初始因素，但这通常是由于动脉血流不足。随着静脉张力的逐渐增加，皮瓣的供血将会受到影响。保护皮瓣的血供，可采取一些恰当的措施，但这并不能完全消除局部缺血的风险。在一些情况下，当血供比较差时，可打开皮瓣，进行二期处理或再植。对于静脉淤滞，如果上述办法没有效果，可考虑用欧洲医蛭来挽救皮瓣。

抗凝剂很少被考虑，但是低剂量的阿司匹林有助于提高皮瓣的成活率。有很多药物会对外周血液循环产生不利影响，吸烟所产生的尼古丁可能是最常见的一种物质，应将这种风险告诉吸烟者。可卡因以及含有可卡因的药物也会有血管痉挛作用，这些药物在植皮后应避免使用。

网膜的应用

由于网膜富含血管和其免疫学特点，腹部缺陷的重建可以偶尔利用网膜修补而成功。通过延长网膜血管蒂或微血管吻合术，网膜的应用已经从传统的腹腔扩大到腹膜后。腹腔镜的应用为网膜提供了更加广泛的用途，通过微创技术也减少了与剖腹手术相关的潜在并发症。

生理学

网膜组织用于重建手术的优势包括它的重吸收作用、减少黏附、早期新血管形成、坏死腔的快速修复和抗辐射损伤的功能。结缔组织小梁框架能容纳动脉、静脉、淋巴管、脂肪垫及透明中皮膜。中皮膜、基质包含有分散的成纤维细胞、纤维细胞、内皮细胞、脂肪细胞、淋巴网状内皮细胞小体（乳白色斑点）。网膜通过某些先天的特性提供以下止血方式：

- 通过增加止血组织因子——纤维蛋白原迅速转化为纤维蛋白，从而激活凝血酶原，减少出血。
- 多肽生长因子和新生血管生长因子促进新血管形成。
- 网膜的脂质分数显示血管舒张和新血管形成可增强皮瓣的功能。
- 淋巴网状体的免疫功能。

解剖学

不同患者的大网膜表面积为 300～500 cm，长度为 14～36 cm，宽为 20～46 cm 不等。网膜的血液供应直接来源于胃十二指肠动脉的分支——左侧胃网膜动脉，脾动脉的分支——右侧胃网膜动脉。腹腔干分支包括脾动脉和肝总动脉，后者供应胃十二指肠动脉后，通过胰十二指肠弓与肠系膜上动脉汇合（图3.21）。通常，网膜血管弓下行与胃大弯垂直，通过小分支与邻近的网膜血管汇合，这个地区被称为 Barkow 弓，它由与胃网膜弓平行的横结肠下方的大网膜后层的左右两侧网膜动脉吻合而形成。

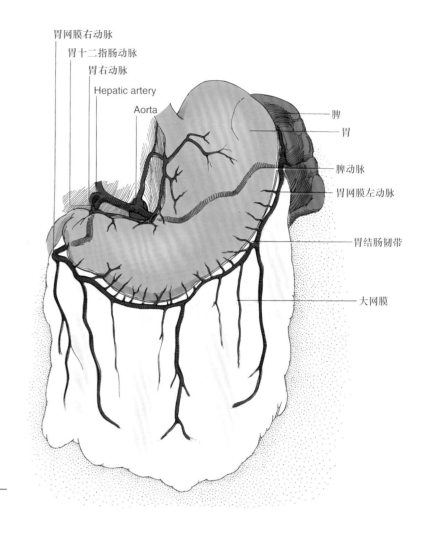

图 3.21   大网膜皮瓣的解剖学和血供

开放手术技术

网膜的应用得益于其血液供应丰富这一特点。首先，从横结肠和胰前面将网膜切开（图 3.22）。这个无血管层面需要钝性或锐性分离。然后，暴露和切开胃网膜弓至左侧（图 3.23）。这个在肠脂垂或憩室之间的层面有时难以确定，需要锐性分离。过多出血表明解

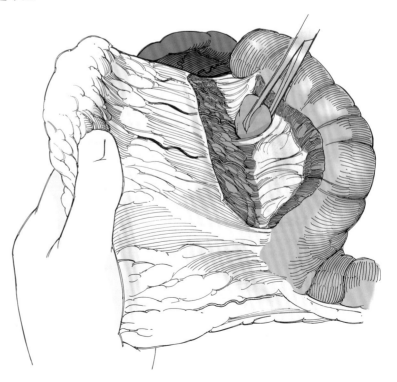

图 3.22   大网膜皮瓣的转移

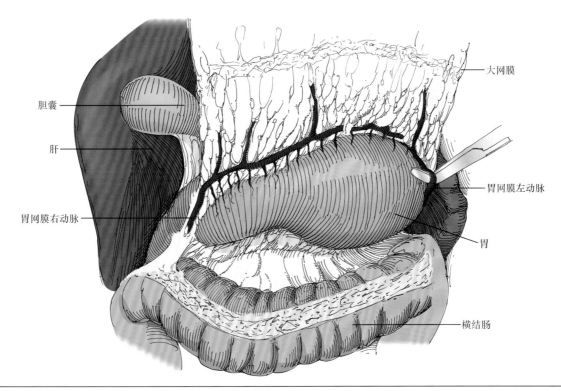

胆囊

肝

胃网膜右动脉

大网膜

胃网膜左动脉

胃

横结肠

图 3.23 胃网膜弓的暴露

剖层面错误，通常是损伤了结肠网膜的高位血管。如果需要较长的网膜，则从脾端开始分离和结扎左侧胃网膜动脉（图 3.24）。从左侧胃网膜动脉的第一胃短动脉分支开始，通过分离和结扎的胃网膜的动脉和静脉（图 3.24），继续分离胃附近至胃十二指肠端的动脉（图 3.25 和图 3.26），从胃部的网膜解剖形成皮瓣（图 3.27），从而在血管蒂转换。通过游离肝曲部和升结肠段（图 3.28），跨过结肠周围沟槽的肠系膜后方的网膜，从而防止肠道充气致网膜伸展。这种技术应用于育龄女性患者，防止网膜干扰卵子从卵巢运输至输卵管。

胃胀气会因压缩网膜或使系在短胃上的手术结撕

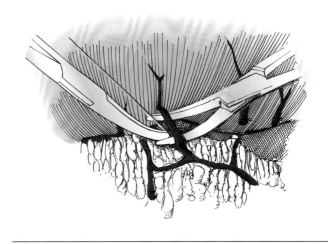

图 3.25 把胃网膜与胃分离

脱而影响其血液供应。因此鼓励术后预防性使用鼻饲胃管。右侧胃网膜动脉通常优先作为主要血管蒂，因为它为网膜提供了 60% ～ 70% 的血液供应。纤弱的网膜血管易因压迫和牵拉受到损伤，因此需小心以避免血管蒂绞窄或扭转。一旦确定网膜蒂的位置合适，则用良好松弛的间断缝合或组织黏合来保护网膜。

腹腔镜技术

最近的文献还描述了腹腔镜网膜应用的技术。腹腔镜技术获取网膜瓣的关键因素包括：①分离、结扎结肠网膜连接部；②分离、结扎 Barkow 弓和胃网膜弓之间的吻合动脉分支；③游离右侧胃网膜动脉（优选）

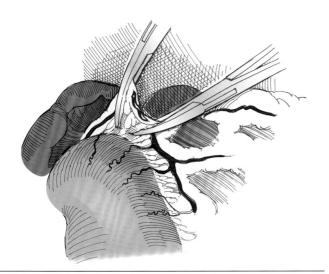

图 3.24 胃网膜左动脉与脾动脉的分离和结扎

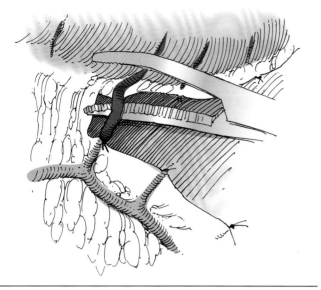

图 3.26　从胃左动脉分离出胃短动脉

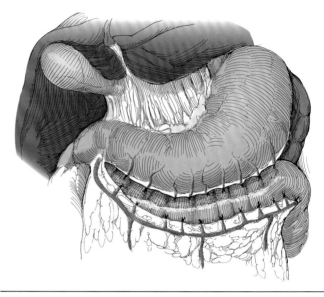

图 3.27　通过分离胃短支把大网膜从胃上完全分离

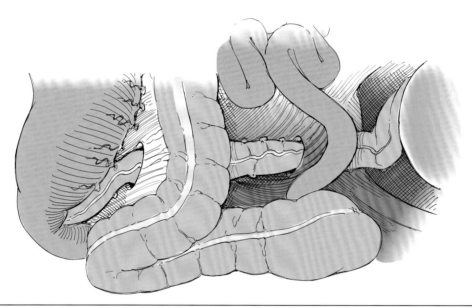

图 3.28　胃大网膜皮瓣与肠系膜在结肠旁沟结合的通道

的大网膜蒂；④网膜瓣向腹外部位移位，需要避免扭转胃大弯和皮瓣。这些步骤可通过经典的三孔腹腔镜技术实现，通常使用超声刀止血是有效的。

结论

　　由于网膜的多种适合外科应用的特点，它已经成为泌尿科医师用于止血、新血管形成、伤口护理、免疫学和修补器官的常用组织。腹腔镜和开放的网膜带蒂皮瓣的应用均要求外科医师对网膜血液供应有透彻的了解。腹腔镜网膜应用的优势包括：①切口小；②术后疼痛更

少；③对腹内和腹外的手术广泛适用；④缩短住院时间；⑤减少感染的风险；⑥美容。

拓展阅读

Filipas D. Vaginal reconstruction/fistulae. *Curr Opin Urol.* 2001;11:267-270.

Ghoniem G, et al. Transperineal repair of complex rectourethral fistula using gracilis muscle flap interposition—can urinary and bowel functions be preserved? *J Urol.* 2008;179:1882-1886.

Raup VT, et al. Gracilis muscle interposition flap repair of urinary fistulae: pelvic radiation is associated with persistent urinary incontinence and decreased quality of life. *World J Urol.* 2016;34:131-136.

肠道切割吻合技术

第 4 章

Molly M. Cone，Timothy M. Geiger

（朱东生 李 刚 译 牛远杰 审校）

引言

在过去的 100 年中，外科缝合器械的发展彻底改变了肠道切开和吻合技术。1908 年，匈牙利外科医师 Humer Hultl 和外科器械设计师 Victor Fischer 发明了第一个用于肠道手术的外科吻合器。20 世纪 50 年代，俄国发展部的科学家经过多次修改，创造了更加先进更加现代的吻合器，包括第一代的圆形吻合器和第一个可循环使用的吻合器。美国外科医师 Mark Ravitch 在访问俄罗斯后带回了这项技术，他和他的同事 Felicien Steichen 致力于开发和简化这种器械，直至今天我们所见到的肠管切割吻合器。

外科切割吻合技术的优点最突出的便是其能显著缩短手术时间和稳定的切割吻合能力。此外，与手工缝合肠管相比，使用切割吻合器的效果是相同的，在某些情况下甚至是有益的。比如在施行右半结肠切除术时，采用吻合器组患者的回结肠吻合术的肠瘘发生率明显低于手工缝合组（Goulder 2012）。

目前主要有三种吻合器，分别是胃肠吻合器、胸腹吻合器和端端吻合器。其基本原理相同。

吻合器的类型

现在已经有多种不同的吻合器运用在外科吻合术中。一般来说，每种吻合器的原理都是一样的。它们通常是两件式系统，不管是可拆卸式的还是不可拆卸式的（有两个闭合口），其中一件系统装有两行或两行以上的缝合钉，而另一件系统在激发后可将缝合订折成 "B" 形，形如订书钉一般，从而完成缝合。其中有些缝合器有刀片，而有些则没有。

线性切割吻合装置

目前最常用的线性吻合器是 Gastrointestinal Anastomosis Instrument（Covidien，MA）及 Proximate（Ethicon，OH）。它们都是两片闭合口通过一个手柄相连。可以循环装入缝合订，并完成缝合。装置安装好后，通过旋紧手柄，将两片闭合口夹在肠管或其他需要缝合的组织上，通过沿长臂滑动扳机激发。这种扳机将缝合钉分开，利用两排缝合钉之间的刀片，将组织分离，然后，勒紧手柄，缝合钉将组织缝合。完成后，松开手柄，切下的组织可以取出。

这些吻合器有多种长度（用于肠切除或吻合最常见的大小是 75 mm 或 80 mm）。此外，为了匹配不同吻合厚度的组织，钉高的长度也不同。最常见的三种长度分别是 2.5 mm（白色墨盒）、3.8 mm（蓝色墨盒），及 4.8 mm（绿色墨盒）。通常，白色负荷用于肠系膜等血管组织的横切，蓝色负荷用于小肠和结肠，绿色负荷用于胃等厚组织。

这些相同的切割装置在腹腔镜版本称为 Endo GIA（Covidien）或 Echelon（Ethicon）。它们使用相同的原则，只是通过腹腔镜套管进入腹腔使用。一些模型可以旋转和铰接，以便更好地定位。

直线型吻合装置

最常见的两种类型是 Proximate TL 吻合器（Ethicon）和 Thoracoabdominal（TA）吻合器（Covidien）。这两种器械都能触发成排的 "B" 形订书钉，将两边组织吻合，但不能将组织切断，需要吻合后手工切除组织残端。在腹部应用中，它们通常用于位于骨盆深处的直肠，或在侧侧吻合后关闭切开的肠腔。在吻合器的远端有一个钉仓，在触发前必须将钉仓固定在一个 90°的手柄上，以便更好地在盆腔中使用。通常，钉仓的长度是 30 ~ 90 mm，和 GIA 类似，直线型吻合器也配有不同长度的钉高，以便和组织厚度相适应。

环状吻合装置

环状吻合器由两部分组成。通常用于端端吻合，并可以在同期完成组织切割。它们通常被称为 EEA 吻合器，有各种尺寸：25 mm、28 mm、29 mm 或 31 mm。该系统由一个吻合手柄和一个抵钉座组成。通常抵钉座被固定在肠的一侧，然后用一种荷包技术进行吻合和固定。再将吻合手柄插入另一端，将两端拧紧，然后触发吻合器，形成两排缝合，并在缝合钉的内侧切开组织。然后手柄和抵钉座变为一个整体，连同切掉的组织可以一并移除。使用这种吻合器的一个例子是结直肠吻合术，其中把吻合手柄将通过肛管放置到直肠，抵钉座将放置在结肠近端，最后完成吻合。通常，这些器械有一个指示器来显示什么时候在组织上达到了适当的厚度，然后可以触发完成吻合。吻合器拆除以后，可见有两个圆形的"甜甜圈"样切除组织。

弧形切开吻合器

TA 型吻合器传统上用于盆腔肠切除，但其缺点是只能缝合组织。当组织被手工切除时，这就产生了风险，尤其是用长手术刀的时候。为了更好地解决这些问题，开发了一种曲面切割缝合器。通常被称为 Contour stapler（Ethicon），这种设备很像 TA 型缝合器，在长臂上有一激发手柄。但是吻合器和切割刀片被安置在一个暗盒中，该盒有轻微的弯曲，以便更好地适应盆腔。在暗盒的末端有一针栓，可以确保组织不会被推出该缝合装置。然后，就像 GIA 一样，在完成切割后一期两侧完成两排缝合钉缝合。

新技术

市场上新出现的吻合器数量不断增加。所有这些产品都遵循相同的原则，即将直的缝合钉形成了一个"B"形完成缝合。这些产品中有一些是为了适应深而低的盆腔而设计的，另一些是使用动力手柄，甚至是机器人来完成缝合。新技术有成本，但也有改善缝合效果的潜力，必须不断评估和比较当前使用的产品。

常见的切割吻合器在肠道中的应用

用于肠吻合的方法有很多，包括前面提到的手工缝合及可以多次重复使用的吻合器。最常见的吻合技术如下：

侧侧吻合

这种手术通常用 GIA 来完成，最常见的手术是将小肠的两个部分重新连接起来，或者将小肠与结肠连接起来。切除病变肠段后，使用 GIA 分开近端和远端边缘，然后在两个拟吻合肠管的末端进行行肠切开术。这可以通过两种方法实现，一是在两侧已被缝合钉闭合的肠管闭合口的一角拆除部分缝合钉，二是在距闭合口约 1 cm 处另做一切口（图 4.1）。然后将 GIA 吻合器的相对放置在肠腔内，行吻合术（图 4.2）。该操作重要的是要确保在吻合前没有肠系膜被缝合。完成吻合后检查吻合口，出血的地方补针。在肠吻合底端钉线处加八字缝合，以减少这一高压部位的张力，从而减少术后肠瘘的发生率。

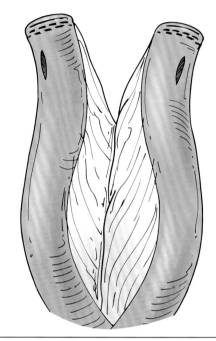

图 4.1 系膜小肠游离部切开（Redrawn from Steichen FM：Stapling Techniques：General Surgery，3rd ed. U.S. Surgical Corporation，1988.）

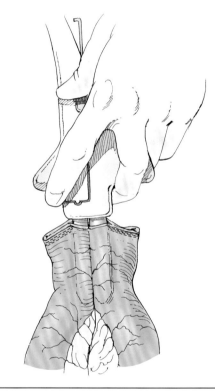

图 4.2 将 GIA 吻合器的相对放置在肠腔内，行吻合术（Redrawn from Steichen FM：Stapling Techniques：General Surgery，3rd ed. U.S. Surgical Corporation，1988.）

然后完成普通肠切开的吻合，即放置 GIA 做侧侧吻合处的闭合，将肠的开口端用 Allis 钳夹紧，展开，然后用另一个 GIA 或 TA 在缝合钉下方将开口肠管闭合（图4.3）。如果需要，可以间断用 Lembert 缝合线加强缝合

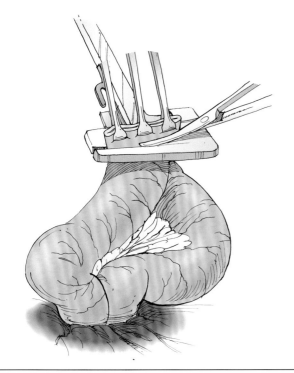

图 4.3　在缝合钉下方将开口肠管闭合（Redrawn from Steichen FM：Stapling Techniques：General Surgery，3rd ed. U.S. Surgical Corporation，1988.）

吻合口一遍。肠系膜可以根据外科医师的喜好关闭。另外，常见的肠切开术可以用两层可吸收缝线缝合。

端端吻合

　　传统上，端端吻合术是通过手工缝合技术完成的。随着 EEA 吻合器的发明，完成这些吻合，特别是在盆腔，已经变得非常容易。EEA 吻合器有各种尺寸，其中 28 ～ 29 mm 是结肠和直肠最常用的尺寸。这通常由近端肠腔的大小决定，25 mm 的 EEA 通常用于创建回肠袋

和肛门的吻合（ileal pouch-to-anal anastomosis，IPAA）。

　　这种缝合器采用"双钉道"技术。病段肠管切除后，远端肠管（通常是直肠或乙状结肠远端）和近端肠管需要吻合。将吻合器手柄和抵钉座分离，抵钉座置于近端肠管内，并于肠管开口处环形做一荷包缝合，收紧缝合线将肠管固定于抵钉座杆上，然后从肛门放入吻合器手柄，与抵钉座结合后完成吻合（图 4.4）。完成吻合后，被吻合器切除的部分肠组织可以随同吻合器连同抵钉座一起从远端肠腔取出，吻合器手柄上有一球型手柄，通过旋转可以用于分离手柄和抵钉座，将其分离后可以检查被切除的环形肠管组织（图 4.5A，B）。

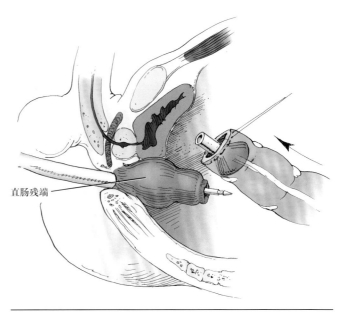

直肠残端

图 4.4　通过旋转手柄末端的旋钮到打开位置，向前移动抵钉座。（Redrawn from Steichen FM：Stapling Techniques：General Surgery，3rd ed. U.S. Surgical Corporation，1988.）

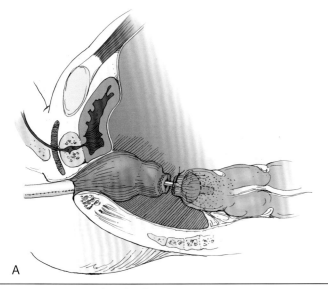

A

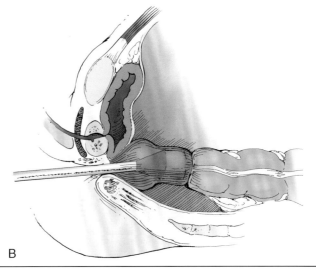

B

图 4.5　（A，B）通过旋钮关闭装置。（Redrawn from Steichen FM：Stapling Techniques：General Surgery，3rd ed. U.S. Surgical Corporation，1988.）

在吻合中要注意保证近端肠管位于原位不要扭转，此外，术者应确保在触发吻合器完成时，没有其他肠袢或其他组织滑入吻合处，以防误伤。完成吻合后，取出切除的组织，应是两个完整的"甜甜圈"样。可以采用硬性或软性乙状结肠镜进行漏气试验，以确保吻合口不漏气。

端端吻合技术也可用于吻合的其他部位结肠，例如横结肠或降结肠。同样，这通常用于已经分离的结肠近端和远端。将抵钉座放入远端肠管，荷包线收紧，然后在近端肠管距离拟吻合钉线 5 cm 处另开口置入吻合器手柄完成吻合。吻合完成后取出吻合器，肠管另开口处横行缝合两层，一层全层缝合，另一层浆肌层加强。吻合后可以进行漏气实验以确保吻合是气密的。

决定实施近端肠管分流造口，如回肠造口，应该基于许多因素。这种造口的指征有：远端肠腔有肠瘘难以手术修复；先前接受过放疗；营养不良；服用类固醇或盆腔吻合较低，难以完成吻合。这个决定应该因人而异。

讨论

肠道切开吻合器的发展和带来的吻合效果获益一致。熟知这些吻合器的类型和使用原理是很重要的。虽然现在有多种吻合技术，但是最常用的依然是端端吻合和侧侧吻合。知道如何去应用吻合器完成吻合是每一个进行腹部手术的外科医师的必备技能。

拓展阅读

Beart RW, Kelly KA. Randomized prospective evaluation of the EEA stapler for colorectal anastomoses. *Am J Surg*. 1981;141:143-147.

Chassin JL, Rifkind KM, Sussman B, et al. The stapled gastrointestinal tract anastomosis: incidence of postoperative complications compared with the sutured anastomosis. *Ann Surg*. 1978;188:689-696.

Goulder F. Bowel anastomoses: The theory, the practice and the evidence base. *World J Gastrointest Surg*. 2012;4(9):208-213.

神经阻滞麻醉方法

Christopher S. Ng, Jonathan Hausman
（朱东生 李 刚 译 牛远杰 审校）

第 5 章

药理

常用的局麻类药物有胺酰类的利多卡因和丁哌卡因，而酯类局麻药物，如普鲁卡因、可卡因、丁卡因和苯佐卡因，由于过敏反应和自身的毒性而限制了临床应用。利多卡因由肝代谢，经肾排泄，肝肾功能受损的患者需要进行调整，其给药剂量为 3 ～ 5 mg/kg，总剂量不超过 300 mg，与肾上腺素合用时不超过 7 mg/kg，总剂量不超过 500 mg，利多卡因的起效时间为 2 ～ 5 分钟，持续 90 分钟至 3 小时。丁哌卡因禁用于孕妇或肺功能不全的患者，单用丁哌卡因的剂量为 1 ～ 2 mg/kg，与肾上腺素合用时最高可达 3 mg/kg，总剂量不得超过 400 mg，其作用时间为 4 ～ 18 小时。加入肾上腺素可以提高局麻药的用量，但是在端动脉供血的区域，应避免使用这种方法。

局部麻醉注射神经阻滞通常会引起注射部位的不适。减轻不适感的方法包括使用小针头、缓慢注射速度、将麻醉剂加热至体温、在碱性溶液中缓冲麻醉剂、在神经阻滞之前使用表面麻醉剂。过敏反应或过量注射，特别是误注入血管后，会引起严重的毒性反应，如呼吸衰竭、癫痫或心搏骤停。为了预防严重的并发症，应该在监护下使用局麻药，注射过程中应经常缓慢回抽以防止误入血管，事先应当准备"急救车"，以便能够立即心肺复苏和输注脂肪乳剂抢救。

肋间神经阻滞

解剖学

肋间神经是背侧脊神经的分支，在各自的肋骨下向胸内筋膜外延伸，通过肋骨角后，继续行走在肋间内肌和肋间外肌之间的肋骨沟，位于肋间动静脉之下。

麻醉方法

将患者置于侧卧位，同侧手臂伸过头部。腋中线是进入肋间隙最安全的入路，在肋骨角处触及肋骨下缘，垂直进针，直至针尖触及肋骨下半部分（图 5.1）。用另外一只手向足侧拉紧皮肤，是注射器头向足侧移动，直至注射器针尖从肋骨上滑落至肋间隙，继续垂直进针 3 mm，可以感觉到进入筋膜层后，向上调整进针方向继续推进 2 ～ 3 mm 到达肋骨下缘，轻轻回抽，无血液或气体后，注入 5 ml 局麻药，最好是 0.5% 丁哌卡因加肾上腺素。此过程需要在严密监护下操作，因

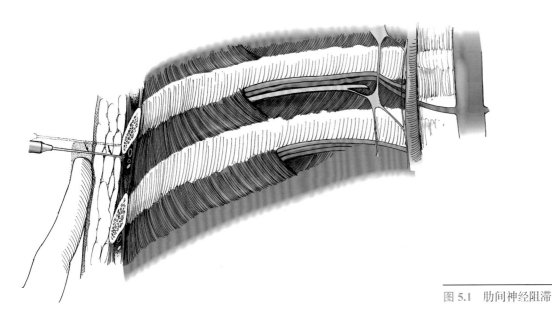

图 5.1 肋间神经阻滞

为多次注射后有快速再摄取全身毒性反应和迟发型气胸的可能。

阴茎阻滞麻醉

解剖学

阴茎的两条背神经起自阴部神经，经耻骨联合下方进入阴茎悬韧带深筋膜下。阴茎的腹侧部分由会阴神经支配。

麻醉方法

触及耻骨联合，选用短的 22 G 针头，从中线一侧 10 点钟方向进针，直至耻骨联合下缘边界（图 5.2）。然后稍微推针并重新调整方向通过耻骨联合下缘，针头应该穿过阴茎深筋膜。回抽无血后注入 10 ml 1% 的利多卡因或者 5 ml 0.5% 的丁哌卡因，都不能加入肾上腺素。在 2 点钟的位置重复这个步骤。或者，阴茎根部的皮下环形阻滞可以用 0.5% 的丁哌卡因进行。对于体内阻滞，可在阴茎根部绑上止血带，通过头皮静脉针向体内注射 20 ～ 25 ml 1% 利多卡因。等待 1 分钟后松开止血带。因为全身性利多卡因的吸收是诱发心律失常的因素，所以应该在有监测的情况下进行阻滞麻醉。

髂腹股沟、髂腹下和生殖股神经阻滞麻醉

解剖学

髂腹股沟神经和髂腹下神经起源于腰丛（图 5.3）。

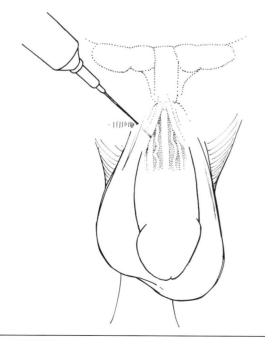

图 5.2　阴茎阻滞麻醉

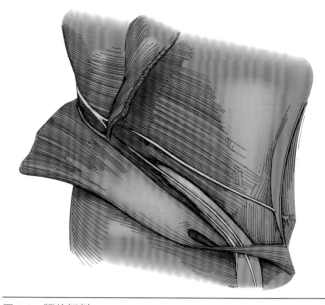

图 5.3　腰丛解剖

在髂嵴内侧下方，髂腹股沟神经和髂腹下神经内侧支穿过肌肉，位于腹外斜腱膜的深面。生殖股神经的生殖支位于同一平面。

麻醉方法

穿刺点位于脐与髂前上棘连接处的外 1/4 点和内 3/4 点，用腰穿刺针以 45° ～ 60° 的角度穿刺，朝向腹股沟韧带的中点，穿透腹外斜肌腱膜时可有落空感。然后以扇形方式注入加入肾上腺素的 0.5% 丁哌卡因 10 ～ 15 ml，一半在腱膜上一半在腱膜下，这样能够对同一平面上的三条神经进行麻醉。也可以用两点注射技术来阻断这三条神经，先阻滞髂腹股沟和髂腹下神经，术中触诊髂前上棘后，先向内侧 2.5 ～ 3 cm，然后再垂直向尾侧 2 ～ 3 cm，这一点作为穿刺点，用 4 cm 长 22 G 穿刺针，穿刺触及髂骨表面，注入 5 ～ 7 ml 1% 丁哌卡因（或等量 1% 利多卡因的混合物）（图 5.4），向内侧在三层腹壁肌肉下面重复这个过程，注射 5 ～ 7 ml 局麻药物。阻断生殖股神经，触摸耻骨结节后，向其外侧、头侧和内侧肌层注入 5 ～ 7 ml 麻醉药物。用皮下注射补充神经阻滞，向外侧腹股沟皱褶和内侧中线展开，到达大腿后皮神经和阴部神经会阴支供应的皮肤。这种盲法技术有 10% ～ 30% 的失败率。

睾丸神经阻滞麻醉

解剖

支配睾丸的神经有两个来源：主动脉肾丛和盆丛，

腹腔镜手术基础 第6章

Tracy Marien, S. Duke Herrell

（刘　涛　译　孔垂泽　审校）

腹腔镜手术是一种微创技术，其使用内镜摄像头，直径小的器械在腹内进行手术，所有这些操作都通过小切口在气体扩张环境中进行。与开放手术相比，腹腔镜手术的优点包括减少失血、减少术后疼痛和对麻醉剂的需求、美容、缩短住院时间和恢复期。对于腹部和盆腔手术，最常见的方法是经腹膜途径；然而，腹腔镜手术也可以在腹腔外通过腹膜外途径或腹膜后途径进行。腹腔镜手术也可以采用一些装置让一只手插入辅助，这仍然有待检验。采用腹腔内镜的单孔道微创手术（Laparo-endoscopic single-site surgery，LESS）和采用内镜经自然孔道的内镜手术（natural orifice translumenal endoscopic surgery，NOTES）是更先进的腹腔镜技术，可进一步降低侵袭性，本章不加赘述。本章将重点介绍腹腔镜手术的基础知识。

选择患者

虽然腹腔镜手术相比开放手术具有许多优点，但并非所有的病例都适用腹腔镜手术。腹腔镜手术的禁忌证与患者的并发症、身体习惯和疾病特征有关。患有严重心肺功能疾病的患者会大大增加高碳酸血症和代谢性酸中毒的风险。其他患者特殊因素包括病态肥胖、广泛的腹部手术、大动脉瘤和大腹壁疝，这都是腹腔镜手术的相对禁忌证。在这些情况下，腹膜外方法可以允许微创，同时避免在有潜在风险的腹部中进行手术。疾病特异性因素如巨大肿块、腹腔内晚期恶性肿瘤、大量腹腔积液和显著的肠扩张可能限制腹腔镜手术的操作空间，具有这些特征的患者最好应进行开放手术。当选择腹腔镜方法时，应告知患者如果不能安全有效地执行计划的手术，则有可能转换为开放手术或采用更大切口的方法。

检测设备

对于泌尿外科腹腔镜手术，应使用标准的全身麻醉方法和监测。此外，需要二氧化碳图来检测二氧化碳清除情况。当手术时间较长时，应取血液样本分析血气和代谢状态。麻醉人员应根据患者的并发症和医疗程序，在手术开始时选择合适位置放置动脉插管。

手术仪器

技术进步带来了更先进的腹腔镜仪器。基本腹腔镜手术需要一个气腹机来建立气腹、成像系统、光源，及摄像头。套管针、抓钳、分离钳、持针器、牵引器、夹子、缝钉器、球囊扩张器、吸引器和用于装切除标本的标本袋等都是腹腔镜手术中常用的仪器，并且将进一步检验研究。在使用之前，外科医师应检查仪器规格，以确保彻底了解仪器的正确使用方法、功能和限制。此外，以防需要紧急转换为开腹手术，手术室应始终提供开腹器械。

气腹机

将手术腔充气，在腹壁和内脏之间形成一个扩张的操作空间，以便于腹腔镜手术。最常用的气体是二氧化碳。传统的气腹系统的工作原理是将套管针连接到二氧化碳罐，并将过滤和加热的二氧化碳气体注入成人体内，使其达到 $12 \sim 15$ mmHg 的目标压强。抽吸和排气会造成气体压力损失，导致工作空间塌陷。对于复杂的手术，一些操作者主张同时使用两个独立的气腹系统或新的气封系统。气封系统是一个专门的监测和吸入系统。一些文献研究发现，这个系统能够缩短手术时间，改善手术结果。

成像系统

成像系统是一个复杂的系统，由镜头或视频芯片捕获图像、视频处理和显示组成。现有各种各样的商业系统选项，并正在迅速纳入光学技术和视频方面的先进成果，提供一些包含高清以及三维显示的系统。过去，光纤镜头由直径 5 mm 和 10 mm 的镜头携带的光束构成，并与具有 0 度、30 度、或 70 度镜头角度的附加相机一起使用。更小的微腹腔镜（小于 3.5 mm）系统是可用的，但可能会减少进光量并降低由此产生的图像质量。新技术包括可调节尖端的示波器以调整角度的相机（Endoeye Flex 3D Olympus）或具有可调远端角度的刚性镜头（Endo Chameleon，Storz）正在被一些外科医师使用。显示器也随着视频行业的进步而变化，包括高清晰度（high definition，HD）、芯片技术（CMOS 等）、3D 技术和其他类型的新型成像技术，如荧光技术。各种制造商都提供了集成系统，可实现多个显示器显示、画中画（picture in picture，PIP）、录制，及专门调整。一些简单的操作是优化图像的关键，如加热和清洁镜头及通过套管清洁凝结的水珠。

套管针

绝大多数外科医师在腹腔镜手术中使用套管针将内镜和操作仪器传送到术区。套管针由一个带有某种外部密封的空心管组成，以防止气体泄漏。它们通常有一个适合管道进入的密闭装置，便于用尖锐或扩张的尖端进入。套管针有多种配置和结构，包括一次性的和可重复使用的。可重复使用的套管针通常是由金属制成的，橡胶密封件是可更换和清洁的，以降低成本。现在的一次性套管针为了方便进入腹壁，常常分为锐性套管、钝性套管或扩张性套管，及优化的密封系统。钝性套管针主要用来分离而不是切割肌肉纤维，并降低了左侧疝的形成风险。对于标准的腹腔镜检查，套管针直径从 5 mm 到 12 mm 不等，尺寸的选择取决于手术过程中使用的仪器的类型和尺寸。套管针设计的其他种类包括光学套管针，它的末端有透明度塑料，并允许在放置内镜时，让插入过程中的阻碍可视化。有些套管针有锚定装置和固定部分以创建一个密封空间，当应用 Hasson 或开放手术技术进入腹腔时，这是必要的。许多套管针都有一个连接气腹机的活塞。套管针也有不同的长度来适应各种身体特征。在进行微型腹腔镜手术时，可使用直径 ≤ 3.5 mm 的套管针。

手术器械

概论

大多数情况下，基于任务需要和制造商的不同，有多种多样的器械可应用于腹腔镜手术。典型的器械由不同长度的轴、控制手柄和末端效应器组成。专门的长器械可用于肥胖患者或需要深部探查的情况。过去，腹腔镜器械是手工控制的，只有有限的自由度，需要广泛的学习操作技术，如缝合。最近，各种仪器和制造商都采用先进的操纵能力，包括清晰度和额外的自由度的提升，以便应对高级手术和机器人手术的需求。

抓钳

基于所需组织的效果和特性，各种抓取器械和咬钳可在腹腔镜手术时选择使用。抓钳的齿通常可以通过把手旁边的旋钮转动。抓钳分为有创和无创两种。钳子的尖端可以是直的、弯的、宽的，也可以是尖锐的，这取决于解剖结构和组织性质。器械有可以锁定的手柄，这是为了方便当作牵引器使用。具有网状小孔、特殊设计或齿部表面做过特殊处理的抓钳，能够提供较强的抓力。

持针器

当腹腔镜下持针、缝合和打结时应使用持针器。在腹腔镜手术中，尖端形态和手柄类型有不同种类，包括掌形、枪形和指形。腹腔镜持针器之间的解锁装置存在差异。腹腔镜下进行手术的外科医师应习惯性地灵巧温柔地进行缝合打结。各种研究人员和制造商正在探索新技术，以帮助完成腹腔镜下缝合的艰巨任务。

牵引器

使用可调节或固定的牵引器进行稳定和无创的牵引是各种泌尿外科腹腔镜手术的必要条件。在腹腔镜泌尿外科手术中，牵引器最常用于右侧手术以使肝远离术区。有多种类型的牵引器；这里描述了几种最常用的。对于肝回缩，可以通过剑突下方的套管针插入锁定的抓钳，使其钳口抓住右侧腹壁。Nathanson 牵引器是一种有角度的条形牵引器，通过一个没有套管针的小皮肤切口插入，通常用一个安装在手术台上的固定臂固定。还有铰接式牵引器，其柔性蛇形杆插入并且当转动手柄上的旋钮时形成三角形或圆形。这种类型的牵引器也可以通过操作台固定臂支撑在固定位置。扇形牵引器有若干平钝的锋面伸展开来，可以推挡增大空间。外科医师通常可以调节操作台和患者体位以使器官和内脏因重力作用受到牵引。

剪刀

腹腔镜剪刀可用于进行组织解剖和切割缝合线。有各种尺寸的刀片和配置；可提供完全重复使用、完全一次性或可重复使用［可更换的刀片和（或）柄］的剪刀。

电凝

现有不同种类的电凝（单凝、双凝），电凝的形式也多种多样（镊齿、钩形），可用于解剖、烧灼、离断血管和分割组织。外科医师应该熟悉单凝和双凝的优点和缺点。组织解剖／离断装置可从各种制造商处获取。这种装置试图将血管结构和组织的解剖和切割相结合，以优化止血、分离，并且可能减少手术时间和成本以及仪器的更换。

夹子

夹子可稳定标准地用于关闭或保护血管和组织。夹子也可以用于牵引组织，使其固定在一起，将其固定在适当位置，并代替手术结以固定缝合线。可重复使用的单夹通常很便宜。然而，多个夹子可以节省时间，特别是对于涉及大量血管的手术。

缝钉器

腹腔镜缝钉器根据其不同的制造商具有不同的特征。现代缝钉器要求精确缝钉，包括锋面的咬合和旋转角度。缝钉器还提供手动和自动的版本。缝钉器的工作原理和订书器一样。缝钉器内的钉子在缝钉长度、缝钉高度、缝钉数量上有所不同。最常见的是带有六排钉子，并在第三排和第四排之间划分组织。通常较短的钉子用于血管结构。必须确保钉子正确装载并安装在缝钉器内，并正确使用缝钉器，以防出现大出血等并发症。应注意不要将缝钉器放在先前放置的夹子或钉子的地方，以防止发生故障。在泌尿学中这种吻合装置最常用于结扎大血管（肾血管结扎）、结扎和分开较大组织，或者用于尿流改道的肠吻合或肠段与泌尿道吻合。外科医师应该非常熟悉对于目标组织和缝钉器使用的最佳缝钉器负荷。

灌流

通过使用联合吸引 / 灌流系统，吸引通道与手术室真空吸引系统相连，灌流通道与无菌生理盐水 / 蒸馏水容器相连。吸引用于清除手术区域的血液、其他体液、冲洗液、及烧灼烟雾。灌流可以清除来自术区的血液、碎片或流体，从而实现最佳可视化。

取物袋

在根除式的手术过程中，特别是对于肿瘤病例，应使用取物袋。取物袋有各种尺寸和材料，其中一些可以防止撕裂和渗漏。放置的方式因制造商而异。取物袋的取回绳通过提取部位输送。为了完好地取出标本，特别是如果标本很大，可以延长切口或者从另外的肌肉分离切口提取标本（例如美容方面优选的 Pfannenstiel 切口）。

一些外科医师对在特殊抗撕裂袋内的非癌样本进行人工粉碎，以保证提取部位的切口小并减少侵入性。

粉碎器

如果需要粉碎，可以用环钳手动破碎取物袋中的内容物。在我们的操作中，粉碎仅在怀疑良性疾病时使用。由于癌症的扩散性，腹部器官意外损伤或与使用粉碎器相关的血管意外损伤将导致少见但具毁灭性的并发症。出于商业目的在特殊病例应用粉碎器已受到批评。

球囊扩张器

球囊扩张器的应用可便于膀胱、前列腺和肾的腹膜外入路。可购买的球囊扩张器具有各种形状，包括球形或椭圆形，并通常具有透明的套管针，其允许在扩张球囊分离时可视化。一些术者应用各种无菌设备（包括手套和导管）来代替球囊扩张器，进而降低成本。

超声

腹腔镜超声设备可用于术中成像，并且由于超声可直接放置在器官（如肾）上，因此可以实现很好的可视化。在部分肾切除术时，术中超声的使用率正在增长，以帮助确定边缘和识别结构。探头既可以作为外科医师控制的腹腔镜仪器，也可以作为由机器人或腹腔镜仪器操纵的插入式探头。

术前准备

知情同意

知情同意是所有外科手术的关键，患者需被告知全部手术风险、获益及可供选择的其他治疗方案。腹腔镜手术特有的手术风险包括气体栓塞、高碳酸血症及气胸。需向患者交代因术中出血、腔镜无法完成手术或由术者术中判断而改为开放手术的可能，改为开放手术不应被视为或解释为并发症。

机械性肠道准备

在不涉及肠道的腹腔镜手术之前可以省略机械性肠道准备，因为近期关于腹腔镜前列腺和肾手术的文献显示出没有任何益处。研究发现，即使当小肠用于重建泌尿道时，机械性肠道准备也是不必要的；但是仍然建议在使用结肠重建时进行肠道准备。

实验室检查

通常在大出血的情况下应进行分类和筛选（或复杂病例的分类和交叉匹配）。我们获得具有全血细胞计数的起始血红蛋白 / 血细胞比容，并且还评估血小板减少症。通常需要一个基本代谢表来评估术前肾功能和适当的药物剂量。如果涉及出血因素，应采用凝血评估表进行评价。如果进入泌尿道，则应该将尿液培养送检并针对临床情况进行适当处理。

抗生素预防

AUA 指南为所有泌尿外科手术的抗菌预防提供了具体建议。指南建议，所有接受腹腔镜泌尿外科手术但未进入泌尿道的患者如果在手术器械之前对头孢菌素过敏，应接受第一代头孢菌素或克林霉素预防。如果预期进入泌尿道，则可给予第一代或第二代头孢菌素，或者可以给予氨基糖苷类药物配以甲硝唑或克林霉素进行预防。不能耐受包括氨苄青霉素 / 舒巴坦或氟喹诺酮等在内的抗生素，可替代抗生素的使用将受到严格管制。如果进入肠道，患者应接受第二代或第三代头孢菌素，或氨基糖苷类加甲硝唑或克林霉素。若不能耐受包括氨苄西林 / 舒巴坦、替卡西林 / 克拉维酸、哌西林 / 他唑巴坦或氟喹诺酮等抗生素，可替代抗生素的使用将受到严格管制。对于结肠手术，可以口服新霉素和红霉素或加入甲硝唑的肠道制剂进行肠道准备或替代全身性药物。或者，如果您的医院有抗生素管理系统，那么应该遵循其所建议的具体预防措施，因为它们可能会考虑到患者群体特有的微生物耐药。

深静脉血栓预防

在麻醉前患者应下肢穿着压力性长袜，以降低深部静脉血栓的风险。围术期皮下注射肝素也可减少此风险，因为气腹压上升增加了静脉血流淤滞。

麻醉

一般气管内麻醉适用于各种腹腔镜手术，因为气腹限制膈的扩张、呼气及血氧供给。术中必须充分松弛腹腔及膈。常规监测包括持续心电监测、间断性非侵入式血压监测、脉搏血氧计、体温，及终末潮气 CO_2 浓度。麻醉小组应密切监测可能出现的二氧化碳吸收和代谢紊乱，特别是对于有肾衰竭等潜在代谢问题的患者。

患者体位准备

患者体位的选择由具体术式决定。帮患者小心地固定并垫护垫，以避免神经或软组织损伤。这在耗时较长手术或针对肥胖患者手术中尤为重要，因为在这些手术中更容易出现横纹肌溶解。将经口胃管或鼻胃管插入胃中并将 Foley 导管插入膀胱中，以减轻这些器官的负担并最小化受伤风险。使用准备好的标准制剂广泛剃毛并准备手术区域。覆盖患者时应暴露外阴。术前确定好如改为开放手术时所需切口位置。

手术台操控

在手术过程中，通过重力作用操作手术区域是暴露的关键技术。在手术的准备阶段，患者必须很好地固定在床上。然后可以操纵床和患者以定位内脏和器官，例如 Trendelenburg、反 Trendelenburg 或平卧位。这种操作通常可以在手术中使肠管等脏器位于术野之外。例如，使用反 Trendelenburg 体位来暴露肾上腺以上的区域。手术台也可以向左或向右平移。因此有必要适当使用固定绑带等，充分将患者固定于手术台，防止跌落。

气腹

目前可以通过不同的技术进入腹部来实现气腹，包括 Veress 针、直接光学套管针途径和 Hasson（开放）技术。有关腹腔镜检查技术的讨论请参阅第 28 章。理想的气体无色、无味、不可燃、高度可溶于血液（降低气体栓塞的风险）、迅速排泄、价格低廉、吸收时几乎无全身症状。最常用的气体是二氧化碳，它符合所有上述标准。在某些特殊情况下，氦气可被用来充气腹，但是价格昂贵且在血液中的溶解度较低。

建立第二通道

建立第一通道之后（在第二十八章中介绍），余下的套管针也被放好。根据所行式式选择并标出适当位置，以置入其他通道。当使用 10 mm 夹钳或缝钉装置时，大号的 10 mm 或 12 mm 通道可用。

如通道置入点太过靠近手术点，剪子或弯分离器会因为保护鞘的干扰而操作困难，如置入得太远会使器械进入腹腔内的长度过长，器械前段活动过大，不便于精确分离。尽管这个三角形成型是腹腔镜手术方法中的重要组成部分，但套管针端口间隔通常不会小于 8 ～ 10 cm，以限制器械之间的冲突。应注意不要将套管放置太靠近骨组织（如髋骨 / 骨盆），因为这些骨组织也会限制套管针的移动。通常习惯将摄像头位于中间，操作通道位于外侧。

如果要将套管针置于其附近，应调暗手术室内光线并照亮前腹壁以展现腹腔及其他血管。确保腹部完全充气。在直视下将套管针标准放置于手术部位中心的三角形区域。探测针可用于局部麻醉，并且可以用于识别套管针放置的确切位置和角度。通常，30 度镜片用于识别相邻套管针的放置。我们建议将套管针放在惯用手中，同时将手指沿套管针杆放置作为支撑，以防止在插入过程中过度穿透。将套管针的尖端对准内部手术区，因为方向错误的套管针很难做到正确的操控。应使所有仪器进入的端口可视化，不应无人监管。

游离粘连

使用腹腔镜剪刀仅分离与手术区域相接的粘连部分。通过辅助器械产生的向下反作用力可以游离粘连。如果遇到致密的粘连或者肠道被包裹在该区域的瘢痕中时，我们建议使用锐性剪刀，因为意外的肠切开可以通过腹腔镜或开放缝合进行手术修复。肠管意外的烧灼伤可能会引起问题。

缝合

缝合是腹腔镜手术中最难学习掌握的技巧。在本基础章节中仅给出了腹腔镜缝合的一些简要描述。有关腹腔镜缝合技术的更多详细信息，请参阅更多关于腹腔镜手术的高级文献。适当的缝合长度是避免缠结问题的关键之一。在体内打结需要应用打结器械进行。也有一些可选购的设备以及专用的可吸收夹，以帮助缝合和固定。锻炼腹腔镜缝合技术让外科医师不断进步从而应对更困难的病例。机器人技术无疑缓解了大多数泌尿外科医师的缝合学习成本。

止血

仔细的止血对于腹腔镜手术至关重要，因为任何出血都会很快模糊术野。气腹的压力可减少出血，可暂时将气腹压升至 20 mmHg 甚至 30 mmHg，按照开放手术的办法，使用腹腔镜直视下利用气腹压力止血。利用可吸收材料制成的海绵可控制出血区域。吸引和灌流可以更好地确认出血点。如果患者其他生命体征稳定，可以花点时间解剖出血部位周围的区域，准确识别来源。可以使用各种控制出血的技术，包括夹子、缝合和止血剂。现在可以使用多种药物，包括纤维蛋白胶粘剂（Tisseel，Baxter；Crosseal，Johnson & Johnson）、含凝血酶的纤维素（FloSeal、Baxter）或活性纤维素微纤维（Avetene、Davol）。这些止血剂通常用于一般渗血，有时还可以用于更复杂的情况，如肾实质出血。如果有必要，应增加额外的套管针端口。对于肝、脾出血，氩气光凝很有效。使用氩气光凝时应开放通气，以避免过大的腹内压。有关腹腔镜手术中血管损伤的介绍，请参考本章的并发症部分。

器械撤离腹腔

降低腹腔内压至 5 mmHg，检查手术部位及其他套管针部位，充分排空气腹几分钟后重新检查腹腔在无气腹压下是否出血。一些术者对于套管位置的缝合问题现在重新考虑采用流行的非切割扩张型套管而不是传统的锐性套管。

现有几种促进套管针部位筋膜关闭的技术。如果患者身体状况可以允许通过皮肤切口直视筋膜缘，可以通过间断缝合或 8 字缝合关闭。若干器械可用来辅助通道部位缝合，尤其在很难直视到肌层的肥胖患者手术中更有帮助。Carter-Thomason 针可用来从肌层缺损的一侧进入另一侧缝合，这一操作需要在腹腔镜直视下操作，亦可选用 Endo Close 持线器来完成这一操作。并通过经腹探查检查是否完整。在皮下进行局部麻醉，皮肤通常采用 4-0 可吸收线采取皮下缝合方式缝皮。

手辅助腹腔镜手术

手辅助腹腔镜手术（hand assisted laparoscopic surgery，HALS）允许外科医师将手插入手术领域，并有助于维持气腹、剥离、牵拉和止血，同时提供触觉反馈。手助方法可以让外科医师有更好的控制，这对新手或特别复杂的情况是有帮助的。HALS 的术前检查、相对适应证和手术室内设置类似于单纯腹腔镜技术。大多数外科医师使用 Lap Disc（ethicon endosurgery）或凝胶端口（applied medical），以允许手部插入。我们采用黏性塑料包裹我们的非惯用手臂，以方便插入凝胶端口，并保持对体液的屏障作用。专用的手套可覆盖前臂，将手术润滑剂与水混合后涂在凝胶端口上、手术操作者的手背及手臂上，然后插入凝胶端口。

通常情况下，我们先将手部辅助设备放置好，然后通过使用该设备放置套管针。切口的长度取决于外科医师手的大小。手部插入的位置取决于手术计划、手术位置、患者的身体状况及术者的偏好。根据手术部位和术者惯用手确定手部辅助端口的常用位置，请参见表 6.1。对于肥胖患者，应选择正中旁放置手部辅助端口。一些外科医师可在两侧以镜像的方式进行手术，并使用任意一只手进行插入和剥离。

小儿腹腔镜手术

随着手术器械和技能的进步，微创手术已成为儿童标准治疗的一部分。腹腔镜手术在儿童中具有一定

表 6.1　腹腔镜手术手辅助部位

	非常用手的进入位置	
	右利	左利
右肾	吉布森	脐上中线 吉布森
左肾	脐上中线	
膀胱和右侧输尿管远端	吉布森	脐中下线
膀胱和左侧输尿管远端	脐中下线	吉布森

的挑战性，因为患者体格较小，有生理差异。

术前准备

必须获得儿童父母或监护人的知情同意。有些患者应接受术前评估，如先天性心脏病患者。一些患有先天性心脏病的儿童对减压非常敏感，可能不能耐受气腹。这样的患者应该配备一个专门的小儿腹腔镜麻醉小组。因为腹腔内的操作空间很小，全身麻醉与肌松剂是必不可少的，并采用辅助呼吸机提升腹内压。

一般程序概述

与成人的解剖学特征标志相比，儿童的特征标志可触及，包括主动脉分叉及骶骨岬，儿童的腹前壁及内部脏器间距小。儿童膀胱位置更靠近腹腔中部。在进入腹部时，应非常小心，切记腹壁和大血管之间的狭窄距离。如果选择 Veress 技术，应该在脐带以上进行，以避免对膀胱的伤害。因为儿童腹膜前脂肪少，这同样降低了穿刺中腹膜前充气的风险。但因为儿童腹膜之间结合较松，更容易出现气肿。同样，因腹膜与腹壁结合弱，置入大型导管变得困难；可能需要通过小通道送入器械撑起腹壁，以辅助置入大号套管。

由于小儿腹壁比较柔韧，较低的腹内压力可以暴露足够的术野，婴儿和青春期前的儿童腹内压从 4 mmHg 到 12 mmHg 不等。与较大的成年患者相比，气体流量和流速较低，低至 1 ～ 3 L/min。与成人相比，婴儿和青春期前儿童的腹膜更容易吸收二氧化碳。所以需要高度的每分通气量以及良好术后通气，以便清除多余的二氧化碳。

婴儿和幼儿腹腔镜手术应在 3 ～ 5 mm 的端口内进行。较短的套管针端口和腹腔镜仪器应该用来方便手术操作。微腹腔镜（小于 3.5 mm 的器械）应用于较小的切口和提升美观性。一些儿外科的医师也通过刺开切口或使用以前的端口来放置仪器。顺应婴儿和幼儿的腹壁为手术器械创建足够的密闭空间，以维持气腹。然而，与使用套管针相比，通过刺开切口的方式更换

器械会更加困难，因此必须尽量减少器械的交换。

5 岁及 5 岁以下的儿童由于腹壁较薄和腹肌力量较弱，患插口部位疝的风险较高。一般建议应用 5 mm 以上套管针的部位应采取筋膜封闭。与成人相比，直接闭合是相对容易的，因为腹壁较薄，组织平面比较明显。

并发症

腹腔镜手术的并发症与腹部插孔和 trocar 放置、气腹、组织剥离、止血和患者体位有关。严重并发症的发病率较低，而严重并发症的发病率和死亡率与血管损伤和肠穿孔有关。尽管并发症发病率不到 1%，但几乎一半的严重并发症发生在进入腹内的时候。与腹腔镜手术有关最常见的死亡原因首位是麻醉的并发症，其次是血管损伤，然后是肠穿孔。

危险因素

有腹部或盆腔手术史、明显肠扩张、腹部或盆腔肿块和（或）膈疝的患者在腹腔镜手术中出现并发症的风险将会增加。心肺储备差的患者患气腹相关并发症的风险较高。在这类患者中，缜密的手术计划是必要的，有些患者最好采取开放手术。

穿刺相关并发症

穿刺进入腹内时发生的并发症大约有 3/4 与血管损伤和肠道损伤有关。

血管损伤

无论是通过 trocar 还是 Veress 针进入腹内，血管的损伤总是发生在插入的过程中。在第二通路建立过程中，最常损伤的小血管包括腹壁下血管、大网膜血管和肠系膜血管。用腹腔镜透照腹壁可以避免损伤腹壁血管。上腹部血管一般位于距中线 4 ～ 8 cm 的地方。与扩张性套管针相比，锐性套管针更容易损伤血管。腹壁出血可以通过直接按压、缝合结扎（或者直接 / 通过腹腔镜用套管针闭合装置在血管处结扎）或通过填塞 Foley 导管球囊来控制出血。若达不到预期效果，应尽早对其进行开腹探查。如果上腹部动脉损伤，将会导致上腹部的血液供给不足，从而发生肠管坏死。在许多情况下，网膜和肠系膜血管的损伤可以通过夹子或电凝来控制。必须注意避免造成肠管缺血，如果发生相关症状，应立即进行会诊。

主动脉、下腔静脉或髂动脉等主要血管的损伤十分罕见，但可能迅速导致大出血和死亡。髂动脉是腹膜后

最常损伤的血管结构，主动脉或下腔静脉的损伤约占相关损伤的 5%。尤其是右髂动脉越过中线特别容易受伤。在一些患者中，前腹壁距离主动脉只有几厘米，如果不注意控制距离，可能会发生主动脉损伤。一些肠系膜或腹膜后的主要血管损伤导致的出血可能不会被立即发现。

一旦确认血管损伤，应立即通知麻醉小组准备。应在手术室内备好血液，应留置两个大静脉导管或一个中心静脉导管，并监控患者生命体征。对于取截石位的患者，应保持四肢抬高，最大限度减少低血压。床应保持在 Trendelenberg（头低脚高）位置，以最大限度保证脑部的血液供给。下腔静脉等主要静脉的出血可以通过增加气腹压至 30 mmHg 暂时控制。如果第二通路已经完成，较为温和的中度出血通常可以通过压迫来止血。

失血速度、失血量、术野可视度、出血位置辨别、患者血流动力学、患者对失血的耐受程度及术者应用腹腔镜对出血的控制，将决定是否需要进行开放手术。如果患者出现大出血且没有得到有效控制，不及时转为开放手术将会导致患者出现并发症。大多数的主要血管损伤应考虑找血管外科会诊。应立刻进行腹部正中切口，对出血部位实施直接按压止血进行初步控制，启动液体复苏，并实施有效的修复。

肠管损伤

肠管损伤是与腹腔镜手术有关的第三大死因，在所有病例中发生率 < 1%。据报道，多至一半的病例发生在穿刺进入腹腔的过程中。一半的肠管损伤在 24 小时内无法确认。术中经确认和管理肠道损伤的患者发生术后不良事件的风险非常低。相比之下，未能及时识别的患者发病率和死亡率将会增加，往往需要联合管理损伤。小肠是最常损伤的胃肠道结构。用胃管或鼻胃管减压可减少肠管的损伤。

将 Veress 针插入肠道通常可以进行保守管理，如果有必要，应尽快检查和修复该部位。肠道的 trocar 损伤或其他非灼烧损伤，例如切割器械如果置于视野外或者盲目地进入视野也会导致肠管切伤，可以采取腹腔镜下双层缝合或钉合解决。如果手术外科医师很难进行这种修复，或者几乎没有腹腔镜下修复的经验，则建议进行开放手术修复或请胃肠外科医师会诊。

单极电刀引起的灼烧伤可能有多种来源，包括直接损伤、仪器绝缘中断、传导至另一个器械并接触肠道或电容耦合。电容耦合发生在单级电刀周围电荷无法回流并且无法经腹壁扩散时。当金属套管用不导电的塑料材料固定在皮肤上（例如，通过塑料套管放置金属套管）时就会发生这种情况。电场不能传导到腹壁，因为塑料材料起到绝缘的作用，导致金属插管上存在高密度含量的电荷，当接触到组织时电荷会转移到组织引起烧灼伤。

肠道的烧灼伤可能比看上去更广泛。关键的治疗原则在于将其转为健康组织并且采用间断 Lembert 充分缝合。如果肠管肌层及黏膜下层暴露，需要腹腔镜下修补或者正式的开放腹腔手术。如果损伤较大，则在损伤部位周围 1 ~ 2 cm 进行肠管切除。根据损伤的情况，可与普通外科医师进行会诊。

尿路损伤

如果事先放置 Foley 导管减压，膀胱的撕裂或穿刺伤一般很少见。针对膀胱损伤一般采用留置 Foley 导管治疗小损伤或者通过缝合修复。输尿管的损伤可能是无意间的部分或全层离断，这些损伤需要缝合关闭并经常支撑扩张。在烧灼伤的情况下，输尿管边缘必须剥离至活性组织并采用无张力吻合。在手术结束时应在靠损伤侧放置一个导管，排出量增多提示修补部位的撕裂。排出液应送检确认肌酐水平，以确定是否存在尿漏。

肝脾损伤

肝的损伤可能是由于插入套管、分离或无意中的仪器损伤而造成的。肝出血一般可以用电凝、氩气光凝和止血剂来控制。同样，脾的包膜撕裂和少量出血通常可以用氩气光凝和止血剂来控制。如果这些处理不成功，应考虑脾修补术甚至脾切除术。

胰腺损伤

胰腺损伤很少见，但可能很严重。泌尿外科手术中的损伤最常发生在胰腺的尾部。一旦确认，应立即找普通外科会诊以咨询相关处理建议。处理的备选方案包括进行有 / 无引流的保守观察、胰腺远端切除术、ERCP 支架和其他管理方案。

膈损伤

膈的损伤常见于肾和肾上腺手术。如果发现横膈翻进手术区域，则应怀疑横膈受损。麻醉师应注意受伤情况。如果患者状态稳定，且损伤部位直视效果不佳，外科医师可按计划继续完成手术，手术后晚些时候处理损伤。如果患者状态不稳定，则有必要进行穿刺减压或放置胸管。应检查胸膜腔，确保肺没有受到直接损伤。膈的损伤可以用标准的腹腔镜缝合技术来修补。在固定缝线前，应使用抽吸装置或胸膜腔内放置小管将残余空气从胸膜腔中引出。术后应做胸片以检查是否有气胸。应考虑放置胸管或胸膜引流管。

气腹并发症

皮下气肿

皮下气肿一般可以自限，所以危害较小。不过发生在躯干、颈部和面部的皮下气肿应给予重视。套管针鞘旁漏气和 Trocar 与气腹机接触不良可导致皮下气肿。早期关于无瓣内镜动态压力系统的通气报道介绍了一些巨大皮下气肿的病例。然而，这些压力系统也与减少二氧化碳的使用和吸收有关。腹膜前气肿因充气针的不适当置入造成，可以阴囊气肿为首发表现，造成确定解剖学特征标志困难。其他可选用办法包括终止手术、转为 Hasson 法或者排空充气后重新开始。大网膜气肿可阻碍视野。

气胸

膈缺损或过度正压通气所致气压伤会导致气胸。一般预后良好，但可能需要胸腔穿刺引流。

纵隔气肿 / 心包积气

纵隔气肿 / 心包积气可以皮下气肿或气胸为首发症状。此时可考虑终止手术，等待气肿自行吸收。心包填塞需要心包穿刺引出气体。气压伤因腹膜内气压过高所致，一般成人大于 15 ～ 20 mmHg，儿童大于 10 ～ 15 mmHg；可导致静脉回流减少，心肌灌注压下降导致低血压。此外，因膈压力上升导致通气压上升，以至肺泡破裂最终导致气胸。CO_2 冷却激光头及氩气光凝器所产生的气体也可导致腹腔内高压，这需要从通道排气。纵隔气肿更为严重，可导致呼吸困难甚至心肺衰竭。一旦出现纵隔气肿症状应立即终止手术。

气体栓塞

气体栓塞有报道因其所致的心血管性休克及肺水肿。心前区可闻及水车音，心电图异常。应立即降低气腹压，置患者左侧头低位。这使得右心室流出道低于右心室腔，导致空气向上移动进入右心室内从而不易栓塞。纯氧吸气并提高通气。如可以插入中央静脉导管放出气体。危重时行 CPR。

高碳酸血症

心律失常是高碳酸血症的常见症状（窦性心动过速，室性期前收缩，心肌衰竭）。治疗方法为降低充气压力、纯氧吸氧并高通气，给予适当的心脏药物。

骨骼肌肉损伤

关节与神经损伤通常因防护不当，或者更常见的为手术所需的患者移动时（头低和侧转）固定不良造成。通过限制手臂外展及旋转防止臂丛损伤。尺神经及腓神经必须得到保护。盆腔淋巴结分离可导致闭孔神经麻痹。软组织损伤，包括横纹肌溶解导致的间隔综合征可见于侧卧位手术的对侧。应确保防护妥当，手术时间尽量短，特别是对于体型较大或者肥胖的患者。

水中毒

水中毒并不少见，因为气腹压导致的少尿，并且麻醉师补液时包括了开放手术时会产生的蒸发。在老年患者中，这将导致充血性心衰，因气腹压及患者体位中央静脉压并不准确，如果需要正确的中央静脉压，可于肺动脉置入 Swan-Ganz 导管。如出现水中毒后遗症应考虑利尿。

术后并发症

CO_2 刺激膈

CO_2 对于膈的刺激可产生肩部疼痛。这通常需要 2 ～ 3 天才能消失。在手术结束时排净气体可减少这种肩痛的发生率。

深静脉血栓

深部静脉血栓源于腹内压升高引起的静脉回流不良。防血栓弹力袜及早期下地行走减少发生风险，高危患者推荐预防性皮下注射抗 DVT 药物。

出血

术后出血的治疗措施类似于开放手术。如果腹腔镜手术后严重持续出血，有必要进行腹腔镜探查或开腹手术定位和治疗出血。延迟出血的一些原因包括夹子滑脱、脾损伤随后破裂及未被确认的血管损伤。

肠道损伤

未能及时发现肠道损伤会导致高发病率和死亡率，这已成为美国医疗法律诉讼的主要原因。患者通常表现为腹膜炎、腹痛、发烧和腹胀。白细胞计数可能异常增高、降低或正常。患者还可能出现败血症性休克、恶心、呕吐或肠梗阻。烧灼伤更难被及时发现。

如果怀疑有肠道损伤，应口服造影剂进行 CT 检查。腹腔镜探查可用于冲洗整个腹腔并进行损伤修补，也可以考虑进行肠道改道，应尽早给予覆盖厌氧菌的广谱抗生素预防。

肠梗阻

术后肠梗阻是继发于动力性肠梗阻的一种进食困难和顽固性便秘。术后肠梗阻的危险因素包括腹部手术大切口、肠道操作、腹膜炎、术后并发症（如肺炎）、术中或术后出血、术区渗尿、阿片类药物的使用。患者可能表现为腹胀、弥漫和持续性的腹痛、恶心呕吐、进食困难和排气困难。患者在检查时会出现腹胀、肌紧张和弥漫性压痛。平片下显示广泛无间断的肠管充气性扩张。肠梗阻一般是可以自限的，可以采用非阿片类止痛药、静脉输液、电解质监测和替代疗法、促进排便、鼻胃管治疗中重度呕吐、一系列肠道检查和针对长期肠梗阻进行肠外营养支持。

小肠梗阻（small bowel obstruction，SBO）也可以出现类似症状。两者都可出现腹胀和便秘。影像学上显示 SBO 通常会显示肠管内出现气液平面。SBO 患者可能会出现发烧和心动过速。SBO 的治疗可选择保守治疗，也可以采用鼻胃管和静脉输液进行管理，是否剖腹探查取决于梗阻的程度和出现肠道缺血，应请普外科会诊。

切口撕裂

切口撕裂的危险因素包括年龄较大、男性、腹水、慢性肺病、术后咳嗽、贫血、紧急手术、手术类型、伤口感染、恶性肿瘤、肥胖、营养不良、败血症、长期应用类固醇和较长的手术切口。早期切口裂开提示有坏死，应尽早手术治疗。

如果出现大量浆液性引流，则提示出现切口撕裂，之后可能出现腹腔内组织膨出。一般出现于术后 4 至 14 天的患者。在大多数情况下，临床可以进行诊断；如果诊断不明，可以使用 CT 或超声辅助检查。

切口疝

进展为切口疝的发病率约为 3%。虽然 5 mm 的切口即可导致切口疝，但一些术者建议关闭 10 mm 以上的切口。如果确认切口疝，则应及时封闭以防绞窄性肠梗阻。患者可能会出现腹疼、Valsalva 实验出现切口膨出或肠梗阻和肠缺血的症状。

输尿管损伤

输尿管损伤在其他外科的腹腔镜盆腔手术中较为棘手但并不少见。为防止术中难以辨别输尿管，可在术前对输尿管进行插管或放入支架。放置在输尿管前的导管或支架并不能防止输尿管损伤，但它们有助于损伤时的识别和修复。未能及时发现的输尿管损伤可能会出现由肾梗阻、肾功能不全和尿囊肿引起的一侧疼痛。一旦确诊应尝试输尿管支架置入，必要时放置肾造瘘管和（或）导尿管。有关修复损伤的时间和方法的不同，这将会在其他章节中进行讨论。

腹直肌鞘血肿

腹直肌鞘血肿常见于应用抗血栓药物的患者中，可通过 CT 进行确诊。出现相应症状时，应暂停抗凝药物的使用，休息、减轻疼痛，必要时进行输血并观察。保守治疗多数情况下可以缓解。极少数病例中应通过血管介入进行栓塞和检查。

间隔综合征与横纹肌溶解

术后异常的疼痛应引起术者注意，提示横纹肌溶解和间隔综合征。横纹肌溶解的三联征是肌肉疼痛、全身乏力和尿色加深。长时间侧卧位压迫臀肌或截石位压迫小腿肌肉可发展为间隔综合征。横纹肌溶解患者的血清肌酐激酶将显著升高，可通过静脉输液碱化治疗。可根据病史和测量间隔压力的检查结果诊断患者为间隔综合征。这些患者往往需要进行筋膜切开术。

切口感染

与开放性手术相比，腹腔镜术后切口感染发生的概率较低，脐部是最常见的感染部位。大多数情况下，手术切口的感染可进行引流、包扎和抗生素治疗。在极少数情况下，可进展为坏死性筋膜炎，需要积极处理和手术清创等。

穿刺点转移

据报道腹腔内恶性肿瘤的转移率为 1% ～ 2%，建议实施切口保护和使用取物袋，最大限度降低转移风险。

拓展阅读

Ost MC, Tan BJ, Lee BR. Urological laparoscopy: basic physiological considerations and immunological consequences. *J Urol.* 2005;174(4):1183-1188.

Agostini J, Goasguen N, Mosnier H. Patient positioning in laparoscopic surgery: tricks and tips. *J Visc Surg.* 2010;147(4):227-232.

Stellato TA. History of laparoscopic surgery. *Surg Clin North Am.* 1992;72:997-1002.

Rane A, Wolf JS. The role of hand-assisted laparoscopy in urology: a critical appraisal. *BJU Int.* 2005;96(1):13-16.

Pryor A, MD, Mann WJ, Jr, MD, Gracia G, MD. Complications of laparoscopic surgery. Uptodate (literature review last updated 8/2015).

第 7 章

机器人手术基础

Deepansh Dalela，Alex Borchert，Akshay Sood，James Peabody
（朱东生 李 刚 译 牛远杰 审校）

手术机器人简史

美国机器人研究所（1979）将机器人定义为"一种可重新编程的多功能机械手，通过各种编程可以移动材料、部件、工具或专用设备，以执行各种任务"。而"机器人"一词则同名自捷克作家卡雷尔·卡佩克（Karel Capek）在 1920 年出版的《罗森的通用机器人》（*Rossum's Universal Robotics*，RUR）一书，人类对机器人的迷恋实际上可以追溯到几百年前（Moran 2011）。

西方世界在机器人领域的第一次真正尝试是由 Leonardo da Vinci 制作的，他的图画展示了机械化的装甲骑士、战车，甚至机械化的动物。从 1500 年以后出现的音乐机器人、栩栩如生的玩具和机械化动物开始，机器人比人类更有效地执行任务的想法开始成形，其中机器人的发展出现决定性的转折是匈牙利作家兼发明家冯·康姆伦在 1770 年设计了精致的国际象棋游戏机土耳其人（它能与人类对抗并击败人）。到了 20 世纪，机器人已经占据了美国人的思维空间：Rossum 的 RUR 谈到了机器人（其中的情节涉及一场与人类的遥远而又险恶的战争），Isaac Asimov 在他著名的著作 *Runaround* 中提出了他的机器人三定律。几乎在同一时期，以日本为首的东方世界正在探索、开发和完善人形机器人（受流行漫画人物文化大革命的推动）《原子男孩》（Atom Boy）的主题是，机器人是智能的、有价值的创造物，旨在帮助人类同行，无论是在工业领域还是在家庭领域。

外科机器人领域始于英国，其中 Brian Davies、JEA Wickham 和泌尿科医师团队于 1987 年开发了一种六轴 PUMA 机器人装置，恰当地称为 PROBOT，用于前列腺手术。在美国，机器人手术的起源是由美国国家航空航天局与斯坦福研究所的外科医师合作推动的，他们提出了远程实现手术的基本原理。通过将机器人操作的灵巧性与 3D 视听"虚拟现实"系统相结合，外科医师手指的动作可以通过"数据手套"进行数字跟踪并在远程机器人仪器上再现。这后来成为 Intuitive Surgical 团队的基础，最终在 1999 年开发了达·芬奇（da Vinci）机器人系统。使用达·芬奇机器人的第一个临床试验是在一系列接受机器人胆囊切除术的 200 名患者中进行的，最终的结果是美国食品药品监督管理局（FDA）于 2000 年 7 月批准该机器人用于临床。

机器人手术：基本要素

da Vinci 机器人手术系统

从 1999 年开始，已经发布了 5 种不同的 da Vinci 系统，每种系统都做了改进以提高手术灵活性。鉴于机器人手术可能与陡峭的学习曲线相关，da Vinci 系统的后期版本旨在简化操作，同时允许更大的外科医师自主权。最新版本 da Vinci Xi 于 2014 年推出，目前全球各种机器人中心正在升级到 Xi 系统。

机器人手术系统的基本组件包括外科医师控制台、床边机械臂系统、成像系统和机械臂手腕装置。我们将简要提及每个组件的显著特征；有关其功能的详细信息可在其他地方获得（Higuchi 2011）。

1. 外科医师控制台（图 7.1A），顾名思义，包含机器人系统的主控制器；它还允许通过立体观察器对手术区域进行三维观察，并使用手指控制的主控制器和脚踏板操纵机器人手臂。人机界面控制按钮（位于旧系统中的左右两侧以及 Si 系统中的中央触摸板上）可打开系统，传达系统错误，排除故障并调整外科医师控制台的高度，以获得最佳的人体工程学设计定位。主控制器（图 7.1B）在缩放（2：1，3：1 或 5：1）之后传递外科医师的手、手腕和手指的运动并过滤外科医师手中的任何生理性震颤，从而产生精确的手术器械实时运动。脚踏板控制摄像机的位置、仪器（在电凝 / 电切模式之间进行切换），及激活辅助视觉通道（术中超声波检查，荧光成像）。

2. 床边机械臂系统（图 7.2）位于患者附近。它装有摄像头和三个机械臂；每个臂都有设置离合器按钮，以协助手臂的运动，调整其轨迹，及在手术期间控制手术器械。外科医师的手指在控制器处发出的指令被传递到在手术区域内"操作"的该处的手术器械。多

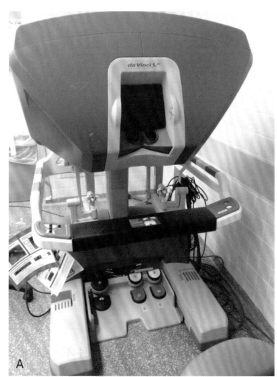

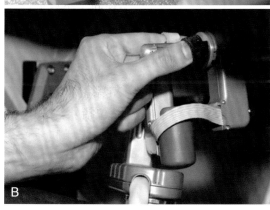

图 7.1　（**A**）外科医生控制台（达·芬奇手术机器人）;（**B**）主控制器

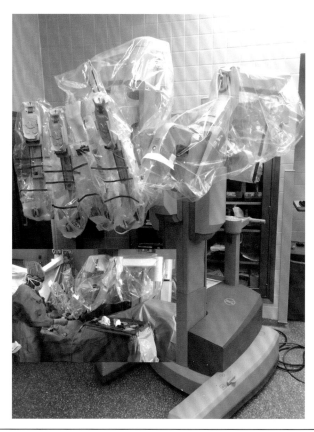

图 7.2　手术前和手术后都应将床旁机械臂系统覆盖上覆盖物（见插图）

4. 机械臂手腕装置（图 7.4）机器人手腕用来适应机械臂并转换外科医师手指的运动，提供七个自由度（180 度旋转和 540 度旋转），远远大于人手，同时消除了外科医师的手颤。常用的 8 mm 仪器（轴直径 8 mm；图 7.5）具有"倾斜"接头，与 5 mm"蛇形"接头相比，允许尖端以更短的半径旋转。

手术室设置

主要有四点：

1. 整洁，从外科医师控制台到患者之间应该一览无余。

2. 各电源连接线之间松弛无张力。

3. 空间足够，以便操作者自由移动和操纵。

4. 各器械能从不同角度（例如侧对接或末端对接）促进机器人的"对接"，这对于某些手术可能是至关重要的。

进行机器人手术的手术室的示意图和实际图见图 7.6。值得注意的是，现代机器人手术室还可能具有其他功能，例如外部记录系统（用于记录手术视频）、与外部显示器的连接（用于将外科医师控制台中的视图投影到远程位置的辅助监视器，例如在网络直播中进行现场手术）、天花板安装的平板显示器及用于房屋通风装置、电外科设备、腹腔镜摄像设备和光源的设备臂。

个传感器确保冗余的安全检查系统，以防止仪器或机械臂的任何独立移动。

3. 成像系统（图 7.3）包括冷光源（氙光纤系统）、视频处理设备、相机聚焦控制和相机存储；该系统的关键部分是内镜的左右光学通道连接到 3 芯片摄像机控制单元（camera control units，CCU），这些 CCU 将输入图像集成在一起，产生高清 1080i 立体视觉的三维图像（对于 Si 系统是 1920×1080）。S 系统和更高级的系统还具有触摸屏监视器（安装在床边机械臂系统和视觉系统上），与立体视图同步并显示所有系统状态图标和消息。该触摸屏系统可用于内镜对准（"白平衡"），在视频输入之间切换，或用于远程控制（允许外科医师或团队成员在屏幕上绘制实时图像，然后可以进行中继到立体视觉，这有助于培训住院医师和正在接受专科培训的年轻医师）。

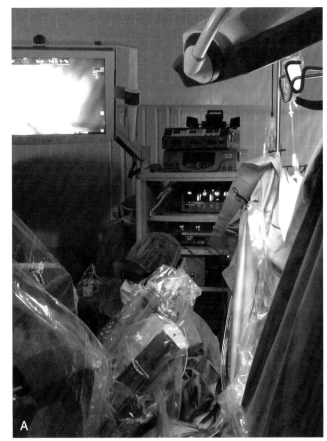

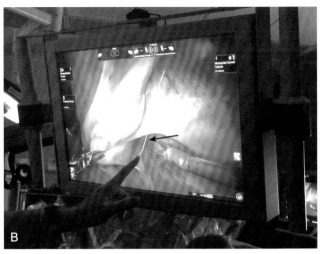

图 7.3 （A）配备有触屏显示器的影像车;（B）触屏显示器可以用来传送实时信息，或者在屏幕上绘制实时图像，可以在外科控制台的立体观测器上看到，以引导解剖（图中箭头所示）

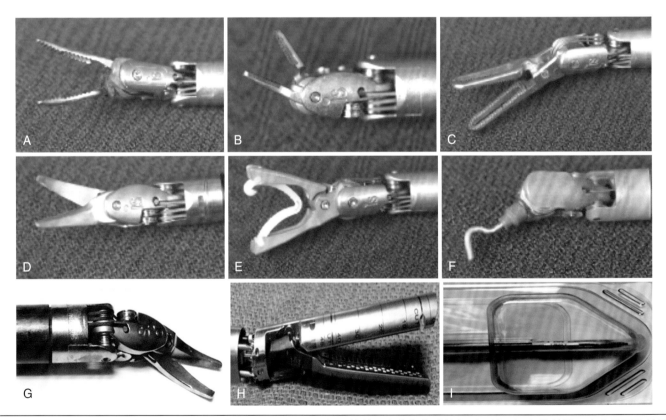

图 7.4 可用的机械仪器示例，图示为 8 mm 仪器（A）马里兰双极：外科医生非优势手的主要工具。（B）持针器：小儿科用的持针器更小。（C）抓钳：是抓取的最好工具。常用于解剖分离精囊和输精管，以及根治性膀胱切除和肾部分切除时托压肠道。（D）单极剪刀：外科医生优势手操作，应用范围广，能进行切割和凝固。（E）夹钳：能够精确地放置 Hem-o-lock 夹（在保留神经前列腺切除以及肾外科手术经常应用）。（F）单极钩：常被应用在靠近血管或肾门的盆腔淋巴结清扫。（G）剪刀：用于冷切割和分离，如保留神经的根治性前列腺切除术。（H）机器人订合器：用于控制大血管，如根治性肾切除术中的肾门血管。（I）机器人血管吻合器

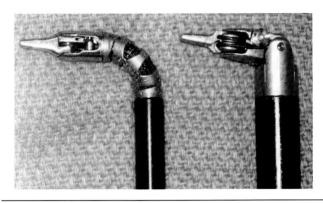

图 7.5　机械臂手腕装置，左侧为 5 mm "蛇形"接头，右侧为 8 mm "倾斜"接头。（Adapted, with permission, from Higuchi T, Gettman M. Robotic Instrumentation and Operating Room Setup. In: Hemal A, Menon M, editors. Robotics in Genitourinary Surgery. 1st ed. New York: Springer; 2011. p. 25-36. ）

机器人手术入路

患者全麻插管，完成术前准备后，准备好 da Vinci 手

术系统，床边器械臂系统需要无菌条件。患者体位和机器人放置位置在很大程度上取决于何种手术（例如，切除肾前上部病变与后肺门病变，既往腹部手术，预期值和腹内脂肪的复杂性等等）和外科医师的偏好（Ritch 2011）。

在机器人手术中，通常通过腹部、腹膜外或腹膜后路径来放置戳卡（这些细节可以在基本的腹腔镜手术教科书中找到）。大多数的机器人泌尿外科手术都是经腹腔进行的，是建立在腹腔镜手术气腹的基础上。

建立气腹的经典部位是脐周，确认 Veress 针进入腹腔（"跌落"确认）后开始充入 CO_2 气体。维持腹腔压力为 15 ～ 20 mmHg，使腹部均匀膨胀。然后使用 12 mm 或 10 mm 套管针建立第一个通路。机器人内镜（安装在机器人的摄像头臂上）通过套管针插入，并检查腹部内脏：①进针时任何意外伤害的迹象；②腹腔粘连情况。对于有多次既往腹部手术史（或者可能预期会出现致密粘连的病例）或极度肥胖的患者的病史，

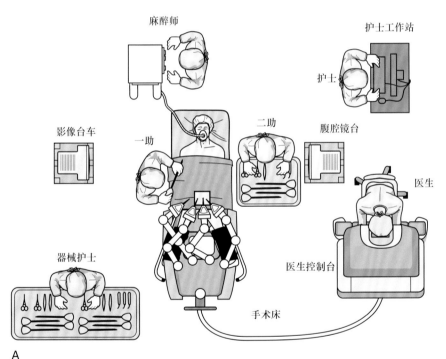

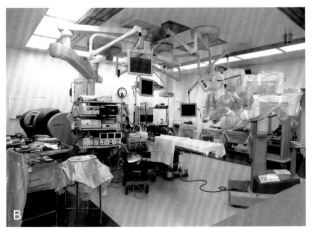

图 7.6　达·芬奇机器人手术的手术室示意图和实际图（Adapted, with permission, from Higuchi T, Gettman M. Robotic Instrumentation and Operating Room Setup. In: Hemal A, Menon M, editors. Robotics in Genitourinary Surgery. 1st ed. New York: Springer; 2011. p. 25-36. ）

可以采用 Hassan 技术置入机器人摄像头戳卡。检查完腹腔后，直视下置入其他戳卡。典型的机器人手术使用四到六个戳卡，和腹腔镜手术类似。

- 接观察镜的机械臂应距体表 15～18 cm 的位置，以利于观察术野，对于腰围较大的患者应适当进行调整。

- 各机械臂端口应朝向手术部位成一定角度，同时防止内部手术器械之间以及外部机械臂之间的各自碰撞。粗略估计，戳卡应在皮肤水平处至少间隔 8～10cm，并且机器人和观察镜机械臂之间的角度应大于 90°，以允许机械臂有足够的活动空间。在规划戳卡放置时，应考虑患者身体情况和既往的腹部手术史（与手术本身直接相关的因素除外）。

- 正确的戳卡角度应始终垂直于患者的体表，同时应该对其进行检查，以确保其可自由移动，而不是固定在只能上下移动的"切削"位置。一旦确认了戳卡位置，该角度应该直接指向手术部位，而远离肠管和邻近器官。

- 既往有多次腹部手术史和腹腔粘连的患者对戳卡的放置有较大的挑战；因此，Hassan 技术可用于放置观察镜戳卡。如果在腹部检查中发现严重粘连，则在开始实际手术之前先行腹腔镜下粘连松解术。为此，初始戳卡放置可以在逆行外科手术区域外进行，但是该位置能够提供清晰的术野以便完成腹腔粘连松解。待完成松解后再重新放置戳卡。

具体手术的戳卡放置位置不在本章的讨论范围；然而，为便于简要概述，我们展示了常见的机器人泌尿外科手术中的戳卡放置位置示意图（图 7.7A～C）。

机器人手术器械

可通过机器人辅助进行的泌尿外科手术包括根治性前列腺切除术、根治 / 部分肾切除术、肾盂成形术、肾输尿管切除术、根治 / 部分膀胱切除术、输尿管再植术、膀胱憩室切除术、单纯前列腺切除术、阴道-骶骨固定术、盆腔 / 腹股沟 / 腹膜后淋巴结切除术、肾盂切开术和肾移植术。虽然机器人手术在泌尿外科的应用范围不断扩大，但手术的安全性仍是第一要义。一些常用的机器人器械见图 7.4。

团队协作

微创手术需要手术室内所有人员提供更高水平的技术支持。角色和责任的不确定性可能导致患者护理中的严重失误，及设备、供应和手术室时间的低效使用。因此，在建立任何机器人手术计划期间，应该将训练有素的"机器人团队"的发展视为优先事项。

机器人团队由一名术者、一名或两名助手、一名巡回护士和一名外科技师组成。专业团队是理想的，特别是在"学习曲线"期间。在学习过程中维持一个专门的团队更有利于团队的发展，并能更好地锻炼解决问题的技能，在早期学习过程中遇到障碍时，这最有帮助。在此阶段将团队成员的流动率降至最低将使手术团队能够更快地发展成为安全高效的机器人手术单元。一旦团队成员对自己的角色和职责感到满意，就应该培训他们担任可能添加的任何新团队成员的导师和讲师。这将确保在团队更替期间不会影响患者的安全性和手术效率。

团队成员之间的有效沟通至关重要，在手术室中，更便于沟通（图 7.6）。

在培训新成员时，应鼓励更有经验的团队成员进行开放式口头指导。团队成员应该总是很乐意提问，以便更全面地了解其他团队成员的角色，提高手术效率并改善患者的治疗效果。

护士的主要职责是管理手术室并作为患者代言人（Dusik-Fenton 2011）。护士必须对机器人系统有一个功能性的了解。护士必须与技术人员一起设置、拆卸和排除机器人及其组件的故障。此外，护士必须安全舒适地准确定位患者及术中任何紧急情况，包括电源故障（Ben-Or 2013）。

技术人员主要负责确保在手术过程中随时可以获得必要的设备和用品，包括了解不同代机器人之间可能存在的差异。

在机器人手术期间，外科承担着许多重要的责任。由于术者位于机器人控制台，因此依靠助手对手术区域进行所有床边操作。在机器人手术期间，可以使用一个或两个助手。在训练设施中，助手通常是住院医师，可以由另一位住院医师或一名熟练的助手陪同。助手必须善于在许多任务之间快速切换，包括对接机器人，器械的退回、更换，切开皮肤，置入缝合线，清理缝合线等。此外，如果需要中途改开放手术，则必须准备好助手。助手与团队其他成员，特别是术者之间的有效沟通至关重要。

术者应该担任团队领导，并应主要关注确保患者的最佳手术结果。为此，术者还应该将该手术的所有操作传达给团队成员。在进行任何特别危险的手术步骤之前，术者应确保所有团队成员在发生手术并发症

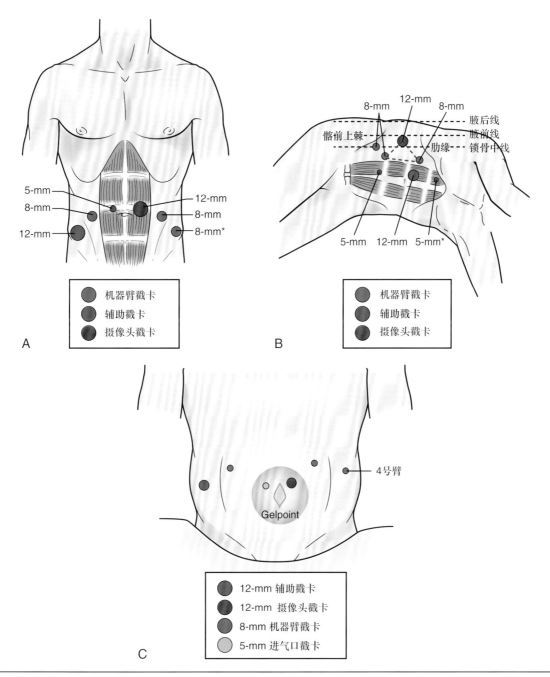

图 7.7　（**A**）机器人辅助根治性前列腺切除术的戳卡放置。作为代替 8 mm 机器臂戳卡（作为第 4 个机器人手臂），一个 5 mm 的辅助戳卡也可以使用。（Adapted，with permission，from Ritch CR，Badani K. Port Placement in Robotic Urologic Surgery. In：Hemal A，Menon M，editors. Robotics in Genitourinary Surgery. 1st ed. New York：Springer；2011. p. 37-50）。（**B**）机器人辅助根治性右肾切除术戳卡的放置。12 mm 的摄像头戳卡和两个 8 mm 的机械臂戳卡组成一个三角形指向肾门。ASIS，髂前上棘；SM，肋缘；AAL，腋前线；PAL；腋后线；MCL，锁骨中线。（Adapted，with permission，from Ritch CR，Badani K. Port Placement in Robotic Urologic Surgery. In：Hemal A，Menon M，editors. Robotics in Genitourinary Surgery. 1st ed. New York：Springer；2011. p. 37-50）。（**C**）局部低温的机器人辅助肾移植戳卡的放置。（Adapted，with permission，from Menon M，Sood A，Bhandari M et al. Robotic kidney transplantation with regional hypothermia：a step-by-step description of the Vattikuti Urology Institute-Medanta technique（IDEAL phase 2a）Eur Urol. 2014 May；65（5）：991-1000.）

时做好准备。另外，如果使用机器人不能或不应该完成病例，术者必须做好"介入"准备。

　　重要的是要记住，手术，特别是机器人的技术，经常快速地发生变化。无论经验水平如何，手术团队的所有成员都应该寻求机会来了解机器人及其操作，

并应及时了解机器人手术技术的相关变化。

　　机器人手术是团队的努力（Ben-Or 2013）。成员承担着很大的个人责任以及对团队的责任。拥有敬业和积极的成员及促进沟通和学习的运作氛围，任何团队都将有能力取得成功。

附属设备

da Vinci 双控制台

da Vinci 双控制台系统提供两个外科医师控制台，连接到同一个患者机械臂，既可以培训住院医师 / 规培医师，也可以与其他外科医师在更复杂的手术中进行合作。每个外科医师都占据各自的控制台，观看各自来自 3D 内镜的相同放大的高清图像（图 7.8）。

在训练设置中，仪器控制可以轻松快速地在指导者和实习生 / 规培医师之间交替进行。指导医师可以在他的控制台上追踪所需的运动或解剖平面，这可以由受训者模仿。或者，高年资外科医师可以执行更复杂的手术步骤（受训者可以在控制台中观察），而受训者可以执行与其现有的训练水平相当的任务（可由高年资外科医师观察）。

另一方面，当进行机器人手术需要与来自其他学科的外科医师（如胃肠外科和泌尿外科医师进行膀胱癌根治性膀胱切除术，或胃肠外科医师和妇科医师为晚期妇科癌症进行盆腔脏器检查）合作时，双控制台提供更快的速度并更有效地执行手术，外科医师在执行手术的主要步骤时交替进行。

吊杆功能

虽然专用机器人手术室提供了机器人手术团队所需的理想工作框架，但更好的手术室整合一直在被关注。具体来说，视觉系统的组件可以方便地安装在一个吊杆上，为手术期间团队人员的移动或复杂麻醉推车的放置腾出宝贵的空间。

多样化展示

Si 系统在术者屏幕（以及手术室团队其他的监视器）上提供辅助显示，允许在屏幕上显示实时中超声（图 7.9）。这在解剖血管和复杂肿瘤的边缘方面特别有用（例如，机器人部分肾切除术）。最近的进展也使得荧光成像在术中应用成为可能，其中解剖的组织用吲哚菁绿标记可以明显地与非灌注区域区分。

机器人手术的未来发展方向

机器人技术正在迅速发展。最近的两项创新：单孔机器人手术的发展和最近发布的 **da Vinci Xi** 系统。为机器人手术和机器人手术外科医师的未来提供了激动人心的机会。

单孔手术

近年来，无瘢痕机器人手术（机器人腹腔镜单孔手术，R-LESS）的发展和出现，对微创手术的美容效果具有深远的影响。

单孔泌尿外科手术于 2005 年首次被描述（Hirano 2005）。2009 年，人类报告了第一个成功的单孔机器人手术系列（Kaouk，2009）。这导致机器人外科医师（包括泌尿外科在内的许多领域）对 LESS 越来越感兴趣。

LESS 是一种手术方法，其中所有需要的器械通过单个切口部位放置，小至 1.5 cm，目的是最小化手术的永久性外观影响。通过利用特定的手术部位，通常是脐部，外科医师能够进行"无瘢痕"手术。虽然带来的美容效果是有益的，但单孔手术在技术上更加困难，并且对于机器人外科医师来说是独特的挑战。

R-LESS 最突出的技术挑战是仪器之间的"剑斗"（Autorino 2013）。机械尖端和外部组件的接近可能导致相互碰撞和机械移动受限（图 7.10）。为了帮助外科

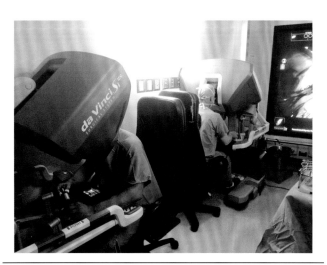

图 7.8　达·芬奇双控制台系统

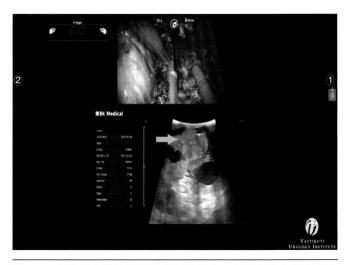

图 7.9　在机器人辅助的肾部分切除术中，利用机器人超声探头实时绘制肿瘤边缘（蓝色箭头所示）

要的三角测量（图 7.11）（Autorino 2011）。

在机器人单孔手术中有很有希望的早期结果，美容效果是最明显的好处。在未来，更大、更全面的研究可能会揭示其他优势。随着技术变得更加精细，并且支持技术进一步发展的支持，单孔手术可能成为机器人外科医师越来越重要的工具。

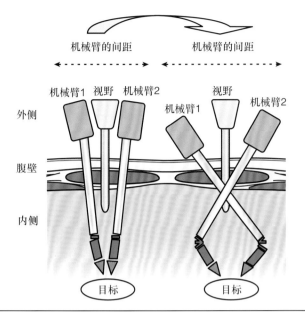

图 7.10　将"筷子"技术应用于单孔腹腔镜手术以减少器械外部的互相干扰（Adapted，with permission，from Autorino R，Kaouk JH，Stolzenburg JU，et al. Current status and future directions of robotic single-site surgery：a systematic review. Eur Urol 2013；63：266-80.）

医师克服这一障碍，我们开发了专为单孔手术设计的工具和仪器。腹腔镜器械可以在腹壁下方穿过，以确保器械尖端和外部组件之间的分离。另外，已经开发了预弯曲和柔性器械，其有助于在手术领域中提供必

da Vinci Xi

2014 年 4 月，Intuitive Surgical 公司发布了他们最新的机器人模型 da Vinci Xi。作为 da Vinci 系列的第四个型号，Xi 提供了许多旨在改进和简化机器人手术的新功能。

Xi 引入了一种悬臂安装的顶置对接系统，允许机器人手臂围绕手术区域作为一组旋转，并且更容易重新定位机器人手臂。新系统具有更轻的机械臂，及更长的仪表轴，以提供更大范围的运动和伸展范围。当定位 Xi 时，术者或助手使用激光瞄准系统将内镜定位到手术部位。通过按下瞄准按钮，系统自动将机器人臂校准到最具空间优势的位置。

最重要的也许是，da Vinci 的相机可以装入任何 8 mm 的套管针。这允许外科医师在任何手术臂之间切换相机，从而提供增强的可视性。通过便于在端

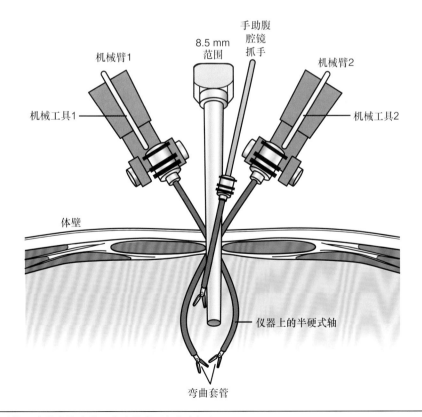

图 7.11　达·芬奇单平台系统，弯曲套管允许三角定位的目标解剖。（Adapted，with permission，from Autorino R，Kaouk JH，Stolzenburg JU，et al. Current status and future directions of robotic single-site surgery：a systematic review. Eur Urol 2013；63：266-80.）

口之间轻松切换摄像头，da Vinci Xi 在视觉上具有挑战性的过程中尤其有用，比如在肾盂切除术中的应用（ Darwiche 2015 ）。

　　虽然现在判断 da Vinci 是否会导致各种机器人手术的技术方法发生重大变化还为时过早，但新功能可能会显著提高机器人手术的效率和易用性。

拓展阅读

Autorino R, Cadeddu JA, Desai MM, et al. Laparoendoscopic single-site and natural orifice transluminal endoscopic surgery in urology: a critical analysis of the literature. *Eur Urol*. 2011;59:26-45.

Autorino R, Kaouk JH, Stolzenburg JU, et al. Current status and future directions of robotic single-site surgery: a systematic review. *Eur Urol*. 2013;63:266-280.

Ben-Or SN, Nifong LW, Chitwood WR. Robotic surgical training. *Cancer J*. 2013;19:120-123.

Darwiche F, Swain S, Kallingal G, et al. Operative technique and early experience for robotic-assisted laparoscopic nephroureterectomy (RALNU) using da Vinci Xi. *Springerplus*. 2015;4:298.

Dusik-Fenton S, Peabody J. Training of Operating Room Technician and Nurses in Robotic Surgery. In: Hemal A, Menon M, eds. *Robotics in genitourinary surgery*. 1st ed. New York: Springer; 2011:157-162.

Higuchi T, Gettman M. Robotic Instrumentation and Operating Room Setup. In: Hemal A, Menon M, eds. *Robotics in genitourinary surgery*. 1st ed. New York: Springer; 2011:25-36.

Hirano D, Minei S, Yamaguchi K, et al. Retroperitoneoscopic adrenalectomy for adrenal tumors via a single large port. *J Endourol*. 2005;19.

Kaouk JH, Goel RK. Single-port laparoscopic and robotic partial nephrectomy. *Eur Urol*. 2009;55:1163-1169.

Moran M. The History of Robotic Surgery. In: Hemal A, Menon M, eds. *Robotics in genitourinary surgery*. 1st ed. New York: Springer; 2011:3-24.

Ritch CR, Badani K. Port Placement in Robotic Urologic Surgery. In: Hemal A, Menon M, eds. *Robotics in genitourinary surgery*. 1st ed. New York: Springer; 2011:37-50.

包括开放根治性肾切除术在内的肾开放手术

第 8 章

Justin R. Gregg, Kristen R. Scarpato

（朱国栋 译 贺大林 审校）

肾手术入路的外科解剖学基础

胸腹壁

图 8.1 及图 8.2 显示了腹壁肌肉的血供及神经支配情况。肋间神经起自肋缘下，穿行于腹内斜肌及腹横肌之间。起自胸廓内动脉下方的腹壁上动脉供应腹直肌上段。起自髂外动脉的腹壁下动脉，供应腹直肌下段。

胸膜腔的下界介于第 10 肋与第 12 肋之间，在选择经第 11 肋或第 12 肋胸膜腔外入路进行手术时，应特别注意推开下方胸膜边缘，避免胸膜损伤。但若选择在第 10 肋以上入路，通常很难避免胸膜损伤。

腹膜后间隙

图 8.3 显示了腹膜后间隙斜位观。腹膜后间隙是指介于腹膜后方与腹壁肌肉组织前方之间的潜在间隙，这一间隙由包绕后方腹壁肌肉的腹横筋膜及后方的肾旁脂肪所构成，Gerota 筋膜由前方及后方两层筋膜结构组成，肾及其大血管被包裹在其内。这两层筋膜在侧方融合为侧筋膜，进一步与侧腹膜在结肠处融合，并构成 Toldt 白线。Gerota 筋膜上方的游离端融合后与膈肌脚相连，Gerota 筋膜的两层筋膜组织在下方并未融合。

三维解剖位置关系

肾上腺位于 Gerota 筋膜内，肾中上方，与肾之间相隔一层脂肪组织。左侧及右侧结肠及其肠系膜动脉位于对应肾的前方。十二指肠第二段与右肾肾门毗邻，胰尾以及脾门与左肾上极相邻。肠系膜下静脉向上延伸，汇入脾静脉。在左肾静脉后方，可将肾动脉主干从主动脉切断。应该记住的是，肾动脉的解剖存在很多变异，可包含多个或变异的动脉分支。肾静脉的解剖学变异通常并不常见，但是位于腹主动脉后的左肾静脉或者左侧主静脉也并非不常见。

肾开放手术入路方式选择

在计划肾开放手术时，术者应仔细考虑患者病情、身体状况，掌握患者解剖变异，以及过去的外科手术史。目前有两种主流的肾开放手术入路方式：经腹入路，经腰入路（图 8.4，图 8.5 以及表 8.1）。

经腹入路术式是一种很多泌尿外科医师都非常熟悉，且适用于绝大多数肾、输尿管、肾上腺开放性手术的入路方式。经腹入路切口优点在于，开放及关闭手术切口非常迅速，同时可一并评估腹腔内其他脏器情况，另外可迅速显露肾门，术中如遇大血管损伤也可非常方便地控制与处理。术中尽量避免分离肌肉组织，可降低术后疼痛。但是，标准的正中线剖腹伤口通常不便于显露肾，因为肾门位于切口的最上方，与肾毗邻的横结肠、肝、脾都需要做大范围的游离。另外，这种手术入路还存在迟发性肠梗阻以及切口疝的风险。

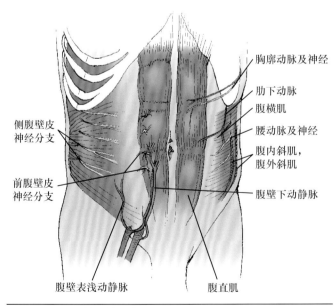

侧腹壁皮神经分支
前腹壁皮神经分支
腹壁表浅动静脉
胸廓动脉及神经
肋下动脉
腹横肌
腰动脉及神经
腹内斜肌，腹外斜肌
腹壁下动静脉
腹直肌

图 8.1 腹壁血供及神经支配

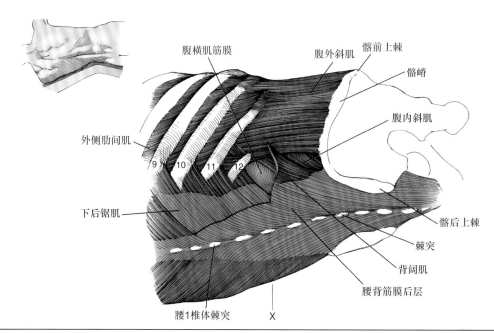

图 8.2　腹背部肌肉

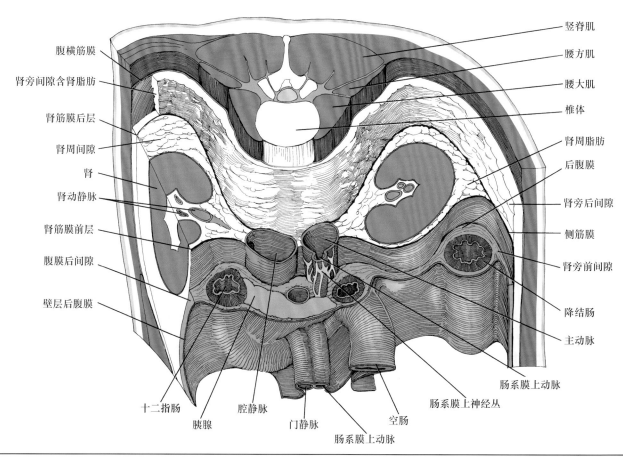

图 8.3　腹膜后间隙的解剖关系

　　同样，标准的肋缘下经腹切口入路，对于术野的显露程度有限，适应于肾小肿瘤或良性疾病。术者可通过曲棍球杆形切口、肋缘下延展切口，或双侧肋缘下切口（Chevron 切口）分离腹直肌，进而获得较好的经腹入路的术野显露。对那些需要进入胸腔进行操作的复杂肾肿瘤而言，双侧肋缘下切口联合中线胸骨切开入路切口（Mercedes 切口），或者高位胸腹联合切口可充分显露术野。

　　标准的经腰入路切口可迅速显露肾，另外可避免进入腹腔，因此术后肠道并发症的发生率明显降低。

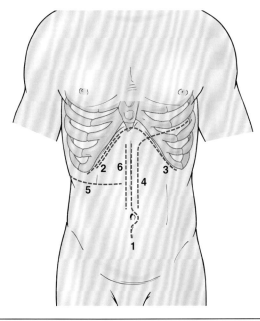

经腹入路切口

1. 经腹正中线切口	4. 改良胸腹联合切口
2. 肋缘下切口	5. 经腹横切口
3. 双侧肋缘下切口	6. 旁正中线切口

图 8.4　肾开放手术入路方式：经腹入路

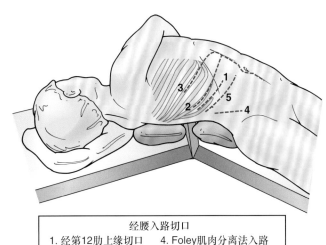

经腰入路切口

1. 经第 12 肋上缘切口	4. Foley 肌肉分离法入路
2. 经第 11 肋切口	5. 经腰肋缘下切口
3. 胸腹联合切口	

图 8.5　肾开放手术入路方式：经腰入路

但是，这种切口入路需要分离肌肉组织，存在损伤神经的风险，可能会导致术后胁腹部肌肉松弛而膨隆、切口疝及伤口明显疼痛。肾蒂血管通常位于显露肾的另外一面，导致游离肾蒂较为不便。利用患者术前横

表 8.1	肾开放手术入路方式				
入路方式	**切口**	**指征**	**优点**	**局限性**
经腹入路	经腹正中线切口	外伤、下腔静脉栓子、双侧肾或输尿管疾病、马蹄肾	相对更熟悉、迅速、疼痛轻微、可同时处理双侧肾、可较早控制肾血管	显露肾程度有限、肠道并发症、伤口裂开
	肋缘下切口	根治性肾切除术，输尿管肾盂连接部梗阻	切口可延伸变为双侧肋缘下切口或经腰切口，可较早控制血管	肠道并发症
	双侧肋缘下切口（倒 V 形切口）	双侧肾肿瘤，下腔静脉癌栓，双侧多囊肾切除术，肾肿瘤局部侵犯	清晰显露双侧肾，较早控制肾血管	肝或脾损伤的风险，横断主要肌肉
	经腹横切口	小儿肾 Wilm 瘤	可方便地显露肾蒂血管及腹膜后淋巴结	—
	旁正中线切口	避开其他组织结构（例如，结肠造口）	采取腹膜外途径时，有利于建立腹腔周围的空间	损伤腹壁上动脉，与剖腹手术类似的风险
	改良胸腹联合切口	根治性肾切除术，淋巴结清扫术	优点多	肠道并发症，横断主要肌肉
经腰入路	经第 11 肋或第 12 肋上缘切口	肾部分切除术，单纯肾切除术，单纯肾上腺切除术	对肾及腹膜后脏器显露良好	损伤胸膜的风险
	经第 11 肋切口	肾部分切除术，单纯肾切除术，单纯肾上腺切除术	对肾及腹膜后脏器显露良好	损伤胸膜风险，明显腰部伤口及损伤
	胸腹联合切口	巨大肾肿瘤，下腔静脉栓子，肾上腺肿瘤，肿瘤侵犯周围结构，淋巴结清扫术	术野显露效果佳，可完全经腹膜外途径入路	损伤胸膜的风险，需横断大肌肉，如果采取经腹腔入路可能会引发肠道并发症
	避免肠道并发症	既往行开放输尿管切开取石术，腰大肌脓肿开放引流术		显露程度有限
	避免肠道并发症	开放肾活检，引流肾周脓肿，肾盂成形（肾外形肾盂）		显露程度有限，胁腹部膨出

断面 CT 扫描图像，从肾沿肋骨外侧缘最低点画一条水平线，这条线可以作为经腰入路切口术中所需达到最高点的标记线。经腰入路最适于肾部切除术、输尿管肾盂连接部梗阻成形术、开放取石手术，及肾或肾周脓肿引流术。

经腹入路术式

经腹正中线切口（剖腹切口）

经腹正中线切口入路对普外科及泌尿外科医师而言，是一种最基本的手术入路方式，其优点在于可迅速、便捷地完成手术切口的开关，与那些分离肌肉组织的胁腹部或腹部横向切口入路的术式相比，该术式术后患者疼痛程度较轻。该术式对于腹腔脏器的显露程度较好，但由于肾门通常位于切口的顶端，所以该术式对于肾的显露程度较差。这种术式多用于处理可能涉及肾的腹部外伤、双侧输尿管手术（例如腹膜后纤维化）、马蹄肾手术等。

将麻醉好的患者仰卧位安置于手术台上，腰部垫高伸展开。沿正中线做一条起自剑突，止于脐下的手术切口。游离皮下组织直达筋膜层，仔细寻找腹前壁肌肉融合筋膜腹边缘构成腹白线的交叉处，轻轻抬起切口上下两端的皮肤组织，以便于寻找腹白线，并作为指示筋膜边缘的界限。经白线切口入路，并游离腹膜外脂肪，在两把钳子之间分离腹膜外脂肪与腹膜，注意保护深面的肠管，避免损伤。除非患者既往曾有腹部手术史，否则当切开腹膜后，肠管与腹前壁会自然分离。必要时，切开残余的腹直肌后鞘以及部分腹

膜，如果既往曾有腹部手术史，则需小心游离肠管与腹前壁的粘连带，并避免肠管损伤。

将患者的小肠推向右侧，并将结肠下降后推向左侧，以显露后腹膜，进而显露肾血管。在十二指肠第 4 段与肠系膜下静脉之间，腹主动脉上方水平分离腹膜（图 8.6A）。上述组织结构通常都非常容易辨认，即使在严重的腹膜后出血的病例也不例外。在肠系膜下动脉上方的这一主动脉前方区域内，通常并无血管发出。小心游离腹主动脉上方覆盖的腹膜后脂肪，直达左肾静脉上方。在上方及下方游离左肾静脉，小心在上方游离左肾静脉时，不要在腹主动脉发出肠系膜上动脉处损伤肠系膜上动脉（图 8.6B）。虽然在肠系膜上动脉水平以上可能有许多血管，从腹主动脉发出并一直下行与髂总动脉交通，但左肾及右肾动脉通常在左肾静脉后方直接从腹主动脉侧方发出。

右肾手术采用正中线切口入路时，应沿 Toldt 线无血管区游离右侧结肠外侧缘腹膜，直达肝曲（图 8.7A）。当向中线推移结肠后，可见十二指肠第二段，将其向后方中线腹主动脉方向游离（Kocher 法），直达下腔静脉前方，及覆盖右肾的 Gerota 筋膜前层（图 8.7B）。

同样，左肾手术入路时，切断脾结肠韧带后，将结肠及脾从 Gerota 筋膜一侧向中线游离，并沿左侧结肠边缘切开腹膜。

在行根治性肾切除术时，必须将 Gerota 筋膜上界与胰尾及脾门的下界彻底分离。一旦腹腔内脏器官与 Gerota 筋膜完整游离，就可采用自动拉钩将术野内的肠袢向一边牵开，以显露术野。

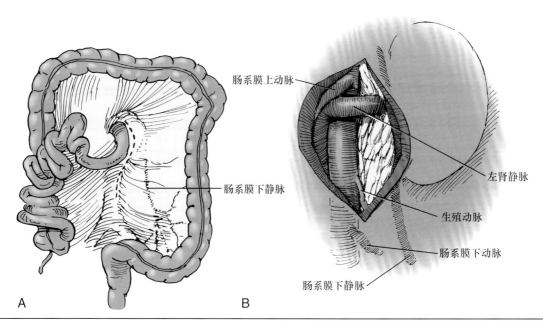

A   B

图 8.6　（A）切开后腹膜进入腹膜后间隙；（B）左侧腹膜后血管走行关系

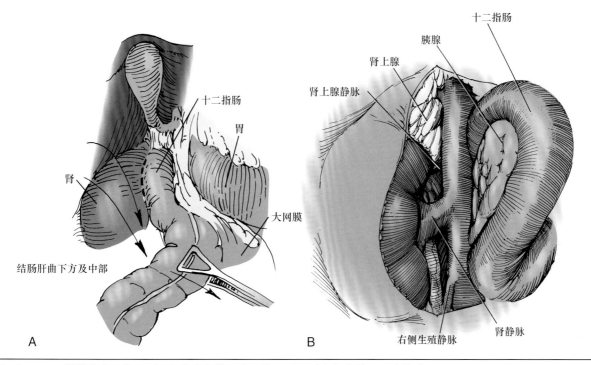

十二指肠

胃

肾

大网膜

结肠肝曲下方及中部

A

十二指肠

胰腺

肾上腺

肾上腺静脉

右侧生殖静脉

肾静脉

B

图 8.7　（**A**）Kocher 钳钳夹十二指肠；（**B**）向内侧推开十二指肠后显露右肾静脉及下腔静脉

切口的缝合：正中线切口的缝合方式有多种，可使用永久性缝线或可吸收缝线进行间断或连续缝合。通常而言，只需缝合一层即可。

肋缘下切口入路

腹膜外入路——左侧

肋缘下切口最常用于左肾手术，因为该侧可把脾及腹腔内容物向前方推移。但右肾手术，由于肝空间所限，很难将腹膜与 Gerota 筋膜彻底分离。所以对于右肾手术而言，多选择其他较为恰当的手术入路方式。

将患者仰卧位安置于手术台上，并升高腰桥。还可以同时将患侧肩部摆放呈 30～40 度角，同侧手臂越过头部放置于臂托上。从剑突下 1/3 处，沿前正中线切开，直达脐部，并在正中线肋弓下向左侧延伸切口直达腋前线第 11 肋骨末端（图 8.8）。分离左侧腹直肌前鞘以及腹外斜肌，可用电凝刀分离腹直肌，并结扎

或电凝腹壁上动脉。游离或钝性分离腹内斜肌，并游离腹横肌肌纤维，尽量从外侧游离肌肉，此处腹膜较少粘连（图 8.9）。切开腹横筋膜，在切口上下两端游离腹膜。向腹壁外侧及下方钝性游离腹膜直达髂嵴水平，在腹膜外间隙继续向后方游离腹膜直达腰大肌外侧缘，钝性分离腹膜与肌层，有时可能需要采用剪刀进行锐性分离。在腹膜外侧切开腹横筋膜，以便游离

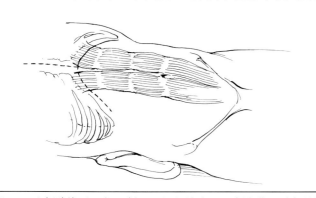

图 8.8　左侧肋缘下经腹入路切口（可延长切口以便充分显露术野）

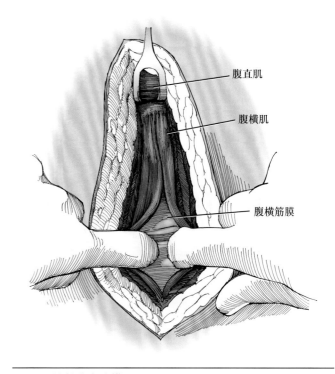

腹直肌

腹横肌

腹横筋膜

图 8.9　钝性分离腹横肌

腹膜与 Gerota 筋膜前层之间的间隙，并在此处见到疏松泡沫样纤维组织，在此处将腹膜与 Gerota 筋膜表面彻底游离，此处为一无血管区，生殖静脉以及输尿管位于该区域后方。

对根治性肾切除术病例而言（表 8.2），在腹主动脉水平可见肾门血管，将其游离、结扎。然后在肾上方游离 Gerota 筋膜，小心将其与胰尾下缘分离。在髂总动脉上方水平游离 Gerota 筋膜，然后再游离输尿管及生殖血管，最后游离 Gerota 筋膜后方及中部，将肾在 Gerota 筋膜内完整切除。

如果在术中发现该入路方式对于术野暴露效果不佳，可将切口向中线方向延伸并将部分对侧的腹直肌鞘打开，可将切口改为双侧肋缘下倒"V"形切口（Chevron 切口），或将切口向后方延伸，使其成为胁腹

表 8.2	根治性肾切除术手术指征
患者特征	无功能肾的肾肿瘤；患者无法耐受肾部分切除术的并发症
肿瘤特征	肾肿瘤体积较大，占据大部分肾；肾肿瘤位于肾中部且对侧肾功能正常；肾多发肿瘤占据大部分肾实质；肾肿瘤合并局部淋巴结转移（有争议）；肾肿瘤合并瘤栓；肾肿瘤合并转移（减瘤性肾切除术）
其他因素	肾部分切除较为困难中转根治性肾切除术；患者意愿

部切口，以获得较为良好的术野暴露效果（图 8.8）。

关闭手术切口：手术切口可采用两层缝合关闭，将腹内斜肌与腹外斜肌、腹直肌单独分为两层缝合关闭。可用皮下可吸收缝线缝合，或皮肤缝合器关闭皮肤切口。

经腹切口入路——右侧

经腹肋缘下切口特别适合右侧肾手术，因为很难在该侧采用胁腹部切口入路，并于肝附近游离后腹膜。采用这种入路方式，可较快地显露术野，该法的弊端在于需要游离腹腔内脏器。

与左侧肾类似，做同样的肋缘下切口，分离并切开腹膜，显露肝，升结肠，游离覆盖横结肠的大网膜。按照经正中线经腹切口入路描述的那样，寻找后腹膜并显露肾血管，不同之处在于，沿结肠肝曲外侧缘向中线方向游离右侧结肠及十二指肠，以显露肾。

对于经腹肋缘下入路的根治性右肾切除术而言，沿 Toldt 线髂总动脉水平切开后顶部腹膜直达结肠肝曲水平（图 8.10）。在肾前筋膜与降结肠肠系膜平面之间游离并扩大肾前周围间隙。如遇大体积肿瘤或炎性肿块，肾前周围间隙可能会被肿块或许多肿瘤血管占据，因此游离这一间隙就会变得非常困难。在术中必须注意尽量远离升结肠系膜，因为任何对于右侧结肠动脉或回结肠动脉及其属支的损伤，均会导致该段结肠失

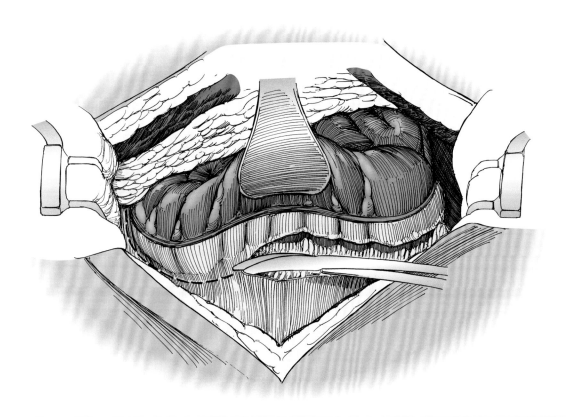

图 8.10　沿 Toldt 线切开后腹膜

活。另外，还需保持肾周筋膜的完整性，以确保完整切除肿瘤，避免肿瘤播散。

采取钝性、锐性相结合的方式游离结肠肝曲（图8.11）。十二指肠第二段可能与肾肿瘤内侧紧密相邻，采用 Kocher 钳将十二指肠向内侧牵拉并与肾肿瘤分离，十二指肠非常脆弱，极易受损，特别是合并坏死或穿孔的时候。避免在十二指肠周围使用电凝，但是必要的话，轻微的双极电凝可安全地进行止血。

在肾内侧面切开肾前筋膜以显露下腔静脉，沿着下腔静脉腹侧面头端及尾端进行游离，以显露左肾静脉、右肾静脉、右侧生殖静脉。游离右肾静脉，并采用血管吊带环绕右肾静脉，以便在术中轻柔地无损伤地进行牵拉（图8.12）。触摸肾静脉及下腔静脉，以明确其内是否合并瘤栓。接下来，在右肾静脉深面上方，下腔静脉侧面，显露并游离右肾动脉。如果可能的话，在肾动脉外采用直角钳进行游离，采用直角钳或 Metzenbaum 姆剪刀靠近血管壁分离血管周围组织。采用 2-0 丝线或血管闭合器结扎肾动脉。如果肾肿瘤向内侧侵犯肾门，或者出现难以控制的肾门部出血导致右肾动脉很难游离的情况，在主动脉与下腔静脉之间的区域内找到肾动脉，并采用 2-0 丝线进行结扎或紧急情况下采用大号

直夹进行阻断。当右肾动脉控制以后，右肾静脉会变软。手指触摸肾静脉以排除可能的瘤栓后，采用 2-0 丝线结扎或血管闭合器切断肾静脉，然后在下腔静脉的侧面进一步探查是否还有残余的右肾动脉，如有的话一并将其结扎并切断。小心损伤进入肾静脉或下腔静脉的腰静脉分支，如果遇见腰静脉，不要轻易钳夹或采用血管闭合器阻断，可以采用直角钳引导下采用一根 0 号丝线进行结扎。

钝性游离并扩大肾旁后方间隙，通常情况下这一点很容易做到，采用左手轻柔地在肾下方游离，同时注意保护腹后壁肌肉表面的筋膜。将肾旁后方间隙内穿过肾后筋膜的小血管逐一切断或电凝阻断，进而不断扩大肾旁后方间隙。有时如遇肾肿瘤向后侵犯腰大肌，这就会使得肾旁后间隙游离变得比较困难。在这种情形下，要首先确认肾蒂血管阻断控制良好以后，再锐性游离肿瘤与腰大肌。

在肾周脂肪囊外钝性游离肾下极，找到输尿管，并采用 2-0 号丝线结扎两道，或采用大号夹子或闭合器阻断输尿管，注意保护生殖静脉，将其轻柔地推向内侧，因为生殖静脉比较脆弱，肾切除术中经常容易从下腔静脉下撕脱，从而引发大出血。向下腔静脉外侧

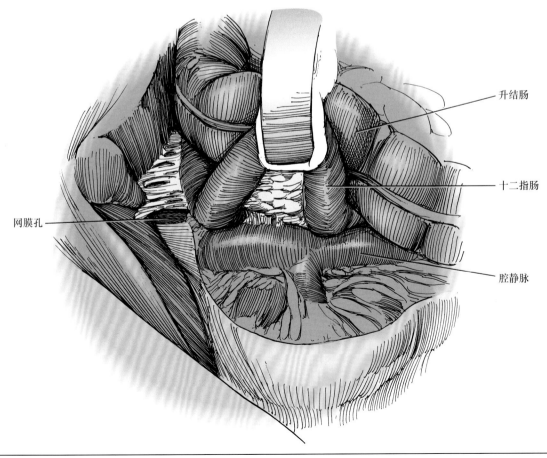

升结肠

十二指肠

腔静脉

网膜孔

图 8.11　小心向中线方向游离结肠肝曲及十二指肠

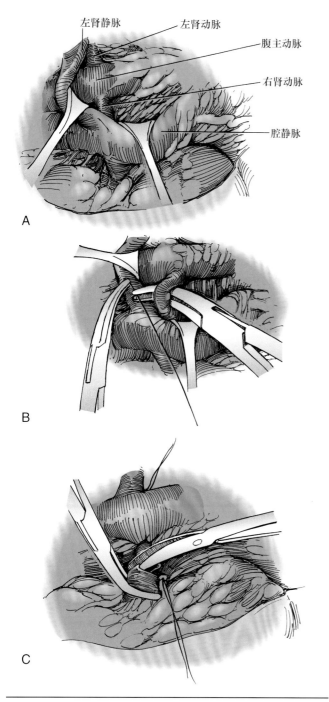

左肾静脉　　左肾动脉
腹主动脉
右肾动脉
腔静脉

A

B

C

图 8.12　在腹主动脉内侧控制右肾动脉

游离肾中下部，直达其上方的肾门附近；此时除了肾上极以外，其余肾及肾周脂肪囊、筋膜已被完整游离。

用左手轻柔地握住肾，并将其拉向下方以显露肾上极的粘连带（图 8.13），从侧面向中线游离肾上极的粘连带。如果有必要切除同侧肾上腺（表 8.3），则应该在肾周筋膜内整块切除肾及肾上腺。否则，如果需要保留肾上腺，则将其从肾腹侧、上方、内侧面游离分开。与肾上腺相连的组织及分支血管必须逐步采用血管夹或血管阻断闭合器等进行处理，钳夹阻断小血管特别是淋巴管。如遇肾上腺受损伤，采用半弧状尖

头 SH 缝针穿 4-0 Monocryl 可吸收缝线缝合受损腺体的边缘。注意右侧肾上腺中央静脉较短，通常从侧后方汇入下腔静脉，靠近肝静脉，后腹膜高位。如果一旦损伤肾上腺中央静脉，则会导致严重的出血。

双侧肋缘下切口（倒"V"形切口）

双侧肋缘下切口或称为倒"V"形切口，可清晰地显露后腹膜上部左右两侧的脏器。这种切口适用于需要对双侧后腹膜进行操作的手术，例如双侧肾肿瘤或双侧巨大多囊肾行双肾切除术的病例。如果肾肿瘤直接侵犯肝、脾、胰腺时，通过这种术式，可以较为方便地显露这些脏器。但由于这种切口对于下腹部以及盆腔脏器暴露受限，所以对于进展期睾丸肿瘤或者合并腔静脉癌栓的肾肿瘤而言，其优势就不如采用胸腹联合切口入路。对于需要开胸手术的合并癌栓的复杂肾肿瘤病例而言，需要选择经腹正中线开胸入路（Mercedes 切口），以便显露心脏（图 8.8）。

将患者仰卧位安置于手术台上，腰部垫高，使患者呈过伸位，切口起于第 11 肋末端，沿肋弓下缘向正中线方向，止于剑突下方，然后继续沿对侧肋弓下缘切开，置于对侧第 11 肋末端（图 8.14）。如果对于手术的可行性尚不确定，或者考虑可能需要扩大术野时，先完成上述切口的一半。在分离两侧腹直肌前鞘后，在腹直肌下垫一指，然后采用电凝刀分离腹直肌，小心处理腹壁动脉。分离腹外斜肌及腹内斜肌，并分离腹横肌肌纤维。切开腹横筋膜及腹膜后，进入腹腔（图 8.15）。采用一指或两指撑起切口两侧腹壁肌层，完成切口。血管钳钳夹镰状韧带并切断，并结扎两断端；或采用血管闭合器进行操作。显露左右两侧肾及腹膜后结构的操作步骤与之前讲述部分类似（经腹正中线切口入路）。

关闭切口：将手术台放平，在靠近正中腹白线两侧分别缝合对应的筋膜组织，先留置缝线，待两侧筋膜组织缝合完成后，再分别将缝线打结。采用连续或间断缝合法关闭腹直肌前后鞘，仅需缝合一层即可。另外，也可采取多层缝合法，先缝合腹膜及腹直肌后鞘，然后再缝合外侧的腹内斜肌及腹外斜肌腱膜，在正中线关闭腹直肌前鞘。

改良胸腹联合入路（腹膜外曲棍球杆形切口）

根治性肾切除或其他需要经腹入路以显露肾的手术，有多种不同的切口入路选择。横向的手术切口有利于游离腹膜外间隙，手术切口可以向下直达耻骨或向外侧延伸至胸腔，这种切口入路方式称之为胸腹联

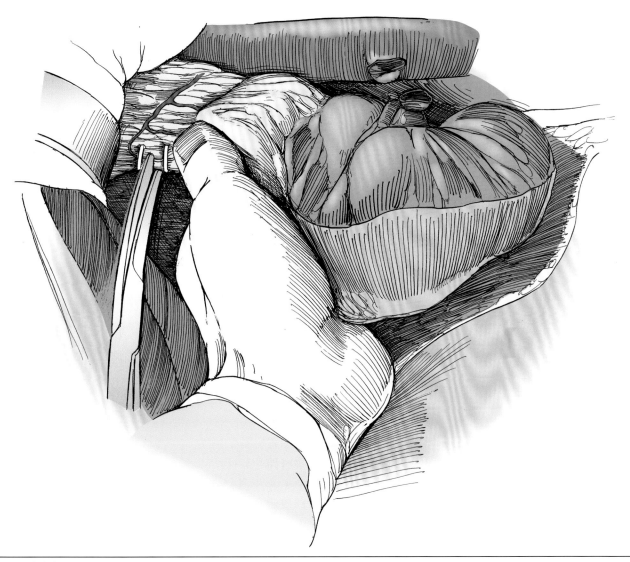

图 8.13　游离肾上极

表 8.3　同侧肾上腺转移的概率	
肿瘤特征	同侧肾上腺转移概率
分期	
T1	1%
T2	3%
T3a	8%
T3b/c	11%
T4	45%
N ＋	15%
M ＋	26%
肾肿瘤的位置	
位于肾上极	5%
位于肾中部	3%
位于肾下极	4%
弥散在整个肾	10%
双侧肾肿瘤	25%

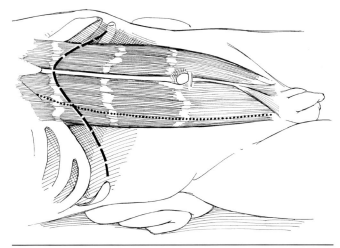

图 8.14　双侧肋缘下切口（倒 "V" 形切口）

合切口（图 8.16）。

　　将患者仰卧位安置于手术台上，腰部呈过伸位，对于较大的肾肿瘤而言，可能需要延长切口。将患者

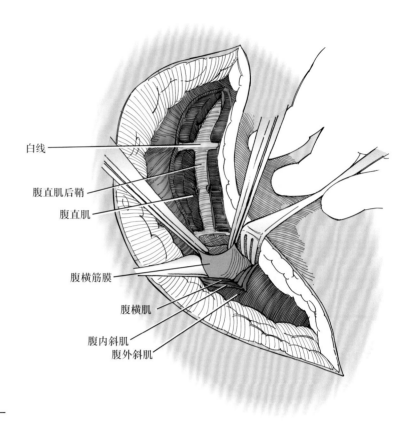

白线

腹直肌后鞘

腹直肌

腹横筋膜

腹横肌

腹内斜肌
腹外斜肌

图 8.15　锐性切开腹横筋膜进入腹腔

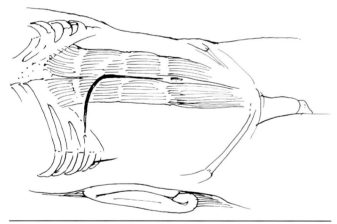

图 8.16　改良胸腹联合切口

置于改良的胁腹部体位，将同侧手臂悬吊于胸部以上，可将长条形衬垫置于胸部及腹部下方，以轻度抬高患侧（图 8.17）。在切口深面分离皮下组织及腹直肌前

鞘，从切口上缘开始用电刀分开腹直肌肌腹。在肋缘下游离腹外斜肌、腹内斜肌、腹横肌，并将这些肌肉向腹膜反折外侧分离。在打开腹直肌后鞘之前，在正中线将腹膜从腹前壁肌肉表面推开，采用布巾钳将腹壁肌肉向低位牵开。将腹膜向外侧游离，直达腰大肌方向；在上方，将腹膜与膈分离。游离腹膜与 Gerota 筋膜前层之间的间隙，这一间隙很容易在肾下极处找到，并向上方游离扩展（图 8.18）。采用手指或"花生米"钝性游离这一无血管层面，将腹膜向中线游离。Gerota 筋膜内的肾、输尿管、生殖血管均处于腰部肌肉以上，采用 Buckwalter 等自动拉钩将腹膜向中线方

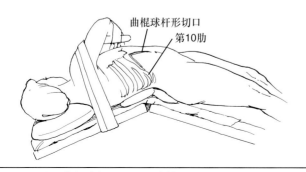

曲棍球杆形切口
第10肋

图 8.17　改良曲棍球杆形切口患者体位

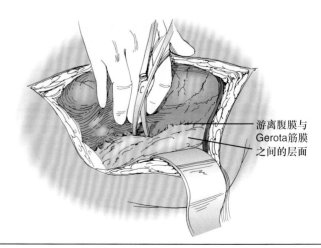

游离腹膜与
Gerota 筋膜
之间的层面

图 8.18　仔细游离腹膜与 Gerota 筋膜之间的层面

向牵开。接下来，就可以先处理肾血管，然后再做根治性肾切除加淋巴结清扫了，如患者为肾良性肿瘤，则可以打开 Gerota 筋膜，进行处理。

关闭切口：横切口处缝合两层，注意在切口转角处，仔细缝合。

胁腹部入路术式

传统的胁腹部入路，将患者置于胁腹部侧卧位，第 12 肋横跨于肾窝上方，通过升高手术台的腰桥，将肾窝抬起。腋垫置于乳头连线上方，避免臂丛神经损伤，小心将上臂架在臂托或枕头上，紧贴手术台的下肢于膝关节处屈曲，双腿之间垫两个枕头，双侧踝关节垫软垫。将手术台腰桥升高后，采用宽胶布于肩部及臀部处分别越过身体，将患者牢靠地固定于手术台上，注意给自动拉钩预留足够的空间（图 8.19）。

第 12 肋缘上切口入路

经第 11 肋上或 12 肋胁腹部入路比经腹腔入路更加容易，可以达到同样的手术显露效果。此处讲述的入路方式同样适用于经第 11 肋上切口，但是该切口在游离胸膜的时候可能有胸膜损伤的风险。

将患者置于经典的胁腹部侧卧位，如果预计切口要向腹侧延伸，则需要将患者向背侧倾斜 30 度，同时在背部置支撑垫。切口起自腋后线肋缘上方，直达腹直肌外侧界，分离背阔肌、下后锯肌，在肋骨上缘游离腹外斜肌、腹内斜肌（图 8.20）。采用电刀从肋骨尖部起始，小心将第 12 肋骨以上的肋间肌从肋骨边缘向后方游离（图 8.21）。抬起肋骨尖部，采用剪刀游离肋骨上缘内面的膈附属组织，通常在肋骨尖部几个厘米后侧可见到胸膜，此处小心不要损伤到胸膜边缘。游离肋骨表面的胸膜，使其向上方反折，确保不要损伤第 11 肋下方的肋间神经（图 8.22A～C）。左手手指衬垫子后，沿着肋骨上缘分离，直达肋椎韧带边缘。轻轻插入张开的弯剪，弯头向下，用剪刀的刀刃面朝向肋骨上缘，锐性游离韧带，小心不要损伤第 11 肋骨下

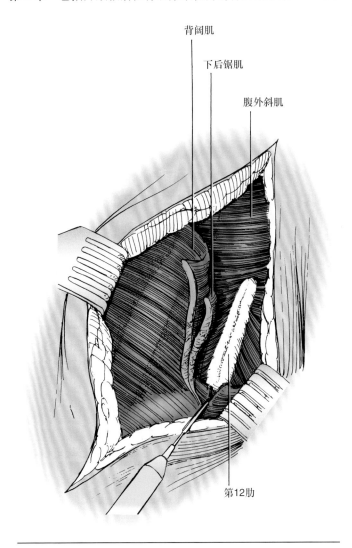

图 8.20　游离胁腹部肌肉显露第 12 肋

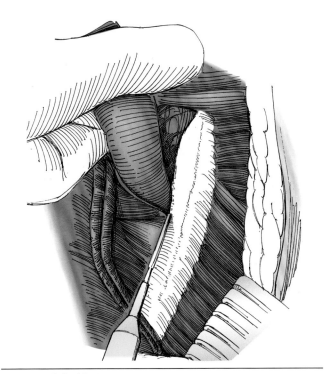

图 8.21　分离肋间肌

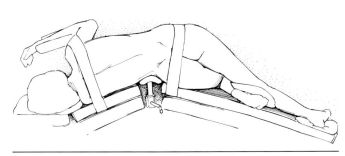

图 8.19　经典的胁腹部入路手术体位

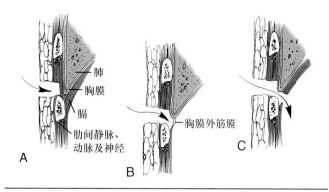

图 8.22　（A～C）分离胸膜

缘的肋间血管神经束。下位的肋骨可沿其肋椎关节向下旋转，并采用自动拉钩将其向下方牵拉。从腹侧游离腹外斜肌腱膜、腹内斜肌，直达肋骨尖部。由于第 11 肋间血管神经束在腹内斜肌及腹横肌之间穿行，因此应将其向上方推移。沿肌纤维走行方向分离腹横肌，切开腰背筋膜后，可见到后腹膜。向内侧推开后腹膜反折。

对于经肋腹部入路的左侧根治性肾切除术而言，采用湿纱布保护肋骨后，插入自动拉钩（例如，Finochietto，Bookwalter，或 Omni-Tract），钝性游离肾旁间隙。采用湿纱布卷轻柔地将腹膜推向前内侧，进一步扩大腹主动脉旁的肾旁后间隙。打开覆盖腹主动脉的肾前筋膜，并向上方游离，直达肾静脉旁。采用直角钳，预留肾静脉血管吊带，以便后续牵引。触摸

肾静脉，以明确有无瘤栓形成。游离左肾静脉，同时采用 3-0 号丝线结扎处理附近的腰静脉、肾上腺中央静脉，及生殖血管分支。这些左肾静脉分支的损伤，特别是腰静脉损伤，通常是左侧肾切除术中出血的常见原因。

找到起自腹主动脉侧方，位于左肾静脉深面的左肾动脉，采用 2-0 号丝线结扎两道，然后切断左肾动脉，或者采用血管阻断闭合器处理。控制了左肾动脉以后，左肾静脉就明显减压了。如果左肾静脉仍充血明显，就要考虑可能还存在另一根左肾动脉，因此需要沿着腹主动脉侧方仔细寻找，然后才能安全地采用 2-0 丝线结扎左肾静脉，或者采用血管阻断闭合器处理。

从后方开始在肾周筋膜外完整游离肾，逐渐向肾下极游离，找到并切断输尿管，将肾上极向术野中间牵拉，在肾上极前内侧方向，分离肾上腺。如果有必要切除同侧肾上腺，在腹主动脉侧方寻找并结扎左侧肾上腺动脉，沿肾周筋膜表面上侧向内侧游离，逐步分离并结扎左肾上腺血管及周围组织。

关闭：降低手术台腰桥，使得切口创缘对合在一起。如果需留置引流，一般在第 12 肋缘下经皮穿刺置入引流管。采用可吸收缝线或不可吸收缝线，连续或间断缝合腹外斜肌及腹内斜肌腱膜一层或两层，注意不要损伤肋骨下方的肋间血管神经束（图 8.23）。

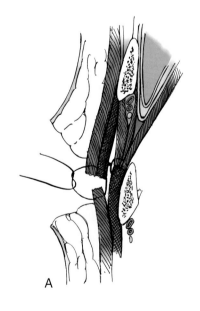

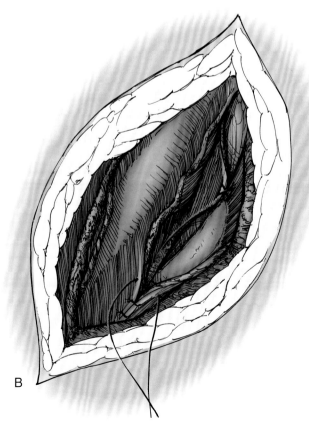

图 8.23　（A，B）小心缝合关闭经肋缘上切口

经第 11 肋切口

经第 11 肋骨床切口后腹膜腔上部入路,适用于单纯性肾切除,或肾部分切除以及单纯性肾上腺切除术。

将患者胁腹部侧卧位置于手术台上,升高腰桥,并垫高肾区。触摸患者的第 11、12 肋,并在体表用记号笔画出第 11 肋的位置。切口起自腋中线,沿 11 肋线方向,向前下方向切开,直达腹直肌外侧缘。如果患者较胖,在体表无法扪及第 11 肋时,可先估计其可能的位置,然后切开皮下脂肪层,直到能扪及第 11 肋,然后再分离筋膜及肌肉。用电刀在肋骨中央分离腹外斜肌、背阔肌,直达肋骨骨膜表面。用骨膜剥离子从后向前将骨膜从肋骨表面剥离(图 8.24),使用弯头的肋骨起子,从后方环绕肋骨,将骨膜从肋骨表面向前方的肋骨尖部剥离(图 8.25)。在中线方向置入肋骨剪刀,将刀刃尽量向后方靠近肋骨头近端处,剪断肋骨。使用咬骨钳修剪肋骨断面并使其光滑、平整。如果肋骨断面渗血,可于创面涂抹骨蜡止血。最后用 Mayo 剪刀剪除与肋骨前表面相连的纤维结缔组织。沿肋骨床前方末端切开肋骨骨膜后层,进入腹膜后间隙。在手指引导下,推开胸膜及腹膜,然后用剪刀于上下两个方向剪开肋骨骨膜后层,注意保护肋间神经血管束,并将其向下方推开。在肋骨末端前方,用电刀分离腹外斜肌及腹内斜肌腱膜及肌肉,分离腹横肌纤维直达切口前缘,腹直肌外侧缘附近。沿后方寻找胸膜,并将其从第 11 肋骨深面的胸内筋膜表面轻轻向上方推开,形成向上方的胸腹反折。采用 Metzenbaum 剪刀紧

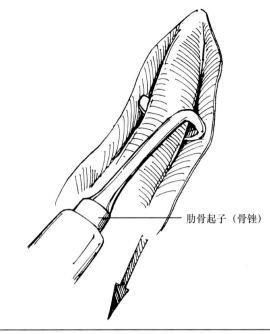

图 8.25　分离骨膜

贴体壁剪断与膈相连的结缔组织。从后腹膜结缔组织中游离膈,并将其推向上方。将腹膜完整地从腹壁内表面腹横筋膜上钝性分离下来,可向中线方向、向上、向下方游离腹膜,以便置入拉钩,以达到最佳的术野显露效果。

关闭切口:紧贴第 12 肋缘下皮肤刺孔,留置引流管;可缝合关闭切开的腹膜,但这不是必需的步骤。腹壁肌层可缝合一或两层。在准备开始缝合前,应放低腰桥,放平手术台。

胸腹联合切口

胸腹联合切口特别适用于巨大肾肿瘤侵犯周围脏器或广泛淋巴结受累的病例。去掉第 9 肋后,肾门恰好处于切口的中部,特别适合复杂病例的术野暴露。对于合并下腔静脉癌栓且癌栓位于肝静脉以上的病例,采用经右侧第 7 或第 8 肋胸腹联合切口,可显露膈上方或下方的下腔静脉。如果不需处理腹腔内脏器,可采用完全腹膜外切口,即按照改良的曲棍球杆形胸腹联合切口入路。

将患者患侧平放于手术台上,胁腹部位于升高的腰桥处(图 8.26)。对侧下肢于膝关节处屈曲 90 度,置于患侧下肢下方,双侧下肢之间垫一个枕头;将躯干轻轻向患侧对面旋转,并用折叠的巾单或沙袋作为支撑。将患者上肢越过胸部,置于一个臂托上垫高。进一步升高腰桥,用宽胶带固定患者,肢体受压处小心衬垫。

切口起自腋中线向前越过第 9 肋骨床,至上中腹,

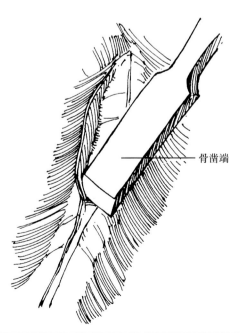

图 8.24　骨膜剥离子推开骨膜

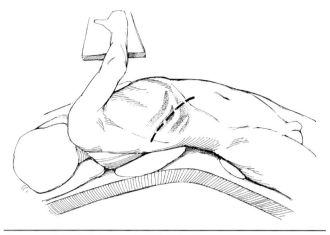

图 8.26　胸腹联合切口患者的体位摆放

向下直达脐部；如果选择腹膜外入路，切口可延伸至脐部以下（图 8.27）。肋骨切口位置的选择，取决于患者的病变部位；必要时，切口可越过正中线至对侧的肋骨软骨交界处。采用电刀分离肋骨表面的背阔肌、下后锯肌、腹外斜肌。将肋骨骨膜剥离至肋缘处，再于骨膜下切除肋骨（如前所述）。另外，可切除肋骨后方的一小段，游离肋间肌至肋骨残端肋缘以上。切开胸膜腔以延长切口，用直剪刀分离肋软骨缘，肋缘后方可见穿支动脉，该动脉必须电凝或结扎。用电刀分离上方腹直肌，注意保护腹壁上血管。在肋缘与腹直肌之间切开腹外斜肌、腹内斜肌及腹横肌；向外侧游离腹直肌肌腹，以保留其神经支配。如计划从腹膜外入路，则需在切开的肋缘下寻找腹膜与前腹壁之间的间隙，并钝性游离扩这一间隙，然后再切开腹壁肌层。锐性分离腹膜与膈下方之间的结缔组织，直达膈肌中

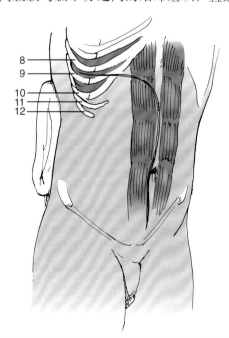

图 8.27　胸腹联合切口

心腱后方，以便使腹膜反折与 Gerota 筋膜分离。在第 10 肋骨尖部置入自动拉钩，紧贴肋软骨末端。可采用布巾钳在切开的腹直肌腱膜下角处夹持下腹壁，并向外下方牵拉，以显露术野。如需采取经腹入路术式，在打开腹膜后，切开右侧结肠外侧 Toldt 线，将右侧结肠及小肠系膜与 Gerota 筋膜分离开。然后继续游离回结肠区域直达腹主动脉及十二指肠附近，采用 Kocher 钳将十二指肠与大血管分开。同时可将右侧结肠及小肠置入一个肠袋内，其内放入保湿垫板圈，并置于胸部上方（图 8.28）。

关闭切口：如需放置引流，则将引流管于第 12 肋下方刺孔引出，将手术台放平后，采用 1-0 可吸收缝线连续缝合两层，关闭膈。通常可能无法靠近膈中部边缘进行缝合，在这种情形下，可将这部分膈连同胸膜一起缝合以关闭胸膜腔。将一根小的胸腔引流管（如果胸膜腔内无渗血，留置一根 20 F 的胸腔引流管就足够了），经第 8 肋上缘置入，沿胸壁外侧直达剑突；一般情况下，在术后第一天就可以拔除了。

术中及术后并发症

损伤肠道血管

肾手术中，可能会遇到很多重要的胃肠道血管，有时会成为医源性损伤的牺牲品。肠系膜下动脉为远端横结肠、降结肠、乙状结肠提供血供。只要结肠边缘血管（Drummond 血管，Riolan 血管弓）形态良好，可从肠系膜上动脉为左半结肠提供血供，则可在术中安全地结扎肠系膜下动脉。肠系膜上动脉为全部小肠、盲肠、升结肠、横结肠提供血供，腹腔干为食管、胃、胰腺、肝、脾，及部分十二指肠提供血供。如果在术中误将肠系膜上动脉或者腹腔干结扎，则会引发灾难

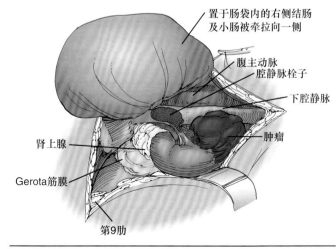

置于肠袋内的右侧结肠及小肠被牵拉向一侧

腹主动脉

腔静脉栓子

下腔静脉

肾上腺

肿瘤

Gerota 筋膜

第 9 肋

图 8.28　胸腹联合切口显露腹膜后脏器

性后果。一般多见于左侧肾切除术中，需要立即解除结扎线，否则患者无法存活；需要立即请求血管外科医师术中协助修复有问题的血管。如果术中无法联系到血管外科医师，泌尿外科医师需要自己尝试血管修复，控制并充分显露血管、肝素化、采用 6-0 普理灵缝线或血管补片材料进行血管修复，然后将患者紧急空运到有血管外科医师的治疗中心。

通常在降结肠系膜，屈氏韧带侧面可找到肠系膜下静脉。它可作为 Cattel-Braasch 术式（完全游离右半结肠以及小肠的肠系膜，以进入后腹膜）重要的解剖参考，因为后腹膜就是在肠系膜下静脉内侧切开的。术中可以安全结扎肠系膜下静脉。

严格意义上来讲，肠系膜上静脉原本就不是静脉，它起自小肠系膜根部，与脾静脉及肠系膜下静脉汇合，并组成门静脉。最好由血管外科医师来完成肠系膜上静脉裂口的修补。如果术中无法联系到血管外科医师，可尝试用 6-0 普理灵缝线来完成静脉修补，首先夹住汇入肠系膜上静脉的分支小静脉，然后用无损伤血管钳来寻找血管破口。如果肠系膜上静脉被误扎或横断的话，则会导致严重的肠道水肿、静脉血管扩张，并导致门静脉回流受阻。最终会导致症状性脾源性高血压或脾源性高血压综合征，具体表现为静脉血栓形成、肠道缺血、肠坏死。因此，出现肠系膜上静脉损伤的病例，不应该关闭腹腔，否则会诱发腹腔间室综合征。

术中损伤肝及脾

通常情况下，肝或脾的小范围或轻度损伤（包膜撕伤，小的裂伤）可通过氩气刀或者电刀（主机调整到喷洒模式，功率 60 ～ 90 W）行有效的止血处理；局部使用纤维蛋白胶或止血纱布（例如速即纱）通常非常有帮助。严重的脾损伤可通过脾修补术或者脾切除术来处理。小的肝裂伤可用与肾部分切除术类似的处理原则进行修复。需要留置闭式引流管来监测迟发性出血。严重的肝裂伤需要有经验的肝胆外科医师处理。

损伤十二指肠

绝大多数十二指肠壁内血肿可有效吸收，但是，如果血肿较大且导致十二指肠肠腔狭窄的话，推荐术中普外科医师进行处理。修复的方式包括切开十二指肠浆膜层及肌层（但不包括黏膜）来引流血肿，促进止血；使用 3-0 丝线单层间断缝合肠壁缺损。损伤的十二指肠起初看起来似乎没有生机，但是不应该立即切除，因为这往往都是一种假象。小的电凝损伤或裂伤，可仔细地将失去活力的组织进行清创，并缝合两层（黏膜层：使用半圆形尖针穿 4-0 铬线连续缝合；浆膜层及肌层：使用半圆形尖针穿 3-0 丝线间断缝合）。将网膜补片覆盖在损伤处，并插入闭式引流管。严重的十二指肠损伤非常难以正确处理，因此术中需请胃肠外科医师协助处理。

损伤胰腺

任何胰腺损伤的第一步处理是严密观察受损脏器，非常表浅的撕裂伤或挫伤通常可局部施以纤维蛋白胶并留置闭式引流管来处理。监测引流液的 pH、脂肪酶、淀粉酶指标变化，并确认胰腺瘘管是否正在形成。如果并非胰腺表浅部位的裂伤或胰管损伤，术中需要仔细评估损伤程度，最好请胃肠外科医师协助处理。术中探查胰腺时，需采用 Kocher 手法，将覆盖在横结肠上的网膜分开，将胃向头侧牵开，以便打开小网膜囊。切开覆盖胰腺下缘的壁腹膜，采用一根手指在胰腺后方无血管层面进行游离，仔细探查胰腺前后表面，以寻找损伤部位，如果损伤部位包括胰头、胰体或者 Vater 壶腹部，修补将会非常困难，需要请胃肠外科医师进行处理。如果损伤部位在胰尾，可行胰腺远端切除术。术后，需进行相关治疗，以预防或降低胰瘘的发生率（发生率 20% ～ 25%），常见的预防治疗方案包括给予患者完全胃肠外营养 2 ～ 3 周，拒绝一切经口饮食，奥曲肽 100 ～ 300 μg 皮下注射，每 8 小时 1 次，连续 10 天。

肺部并发症

术后大量胸腔积液可首先通过胸穿抽吸处理，如果再次出现，可留置胸腔闭式引流管处理。

拓展阅读

Go AS, Chertow GM, Fan D, et al. Chronic kidney disease and the risks of death, cardiovascular events, and hospitalization. *N Engl J Med*. 2004;351:1296-1305.

Klatte T, Pantuck AJ, Riggs SB, et al. Prognostic factors for renal cell carcinoma with tumor thrombus extension. *J Urol*. 2007;178: 1189-1195.

Leibovich BC, Blute M, Cheville JC, et al. Nephron sparing surgery for appropriately selected renal cell carcinoma between 4 and 7 cm results in outcome similar to radical nephrectomy. *J Urol*. 2004;171:1066-1070.

Thompson RH, Frank I, Lohse CM, et al. The impact of ischemia time during open nephron-sparing surgery on solitary kidneys: a multi-institutional study. *J Urol*. 2007;177:471-476.

Van Poppel H, Da Pozzo L, Albrecht W, et al. A prospective randomized EORTC intergroup phase 3 study comparing the complications of elective nephron-sparing surgery and radical nephrectomy for low-stage renal cell carcinoma. *Eur Urol*. 2007;51:1606-1615.

第 9 章

开放肾部分切除术

Kae Jack Tay, Edward N. Rampersaud, Brant A. Inman

（张志宏 刘成益 译 徐 勇 审校）

肾部分切除术是治疗大多数肾肿块的首选方法。相对禁忌证包括患者因素（个人强烈的偏向，10% ～ 20% 剩余的肾功能）、技术因素（缺血时间 > 45 分钟）、肿瘤相关因素（肾门部包绕、集合系统侵犯、肿瘤血栓、邻近器官侵犯）。肿瘤大小不能作为放弃肾部分切除术的原因。

术前考虑

超滤损伤：部分肾切除术后，肾的血液流向较少的肾单位，导致肾小球毛细血管灌注压和肾小球滤过率升高，这一现象称为超滤。数十年后，超滤会损伤剩余的肾单位，当总肾单位（双肾联合）减少 > 80% 时，可导致局灶性节段性肾小球硬化，伴有蛋白尿和进行性肾衰竭。

肾缺血和体温过低：在肾部分切除术中，血管压迫通常是减少出血所必需的，选择包括局部缺血（手工压迫，Kaufmann 肾压迫钳）和整体缺血（选择性肾动脉钳夹，整体肾门钳夹）。缺血时间应尽可能短，理想情况下，热缺血 < 20 分钟，冷缺血 < 35 分钟。夹紧前 5 ～ 10 分钟静脉注射甘露醇（12.5 g）和速尿（40 mg）可以减少缺血损伤，尽管目前还没有实验证明这一点。

肾集合系统尿路上皮癌：在考虑对尿路上皮癌行肾部分切除术之前，必须予以输尿管肾镜仔细评估集合系统内的多灶性。理想情况下，肿瘤应该是单灶的、位于某一极的，且不能在内镜下治疗。在这种情况下，应强烈考虑新辅助化疗。

准备和暴露

1. 确保肾冷却可用。准备垫子，通过氧化纤维素止血垫包裹明胶海绵（1 cm×5 cm），并且用 4-0 线固定。准备脱脂棉，通过将氧化纤维素止血垫折叠成一个双层 2 cm×5 cm 的长方形（我们更喜欢氧化纤维素止血垫，因为它是可吸收的，湿的时候不会收缩，而且有巨大的拉伸强度）。如果肿瘤是内生的，超声扫描仪可能有助于肿瘤定位。

2. 患者侧卧位安置于手术台上，同侧面朝上。健侧位于手术台腰桥之上，可以附加一个肾托，以最大限度地扩大患侧的空间。患者被固定在手术台上，确保所有的压力点都被填充好，保持良好的麻醉通路。

3. 肾通常通过侧切口经第 10 或第 11 肋间隙进入腹膜后。触诊并作骨性标记，在所需肋间隙的下方切开，以保护肋骨下的神经血管束。或者，可以通过中线或肋下缘切口从腹腔进入肾，或者在肿瘤非常大的情况下，通过胸腹入路进入。

4. 一旦腹膜后间隙暴露，即可插入一个自我保留的牵引器，解剖肾，去除肾周脂肪（可触及的肿瘤应保持脂肪覆盖）（图 9.1）。静脉注射甘露醇和速尿，然后充分游离肾蒂，以便安全使用血管阻断钳。用血管阻断钳控制肾血管。在夹紧之前，简短的"暂停"检查所有设备是否准备就绪，这可能有助于提高团队对当前状况的认识，减少热缺血时间。

肾小皮质肿瘤切除术

5. 采用电灼法对肿瘤周围的肾皮质进行评分。在肿瘤假包膜外和正常实质内确定一个平面，并直接解剖，如有必要可切开小血管（图 9.2）。我们使用小的

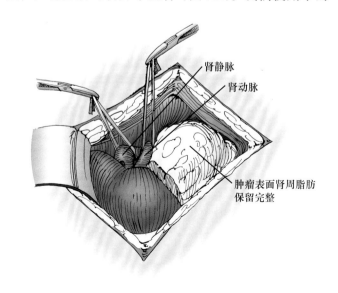

肾静脉

肾动脉

肿瘤表面肾周脂肪保留完整

图 9.1 去除肾周脂肪

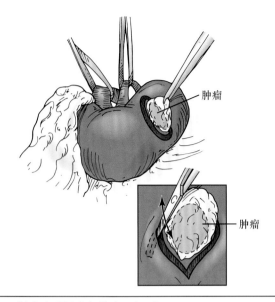

图 9.2　肾小皮质肿瘤切除术：切开

肌腱剪完成这一操作，虽然其他的工具也可以。小肿瘤通常不需要肾缺血，但如果出血妨碍视野，可使用手动压迫或血管阻断钳。切除肿瘤，检查其基底，并送冰冻切片。止血采用 4-0 或 5-0 可吸收单丝缝线 8 字缝合，并采用相同的 4-0 缝线修复集合系统损伤。

　　6. 沿着手术切缘放置脱脂棉−氧化纤维素止血垫，并把止血垫放进创面（类似火山状）底部，用 2-0 可吸收线、大圆针（如 CTX，GS-25）水平褥式缝合，关闭肾表面切口（图 9.3），缝合穿过脱脂棉，并距离切缘 1 ～ 2 cm，以防止肾实质撕裂。将纤维蛋白胶涂在创面上，扎紧缝线。一旦创面缝合，即使计划再缝 1 ～ 2 针，也应立即松开血管钳，检查肾有无出血、缺血、尿漏或邻近损伤。

　　7. 将肾周围的肾周脂肪放回原位，关闭肾筋膜。在肾旁留置一个闭式吸力引流管，以监测是否有延迟的出血和尿漏（图 9.4）。Foley 导尿管用于监测尿量。除非集合系统有较大缺陷，否则不需要输尿管导管或支架。

楔形切除大的肾皮质肿瘤

　　8. 静脉注射甘露醇和速尿，然后用哈巴狗血管夹住肾动脉。如果缺血预计持续 20 分钟以上，则在肾周围放置一个塑料袋或片，并用冰屑填充肾（图 9.5）。

　　9. 用电灼法在肿瘤周围 5 mm 处切开肾包膜。使用 Metzenbaum 剪钝、锐性结合方式切除肿瘤，切除的边缘是正常的薄壁组织（图 9.6）。检查标本是否可见肿瘤，并送冰冻切片。

　　10. 用 8 字缝合、氩束凝固或双极电灼术控制出血

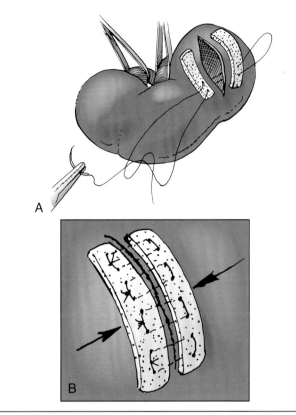

图 9.3　（A，B）肾小皮质肿瘤切除术：缝合

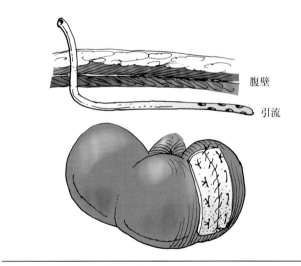

图 9.4　肾小皮质肿瘤切除术：引流

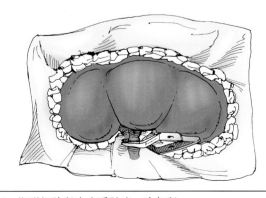

图 9.5　楔形切除肾大皮质肿瘤：冷却肾

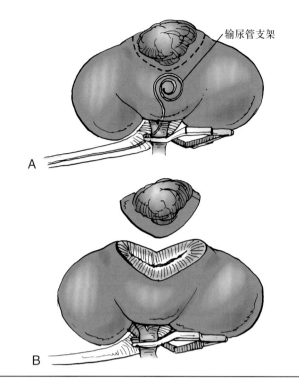

输尿管支架

图 9.6　楔形切除肾大皮质肿瘤：切除

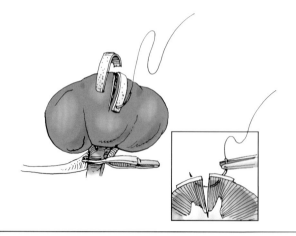

图 9.8　楔形切除肾大皮质肿瘤：重建

血管（图 9.7）。检查肿瘤创面是否有集合系统损伤的证据。如果有疑问，在肾盂内注射 10 ml 稀释的靛蓝胭脂红，同时阻塞输尿管，并检查是否有渗漏。用 4-0 或 5-0 可吸收单丝缝线关闭集合系统。

11. 如果需要的话，使用 5 cm 的垫子、多个 2 cm× 2 cm 的脱脂棉和纤维蛋白胶来重建创面（图 9.8）。当深的、水平的褥式缝合线系紧时，让助手使缝合线接近创面的边缘，放开血管，检查有无出血。取出塑料片和冰屑。留置闭式引流管和导尿管。

肾节段切除术治疗大型极性肿瘤

12. 静脉注射甘露醇和速尿。充分解剖肾门，包括节段分支。用血管夹夹住顶端（或基底）段动脉，并观察缺血区域。将 5 ml 靛蓝胭脂红直接注射到夹住的动脉中可以进一步划分无缺血区域（图 9.9）。用电灼法标记缺血区域。结扎顶端（或基底）段动脉，然后用 Satinsky 钳将肾蒂整块夹住。在肾周围放置一个塑料袋或片，并在里面装满冰屑。

13. 用钝、锐性结合的方式沿先前标记的缺血区域线切除肾一极（图 9.10）。用 4-0 号或 5-0 号缝合线控制所有出血血管。暂时松开血管夹，检查是否有不受控制的血管。如果止血充分，就撤去血管夹。

14. 检查集合系统。如果集合系统损伤较大，在缺损处置入导丝，并进入输尿管和膀胱。在导丝上置入 F6 双 J 管，并确保其盘绕在肾盂内。4-0 号或 5-0 号可吸收缝线关闭集合系统（图 9.11）。将靛蓝胭脂红注入

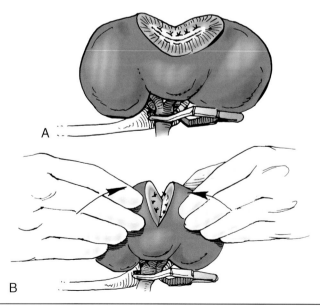

图 9.7　（A、B）楔形切除肾大皮质肿瘤：控制出血

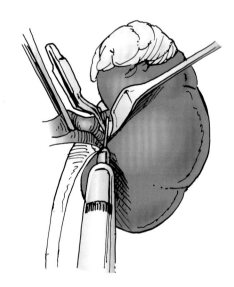

图 9.9　肾段切除：无血管线的界定

肾盂（同时捏紧输尿管和支架），以确定集合系统是否关闭。如果需要的话，在肾创面涂上纤维蛋白胶。

15. 用脱脂棉-氧化纤维素止血垫水平褥式缝合肾包膜（图 9.12）。对于肾段切除和半肾切除术的缝合，由于创面较大，应使用较大型号的针（如 XLH、

GS ～ 27）。将肾放回肾周脂肪内，如果肾容易移动，考虑行肾固定术。留置导尿管和引流管。

半肾切除术治疗大型肿瘤

半肾切除术用于切除双集合系统的上极、极性尿

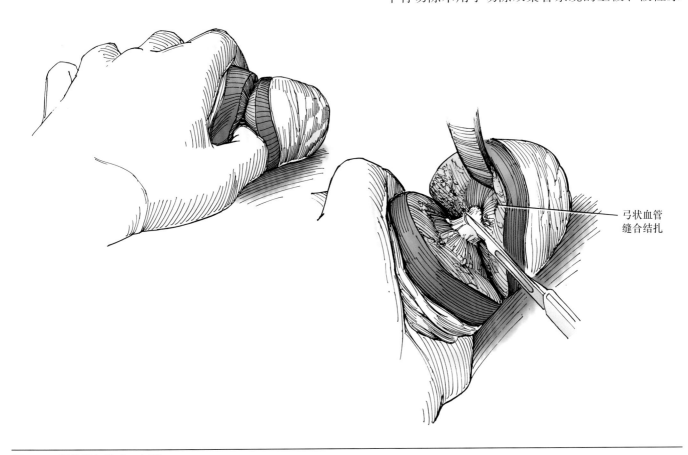

图 9.10 肾节段切除术：切除

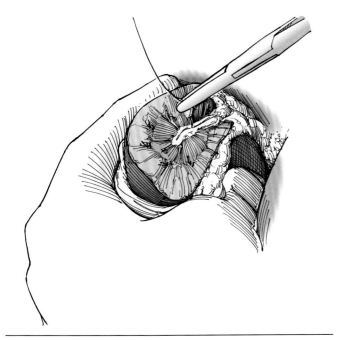

图 9.11 肾节段切除术：缝合集合系统

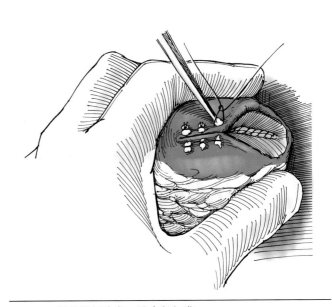

图 9.12 肾节段切除术：缝合肾包膜

路上皮癌和超过节段性肾切除术边界的大型肿瘤的非功能性实质。

16. 切开前放置双 J 管支架（图 9.13）。清除肾周脂肪，解剖肾门，给予甘露醇和速尿，并确定肾动脉的主要分支。夹住肾动脉，在肾周围铺上塑料片，并用冰屑冷却。

17. 用电灼法对肾包膜进行评分，尽量远离主要的肾动脉和静脉。采用钝、锐性结合的方式切除肾肿瘤。术中将遇到大血管和集合系统，需在分离它们之前就将之结扎。对于大的出血血管予以 8 字缝合，然后松开动脉（图 9.14）。使用 4-0 或 5-0 可吸收线关闭集合系统，确保输尿管支架位置良好，并且不被缝合线裹入。

18. 用 2-0 可吸收缝线、大号针（XLH 或 GS-27）褥式缝合缺损的肾包膜（图 9.15）。考虑肾固定术。用肾周脂肪包裹残余肾，在关闭肾筋膜之前，在肾旁间隙留置引流管。

术后问题

尿漏和瘘

只要进入集合系统，就有可能出现延迟尿漏。因为大多数尿漏发生在手术后 1 ～ 2 周，所以考虑在大的肾部分切除术后应保持引流 7 ～ 10 天。如怀疑有尿漏，且当时无引流管，可行静脉或逆行肾盂造影以作

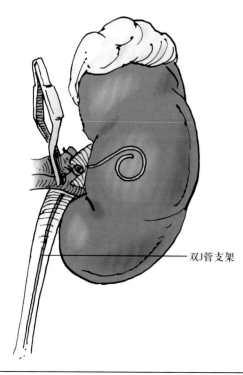

图 9.13 半肾切除术：放置支架

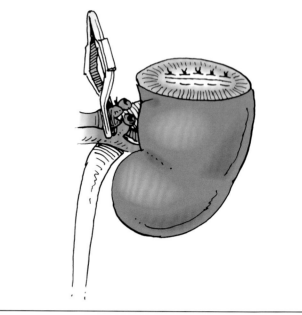

图 9.14 半肾切除术：控制出血

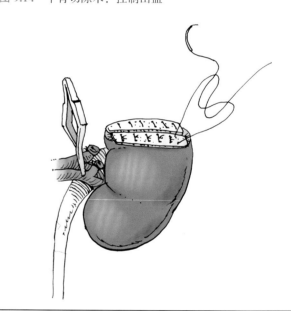

图 9.15 半肾切除术：肾包膜缺损的缝合

诊断。影像学检查也可以排除输尿管阻塞，如果尿漏是突发的、严重的或长期的，那么需要三根导管：肾周引流管、双 J 输尿管支架和 Foley 导管（确保集合系统低压）。很少需要再次手术。

术后出血

如果有引流，管理方法包括卧床休息，补水，血细胞计数和密切监测。对于出血严重的患者，要求输血＞ 2 单位，放射性血管栓塞也应考虑。危及生命的出血可能需要完全的肾血管栓塞或肾切除术。

肾功能不全

术后肾功能不全可发生在孤立肾。应考虑集合系

统的梗阻、药物毒性和血管血栓 / 破裂。大多数术后肾功能不全是暂时的，但可能需要临时的血液透析。超滤损伤也可导致肾功能丧失，通常伴有蛋白尿。

拓展阅读

Klatte T, Ficarra V, Gratzke C, et al. A literature review of renal surgical anatomy and surgical strategies for partial nephrectomy. *Eur Urol.* 2015;68(6):980-992.

Longo N, Minervini A, Antonelli A, et al. Simple enucleation versus standard partial nephrectomy for clinical T1 renal masses: perioperative outcomes based on a matched-pair comparison of 396 patients (RECORd project). *Eur J Surg Oncol.* 2014;40(6):762-768.

Scosyrev E, Messing EM, Sylvester R, Campbell S, Van Poppel H. Renal function after nephron-sparing surgery versus radical nephrectomy: results from EORTC randomized trial 30904. *Eur Urol.* 2014;65(2):372-377.

Van Poppel H, Da Pozzo L, Albrecht W, et al. A prospective, randomised EORTC intergroup phase 3 study comparing the oncologic outcome of elective nephron-sparing surgery and radical nephrectomy for low-stage renal cell carcinoma. *Eur Urol.* 2011;59(4):543-552.

专家点评（R. HOUSTON THOMPSON）

对于小的肾肿块，在肿瘤控制方面，部分肾切除术似乎与根治性肾切除术相当。部分肾切除术的主要优势在于保留肾功能，这对孤立肾、双侧肿瘤和慢性肾病患者至关重要。肾部分切除术后肾功能最重要的特征是肾功能（肾质量）和剩余健康肾实质的百分比（肾数量）。另一个也与短期和长期肾功能相关的、可变的因素是缺血类型和缺血时间。对孤立肾患者的研究表明，尽可能将热缺血时间限制在 25 分钟或更少。此外，使用冰屑的冷缺血可安全地促使缺血时间更长，对于孤立肾患者来说，它与热缺血相比，那些局部缺血的肿瘤部分，其短期和长期的肾功能得到改善。随着机器人辅助肾部分切除术的增加，我们注意到，用这种方法降低体温已被证明难以实现。

第 10 章

开放性和腹腔镜肾输尿管切除术

Jacob T. Ark，S. Duke Herrell

（徐 博 郝元元 译 王春喜 审校）

肾输尿管切除术的切除范围包括整个肾、输尿管及患侧输尿管开口周围的膀胱袖状切除。这种手术主要用于治疗上尿路移行细胞癌（upper tract transitional cell carcinoma，UTTCC），特别是用于治疗肿瘤体积较大或高级别的上尿路上皮癌。有时，该手术也用于治疗某些良性疾病，比如感染性疾病或严重的输尿管反流，由于此类疾病可能会损害肾功能，因此需要进行肾输尿管切除术以避免发生持续感染或反复复发。因为这类良性疾病较为少见，而且手术技术与治疗恶性肿瘤相同，本章将重点把恶性肿瘤作为肾输尿管切除术的适应证进行介绍。

在一些特殊情况下，可考虑选择保留肾的手术：内镜下上尿路肿瘤烧灼术或输尿管局部切除术，比如肿瘤体积较小的低级别肿瘤、单发的输尿管末端肿瘤、孤立肾尿路上皮癌或存在双侧病变的患者。本章并不讨论上述治疗方法。

术前评估

上尿路恶性肿瘤的诊断

上尿路恶性肿瘤最常见的早期症状为血尿（肉眼血尿或镜下血尿）。若患者出现血尿，应首选 CT 尿路造影（CTU）检查。其最主要的表现为 CT 延迟期扫描下可见集合系统或输尿管出现充盈缺损，但输尿管壁增厚和管腔狭窄等表现亦不能被忽视。一旦考虑存在上尿路恶性肿瘤，应进一步行膀胱镜检查、逆行性尿路造影、输尿管镜下组织活检及细胞学检查。CT 的充盈缺损表现可以诊断 50%～75% 的上尿路恶性肿瘤，但若结合输尿管镜检查，可将其诊断率提高至 90%。对于低级别的恶性肿瘤，尿脱落细胞学检查的阳性率约为 20%，但在高级别恶性肿瘤中，其阳性率可高达 75%。当诊断不明确时，可考虑行输尿管镜检查及组织活检。经皮穿刺检查也可用于诊断恶性肿瘤，但此方法要比输尿管镜检查创伤更大，并且有报道称其可以增加肾穿刺通道肿瘤种植的风险（虽然罕见）。

肿瘤的恶性分期

UTTCC 的分期与膀胱尿路上皮癌相似，通常需要行膀胱镜检查以排除伴发的膀胱肿瘤，及肺部的影像学检查和全腹的三期增强 CT 扫描，以评估淋巴结病变及远处转移情况。实验室检查包括尿脱落细胞学检查、全血细胞计数，及包括肝功能在内的全面的生化检查。尿液培养阳性的患者术前应用适当的抗生素治疗。

新辅助化疗的作用

由于上尿路恶性肿瘤比较罕见，是否需行新辅助化疗缺乏强有力的证据。然而，一些回顾性研究表明，新辅助化疗可能增加患者的生存获益，尤其是对较大的、浸润性肿瘤的患者。由于肾输尿管切除术的适应证即为较大的浸润性肿瘤，因此建议接受肾输尿管切除术的恶性肿瘤患者均考虑行新辅助化疗。以顺铂为主的化疗方案依赖于患者良好的肾功能，肾输尿管切除术往往会导致肾功能下降，因此新辅助化疗常优于辅助化疗。

淋巴结清扫术

区域淋巴结切除术（lymphadenectomy，LAD）有助于进行准确的病理分期。已有回顾性研究证实对肿瘤分期为 pT2-T4 的患者进行区域淋巴结清扫术可以获得潜在的生存获益。由于样本量的问题，对于 UTTCC 的患者进行临床分期往往比较困难，准确率较低，因此一些人建议，所有接受根治性肾输尿管切除术的患者均应行 LAD。对于位于集合系统上 2/3 的右侧肿瘤，淋巴结清扫范围为肾门水平到主动脉分叉水平，包括：肾门淋巴结、腔静脉旁淋巴结、腔静脉与主动脉之间的淋巴结和腔静脉后淋巴结。对于位于集合系统上 2/3 的左侧肿瘤，淋巴结清扫范围为肾门水平到主动脉分叉水平，包括肾门淋巴结和主动脉旁淋巴结。对于输尿管远端 1/3 的肿瘤，推荐的淋巴结清扫范围包括同侧的盆腔淋巴结，有髂总、髂外、髂内及闭孔淋巴结（图 10.1）。

术中膀胱内灌注化疗

尽管真正的临床实践中并不常用，但仍可以考虑

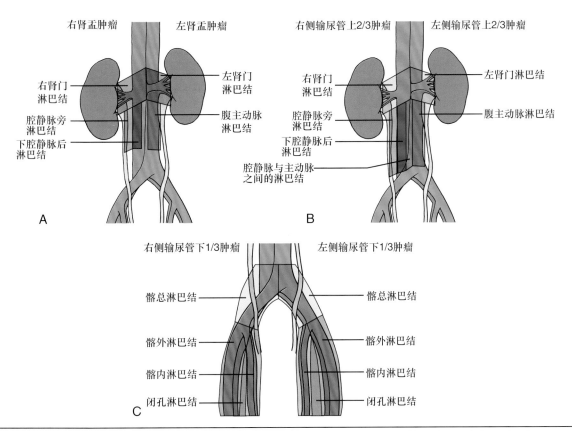

图 10.1　不同部位肿瘤的淋巴结清扫范围：肾盂肿瘤（**A**）；输尿管上 2/3 肿瘤（**B**）；输尿管远端 1/3 肿瘤（**C**）。(From Roscigno M，Brausi M，Heidenreich A，et al. Lymphadenectomy at the time of nephroureterectomy for upper tract urothelial cancer. Eur Urol 2011；60：776-783.)

在行输尿管末端切除之前，向膀胱内灌注无菌水或丝裂霉素 C、阿霉素等细胞因子制剂。相关学者认为，在切开输尿管膀胱之前，向膀胱内灌注细胞因子或低渗性溶液并使其在膀胱内停留 13 ~ 30 分钟，可以使膀胱内有种植能力的游离肿瘤细胞破裂溶解，从而降低术后局部复发的风险。在进行膀胱袖口状切除之前，应排空膀胱以防止化疗药物流入术野。是否应用此术式可以由外科医师自行决定。

肾输尿管切除术概述

　　肾输尿管切除术可以用多种技术来完成，而且与其他泌尿系统恶性肿瘤的手术技术相比，其手术方法也更加多样化。其中何种术式最优仍有待商榷。对于一般状态良好的患者，建议行腹腔镜肾输尿管切除术（laparoscopic nephroureterectomy，LNU）。然而，对于较大的浸润性肿瘤，存在明显的淋巴结转移，或存在腹腔镜手术的禁忌证时，开放肾输尿管切除术（open nephroureterectomy，ONU）仍然是一个很好的选择。有回顾性文章报道，腹腔镜肾输尿管切除术与开放肾输尿管切除术的预后相当。机器人辅助腹腔镜肾输尿管切除术（robot-assisted laparoscopic nephroureterectomy，RANU）是近年来发展起来的一项新技术，并逐渐展现出它的吸引力而被接受，因为它更为微创并可以降低缝合难度。虽然有研究已经确认了 RANU 短期的安全性及有效性，但缺少其针对疾病复发及生存的长期随访数据，然而，理论上应与 LNU 无明显差异。随着手术技术的进步，上尿路恶性肿瘤的预后似乎有所改善，尤其在逐渐关注了膀胱袖口状切除方法之后。尽管现在有很多方法来处理远端输尿管，但将患侧输尿管与膀胱袖口完整切除仍然是最基本的要求。由于手术技术的多样性，本章将手术分为两个部分：肾的切除和膀胱袖口状及远端输尿管切除术。外科医师可以结合患者因素、现有技术及医师的经验及偏好有机地选择或结合各种手术方式，以最大限度地控制疾病的预后。由于肾切除章节已经介绍了肾切除术和近端输尿管部分的处理方法，本章将更详细地介绍远端输尿管切除和膀胱袖口状切除部分。

肾切除术

开放肾输尿管切除术

　　表 10.1 列举了开放手术中切除肾、输尿管及膀胱

表 10.1	开放肾、输尿管及膀胱袖口状切除术	
	优点	缺点
胸腹联合切口	大体积的肿瘤的理想入路	切口长，恢复慢；横断大肌肉；对侧暴露受限；肺部并发症较多
腹正中线切口	可以同时处理双侧肾；有利于暴露主动脉及下腔静脉	切口长，恢复慢；暴露肾上极不理想
旁正中线切口	有利于暴露主动脉及下腔静脉；不需要横断肌肉；切口疝发生率低	切口大，恢复慢；对侧暴露受限；暴露肾上极不理想；不利于下腹部的处理
上切口		
肋胸部切口	腹膜外；可充分暴露肾周；可从前或后暴露肾蒂	需要切除肋骨和肋胸部隆起；通气障碍和气胸；难以切除腔静脉主动脉间的淋巴结
前肋缘下切口	良好的血管控制	术后肠梗阻；肠道损伤
下切口		
旁正中或 Gibson 切口	有利于处理远端输尿管	不利于下腹部的处理；髂腹股沟或髂腹下神经损伤
正中或 Pfannenstiel 切口	不需横断肌肉；较少并发疝	暴露受限
内镜下拉出	避免二次切口；无须膀胱切开	增加膀胱复发概率；局部肿瘤种植和复发；无法闭合膀胱
内镜下输尿管套叠	避免二次切口；无须膀胱切开	增加膀胱复发概率；局部肿瘤种植和复发；无法闭合膀胱
经膀胱袖口状切除	确保完整切除上尿路	需长期留置导尿管；尿漏
膀胱外袖口状切除	手术时间短；无须膀胱切开	完全切除输尿管壁内段很困难
膀胱外横断切除	手术时间最短；无须膀胱切开	输尿管膀胱壁内段仍存在，增加复发风险

袖口的不同入路方式。比较主流的开放手术入路仍然是双切口切除和完整的膀胱外袖口状切除术。

双切口切除

1. 患者取斜卧位并将骨盆向后旋转接近水平位。做一个小的斜卧位切口，然后进行保留肾上腺的根治性肾切除术（见第 8 章）。不要在肾下极水平离断输尿管。

2. 尽可能向远端游离输尿管，通常要达到髂总动脉水平，同时夹闭或离断周围伴行的血管和淋巴组织

（图 10.2）。避免用力牵拉输尿管，以免引起输尿管撕裂和含有肿瘤细胞的尿液进入切口导致种植。对于上段输尿管和集合系统的肿瘤，需夹闭肿瘤远端的输尿管以防止在操作过程中肿瘤细胞向输尿管远端迁移。

3. 如果有需要，行腹膜后区域淋巴结清扫术。

4. 可使用两种方法处理远端输尿管：选择①尽可能在肿瘤远端双重夹子夹闭输尿管，并用电刀于两个夹子之间切断输尿管，尽可能杀死切缘的肿瘤细胞。取出肾及近端输尿管，关闭切口。选择②尽可能在远端夹闭输尿管但不要离断，该夹子可作为输尿管盆腔部分的标志。将肾和近端输尿管放入腹腔镜标本袋中，将标本袋置于切口下方。将肾及输尿管留置体内并缝合切口。

5. 处理完肾和近端输尿管后，将患者置于仰卧位。做 Gibson 切口，切开腹直肌筋膜并建立 Retzius 空间。有些外科医师也会选择下腹部正中切口。继续行远端输尿管切除术；本章为开放性双切口切除。

单切口切除

单切口入路也可用于肾输尿管切除术（图 10.3）。现在很少应用胸腹联合切口；已证实行单一的腹正中切口的并发症少。然而，与更有利的双切口方法相比，单切口方法往往因不能更好地暴露术野而造成更多的并发症。肾输尿管切除术和根治性肾切除术的主要区别是远端输尿管的切除，对于肾和近端输尿管的切除部分请参考开放根治性肾切除术的步骤，在游离远端输尿管时注意保护输尿管。本章将详细描述远端输尿管切除术。

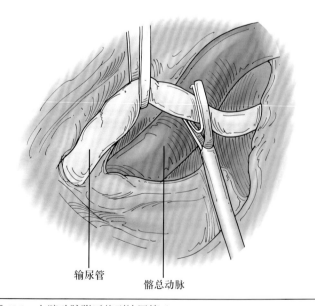

图 10.2　在髂动脉附近找到输尿管（From the Department of Urology, University of Patras. Robotic nephroureterectomy. http：//www. laparoscopyendourology. com/main/clinical-expertise/robotic-surgery/robotic-nephroureterectomy.）

输尿管　　　髂总动脉

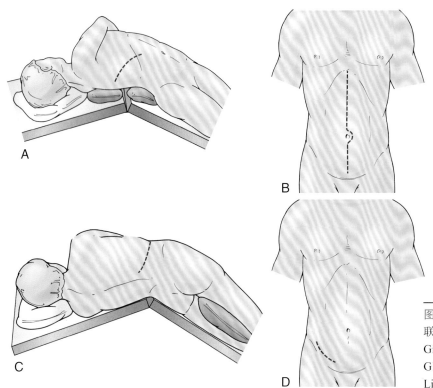

图 10.3　开放性肾输尿管切除术的切口入路：胸腹联合切口（**A**），正中切口（**B**），侧入路（**C**）和 Gibson 切口（**D**）。（From Graham SD，Keane TE，Glenn JF. Glenn's urologic surgery. Philadelphia：Lippincott Williams & Wilkins；2010.）

腹腔镜肾输尿管切除术

腹腔镜肾输尿管切除术分两个部分：①腹腔镜下游离并切除肾及盆腔水平以上的输尿管；②完整切除远端输尿管及膀胱袖口切除。因此，术前需精心设计患者的体位和切口。合适的体位设计可以兼顾完成手术的两部分并完整取出标本。

单纯腹腔镜切除

1. 给予患者全身麻醉，确保已留置胃肠减压管。根据远端输尿管切除术的手术方案，选择患者是否先摆放截石位以及是否术前留置导尿管。首先将重点介绍肾切除的患者体位。

2. 患者取改良的侧卧位（图 10.4）。患者取斜仰卧位，患侧抬高，和手术床呈 75°～90°。肾静息位位于髂嵴的头侧，选取上述体位可以拉伸出更多的肋缘和髂前上棘（ASIS）之间的空间。然后折曲手术台10°～15°。患者体位摆放好后，首先放置腋枕，然后在肩和下背部放置支撑枕使患者处于舒适体位。患侧的手臂于胸前与对侧交叉，置于有衬垫的托手板上或屈曲固定于面前。对侧手臂放在普通的臂板上，垂直于手术床或稍微偏向头侧。两腿之间垫垫巾。下方的腿略弯曲，并保证所有受压部位都有足够的填充物填充。然后用 3英寸的胶带分别在肩、臀部、膝盖以上的腿部水平将患者固定于手术床上。然后检查固定的稳定性，因为在手

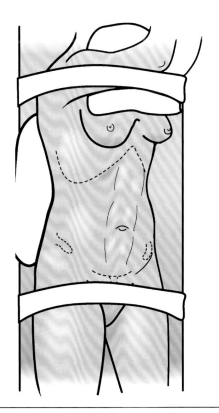

图 10.4　肾切除时的改良侧卧位。进行远端输尿管切除时，患者被固定在手术台上，术中可能需要旋转手术台变换为仰卧位。（From Bishoff JT，Kavoussi LR. Atlas of laparoscopic urologic surgery. Philadelphia；Elsevier；2007.）

术过程中往往需要重新调整手术床的位置。

3. 术前消毒范围应足够大，以满足可能中转行开

放手术。

4.建立手术入路及气腹可参见第6章。一般采用四套管针的经腹腔入路、可视套管内芯和0°镜头。套管的位置主要由患者的体型（图10.5）决定，如肥胖患者套管位置往往需要横向调整。直视下经在正中线脐上2横指的位置置入一个10～12 mm套管。右利手术者在进行左肾手术时，应将第二个10～12 mm套管置于脐水平腹直肌外缘，或者距摄像头套管一手宽的位置。通常先行放置偏正中线的套管，这样可以通过可视套管内芯观察腹直肌前、后鞘。在腹正中线脐和剑突之间放置一个5 mm套管，第四个套管通常选择10～12 mm，放置在脐与耻骨之间，以避免压迫膀胱。

5.右利手术者在行右肾手术时，于腹正中线脐上2横指放置一个10～12 mm套管。第二个10～12 mm

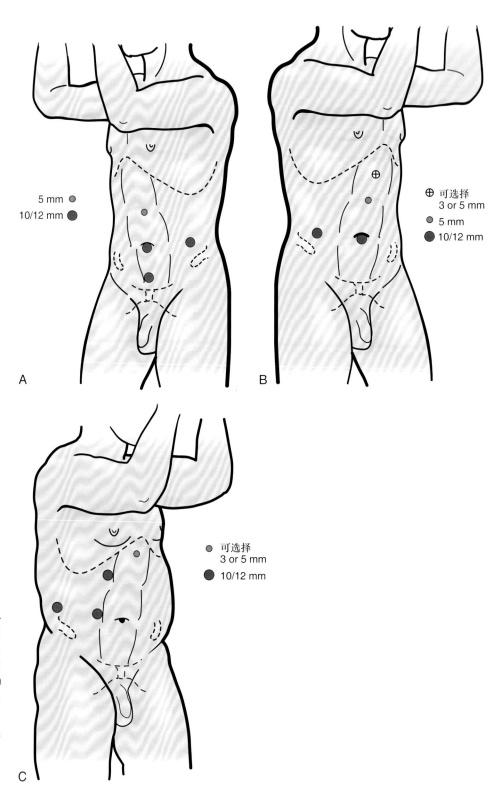

图10.5　腹腔镜肾输尿管切除术在（A）右侧病变和（B）左侧病变上的穿刺套管位置。对于肥胖患者，套管位置类似，但横向移位，如（C）中所示，展示了右侧病变的肥胖患者穿刺套管位置。（From Bishoff JT，Kavoussi LR. Atlas of laparoscopic urologic surgery. Philadelphia：Elsevier；2007.）

套管置于腹直肌外缘脐水平，或者距摄像头套管一手宽的位置。通常先行放置偏正中线的套管，这样可以通过可视套管内芯观察腹直肌前、后鞘。在腹正中线脐和剑突之间放置一个 5 mm 套管，也可以在剑突下放置另一个 5 mm 套管来牵引肝。

6. 对于肥胖患者，取改良侧卧位时，因腹部赘肉会明显移位而导致经脐穿刺套管进入腹腔的实际位置位于腹正中线的下方，远离腹膜后间隙。因此，在肥胖患者中，所有套管均需侧方移动。

7. 在肾切除术时，摄像头放置在脐部通道，外科医师通过上腹正中和外侧的通道进行操作（图 10.6）。肾切除完成后，利用脐与耻骨之间 10～12 mm 套管进行远端输尿管切除和膀胱袖口状切除，而通过上腹正中通道牵引输尿管。肾和输尿管近端游离步骤与腹腔镜根治性肾切除术相同，不同的是并不离断输尿管。我们将简要回顾这些步骤，但请参考腹腔镜肾根治术一章（第 8 章）以获取此步骤的更多细节。

8. 游离结肠：使用腹腔镜下剪刀、超声刀或双极电刀沿 Toldt 线切开后腹膜，游离结肠，并将其推向中线：右侧至主动脉水平或左侧至腔静脉水平（图 10.7）。在向内游离结肠时，术者应注意小心操作，避免穿破或损伤后方的大网膜。

9. 切除右肾时，切口自结肠肝曲至髂血管水平。而切除左肾时，头侧起自结肠脾曲。离断肾结肠韧带，更加充分地游离结肠，远离肾下极。完整保留 Gerota 筋膜在侧方的附着，防止在切断肾门后肾坠向中线。

10. 肾切除：游离结肠后，可于肾下极内侧找到中段输尿管，将其抬起并于肿瘤下方夹闭（但不切断），继续向肾门方向游离。如果术前已明确或怀疑为浸润性输尿管肿瘤，应切除较大范围的肿瘤周围组织（图 10.8）。沿输尿管向头侧分离至肾门。

11. 肾门的切除与任何微创技术（minimally invasive surgery，MIS）下的肾切除手术相似。首先，用镜下的血管切割器切断肾动脉（图 10.9），然后是肾静脉。肾门处也可以集束切断，但通常避免肾动静脉重叠，以保证其切割位置不同。然后在 Gerota 筋膜外完全游离肾。

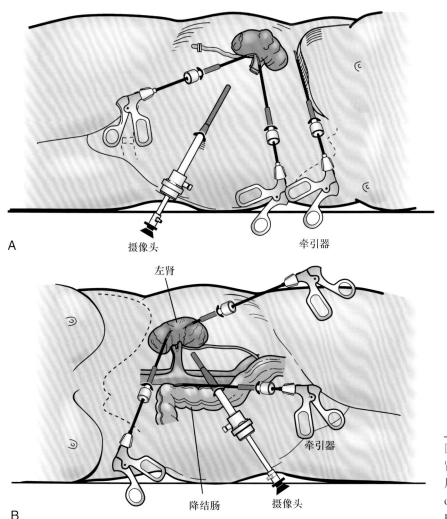

右肾

A 摄像头 牵引器

左肾

B 降结肠 摄像头

图 10.6 （A）右肾输尿管切除术和（B）左肾输尿管切除术的肾切除部分的穿刺套管应用实例。（From Bishoff JT, Kavoussi LR. Atlas of laparoscopic urologic surgery. Philadelphia：Elsevier；2007.）

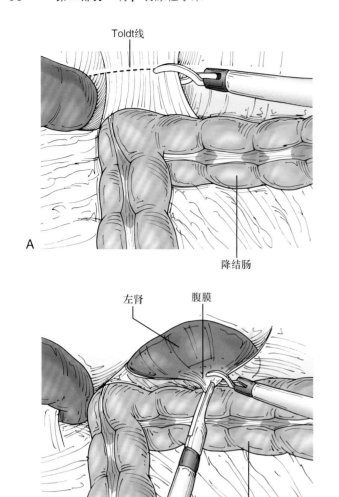

图 10.7　游离结肠。（**A**）切开 Toldt 白线；（**B**）将结肠推向中线。（From Laparoscopic surgery of the kidney. In：Campbell-Walsh urology，10th ed. St. Louis：Elsevier；2012：1628-1669.e7.）

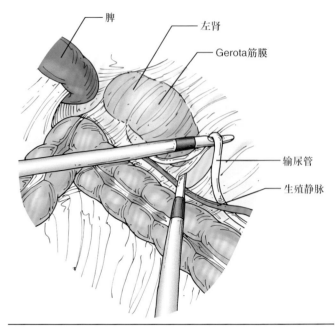

图 10.8　近端输尿管的识别和解剖。（From Laparoscopic surgery of the kidney. In：Campbell-Walsh urology，10th ed. St. Louis：Elsevier；2012：1628-1669.e7.）

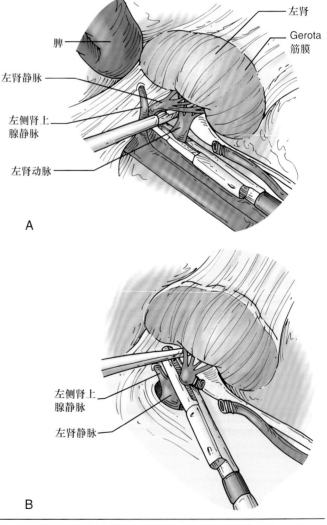

图 10.9　结扎肾蒂：（**A**）结扎肾动脉和（**B**）结扎肾静脉。（From Campbell-Walsh urology，10th ed. St. Louis：Elsevier；2012：1628-1669.e7.）

12. 切除远端输尿管：在之前的步骤中，已经夹闭肿瘤远端的输尿管，防止在处理肾的过程中造成肿瘤细胞向下尿路迁移种植。切开髂血管水平的腹膜，并继续向内下方扩大到脐正中韧带，完全暴露输尿管（图 10.10）。此时，改用外侧通道和下腹正中通道进行切除。为了帮助牵拉输尿管，可以将一根带有缝线的直针自腹壁穿入，然后从抬高的输尿管下方穿过后再从前腹壁穿出（图 10.11）。另一种方法是应用止血夹将输尿管周围组织固定在侧腹膜。还可以通过上腹正中通道置入无损伤抓钳用于牵拉输尿管。尽可能向远端游离输尿管，以保证切除尽可能多的肿瘤周围组织。环形分离输尿管，同时向头侧轻牵输尿管以更好地暴露输尿管血管及周围组织，并用超声刀或双极电刀向膀胱方向小心分离。如有需要可以切断男性的输精管和女性的子宫圆韧带，以利于游离远端输尿管。在输

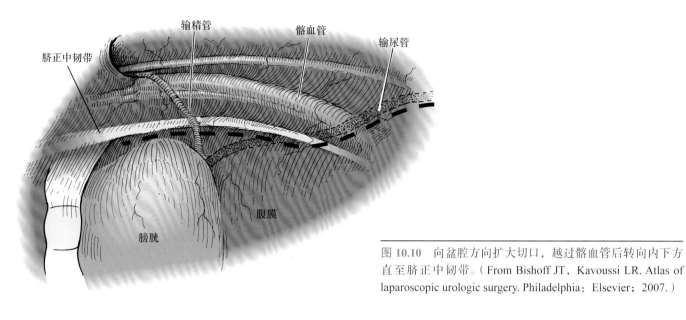

图 10.10　向盆腔方向扩大切口，越过髂血管后转向内下方直至脐正中韧带。(From Bishoff JT，Kavoussi LR. Atlas of laparoscopic urologic surgery. Philadelphia：Elsevier；2007.)

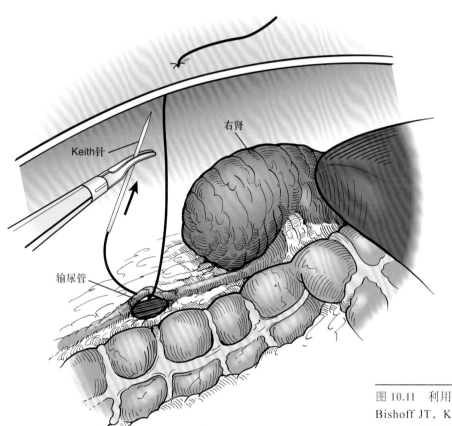

图 10.11　利用直针和缝线提起输尿管，帮助分离。(From Bishoff JT，Kavoussi LR. Atlas of laparoscopic urologic surgery. Philadelphia：Elsevier；2007.)

尿管进入膀胱之前会跨过膀胱上动脉。膀胱上动脉可以作为一个接近膀胱的标志，应用血管夹或其他止血技术控制。如果未预先处理，膀胱上动脉出血处理比较麻烦。当输尿管进入膀胱，环形解剖输尿管至壁内段。远端输尿管和膀胱袖口状的切除方式取决于外科医师的习惯和肿瘤的位置。位于输尿管膀胱连接处的肿瘤最好采用开放性切除的方法，而位于肾和近端输尿管的肿瘤可以在腹腔镜下完成远端输尿管的切除。

13. 取出标本：当肾和输尿管完全游离后，将标本置于肝或脾上方，然后装入腹腔镜标本袋中（图 10.12）。当肾输尿管切除术完成后，通过延长中线或外侧的穿刺点扩大切口将标本完整移除。将扩大的切口闭合后，应将腹腔再次充气，检查标本取出切口是否包裹相邻肠道，并评估切口闭合完整性。

14. 如果选择开放性远端输尿管切除术，应尽可能地游离输尿管，且标本取出切口应在利于充分暴露远

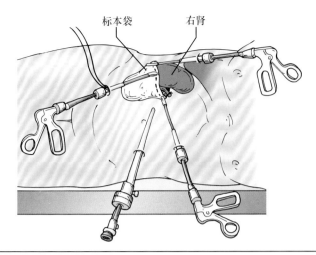

图 10.12　取出标本。(From Laparoscopic surgery of the kidney. In：Campbell-Walsh urology，10th ed. St. Louis：Elsevier；2012：1628-1669.e7.)

端输尿管的位置上。尽可能将远端输尿管向膀胱处游离，有利于随后的手术操作。

15. 手术结束时，通过套管放置一个自吸式引流管，通过 Carter-Thomason 技术关闭 10 ~ 12 mm 的穿刺套管口，并在气腹放空后固定。

手辅助腹腔镜肾输尿管切除术

手辅助腹腔镜肾输尿管切除术（hand-assisted laparoscopic nephroureterectomy，HALNU）具有明显的优势，既可以方便牵引，也可以用于标本取出。如果需要，也可改行开放性膀胱袖口状切除术。

右侧：穿刺套管位置与单纯腹腔镜肾输尿管切除术基本相同，手辅助切口能够容纳外科医师的手进入（图 10.13）。Gibson 切口和中线切口都可以用于右侧的手辅助切口。如果使用中线切口，则应根据患者身高和外科医师的舒适度将其穿过脐部或绕过脐部。我们通常先放置手辅助装置，然后充气，再放置好其他的套管。在凝胶手辅助装置放置后，临时将一个 10 ~ 12 mm 的套管直接插入凝胶装置进行充气（图 10.14）。在成功地放置第一个套管后，移除手辅助装置中的套管。

在肾切除术完成后，患者改为深 Trendelenburg 体位（头低仰卧位）。手旋转进入盆腔，注意远端输尿管。摄像头需要转移到更下方的套管内，而扶持摄像头的助手需移动到患者的对侧。外科医师和扶持摄像头的助手都可以站在手术床尾端，面对共同的监视屏，这样可以避免定向偏差。对于一位右利手的外科医师，当输尿管被解剖到膀胱袖口时，右手通常用来操作腹腔镜器械。左手在体内，允许多方向的牵引输尿管，直到输尿管被游离到膀胱。

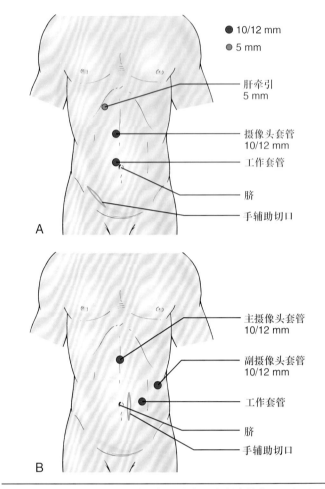

图 10.13　手辅助腹腔镜肾输尿管切除术的穿刺套管位置。（**A**）右侧；（**B**）左侧。右侧手术也可以使用脐中线切口做手辅助切口（未图示）。（From Raman JD，Scherr DS：Management of patients with upper urinary tract transitional cell carcinoma. Nat Clin Pract Urol 2007；4：432-443.）

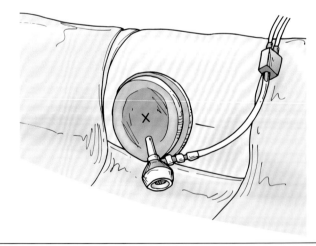

图 10.14　仅置入凝胶手辅助装置施行手辅助腹腔镜肾输尿管切除术

与 Gibson 切口潜在的不便利操作相比，使用中线切口，外科医师的手可以更方便地解剖和牵引远端输尿管。如果有必要，也可以延长中线切口行开放性远端输尿管切除术。

左侧：使用与右侧所述的相同方式放置手辅助装置，中线切口作为手辅助切口。一个 10 ~ 12 mm 的套管可以放置在脐水平与在锁骨中线交汇上，但应避免与手辅助套管位置发生冲突（图 10.13）。

手辅助套管用于右侧 HALNU 中描述的类似操作。手辅助切口更利于暴露术野，便于行开放性远端输尿管切除术。通常使用 2-0 聚二氧六环酮缝线（PDS）进行手辅助切口的筋膜闭合。

机器人辅助腹腔镜肾输尿管切除术

随着机器人技术在手术中的应用，尤其在骨盆手术中，使得机器人辅助腹腔镜肾输尿管切除术越来越受到欢迎。RANU 促进了 LAD，及在盆腔中进行分离和缝合。单纯 LNU 和 RANU 的套管定位和操作技术是相似的。现在有很多穿刺套管放置方案，但都可能导致套管位置重新分配，甚至需脱离和重新锁定机器人。然而，一些穿刺套管配置已经允许单个机器人对接以使用达·芬奇 Si（Intuitive Surgical Inc，Sunnyvale，CA）和 Xi 完成整个腹部手术，而无须重新定位摄像头或重新锁定机器人。

对于 Si，在脐部水平腹直肌外侧放置一个 10 ~ 12 mm 的摄像头套管（图 10.15）。然后放置三个 8 mm 机器人手臂：①沿同侧腹直肌旁线到摄像头套管的距离为一个手的宽度，肋缘下方 2 横指；②同侧髂前上棘头侧 2 横指；③耻骨中线上，脐与耻骨中间。最后一个 10 ~ 12 mm 辅助套管位于脐上中线处。

对于 Xi，8 mm 摄像头套管位于腹直肌的外侧，脐上 2 横指（图 10.15）。然后放置三个 8 mm 机器人手臂：①在腹直肌旁线的同侧髂前上棘水平；②在同侧上象限，摄像头套管头侧，距肋缘 2 横指；③在摄像头套管和髂前上棘水平连线中间位置，也应放置在相同的腹直肌旁线上。辅助臂是一个 10 ~ 12 mm 的辅助套管，位于脐上中线位置。

对于右侧病变的患者，在剑突下另外放置一个 5 mm 的套管作为肝牵引器。

联合应用腹腔镜与机器人肾输尿管切除术

有些外科医师应用腹腔镜对患者进行肾切除手术，并用机器人进行远端输尿管切除术。这种方法结合了腹腔镜的优势，可以快速完成肾切除术，并利用机器人的优势进行细节处理，快速进行盆腔内缝合。除了 8 mm 机器人套管放置在工作臂的位置，其他套管放置位置类似于单纯腹腔镜肾输尿管切除术。

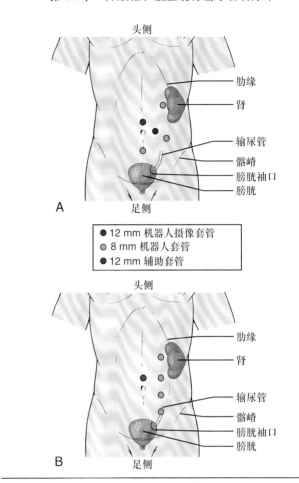

图 10.15　用于达·芬奇 Si（A）和达·芬奇 Xi（B）的机器人辅助腹腔镜肾输尿管切除术的穿刺套管位置。（From Patel MN, Abou-mohamed A, Hemal A. Does transition from the da Vinci Si to Xi robotic platform impact single-docking technique for robot-assisted laparoscopic nephroureterectomy? BJU Int 2015；116（6）：990-994.）

腹膜后腹腔镜入路

腹膜后腹腔镜下肾切除术已经得到了广泛的认可，特别是在腹腔镜下根治性肾切除术和机器人辅助肾部分切除术中。虽然此入路具有快速进入肾蒂的优势，但肾输尿管切除术通常需要充足的操作空间，后腹腔的空间是有限的。这是一种不太常见的手术入路，在本章中没有重点讨论。有兴趣的读者请参考文献。

远端输尿管切除术

对于处理远端输尿管和膀胱袖口的最佳方法仍然存在争议，特别是在微创入路的选择上。没有任何方案在围术期或肿瘤学结果方面具有较大优势。因此，外科医师的偏好决定了如何进行远端输尿管和膀胱袖口状切除。如前所述，膀胱袖口状切除完整切除同侧全程输尿管以降低局部复发率仍是治疗的金标准。在某些情况下，开放性远端输尿管切除术和膀胱袖状切除术仍在使用，并且在处理较大的远端输尿管肿瘤时被认为是最可靠的方法。与膀胱外和经膀胱袖口状切除术相比，内镜处理远端输尿管的膀胱内复发率更高。因此，内镜方法更适合于低级别、近端输尿管和肾盂疾病。许多研究还表明，非膀胱袖口状切除的膀胱外横切术切缘阳性的风险较高，不适合远端输尿管疾病。

开放性切除

开放性远端输尿管切除术被认为是进行肾输尿管切除术时控制远端输尿管疾病的金标准。因此，许多进行 LNU 的外科医师选择采用开放性远端输尿管切除术和膀胱袖口状切除术，使用中线或 Gibson 切口取出标本。为了增加通用性，中线切口选取较低的位置，HALNU 的手辅助装置切口可以同时作为取出部位和行远端输尿管切除术的通道，并且可以通过膀胱内或更常见的膀胱外袖口状切除行远端输尿管切除术。为达到此目的，可能需要向下延长切口。

膀胱内切除

此方法可以与任意肾切除术方法一起使用（图 10.16）。

1. 在游离肾和近端输尿管结束时，将患者置于仰卧位。做一个低中线切口，分开腹直肌筋膜，并拓展 Retzius 空间。

2. 向膀胱内注满无菌生理盐水或水，留置两个 2-0 缝合线，并在缝合线之间纵向打开膀胱。使用吸引器

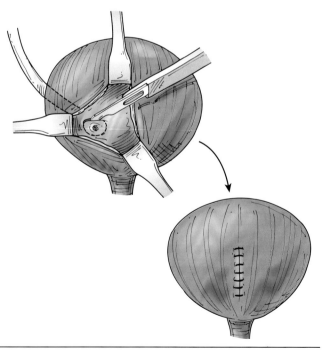

图 10.16　开放性膀胱内远端输尿管切除术。（From Laparoscopic surgery of the kidney. In：Campbell-Walsh urology，10th ed. St. Louis：Elsevier；2012：1628-1669.e7.）

抽吸残余尿液，注意不要将尿液溢出切口。一些学者主张在切开膀胱前预先膀胱内注入丝裂霉素，从理论上减少肿瘤细胞随尿液溢出的可能性。

3. 应用 "bladder blade" 牵引器向下牵拉膀胱顶部，将输尿管导管插入目标输尿管口，并使用 3-0 丝线通过 8 字缝合的方法将其固定。这种固定输尿管导管的操作将允许施加牵引力。

4. 在输尿管入口处使用电刀切割出一个半径为 5 ～ 10 mm 的圆形膀胱黏膜。用剪刀或电刀分离输尿管，直到剥离到输尿管口，从而完成对整个输尿管的分离。然后通过中线切口整块取出标本。

5. 将膀胱后壁分两层缝合：首先用 2-0 可吸收的缝线缝合浆膜和肌肉，然后用 3-0 可吸收缝线对膀胱黏膜进行缝合。

6. 以类似的方式缝合膀胱前面的切口。切口旁留置盆腔引流管。

膀胱外切除

以下介绍的方法可以与肾切除术的其他方法联合使用（图 10.17）：

1. 患者置于仰卧位，行小中线切口或 Gibson 切口并钝性建立腹膜后 Retzius 空间。

2. 游离腹膜覆盖的髂血管，识别、分离出越过髂总动脉的输尿管。将输尿管（带或不带有同侧肾）拉入切口。

3. 以标准方式游离盆腔输尿管直到膀胱，向前旋转膀胱，这样容易暴露后外侧输尿管入口处。在输尿管入口处牵引缝合有助于旋转膀胱。通常，需要结扎膀胱上动脉来更好地暴露视野并增加膀胱的移动度。

4. 使用电刀将输尿管从逼尿肌和 Waldeyer 鞘连接处以环形方式分离。继续分离输尿管入口直到膀胱黏膜完全呈膨隆状。

5. 排空膀胱，切除输尿管口并保留 5 ～ 10 mm 的膀胱黏膜作为袖口。预先放置两根留置缝线，可用于缝合膀胱；这样做将有助于拉紧、缝合膀胱，同时也可作为视野中的标记。

6. 用 3-0 号可吸收缝线缝合膀胱黏膜，逼尿肌和浆膜用 2-0 号可吸收缝线缝合。

腹腔镜途径

不保留膀胱袖口的膀胱外横切术

此种术式可在开放性手术或腹腔镜下进行，但更常见于后者。在进行肾切除术和输尿管切除术时，将输尿管游离到膀胱后侧壁水平，可以识别出输尿管膀

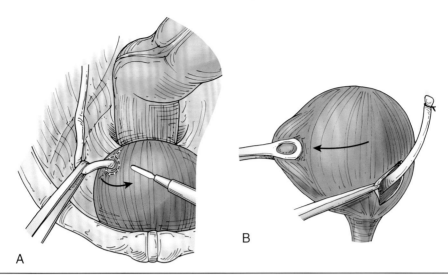

图 10.17 开放性膀胱外远端输尿管切除术。(**A**)切开输尿管入口处(Incising the ureteral insertion.);(**B**)分离周围组织。(From Laparoscopic surgery of the kidney. In:Campbell-Walsh urology, 10th ed. St. Louis:Elsevier;2012:1628-1669.e7.)

胱连接处的逼尿肌纤维。牵引输尿管,尽可能靠近膀胱结扎输尿管(图 10.18)。或者,可用夹子或吻合器结扎远端输尿管。切断输尿管,保留膀胱壁内段输尿管和输尿管口。然后,调整患者体位,并通过腹腔镜烧灼和切除,消融膀胱袖口和输尿管壁内段。对于一些进行姑息性治疗患者,可以省略消融步骤,但金标准应该包括膀胱袖口组织以及相应区域的切除和消融。

保留膀胱袖口的膀胱外横切术

完成腹腔镜下肾切除术后,尽可能地在远端完成输尿管切除术。将夹子放在输尿管远端并在输尿管上保持稳定的牵引力,以便于向膀胱方向游离输尿管。

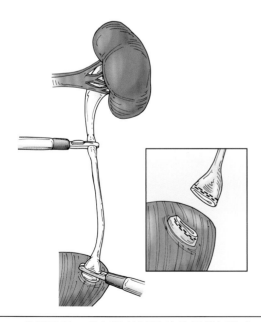

图 10.18 非膀胱袖口状切除的膀胱外输尿管切除术。(From Graham SD, Keane TE, Glenn JF. Glenn's urologic surgery. Philadelphia:Lippincott Williams & Wilkins;2010.)

在输尿管膀胱入口处切开膀胱。在膀胱内,沿着输尿管环形游离。注意避免过度切除和损坏对侧输尿管口。当膀胱袖口完全从后入路切除并缝合膀胱后,将输尿管分离。腹腔镜下闭合方式取决于外科医师缝合技术的个人习惯。我们通常使用倒刺缝线双层闭合缝合。也可以在腹腔镜下使用 3-0 号缝线闭合一层或两层。对于腹腔镜手术经验较少的外科医师而言,单纯使用腹腔镜操作的输尿管切除术和膀胱闭合术是有困难的。利用机器人手术可以减少大部分困难。尽管机器人手术将导致器材费用增加,但这也提高了临床应用 MIS 方法进行肾输尿管切除术的可行性。

如前所述,一些外科医师通过单纯腹腔镜方法进行了肾切除术和近端输尿管切除术,然后使用相同的腹腔镜套管进行机器人远端输尿管切除术和膀胱袖口状切除术。这种组合方式具有腹腔镜手术的围术期益处,可以自由、快速移动肾,并且允许在没有额外套管或重新定位的情况下获得在盆腔中机械手臂缝合的益处。

经膀胱袖口状切除

已经描述了两种利于远端输尿管切除术的方法,包括腹腔镜套管经膀胱放置,并且通过 10 ～ 12 mm 套管放置切除镜。当执行 HALNU 时,已经描述了"单套管"技术,但单纯 LNU 方式需要采用"双套管"技术。这些并不是常用的技术,本章不再进一步讨论。外科医师可以查看文献以了解有关这些技术的更多信息。

内镜切除

经尿道输尿管切除术(拉出术)

该技术不适用于远端或中段输尿管肿瘤,适用于不适合行内镜治疗的大体积、低级别的肾盂肿瘤。

1. 在进行肾切除术之前，将患者置于截石位。将输尿管导管或球囊闭塞输尿管导管置于患侧肾的肾盂起始部。

2. 使用 Colin 刀，围着输尿管口环形切割膀胱（输尿管导管就位），直至见到膀胱外脂肪（图 10.19）。

3. 为了便于游离，在输尿管导管中插入超硬导丝，可以给输尿管提供张力利于游离输尿管。在切除结束后取出输尿管导管。

4. 或者，可以使用电切环切除输尿管口和膀胱壁内段的输尿管，直至见到膀胱外脂肪（图 10.20）。使用此种方法切割输尿管时，无须输尿管导管引导。

5. 插入导尿管，减少尿液从破孔处漏入膀胱周围。

6. 变换体位，行肾切除术，并沿着输尿管向下游离到盆腔。游离远端输尿管时牵拉输尿管，最终将输尿管从膀胱周围组织中拉出，即称为"拉出术"。过度牵拉能撕断输尿管，这种情况需要追加一个盆腔切口，取出输尿管残端。膀胱无须即刻缝合，留置尿道导尿管引流可使其愈合。

输尿管套叠术（剥脱术）

这项技术不适用于远端或中段输尿管肿瘤，并且如文献中所述，最适用于不适行内镜治疗的大体积、低度恶性的肾盂肿瘤（图 10.21）。

1. 在肾切除术之前，在内镜下将输尿管导管插入肾盂。在女性患者中，在侧卧位行膀胱镜检查更灵活；然而，对于男性和非常肥胖的女性患者可能需要在截石位行膀胱镜检查。

2. 变换体位，行肾切除术，并在膀胱附近结扎输尿管。

3. 切断远端输尿管到结扎处（结扎线和输尿管导管尖端之间），并取出肾和近端输尿管。

4. 从远端输尿管开口处拉出 2～4 cm 的输尿管导管，将其折叠在输尿管外。用丝线将导管固定在输尿管上。缝合切口后将患者置于截石位。

5. 置入电切镜，使用电切环或 Colin 刀沿着输尿管口切割至可见膀胱外脂肪。

6. 牵拉输尿管导管取出套叠的远端输尿管残端。过度牵拉输尿管导尿可能撕断输尿管或导致输尿管导管钩住的盆腔血管组织撕裂。膀胱无须即刻缝合，留

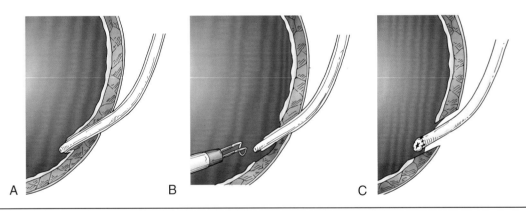

图 10.19　经尿道远端输尿管切除技术。（From de la Rosette JJMCH，Gill IS. Laparoscopic urologic surgery in malignancies. Heidelberg，Germany：Springer Science & Business Media；2005.）

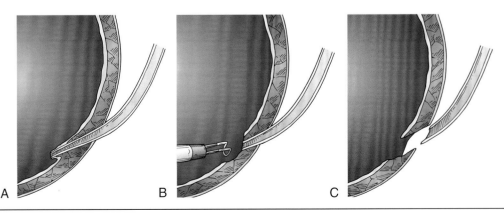

图 10.20　采用拉出术的经尿道远端输尿管切除术。（From de la Rosette JJMCH，Gill IS. Laparoscopic urologic surgery in malignancies. Heidelberg，Germany：Springer Science & Business Media；2005.）

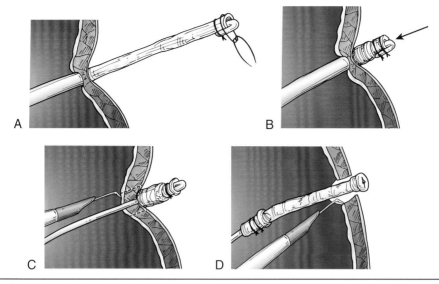

图 10.21　输尿管远端的套叠和剥离技术。（From de la Rosette JJMCH，Gill IS. Laparoscopic urologic surgery in malignancies. Springer Science & Business Media；2005.）

置尿道导尿管引流可使其愈合。

输尿管开窗术

1. 在肾切除术之前或之后，在膀胱镜下将输尿管扩张球囊插入患侧输尿管，通过输尿管膀胱壁内段后打气至 1 个大气压。

2. 接下来应用电切镜上的 Colin 刀，沿着球囊扩张的输尿管 12 点钟方向，切开整个输尿管膀胱壁内段（图 10.22）。

3. 使用滚球，电凝输尿管的边缘和管内表面。

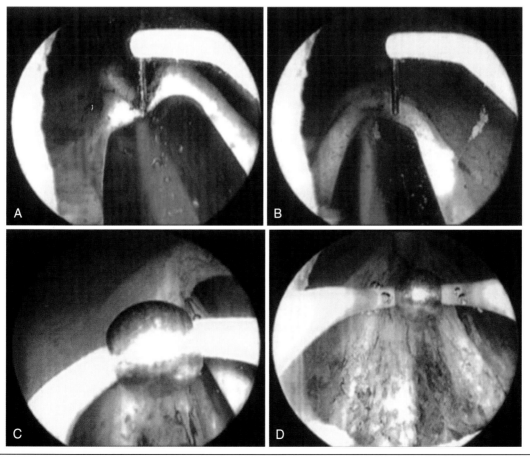

图 10.22　用于远端输尿管的输尿管开窗术。（From Shalhav AL，Elbahnasy AM，McDougall EM，et al. Laparoscopic nephroureter-ectomy for upper tract transitional-cell cancer：technical aspects. J Endourol 1998；12：345-353.）

4. 如果在肾切除术和非膀胱袖口状切除的膀胱外输尿管横切术后，再行输尿管开窗术，可以使用电切镜的滚球来电凝膀胱壁内段的输尿管，直到遇到结扎的输尿管边缘。

术后护理

术后保留膀胱周围闭式引流 1 ～ 3 天，直至引流液量减少后可拔除。无论采取何种方式处理远端输尿管和膀胱，术后均需留置 Foley 导管 7 ～ 14 天。拔除尿管前常规复查膀胱造影，以确认膀胱切口完全闭合；然而，是否行这一检查取决于外科医师和患者情况。

拓展阅读

Lucca I, Leow JJ, Shariat SF, Chang SL. Diagnosis and management of upper tract urothelial carcinoma. *Hematol Oncol Clin North Am.* 2015;29:271-288.

Patel MN, Aboumohamed A, Hemal A. Does transition from the da Vinci Si ®to Xi robotic platform impact single-docking technique for robot-assisted laparoscopic nephroureterectomy? *BJU Int.* 2015;n/a–n/a.

Roscigno M, Brausi M, Heidenreich A, et al. Lymphadenectomy at the time of nephroureterectomy for upper tract urothelial cancer. *Eur Urol.* 2011;60:776-783.

Simone G, Papalia R, Guaglianone S, et al. Laparoscopic versus open nephroureterectomy: perioperative and oncologic outcomes from a randomised prospective study. *Eur Urol.* 2009;56:520-526.

Xylinas E, Rink M, Cha EK, et al. Impact of distal ureter management on oncologic outcomes following radical nephroureterectomy for upper tract urothelial carcinoma. *Eur Urol.* 2014;65:210-217.

下腔静脉瘤栓取栓术 第 11 章

Michael L. Blute Sr.， Brant A. Inman， Francisco J. Gelpi

（贾　光　译　倪少滨　审校）

多种腹膜后肿瘤都可导致肾静脉瘤栓：从肾静脉延伸至下腔静脉，包括向头侧移行至右心房。在儿童中，下腔静脉（inferior vena cava，IVC）瘤栓的潜在来源包括 Wilm 瘤、肾透明细胞肉瘤、肾上腺皮质癌和神经母细胞瘤；而成人中，肾盂尿路上皮癌、淋巴瘤、腹膜后肉瘤、嗜铬细胞瘤和血管平滑肌脂肪瘤均是 IVC 瘤栓的潜在来源。然而，肾细胞癌（renal cell carcinoma，RCC）是静脉瘤栓最常见的病因，约 18% 的 RCC 合并静脉瘤栓（其中 36% 的病例伴有 IVC 瘤栓，累及肾静脉起始至右心房水平）。

IVC 瘤栓有两种组成成分：癌性瘤栓（血凝块中含有肿瘤细胞）和非癌性瘤栓（血凝块中不含有肿瘤细胞）。前者因引起静脉内血流动力学的改变而促进后者的形成。正确辨别两种瘤栓成分是手术处理 IVC 瘤栓的关键依据。

IVC 瘤栓的处理因潜在肿瘤而变得复杂。由于伴发 IVC 瘤栓的肿瘤通常恶性程度高，因而是否处理伴发肿瘤也是 IVC 瘤栓治疗中需要考虑的问题。在肾癌伴发 IVC 瘤栓病例中，10% 局部淋巴结阳性，25% 伴有转移，而 50% 存在肾周脂肪浸润。因此，几乎所有此类患者在腔静脉瘤栓取栓术时，应同时行根治性肾切除术加局部淋巴结清扫。

术前准备

肺动脉栓塞、抗凝治疗和 IVC 滤器

肾肿瘤患者由于肿瘤引起血液高凝状态和潜在静脉血栓形成而增加肺动脉栓塞的风险。我们推荐一旦发现癌性瘤栓即刻行肝素或低分子量肝素抗凝而非香豆素（coumadin）抗凝。尽管支持上述治疗的文献有限，我们依然认为术前抗凝有如下优点：①减少肺动脉栓塞；②癌性瘤栓体积缩小；③预防和（或）缩小非癌性瘤栓。临时性安置肾上 IVC 滤器是另一种选择，但由于存在对侧和肝静脉栓塞以及促进血栓形成的风险，及置入滤器将影响下一步的 IVC 瘤栓取出术，因此我们

不推荐安置肾上 IVC 滤器。对于 II～IV 级瘤栓，即刻手术会导致术中血栓脱落和内部血栓生长，我们推荐术前行经食管超声检查（transesophageal echography，TEE）。

术前动脉栓塞

在大约 1/3 病例中，瘤栓存在由肾动脉或者主动脉自身发出的独立血供。阻断瘤栓血供有助于缩小瘤栓体积，有时可避免旁路手术和（或）游离肝。腔静脉瘤栓在以下情况时应考虑动脉栓塞：①栓子侵入 IVC；②肝内或肝上瘤栓且无法立即切除；③合并肾出血；④拟行深低温停循环并同时检查冠状动脉。动脉栓塞至腔静脉瘤栓取栓术的最佳间隔尚无定论。理论上，血管造影存在医源性肺动脉栓塞的可能，而实际上发生率较低。同时，动脉栓塞可引起严重的缺血相关肋胁部疼痛和肿瘤溶解综合征。

术前会诊

对于不经常处理 IVC 和主动脉的泌尿外科医师，在治疗 II～III 级瘤栓时应请血管外科医师协助进行处理腔静脉及血管重建。对于 III～IV 级瘤栓，术前必须请心胸外科医师会诊，因为有可能涉及纵隔切口以进行血管分流和瘤栓取出手术。对于 II～IV 级瘤栓因可能行术中 TEE，需请心脏科或心脏麻醉科医师会诊。

瘤栓分级

传统上，IVC 瘤栓根据栓子的范围来分类和处置（表 11.1，图 11.1）。由于核磁共振成像（MRI）为非侵入性检查并可避免由经皮腔静脉血管造影而引起血栓形成，因此 MRI 可能是检测瘤栓的最佳选择。现代三维计算机断层扫描（CT）重建血管成像也能取得满意效果。虽然，根据瘤栓分级对临床中绝大多数患者适用，但并未涉及肾下 IVC 中的非癌性瘤栓，而此类瘤栓对疾病的治疗同样较为重要。

非癌性瘤栓分组

此项分组是由美国梅奥医学中心制定，它是对瘤栓

表 11.1　传统腔静脉瘤栓分级和治疗

瘤栓级别	RCC 中发病率	所占比例	瘤栓上级范围	瘤栓治疗
0	12%	65%	肾静脉内	根治性肾切除术
Ⅰ	2%	10%	距肾静脉开口 2 cm 内	挤压 IVC，IVC 部分阻断，肾静脉开口腔静脉切开取栓术
Ⅱ	3%	15%	肝静脉下	IVC 完全游离 / 阻断，肝下腔静脉切开取栓术
Ⅲ	1%	5%	肝静脉和膈之间	完全阻断：阻断肝上 IVC，肝下腔静脉切开取栓术 部分阻断：静脉-静脉旁路分流，肝下腔静脉切开取栓术
Ⅳ	1%	5%	膈以上	深低温停循环，肝下腔静脉切开、右心房切开取栓术

From Blute ML，Leibovich BC，Lohse CM，Cheville JC，Zincke H. The Mayo Clinic experience with surgical management，complications and outcome for patients with renal cell carcinoma and venous tumour thrombus. BJU Int. 2004；94：33-41.

表 11.2　梅奥医学中心下腔静脉瘤栓分组

梅奥瘤栓分组	RCC 中发病率	所占比例	非癌性瘤栓	IVC 特殊处置
A	17%	90%	无	无
B	< 1%	1%	髂静脉水平或以下	肾下 IVC 滤器（如 Greenfield）
C	1%	5%	肾下，可与癌性瘤栓分离	腔静脉夹阻断肾下 IVC
D	0.5%	4%	肾下 IVC，与癌性瘤栓混合	肾下 IVC 切除

From Blute ML，Leibovich BC，Lohse CM，Cheville JC，Zincke H. The Mayo Clinic experience with surgical management，complications and outcome for patients with renal cell carcinoma and venous tumour thrombus. BJU Int. 2004；94：33-41.

分级的补充，有助于术中决定术式（表 11.2，图 11.2）。该分组的关键是涵盖了非癌性瘤栓的位置及范围及其对 IVC 的处理。

Ⅰ 级腔静脉瘤栓取栓术

Ⅰ 级腔静脉瘤栓是部分闭塞、非黏附性的，不需要广泛的 IVC 切除或者旁路手术。这类瘤栓延伸至 IVC 很短，因此，通常将其按照 0 级瘤栓的方式处理：牵拉至肾静脉内。选择合适形状的血管钳包绕住瘤栓，离断肾及肾静脉，然后用 4-0 Prolene 缝线缝合腔静脉缺损。这样，外科医师就可以根据个人习惯及对肿瘤栓塞的关注在取栓之前或之后进行肾游离。

取经腹正中线或腹侧肋下缘切口，放置自动开腹钩，牵开结肠及十二指肠（右侧肿瘤），分离腹侧肾前间隙，暴露大血管。尽量避免过分游离肾静脉或 IVC，于腹主动脉和腔静脉之间寻找肾动脉，以 2-0 丝线或大血管夹结扎，这是减少出血和其他并发症的关键步骤。

在肾周筋膜外轻柔游离肾，游离输尿管，在肾静脉上下水平分离 IVC（图 11.3）。识别对侧肾静脉置血管吊带（vessel loop），然后分别于肾上和肾下 IVC 置血管吊带。这些血管吊带可通过短的（3 ～ 6 英寸）红色橡胶导管作为 Rummel 止血带。我们推荐使用此种止血带而不是血管夹，因为它们适形性更好，而且不易挤压或折断瘤栓。绝大多数 Ⅰ 级瘤栓不需要如此控制血管，但对于瘤栓级别不确定或者影像学资料并非近期时应该审慎施行。尽可能由头侧开始，用手轻轻阻断 IVC，应用 Rummel 止血带关闭肾下 IVC、对侧肾静脉及肾上 IVC。手挤压肾静脉注入 IVC 处，用 C 形萨氏（Satinsky）血管钳由侧方向中央部分阻断 IVC。在阻断前确认瘤栓完全定位于血管钳内。触摸检查 IVC 以确定其他可能瘤栓。备吸引器和两枚纱布棒在必要时压迫 IVC。于肾静脉周围置入开腹纱以吸收开放肾静脉时可能逃逸的肿瘤细胞。使用手术刀或细尖剪刀弧形切开肾静脉开口，小心不要过多切开 IVC 或者切进瘤栓。

轻轻沿肾静脉完整拉出瘤栓（图 11.4）。肾静脉残端和瘤栓周围纱布填塞以丝线绷带妥善固定，这有助于预防肿瘤播散。游离肾，切除前再次结扎肾动脉。

检查 IVC 是否残留瘤栓，腔内注入肝素生理盐水（100 U/ml）以便于观察。用带有 BB 血管针的 4-0 Prolene 缝线连续缝合 IVC 切口（图 11.5）。打结前请麻醉医师应用气道正压，促使肾下 IVC 关闭，打开萨氏血管夹。在系紧缝线前由 IVC 切口释放 5 ～ 10 ml 血液以排出瘤栓残留部分。行右局部淋巴结清扫术。蒸馏水充分冲洗创腔，留置闭式负压引流管监测术后出血。

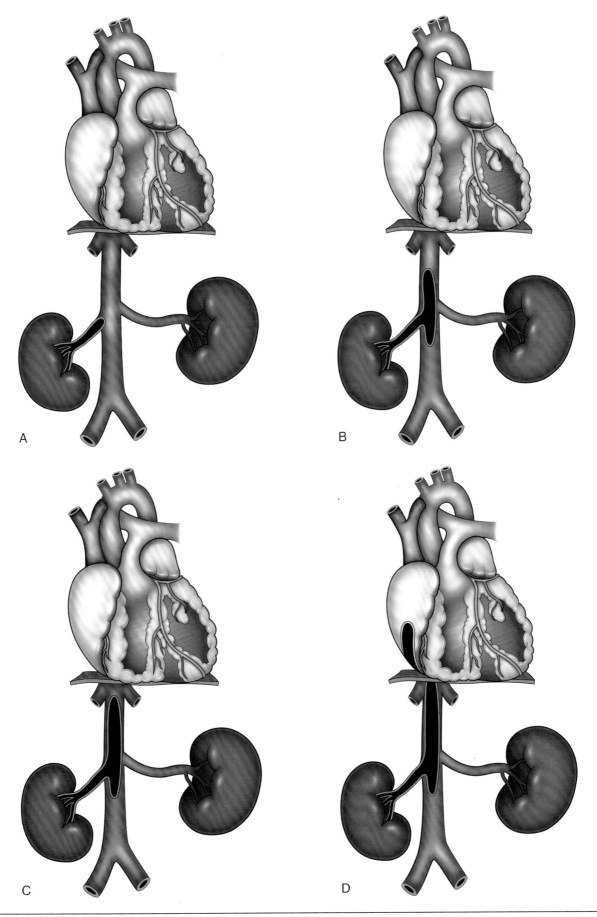

图 11.1　肿瘤瘤栓分级（From Montie JE. Inferior vena cava tumor thrombus.［1990］. In：Montie JE，Pontes JE，Bukowski RM，eds. Clinical management of renal cell cancer. St. Louis：Mosby-Year Book.）

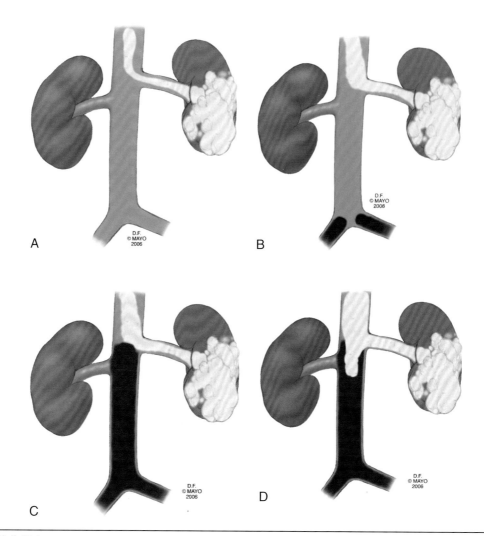

图 11.2　非癌性瘤栓分组（By permission of Mayo Foundation for Medical Education and Research. All rights reserved. In：Blute ML，et al.［2007］. Results of inferior vena caval interruption by Greenfield filter，ligation or resection during radical nephrectomy and tumor thrombectomy. J Urol. 2007；178：440-445.）

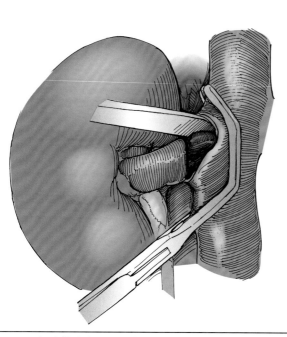

图 11.3　Ⅰ级腔静脉瘤栓取栓术。游离输尿管，分离 IVC

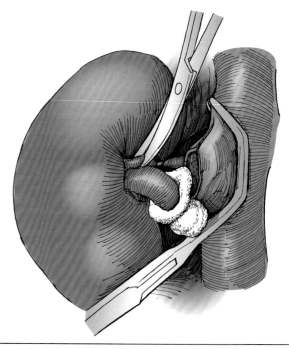

图 11.4　Ⅰ级腔静脉瘤栓取栓术。牵拉瘤栓

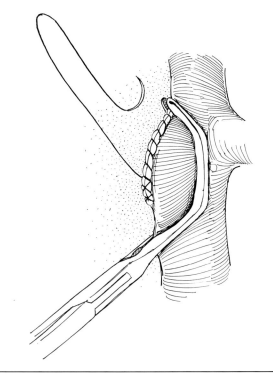

图 11.5　Ⅰ级腔静脉瘤栓取栓术。关闭下腔静脉缺损

Ⅱ级腔静脉瘤栓取栓术

　　Ⅱ级腔静脉瘤栓通常需要充分游离 IVC，需要结扎离断腰静脉及分支以便能够控制瘤栓的远近端。多数情况下并不需要血管旁路。显露左侧瘤栓相对更加困难，因为 IVC 最好的入路应该从右侧腹膜后，而肾肿瘤最好的入路应该从左侧。此时，左侧结肠和右侧结肠需要充分游离以便于显露，因此，经腹正中线及 V 形切口是最佳入路。

　　取肋缘下 V 形切口，游离结肠，显露左肾前间隙，寻找结扎肾动脉。处理左侧肿瘤，如有必要可结扎离断肾上腺静脉、腰静脉和生殖静脉等肾静脉分支。这些静脉通常扩张、较脆，并且偶尔含有瘤栓，这些瘤栓通常为非癌性的，但也有癌性的（如可疑可行冰冻切片）。于肾周筋膜外游离肾，离断输尿管。如之前未这样操作过，可游离右半结肠和小肠，行科赫尔手法（Kocher maneuver），暴露右肾前间隙，显露大血管。仔细将 IVC 与肝及其属支游离，在 IVC 前面结扎右生殖静脉。（注意：游离 IVC 时，术者应进行局部淋巴结清扫。只需很少时间即可完整切除 IVC 脂肪淋巴组织，这样可大大节省整体手术时间）按以下顺序控制血管：①结扎肾动脉；②阻断肾下 IVC；③阻断肾静脉；④阻断肾上 IVC；⑤结扎至尾状叶的肝静脉属支（也可暴露 2 ～ 3 cm 肝下 IVC）（图 11.6）。术者可选择阻断对侧肾动脉以防止静脉阻断后肾充血。这种情况对左侧

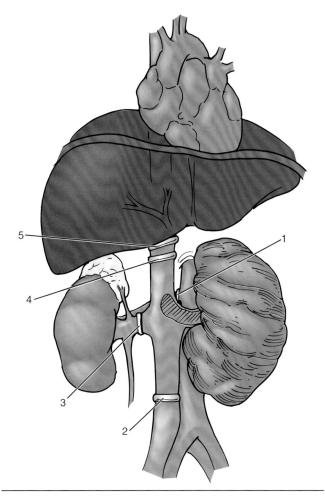

图 11.6　Ⅱ级腔静脉瘤栓取栓术。控制血管

影响较大，因为右肾静脉阻断时属支分流血液并不明显。控制血管时操作必须非常轻柔，以防瘤栓脱落。应结扎离断腰静脉。阻断血管之前，一些学者会应用肝素（0.5 mg/kg）预防阻断相关的血栓并发症。

　　下一步，弧形切开左肾静脉开口处，应用尖头（Potts）剪刀在 IVC 前面向上剪开延长切口（图 11.7）。用 Penfield 解剖器仔细将瘤栓从 IVC 中剥离出来。此时，腰静脉出血会对手术带来影响，必要时应该结扎或缝扎。完整切除瘤栓和肾，肝素生理盐水冲洗 IVC，检查内膜是否存在腔静脉浸润，活检或切除可疑区域。IVC 管腔缩窄至术前大约 50% 是安全且无并发症的。

　　4-0 Prolene 缝线连续缝合 IVC 切口（图 11.8）。在系紧缝线前由 IVC 切口释放 5 ～ 10 ml 血液以排出瘤栓残留或空气。解除对侧肾动脉夹，然后解除肾上 IVC 夹，行局部淋巴结清扫术。留置闭式负压引流管监测术后出血。

Ⅲ～Ⅳ级下腔静脉瘤栓取栓术：经腹入路

　　肝内瘤栓的准确鉴别和入路都是非常具有挑战性

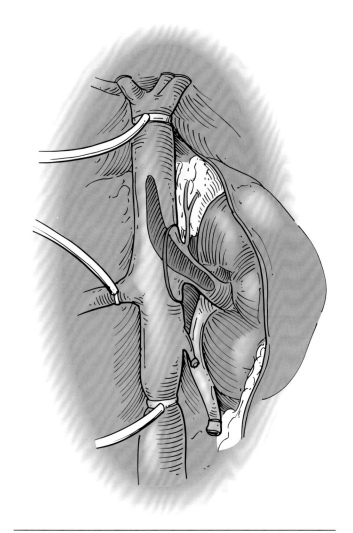

图 11.7　Ⅱ级腔静脉瘤栓取栓术。从 IVC 中取出瘤栓

的（这一级的瘤栓显露 IVC 有一定难度）。单一的治疗方案往往是不适用的，通常需要根据术前或术中的影像制订个性化的方案。

我们常用经腹正中线切口来处理Ⅲ～Ⅳ级瘤栓，也可用 V 形加"T"形延长切口（即胸骨切开术）。手术室应配备深低温停循环设备以备旁路手术使用。还应有术中 TEE 以检测瘤栓上方范围及监测瘤栓脱落或血栓形成。TEE 还能评价心脏功能，这样使麻醉医师更容易调控患者血流动力学。

制订Ⅲ级瘤栓取栓的手术方案关键是选择经腹入路径完全游离肝，还是经胸腹联合切口进行旁路分流手术。而采取何种术式只能在术中肾动脉结扎、肝游离和 IVC 显露后，再根据术中情况来评估决定。IVC 阻断最理想的是可在肝静脉下，因为肝静脉回流是影响手术的重要因素。部分阻塞、漂浮游离瘤栓的患者（经 TEE 检查）无法耐受肝上钳夹，而需要行旁路手术。相反，完全阻塞瘤栓往往形成广泛的侧支循环，因此能更好地耐受阻断。有时，Ⅳ级瘤栓也能通过横膈切口挤压进腹腔，然后在腹腔内手术。术中出血和低血压能导致肿瘤无法完整切除，这往往带来致命性的后果。因此良好控制 IVC 血供非常关键，而且并不会为手术增加风险。下腔静脉手术旁路技术将在随后章节中进行讨论。

如同前面章节显露肾和大血管，结扎肾动脉。轻轻切开肝下 IVC，游离肝下 IVC 和对侧肾静脉置 Rummel 止血带（图 11.9）。由结扎离断肝圆韧带开始游离肝。肝圆韧带是左脐静脉闭锁遗迹，位于镰状韧带下方游离缘（图 11.10）。电凝离断镰状韧带至肝上缘，此处镰状韧带向右向冠状韧带移行，向左向左三角韧带移行。电

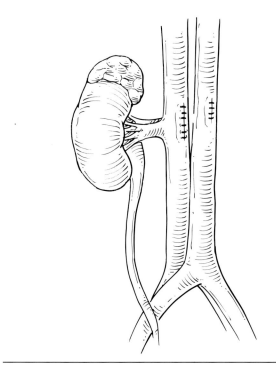

图 11.8　Ⅱ级腔静脉瘤栓取栓术。关闭腔静脉缺损

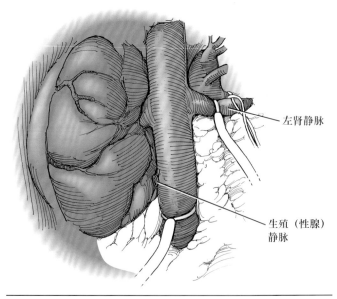

左肾静脉

生殖（性腺）静脉

图 11.9　Ⅲ～Ⅳ级腔静脉瘤栓取栓术。放置止血带

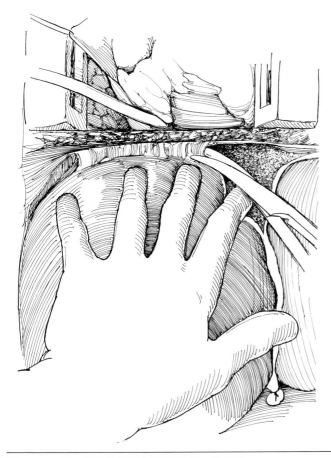

图 11.10　Ⅲ～Ⅳ级腔静脉瘤栓取栓术。游离肝

刀或剪刀离断冠状韧带前层，注意不要损伤肝或 IVC，IVC 位于肝裸区镰状韧带下方。继续沿肝右缘冠状韧带前层分离右三角韧带（冠状韧带前后两层融合形成），右三角韧带也需要分离。冠状韧带后层连接肝与膈，将其游离可完全游离肝右叶至 IVC 上端。

在前方游离左三角韧带，离断左三角韧带后方至 IVC，完全游离肝（图 11.11）。至此肝右叶可安全地轻

轻地转向中线，这样可以从肝面评估 IVC。对于左肾肿瘤，需要离断膈与脾之间韧带，将脾转向中线而避免损伤胰腺。

游离显露肝面与 IVC 前面之间的平面（此处可请肝外科医师辅助）（图 11.12）。该平面含有肝静脉属支，其分为上下两组。上组最为重要，它内含左、中、右肝静脉，是肝主要的血液流出道，因而不能离断。瘤栓可延伸进这些静脉，所以必须在取栓过程中仔细探查并清理瘤栓。这三支静脉阻塞会引起布-加综合征。下组肝静脉（又名副肝静脉）主要收集尾状叶血流（收集小部分右叶血流），因此可以安全离断。2-0 号丝线结扎副肝静脉，显露肝与 IVC 之间平面。此外，2-0 号丝线结扎腰静脉，显露 IVC 与后腹壁间间隙。至此，IVC 充分游离。

打开部分小网膜，Rummel 止血带环绕肝门（含有肝静脉、肝总动脉、胆总管）。如 IVC 在主要的肝静

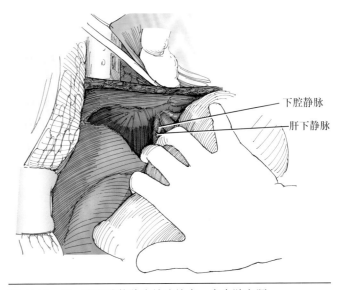

图 11.11　Ⅲ～Ⅳ级腔静脉瘤栓取栓术。完全游离肝

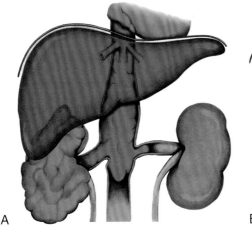

A

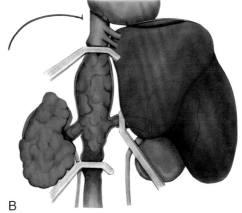

B

图 11.12　Ⅲ～Ⅳ级腔静脉瘤栓取栓术。显露肝面和 IVC 前面之间的平面。（From Ciancio G，Livingstone AS，Soloway M：Surgical management of renal cell carcinoma with tumor thrombus in the renal and inferior vena cava: the University of Miami experience in using liver transplantation techniques. Eur Urol. 2007；51：988-995.）

脉上方阻断，阻断肝门（又名 Pringle 手法）可预防大量失血（图 11.13）。于肝静脉水平阻断 IVC 的同时阻断肝门，称为完全肝血管阻断。如 IVC 在主要肝静脉下方阻断而副肝静脉已结扎，那么肝门阻断也可不必。常温下，肝门阻断不应超过 60 分钟。因可能导致缺血性肝损伤及门静脉血栓，缺血最好控制在 20 分钟之内。肝门阻断另一并发症是脾充血，以及由于脾静脉（通常汇入门静脉）回流引起脾破裂。

使用 TEE 确定肿瘤和瘤栓切除的可行性，充分评估术中解剖（图 11.14）。如瘤栓位于肝静脉下或可挤压到肝静脉下，则通常不需要旁路手术。如瘤栓侵及肝静脉或延伸至肝静脉上方，通常需要旁路手术。阻断肝及瘤栓上方，观察患者血流动力学超过 2 ～ 5 分钟。阻断肝上 IVC 将减少 60% 心脏前负荷，增加 80% 外周血管阻力，增加 50% 心率，降低 40% 心排血量和 10% ～ 20% 的平均动脉压。如果心排血量降低超过 50% 或平均动脉

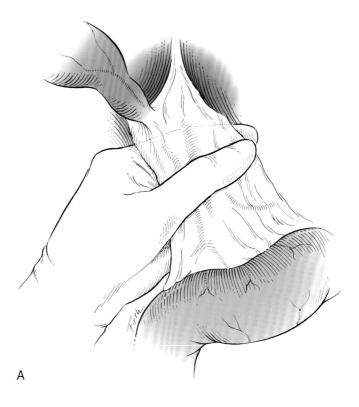

A

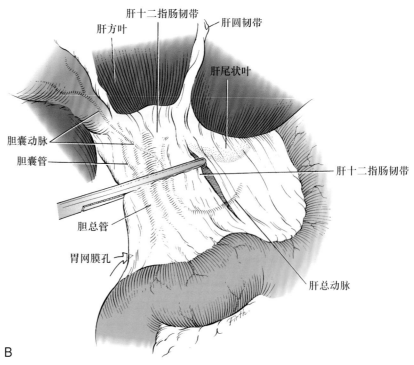

B

图 11.13　Ⅲ～Ⅳ级腔静脉瘤栓取栓术。（From Asensio J，Trunkey D：Current Therapy of Trauma and Surgical Critical Care. Philadelphia，Mosby，2008.）

子辅助清除 IVC 黏附瘤栓。如瘤栓超出视野，可用 20 F Foley 导管作为栓子切除导管。如无法刮除侵及 IVC 的瘤栓，累及的 IVC 应完全或部分切除并重建。深低温停循环期间，可用膀胱镜观察肝静脉和肝上 IVC，这样可使腔静脉切口更小。与 II 级瘤栓取出术相同，缝合 IVC 切口。复位肝韧带预防肝扭转。行局部淋巴结清扫，置密闭负压引流。建议术后进入 ICU 病房。

III～IV 级腔静脉瘤栓取栓术：经胸腹联合入路

无法经腹取出的 III 级瘤栓和绝大多数 IV 瘤栓需经胸腹联合切口处理。三种切口可供选择：①胸腹切口；② V 形切口加胸骨切开；③中线切口加胸骨切开（图 11.15）。我们采用中线切口加胸骨切开。应请心胸外科医师参加手术。腹部手术同上述经腹路径处理相同。腹部手术完成后，请胸外科医师进行胸骨切开术。

打开心包，显露心脏右侧（图 11.16）。一旦胸骨切开后，游离肝和 IVC 就会更加容易。因此，如果旁路手术术前指征明确，游离肝前应行胸骨切开术。

旁路手术血液循环技术将在后面介绍。弧形切开肾静脉开口，向上延长切口，取出瘤栓。通常右心房切开术有助于取出肝上瘤栓。缝合心房和 IVC（图 11.17）。患者脱离旁路循环，留置胸导管及腹腔闭式负压引流管。复位肝韧带预防肝扭转。行局部淋巴结清扫。建议术后进入 ICU 病房。

下腔静脉手术中的旁路分流技术

静脉旁路手术无疑大大增加了 IVC 瘤栓取栓术的难度和时间，然而旁路分流却是手术安全成功的关键，必要时应该使用。静脉旁路手术适应证包括：① IVC

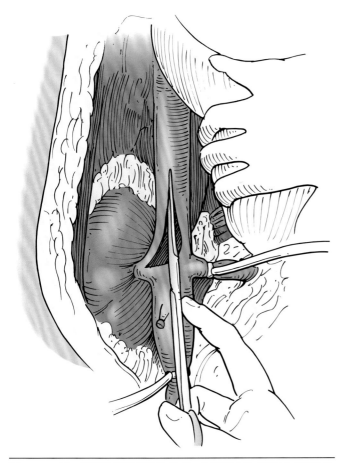

图 11.14　III～IV 级腔静脉瘤栓取栓术。判断肿瘤和瘤栓的可切除性

压降低超过 30%，则患者无法耐受肝上 IVC 阻断。此时可考虑旁路手术（我们推荐）或阻断腹主动脉。

如阻断 IVC 试验可以耐受而且取栓可在 30 分钟内完成，那么经腹手术是安全的。依次阻断肾下 IVC、对侧肾静脉、肝门和肝上 IVC。对于左侧肿瘤，右肾动脉阻断应先于右肾静脉，因为右肾静脉不存在良好的侧支循环。弧形切开右肾静脉开口，向上延长切口至肝下 IVC。切口应足够大以确保所有瘤栓取出，仔细检查 IVC 内膜。切除瘤栓和肾。使用 Penfield 剥离

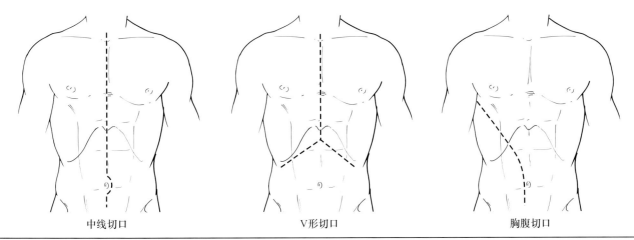

中线切口　　　　V 形切口　　　　胸腹切口

图 11.15　III～IV 级腔静脉瘤栓取栓术。胸腹联合入路切口

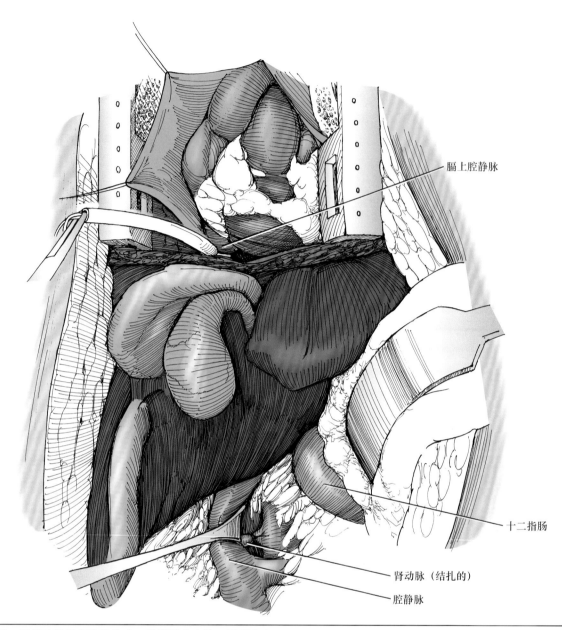

膈上腔静脉

十二指肠

肾动脉（结扎的）

腔静脉

图 11.16　Ⅲ～Ⅳ级腔静脉瘤栓取栓术。胸腹联合入路。显露右心

阻断试验导致严重低血压；②术前心功能不全；③对侧肾功能不全；④术前肝功能障碍；⑤术前门静脉高压；⑥术中难以控制大出血。

静脉-静脉旁路分流

　　对于 IVC 瘤栓，静脉-静脉旁路分流（veno-venous bypass，VVB）是损伤最小的静脉旁路技术，即下方肾静脉血流借助静脉泵转流至心脏。VVB 无须开胸手术，这是相对于传统心肺旁路手术的主要优势。肾下管路可通过两种方式置入：经皮股静脉或者术中直接在 IVC 分岔上方置入。IVC 内置管时，管路前端应尽量远离瘤栓以免瘤栓脱落（造成大面积肺动脉栓塞）及肿瘤细胞播散。回心端管路安置也可通过如下途径安置：经皮颈内静脉、臂 / 腋静脉短路、直接术中经由

右心房。VVB 的优点之一是不需要完全肝素化，而缺点是不阻断肋间和腰动脉（肋间和腰静脉），这会在腔静脉切开时导致大出血。应用 VVB 禁忌证包括：①心房瘤栓无法完整挤入 IVC；②髂静脉和肾下 IVC 中有大量的非癌性瘤栓；③存在布-加综合征。

　　对于经皮 VVB，应用 Seldinger 技术将 8 ～ 18 F 肝素化的动脉导管置入颈内静脉中（图 11.18）。股静脉插入 6 cm 18 G 空针，置入导丝，扩张通道（需切开皮肤），置入 14 ～ 20 F 肝素化的动脉导管进入髂总静脉，使用肝素化管路将灌注泵与所有管道连接。门静脉也可置入 20 F 管路，将其中血液引流至灌注泵，但这往往并不需要。游离肾和 IVC，当所有血管阻断和准备取栓时，开启灌注泵。旁路循环启动中行取栓术，结扎出血的腰静脉和肋间静脉。当取栓术和 IVC 修补

切开术。肾下 IVC 置入 20 F 导管，远离瘤栓，右心房置入 14 ~ 20 F 导管（图 11.19）。阻断肾下 IVC、肾静脉、门静脉和肾上 IVC，开始旁路循环。尽快取出瘤栓。

伴或不伴深低温停循环的心肺旁路分流

心肺旁路分流（cardiopulmonary bypass，CPB）可伴或不伴深低温停循环。深低温停循环的 CPB 包括心脏停搏，使患者体温降至 16 ~ 18℃，引流全身血液。尽管创伤很大，深低温停循环还是有很多优势。第一，它适用于阻断瘤栓无法挤出心包。第二，不需要阻断主动脉或门静脉以及结扎腰静脉和肝静脉，因为这些静脉内暂时无血供。但血管损伤则必须处理，因为一旦患者脱离旁路循环，这些血管还会出血。第三，没有血流可以更好地探查 IVC 和肝静脉，这有助于完整切除瘤栓。第四，血栓形成风险降低。第五，瘤栓切除时间可在 60 分钟内完成（最好在 40 分钟内完成），而无旁路分流阻断 IVC 只能限制在 30 分钟内。CPB 并

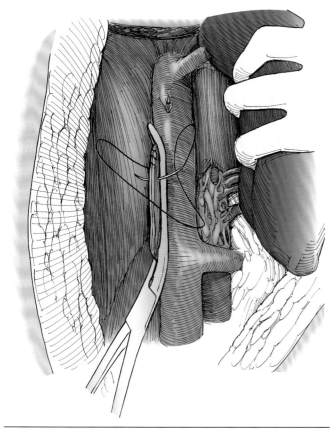

图 11.17　Ⅲ ~ Ⅳ级腔静脉瘤栓取栓术。胸腹联合入路。关闭心房和 IVC

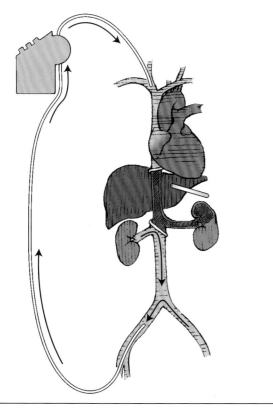

图 11.18　经皮 VVB

结束时，解除血管阻断，顺序同阻断时相同。

开放性 VVB 先游离肾和 IVC，再游离肝，后行胸骨

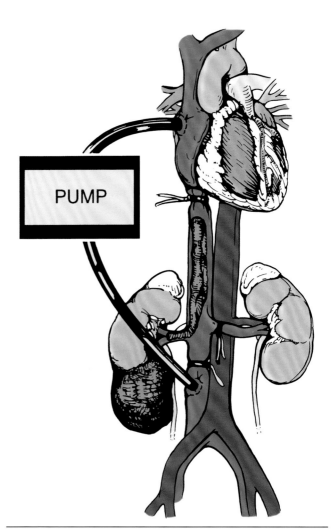

图 11.19　开放性 VVB。（From Wein AJ，et al. Campbell-Walsh Urology，10th ed. Philadelphia：Saunders；2012.）

发症比较凶险，相关内容在围术期并发症中阐述。

深低温停循环CPB应游离肾、IVC和肝。请胸外科医师行开胸手术。打开心包，暴露心脏和血管。分别在肾下IVC和右心房置入肝素化导管收集静脉血，置导管于主动脉弓作为血液流出道（图11.20）。肝素化患者开始旁路循环。阻断主动脉给予停搏液。降低再循环血液温度至10～14℃，降低患者体温15～30分钟使体内温度达16～18℃。术中行脑电图观察大脑是否充分冷却。停止灌注泵，将95%患者血液置于灌注泵储液器中。尽快实施瘤栓取栓术，仔细结扎所有可能出血点。如患者并发冠心病，应同时行冠脉旁路分流。如果手术时间超过预期，血流缓慢注入以灌注主要器官或应用逆行脑灌注。

IVC和右心房修补后，立刻从储液器中重新输注复温血液，重启CPB。当患者体温升至37℃超过30～45分钟时，给予止血处置。一旦心脏恢复泵血，停止旁路，取出导管，给予硫酸鱼精蛋白。凝血功能障碍比较常见，因而常规备新鲜冰冻血浆、血小板和红细胞。置入胸腔引流管和腹腔闭式负压引流管。

下腔静脉补片、置换及阻断

腔静脉成形术

如果IVC静脉壁切除残留静脉周长小于原来50%，则需要行腔静脉成形术以预防IVC狭窄和瘤栓相关疾病。IVC成形材料包括自体和牛心包膜、聚四氟乙烯、胶原浸润的涤纶（collagen impregnated Dacron）和自体大隐静脉。尽管生殖静脉容易获取，但应尽量避免用于血管成形，因为其非常纤薄且易于形成动脉瘤样扩张。

准备的补片一般裁剪成卵圆形且应稍大于血管缺损（图11.21）。使用双侧带有BB血管针的5-0聚丙烯纺织纤维缝线缝合补片。保持较小规则针距，避免补片边缘内翻而造成血栓。一些学者喜欢先缝合缺损边角，然后由各个边角向中线连续缝合。这需要打四个结。补片也可置于缺损上，环形缝合，此时只需一个结。无论何种处理，原则上应避免接触（no-touch policy），以减少补片损伤，大量使用肝素生理盐水冲洗可使视野更清晰。系紧缝线前，松开下方IVC止血带，释放5～10 ml静脉血，在松开上方IVC止血带前排出空气瘤栓残留和血凝块。

腔静脉置换

如IVC需要环切或IVC缺损太大无法修补，则需要腔静脉置换。我们一般采用聚四氟乙烯移植物来置换IVC，其他选择还有螺旋隐静脉（spiraled saphenous vein）、股浅静脉和管状化的心包膜。IVC置换物直径应该是16～20 mm。较大直径的IVC移植物能大大降低移植物栓塞风险，但血液流速会相对降低。

游离肝，完全显露IVC（图11.22）。如果临床需

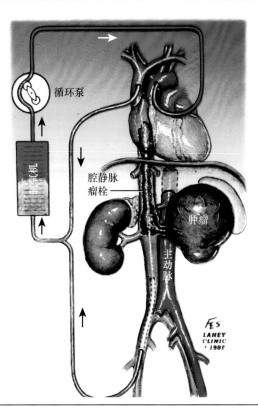

图 11.20 深低温心肺旁路分流。（The Lahey Clinic.）

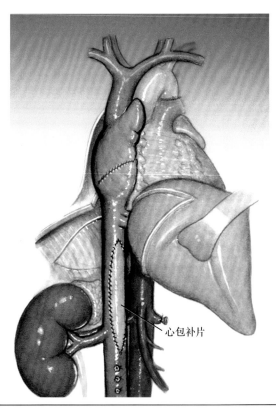

图 11.21 腔静脉成形术。（From Wein AJ，et al. Campbell-Walsh Urology，10th ed. Philadelphia；Saunders；2012.）

要应使用旁路分流，静脉内给予 5000 单位肝素。完整横断切除受累钳夹的 IVC。先吻合上端。阻断移植物，松开肝上 IVC 阻断，观察吻合效果。修剪移植物，使之应尽可能短，然后吻合 IVC 下端。打结之前，松开移植物阻断，由切口释放 5 ～ 10 ml 血液。再阻断移植物，松开肾下 IVC 阻断，释放 5 ～ 10 ml 血液。系紧线结，松开所有血管阻断。移植物周围置大网膜或腹膜后脂肪。尽可能恢复肝韧带位置，防止血管扭曲。

术后应给予静脉内低剂量肝素或一次少量低分子量肝素。恢复进食后，终身口服华法林，维持国际标准化比值在 2 ～ 3。

下腔静脉滤器和永久性阻断非癌性瘤栓

瘤栓取栓术时偶尔会遇到需要处理的肾下非癌性瘤栓（表 11.2，图 11.2）。对于盆腔内非癌性瘤栓（梅奥分组 B），应置入肾下腔静脉滤器（又名 Greenfield 滤器）（图 11.23）。

如非癌性瘤栓广泛侵及肾下 IVC（梅奥分组 C），应该选择永久性阻断 IVC（图 11.24）。对于此类病例，术中应加强 IVC 侧支静脉（例如腰静脉）的保护，因为这些静脉可引流受损的下腔静脉血流。如肾下 IVC 被非癌性瘤栓阻塞，而非癌性瘤栓与癌性瘤栓可以分离，最好的治疗往往是不切除 IVC 而永久性中断 IVC。因

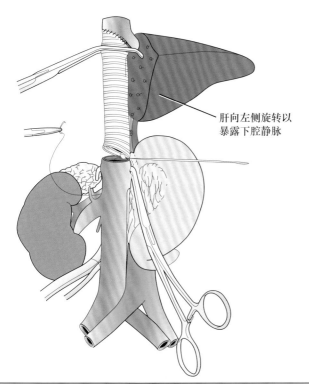

图 11.22　腔静脉置换。（From Bower TC，Nagorney DM，Toomey BJ，et al. Vena cava replacement for malignant disease：is there a role? Ann Vasc Surg. 1993；7：51-62，with permission.）

图中标注：肝向左侧旋转以暴露下腔静脉

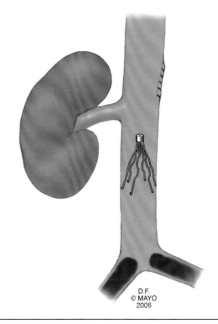

图 11.23　术中放置肾下腔静脉滤器。（By permission of Mayo Foundation for Medical Education and Research. All rights reserved. From Blute ML，et al. Results of inferior vena caval interruption by Greenfield filter，ligation or resection during radical nephrectomy and tumor thrombectomy. J Urol. 2007；178：440-445.）

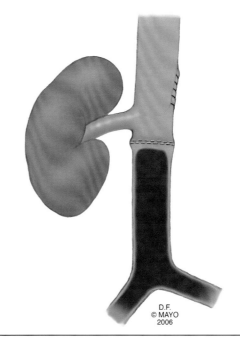

图 11.24　永久性下腔静脉阻断。（By permission of Mayo Foundation for Medical Education and Research. All rights reserved. From Blute ML，et al. Results of inferior vena caval interruption by Greenfield filter，ligation or resection during radical nephrectomy and tumor thrombectomy. J Urol. 2007；178：440-445.）

为试图完整切除广泛侵及的非癌性瘤栓多数情况无法完成，而且还会导致血管损伤。永久中断 IVC 方式包括锯齿状腔静脉夹（Adams-DeWeese 夹，Moretz 夹）、应用血管 GIA 吻合器交叉缝合、缝合术、缝扎术。锯齿状腔

静脉夹优势在于可通过部分 IVC 血流，而且操作便捷。应用 GIA 同样比较快捷简单。

如肾下 IVC 的非癌性瘤栓与逆向生长瘤栓混合时（梅奥分组 D），节段性切除 IVC 加永久性阻断 IVC 是治愈率可能性最高的治疗手段，因为不可能准确分离癌性和非癌性瘤栓并完整切除（图 11.25）。因此，我们推荐于对侧肾静脉开口以下切除 IVC。紧贴肾静脉注入 IVC 处切除与防止含瘤栓血流进入上端。最大限度保留腰静脉以保证良好的侧支循环。

围术期并发症

空气栓塞

右心和肺动脉空气栓塞是 IVC 手术一个严重并发症。空气栓塞可通过先开放下方 IVC 阻断由切口释放空气（血液），再去除上方 IVC 阻断。

急性肺栓塞

癌性和非癌性瘤栓可在术中形成栓子。在血管控

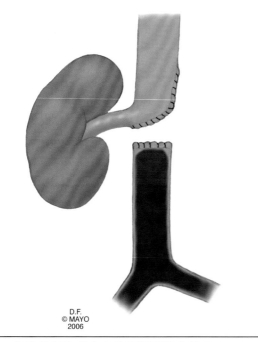

D.F.
© MAYO
2006

图 11.25　节段性切除并永久性阻断下腔静脉（By permission of Mayo Foundation for Medical Education and Research. All rights reserved. From Blute ML，et al. Results of inferior vena caval interruption by Greenfield filter，ligation or resection during radical nephrectomy and tumor thrombectomy. J Urol. 2007；178：440-445.）

制之前尽可能减少术中对肾和 IVC 的激惹，有助于减少此类并发症。对于盆腔非癌性瘤栓，术中尽早应用 Greenfield 滤器。如术中呼吸窘迫，应考虑立即开胸手术、肺动脉切开取出栓子。

大出血

术中和术后可能出现大出血。如果患者出现无法控制的大出血，而未进行旁路分流，应考虑阻断腹腔干以上腹主动脉，或者开始深低温停循环旁路。注意旁路分流会引起凝血功能障碍，可加重出血。出血时，新鲜冰冻血浆、血小板和红细胞悬液可以大量输注。对于肿瘤患者，血液回收机不推荐使用，因为会导致肿瘤细胞播散。

肝功能障碍

Ⅲ 或 Ⅳ 级瘤栓需要肝上 IVC 阻断和（或）旁路分流时，常常出现暂时性肝功能障碍，其表现为转氨酶和碱性磷酸酶升高。减少肝门阻断和肝缺血时间可降低肝功能损害。肝酶谱升高在术后 2～3 天达到峰值，随后缓慢降低。

器官缺血

心肌缺血在无旁路分流肝上 IVC 阻断患者中比较常见；术前心功能较差者最好行旁路分流。取栓期间还可导致肾和肠道缺血，术后检测肌酐水平。

拓展阅读

Blute ML, Boorjian SA, Leibovich BC, et al. Results of inferior vena caval interruption by Greenfield filter, ligation, or resection during radical nephrectomy and tumor thrombectomy. *J Urol.* 2007;178:440-445.

Blute ML, Leibovich BC, Lohse CM, Cheville JC, Zincke H. The Mayo Clinic experience with surgical management, complications and outcome for patients with renal cell carcinoma and venous tumour thrombus. *BJU Int.* 2004;94:33-41.

Boorjian SA, Sengupta S, Blute ML. Renal cell carcinoma: vena caval involvement. *BJU Int.* 2007;99:1239-1244.

Kaag MG, Toyen C, Russo P, et al. Radical nephrectomy with vena caval thrombectomy: a contemporary experience. *BJU Int.* 2010;107:1386-1393.

Schwartz MJ, Smith EB, Trost DW, Vaughan ED Jr. Renal artery embolization: clinical indications and experience from over 100 cases. *BJU Int.* 2007;99:881-886.

Smyrniotis V, Farantos C, Kostopanagiotou G, Arkadopoulos N. Vascular control during hepatectomy: review of methods and results. *World J Surg.* 2005;29:1384-1396.

腹腔镜肾切除术 第 12 章

Michael Ordon，Jaime Landman
（章　雷　译　曹晓明　王东文　审校）

腹腔镜根治性肾切除术已取代传统开放的手术方式，成为大多数肾细胞癌手术的首选。目前公认的适应证包括 T1-T3a 期病变，甚至是非常大的肿瘤（ > 20 cm）也可以被安全和有效地切除。合理的临床判断仍然是判定一个特定肿瘤合适的手术方式的主要依据。

本章主要介绍了经腹腔途径腹腔镜肾根治性切除术，并对后腹腔镜下单纯性肾切除术进行简要讨论。

术前注意事项

所有同意进行腹腔镜肾切除术的患者都应该了解该手术的获益、风险及潜在的并发症。腹腔镜肾切除术相关的术中并发症包括血管和内脏损伤以及腹腔镜手术失败。这些并发症可能需要中转开放手术，因此，术前患者应该同意可能的中转开放手术。手术室也应准备相关的开放手术器械，以备紧急中转开放手术。相关的术后并发症包括神经麻痹、横纹肌溶解、深静脉血栓形成和与气腹相关的心脏事件，这些情况术前必须与患者仔细沟通。术者应与患者充分沟通，以使患者对相关并发症发生的风险充分理解。例如，合并黄色肉芽肿性肾盂肾炎或有多次腹部手术史的患者，若计划行腹腔镜单纯肾切除术，他们应该认识到与普通患者相比他们有更高的并发症发生风险。

术前准备

患者在手术当日早晨入院，作者所在单位在腹腔镜肾手术前不进行任何特殊肠道准备。在切皮 1 小时内用头孢菌素预防感染通常就足够了。对于那些下肢深静脉血栓风险较高的患者，术前使用 5000 IU 肝素皮下注射；此外，建议所有患者使用下肢连续加压设备。

患者体位与防护

一般气管内麻醉诱导后，置入导尿管对膀胱进行减压，并可以观察尿量。正确的体位对于减少术后并发症发生的风险是非常重要的（图 12.1）。手术台铺凝

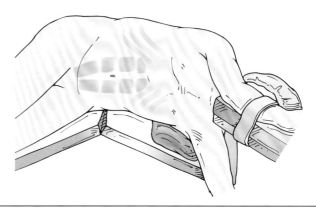

图 12.1　患者取半侧卧位，患侧肾朝上，手术床取折叠位（右侧定位图）

胶衬垫或保温毯，沿手术台纵轴移动患者直至其髂嵴对应手术台中央。患者取 70° 半侧卧位，患侧肾朝上。折叠手术床以增加髂前上棘到肋缘之间放置腹腔镜套管针的工作空间。患者下面的腿屈曲 90°，与上面的腿之间夹一个靠枕，上面的腿保持伸直。接着在腋窝到乳头水平放一个卷枕，卷枕不占用腋下空间，腋下是空的，以避免发生潜在的臂丛神经麻痹。同侧手臂横跨过躯干与下方的支撑臂分离，分别由靠枕固定。在支撑腿的外踝与腓骨头下小心放置衬垫以预防压迫性损伤。然后使用自粘带和 3 英寸的棉布胶带在肩膀、臀部和膝盖位置将患者固定于手术台上。这对于防止患者术中发生位置移动是非常重要的。

摆好患者体位，消毒术区后，手术单铺盖范围应从耻骨联合到剑突水平及从腋后线上方到锁骨中线的下方。如果考虑通过 Pfannenstiel 切口取出标本，相关区域需备皮，做好术前准备。

建立和调节气腹

一般有两种方式可以建立气腹。一种是使用 Veress 气腹针闭合式穿刺技术，另一种是开放式的 Hasson 技术。

当我们使用 Veress 气腹针闭合式穿刺前，应首先确定 Veress 气腹针是否可以正常使用。使用 15 cm 气腹针，于髂前上棘内上方两横指处建立气腹（图 12.2）。使用 11 号刀片切口皮肤，执 Veress 气腹针，

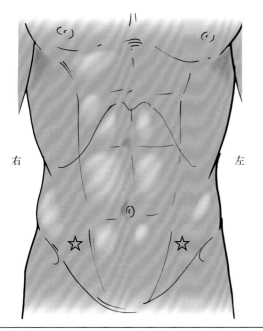

图 12.2　Veress 气腹针放置在髂前上棘内上方两横指处，这一位置是腹外斜肌腱膜与腹直肌外侧缘半月线交汇处。

尖端稍微偏向内下方插入。针插入时通常有 3 声"噗噗"声，但这完全取决于患者肌筋膜层的状态。接下来，气腹针应连接 10 ml 注射器，内有 3 ml 生理盐水，去除注射器内芯，让生理盐水在重力作用下进入腹腔。在确定没有血管和肠道损伤，且盐水能轻松流入腹腔情况下，将气腹管与针连接，起始低流量，预期压力应小于 10 mmHg。然后切换到高流量，直到压力达到 15 ～ 20 mmHg。一般仅仅是在放置穿刺器的过程中保持这种高压力状态，一般不超过 10 分钟。在接下来的步骤中将压力降低至 12 ～ 15 mmHg。由于新型无阀气腹机的出现，作者所在单位常规将气腹压力控制在 10 ～ 12 mmHg。

第一个穿刺器是一个 12 mm 的穿刺器，内置有 10 mm 0° 镜头的可视闭孔器，以旋转的方式进入，依次可以看到皮下组织、浅筋膜、深筋膜、腹膜外脂肪，最后是腹膜腔。进入腹腔后立即将镜头更换为 10 mm 30° 镜头，检查气腹针进入的位置是否有明显的损伤。

当使用开口 Hasson 技术时，于脐外上方做一个 2 cm 的横向切口，距肋缘约 3 指宽。分别横向切开筋膜和腹膜，宽度足以容纳术者的手指。确认进入腹膜腔后，无论是 Hasson 套管还是钝头球囊口（例如，带球囊尖端的钝头套管针，美国外科公司，Norwalk，CT 或 Kii 球囊钝头系统，Rancho Santa Margarita，CA）都是钝头向前通过切口。在放置套管帮助关闭切口之前，在前筋膜层可行水平褥式缝合。当将 Hasson 套管或球囊安装合后，腹腔内注入气体，气腹就完成了。然后置入

10 mm 30° 的腹腔镜镜头，并将剩余套管于直视下置入。

穿刺点的位置

两侧标准穿刺点位置的选择如图 12.3 所示。每个患者的情况是不同的，因此标准穿刺点的位置必须要根据个人的体型和肿瘤的位置来进行调整。一般来说，低位的 12 mm 的穿刺器放置在髂前上棘内上方约 2 横指处。第二个 10 mm、12 mm 或 5 mm 穿刺器放在锁骨中线肋缘下约 2 cm 处。第三个 10 mm 或 12 mm 穿刺器放置在脐侧上方，位于前两个穿刺器之间的中线上。对于右肾切除术，一个额外的 5 mm 穿刺器是必要的，通常用于将肝向头侧牵拉，位于上腹部剑突下，通过镰状韧带的右侧进入腹腔。

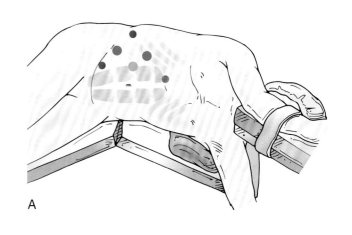

A

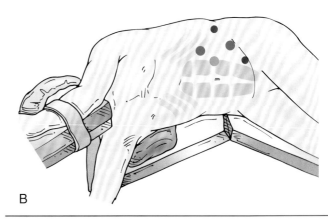

B

图 12.3　右侧（A）和左侧（B）腹腔镜肾切除术套管针位置。绿圈：10 mm 观察镜套管针置于脐上外侧和腹直肌外侧，以避开腹壁下血管。蓝色圆圈：上象限和下象限套管针。对于下象限套管针，在以前气腹针插入的位置放置一个 12 mm 套管或者如果使用 Hasson 技术，那么位置位于髂前上棘的上内侧 2 指宽处。对于上象限套管针，一个 12 mm 或 5 mm 的孔被放置在距肋缘 1 cm 以下的锁骨中线处。紫色圆圈：可选的 5 mm 辅助套管针可以放置在腋前线 1 ～ 2 cm 的肋下，以方便 Jarit 牵引器的使用，也可以放置在下象限口的内下方，以供助手使用。红色圆圈：可选择 5 mm 剑突下套管针用于右肾切除，以帮助肝收缩

如果需要，可以插入一个额外的 5 mm 套管针辅助或用于与机械牵引器对抗牵引。如果新增的套管针是用作辅助，可以将其放置在 10 mm 或 12 mm 下象限套管针的内下方，以便在取标本时可以将两个位置连接起来。如果新增的套管针是用于机械牵引器，可以将其放置在腋中线到腋后线间第 12 肋水平。

左肾切除术手术步骤

左肾切除术首先要沿 Toldt 白线切开，上至脾膈韧带，下至髂血管以下水平，将左侧结肠充分游离（图 12.4）。最初的游离应该集中在松解任何粘连在前腹壁的组织。这些粘连通常位于脾曲。必须要小心松解这些粘连组织，因为这些看起来并不重要的组织中可能包含肠管。

接下来，找到降结肠的系膜和 Gerota's 筋膜前层间的解剖层面，使用牵引器做对抗牵引对解剖层面的暴露会非常有帮助。向内侧游离结肠时，保持在肾周筋膜和肠系膜之间的无血管的解剖平面游离是非常重要的。肉眼下，可以通过保持游离平面位于淡黄色肾周筋膜脂肪组织和深黄色肠系膜脂肪组织之间的薄层结缔组织中来实现（图 12.5）。这个层面通常在肾下极或稍低于下极的位置最容易辨认。偏离这个层面游离会导致失血量增加。向内侧翻转结肠直到暴露肾最内侧部分。游离脾对于暴露肾内侧也是必不可少的，这可以通过分离脾膈之间连接组织，然后解剖和切开脾肾韧带来实现（图 12.6）。游离脾和结肠内侧，使脾与结肠向内侧下坠，连带胰腺体尾部与肾周筋膜分开。通过这些操作，最终可达到暴露肾门的目的。这样游离同样有助于暴露性腺静脉和输尿管。性腺静脉和输尿管在肾下极水平最易识别。确定性腺静脉后，沿性腺静脉的表

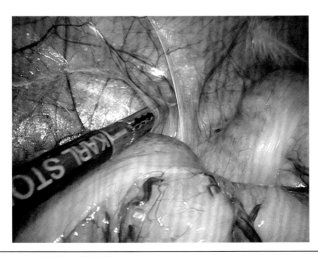

图 12.4　游离左侧结肠

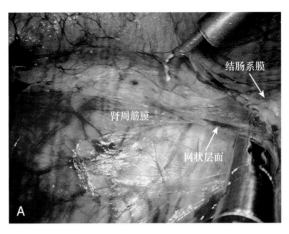

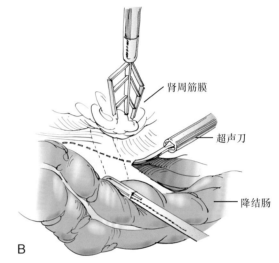

图 12.5 （A，B）降结肠系膜与 Gerota's 筋膜前层间层面游离。通过保持游离平面位于淡黄色肾周筋膜脂肪组织和深黄色肠系膜脂肪组织之间的薄层结缔组织中来实现

面仔细向上游离至其汇入左肾静脉处（图 12.7）。

右肾切除术手术步骤

右肾切除术首先要沿 Toldt 白线切开，以便进一步游离右侧结肠及其系膜。在右侧，结肠通常只覆盖右肾的下半部分，沿其系膜内侧和下方与肾周筋膜间无血管区进行游离。此时，上腹部 5 mm 的穿刺器非常关键，因为此处要置入带锁的 5 mm 抓钳。抓钳自肝下缘通过，夹住 Toldt 线的上方切缘，从而将肝下缘向头侧牵拉以暴露肾上极和十二指肠。十二指肠位于下腔静脉上方，必须仔细游离以避免损伤。接下来，将十二指肠从肾前方的肾周筋膜表面游离开（Kocher 手法），进而暴露下腔静脉前面和肾的前内侧面（图 12.8）。当将十二指肠向内侧移出术野后，从 Toldt 线处切开肝后方的冠状韧带，有助于进一步暴露十二指肠和肾上腺上方的下腔静脉前表面。通常来讲，不会先于十二指肠看到下腔静脉。有时候，当牵开肝时，可以

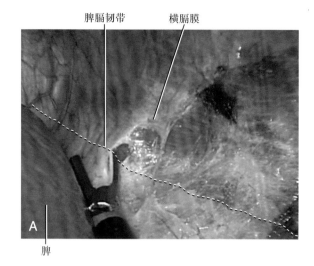

脾膈韧带　横膈膜

脾

A

脾　脾肾韧带

胰腺　肾

B

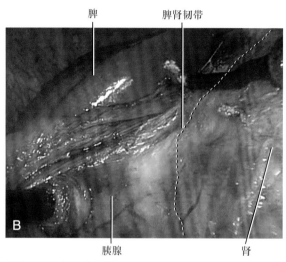

图 12.6 （A）脾膈韧带；（B）脾肾韧带

看到下腔静脉入肝处，位置远高于肾上腺中央静脉汇入处。

　　仔细地游离打开覆盖下腔静脉表面的筋膜层，显露出静脉的前表面和外侧边缘。在肾静脉略低水平需要辨认出性腺静脉入下腔静脉处（图 12.8）。作者通常喜欢在性腺静脉和输尿管之间的层面进行游离。进

入这个层面后，腰大肌成了一个非常重要的解剖标志，通过肾下极向上一直游离到肾蒂水平。保持在性腺静脉和输尿管之间的解剖层面进行游离大大降低了性腺静脉损伤的风险。性腺静脉汇入下腔腔静脉处是十分薄弱的，当发生撕脱时，修复是非常困难的。

游离肾蒂及结扎肾动静脉

　　在游离肾蒂前，如前所述，肾下极的游离是十分有意义的。肾下极的游离以及肾中极的暴露使得我们能够更好地进入肾门部。

　　在右侧，游离下腔静脉过程中会发现右肾静脉，在左侧，通过追踪性腺静脉的汇入处可以找到左肾静脉。在确定肾静脉后，可以联合使用能量装置和钝性分离方式环形游离肾静脉。直角钳对于肾静脉的环形游离是十分有用的。在左肾静脉游离过程中，要特别注意腰静脉的后方和下方的游离。腰静脉通常在肾静脉的后方汇入，也可能直接汇入肾静脉区域的性腺静脉（图 12.9）。30° 腹腔镜可以帮助识别这些静脉。在游离肾动脉之前，识别和保护腰静脉是十分有必要的（图 12.10）；如果腰静脉不小心被撕裂，它可能回缩到背部肌肉组织中，使止血非常困难。左肾上腺中央静脉汇入肾静脉，通常位于性腺静脉汇入肾静脉处的上方稍内侧（图 12.11）。在某些情况下，需要游离和切断肾上腺中央静脉，以便游离左肾动脉。

　　肾动脉通常位于肾静脉后方，但也可能位于静脉的上方、下方或正后方。偶尔，左肾动脉可能出现在肾静脉前面；然而，通常经过更充分的游离我们会发现所见的动脉并不是左肾动脉，而是肠系膜上动脉（SMA），它常出现在左侧肾门区域。肾动脉表面覆盖有一层很厚的淋巴组织，需要经过仔细的游离才能清楚地暴露（图12.12）。肾动脉必须游离出足够的长度以便能放置至

左侧性腺静脉

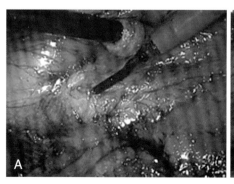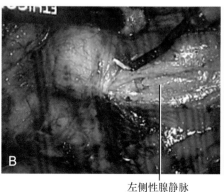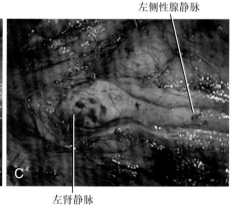

A　　　　**B**　　　　**C**

左侧性腺静脉　　左肾静脉

图 12.7 （A）寻找左侧性腺静脉；（B）暴露左侧性腺静脉；（C）向头侧追踪性腺静脉至左肾静脉处

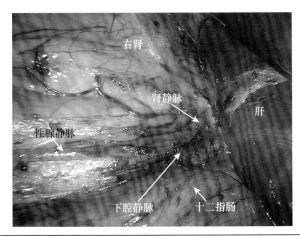

图 12.8　将十二指肠从肾前方的肾周筋膜表面游离开（Kocher 手法），进而暴露下腔静脉前面和右侧性腺静脉，头侧可切开腔静脉前表面，连接肝后冠状韧带切口内侧

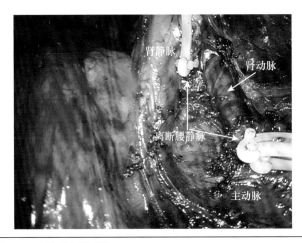

图 12.10　暴露左肾动脉

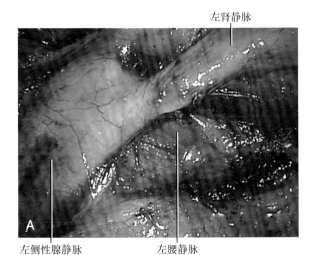

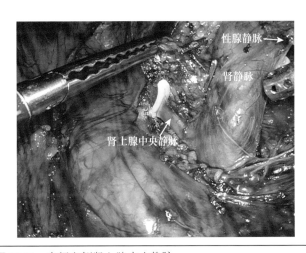

图 12.11　夹闭左侧肾上腺中央静脉

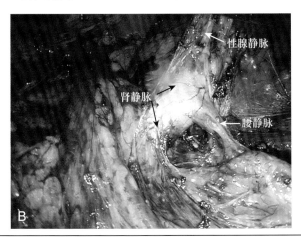

图 12.9　（A）左侧性腺静脉、腰静脉、肾静脉间的解剖关系；（B）向外上方牵拉肾下极、输尿管、性腺静脉后的解剖关系

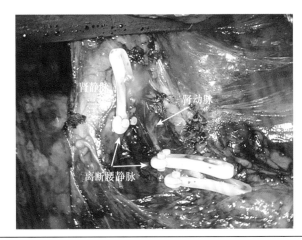

图 12.12　游离左肾动脉

少 5 个钛夹（图 12.13）或横跨动脉的血管吻合器（图 12.14）。当使用血管夹时，切断肾动脉后近心端至少保留 3 个血管夹，而当使用血管吻合器的时候，外科医师必须要注意不要在任何血管夹的上方使用血管吻合器。

成功夹闭并切断肾动脉后，可以使用腔镜血管吻合

器或血管夹断开肾静脉（图 12.15）。在左侧，仔细游离肾静脉通常可以使得性腺静脉和肾上腺静脉得以保留；然而，如果左肾静脉长度不够，则不推荐这种尝试。

当由于肾静脉的位置或长度而不能充分游离肾动脉时，可先用 1 ~ 2 个血管夹夹闭肾动脉，而后先切断肾静脉。在切断肾静脉以后，再对肾动脉进行充分的游离随后进行夹闭和离断。

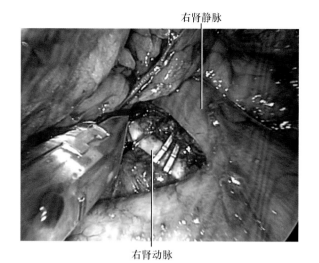

右肾静脉

右肾动脉

图 12.13　离断右肾动脉

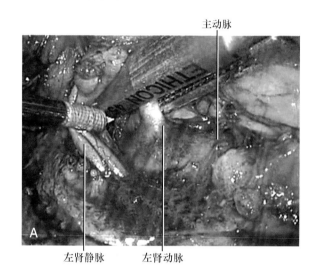

主动脉

A

左肾静脉　　　左肾动脉

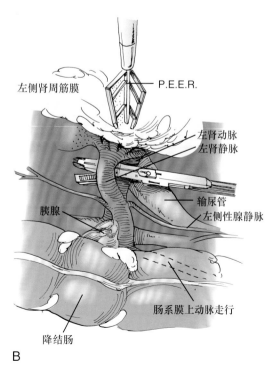

左侧肾周筋膜

P.E.E.R.

左肾动脉
左肾静脉

胰腺

输尿管
左侧性腺静脉

肠系膜上动脉走行

降结肠

B

图 12.14　（A，B）使用血管吻合器离断肾动脉（Endo GIA）

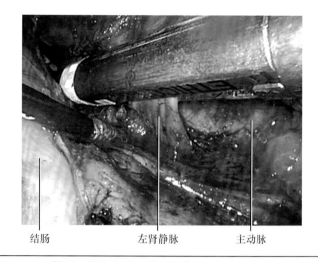

结肠　　　　　左肾静脉　　　　主动脉

图 12.15　使用血管吻合器离断肾静脉（Endo GIA）

离断肾蒂后，再充分游离肾上极，是否保留肾上腺取决于疾病本身情况。

游离肾上极和肾上腺

如果需要切除肾上腺，则必须要识别和游离肾上腺中央静脉。右肾上腺中央静脉汇入下腔静脉，它位于肾静脉的上方，于后外侧汇入下腔静脉。由于右肾上腺中央静脉非常短，因此在游离时必须要小心。在确定肾上腺中央静脉后，进一步游离肾上腺上极，可以观察到腹后壁的肌肉组织。确定后，可沿着腹后壁向侧壁游离，将剩余的上极附着组织游离。

左肾上腺中央静脉于左肾静脉上方汇入（图 12.11）。游离肾上腺时，可以直接离断肾上腺中央静脉或将肾静脉于肾上腺中央静脉汇入点的内侧结扎。打开脾肾韧带后，在肾上腺上极平面进行游离，直到暴露出腹后壁的肌肉组织。抬高肾上极，在肾周筋膜与肌肉组织之间平面向下方游离。

如果需要保留肾上腺，则在处理完肾蒂之后，所有的工作都集中在辨认肾上极的包膜（图 12.16）。使用腹腔镜能量设备在肾周筋膜内来游离后方的组织，打开肾周筋膜后方，将会看到腹后壁，这样可以在肾周筋膜内有效保留肾上腺。在一些患者中，可以看到肾上腺的边缘，则从肾上腺侧缘向下游离，直至肾周筋膜后侧。由于肾上腺组织较脆，易破裂出血，因此在游离肾上腺的过程中应注意避免牵拉、夹持肾上腺组织。

侧面游离

游离完肾蒂和肾上极连接组织后，继续对肾侧面

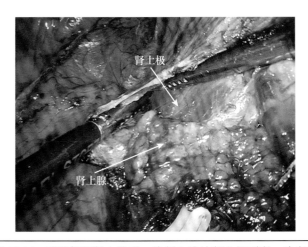

图 12.16 需要保留肾上腺时，将肾上腺从肾上极剥离。确定肾上极包膜后，可以安全的游离肾上腺

和下极连接组织进行游离。切开腹膜后，可以看到这些连接组织通常呈网状，血管较少，只需要钝性游离和偶尔的电凝止血即可。

游离、夹闭、切断输尿管

此时，仅存的连接组织是输尿管和性腺静脉。输尿管和性腺静脉可于远心端分开结扎，也可集束结扎。可以用能量装置对输尿管进行结扎和离断，也可使用两个 10 mm 的钛夹或中号的 Hem-o-lok 夹（Teleflex Medical，Research Triangle Park，NC）在输尿管离断前结扎输尿管（图 12.17）。对应于左、右肾切除术，标本装袋后分别置于脾或肝表面。

标本取出

肾标本的取出方式需要根据标本大小、医师的偏好，患者的体型以及手术史来综合决定，但对于所有病例来说，都需要使用标本袋，例如 15 mm 的

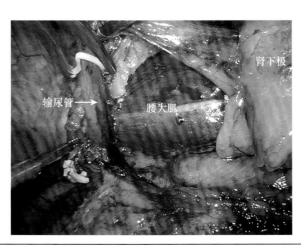

图 12.17 离断右侧输尿管

Endo Catch Ⅱ（U.S. Surgi-cal Inc.，Norwalk，CT）或 LapSac（Cook Urological，Spencer，IN）。取下套管针后，应在直视下通过下极 10 mm 套管针位置置入标本袋。将标本安全装袋后，可以通过单独的 Pfannenstiel 切口、正中切口或 Gibson 切口取出（图 12.18）。

尽管绝大多数外科医师是完整取出标本，但是实际上也可以粉碎后再取出标本。由于用于粉碎的机械粉碎器不再供应，作者现在使用大卵圆钳手动粉碎肾标本。粉碎组织有利于我们较少地延长套管针切口长度来取出标本。进行组织粉碎的主要缺点是粉碎组织界限模糊导致无法准确地进行病理分期。此外，如果进行组织粉碎，则必须要准备双层、防渗的尼龙标本袋（如 LapSac），以最大限度减少标本袋破裂或周围内脏组织损伤的风险。

止血和关闭切口

取出标本后，关闭取标本的切口，进行最后的止血检查。将气腹压降至 5 mmHg，仔细检查术野，尤其是肾门部和肾上极组织连接处。必要时，可以使用盐水冲洗腹膜后腔和术野，若在冲洗液的表面出现细小的涡流（即"溪流"），则代表术区有出血的情况，必须要寻找到出血的来源来进行止血。

穿刺部位的关闭可以根据术者的习惯来进行。5 mm

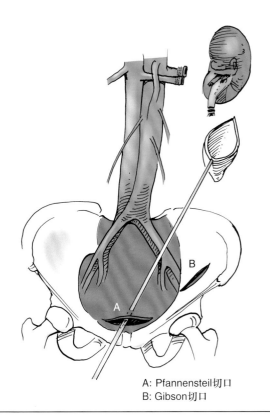

A: Pfannensteil切口
B: Gibson切口

图 12.18 标本取出位置

穿刺点和使用穿刺器扩张处的筋膜不需要关闭。Hasson 通道和未扩张处的筋膜则需要关闭以重新对齐组织。对于较瘦的患者，很容易看到筋膜，单针的八字缝合就足够了。对于更多的肥胖患者，使用 Carter-Thomason 装置（Inlet Medical，Eden Prairie，MN）直视下穿过筋膜进行 1 ~ 2 针的缝合。皮肤切口可以使用皮内缝合、皮肤黏合等方法。

术后护理

只要术前肾功能正常，术后每 6 小时静脉注射 15 ~ 30 mg 镇痛药，最长可达术后 36 小时。为了避免术后肠梗阻的发生，尽量少用麻醉镇痛药。术后当晚给予患者流质饮食，排气后尽早恢复正常饮食。鼓励患者早期活动，需要使用连续的加压装置或肝素预防深静脉血栓形成，直到患者开始活动。一般在患者可以活动以后，就可以拔除尿管（一般为术后第一天）。通常术后 2 ~ 3 天出院。

接受腹腔镜肾切除手术的患者需要监测心肌梗死、脑卒中和深静脉血栓形成的症状和体征。肩痛（集中在肩胛骨的周围）是术后常见的主诉，是由于腹腔内残余气体刺激膈肌造成的。但是肩部疼痛不应伴有感觉和运动障碍，若出现，则可能提示由于不适当的体位造成了神经损伤。此外，若患者主诉一侧下肢或臀部疼痛或无力，应立即进行评估是否为横纹肌溶解综合征。造成这种罕见但严重情况的危险因素包括：过度弯曲的体位、肥胖、手术时间延长等。

出血的情况是少见的，但是合并典型的临床表现时应怀疑是否出现术后出血。皮下气肿的情况并不少见，尤其是在第一个穿刺器的放置比较复杂时。这种情况通常是自限性的，但是当它延伸到面部和颈部的皮下组织时要警惕，虽然传统教科书认为如果患者术后出现面部和颈部的皮下组织气肿，应该进行气管插管，但作者认为这通常不是必须的。

当患者术后出现特定穿刺部位疼痛和白细胞减少症时，必须要注意术中是否合并内脏损伤。与开放手术损伤内脏所致腹膜炎的典型表现不同的是，腹腔镜下肠管损伤的患者经常不伴发热，没有弥漫性疼痛或急性腹痛的表现。穿刺部位疼痛和白细胞减少症是腹腔镜手术损伤肠管后最常见的临床表现，此时应立即行 CT 断层扫描。在这种情况下，迅速评估至关重要，因为通常这些患者若得不到及时治疗，病情会急剧恶化。

手术相关并发症的鉴别

右肾切除术

腹腔镜肾切除术中可能损伤的组织主要是血管和内脏。右侧主要包括右肾上腺中央静脉、性腺静脉、下腔静脉、结肠、小肠、肝和十二指肠。为了避免血管损伤，在游离下腔静脉侧方之前，将其表面完全游离非常重要。这需要辨认性腺静脉汇入腔静脉处，从侧方来定位右肾静脉和较短的右肾上腺中央静脉。如果发生静脉出血，首先要压迫出血部位，立即增加气腹压至 20 mmHg，以使术者可以看清术野。增加一个 5 mm 套管针，以允许助手提供必要的牵拉或压迫出血部位，并解放主刀医师的器械。对于较小的静脉渗血，使用双极或单极电凝或血管夹止血就足够了。对于明显的静脉出血，可以使用 10 mm Kittner 纱布卷填塞出血部位。损伤处可以使用血管夹处理，更常用的是缝合处理。如果控制静脉出血困难，应及时中转手辅助或开放手术。

轻微的肝损伤，如被膜撕裂或轻微裂伤，可以联合使用氩气刀、止血纱布、纤维蛋白胶或止血胶治疗。更严重的肝损伤需要进行普外科会诊。十二指肠的损伤需要立即进行普外科会诊。结肠浆膜裂伤和轻微的电灼伤可以直接缝合。任何累及全层的肠管损伤都需要行双层贯穿缝合来关闭。同样，肠管大面积的电灼伤需要广泛切除受损伤的肠管，再进行相应的肠吻合术，因为这些损伤通常比肉眼看到的更加广泛。以上两种情况，都应该进行手术会诊。

左肾切除术

当实施左肾切除术时，脾、胰腺、结肠、主动脉、肠系膜上动脉和胃都有损伤的风险。轻微的脾损伤通常可以通过止血纱布、纤维蛋白胶或止血胶来治疗，同时进行手术会诊。

可辨认的胰腺损伤需要立即进行手术会诊。非常轻微的胰腺损伤可以直接缝合，但较深的损伤，尤其是涉及胰腺导管系统的损伤，可能需要进行远端胰腺切除术。所有病例均需要放置引流管。

左肾根治性切除术时肠系膜上动脉损伤的风险在于它走行在十二指肠第三段和左肾静脉的前方。完全游离脾可以使脾、胰腺、肠系膜上动脉移向内侧。按照手术原则沿左侧性腺静脉向上游离至其汇入肾静脉处，在肾静脉后方寻找肾动脉，可以避免损伤肠系膜上动脉。可以肯定的是，当外科医师在找见肾静脉之前就在"肾动脉"上方艰难地游离，或看到了"肾动脉"，那很可能是在处理肠系膜上动脉，而不是肾动脉。如果肠系膜上动脉被误扎或切断，必须立即中转开放，请血管外科医师协助修复。

在左侧游离组织过程中要避免损伤结肠。左侧结肠损伤的处理方法与前面描述的右肾切除术中右侧结肠损伤处理方法相同。如果术者经过胰腺下方的层面游离肾上极，游离过程中可能会发现胃和小网膜（图12.19）。向内侧游离脾的过程中，同样也可能发现胃。因此，在这些部位进行游离过程中，要避免胃的损伤。

大的动脉损伤处理的原则与前面介绍的大的静脉损伤的处理原则相同，包括增加额外的套管针和中转手助或开放的方法。尝试腹腔镜下直接缝合损伤的大的动脉，只有最熟练和经验丰富的腹腔镜外科医师才应该考虑，前提是损伤出血可以通过压迫的方法立即得到控制。

腹膜后入路单纯肾切除术

对于单纯肾切除术，相对经腹腔入路，腹膜后入路也是一个合理的选择。事实上，对于那些有过多次腹部手术史或已知肾有感染的患者，腹膜后入路可能更有利。腹膜后入路的局限在于操作空间有限和缺乏固定的解剖标志。后腹腔镜手术的相对禁忌证包括近期有开放的腹膜后手术史或肾存在炎症，这可能会引起严重的肾周纤维化（如黄色肉芽肿性肾盂肾炎）。

于 12 肋尖做一 2 cm 的横向切口。钝性分离侧方的肌肉纤维，分开前方的腰背筋膜后进入后腹腔。手指向切口头侧分离，在肾周筋膜后方、腰大肌筋膜前方用扩

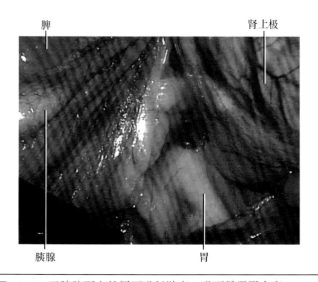

图 12.19　于胰腺下方的层面进行游离，进而暴露胃大弯

张的气囊创建一个空间。在向气囊内注入 800 ml 空气之前，确保扩张的气囊在肾周筋膜之外至关重要。根据临床情况的需要可能在初始的穿刺点进行向头侧或足侧的第二次扩张。用 10 ~ 12 mm 的穿刺器连接一个内置筋膜扩张气囊和外部可调节的泡沫状颈圈的装置，如 Bluntip 穿刺器（Origin Medsystems，Menlo Park，CA）在后腹腔手术时非常实用，因为其可以减少空气泄露和皮下气肿；或者使用 Hasson 穿刺器，可以保持密封状态和持续充气。

腹膜后间隙建立后，保持气腹压在 15 mmHg，通过最初的穿刺器置入 30° 的腹腔镜。在最初的穿刺点进入，腰大肌和肾周筋膜始终可以被识别，而输尿管、性腺静脉、腹膜反折、肾动脉、主动脉（左侧）和下腔静脉（右侧）偶尔可以被识别。一旦建立后腹膜间隙成功，接着置入另外两个 10 ~ 12 mm 穿刺器。一个放置在肋脊角，此外可以插入钝性器械，轻轻将腹膜与前腹壁分开。游离腹膜后可以放置第三个 10 ~ 12 mm 穿刺器，通常放置在腋前线附近。

成功建立后腹腔间隙后，沿着腰大肌内侧边缘向上游离，通常很容易找到肾动脉。如前所述那样环形游离动脉。接着可以从周围的组织中游离出肾静脉。处理好肾蒂后，继续向内上方游离，可以在肾上极游离出肾上腺。

在保留肾上腺的情况下，可以锐性和钝性游离结合游离肾上下两极。找到输尿管，夹闭后离断。最后，分离开肾外侧和前方的组织。要小心游离，避免腹膜损伤，否则将进一步限制操作空间。然而，即使进入腹腔，仍然可以继续游离完成手术。如果操作空间实在有限，可以另外置入 5 mm 穿刺器来挡开腹膜。

肾完全游离后，可以将其装入 10 mm Endo Catch 或 15 mm Endo Catch Ⅱ 标本袋中。由于后腹膜腔空间有限，可能需要故意切开腹膜，把标本放置到腹腔内然后取出。整个标本可以通过扩大主要穿刺点的切口，分离肌肉后取出。

拓展阅读

Clayman RV, Kavoussi LR, Soper NJ, et al. Laparoscopic nephrectomy: initial case report. *J Urol.* 1991;146(2):278-282.

Hemal AK, Kumar A, Kumar R, et al. Laparoscopic versus open radical nephrectomy for large renal tumors: a long-term prospective comparison. *J Urol.* 2007;177(3):862-866.

Ordon M, Eichel L, Landman J. Fundamentals of Laparoscopic and Robotic Urologic Surgery. In: Wein AJ, Kavoussi LR, Partin AW, Peters CA, eds. *Campbell-Walsh Urology.* 11ed. Philadelphia: Elsevier; 2015:195-224.

专家点评（JEFFREY CADDEDU，MD）

腹腔镜肾切除术由来已久，本章作者对手术技巧、重要的解剖标志、手术要点及围术期的护理进行了简明扼要的介绍。对手术相关并发症的鉴别进行了详细的介绍。有几点需要着重强调的是患者的安全性、手术技巧的掌握和外科医师的偏好。

麻醉诱导后，应提醒麻醉师插入胃管进行减压。特别是对于左肾切除术，在左上腹部创造了额外的工作空间，允许脾向内侧下降，从而促进上极的运动。

在识别输尿管和肾门时，只要技术上可行，笔者更倾向于保留性腺血管，因为睾丸支配神经伴随性腺动脉。在术中性腺血管离断的患者中，术后约5%的男性会短暂出现睾丸疼痛。最后，许多进行腹腔镜肾切除术的外科医师已不再常规对肾动脉和静脉进行完全的游离和解剖。然而，如果已经明确辨认出具体血管，使用血管吻合器进行集束结扎和离断是高效和安全的。在多项研究中长期随访未发现相关并发症的发生。

腹腔镜和机器人辅助腹腔镜肾部分切除术

第 13 章

Thomas W. Jarrett, Alice Semerjian

（吴　波　译　曹晓明　王东文　审校）

尽管在传统意义上，机器人辅助和腹腔镜下肾部分切除术是适用于小于 4 cm 的低复杂程度的肾肿瘤，但近年来适应证已经进一步拓宽。机器人辅助肾部分切除术已被证明对游离和体内缝合是有用的，并且可以减少阻断时间，并使切除肿瘤更加精确和准确。甚至在有经验的术者中，复杂的内生肿瘤也可以被安全地切除。

热缺血时间对术后肾功能的影响存在很大争议。肾血管阻断通常用于腹腔镜和机器人部分肾切除术，因为它提供更好的视野在出血较少的术野中。一项涵盖 91 篇论文的 meta 分析显示，肾功能保留与术前肾功能密切相关，热缺血时间可以在长时间内预测肾实质的功能，25 分钟被用作热缺血时间上限的简单指导；然而，一定数量的研究表明，损害是发生在 25 分钟之前。一些研究显示，在 40 分钟内没有肾功能的损害。尽管如此，时间越短，肾损伤的可能性就越小，特别是考虑到之前因糖尿病、高血压和其他医学合并症等因素导致的肾功能受损的情况下。

特殊情况，包括手术史、肿瘤大小、接近肾门的肿瘤或者影像学显示肿瘤侵入集合系统，及孤立肾的存在，可能需要采取开放式手术方法。孤立肾的患者更需要非常安全的手术方法。如果预期术中会存在较长的阻断时间，应该强烈考虑开放性冷缺血的方法。在大多数符合 T1a 或 T1b 期标准的肾肿瘤，腹腔镜下肾部分切除术是可能的。然而，完全腹腔镜下操作需要术者在体内缝合和暴露肿瘤等方面具有相当成熟的技能。

术前影像学检查应包含多相 CTA 或磁共振成像。这些研究将对血管进行详细评估，并描绘肿瘤与血管和集合系统的关系。重要的是要注意手术前是否存在异常或多个血管。在某些情况下，由于肾功能不良，不可能进行增强对比成像。在这种情况下，必须尽可能多地从非对比成像中获得。

在我们的机构，根据美国泌尿学协会（AUA）建议，给予术前抗生素。

正如 AUA 在其最佳实践声明中所述：第一代或第二代头孢菌素用于抗生素预防，替代品是氨基糖苷类，与氨苄青霉素或氟喹诺酮组合。值得注意的是，美国食品药品监督管理局于 2016 年 7 月发出强烈警告，反对使用氟喹诺酮类药物，因为它们有严重的副作用。围术期使用未得到明确解决，因此应谨慎使用这些抗生素。在手术前，进行术前尿液试纸、尿液分析和尿液培养，以确保没有活动性尿路感染。如果肿瘤不适合微创方法而适合开放手术方式，患者应该同意采用潜在的可能开放的手术方法。此外，如果肿瘤不适合肾部分切除术，或者存在不受控制的并发症如难以控制的出血，应该讨论根治性肾切除术。由于这些患者存在血栓栓塞事件的风险，我们建议术前使用 5000 单位的皮下肝素和连续收缩装置。

从历史上看，甘露醇的使用是被建议的，因为它可以降低肾功能不全的风险并减少阻断期间缺血的影响。在供肾切除术，通常使用比较广泛。然而，在这个程序的特定方面缺乏相关研究评估其有效性。Power 等对其所在机构的 285 名患者进行了回顾性研究，结果显示，在 6 个月的围术期内，与未接受利尿剂治疗的患者相比，使用静脉注射（IV）甘露醇并未改善肾功能恢复。

预处理步骤

在手术之前，确保所有必要的仪器都可用并且在手术室内是很重要的。在机器人辅助肾部分切除术中，解剖和肿瘤切除可以用右手中的单极弯剪刀或单极钩和左手中的马里兰双极或有孔双极进行。对于缝合，双手使用缝合针来操作。如果外科医师选择使用第四臂，则有孔双极或 ProGrasp 可用于辅助肾的最佳定位和收缩。

在麻醉诱导后，可以在定位之前将 5-Fr 输尿管导管放置在具有软性膀胱镜的导丝上。对于内生型或较大肿瘤切除手术中，当集合系统很可能被损害时，这项操作很有意义，然后将 Foley 导尿管置于膀胱中。亚甲蓝和静脉输液管的注射器应连接到 5-Fr 输尿管导管上，并放置在可接近的位置，在即将缝合时供巡回护士注射，以便外科医师可以评估集合系统损伤并完成指导修复。对于小的外周肿瘤，可以省略该步骤。

体位

合理的体位是避免神经肌肉损伤的必要条件。可用于腹腔镜和机器人辅助的肾部分切除术。如果需要抬高肾，应将患者摆放至超过肾静息位或床上休息位置；然而，除非另有说明，否则手术床应保持在完全无弯曲位置或保证肾静息位置。患者疾病状态的肾应该朝上，并且形成大约 30 度的折刀位置；可以使用中等凸起或来自手架的垫子，并且应该放置在颈椎后面，且终止于上背部。同侧的手臂应位于身体上方的浮动扶手上，肩部处于中立位置。重要的是确保手臂的位置不会干扰左机械臂。另外，外科医师应该确保肩部处于中立位置并且舒适地放在扶手上而不会对肩关节施加压力以避免神经麻痹。下方的手臂通常应该自然地放在手架上（图 13.1）。

位于患侧肾对侧下方的腿要保持弯曲，同侧的腿伸直，枕头放置于两腿之间。或者，腿部保持在仰卧位置并且配置脚后跟垫，以避免脚跟受压。

在改进的侧卧位时，我们不对腋窝部位进行特别处理。然而，当使用完全侧卧位时，腋窝卷将会被使用，应再次检查所有受力点并填充护垫。条状的泡沫垫和丝带用于保证患者安全固定在臀部水平高度的床上（确保不对阴茎施加压力）以及小腿以及浮动的手架上。这些不应该覆盖在膝盖上并且应该足够宽松，以允许手在它们下面毫无困难地滑动。手术床应该可以左右倾斜。以确保在准备和覆盖之前，患者的位置没有变化。

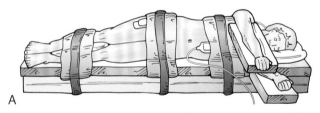

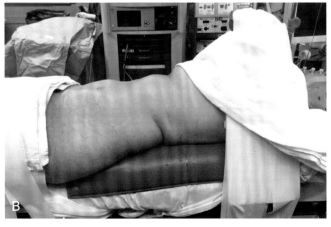

图 13.1 （A，B）患者位于改良的侧腹位置，同侧的床上有大约 30 度的隆起，同侧臂位于浮动扶手的中立位置

辅助孔的安置

对于大多数肾肿瘤，作者更喜欢经腹腔入路，因为它提供了更多的空间和更好的视野。通过这种方法也可以获得背侧的肿瘤，但是这需要更多地游离左侧的结肠、脾和胰腺及右侧的结肠和十二指肠，以使肾内侧旋转。特别靠后的背部肿瘤需要完全游离肾，尤其是肾周脂肪。为了解释内侧旋转后肾的新位置，可能需要将套管针移向对侧。

或者，靠近背部的肿瘤，或者因患者存在多次腹部手术史时，担心腹内粘连可以使用经腹膜后入路的手术方式。这种方法已在前一章中描述过，除非外科医师对这种方法有成熟经验，否则不应使用。

最初，将 Veress 针垂直于筋膜插入在向上拉动患侧上方的筋膜时。应在腹部充气后进行端口部位的标记。如图 13.2 所示，相机和机器人手臂应放置成三角形，除了摄像头端口和两个机械臂外，还可以选择使用机器人第三臂。插入的辅助端口的数量取决于肿瘤的复杂性。12 mm 辅助端口通常放置在低于中线的内侧端口之间，以确保其不会干扰机械臂或相机臂。辅助端口中的桨叶经常使用，并且已被证明在解剖时，对于肠道的牵拉是非常有用的工具。可根据需要使用其他辅助端口。已经发现，对于右侧肿瘤使用 3 mm 肝牵引器是有用的；同样，这可以在左侧用于抬起脾。

解剖和游离

在第 12 章中已经描述了腹膜后或经腹膜途径、左右侧手术、肾的游离方法。腹腔镜方法通常需要更多的游离。由于腹腔镜器械本身缺乏活动关节，因此提供足够的暴露非常重要，以便于肾可以在切割和缝合过程中移动。有些情况可能需要将肾上腺切除，以充分接近肿瘤。在左侧也可能需要解剖腰部和性腺血管以显现肾动脉和静脉。在游离期间，第四臂可能有助于牵拉，但是在较瘦患者中，机器人臂的拥挤可能会被限制，在这种情况下可以使用助手。应特别考虑肾周围的"黏性脂肪"，需要直接解剖到远离肿瘤部位的肾囊上，并将解剖扩展到肿瘤。这是一个缓慢而乏味的过程，是充分显现肿瘤所必需的。不这样做可能会导致无意肿瘤包膜的切入。肾门部的肿瘤同样可以通过机器人或腹腔镜解剖（图 13.3），这取决于外科医师的偏好，每项选择都有风险和好处。机器人手术切除允许使用具有更多运动范围的仪器而牺牲触觉反馈。纯粹的腹腔镜解剖允许触觉反馈但存在有限的功能性仪器。必须

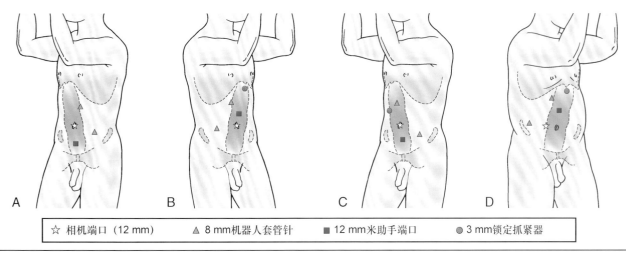

☆ 相机端口（12 mm）	▲ 8 mm机器人套管针	■ 12 mm米助手端口	● 3 mm锁定抓紧器

图 13.2 （**A**）左侧肿瘤的端口位置；（**B**）右侧肿瘤的端口放置；（**C**）对于非常后部的肿瘤，肾可能需要在内侧翻转。所有端口都在内侧移位以解释肾的内侧旋转；（**D**）在较大的患者中，端口可能需要横向移动以考虑尺寸。（ Adapted from Wein AJ et al，eds. Campbell-Walsh Urology，10th ed. Saunders，Philadelphia；2011 ［Fig. 55.3］.）

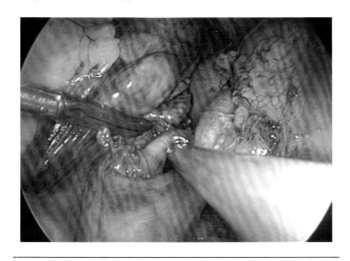

图 13.3　对肾门进行解剖，以便将哈巴狗轻松放置到各个容器或 Satinsky 夹具上

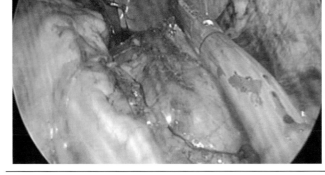

图 13.4　机器人或腹腔镜超声检查用于阐明肾解剖结构以及肿瘤与血管和集合系统的关系

注意的是，在右侧，肾静脉较短，外科医师必须意识到肾上腺静脉，撕裂可导致明显的出血和视野的缺失。

　　术中超声检查是一种非常有价值的工具，对于划分肿瘤切除范围、深部内生肿瘤的辨认和切除至关重要。机器人执行此步骤时，"画中画"可用于了解与肾解剖相关的肿瘤位置并建立切除标志（图 13.4）。

阻断

　　在阻断之前，完全识别和解剖肾门，使得哈巴狗或 Satinsky 夹子可以容易地放置在每个单独的血管周围，或者如果不可能，则可以放置整个肾门。在术前观察影像学资料时必须仔细考虑，以确保注意和解剖附属动脉和静脉，以便阻断它们。哈巴狗夹具可以放置，在腹腔镜或机器人的方式，但夹具的类型根据方法而不同。在阻断之前，需要暂停一下，以确保所有

必要的设备、缝合线和垫板都可用，切割成适当的长度，并准备好使用，这样就不用花时间查看或等待这些物品了。

　　可以通过单独夹住肾动脉和静脉而不是整块夹住肾门来完成对肾门的处理。作者更喜欢在右侧单独夹住动脉和静脉，因为在整块阻断时，会有明显的静脉压力和更高迟发性出血的可能性（图 13.5）。通常，在左侧，仅夹住动脉通常足以产生相对无血的视野。整块阻断可以使用 Satinsky 在任何一侧进行，这对静脉丛中的多个血管特别有效；或者如果肾门有明显的纤维化，并且在完全解剖的情况下，有血管损坏的风险。使用 Satinsky 夹具的缺点是需要额外的 12 mm 辅助端口。

　　选择性阻断已经描述，但是作者偏好如前所述的阻断方式，以在相对无血的区域中进行切除和修复并因此最小化夹持时间。选择性阻断对于经选择的病例

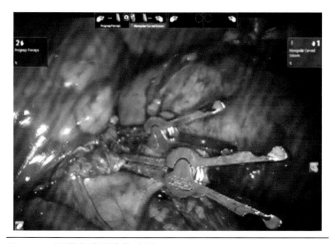

图 13.5　机器人哈巴狗的应用

或孤立肾可能是有用的，其中最小化热缺血时间是重要的。

如果外科医师发现阻断时仍有持续的肾灌注，请通过咨询术前影像来检查是否有血管遗漏。如果没有其他血管，请考虑肾血管不完全闭塞。这可能需要在肿瘤切除之前迅速移除钳夹并且更仔细地解剖血管周围组织。如果没有夹住静脉，可以考虑夹住静脉。如果静脉被夹住，可以考虑松开静脉，因为可能存在遗漏的动脉，并且由于持续的血液流入，静脉阻断可能导致静脉充血。

非阻断的肾部分切除术应仅保留用于小的周边的病损。如有必要，仍应对肾门进行全面解剖，以便迅速获得血管控制。应努力将热缺血时间限制在 20 ～ 30 分钟以内。与具有血管阻断方式的相对无出血视野相比，非阻断方法的缺点可能是肿瘤切除的有限视野。

如前所述，术中超声检查应该始终用于内生肿瘤。"萤火虫"技术可用于阐明肿瘤与肾血管和集合系统解剖结构的关系。

大规模切除

可以使用剜除和楔形切除或两种方法的组合来从肾移除肿瘤。在欧洲泌尿外科协会指南声明支持 NSS 期间最小正常实质边缘后，许多研究似乎支持剜除术的安全性和围术期结果。研究还表明，在剜除术和传统肾单位保留手术方法中，无进展生存和癌症特异性存活方面存在类似的肿瘤学结果（Fuhrman 4 级肿瘤除外）。当外科医师获得正常组织边缘的能力较差时，该信息对于更深部的肿瘤是有用的。需要安全地进行肿瘤的切除，避免不能损伤的肾深层结构，例如肾和肾集合系统的主要血管。

在阻断之前，可以使用单极剪刀对要切除的边界周围的肾实质进行评分。然后它还可以通过对肿瘤包膜粘连使用钝性和锐性分离来切除肿瘤。在解剖一些嗜酸细胞和乳头状肿瘤时必须特别注意，因为它们的包膜通常没有很好的分界或很致密的包膜，并且可能更容易被侵犯（图 13.6）。

当移除肿瘤时，可以使用带有 Lapra-Ty 的预切割 4-0 Vicryl 缝合线进行集合系统修复和破裂肾包膜的缝合。这也是让巡回护士通过先前放置的输尿管导管注射亚甲蓝以确认缝线的放置和充分修复集合系统损伤的时间。Lapra-Ty 夹子是可吸收的材料，但应该在肿瘤切除中避免对集合系统的侵蚀。外科医师将在肾包膜外面开始与 Lapra-Ty 一起运行，并继续穿过切除区域，在远处的包膜外完成出针。

包膜切开术、修复和缝合是用预先准备好规格的 2-0 Vicryl 缝合线进行的，最后是 Weck 夹和 Lapra-Ty。有些人在没有使用止血垫的情况下进行操作。根据切除的大小确定缝合线的数量是很重要的。各种长度的（如果使用）应该可以使用；所有缝合线到位后，都会滑入到位，虽然小修复可能不需要砂条（图 13.7）。外科医师也可以考虑使用 Gerota 脂肪和筋膜的皮瓣来覆盖到集合系统的大的缺损。如果需要，可以将 Surgiflo 置放于肿瘤基底部砂条周围以进一步止血。在这个大规模切除过程中，手术床旁助手应该提供牵拉和积极

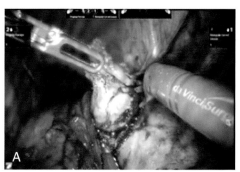
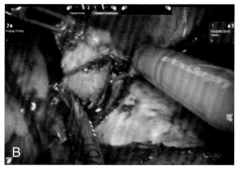

图 13.6　（A，B）用单极弯曲剪刀切割包膜

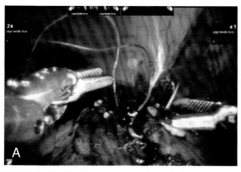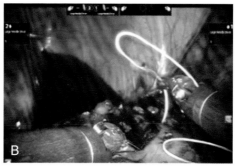

图 13.7　（**A**，**B**）进行肾切除术以关闭集合系统和肾实质中的缺损

的吸力，以帮助保持视野清晰。移除夹具后，再次检查手术部位是否有出血。

肿物应通过 12 mm 端口放入可以加长以适应肿瘤大小的标本袋。请注意，对肿瘤来说太小的提取部位可能会导致肿瘤破裂和病理标本的破坏。对于病理学家而言，在术中环境中参与样本的评估是很重要的。通常对显而易见的状况总体评估就足够了；但是，冻结部分可能对模棱两可的情况有所帮助。在这些情况下，也可能需要更深的基底部切割。

作者倾向于重建 Gerota 筋膜和脂肪以减少粘连。布莱克引流管通过一个 8 mm 的端口放置，其末端位于肿瘤切除附近，而不是直接在肾切除术上方。应在 8 mm 和 12 mm 端口上进行筋膜关闭，并且可以使用卡特-托马森进行此任务。

术后护理

在笔者所在机构，基于临床判断的参考，标准途径如下：患者在术后第 1 天将进行清洁的液体饮食，并且应该在积极使用激励性肺活量计的情况下下床和走动。Foley 导管应保持到位，直到术后第 1 天，除非

患者的支架位于广泛的集合系统闭合位置；术后第 2 天拔除导管可能更适合有先前阻塞性排尿症状史的男性。当达到肠胃通气时给予常规饮食，并且当患者口服药物的疼痛控制足够时患者可以出院回家，并且患者能够耐受正常饮食、走动和临床稳定。如果引流液中未见明显肌酐，则在出院前取出引流管。

并发症

微创肾部分切除术后并发症与开放性肾部分切除术相似，包括出血、尿液集合系统损伤和随后尿瘘、神经肌肉损伤、阳性边缘和内脏器官损伤。

文献报道临床上显著的尿瘘率为 1% ～ 5%；接近集合系统的深部内生肿瘤患者，肿瘤大小增加，估计失血量增加，可见更高比例的尿瘘（图 13.8）。为了控制这些并发症，可以将输尿管支架置于尿瘘的诊断中，将经皮引流管置于液体引流袋中，或者可以使用两种方式来促进最大的引流。确保在肿瘤切除期间，剩余肾的所有部分都具有向下的功能性引流。

出血可以早期或延迟的方式出现。早期出血通常来自手术部位，最初可以通过卧床和血压控制进行保

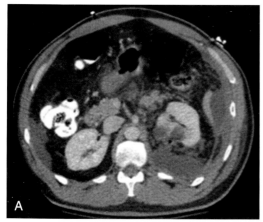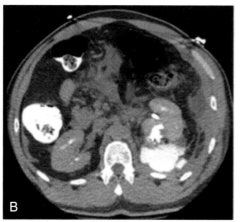

图 13.8　部分肾切除术后尿液泄漏。（**A**）尿液泄漏，在动静脉相位对比图像上可视化；（**B**）延迟的尿路图阶段。先前在肾外部看到的液体集合是明亮的并且与尿液泄漏一致。

守治疗。持续出血或临床显著出血将需要手术探查或通过介入放射学评估选择性栓塞。出血通常来自肾假性动脉瘤，并且可以在手术后长达数周发生。应指导患者，在出院后，如果他们有明显的肉眼血尿、恶化的侧腹疼痛、心动过速或血压问题，他们必须以紧急方式返回。CT 血管造影或介入放射（IR）血管造影可用于诊断，假性动脉瘤的 IR 卷绕应按指示进行（图 13.9）。随着选择性栓塞的经验积累，其余的探索迹象已经减少。

神经肌肉损伤可能是由于定位不当或填塞不足造成的，并且在长时间手术时更常见。如果患者在手术过程中处于压力下的区域抱怨疼痛与检查不成比例，则在鉴别诊断中考虑横纹肌溶解和间室综合征。对于体型较大且肌肉较多的患者以及手术时间延长，这种情况更为常见，应尽早识别和处理它们，以避免严重的肌肉坏死后遗症。在评估肌肉间隔压力的检查中，骨科评估至关重要。

在同意过程中必须提到对周围结构的内脏损伤。在左侧手术中，胰腺炎或远端胰腺损伤的风险增加。用升高的血清或排出淀粉酶可以证实对此的诊断。通常，患者会出现恶心或呕吐，可能有上腹部痛。其他内脏损伤很少但有一定可能。肠损伤可以以早期或延迟的方式出现。早期诊断和管理对于降低发病率和死亡率至关重要。一般来说，患者每天都应该感觉好转。任何偏离此途径的行为都应引起怀疑和及时评估。

最后，最终病理标本存在阳性边缘风险。已经表明，大多数具有残留疾病的微观病灶病例对于总体预后是没有显著影响的，但是如果可行的话，大的阳性边缘可能需要根治性肾切除术。如果需要根治性肾切除术，应该尽快进行，因为长时间的延迟会导致肾周粘连的形成，这可能会增加手术的复杂性。

拓展阅读

Alberts BD, Woldu SL, Badani KK, et al. Venous thromboembolism after major urologic oncology surgery: A focus on the incidence and timing of thromboembolic events after 27,455 Operations. *J Urol.* 2014;84(4):799-806.

Gould MK, Garcia DA, Samama CM, et al. Prevention of VTE in nonorthopedic surgical patients: Antithrombotic Therapy and Prevention of Thrombosis, 9th ed: American College of Chest Physicians Evidence-Based Clinical Practice Guidelines. *Chest.* 2012;141:e227S-e277S.

Klatte T, Ficarra V, Gill IS, et al. A literature review of renal surgical anatomy and surgical strategies for partial nephrectomy. *Eur Urol.* 2015;Epub ahead of print.

Leibovich BC, Blute ML, Cheville JC, et al. Nephron sparing surgery for appropriately selected renal cell carcinoma between 4 and 7 cm results in outcome similar to radical nephrectomy. *J Urol.* 2004;171:1066.

Minervini A, Ficarra V, Carini M, et al. Simple enucleation is equivalent to traditional partial nephrectomy for renal cell carcinoma: Results of a non-randomized, retrospective, Comparative Study. *J Urol.* 2011;195:1604-1610.

Novick A, Campbell S. Guideline for Management of Clinical Stage 1 Renal Mass. American Urologic Association. 2009. <https://www.auanet.org/education/guidelines/renal-mass.cfm>.

Novick A, Lane B. Malignant Renal Tumors. In: Wein AJ, Kavoussi LR, Partin AW, Peters CA, eds. *Campbell-Walsh Urology.* Philadelphia: Elsevier Inc.; 2012:1413-1474 [Chapter 49].

Power NE, Maschino AC, Coleman JA, et al. Intraoperative mannitol use does not improve long-term renal function outcomes after minimally invasive partial nephrectomy. *J Urol.* 2012;79:826.

Uzzo RG, Novick AC. Nephron sparing surgery for renal tumors: indications, techniques and outcomes. *J Urol.* 2001;166:6.

Volpe A, Blue ML, Touijer KA, et al. Renal ischemia and function after partial nephrectomy: A collaborative review of the literature. *Eur Urol.* 2015;68:61-74.

Volpe A, Cadeddu JA, Uzzo RG, et al. Contemporary management of small renal masses. *Eur Urol.* 2011;60(3):501-515.

Wolf S, Bennett CJ, Schaeffer AJ, et al. Best Practice Policy Statement on Urologic Surgery Antimicrobial Prophylaxis. American Urologic Association. 2008. <https://www.auanet.org/education/guidelines/antimicrobial-prophylaxis.cfm>.

Zargar H, Khalifeh A, Kaouk JH, et al. Urine leak in minimally invasive partial nephrectomy: analysis of risk factors and role of intraoperative ureteral catheterization. *Int Braz J Urol.* 2014;40(6):763-771.

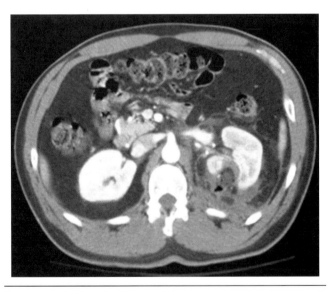

图 13.9　肾部分切除术后的假性动脉瘤。计算机断层扫描血管造影显示对比度发红，表明活动性出血，这是外渗到手术缺损的部位

经皮上尿路上皮癌切除术　第14章

Clinton D. Bahler，Chandru P. Sundaram
（李九智　译　李　鸣　审校）

术前准备和计划

经皮上尿路上皮癌切除术比输尿管镜检查可提供更大口径的器械，从而可改善肿瘤的取样大小和分期。肾输尿管切除术推荐用于对侧肾健康的高级别肿瘤、浸润性肿瘤或大体积肿瘤。对于不能逆行内镜治疗的低度肿瘤，尤其对于孤立肾，慢性肾脏疾病或双侧肿瘤的患者，建议行经皮切除术。手术计划和靶向受累的肾盏，使连续性电切除大体积肿瘤变得更为有效。此外，肾造瘘管允许顺行滴注局部辅助治疗。经皮治疗的弊端包括增加大出血、过夜以及肾造口术道植入和肿瘤植入的风险。

术前应有完整的病史和体格检查，以评估可能因长时间俯卧而受损的出血性疾病以及心脏和肺部疾病。抗血小板药物应在手术前停用1周。手术前需进行尿培养并清除感染。术前应有全血细胞计数和代谢情况，以评估细胞计数和肾功能。尿路造影（CTU）或逆行肾盂造影对于确定正确的进入肾盏很重要。CT扫描还可用于确保结肠和其他邻近器官受到损伤。

患者定位和手术切口

患者首先取截石位进行膀胱镜检查。在透视引导下，将5F开放式支架置入受累肾脏，使系统在经皮穿刺过程中发生逆行性浑浊。最后，将患者置于俯卧位，患侧的手臂在肘部弯曲并置于扶手上。可以将对侧手臂放在患者一侧。在胸部下方放置垫子，以使颈部保持水平。压力应平均到身体各处。皮肤切口一般位于第12肋尖内侧略下，用于下极入路，应在透视引导下进行。或者，患者可以先以俯卧姿势，将髋关节撑开。

在整个手术过程中可保持逆行和顺行。当所有肿瘤不能通过一次经皮穿刺进入时，可逆行输尿管镜检查。

操作技术

肾造口术通路

选择合适的肾盏至关重要。对于肾盂肿瘤，首选

中段入路。肾盂肿瘤的下极入路需要制造一个锐角，这可能会妨碍电切镜的使用。上极入路可方便进入肾盂和上输尿管，但应谨慎处理，以最大限度减少经胸膜肾病、胸腔积液和肿瘤播散的风险。

对于后肾盏肿瘤，建议直接进入病变的肾盏。对于前肾盂肿瘤，从肾的另一端进入可能更容易。图14.1显示了上极、下极和肾盂肿瘤的入路选择。用5 F开放式输尿管导管或输尿管球囊阻塞导管注入5 ml不透射线的造影剂，以确定集合系统。在透视引导下使用18号钻石尖针，通过针眼或三角测量技术访问选定的肾盏。使用球囊扩张法或顺序扩张法将管道扩张至30 F。有关经皮技术的详细资料，请参见"经皮肾通路"一章。

肿瘤切除

正确对齐的通道允许使用直的器械。图14.2显示了以使用冷杯钳进行肿瘤的小块切除对肿瘤底部的活检对分期很重要。连续灌流电切镜的使用类似于膀胱肿瘤经尿道切除术，更容易切除较大的肿瘤。连续灌流电切镜的标准工作长度接近20厘米，但肥胖患者长度接近26厘米。可以在术前CT扫描中估计上皮肿瘤的距离，以确保可以使用合适的电切镜。应确保通过

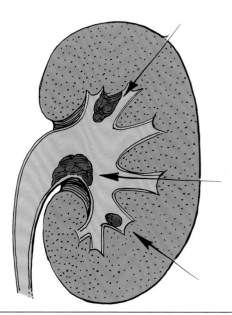

图 14.1　通道选择

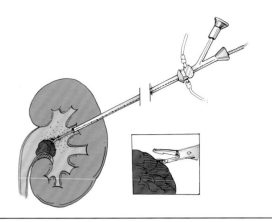

图 14.2　使用冷杯钳进行肿瘤的小块切除

鞘管有足够的流出物，以避免高肾内压。图 14.3 所示为带环形电极的电切镜。使用环形电极可以有效地切除较大的肿瘤和进行分期。应尽可能使用小能量，以减少附带损害和肾脏穿孔的风险。一旦肿瘤碎片分离，应在进一步切除之前收集肿瘤以进行病理检查。立即清除肿瘤还有助于最大限度减少肿瘤向下段或者外部的渗出。当在肾盂位置使用电切时，肾脏穿孔是很大的风险，所以尽量进行小幅度操作。滚球可能有助于切除肿瘤的基底。对于靠近肾盏的肿瘤可将激光柔性肾镜一起用于消融（图 14.4）。可以在能量设置为 1.0 ～ 1.5 J 和频率为 6 ～ 10 Hz 的情况下使用钬激光进行碎石；钬激光的优点之一是可以与常规盐水冲洗一起使用。钬激光具有更深的组织穿透力，并且可能更危险。另外，乳头状肿瘤也可以用石筐（如波士顿科学公司的 2.2 F 镍钛合金篮或肠胃套索）诱捕。

如果最终病理报告中未注明行肾输尿管切除术，则建议进行二次肾镜检查。第二次检查使用 24 F 通道鞘和灵活的肾镜，可以仔细评估尿路上皮和在无血区域进行活检。当有大量残余肿瘤存在时，电切镜的入口鞘的大小可以增大。

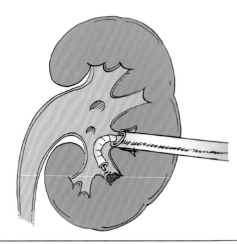

图 14.4　软肾镜检查可用于通过单一通路检查和治疗邻近和前组肾盏。钬激光可用于消融肿瘤并止血。软杯状活检钳可用于切除肿瘤基底以评估是否存在浸润。Bugbee 电极也可用于止血

上尿路局部滴注疗法

精心挑选的原位癌患者建议上尿路滴注卡介苗（BCG）疫苗，但对于消融的 Ta/T1 肿瘤正确使用辅助治疗的情况并不明显。如果根治性肾输尿管切除术具有极高的风险或会导致患者无肾功能，可考虑局部辅助治疗。通过 10F 肾造口管顺行滴注卡介苗或丝裂霉素 C 应使用压力监测，以确保低滴注压力，如图所示 14.5（＜ 25 cm H_2O）所示（Audenet 2012）。由于没有压力监测，顺行滴注可能比通过开放式支架逆行滴注更安全，并且比使用回流内支架的膀胱滴注更可靠。在切除和滴注之间至少应观察 2 周，每次治疗前应进行尿液分析，以排除感染。应该使用预防性抗生素应避免灭活卡介苗（如氟喹诺酮类、庆大霉素、四环霉素）。在透视引导下注入造影剂对于确保输尿管的正确引流和排除积极的外渗或肾盂静脉或肾盂淋巴回流是很重要的。滴注时，生理盐水应滴定至 50 毫升 / 小时

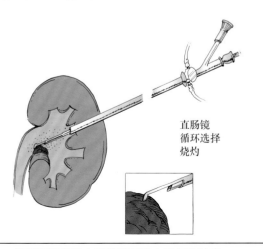

图 14.3　使用连续灌流电切镜和环形电极切除肿瘤

直肠镜
循环选择
烧灼

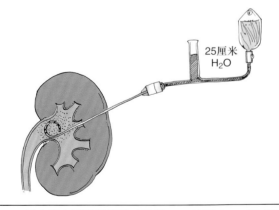

25厘米
H_2O

图 14.5　经皮重力滴注局部治疗装置。10 法国 Cope 环式肾造口术与压力计配合使用，以监测肾内压，肾内压必须维持在 25 厘米水柱以下

的流速，以确保患者耐受性和低压。50 毫升与膀胱治疗相同浓度的卡介苗可灌注超过 1 小时。一个周期是 6 周，每周进行 6 次治疗。

术后护理和并发症

经皮上段切除术后，需要经常监视膀胱和上尿路肿瘤有无复发。虽然存在尿路上皮外肿瘤种植的病例报告，但此类病例并没有大规模的报道，而且似乎很少见（Sorokin 2013，Corvino 2003）。长时间肾造瘘管应避免放置有明显残留肿瘤的部位。经皮穿刺术后出血很少，但应在复苏室和术后第一天检查全血计数。如果担心活动性外渗，可进行 CT 扫描或直接咨询介入放射学以评估血管造影和栓塞情况。经皮切除或顺行滴注辅助治疗后可发生败血症，围术期应继续预防性静脉使用抗生素。卡介苗败血症是一种罕见的严重并发症，需要立即入院并使用类固醇和抗结核药治疗。

进入第 12 肋以上会增加胸腔积液的风险。术前仔细检查 CT 扫描可避免结肠穿孔。

拓展阅读

Audenet F, Traxer O, Bensalah K, Roupret M. Upper urinary tract instillations in the treatment of urothelial carcinomas: a review of technical constraints and outcomes. *World J Urol*. 2012;31(1):45-52. doi:10.1007/s00345-012-0949-3.

Cinman NM, Andonian S, Smith AD. Lasers in percutaneous renal procedures. *World J Urol*. 2009;28(2):135-142. doi:10.1007/s00345-009-0423-z.

Corvino C, Meliani E, Masieri L, et al. Squamous cell carcinoma of the renal pelvis: nephrostomy tract tumour seeding. *BJU Int*. 2003;92(suppl 3):e15.

Sorokin I, Welliver RC, Elkadi O, Nazeer T, Kaufman RP. Tumor seeding of percutaneous nephrostomy tract from urothelial carcinoma of the kidney. *Case Rep Urol*. 2013;2013(2):819470-819473. doi:10.1155/2013/819470.

Thalmann GN, Markwalder R, Walter B, Studer UE. Long-term experience with bacillus Calmette-Guerin therapy of upper urinary tract transitional cell carcinoma in patients not eligible for surgery. *J Urol*. 2002;168(4 Pt 1):1381-1385.

第三部分　肾：重建性手术

第15章　开放性肾盂成形术

John S. Wiener

（纪　翔　译　李宁忱　审校）

术前规划与准备

肾盂输尿管连接部（ureteropelvic junction，UPJ）梗阻可产生相应症状，也可在胎儿或无症状患者的影像学检查中偶然发现。最初的影像学表现通常是超声或 CT 下受累肾的肾盂肾盏扩张，皮质变薄程度可能与慢性阻梗有关。功能评估对于确定扩张部位的梗阻程度十分必要。利尿核素肾图可以定量检测肾功能和引流（$T_{1/2}$），所以它的检查效果要优于对比成像研究（静脉肾盂造影，增强 CT 或 MR 尿路造影）。产前即诊断为肾积水的新生儿较常见，但目前对无症状的新生儿做 UPJ 梗阻的确切诊断仍存在困难。

理想情况下，在做肾盂成形术之前，不留置输尿管支架或行经皮肾造口术。因前者会引起输尿管和肾盂壁增厚，增加缝合难度；后者会使游离肾的步骤复杂化并导致肾盂内细菌定植感染。如果患者能够耐受，一些外科医师更喜欢在术前一段时间内拔除留置的输尿管支架。术前按标准使用抗生素。如需留置各种导管，应当提前一周留取尿培养并做抗生素药敏试验。

没有对比影像就无法确定输尿管的解剖结构。对于绝大多数病例，如果功能性检查显示梗阻，则无须对 UPJ 和输尿管进行额外的影像学检查。如果留置了肾造瘘管，则很容易进行顺行造影检查。如果有较多疑点或存在其他异常的解剖学表现（如马蹄肾或肾旋转不良），可在肾盂成形术同期麻醉下做逆行性肾盂造影。在手术台上做切口之前，还可行经皮穿刺顺行肾盂造影检查，这在经背侧腰部切开手术入路中有详细描述（见下文）。

患者体位与手术切口

多种不同术式均能顺利完成肾盂成形术。经腰切口术是泌尿外科医师最乐于选择的手术入路。由于术野只需暴露 UPJ 而非整个肾与血管，故切口应比肾切

除术略低。最简单的手术入路是从 12 肋尖向内侧延伸的前外侧切口。对肾盂巨大或肾盂转位不良等复杂病例，这种切口在手术操作上具有更大的灵活性。经腹膜外手术可降低其他内脏器官的风险并加速恢复。前方肋缘下切口可提供极好的术野，但术中需特别注意应在腹膜外进行操作。背侧腰部切开入路可缩短手术时间和术后恢复期，但这并非泌尿外科医师熟悉的手术入路。由于此切口难以适应复杂的肾盂解剖，在完成消毒铺巾等准备工作后，还需要做经皮肾盂造影，以明确解剖结构，然后再做腰部切开。对于双侧 UPJ 梗阻，可在双侧选择相同的切口，上述多种入路均可备选，但并不推荐经腹腔正中切口。

患者麻醉后，在摆放体位之前，应留置尿管以防止膀胱膨胀，因为术中膀胱过度膨胀可能会影响输尿管排空并导致吻合口漏尿。如果使用输尿管支架，最好先确认留置支架管的位置（见下文）。

侧卧位是行 12 肋前缘切口的理想体位。对婴幼儿，在水平的手术台上，于对侧腰部下方放置毛巾卷或静脉输液袋便能完成体位摆放，再从手术台两侧用固定带分别于肩部和髋部固定患儿的位置。对青少年和成人，最好选用折叠手术床以抬高肾位置至腰部以上（图 15.1A）。如果选择前方肋缘下切口，患者可采用向背侧偏转的半侧卧位。对于体型较大的患者，两侧加用小布袋固定更有利于确保患者安全。对侧肩下方需放置腋垫、肢体下留置护垫、抬高手术侧的手臂，对这些细节需给予足够的重视。背侧腰部切开术取俯卧位。使用卷毛巾或泡沫 / 凝胶卷来抬高胸部和腹部，使得腿部和手臂位置低于背部。将手臂置于垫上，位于头部上方。确保 ECG 垫、电凝负极板和 IV 线不在手术区域附近或患者下方以产生压力点。

侧腹部切口的范围自 12 肋骨尖起，向前不超过腹直肌的外缘。对婴幼儿取 4～6 cm 长的切口已足够。

切口与皮纹方向一致可减少术后瘢痕对体表外观的影响。电凝与钝性分离联合交替使用，打开三层肌肉及筋膜组织：腹外斜肌、腹内斜肌、腹横肌。需注意位于后两层肌肉之间的肋间神经，必要时可用细导管牵引保护以避免损伤。打开腹壁后，将腹横筋膜与其下方的组织分离，避免放置自动牵引器时撕开 Gerota's 筋膜和腹膜。而且，可能出现细小的穿支血管而导致不必要出血。传统的背侧腰部切开术选取椎旁肌侧方的纵行切口，分别以 12 肋骨和骨性骨盆为上下界限；或者，为使瘢痕最小化，可在这两处骨性结构的中间水平做平行于皮纹方向的横切口，然后向上方和下方牵拉皮瓣，让腰背筋膜在肋骨和骨盆之间垂直打开。

手术技巧

使用双目放大镜可使术野更清晰，有利于精确分离与缝合，避免术后漏尿或吻合口狭窄。

为防止误打开腹膜腔，应尽可能在 Gerota's 筋膜背侧垂直切入（图 15.1B）。向上方分离时应偏向肾背侧，因为腹膜向后方延伸分别覆盖肝（右侧）和脾（左侧）。背侧的肾周脂肪组织可用来覆盖修复后区域，所以应当予以保留。用海绵棒继续在后方分离直至肾能向前旋转。

当看到肾门后，使用静脉拉钩或 Gil-Vernet 拉钩在肾实质与肾门交界处牵开（脂肪组织），这样能够更好地显露术野（图 15.1C）。与肾切除术不同，肾盂成形术不必游离整个肾，除非需切除长段的输尿管。清除肾盂周围的脂肪以暴露 UPJ。在肾盂处留置 4-0 SAS 线牵引有助于在后续的分离过程中旋转肾盂。对肾盂极度扩张者，选用 23 ～ 25 号的留置针穿刺减压后可暴露整个肾盂（图 15.1D）。慢性梗阻常常会导致肾盂外

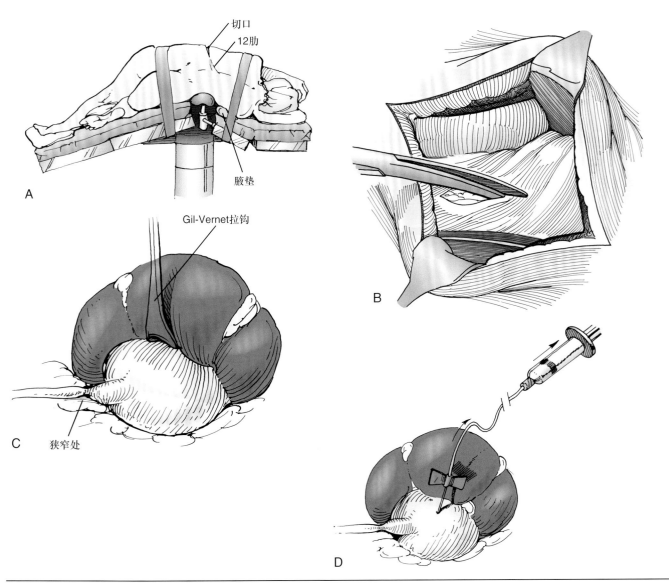

图 15.1 （**A**）患者摆放体位；（**B**）侧腹部切口；（**C**）显露术野；（**D**）从扩张的肾盂吸出尿液

形成厚壳样的组织，应予以清除。当肾盂周围出现小出血点时，可用双极电凝或低电流针止血，应避免损伤出血点下方的肾盂组织。

确认 UPJ 远端输尿管的位置，清理输尿管中的脂肪与筋膜。在 UPJ 下方几厘米处用细导管套住输尿管作牵引用（图 15.2A）。分离的输尿管越短越好，尽可能保留其外周血管，避免血运不足，以防止术后组织坏死。进行输尿管分离操作时从远端寻找正常输尿管相对容易些，再向近端分离即可找到异常段。

注意异常的下极动脉横跨 UPJ（图 15.2B），触及动脉搏动有助于明确血管的存在。在大龄儿童中，横跨的下极动脉是 UPJ 梗阻最常见的原因，尤其是那些出现间歇性肾绞痛的患者；而婴幼儿多为单独原发型 UPJ 狭窄。

将肾盂、UPJ、上段输尿管与周围脂肪和组织分离后，需认真分析其解剖关系，以便确定最佳修复手段。梗阻部位的变异包括：① UPJ 进入肾盂的位置较高，伴或不伴原发狭窄；② UPJ 有原发狭窄段；③ 输尿管上段的狭窄、活瓣或息肉；④ 横跨过输尿管的肾下极动脉对 UPJ 产生外源性压迫。在最后一种情况，长期的外源性压迫刺激会导致输尿管腔狭窄，可与原发性的输尿管腔狭窄并存。如果难以确定梗阻的位置，可用留置针向肾盂内注入盐水，明确水流阻断位置的轮廓。

对较短的狭窄段，切除狭窄和发育不良的输尿管是最佳的选择；故离断性肾盂成形术是较理想的术式。当集合系统有严重积水时，进行离断性肾盂成形术需要精确剪裁肾盂以缩小其体积。倘若对肾盂剪裁不足，修复后的 UPJ 将会因扭曲而导致梗阻复发。离断性肾盂成形术因其简单易行和确切的疗效而成为应用最广泛的术式，但其术后梗阻复发的风险较高，常因吻合口周围瘢痕挛缩所致。

非离断性肾盂成形术可用于某些特殊的病例。Foley Y-V 成形术适用于高位的 UPJ 梗阻，此术式在 UPJ 最靠近肾盂的位置将其重建成漏斗形。远端的或长段的梗阻剪裁后常出现输尿管长度不够，对此可选用 Culp 和 Scardino 等肾盂瓣肾盂成形术。Davis 插管法输尿管切开术可用于梗阻段最长的病例。

离断式肾盂成形术（Anderson-Hynes）

在狭窄段下方正常输尿管的前面用 4-0 SAS 线缝一针做平行牵引。在异常段下方横断正常输尿管组织（图 15.3）。如果输尿管有原发性狭窄，则肾盂内的尿液无法经此引流。在有血管横跨时，需将血管下方的输尿管节段切除，将断端拖至血管的反方向做吻合，通常无须过度剪裁缩小肾盂的尺寸。将导管向下缓缓地置入输尿管，可明确远端是否通畅。有人认为导管应通过输尿管膀胱连接部，以明确是否并存输尿管远端和输尿管膀胱连接部梗阻，然而也有人认为多种病变并存的状态极其

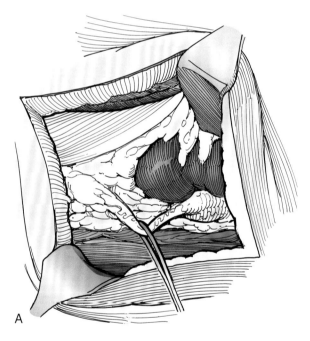

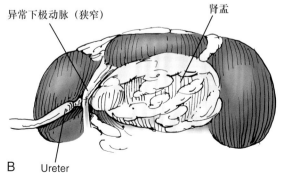

图 15.2 （A）分离输尿管周围血管；（B）异常的下极动脉

异常下极动脉（狭窄）　肾盂

Ureter

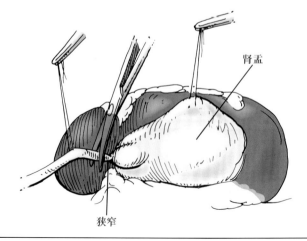

图 15.3　横断输尿管

肾盂

狭窄

罕见，导管通入会引起输尿管膀胱连接段肿胀，从而影响有效的顺行引流。多数病例选用 5 Fr 的鼻饲管即可，但对婴幼儿则需使用 3.5 Fr 的脐静脉导管。

如果在分离肾过程中未预留牵引线，此时应在肾盂前面中部贴近肾实质处留置 4-0 SAS（图 15.3），便于向前方牵引旋转肾盂。可用记号笔在肾盂表面标记拟切开的菱形切口。这有利于将剪裁后肾盂尾部形成的长开角与斜片状的输尿管断端吻合（图 15.4A）。用留置线向头侧牵引输尿管使其到达肾盂尾侧黏膜瓣的位置。虽然肾盂剪裁不足会留有隐患，但切除过多组织将导致缝合困难，特别是双分叉型肾盂。个别盏颈会离肾盂边缘很近，所以做切口时应远离盏颈开口。对积水较轻或横跨血管压迫但不伴狭窄的病例，只需剪裁少量的肾盂组织。打开肾盂前，应分别在菱形切口的四个角外侧预留牵引线。用分离剪或 11 号弯刀沿既定的切缘打开肾盂（图 15.4B）。然后用分离剪或成角的 Potts 剪沿切缘完成肾盂切除（图 15.5）。送检标本包括切除的肾盂组织和肾盂输尿管连接部梗阻段。

沿输尿管外侧缘将其剪裁成斜面状（操作时避开周边血供，斜面应正对肾盂方向）。手术过程中输尿

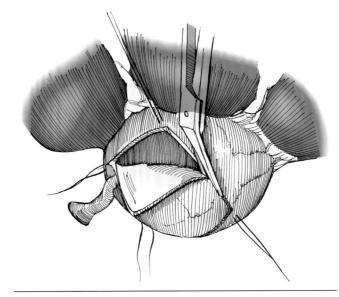

图 15.5　切除梗阻的 UPJ

管和肾盂的旋转可能导致对位不良，所以在剪裁之前应仔细明确两侧的对位关系。输尿管前面的牵引线可引导正确定位。但此项原则不适用于肾转位不良或马蹄肾等异常情况，此时输尿管与肾盂的对位关系多为前后反向对应，少数为内外侧反向对应。可用分离剪或 Potts 剪仔细调整对位关系；避免做螺旋形的剪裁。输尿管开口的剪裁长度应与肾盂尾侧开角的长度一致（图 15.6）。

在开始重新吻合前，将鼻饲管或脐静脉导管插入输尿管以防止缝线挂到对侧输尿管壁。6-0 SAS 将肾盂尾侧开角尖部与输尿管斜面分叉的末端缝合（图 15.7A）。对体型较大输尿管较粗的患者可选用 4-0 或 5-0 SAS。线结应打在集合系统外面，缝线可作为牵引标记。也可用双针缝线做褥式缝合，一针由内止于肾盂（后）壁，另一针从外止于输尿管（前）壁。

为避免吻合口狭窄，应调整针的角度，少缝黏膜而多缝肌层和外膜（图 15.7B）。采用最小的圆针缝合，以避免管壁上的针眼大于缝线的直径。角针可提高缝合效率但却存在撕裂输尿管和肾盂壁层组织的风险。

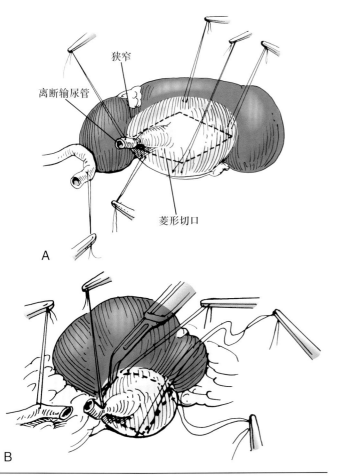

图 15.4　（A，B）肾盂切口

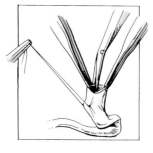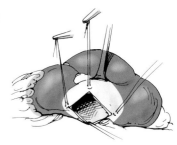

图 15.6　裁剪

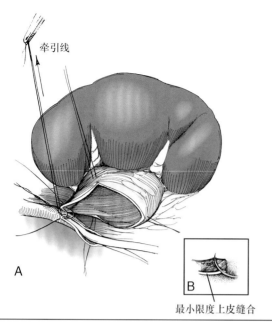

图 15.7 （A，B）放置导管

在距第一针后方以相同或稍长的针距缝第二针线（图 15.8A）。第一根缝线向吻合口下方和内侧牵引有利于后续缝合，将远侧壁牵引旋转可获得较好的术野，有助于从外向内缝合。用第二条缝线连续缝合输尿管和肾盂的远侧壁，每隔几针做锁边缝合，当缝至输尿管顶部时做单线打结。缝合后需要冲洗出肾盂和肾盏内的血块。

然后将第一根缝线牵引至原位，以利于暴露近侧壁。近侧壁缝合关闭之前，将鼻饲管从输尿管内拉出。此时可根据手术需要留置输尿管支架管或肾造瘘管（见后文）。用第一根缝线同法连续缝合近侧壁，直至输尿管顶部与远侧壁的缝线相汇合。此时可用第一根线完成所有后续缝合，也可在肾盂输尿管吻合口处单线打结，

另用第三根缝线向上关闭肾盂开口（图 15.8B）。

FOLEY Y-V 成形术

Foley Y-V 成形术（图 15.11）适用于高位输尿管梗阻的患者，尤其是肾内型肾盂的上段输尿管或连接部梗阻。与离断式手术相比，本术式更需要在直视下进行。

保留输尿管外膜，仔细分离输尿管和肾盂下方的脂肪组织及其周围的炎性纤维组织（15.9A）。用细导管向头侧牵拉输尿管，在两条牵引线之间标记 Y 形切口（图 15.9B）。用弯刀片在牵引线之间切开肾盂，再用 Potts 剪将肾盂剪开。修整肾盂边缘的 V 形瓣使之与输尿管切开缘的长度相等。值得注意的是，此处应当留置肾造瘘管或输尿管支架管。

用 6-0 SAS 将肾盂 V 形瓣尖端和输尿管切口尖端缝合（图 15.9C）。在 V 形瓣两侧翼的开口处用 4-0 或 5-0 SAS 分别向下做间断防水缝合（图 15.9D、E）。此处也可做连续缝合，但应注意避免形成切缘重叠搭扣。

肾盂瓣肾盂成形术

Culp-DeWeerd 翻瓣肾盂成形术适用于低位的长段狭窄合并肾盂积水（图 15.12），因在此种情况下实施离断式肾盂成形术可导致吻合口张力过高。Scardino-Prince 改良术式使用垂直形瓣而非螺旋瓣，适用于高位输尿管梗阻。狭窄段较长或极度扩张的肾盂也可选用肾盏输尿管成形术。

沿扩张的肾盂做斜行的螺旋瓣标记。切口沿标记线延长至输尿管，输尿管切开长度应与螺旋瓣一致（图 15.12A）。

切开螺旋瓣向尾部牵引，并在尖端留置牵引线

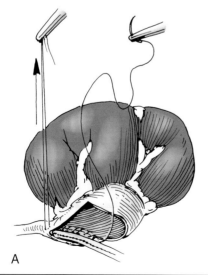

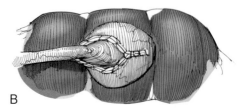

图 15.8　缝合离断切口完成输尿管肾盂吻合术

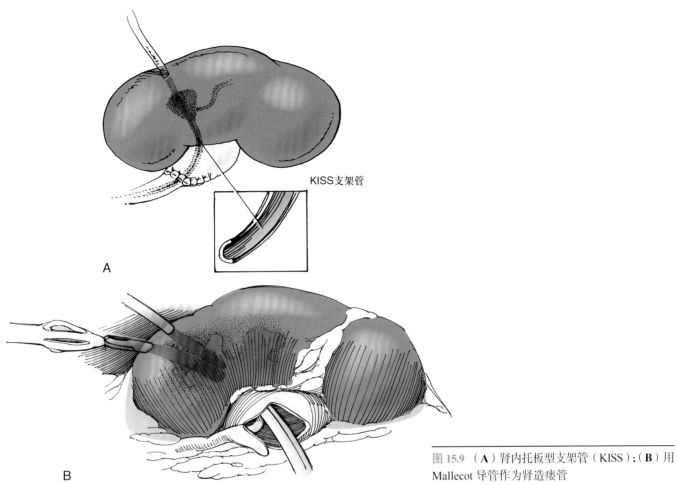

KISS支架管

A

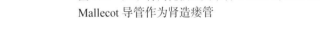

B

图 15.9 （A）肾内托板型支架管（KISS）；（B）用 Mallecot 导管作为肾造瘘管

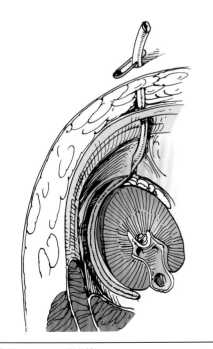

图 15.10 放置 Penrose 引流管

（图 15.12B）。用 5-0 SAS 连续缝合螺旋瓣远（后）缘与输尿管侧（前）缘（图 15.12C）。用鼻饲管穿过输尿管下方做牵引（未图示）。使用同样方法将螺旋瓣前缘、

输尿管和肾盂缝合（图 15.12D）。由于缝合线较长，增加了吻合口泄漏风险，因此建议留置支架管或引流管。

插管法输尿管切开术（Davis）

插管法输尿管切开术适用于 UPJ 附近有瘢痕形成者，目前几乎已被内镜切开术取代，病变范围很长内镜切开困难者除外。UPJ 上方固定两针做牵引线，用弯刀片从两针间切开肾盂。用 Potts 剪剪开远侧输尿管，直至显露正常管壁组织为止（图 15.13A）。

通过导丝引导插入 8 Fr 内置或外置的输尿管支架管。紧贴支架管用 5-0 SAS 松散地缝合切缘（15.13B）。用肾周脂肪或将网膜拉出后腹膜包绕修补部位。小心留置 Penrose 引流管，注意勿触及修补区域。支架管留置 6 周，拔管前后需做顺行肾盂造影，检查愈合情况。

引流

虽然输尿管支架管置入常用于成人手术，但在小儿肾盂成形术的吻合中却较少使用。使用内置支架对直接离断性肾盂成形术并无裨益，并且拔管时需要全身麻醉。某些类型的输尿管支架，被推荐用于较困难

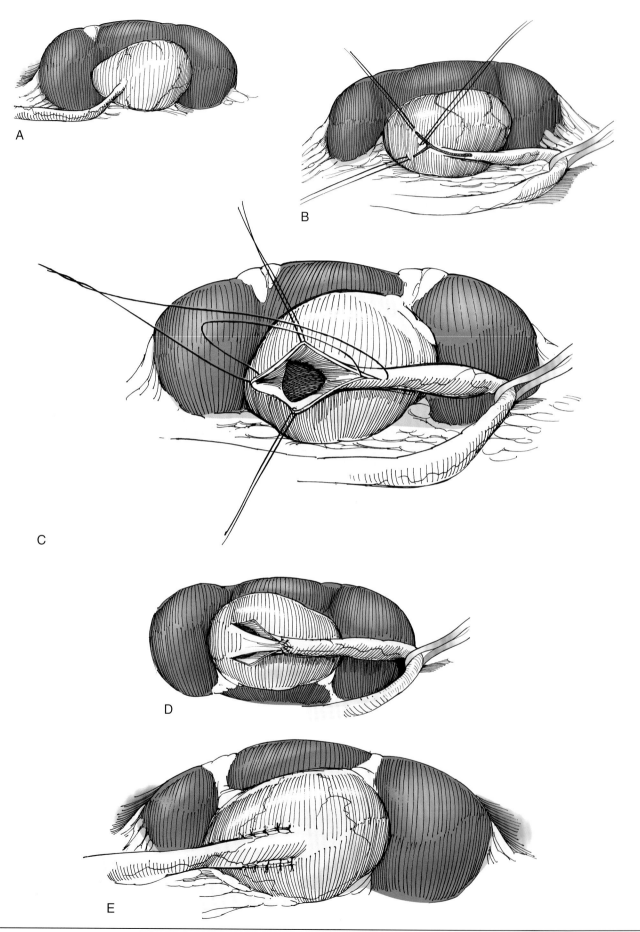

图 15.11 （A ～ E）Foley Y-V 成形术

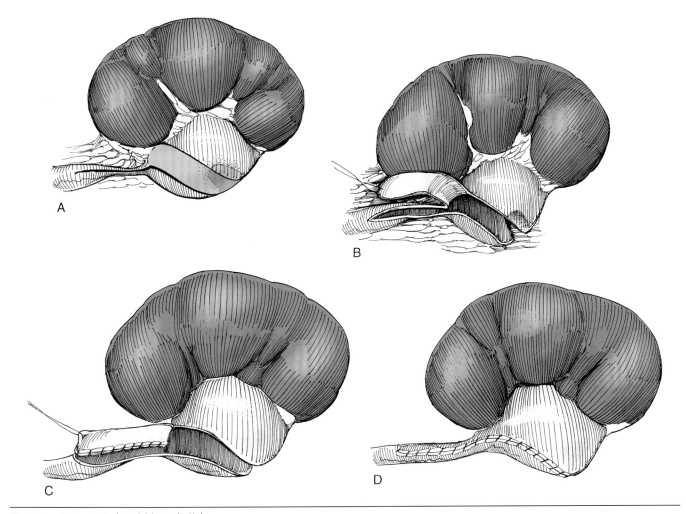

图 15.12 （A ～ D）肾盂瓣肾盂成形术

的修复术或孤立肾等情况。肾内托板型支架管（kidney internal stent splint，KISS）可用于婴幼儿，它类似于肾造瘘管，其半弧形部分延伸穿过吻合口可以起到扩张作用，远端延伸至吻合口下方的输尿管（图 15.9A）。KISS 支架管近端必须穿过集合系统和肾实质，然后通过皮肤切口牵拉至体外。术后 10 ～ 21 天可简单无痛地将 KISS 支架拔除。年龄较大的儿童和成人首选内置支架管，因为内置支架管可减少不适与焦虑感，并降低因感染或支架移位带来的风险。在最终完成吻合术前，沿导丝顺行留置支架管是所有泌尿科医师熟悉的操作；然而，患者术中侧卧位时难以进行 X 线拍摄确认支架管位置。如果对支架管位置不确定，可通过 Foley 导管将染色的盐水注入膀胱，当看到被染色的尿液向上逆流，即可证明支架管末端在膀胱内。

在极少数情况下，可能需要正式的肾造瘘管。可用一根细导管系在 Malecot 导管末端，引导其穿过肾实质和肾盏进入肾盂（图 15.9B）。用同样方法可留置肾盂-输尿管支架管，跨过吻合口引出体外，以避免吻合口处引流不充分。

在吻合口附近留置一根体外引流管，便于排出任何外渗的尿液。通常首选靠近但不接触吻合口的 Penrose 引流管，因为封闭的负压引流系统可越过吻合扩大引流区域。由于是清洁切口，Penrose 引流管可经过手术切口引出，以避免增加切口导致不必要的瘢痕（图 15.10）。若有潜在感染或愈合不良的风险，则通过手术切口下方单独的穿刺点将 Penrose 引流管引出。引流管应置于患者侧方，避免卧位时压迫。

肾固定术

在一些输尿管长段狭窄的情况下，需充分游离肾，使肾盂足够接近下方的输尿管，在无张力的成形手术结束后，应将肾下极固定，防止其向内侧滑动与修补部位成角。可用两根 2-0 SAS 将肾下极固定于腹后壁。在肾下极后外侧肾筋膜囊表面行褥式缝合，打结前在线结下方垫入小块脂肪或可吸收海绵，防止细线撕裂肾筋膜囊。将此缝线缝至腰方肌合适的位置，作为肾水平方向的牵引线。注意不要损伤肌肉表面走行的神经（图 15.14）。将肾牵引旋转至其自然位置后，打结固定。

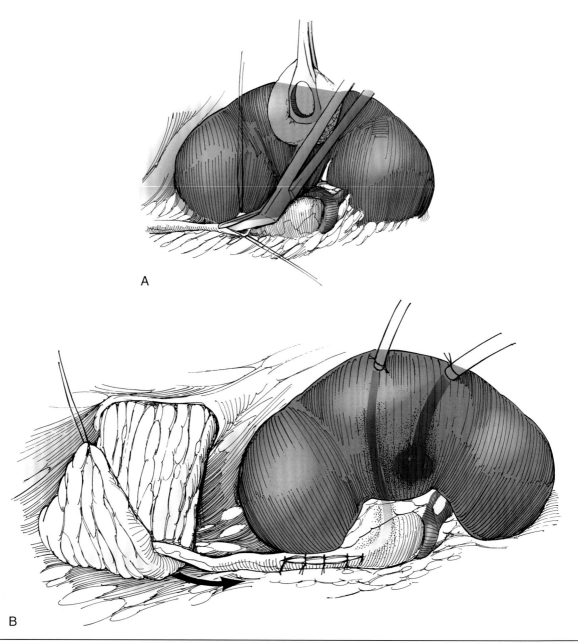

A

B

图 15.13 （A，B）插管法输尿管切开术

关闭切口

如果可能，应将肾周脂肪置于修复的患处之上。建议在直视下或经皮下注射局部麻醉剂，浸润第 10，11 和 12 肋间神经，同时浸润至伤口边缘。每层肌肉应单独闭合，注意不要损伤肋间神经。如果使用折叠手术台，其腰桥应逐渐回复，以减少缝合时的张力。缝合皮肤后，应使用不可吸收缝线固定 Penrose 引流管。

术后护理及并发症

在保证体液平衡的前提下，静脉补液应保持在最低水平，避免过度利尿导致吻合口漏。

建议在术后早期留置导尿管充分引流尿液，避免尿潴留导致继发性输尿管、肾盂压力增高（这可能会导致尿外渗）。

Penrose 引流管：术后需经常做伤口换药并观察引流管引流情况（吻合口尿外渗情况）。通常术后 1 ～ 2 天引流量会显著减少，此时可拔出引流管。对引流量较多的患者，可在伤口处敷贴蒙哥马利黏带，以减少换药次数并防止胶带损伤皮肤。如果出现持续引流，多为引流管触及吻合口所致，可每日将引流管向外拔出 1 ～ 2 cm，直至引流量减少为止。如果上述操作无效，应当在膀胱镜下留置输尿管支架管（如果在手术时未置管），或者，如果已有支架管，膀胱中的 Foley 尿管可促进顺行尿液引流。术后很少需要放置肾造瘘管，应尽快将其更换为跨过吻合口的肾盂-输尿管支架

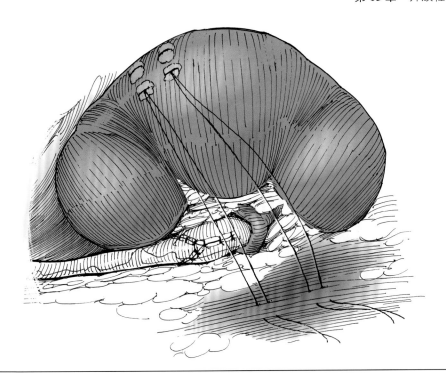

图 15.14　肾固定术

（见前述），以避免吻合口引流不畅。

肾造瘘管：如果留置了肾造瘘管，数日后可将其夹闭。以下几点可帮助确定吻合口是否通畅：① Penrose 引流管引流量未增加（如果引流管保持原位）；②无明显症状；③打开肾造瘘管测量肾盂残余尿量；④对可疑病例行压力－流率试验（Whitaker 试验）。

影像学检查：术后一个月应行术区超声检查以排除尿源性囊肿形成。通常在术后 6 个月，通过声像图就能看出肾功能有所改善，但在早期常常难以判断。从初期的指征表现来看，症状消失和超声检查明确肾功能恢复可共同验证肾盂成形术实施成功。否则，术后三个月及半年需做利尿肾图扫描。应确保长期的超声检查随访，但两年后再出现病情恶化的情况较罕见。

并发症

吻合口漏是肾盂成形术后最常见的早期并发症，应当按照前文所述步骤进行处理。在 Penrose 引流管拔除后，很少会出现需要经皮穿刺引流的尿源性囊肿。肠梗阻不常见，但可能由继发于尿源性囊肿的腹膜刺激症状引起。早期或迟发的 UPJ 再次梗阻引起的肾积水、肠梗阻，都会引起恶心和呕吐的症状。再次梗阻的直接原因包括：①无支架支撑的输尿管吻合口水肿（可以提前规避或放置支架来处理）；②尿潴留或膀胱排空不良；③罕见的迟发性出血导致肾盂内血块滞留（可能需要进行肾造瘘引流）；或④输尿管支架置入不

当（如果使用），可能需要重新置管或肾造瘘管引流。

在长期随访的文献报道中，术后 UPJ 梗阻复发的发生率大约为 5%，这在术后早期或晚期均可出现。早期梗阻原因可能包括：①未被识别的或未被正确处理的迷走血管持续存在。②存在导致引流不良的因素 a. 术后留存的肾盂过大，形成扭结；b. 吻合口位于肾盂非独立的位置。这些原因只能通过再次手术来解决，以纠正潜在的问题。吻合时形成的狭窄可能是裁剪不充分和（或）过度增生的瘢痕挛缩导致的。支架置入术和球囊扩张术总体成功率较低，只是在术后早期会有较大的成功机会。晚期复发性 UPJ 梗阻可通过内镜下肾盂切开术获得有限的疗效。通常需要二次的肾盂成形术或输尿管肾盏吻合术作为补救措施。

拓展阅读

Anderson JC, Hynes W. Retrocaval ureter; a case diagnosed pre-operatively and treated successfully by a plastic operation. *Br J Urol.* 1949;21(3):209-214.

Anderson JC, Hynes W. Plastic operation for hydronephrosis. *Proc R Soc Med.* 1951;44(1):4-5.

Tubre RW1, Gatti JM. Surgical approaches to pediatric ureteropelvic junction obstruction. *Curr Urol Rep.* 2015;16(10):539.

Ruiz E, Soria R, Ormaechea E, et al. Simplified open approach to surgical treatment of ureteropelvic junction obstruction in young children and infants. *J Urol.* 2011;185(6 suppl):2512-2516.

Wiener JS, Roth DR. Outcome based comparison of surgical approaches for pediatric pyeloplasty: dorsal lumbar versus flank incision. *J Urol.* 1998;159(6):2116-2119.

第 16 章　马蹄肾的手术治疗

Zeph Okeke，Philip T. Zhao，Arthur D. Smith
（纪　翔　译　李宁忱　审校）

胚胎学

马蹄肾是泌尿生殖系统最常见的肾融合畸形，其解剖学异常主要表现为血管变异、异位肾和肾旋转不良。它由两部分功能独立的肾组成，在中线处连接于峡部，峡部的组织形式多种多样，可为纤维连接带或存在肾盏的肾实质。从胚胎学上看，两种理论可解释马蹄肾的形成。第一种理论认为它是由 4～6 周时后肾原基异常移动并横跨中线发育而成。双肾下极融合形成峡部，在肠系膜下动脉水平阻断了肾上移过程，并阻碍肾正常旋转，最终表现为肾盂开口向前，仅位于下腰椎水平（图 16.1）。在极少数情况下，峡部连接双肾上极，形成倒马蹄肾。另一种理论认为，后肾性细胞异常移动形成峡部，最终导致马蹄肾畸形。这可解释肾母细胞瘤和类癌等恶性肿瘤发生率增加的现象。

血管解剖

马蹄肾可据融合的形态外观进行分类。U 形肾由肾在椎骨两侧对称位置向内侧融合形成。垂直和水平肾之间的侧方融合导致 L 形肾，峡部位于中线的侧面。马蹄肾可位于肾上移路径过程中，从骨盆到中腹部的任何位置，但通常较正常肾的位置略低，峡部位于腹部大血管前方，介于第三至第五腰椎水平。血管解剖变异较大，肾血供可源自腹主动脉、髂动脉或肠系膜下动脉。一种分类系统提出了为每段马蹄肾供血的六种基本动脉供应模式，其中每支动脉供应特定区段。1/3 的病例中可见到正常的脐动脉（供血），超过 2/3 的病例中存在变异血管。峡部可分别接受来自腹主动脉、髂动脉和肠系膜下动脉的血供。肾盂向前方开口，肾盏系统向中线处偏移（图 16.2）。

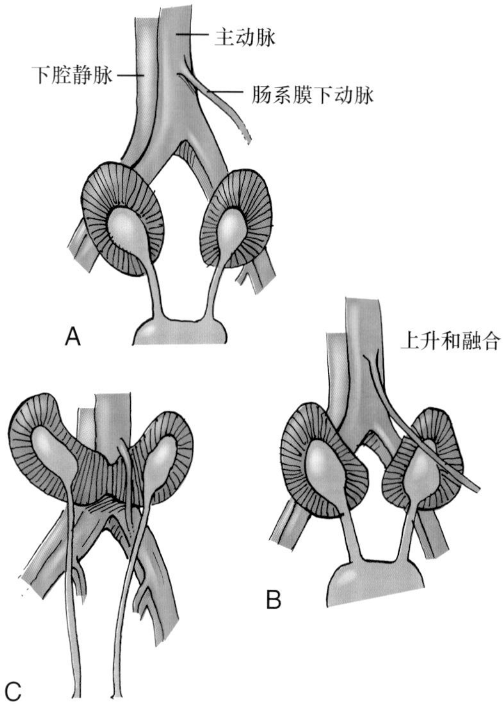

图 16.1 （A～C），马蹄肾的形成

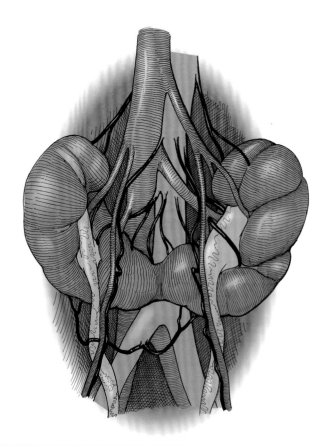

图 16.2 马蹄肾的血管解剖

140

手术指征

基于疾病的进展，马蹄肾的手术指征与正常肾类似。马蹄肾恶性肿瘤的发病率与正常肾基本相同，但肾母细胞瘤和肾盂移行细胞癌的发生率会高两倍。肾盂输尿管连接（UPJ）梗阻和膀胱输尿管反流（VUR）常见于马蹄肾患者中，尿石症也是如此。

肾结石多发于马蹄肾患者，发病率为 21% 到 60% 以上。马蹄肾易发结石的假说基于以下几点：肾盏解剖异常，肾盂开口向前，输尿管异常走行于峡部前方，有时输尿管从高位进入肾盂。上述几点造成尿液引流不畅，导致形成结石的风险增加。

冲击波碎石术

对马蹄肾的小结石首选冲击波碎石术（shock-wave lithotripsy，SWL）治疗。患者取仰卧位，定位结石并聚焦。

倘若因患者体型肥胖或结石影与脊柱重叠而无法定位，患者可取俯卧位。对结石定位困难的患者，逆行留置不透 X 线的输尿管导管有助于明确结石的位置。另外，马蹄肾中取体位引流法可减少结石碎片通过，从而有助于逆行留置输尿管支架管协助排石。冲击波碎石术不可用于有未经治疗的梗阻或肾积水的患者。

经皮入路和输尿管镜

经皮肾镜取石术

手术台应配置多平面 X 线投照式 C 形臂。患者应先取截石位，膀胱镜下留置顶端开口的输尿管导管或输尿管镜鞘至肾盂，便于术中打入空气或对比剂行肾盂造影，以明确受累肾盏并对目标盏进行定位。为确保经皮穿刺针进入正确位置，也可使用软性输尿管镜直接观察目标肾盏。膀胱镜检查后留置 Foley 尿管。然后用手术担架将患者在手术台上摆成俯卧位。如手术台无相应装置，应用垫卷将胸部垫高，四肢和躯干置垫保护。腰部做消毒准备后，铺肾造瘘无菌单。也可先不做逆行置管，使患者双腿分开俯卧于手术台上开始手术。在此情况下，需对外生殖器部位消毒铺巾，便于术中经下泌尿道进行内镜操作。

首先注射造影剂。然后使用"牛眼征"或三角测量技术将 18 号肾穿刺针尖对准肾盏。由于输尿管进入马蹄肾肾盂的位置较高，建立肾上极穿刺通道就

显得尤为重要，这可以降低肠穿孔的风险。对马蹄肾的上极肾盏进行穿刺时，穿刺通道应更偏向后方，与水平面垂直（图 16.3）。对肾旋转不良和肾位置较低的情况，此入路可作为调整改良的穿刺方案。可用 Amplatz 型筋膜扩张器将穿刺通道扩至 30 Fr，也可用 NephroMax 高压球囊扩张导管等球囊扩张器进行扩张，然后在通道内留置 30 Fr Amplatz 扩张鞘。用 24 Fr 硬性肾镜做肾内探查后进行超声波或气压弹道碎石。新型的手术设备诸如双重超声波碎石机（Cyberwand），可提高抽吸效果以更好地清理残石。用取石抓钳将残石从肾镜的工作通道取出。因肾盏较深并且更偏向腹中线，有时需使用增长的肾镜和 Amplatz 鞘进行操作。取石过程结束后，需留置 20 ～ 24 Fr 肾造瘘管。术后 24 ～ 48 小时可根据清石情况将肾造瘘管拔除。若残石较多，则需要进行二次顺行或逆行肾镜探查取石。

输尿管镜探查术

进行尿道膀胱镜探查，明确患侧输尿管开口的位置。首选具有亲水尖端的导丝，经输尿管导管将导丝插入输尿管开口，沿导丝将导管留置到肾盂内。经导管开口注入不透 X 线的造影剂进行逆行肾盂造影检查，明确导管进入目标位置。从第一根导丝旁边以同样的方式留置第二根安全导丝。使用双腔输尿管导管便于安全导丝的置入。通过一根导丝留置输尿管镜鞘，如若可行，应立即放置镜鞘于肾盂输尿管连接部下方。

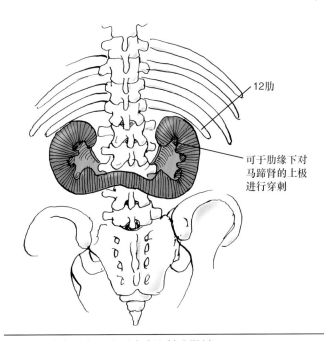

图 16.3　在肾盂切开取石术中注射造影剂

安全导丝置于鞘外以确保集合系统通畅。此时即可用软性输尿管镜探查肾盂。碎石取石或肿瘤切除等操作与正常肾的手术类似。

腹腔镜手术方法

　　腹腔镜可用于肾肿瘤切除、肾盂成形术、肾囊肿去顶等手术。通常的手术路径与开放切口大致相同。术前完成增强的造影成像如计算机断层扫描（CT）或磁共振扫描（MRI）有助于明确异常血管的位置，特别是峡部的供血血管。尤其对于马蹄肾手术来说，获取CT或MR血管造影图像以清楚地描绘血管形态至关重要。特别是对于肾盂成形术病例，MR尿路造影可用于同步评估肾功能和解剖结构。

手术入路及显露

　　尽管有经后腹腔手术入路的报道，但目前多采用经腹腔入路。术前留置 Foley 尿管，沿中心轴旋转手术台将患侧抬高 45 度，使患者保持半侧卧位。建立气腹。作者更倾向使用诸如 AirSeal（SurgiQuest）这样的无阀套管系统，因为这有助于在置入和移除器械期间维持气腹，并减少了烧灼烟雾和镜片冷凝。如图 16.4A 所示置入三个或四个。于脐旁留置 11 mm 或 12 mm trocar 作为成像通道，建立两个 5 mm 或 10 mm 的工作通道。手术医师可选用双极电凝剪或其他电凝装置打开 Toldt's 线并游离结肠系膜，再打开 Gerota 筋膜，分离并显露肾病变部位。

肾盂成形术

　　在肾盂成形手术前放置双 J 输尿管支架管。重新定位后，如前所述显露肾，切开 Gerota 筋膜。确定并游离肾盂和肾盂输尿管连接部病变处（图 16.4B）。用腹腔镜剪刀横断肾盂，剪除 UPJ 病变部位，剪裁多余的肾盂组织以作修正。充分显露肾盂后可从剪开部位取出任何肾结石。如果用腹腔镜器械难以取出结石，可改用软性膀胱镜或输尿管镜伸入较粗的工作通道，用可弯性取石钳或套石篮将结石取出。从输尿管后方将其剪成斜面状，然后用 4-0 SAS 从后方连续缝合重建肾盂输尿管连接部。吻合口的前半部分用另一根 4-0 SAS 做连续缝合（图 16.4C 和 D）。需切断峡部使新建的肾盂输尿管连接部能够顺利引流。用 4-0 可吸收缝合线或 Hem-o-loks 缝合 Gerota 筋膜，关闭腹膜后隙。术毕在修复区域留置诸如 Jackson-Pratt 引流器之类的引流装置，经另一个穿刺切口引出。如果肾盂成形术不能缓解阻梗，可再考虑内镜下肾盂切开术。

内镜下肾盂切开术

　　如前所述，留置末端开口的输尿管导管，使其通过狭窄的肾盂输尿管连接部，但此项操作往往会比较困难。X 线引导做逆行造影明确集合系统的轮廓，选取后组的中盏或上盏进行穿刺。穿刺通道的建立方法如前所述。硬性肾镜探查至肾盂输尿管连接部，用抓钳抓持输尿管导管将其从肾造瘘通道拖出。向导管内置入导丝，经尿道将导管拔出。肾镜下或应用内切开气囊系统从侧面使用切割球囊，将肾盂输尿管连接部狭窄段切开，直至可见输尿管周围的脂肪组织。操作完成后从肾镜通道留置输尿管支架管。与开放式或微创肾盂成形术技术相比，内镜下肾盂切开术成功率较低。

肾切除术

　　患者取改良的侧卧位或半侧卧位，经腹腔留置三个穿刺通道（图 16.4A）。沿 Toldt's 线游离结肠（图 16.4E），确认并分离与肾静脉伴行的肾动脉主干，用闭合器将二者结扎。然后确认病变部位上极和下极的其他分支动脉和静脉血管并结扎。同法确认并结扎峡部的血管。可用内镜下闭合器或双极电凝将峡部切开（图 16.4F）。术中必须注意勿损伤邻近的大血管。移除病变部分之前，需将保留一侧肾实质的峡部做缝合。小出血点可用电凝或氩气刀止血，较大血管出血需要缝合并结扎，止血方法与肾部分切除术相同。

肾部分切除术

　　腹腔镜肾部分切除术使用的技术与肾切除术类似，同样需建立气腹并放置操作通道。随着技术进步及经验日益成熟，腹腔镜肾部分切除术不仅可治疗小型、外生和外周型肾肿物，亦可治疗如马蹄肾等更多技术仍不成熟的病例。由于马蹄肾的异常解剖结构，据肾肿瘤位置放置套管。可另行追加留置套管，用于肠、肝的牵拉暴露。游离肾门并显露目标区域的同时，需分离并结扎肾动脉主干周围的次级动脉，以利于肿块暴露。完成肿瘤所在部位的半侧肾游离并充分游离肾门区域之后，则用两个"哈巴狗夹"夹住肾动脉。通常情况下不需要夹闭肾静脉；但有时因肿瘤的复杂性和大小不同，可夹闭肾静脉减少血液回流，以保证在肿瘤切除过程中也无活动性出血。腹腔镜剪刀用于切

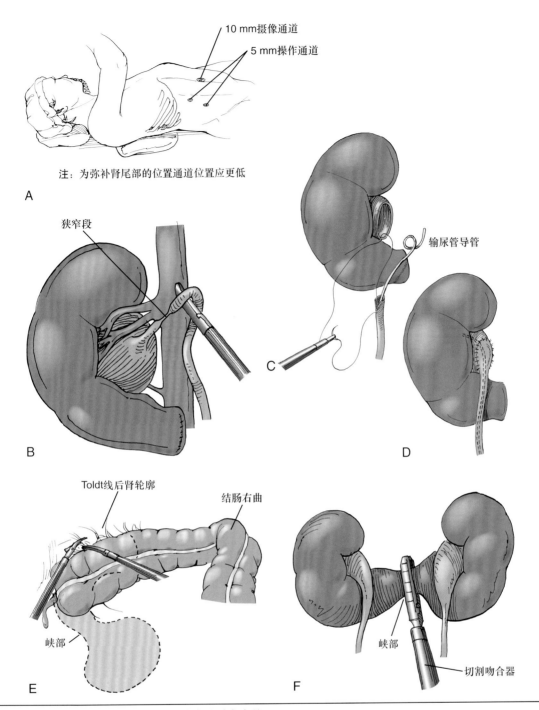

注：为弥补肾尾部的位置通道位置应更低

图 16.4 （A ～ F），腹腔镜下肾盂成形术和肾切除术的手术步骤

除肿瘤；可从切除后的瘤床切取单独的组织样本，将其送冰冻病理以评估肾肿瘤切缘情况。

　　肾缝合可同时采用多种缝合技术。作者倾向于先用 3-0 V-Loc 线在创面的基底部缝合集合系统和损伤的血管。每缝一针便在缝线末端夹闭一处 Hem-o-lok 夹，以在肾创面的基底部施加张力。然后换用 2-0 V-Loc 线做连续的水平方向缝合，以闭合外层的肾实质并完成肾缝合术。有时也可采用连续单边出针的方法缝合肾外层（棒球轨迹式缝合），每次出针至肾外部之后（像完成一次棒球的墙对墙式投球），便向缝

线根部滑动并夹闭 Hem-o-lok 夹，这样可顺利完成肾外层的缝合。第一层基底部缝合完成后即可以移除"哈巴狗夹"，使热缺血时间降到最低。肾缝合后，将气腹压力降至 5 mmHg，持续 5 ～ 10 分钟，检查创面有无出血。

　　选择性动脉夹闭技术仅在切除肿瘤前将供血的动脉分支夹闭，无血管夹技术亦称作"零缺血"技术，已有报道指出上述手术方法可用于改善肾功能。将这些新技术用于马蹄肾的治疗会是巨大的挑战，目前在文献中尚无相关记录。

单孔腹腔镜手术（LESS）方法

单孔腹腔镜手术（laparoendoscopic single site，LESS）可用于马蹄肾的肾盂成形术。患者取改良的侧卧位，取 2.5 cm 脐周切口。建立气腹后，将三个 5 cm trocar 经由三孔套管装置置入腹腔。从中间的 trocar 置入 5 mm 45 度摄像头，从两侧的 trocar 置入可弯曲的腹腔镜手术器械。向中线处游离结肠，并且纵向切开 Gerota 筋膜以显露肾盂和输尿管。切除肾盂输尿管连接部梗阻的节段，将输尿管和肾盂断端修剪成斜面状，顺行向下方的输尿管置入导丝，沿导丝留置双 J 输尿管支架管。然后用 3-0 号微乔或单乔线做连续缝合。有时在分离和缝合时可追加额外的 trocar 以利于牵引肾盂。

机器人单孔腹腔镜也是一种有价值的手术方式，因为马蹄肾通常位于肚脐正下方，使得肾盂直接处于单切口的下方。较短的操作距离意味着横向移动较少。此外，机器人操作臂灵活的关节式活动，使得缝合更加容易，所以可避免追加额外的手术操作通道。

机器人手术方法

机器人技术在过去十年萌芽并迅速发展，使得所有传统的腹腔镜技术都可以使用机器人辅助完成（da Vinci Surgical System，Intuitive Surgical）。与腹腔镜手术相同，患者通常取改良的侧卧位或半侧卧位。为避免机器手臂互相碰撞，机器人手术需要更多的空间，因此 trocar 彼此至少要间隔 8 cm。机械手臂在上方的手臂悬吊板上伸展开，可弯曲的手术台可显露更大的

手术区域，以利于放置 trocar。机器人手术需要三到四个通道：经脐的 10/12 mm 穿刺通道放置摄像头，脐下锁骨中线处留置 8 mm 机器人 trocar，对侧稍低位置留置另一个 8 mm 机器人 trocar，还有一个 12 mm 的辅助通道用于肾切除术。相比其他手术来说，在马蹄肾的手术中，腹部工作通道的位置通常要略低几厘米。此外，无论使用何种微创手术方式，对马蹄肾的游离和手术原则都是一致的。

开放手术入路

肾盂成形术

经前腹肋缘下切口显露肾盂（图 16.5）。向中间游离结肠和 Gerota's 筋膜。术中可探查到如前所述的多条血管。可采取标准的离断性肾盂成形术（Anderson-Hynes）（图 16.6）或 Foley Y-V 成形术。显露肾盂输尿管连接部，在上段输尿管和肾盂的前方分别留置牵引线，以利于后续的牵引和分离。在输尿管牵引线的上方横断肾盂输尿管连接部，同法切开肾盂，在肾盂下方最低处留置牵引线。从输尿管下方做 2 ～ 3 cm 的斜切面，剪裁后的肾盂组织呈纵向倾斜，适应各输尿管尺寸。留置 5 Fr 输尿管支架管引导吻合，并可防止将输尿管后壁与吻合口误缝合。从输尿管和肾盂开口最低点的位置将二者缝合，再从斜面的两边分别向上做连续缝合。修补完毕在吻合口附近留 Jackson-Pratt 或 Penrose 引流管。输尿管过短、二次修补、肾盂输尿管连接部高位梗阻、异常血管压迫等情况会妨碍做无张力缝合，此时可行输尿管肾盏吻合术（图 16.7）。

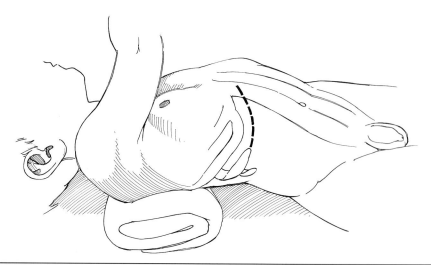

图 16.5　开放肾盂成形术切口

离断性肾盂成形术

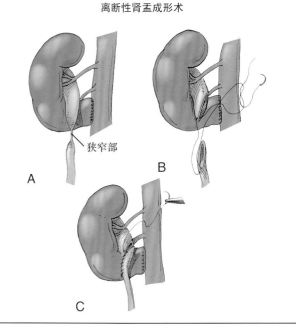

狭窄部

A

B

C

图 16.6　（A～C），离断性肾盂成形术

肾切除术

经腹腔入路是马蹄肾切除的最佳选择。儿童采取脐上横切口，成人采取前腹正中切口，均可到达肾。打开覆盖于腹主动脉和下腔静脉表面的后腹膜，即可显露肾蒂。血管走行可有变异。除个别动脉从后方为峡部供血外，马蹄肾的背侧再无其他血供。除肾动脉以外，还存在三支或更多的副肾动脉，分别可来自腹主动脉远端、腹主动脉分叉处、髂总动脉。变异的动脉也可源自肾动脉、腹主动脉或其分叉处、髂总动脉。这些变异动脉的内径通常小于正常的肾动脉。

游离肾上极并分离输尿管。由于被周边的脉管系统固定，马蹄肾下极的活动度通常较小。分离显露各条肾动脉血管，明确其位置并结扎，同法处理肾静脉（图 16.8A）。最后处理峡部。术中触诊确定峡部中央的位置，确切游离峡部的血管并结扎切断。观察峡部变白（无血运）后，在其两侧各夹一把无损伤钳，切开两把钳子之间的肾包膜组织并将其剥除，以利于肾缝合。直接剥离（峡部的）肾实质（图 16.8B）。肾盏通常靠近肾近端，常被误切。如果打开肾盏，应将其仔细缝合。用 4-0 号可吸收缝合线间断或连续缝合肾峡部（图 16.8C）。也可将止血海绵贴覆于创面止血。最后将 Gerota 筋膜或肾周脂肪覆盖于修复区域表面。

肾部分切除术

游离和显露肾的方法与根治性肾切除相同。打开

开放肾盂成形术

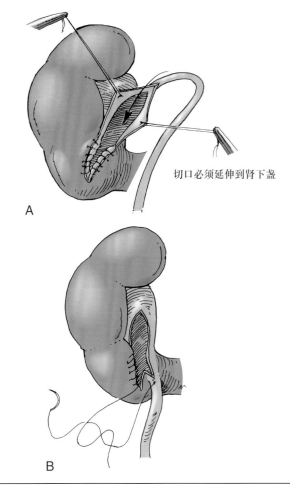

切口必须延伸到肾下盏

A

B

图 16.7　（A、B），开放肾盂成形术留置引流管

Gerota 筋膜显露整个肾，不要切除肿瘤表面的肾周脂肪组织。分离确认肾供血动脉并用细导管牵拉标记。用无损伤血管夹夹闭动脉，这对中央区域的肿瘤尤为重要。用装有碎冰的肾袋包裹肾，使肾达到冷缺血状态。夹闭肾动脉前数分钟可使用呋塞米或甘露醇利尿。手术通常无须夹闭肾静脉。环绕肿瘤边缘切开肾组织，切缘距肿瘤至少达到 2 mm。切除的肿瘤应被正常肾实质包绕，呈楔形或圆锥形，应确保肿瘤切缘的完整（图 16.9A）。切除操作的手术器械视外科医师喜好而定。多种电凝止血和手工操作（压迫）止血的方法均可选用。小出血点可用电凝止血，大血管可用 4-0 SAS 缝扎。术中应将一部瘤体和切缘做冰冻切片组织活检。6-0 SAS 缝合被切开的肾盏。肾切面可用氩气刀、组织凝固设备或其他合适的设备止血。缝合肾被膜，关闭肾创面（图 16.9B），止血海绵的应用与前述肾切除术相同。

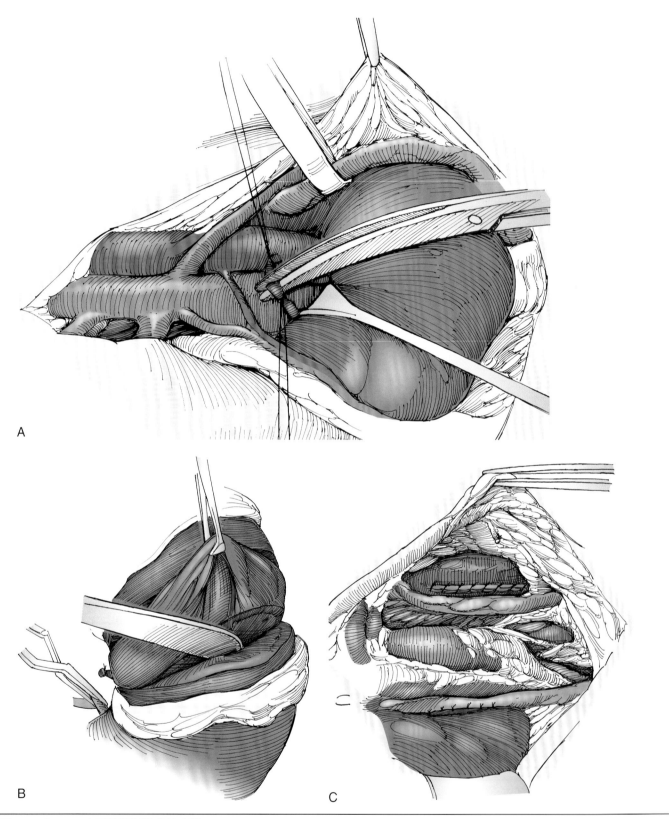

A

B

C

图 16.8 （A ~ C）开放肾切除术的步骤

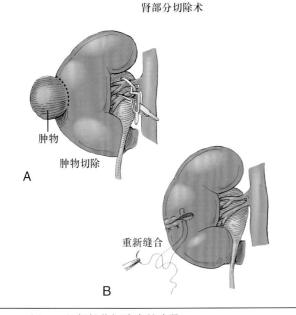

肾部分切除术

肿物

肿物切除

A

重新缝合

B

图 16.9 （A，B）肾部分切除术的步骤

拓展阅读

Benidir T, Coelho de Castilho TJ2, Cherubini GR, et al. Laparoscopic partial nephrectomy for renal cell carcinoma in a horseshoe kidney. *Can Urol Assoc J.* 2014;8(11–12):E918-E920.

Natsis K1, Piagkou M, Skotsimara A, et al. Horseshoe kidney: a review of anatomy and pathology. *Surg Radiol Anat.* 2014;36(6):517-526.

Seideman CA, Tan YK, Faddegon S, et al. Robot-assisted laparoendoscopic single-site pyeloplasty: technique using the da Vinci Si robotic platform. *J Endourol.* 2012;26(8):971-974.

Shapiro E, Bauer SB, Chow JS. Anomalies of the upper urinary tract. In: Wein AJ, Kavoussi LR, Novick AC, Partin AW, Peters CA, eds. *Campbell-Walsh Urology.* Vol. 4. 10th ed. Philadelphia: Saunders; 2011.

Yap WW, Wah T, Joyce AD. Horseshoe kidney. In: Smith AD, Badlani GH, Preminger GM, Kavoussi LR, eds. *Smith's Textbook of Endourology.* 3rd ed. Oxford, UK: Wiley-Blackwell; 2012.

专家点评（KENNETH PACE）

　　马蹄肾相关的多种泌尿系统疾病，无疑给外科手术带来了巨大的挑战。对于如何计划并实施结石、肾盂输尿管连接部（UPJ）梗阻和肾肿瘤等手术，本章作者提供了很好的概述。

　　有几点值得强调。虽然冲击波碎石术（SWL）可将结石击碎，但马蹄肾患者的排石效果通常不理想，即便没有肾盂输尿管连接部梗阻，也会排石不畅。高位的肾盂输尿管连接部，输尿管跨越峡部走行，最重要的是下组肾盏的位置过低（特别是在马蹄肾峡部中发现的下组肾盏），这些原因常导致冲击波碎石术后的结石碎片残留率很高。随着时间推移，这些残留的碎片一定会逐渐增大，并且进展为有临床意义的结石。

　　对马蹄肾合并肾结石的患者而言，上述这些影响冲击波碎石效果的解剖变异，同样也增加了逆行输尿管镜碎石术的难度。尤其在肾下盏和肾盂夹角过大的情形下（如峡部内的肾盏），位于肾下盏结石将极难处理。

　　治疗马蹄肾结石应首选经皮肾入路，因为肾盏位置往往整体向后方偏移，提供了较多适宜穿刺的肾盏作为手术入路。当马蹄肾"肾侧半极"的位置异常"偏低"并向内侧移位，特别是肾盂开口更向前时，应引起泌尿外科医师的高度重视。因为在这些特殊情况下，大的肾结石、肾盂结石和鹿角形结石最好通过腹腔镜手术、机器人手术或开放手术的途径来解决，常见术式包括肾盂切开取石和肾实质切开取石术。这有助于外科医师在一次手术中同期解决任意一种肾盂输尿管连接部异常的情况。术前增强 CT 扫描可评估皮肤至结石距离（skin-to-stone distance，SSD），并发现某些特殊的解剖学特征，这有利于提前选择最合适的手术入路（经皮肾镜 VS 前入路的腹腔镜、机器人或开放手术途径）。

第 17 章

肾外伤的修复

Jill C. Buckley

（纪　翔　译　李宁忱　审校）

由于计算机断层扫描（CT）划分肾损伤分期的简易性和准确性，使得肾探查和修复的频率和指征显著降低。复杂的肾创伤、深度撕裂和某些穿透性创伤，均能通过非手术方式安全、成功地治疗。血流动力学的不稳定仍为肾探查的主要指征。对血流动力学不稳定的危重患者，应当立即开腹探查，并控制腹腔内出血，有时甚至需要进行肾切除术避免患者猝死。在不危及生命的情况下，可以考虑通过肾探查重建术修补、挽救肾，以减少后期并发症并降低延期愈合的发生率。

重度肾外伤可见于复合伤的情况下，可伴有多脏器损伤，其他症状包括腰腹部疼痛、瘀斑、局部压痛等。有时可合并肋骨或棘突骨折。肉眼血尿、镜下血尿或正常尿液都可能出现，然而，血尿程度与肾损伤程度并无必然联系。需要持续监测红细胞比容。

对病情稳定的患者，应完善 CT 检查并划分肾损伤分期。然后，综合临床表现、血流动力学稳定性、受伤机制、是否存在非泌尿系腹部损伤等因素来决定治疗方案。对 Ⅰ～Ⅲ 级肾损伤，非手术治疗方案可有效地保留肾并降低死亡风险。对重度肾损伤（Ⅳ～Ⅴ级），详细评估和果断决策至关重要。尽管非手术治疗在肾损伤早期具有可行性，手术探查和肾缝合术却是肾损伤后期的首选方案。非手术治疗有时会导致迟发性并发症和影像上的病变范围扩大，从而延长恢复时间，及时进行肾探查修复可有效避免上述情况。CT 显示的内侧血肿、裂伤、快速扩张的肾周血肿并伴血管造影剂外渗需引起重视并加以干预。当发现肾段血管损伤并导致持续出血时，为避免开放探查，可采取介入血管栓塞术。

肾探查的手术入路

从剑突下至耻骨联合做经腹正中切口（图 17.1），这样可更好地显露整个腹腔探查区域，明确是否有其他脏器的合并伤，也便于控制腹腔大血管后再进行肾探查。对急性出血应压迫止血并进行手术修补。

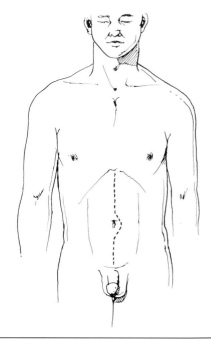

图 17.1　剑突至耻骨联合的经腹部正中入路

术野显露、重要解剖标志和肾门的控制

用湿纱垫将横结肠推向胸部。将小肠包裹后整体推向右上方，这有助于打开并显露腹膜后隙、下腔静脉和腹主动脉，进行受损肾肾蒂的游离（图 17.2）。确

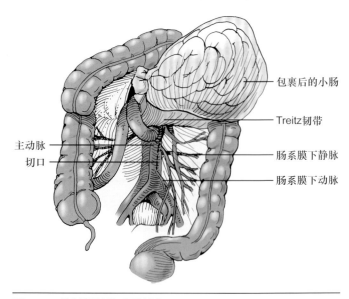

包裹后的小肠

Treitz韧带

肠系膜下静脉

肠系膜下动脉

主动脉

切口

图 17.2　控制肾门的重要标志

认肠系膜下动脉（IMA）的位置，在其上方打开腹主动脉鞘，显露腹主动脉。95% 以上的左肾静脉从前方横跨过腹主动脉，应将其游离并向头侧牵引。当巨大血肿影响腹膜后隙解剖结构的辨认时（图 17.3），仍可明确肠系膜下静脉（IMV）的位置，并将其作为寻找腹主动脉的解剖标记。在腹主动脉前方肠系膜下静脉内侧切开血管鞘，向上延伸至 Treitz 韧带，以确认横跨于前方的左肾静脉。

肾蒂血管的游离

即便右肾出现损伤，术中最先确认的结构也总是左肾静脉。左右肾动脉位于左肾静脉后方略偏上的位置。挑起左肾静脉，分离腹主动脉内侧的组织，便能在主动脉-腔静脉间隙内发现右肾动脉（图 17.4A）。于下腔静脉右侧，左肾静脉同一水平处可探及右肾静脉。打开腹膜后隙的血肿之前，应当使用血管阻断带环绕伤侧肾的动静脉（图 17.4B）。如果不确定右肾蒂是否损伤，往往需要游离并移动十二指肠降部，以便于探查右肾静脉。

打开腹膜后血肿并显露肾

切开结肠侧面的 Toldt 白线，将结肠推向内侧。锐性切开 Gerota's 筋膜，将肾周血肿块吸出（图 17.5）。为防止肾的热缺血损伤，尽量不阻断肾血运，除非遇到手法压迫难以控制的大出血。充分游离并探查肾，确定肾损伤的范围，对贯通伤应明确入点和出点的位置，避免遗漏受伤部位。

重建原则

所有肾修补术都应该遵循五项基本的肾重建原则：①充分显露肾；②锐性清创以保留存活的组织；③止血时应缝合血管的断端；④对集合系统做防水缝合；⑤覆盖创面。

对肾中部的深度裂伤采用肾缝合术进行重建。清除伤口表面的血凝块暴露整个创面，锐性切除至坏死组织的边缘，完成清创（图 17.6，图 17.7）。对出血的肾实质血管进行单独缝扎，用可吸收线对集合系统做防水的连续缝合。将止血剂或组织黏合剂直接喷洒覆盖于肾伤口表面，以增强止血效果（图 17.8）。用 3.0 可吸收线轻轻地将明胶海绵垫间断缝合于伤口处。如果可行，则用网膜覆盖整个创面（图 17.9）。

对肾上极或下极的严重损伤，最好选用肾部分切除术（图 17.10）。使用截断式切除法锐性切除失活组织。此时应采取前述的肾重建手术原则，缝合血管断端并且对集合系统做防水的连续缝合。缝合后将止血剂和组织黏合剂直接喷洒于创面。此时肾周脂肪囊往往已不可用或不足以覆盖创面，因此可选用大网膜或可吸收的合成材料网带（即 Vicryl）作为覆盖物。剪裁网带使之与创面大小相同，将其间断缝合于创面上。如果大网膜可用，则将其游离牵拉以覆盖整个创面。大网膜可对手术区域提供足够的血运，吸收性极好，对伤口愈合过程十分有利。聚合材料网带的组织反应较弱，吸收时间通常是 55 ～ 70 天。

肾的锐性贯通伤，例如刺伤，往往导致肾严重出血，但组织移位较小。可采用水平褥式缝合，进针和出针时可使用促凝黏合剂，做缝合打结，以完成止血目的（图 17.11）。当集合系统出现损伤时，通常需缝合覆盖于肾盂表面的肾实质，需要注意的是，此时缝合不必过深。

创伤性肾血管损伤

急性创伤情况下，对孤立肾损伤或双肾严重损伤

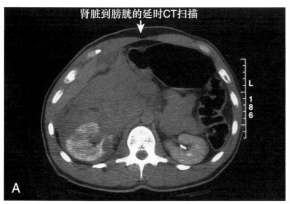
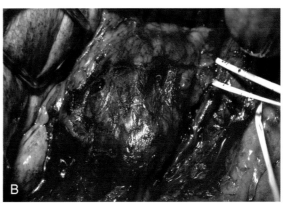

图 17.3 （A）CT 扫描，右肾周血肿；（B）右肾周血肿

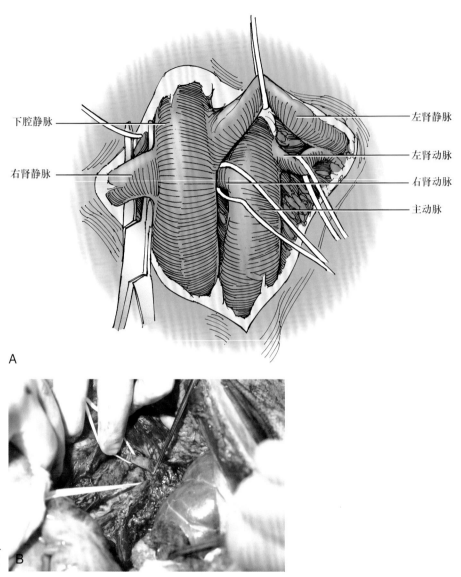

下腔静脉

右肾静脉

左肾静脉

左肾动脉

右肾动脉

主动脉

A

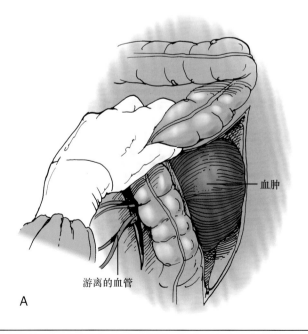

B

图 17.4 （A）确认并游离肾门；（B）手术照

血肿

游离的血管

A

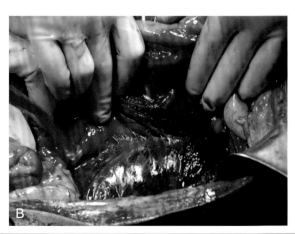

B

图 17.5 （A）切开 Toldt 白线进入腹膜后隙；（B）已显露的巨大肾周血肿

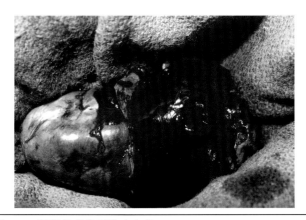

图 17.6　肾损伤部位覆盖有血块

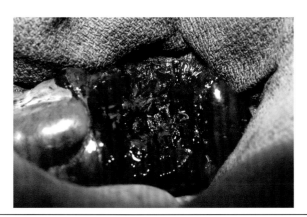

图 17.7　清除坏死组织。单独缝扎出血的肾实质血管，对集合系统做防水的连续缝合

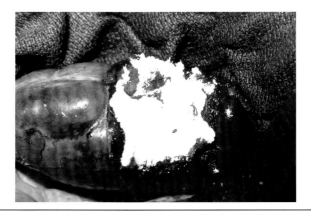

图 17.8　将止血剂或组织黏合剂直接喷洒覆盖于肾伤口表面

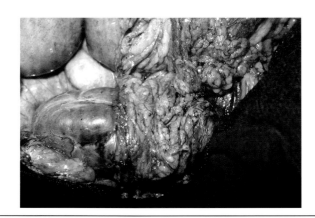

图 17.9　用网膜覆盖整个创面

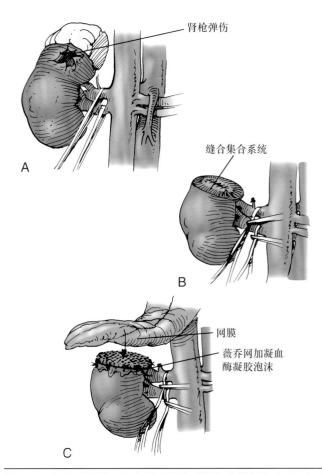

图 17.10　（A）枪弹伤；（B）缝合集合系统的半肾切除术；（C）在创面喷洒止血剂和组织黏合剂，并将人工合成网片或大网膜缝合于创面上方

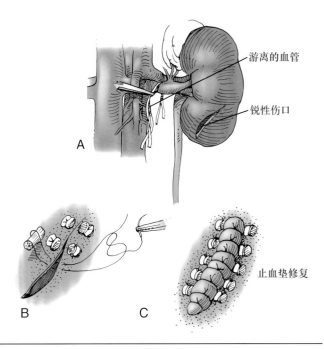

图 17.11　止血垫修复用于防止肾被膜撕裂

的患者，需进行复杂的肾血管重建术。在切除一侧肾之前，必须做对侧肾功能的确认，影像学检查［术中单次静脉肾盂造影（图 17.12），超声波检查法，CT］或术中探查都有助于手术成功。

肾静脉或肾动脉主干的部分损伤，可夹闭血管远端和近端行一期修复。4-0Prolene 线做连续缝合可完成修补（图 17.13）。对肾段动脉和肾段静脉的损伤可做

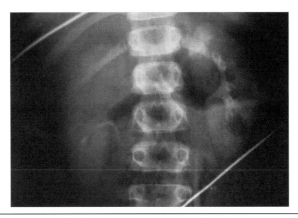

图 17.12　术中静脉肾盂造影显示完好的对侧肾

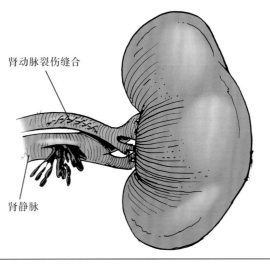

肾动脉裂伤缝合

肾静脉

图 17.13　肾动脉裂伤的缝合创面

单独缝扎止血。

引流管和输尿管支架管

如果出现集合系统损伤（可能导致漏尿），可在手术后通过单独的切口留置 1/2 英寸引流管或闭式被动吸引管以利于引流。应避免留置负压吸引管，防止产生尿瘘。如果在最初探查和修补时未发现输尿管损伤，则不必留置输尿管支架管。

术后护理

术后应抽血化验血细胞比容，血尿消失前患者应减少活动（通常是 24 小时内）。检测肾周引流液的肌酐水平，术后 48 小时内拔出引流管，防止发生腹膜后隙感染。如果发现术后漏尿，应留置输尿管支架管，促进集合系统愈合。术后存在持续血尿则可能有动静脉瘘或假性动脉瘤形成，需做介入栓塞治疗。须告知患者存在迟发性出血的风险，术后三个月应避免重体力活动。围术期三个月后应做放射性核素肾扫描或 CT 扫描，记录术后肾功能情况。对肾损伤患者需进行随访，监测有无高血压。

拓展阅读

Buckley JC, McAninch JW. Selective management of isolated and nonisolated grade IV renal injuries. *J Urol.* 2006;176(6 Pt 1):2498-2502.

Carroll PR, Klosterman P, McAninch JW. Early vascular control for renal trauma: a critical review. *J Urol.* 1989;141(4):826-829.

Santucci RA, Wessells H, Bartsch G, et al. Evaluation and management of renal injuries: consensus statement of the renal trauma subcommittee. *BJU Int.* 2004;93(7):937-954.

专家点评（RICHARD A. SANTUCCI）

在 21 世纪，由于非手术观察疗法和经皮血管介入栓塞法的进步，临床已较少实施肾外伤探查术，但出现危及生命的出血迹象时，仍需行开腹修复或创伤性肾切除术。肾是宝贵的，应尽最大努力去修复肾，而非切除受损肾。

本文的论述及数据为创伤性肾手术提供了一个极好的、全面的指南。在此笔者强调几点：

- 显露肾血管并用止血带绕过血管，实际操作一定会比手术图谱中描绘得更难。

- 将一个弯曲的 Deaver 牵引器轻放在静脉下并小心地向头侧拉动，有助于显露肾动脉，肾动脉一定位于静脉下方偏头侧的区域。

- 肾在显露后必须从其肾周附着物中游离出来，但在创伤情况下扩张的血肿通常会使肾与水肿的肾周附着物分离，因此操作起来会比非创伤情况下更容易。通常简单地将手扫过肾即可完成肾显露，此时仅切割掉残留的部分肾周附着物即可。

- 两极的肾缝合术可使用无创的 Doyen 肠钳夹住肾门下方或上方的肾，以阻断肾上极或（甚至更容易的）下极，这样无须阻断肾动脉就可在不出血的术野中轻松修复肾。

- 通常无须甚至不可能直接缝合肾集合系统。可靠的肾实质缝合通常可阻止任何尿漏。用网膜或至少一块肾周脂肪覆盖缝合线可确保防止尿漏。

- 并非总需要单独的缝合垫（如图所示）。为了闭合肾裂伤缺口，可以将 3-0 或 4-0 Vicryl（羟基乳酸聚合物）缝合线穿过被膜放置在明胶海绵垫上，然后将每个缝合线单独小心地系在一起，做到密封止血。有人使用 Lapra-Ty（Ethicon）来固定每根缝合线，因为每根缝合线都可快速安全地用这些装置拉紧并固定。

- 如文中所述，Floseal 止血剂（七氟烷）对止血或减少出血非常有益。取 10 ml 置于出血区域，将湿纱垫放置其上，再放置干纱垫轻轻加压持续整 3 min。出血通常会明显减少。

- 在严重创伤导致肾动脉血栓或肾动脉完全断裂的情况下，直接修复血管或自体静脉旁路移植术很少成功，并且可能会导致大量失血。只有在双侧肾同时受损或者孤立肾的患者才考虑进行这样的手术，并且需具备丰富的血管外科手术经验的医师完成手术。

最后，预祝手术顺利。

第18章

肾血管疾病手术及血管修复的原则

Venkatesh Krishnamurthi, David A. Goldfarb

（纪　翔　译　李宁忱　审校）

　　肾血管疾病包括影响肾动脉血流的多种病症。这些病症常常会由于各种原因导致肾动脉狭窄，例如动脉粥样硬化、纤维异常增生、血管炎、多发性神经纤维瘤病、先天性纤维带、血管内植入物堵塞、外生性的肿瘤压迫和放疗损伤等。一个多世纪前便已证实：肾动脉狭窄能激活肾素-血管紧张素-醛固酮系统，引起严重高血压。目前已经明确，肾动脉疾病将导致肾实质受损和肾功能减退，而血管重建可控制血压，改善肾功能。

　　血管内介入技术的发展和应用，对肾动脉狭窄的开放性手术治疗产生了深远影响。2009年的手术入路分析表明，经皮介入技术的使用率是开放性肾动脉重建的30倍，是肾和主动脉联合重建的20倍（Liang 2013）。然而目前对于血管内介入手术失败、肾动脉分支病变和肾动脉瘤的患者，开放性手术仍是治疗肾血管疾病的最佳选择。尽管介入手术得到了更广泛的应用，但开放性肾血管重建术却早已被证实具有更好的长期疗效。

血管外科手术的一般原则

　　合适的手术器械和精良的缝合针对于成功的血管重建术非常重要。血管外科手术器械包括无创血管夹、细尖镊、无创的血管侧壁钳和针持，及用于无创血管操作的各种止血带和约束带。

　　为尽量减少针孔出血，用于血管修复的缝合线应尽可能纤细，同时要保证不易断裂。用于腹部和盆腔的血管缝合线通常在2-0号和7-0号之间。血管修复应选择不可吸收的缝合材料。目前常用的是聚丙烯这类不可吸收材料的合成单乔线，这类缝线在组织中惰性较强，摩擦系数小，因此对组织牵拉力较小；并且随着时间推移仍能保持较强的张力。在特定情况下，尤其在儿科血管手术中，可采用具有长半衰期的可吸收单乔线（例如，聚二噁烷酮缝合线），以利于吻合口的生长愈合。

　　在择期血管手术中，血管的显露和控制是重中之重。掌握血管解剖和正确的解剖平面特征，将有助于理想的血管显露。在夹持动脉时，应该仅用镊子夹持血管外膜周围组织而不是钳夹部分或全部内腔，因为这样分离可能导致血管内膜受损，或导致松动的粥样硬化斑块脱落堵塞远端血管。

　　与择期血管手术相反，当泌尿外科手术中出现血管并发症时，在紧急或突发情况下应快速显露血管。控制突发性出血的第一要义是，适当地采用手指压迫法可以控制几乎所有的腹腔和盆腔出血。在显露不良的手术区域中，反复尝试使用血管夹和止血钳之类的器械止血，将招致更大的风险，比如额外的血管损伤和加重活动性出血等。手指压迫止血成功后，达到控制近端和远端血管的目的，明显有助于术野显露。此时应留置血管夹并缓慢松开手指压迫，以利于探查出血血管。如果止血效果不佳，则重复这些步骤，直到损伤部位达到完全检查无误状态。试图通过显露不良的组织进行缝合，将增加毗邻结构意外损伤的风险。

　　进行血管重建手术时，需要注意两个基本原则：确切止血和保证管腔通畅以维持血流。如果不需要恢复血流，比如在盆腔侧支循环丰富的情况下，血管可以用止血带或血管夹结扎。如果需要恢复血流，则应修复血管，使其管腔直径大于原来的50%。如果新建血管管腔低于原来的50%，则可能导致严重的血流动力学紊乱。通常，横向闭合（垂直于血流方向）比纵向闭合更易于维持管腔直径。当动脉缺损严重到不能采用常规方法吻合时，需要用自体血管（通常为静脉）或人工合成血管补片进行修补，以维持管腔通畅。

　　在扎线或止血夹导致血管破损或管腔严重狭窄的情况下，建议切除血管并再次吻合。与其他吻合术所遵循的基本原则一样，应当构建松弛、无张力的吻合口。如果血管断端能够无张力对接，可以采用间断或连续缝合的方式完成简单的端对端吻合。当两个血管末端不能以无张力方式重新对接，则必须插入自体血管或人工合成血管以完成吻合。

肾血管疾病的外科手术

　　肾血管疾病是指影响肾动脉血流的各种病症，较少影响肾静脉系统。这些病症大多由于动脉粥样硬化、纤维异常增生、血管炎、多发性神经纤维瘤病、外源性肿瘤压迫，及血管内置入物的内源性堵塞等诸多原因，最终导致肾动脉狭窄。肾动脉狭窄的病理生理学效应是通过激活肾素-血管紧张素-醛固酮系统导致肾血管性高血压。此外，肾实质的低灌注也可能导致肾功能下降或缺血性肾病。这两种情况在同一患者身上可单独或共同出现，也是需要干预的主要指征。其他不太常见的肾血管疾病包括肾动脉瘤、动静脉畸形和肾静脉阻塞（胡桃夹综合征，Nutcracker syndrome）。

过去几十年间，得益于影像技术和血管内手术器械的改进，血管介入技术（经皮腔内血管成形术和动脉内支架置入术）被广泛地应用于肾动脉狭窄的治疗。因此，开放式血管重建术的应用逐渐减少，通常仅用于肾动脉分支狭窄、肾动脉动脉瘤、介入操作过于复杂或者介入手术失败的患者。然而，最近的研究使放置支架的获益受到质疑。近期，一项针对高血压合并肾动脉粥样硬化狭窄患者，题为"肾动脉粥样硬化患者的心血管（疾病）预后"（cardiovascular outcomes in renal atherosclerotic lesions，CORAL）的随机前瞻性临床试验报道指出：留置肾动脉支架与标准药物治疗的疗效类似，并不增加此类患者的获益（Cooper 2014）。类似的研究可能导致介入手术的总量减少和开放性手术比例的增加。

手术指征

肾血管性高血压

Goldblatt 及其同事于 1934 年进行的开创性实验明确了肾灌注受损和肾血管性高血压之间的关系。肾动脉狭窄（RAS）导致缺血，进而引起肾素从肾小球旁器中释放。肾素水平增高促进血管紧张素 I 向血管紧张素 II 转化，血管紧张素 II 导致血管收缩，从而引起高血压。此外，血管紧张素 II 刺激肾上腺释放醛固酮，导致水钠潴留，使高血压状态持续存在。

血管紧张素引起的肾血管性高血压患者的典型临床表现包括：30 岁以前或 55 岁以后患有高血压；快速进展的或重度的高血压，各种常规药物治疗无效。以下的体检异常提示存在肾血管性高血压：视网膜出血或视网膜病变，全身性体液超负荷，如肺部和下肢水肿。血管紧张素转换酶（ACE）抑制剂治疗后肾功能减退，是提示存在肾动脉狭窄的另一指征。

疑似患有肾血管性高血压的患者首先应进行无创的复合超声检查。该影像学检查可提供肾解剖形态信息（大小、肾实质厚度、透声性），并且能够显示肾动脉主干、肾段动脉、叶间动脉的血流灌注状态。计算机断层扫描（CT）和磁共振成像（MRI）血管造影可提供极佳的解剖形态细节，其敏感性和特异性均高于 90%；然而，血流灌注异常和肾功能异常只能通过肾实质萎缩做间接推断。此外，患者肾功能受损将限制静脉内碘造影剂或钆造影剂的使用。

肾血管造影仍是诊断肾血管性高血压的金标准，数字减影法可提高其分辨率并减少静脉造影的使用剂量。当肾动脉管腔明显变窄时（＞50%），即考虑肾动脉狭窄的诊断。因管腔狭窄处的压力差与直径减小呈指数关系，所以只有直径达到临界阈值（原始直径的 70%）时才会发生明显的压力变化。超过这个临界水平，肾动脉狭窄才具有血流动力学意义，这时血流通过狭窄段后，压力下降会超过 10%（May 1963，De Bruyne 2006）。

血管造影还用于诊断肾动脉纤维异常增生的患者。这类非动脉粥样硬化与非炎症性血管疾病最常影响中段至末段的肾动脉，可根据动脉壁内膜、中膜和外膜受累的层次对其进行分类。影响中膜的纤维异常增生可进一步细分为中层和中层外（外膜下）纤维组织增生、中膜增生等。百分之九十的患者有中层纤维组织增生，但是很少发展为肾功能不全或引起并发症，因此可进行药物治疗。对于药物难以治愈的高血压患者通常可通过经皮介入方法成功治疗。内膜和中层外（外膜下）纤维组织增生的患者更容易引发严重的高血压，并且可能演变为动脉夹层、血栓和肾功能不全。所以对于此类病变，推荐早期行血管重建术进行干预。

缺血性肾病

缺血性肾病是由肾动脉狭窄引起的肾血流灌注减少，继发肾实质受损和肾功能下降（Fergany，2001）。虽然没有放射学研究证实缺血性肾病的诊断，但超声（US）、CT、MRI 或放射性核素研究显示的肾大小的差异与高血压显著相关，有力证实了这种情况。肾动脉粥样硬化闭塞性疾病通常是缺血性肾病的潜在原因，任其进展将最终导致肾功能受损。建议行肾动脉血管重建以改善和（或）稳定肾功能。缺血性肾病患者的典型临床表现通常与肾血管性高血压患者相似，因为动脉粥样硬化是其共同特征。

术前准备

如前所述，动脉内血管造影是确定肾血管疾病性质、位置和治疗方案的金标准。动脉造影还可精确评估腹主动脉和髂动脉状态，及腹腔干和肠系膜上动脉起始部位（矢状面影像）的血流状态，这有利于确定血管重建术的最佳供体动脉。目前的 CT 血管造影技术提供了本质上相同的信息，并且可更加清晰地显示血管钙化的范围和严重程度。

术前评估肾外血管疾病对保证满意的手术效果也至关重要。肾动脉粥样硬化的患者通常也患有冠状动脉、脑血管和（或）外周动脉疾病。需要在肾动脉手术前评估并纠正这些血管病变，使术后并发症的发生率降至最低。

手术操作

肾血管重建一般经腹腔入路进行。患者取仰卧位，手臂外展小于 90 度，以便麻醉人员操作。剃除胸、腹、骨盆、腹股沟和大腿上部的毛发，备皮消毒完成后用无菌盖布覆盖生殖器，从大腿前部手术入路获取大隐静脉。

前腹正中切口或横向切口的选择取决于外科医师的偏好以及手术设计。前腹正中入路更易显露肾下腹主动脉和盆腔血管，便于置入人工血管或自体血管；而横向上腹部切口更易显露肝动脉和脾动脉。在特定病例中，可通过改良的左侧腹入路（腹膜后或经腹膜）显露脾动脉和左肾动脉，行脾肾旁路术。然而，侧方入路限制了腹部其他血管的显露，如果无法实施原定手术方案，那么外科医师再做选择的余地将很小。

肾血管疾病患者的手术方法应遵循标准血管手术原则。游离内脏并放置自动牵引器，暴露并且尽可能控制病变血管的近端和远端。完成上述步骤后，再考虑切取旁路血管（例如大隐静脉、下腹动脉等）。游离肾血管前，静滴甘露醇（12.5 g）以促进利尿并使缺血性损伤最小化。另外，在血管吻合术开始之前，需全身施用肝素（10～15 U/kg）。因吻合时间相对较短，施用的肝素剂量通常无须用硫酸鱼精蛋白逆转。钳夹控制血管后，从吻合部位移除外膜周组织，锐性打开肾动脉。用肝素盐水充分冲洗打开的管腔。首先完成近端吻合并确保血流可通过旁路血管流动，然后阻断向肾方向的血流，以完成远端吻合。这样能够尽可能长时间地维持肾血流灌注，并最大限度减少缺血性损伤。

主动脉－肾动脉旁路

从毗邻肾动脉的主动脉直接设旁路，或主动脉－肾动脉旁路，是一项直接的肾血管成形技术。显露肾动

脉水平至肠系膜下动脉水平的腹主动脉，将手术区域限制在此范围之内。这段腹主动脉的腔内口径和血流都适合放置旁路导管。有时，该位置的腹主动脉可能存在粥样硬化病变，这对实施腹主动脉肾动脉旁路术会造成一定影响。在这种情况下，应选择病变相对较轻的腹主动脉段作为动脉吻合口近端，也可选取腹主动脉以外的其他血管作为旁路动脉。

主动脉－肾动脉旁路术选用的导管可以是自体血管或人工血管。自体动脉移植，如游离的髂内动脉移植，能更好地对抗动脉血压，避免术后远期血管退变。髂内动脉的缺点是长度较短，且频繁受动脉粥样硬化疾病的影响。大隐静脉移植效果良好，并且可保证长期有效。大隐静脉容易获取，在所有旁路手术中都能够达到足够的长度，因而成为最常用的静脉。术后远期可发生诸如肌内膜增生等变化，这会导致移植物狭窄或动脉瘤样扩张。出于这些考虑，大隐静脉在儿童患者中不应使用。如果没有自体血管可供使用，可替代以聚四氟乙烯或聚酯纤维（达克龙）材质的人工合成血管。

对于右肾的主动脉－肾动脉旁路，向中线处游离右半结肠和十二指肠以完成显露。向上方牵拉肝。伴随着左、右肾静脉汇入，下腔静脉以及相邻的腹主动脉将集中暴露在手术区。使用自动牵引器维持显露。清除腹侧的肾周脂肪组织以便观察肾实质，也可血管成形术后行肾穿刺活检。

分离腹主动脉的侧前方（左肾静脉的根部），记住该位置中唯一的主要分支是肾动脉。向侧方牵拉下腔静脉并向上牵拉左肾静脉以更好地显露腹主动脉。沿腹主动脉右侧向上方分离，直至左肾静脉后方右肾动脉发出的位置。牵拉下腔静脉和右肾静脉，从下腔静脉的侧后方显露右肾动脉。可根据需要结扎并分离腰静脉以利于术野显露。向肾方向游离肾动脉远端，分离出的动脉分支应与术前血管造影的形态大致相同。

在显露腹主动脉合适的供血区域后，应仔细寻找适当的旁路血管。因为需要更长的移植物，通常选择大隐静脉，其长度应大于预期长度，直到最后做远端吻合时，才可将其长度剪裁到正合适。应通过区分末端来辨别大隐静脉内血流方向。通常将近端（流入口）打开并夹闭远端。在前内侧大腿处取纵向切口，并结扎所有的大隐静脉的分支。分离大隐静脉的近端和远端，其远端应靠近隐股静脉瓣交界处。夹闭并简单游离静脉近端，验证阻止血液逆流的瓣膜功能。夹住远端，在隐股静脉瓣交界末端缝扎。向腔内注射肝素盐

水轻轻扩张移植静脉，确保液体没有外渗。然后将移植物保存在冷肝素盐水溶液中。

首先做近端吻合或移植血管-腹主动脉吻合术。在已选取的供血点周边，横行夹闭或者从侧方夹闭腹主动脉以控制血流。若横行夹闭，腰椎动脉可能会有逆行性出血，应加以控制。沿腹主动脉的前外侧做椭圆形切口，让移植血管平缓跨过下腔静脉，避免在吻合口近端扭曲或成角。将移植静脉一端剪成短斜面，与腹主动脉做端侧吻合（图18.1）。我们更倾向使用5-0或6-0聚丙烯缝线做连续缝合。以最小的张力完成缝合打结，可将产生狭窄的可能性降至最低。

完成近端缝合后用动脉夹阻断移植静脉，开放主动脉血流。此时对吻合口的漏血点进行修补。然后，通过暂时阻塞最远端扩张整段移植静脉。检查整段移植血管，控制可见的出血点，并且在几分钟内对整个移植物做适当扩张。逆行注射肝素盐水，在距近端吻合口约1 cm处重新夹住旁路移植血管。结扎肾动脉（先前已游离）近端，向肾内注入肝素盐水后再用动脉夹夹闭肾动脉远端。切除病变段肾动脉，此时可修整移植静脉远端。修整后的血管既要有足够的长度保证无张力缝合，又不能残留过多，防止造成血管扭曲和形成血栓。

吻合口远侧做端-端吻合。通常使用较细的（No.6-0或7-0）聚丙烯缝合线，采用连续缝合技术；然而，如果吻合腔很小并且显露困难，则采用间断缝合以确保

术野最清晰。将远近两端的血管夹分别移除，恢复肾血运。

对于左侧的主动脉-肾动脉旁路术，游离结肠和结肠脾曲显露肾门和腹主动脉。在腹主动脉侧面确认左肾动脉。供血点选在腹主动脉左侧面，而不是右前方。左侧移植血管的距离较短，所以可选用髂内动脉。

对多支肾动脉变异或病变累及肾门外肾段动脉分支的患者，可采用带分支的移植血管进行原位血管重建（图18.2）。对动脉分支病变进行原位重建手术可能比离体修肾更复杂，但可避免缺血时间过长、过度游离和肾静脉吻合。大隐静脉有足够的长度，在与主动脉或肾动脉分支进行吻合前可设计成预想的结构，是作为分支状移植血管的理想材料。也可将髂内动脉连同其分支一并取下用于左侧的手术，但髂内动脉分支结构固定，有时可能与肾动脉分支的结构不同，这限制了其应用。如前所述，近端主动脉-移植血管吻合以常规方式进行，但是远端与肾动脉分支的吻合却各不相同。分支吻合十分精细，需要用细线缝合（7-0号）。结扎肾动脉分支和分支吻合需逐一进行，这减少了总的肾缺血时间。

其他解剖旁路术

肾动脉的其他解剖旁路术是指血供来源于肝、脾或髂血管循环的手术。这些手术通常适用于患有主动脉粥样硬化、主动脉瘤或既往手术导致纤维粘连的老年患者。在二三十年前，需同时做肾血管重建与主动脉置换术的患者较多，所以肾动脉的其他解剖旁路术

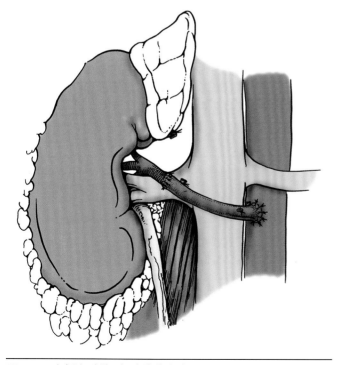

图18.1　右侧主动脉-肾动脉分流术

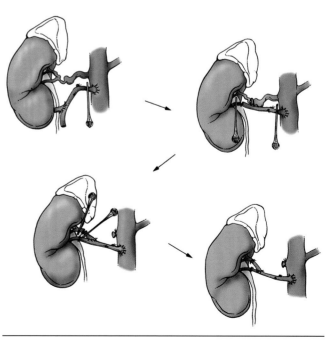

图18.2　带大隐静脉分支移植的主动脉-肾动脉旁路术

更常用。而现在，从肝动脉或脾动脉中分离血管的开放式肾动脉解剖旁路术已不多见。随着血管内介入技术的发展，主动脉和肾动脉联合血管重建术的数量和成功率都大幅提高，介入手段成为主动脉和肾动脉粥样硬化疾病患者的主要治疗方法。对于不适合血管内介入治疗的肾动脉狭窄患者，通常使用大隐静脉做髂动脉-肾动脉搭桥或人工血管进行肾动脉旁路术。从技术角度来看，采用其他解剖性肾动脉旁路术的外科医师，应当始终通过观察腹主动脉与腹腔干和肠系膜上动脉的矢状位影像，来评估内脏动脉起始部位的通畅程度。目前可以用多平面计算机断层血管成像技术对这些血管进行类似的评估。

脾-肾动脉旁路术

合并有腹主动脉病变的患者行左肾动脉重建时，宜采用脾肾动脉旁路术（图 18.3）。该方法的优点主要包括：远离病变的腹主动脉、无须额外的血管导管、单侧的动脉吻合、脾动脉与左肾动脉距离更近并且管径大致相同。尽管有将脾动脉移至十二指肠后方再行右侧脾肾旁路术的报道，但是该法仍不推荐用于重建右侧肾动脉。特别值得注意的是，像脾和肝这样的内脏动脉缺乏与外周动脉相同的肌层；因此，必须仔细处理这些血管，以免在吻合时发生难以处理的痉挛或撕裂。

游离左侧结肠显露左肾静脉，左肾动脉位于肾静脉的后方、腹主动脉侧面。将肾动脉游离至足够长度便于牵拉移动。结扎肾静脉的分支有助于通过牵拉静脉显露肾动脉。向前游离牵拉胰腺，脾动脉位于脾静脉上方、胰腺的后面。从近端向远端游离脾动脉，使之有足够的长度与肾动脉吻合。由脾动脉发出的胰腺支直接进入胰体，分离过程中需仔细操作，避免其损伤。游离完成后，用动脉夹夹闭近端，在脾动脉远端将其结扎并切断。来自胃短动脉的分支动脉能为脾提供充分的侧支循环，所以结扎脾动脉后不必将脾切除。

用肝素盐水将脾动脉内的残余血冲出。用动脉夹夹闭肾动脉远端。确认远侧肾动脉无病变后，从近端分离并结扎肾动脉，肝素盐水冲洗血管。将脾动脉剪裁至合适的长度，此时需考虑到动脉充盈后其长度会增加，移开自动拉钩或胰腺回位至肾门前方时，两侧动脉的间距会缩窄。我们推荐用 6-0 号或 7-0 号聚丙烯线直接行端-端连续缝合。完成吻合后，松开动脉夹，检查吻合口是否有出血及肾动脉远端是否通畅。

肝-肾动脉旁路术

与脾肾动脉旁路术类似，肝肾旁路术可用于重建右肾动脉血管。肝动脉和门静脉系统的双重血供构成肝血液循环的独特之处。肝动脉为肝提供约五分之一的血运，将其阻断后，门静脉血和侧支动脉的供氧量增加，以满足肝的需求。肝动脉分支的解剖变异较为常见，右肝动脉和左肝动脉的变异支常来源于肠系膜上动脉或胃左动脉。

针对肝动脉不同的解剖变异和血管内径，肝-肾动脉旁路术可选用多种手术方案。大隐静脉旁路移植是最常用的术式，一端与肝总动脉做端-侧吻合，另一端与肾动脉做端-端吻合（图 18.4）。其他术式包括与肝

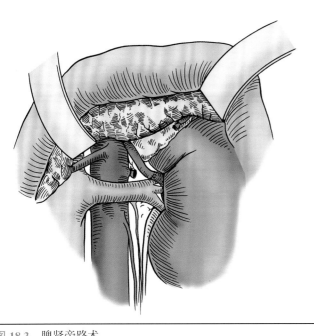

图 18.3　脾肾旁路术

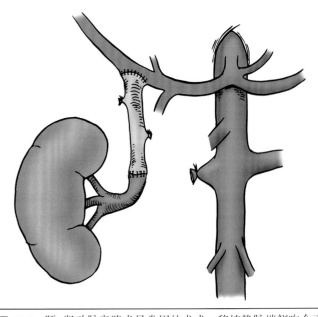

图 18.4　肝-肾动脉旁路术最常用的术式：移植静脉端侧吻合于肝总动脉

总动脉、右肝动脉或胃十二指肠动脉的端-端吻合，是否选用大隐静脉做移植血管视吻合长度而定。上述操作不会导致肝的缺血性损伤，但需同期行胆囊切除，将胆囊缺血坏死的风险降至最低。在肠系膜血管粥样硬化的患者，肠系膜上动脉的血供可能来自胃十二指肠动脉和胰十二指肠动脉的交通支，手术破坏胃十二指肠动脉会导致肠管缺血损伤。当使用胃十二指肠动脉时，必须注意避免血管远端的扭曲，同时应避免损伤胰腺和十二指肠。

向内侧游离右半结肠、结肠肝曲和十二指肠之后，右肾动脉显露于下腔静脉后方。向内侧牵拉下腔静脉有助于游离更近端的肾动脉。沿胰腺上缘在肝门处仔细游离肝动脉。肝动脉通常位于突出淋巴结和胰腺实质交界处的后方。将肝总动脉及其分支肝固有动脉和胃十二指肠动脉游离至足够的长度，游离过程中应避免损伤与肝固有动脉伴行的胆总管和门静脉。选取一定长度的大隐静脉，根据不同的解剖位置和结构采用相应的吻合方式。

髂-肾动脉旁路术

当主动脉、肝动脉或脾动脉无法提供血运时，可选择髂-肾动脉旁路术。个别主动脉粥样硬化的患者髂动脉的情况相对较好，尽管日后病变的进展可能会影响到髂动脉和旁路移植血管。左右两侧均可采用此术式，有时对侧的髂血管也可用作供血动脉。手术取正中长切口，以保证同时显露肾动脉和髂动脉，选用长段的、头尾端倒置的大隐静脉或人工血管作为旁路移植血管（图 18.5）。

体外修剪自体肾移植术

在动脉病变累及肾动脉小分支时，体外修剪和自体肾移植术可作为有效的血管重建术式。这些分支动脉通常很小，病变延伸至肾窦内增加了原位修复的难度。纤维肌性发育异常、动静脉瘘、肾动脉夹层和肾动脉瘤均可引起肾动脉分支的病变。肾动脉粥样硬化往往累及肾动脉开口及近端处，很少引起肾动脉分支病变。体外肾动脉修剪的主要优势包括良好的术野显露、出血量少和更好的肾缺血保护措施。低温、无血流灌注的肾质地更柔软，更易于将肾动脉分支向远端游离至肾窦内。完成动脉重建后，可在行自体肾移植之前做冷灌注，检验吻合口有无渗漏点并予以修补。

自体肾移植不可或缺的步骤是评估肾和盆腔血管的解剖结构。术前应充分了解肾动脉病变的范围。应精确描绘并了解盆腔动脉的解剖结构，明确未受病变

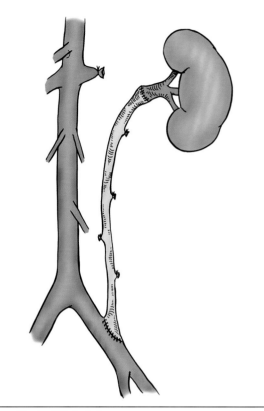

图 18.5　髂-肾动脉旁路术

累及的髂动脉和髂内动脉各分支的形态。患有严重主动脉粥样硬化或钙化性疾病的患者不宜采取此法。另外，肾实质病变和小血管弥漫性病变将导致肾移植后血流灌注不足，造成不可逆的缺血损伤。

体外修剪自体移植可以通过中线经腹腔切口或分别做两个切口（用于肾移除和再移植）。肾切除前保证肾有足够的血流灌注和充足的尿量十分重要，这一点与活体供肾手术类似。另外，与活体供肾手术相同的是，肾血管解剖长度要尽可能长。一旦切取，肾应立即用冷灌注液进行灌洗，将其放在盛有碎冰的浴盆内完成体外血管重建。

完成肾灌洗和低温保存后，沿肾窦切除病变的肾动脉分支，直至远端血管通畅（图 18.6A）。选择移植血管之前应明确病变的范围。如果条件允许，尽量完整切取正常的髂内动脉及其分支作为移植血管，该手术方案效果最佳（图 18.6B）。也可切取长段的大隐静脉，将多段小静脉吻合至静脉主干的侧面，根据肾动脉不同的解剖结构完成移植血管分支的构建（图 18.6C）。对较小的肾动脉分支，可选择腹壁下动脉作为移植血管。术中应明确各个移植血管与肾动脉分支的定位关系，吻合时需避免血管扭曲和旋转不良。吻合口处使用细缝线（7-0 至 9-0 号）做间断缝合。吻合完成后，再次灌注新建的肾动脉以检查血管的通畅性

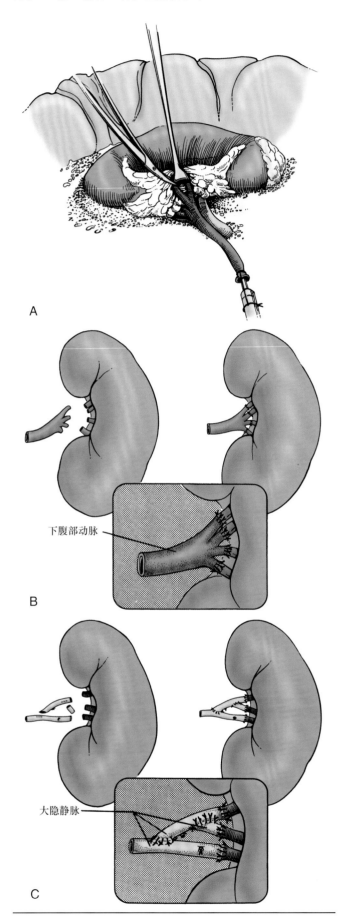

下腹部动脉

大隐静脉

图 18.6　体外显微血管技术修复肾动脉分支疾病。（**A**）低温下游离进入肾门的肾动脉分支；（**B**）用带分支的髂内动脉作为移植修复血管；（**C**）用带分支的大隐静脉作为移植修复血管

和完整性。将肾自体移植至肾窝，然后做输尿管膀胱吻合。

术后护理和并发症

　　患者在肾动脉血管重建手术后，应根据血流动力学状况，在麻醉恢复室或重症监护室接受监测。血压的大幅度波动较为常见，可导致术后出血和移植血管血栓形成，必要时应静脉推注短效降压药或升压药，使舒张压维持在 90 mmHg 左右。通过双相肾超声波检查评估血管重建后肾内血流状况。如果超声波检查不可行或难以明确诊断，则进行核素肾扫描以确保肾血流灌注稳定。

　　术后出血常在 24 小时内发生，可通过生命体征和血细胞计数的改变来确定。处理方式视出血严重程度而定，轻者可予以输血并严密观察，严重出血应进行二次手术探查，修补出血的吻合口和血管。延迟出血和假性动脉瘤形成也需要二次探查；在使用自体移植物的手术中这类并发症并不多见。

　　2% ～ 4% 的患者会发生移植血管血栓，那些因使用人工合成血管和肾远端血管病变导致血流不足的患者，其发生率会更高。当术后肾超声扫描发现灌注不足时，或突发严重高血压无法用其他原因解释时，应当考虑是否已形成移植血管血栓。补救措施很少成功，所以当这类患者出现严重高血压时，应行肾切除术。

拓展阅读

Cooper CJ, Murphy TP, Cutlip DE, et al. Stenting and medical therapy for atherosclerotic renal-artery stenosis. *N Engl J Med*. 2014;370(1):13-22.

De Bruyne B, Manoharan G, Pijls NH, et al. Assessment of renal artery stenosis severity by pressure gradient measurements. *J Am Coll Cardiol*. 2006;48(9):1851-1855.

Fergany AF, Novick AC. Ischemic nephropathy: Implications for the urologist. *AUA Update Series*. 2001;20(19):146-151.

Goldblatt H, Weinstein H, Kahn JR. Studies on Experimental Hypertension : Xiv. The effect of intermittent renal arterial occlusion on the blood pressure of the dog. *J Exp Med*. 1941;73(3):439-451.

Liang P, Hurks R, Bensley RP, et al. The rise and fall of renal artery angioplasty and stenting in the United States, 1988-2009. *J Vasc Surg*. 2013;58(5):1331-1338, e1.

May AG, De Weese JA, Rob CG. Hemodynamic effects of arterial stenosis. *Surgery*. 1963;53:513-524.

肾移植受者 | 第 19 章

John M. Barry

（谢　燚　成向明　译　张玉石　纪志刚　审校）

成人

在肾移植之前，需要对患者进行以下评估：肾移植再发肾病风险，活动性感染，活动性恶性肿瘤，围术期死亡率，患者的依从性和影响技术成功的不利条件。备选肾移植受者还需评估是否存在血管疾病以及膀胱或其替代物的状态。对于高血压控制不良、持续性尿路感染、显著肾结石疾病、已行尿流改道或严重反流的患者，通常在移植前切除原肾。原肾可通过腹腔镜辅助手术，开腹经腹入路或经腰入路。对于常染色体显性遗传性多囊肾病患者，原肾切除术的适应证是复发性肾盂肾炎、出血、明确的肾肿物或其大小不允许肾移植进入骨盆。除非接受者要从活体捐赠者接受肾并且没有活动性肾感染，否则通常在移植前数周进行原肾切除术。

术前准备

在手术前，进行简短的病史采集和体格检查，确保没有发生会危害移植进程或是诱导免疫抑制的干扰因素存在。确认供体和受体是 ABO 血型相容，淋巴细胞毒交叉匹配结果达标。对于高钾血症或者液体容量过多的患者必要时需在术前进行透析。为麻醉师准备一份"备忘单"，应该包含以下要求和（或）建议：预防性抗生素，三向中心静脉导管（用于采集血液样本，静脉快速输注和中心静脉压监测），术中免疫抑制剂管理，静脉内肝素给予的剂量和时间，血管钳释放时血压和中心静脉压的控制目标，及利尿剂给药的剂量和时间。

仪器

需提供以下器械：提供一个固定在手术台上的自动拉钩；一个普通的剖腹手术器械包以及血管吻合器；各种大小的血管钳；5 mm 和 6 mm 的血管打孔器；肝素化的生理盐水；杆菌肽-新霉素冲洗液以冲洗膀胱和伤口；2-0 和 4-0 号丝线；小、中和大号的止血夹；0 或 1 号合成可吸收单乔缝合线；3-0 号合成可吸收缝线；4-0 号合成可吸收缝线；5-0 号合成单乔可吸收缝线；5-0 号和 6-0 号单乔血管缝合线；3-0 号单乔非吸收缝合线；脐带条（制作 Rummel 止血带）；一个 Foley 导管（20 F 用于成人；较小的导尿管用于小儿）；一个平滑、柔软的吸引器（如果患者肥胖，则为两个）；Y 型连接器（或三通 Foley 导管）；一个膀胱冲洗装置和一个尿袋。

位置

患者取仰卧位，调整手术台使患者腹部轻度过展，并朝向术者。移植肾优选放置在对侧髂窝中，使得肾盂在肾门结构的最中间，但是对于肥胖受体，无论供体哪侧肾将被移植，右侧髂窝都是优选的，因为右侧髂血管比左侧表浅，右侧髂总静脉位于右侧髂总动脉的侧面，而不是像左侧那样在其分叉处通过。备皮并做好腹部术前准备。放置导尿管（20 F，5 ml 球囊），并使用 Y 形三通管连接，三通的另两端连接尿袋和膀胱镜冲洗管（图 19.1）。将膀胱镜冲洗管端连接 1 L 配有 1 安瓿杆菌肽-新霉素溶液的冲洗液，冲洗膀胱 1～2 次，

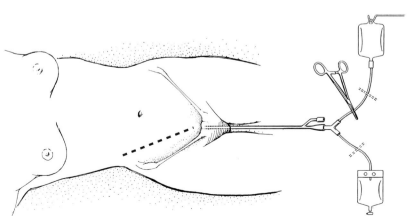

图 19.1　肾移植的准备

并通过夹住流入和流出端保留 100 mL 杆菌肽-新霉素溶液在膀胱内。将夹紧的尿液引流袋放在手术台头侧的下方，以便麻醉师在随后的手术中帮助术者充满或放空膀胱。这将有助于术者在骨盆中找到膀胱并行膀胱外输尿管膀胱吻合术。

技术

1. 取下腹部长 20 cm 的弧形切口（改良 Gibson 或 Rutherford Morison 法），切口起于耻骨结节，止于肋弓下缘，行于髂前上棘内侧 3 cm，切开腹直肌前鞘并在腹直肌外侧沿其纤维方向切开腹外斜肌。注意勿伤腹直肌。

2. 2-0 号丝线结扎并离断腹壁下动静脉（图 19.2）。

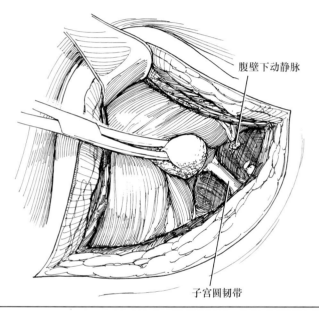

图 19.2　分离腹壁下血管

需将结扎的腹壁下动脉上部留长，以备必要时移植肾下极分支动脉与之吻合。分离腹横筋膜内层进入部分充盈的膀胱和髂外血管之间的腹膜外空间。向中间和后侧拨开腹膜使之远离髂外血管以及腹横筋膜和腹横肌。在腹外斜肌切口切开腹内斜肌，腹横筋膜和腹横肌。

对于女性，需结扎并离断子宫圆韧带；对于男性，需识别精索并游离至腹股沟管内环口，使其可以向内侧拉开。很少需要对精索血管以及输精管进行游离。游离出髂窝上的腹膜外空间，暴露出髂总动脉远端以及髂外动静脉远端至同侧骶骨岬。输尿管和生殖血管将被拨向腹膜内测。

3. 安装 Bookwalter 自动拉钩或一个类似的拉钩（图 19.3）。一个配有各种固定或可拆卸拉钩叶片的并可固定在手术台上的圆盘拉钩能够满足手术中各种暴露的需要，但术中要注意防止拉钩的叶片挤压腰大肌以及其下方的股神经。

4. 触诊髂动脉并选择动脉吻合的位置（图 19.4）。髂内动脉的动脉粥样硬化通常始于髂总动脉的末端。在髂外动脉上方开始解剖血管，用直角钳向前游离并提起组织，并用 2-0 号丝线结扎血管上覆盖的淋巴管。吸引器可能吸脱钛夹，因此结扎比钛夹更有利于防止淋巴瘘的形成。继续向上游离几厘米至髂总动脉。生殖股神经位于髂外动脉的一侧，并可在远端交叉至另一侧，不要将它误认为淋巴。此时如果选取髂内动脉用于肾动脉吻合，解剖并游离之。

5. 解剖髂外静脉并考虑解剖髂总静脉（图 19.5），结扎并分离静脉被覆的淋巴管。向后寻找静脉分支，

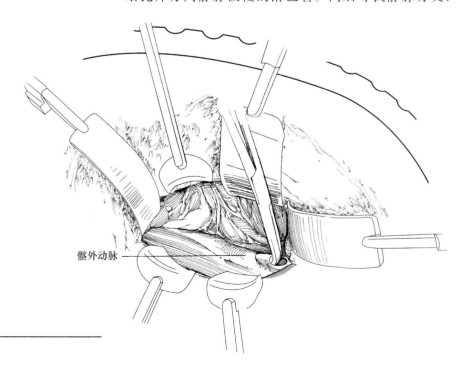

图 19.3　置入牵引器

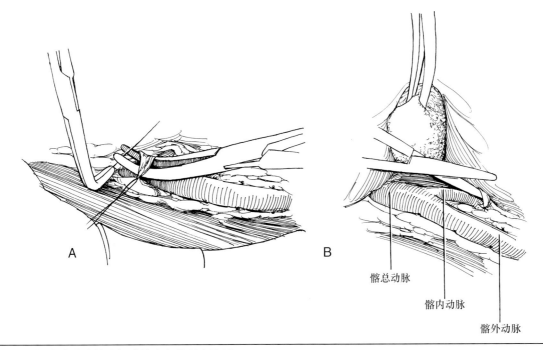

髂总动脉

髂内动脉

髂外动脉

图 19.4 （A，B）触诊髂动脉并选择动脉吻合的预定位置

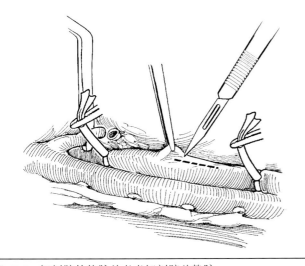

图 19.5 解剖髂外静脉并考虑解剖髂总静脉

找到后双重结扎并断开。应避免双重钳夹，否则会撕脱这些纤弱的血管。接着游离髂静脉血管吻合部位，可以用 Rummel 止血带或大型 Satinsky 钳或弯把的 DeBakey 弯动脉钳阻断髂静脉近端，和直角 DeBakey 钳阻断远端。将准备好的移植用低温肾放入切口内，调整到最佳位置，然后在髂血管上选择肾动脉和静脉吻合的最终部位，并确定吻合顺序。许多外科医师更喜欢首先进行动脉吻合，因为它是两个血管吻合中较小的一个，并且肾可以移动，以更好地暴露动脉缝合处。

肾静脉与髂内静脉的端侧吻合

6. 在首次血管吻合之前，给予受体肝素并开始输注甘露醇。纵向切开髂外静脉并用肝素化盐水冲洗管腔。

a. 放置 4 根 5-0 号双针血管缝合线，穿过静脉切口的两端和两侧各一根（四分法）（图 19.6A）。

b. 将四根缝合线分别把髂静脉开口与相对应的肾静脉壁缝合，并将两端缝线结扎（图 19.6B）。留下外侧和内侧缝线不结扎。并用 shod 钳牵拉两侧的缝线做固定以分离两侧的吻合口。

c. 在外侧和内侧缝合血管壁并系紧。提起固定缝线观察，以确保静脉的内侧壁和外侧壁没有相互缝合（图 19.6C）。结扎或去除两侧血管壁的固定线。

肾动脉与髂内动脉的端端吻合

7. 如果先完成肾静脉吻合，则需用 bull-dog 钳夹住肾静脉，并松开髂静脉上的血管钳或止血带。将血管钳夹闭髂外动脉和髂总动脉，以避免损伤髂内动脉。接着斜向或呈药刀状切开髂内动脉和肾动脉。

a. 将肾和髂内动脉以柔和的曲线对合在一起（图 19.7A）。将 5-0 或 6-0 号血管缝合线缝入对合血管的相对两端，不打结。随后留置缝合线在两条缝合线之间的中点处。

b. 在靠近术者的一侧先行血管的连续吻合，如果吻合口很小，可行间断缝合线（图 19.7B）。

c. 术者换至手术台对侧或让助手缝合另一侧血管（图 19.7C）。最后将缝合线打结。

替代方案：动脉端侧吻合

8. 如果髂内动脉的吻合条件不适合，例如动脉太

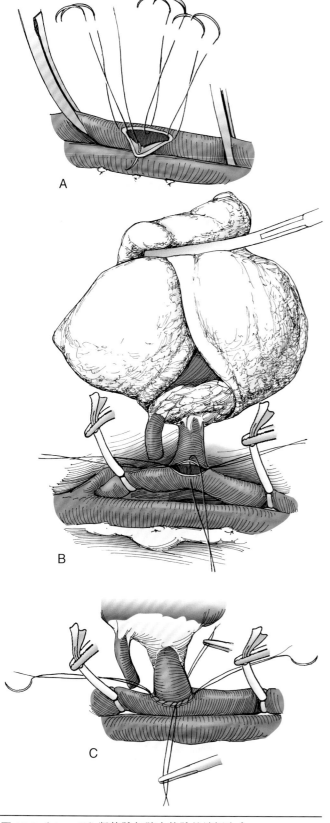

图 19.6 （A ~ C）肾静脉与髂内静脉的端侧吻合

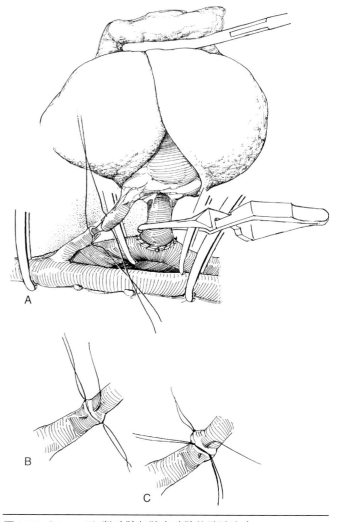

图 19.7 （A ~ C）肾动脉与髂内动脉的端端吻合

a. 用血管钳阻断髂动脉，注意尽量避免动脉粥样硬化斑块。随后用 11 号刀片在动脉的前表面纵向切口（图 19.8A）。

b. 用血管打孔器扩大切口，使其与肾动脉直径相匹配（通常为 5 mm 或 6 mm）（图 19.8B）。然后用肝素化盐水冲洗管腔。

9. 在吻合处的上方和下方分别缝入 5-0 或 6-0 号血管缝线，穿过髂外动脉和肾动脉，不打结（图 19.9A）。在血管壁上两针之间的中点用相同的方法各缝一针，使四针位于血管壁的四级，用与缝合静脉相同的方法吻合动脉（图 19.9B）。当第二条缝合线即将完成时，给予接受者呋塞米。检查血压，确保收缩压 > 90 mmHg。如果没有，请让麻醉师使用静脉输液或对肾无影响的血管加压剂（如多巴胺或多巴酚丁胺）。缝合完毕后先松开头侧的静脉止血钳或止血带，然后是远端动脉止血钳，近端动脉夹，最后是远端静脉止血钳或止血带。检查吻合远端髂动脉的搏动和止血的情况。

短，动脉硬化形成或另一侧髂内动脉先前已行移植手术等，此时可以考虑将肾动脉与髂外动脉或髂总动脉行端侧吻合。选择一个合适的血管吻合处，确保血管重建之后肾动脉平滑且无弯曲。

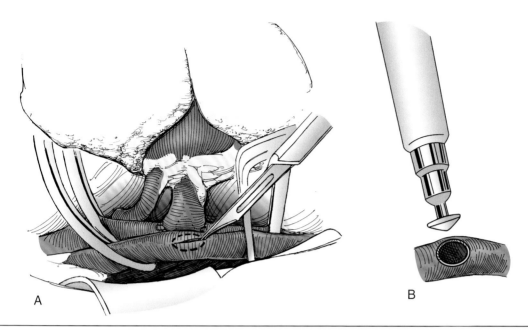

图 19.8　（A，B）髂外动脉或髂总动脉的端侧吻合

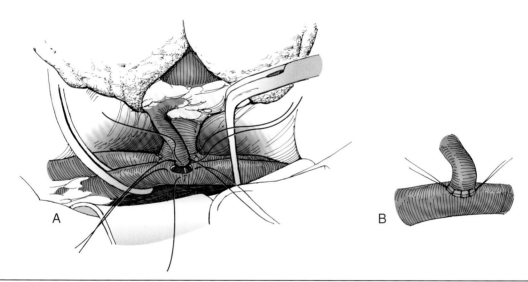

图 19.9　（A，B）移植肾动脉与髂动脉吻合

多支肾动脉的处理方法

10. 在获取尸肾时如其根部连带着一部分卡雷尔瓣（补片）（Carrel patch），则需在动脉上切开一个与其大小相符的切口（图 19.10）。如果多支肾动脉在其根部连带的动脉壁上分布稀疏，则将其切成两片并分别缝合，或者将肾动脉之间多余的动脉壁切除，并将剩余小片主动脉壁缝合在一起，然后将重建的血管壁吻合到髂动脉。

11. 对于活体供肾，若有多根相邻的肾动脉，因其无法连带腹主动脉壁一同取出，则可在肾动脉间行侧侧血管吻合来处理。

a. 在两条肾动脉相邻的血管壁上切开相同的长度（5～10 mm）。将 6-0 心血管双针缝合线缝合两支血管剪开的顶点并打结（图 19.11A）。在两个血管壁上分别

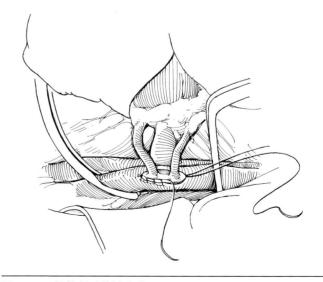

图 19.10　供体肾动脉瓣成形

缝入固定线以标志出血管的吻合线。

　　b.将双针缝合线的两端沿相应的一侧向下缝合，并与自身打结（图19.11B）。用血管扩张器检查管腔，确保缝合后是开放的。

　　c.用步骤8和9中提到的单个动脉吻合法进行吻合（图19.11C）。该技术同样可以应用于三支肾动脉的情况。

　　12.另外，可将其中一条肾动脉与髂总动脉或髂外动脉吻合，其他肾动脉与髂内动脉吻合（图19.12A）。如果存在下极肾动脉分支，则将其与腹壁下动脉端端吻合（图19.12B）。

较短的右肾静脉处理方法

　　13.如果肾来源于一个同时摘除肝的多器官捐献的供体，则右肾静脉可能较短。因为在取肝时横断下腔静脉的切口要连带一部分肾静脉近端血管，从而在下腔静脉断端形成一个宽大的静脉袖，以便下腔静脉尾端的吻合。为了弥补肾静脉过短的缺陷，可以用下腔静脉远端的移植血管补片来修补肾静脉上端的缺损，同时利用一部分腔静脉来延续肾静脉下缘。另外，可以从下腔静脉做一个旋转血管瓣，并弃去多余的血管壁。同样也可以用供体的髂外静脉来延续肾静脉的长度。对于活体供者，腹腔镜下取出的右肾静脉往往短

小，这时可以松解髂静脉并移至盆腔外行血管吻合来解决，或使用受体自体的一段肾静脉来延长短小的肾静脉。

小儿供肾的成人肾移植

　　14.完整切除供者肾，并封闭与之相连的主动脉和下腔静脉的近端。之后将供者的主动脉和下腔静脉的远端分别吻合到髂外动脉和静脉（图19.13）。另外，将两个或一个大血管纵行切开形成血管瓣并将血管瓣吻合到受体的髂外动、静脉。最后将输尿管和膀胱进行吻合。

儿童

　　对于排尿功能障碍或已行尿流改道的儿童，如果患儿同时伴无尿，则无法进行正常的尿动力学评估。这些病例可以考虑耻骨上造瘘尿管注水一周或两周进行膀胱循环扩张，有助于评估膀胱的潜能。必要时在移植前至少3个月做膀胱扩大术，以保证膀胱的储存和排空功能。肾盂肾炎，复发性肾盂肾炎、肾输尿管积水和4或5级反流是肾移植之前或过程中原肾切除术的适应证。有时必须移除婴儿较大的多囊肾，以便

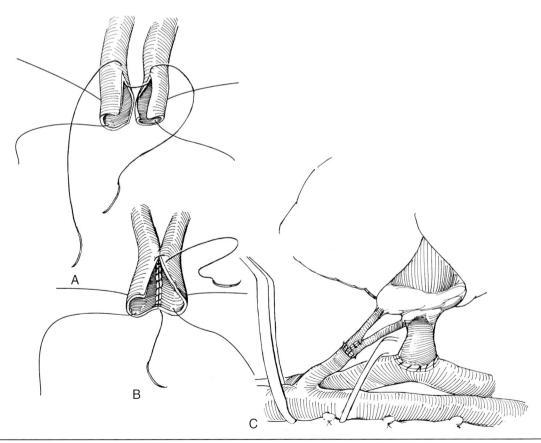

图19.11　（**A～C**）活体供肾的动脉侧侧成形

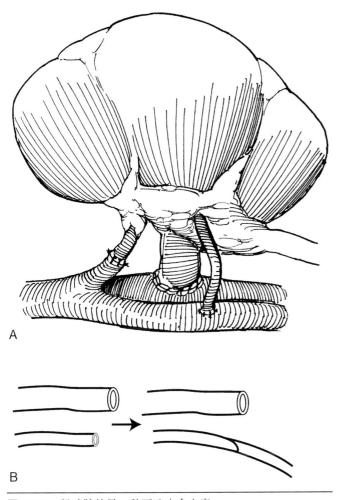

A

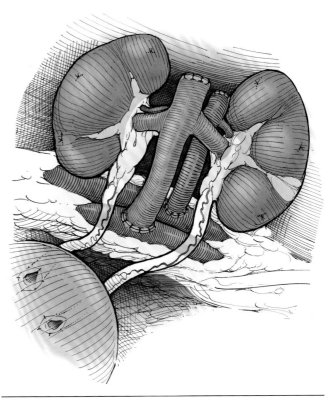

图 19.13　小儿供肾移植给成人受体的吻合方案

B

图 19.12　肾动脉的另一种可选吻合方案

选择下腔静脉、主动脉或髂总动脉。由于多次膀胱手术形成的瘢痕会给输尿管再植带来困难。

体位和切口

　　患儿取仰卧位。切口可选择腹部正中，由胸骨至耻骨联合，或腹部侧切口，自耻骨结节至肋缘（图 19.14）。扩大右侧腹膜后间隙，下方到膀胱侧壁下方，上方到肝下。如果采用经腹入路，需要切开侧后方壁腹膜，如果采用侧腹膜外入路，需要向头侧及内侧牵

为肾移植留出空间。

　　小孩的肾移植供体通常来源于成人。手术的切口可以选择腹正中经腹入路切口或延伸至右侧肋缘的经腹膜外入路 Rutherford Morison 切口。无论采用哪种方法，肾都位于盲肠后方。在更小患儿中，吻合口可以

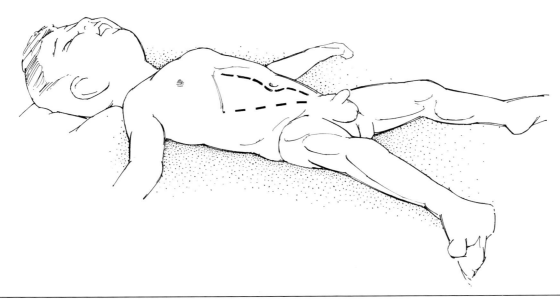

图 19.14　小儿肾移植受体切口

拉腹膜及内容物（图 19.15）。

技术

必要时切除右肾。游离下腔静脉，从右肾静脉水平直到髂静脉分叉处。再游离双侧髂总静脉近端，结扎并切断腰静脉。在下腔静脉近端和髂总静脉周围松松地套上 Rumel 止血带。左髂总动脉放置止血带。游离双侧髂总动脉、肠系膜下动脉近端和肾动脉下方的主动脉。将骶正中动脉和腰动脉结扎并切断。将止血带放在髂总动脉和肠系膜下动脉周围。主动脉近端使用血管钳。因为灌注一个成人的肾需要相对较大的血容量，需做好输血准备。

把供肾放在术野并选择合适的吻合位置（图 19.16A）。通常选择主动脉远端或右髂总动脉，静脉通常选择下腔静脉和右髂总静脉近端。如果需要，缩短供体肾静脉。静脉使用肝素进行灌注。

收紧髂总动脉和肠系膜下动脉止血带并将其固定在自动拉钩上。主动脉近端使用血管夹夹闭。在主动脉或髂总动脉表面切开，用 5 mm 或 6 mm 主动脉扩张器扩大，用肝素盐水冲洗管腔，使用 5-0 或 6-0 血管吻合线连续或者间断将主动脉远端（图 19.16B）或髂总动脉与肾动脉片进行端侧吻合。收紧下腔静脉近端止血带，收紧双侧髂静脉止血带。切开下腔静脉，必要时切开右侧髂总静脉。用肝素化盐水冲洗管腔。如同成人移植（参见步骤 5 和 6），使用 5-0 或 6-0 号血管缝线与肾静脉行端侧吻合。当缝合完成时予受者呋塞米。首先松开下腔静脉上的止血带，然后松开髂总动脉和肠系膜下动脉止血带，然后松开主动脉血管夹。当肾变成粉红色时，松开髂静脉止血带。如果肾变粉红的速度较慢，则收紧髂总动脉止血带以使动脉血流更多转移至肾，并在肾灌注良好后，再松开止血带。

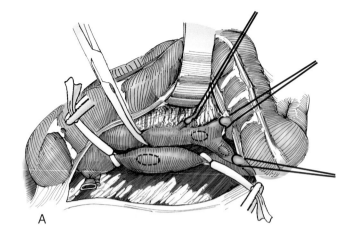

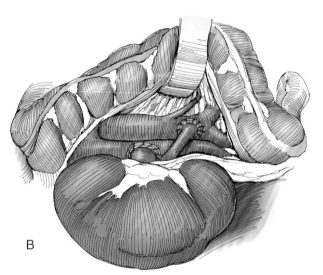

图 19.16 （A、B）小儿受体的血管吻合

输尿管再植

膀胱外法

通常采用膀胱外法进行输尿管膀胱吻合时可留置或不留置输尿管支架管。当供体输尿管短或其血供受损时，通过输尿管支架将供体输尿管或供体肾盂吻合至受体输尿管。

重置自动拉钩暴露膀胱，并让麻醉师通过三通管向膀胱注入 100 ～ 200 ml 抗生素盐水，并夹紧管道。用电刀平行切开浆肌层，每个约 2 cm，相距约 2.5 cm，穿过外膜和肌层，直到向外突出的黏膜层。让麻醉师从膀胱排出 50 ml 液体后并重新夹紧引流管。使用右弯角度钳或弯剪刀，在切口之间形成黏膜下隧道（图 19.17）。如果进入膀胱黏膜，用细的可吸收缝合线将其封闭。如果破口较小，用镊子将其抬起并用可吸收细线结扎。

用血管钳抓住远端切口的上皮（图 19.18）。让麻醉师松开引流管并排空膀胱。切开尿路上皮或切除一小块。

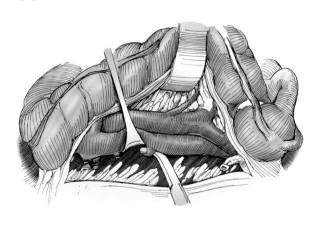

图 19.15　小儿受体右侧腹膜后空间的建立

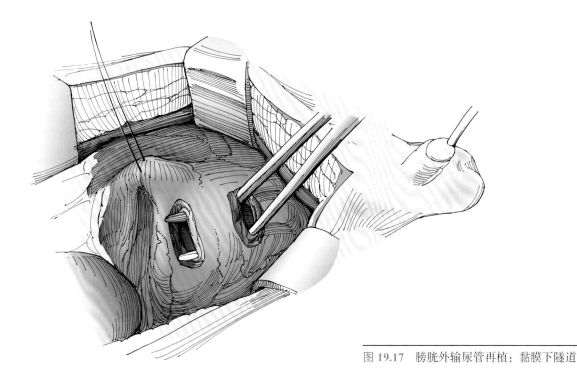

图 19.17　膀胱外输尿管再植：黏膜下隧道

图 19.18　膀胱外输尿管再植：打开切口下黏膜

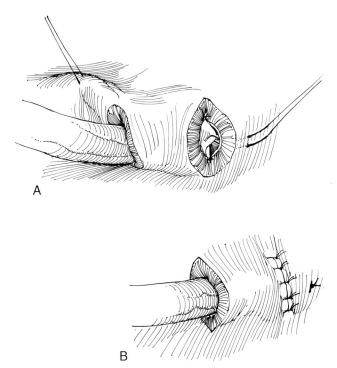

图 19.19（A、B）膀胱外输尿管再植：缝合

如图 19.19A 和 B 所示，将输尿管拉至隧道中，将其剪成铲形，并用细的可吸收缝线将其缝合到膀胱黏膜的开口处，尖部、9 点和 3 点钟方向各一针。如果吻合口较大，需要再增加几针。使用细的可吸收缝线在输尿管尖端固定减压。距离切口远端 5 ～ 10 mm 穿过膀胱全层后出针，其余的针将浆肌层闭合。用细的可吸收缝合线封闭远端浆肌层开口。另一种膀胱外技术在图 19.20A 和 B 中已表明。如图所示，确保将输尿管的根部固定到膀胱的全层，以防止黏膜下输尿管滑脱和失去输尿管通道。

膀胱内法

让麻醉师松开管夹，排空膀胱。切开膀胱前壁，用拭子擦拭膀胱黏膜并进行培养。选择靠近同侧输尿管口的膀胱壁，做一个通过膀胱黏膜的贯穿切口。使用角度剪和弯钳做一个穿行膀胱壁的 2 ～ 2.5 cm 隧道（图 19.21）。

通过一个长的右弯钳斜行从内至外正好在通道的

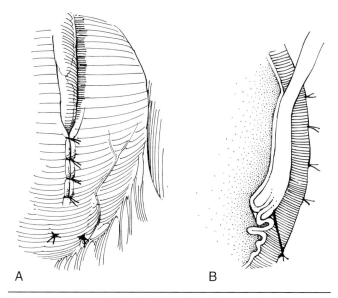

图 19.20 （**A**，**B**）膀胱外输尿管再植：另一种吻合技术

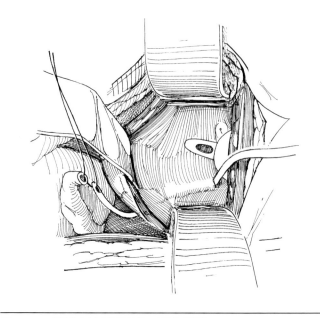

图 19.22 膀胱内输尿管再植：置入尿管

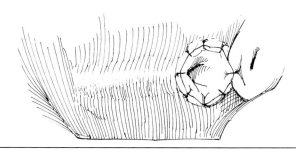

图 19.23 膀胱内输尿管再植：缝合固定输尿管尖端

查确保没有狭窄。如果需要，可以放置 12 cm 的双 J 管。

3-0 可吸收缝线连续全层缝合闭合膀胱（图 19.24），对合好黏膜、黏膜肌层、外膜。切口两端充分闭合以避免渗漏。可以通过夹紧引流管并向膀胱灌注抗生素

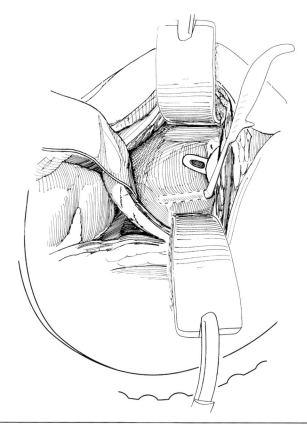

图 19.21 膀胱内输尿管再植：制作隧道

上端穿过膀胱壁。该管道必须能让输尿管顺利斜行退出。扩张通道，使其不压迫输尿管。将 8 F Robinson 导管穿过通道，并用 2-0 缝合线将尿管固定在输尿管尖端（图 19.22），将输尿管轻轻拉入膀胱（男性输尿管应该在精索后面），并在膀胱外多留一小部分。

修剪输尿管末端成铲状，长约 1 cm。5-0 单丝可吸收缝合线将输尿管尖端固定到三角区肌肉和膀胱黏膜，尖部及两边黏膜缝合数针（图 19.23）。使用婴儿型胃管探

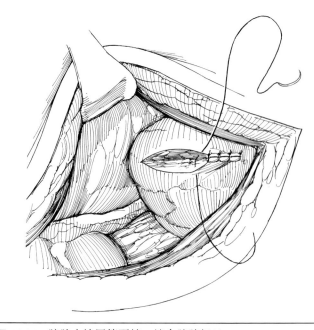

图 19.24 膀胱内输尿管再植：缝合膀胱切口

溶液检测缝合是否紧密。建议放置腹膜外引流管，拔除引流管比手术时没有放置引流管更容易。关闭腹腔，可用长效局麻醉药渗透伤口。对于肥胖患者，可以在 Scarpa 筋膜下另外放置一根引流管，以防止血肿形成。使用可吸收缝线行皮下缝合关闭切口。

双输尿管

将两个输尿管沿边缘中点切开 5 ～ 10 mm 并修饰成铲状。用可吸收缝合线缝合双侧输尿管背侧边缘。如上所述，将接在一起的输尿管穿过黏膜下通道并将其与膀胱黏膜开口吻合在一起。在膀胱外面再植部位膀胱浆肌层与接合的输尿管全层褥式缝合一针固定。

引流管

尿管通常在术后第 3 天至第 5 天拔除。如果在移植过程中插入输尿管支架并将其连接到 Foley 导管上，则在移除尿管时一并拔除。如果担心尿潴留，使用超声检查残余尿情况。通常在肾移植后约 4 周在门诊移除输尿管支架。当 24 小时引流量小于 50 ml 或在 3 周内（以先发生者为准）时移除引流管。

围术期支持

保持患者的血管内容量和血压对维持移植物灌注非常重要。常见的输血适应证是血细胞比容小于 20，对于有血容量不足症状的患者小于 25。

肾移植术后问题

出血是二次手术探查移植肾最常见原因。髂窝中的小血肿很常见，严重出血会出现疼痛和其他表现如伤口肿胀、血压不稳定和少尿。重新打开切口，分离肾表面的腹膜，并清除血肿。探查动脉和静脉的吻合口、肾门、移植肾表面、输尿管、结扎的腹壁下血管、后方的髂静脉分支和伤口边缘。经常会有找不到明显出血点的情况出现。

移植物破裂由急性排斥或肾静脉血栓形成引起，表现为移植肾区急性严重的疼痛。移植肾切除术通常是必要的。超急性排斥很少见，表现为血液灌注后肾立即出现肿胀及颜色变黑，需与肾静脉阻塞或血栓形成区别开来。可通过活组织检查以确认超急性排斥反应的诊断，如果发现阳性结果，建议切除移植肾；如果诊断不确定，可将肾留在原处并希望恢复。但这些情况都很罕见。

尽量不要把排斥的症状、体征与那些泌尿系统并发症混淆。使用超声、肾核素显像和 CT 以鉴别急性肾

小管坏死、排斥反应和尿路梗阻。经皮肾造瘘顺行造影是对移植肾输尿管狭窄诊断的有效方法，同时也可留置输尿管支架作为初始治疗。

伤口突出、尿量减少、体重增加和血浆肌酐升高预示尿漏的可能。超声检查显示有积液，同位素肾图检查、穿刺液或伤口引流液的肌酐水平接近尿液水平可进一步明确诊断。尿瘘可能发生在输尿管膀胱吻合口或膀胱闭合处，也有可能发生在坏死的输尿管。膀胱来源的尿瘘可以通过膀胱造影确诊，输尿管来源的尿瘘可以通过顺行造影来诊断。如果输尿管瘘口较小，可以顺行放置输尿管支架来治疗。如果瘘口较大，需要行输尿管膀胱吻合术或肾盂膀胱吻合术（同时行腰大肌悬吊术或膀胱 Boari 皮瓣）或者与原输尿管进行输尿管间吻合术或肾盂输尿管造口术。修肾过程中移植肾的上极或下极由于供血血管的缺失可能产生肾盏瘘口。在这种情况下，可用大网膜瓣填充缺损，同时行肾造瘘术或放置输尿管支架管可能是有效的。

如果经过正常的膀胱壁打开并仔细缝合，膀胱皮肤瘘的现象并不常见。膀胱瘘通过插入尿管充分引流和使用抗生素等保守治疗一般是有效的。

第一周左右的输尿管梗阻通常源于水肿，但也可能是血肿、淋巴囊肿或技术原因造成的。晚期梗阻通常是由于输尿管周围纤维化或输尿管缺血引起的。感染 BK 病毒或巨细胞病毒是输尿管梗阻的其他罕见原因。治疗一般先采用经皮肾造瘘或经尿道插入输尿管支架管。如果输尿管曲折，后者可能难度较大。也有一些病例对经皮球囊扩张有反应。如果这些措施失败，需行输尿管再植术。作为选择，可以利用患者自身的组织结构，如将移植肾肾盂吻合在原输尿管上（肾盂输尿管吻合术），将移植肾的输尿管吻合在同侧或对侧的输尿管（输尿管输尿管吻合术或交叉输尿管输尿管输尿管吻合术），将原肾盂游离降低与移植肾肾盂吻合，或进行肾盂膀胱吻合的同时行膀胱腰肌悬吊术。

淋巴囊肿通常在肾移植术后数周出现。可能会引起输尿管挤压，造成移植肾功能损伤、下腹部饱满、会阴水肿或由于髂静脉压迫引起的同侧下肢水肿；也可能发生同侧髂、股静脉血栓形成。可采用超声引导下淋巴囊肿穿刺。如穿出液体的肌酐水平与血浆肌酐水平相似可认为是淋巴液。如果产生淋巴囊肿，可以考虑经皮插管引流并硬化囊肿或将囊肿开窗内引流至腹膜腔内。

肾动脉狭窄是由于吻合口狭窄、慢性排斥，或肾动脉过长导致扭结或扭转形成的。在儿童中，原因也可能是受体血管过细。动脉狭窄可以发生在移植肾的

早期或晚期，会引发高血压和肾功能下降。如果肾功能稳定，可以通过药物控制高血压，动脉狭窄可以延期治疗。治疗可先采用进入动脉成形术，手术治疗技术复杂，造成移植肾丢失的风险较高。

动脉血栓通常是在肾固定或灌注过程中动脉内膜的撕脱造成，排斥、吻合技术不过关、高凝状态、动脉硬化和栓子也可能是危险因素。可以尝试修复，但通常移植肾切除术是最终结果。

静脉血栓形成通常继发于放置肾过程中肾静脉的扭结或吻合技术不成熟。区分静脉血栓形成和排斥反应可能很困难。当怀疑时需进行肾静脉造影。可以尝试溶栓，但移植肾切除往往是结果。

急性肾小管坏死是手术后即刻发生的并发症。这些患者应进行核素扫描以检查移植肾血流和排斥反应相关的证据，并使用超声排除泌尿系阻塞和尿外渗。如果核素扫描不能判断，通常会进行经皮穿刺活检以解决问题。

术后需警惕伤口相关并发症。即使患者存在免疫抑制，伤口感染也并不常见，但感染会引起严重的后遗症。如果持续发热，可通过超声或 CT 扫描寻找可疑的盆腔或腹膜后脓肿，同时要排除尿漏和移植肾排斥。

移植失败后的肾切除术

切除失功的移植肾不总是必要的，但是免疫抑制药物的中断可导致抗 HLA 抗体的产生和系统排斥，伴随发热和移植肾的肿胀疼痛。

移植手术后短期内肾切除术较简单。重新打开移植切口，游离肾，结扎并分离肾动脉。低压的肾静脉可以很简单地在吻合口上方结扎并切断。在输尿管进入膀胱处结扎并切断膀胱。如果移除整个输尿管，可将其拉出膀胱后切除，并用 3-0 号可吸收缝合线缝合缺损。如果缺损贯穿膀胱，用尿管引流尿液将膀胱减压一两天。

由于排斥反应和移植肾与受体动静脉黏附的存在，晚期移植肾切除术可能非常困难。移植肾切除术后超过 6 周后由于移植肾周纤维化，移植肾通常采用被膜下切除。在移植肾的前侧缘切开肾被膜，在被膜和肾实质间钝性分离，实质组织将在细针活检部位黏在被膜上。在肾门处，环状切开肾被膜，分离动脉和静脉及其分支，并结扎切断。分离结扎输尿管，如有困难，可保留一部分输尿管。凝固被膜内的渗血部位。用抗生素溶液冲洗术野，如有必要，用凝血酶制剂喷涂肾被膜。选择留置一根软引流管。可以经腹膜途径，通过腹膜触诊肾血管，切开腹膜，解剖肾血管，逐一结扎并切断；对输尿管做同样的处理，然后调整肾并将其取出。

拓展阅读

Barry JM. Renal transplant recipient surgery. *BJU Int* 2007;99(3):701-717. 99:701-17, 2007.

专家点评（JEREMY BLUMBERG）

尽管目前美国从事移植的泌尿外科医师在减少，但是世界范围内该医师的数量变化并不明显。由于移植手术涉及开放手术、腹膜暴露、血管手术技术和尿路重建，若泌尿外科住院医师持续参与其中并训练，将获得很大提高。

在许多大中心，透析患者等待肾源需要 10 年甚至更长时间，许多患者在此期间会因为透析并发症而死亡。因此许多患者需要获知现存活的可能捐献者，若血型不相容和人白细胞抗原交叉配型阳性，这些供体也可以在移植后期阶段考虑。最后，许多不相容的活体供体受体对都通过肾配对交换计划完成移植了。

受者术前的脉管系统的影像学检查在绝大多数情况下没有必要做。但是，对于难以触及股动脉脉搏的患者，腹部和骨盆的非增强 CT 可以显示严重动脉粥样硬化钙化区域并确定合适的移植血管部位。很少需要行血管造影检查。

切除肾进行移植后，需注意工作台准备工作。严格注意工作台上的细节至关重要。小心结扎纤维脂肪淋巴组织和血管分支对于预防出血和淋巴囊肿至关重要。有时，受者的手术医师可能会遇到捐赠团队无意切断或损伤的血管结构。手术医师也可能在该手术阶段损伤这些结构。应尽可能重建直径大于 1 mm 的动脉，重建通常通过 7-0 号血管缝线完成。如果对所切断的动脉灌注肾实质比例有任何疑问，您可以用含有少量靛蓝胭脂红染料的肝素化盐水冲洗切割的血管，所灌注的肾实质将很好地表现出来。

一旦分离了目标动脉和静脉，在吻合完成后肾的合理位置就会表现出来。肾动脉和静脉不得扭结或血流受损，否则吻合必须重做。如果移植输尿管要与受体改道的尿路吻合，将肾"倒置"缝合可能是有帮助的，使得肾下极向上从而有利于输尿管导流。

　　小心放置血管夹，许多患者的动脉内膜易受到损伤，甚至偶尔会导致内膜剥离。如果遇到严重的内膜破坏，可以用血管缝线小心地将内膜缝回动脉。动脉钳也可能会导致挤压伤，致使髂血管内血流受阻，这种损伤可能导致移植肾动脉狭窄；腔内血管成形术或支架置入术可以解决临床上的明显狭窄。

　　对于输尿管再植，我们更倾向带支架的 Lich-Gregoir 膀胱外技术。应尽一切努力创造逼尿肌的抗反流作用。应对输尿管进行修剪和对合，使其走行不扭曲且无张力。如果输尿管太长，它可能扭结并破坏其稀薄的血液供应。输尿管支架已被证明可以减少尿液相关并发症的发生率，例如尿漏和狭窄，因此我们选择常规使用。支架最早可在术后 3 周取出。移植输尿管狭窄可能难以修复，并且通常需要进行肾盂造口术。

　　最后，肾移植手术正在发展，全球各地的中心开始进行机器人辅助肾移植（RAKT）。现在对其肯定还为时过早，但初始数据支持 RAKT 是一种安全并具有相同移植效果的手术。

第 20 章

输尿管狭窄的内镜治疗

Husain Alenezi, John D. Denstedt

（刘 兴 译 李 逊 审校）

患者选择与术前计划

术前患者选择和治疗计划对顺行内镜治疗肾盂输尿管连接部梗阻（UPJO）的预后起着至关重要的作用。UPJO 的外科治疗包括症状性梗阻（同侧腰部疼痛、恶心、呕吐、肋角压痛）、合并尿石症、复发性尿路感染（UTIs）或肾功能不全。微创肾盂成形术现阶段疗效显著，使得 UPJO 的内镜治疗仅适用于肾盂成形术后继发狭窄的、合并尿路结石或禁止腹腔镜或机器人入路的患者。

一般来说，合并 UTIs 和未纠正的凝血功能障碍是内镜治疗 UPJO 的绝对禁忌证。然而，许多因素也已被证明对内镜治疗的成功率有着负面影响，并被认为是相对的禁忌证，如狭窄过长（> 2 cm）、严重的同侧肾积水、同侧肾功能差（< 25%）、存在异常交叉血管、缺血性狭窄，或输尿管外部压迫。

常规的术前实验室检查应包括尿常规和尿培养、尿素和肌酐水平、电解质，及凝血功能。影像学检查有助于梗阻节段的诊断和发现任何相关的不利因素。螺旋 CT 造影对显示任何横穿血管特别有用，而泌尿系超声检查为术后随访提供了基础。利尿肾图不仅有助于评估梗阻肾的滤过功能，还可以发现所有明显的梗阻。逆行性肾盂造影通常在手术过程中同时进行，以便在治疗之前对病变节段进行定位。

顺行内镜切开术

患者体位

静脉注射预防性剂量的抗生素。在全麻下成功气管内插管后，患者取截石位。患者的手臂在肩部轻微弯曲，肘部支撑。所有的压力点都有足够的填充物，胸部有一个枕头支撑，以便有足够的通气空间。同侧腰部和生殖器区域在严格的无菌条件下进行消毒、铺巾。

建立经皮肾通道

1. 首先在截石位进行镜检，找到患侧输尿管开口。在透视引导下，用 0.038 英寸的 Bentson 导丝插入患侧的输尿管口。导丝尽可能向前推送。然后沿 Bentson 导丝留置一根 5 Fr 开口输尿管导管，并将导丝取出。留置 16 Fr Foley 导管一根，并用防水胶带将 5 Fr 输尿管导管固定。用一个 60 ml 装满稀释造影剂的卢尔锁注射器连接到输尿管导管。然后改俯卧位行顺行内镜切开术。

2. 逆行肾盂造影显示肾盂–输尿管解剖结构，并对病变段进行定位。通过后、中、上极肾盏，利用硬性器械提供一条直通肾盂输尿管连接部（UPJ）和输尿管的通路。C 形臂向侧面旋转 30 度（即朝向操作者），以获得中间后侧的肾盏。如果选择后上极肾盏穿刺，则需要额外 5 度的 C 形臂头位旋转。在困难的情况下，肾造影可通过缓慢注入少于 5 ml 的空气，以逆行的方式帮助鉴别后肾盏。气泡存在于后面的肾盏，区别于充满反差的前肾盏。在透视引导下，对所选择的肾盏的顶端进行穿刺。当感觉到有突破感时，C 形臂向内旋转 10 度（即远离操作者），以确保针相对于被刺破的肾盏具有足够深度的直线轨迹。当穿刺针芯被移除时，可以看到尿液，说明穿刺成功；或者，在透视引导下，可以尝试通过 0.035 英寸亲水性尖端导丝进入肾盏集合系统。如果针尖不在集合系统中，则应重新定位或取出针头，并重新穿刺。当针头位于肾实质内时，应注意不要移动针头，以防止意外的乳糜管撕裂和增加出血的风险。

3. 在确定了正确的通路后，在透视引导下，将 0.035 英寸亲水性尖端导丝顺行进入集合系统。在穿刺针周围做一个小的皮肤切口。随后，沿导丝放置一根 5 Fr，40 cm 的 Kumpe 导管进入集合系统，并操纵以推进导丝，在透视引导下将其从输尿管传到膀胱。在将 kumpe 导管向前推进到尽可能远的尾端的导线上后，将导线换成一根 0.038 英寸的超硬导线，然后取下 Kumpe 导管。然后将皮肤切口扩大到 1 cm，在透视引导下插入 30 Fr Amplatz 工作鞘之前，用 30 Fr 球囊扩张器扩张筋膜。应注意将不透射线的球囊尖端推进到足够远的肾盏内，但不要超过漏斗或 UPJ。在 UPJ 非常紧或肾盂过大的情况下，可能出现导丝不能置入输尿管。在这种情况下，在肾内集合系统内盘绕一根超硬的导丝，直到集合系统扩张并通过肾镜进入。然后，在直视镜下，将导丝顺行置入输尿管，以提供安全的通路。

内镜切开术手术流程

1. 经皮穿刺通道建立后，用硬性肾镜对采集系统进行检查。任何肾结石应在此阶段进行处理，以避免结石移位到周围和肾周组织。仔细检查 UPJ，特别是寻找切口时应避免搏动处（图 20.1）。如果不存在，则在尝试髓内切开术之前，应将导丝沿输尿管向前推进。在笔者所在的机构，首选的内视刀是冷钩刀，但不同的选择可用于切口，包括钬激光、内镜剪刀或根据外科医师的喜好选导引刀。

2. 在 UPJ 的后外侧作腹膜后脂肪的全层切口，以确保在病变节段的尾部足够通畅（图 20.2 和图 20.3）。如果一个非常紧密的 UPJ 妨碍了充分的可视化，可以使用球囊扩张 UPJ（4 cm 或 10 cm 长，6 mm 宽），以

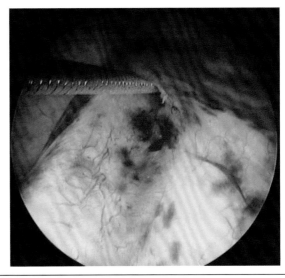

图 20.1　UPJ 镜检

协助在直视下进行切口操作。在进行肾盂内切开术后，我们通常使用直径 7 mm 的输尿管球囊将 UPJ 扩张到 21 Fr。顺行注射造影剂，以记录从髓内切断处渗出的情况。内髓鞘切开术支架（12/6 Fr）顺行插入，使最宽

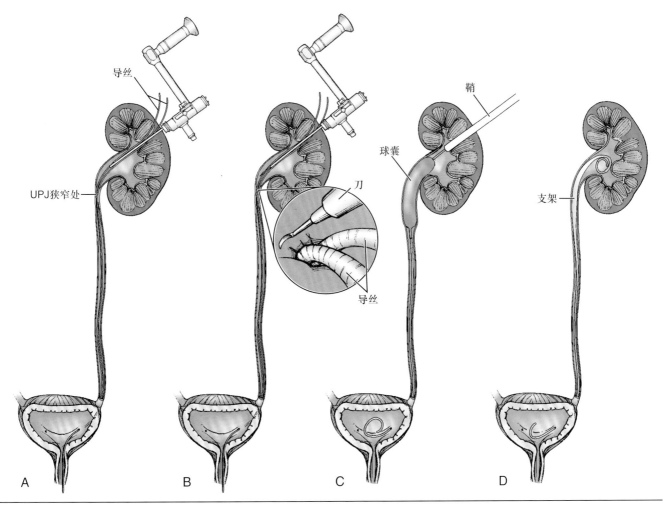

图 20.2　（A）肾镜与肾盂输尿管连接部可视化（UPJ）；（B）用髓内切开术切开 UPJ；（C）髓内切开术后，用球囊扩张器校准 UPJ；（D）内髓鞘切开术支架的最宽部分放在 UPJ 上

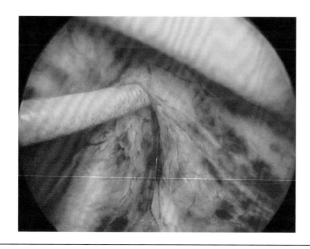

图 20.3　用冷刀在视觉下切开肾盂输尿管连接部

的部分穿过切开的 UPJ。最后，将置入一根 16 Fr Foley 导管作为肾造瘘管，并用缝线固定在皮肤上。另外，也可以放置一个小的 10 ～ 12 Fr 肾造瘘管。

术后护理

患者术后住院，肾造瘘管和导尿管都连接到尿管袋上。在术后第一天或第二天行 IVP 检查，以确保在 UPJ 处有适当的引流和无外渗。在拔除肾造瘘管前，将肾造瘘管夹住几个小时，并监测患者是否疼痛或发烧。随后，取下肾造瘘管，将敷料涂在患侧伤口上。几个小时后拔除膀胱引流导管，患者出院。

术后随访

UPJO 的成功治疗取决于患者症状的改善，及 UPJ 通畅的影像学证据和肾功能的稳定。输尿管支架通常在术后 6 周取出。6 周后，患者接受肾超声和利尿性 ECT 检查，以检查肾积水和肾滤过功能，这两种情况有望稳定或改善。对 UPJO 所致症状的复发进行例行病史调查。随后的门诊访问通常在最初手术后的 6 个月和 12 个月内进行，此后每年进行一次。每次检查应包括至少一种成像方式，以确保肾的解剖或功能方面的稳定。首次和再次顺行肾盂内切开术随访 1 年的成功率分别为 71% ～ 90% 和 74% ～ 86%。然而，UPJO 复发可发生 1 年以上，在长期随访中，10 年后可低至 41%，要发现远期复发长期随访是必要的。

拓展阅读

Berkman DS, Landman J, Gupta M. Treatment outcomes after endopyelotomy performed with or without simultaneous nephrolithotomy: 10-year experience. *J Endourol.* 2009;23(9):1409-1413.

Bernardo NO. Endopyelotomy: The best solution for patients with stones associated with ureteropelvic junction obstruction. *J Endourol.* 2008;22(9):1893-1896.

Dimarco DS, Gettman MT, McGee SM, et al. Long-term success of antegrade endopyelotomy compared with pyeloplasty at a single institution. *J Endourol.* 2006;20(10):707-712.

Doo CK, Hong B, Park T, Park HK. Long-term outcome of endopyelotomy for the treatment of ureteropelvic junction obstruction: how long should patients be followed up? *J Endourol.* 2007;21(2):158-161.

Eden CG. Minimally invasive treatment of ureteropelvic junction obstruction: a critical analysis of results. *Eur Urol.* 2007;52(4):983-989.

Ko R, Duvdevani M, Denstedt JD. Antegrade percutaneous endopyelotomy. *Curr Urol Rep.* 2007;8(2):128-133.

Minervini A, Davenport K, Keeley FX, Timoney AG. Antegrade versus retrograde endopyelotomy for Pelvi-Ureteric Junction (PUJ) obstruction. *Eur Urol.* 2006;49(3):536-542.

Ost MC, Kaye JD, Guttman MJ, Lee BR, Smith AD. Laparoscopic pyeloplasty versus antegrade endopyelotomy: Comparison in 100 patients and a new algorithm for the minimally invasive treatment of ureteropelvic junction obstruction. *Urology.* 2005;66(5 suppl):47-51.

Patel T, Kellner CP, Katsumi H, Gupta M. Efficacy of endopyelotomy in patients with secondary ureteropelvic junction obstruction. *J Endourol.* 2011;25(4):587-591.

Yanke B V, Lallas CD, Pagnani C, McGinnis DE, Bagley DH. The minimally invasive treatment of ureteropelvic junction obstruction: a review of our experience during the last decade. *J Urol.* 2008;180(4):1397-1402.

专家点评（TIMOTHY D. AVERCH）

作者介绍了顺行肾盂内切开术的常用技术。这一方法的重点在于经皮通道的建立，尤其要经肾上极或高位肾盏入路，便于硬性器械直接到达 UPJ。使用软性肾镜联合钬激光经肾下极入路技术上是可行的，但根据资料还是更推荐硬性肾镜下冷刀切开。

该方法尤其适合 UPJ 梗阻合并肾结石需同时治疗的患者。需要注意的是紧邻或位于 UPJ 的肾结石本身可以引起局部炎症，这种情况只需要清除结石即可解除梗阻。一般情况下，UPJ 梗阻不合并肾结石时，逆行径路使用输尿管软镜联合钬激光即可处理。临床上可能出现腹腔镜、机器人手术或软镜技术也无法解决的情况，因此顺行肾盂内切开术仍然是泌尿外科医师需要掌握的技术。

经皮内镜下肾盂成形术 第21章

Mahesh R. Desai，Mihir M. Desai，Arvind P. Ganpule

（王　田　译　王晓峰　审校）

内镜下肾盂切开术已被广泛应用于肾盂输尿管连接部梗阻（狭窄）患者的治疗。内镜下肾盂切开术是基于 Davis's 输尿管置管切开术的基本原理，但仍有10%～15%的失败率。因为腹腔镜缝合技术陡峭的学习曲线，限制了腹腔镜肾盂输尿管成形术的推广。经皮内镜下肾盂成形术是通过经皮肾通道，在肾镜下通过肾盂内纵切横缝的方式来完成的。我们开展的内镜下肾盂成形术借助了一种新型的腹腔镜缝合工具（SewRite SR5，LSI Solutions，Victor，NY），从而可以在 26 F 肾镜（Karl Storz，Culver City，CA）下完成精细的肾内缝合操作，从而使缝合技术变得更加容易。

技术

SewRite SR5（SewRite SR5，LSI Solutions，Victor，NY）是一种用于间断缝合的 5 mm 缝合工具（图 21.1A 和 B）。它的长度和直径都经过了改进，使其可以通过 26F 的 Storz 肾镜的工作通道进行操作。

步骤一：逆行输尿管插管和造影。膀胱镜下逆行置入末端开口的输尿管导管，直至集合系统，以获得逆行输尿管通道。

步骤二：建立皮肾通道。使用 30 F 的 Amplatz 鞘，

选择上盏或中盏建立经皮肾通道，可以更容易进入肾盂输尿管连接部（图 21.2）。

步骤三：常规肾盂内切开术。使用电切模式电极从侧方全层切开肾盂壁（图 21.3）。切开的范围应贯穿整个狭窄段，并向正常的远端输尿管和近端肾盂方向延伸 1 cm 左右。应精细操作确保切缘齐整，以便于肾盂内成形术中的缝合操作。

步骤四：游离远端输尿管。这一步对于后续的缝合非常重要（图 21.4）。在输尿管周围仔细分离，使远端切缘及其相邻的一段未切开输尿管与管外的纤维组织分离。这个步骤使用 5 mm 腹腔镜腔内剪刀（USSC，Norwalk，CT）在直视下仔细操作完成。最近，我们使用内镜下 3 mm 微腔内剪刀（USSC，Norwalk，CT），从而使分离更精细。在这一步中应注意输尿管壁不要去除过多。整个过程尽量行"冷"分离，避免灼烧，除非有特定的出血点需要电凝止血。偶尔会遇到比较大的血管，此时可以将其与输尿管壁轻柔分离。这一步主要有三个重要目的。第一，为远端吻合时缝合工具的置入提供空间。第二，确定输尿管远端切缘的位置，从而确保精确的全层缝合。第三，为水平缝合减张。

步骤五：腔内肾盂缝合成形。将装配好的 SewRite SR5 置入 26 F 肾镜（Karl Storz，德国）的工作通道。

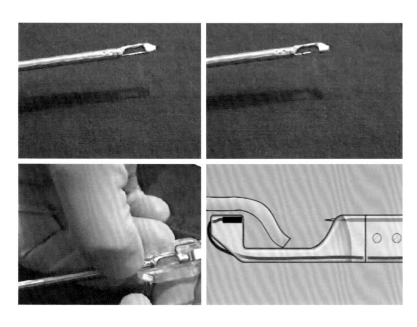

图 21.1　SewRite SR5 的每一根缝线的末端都带有一个金属箍，并被预置在一个线舱中。将缝合器的末端配装在线舱的沟槽上，使缝线主体呈袢状穿过缝合器手柄杆的部分，并通过手柄上的缺口部分分离

177

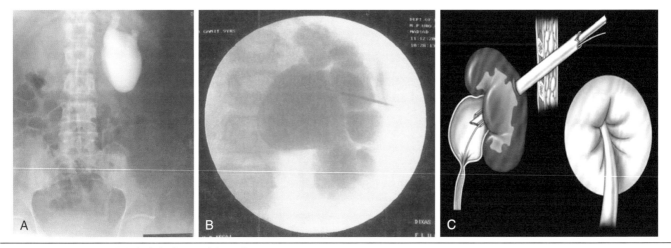

图 21.2 （A ～ C）通过左肾中盏建立经皮肾通道

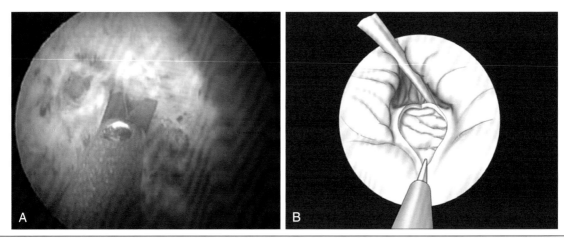

图 21.3 （A，B）在电切模式下，使用电钩从侧方行肾盂全层内切开，切口呈纽扣孔状。然后使用内镜下"冷"剪刀，向肾盂输尿管连接部延长切口

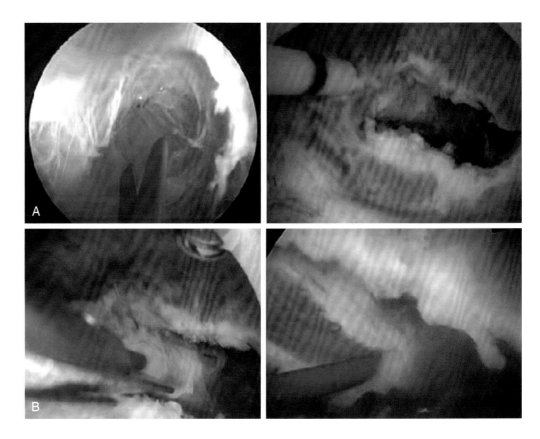

图 21.4 （A）钝性与锐性结合分离输尿管管腔外侧面，尽量减少使用电灼并保留一定量的输尿管管周组织；（B）使用 5 mm 的微腔内剪刀游离远端输尿管切缘

首先将肾盂内切开的远角和近角端缝合，从而使切口变为水平方向并被均分成两半部分（图 21.5A，B 和 C）。然后在第 1 针缝合位置的两侧分别缝合切口（图 21.5A 和 B）。缝合针数取决于肾盂内切口的长度。一

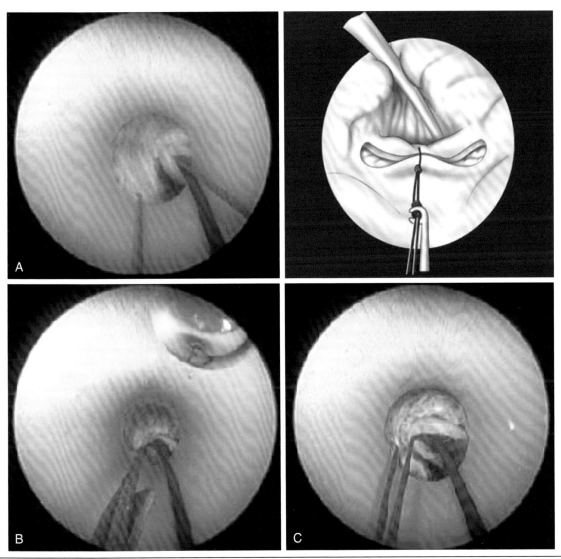

图 21.5 （A ~ C）肾盂内成形术中完成第 1 针缝合。第 1 针将肾盂内切口的远角和近角端缝合，从而使切口变为均分的两半

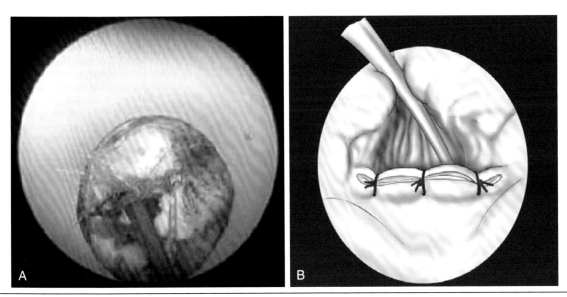

图 21.6 （A，B）肾镜下观察肾盂内成形术后的镜下表现。一般需要在第 1 针缝合位置的两侧再各缝合一针，以达到精确的黏膜对黏膜吻合

般来说，需要在第 1 针两侧各缝合 1 针，共计 3 针。但在个别病例中，切口可能需要缝合 1 ～ 4 针不等。

步骤六：放置双 J 管和肾造瘘管。在进行完精细的黏膜对黏膜吻合后，顺行置入双 J 管并留置 20 F 肾造瘘管。

结论

内镜下经皮肾盂内成形术在技术上是安全可行的，其初步临床疗效令人鼓舞。但是，还需要多中心的长期随访研究来进一步证实。

拓展阅读

Desai MM. The case for percutaneous endopyeloplasty. *J Endourol.* 2008;22(9):1897-1899, discussion 1909.

Desai MM, Desai MR, Gill IS. Endopyeloplasty versus endopyelotomy versus laparoscopic pyeloplasty for primary ureteropelvic junction obstruction. *Urology.* 2004;64(1):16-21, discussion 21.

Lezrek M, Bazine K, Moufid K, et al. A more "conventional" way to perform percutaneous endopyeloplasty: a feasibility study. *Urology.* 2012;79(1):227-230.

Stein RJ, Gill IS, Desai MM. Comparison of surgical approaches to ureteropelvic junction obstruction: endopyeloplasty versus endopyelotomy versus laparoscopic pyeloplasty. *Curr Urol Rep.* 2007;8(2):140-149. Review.

腹腔镜和机器人肾盂成形术 | 第 22 章

Michael N. Ferrandino, Fernando Cabrera

（高 宇 译 张 旭 审校）

引言

1993 年，腹腔镜肾盂成形术首次报道，与开放肾盂成形术一样，成为治疗肾盂输尿管连接部梗阻的可选式式（Schuessler 1993）。随着手术设备和技巧的不断进展，腹腔镜手术能够获得与开放手术相媲美的结果，并且腹腔镜手术并发症更少、术后疼痛减少、术后住院时间缩短，及术后恢复更迅速（Bauer 1999）。尽管腹腔镜手术有这些优势，但相对开放手术，腹腔镜手术的学习曲线仍然较长，主要与腔内缝合技巧难度较高有关。2001 年，机器人肾盂成形术首次报道，显示出相对于腹腔镜的巨大优势。得益于机械臂多个自由度的灵活操作，机器人操作下能够更迅速完成镜下组织吻合（Sung 2001）。本章将从腹腔镜和机器人肾盂成形术的术前准备、手术技巧和术后注意事项进行探讨。由于腹腔镜和机器人手术技巧基本类似，本章主要介绍两种式式在术前准备和手术套管放置方面的不同点。

术前评估和准备

腹腔镜和机器人肾盂成形术的手术指征与开放手术相似。患者合并有单侧协腹部疼痛、肾功能恶化、泌尿系结石或者泌尿系感染均是肾盂成形术手术指征。治疗的主要目标是缓解临床症状，保护肾功能。

患者的初始评估应该包括完整的病史采集、详细的体格检查和实验室检查（包括尿液分析）。迪特尔危象（Dietl's crisis）通常与间歇性肾盂输尿管连接部狭窄同时发生，并且与肾下极血管相关。患者可有间断腰腹部绞痛、恶心、呕吐等症状。螺旋 CT 扫描有助于明确解剖结构，排除结石、异位血管、重复输尿管、输尿管扩张和马蹄肾等其他解剖学变异。通过 MAG3 核素肾扫描可明确分肾功能，从而有助于对肾盂输尿管连接部梗阻进行分度。如果患者体内置有输尿管支架管，我们的经验是术前至少 2 周拔除输尿管支架管，以减少输尿管周围炎症和手术难度。

手术禁忌证与其他腹腔镜手术类似，包括不能纠正的出血性疾病、活动性感染和严重心肺疾病（不能够耐受气腹）。术前一天可给予 20 ml 柠檬酸镁和灌肠机行肠道准备。

手术入路

手术入路包括经腹腔入路和经后腹腔入路。经腹腔途径更易于初学者，其操作空间大，更方便进行重建手术。但与经后腹腔途径相比，经腹腔途径术后肠梗阻和肠道损伤的风险更大。经后腹腔途径可以更快捷地进入后腹腔解剖结构，术中分离组织少，但由于操作空间小，学习曲线也更长。因为经腹腔入路可以提供更大的操作空间，本中心更多采用经腹腔途径手术。

手术技巧

我们采用传统的 Anderson-Hynes 离断型肾盂成形术，该技术可以重建大肾盂，方便处理高位输尿管肾盂连接，且可处理下极异位血管。其他非离断型肾盂成形术例如 Fenger，Foley Y-V 法适合于肾盂输尿管狭窄段较窄的患者。本节我们介绍经腹腔途径离断型肾盂成形术的具体步骤。

经腹腔途径离断型肾盂成形术

手术室准备、患者体位和通道建立

患者麻醉后仰卧位，术前静脉给予二代头孢菌素预防性抗感染治疗。术中弹力袜预防下肢深静脉血栓形成。术前置胃管排空胃内容物，增加手术空间。患者取截石位，先行逆行肾盂造影以排除远端输尿管狭窄。对于女性患者，通常同时放置输尿管支架管及导尿管。而对于男性患者，我们习惯在术中顺行置入输尿管支架管，并通过膀胱软镜确认输尿管支架管位置。

经腹腔途径腹腔镜和机器人肾盂成形术中患者体

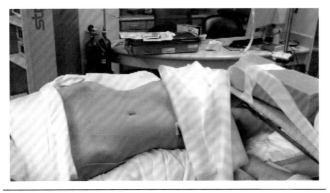

图 22.1　患者体位

位完全一致。患者取 70° 斜侧卧位，脐与手术床折叠处垂直对齐（图 22.1）。手术床部分弯曲后，使用塑形垫及胶带固定患者体位。手术软垫放置压迫部位，固定上肢于手术区域之外。我们不常规使用腋垫，使用塑形垫可充分固定。准备好患者体位，对于男性患者可放置 Foley 导尿管。

　　常规消毒铺巾，在脐外侧 2 横指处做一 12 mm 切口。电刀分离真皮及皮下组织，提起腹直肌鞘，使用 Verres 气腹针建立气腹，气腹压调至 10 ～ 15 mmHg。气腹建立后，置入另一 12 mm 套管。如果患者有腹部手术史，可使用 Hassan 法技术或球囊套管建立气腹。置入镜体，观察是否合并通道相关损伤和肠道粘连。

　　标准腹腔镜肾盂成形术中，一般使用 10 mm 套管、30 度镜头来辅助放置其他套管。另外两个辅助套管位置距离脐旁套管至少 4 横指，12 mm 套管放置于头侧，5mm 套管放置于外侧（图 22.2）。在脐旁套管下方 4 横指处也可再放置一 5 mm 套管作为辅助。通常在头侧套管放置观察镜，在脐周和下方套管放置操作器械。该手术中用到的器械包括 ligasure 装置（Covidien，Dublin，Ireland）、单极剪刀、钝性分离钳、吸引器和持针器。

　　机器人肾盂成形术的套管放置与腹腔镜手术类似。

2 个 8 mm 机械臂操作通道放置于 ASIS 系统的下方、上方和外侧，距离脐旁套管至少 10 cm 距离，以防止机械臂之间互相干扰。另外，在脐旁套管下方再放置一 12 mm 套管以便助手操作（图 22.3）。助手可通过该通道辅助进行术中吸引、牵引和暴露等操作。肥胖患者中，套管应稍向头侧和外侧放置。机器人从患者同侧肩部进入，以更方便地观察肾盂输尿管连接处，并提供更大的操作空间（图 22.4）。我们习惯使用 30° 镜头向下，右侧操作臂使用机器人单极剪刀，左侧操作臂使用机器人 ProGrasp 分离钳。

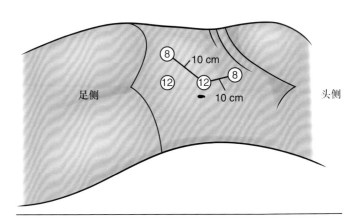

图 22.3　左侧机器人肾盂成形术套管位置

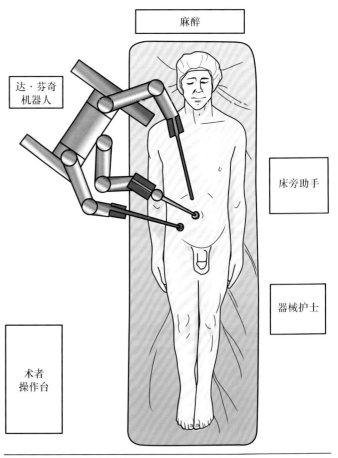

图 22.4　手术室内机器人与患者摆放位置

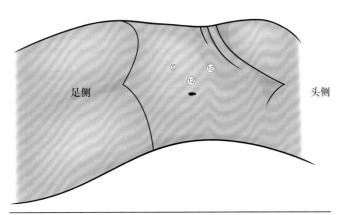

图 22.2　左侧腹腔镜肾盂成形术套管位置

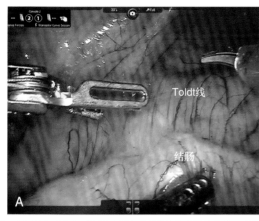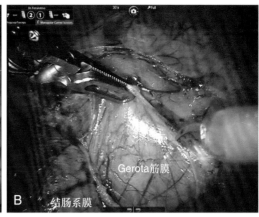

图 22.5 （A、B）打开 Toldt 线；结肠系膜与 Gerota 筋膜之间的平面

手术步骤

分离结肠，暴露肾盂输尿管连接处（图 22.5）。在结肠系膜脂肪和 Gerota 筋膜之间的平面分离，将结肠推向内侧。左侧手术时，应当打开脾结肠韧带以显露肾盂输尿管连接处；右侧手术时，应使用冷刀分离十二指肠，将其推向内侧。

游离近端输尿管、肾盂输尿管连接处和肾盂（图 22.6）。显露并打开 Gerota 筋膜，在靠近肾下极内侧打开筋膜。生殖静脉在肾下极与输尿管相交汇，因此可通过生殖静脉来寻找输尿管。输尿管血供丰富，应小心分离输尿管至肾盂水平，避免破坏其血供。向腹侧牵引输尿管可帮助暴露肾盂输尿管连接部。在 UPJ 处将肾周脂肪小心从 UPJ 和肾盂处分离下来，此处可能会有肾下极异位血管。提起狭窄的 UPJ 段，有助于分离肾盂。也可以从肾盂处穿针，将其缝至腹壁，以提供牵引。

离断 UPJ，裁剪输尿管，取出结石（图 22.7）。完整游离肾盂后，可从上外侧向下内侧方向在狭窄段处横行离断 UPJ，暂时保留梗阻段输尿管和肾盂瓣做牵引用。如果患者术前留置了输尿管支架管，在横断 UPJ 时应避免离断支架管。在外侧使用单极剪刀裁剪输尿管 1.5 ~ 2 cm，对于输尿管管腔较窄者可尝试使用 Potts 剪刀。裁剪过程中应保持输尿管的方位不变，避免旋转输尿管，否则会减少吻合后输尿管管腔大小。内侧可保留部分输尿管不离断，以避免输尿管扭转。

如果肾盂因积水扩张较大，裁去多余肾盂组织，但注意避免显露肾盏，否则会导致 UPJ 的瘢痕狭窄。肾盂内结石可使用机械臂或腹腔镜器械取出。如果术前判断有肾盏结石且可能与肾盏相粘连，可在打开 UPJ 前在肾盂做一小切口，使用膀胱软镜进入寻找肾盏结石，并用套石网篮取出结石，放置于取物袋中。

输尿管吻合及放置输尿管支架管（图 22.8 ~ 图 22.12）。从输尿管裁剪处的最低点与肾盂瓣最低点相吻合开始吻合后壁。使用 4-0 号单荞缝线，沿输尿管肾盂方向做无张力结。将缝合针从输尿管后方绕过，并连续缝合后壁。后壁缝合完成后，在男性患者中放置输尿管支架管，将导丝从辅助孔置入，从近端输尿管管腔向下进至膀胱。将双 J 管顺行放置于膀胱，拔出导

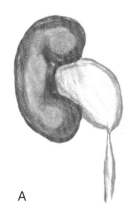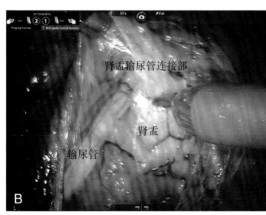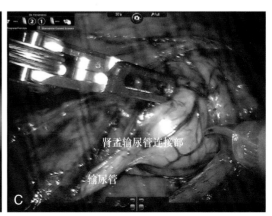

图 22.6 （A ~ C）分离肾盂输尿管连接处

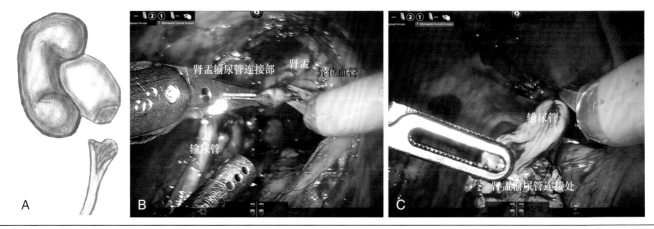

图 22.7 （A～C）横断 UPJ，沿外侧面裁剪近端输尿管

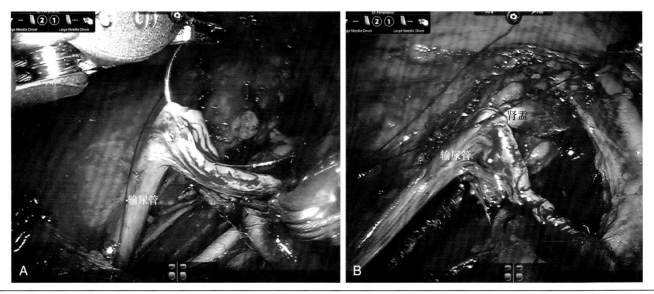

图 22.8 （A，B）UPJ 缝合第一针

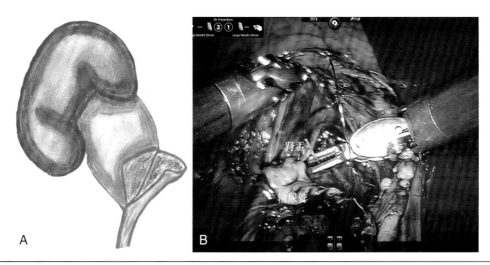

图 22.9 （A，B）吻合后壁

丝，并将双 J 管近端置于肾盂。膀胱软镜确认双 J 管远端在膀胱的位置。剪除多余的肾盂瓣，使用 4-0 号可吸收缝线连续关闭前壁。

放置引流和关腹。将气腹压降至 5 mmHg 判断有无出血。Gerota 筋膜和肾周脂肪覆盖于吻合口处。从腹部最低点的套管处放置 Jackson-Pratt（JP）引流管，

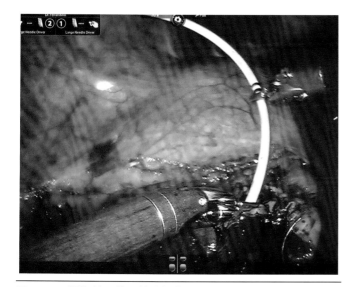

图 22.10　顺行放置输尿管支架管

置于输尿管吻合口处。直视下拔除套管，停止气腹。使用可吸收双股缝线八字缝合关闭脐周切口。4-0 可吸收缝线或者皮肤黏合剂缝合皮肤。

技术改进和特殊情况下术式

非离断型肾盂成形术

尽管许多泌尿外科医师更倾向于选择经腹腔离断型肾盂成形术，但也有很多关于非离断型肾盂成形术的研究报道。非离断型肾盂成形术适用于 UPJ 狭窄段较短或者肾盂扩张不明显的病例，术中肾盂不需要进行裁剪。Fenger 肾盂成形术是在狭窄段上方肾盂处做一切口（图 22.13），用剪刀在输尿管管腔内向下分离至正常内径的输尿管。顺行置入双 J 管，按照 Heinechke-Mikulicz 型缝合，用 4-0 号可吸收缝线连续缝合切口。

肾下极异位血管

UPJO 影像学评估中，在 UPJ 腹侧肾下极水平常常可以发现异位血管（图 22.14）。尽管异位血管发生率较高，但多不是 UPJO 发生原因。在一些特殊情况下，异位血管可以是 UPJO 发生的原因，在这些情况下，术

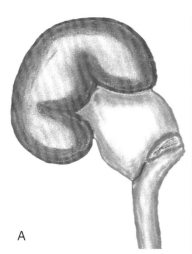

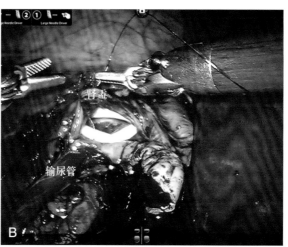

图 22.11　（A，B）吻合前壁

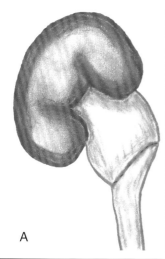

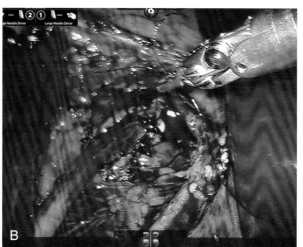

图 22.12　（A，B）完成全部吻合

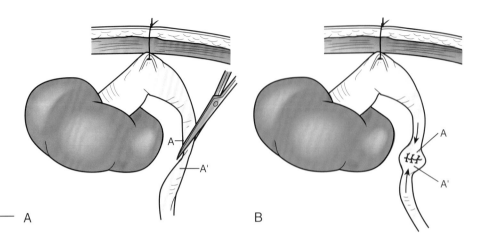

图 22.13 **A**，**B** Fenger 肾盂成形术

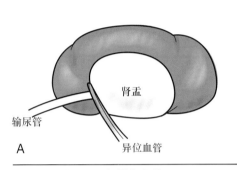

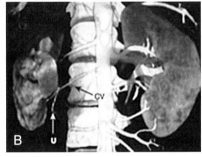

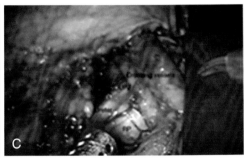

图 22.14 （**A ～ C**）异位血管

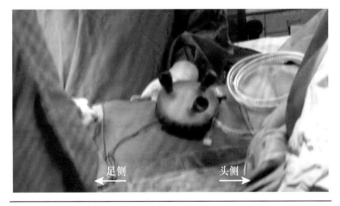

图 22.15 LESS 肾盂成形术使用多通道套管

中无需切开肾盂，否则会导致不必要的出血；应行经腹腔离断型肾盂成形术，并将 UPJ 置于异位血管的腹侧。

经肠系膜途径肾盂成形术

该术式更多用于儿童或者体型很瘦的患者。在内脏脂肪少、肾盂扩张严重的情况下，肠系膜血管显示更清楚，均为该术式的适应证。该术式可以经肠系膜更直接地分离 UPJ，而不用分离结肠。在肾旋转不良或马蹄肾的患者中，肾盂形态失常，也可考虑该术式。

腹腔镜 / 机器人单孔肾盂成形术（R-LESS）

R-LESS 已在世界范围内广泛普及。该术式与标准腹腔镜和机器人肾盂成形术相比，最大的优势是获得同等手术效果的同时，有更好的美容效果（Stein，2011）。一般情况下，经腹腔手术切口选择在脐周，使用 GelPoint 多通道套管可以同时容纳 4 到 5 种操作器械（图 22.15）。R-LESS 肾盂成形术中，我们使用两个 5 mm 儿童用机器人套管和两个标准 12 mm 套管，12 mm 套管一个用于观察镜，另一个助手使用。套管之间距离 3 cm，呈钻石状分布，镜头通道置于"钻石样"尖端位置，两个机器人套管置于底部，助手辅助套管置入机器人套管下方。

术后处理和并发症

术后鼓励患者多活动，早进食。术后第一天拔除导尿管，JP 引流管在出院前拔除（引流量 8 小时 < 60 ml）。患者通常术后第一天出院，4 ～ 6 周后返院拔除输尿管支架管。术后第 3、6 个月，第 1 年，第 2 年复查肾图，随访肾功能。

大样本研究报道肾盂成形术术中并发症发生率为 2%，包括结扎肾下极分支血管、术中缝针丢失、高碳酸血症、输尿管支架管折断、肠道损伤、套管通道出血等（Best 2011）。术后并发症发生率达 14%，包括尿漏、血肿、结肠损伤、结石形成等。术后肾盂输尿管连接处再狭窄率报道为 4%。尽管既往在肾盂成形术后再狭窄时推荐肾盂内切开术，但进行二次腹腔镜或机器人肾盂成形术也会增加手术成功率。

术后持续尿漏可先放置输尿管支架管和导尿管。如果形成了症状性腹腔内尿性囊肿，推荐行经皮穿刺引流。多数尿瘘可在 1～2 周自行消退，并不需要特殊处理。如果尿瘘持续存在，可先行经皮肾造瘘术引流尿液，直至瘘口愈合。

拓展阅读

Bauer JJ, et al. Laparoscopic versus open pyeloplasty: assessment of objective and subjective outcome. *J Urol*. 1999;162(3 Pt 1):692-695.

Best SL, et al. Complications during the initial experience with laparoendoscopic single-site pyeloplasty. *BJU Int*. 2011;108(8):1326-1329.

Schuessler WW, et al. Laparoscopic dismembered pyeloplasty. *J Urol*. 1993;150(6):1795-1799.

Stein RJ, et al. Laparoendoscopic single-site pyeloplasty: a comparison with the standard laparoscopic technique. *BJU Int*. 2011;107(5):811-815.

Sung GT, Gill IS. Robotic laparoscopic surgery: a comparison of the DA Vinci and Zeus systems. *Urology*. 2001;58(6):893-898.

专家点评（LI-MING SU）

Albert Einsterin 曾说过：如果你只做你曾经做过的事，那么你只能得到同样的结果。为了改善患者预后、减少患者痛苦，泌尿外科领域的手术技术和治疗方式在不断地创新进步，这诠释了这句名言警句的精髓。肾盂输尿管交界处梗阻的治疗方式的改变，就体现着这种创新的精神。在过去的一个多世纪，我们见证了肾盂输尿管交界处梗阻的治疗从开放手术到各种各样的内镜手术，包括球囊扩张术、冷刀／电刀内镜下狭窄段切开引流、内镜下激光切开术，及最近的腹腔镜和机器人肾盂成形术。

1886 年 Trendelenburg 首次报道描述了肾盂输尿管连接处梗阻的开放手术治疗（Murphy，1972）。1903 年 Albarran 首次报道了内镜下输尿管切开术治疗肾盂输尿管连接处梗阻（Albarran，1903）。1943 年 Davis 首先提出了输尿管切开术后放置支架管概念，并成为 1980 年后输尿管切开术的基础。尽管腔内手术损伤更小，但均更依赖于某些客观条件，比如肾盂输尿管梗阻程度、无异位血管、患侧肾功能无异常，因此开放肾盂成形术被认为是手术的金标准。1990 年初依赖腹腔镜和机器人肾盂成形术（2002 年）开始替代过去的术式（Schuessler 1993）（Gettman 2002），并逐渐成为世界各医学中心的标准手术方式。与开放手术相比，微创手术的成功率同样高（＞90%），并且手术损伤小、住院时间短、具备美容效果。机器人手术相对于腹腔镜手术大大降低了术中缝合难度，缩短了学习曲线，即便对于没有接触过腹腔镜的医师也同样可以快速掌握。总之，肾盂输尿管连接部梗阻手术方式的演进体现了泌尿外科医师的创新精神，在减少患者损伤的同时，大大改善了治疗效果。

第 23 章

腹腔镜活体供肾肾切取术

Leonard Glickman，Ravi Munver

（徐维锋　邱子凯　译　严维刚　纪志刚　审校）

术前准备和规划

肾移植目前是终末期肾病患者的最佳长期治疗选择。腹腔镜活体供肾肾切取术较传统的开放式供肾切除术可以减少术后疼痛，改善术后美观，缩短术后康复期，对潜在的捐献者来说更具吸引力。而且，已经得到证实，腹腔镜供肾肾切取术所获得的肾功能与开放供肾肾切取术所获得的肾功能相仿，因此，腹腔镜活体供肾肾切取术在许多大容量医学中心越来越受欢迎，是肾移植的标准。传统的腹腔镜技术随着单孔腹腔镜（laparoscopic single site，LESS）手术和机器人辅助腹腔镜技术的引进而得到进一步发展，这两种技术都已报道并被证实是活体供肾切除术的可行手术技术。

术前评估

病史询问和体格检查对评估未来的供肾者非常重要。肾血管的多样性以及异常的肾血管系统并不是禁忌证。外科医师必须仔细评估每个供肾者的血管情况，以确定能否在体外成功重建。双相螺旋计算机断层扫描血管及血管三维重建对充分评估肾解剖和血管情况十分有利。肾功能可以通过核素肾显像来测定。

患者准备

手术前向患者告知手术风险并签署手术知情同意。术前 12 ～ 24 小时主要进流食，并在手术前一天服用 300 ml 枸橼酸镁灌肠剂。在患者下肢放置序贯挤压装置。手术前 60 分钟静脉给予患者单剂量预防性抗生素。从麻醉诱导开始直至整个手术过程中，要给予足量液体充分水化，以保持充分的利尿。

手术室及器械准备

手术室及必要器械的准备与腹腔镜肾根治术类似。

患者体位、手术切口及手术技术

经典的腹腔镜活体供肾肾切取术

左侧腹腔镜活体供肾肾切取术

1. 体位

患者：在安放患者之前，用记号笔在耻骨联合处上缘 2 ～ 3 个横指处做 5 ～ 7 cm Pfannenstiel 切口的标记。此切口将用作最终取肾，在摆放患者手术体位之前应提前标记该部位，以确保切口对称。患者置于改良的右侧卧位（45°～ 60°）侧躺在手术床上，侧面依靠在肾托上，并用大沙袋来作为患者体位的支持。手术床可以根据需要调整腰桥以增加髂嵴和肋缘之间的距离。枕头或泡沫垫被放置在两腿之间，右腿屈曲，左腿伸直。上肢平行放置在垫好的手架上。脚踝、膝盖、单侧受压的臀部、肩膀及臂丛都垫有足够的衬垫。在确认所有易受压部位都垫有衬垫后，用 3 条布带分别穿过患者左肩、手臂和臀部将患者固定在手术台上。图 23.1 显示了左侧腹腔镜供体肾切除术患者的正确摆放位置。

Trocar：通过使用 Veress 针或 Hassan 技术将建立气腹至 15 mmHg。图 23.2 展示了传统腹腔镜供肾术（左和右）、机器人辅助腹腔镜供肾切除术（左和右）和手助腹腔镜供肾切除术（左和右）的 trocar 针放置位置。直视下在肚脐处插入一个 5 mm 或 10 mm 的

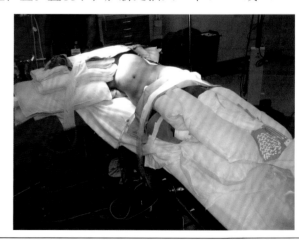

图 23.1　腹腔镜左侧活体供肾切除术患者体位

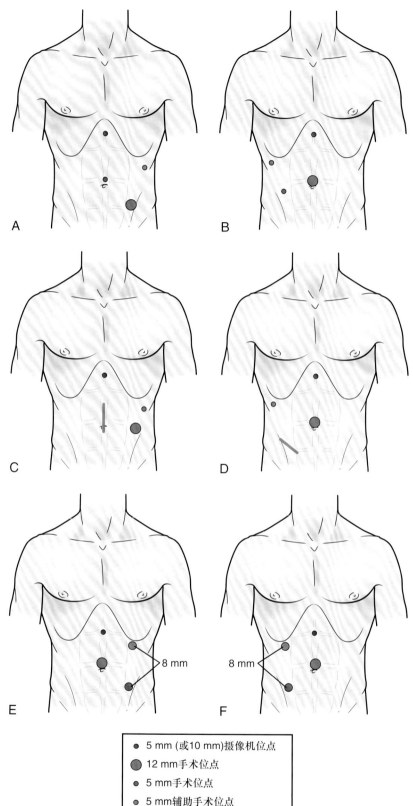

- ● 5 mm（或10 mm）摄像机位点
- ◉ 12 mm手术位点
- ● 5 mm手术位点
- ● 5 mm辅助手术位点

图 23.2 经典腹腔镜供肾切除术（左侧和右侧），及手辅助腹腔镜供肾切除术（左侧和右侧）trocar 的放置位置。（**A**）经典腹腔镜左侧供肾切除术；（**B**）经典腹腔镜右侧供肾切除术；（**C**）手助腹腔镜左侧供肾切除术；（**D**）手助腹腔镜右侧供肾切除术；（**E**）机器人辅助腹腔镜左侧供肾切除术；（**F**）机器人辅助腹腔镜右侧供肾切除术

trocar。主要摄像 trocar（5 mm 或 10 mm）位于中线稍偏左侧，距剑突约 2 cm。主要的操作 trocar（12 mm）沿锁骨中线放置，低于脐线 2 cm。一个辅助 trocar（5 mm）可沿腋前线置于肋缘下约 2 cm 处。整个手术过程中使用 0° 或 30° 腹腔镜。

2. 通过超声刀或交替使用的单极或双极热能装置打开 Toldt 白线，游离降结肠。首先游离结肠和侧壁之间的组织。此时先不要游离肾侧面与腹壁间的组织，否则将导致肾内移，阻挡肾门并妨碍以后的操作。如图 23.3 所示，用钝性手术器械或冲洗吸引器进一步向

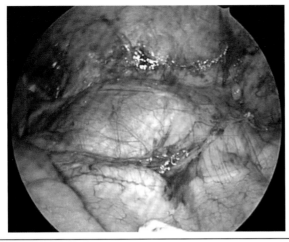

图 23.3　使用抽吸冲洗装置进一步游离结肠的内侧，暴露结肠肠系膜和 Gerota's 筋膜之间的适当层次

内侧游离结肠，暴露结肠肠系膜和 Gerota's 筋膜之间适当的层次。认清这个层次至关重要，因为误入肠系膜会导致出血以及肠系膜缺损，从而造成潜在的内疝的风险。过早进入 Gerota's 筋膜可造成出血，并使得肾门的暴露受限。向肾上极方向游离。充分游离脾，以充分暴露肾上极。图 23.4 展示了使用超声刀对脾肾韧带的分离。

3. 在肾下极以下暴露腰大肌。腰大肌是定位输尿管的重要标志。在腰大肌内侧缘找到输尿管和生殖腺静脉。应注意避免进入腰大肌筋膜，而造成不必要的出血或生殖股神经的损伤。将输尿管游离至髂动脉分叉处，并小心避免损伤输尿管的血管。输尿管远端切断以后，输尿管的血供主要来自近端肾动脉，应避免过度游离输尿管周围组织。此时先不要切断尿管。通过使用器械轻轻抬起输尿管和肾下极，沿头侧方向游离肾内侧至肾门的水平。生殖腺静脉的内侧为正确的解剖平面。图 23.5 显示输尿管和下极被抬高，可沿生殖腺静脉找到肾门。图 23.6 显示了结肠充分向内侧游离后暴露肾静脉、肾上腺静脉、生殖腺静脉和腰静脉分支。

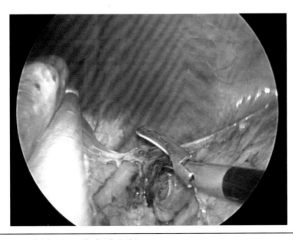

图 23.4　用超声刀分离脾和肾

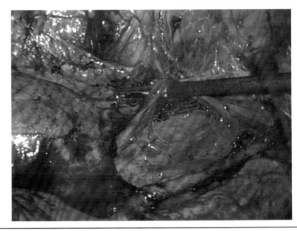

图 23.5　将输尿管和肾下极被提起，通过生殖腺静脉找到肾门

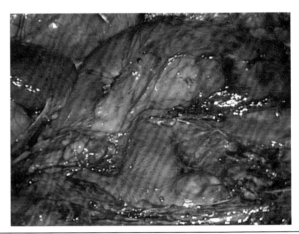

图 23.6　充分向内侧游离结肠后，暴露肾静脉、肾上腺静脉（左）、生殖腺静脉（右）和腰静脉的分支

可选择的：当需要向外侧牵拉肾和向内侧牵拉脾时，增加一个辅助 trocar（如前所述）可能有利于操作。

4. 肾静脉分支的离断：在生殖腺静脉汇入肾静脉处用 Maryland 分离器或直角分离器进行切断。如图 23.7 所示，可以用钛夹或聚合物夹将生殖腺静脉结扎切断，或者用双极血管闭合设备切断。生殖腺静脉的残端可用于向上牵拉肾静脉，有利于寻找腰静脉以及

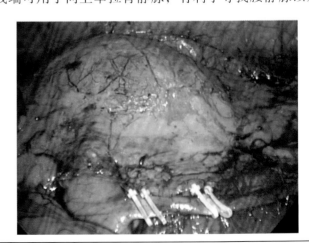

图 23.7　用聚合物夹将生殖腺静脉结扎

后方的肾动脉。另一种方法是在髂动脉分叉处分离生殖腺静脉。

在肾上腺静脉汇入肾静脉处切断。如图 23.8 所示，用夹子或双极血管闭合设备结扎切断肾上腺静脉。用血管闭合设备的优点是它避免了使用夹子，不会有夹子妨碍闭合器的操作。如图 23.9 所示，如有腰静脉时，一般从肾静脉后方汇入。为进一步游离后方的肾动脉，必须将腰静脉分离结扎切断。

5. 肾静脉和肾动脉离断：将肾静脉从周围血管组织游离下来，至肾上腺静脉附近，从而保证血管吻合时有足够长度的静脉。

肾动脉位于肾静脉的后面，使用 MaryLand 分离器、直角钳和冲洗吸引器将肾动脉从周围组织中游离出来。

6. 如图 23.10 所示，在肾上极前侧面打开 Gerota's 筋膜，暴露肾被膜。向内侧轻轻牵拉肾上腺，在肾上腺和肾上极进行仔细分离。再分离此区域时。由于肾上腺具有丰富的血供，可使用夹子、超声刀或双极血

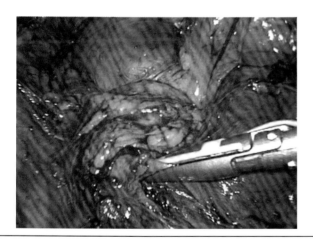

图 23.8　用双极血管闭合设备进行肾上腺静脉的分离

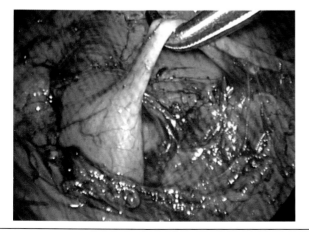

图 23.9　为进一步游离后方的肾动脉，必须将腰静脉分离结扎切断

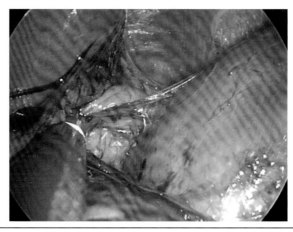

图 23.10　在肾上极前侧面打开 Gerota's 筋膜，暴露肾被膜

管闭合设备进行止血。如果这一部位发生出血，轻轻压迫通常能有效止血。此外，在分离此区域时，常常会遇到支配肾上极的肾动脉分支，因此应仔细分离，避免造成血管损伤。

7. 分离肾的内侧和上方组织，游离肾上极。使用钝性仪器或冲洗吸引器向外侧牵拉肾上极，同时用超声刀分类。最后分离剩下的后方和外侧的组织。

8. 如图 23.11 所示，肾向内旋，以此显露出肾动脉和静脉的后侧面。切断肾门后方的残余组织。在切断肾门之前，一定要确认肾已被充分游离，周围组织已被充分切断。

9. 在阻断肾门之前先准备好取肾切口。除非有既往腹部手术史或者明显粘连，做好一个 5 ～ 7 cm 的 Pfannenstiel 切口。在中线切开筋膜，暴露腹膜。经腹膜放入一个 15 mm 的 trocar，把一个腹腔镜取物袋放在肾的后方，从外侧牵拉将肾提起。

在骨盆上缘水平用夹子夹闭输尿管并在近端切断输尿管。在充分水化的患者，在切断输尿管后，尿液通常从断端流出。图 23.12 所示为肾转向内侧，在肾动

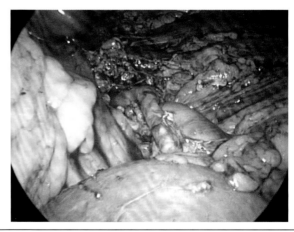

图 23.11　肾向内旋，以此显露出肾动脉和静脉的后侧面

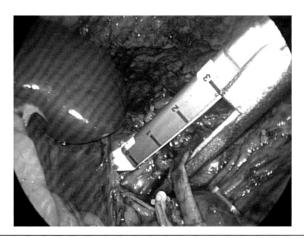

图 23.12　肾转向内侧，在肾动脉的腹主动脉起始处放置 TA 闭合器

脉的腹主动脉起始处放置 TA 闭合器。或者，内镜下的 GIA 闭合切割器可用于结扎和横断肾动脉；然而，这种操作可能会影响肾动脉的长度，因为在开始血管吻合之前需要去除闭合线。

注意：如果闭合线出血，可以在肾动脉残端加用加强夹以止血。

警告：在腹腔镜活体供肾肾切取术时，禁忌使用 Hem-o-lok 结扎夹结扎肾动脉。Weck Hem-o-lok 结扎夹的制造商 Teleflex Medical（Researcj Triangle Parl，NC）在 2006 年 4 月签署了一份备忘录，称 Hem-o-lok 可能在腹腔镜供肾切除术后从肾动脉脱落。

内镜 TA 闭合器用于结扎肾上腺和生殖腺分支内侧的肾静脉（图 23.13）。然后，使用腹腔镜剪刀在闭合线远端剪断肾静脉。

可选择的：若 TA 闭合器未取得理想角度而无法保证获得足够长度的肾动脉或肾静脉时，可以选择使用内镜下 GIA 闭合切割器。

警告：闭合器失灵尽管非常罕见，但也有报道。若

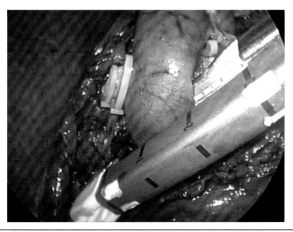

图 23.13　内镜 TA 闭合器用于结扎肾上腺和生殖腺分支内侧的肾静脉

出现该情况，应增加一个 12 mm trocar 以放置第二个闭合器。若可能，在近心端再打第二排闭合钉。若此无法保证足够的肾动脉或静脉长度，则应转为开放手术。

10. 在肾门被切断以后，应该将供肾放入腹腔镜取物袋中。之后切开腹膜，取出供肾，并将其放入冰水中后传递给等候的手术移植团队。

11. 将取肾部位的筋膜关闭后，重新建立气腹，压力保持在 5 mmHg，在腹腔镜下仔细检查有无出血或脏器损伤。检查结束后，用筋膜闭合器关闭所有 10 mm 以及更大的 trocar 孔。最后，排空气腹，缝合切口。

右侧腹腔镜活体供肾肾切取术

右侧腹腔镜活体供肾肾切取术与左侧腹腔镜活体供肾肾切取术对患者的体位要求和手术过程相类似，以下仅重点列出不同之处。

1. 体位

患者：将患者置于改良的左侧卧位（45°～60°），如前所述，注意摆放的要点是要使对侧躯体抬高展开。

Trocar：用 Vessel 针或 Hassan 技术使腹腔充气至 15 mmHg。图 23.2 展示了经典的腹腔镜活体供肾肾切取术 trocar 的摆放位置（左侧和右侧）、机器人辅助腹腔镜活体供肾肾切取术（左侧和右侧），及手助腹腔镜活体供肾肾切取术 trocar 的摆放位置。直视下于脐部放入 12 mm trocar 作为主要操作通道。主要摄像 trocar（5 mm 或 10 mm）位于剑突下约 2 cm，稍稍偏右。于锁骨中线脐下 2 cm 放置一个 5 mm trocar。于腋前线肋缘下 2 cm 放置一个辅助的 5 mm trocar，用于牵拉肝。术中采用 0° 或 30° 腹腔镜。

2. 切开三角韧带，将肝右叶从侧腹壁游离。若此时肝和 Gerota's 筋膜前侧之间粘连明显，可用超声刀将粘连切开。从侧面肋缘下通道置入肝牵引器，将肝向上方牵拉，暴露肾上极。市面上有多重商业化的肝牵引器可供选择。肝牵引器由助手或固定于手术床上的自固定装置固定在合适的位置。

3. 如同左侧手术，用超声刀或其他器械将右侧结肠向内侧游离。用 Kocher 法将十二指肠向内侧游离。切开 Gerota's 筋膜表面的腹膜，向头侧游离，到达肾上极后再向外侧游离。冲洗吸引器用于钝性分离，以此游离出肾和下腔静脉之间的内侧面以及肾、肾上腺及肝之间的上侧面。

4. 在肾下极的下方暴露腰大肌。沿着腰大肌内侧缘找到输尿管和生殖腺静脉。将输尿管游离至髂动脉分叉水平，此时不要切断输尿管。轻轻抬起输尿管和

肾下极，向头侧方向游离肾内侧至肾门水平。正确的游离平面位于生殖腺静脉外侧。

5. 在肾上极的前侧面打开 Gerota's 筋膜，暴露肾被膜。在肾上腺和肾上极之间仔细分离。右侧肾上腺静脉直接汇入下腔静脉，在右侧腹腔镜活体肾肾切取术时并不切断该静脉。

6. 由于右肾静脉在解剖上较短，应尽量保留足够长的肾静脉。输尿管、肾门的结扎切断以及标本的取出如前所述。图 23.14 显示了右侧肾动脉和肾静脉以及朝向肾盂的输尿管。

手助腹腔镜活体供肾肾切取术

在过去的 10 年，手助腹腔镜在泌尿外科手术领域发生了很大变化，已用于诸多操作。在运用该技术时，外科医师的非优势手可通过特殊的手通道进入手术野，优势手持腹腔镜操作器械通过标准腹腔镜通道进行操作。非优势手通过触觉反馈和手工牵拉协助分离，同时也可进行快速止血、血管控制和快速的标本取出。

左侧手助腹腔镜活体供肾肾切取术

Trocar 和手通道装置的放置：于脐左侧做中线及绕脐的 7 cm 切口以放入手通道装置。切开筋膜和腹膜，插入手通道装置。用临时放置在手通道装置上的 trocar 将气腹充气至 15 mmHg。在剑突下稍偏左，在腹腔镜监视下放入主摄像 trocar（5 mm 或 10 mm）。主要操作 trocar（12 mm）位于锁骨中线脐下 2 cm。于腋前线肋缘下 2 cm 放置一个辅助的 5 mm trocar，用于向外侧牵拉肾。在操作结束后，标本从手通道切口取出。图 23.2 展示了经典的腹腔镜活体供肾肾切取术 trocar 的放置位置（左侧和右侧），及手助腹腔镜活体供肾肾切取

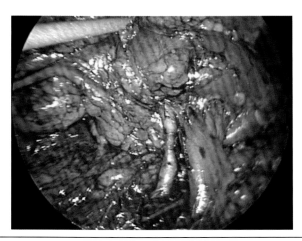

图 23.14　右侧肾动脉和肾静脉以及朝向肾盂的输尿管

术 trocar 的放置位置（左侧和右侧）。

右侧手助腹腔镜活体供肾肾切取术

Trocar 和手通道装置的放置：在右下腹做 7 cm 的 Gibson 切口，分开肌肉，放入手通道装置。切开筋膜和腹膜，插入手通道装置。用临时放置在手通道装置上的 trocar 将气腹充气至 15 mmHg。在剑突下稍偏右，在腹腔镜监视下放入主摄像 trocar（5 mm 或 10 mm）。主要操作 trocar（12 mm）位于中线脐上。于腋前线肋缘下 2 cm 放置一个辅助的 5 mm trocar，用于向外侧牵拉肝。在操作结束后，标本从通道切口取出。图 23.2 展示了经典的腹腔镜活体供肾肾切取术 trocar 的放置位置（左侧和右侧），及手助腹腔镜活体供肾肾切取术 trocar 的放置位置（左侧和右侧）。

单孔腹腔镜活体供肾肾切取术

单孔腹腔镜技术目前已经应用于泌尿外科的多种手术。多项研究表明，单孔腹腔镜活体供肾肾切取术能够在有效减轻患者术后疼痛、改善术后美观的同时，并获得同等的移植效果。但是由于该技术存在一些特有的问题，包括手术器械间难以良好地协作、三角测量较为困难，及无法提供良好的人体功效学设计，使得这一项技术无法达到治疗的护理新标准。

技术

目前单孔腹腔镜活体供肾肾切取术有多种技术。这里我们介绍其中最常用的一种。将患者置于改良的侧卧位。在脐周皮肤上做一个 5 cm 的延伸切口。垂直切开腹直肌筋膜进入腹腔（图 23.15A）。GelPOINT 设备（Applied Medical）预先放置了三个 trocar，且相互形成三角形，并将该设备放入腹腔内。通常情况下，将会用到 2 个 5～10 mm trocar 和 1 个 15 mm trocar。如果进行右侧腹腔镜活体供肾肾切取术，为了能够放入肝牵引器，设备将会置入 4 个 trocar。之后建立气腹。剩余的步骤与经典的腹腔镜活体供肾肾切取术一致。

当肾门及周围组织被充分游离后，在骨盆水平切断输尿管，并结扎切断肾动脉及肾静脉。之后，将腹腔镜取物袋放入腹腔，去掉单孔腹腔镜设备上的胶凝帽子后将供肾取出。

机器人辅助腹腔镜活体供肾肾切取术

机器人辅助腹腔手术技术因其具备 3D 视野和机器人设备的灵活自由度，使得其被广泛应用于泌尿外科的手术中。一些小型研究表明，机器人辅助腹腔镜活

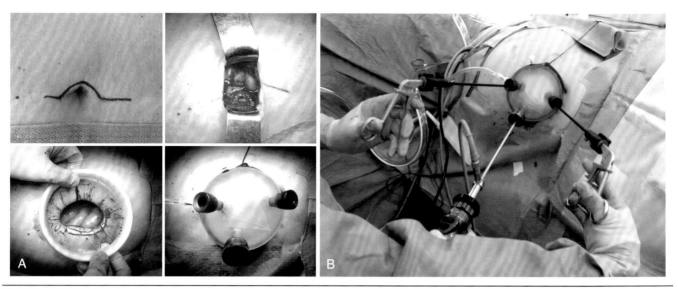

图 23.15 （A）单孔腹腔镜技术用于活体供肾肾切取术的通道以及设备放置位置；（B）单孔腹腔镜供肾肾切取术的器械

体供肾肾切取术是可行、安全且有效的手术技术。但是，机器人辅助技术相比经典的腹腔镜活体供肾肾切取术是否具有更大的优势，还有待新的研究进一步证实。

左侧机器人辅助腹腔镜活体供肾肾切取术

Trocar 的放置：直视下于脐部放入一个 12 mm 的机器人腹腔镜 trocar。接下来将一个 10 mm 或 12 mm 的辅助 trocar 沿正中线置于距离脐部 trocar 头侧约 8 cm 处。之后，将一个 8 mm 的机器人 trocar 放置在左侧锁骨中线的内侧，距离肋缘约 2 cm。将另一个 8 mm 的机器人 trocar 放置在左侧锁骨中线的外侧，约低于脐线 2 cm。一个辅助 trocar（5 mm）可沿左侧腋前线放置于肋缘下约 2 cm 处。肾门的离断和其他的手术步骤与经典腹腔镜手术相同（图 23.16）。图 23.2 展示了经典的腹腔镜活体供肾肾切取术 trocar 的放置位置（左侧和右侧），机器人辅助腹腔镜活体供肾肾切取术、手助腹腔镜活体供肾肾切取术 trocar 的放置位置（左侧和右侧）。

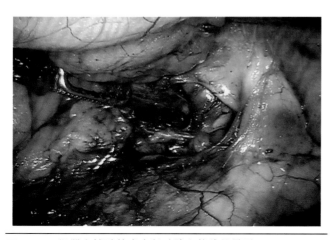

图 23.16 机器人辅助技术中肾动脉和静脉的暴露

右侧机器人辅助腹腔镜活体供肾肾切取术

Trocar 的放置：直视下于脐部放入一个 12 mm 的机器人腹腔镜 trocar。接下来将一个 10 mm 或 12 mm 的辅助 trocar 沿正中线置于距离脐部 trocar 头侧约 8 cm 处。之后，将一个 8 mm 的机器人 trocar 放置在右侧锁骨中线的内侧，距离肋缘约 2 cm。将另一个 8 mm 的机器人 trocar 放置在右侧锁骨中线的外侧，约低于脐线 2 cm。一个 5 mm 的辅助 trocar 可沿右侧腋前线放置于肋缘下约 2 cm 处，用于牵拉肝。肾门的离断和其他的手术步骤与经典腹腔镜手术相同。图 23.2 展示了经典的腹腔镜活体供肾肾切取术 trocar 的放置位置（左侧和右侧），机器人辅助腹腔镜活体供肾肾切取术、手助腹腔镜活体供肾肾切取术 trocar 的放置位置（左侧和右侧）。

特有的术后处理

腹腔镜活体供肾肾切取术的辅助措施

腹腔镜手术过程的气腹对尿液的产生和肾功能会有暂时性的不良影响，可能是造成受者移植肾功能延迟恢复的原因。在行腹腔镜活体供肾肾切取术时可采取一些措施增加尿液产生，改善肾功能。对供者充分水化是必需的，许多中心使用袢利尿剂或渗透性利尿剂增加尿量。我们喜欢在切断生殖腺静脉和肾上腺静脉时给予一剂 12.5 g 甘露醇，在切断肾动脉时给予额外的 12.5 g 甘露醇。其他中心有介绍联合使用甘露醇和呋塞米，或在行腹腔镜活体供肾肾切取术的过程中持续给予甘露醇和多巴胺。

在行腹腔镜活体供肾肾切取术时是否全身使用肝素以预防血栓仍有争议。许多中心常规静脉予以肝素5000 U，用或不用鱼精蛋白中和（50 mg IV）。然而，近期的文献显示，单独应用肝素或在肾取出后再用鱼精蛋白中和，对于预防移植物血栓或改善移植物功能上并未带来任何临床益处。另外，因为增加了出血并发症的风险，许多中心已经放弃使用肝素。

最后，为了保证在游离肾动脉时有足够的动脉血流，一些医师建议局部使用罂粟碱（30 mg/ml 溶液，共 10 ~ 20 ml）以预防动脉痉挛。

术后处理

手术结束后拔出胃管。术后第一天在手术恢复室进行血生化和全血细胞计数测定。术后第一天拔除尿管，恢复流食，逐步恢复正常饮食。

结论

自 1995 年开始，腹腔镜活体供肾肾切取术与开放供肾肾切取术相比为人们提供了一种侵袭性较低的方法。这种手术方法减少了术后镇痛的需求、减少了住院时间并缩短了术后恢复期。外科医师已经证明该手术方法在手术时间、失血、热缺血时间以及术后供体肾功能方面及结果等方面是安全且可重复的，且和开放供肾肾切取术移植效果等效。腹腔镜活体供肾肾切取术在大多数的大样本中心被认为是获取供肾的标准术式。

拓展阅读

Banga N, Nicol D. Techniques in laparoscopic donor nephrectomy. *BJU Int.* 2012;110(9):1368-1373.

Caso JR. Minimally invasive donor nephrectomy: innovations. *Curr Urol Rep.* 2014;15(1):378.

Piros L, Langer RM. Laparoscopic donor nephrectomy techniques. *Curr Opin Organ Transplant.* 2012;17(4):401-405.

专家点评（DAVID A. DUCHENE）

正如作者所说，腹腔镜活体供肾肾切取术已经成为供肾肾切取术的标准术式。即使在小样本的临床中心，如果一个外科医师对该术式有足够的经验及操作知识，也能够成功实施该手术。腹腔镜技术的应用（包括单纯腹腔镜、手助腹腔镜、机器人辅助腹腔镜，及单孔腹腔镜）能让捐赠者更容易接受这项手术。腹腔镜手术和开放手术相比，也被证明具有同样的移植效果。

开放性供肾肾切取术和腹腔镜供肾肾切取术有相同的注意事项。主要注意事项包括：①正确选择供肾；②保证供体足够水化，确保尿液能够快速排出；③获得最大长度的肾血管；④保证最短的热缺血时间；⑤避免输尿管断流。

理想的供肾选择应该包括整个移植团队。虽然血管的多样性以及异常解剖并非腹腔镜手术的绝对禁忌证，但是必须确保供肾在离体后能被安善重建。异常血管也可能在术中游离时增加热缺血时间或小血管血栓形成的风险。左侧肾因为拥有更长的肾血管，因此是供肾的最常见选择。

必须保证术前、术中、术后尽可能的水化，以此尽可能确保肾的功能。气腹的使用导致肾灌注减少以及尿液生成减少。因此，除了应用袢利尿剂和渗透性利尿剂以外，笔者认为应维持最理想的气腹压

≤ 12 mmHg。安全且及时的实施手术也能减少移植肾的肾功能延迟恢复的可能。

腹腔镜手术必须和开放手术一样需要保证足够的血管长度。即使使用 GIA 闭合切割器替代 TA 闭合器，从游离血管到插入主动脉都应确保肾血管有足够的长度。GIA 闭合切割器需要拆除闭合线排钉，但更易操作且避免横断后出血（这将导致腹腔镜视野模糊）。

为了最小化热缺血时间，笔者认为作者展示了类似的手术过程，但是笔者没有放入腹腔镜标本取物袋，取而代之的是让笔者的助手将他或她的手穿过 Pfannenstiel 切口，在离断肾血管时用手拖住肾，并用最快的速度取出供肾。这种方法使得热缺血时间最小化。这也能保证在切割闭合线不能充分止血时能够起到压迫止血的作用。

最后，倘若输尿管被过度牵拉、挤压或是没有良好的血供，将有可能导致输尿管瘘或是输尿管狭窄。在腹腔镜肾切除术中，输尿管常被视为回缩点以便肾充分暴露。对于捐肾者来说，应该限制输尿管的回缩，且所有的外膜组织应被充分保留。

总的来说，腹腔镜手术是目前供肾肾切取术的标准术式。注重每个细节将会为无私的供肾者带来更加良好的身体功能并减少术后的各种疾病的发病率。

第 24 章 肾结石开放手术：无萎缩性肾实质切开取石术和肾盂切开取石术

Manish N. Patel, Jorge Gutierrez-Acevez

（贾 光 译 倪少滨 审校）

引言

在过去的几十年中，随着新的和先进的内镜和经皮技术的引入，肾结石疾病的治疗已经发生了巨大的变化。用于治疗肾和输尿管结石的开放技术已经使用了 50 多年。无萎缩性肾切开取石术于 1968 年由 Smith 和 Boyce 首次描述。他们的描述表明在肾相对无血管的平面行肾切开术，能防止血管系统的损害和避免肾萎缩。因此，这个操作被称为无萎缩性的。由于大鹿角结石的发病率和死亡率显著相关，因此，通常推荐对这种大结石进行治疗。Blandy（Blandy 1976）发文章表明在鹿角结石存在的情况下，患者的存活率会降低（10 年内死亡率为 28%）。美国泌尿协会指南推荐将 PCNL 作为鹿角形肾结石的一线治疗方案（Assimos 2016），并指出开放手术应保留用于不适合或未能通过内镜手术的病例。尽管如此，仍有一小部分患者患有非常大的鹿角形结石，但不适合经皮手术。据报道少数患者需要开放性肾盂切开取石术（Honeck 2009）。最先在 2003 年的猪模型腹腔镜无萎缩性肾切开取石术（Kaouk 2003）和最先在 2013 年机器人辅助腹腔镜肾切开取石术（Ghani 2013），目前被认为是开放手术的替代方法；尽管如此，当损伤性较小的腔内治疗不可行时，开放手术仍然是首选方法。当经皮或内镜设备不具备时，无萎缩性肾切开取石术和肾盂切开取石术在一些中心更常见。

无萎缩性肾实质切开取石术

术前准备

所有患者均应进行腹部非增强 CT 三维重建评估，以了解肾解剖和结石的空间定位。如果担心肾的功能，应进行核医学肾图检查。所有接受结石手术的患者都应进行术前尿培养。如果呈阳性，应在手术前 7 天开始口服特定抗生素。如果尿培养呈阴性，手术前 7 天应考虑开始使用广谱抗生素，因为这些复杂结石中有相当一部分可能被细菌定植。术中抗生素应覆盖已知的尿液微生物，并且应该是广谱的，因为膀胱尿培养和肾盂尿 / 结石培养并不一致。所有患者在术前都应该有基本的实验室检查，包括肌酐，及血型和抗体筛查。所有患者应施行全身麻醉。

患者体位和手术切口

留置 Foley 导尿管。接下来在两条腿上放置防压材料。将患者置于 90 度侧卧位，患侧朝上。抬高腰桥以展开肋骨和髂峰之间的空间。放置腋下垫以保护臂丛。对侧手臂垂直于身体放置，同侧手臂放置在 Allen 扶手上。下面腿弯曲，上面腿伸直。所有压力点都用泡沫填充。患者用泡沫和 Velcro 绑带固定在床上。也可用束缚带固定确保患者的体位。

侧腹切口用于肾入路。根据肾的位置行第 11 或第 12 肋切口。胸膜和膈在头侧摆动，腹膜在内侧摆动。通常不需要切除第 12 肋尖。如果肾位于腹膜后较高位置，则可能需要切除第 11 肋骨（图 24.1）。

手术技术

在肾后方找到 Gerota 筋膜，以头尾端的方向打开，以便在关闭时进行覆盖。充分游离肾，游离肾周脂肪，注意不要进入肾被膜下平面。向上分离必须轻柔以完全游离肾上腺，向下分离至显露肾下极。肾上、下极应完全游离，以便于切开和进一步控制肾门（图 24.2）。确定肾门、输尿管、肾动脉和肾静脉周围有血管鞘包裹。通常需游离肾动脉的后节段支，因其分布于肾窦后侧面。

此时，可以进行术中平片或透视检查，以帮助寻找肾切开的最佳位置。术中超声也可用于结石定位并

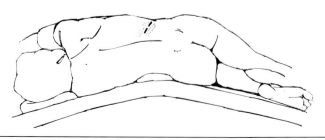

图 24.1 患者侧卧位升高腰桥。十一或十二肋切口

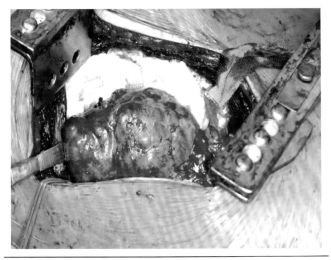

图 24.2　充分游离 Gerota 筋膜和肾周脂肪显露肾

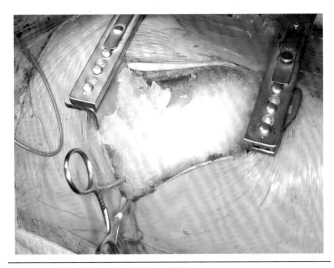

图 24.4　肾门夹闭，肾降温 10 分钟

有助于指导肾切开。

　　然后用 Bulldog 夹或橡胶带临时阻断肾后段动脉，给予患者静脉内注射 10 ～ 20 ml 亚甲蓝。这将导致肾后段变白，蓝色肾实质描绘出无血管节段平面，即 Brodel 线。用电凝在肾标记这个平面。标记后，去除后段动脉上的阻断夹（图 24.3）。

　　然后用塑料布包裹肾，静脉注射 12.5 g 甘露醇，10 分钟后用 bulldog 夹或血管夹夹闭肾门。一旦夹闭，肾以冰沙覆盖 10 分钟，以达到 15 ℃的肾实质温度。当肾门夹闭时，至少每 30 分钟应更换一次冰沙（图 24.4）。

　　沿着先前的标记线切开肾，即使它是不规则的。尽可能缩短切口，可之后再扩大切口。使用 Penfield 解剖器或解剖刀柄钝性分离肾实质，直到进入集合系统（图 24.5）。注意不要分离到肾的两极。在合适的无血

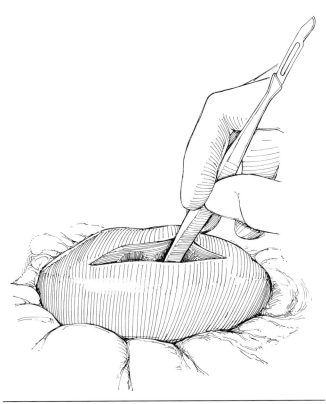

图 24.5　无血管平面切开，使用 Penfield 解剖器或手术刀柄分离肾实质

管平面应很少见到叶间血管，如遇到可锐性离断。

　　用 Potts 剪刀锐性剪开集合系统，显露结石（图 24.6）。用 Potts 剪刀打开肾盏，以接近到结石的所有分支。一旦结石显露，用钝性的 Randall 钳轻轻地将其取出（图 24.7）。复杂的结石分支或位于肾盏狭窄漏斗处的结石可能需要在结石所在部位的正上方进行单独的肾切开；这可能会减少主切口的延长，并防止对节段性动脉分支的损伤（图 24.8）。依次检查每个肾盏，轻轻触摸肾实质，确保所有结石都被清除。肾镜（膀胱或输尿管软镜）可用于确保所有肾盏无结石。一旦取

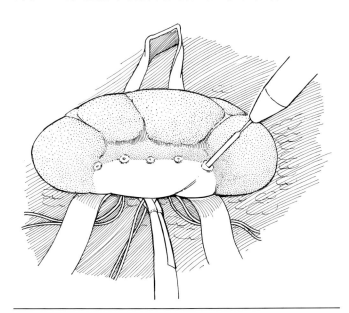

图 24.3　确定无血管平面并电凝标记

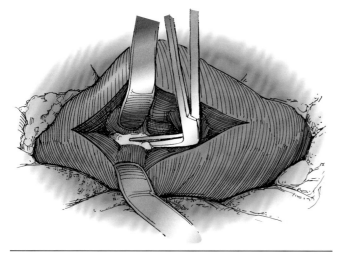

图 24.6   用 Potts 剪刀或手术刀在结石上方锐性切开集合系统

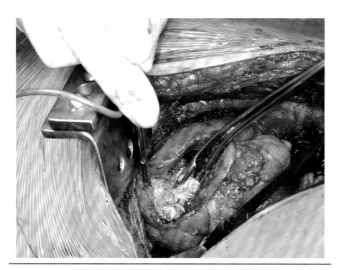

图 24.7   用钝性 Randall 钳取出结石

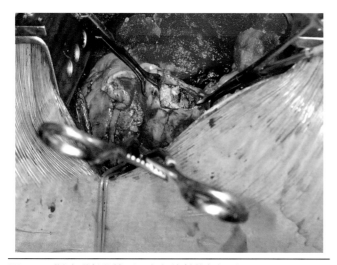

图 24.8   漏斗形肾盏结石上方行放射状肾切开

出所有结石，重复术中的平片成像或荧光镜检查可以帮助发现任何残留的结石。一旦大部分结石从肾盂取出，导丝引导下顺行放置输尿管支架，以防止结石颗粒的移位。此支架将在闭合后保持原位。

缝合

　　所有离断的血管都用 4-0 号可吸收聚乳酸缝线缝扎。然后用 5-0 号聚乳酸缝线以连续缝合的方式关闭集合系统。应修复狭窄的漏斗状肾盏，以防止将来形成结石。肾盏成形术是通过将漏斗的黏膜边缘缝合到邻近的肾盂，从而缩短和扩大漏斗，或者将相邻的两个漏斗的黏膜缝合在一起形成的（图 24.9）。集合系统的其余部分连续缝合（图 24.10）。使用 4-0 号聚乳酸缝线连续或水平褥式加以脂肪垫缝线关闭肾包膜，以防止肾撕裂（图 24.11）。

　　去除冰沙和 Bulldog 夹。再给患者 12.5 g 甘露醇，以减少肾再灌注损伤。然后将肾浸泡在温盐水中，迅速恢复良好的血供。肾切开处出现的出血可以通过轻轻按压切口来控制。如果仍有少量出血，可使用组织密封剂。如果出现大量出血，应重新切开切口，并寻

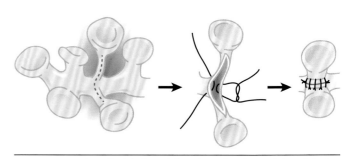

图 24.9   V-Y 肾盂成形术将两个邻近的漏斗形肾盏形成一个肾盏

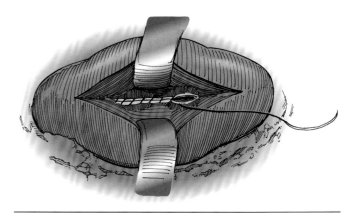

图 24.10   用 4-0 号可吸收聚乳酸缝线连续缝合集合系统

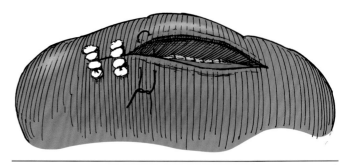

图 24.11   用 4-0 号可吸收聚乳酸缝线连续或水平褥式缝合肾实质

找出血血管。然后使用 2-0 号聚乳酸缝合线关闭 Gerota 筋膜切口。Jackson Pratt 引流管放置于肾后面，并通过单独戳孔引出。如果可能，避免放置肾造瘘管。筋膜层和皮肤以标准方式关闭。

术后护理和并发症

患者进入术后监护室，并密切监护。通过血色素和肌酐密切监测出血和肾功能不全。患者通常在手术当天晚上卧床休息，如果病情稳定，可以在第二天早上走动。如果没有明显的尿漏，第二天或第三天拔出导尿管，当 24 小时内引流量少于 50 ～ 100 ml 时可以拔除 Jackson Pratt 引流管。患者口服抗生素 5 ～ 7 天，术后 4 周取出输尿管支架。

由于切口的大小，疼痛很常见。胸椎硬膜外或利多卡因输注泵可有助于减少术后疼痛。肺不张是常见的，可以通过积极地激励肺活量和走动来减少。气胸是侧腹切口的一种可能并发症，发生率不到 5%（Spirnak，1983 年）。任何胸膜切开或术后呼吸困难的患者都应进行便携式胸部 X 线检查。静脉血栓的形成会侵蚀信心，可以通过连续加压装置预防。

手术中失血可能需要输血。在一项大型研究中，6.4% 的患者出现明显出血，平均失血量为 5 L（Assimos 1986）。肾内血管结扎时可吸收缝线断裂，有时可导致迟发性出血。最初应保守治疗，如有必要，可输液和输血。如果需要多次输血，可进行超选择性血管栓塞以止血。术后 1 ～ 4 周发生的出血可能表明动静脉瘘或假性动脉瘤的形成（Spirnak 1983）。

持续感染表明可能有残余结石。这就需要抗生素治疗和经后续的皮或逆行手术来清除残余结石。手术后至少 6 周内不应进行后续手术。

肾盂切开取石术

术前准备、方案、体位和切口

类似于无萎缩性肾切开取石术术，应在手术前完成尿培养、轴位成像和基础实验室检查。如果患者为肾内形肾盂，则不应行此术式。患者准备和体位类似于无萎缩性肾切开取石术。根据肾的位置，选择第 11 肋骨或第 12 肋骨下侧腹部切口。

手术技术

Gerota 筋膜沿头尾方向切开。从肾游离出肾周围脂肪，注意不要进入被膜下。找到近端输尿管并游离。

游离输尿管至肾盂（图 24.12）。注意不要损伤由肾窦内后面穿过的后节段动脉。

使用带钩的 12 号解剖刀或 Potts 剪刀在结石上方的肾盂上行 U 形切口（图 24.13），切口的顶点距离肾盂输尿管交界处至少 1 cm（图 24.14A 和 B）。如果存在多个小结石，则将 8-French 尿管向下置入输尿管以防止结石移位。一旦显露结石，使用钝的 Randall 镊子轻轻抓住并取出结石（图 24.15）。

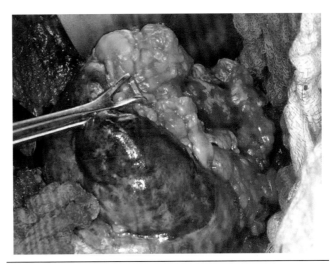

图 24.12　显露输尿管和肾盂

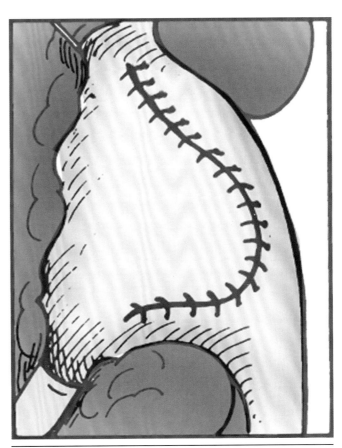

图 24.13　肾盂切开取石术 U 形切口。（From Gillenwater JY，et al.，Adult and Pediatric Urology，3rd ed.，Philadelphia：Elsiever，1996.）

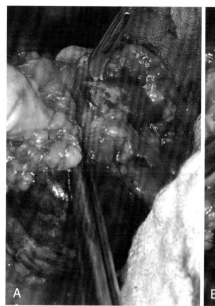
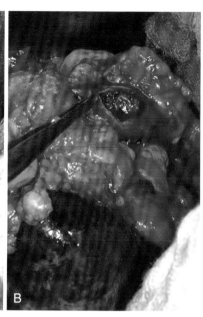

图 24.14 （A）用 Potts 剪刀或 12 号手术刀制作肾盂 U 形切口；（B）打开 U 形输尿管瓣显露结石

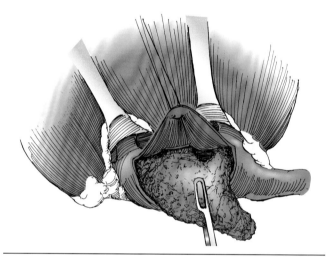

图 24.15 用钝性 Randall 钳取出结石

延长的肾盂切开取石术和残留的肾盏结石

　　如果结石的任何分支进入肾盏使得难以取出，则可以行延长的肾盂切开术，其通过延长切开延伸到相应漏斗肾盏的肾实质及肾盂切开术切口来进行。如果残留的结石存在于不能移除的漏斗状肾盏中，则用一个手指夹住结石推向肾实质（图 24.16A）。在结石上方将肾实质沿圆周方向切开，然后使用 Penfield 解剖器或手术刀柄钝性分离肾实质（图 24.16B）。用钝的 Randall 镊子通过肾切开术取出结石（图 24.16C）。如果肾实质较厚，可用 Bulldog 夹暂时阻断肾动脉。如果延长阻断，则可以在静脉注射甘露醇的情况下使用冷缺

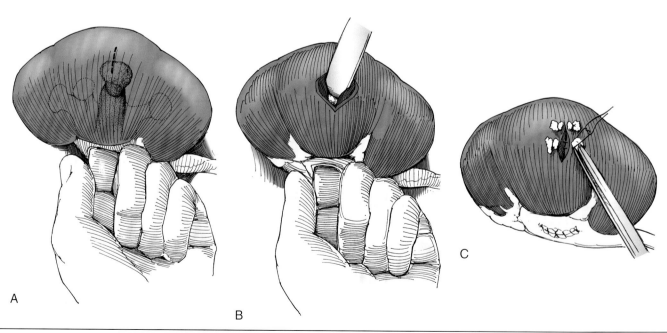

图 24.16 （A）将结石推向肾表面；（B）放射状肾切开、取出结石；（C）水平褥式垫脂肪组织缝合关闭肾切口

血。用 3-0 聚乳酸缝线水平褥式辅以脂肪垫缝合肾切口。

凝固技术

取两袋解冻的冷凝蛋白质（总共约 30 ml）并将其保持在室温下。加几滴亚甲蓝。用卷曲的 Penrose 引流管阻塞输尿管。将一个小的 Angiocath 针刺入肾盂并吸出残留的尿液（图 24.17）。注射前立即用注射器将 1 ml 10% 钙氯化物溶液加入冷凝蛋白质中。通过 Angiocath 注射冷凝蛋白质溶液填充，但不要过度填充肾盂，然后取出 Angiocath。等待 5 分钟。以 U 形切口打开肾盂，小心取出凝固物，确保其完好无损（图 24.18A 和 B）。彻底冲洗肾盂和输尿管。在处理结石过程中，当多个结石位于肾盂和集合系统，或多发远端结石，该技术特别有用，可防止结石移位到输尿管。

缝合

可以使用肾镜（膀胱或输尿管软镜）来检查肾盏，以确保没有结石残留。然后顺行放置双 J 支架进行引流（图 24.19）。用 5-0 聚乳酸缝线连续缝合关闭肾盂（图 24.20）。大量冲洗伤口。用 2-0 聚乳酸缝线关闭 Gerota 筋膜。Jackson Pratt 引流管放置在肾后通过单独戳孔引出。筋膜层和皮肤以标准方式缝合关闭。

术后护理和并发症

术后护理与无萎缩性肾切开取石术患者的护理相

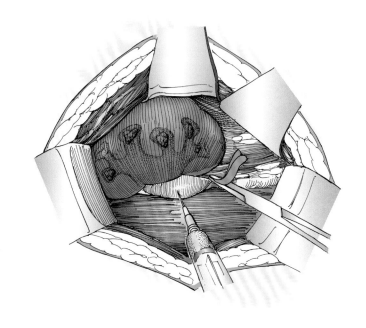

图 24.17　封堵输尿管，并使用 Angiocath 针将冷沉淀物混合物注入肾盂

似。并发症类似于无萎缩性肾切开取石术，出血或输血的风险显著降低。由于没有肾血流阻断，急性肾小管坏死率较低。肾盂输尿管交界处梗阻是该手术罕见的可能并发症。

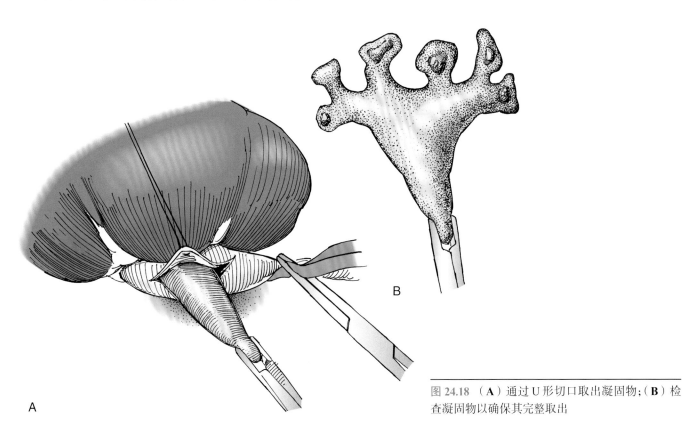

A

B

图 24.18　（A）通过 U 形切口取出凝固物；（B）检查凝固物以确保其完整取出

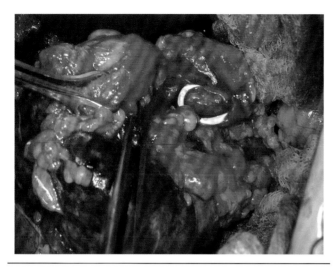

图 24.19　顺行放置双 J 管

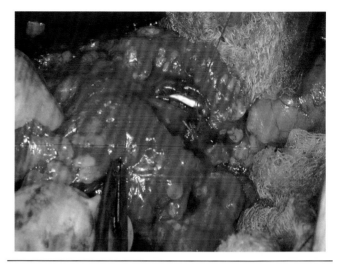

图 24.20　用 4-0 聚乳酸缝线连续缝合关闭肾盂

拓展阅读

Assimos DG, Boyce WH, Harrison LH, et al. Postoperative anatrophic nephrolithotomy bleeding. *J Urol.* 1986;135(6):1153-1156.

Assimos D, Krambeck A, Miller NL, et al. Surgical Management of Stones: American Urological Association/Endourological Society Guideline, PART II. *J Urol.* 2016;196(4):1161-1169.

Blandy JP, Singh M. The case for a more aggressive approach to staghorn stones. *J Urol.* 1976;115(5):505-506.

Ghani KR, Rogers CF, Sood A, et al. Robot-assisted anatrophic nephrolithotomy with renal hypothermia for managing staghorn calculi. *J Endourol.* 2013;27(11):1393-1398.

Honeck P, Wendt-Nordahl G, Krombach P, et al. Does open stone surgery still play a role in the treatment of urolithiasis? Data of a primary urolithiasis center. *J Endourol.* 2009;23(7):1209-1212.

Kaouk JH, Gill IS, Desai MM, et al. Laparoscopic anatrophic nephrolithotomy: feasibility study in a chronic porcine model. *J Urol.* 2003;169(2):691-696.

Segura JW, Preminger GM, Assimos DG, et al. Nephrolithiasis Clinical Guidelines Panel summary report on the management of staghorn calculi. The American Urological Association Nephrolithiasis Clinical Guidelines Panel. *J Urol.* 1994;151(6):1648-1651.

Smith MJ, Boyce WH. Anatrophic nephrotomy and plastic calyrhaphy. *J Urol.* 1968;99(5):521-527.

Spirnak JP, Resnick MI. Anatrophic nephrolithotomy. *Urol Clin North Am.* 1983;10(4):665-675.

专家点评（DEAN ASSIMOS）

　　开放肾结石手术很少需要，主要是针对不能行的冲击波碎石、输尿管镜碎石、经皮肾镜碎石，及腹腔镜-机器人辅助的患者。这包括具有复杂集合系统解剖结构的巨大鹿角结石的患者，弥漫性漏斗状肾盏时可选择无萎缩肾切开术。如果上述微创手术不可行，或者患者在涉及肾的区域进行另一个开放性外科手术，则需要考虑开放性手术肾盂切开取石术。只有在清除结石不会影响其他手术的情况下，才应进行后者。

　　作者很好地概述了这两种手术的步骤。取出结石后，应考虑术中影像学检查以确认无结石状态，尤其是对于多发性肾结石的无萎缩性肾切开术和肾盂切开术。C臂透视和肾超声检查有局限性。术中应用计算机断层扫描可提高残石检测的特异性和敏感性[1]。漏斗狭窄肾盏可以通过缩短和扩大狭窄漏斗的技术来矫正。另一种方法是连接邻近的狭窄漏斗肾盏的切口，形成一个大的共用集合系统通道。在肾盂切开取石术中使用柔性肾镜是一种有用的辅助手段，它可寻找位于周围肾盏的结石，避免了肾盂切开切口的延长。必须避免盲目延长肾盂切开术，因为这可能导致后节段动脉损伤。机器人手术的改进可能限制将来的无萎缩肾切开术，这与 William H.Boyce 教授开发的经典手术非常相似[2]。

参考文献

1. Roy OP, Angle JF, Jenkins AD, Schenkman NS. Cone beam computed tomography for percutaneous nephrolithotomy: initial evaluation of a new technology. *J Endourol.* 2012;26(7):814-818.

2. Sood A, Hemal AK, Assimos DG, et al. Robotic Anatrophic Nephrolithotomy Utilizing Near-infrared Fluorescence Image-guidance: Idea, Development, Exploration, Assessment, and Long-term Monitoring (IDEAL) Stage 0 Animal Model Study. *Urology.* 2016;94:117-122.

肾内镜的解剖学基础 | 第 25 章

Francisco J. B. Sampaio

（陈智勇 译 齐 琳 审校）

肾盂肾盏系统在泌尿腔镜手术中的影响因素

解剖学背景

为了让腔内泌尿外科医师获得肾集合系统三维图像及肾盏的确切空间位置的形象，在 140 例肾中，先将碘造影剂注入输尿管使集合系统显影，从而获得肾盂造影图。在放射显影后，将对比剂清除，然后使用聚酯树脂充填集合系统从而得到集合系统的三维立体铸型模型。这些三维立体模型可以用来与影像学图像进行对比研究。

结果及其临床意义

通过对肾盂造影和集合系统的三维模型之间的比较研究，我们能够发现一些对泌尿科医师的腔内手术非常重要的肾集合系统的解剖特点。

垂直肾小盏

在 11.4%（16/140）的模型中发现了直接汇入肾盂或者主盏的垂直肾小盏（图 25.1）。三维铸型的模型上可以见到这些垂直进入集合系统的小盏叠加于其他结构之上。由于这个原因，从造影片上很难区分这些垂直小盏。在标准的前后位放射照片上，位于垂直小盏内的结石看上去位于肾盂或者肾主盏内。所以在阅片的时候看到这种位于肾盂或者主盏但却不造成梗阻的结石，要考虑到垂直小盏结石的可能。这个时候要考虑照侧位或者斜位片来确定结石的位置（Sampaio

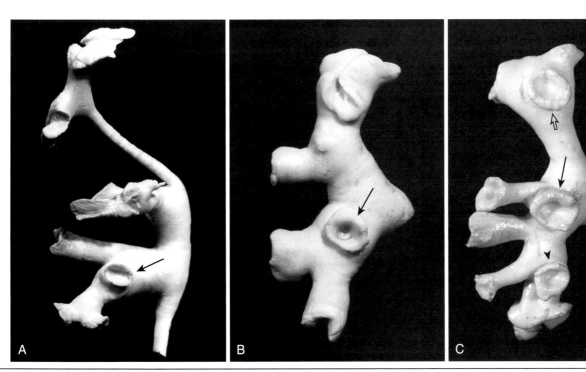

图 25.1 （**A**）右肾盂铸型模型前视图显示垂直的小肾盏汇入下肾盏组（箭头）；（**B**）右肾盂铸型模型前视图显示垂直肾小盏在靠近肾盂处汇入下肾盏组（箭头）；（**C**）右肾盂铸型模型前视图显示垂直的小肾盏汇入肾盂（箭头）。这个铸型还显示了一个垂直肾小盏汇入上肾盏组（空箭头）和一个垂直的小肾盏排水入下肾盏群（无尾箭头）

1988，1993）。

当结石发生于垂直肾小盏时（图 25.1），无论采用体外震波碎石（shock wave lithotripsy，SWL）还是经皮肾镜取石术（percutaneous nephrolithotripsy，PCNL），其治疗难度都将增加。这种类型的结石患者不适合选择 SWL 治疗，因为这些肾盏往往都有肾盏漏斗部狭窄（直径小于 4 mm）；因此排出碎石会很困难（Sampaio 1992，2001，2007）。采用经皮肾镜直接穿刺结石盏取石或许是比较容易的方法，但是由于穿刺时不能考虑到动静脉与集合系统之间的解剖关系的问题，这种穿刺方法存在很大的损伤血管的风险（Sampaio 1993）。因此，在处理这种肾盏结石的病例时，应该使用一些安全和改进的方式、技术和器械。

肾盏位置和肾边缘的关系

在 27.8%（39/140）的铸型中，前组盏较后组盏更靠近肾的外侧缘。19.3%（27/140）的铸型中后组盏更靠近外侧缘。大部分铸型中（52.9%），肾盏分布是随机的（在一部分区域后组盏靠外侧，而另一部分区域前组盏靠外侧）。

因为选择穿刺到达集合系统的线路通过后盏，所以术前辨别前盏和后盏很重要。以往的研究得出了一些相反的结论（Kaye 1984）。通过我们的模型可以看到，超过 50% 的肾盏位置是变化的（相互叠加或者随机分布），我们认为不能去区分哪个位置的肾盏更靠近外侧或者中线。即使采用斜位或者侧位摄片，通过普

通 X 线片术前也很难确认肾盏的位置（Sampaio 1988，1988）。在内镜手术中，为了快速而经济地解决这个问题，可使患者采用俯卧位，注入空气至集合系统，空气将会上升至集合系统的背侧部分，从而可以确定哪些肾盏是位于后侧的（X 线透视对比）（Sampaio 1988，1993；Weyman 1986）。

肾盏与肾两极和肾门的位置关系

在 98.6% 的病例中，肾上极由一个中线肾盏漏斗引流。在 95.7% 的病例中，肾中部（肾门）由两排配对的肾盏（前后组）引流。在 81 例铸型中下极由两排成对的肾盏引流（57.9%）（图 25.2A），在 59 例铸型中由单个中线肾盏漏斗引流（42.1%）（图 25.2B）。

关于肾上下极区域肾的引流，许多研究者断言通常每个肾极只有一个肾盏漏斗引流（Sampaio 2000，2001；Kaye1982）。我们的研究显示，在 98.6% 的病例中肾上极由单个中线肾盏漏斗引流。但是，在总共 140 例模型中，有 81 例（57.9%）下极由成对的两排肾盏引流，59 例（42.1%）由单个中线肾盏漏斗引流。这些结果对腔内泌尿外科非常重要，在内镜下更加容易进入由单个肾盏漏斗引流的肾极，而不是由配对的肾盏引流的肾极，因其通常有更大的空间。因为在 57.9% 的患者中，肾下极是由成对的肾盏引流，必须要牢记这些解剖细节，以计划和实施肾下极的肾内通道及腔内手术。体外震波碎石中，上极和下极的肾盏引流也极其重要，并已在前文中做了详细的讨论（Sampaio 1992，

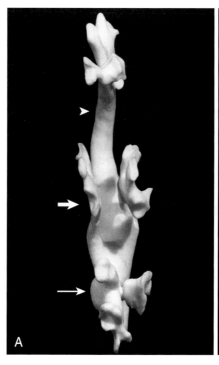
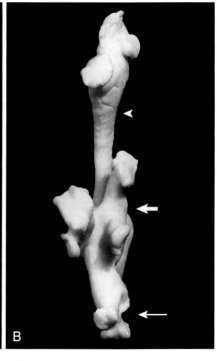

图 25.2 肾盏与肾两极和中线的关系。（A）左肾盂肾盏铸型的侧面观。上极由单个中线肾盏漏斗引流（无尾箭头）。中间区域（肾门）由两排成对的肾盏引流（短箭头）：前组和后组。下极由两组成对的肾盏引流（长箭头）。（B）右侧肾盂肾盏铸型的侧面观。上极由单个中线肾盏漏斗引流（无尾箭头）。中间区域由两组成对的肾盏引流（短箭头）：前组和后组。下极仅由单个中线肾盏漏斗引流（长箭头）

2000）。至于肾中部（肾门区）的引流，我们的结果显示：在 95.7% 的情况下（图 25.2），这个区域是由两排成对的肾盏（前后组）引流。这些解剖特点在泌尿腔镜医师采用肾中部入路时都要考虑到。

肾血管（动脉和静脉）与肾集合系统的解剖关系

穿刺肾内通道相关

经皮肾穿刺属于微创手术，但并发症也不少。其中最显著的并发症是穿刺通道的血管损伤。血管损伤可以导致很严重的后果，如术中出血、低血压、肾实质功能丢失、假性动脉瘤和动静脉瘘（Segura 1989；Clayman 1984；Lee 1987；Sampaio 1992，1993）。

本部分的目的就是通过详细精确地阐述肾内血管及其与集合系统之间的解剖关系，来指导如何在建立经皮肾通道的穿刺过程中，尽可能减少肾血管的损伤。

研究标本的解剖背景

我们研究了 62 例于新鲜尸体中获得的肾，内容包括标本逆行肾盂造影和集合系统三维聚酯树脂腐蚀模型以及肾内动静脉的三维铸型。

肾穿刺在透视引导下进行，且将穿刺针保留在穿刺位置（图 25.3）。作为对比，我们做了肾盏漏斗部穿刺和肾盏穹隆部穿刺。

肾漏斗部穿刺

肾上极：肾上极几乎被大血管包绕，所以通过肾上极肾盏的穿刺是很危险的（图 25.4）。肾盏的动静脉与上极前后组肾盏走行一致。在我们的研究中，叶间（肾盏）血管的损伤在上盏穿刺中很常见（67%）（图 25.5）；其中有 26% 为动脉血管的损伤。

上盏穿刺时最严重的血管损伤是肾后段动脉的损伤（肾盂后动脉）。在 57% 的肾中，这一动脉越过上盏的后表面（图 25.6A）（Sampaio 1990）。图 25.6（B，C）上可以看到肾后段动脉被完全撕裂。因为肾后段动脉（肾盂后动脉）可能为将近 50% 的肾实质供血，其损伤可能导致显著的肾功能丢失，并引起出血。

肾中极：在 23% 的肾铸型标本中，肾中盏穿刺通道导致动脉损伤。其中以肾后段动脉的中间支最为常见。

肾下极：腔内泌尿外科医师和放射介入科医师大多认为肾下肾盏的后侧没有动脉分布。因此，下极背侧被认为是穿刺安全区域，可选择通过此区域建立到达集合系统的通道和留置肾造瘘管。但是，在约 38% 的肾中发现这个区域存在肾盏动脉（Sampaio 1990）。所以，从被认为可能为无血管分布的下盏后侧穿刺也可能导致严重的并发症发生（Clayman 1984；Sampaio 1993，1994）。事实上，在我们进行的通过下极肾盏的穿刺中，13% 发生了动脉损伤。

在我们研究的很多肾标本中，我们发现存在像衣

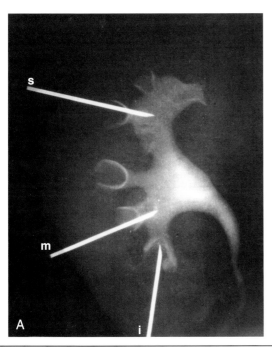
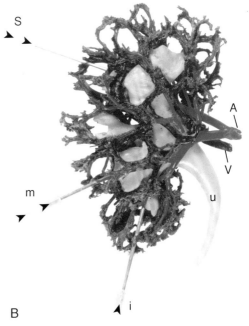

图 25.3 （**A**）一右肾的逆行肾盂造影正面显示上极（s）、中部（m）和下极（i）的穿刺。这些穿刺是在聚酯树脂注入肾动脉和静脉后树脂仍处于凝胶状态时进行的。注意此时树脂是透 X 线的。（**B**）排出造影剂并注射树脂入肾盂肾盏系统后获得树脂模型的正面观。穿刺针保留在其原来的位置。无尾箭头指出穿刺路线。A，肾动脉；V，肾静脉；U，输尿管

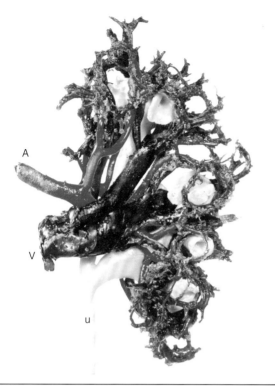

图 25.4　一个左肾的动脉（A）、静脉（V）和肾盂肾盏模型的斜内侧视图显示上部漏斗几乎完全被漏斗动脉静脉包绕。这种解剖分布使得肾上极漏斗部穿刺尤其危险。U，输尿管

领状的大静脉交通包围在肾漏斗部周围（即所谓肾盏颈）（Sampaio 1990）。因此，穿刺通过下极肾盏也存在

损伤静脉弓的风险。静脉损伤通常可以自愈，但其导致的出血可以影响手术的进行。

我们的发现清楚地表明，通过肾盏漏斗部的经皮肾穿刺不安全。因为这种通道存在很高的导致严重叶间（漏斗部）血管出血的风险。

对漏斗部进行穿刺也有发生集合系统对穿的危险（图 25.5）。因为肾动脉主要的段血管分支以及肾静脉主要的属支位于肾盂的前表面，所以对穿的穿刺可以导致大出血。另外，被损伤的前侧的血管因为不在造瘘通道上，从而难以被有效地压迫阻塞（Sampaio 1992，1994；Clayman 1984）。

尽管在一些情况下选择漏斗部通道是可行的，在一些特殊情况下不得不采用（例如一些解剖复杂的病例），但是术者必须评估发生动脉损伤的风险，尤其在肾上极和中部穿刺时（Sampaio 1992）。

穿刺肾盂的通道

腔内手术中应该避免直接穿刺肾盂。因为在手术操作中，从此位点置入肾造瘘管容易脱出并难以再次置入，而且肾盂穿刺存在很高且不必要的肾盂后血管（动脉或静脉）损伤的风险（Sampaio 1990；Clayman 1984）。

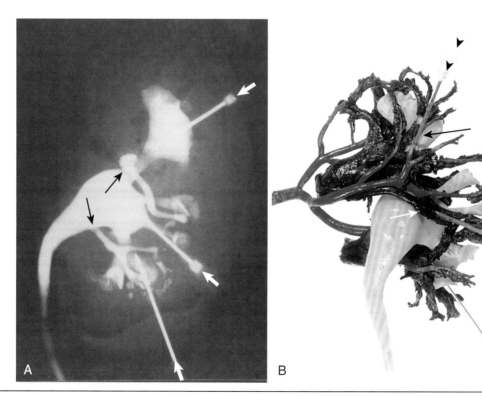

图 25.5 （A）一右肾逆行肾盂造影背面观显示上极、中极和下极的穿刺（短箭头）以及上极和下极漏斗动脉里的造影剂（黑色箭头）；（B）对应的模型背面观，显示上漏斗动脉的损伤（黑色箭头）。肾中极的穿刺（白色箭头）发生了贯通伤（两层壁），并损伤了一支前段动脉。该损伤的动脉供应对应造影中的后下支血管造影剂充填。无尾箭头显示穿刺路线

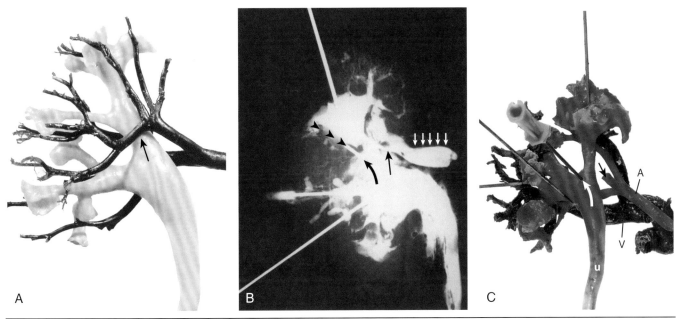

图 25.6　（**A**）一左肾模型（肾盂肾盏系统和动脉）背面观，后段动脉（肾盂后动脉）呈弓状并紧贴上盏漏斗部（箭头）。（**B**）一左侧逆行肾盂造影背面观，造影剂溢出并进入动脉系统和肾动脉的主干（短箭头）。肾盂后动脉被穿刺针损伤（无尾箭头）。弯曲箭头显示损伤位置。直箭头示肾盂后动脉充满从集合系统溢出的对比剂。（**C**）相应模型背面观显示肾盂后动脉（直箭头）和引起损伤的穿刺针（粉色穿刺针）。弯曲的箭头显示损伤的位置。A，肾动脉；V，肾静脉；U，输尿管

通过肾盏穹隆的肾内通道

当我们采用通过肾盏穹隆的穿刺时，不到 8% 的穿刺发生静脉损伤。这些损伤发生无规律，可发生于上极、中部或下极肾盏。穹隆部穿刺没有发现有动脉损伤的情况（Sampaio 1992）。

总之，因为高的血管损伤率和其相关的并发症，肾造瘘管不应该通过肾盏漏斗部（图 25.4）。另一方面，不论肾的哪一个部分，通过肾盏穹隆部穿刺和置入肾造瘘管都是安全的，是术者应该选择的穿刺部位。即使是在肾上极，通过肾盏穹隆部穿刺也是无害的（图 25.7A）。另外，当穿刺通过肾盏的穹隆时，即便是发生了损伤，受损的也都是外周的血管，如小的静脉弓（图 25.7B）。

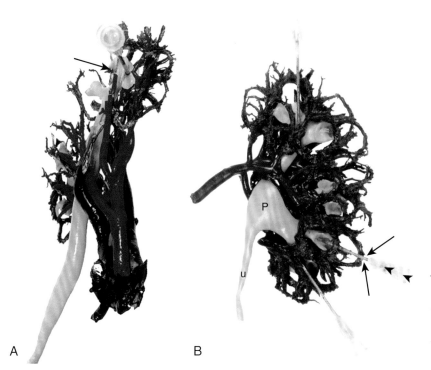

图 25.7　（**A**）一个左侧肾铸型模型显示即便是在上极，通过肾盏穹隆的穿刺（箭头）也是安全的；（**B**）一右肾模型的背侧观：通过一肾盏穹隆的下极穿刺。箭头指示一小外周静脉弓的损伤。无尾箭头显示穿刺针。P，肾盂；U，输尿管

肾盂内切开术相关知识

自从其应用于临床以来，肾盂输尿管连接处（ureteropelvie junction，UPJ）梗阻的腔内治疗（肾盂内切开术）几乎完全取代开放肾盂成形术（Badlani 1986，1988；Clayman 1988，1990；Meretyk 1992；Smith 1991）。肾盂内切开术相对于开放手术，有着相似的成功率且同时适用于先天性的和获得性狭窄（Clayman 1990；Meretyk 1992；Smith 1991；Kausik 2003）。其已成为原发和继发 UPJ 梗阻的常规手术选择（Streem 1998）。尽管近期腹腔镜下肾盂成形术取得了极大成功，但肾盂内切开术还是在一些医疗中心中更为常用（Marcovich 2003）。

因为肾盂内切开术是基于置管的肾盂成形术（肾盂输尿管切开后保留支架 1～6 周）（Badlani 1986；Clayman 1990；Meretyk 1992；Smith 1991；Kausik 2003；Davis 1943），为获得成功，内镜医师必须切开 UPJ 狭窄处的全层输尿管，直至显露周围的脂肪。切开必须达到这种深度，不论是通过肾造瘘通道、输尿管镜还是 Acucise 导管，不论是使用冷刀还是使用电刀（Rukin 2007）。

切开 UPJ 到肾周间隙明显存在损伤腹膜后血管的风险（Sampaio 1991，1993，1998）。实际上，此手术最严重的并发症就是血管损伤导致严重的出血和（或）动静脉瘘的形成（Badlani 1988；Clayman 1988；Meretyk 1992；Cassis 1991；Malden 1992；Segura 1992；Streem 1995）。为防止损伤动脉的，通常建议先通过肾内镜检查将被切开的区域避开有动脉搏动的地方。然而，在术中的动脉搏动并不是总能在内镜下被容易地识别，主要可能是因为患者由于麻醉而呈低血压状态（Sampaio 1992）。另外，由于静脉没有搏动，内镜检查拟切开的区域不能有效地避免静脉的损伤（Sampaio 1990，1992）。

如果腔内泌尿外科医师能理解并牢记血管与 UPJ 之间的三维关系，在肾盂内切开术中损伤大血管的风险就能大大降低甚至避免（Cassis 1991；Malden 1992；Segura 1992；Streem 1995；Sampaio 1992，1993，1994，1998）。以下内容包含 UPJ 的血管解剖背景知识，以便术者安全有效地进行肾盂内切开手术。

血管背景

我们分析了 146 例肾盂肾盏系统的三维聚酯树脂模型，同时研究了模型的肾内动脉和静脉（Sampaio 1998）。

前置血管与肾盂输尿管连接处的关系

在 65% 的模型中，存在一条明显的动脉和（或）静脉位于与肾盂输尿管连接处腹侧表面（图 25.8）。在这些模型中，45% 的血管为下段动脉（图 25.8C）。

对于拟接受治疗的 UPJ 狭窄患者，术前明确 UPJ 前交叉血管的存在是否重要，目前仍存在争议。Van Cangh 和其同事（1994）在患者接受肾盂内切开手术前对其行血管造影，发现在 39% 的 UPJ 梗阻患者中有相关血管的存在。他们指出存在前交叉血管合并轻度或是重度肾积水时的患者中，成功率分别只有 50% 和 39%。最近，Van Cangh 等指出交叉血管、肾积水的程度、狭窄的长度和肾功能情况是肾盂内切开术失败的重要风险因素。Rehman 和其同事（2001）强调了在开放腹膜后 UPJ 梗阻成形术前应用螺旋 CT 血管成像描绘肾血管解剖情况的重要性。他们介绍了两例行开放腹膜后 UPJ 梗阻手术失败的患者，都是术中遗漏了前交叉血管。他们对这两例患者成功实行了经腹的腹腔镜再次离断肾盂成形术并将交叉血管后置。

另一方面，Smith（1991）认为这种研究只有在有证据表明这种血管是 UPJ 梗阻的病因或肾盂内切开术中可能损伤该血管的情况下才合理。最近，Gupta 和 Smith（Gupta 1998）认为，目前的数据表明术前发现交叉血管并不会明显影响治疗。为证实交叉血管对术后结果影响很小，Nakada 和同事报道了在 38% 的成功行肾盂内切开术的患者中，螺旋 CT 检测到重要的前或后交叉血管。在他们看来，交叉血管的不利影响不足以证明值得增加术前血管造影、螺旋 CT 或是腔内超声导致的额外支出。而且，即使发现交叉血管的存在也不能证明其是导致梗阻的原因。目前没有 UPJ 成像技术可以辨别交叉血管是否为梗阻的直接原因（Frauscher 1999；Rouvière 1999）。至今缺少一项前瞻性随机研究比较开放肾盂成形术和肾盂内切开术的结果，同时了解交叉血管的情况。因此，手术前交叉血管影像检查的重要性依然存在争议。

值得注意的是，在 Van Cangh（1994）的研究中，39% 的患者存在 UPJ 处的前交叉血管，作者认为这些血管属于异常的动脉。但这个结论与我们大量的血管解剖研究不相符（Sampaio 1991，1993，1996，1998）。通过分析 280 例肾盂肾盏系统和肾内动静脉模型，在 65.1% 的模型上，我们发现存在一支正常的动脉或（和）一支静脉与 UPJ 的前表面关系密切（图 25.8）（Sampaio 1996，1998）。在 45.2% 的模型中，当

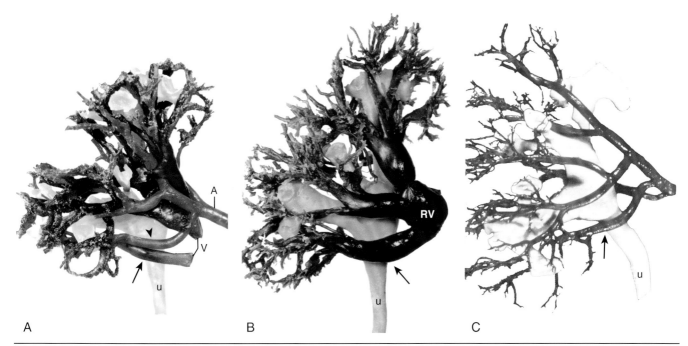

图 25.8 （**A**）一右肾模型（肾盂肾盏系统和肾内动静脉）正面观显示肾盂输尿管连接处（UPJ）的前表面与下段动脉（无尾箭头）及肾静脉分支（箭头）关系紧密。A，肾动脉；V，肾静脉；U，输尿管。（**B**）一右肾模型（肾盂肾盏系统和肾内静脉）正面观显示一引流下极的静脉与 UPJ（箭头）关系紧密。RV，肾静脉；U，输尿管。（**C**）一右肾模型（肾盂肾盏系统和肾内动脉）显示下段动脉与 UPJ（箭头）前表面关系紧密。U，输尿管

下段动脉通过 UPJ 的前面进入肾下极时，其与 UPJ 前表面有密切关系（图 25.8C）（Sampaio 1998，1996）。这一血管既不是副血管也不是异位血管，更像正常的段动脉与 UPJ 的前表面保持一定的解剖关系但并不压迫此连接处（Sampaio 1996，1998，2003）。仅有 UPJ 处交叉血管的存在并不意味着一定会发生梗阻（Smith 1991，Sampaio 1997）。我们认为，如 Van Cangh 及其同事（1994）所描述的一样，一支异常的动脉与 UPJ 交叉且导致梗阻可发生于 39% 的患者中，该概率已很高。在血管造影中，许多靠近 UPJ 并被认为异常的血管可能是正常的段动脉。它们可能并不导致梗阻，但是可增加 UPJ 处原发性肌肉缺陷引起梗阻之后的肾盂扩张。在这种情况下，扩张的肾盂超过前面交叉的血管，出现成角情况可加重梗阻（Sampaio 1998）。因此交叉血管在梗阻中的确切作用和对肾盂内切开术成功的影响尚需确定（Smith 1991，Gupta 1998）。

考虑到多根肾动脉存在的情况，在 266 例肾蒂动脉的分析中，我们发现仅 6.8% 的病例中有下极动脉交叉于 UPJ 的前面（Sampaio 1992）。而且，仅在少数病例中，下极动脉通过时靠近 UPJ。因此，与 UPJ 交叉且导致梗阻的异常血管并不常见。

对于有交叉血管和轻度到中度肾盂积水的患者，有采用腹腔镜下裁剪和切断交叉动脉的报道（Van Cangh 1994）。然而，我们强调这种方法应该被排除，因为它可导致肾实质功能的丧失。所有的肾动脉，即使在有多支动脉的情况时，都是终末血管，这已被很好地阐明并强调；因此剪断此血管会导致肾梗死（Sampaio 1993）。如我们之前已经表明，供应肾下极（下段）的动脉供应了 7.4% ～ 38% 肾实质（下段动脉供应肾实质的平均体积占 22.6%）。基于这些原因，如果能确认 UPJ 梗阻是由交叉动脉引起，则建议在开放手术或腹腔镜下肾盂成形术中将交叉血管移位而不是将其剪断（Sampaio 1996）。

肾盂输尿管连接处与背侧血管的关系

我们发现 6.2% 病例的大血管（动脉或静脉，或两者同时）直接位于 UPJ 的后背侧（图 25.9）。在所有存在动脉与 UPJ 后表面交叉的病例中（3.5%），这一血管是后段动脉，也被称作肾盂后动脉（图 25.9B）

多数作者推荐从 UPJ 的后侧方纵行切开，但是我们的发现表明这种方法有损伤肾盂后血管的巨大风险。实际上，就算是由经验丰富的腔镜泌尿外科医师进行此手术，如果采用从后侧方切开 UPJ 的方式，严重出血的发生率仍有 12%（Meretyk 1992）。在 UPJ 狭窄处从后面或是后侧方切开也有损伤后段动脉（肾盂后动脉）的风险，在导致严重出血的同时，还可以造成由于缺血梗死所致的很大一部分肾组织的功能丧失。

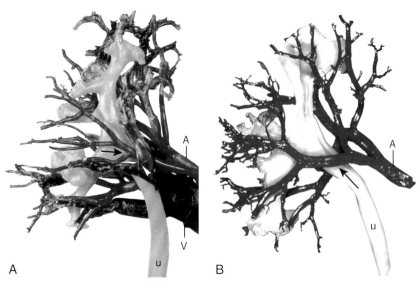

图 25.9　（A）一左肾模型（肾盂肾盏系统和肾内动静脉）的背面观。肾静脉的背侧支（无尾箭头）和后段动脉（肾盂后动脉，箭头）与肾盂输尿管连接处的后方关系紧密。A，肾动脉；V，肾静脉；U，输尿管。（B）一左肾模型（肾盂肾盏系统和肾内动脉）的背面观：后段动脉（肾盂后动脉）与肾盂输尿管连接处（箭头）后方关系紧密。A，肾动脉；U，输尿管

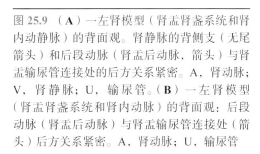

需要重视的是：在一些个体中，肾后段动脉提供多达 50% 的肾实质的血供（图 25.10A）（Sampaio 1993）。

除血管与 UPJ 在后表面背侧直接交叉的 6.2% 的病例外，另外 20.5% 的病例血管与 UPJ 背侧表面以上小于 1.5 cm 处交叉（图 25.10B）。掌握这一点对于行肾盂内切开手术的外科医师很重要，因为为达到 UPJ 成型的目的，一般需要将内切开延长至 UPJ 狭窄部位两端（上侧和下侧）正常组织的 1～2 cm。这就意味着在后方和后侧方切开时，损伤后侧血管的风险非常大。

另外，在 UPJ 部位存在大量纤维化和瘢痕的病例中，损伤交叉于 UPJ 以上小于 1.5 cm 的血管的风险很大。因为在这种条件下，需要做一长切口，有时甚至需要延长至肾实质部位。因此，需要避免在 UPJ 后方和后侧方做切口（Sampaio 1998，2003）。

根据血管解剖在肾盂输尿管连接处切开

我们推荐沿着 UPJ 狭窄处的侧壁切开（图 25.11A）。从这个我们命名为 UPJ "无血管区"的位置切开，可避开前面、后面或 UPJ 后表面 1.5 cm 以内的所有重要血管（Sampaio 1993，1998，2003）。

即使是在 UPJ 处有大量瘢痕组织和在以前行肾盂成形术中已将血管后移位的病例中，在 UPJ 无血管区域行侧方切开也是安全的，而且不需行术前血管造影检查。而且，可以避免未预料到的交叉于 UPJ 前面或后面的下极动脉的损伤（Malden 1992，Sampaio 1992）。

在内镜视野下，有时要完全保持准确的解剖定位很困难。因此，我们推荐，同时也是这么做的，在

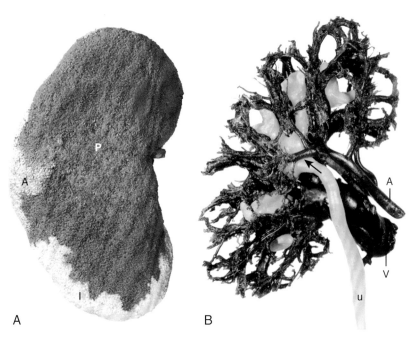

图 25.10　（A）一左肾模型背面显示后段动脉供血的红色区域（P）相当于肾总体积的 49.36%。A，前段；I，下段。（B）一左肾模型（肾盂肾盏系统和肾内动静脉）背面显示后段动脉（肾盂后动脉）位于肾盂输尿管连接处（箭头）后表面上方不到 1.5 cm（0.5 cm）的位置穿过。A，肾动脉；V，肾静脉；U，输尿管

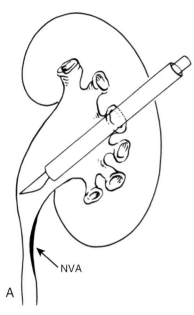

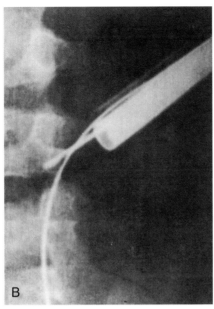

图 25.11 （**A**）一左肾正面图显示在肾盂内切开术中拟切开的区域（箭头），位于 UPJ 之上的无血管区（NVA）；（**B**）注意在肾盂内切开术中，在透视的引导下将 Sacks 刀置于侧面

开始切开 UPJ 处之前，在透视指导下将切开设备放置于侧面（图 25.11B）。这种操作方法确保了术者在侧面（UPJ 无血管区）行精确的切开（Streem 1995；Sampaio 2003；Uflacker 1993）。

拓展阅读

Badlani G, Eshghi M, Smith AD. Percutaneous surgery for ureteropelvic junction obstruction (endopyelotomy): technique and early results. *J Urol*. 1986;135:26-28.

Badlani G, Karlin G, Smith AD. Complications of endopyelotomy: Analysis in series of 64 patients. *J Urol*. 1988;140:473-475.

Cassis AN, Brannen GE, Bush WH, Correa RJ, Chambers M. Endopyelotomy: review of results and complications. *J Urol*. 1991;146:1492-1495.

Clayman RV, Basler JW, Kavoussi L, Picus DD. Ureteronephroscopic endopyelotomy. *J Urol*. 1990;144:246-252.

Clayman RV, Hunter D, Surya V, et al. Percutaneous intrarenal electrosurgery. *J Urol*. 1984;131:864-867.

Clayman RV, Picus DD. Ureterorenoscopic endopyelotomy. Preliminary report. *Urol Clin North Am*. 1988;15:433-438.

Clayman RV, Surya V, Hunter D, et al. Renal vascular complications associated with the percutaneous removal of renal calculi. *J Urol*. 1984;132:228-230.

Davis DM. Intubated ureterotomy: a new operation for ureteral and ureteropelvic strictures. *Surg Gynecol Obstet*. 1943;76:513-514.

Frauscher F, Janetschek G, Helweg G, et al. Crossing vessels at the ureteropelvic junction: detection with contrast-enhanced color Doppler imaging. *Radiology*. 1999;210:727-731.

Gupta M, Smith AD. Crossing vessels. Endourologic implications. *Urol Clin North Am*. 1998;25:289-293.

Kausik S, Segura JW. Surgical management of ureteropelvic junction obstruction in adults. *Int Braz J Urol*. 2003;29:3-10.

Kaye KW, Goldberg ME. Applied anatomy of the kidney and ureter. *Urol Clin North Am*. 1982;9:3-13.

Kaye KW, Reinke DB. Detailed caliceal anatomy for endourology. *J Urol*. 1984;132:1085-1088.

Lee WJ, Smith AD, Cubelli V, et al. Complications of percutaneous nephro-lithotomy. *AJR Am J Roentgenol*. 1987;148:177-180.

Malden ES, Picus D, Clayman RV. Arteriovenous fistula complicating endopyelotomy. *J Urol*. 1992;148:1520-1523.

Marcovich R, Jacobson AI, Aldana JP, Lee BR, Smith AD. Practice trends in contemporary management of adult ureteropelvic junction obstruction. *Urology*. 2003;62:22-25.

Meretyk I, Meretyk S, Clayman RV. Endopyelotomy: comparison of ureteroscopic retrograde and antegrade percutaneous techniques. *J Urol*. 1992;148:775-783.

Nakada SY, Wolf JS Jr, Brink JA, et al. Retrospective analysis of the effect of crossing vessels on successful retrograde endopyelotomy outcomes using spiral computerized tomography angiography. *J Urol*. 1998;159:62-65.

Rehman J, Landman J, Sundaram C, Clayman RV. Missed anterior crossing vessels during open retroperitoneal pyeloplasty: laparoscopic transperitoneal discovery and repair. *J Urol*. 2001;166:593-596.

Rouvière O, Lyonnet D, Berger P, et al. Ureteropelvic junction obstruction: use of helical CT for preoperative assessment – comparison with intraarterial angiography. *Radiology*. 1999;213:668-673.

Rukin NJ, Ashdown DA, Patel P, Liu S. The role of percutaneous endopyelotomy for ureteropelvic junction obstruction. *Ann R Coll Surg Engl*. 2007;89:153-156.

Sampaio FJ. Relationship between segmental arteries and pelviureteric junction. *Br J Urol*. 1991;68:214-217.

Sampaio FJ. Anatomic background for intrarenal endourologic surgery. *J Endourol*. 1992;6:301-304.

Sampaio FJ. Basic anatomic features of the kidney collecting system. Three-dimensional and radiologic study. In: Sampaio FJB, Uflacker R, eds. *Renal anatomy applied to urology, endourology, and interventional radiology*. New York: Thieme Medical Publishers; 1993:7-15.

Sampaio FJ. Intrarenal access by puncture. Three-dimensional study. In: Sampaio FJB, Uflacker R, eds. *Renal anatomy applied to urology, endourology, and interventional radiology*. New York: Thieme Medical Publishers; 1993:68-76.

Sampaio FJ. How to place a nephrostomy, safely. *Contemp Urol*. 1994;6:41-46.

Sampaio FJ. Endopyelotomy, guided by meticulous anatomy. *Contemp Urol*. 1994;6:23-26.

Sampaio FJ. The dilemma of the crossing vessel at the ureteropelvic junction: precise anatomic study. *J Endourol*. 1996;10:411-415.

Sampaio FJ. Kidney Arterial Vascularization. In: Uflacker R, ed. *Atlas of vascular anatomy: an angiographic approach*. Baltimore: Williams & Wilkins; 1997:552-595.

Sampaio FJ. Vascular anatomy at the ureteropelvic junction. *Urol Clin North Am*. 1998;25:251-258.

Sampaio FJ. Renal anatomy. Endourologic considerations. *Urol Clin North Am*. 2000;27:585-607.

Sampaio FJ. Renal collecting system anatomy: its possible role in the effectiveness of renal stone treatment. *Curr Opin Urol*.

2001;11:359-366.

Sampaio FJ. Ureteropelvic junction anatomy. *Atlas Urol Clin.* 2003;11:129-140.

Sampaio FJ. Surgical Anatomy of the Kidney. In: *Smith's textbook of endourology.* 2nd ed. Hamilton: BC Deker Inc; 2007:79-99 [chapter 12].

Sampaio FJ, Aragao AH. Anatomical relationship between the intrarenal arteries and the kidney collecting system. *J Urol.* 1990;143:679-681.

Sampaio FJ, Aragao AH. Anatomical relationship between the renal venous arrangement and the kidney collecting system. *J Urol.* 1990;144:1089-1093.

Sampaio FJ, Aragao AH. Inferior pole collecting system anatomy. Its probable role in extracorporeal shock wave lithotripsy. *J Urol.* 1992;147:322-324.

Sampaio FJ, Favorito LA. Ureteropelvic junction stenosis: vascular anatomical background for endopyelotomy. *J Urol.* 1993;150:1787-1791.

Sampaio FJ, Mandarim-de-Lacerda CA. 3-Dimensional and radiological pelviocalyceal anatomy for endourology. *J Urol.* 1988;140:1352-1355.

Sampaio FJ, Mandarim-de-Lacerda CA. Anatomic classification of the kidney collecting system for endourologic procedures. *J Endourol.* 1988;2:247-251.

Sampaio FJ, Passos MA. Renal arteries: anatomic study for surgical and radiological practice. *Surg Radiol Anat.* 1992;14:113-117.

Sampaio FJ, Schiavini JL, Favorito LA. Proportional analysis of the kidney arterial segments. *Urol Res.* 1993;21:371-374.

Sampaio FJ, Zanier JF, Aragao AH, Favorito LA. Intrarenal access: 3-dimensional anatomical study. *J Urol.* 1992;148:1769-1773.

Segura JW. The role of percutaneous surgery in renal and ureteral stone removal. *J Urol.* 1989;141(Pt 2):780-781.

Segura JW. Editorial comment. *J Urol.* 1992;148:782.

Smith AD. Editorial comment. *J Urol.* 1991;146:1495.

Streem SD. Preface - Contemporary intervention for UPJ obstruction: which one, when and how? *Urol Clin North Am.* 1998;25:xiii-xv.

Streem SB, Geisinger MA. Prevention and management of hemorrhage associated with cautery wire balloon incision of ureteropelvic junction obstruction. *J Urol.* 1995;153:1904-1906.

Uflacker R. Percutaneous kidney procedures. Endopyelotomy. In: Sampaio FJ, Uflacker R, eds. *Renal anatomy applied to urology, endourology, and interventional radiology.* New York: Thieme Medical Publishers; 1993:90-96.

Van Cangh PJ, Nesa S, De Groote P. Current indications for endopyelotomy. *Int Braz J Urol.* 2000;26:54-63.

Van Cangh PJ, Wilmart JF, Opsomer RJ, et al. Long-term results and late recurrence after endopyelotomy: a critical analysis of prognostic factors. *J Urol.* 1994;151:934-937.

Wagner JR, D'Agostino R, Babayan RK. Renal arterioureteral hemorrhage: a complication of Acucise endopyelotomy. *Urology.* 1996;48:139-141.

Weyman PJ. Air as a contrast agent during percutaneous nephrostomy. *J Endourol.* 1986;1:16-17.

专家点评（DUANE BALDWIN）

更好地理解 Sampaio 教授提出的宝贵解剖概念，能够让泌尿科医师在减少并发症的同时获得更好的手术效果。其中的一点是指出垂直肾小盏可能很难在逆行肾盂造影中看到，因为和漏斗部或肾盂的造影剂重叠了。这突出了术中使用内镜全面检查的重要性，以确保在输尿管镜和 PCNL 术中清除所有的结石碎片。Sampaio 教授驳斥了肾盂造影上的外侧盏位于前部的理论，只有 27.8% 的前组盏在侧位。然而，98.6% 的肾具有中线位置单上盏。因此，在上极通道，不需要区分前后盏。肾盏和穹窿部是穿刺进入肾上、下极的良好目标，但后段动脉（围绕上极漏斗周围）的损伤可能危及 50% 的实质血供。

虽然在许多中心采用腹腔镜和机器人腹腔镜肾盂成形术（成功率＞90%）已经取代了腔内切开的手术（成功率 50%～60%），但了解手术中横切血管的位置确实可以提高手术的安全性。重要的是，严重积水肾的解剖可能发生改变，从而不符合任何解剖规则。好消息是，重度积水时血管被展开，损伤的风险也被降低了。

经皮肾穿刺通路 第 26 章

Michael S. Borofsky, James E. Lingeman
（陈智勇 译 齐 琳 审校）

经皮肾穿刺通路最早由 Goodwin 及其同事于 1955 年提出，目的是解除肾积水的梗阻。经皮肾穿刺技术的快速发展使其应用超越了单纯的泌尿道引流。现在，经皮肾手术在多种泌尿系统疾病的治疗中均发挥着重要的作用。安全有效地建立经皮肾通道是经皮肾穿刺手术成功的最重要步骤。

适应证

经皮肾穿刺通道可同时用于诊断和治疗。使用经皮肾通道进行诊断包括顺行性肾盂造影术和压力/灌注研究（Whitaker 实验）。通常的治疗适应证包括梗阻肾的引流、复杂肾结石治疗、肾盂输尿管连接处（UPJ）梗阻的顺行肾盂内切开术、上尿路移形细胞癌内镜切除术、输尿管狭窄治疗、异物摘除（如留置的支架管）和局部肾内药物灌注（化学消融、化学/免疫治疗）。经皮肾镜碎石术（percutaneous nephrolithotomy，PNL）是到目前为止使用经皮肾穿刺通道的最常见手术。PNL 的适应证如下：鹿角形结石、二水磷酸氢钙、磷酸铵镁、一水草酸钙、嵌顿或大的输尿管上段结石，肾盏憩室结石，解剖异常肾结石（马蹄肾、盆腔肾或移植肾），UPJ 梗阻合并肾结石，大于 1 cm 的肾下极结石，输尿管镜或体外震波碎石治疗失败的结石。

术前评估

所有患者在建立经皮肾通道前应该完成完整的病史收集和体格检查。要特别注意的情况是建立经皮肾通道的禁忌证：出血性疾病、活动性尿路感染（urinary tract infection，UTI），为了解除梗阻或败血症除外。如果条件允许，阿司匹林和其他抗血小板药物应该在术前停药 7 天。术前实验室检查应包括血常规、电解质和肾功能检测。所有患者术前应该行尿培养以排除 UTI。这对于有神经源性膀胱、尿流改道术后的患者尤其重要，这些患者通常都合并细菌感染，且感染的细菌往往对常规抗生素耐药。由于细菌可以存活于结石中，即使尿培养阴性，也推荐在 PNL 术前使用 1 周的

广谱抗生素。对于即将进行手术治疗的无感染的结石患者，头孢菌素是术前预防感染最适当的抗生素。因为最常见的继发致病菌是表皮葡萄球菌。高感染风险的患者则应该静脉注射氨苄西林和庆大霉素。对于过度肥胖的患者，由于他们经常伴随着心脏或肺部疾病，手术麻醉的挑战大，尤其在俯卧位时。这类患者需要在术前给予更多关注。

最后，建立经皮肾通道前进行术前摄片是必不可少的。静脉肾盂造影（intravenous pyelography，IVP）已经多数被计算机断层扫描（CT）取代了。由于 CT 可以对附近的内脏结构作出全面的扫描，所以在先天性肾畸形、移植肾、过度肥胖和脊柱畸形等情况下，CT 优势更加明显。尽管并不常见（< 1%），CT 也可以用于诊断肾后结肠，其发病率在空肠回肠旁路术或脊髓损伤的患者中更高。IVP 和（或）逆行肾盂造影可以确定憩室腔与肾集合系统之间的关系，对于治疗这类患者依然有意义。CT 扫描三维重建或 CT 尿路造影可以帮助设计经皮肾通道来治疗泌尿道上皮肿瘤、UPJ 梗阻或解剖异常肾结石。

解剖注意事项

熟悉肾解剖对于安全有效地建立经皮肾穿刺通道很重要。肾位于腹膜后间隙，在腰大肌、腰方肌前面呈倾斜位。这些肌肉层上部分较薄；因此肾上极比肾下极更靠背侧。右肾毗邻第 12 肋、肝、十二指肠、回肠肝曲，因为肝的原因右肾比左肾低 2 ～ 3 cm。与左肾毗邻的结构包括第 11 肋、第 12 肋、胰腺、脾、结肠脾曲。胸膜通常与 11 肋相连，在建立肋上经皮肾通道时要考虑到。

了解主要肾血管结构及其与肾集合系统的关系可以降低发生出血并发症的风险。肾动脉主干分为前支和后支。前、后分支之间的无血管区被称为 Brödel 无血区，是理想的肾穿刺部位。因为肾在腹膜后间隙，通过后盏的通道通常会经过这个无血管区。所以后盏被视为经皮肾通道穿刺的首选位置，因为其血管损伤

的风险更低,并且通常可以将导丝穿出肾盏置入输尿管(图 26.1)。患者取俯卧位可以使肾后盏朝向术者,这样更容易使穿刺针进入。穿刺集合系统前部容易导致前面的大血管分支损伤,这是一个很难处理的并发症,因为这些血管的出血不能用肾造瘘管压迫或扩张球囊填塞止血。

进入后盏最佳的穿刺点是通过肾乳头或穹隆。应该避免漏斗部穿刺或直接穿刺肾盂,因为会增加大血管损伤的风险。而且,直接穿刺肾盂的通道容易造成尿漏或造瘘管脱出。当经皮肾穿刺通道通过乳头或穹隆建立并且与漏斗部对齐时,使用硬性肾镜手术时无须过度扭曲,而过度扭曲可以引起肾实质撕裂和出血。为了降低结肠损伤的风险,穿刺位点应该位于腋后线的内侧,因为结肠通常在肾的前侧或前外侧。穿刺过程中,应该避免太靠近中间进行穿刺,因为这样穿刺通道可能穿过椎旁肌,从而增加术后疼痛。最后,当建立肋上穿刺通道时,穿刺针不应离肋骨太近,因为这样可能损伤肋间神经和(或)血管。

标准下极经皮穿刺通道

肾下极标准通路建立的设备如下:
- C 臂机
- 22 F 硬性膀胱镜
- 5 F 开放式输尿管导管或闭塞气囊导管
- 16 F Foley 导管
- 18 gauge 金刚头穿刺针
- 导丝
- 0.035 英寸直头导丝
- 0.035 英寸直带芯导丝
- 0.035 英寸 Amplatz 超硬导丝

- 0.035 英寸带芯 J 形导丝
- 5 F 血管造影导管
- 8 F 筋膜扩张器
- 8/10 F 同轴扩张器
- Nephromax 球囊扩张器
- LeVeen 注射器
- 30 F Amplatz 鞘

膀胱镜检查,输尿管置管

经皮肾穿刺通道建立的第一步是膀胱镜下留置输尿管导管,以便逆行造影显示集合系统。置管时患者取仰卧截石位,以保证迅速放置导管。并且可以在尿道或输尿管狭窄等情况下进行留置。常规使用一个 5 F 或 6 F 的开放式输尿管导管,但是,当结石较大或输尿管上段扩张时则应考虑放置 7 F 的球囊导管。Foley 导尿管则用于在经皮肾穿刺期间的膀胱引流。

一些泌尿外科医师倾向于将患者摆放为俯卧双腿外展位。这个体位通常适用于同时使用顺行性和逆行性两种方法手术的时候。手术台应该能够让双腿分开,腿外展。软性膀胱镜被用来建立逆行通路,并通过置入软镜鞘来建立肾的逆行通道。

患者的体位

患者取俯卧位,患侧以泡沫垫垫高 30°(图 26.2)。这个体位能帮助患者更好的通气,而且使后肾盏处于垂直位。所有的受力点都用垫子垫着。患者结石侧的手臂保持屈肘并用臂夹板固定,对侧手臂则置于患者一侧。双侧经皮肾镜取石术时,患者取平直俯卧位,症状更明显的一侧或者结石更大的一侧应先被处理。静脉输液管与输尿管导管或者闭塞球囊口连接,以方便充盈和放空球囊或造影剂的灌注。

成像装置——透视

尽管超声引导穿刺技术的使用和经验越来越多,

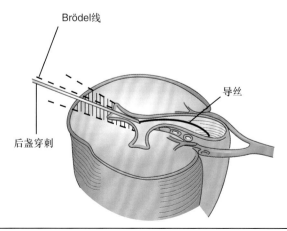

图 26.1   后盏是较好的经皮肾穿刺通道的目标盏,因为穿刺通道刚在 Brödel 线上

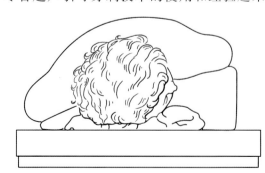

图 26.2   患者体位:胸部垫子 / 楔子抬高患侧 30°,使肾后盏位于垂直线上

双平面透视仍然是最常用的引导穿刺的方法。CT 引导下也有使用，但通常只在特殊的解剖情况下才使用。

双平面的 C 臂透视机可以很好地确定肾盏方向和最佳肾盏入路。如果 C 臂透视机有一个固定的 X 线管会更好，因为它可以在肾的前后位和斜位之间更灵活地移动，而且 X 线源是在手术台下面而不是上面，所以可以减少操作者术中的辐射暴露。C 臂机的垂帘可以保持手术操作中的无菌。

穿刺点和通道的选择

肾盏方位和最佳肾盏入路建议在手术中用实时成像来确定。如前所述，肾下极最好的入路是通过肾后盏。透视下经皮肾穿刺通道的射线引导主要是通过以下两项技术：针眼征和**三角定位**技术。从预置的输尿管导管内注入造影剂使集合系统逆行显影是操作的第一步。

针眼征：将一个 18-gauge 的菱形尖端穿刺针放置到一个位置，使目标肾盏、针尖和针头接口在图像增强器上位于一条直线上，在显示器可以看到牛眼效应（图 26.3A）。实际上，外科医师向下看着穿刺针进入目标肾盏，也印证了这个词——"针眼征"。穿刺是在持续透视监视下进行，以确保穿刺针处于正确的方向。进针深度的确定是通过 C 臂向垂直方向上旋转来确定（图 26.3B）。如果穿刺针与肾盏在视野中呈直线，术者应该可以从集合系统中抽出尿液，从而确定穿刺到位。

三角定位技术：皮肤穿刺点通常大约是在第 12 肋尖下缘 1 cm 和内侧 1 cm 处（图 26.4）。当 C 臂机的朝向是与穿刺线平行时，沿内外侧（或左右）调整穿刺方向（图 26.5A）。C 臂机旋转到斜位时，沿头尾侧（或上下）调整穿刺方向，同时要注意不改变针的内外侧方向（图 26.5B）。为了减少外科医师的辐射，C 臂机放射端远离穿刺点，影像增强器则朝向患者头侧。一旦穿刺方向确定，将患者呼吸置于呼气末状态。要最少在两个平面中的一个看不到含有气体的结肠，以确保排除肾后结肠的可能。取一个规格为 18 号、尖端为菱形的穿刺针，斜位时朝着设计好的肾盏方向进针，同时可以测量出穿刺的深度。保持穿刺针方向在一个平面的同时，在另外一个平面调整穿刺方向，这对于保持正确的穿刺路径非常重要。将外科医师的前臂支撑患者的躯干上，这个方法对于减少移位和稳定穿刺方向很有帮助。在进入肾包膜前可以做最后的调整。进入肾实质之后一般不应该再调整穿刺针，因为它可能会导致肾移动从而影响目标肾盏的位置。一旦穿刺针进入集合系统，通过抽出尿液可以确认肾盏穿刺是否准确。

超声引导技术：在进行超声引导下经皮穿刺时，建议使用穿刺引导器来帮助识别穿刺针，并确保其达到适当的深度。超声探头扫描第 12 肋下方从脊柱到腋后线的区域。这种方式最先看到的肾盏往往是后组盏，除非肾位置有异常。超声波的一个优点是它能很容易地显示肠道，确保皮肤和肾之间直接的穿刺路线。一旦确定目标肾盏，将呼吸暂停，在引导探头的直视下将针穿刺进入目标肾盏。拔出针芯后经吸出清亮液体表示穿刺成

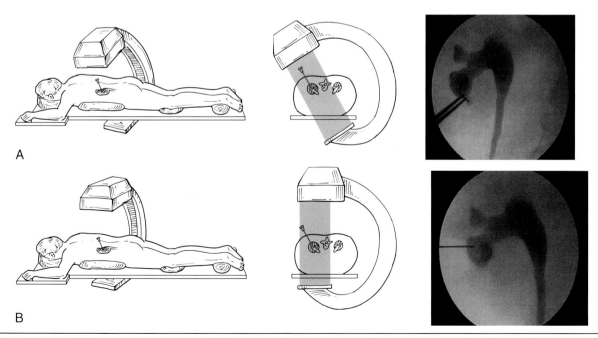

图 26.3　显像模式："针眼症"。（**A**）前后位。直接显像穿刺针和肾盏。当沿着针轴往下看可以看到"牛眼"征象。（**B**）斜面，用来评估穿刺深度

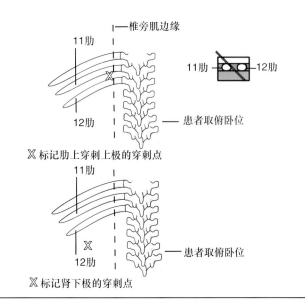

图 26.4　上盏和下盏经皮肾通路的解剖学标志

功。尽管也有完全在超声下完成导丝置入和通道扩张的技术，但通常是在透视下置入导丝和扩张通道。

导丝置入

将一个亲水的核心为镍钛合金的导丝通过穿刺针进入集合系统。这种导丝非常适合于最先置入，因为它很好操作且不容易打结。在透视的引导下，可以尝试将导丝置入输尿管（图 26.6）。如果导丝不能顺利进入输尿管，它会盘绕在肾盂内。将一个 8 F 筋膜扩张器扩张进入肾盏，随后置入一个 5 F 带 Cobra 头的血管造影导管。血管造影导管可以帮助引导导丝到肾盂输尿管连接处，帮助将导丝置入输尿管（图 26.7）。导丝置

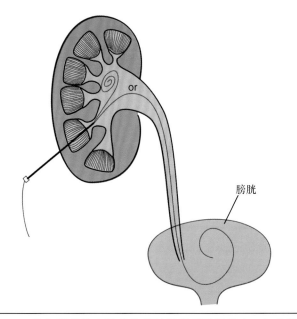

图 26.6　首先穿刺进入肾盏并将导丝盘旋于肾盂内，如果能够尽量将导丝置入膀胱

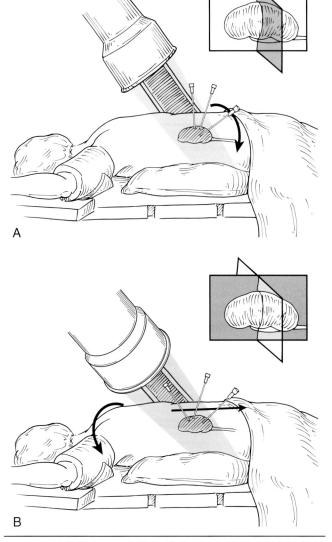

图 26.5　显像模式。三角测量技术。（**A**）正位（左右调整）；（**B**）斜位（上下调整）

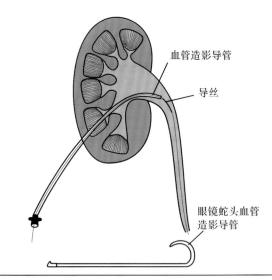

图 26.7　利用血管造影导管将导丝置入输尿管，然后更换为 Amplatz 超硬导丝

入输尿管以后，置换为更硬的带聚四氟乙烯涂层的工作导丝（如 Amplatz 超硬导丝）。引导导丝不能用作工作导丝，因为它太滑，容易脱出。有时候可能很难将导丝插入输尿管（嵌顿性结石或者输尿管肾盂连接部狭窄）；引导导丝可以位于远离穿刺通道的肾盏或盘绕在肾盂内。用一个 8/10 F 的同轴扩张系统来置入另外一根安全导丝，通常是 0.035 英寸的含可移除内芯的直导丝（图 26.8）。先置入 8 F 的扩张内芯，随后沿内芯扩入 10 F 的外导管。拔除 8 F 的扩张内芯，然后沿外鞘置入安全导丝。安全导丝应该用夹钳固定住。进行经皮肾通道扩张之前，安全导丝的置入非常必要，因为当工作导丝移位时，安全导丝可以保证通道不丢失。

通道扩张

通道扩张有几种方法，包括金属扩张器、半硬式 Amplatz 扩张器和球囊扩张器。通道扩张必须在透视引导下通过硬导丝来进行。已有的报道显示球囊扩张器相比于顺序扩张能够显著减少出血，因为肾实质所受到的膨胀扩张力比 Amplatz 扩张器或者金属扩张器的切削作用的创伤要小一些。作者的倾向于使用 12 cm、30 F 的球囊扩张器，带一个 30 F Amplatz 鞘。位于球囊尖端的不透射线标志在透视引导下定位于穿刺的肾盏内，然后球囊通过 LeVeen 注射器膨胀起来（图 26.9A）。球囊可以最大膨胀到 18 个大气压。透视下持续存在球囊的"腰带"提示肾周瘢痕的存在。可以通过工作导丝置入一个 4.5 mm 的筋膜切割针（Cook Urological，Spencer，IN）来切割瘢痕和帮助球囊扩张。顺序扩张器（Amplatz 或者金属扩张器）也可以使用；然而，在扩张时很难准确把握力度，从而可能导致肾盂穿孔或者

出血。扩张完成后，沿球囊或者扩张器旋转置入 30 F Amplatz 工作鞘（图 26.9B）。肾穿刺通道的扩张也应该在透视直视下进行，而且应注意防止置入过深，否则可能会导致肾实质的创伤出血或者是集合系统的穿孔。

过度肥胖患者的经皮肾通路可能需要特殊考虑，因为有可能会需要特殊设备。在这种情况下往往从皮肤到集合系统有一段很长的距离，可能会超过工作鞘和（或）硬性肾镜的长度。因此当在这些患者身上施行经皮肾镜手术时，要备有额外的长 Amplatz 工作鞘（20 cm）和硬性肾镜。

特殊入路情况

肋缘上 / 肾上极入路

由于穿刺位点正好与肾盂及肾盂输尿管连接部位于同一直线上，肋缘上 / 肾上极经皮入路在某些情况下更具优势（图 26.10）。这一直线关系使得术者更容易观察到肾盂输尿管连接处及输尿管近端。出于这个原因，在治疗大的梗阻性的输尿管上段结石或是顺行肾盂内切开术治疗肾盂输尿管连接部梗阻时，这种入路是被提倡的。肋缘上 / 肾上极入路也适用于位于肾上盏的大体积结石，如完全鹿角形结石、肾上盏憩室或是肾下盏多发结石等情况。此外，经皮肾镜治疗马蹄肾常规采用肾上极入路，然而大多数情况下，由于肾上升不完全的原因，通常采用的是肋缘下入路。

虽然经皮穿刺技术与肾下极入路相似，但是肋缘上 / 肾上极入路的一些特点也值得重视的。肋缘上穿刺的主要风险是对肺和胸膜的损伤，这是由于肾上极位于第 11 和 12 肋的前方，甚至位于第 10 肋前方。胸膜

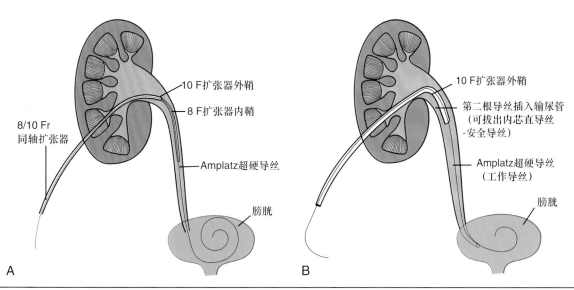

图 26.8 （A，B）两根导丝，使用 8/10 F 中的 10 F 扩张器同轴扩张

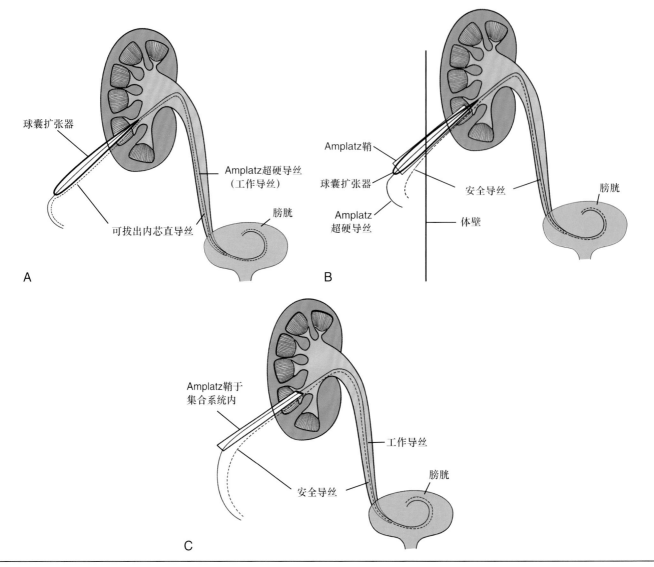

图 26.9　（A）球囊扩张；（B）置入 Amplatz 鞘；（C）完成鞘的置入建立通道

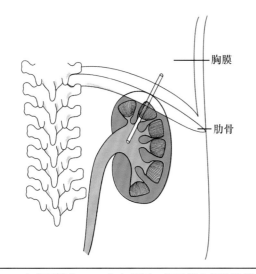

图 26.10　上盏通路与 UPJ 方向相同，但可能会损伤胸膜

损伤的风险在呼吸的吸气期最大，因此，全身麻醉中对呼吸运动的控制在穿刺过程中是必要的。对于肋缘

上穿刺，穿刺点应位于肋间隙的上部，椎旁肌的侧面，应该尽可能避免在第 11 肋以上进行穿刺（图 26.11）。个别情况下，可以通过第 11 和第 12 肋尖横向穿刺或肋缘下穿刺到达肾上极。相比肋缘上垂直穿刺，这种入路被证明可以降低胸膜损伤的风险，但使得肾盂、肾下极，及肾盂输尿管连接处的观察变得困难。

对于接受肋缘上入路的患者必须使用 Amplatz 工作鞘来减少胸腔积液的风险。在以往的报道中，肺部并发症的发生率约为 16%，其中 3%～4% 需要外科干预。肋缘上入路时，术中都应该用透视检查是否有胸腔积液或气胸。胸腔积液患者的抽液可以在术中全身麻醉下进行。如果术中胸部透视是正常的，那只有当患者在复苏室出现相应症状时才建议拍摄胸片。小的胸腔积液可以保守治疗，但较大的积液或存在重度气胸的患者需要留置胸腔引流管。由于肺损伤是罕见的，

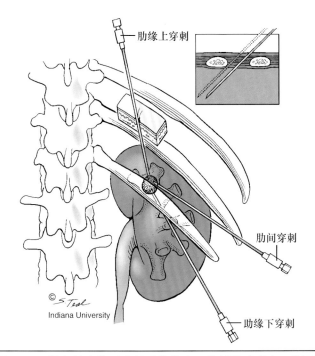

图 26.11　肾上极入路可以经过肋缘上、肋间隙或者十二肋下。
（Drawn by Sharon Teal. Copyright Indiana University Trustees, used with permission.）

通常留置小号的猪尾巴导管就足够了，并且相比大号的胸腔引流管让患者感觉更加舒适。

术前 CT 成像对于排除肝体积增大或脾大至关重要。在器官没有增大的情况下，第 12 肋以下的穿刺入路很少导致肝或脾的损伤。然而，如果穿刺时患者呼吸处于吸气相或穿刺点在第 11 肋缘上，仍会增加肝、脾损伤的风险。为了降低肝脾损伤的风险，穿刺点应尽可能远离内侧，靠近椎旁肌外侧缘。

肾盏憩室／梗阻的肾盏

在经皮肾镜治疗肾盏憩室合并结石或肾盏结石合并盏颈口梗阻时，采用特殊的入路技术是必要的。当憩室很小和（或）位于肾上极时，直接穿刺肾盏憩室很困难。即使直接穿刺成功，将导丝置入肾集合系统通常也是不可能的。

作者倾向于采用一步经皮穿刺技术治疗肾盏憩室或者漏斗部被结石堵塞的肾盏，不需要留置输尿管导管或将导丝置入肾集合系统。患者按先前描述的方法进行定位。C 臂透视机用于定位憩室结石，用 18-gauge 穿刺针采用双平面透视的三角定位技术，直接选肋缘下作为穿刺点。当穿刺成功后，将一个 0.035 英寸的 J 头空心导丝放置于憩室并盘绕于憩室内（图 26.12A）。这个导丝的主要优势是可以弯曲的末端适用于不同大小的憩室，而去除内芯后的导丝近端仍然有足够的硬度作

为工作导丝使用。置入 J 形导丝后，将一个 8/10 F 的扩张器沿着 J 形导丝相继置入。移除 8 F 的扩张器后，将第二个去除内芯的 0.035 英寸的 J 形导丝置入憩室作为安全导丝（图 26.12B）。对肾穿刺通道的扩张操作如前所述。应避免使球囊扩张器和保护鞘扩入过深导致憩室对侧穿孔。球囊扩张器的锥形端常常会阻碍工作鞘直接放置到憩室腔中，这个时候可以通过一个硬肾镜用 11 F 鳄嘴钳来扩张紧靠憩室腔部分的通道。

进入憩室或阻塞的肾盏，移除结石后，使用硬性和软性肾镜仔细检查尿路上皮，以寻找漏斗部或通向其他集合系统的狭窄通道。这个任务相当有挑战性，特别是在有出血和空间比较小的时候。在这种情况下，通过预先放置的输尿管导管注射亚甲基蓝或靛蓝胭脂红逆行灌注可以帮助寻找腔道。这个时候应该暂停腔镜内的水流，以便于识别染料。如果找到通道，最常见的情况是狭窄的肾盏漏斗部，将超滑导丝通过它并放置到肾盂。此时，外科医师可以选择球囊扩张狭窄的漏斗部，并将肾造瘘管通过漏斗部放入肾盂留置几天，以防止再狭窄。如果憩室很小或无法找到通向肾盂的通道，作者的做法是改用山梨醇灌注，并使用球状电极电凝整个腔内表面。尿路上皮被充分电凝后，放置一个 14 F 的红橡皮导管在腔内，并留置到没有或只有很少的引流为止。

多通道入路

多通道经皮入路在 PNL 术治疗复杂性结石中经常使用。建立新通道常有以下原因：当残余肾盏结石大于 2 cm 而且不能通过原通道使用硬性器械处理，或者任何大小的肾盏内残余结石不能通过原通道使用软性器械处理。对于大多数情况，在第一次 PNL 术中就可

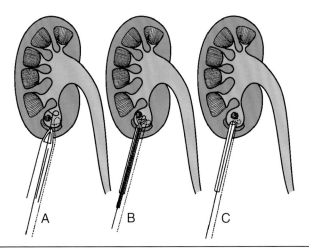

图 26.12　（A～C）肾盏憩室的入路技术

以考虑补充通道，除非手术时间已经过长或者出血过多。如果结石位于的肾盏平行或靠近初始穿刺位置，可以考虑 Y 形穿刺，即一个与初始肾造瘘口成角度的二次穿刺。一旦初始穿刺点的结石被清除，工作鞘退出于肾包膜之外，并斜向第二个穿刺目标肾盏（图 26.13）。第二穿刺点通过同一切口穿刺。因第二个穿刺点与第一个穿刺点使用同一个皮肤切口，故 Y 形穿刺对患者来说更加美观。但是当结石比较复杂的时候，采用另外一个切口和工作鞘可能更加有利，因为每一个通道都将提供独特的角度和渠道，以检查肾其他部位。作者的做法是在手术结束时例行放置造瘘管，尤其是在多通道的情况下。在多通道存在的情况下，最佳的情况是采用一种环形的造瘘管（Cook Urological，Spencer，IN），因为它是由柔软的硅胶，这提高了患者的舒适度，并因为它穿过肾形成一个环，且固定在体外，所以很牢靠。

非扩张穿刺术

非扩张穿刺术适用于特定的经皮穿刺手术，包括梗阻所致积水肾的引流、肾盂压力 – 流量测定（Whitaker test）、局部化学溶解或化疗药物的灌注，及在遇到难以确定的异常肾盏时作为标准 PNL 术的辅助。在这些情况下，穿刺针穿至特定肾盏的步骤如前所述，但不需要进行通道的扩张。当使用经皮穿刺通道进行肾引流或者局部药物灌注时，须先置入一根导丝进入肾盂，再沿导丝置入肾造瘘管。在遇到肾盏被结石占据而无法通过已有的通道找到时，可直接使用非扩张穿刺技术穿至结石上，再尝试着从此肾盏放置一根导丝至肾盂，该导丝可作为进入肾内目标区域的引导。也可以选择将亚甲蓝或二氧化碳注入针式通道中，通过有颜色的液体或气泡引导软性肾镜至目标肾盏。个别情况下，如碰到狭窄的盏颈而导致肾镜无法进入肾盏时，可使用输尿管软镜沿导丝置入，并运用推 – 拉技术进入肾盏（图 26.14）。非扩张经皮穿刺作为 PNL 辅助的优势在于不需要放置肾造瘘管。对于"无管化"的肾上极通道或者多通道 PNL，非扩张穿刺还可以留置一根小直径的肾造瘘管于肾下盏。该技术通过肾上极通道置入软性肾镜，并在软性肾镜直视下引导穿刺入肾下极的目标盏。

标准通道的小型化

随着对标准经皮穿刺方法的熟悉程度的提高，人们逐渐对小通道提高兴趣。最近，Miniperc 的概念得到了关注。Miniperc 与标准的经皮肾镜取石术的不同之处在于其扩张通道的直径小于或等于 20 F。一些研究发现，在不影响取石成功率的情况下，失血、疼痛和住院时间都有减少，尽管较小的鞘需要使用较小的肾镜，可能导致灌注减少并在出血的时候影响视野。

超微通道（ultra-miniperc）指使用更小穿刺通道鞘，直径为等于或小于 13 F。和 Miniperc 一样，使用更小的鞘可以减少出血和疼痛，但随之也伴随着较差的视觉效果和治疗结石的器械选择的局限。目前，这种方法适合于肾下极小于 2 cm 且不适合用软性输尿管镜治疗的结石。

最后，介绍一种叫作 Microperc 的新技术，它采用了一种特殊设计的微小光学系统，使穿刺针本身能够成为含光学系统的工作通道。最初的设计是为了在能够直视下确认选择的穿刺通道；然而，它最近也成功地用于碎石和取石。改良后的穿刺针外径为 4.85 F。当穿刺进入肾后，移除内鞘，后端连接一个三通，允许 200 μm 激光光纤、灌注液和连接光源的微光学系统通过。虽然这项技术已被证明在某些情况下是成功的，但它最适合于单发的、小结石，而且这些结石不

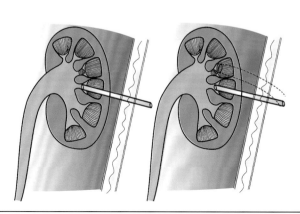

图 26.13　Y 型通道建立

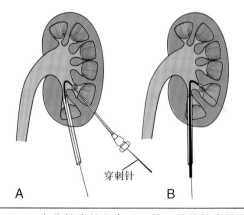

穿刺针

A　　　　　B

图 26.14　（**A**）在非扩张的盏内置入导丝并从扩张的通道内拉出；（**B**）沿导丝将软镜推入未扩张的穿刺盏

能用软性输尿管镜治疗，或者是在没有输尿管软镜的情况下。

并发症

出血：经皮肾穿刺通道建立最重要的并发症是出血。据报道有 1%～15% 的手术出血需要输血治疗。当出现肉眼可见出血时应首先检查经皮肾穿刺通道鞘的位置，因为鞘置入的长度若短于皮肤至肾盏的长度就会导致肾实质的出血。如果鞘的位置正确但仍有大量出血，则必须立即停止操作并放置肾造瘘管。出血大多来自静脉，通过放置肾造瘘管并夹闭以压迫出血部位通常能止血。如果采取上述措施出血仍未控制或者出血伴有搏动，就要考虑动脉出血。此时在肾造瘘通道内放置一个带 12 mm 低压气囊的 Kaye 填塞球囊肾造瘘管（Cook Urological，Spencer，IN）一般能控制出血。当以上方法无效时，应该进行急症肾动脉造影并对出血血管高选择性栓塞。延迟出血一般很少发生（发生率小于 0.05%），但是当出现时要考虑患者有动静脉畸形或者假性动脉瘤，并进行血管造影检查。

感染：尽管术后将近 1/4 的患者都会发热，但败血症的发生率只有 0.3%～2.5%。通过根据术前尿培养采用的抗生素治疗可将败血症发生概率降到最小。如果进行经皮肾穿刺时患者有脓尿，就不要进行通道扩张。最好的方法是送尿培养并放置肾造瘘管，使用广谱抗生素直到确认特定的病原微生物。即使尿培养结果呈阴性，依然推荐预防性使用抗生素降低术后感染的风险。而术中结石的培养对于患者术后出现发热或者败血症时正确选择抗生素也起着重要作用。

穿孔：经皮肾通道建立的过程中可能会引起肾盂穿孔，因此灌注液必须使用生理溶液如生理盐水。当穿孔很小时不必停止操作，因为 Amplatz 工作鞘所产生的低压环境会限制腹膜后液体的外溢。当出现大的穿孔或穿孔至腹膜内时则最好停止操作并放置肾造瘘管。

胸部：肋间隙的穿刺有 4%～16% 的概率会导致气胸或者胸腔积液，在呼吸末暂停呼吸再进行穿刺则

可将此风险降到最小。术中透视可以用于诊断气胸以及胸腔积液，并及时抽吸气体或者液体进行治疗。如果外科医师高度怀疑有胸部并发症，需要拍 X 线片并置管引流。

内脏器官损伤：幸运的是，内脏器官的损伤在经皮肾穿刺中并不常见；最常见的为结肠损伤，但发生概率也小于 1%。结肠穿孔的标志包括肾造瘘管中有气体排出或者粪便样物的排出，术中出现腹泻、血便、腹膜炎，或者是预料之外的败血症。由于损伤常发生于腹膜后，因此腹膜炎的症状和体征可能不明显，并且往往是在术后通过 CT 或肾造瘘管造影摄片来明确诊断。腹膜后的穿孔可通过放置输尿管导管或者双 J 支架以降低集合系统压力，并将肾造瘘管从肾内拔出至结肠内当作结肠造瘘管使用。该结肠造瘘管至少要保留 7 天，并经过准确的造影对比确定结肠与肾之间没有相互联通才能拔除。如果是腹腔内损伤或败血症时，必须进行腹部探查及结肠造瘘。尽管不如结肠损伤常见，但右肾经皮肾通道导致十二指肠损伤也有报道。十二指肠损伤后可以采用放置肾造瘘管、禁食、鼻胃管抽吸胃液并用肠外营养补给等方法进行保守治疗。

当肝和脾本身无病理性增大时，很少发损伤，当肝、脾大时推荐使用 CT 引导下的穿刺。脾撕裂伤经常导致大出血，一些严重的患者往往需要进行手术探查。肝损伤一般放置肾造瘘管保守治疗就可以，很少需要手术治疗。

拓展阅读

Lingeman JE, Matlaga BR, Lingeman JE. Chapter 48: Surgical management of upper urinary tract calculi. In: Wein AJ, Kavoussi L, Novick AC, Partin AW, Peters CA, eds. *Campbell-Walsh urology*. 10th ed. Philadelphia: Saunders; 2012.

Miller NL, Matlaga BR, Lingeman JE. Techniques for fluoroscopic percutaneous renal access. *J Urol*. 2007;178(1):15-23.

Kim SC, Kuo RL, Tinmouth WW, Watkins S, Lingeman JE. Percutaneous nephrolithotomy for caliceal diverticular calculi: a novel single stage approach. *J Urol*. 2005;173(4):1194-1198.

Miller NL, Evan AP, Lingeman JE. Pathogenesis of renal calculi. *Urol Clin North Am*. 2007;34(2):295-313.

Ganpule AP, Bhattu AS, Desai M. PCNL in the twenty-first century: role of Microperc, Miniperc, and Ultraminiperc. *World J Urol*. 2015;33(2):235-240.

专家点评（VINCENT G. BIRD）

经皮穿刺及相关手术被泌尿科医师广泛用于多种适应证。由于操作程序的细微差别和潜在的并发症风险，术者的经验和准确的判断仍然是成功的基石。除了已经在本章中很好地描述的原则之外，还有各种基于影像和操作程序的改进可以采用。

成像软件现在可以提供大量的肾解剖细节情况，这有助于术前规划设计。尽管如此，术前成像往往是采用患者仰卧位。因此，选择目标肾盏最佳的方法是在术中，患者采用俯卧位的情况下使用实时成像的方法。有些医师提倡采用仰卧位行PCNL，但与俯卧位相比，并没有发现明显的优势。

最新的进展也提高了操作安全性和和效果。对透视成像设备的改进即保持了所需的图像质量，同时降低了整体的辐射暴露。另一种可供选择的技术采用逆行输尿管镜来帮助更加准确地穿刺进入集合系统，并减少透视时间。超声引导穿刺技术没有电离辐射的问题，同时也可以观察到穿刺通道上的肠道等内脏组织结构，但这种方法既主要依赖于操作者的经验，又需要与透视穿刺不同的解剖视角。

进入输尿管可能会由于解剖的原因受阻，这可能与UPJ的解剖结构或结石负荷有关。如果使用更硬的肾穿刺鞘和小口径弯头导管的情况下仍然不行，则可能需要逆行放置一个网套，以帮助导丝通过。

扩张通道的时候可能由于肾瘢痕受阻，因此这个时候需要有选择性地使用扩张器，并可能要使用较小直径的鞘。一般小的硬镜和所有的软性内镜都可以通过较小的工作鞘并成功地完成手术。软镜对于从与穿刺通路成角的肾盏中去石有很大帮助。软镜也有助于彻底地检查肾和输尿管。某些情况下甚至可以减少多通道穿刺的需要。

使用较小口径的工作通道和设备的方法被称为Miniperc，Ultra-miniperc和Microperc。缩小通道的目的是降低与操作相关的并发症。然而，到目前为止，这些改进对总体效果并没有产生显著的影响。选择合适的患者和较小结石负荷是手术成功的关键。

降低与手术相关的并发症的努力包括：PCNL后留置小的引流管或术后不放置引流管（"无管化"手术）。虽然这在许多病例中是可行的，但外科医师仍应注意有些病例需要导管引流，如集合系统穿孔、活动性出血、有可能损伤了胸膜的上极通道、多通道、可能有残留结石，及存在明显感染需要引流的情况。

经皮肾碎石术 　第 27 章

Abhishek P. Patel，Bodo E. Knudsen
（陈智勇　译　齐　琳　审校）

适应证

经皮肾镜取石术（percutaneous nephrolithotomy，PCNL）是治疗某些肾结石的最重要的方法，比如大负荷结石（鹿角结石，结石＞ 2 cm，多发的 1 ～ 2 cm 结石）、大于 1 cm 的肾下盏结石、肾盏憩室结石、输尿管镜或体外振波碎石失败后的结石。绝对禁忌包括未治疗的感染、没纠正的凝血障碍，同时患者的心肺情况还要能够允许摆俯卧位。

术前评估

前面的章节已经对术前评估进行了深入完整的讨论。我们觉得有必要再次强调术前尿培养（尿液分析异常）和非对比 CT（NCCT）的重要性，CT 可以显示结石负荷和发现复杂的解剖情况，如肝大或肾后结肠。NCCT 还可以识别膈，并帮助设计穿刺路径。虽然我们更倾向于自己来设计穿刺通道，但在解剖复杂的患者中，在放射介入手术室使用横断面成像的方法来帮助获得安全的途径可能更好。

手术室设置及设备

我们典型的手术室设置如图 27.1 所示。两个桌子用于安放设备，我们将其称为"下桌"和"上桌"。下桌保存了逆行通路和放置输尿管导管所有必要的设备（图 27.2）。这包括一个截石位帘布、带光纤和水管的膀胱软镜、带亲水头端的双导管 0.035 英寸直导丝、5 Fr 开放输尿管导管、几把止血钳、充满造影剂的 60 ml Luer 锁紧套口注射器和手套。上桌包含 PCNL 的设备（图 27.3），包括 C 臂帘布、带锁扣的 18-gauge 菱形尖穿刺针、5 Fr 开口尖端弯曲导管（Kumpe 导管）、尖端弯曲的双亲水 0.035 英寸引导导丝、超硬 0.038 英寸导丝、硬性肾镜、软性肾镜、带齿和不带齿抓钳、30 Fr/30 atm 带工作鞘的球囊扩张器、超声碎石手柄和探针。我们使用的 PCNL 垂帘中央带黏合剂，使我们可以获得一个密封患者的背部，防止术中液体流到患者身下。它也有一个收集袋用来装术中流出来的灌注液（图 27.4）。下桌放在手术床的脚一侧，上桌放在外科医师一侧且与手术床平行（图 27.1）。透视监视器放置在床脚附近，手术视频设备放置在床头附近，两者都置于外科医师对侧。灌注设备和碎石装置放在手术侧，外科医师旁边患者的头侧。对于所有的 PCNL 病例，我们有 100 W 钬激光：钇铝石榴石（Ho：YAG）激光器和一个液电（EHL）碎石机，但我们直到需要使用时才会打开相应的耗材。

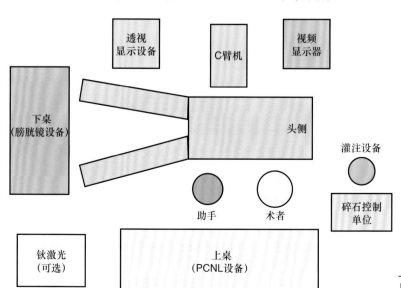

图 27.1　作者所在 PCN 手术室的布置

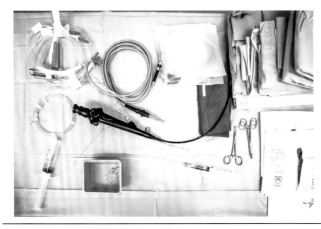

图 27.2 下桌的布置，包含了逆行插管的设备

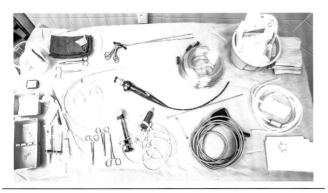

图 27.3 上桌的布置，包含 PCN 进入集合系统所需的设备以及碎石机手柄。由于手柄和探针之间的连接很松散，我们在桌上保留了一个无菌扳手，以快速排除故障

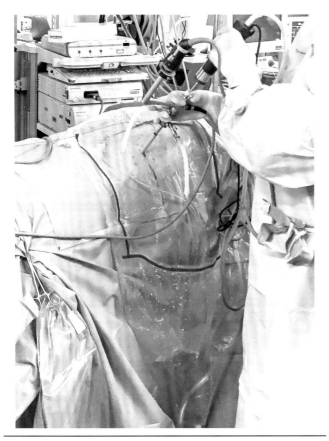

图 27.4 上部的 PCN 无菌单，可见手术区域的可粘贴膜和集水袋

患者体位

合适的体位是成功的 PCNL 最重要的方面之一。传统的体位是平俯卧位；然而，还有其他选择，包括斜俯卧位（Honey 2011）和仰卧位（Liu 2010）。我们倾向于平俯卧位加上双腿分开的体位（图 27.5），这个体位允许在整个手术过程中随时采用逆行通路手术。我们使用自己定制的患者躯干位置为碳纤维材料的侧轨道床，因为不含金属，在旋转 C 臂时不会干扰成像（Knudsen 2009）。

手术床的准备如图 27.6 所示。大量的泡沫材料被使用，有两块泡沫垫支撑患者的腹部，三块支撑着胸部。头部放枕头以确保患者的背部与头部处于同一水平，以防止患者颈部过伸。所有骨骼突出部位都用泡沫垫保护，包括脚踝、膝盖和肘部。

患者在病床上插管，气道固定。如果没有双腿分开的床，患者可先仰卧，并在手术侧留置 5 Fr 输尿管导管，并将其固定在 Foley 导尿管上。抬高床与手术床平齐，患者首先被移到床的边缘，然后翻转俯卧到手术台上。患者在翻转过程中倾向于朝臀部滑动，翻动

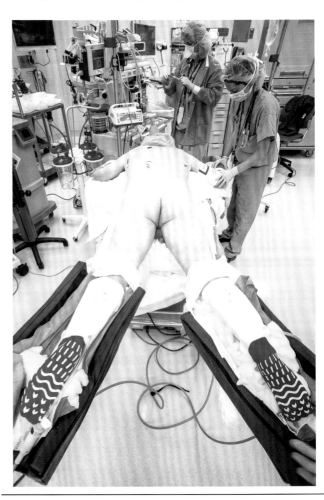

图 27.5 患者取双腿分开俯卧位，以便逆行插管

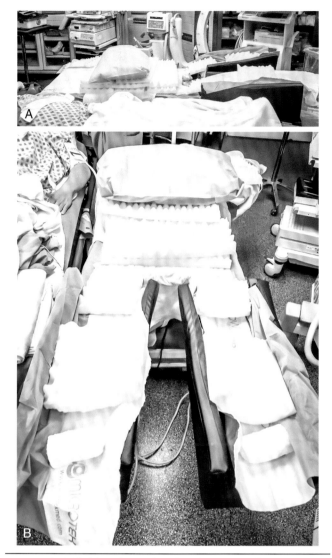

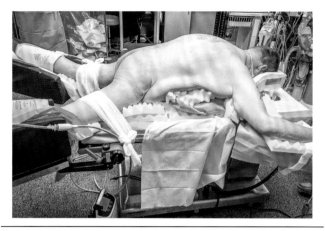

图 27.7　肘部角度应大于 90 度，腋窝角度保持小于 90 度

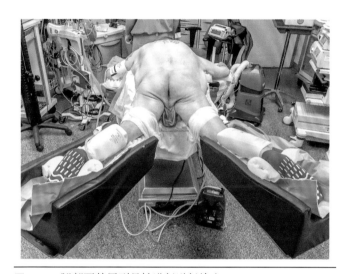

图 27.8　腿部要外展到足够进行逆行检查

图 27.6　（**A**）将头部和躯干用软垫保护好，避免损伤颈部；（**B**）用纱布将大腿固定在腿架上

过程中注意防止颈部被枕头或者海绵垫压迫。其他的海绵垫卷曲后放置在患者的腹部。扶手与患者两侧平行放置，手臂平行于床屈曲向头侧（超人姿势），以防外科医师过度倚靠压迫。腋窝应放置软垫，使其角度应保持在 90 度以下，以防止臂丛损伤。肘部的角度应 > 90 度（图 27.7）。确保患者位于手术床的中间，因为当 C 臂绕着患者旋转时，不在正中会有影响。两条腿分开成 45 度，用纱布卷固定在腿架上。生殖器的位置应该可以方便软性膀胱镜进入。在男性中，检查阴茎并将其从患者的腹侧拉出以便于手术准备和插管（图 27.8）。清除在术前准备过程中可能被无意中放置在手术部位区域的任何心电图导联电极片。整个手术床远离麻醉端，这样在灌注泵和外科医师之间有足够的空间。患者的背部和生殖器做好手术消毒（在生殖器下面放置了一块无菌巾以保持无菌）。

逆行置管

　　下桌的截石位无菌单用于覆盖腿部和生殖器，上桌的 PCNL 无菌单用于覆盖腰背部，然后将这两个无菌单用止血器夹在一起。光源线、摄像头、超声波碎石机和灌注水管固定好，用止血钳固定在无菌巾上，以确保它们在手术过程中不会掉下来。手术开始前先行患者的安全检查核对程序：外科"暂停制度"。手术开始后，先使用软性膀胱镜将 0.035 英寸直双导丝插入输尿管。在俯卧位行膀胱镜检查一开始可能有点困难，因为男性尿道的弯曲和转向点都被逆转了。手术开始前用灌注液冲洗膀胱镜，以确保所有的空气都被排出而不带入膀胱很重要。膀胱内的气泡会使识别输尿管口变得非常困难，甚至无法做到。与通常的方向相反，膀胱三角区和输尿管口位于天花板上，外科医师的右侧现在也是患者的右侧（图 27.9）。当找到输尿管开口并用导丝插管时，C 臂位于手术侧的肾上方（图

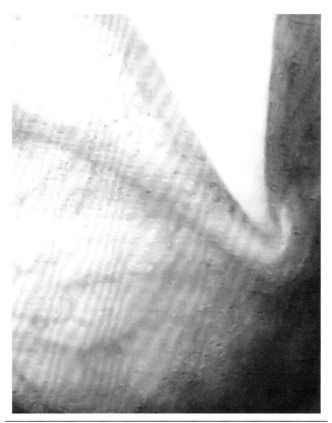

图 27.9　俯卧位时，三角区和输尿管口位于屏幕的"上部"，与通常的位置相反。患者的"右"侧现在也是外科医师的"右"侧

27.10）。为了减少患者的辐射暴露，我们采用 C 臂的"低剂量"和"脉冲"模式，只有当图像不足以看清目标区域时才调整参数。插管成功后用透视证实导管的位置。最初的影像一定要保存下来供后面参考。因为在注射逆行造影剂后可能不能再显示结石，保存前面的影像可以用来参考以避免以后的困扰。导丝放好后，移除膀胱镜，沿导丝置入一根 5 Fr 输尿管导管，然后拔出导丝。从 5 Fr 输尿管导管旁边在尿道内留置一根

16 Fr Foley 导尿管，以保持膀胱在整个手术过程中的低压。60 ml 的 Luer 锁注射器连接到输尿管导管上，并用止血器固定于无菌巾。准备第二个 60 ml 的 Luer 锁注射器并充满造影剂，以备在第一个注射器造影剂用完时可以立即使用。这种方法使外科医师可以轻松地扩张肾集合系统。放置导丝和导管的外科医师在进入手术的下一个阶段前要更换手套。

　　我们发现，旋转透视监视器上图像，使患者的脊柱水平位于监视器顶部，使透视平面与工作平面相同是有帮助的。在造影剂注入之前的检查图像总是应该保留下来（图 27.11），要切记这一个重要的步骤，因为在后面的透视中造影剂可能会掩盖结石的位置。

经皮穿刺

　　逆行肾盂造影是通过 5 Fr 输尿管导管注射造影剂进行的。很重要的一点是将最初的检查图像保存到第二监视器以供后面参考，因为注入造影剂后某些石头可能变得难以看到。结合术前 CT 扫描仔细研究逆行造影，选择最合适的肾盏穿刺。理想的情况下，应该选择背侧或背外侧肾盏。C 臂被设置为"低剂量"和脉冲模式以减少辐射暴露量。为了进一步减少辐射照射，应该对图像进行校准。图像增强器尽量靠近患者，以减少散射。增大功率可以更好地描述细节，但要谨慎使用，因为这样会增加整体辐射剂量。

　　经皮肾穿刺的一个重要概念是要了解集合系统的

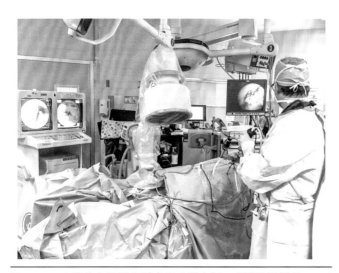

图 27.10　C 臂放在透视和手术显示器之间，充满造影剂的 60 ml 注射器用钳子固定在无菌巾上以便随时使用

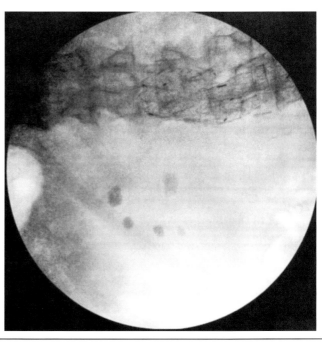

图 27.11　将 C 臂旋转与脊柱处于水平位，保留图像以备后面对比观察结石负荷

三维立体解剖。这是通过将 C 臂绕着患者旋转来实现的。我们最初把影像增强器旋转到与外科医师身体成大约 30 度角去研究解剖。然后将图像增强器按离开外科医师的方向旋转约 15 度并持续透视观察。在这个过程中可以识别集合系统的前、后两个部分。在旋转过程中，集合系统背侧应向显示器的下端移动（假设脊柱横过上端），由于其与地板的垂直关系，会变长。而腹侧集合系统则向显示器的上半部分移动（图 27.12）。在 30 度和 15 度范围内反复来回旋转几次，可以帮助确认解剖关系并选择最合适的肾盏穿刺。提高功率可以用来更好地明确解剖关系，但也会明确增加对患者的辐射剂量和由此产生的散射。首选的穿刺点应该是与肾盏同轴并通过乳头，从而避免漏斗部血管。穿刺目标肾盏确认以后，用止血钳夹住 18-gauge 菱形针尖的穿刺针的锁定部位，这样可以使外科医师的手不直接暴露于 X 射线光束。可以戴含铅手套，但它们只能保护 X 射线散射辐射，而不是设计用于 X 线直射。在皮肤上标记好的穿刺点，将穿刺针刺入组织几厘米。调整 C 臂，使针的枢纽部、针尖和目标肾盏形成"牛眼症"。在呼气末（当肾离胸膜最远的时候）将针头缓慢地向前推进。一旦观察到针随呼吸协调移动，就意味着已经进入肾实质。C 臂向远离外科医师的方向旋转 90 度，以观察进针的深度。针头可以在不改变角度的情况下向前推进，直到其尖端位于肾盏内。应注意不要把针推进得太深，这样可能导致对穿肾。拔出针芯，看到尿液或者造影剂流出显示成功地进入集合系统。接下来，通过针腔置入一根 0.035 英寸的弯头亲水导丝。必须注意避免使用暴力，因为有可能会产生假道。如果导丝不容易进入集合系统，可以一边尝试插导丝，一边调整穿刺针的角度并适当拔出针尖，通常在这个时候导丝会弹入集合系统中。一旦导丝进入集合系统并充分盘绕在肾盂内（图 27.13），用 11 号刀片在皮肤上做一个小切口，沿导丝置入弯曲的 Kumpe 导管，在其引导下将导丝插入输尿管并盘绕在膀胱里。然后换成一根 0.038 英寸 Amplatz 超硬导丝。这根导丝将同时作为工作导丝和安全导丝。皮肤切口延长至约 1.5 cm（刚好可以容纳肾穿刺鞘）。球囊扩张器沿 Amplatz 超硬导丝在透视直视下置入，直到气囊头的黑色标记进入肾盏顶端约 0.5 cm 处（注入更多的造影剂显示集合系统并定位肾盏的顶端）。当助手缓慢地将气囊充气到 20～30 atm 压力时，外科医师将气球球囊固定于穿刺平面。用稀释后的造影剂来充球囊，通过透视下显像来确保穿刺通道已经完全扩张（图 27.14）。扩张气囊

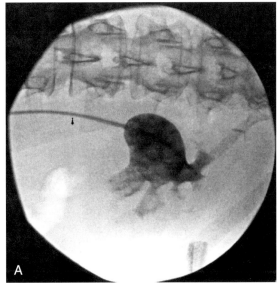

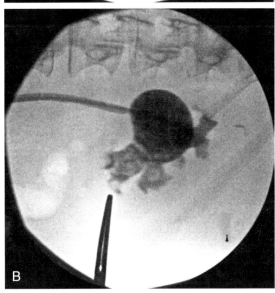

图 27.12 （A）扩张的系统的 AP 视图；（B）C 臂从术者处转离，此时延长的肾盏通常是最背侧的肾盏，提供了最直接的穿刺进入集合系统的路线。Kelly 钳指向拉长的肾盏。AP，前后位

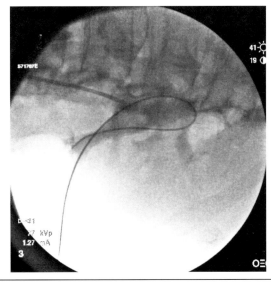

图 27.13 将导丝盘在肾盂内，适当盘多一点防止导丝脱出

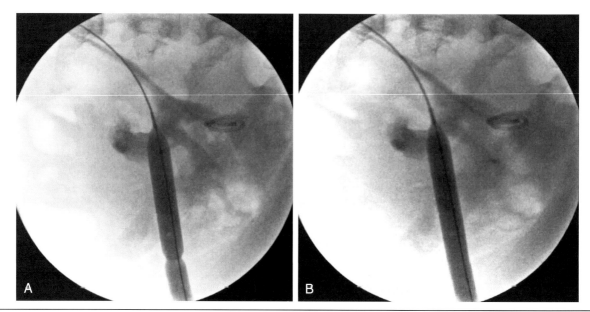

图 27.14　将气囊慢慢充到 20 个大气压，确保任何的缩窄部（腰部）（**A**）都变平整（**B**）

时要适当固定，以抵消它在膨胀期间脱出的倾向。在透视下，工作鞘沿气囊以缓慢地来回转动向前推进的方式，直到鞘的尖端稍微超过气球的顶端。低剂量脉冲模式透视可用于这些步骤中的大部分，从而降低辐射剂量，减少患者和外科医师的射线暴露。

肾镜检查

　　气囊有压迫止血的作用，因此在肾镜完全装好，并准备好抓钳或者超声／气压弹道碎石机的手柄之前，不要取出气囊。如果先取出球囊，在肾镜检查（有盐水灌洗）之前的这段时间，血液很快就会形成凝块，清除血块费时费力，而且残余血块会遮盖和黏附结石，降低结石的清除率。牢牢地固定住工作鞘，沿超硬导丝轻轻地拔出气囊。快速引入 24 Fr 肾镜，并进行肾镜检查。5 Fr 输尿管导管在碎石期间保留不动，因为它至少能部分封堵输尿管，并限制碎石片通过 UPJ 进入输尿管。找到结石后，有好几种方法来取石。

取石

手动抓取

　　如果石头小于 1 cm，通常可以用一只无齿的长抓钳从鞘中直接取出。也可以使用带齿的抓钳，但要小心使用，以免撕裂或损伤集合系统。如果有多发小结石，或者长抓钳刚好够不到结石，可以使用其他设备。一种柔软的、末端可弯曲的 Perc NCircle 取石篮（Cook Medical，Bloomington，IN）可以用来取这种硬抓钳无

法取到的结石（图 27.15）。我们不使用三爪的硬式抓钳，因为当钳子打开时，钳尖部横向展开，可能在肾镜视野之外。而且尖头锋利，可以导致集合系统的撕裂和出血。

碎石设备

　　有硬性（超声和弹道）和可弯曲（Ho：YAG 和 EHL）的设备可用于碎石。

硬性设备

　　超声波碎石。我们的碎石设备是超声波碎石机。该手柄包含一个压电晶体，当施加电流时，压电晶体

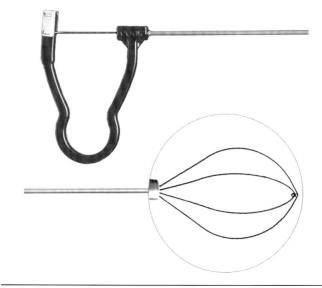

图 27.15　Cook Perc NCircle 取石篮有一个硬质手柄，远端连接了一个柔软的镍和钛的合金套石网篮，这样就可以取到硬性抓钳抓取不到的石头

会振动。这些震动波使金属探针以一个超声频率产生共振。当振动的探针与结石接触时，会使结石裂开。探针和手柄有一个中空的腔，可以通过它把碎石吸出，帮助清除结石碎片并保持集合系统内的低压（图27.16）。流动的液体通过手柄也提供了冷却作用，以确保压电晶体不会过热。超声波碎石机具有很大的安全性。通常，与集合系统的轻度接触是安全的，但应避免长时间接触，因为探针可能会变热（Khemee，2013）。在超声波碎石的时候要抓牢，不要让它陷入组织中，否则会造成机械损伤。还应注意负压吸引在整个手术中都保持通畅。在手术过程中，吸引探头偶尔会被堵塞，这会导致手柄和探头过热，结石碎片滞留在集合系统甚至进入输尿管。在整个手术过程中，术者、助手和手术室工作人员都应该对设备的正常工作进行认真监测。

弹道碎石。对于超声波碎石机难以击碎的硬结石，可以使用弹道碎石机。弹道碎石可以单独使用，如气压弹道碎石的 EMS 瑞士碎石机或 LMA 碎石机（cook）（Nerli 2008）。或者与超声波一起使用，例如，lithoclast 或 Cyberwand（Olympus Surgical）。这些弹道碎石机反复将实心探针击打结石，类似于手提钻，钻入石头并将其粉碎。由于没有产生热量，不像超声波碎石机，不会对尿路上皮产生热损伤。但是也要注意减少与尿路上皮的直接接触，因为较小口径的探针可能导致撕裂伤（Khemee 2013）。这些弹道碎石装置在单独使用时，没有任何吸引/抽吸能力，结石碎片需要单独冲出来。

联合碎石机。超声波和气动碎石器结合在一个手柄上，术中可以通过脚踏板来分别使用激活其中一个或另一个。对于很硬的石头，我们使用联合碎石机：用气压弹道击碎结石和超声碎石来吸出碎石片。

软性碎石机

Ho：YAG 激光。钬激光在 PCNL 中的主要用途是碎石，当硬性肾镜不能到达结石，或者结石太大，无法用套石篮取出时，通过使用软性膀胱镜和（或）软性输尿管镜，可以进入硬镜难以到达的盏和输尿管，而不必再穿刺一个通道。

EHL。当软镜和激光也无法达到结石时，带有 1.9 Fr 探针的 EHL 可以起到很大的作用，因为它可以在靠近石头的一定距离内发射，而不必直接接触结石。电流引起的火花使水蒸发并产生空化气泡，这个气泡可以将石头碎裂，或者将其推到一个可以用套石网篮可以到达的地方。但是，由于 EHL 不够精确，必须注意不要把尖端靠近尿路上皮，并使用较低的能量设置，以避免造成损伤。EHL 不应在输尿管内使用。

碎石技巧

我们通常先使用超声波碎石机，当结石很硬时联合使用气压弹道碎石。在清除所有可见的结石后，我们使用软性膀胱镜，并通过透视与造影对比观察，以确保所有的盏都被检查到（图 27.17）。如果找到盏内结石，就使用钬激光，并将其充分击碎，再使用 1.5 Fr 或 3 Fr 套石网篮取出。如果用这种方法无法到达结石位置（很少见），则使用 EHL 探针将石头碎裂或将其推到一个更容易到达的位置。

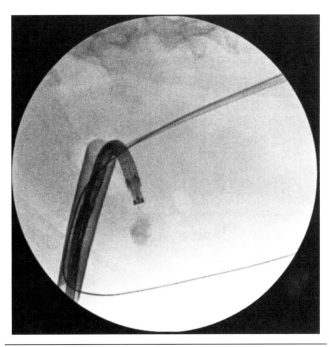

图 27.17 通过工作鞘置入膀胱软镜时，利用透视帮助定位残余结石

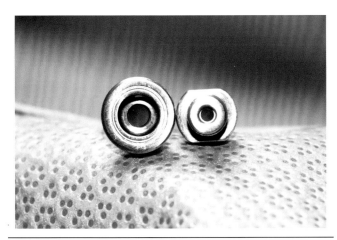

图 27.16 超声波碎石机探针是空心的，可以吸出碎石块

疑难解答

超声或超声/气压弹道碎石机最常见的问题之一是探头与手柄之间的连接不够紧密。手术桌上要备一个无菌的扳手，以在松弛的时候保证连接紧密，使探针能够正常共振。如果探针在手术过程中失效，这将是接头第一个要检查的部位。

吸引系统的堵塞也会造成麻烦，它可以导致碎石机的效率下降、手柄过热和结石碎片的残留。负压吸引的任何部分都可能被堵塞，包括探头、手柄、吸入管或引流罐。必须对每个部位都进行系统检查，以排查灌注不畅的原因。如果吸力太强，也会导致集合系统塌陷，影响手术视野。在助手帮助下，使用止血钳定期夹闭引流管，可以扩张集合系统，有利于手术的操作和视野。一旦设备被激活，松开钳子，以允许结石碎片被吸出。一些碎石机，如 Lithoclast Select，带有一个螺线管，可以通过超声脚踏开关激活。当超声被激活时，电磁阀打开，允许抽吸。当踏板停用时，电磁阀关闭，从而关闭吸力。

结束手术——肾造瘘，内引流还是无管化？

检查完所有的肾盏后，再次观看最初的透视影像。对透视监视器上的所有阴影进行彻底的排查。在直接检查和高倍透视观察下，所有大于 4 mm 的结石都应被识别和清除（Portis 2006）。集合系统检查完后，5 Fr 输尿管导管被拔出，用对比注射顺行造影，以保证输尿管通畅。如果考虑有输尿管结石或碎片，则行顺行输尿管镜检查。

除非准备行二期 PCNL，通常我们更喜欢留置 DJ 管结束手术，而不是留置肾造瘘管或肾输尿管支架管，尤其在 12 肋上穿刺的时候。根据我们的经验，肾造瘘管术后的管理既耗时间又浪费资源。手术第二天早上的夹管试验可能会导致患者出院延迟。而管理 DJ 管则比较容易。手术后，在膀胱内留置一根 Foley 导管以保持较低的肾内压力，可以减少出血，并促使肾穿刺口愈合。第二天早上通常只需要排尿试验就可以出院。对于有尿潴留史、膀胱出口梗阻或神经源性膀胱等严重下尿路症状的患者，应考虑出院后带几天导尿管（PCNL 术后肾内的高压可促进假性动脉瘤的形成）。

DJ 管是沿着超硬导丝，以顺行置入的方式推入膀胱，直到透视下可以看到导丝上的不透射线的标志距鞘的边缘约 1 cm（图 27.18）。在膀胱部位的透视观察下，固定 DJ 管，缓慢拔出超硬导丝，直到看到 DJ 管

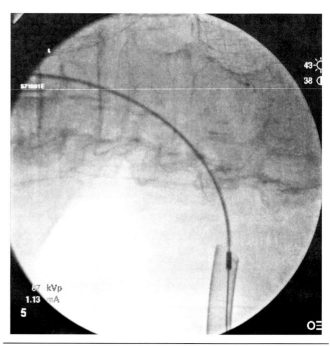

图 27.18　留置的输尿管支架管用推杆沿导丝推入膀胱，透视下推杆的不透 X 线标记要离开工作鞘约 1 cm

在膀胱内出现卷曲。再完全拔出超硬导丝。然后用硬性肾镜检查，以确保 DJ 管上端的圈的位置合适。如果需要调整，肾镜下用带齿抓钳牙抓住 DJ 管的近端并旋转，使其卷曲位于肾盂或上盏（图 27.19）。肾镜直视下缓慢地移除工作鞘，同时排除隐藏的结石或邻近的器官损伤。如果通道位于 12 肋上，我们不会直视下拔鞘，而是以类似于拔出胸腔引流管的方式移除鞘。我

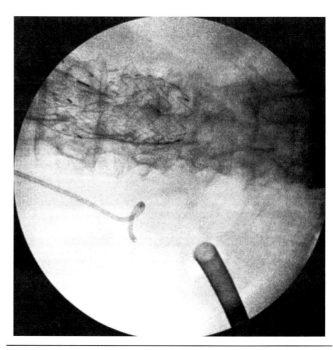

图 27.19　透视下可见输尿管支架管上端盘旋于肾盂内。如果支架管上端离 UPJ 处太近，可以用带齿的抓钳将支架管拉入肾盂一点

们要求麻醉师使患者保持强制呼气末状态，将多个湿海绵包裹在鞘周围，然后拔出鞘，用湿海绵覆盖切口，并保持数分钟。一旦鞘被拔出，麻醉师就恢复通气。

在某些情况下，如小的肾下极结石，没有 UPJ 水肿和明确无残余结石的时候，我们选择不放置任何支架或引流管。

手术结束后，在肋神经和切口处注射 0.5% 马丁哌卡因和肾上腺素，用于患者止痛和止血（图 27.20）。如果切口出血，用海绵持续压迫出血部位 1～2 分钟通常足够了。皮肤用可吸收线缝合和切口胶水关闭（图 27.21）。患者仰卧在床上，气管拔管并送术后康复。

并发症

术后最常见的并发症有出血、脓毒血症和气胸/胸腔积液。漏尿，肠、肝或脾损伤少见，但也有可能发生。假性动脉瘤（图 27.22）是一种延迟并发症，典型表现为出院后迟发性血尿，可能需要血管栓塞治疗。

术后处理及随访

如果为 12 肋以上穿刺，则术后行胸部 X 线检查。

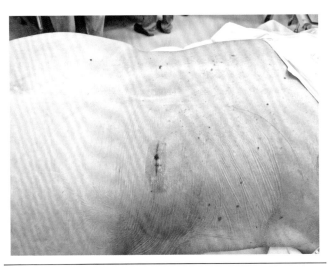

图 27.21 皮肤用可吸收线缝合并用胶水关闭

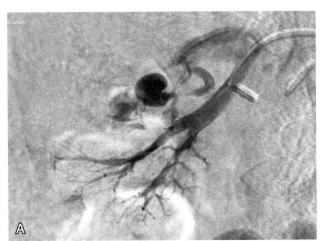

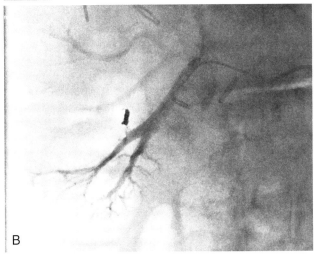

图 27.22 PCNL 术后 10 天血尿，行血管造影检查：（A）发现假性动脉瘤；（B）成功栓塞

如果手术当晚没有问题，也没有拔管的禁忌证，第二天早上进行一次排尿试验再拔出 foley 导尿管。在住院期间，我们不常规术后立即行影像学检查。我们所有带支架的患者都带 α 受体阻滞剂出院，并在大约 1 周

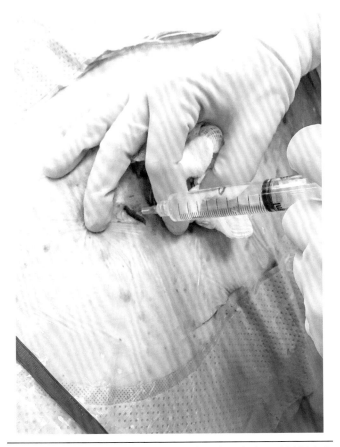

图 27.20 肋骨上方的局部麻醉对于降低术后疼痛以及局部出血都很重要

后，取出支架管前在诊所进行 KUB X 线检查。我们会告诉患者结石的成分，如果结石是鸟粪石，我们会在 3 个月内进行 CT 扫描，以发现任何残留碎片。

拓展阅读

Antonelli JA, Pearle MS. Advances in percutaneous nephrolithotomy. *Urol Clin North Am.* 2013;40(1):99-113.

Honey RJ, Wiesenthal JD, Ghiculete D, et al. Comparison of supracostal versus infracostal percutaneous nephrolithotomy using the novel prone-flexed patient position. *J Endourol.* 2011;25(6):947-954.

Khemees TA, Kenneson MA, Zynger DL, et al. Histologic impact of dual-modality intracorporeal lithotripters to the renal pelvis. *Urology.* 2013;82(1):27-32.

Knudsen BE. Preoperative custom carbon fiber operating table for endourologic surgery. *J Endourol.* 2009;23(10):1587-1590.

Knudsen BE. New Trends in Percutaneous Nephrolithotomy. *AUA Update Series* 2011. Volume 30, Lesson 26.

Ko R, Soucy F, Denstedt JD, et al. Percutaneous nephrolithotomy made easier: a practical guide, tips and tricks. *BJU Int.* 2008;101(5):535-539.

Liu L, Zheng S, Xu Y, et al. Systematic review and meta-analysis of percutaneous nephrolithotomy for patients in the supine versus prone position. *J Endourol.* 2010;24(12):1941-1946.

Nerli RB, Koura AC, Prabha V, et al. Use of LMA Stonebreaker as an intracorporeal lithotrite in the management of ureteral calculi. *J Endourol.* 2008;22(4):641-644.

Portis AJ, Laliberte MA, Drake S, et al. Intraoperative fragment detection during percutaneous nephrolithotomy: evaluation of high magnification rotational fluoroscopy combined with aggressive nephroscopy. *J Urol.* 2006;175(1):162-165; discussion 165-166. Erratum in: *J Urol.* 2006 Mar;175(3 Pt 1):1176.

专家点评（EDUARDO MAZZUCCHI）

近年来，经皮肾镜取石术（PCNL）取得了很大的进展。手术设备有了经改进，还出现了更小的肾镜。泌尿科医师不仅可以通过更小的通道进行 PCNL 手术，这可以显著减少并发症。

俯卧位仍是世界上大多数外科医师的首选体位。然而，仰卧 PCNL 及其衍生体位（完全仰卧，Galdakao，Barts flank-free 等）也得到了认可，其优点是便于麻醉师的术中通气，并使得手术中进入输尿管更加容易。仰卧位 PCNL 更加方便处理合并同侧输尿管结石或联合顺行逆行入路治疗复杂性肾结石。仰卧位的不足之一是它在术中进入肾上极有困难。这两种体位各有优缺点，到目前为止，还没有文献令人信服地证明哪一种体位更好，使得 PCNL 的体位选择取决于外科医师的喜好。

通常泌尿科医师是在 X 射线引导下经皮肾穿刺。全超声（US）引导的穿刺也有良好的效果，但学习曲线较长。在一些困难的病例中，如肾后结肠、马蹄肾和盆腔异位肾，超声引导穿刺很有帮助。

肾造瘘通道扩张可以用球囊扩张器、筋膜扩张器或金属同轴 Alken 扩张器进行。球囊扩张更快，出血更少，但只能是一次性使用，不能再次进入。对既往有肾手术史的患者也可能不那么有效。根据结石负担和外科医师的喜好，通道可以扩张至 30 Fr 或以下。随着 miniPCNL 及其衍生手术的出现，使用金属扩张器可以获得 12～18 Fr 之间的通道。

碎石通常使用超声碎石的设备，它的优点是包含了一个抽吸系统。超声碎石是安全和有效的。超声和弹道碎石相结合的新设备在处理较硬的结石时有很大的应用价值。

软性肾镜现在经常使用，在与激光碎石设备和套石网篮一起使用的情况下，常可以避免多通道穿刺。软性肾镜检查可以检查整个肾内集合系统，手术结束前一定要使用来提高无结石率。

无管化 PCNL 获得了一些支持，它可以减少了术后的并发症。但如果计划再次手术，或者集合系统发生穿孔和存在明显出血，则应使用肾造瘘管。或者在 PCNL 结束时保留 6 FR 输尿管导管，连接到 Foley 导管上，并在术后第一或第二天取出。当需要更长时间的支架时，如有较多的 UPJ 处的操作、水肿或穿孔的病例，最好使用双 J 支架。完全无管化 PCNL 只在非常特殊的情况下实行，我们不常规行完全无管化 PCNL。所有肋间穿刺的患者术后都应该行胸部 X 线检查，并可以在患者出手术室之前完成。

PCNL 并发症发生率在降低，严重的并发症（如 Clavien Ⅲ 和 Ⅳ）发生率为 4%～5%。出血是 PCNL 最常见的并发症，但输血的需求正在下降，转诊中心发生率通常低于 3%。特别是当管理 Staghorn 结石时，感染是一个令人关注的问题。建议在手术前行 1 周的抗生素治疗。对于 PCNL 围术期抗生素治疗依然缺乏共识。

腹腔镜手术入路　第 28 章

Khurshid Ridwan Ghani, J. Stuart Wolf Jr.

（王宝龙　译　李黎明　审校）

每种类型的手术包括腔内内镜手术、腔外内镜手术（如腹腔镜手术）和开放手术，其都是通过进入手术部位的入路来定义的。选择正确的手术入路是整个手术成功的基础。在腹腔镜手术中，需要在适当的空间内充入气体，并且建立和保持观察镜和器械的位置。在本章中，我们描述了到肾的腹腔镜入路（包括经腹腔和腹膜后入路）的方法和注意事项。对腹腔镜手术入路多样化选择的全面了解为外科医师提供了避免并发症且成功实行预期手术的工具。

腹腔镜手术入路

选择建立通路位置

获得经腹腔腹腔镜手术入路的第一步是为初始通路选择一个最佳位置。通常情况下，初始位置是为观察镜准备的。因此，考虑最佳观察位置很重要。手术区域的视野不应该受到解剖结构的阻挡，并能够提供不会干扰器械的合适角度。另外，切口的定位应该尽量避免粘连（在手术瘢痕附近）或其他可能增加损伤风险的解剖学问题（例如器官肿大、囊肿等）。最后，对腹壁结构的了解会使术者有信心建立最初的穿刺孔并减少腹壁血管的损伤。图 28.1 所示为腹壁的横断面。

最简捷的入路为经腹正中线入路，此处腹壁各层筋膜是融合在一起的。腹膜是单独的一层，但在脐部，它黏附在融合的筋膜上。在腹中线的两侧，几层肌肉和筋膜交错行走在皮肤与腹膜之间。

在选择穿刺口的时候，应考虑到腹壁血管的位置。腹壁上和腹壁下血管走行于腹直肌后面，并向外侧及内侧发出分支。经腹直肌穿刺有损伤这些血管的可能。腹壁浅和旋髂血管呈扇形分布在下腹壁，行走于在腹横筋膜以上，任何经过下腹壁的穿刺都可能损伤这些血管。脐周静脉通常不会被损，但在一些患者中，这些血管可能会扩张，因此容易受到损伤。

初始通道的建立

对于肾腹腔镜手术，初始的切口一般在脐部、上腹中线或同侧上腹部。距离中线的横向距离以及距离脐部的头侧距离是由患者的体型以及肾的大小决定的。对于体型瘦小的患者来说，穿刺点应在脐部或中线其他位置。对于体型肥胖的患者，最佳的穿刺点应尽量贴近肋缘。虽然最初的穿刺点是观察镜的入口，但是如果最佳的位置有先前手术的瘢痕，初始通道可建立在任何安全的位置。一旦腹部充气扩张，就可以放置其他通道，包括最终将用于观察镜的通道。

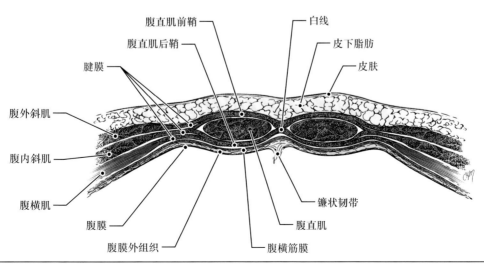

图 28.1　前腹壁横截面。（From Ellenbogen KA，et al.［2011］. Clinical cardiac pacing，defibrillation and resynchronization therapy，4th ed. Philadelphia：Saunders.）

气腹针

在泌尿外科经腹腹腔镜手术中，建立最初穿刺孔的最常用工具是气腹针，气腹针由一个钝头闭孔器和一个锐利斜面的外鞘组成（图28.2）。闭塞器是由弹簧固定的，当气腹针穿刺到坚固的组织结构（如筋膜、腹膜等）时，闭塞器回缩，这时锐利的外鞘露出并穿刺通过组织，当遇到可移动的组织，如肠管时，闭塞器突出避免损伤。要插入气腹针，首先用手术刀在皮肤切一个小切口，用拇指和示指握住针，通过手腕和手指的运动将其插入。虽然于中线插入针的角度应注意避开大血管，但插入方向一般还应垂直于腹壁。直到穿刺至腹膜腔，穿刺针可触及的阻力组织层数可因穿刺位置和患者体位、体型的不同，分别为1-3层。在插入针头时，外科医师应该尽量尝试感觉和听到通过这些不同层的进入。当穿刺针阻力消失，且穿刺针能够无阻力地再进针数厘米时，穿刺针可能已经进入腹膜腔了。正如许多外科医师所做的一样，向上提起腹壁，不会在腹腔内创造更多的空间，而且可能会增加穿刺到腹腔组织的深度，但这样做确实能提供更多的腹壁紧张度，有利于推入气腹针，并可能增加前腹膜和腹膜后血管之间的距离，增加穿刺的安全性。

接下来，进行一系列的测试来评估穿刺针的位置是否正确。将一个装有5 ml生理盐水的10 ml注射器连接到气腹针上，并回抽。如果有血、肠内容物或尿液被抽出，则穿刺位置是错误的。如果回抽没有这些物质，则通过气腹针注入生理盐水，同法再次抽吸，应该还是没有物质被抽出。这些操作可明确针尖是否在管腔结构中，如果针尚在腹膜外则这些将不明显，

而且这是最常见的错误位置。一个可以帮助确定是否进入腹膜内的操作是盐水悬滴试验。在这个实验中，将一滴盐水置于打开的针毂中并抬起腹壁。如果Veress针头的尖端位于腹膜腔内，则液滴将被吸入针头。仅能通过开始充气时监测腹内压力变化来检测出穿刺针的错误留置。在注入第一个500 ml的气体时最高压力应该不超过8 mmHg，如果出现这种情况，应该迅速检查纠正，通过后撤、拧转或稍稍倾斜穿刺针纠正（能使穿刺针头与大网膜或肠系膜的脂肪组织分离）。如果问题得到解决，则继续向气腹针中注气。如果气腹针仍然不在正确位置，则应断开气腹管，放出气体，然后撤出穿刺针。一到两次在不同位置尝试是可以的，但如果仍然失败，则应迅速改用其他手术入路方式。

Palmer's点： 有时于Palmer's点放置Veress针可以减少或避免由正面进入腹膜腔的不确定风险因素。此点以法国外科医师Raoul Palmer命名，他推广了Veress针技术。Palmer's点位于左上腹，在锁骨中线的左肋下缘2 cm处。有潜在粘连风险（如有开腹手术史）或腹中线位置合并有肿物或疝气的患者可考虑使用此位置放置Veress针。然而，对于有脾或胃手术史、肝脾大或门静脉高压症的患者不应使用此位置放置Veress针。

"开放式"腹腔镜通道的建立

另外一种建立经腹腹腔镜初始通道的方法是"开放式"腹腔镜，即插入一个钝性的（Hasson）穿刺套管、尖端带气囊的套管或渐进扩张式套管。这也是广为人知的Hasson法。钝性穿刺套管见图28.3，不同的制造

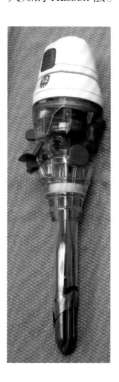

图28.3 传统的Hasson套管。（From Wein AJ, et al.［2011］. Campbell-Walsh urology, 10th ed. Philadelphia: Saunders.）

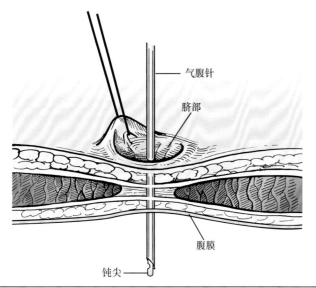

气腹针

脐部

腹膜

钝尖

图28.2 气腹针（From Bishoff JT, Kavoussi LR.［2007］. Atlas of laparoscopic urologic surgery. Philadelphia: Elsevier.）

商有不同的种类，有可重复使用的和一次性使用的，包括钝性套管针、具有圆锥形可调节套筒的套管，及具有可用缝线固定的固定臂等。在开放建立通道方法中，在皮肤上做一个能放置通道的小切口（12～15 mm），并用小拉钩（例如 s 形拉钩）暴露筋膜，做一个 1.5 cm 的切口。在筋膜两侧各缝一针保留定位，直视下切开腹膜，用手指探查确保腹腔内没有粘连。插入穿刺套管，将可扩张锥形端放入腹膜切口，形成紧密的密封。提拉起固定筋膜的缝线，并将其缠绕在穿刺套管上，以保持其位置。插入带有气囊尖端的通道（图 28.4），各制造商均有类似一次性装置以供使用。这些器械能够保持位置并有很好的气密性，通过套管前端的气囊充气后，向上拉起使气囊紧紧贴到腹壁上，通过一个可锁定的装置固定其位置。具有渐进扩张尖端的套管（通道）（Step ports，Covidien，Mansfield，MA；图 28.5）更常用作单独的通道而不是初始通道使用，也可用作"开放式"腹腔镜通道的建立。作"开放式"腹腔镜初始通道的建立，因为用这种穿刺套管，筋膜和腹膜上的切口仅需几毫米宽。将网格状套管插入腹膜切口，然后扩张穿刺套管的袖状扩张装置（详解见后文）。因为最初的切口比最后切口的直径更小，往往这种技术比使用钝性穿刺套管出现气体泄漏的机会更少（具有气囊尖端的通道其气体泄漏也很少）。有些医师在所有患者中均使用"开放式"腹腔镜切口建立第一通道，而另

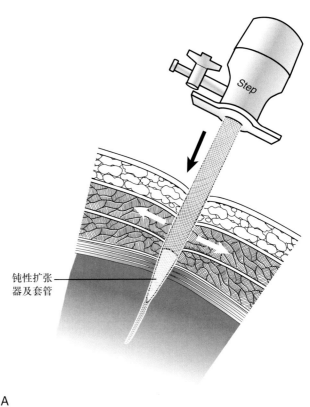

A

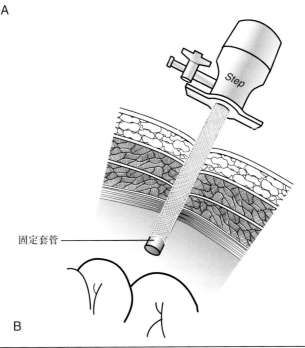

B

图 28.5 （**A，B**）渐进式扩张套管系统。（From Bishoff JT，Kavoussi LR.［2007］. Atlas of laparoscopic urologic surgery. Philadelphia：Elsevier.）

外一些医师则是在遇到腹腔内严重粘连的患者或者其他解剖异常的患者时才使用这种方法，另外一些使用这种方法的情况是气腹针穿刺失败时。

可视穿刺器

另外一种方法是气腹针穿刺注气，使用可视扩张穿刺器（Endopath bladeless trocar，Ethicon endo-surgery，

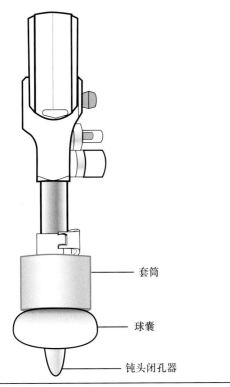

套筒

球囊

钝头闭孔器

图 28.4 球囊尖端套管。（From Bishoff JT，Kavoussi LR.［2007］. Atlas of laparoscopic urologic surgery. Philadelphia：Elsevier.）

Cincinnati，Ohio；图 28.6)。这种穿刺器具有透明的塑料头端，使腹腔镜透过穿刺器头端能够看到穿刺时各层组织的图像。这种穿刺器常常在腹腔内充气后使用（详见后面该器械的介绍），也有一些医师提倡在腹腔内未充气的情况下使用可视扩张式穿刺器建立初始通道，即使仍有可能发生损伤。

腹腔镜穿刺通道的选位

　　一旦通过气腹针向腹腔内充气完成，就可以建立第一通道，通常第一通道应建立在气腹针穿刺的地方。虽然这个通道常常被用作观察镜的通道，但在某些病例中腹腔镜选在其他部位更合适。一旦插入第一个套管，当移除套管针并打开阀门时，将听到"嘶嘶"的声音，以推断套管在已充气的腹腔中的位置是合适的。然后将气体连接到打开的阀门保持充气。之后导入腹腔镜检查腹腔内脏器情况并选择其他穿刺位点。后续穿刺通道（或气腹针充气之后建立最初通道）的选择，包括带有刀片的穿刺器、没有刀片的穿刺器（渐进扩张、可视、非可视），及带螺纹的腹腔镜套管。

　　带有刀片的穿刺器（图 28.7）通常都是一次性使用的，虽然也有一些可重复使用的尖锐的金属套管。一次性刀片穿刺器的优点包括：其头端锐利以及其安全保护机制，其机制是由一个装有弹簧的塑料头覆盖穿刺器头端，塑料头回缩能露出锋利的尖端，一旦穿刺进入腹腔后，弹簧将塑料头顶出遮盖住刀片，保护腹腔内容物避免损伤（图 28.7）。用有力且能控制的动作将穿刺器穿刺到腹腔，避免旋转或偏离直线方向。

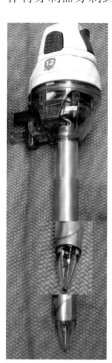

图 28.6　可视化扩张套管针。(From Wein AJ，et al.［2011］. Campbell-Walsh urology，10th ed. Philadelphia：Saunders.)

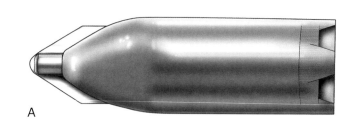
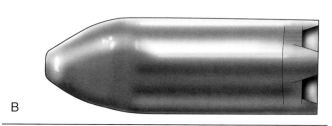

图 28.7　带刀片的套管针，锋利的刀片伸出（**A**）并缩回（**B**）

　　渐进扩张式穿刺器（图 28.5）由气腹针、网状鞘、锥形头的针芯和刚性套管组成。将网状鞘套在气腹针上，将尖端插入腹部。取出针芯后，抓住网状鞘并固定针芯，然后通过网状鞘插入穿刺套管，通过网丝鞘的套管能将筋膜切口逐渐扩大（通常需要较大的力量）。

　　可视性扩张穿刺器（图 28.6）有一个锥形的带刃塑料头，能用 0° 观察镜在穿刺器头端获得扩张组织情况的图像。通过皮肤切口推进腹腔镜穿刺器，保持观察镜直视，同时旋转腹腔镜穿刺器超过 120° 的范围，使其通过筋膜和肌肉进入腹膜腔。也有多种不同尖端形状的不可视扩张套管，可以用来扩张筋膜而不是切开筋膜。沿直线方向穿刺，并来回旋转穿刺器和套管超过 120° 范围。如果考虑到腹膜腔内的粘连，该方法特别有用。这些套管针有 5 mm 大小，当与 0 度 5 mm 视频腹腔镜一起使用时，可以作为在粘连存在时进入腹腔的有用辅助手段。应用可视性扩张穿刺器时，能够通过直接观察穿刺组织的图像增加穿刺的安全性。

　　还有许多非可视化的扩张套管针，具有各种尖端配置，也用于扩张而不是切割筋膜。沿着直线这些套管套管组件，超过 120 度范围来回旋转套管针和套管。扩张套管针对腹壁血管和其他结构的损伤风险较低。另外，筋膜缺损小于刀片套管针产生的缺陷（图 28.7）。

　　最后一种腹腔镜穿刺器是一种螺纹套管（Ternamian EndoTIP Cannula，Karl Storz Endoskope，Tuttlingen，Germany；图 28.8）。这种穿刺套管带有螺纹线以及一个刃状凸起，能够将组织分离而不切割组织。有应用此种套管用作初始腹腔镜通道的报道。

　　渐进式扩张和螺纹套管有助于在腹壁上保持其位置，其他种类套管则容易滑出，尤其是那些带有刀片的套管。有些套管为了提高固定性，增加了螺纹或凸条，但最简单的防止端口脱落的方法是将套管缝合固定在腹部皮肤上，就像固定引流管的方法一样。

除了确定初始通道时要考虑解剖因素之外，建立后续穿刺通道还要优先考虑：避免观察镜和操作器械的碰撞，手术医师手臂的舒适位置，能够对手术区提供多个操作角度。在本书的手术章节中，推荐了穿刺通道的选位，但是医师可以根据自己的经验改变通道的选位，以配合自己特殊的操作技术等。

后腹腔镜手术入路

腹腔镜手术因其更大的工作空间和明确的解剖标志已成为腔镜肾手术最广泛使用的技术。然而，肾是腹膜后器官，后腹腔镜手术是一种替代方法，与腹腔镜手术相比具有一些优势。这些优势包括一个更直接的后入路，可以快速显示肾门结构和避开腹腔（后者特别适用于任何原因引起的"敌对"腹腔患者，包括多次腹部手术、既往腹膜炎和其他原因）。此外，由于腹膜后入路不需要扰动肠道，因此可以降低术后肠梗阻的风险，尤其是在尿漏或血肿的情况下，此时内容物将被限制在腹膜后。尽管 1969 年首次描述了后腹腔镜检查，但直到 1992 年 Gaur 和他的同事描述了球囊扩张技术，这种方法才变得可行和实用。

后腹腔镜穿刺通道的选位

为了更好地创建腹膜后间隙和有序地放置各个穿刺通道，需要彻底熟悉后腹壁的解剖结构和腹膜后腔的手术解剖结构（图 28.9）。腹膜后腔由脊柱旁肌形成坚硬的后边界。该间隙的前边界是后腹膜壁层，其可由气囊扩张或手指分离。相对禁忌证是腹膜后手术史及瘢痕，还有病态肥胖。该病导致腹膜后脂肪大量增加、解剖标志异常，从而导致手术者方向迷失。同侧结肠切除术对腹膜后通路有不同的影响。

患者体位

将患者置于侧卧位，抬高腰桥，弯曲检查床，增加第 12 根肋骨和髂嵴之间的距离（图 28.10）。如果髂骨突出，确保在腰桥下方。患者应被固定在手术床上，

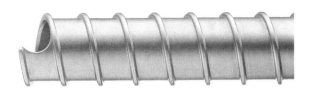

图 28.8　螺纹端口的尖端。（Ternamian EndoTIP Cannula, Karl Storz Endoskope, Tuttlingen, Germany.）

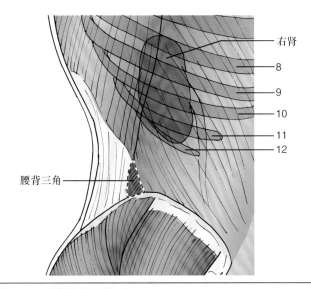

图 28.9　后腹壁的解剖。（Modified and reprinted with permission, Laparoscopic partial nephrectomy: comparison of transperitoneal and retroperitoneal approaches. Wright JL et al. J Urol，174：841-845.）

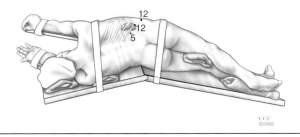

图 28.10　右腹膜后通路的患者定位。（Reprinted with permission, Cleveland Clinic Center for Medical Art & Photography © 1999-2012. All Rights Reserved.）

所有的压力点都要加衬垫，以避免神经肌肉损伤。外科医师和助手站在患者的背后。

初始通路的建立

为了确保观察镜位置正确和腹膜后间隙的形成，我们需定位髂嵴、肋骨和腋窝线。定位小三角（或腰三角：由髂嵴下、背阔肌后、腹外斜肌前围成），并作为重要标志。

于 12 肋尖下，腰三角的头侧和内侧做一个 15～20 mm 长的切口，为观察镜的通道做准备。使用拉钩拉开腹外斜肌，露出胸腰筋膜（腰背筋膜）。用 Kelly 钳穿透筋膜并进入腹膜后间隙。然后，将示指插入该间隙（图 28.11）。术者应该能感觉到第 12 根肋尖、腰大肌，有时还有肾下极。使用手指进行轻柔的钝性分离，将附在前腹部的腹膜完全推开。这一步骤不宜重复太多次，因为过度的操作会导致腹膜不经意间破裂。接下来，将球囊扩张器（OMSPDB1000，圆形扩张球囊，或 OMSPDBS2，肾形扩张球囊；Covidien，Mansfield，MA；图 28.12）放入腹膜后间隙。当插入套管针时，

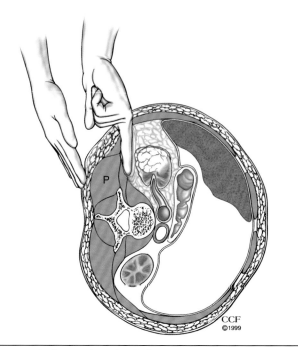

图 28.11 腹膜后通路：手指解剖。(Reprinted with permission, Cleveland Clinic Center for Medical Art & Photography © 1999-2012. All Rights Reserved.)

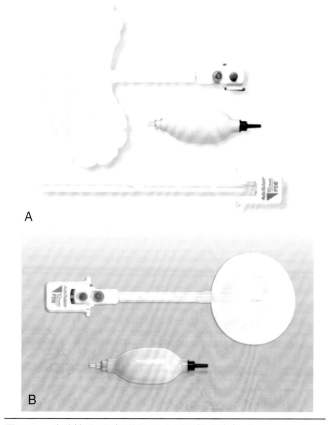

图 28.12 腹腔镜（**A**）肾形和（**B**）圆形扩张球囊。(OMSPDB1000, round distension balloon；OMSPDBS2, kidney distension balloon；Covidien，Mansfield，MA.)

闭孔器被移除，折叠的气囊滑入腹膜后间隙。把这个扩张球囊放在肾的后面，而不是放在肾的下极的内侧，

这是非常重要的。当肾形球囊扩张时，它将在 Gerota 筋膜外以头–尾方向展开和扩张。

腹膜后腔的建立

在球囊扩张器中插入一个 30° 的观察镜，以确认球囊的放置是否正确，及直视下扩大球囊所产生的腹膜后空间（图 28.13）。进行 40 次充气，尽管有时可以增加到 50 ～ 60 次（相当于 800 ～ 1000 ml 空气）。标志物为腹横肌和上面的腹膜返折前层、下面的腰肌肌腱和输尿管。Gerota 筋膜内肾下极的也可以被识别出。在放置后续通路前，要留意腹膜从前腹壁分离的程度。然后将球囊放气并取出，并用一个 12 mm 的套管替换，该套管带有一个内部留置气囊和用于观察镜的外部泡沫袖片（一种将可充气球囊球和泡沫袖片结合成一体的装置）。其可充气球囊和外部泡沫袖片减少气体泄漏，但放置后续通路时如果碰到器械，它很容易破掉。然后建立气腹（15 mmHg），重新置入 30° 观察镜，在使用无压力屏障阀的气腹装置（AirSeal，Surgiquest Inc，Milford，CT）时，可以使用较低的压力。

腹膜后腔穿刺通道的建立

将 30° 观察镜的镜面朝上有助于剩下的操作通道的留置。外侧的操作通道（12 mm 口）刚好插在第 12 肋下方的竖脊肌外侧。内侧的操作通道放置在髂嵴的内上方。这些通道可以在气腹存在的情况下直视下插入，也可以在非直视的情况下直接插入，但需要非支配手

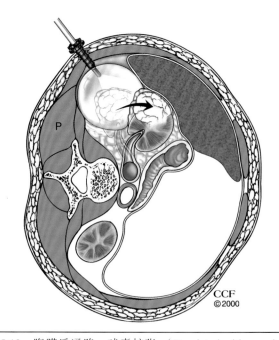

图 28.13 腹膜后通路：球囊扩张。(Reprinted with permission, Cleveland Clinic Center for Medical Art & Photography © 1999-2012. All Rights Reserved.)

的示指穿过切口进入腹膜后间隙，从而引导其放置并防止对周围结构造成伤害。有时需要将腹膜从前腹壁分离得更彻底一些，以放置内侧的通道。如果是这样的话，可以用腹腔镜下的 Kittner 钳通过另一侧通道轻轻地推开腹膜以创造更多的空间。一旦腹膜从该处被推开，可以在第 11 根肋骨尖端的中间放置一个额外的（第 4 个）辅助通道（10 mm）（图 28.14）。一般来说，最好是将所有通道尽量远离对方，以避免"打架"。对此的一个粗略估计是它们应该至少相隔一手宽的距离。

手术标志

在腹膜后腹腔镜手术中，较小的工作空间和对肾入路的不熟悉需要了解一些基本的手术标志。有三个解剖结构通常于早期可见，它们有助于熟悉空间。首先是位于下面的腰大肌，整个手术过程中应处于水平位置。然后需要识别的解剖结构是横向的大血管，及从下到上横穿整个视野的输尿管。在确定这些解剖结构后，在腰大

肌上方 2～3 cm 处切开 Gerota 筋膜，露出肾周脂肪和肾。需要注意的是，由于建立初始通路穿刺不够准确，放入扩张球囊的位置在腰大肌筋膜外。当这种情况发生时，必须在腰大肌上方 2～3 cm 处做一个额外的切口，以露出 Gerota 筋膜。小心地向前分离，并将转向前内侧，很快就会看到肾动脉的搏动（图 28.15）。其余步骤在相关手术章节中进行了说明。有时，在制造空间或分离过程中，腹膜可能出现轻微破裂，但这不应阻止手术的进行。

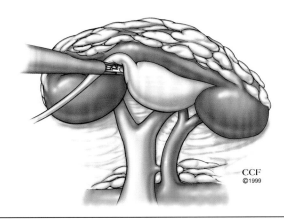

图 28.15　腹膜后解剖肾门（Reprinted with permission，Cleveland Clinic Center for Medical Art & Photography © 1999-2012. All Rights Reserved.）

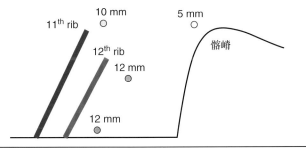

图 28.14　用于腹膜后肾手术的腹腔镜套管的尺寸和位置的最终套管配置的示意图。

拓展阅读

Bishoff JT, Kavoussi LR. *Atlas of laparoscopic urologic surgery*. Philadelphia: Elsevier; 2007.
Gill IS. Laparoscopic surgery for renal cell carcinoma. In: Novick AC, Gill IS, Klein E, Rackley R, Ross JH, eds. *Operative urology*. New York: Springer; 2006.

专家点评（COSTAS LALLAS）

腹腔镜和机器人手术是改变泌尿外科模式的创新。然而，就像其他外科手术一样，成功依靠的是一个小步骤的渐进过程，这是下一个步骤建立的基础；如果一个手术出错了，它可以将一个被认为是常规的手术转变为一个漫长的下午。因此，考虑到每一个微创病例开始时都需要创造气腹和留置套管针的情况，这对其余的手术步骤都会产生显著的影响。我的一位导师的教诲在我的脑海中回荡："入路就是一切：好好完成入路！"

本章作者介绍了两种腹腔镜手术经腹腔入路的一般方法，即闭合和开放技术，或者更具体地说，分别使用 Veress 针／可视化套管针或 Hasson 通路。尽管有较真的比较报道开放式技术与较少的转换和并发症有关，但事实上，这两种技术的失误率都很低，因此它们都是开始这些手术的非常安全的方法[1]。经常使用闭合式方

法的经验丰富的腹腔镜检查者实际上知道开放式技术的重要性，并且知道什么时候该用这项技术。一旦建立了气腹，外科医师在放置通路时可能会受到限制，这取决于哪家公司存货放在了他们的手术室。理想情况下，可视化套管针用于初始端口的放置，但许多外科医师采取盲目放置初始套管针的方法，尤其是那些做机器人手术的医师，其中机器人的镜头，无法放入可视化 trocar。无论如何，应始终查看后续通路的置入。

对于腹膜后通路，如作者所述，只有开放的技术是可行的。此外，对于腹膜后肾手术，在对笨方法不熟悉的时候，本章陈述的定位和进入技术（球囊扩张器，球囊留置通路）是关键的。然而，正如经腹腔入路一样，制作成功的入路对于平稳操作至关重要，这是所有外科医师都应遵守的准则。

[1] Ahmad G，Duffy JM，Phillips K，Watson A. Laparoscopic entry techniques. Cochrane Database Syst Rev. 2008 Apr 16；（2）：CD006583.

第 29 章　肾冷冻手术治疗

Kae Jack Tay, Charles Kim, Thomas J. Polascik

（金圣明　王弘恺　译　叶定伟　审校）

预备知识

适应证

目前技术最适合小于 3.5 cm 的肾肿瘤。经腹腔镜治疗介于 3.5 ～ 4.5 cm 的肿瘤可能需要更多的冷冻针，增加了不完全消融的风险和并发症的发生率，因此不建议应用冷冻消融。然而，在某些特殊的临床情况下，较大的肿瘤采取经皮冷冻消融可能是一个合理的选择。根治性消融适合磁共振成像（MRI）或计算机断层扫描（CT）检查后局限性病变的患者。在个别情况下，冷冻消融也可作为姑息性治疗的一种选择。

除了常规的术前评估，肾 CT 或 MRI 精确划定肿瘤尺寸和位置是必要的。术前应行肠道准备并给予广谱头孢素治疗。

冷冻治疗是一种消融的技术，可以通过使用开放性外科手术、经皮或腹腔镜（经腹、腹膜后或手助）的方法。本文将依次纯腹腔镜方式和经皮影像引导下的操作技术。

等温线

冰球内的温度有所不同，代表从相邻冷冻探针的极冷（约 − 180℃）至冰球的边缘（0℃）渐变过程。等温线描述低于某一个特定临界值的温度梯度（例如，0℃、− 20℃ 和 − 40℃ 的等温线）。冰球边缘内部 2 ～ 3 mm 的温度为 − 20℃～ − 15℃，可以认为是细胞致死性的温度。人们普遍接受 − 40℃ 等温线能够有效彻底破坏细胞，但是，体外研究表明，细胞死亡可以发生在不同的温度，这取决于肿瘤的类型。图 29.1 显示，根据所需等温线选用不同的冰球尺寸。

腹腔镜下肾冷冻消融术

仪器设备

本操作需要的仪器装置包括氩气冷冻装置（含或不含氦）的冷冻探针和温度探测器、术中超声、腹腔镜端口和仪器、活检枪和止血剂。

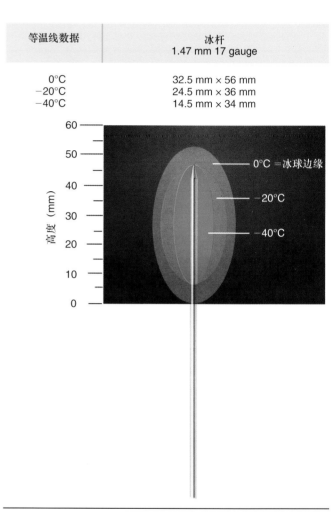

等温线数据	冰杆 1.47 mm 17 gauge
0℃	32.5 mm × 56 mm
−20℃	24.5 mm × 36 mm
−40℃	14.5 mm × 34 mm

图 29.1　实现所要求等温线的冰球尺寸

操作过程

1. **体位**：患者定位在约 60° 的侧卧位，身体受压部位予以垫子保护，固定于手术台。手术台在操作过程中可以旋转（需术前经过测试）以实现进一步的侧卧位定位。患者应靠近手术台边缘，面朝操作医师，肿瘤一侧朝上。采用全身麻醉。

2. **操作通道布局**：通常采用 3 个腹腔镜通道：在上腹部中点置入 5 mm 的通道，脐旁置入 12 mm 摄像头通道，肿瘤的一侧较低部位置入一个 12 mm 通道（图 29.2）。也可选择放置在肋缘下 2 cm 腹直肌外侧边缘（通常选择上方的端口作为摄像头通道）连续做 3

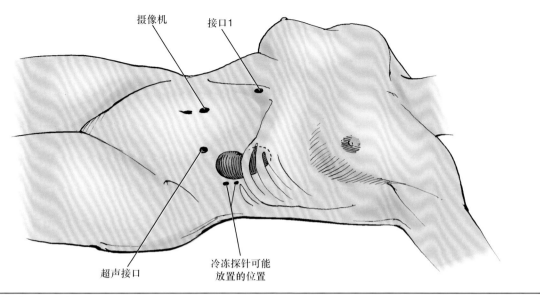

摄像机　　接口1

超声接口　　冷冻探针可能放置的位置

图 29.2　肾冷冻外科操作通道布局

个通道，每个通道间隔一个手掌的宽度。无论采用哪种通道设置，其中一个必须使用 12 mm 的通道以保证腹腔镜超声探头的进入。也可根据医师实际需要另设一个辅助通道（通常为 5 mm）。适当情况下可另做一个 5 mm 的肝牵引器通道。通道建立后制造气腹。

3. 游离暴露肿瘤：总的原则是①暴露肿瘤；②冷冻探针垂直进入肿瘤，而非倾斜进入。肋骨通常是限制进针的因素，尤其是肾上极肿瘤。从解剖学上讲，对于许多患者，肾上极肿瘤位于肋缘下方而肾下极肿瘤无肋骨包绕（图 29.2）。因此，游离的程度取决于何时能够将冷冻探针以理想的垂直角度进入肿瘤。例如，对于前下极肿瘤，至少要游离到暴露肿瘤能够直接进冷冻针（图 29.3）。而对于后部或上极肿瘤则需要更广泛细致的游离暴露。例如，上极肿瘤通常需要更广泛的游离，使肾能够拉到肋骨下方才避免斜行进针（图 29.3B）。可以通过额外拉钩或用一只手辅助装置达到牵拉肾的目的。

4. 游离肾时，Toldt 线应避免过分切开，切至能够满足到达肿瘤的程度即可。对于左侧上极的肿瘤，脾应充分游离，以避免由脾肾韧带和脾结肠韧带的牵拉引起的意外损伤。切开肾结肠韧带即可将结肠拉开。肾冷冻消融术没有必要暴露肾门区血管。冷冻过程中，超声波探头放在肾下方、垂直冷冻针的方向（图 29.4）。因此，对于前部肿瘤，可能需要游离肾后方一定的间隙以便安置超声波探头。

5. 应根据最近的术前 CT 或 MRI 扫描确定肿瘤的大小和位置。对于内生性肿瘤可能需要术中超声引导定位。相比之下，外生性肿瘤则可以直接识别定位。内生性肿瘤还可通过术中冰冻切片活检验证。一旦确

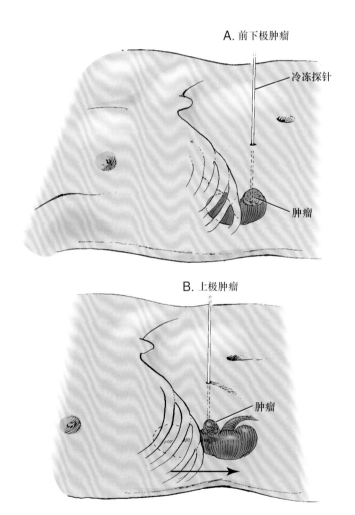

A. 前下极肿瘤

冷冻探针

肿瘤

B. 上极肿瘤

肿瘤

图 29.3　游离肿瘤（A）下极肿瘤；（B）上极肿瘤

定为肿瘤，切开靠近肿瘤的 Gerota 筋膜，暴露肾表面。去除肿瘤表面的肾周脂肪，放置在一个腹腔镜标本袋中，送病理诊断。通过腹腔镜超声探头扫描肾表面，确定肿瘤的尺寸、肿瘤与集合系统和血管的关系，以

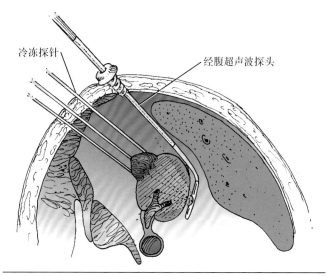

图 29.4 放置超声探头

冷冻探针
经腹超声波探头

及可能的卫星病灶等。冷冻过程中，可以通过 12 mm 的端口暂时放置腔镜纱布以在肿瘤周围提供一个范围，或保护其他重要结构如肠道。中部、下极的肿瘤也可用纱布遮挡保护输尿管。

6. 冷冻探针：根据病变的大小选择冷冻探针的数目。

对于非常小的病变，可以使用一个探针。对于较大的病变，探针呈三角形排列可以满足足够的覆盖范围（图 29.5）。对于更大的病变，可以使用 4 个探针呈 "方形" 布置，或者 5 ~ 6 个探针行五边形 / 六边形放置。与制造商沟通了解冰球大小和吸附等温线数据也很重要，确定杀死细胞冷冻探针的数量或定位 / 配置。无论探针多少，原理都是相同的：保证肿瘤包含在一个致死性的等温线内，并且相邻的冰球足够重叠使冰球之间达到一个致死性的等温线。如果使用一个冷冻探针，应放置在肿瘤的中心并有足够的深度形成足够的冰冻边缘。本章显示了复杂的多针组合配置。图 29.6A 描绘了 3 个冷冻针的适当间隔可以在冰球重叠区实现更冷的温度。与此相反，图 29.6B 表明，如果相邻的冷冻探针间隔太远，有可能产生冷冻针之间的 "温暖区域"，即 "可变的冷冻区"，在此区域相邻的冰球重叠区无法达到致死性温度。

对于探头的深度，由于冷冻针尖端以外很难产生致死性温度，因此临床上冷冻探针应放置在肿瘤的基底或距肿瘤边缘 0.5 cm 的深度为宜。就距离来说，使用 17 号针，根据热测绘的研究，为达到足够的冰球重

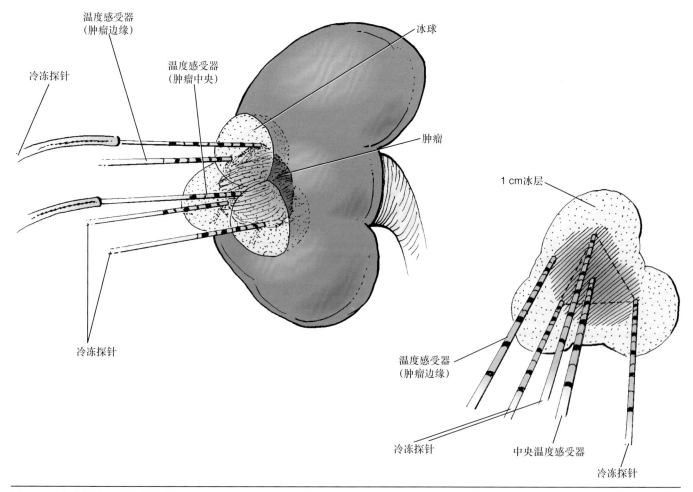

温度感受器
（肿瘤边缘）

温度感受器
（肿瘤中央）

冰球

冷冻探针

肿瘤

冷冻探针

1 cm 冰层

温度感受器
（肿瘤边缘）

冷冻探针

中央温度感受器

冷冻探针

图 29.5 冷冻探针的三角形布置

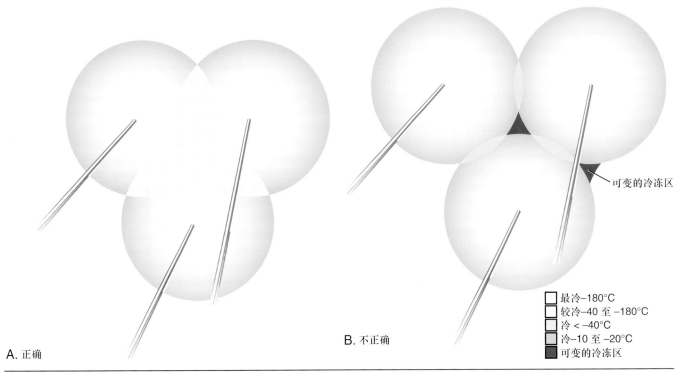

可变的冷冻区

最冷 −180℃
较冷 −40 至 −180℃
冷 < −40℃
冷 −10 至 −20℃
可变的冷冻区

A. 正确

B. 不正确

图 29.6 多针组合配置

叠，冷冻探针针距在 1.5 cm 以内，并使相邻的冰球氩氦刀边缘（可达 1 cm）达到肿瘤边缘之外。

7. 温度感受器：放置在肿瘤外周以及在中心的位置（图 29.7）。如果测量温度感受器的尖端可以测量温度，则可以将温度感受器尖端置于肿瘤中心，代表肿瘤的半径或肿瘤深度一半位置的温度。通常情况下，

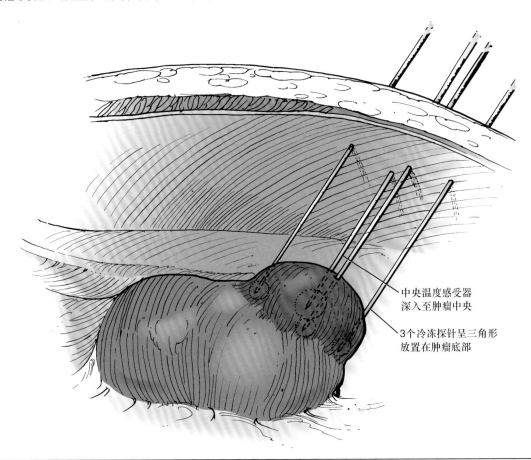

中央温度感受器深入至肿瘤中央

3 个冷冻探针呈三角形放置在肿瘤底部

图 29.7 使用温度感受器测量温度

生产商提供的冷冻设备包含多个温度感受器，医师可根据需要放置。

8. 皮肤针刺点：在放置冷冻探针之前，外科医师需要确定从皮肤表面到肾肿瘤最直接的路线。如果肿瘤在肋缘下，需要用拉钩拉动肾或旋转肾以便经皮探针置入可以直达肿瘤。探针在肿瘤上的位置确定后，皮肤上的穿刺点也应放置在相同的位置。例如，如果医师想在肿瘤内布置呈三角形、针距 1.5 cm 的冷冻针，他需要在皮肤上标记出相同的位置（图 29.8）。所有探头都需要通过皮肤预定点平行放置。

9. 针刺活检和冷冻针插入：穿刺活检和冷冻探针插入到肿瘤之前，在距离冷冻针穿刺点 5～10 cm 的距离外置入细的穿刺鞘，用于穿刺活检针置入（护套能防止理论上"穿刺道播种"的风险）。放置好温度感受器后，按顺序将冷冻探针放至合适的深度。通过超声探头可以帮助确定探头放置位置，牢记超声传感器应垂直于探针。开始冻结前，应该核实探头位置和深度是否放置正确。在直视下或腹腔镜超声引导下进行肾穿刺活检（2～4 针），组织送病理诊断。可在冷冻前活检，或首个冻融循环后再行活检以降低活检导致的出血风险。

10. 冷冻：一般行两个冻融循环。通过温度感受器和超声引导实时监视冷冻过程。冷冻过程中，中心温度通常低于 -75℃，肿瘤边缘至少低于 -40℃。冰球边缘高回声的声影逐渐消失。随着冷冻时间的进行，每个冰球凝聚处理后的区域将成为低回声。超声可以实时监测冰球的聚集和冰球的边缘，该范围应包含肿瘤和其切缘（图 29.5）。冷冻开始后，当肿瘤内部和外围温度均低于 -40℃ 后可以停止冷冻。冻结 2～3 cm 的肿瘤可使用市售氩气系统持续 5～10 分钟。在冷冻治疗中，要格外小心，防止输尿管或其他腹部器官直接接触冰球或冷冻探针。如有必要，可以在冻结之前用牵引器将正常组织隔离开。此外，在冷冻过程中，应该在冷冻区域与灌注良好、柔软的正常肾实质间建立一个冷冻/固相界面，如果探针施加的压力过度会毁坏这个界面，进而导致肾破裂继发出血，必须小心防止这种情况发生。

第一次冻结后解冻，肾逐渐复温直到温度感受器指示温度达到 0℃ 以上，并且超声显示冰球已经融化。此后，开始第二轮冻融。组织达到正常温度（＞0℃）后拔出冷冻探针和温度感受器。小的出血点可以用止血剂覆盖。通常无须留置引流管，当然也可根据外科医师的判断而定。

11. 术后患者评估包括体格检查、测血清肌酐，冷冻术后 2 年内每 6 个月复查胸部 X 线片和肾 CT 或 MRI，以后每年 1 次。通常冷冻术后肿瘤控制在影像学上被定义为增强 CT 或 MRI 上冷冻区域无强化，并且肿瘤大小无增长。

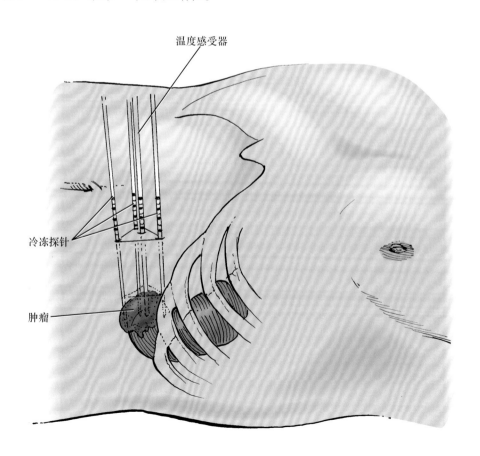

温度感受器

冷冻探针

肿瘤

图 29.8　皮肤表面冷冻探针的放置

经皮肾冷冻消融手术

术前考虑

一般来说，经皮肾冷冻消融手术的禁忌证包括：无法纠正的凝血障碍，肿瘤体积＞ 5 cm。相对禁忌证包括：位于肾中央的大块肿瘤（出血风险高），集合系统损伤，找不到安全的进针路径（位于前部的肿瘤此项风险最高）。

工具

手术中使用的仪器包括：带有冷冻探针的氩气冷冻装置（有无氦气皆可）、具有 CT- 荧光检查功能的多排 CT 扫描仪，及 20 号经皮活检空芯穿刺针包。

步骤

1. 体位：患者通常以俯卧位躺在 CT 台上，根据肾肿瘤和重要脏器的位置，也可采用侧卧位或仰卧位。

2. 术前定位：在患者腰部皮肤放置不透射线的标志物，行 CT 扫描以确定肿瘤的位置和理想的进针路线。在 CT 引导下，在患者皮肤上标出最佳进针口。在一些病例中，考虑到肿瘤的位置，超声引导可能效果更好。

3. 肿瘤的活检：如果先前未获得组织学结果，那么可以用带套管的活检枪进行肿瘤组织的活检。如果需要非常准确的组织学结果，建议使用双芯活检，避免使用细针穿刺活检。

4. 内脏牵拉 / 水分离法：患者通过选择恰当的体位，可以利用重力避开一些重要脏器。如果重要脏器（结肠或胰腺）与肾肿瘤还是很靠近，为避免它们受到消融治疗影响，可以采用水分离法（CT 引导下，在筋膜间隙内注入温的生理盐水制造隔离带）。

5. 冷冻探针的插入：冷冻探针的数量和类型是根据肿瘤的大小和形状来确定的，不同类型冷冻探头产生的冰球的大小和形状也不相同。与腹腔镜下肾冷冻消融术类似，手术目标是产生一个包含了整个肿瘤的冰球，并至少包括 5 mm 的肿瘤周围肾实质。腹腔镜下肾冷冻消融术用到的几何原理同样适用于本手术——如果使用了两个以上的探针，需要通过几何构型来获得最佳的冰球大小和形状。每个冷冻探针都在 CT 荧光引导下进行穿刺。理想情况下应该从肋间或肋下进针，以免损伤邻近脏器，如结肠、肝、脾或胸膜。如果 CT 机隧道内较窄，无法进行冷冻探针穿刺，那么刚开始的探针穿刺步骤可以在 CT 机隧道外进行，患者仅在最后的操作和调整步骤时躺入隧道内接受 CT 引导。

另外，当放置多个探针时，需要避免冷冻探针的滑出，一旦每个探针调整到最佳位置，就应使其冷却达到设定温度，以黏附在周围的组织上，然后再放置其他探针。

手术中，可以允许冰球侵入肾中央部和集合系统，研究表明术后不良后遗症的发生率很低。但是，应尽量避免冷冻探针直接插入肾中央部，因为冷冻探针本身可能会导致动脉或集合系统的损伤。

6. 冷冻：研究表明冷冻后消融再冷冻，可以促进细胞死亡，所以通常采取冷冻–消融–冷冻三步骤，它们分别持续 10 分钟、8 分钟和 10 分钟。−20℃以下，通常可以确保细胞死亡，所以消融区的最低温度通常为−40℃。而冰球的边缘温度为 0℃，因此冰球边缘不是消融的治疗区域。

7. 术后评估：冷冻消融手术一完成，就需要行 CT 扫描以评估冰球是否完全覆盖病变范围，是否有气胸或是明显的血肿形成。患者的术后护理主要包括生命体征的监测和麻醉后的复苏。患者在出院前需要恢复自主排尿，以便评估血尿的程度。虽然轻度血尿属于正常现象，一般不需要担心，但是当血尿较严重时，还是需要考虑大出血的可能。严重的血尿有时也可表现为尿潴留的症状（血凝块形成导致膀胱流出道阻塞），这种情况通常发生在患者恢复走动后。因此，如果患者恢复走动后病情较稳定，未出现并发症，就可以考虑安排出院。根据需要可以开给出院患者麻醉止痛药，但一般使用乙酰氨基酚类药物就足够了。

术后 2 年内，患者应每 6 个月行一次双相肾 CT 或 MRI 检查。再之后，每年进行一次即可。影像学意义上的肿瘤控制，通常定义为：在对比增强的 CT 或 MRI 片子上，未出现对比增强灶，且接受过治疗的病灶没有增大。

拓展阅读

Rosenberg MD, Kim CY, Tsivian M, et al. Percutaneous cryoablation of renal lesions with radiographic ice ball involvement of the renal sinus: analysis of hemorrhagic and collecting system complications. *AJR Am J Roentgenol.* 2011;196(4):935-939.

Tsivian M, Caso J, Kimura M, Polascik TJ. Renal function outcomes after laparoscopic renal cryoablation. *J Endourol.* 2011;25(8):1287-1291.

Tsivian M, Chen VH, Kim CY, et al. Complications of laparoscopic and percutaneous renal cryoablation in a single tertiary referral center. *Eur Urol.* 2010;58(1):142-147.

Tsivian M, Kim CY, Caso JR, et al. Contrast enhancement on computed tomography after renal cryoablation: an evidence of treatment failure? *J Endourol.* 2012;26(4):330-335.

Zargar H, Atwell TD, Cadeddu JA, et al. Cryoablation for small renal masses: selection criteria, complications, and functional and oncologic results. *Eur Urol.* 2015;69:116-128.

第 30 章　肾射频消融

Noah E. Canvasser，Ilia S. Zeltser，Jeffrey A. Cadeddu
（俞雷均　王弘恺　译　叶定伟　审校）

肾射频消融

肾射频消融（renal radiofrequency ablation，RFA）是一种微创治疗肾小肿瘤的方法。RFA 使用单极交流电消融针，原理是利用消融探针发生器在探针和接地板之间产生电流，该电流产生的热量使肿瘤及其边缘组织温度上升到 60℃以上，导致细胞死亡。高温还可以阻塞微血管，破坏细胞骨架，导致组织缺血，抑制受损的 DNA 修复，并最终在探针周围形成可预估范围的凝固性坏死区。

根据探针上的能量反馈回路不同，目前主要有两种类型射频发生器：基于阻抗的（Covidien，Boulder，CO 或 Boston Scientific，Marlborough，MA）和基于温度的射频发生器（Angiodynamics，Latham，NY）。反馈回路的设计目的是防止组织升温过快产生炭化，使组织热传导性减弱，进而缩小消融范围。基于阻抗的射频发生器可以监测从探头到周围组织的电流传输。它的缺点是不同组织的特性会影响阻抗和总能量的输送，进而降低效率。基于温度的射频发生器会提供能量使电极尖端达到固定的温度，但这并不代表周围肾实质的真实温度。之前的一项 meta 分析显示，两种类型的射频发生器各有利弊。

为了进一步减少组织炭化，研究者开发了多针头设计。有单个或多个尖头的电极组合，并且还可以进一步分为湿法、干法或尖端可以冷却的探针。多个尖头的探针可以在更大的区域内传输电流，使更多的能量在发生炭化之前输送到组织。湿针头（例如 StarBurst Xli-enhanced 和 StarBurst Talon，Angiodynamics）能够将低阻导电性液体输注到治疗区域，降低组织阻抗，增加电流穿透深度。而尖端可以冷却的探针（Cool-tip，Covidien），通过探针内循环流动的冷水，最大限度地降低了探针的表面温度，将更多的能量传递到组织内。

RFA 可用于门诊，并可治疗各种部位的肾肿瘤。根据肿瘤的部位、患者的健康状况以及外科医师的经验，可以选择经腹腔镜或经皮 RFA。经皮 RFA 适合位于后方或侧方的肾肿瘤，及那些因为心肺疾病而不能耐受腹腔充气的患者。腹腔镜 RFA 需在全身麻醉下进行，而经皮 RFA 既可在全身麻醉，也可在静脉注射镇静下进行操作。我们偏向于在全身麻醉下做经皮 RFA，因为麻醉状态下患者可保持固定不动，同时可以控制呼吸活动，使肾位置相对固定。我们相信，全身麻醉的这些优势可以帮助我们更精确和快速地定位肿瘤。

术前准备和术前计划

文献中经常会讨论肾小肿瘤的最佳治疗方案，通常在以患者为中心的治疗方案讨论时会考虑选择 RFA。我们参考了《2009 年 AUA 临床 I 期肾肿瘤管理指南》来制订术前计划。截至本文撰写时最新的指南提出，健康的 cT1a 患者可以将射频消融治疗作为一项备选方案，但患有严重合并症的 cT1a 患者则推荐使用射频消融治疗。不管是健康还是不健康的 cT1b 患者，射频消融都是一项备选方案。临床医师和患者可以自行决定射频消融术前是否要做肾肿块活检，但如果术前没有做，则必须在射频消融手术中完成。

在手术前，患者需接受 3 mm 层厚的腹部 CT 平扫＋增强检查，以确定肾病变的准确位置和大小。对于肾功能较差或碘造影剂过敏的患者，可以用钆增强的 MRI 检查代替。

术前常规实验室化验包括血电解质、肌酐、肝功能及凝血功能检查。对于术前尿液细菌培养阳性的患者应给予针对性的抗生素治疗。由麻醉师决定是否行胸片检查。如果患者服用阿司匹林、华法林、大剂量的维生素 E 或其他抗凝药物，应该在术前 5 ～ 7 天停止服用，术后可立即恢复使用。接受腹腔镜下 RFA 的患者术前一晚需要禁食，口服半瓶柠檬酸镁作为肠道准备，手术日早晨应用覆盖皮肤菌群的肠外抗生素进行预防性治疗。

RFA 技术

本文中演示的技术采用 StarBurst XL RFA 探针（Angiodynamics）和 1500X RF 发生器，这是我们的首选技术。如果治疗医师选择使用其他探头或发生器，除非生产商提供了特殊使用说明书，否则下面列出的方法依然适用。

经皮 RFA

　　患者气管插管全身麻醉后，留置导尿管以监测是否有血尿。患者在 CT 台上采取俯卧或侧卧位，所有的皮肤受压点用软垫保护。两个 RF 接地电极按照仪器说明书放置（图 30.1）。

　　1.电极板放在患者背或腰对应肾的位置，应用常规剂量一半的造影剂行腹部增强 CT 扫描确定肿瘤位置，之后开始穿刺。一个好的经皮穿刺通道应该确保探针避开肝、脾、结肠和胸膜等周围结构。

　　2.RFA 探针通过网格上的预定点经皮刺入，直接刺向肿瘤部位（图 30.2）。再次行 CT 扫描调整探针，确保探针正确放置。消融区域应完全涵盖肿瘤并包括肿瘤外正常组织至少 5 mm。放置针结束开始消融前必须在 CT 上再次确认（图 30.3）。如果第一次探针位置摆放恰当，仍然无法对整个肿瘤进行射频消融，那么第二轮消融前需要重新摆放探针位置。

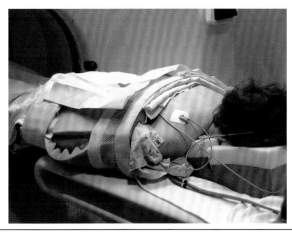

图 30.1　患者俯卧位躺在 CT 桌上

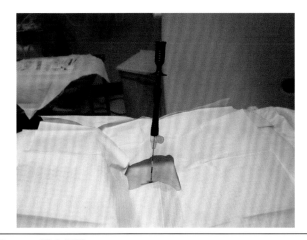

图 30.2　置入探针

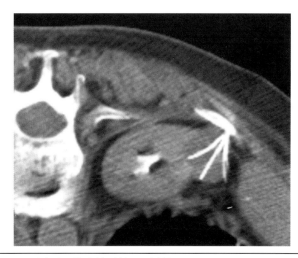

图 30.3　展开叉状尖端后的 CT 图像

　　3.如果术前未做肿瘤穿刺活检，那么手术中确认探针位置摆放正确后，就应该先做肿瘤的空芯穿刺活检。必须在消融探针位置确定后，再行穿刺活检，因为穿刺活检后如果出血将造成肿瘤边缘的变化，导致无法明确病灶边界。

　　4.穿刺活检完成后，应立刻启动射频发生器产生能量，直到所有探针尖头平均温度达到 105℃，根据肿瘤的大小（表 30.1），目标温度应该保持 3 ～ 8 分钟。

　　5.第一个治疗周期完成后，开始冷却周期，并对组织温度进行实时监测。为达到足够的消融效果，促进细胞死亡，冷却循环中肿瘤组织温度仍需维持在 70℃以上。

　　6.对于直径大于 1 cm 的肿瘤，需要进行第二个周期的消融治疗，以保证细胞死亡。

　　7.第二轮冷却周期后，收起消融针尖，同时将探针拔出 5 ～ 10 mm，以进行穿刺道射频消融。

　　8.消融治疗完成后，用常规剂量一半的造影剂静注，行增强 CT 以确认肿瘤射频消融是否成功（图 30.4）

　　9.患者麻醉复苏后，拔除导尿管，当日出院回家。

腹腔镜 RFA

　　1.患者穿抗血栓弹力袜后，气管插管行全身麻醉，

表 30.1　RFA 方案，应用 STARBURST XL 探针（ANGIODYNAMICS）

肿瘤大小	治疗周期时长（分钟）	治疗周期数
＜ 1 cm	3	1 or 2
1 ～ 2 cm	5	2
2 ～ 3 cm	7	2
3 ～ 4 cm	8	2

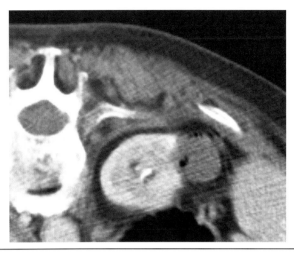

图 30.4　射频消融后的 CT 图像

膀胱内留置导尿管。患者取改良的侧卧位，用胶带固定于台面。所有的皮肤受压点用软垫保护。

2. 通过 Veress 针给患者腹部充气，放置与行腹腔镜肾切除术时相同位置的 3 个腹腔镜套管针（trocar）。

3. 在白线的间隙处切开，把结肠轻轻地剥离 Gerota 筋膜。然后切开 Gerota 筋膜，剥离肾表面的肾周脂肪，暴露肿瘤（图 30.5）。

4. 应用腹腔镜下肾超声来确定肿瘤边界。对于部分内生或完全内生的肿瘤，必须行超声检查，来确定肿瘤的边界。

5. 对于腹侧的肿瘤，探针可以经腹壁垂直进入。探针从腹壁插入时，通过调整肾的位置，探针可以以合适的角度从肿瘤最外生点插入。探针插入肿瘤后，应调整针尖的位置，以包括整个肿瘤及肿瘤边缘外 5 ～ 10 mm（图 30.6）。针尖的位置需要腹腔镜下超声来确定。

6. 之后，开始射频消融，操作方法同经皮 RFA（表 30.1）。

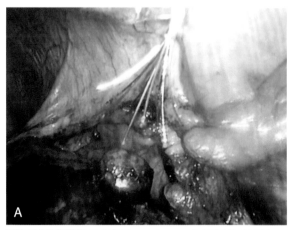

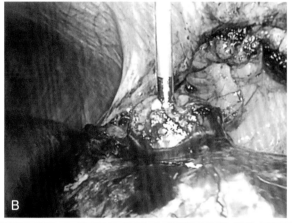

图 30.6　（A，B）置入探针

7. 一旦消融完成（图 30.7），应拔出探针，从腹腔镜伸入一根带 5 mm 齿的活检钳来完成肿瘤组织活检（图 30.8）。射频消融后立即活检可以使出血量最少，减少肿瘤种植，并可以获得足够的组织进行病理诊断。

8. 穿刺后应仔细检查肾表面的穿刺点，一般没有出血，或者少量出血。轻度的出血可以用 Tisseel 和 FloSeal（Baxter，Germany）的止血胶来止血。偶尔会用氩气刀凝固止血。

9. 将结肠放回正常的解剖位置，关闭腹膜切口。

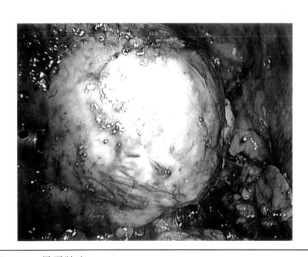

图 30.5　暴露肿瘤

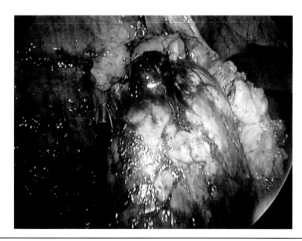

图 30.7　射频消融术后外观

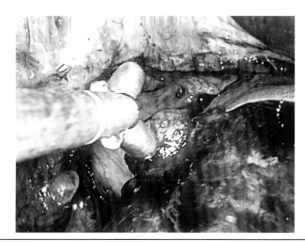

图 30.8 肿瘤活检

排空腹部内气体后拔除 trocars。

10. 术后护理同腹腔镜肾切除术。

随访和并发症

随访

患者在术后 6 周第一次行增强 CT 或 MRI 评估消融效果。成功消融定义为肿瘤及其边缘在增强影像学检查下未见强化。一旦成功消融，患者需要 12 个月后再次做 CT 或 MRI 评估，之后 5 年每年评估一次。术后 5 年内患者还需要每年做一次胸部 X 线检查来评估是否有肺转移。5 年后根据患者病情决定是否继续要做腹部和胸部的影像检查。组织活检证实是良性肿瘤的患者，术后 6 周做 CT 或 MRI 扫描，如果证明消融成功，之后就不需要再做腹部和胸部的影像检查。

必须要强调的是，射频消融后的病灶将在随访 CT 或 MRI 的图像中持续存在。内生性的病灶可能会与周围肾实质处脱离，边缘呈现一个狭窄的脂肪浸润带。或许由于消融灶边缘的纤维化，经皮射频治疗后的肿瘤外肾周脂肪内，可能出现一个环绕肿瘤的光晕样改变。

实验室随访检查包括每年化验一次电解质和 eGFR。当影像学检查发现新的强化灶，新的病变或消融组织增大时，可以考虑术后活检。

我们的随访策略与《2013 年 AUA 临床局限性肾肿瘤随访指南》略有不同，该指南建议在术后 3 个月和 6 个月时进行横断面的影像检查，之后 5 年每年检查一次，5 年后根据患者情况决定是否继续随访。我们

认为，术后 6 周的影像学检查，已经可以准确评估治疗是否成功，6 个月后不需要再做额外的检查。如果术后 6 周的检查结果不明确，我们会在 3 ～ 6 个月内复查。

并发症

疼痛是经皮射频消融术后最常见的并发症，但通常可以用非甾体类药物（NSAIDS）治疗。对于经皮和腹腔镜联合的 RFA，支持 2009 年 AUA 指南的一项 meta 分析显示，常见泌尿系统并发症［出血，尿漏，肾和（或）输尿管损伤等］的发生率为 6.0%（4.3% ～ 8.2%），术后输血率为 2.4%（1.4% ～ 4.0%）。正如预期的那样，因为腹腔镜操作的损伤性，腹腔镜 RFA 的并发症发生率高于经皮 RFA。我们行经皮 RFA 术后的输血率 < 1%，常见的非泌尿系统并发症的合并发生率为 4.5%（3.2% ～ 6.2%）。但事实上接受消融治疗的患者通常年龄更大，有更多的合并症。

拓展阅读

Anderson JK, Matsumoto E, Cadeddu JA. Renal radiofrequency ablation: technique and results. *Urol Oncol.* 2005;23:355.

Anderson JK, Shingleton WB, Cadeddu JA. Imaging associated with percutaneous and intraoperative management of renal tumors. *Urol Clin North Am.* 2006;33:339.

Cosman ER, Nashold BS, Ovelman-Levitt J. Theoretical aspects of radiofrequency lesions in the dorsal root entry zone. *Neurosurgery.* 1984;15:945.

Donat SM, Diaz M, Bishoff JT, et al. Follow-Up for Clinically Localized Renal Neoplasms: AUA Guideline. <http://www.auanet.org/common/pdf/education/clinical-guidance/Renal-Cancer-Followup.pdf> 2013.

Gill IS, Hsu TH, Fox RL, et al. Laparoscopic and percutaneous radiofrequency ablation of the kidney: acute and chronic porcine study. *Urology.* 2000;56:197.

Margulis V, Matsumoto ED, Lindberg G, et al. Acute histologic effects of temperature-based radiofrequency ablation on renal tumor pathologic interpretation. *Urology.* 2004;64:660.

Modabber M, Martin J, Athreya S. Thermal versus impedance-based ablation of renal cell carcinoma: a meta-analysis. *Cardiovasc Intervent Radiol.* 2014;37:176-185.

Novick AC, Campbell SC, Belldegrun A, et al. Guideline for the Management of the Clinical Stage 1 Renal Mass. <http://www.auanet.org/common/pdf/education/clinical-guidance/Renal-Mass.pdf> 2009.

Ogan K, Jacomides L, Dolmatch BL, et al. Percutaneous radiofrequency ablation of renal tumors: technique, limitations, and morbidity. *Urology.* 2002;60:954.

Park S, Anderson JK, Matsumoto ED, et al. Radiofrequency ablation of renal tumors: intermediate-term results. *J Endourol.* 2006;20:569.

Tan YK, Best SL, Olweny E, et al. Radiofrequency ablation of incidental benign small renal mass: outcomes and follow-up protocol. *Urology.* 2012;79(4):827-830.

第五部分　肾上腺切除术

第 31 章　机器人、腹腔镜或开放入路的肾上腺手术（良性）

Vignesh Packiam，David Hatcher，Arieh Shalhav

（王栋　王站　译　张玉石　纪志刚　审校）

目前大多数肾上腺切除手术都可以通过机器人和腹腔镜来完成。由于肾上腺的位置和解剖方面的原因，肾上腺手术确实体现了微创技术的优势。虽然新的腹腔镜和机器人的肾上腺切除术式仍在不断发展，但这些术式仍在评估当中。尽管肾上腺微创手术取得了大量的进展，但是在某些情况下仍然需要依靠开放手术解决。这些情况包括：巨大的肾上腺腺瘤、同时合并腔静脉受累、需要同时完成腹部的其他手术、出于解剖角度的考虑、肾上腺的原发癌，及某些嗜铬细胞瘤。只有肾上腺占位考虑为良性病变的时候，机器人手术才能成为手术方式的金标准（框 31.1）。

解剖关系

为了成功地进行肾上腺手术，外科医生必须具备完善的解剖学知识，并进行仔细的术前检查以获得正确的诊断。肾上腺与周围器官有重要的毗邻关系（图 31.1）。肾上腺和肾之间距离的变化会使解剖变得困难，尤其在肥胖患者中更是这样。右侧肾上腺的前方、外侧通常与下腔静脉和肝后方相邻，而左侧肾上腺的前方、内侧通常被胰腺和脾静脉覆盖（图 31.2）。因而，可以通过将肝或者脾向前方牵拉，从而在腹膜外显露肾上腺（图 31.3）。两侧肾上腺的后表面与横膈的后方相邻。肾上腺位于腹膜后间隙，腹膜后间隙的前方由腹膜、融合筋膜和 Gerota 筋膜覆盖，而侧锥筋膜则覆盖在间隙的后方（图 31.4）。经腹腔（图 31.4A）和经后腹腔（图 31.4B）的手术途径需要分别切开上述层面。

肾上腺有复杂的血管供应（图 31.5）。肾上腺的动脉血供主要来自膈下动脉，另外还有来自主动脉及肾动脉的分支供血（图 31.6）。除了肾上腺的前后表面没有血管分布外，其余肾上腺组织还有许多穿支动脉供血。右侧肾上腺静脉通常为一支静脉，其短而脆，是肾上腺手术中最常见的出血来源。很少数情况下，可以见到肾上腺静脉与一支入肝的静脉相连。右肾上腺中动脉是一些右侧的小血管，它们来源于腹主动脉、走行于下腔静脉后方（图 31.5），进入腺体的内侧。在游离肾上腺的时候，必须仔细操作，以防在下腔静脉后方造成这些血管撕裂和出血。左肾上腺和肾静脉的汇合处通常位于性腺静脉的内侧和对面，紧邻左肾静脉穿过主动脉的外侧。在很罕见的情况下，另有一支细小的左侧肾上腺静脉横向引流进入左肾静脉。左交通支静脉损伤可发生在游离左侧肾上腺内侧面的情况下（图 31.7）。供应肾上极的肾动脉分支会被误认为是肾上腺的动脉而结扎（图 31.6）。

术前准备和计划

大多数肾上腺病变在 CT 检查时偶然发现的，需要进一步检查以仔细评估潜在的病理学诊断，并在需要时为患者手术做准备。CT 成像通常足以评估肾上腺肿块的大小、解剖结构和肿物的密度。一些放射科医生建议做核磁共振成像（MRI）来进一步明确肾上腺肿物的解剖。在 CT 平扫时呈现负值的肾上腺肿物可以诊断良性骨髓脂肪瘤，不需要切除。平扫 CT 值小于 10 HU 提示良性腺瘤，而嗜铬细胞瘤或肾上腺皮质癌一般大于 30 HU。大于 5 cm 的肾上腺肿块提示肾上腺癌诊断的可能增大，这在第 32 章中有更详细的讨论。10%～20% 的肾上腺病灶是有内分泌功能的，但临床上表现却不明显，

框 31.1	肾上腺切除术的良性适应证

肾上腺偶发瘤大于 5 cm
嗜铬细胞瘤
库欣综合征
原发性醛固酮增多症
腺瘤
髓样脂肪瘤
肾上腺囊肿
神经母细胞瘤

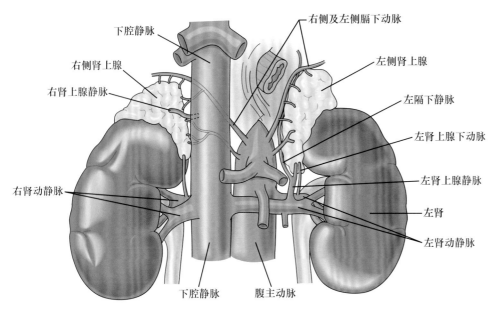

下腔静脉
右侧及左侧膈下动脉
右侧肾上腺
左侧肾上腺
右肾上腺静脉
左膈下静脉
左肾上腺下动脉
右肾动静脉
左肾上腺静脉
左肾
左肾动静脉
下腔静脉
腹主动脉

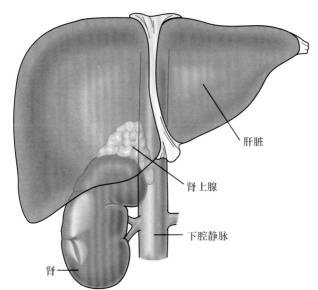

肝脏
肾上腺
下腔静脉
肾

图 31.1 肾上腺的解剖关系

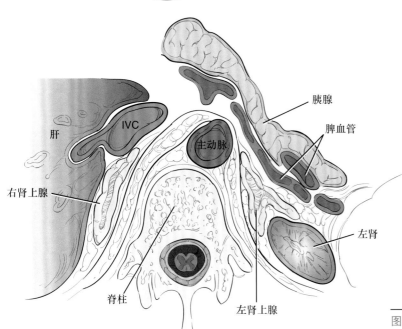

胰腺
脾血管
IVC
肝
主动脉
右肾上腺
左肾
脊柱
左肾上腺

图 31.2 图示肾上腺与膈、下腔静脉（IVC）、主动脉和肾的位置关系

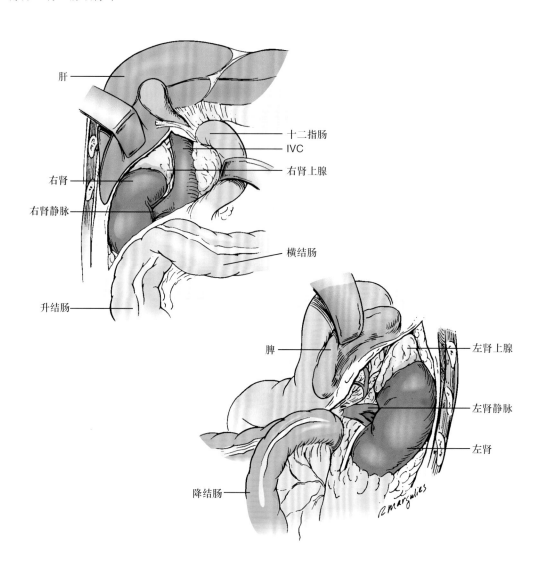

图 31.3　腹腔内解剖所示肾上腺与小肠、肝、胰腺和脾的解剖关系。IVC，下腔静脉

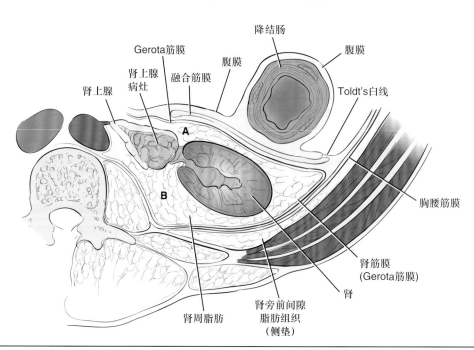

图 31.4　腹膜后解剖。上述层面分别在经腹腔（**A**）和经腹膜后腔（**B**）途径手术时被切开

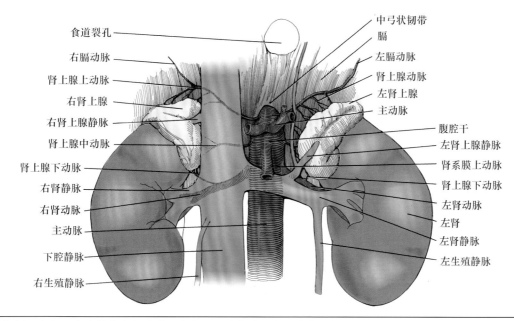

图 31.5　血管解剖。右肾上腺及其来自主动脉、走行于下腔静脉后方的分支血管

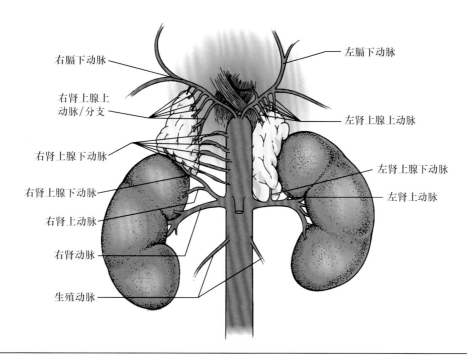

图 31.6　左侧和右侧肾上腺的动脉血供

因而必须进行代谢评估。

　　肾上腺病灶的内分泌评估的详细步骤不在了本章讨论的范围。以下是对该评估的简要概述。嗜铬细胞瘤是诊断肾上腺占位中必须要排除的病理类型。虽然它们可以表现出典型的症状，包括持续高血压、心悸和头痛，但它们往往也表现为惰性的肾上腺肿物。代谢检查包括血浆的游离肾上腺素和去甲肾上腺素，尽管我们也经常应用尿的总的和分类的儿茶酚胺来明确诊断。MRI 或间碘苄胍（MIBG）扫描可用于评估局部解剖结构和远处转移的情况。经过恰当的围术期准备，最近一系列的嗜

铬细胞瘤手术报道的死亡率均低于 3%。应在术前 2 周开始应用酚苄明，并逐渐加量，以阻断 α-肾上腺素受体。如果出现快速心律失常，β 受体阻滞剂可在 α 受体阻滞后应用。一些专家提倡使用钙通道阻滞剂而不是 α 受体阻滞剂。最后，慢性血管收缩引起的脱水必须得到补充。至关重要的是麻醉医师必须熟练且经验丰富。手术时，提倡尽早控制肾上腺静脉，同时尽量减少对肾上腺和肿瘤组织的操作。在肾上腺操作过程中需要密切监测和控制过高的血压，而在控制肾上腺静脉后则需要将血压从过低状态中恢复过来。在切除这些肾上腺病变

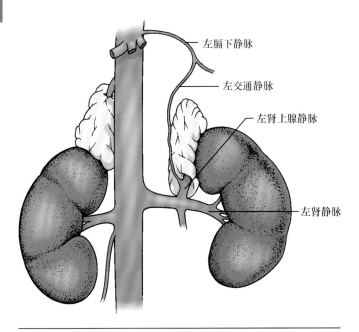

左膈下静脉

左交通静脉

左肾上腺静脉

左肾静脉

图 31.7 左肾上腺的静脉引流，尤其需要注意左侧的交通静脉，其位于肾上腺中部，汇入膈的静脉系统。（From Vaughan ED Jr, Carey RM, eds. Adrenal disorders. New York: Thieme Medical; 1989.）

的过程中，与麻醉科和所有手术室人员保持密切的沟通至关重要。术后，建议在重症监护室进行密切的心肺监护，直到酚苄明的作用完全消失。

库欣综合征是由于肾上腺分泌过多皮质醇所致。患者可表现出皮质醇过多的生理特征，包括男性化、体重增加、中枢性肥胖和疲劳。体格检查可显示高血压、满月脸、面部发红、多毛和腹部紫纹。检查包括夜间低剂量地塞米松抑制试验（2 mg/d）、夜间唾液皮质醇试验或 24 小时尿游离皮质醇化验。促肾上腺皮质激素水平受到抑制表明库欣综合征是由肾上腺腺瘤中皮质醇分泌过多所致，而不是垂体腺瘤或异位来源的促肾上腺皮质素分泌过多所致的库欣病。诊断后，必须纠正电解质异常和高血糖。应在围术期给予应激剂量类固醇。

醛固酮增多症患者可能无症状或出现高血压。电解质异常包括低钾血症、醛固酮升高伴发低钠血症和碱中毒。另外，许多患者的血钾正常。在试验前 6 周需要停止保钾治疗和盐皮质激素受体阻断剂治疗。阳性筛查结果是：在醛固酮水平升高的情况下，早晨醛固酮与肾素的升高。筛选实验的结果需要通过 24 小时尿液的盐负荷实验来确诊。CT 和肾上腺静脉取血可用于高醛固酮血症的定位诊断和评估双侧肾上腺增生。围术期应补充钾并应用保钾利尿药。

手术体位、切口和手术技术

无论术式如何，一些基本的外科原则一定要牢记。

由于肾上腺的位置较深，视野受限，整个手术过程中都要意识到这个问题。当用微创的手术方式治疗肥胖患者时，增加的腔镜端口可以帮助显露。腹腔镜手术时我们更喜欢使用注入超声刀这样的具有切割和凝固功能的手术器械（非常有助于腹膜后脂肪的血管分离和止血）。对于开放手术，外科医生和助手可以佩戴前照灯，可以获得最大的光照。

通常情况下，肾上腺的解剖应该从腺体的上边缘和内边缘开始，因为这样可以使肾整体移动。前后无血管平面的游离有助于后面向下方牵拉暴露肾上腺中央静脉。必须避免直接在腺体上进行牵拉等操作；相反，周围的脂肪或附着的组织可以使用钝性器械进行柔和的牵拽。对于嗜铬细胞瘤更是这样，需要改变通常的手术步骤，以便在处理肾上腺之前尽早控制肾上腺静脉。部分肾上腺切除术可以使用各种方法，肾上腺部分切除通常用于双侧病变或单侧肾上腺的孤立病灶。在肾上腺部分切除的情况下，由于肾上腺的血运丰富，最好通过使用 GIA 断扎、缝线缝合或尽量使用双极来止血。

手术方法的选择

手术方式的选择需要考虑许多因素。手术方式的决定取决于肾上腺疾病的病理类型、肾上腺病变的大小和患者的身体状况。手术方式的决定也需要考虑医生的经验、操作的熟练程度和对于手术方式的偏好。目前，机器人手术是治疗局部良性小病变最常用的手术方式，许多对照研究表明，与开放手术相比，腹腔镜手术和机器人手术具有良好的安全性和效率，同时并发症的发生率更低。与传统腹腔镜相比，机器人辅助系统的优势已经很明显，包括立体视觉、更大的操作空间、对组织精确的牵拉以及更短的学习曲线。机器人肾上腺切除术的适应证与腹腔镜肾上腺切除术相同，尽管机器人手术通常可用于更有操作难度的手术。经腹腔和经后腹腔的腹腔镜手术具有相似的手术效果。尽管微创技术应用普遍，但在中转为开放手术的情况下，必须保证开放手术的安全性和效率。非常大的肿瘤非常适合胸腹联合入路。双侧病变可以通过腹部 V 形切口的开放手术切除肿瘤或通过腹腔镜和机器人入路来进行再次的定位然后手术。

在目前广泛应用微创技术的时代，肾上腺的开放手术应该用于治疗巨大的肿瘤，因为微创技术在处理这些肿瘤的时候会导致术后并发症的增加。对于小的良性肿瘤，是将这些手术操作退出教科书的时候了，因此本章不作详细介绍。由于很少进行肾上腺的开放手术操作，因而对医生进行开放手术的技术培训就很困难。

机器人辅助腹腔镜经腹膜入路

体位、切口和戳孔位置

留置导尿管，必要的时候进行腹部的备皮。在病变对面、飞机式臂板的正上方放置支架。对于病变位于左侧的手术，患者取左侧上卧位；右侧病例，患者取右侧上卧位（图 31.8）。根据患者中心肥胖的程度和病变大小的不同，可以在水平 45 ～ 70 度之间进行倾斜。在腋窝下方 2 横指的位置放置一个腋窝卷。使床弯曲，侧面呈稍微伸展的形状。不需要过度伸展，因为气腹建立后腹壁会继续伸展。将上臂支撑、放置垫子并固定，使其在飞机式臂板上处于自然和轻微弯曲的位置。弯曲下腿，同时保持上腿伸直。在膝盖和脚踝之间放几个枕头，以保护受力点。用毛巾和布带固定下手臂、胸部、腰部和膝盖，并用双面胶带固定胸部和腰部（图 31.8）。可以使用豆袋定位器或在后面放置斜坡装置来保持这个位置。转动桌子使患者的后背面对机器人，以实现对接。

根据外科医生的习惯，达·芬奇手术系统可以使用三臂或四臂。我们使用类似于上尿路机器人手术的戳孔。有关右侧和左侧手术戳孔的设计，请参见图 31.9。理想情况下，气体应当从计划放置镜头的端口处进入腹腔建立气腹。此端口的切口长度在 12 mm 左右，并应位于恰当的位置。在气腹建立之前，这个位置位在腹直肌外侧缘、肋缘下 5 cm 处，对于肥胖的患者，则可以将锁骨中线代替腹直肌外侧缘作为定位的标志。

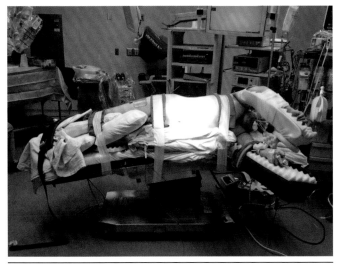

图 31.8　右侧肾上腺切除术的体位

建立气腹后可以有助于将这个戳孔的位置下移到肋缘下 10 cm（图 31.9 A）。对于肥胖的患者，一般在气腹建立后依据锁骨中线和肋缘位置的关系定位镜头戳孔的位置，而不是机械地依据腹直肌的外侧缘来进行定位，这是由于依据腹直肌外侧缘定位可能会导致镜头戳孔向前内侧移位。

切开皮肤后，用 Kelly 钳将腹膜上的组织拉开以便于观察，并在腹膜上插入一根气腹针。用注射器接气腹针并抽吸，然后进行液体滴落试验，确认液体可以无阻力流入腹腔。如果担心腹部粘连或腹部脏器下移，可改用开放的哈氏技术，用钝头套管针从脐部进入腹腔，或者使用 Palmer 点进入，其位于左锁骨中线与肋缘交点的下方 3 cm 处。如果患者能够耐受，吸入二氧化碳建立气腹，气腹压力 20 mmHg。从此处插入一个 12 mm 的套管，用于进腹腔镜镜头。然后从此套管插入一个 10 mm 粗、30 度镜头的刚性腹腔镜，仔细观察腹腔，检查有无腹腔镜进入所致的损伤、粘连的情况，及有无转移病灶。其余的腔镜端口都是在直视下留置的，需要注意的是其余的手术切口应在建立气腹的情况下进行。在放置腔镜端口的时候，如果视野不好，可以向上旋转 30 度。沿着直肌或锁骨中线的外侧边界，在镜头孔的上方约 8 cm 处放置一个 8 mm 的机器人操作端口，在肋缘下方约 2 cm 处放置一个 8 mm 的机器人操作口（图 31.9B）。第二个 8 mm 机器人操作口距离镜头孔约 8 cm，与镜头口和第一个机器人操作口成 90 ～ 120 度，距离髂前上棘至少 2 横指（图 31.9C）。一个 12 mm 的辅助端口（图 31.9D）刚好位于脐下的下中线（图 31.9C）。一个可选的 8 mm 机器人操作口位于镜头下方，以帮助牵拉肾，可以选在中线或者在辅助口下方 10 cm 处的腹直肌外侧缘（图 31.9E）。注意确保这些端口之间的距离至少为 8 cm，以防碰撞。第二个 5 mm 辅助口可以放置在镜头端口和上部机器人操作端口之间的中线上（图 31.9F）。气腹的进出通常经过这个端口。对于右侧的病例，通常在剑突下中线上留置一个 5 mm 的端口，以便置入器械牵拉肝（图 31.9G）。第二个辅助口和第四个机械臂口是可选的，但是这些额外的辅助口对肥胖患者的手术操作是特别有帮助的（图 31.10）。所有套管放置好之后，将气腹压力减至 15 mmHg。

机器人靠在患者的同侧肩上，插入相关的机器人操作器械。其中包括右机械臂的单极弯剪刀、左机械臂的双极钳，及使用四臂配置时的可选抓钳。助手站在床边，病灶的对侧。腹腔镜器械由床边助手操作，

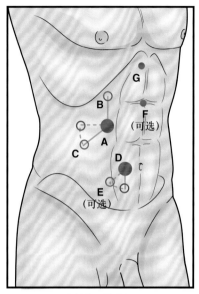 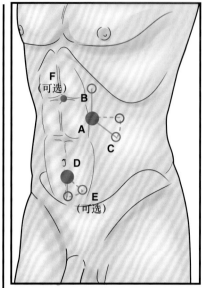

右侧端口的位置

A. 12 mm 机器人镜头戳口
B. 8 mm 机器人镜上操作口
C. 8 mm 机器人镜下操作口
D. 12 mm 辅助口
E. 8 mm 机器人操作口（可选）
F. 5 mm 辅助口（可选）
G. 5 mm 肝脏牵开口（仅右侧）

左侧端口的位置

- ● 5 mm
- ○ 8 mm   ◎ 8 mm 转换口
- ● 12 mm
- —— 转换口 8 cm 长度

图 31.9 机器人端口位置 A 到 G 的解释见正文

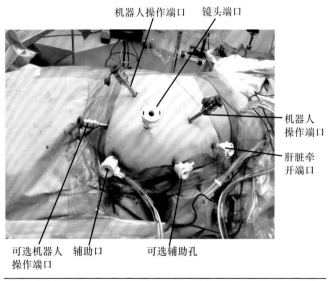

图 31.10 右侧机器人手术的操作端口

通常包括一个吸引器和冲洗装置、一个抓钳或一个止血夹钳。如果由于端口定位不当而导致机械臂碰撞，需要在更合适的位置插入一个额外的机械臂端口并将机械臂移到这个更加合适的端口，这样会提高使用机械臂的工作效率。

手术步骤：左侧

切开膈系带。采取钝性和锐性相结合的方法，合理使用电凝装置，使结肠移向中线，脾移向头端。切

开腹膜、融合筋膜和肾筋膜，然后沿着脾的侧缘向上延伸切口，直到露出胃大弯（图 31.11）。让脾在其自身的重力作用下沿头颅方向缓慢移动，直到胰腺的后

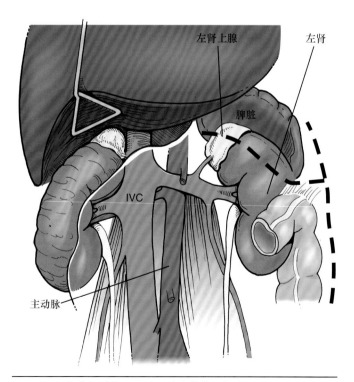

图 31.11 腹膜切开线。IVC，下腔静脉。（From Bishoff JT, Kavoussi LR. Atlas of laparoscopic urologic surgery. Philadelphia: Elsevier; 2007.）

表面暴露出来。提前找到胰腺，因为它可能被误认为是左肾上腺。游离脾可以更好地暴露肾上腺，这对于肾上腺手术在安全和可控的状态下进行是非常重要的。这也可以在手术的时候尽量减少对肾上腺的操作，从而减少这些内分泌病灶对于体积的影响。

尽管早期控制肾上腺静脉可能会有利于手术操作，但我们还是建议手术从游离肾上腺开始。在肾上腺与肾侧面仍然相连的时候要首先游离肾上腺的内侧面。保留肾上腺周边的附着组织既可以让肾上腺在游离过程中整体向上方收缩，也可以使肾向下方收缩。嗜铬细胞瘤患者的肾上腺组织特别脆弱，同时血管发达。对于不同的病例，应当从最容易的部位开始手术，逐渐切除整个肾上腺。沿着横膈切除肾上腺内侧和上方的脂肪组织。使用双极来处理这些创面的血管。用双极分离肾上腺和肾上极之间的脂肪组织和小血管（肾上腺中、下血管）。使肾向远心端移动，显露腰大肌和腰方肌。最后，抓住周围的脂肪进一步提起肾上腺，继续从下方和中部分离肾上腺。

在解剖过程中的任何时候，如果看到肾上腺静脉，则采用如后文所述进行夹持和分割方式，沿周边解剖肾上腺静脉。或者，在肾上腺大部分活动后，从下面和内侧面逐渐暴露肾上腺静脉。用双极钳轻柔地处理周边的静脉。用左手和右手为助手清晰地暴露肾上腺静脉。助手用三个 Hem-o-lok 或金属夹结扎肾上腺静脉。其中将两个夹子放在近心端。静脉残端需要留出足够的长度，以使两个夹子不至于脱落，并在必要时进行止血操作。

从胰腺后表面解剖肾上腺。过多的出血可能表明进入了错误的平面，离肾上腺太近或太远（进入肌肉）。将肾上极向下压，抓住周围脂肪组织并进行牵拉，切除肾上腺周围的附着组织，从侧方显露肾上腺。

手术步骤：右侧

切开肝结肠韧带以及肝与腹膜连接的部位（图31.12），以便放置一个可以自行固定的肝拉钩。尽可能安全地抬高肝，并用肝牵引器抓住侧壁（图31.13）。在肝下方最上方的位置打开腹膜，然后沿着腔静脉向下方切开腹膜直到肾静脉被显露出来，如果有需要的话可以从横膈的侧面打开腹膜。在肝的头侧和内侧进行游离，直到右侧肾上腺能够充分显露。为了更好地显露，重新调整肝牵引器的位置，使得肝能够更向头侧移动。必须小心操作以避免过度的钳夹造成膈的损伤。如有需要，可向内侧移动结肠和十二指肠。沿

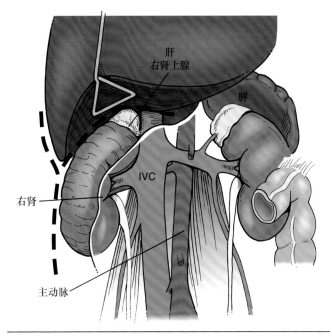

图 31.12　腹膜切开线（虚线）。（From Bishoff JT，Kavoussi LR. Atlas of laparoscopic urologic surgery. Philadelphia：Elsevier；2007.）

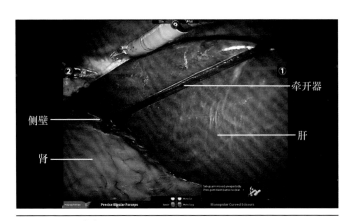

图 31.13　肝牵拉

着下腔静脉的侧方和后方游离直至显露肾上腺（图31.14）。对于肥胖患者来说，很难清楚地看到肾上腺的表面，因为它可能埋在一层厚厚的脂肪组织下面。

保留肾下方和侧面周边的组织，这样肾就可以自

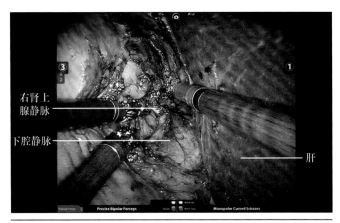

图 31.14　暴露右肾上腺静脉

行向下移动离开肾上腺。从肾上腺的下方开始游离。用双极仔细断扎肾上腺下方和后方的血管。其中一些血管可能来自肾门。将肾向下方牵拉，然后从腰大肌和腰大肌游离肾上腺。助手可以协助将肾上腺向下方和侧方牵拉。必须注意右侧肾上腺静脉及细小的分支经常从后上方插入下腔静脉。

首先轻轻地从侧面提起肾上腺，解剖静脉的下侧面，然后处理肾上腺的前面，最后处理上面。使用双极钳有助于游离周边的组织，同时助手需要小心地保持组织处于张力状态。一定要记住进入下腔静脉的右侧肾上腺静脉是很短的。助手最好使用三个夹子（两个夹在近端，一个夹在远端）夹住肾上腺静脉（图31.15）。在机器人腹腔镜肾上腺切除术中很少使用金属夹，这是因为双极就可以进行有效的断扎，不过金属架可以用来处理长度很短的肾上腺静脉。图31.16显示肾上腺静脉已经被助手切断了。如果肾上腺静脉的残端短于1 mm，我们可以非常小心地将周边邻近的下腔静脉壁牵拉起来，然后用血管夹进行夹闭。

从头侧游离肾上腺，使它与腔静脉分离。显露并断扎肾上腺上方的小血管，将肾上腺的上外侧面完全从肝和腰大肌游离（图31.17）。将肾上腺和肾分开。

如果肾上腺与肝面粘连严重，则可以使用个双极进行电凝并在肾上腺上进行小片的分离。最后处理无血管的肾上腺的后平面。用氩束凝固或双极烧灼控制肝面的出血。

关腹

将切除的肾上腺及其周围的脂肪整体放入标本袋。通常不需要也不建议将组织粉碎后取出。复位机器人。将标本从位于中线的操作口取出腹腔。要仔细关闭此处的筋膜，尤其对于可能诊断为库欣综合征的患者，因为这部分患者的伤口不容易愈合。用4 mmHg的低压再次建立气腹，完全确认没有出血。确认取标本处的切口完全关闭，并且没有肠管被缝到切口上。在腹腔镜下取出套管，可以观察套管部位是否有出血。除非怀疑周围结构有损伤，否则不需要放置引流管。对于疑似库欣综合征的患者，用2-0可吸收缝线闭合另一个12 mm套管端口的筋膜。冲洗所有的皮肤端口，并用可吸收线进行缝合。

供选择的步骤：早期控制肾上腺静脉

如果患者较瘦，肾静脉或静脉的显露很简单，则可以进行肾上腺静脉的早期结扎，尤其是在进行左侧病灶的手术时。这可以避免嗜铬细胞瘤患者出现高血压。相反，如果患者没有得到适当的术前准备，嗜铬细胞瘤患者的肾上腺静脉被断扎后可能会出现低血压危象。必须与麻醉人员密切沟通。在左侧，如果很难通过肾静脉来找到肾上腺静脉，则可通过左侧性腺静脉追溯至其进入肾静脉的位置，并用作识别左肾上腺静脉入口的标志。控制静脉后，按照前述的方法切除肾上腺。右侧首先显露下腔静脉。结扎肾上腺和肾之间走行的肾上腺的下方和后方的辅助静脉。按照前述的方法结扎并切断肾上腺静脉，切除肾上腺。

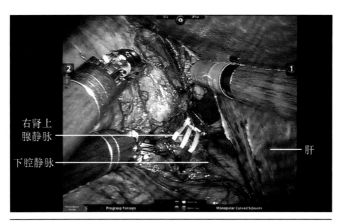

图31.15　结扎右肾上腺静脉

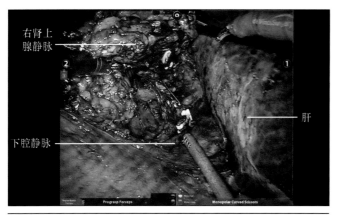

图31.16　切断右肾上腺静脉

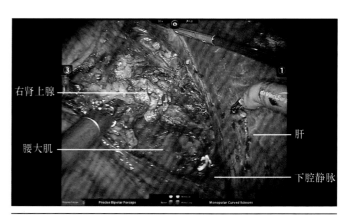

图31.17　游离右肾上腺

经腹腔的腹腔镜入路

因为经腹腔的腹腔镜手术显露良好而广泛应用于各种体积的肾上腺肿瘤治疗中。我们在这个手术过程中仅描述了 5 mm 的端口操作过程；但是，也有使用较大端口的报道。如果手术进展不顺利或担心患者的安全，可以考虑使用额外的端口或更大的端口以及中转开放手术的方式。额外的端口有助于肥胖患者的术中牵引。

体位、切口和端口位置

体位与机器人辅助腹腔镜方法相同（图 31.18）。

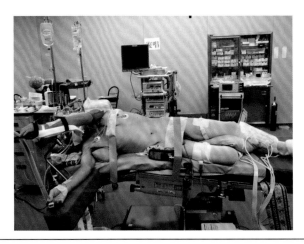

图 31.18 腹腔镜经腹膜右侧卧位体位示意图（左侧病例）

患者侧卧位，床弯曲以最大限度地增加肋缘和髂嵴之间的空间。

与机器人端口的放置类似，机器人摄像头端口的切口为 12 mm（图 31.19 A）。切口位于脐的上方和侧面，沿着腹直肌的外侧边界，距肋缘约 5 cm。对于肥胖患者，这一端口和所有其他的端口都要横向和向上部移动，使用锁骨中线作为参考，而不是直肌的外侧边界。腹腔镜端口应根据预计的解剖位置进行定位，而不是严格根据标记进行定位。小心地插入气腹针并进行抽吸，然后进行液体滴落试验，确定气腹针进入腹腔。如果患者能够耐受，应当建立气腹后再放置套管，气压可以达到 20 mmHg。建立气腹后，切口会向下移动，理想情况下，切口会比肋缘低大约 10 cm。通过镜头的 12 mm 机器人端口及前面已经做好的切口插入。插入一个 30 度镜面朝下的机器人镜头，仔细检查腹部是否有无气腹针或者套管造成的相关损伤。建立气腹后，直视下为左侧的手术增加两个套管，为右侧的手术则需要增加三个套管（图 31.19）。沿着腹直肌外缘，肋缘下方两横指宽，将一个 5 mm 的端口置于相机孔的上方（图 31.19B）。另一个 5 mm 端口位于腋前线肋缘下方，相机端口与该端口及上端口的连线呈 90 度角（图 31.19C）。对于右侧病例，在剑突下，中线稍右外侧放置另一个 5 mm 的孔（图 31.19E）。一般来

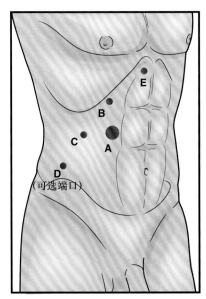

右侧端口放置

A. 12 mm 相机端口
B. 5 mm 上操作孔
C. 5 mm 下操作孔
D. 5 mm 辅助孔（可选性）
E. 5 mm 杆拉钩孔（仅适用右侧）

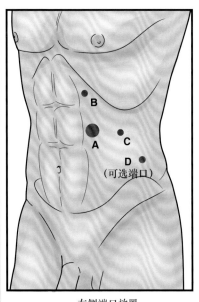

左侧端口放置

● 5 mm
● 12 mm

图 31.19 腹腔镜经腹膜套管针放置。详见文本中 A 到 D 的解释

说，右手持凝固和切割装置，左手持马里兰钳或吸引器，但可以根据需要而改变。与机器人端口放置相反，可以在肋缘和髂嵴之间的腋前线放置一个额外的 5 mm 的辅助横向套管针，该端口与套管针 B 端口和 C 端口在一条直线上（图 31.19D）。这个端口对于腹腔镜手术中的侧方牵拉非常有帮助。助手可以通过 trocar D 置入 Kittner 解剖器、5 mm 钳子或吸引装置，以进行额外的横向牵拉和暴露，这对右侧病例尤其适用。

手术步骤

　　其余的手术步骤与机器人辅助肾上腺切除术类似。对于左侧肾上腺切除，向内侧推移结肠。分离外侧脾韧带，脾则会向前内方向移动，进而暴露后方的胰腺（图 31.20）。用吸引器轻柔地牵拉以显露腺体，然后再用电凝及电切来分离肾上腺周围的组织。抓住肾上腺周围脂肪组织，或者在脂肪组织和腰大肌之间置入分离钳来进一步抬起肾上腺，然后再游离肾上腺的背侧及中央部分。使用弧形器械向内下方进行仔细的分离，并且灼烧周围组织，进而显露左侧肾上腺静脉。我们倾向于使用超声刀，但有时我们也用电钩。用类似于机器人腔镜的方法钳夹并且离断肾上腺静脉。对小静脉而言，超声刀或双极电凝常常用来替代血管夹。最后再彻底地将肾上腺与胰腺及周围残余组织进行分离。

　　对于右侧肾上腺切除，切开肝右侧三角韧带及后方的腹膜。通过 E 端口伸入一个可以锁定的腹腔镜抓持作为肝拉钩。向内推移结肠，必要时可以用 Kocher 法分离十二指肠以显露下腔静脉。从背侧游离下腔静脉，进

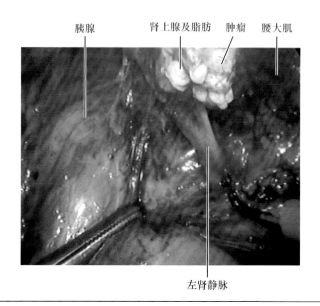

图 31.21　暴露并切断左肾上腺静脉

而显露肾静脉及右侧肾上腺静脉。然后开始使用电凝及电切设备来游离肾上腺。牵拉肾，分离肾上腺周围组织（图 31.22）。在向尾侧牵拉肾的同时，用另一个器械分离并提起肾上腺。助手可以通过 D 端口向侧方牵拉肾上腺。提起肾上腺时，从其下部、前部和上部解剖肾上腺静脉（图 31.23）。可使用弧形器械来分离肾上腺周围组织。用类似于机器人腔镜的方法钳夹并且离断肾上腺静脉。对于较小的静脉，金属夹比聚合物（即 Hem-o-lok）夹更受欢迎，因为它们的宽度较小。对于具有足够长度的较大静脉，聚合物夹控制血管出血方面优势更大。彻底游离肾上腺，如果遇到血管，可以使用夹子或电凝控制出血。取出腺体后，将其放入腹腔镜标本袋中。降低气腹数分钟以确保止血。通过中线端口位置取出样本。用可吸收缝线封闭端口部位。

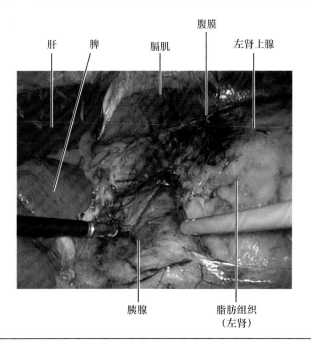

图 31.20　从内侧显露脾

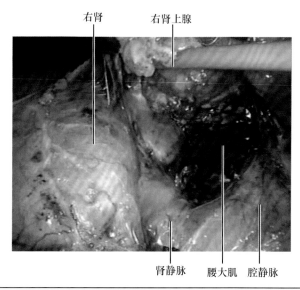

图 31.22　显露腰大肌和腔静脉

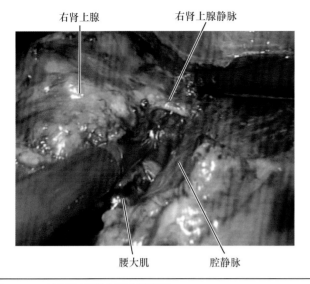

右肾上腺　　　　　　右肾上腺静脉

腰大肌　　　　　腔静脉

图 31.23　暴露和切断右肾上腺静脉

腹腔镜或机器人腹膜后入路

腹膜后入路腹腔镜肾上腺切除术对很多患者而言是一个非常好的方法。适应证包括：单侧肿块、肿瘤体积较小（＜5 cm）、体重指数偏低、存在明显的腹腔内粘连和外科手术史。完全的侧卧位使双侧肿瘤的重新定位带来困难。与经腹入路相比，腹膜后入路的操作空间更小，这使得此方法对较大的肿块或腹膜后脂肪较多的肥胖患者难度较大。对于适当选择的患者，与经腹入路相比，腹膜后入路的肠道损伤更少，短期恢复更快；然而，对于其他病例而言，两种方法的结果相似。因此，基于上述因素和外科医生的经验来为患者选择合适的手术入路就显得尤为重要。

体位

体位与经腹膜入路的体位相似，但患者侧卧位的角度更加陡（图 31.24）。稍微弯曲手术床，增加肋缘

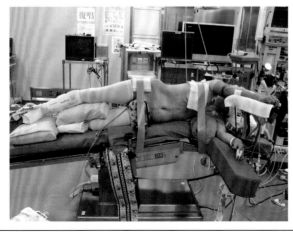

图 31.24　腹腔镜腹膜后入路左侧卧位体位示意图（右侧病例）

和髂嵴之间的空间。外科医生面对患者的背部站立，助手可以站在任何一边使用腹腔镜和辅助设备。

切口和端口放置

在第 12 肋下方约 1 横指宽处做 1.5 cm 的切口（图 31.25A）。使用 Optiview 端口在直视下穿过筋膜层。筋膜后会出现最后一层脂肪。此时，可用示指扩张肾旁后间隙。腹膜后工作空间以下腰三角为界。其边界为下方为髂嵴，前方为腹外斜肌，后方为外侧背阔肌。第 12 肋的尖端应能在腹膜后触及，略高于端口位置。如果没有 Optiview 端口，在切开横肌进入腹膜后腔后，可以用手指穿透腹膜进入腹膜后腔。使用一个 Covidien Spacemaker 气球扩张器在肾旁的脂肪组织外扩张（也称为侧垫）。定位长圆形球囊扩张器，使其平行于肾纵轴。在直视下扩张 2 ～ 5 分钟，然后取出扩张器。插入摄像头，可以看到光线充足的、开阔的腹膜后间隙，可见腰大肌，有时可见肾。我们更倾向于在数字引导下通过切口放置端口，尽管该操作也可以在直视下完成。如果端口是在数字引导下放置的，首先用示指进一步解剖肾旁空间，使得侧垫向下移动。重要的是用手指将组织拉向相机端口，以保持端口放置期间腹膜后腔内端口之间的距离。在数字引导下，在腋后线肋缘下方插入一个 5 mm（或 8 mm，对于机器人病例）的套管针（图 31.25B）。在内镜下，将另一个 5 mm 或 8 mm 的套管针在腋前线肋缘下方 2 cm 处插入（图 31.25C）。如有必要，在腋前线髂嵴上方 2 cm 处插入最后一个 5 mm 或 8 mm 的套管针（图 31.25D）。通过初始皮肤切口插入 Covidien-Hasson 型套管针（图 31.25A）。向气球中充气 20 ml，并将海绵环扣在皮肤上。以 15 mmHg 的压力进行充气。通过套管针 A 放置一个 5 mm 或 10 mm 的腹腔镜（或机器人摄像机）。如果腹膜接近套管针 C 端口，则可在摄像机直接插入后放置该端口，使用套管针 B 的抓握器将腹膜向中间位置牵拉，以减小腹膜破裂的风险。必须小心避免破坏腹膜。如果腹膜被穿透，病例将更加困难，因为工作空间将受到影响，可视化程度将会显著降低。如果出现这种情况，应该打开进入腹膜腔的窗口。如果窗户是针孔大小，二氧化碳气体将从腹膜后间隙单向流入腹膜腔。患者也可以向内侧转动，使得腹腔内器官远离工作空间。

在腹腔镜手术中，外科医生通过端口持有一个 5 mm 的凝固和切割设备和吸引装置，而助手使用钳子，但是吸引器和钳子可以互换。在机器人的情况下，外科医生使用双极仪器和单极剪，而助手通过 D 端口使用

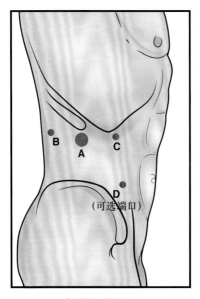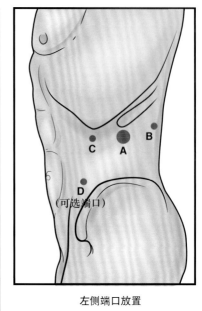

右侧端口放置

A. 12 mm 相机端口
B. 5 mm 操作孔
C. 5 mm 操作孔
D. 5 mm 辅助孔 (可选性)

左侧端口放置

● 5 mm
⬤ 12 mm

图 31.25 左后腹腔套管针放置。详见文本中 A 到 D 的解释

吸引器 (图 31.25D)。

肾上腺显露

切开与侧锥筋膜相连的肾筋膜,范围从切入点 2 ~ 3 cm 直到腰大肌。由于附着在肾上脂肪组织的重力作用,肾会发生下移。切口应该从假定的肾门开始,向上直到膈,使得肾筋膜开一个大口。然后暴露肾周脂肪,包括肾和肾上腺。在这些步骤中的一个关键点是要避免尽力去立即发现肾上腺。我们更喜欢从肾和肾上腺的上极整体切除肾周脂肪。肾上腺静脉横断术应在整个肾上腺充分暴露和游离后进行,以最大限度地提高安全性。确保所有供应肾上腺的小血管都被分离及电凝,以避免麻烦的出血。解剖肾周脂肪(包括肾上腺皮质腺和肾),侧方是腹横肌,上方是膈,后方是腰大肌和腰方肌。对于左侧手术而言,肾筋膜内的腺体必须和胰腺分离清楚,右侧则要和肝分离干净。该步骤可以在分离的开始或最后完成,这主要取决于粘连情况及解剖位置。

手术步骤:左侧

将肾上腺上方的脂肪组织和肾的上极分开(图 31.26)。解剖横膈膜上的脂肪,露出肾上腺上血管。用夹子或电凝控制肾上腺上血管。肿瘤较大的血管往往较厚,应仔细解剖。继续沿着肾表面解剖肾上腺和肾上极之间的肾周脂肪(图 31.27)。向下牵拉肾,抓住

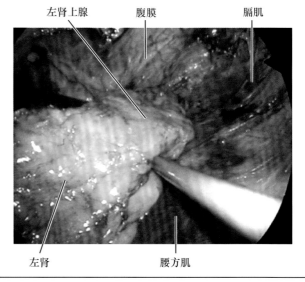

左肾上腺　　腹膜　　膈肌

左肾　　腰方肌

图 31.26 完整地分离肾上腺和肾上极

周围脂肪提起肾上腺。从肾上腺的下方及内侧控制肾上腺血管。控制好后,仔细解剖肾上腺下内侧的肾上腺静脉周围脂肪。显露肾上腺静脉。钳夹并且离断肾上腺静脉,这与经腹膜入路类似(图 31.28)。解剖肾上腺与胰腺后方的其余栓系附件(图 31.29)。这一区域可能有一个增厚的连通静脉(从肾上腺静脉到膈下静脉),需要仔细处理。

手术步骤:右侧

将肾上腺上方的脂肪组织和肾的上极分开。解剖

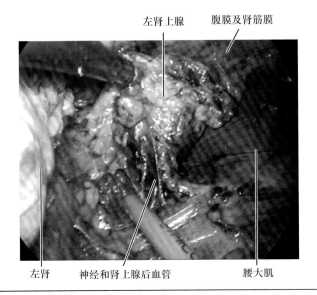

图 31.27 解剖肾和肾上腺之间的组织

左肾上腺　腹膜及肾筋膜

左肾　神经和肾上腺后血管　腰大肌

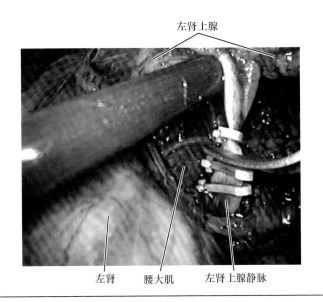

左肾上腺

左肾　腰大肌　左肾上腺静脉

图 31.28 离断左肾上腺静脉

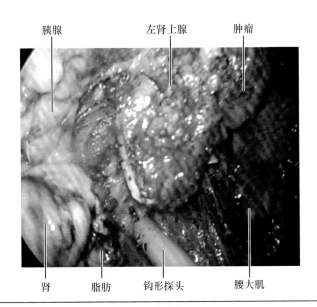

胰腺　左肾上腺　肿瘤

肾　脂肪　钩形探头　腰大肌

图 31.29 胰腺和肾上腺之间的解剖

肾表面后至肾动脉水平的脂肪组织。向下牵拉肾，抓住周围的脂肪组织提起肾上腺。控制肾上腺下内侧的下、后肾上腺血管。暴露腰大肌后，继续向内解剖以确定腔静脉。沿腔静脉右侧解剖纤维组织，显露出右肾上腺静脉（图 31.30）。抓住周围的脂肪，从侧面牵拉肾上腺，小心避免撕裂右肾上腺静脉分支处的腔静脉。解剖并完全暴露腔静脉和肾上腺静脉。钳夹、剪断右肾上腺静脉，这类似于经腹膜入路。从腔静脉和肝开始解剖剩下的残余肾上腺。这一区域可能有一个增厚的交通静脉（从肾上腺静脉到膈下静脉）。与经腹膜入路相似，肾上腺可能与肝粘附较重，可以使用电凝和电切对肾上腺小的残片进行切割。

关闭

将游离的肾上腺与周围的脂肪整体放入一个囊袋中，通过第一个套管针的切口从腹膜后腔中取出。必要时延长套管针切口。用 5 mmHg 的低压重新冲洗腹膜后间隙，确认完全止血。取下套管针，仅在皮肤水平关闭切口。

开放式经腹入路

经腹入路通常用于大的肾上腺肿瘤、嗜铬细胞瘤、双侧病变或转移的患者。对于双侧或腹部病变的高危患者，即使术前影像学检查阴性，也应该考虑采用该入路。高危人群包括儿科患者和多发性内分泌腺病综合征或有嗜铬细胞瘤家族史的患者。肋下横向或 V 形切口将提供良好的暴露效果（图 31.31）。分离筋膜、腹直肌鞘和侧腹肌进入腹膜。

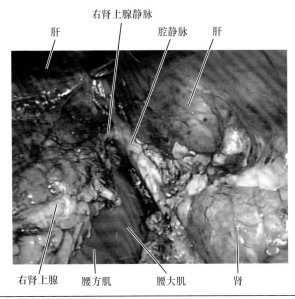

右肾上腺静脉

肝　腔静脉　肝

右肾上腺　腰方肌　腰大肌　肾

图 31.30 显露右肾上腺静脉

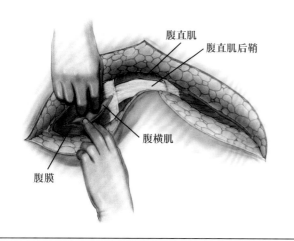

图 31.31　V 形切口

手术步骤：左侧

切开膈结肠韧带，使结肠向内侧移动。切开腹膜，露出 Gerota 筋膜。首先确定左肾静脉，可用于发现汇入此的左肾上腺静脉。为了避免嗜铬细胞瘤的血流动力学改变，尽量减少肾上腺组织的直接操作。用双扎法或双夹法早期解剖和控制左肾上腺静脉。解剖并且向前方牵拉胰腺和脾静脉，显露肾上腺。早期控制膈静脉可避免棘手的出血。切开脾肾韧带，分离上肾上腺附件。继续从内侧和外侧解剖肾上腺。在解剖过程中，向下牵拉肾，使肾上腺下移。解剖的最后一步是将肾上腺从肾的上极中游离出来。最后止血，关闭筋膜和皮肤。

手术步骤：右侧

切开肝曲，从下内方游离结肠。切开 Gerota 筋膜，继续向上、向内切开。显露上方的肝（图 31.32）。继续沿着腔静脉向下切开腹膜，显露与右肾静脉的汇合处。控制副肝静脉，这将有助于腔静脉向内侧移动，以改善肾上腺静脉的暴露。暴露右侧肾上腺静脉，右肾上腺静脉短，从后方汇入下腔静脉。如前所述，控制静脉并完成手术。值得注意的是，在上解剖过程中，肾上腺是直接从肝上剥离出来的。此外，向下牵拉肾上腺将有助于暴露和控制由腔静脉后产生的麻烦的血管分支。

术后护理及并发症

肾上腺切除术的术中并发症主要来源于血管或其他周围结构的损伤。肾上腺或腰椎静脉、右腔静脉和肝静脉以及左肾静脉的直接不受控制的损伤可导致出血。在腹膜气压下手术可以更容易地控制出血。首先，压力应增加到 25 mmHg。然后只用抓持器或外科器械对出血点施压。对于严重的血管损伤，使用 8 号针、4

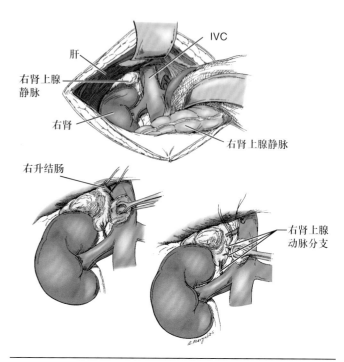

图 31.32　经腹右肾上腺显露。图中显示结扎小肝静脉和肾上腺静脉。IVC：下腔静脉

英寸 4-0 Prolene 缝合线，末端打一个结，在结附近预先放置一个 Lapra-Ty。肾、脾或肝损伤后也必须处理出血并发症。无意中结扎上极肾动脉可导致肾缺血，但肠系膜上动脉横断需要立即进行血管重建，以避免严重的死亡率。胰腺损伤后放置引流和外科会诊是强制性的。横膈膜损伤一般可以修复。如前所述，在用吸引器吸出胸腔内气体后，可以用 8 号针 3-0 缝线和预先放置的 Lapra-Ty 缝合伤口。由于二氧化碳气体会被迅速吸收，因此在没有胸管的情况下处理这些损伤。在嗜铬细胞瘤存在的情况下操作肾上腺组织和肾上腺静脉可导致血压剧烈的波动。

接受开放手术的患者通常在术后数日出院，以控制疼痛，同时等待肠功能恢复。接受腹腔镜或机器人手术的患者通常隔夜后出院，除非是切除激素分泌比较活跃的病变后，需要更长时间的代谢或者血流动力学治疗。通过从静脉注射到口服止痛药的过度，可以加速他们饮食的恢复。最近的报道比较机器人和腹腔镜肾上腺切除术显示：两者具有相近的手术时间、中转开腹率，及并发症的发生率，但机器人手术住院时间更短，估计失血量更少。

原发性醛固酮增多症的肾上腺切除术需要监测电解质水平。这些患者存在持续性低钾血症的风险，这种情况下需要补钾。由于对侧肾上腺醛固酮分泌能力的抑制，他们也有患高钾血症的长期风险。必须监测术前存在的高皮质醇血症的库欣综合征患者术后的副作用，包括但不限于骨质疏松症、骨折风险、高血糖、伤口愈合不良和感染易感性增加。对嗜铬细胞瘤患者术前使用 α 受体阻滞剂可导致低血压，需要密切的心肺监测和支持。肾上腺功能不全是一种危险的情况，包括上述所有功能缺陷，或者发生于同时行双侧肾上腺切除术或意外切除孤立的肾上腺。这突出了回顾上尿路手术的病理报告和仔细的影像学检查的重要性。

最后，对肾上腺功能紊乱的围术期管理涉及多个学科诊治，包括普通内科、放射科、内分泌科、麻醉科、泌尿外科，及普通外科。严格遵循术前、术中和术后精心准备的原则，肾上腺切除术会是一种高效、安全的手术。

拓展阅读

Ball MW, et al. Robot assisted adrenalectomy (total, partial, & metastasectomy). *Urol Clin North Am*. 2014;41(4):539-547. (PMID 25306165).

Brandao LF, et al. Robotic versus laparoscopic adrenalectomy: a systematic review and meta-analysis. *Eur Urol*. 2014;65:1154-1161. (PMID 24079955).

Ribunstein M, et al. Prospective, randomized comparison of transperitoneal versus retroperitoneal laparoscopic adrenalectomy. *J Urol*. 2005;174(2):442-445. (PMID 16006861).

Scholten A, et al. Variant adrenal venous anatomy in 546 laparoscopic adrenalectomies. *JAMA Surg*. 2013;148(4):378-383. (PMID 23715888).

专家点评（NIEROSHAN RAJARUBENDRA，MD，AND MONISH ARON）

作者对肾上腺良性肿瘤的机器人手术、腹腔镜手术，及开腹手术方法做了详尽的描述。多学科诊疗对于肾上腺疾病恰当，安全的管理至关重要。作者强调了患者术前影像学检查、功能检查，及药物准备的重要性。内分泌科医生应该在术前对大部分患者做出评估，团队为基础的方法很重要，尤其是对于嗜铬细胞瘤患者而言，在对瘤体进行操作之前，应该告知麻醉医生以应对可能发生的血流动力学波动。

理解肾上腺在位置、毗邻结构，及血管方面的解剖变异对于安全的肾上腺切除非常重要。作者提供了肾上腺解剖的清晰图片，并做了总结。此外，作者还就术中可能遇到的常见问题给出了自己的建议，比如短小的右肾上腺静脉出血。

在笔者所在中心，大部分肾上腺切除术都是通过机器人完成的。作者所描述的患者的体位以及端口的放置与笔者所在中心的非常相似。无论是经腹还是腹膜后入路，患者所接受的手术方式都取决于患者以及手术因素。比如，既往腹部手术史、病变的大小，及术者的经验都是重要的考虑因素。此外，术前规划对于预防围术期并发症以及功能紊乱十分必要。

手术过程的主要原则是"将患者从腺体中解剖出来，而不是将腺体从患者中解剖出来"，这强调了尽可能减少对肾上腺进行操作的重要性。笔者所在中心的后腹膜入路倾向于使用 Hasson 开放技术，对于经腹入路，笔者更倾向于 Veress 气腹针技术。作者针对不同的手术入路，提供了分离腺体的详细步骤，并且还说明了手术的困难。引流管并不常规放置，除非是考虑可能存在胰腺或者胆管损伤，或者较难处理的出血。

作为外科医生能力的一部分，开放手术知识的具备是必不可少的，特别是在进行大腺体或双侧病变手术时。作者描述了使用肋下，胸腹和 V 形切口的各种适应证。微创外科医生还应该对开放解剖技术有充分的了解，因为在进行开放转换时可能需要这些技术。

术后的护理和手术过程同样重要，尤其是对于肾上腺功能较强的患者。以重症医学、内分泌学、内科、外科为主的多学科诊治，能够提供最好的手术效果。

该章节就肾上腺切除术的手术技巧及手术入路，做了大量详细且精致的介绍。此外，本节就游离左右侧肾上腺与周围结构与解剖学差异做了详尽的描述，这对于帮助读者想象和预期手术步骤大有裨益。该篇还强调了患者选择、细致的术前准备，及为改善患者预后而进行的多学科诊治的重要性。

第 32 章　肾上腺疾病（恶性）的开放及腹腔镜手术治疗

Peter A. Caputo, Jihad H. Kaouk

（邓建华　李嘉临　译　张玉石　纪志刚　审校）

术前考虑因素

治疗肾上腺肿瘤前，明确肿瘤的良恶性非常重要。肾上腺原发的恶性肿瘤极其罕见，目前非手术治疗方案尚无太多进展。对局限性的肾上腺恶性肿瘤，首要推荐合适的术式及符合无瘤原则的手术操作。如果术前没能考虑到肿瘤为恶性且实施了不适当的手术，那么术者将摧毁患者治愈肿瘤的机会。

通常，切下来的肿瘤标本只有经过病理检查才能得到明确的恶性肾上腺肿瘤的诊断。因此，术前筛查肿瘤的良恶性对构建合适的手术方案有重要的指导意义。术前筛查应基于临床、生化检查及影像学这几个方面。

肾上腺影像学

肾上腺肿物是最常见的偶发性病变之一，在断层成像中发生率为 5%。无论何种方式发现肾上腺肿物，在鉴别诊断中应始终考虑恶性肿瘤的可能性。肾上腺肿物的放射影像学特征有助于准确诊断。

良性或恶性特征的描绘是检查的重要步骤。放射成像技术的进步使肾上腺肿物可以在大多数情况下被准确展示。

肿瘤大小是恶性肿瘤的重要预测因素，很多辅助手段可以轻松检测。肿瘤大小与恶性肿瘤的风险正相关。偶发的、小于 4 cm 的肾上腺肿瘤大约有约 2% 的原发性肾上腺皮质癌（ACC）概率。当瘤体大于 6 cm，则肿瘤为 ACC 的概率超过 25%。在大于 10 cm 的肿瘤中，ACC 的概率接近 98%。

计算机断层扫描

计算机断层扫描（CT）是当下肾上腺成像的最好选择。大部分良性腺瘤含有大量脂质成分。平扫 CT 中低密度脂肪分子呈低密度。低于 10 Hu（非增强扫描）的肿物诊断富含脂质的腺瘤的敏感性为 71%，特异性为 98%。然而良性腺瘤的脂质含量并不固定，30% 的良性腺瘤为乏脂质性。前述现象以及平扫 CT 的低检测敏感度共同促成了肾上腺 CT 检查的标准——平扫＋增强延迟 CT，该检查可以描述肾上腺肿物的完整特征。富含脂肪及乏脂肪的良性腺瘤在静脉给药的增强 CT 中均表现为造影剂快速排出。静脉给药 15 分钟后的增强延迟扫描可以判断肾上腺肿物的造影剂排出情况。判断腺瘤性或非腺瘤性肾上腺肿物的标准为造影剂的绝对排出率大于等于 60% 并且相对排出率大于等于 40%，这一判断标准在肾上腺肿物的诊断中达到了 98% 的敏感性及 92% 的特异性。比起平扫 CT，带有增强延迟扫描的 CT 更受欢迎，因为它能够更准确地诊断良性腺瘤。然而，嗜铬细胞瘤并不符合这一规律，它同样在增强扫描中表现为造影剂快速排出。

在肾上腺断层成像中，以下特征，包括大体积肿瘤、肿瘤边界不清、不规则外形、中央区低密度灶（坏死）、邻近器官侵犯、肾静脉或下腔静脉（IVC）侵犯以及腹膜后淋巴结影等特征均提示肿瘤为恶性。

磁共振成像

磁共振成像（MRI）使用的优先级次于 CT，通常应用于特定的患者。孕妇、可疑嗜铬细胞瘤以及禁用静脉造影剂的肾上腺肿物患者首选 MRI 检查。

正电子发射断层扫描

氟脱氧葡萄糖（FDG）正电子发射计算机断层扫描（PET-CT）判断良性或恶性肾上腺病变具有很高的敏感性和特异性（分别为 97% ～ 100%、91% ～ 98%）。当常规 CT 不能判断肾上腺病变性质时，FDG-PET/CT 将是一项很好的替代检查。此外，它还具有识别小至 5 mm 病变的能力，可用于肾上腺恶性肿瘤的分期。

超声

成年患者的肾上腺超声检查效果受患者体型及肠气的限制。然而，使用微泡造影剂的超声造影检查展现出一定的诊断效果。尽管尚未普遍实施，但超声造影检查在大体积肾上腺肿物的探测有一定的作用。一些早期研究摸索了造影剂进入到流出肿物的时间，将此时间作为参数以判断肾上腺肿物为腺瘤性或非腺瘤性。

肾上腺皮质癌

肾上腺皮质癌是一种罕见病，每年人群的诊断率为百万分之一到二。ACC 具有双峰年龄分布，绝大多数病例在 50～60 岁间（中位年龄，55 岁）被诊出，另一小部分提前 5 年诊出。本病女性更多见，女性与男性患者的比例为 1.6：1。

大约 60% 的 ACC 患者的肿瘤具有功能并产生相关内分泌疾病。库欣综合征是功能性 ACC 最常见的内分泌病，肿瘤单一分泌雄激素所致的女性男性化患者次之，第三常见的类型为肿瘤单一分泌雌激素所致的男性女性化。醛固酮增多症是最不常见的内分泌异常类型，仅约占功能性 ACC 的 5%。ACC 亦具有分泌多种激素的潜力，10% 的功能性 ACC 可分泌多种激素。ACC 确诊时的平均瘤体大小为 10～15 cm。在过去频繁使用横断面成像技术进行诊断的几十年中，尚无肿物分期下降或瘤体缩小的病例。

在过去的 30 年中，ACC 患者的预后基本保持不变。所有 ACC 患者的中位生存时间约为 2 年，对于适合手术切除的患者，5 年生存率约为 40%。肿瘤分期为 I 期的患者中位生存时间超过 10 年，但肿瘤分期处于 IV 期的患者（远处转移）在诊断后的中位生存期小于 1 年。以下因素与较高的死亡风险相关，包括高龄、低分化肿瘤、手术切缘阳性及淋巴结或远处转移。

手术摘除肿瘤是局限性 ACC 患者的主要治疗方法，也是唯一可能让患者得到治愈的选项。第一次手术代表着患者唯一的治愈希望，切缘阳性或不完整切除将最终导致复发和转移。ACC 手术切除的首要原则是保证肿瘤包膜完整的整块切除，以防止肿瘤扩散。

嗜铬细胞瘤

大多数分泌儿茶酚胺的神经内分泌肿瘤来自肾上腺髓质，被称为嗜铬细胞瘤。此外约有 15% 神经内分泌肿瘤来自肾上腺外，被称为副神经节瘤。嗜铬细胞瘤是一种罕见的疾病，每年发病率为百万分之二至八。典型的散发嗜铬细胞常在患者的 40 岁到 60 岁诊断。具有遗传性遗传综合征、多发内分泌腺瘤综合征 2A 和 2B、von Hippel-Lindau 综合征和 1 型神经纤维瘤病的患者可能在更年轻的时候出现。男性和女性的本病发病率相同。

传统的医学教育中讲述嗜铬细胞瘤符合"十"的原则，即：10% 为恶性，10% 为双侧以及 10% 为家族性。然而最近的研究表明嗜铬细胞瘤恶性率高达 50%。

因为缺乏病理诊断标准，所以恶性嗜铬细胞瘤唯一的诊断标准为肿瘤出现于人体中不含神经外胚层组织的区域。转移的常见区域为中轴骨、肝、肺、淋巴结和肾。

手术切除嗜铬细胞瘤是首选治疗方法，虽然在恶性或转移的病例中不能治愈，但治疗仍可用于缓解儿茶酚胺过量的症状。术前进行肾上腺素能受体阻滞对于安全完成手术至关重要，此外，在手术期间尽可能减少对肿瘤的碰触可以防止术中危险的儿茶酚胺激增。

转移瘤切除术

肾上腺是原发性肺癌、胃肠癌、乳腺癌和肾癌的常见转移部位。然而，孤立的肾上腺转移不伴有其他转移或局部区域扩散的情况是极为罕见的。在这种孤立转移的情况下，肾上腺转移瘤切除合并原发肿瘤的切除术使患者的预后获益。术前有必要进行彻底的影像学检查，明确肿瘤分期，确定复发或转移的位置。转移到肾上腺的肿瘤通常包膜完整，可以施行腹腔镜手术切除。

手术技术

开放性肾上腺切除

有很多开放手术方法能成功切除肾上腺肿物。怀疑为恶性肿瘤、肿瘤体积、肿瘤位置、患者体型、既往手术史以及外科医师的经验和偏好等因素都会影响手术方式的选择。可疑肾上腺恶性肿瘤，尤其是肾上腺皮质癌，为开放性肾上腺切除术的操作指征。当肿瘤表现出恶性肿瘤的特征时，如肿瘤大于 10 cm 或邻近器官、血管侵犯的影像学证据，应考虑采用开放性手术。肿瘤的整块完整切除对肾上腺皮质癌手术至关重要。因此切口应当保证肾上腺肿物最大化暴露，同时允许在必要的时候切除相邻受侵犯的结构及腔静脉血栓。由此，手术优先选择胸腹或经腹入路。

经腹入路

将患者置于仰卧位。如果需要进一步暴露，肋下切口直至超过腹部中线是经腹入路的优先选择。正中切口亦是不错的备选。肋下切口在肿瘤的同侧进行，如果需要广泛暴露则延伸至 V 形（图 32.1）。腹直肌和腹侧方肌肉组织已经分开。在腹直肌后方会遇到上腹部血管。

右肾上腺切除术开始于结肠肝曲并向下反折。十二指肠应用科克尔手法翻转，暴露下腔静脉。游离

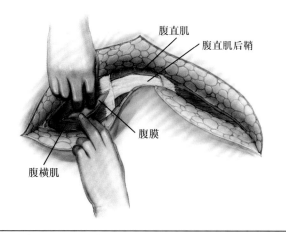

图 32.1　肋下切口在肿瘤的同侧

右三角韧带和镰状韧带，松动肝右叶使肝可向上推移。用肝牵拉器垫棉垫后轻轻牵拉肝，过程中应避免肝包膜破损。找出下腔静脉和肾上腺肿物的间隙，分离和结扎肾上腺静脉（图 32.2）。可靠地结扎、分离肾上腺静脉后，将残余的肾上腺肿物从与其相连的周围组织上分离下来。这一步骤最好首先从肾上腺上部和相连的脉管系统开始。为了将肾上腺肿瘤的触动最小化，可以将肾向下推，这样有助于肾上腺上方的暴露。牢记，因为肿瘤为恶性或可疑恶性，所以我们才进行了开放性手术。手术可能在解剖和分离邻近器官（如肾、肝）时面临极大挑战。如果肿瘤侵犯下腔静脉，那么

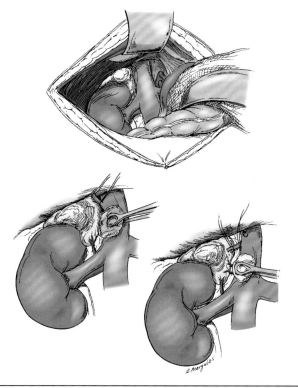

图 32.2　分离出下腔静脉和肾上腺肿物的间隙，尝试分离并结扎肾上腺静脉

应当将下腔静脉连同肾上腺肿瘤整块切除。

左肾上腺切除术首先暴露脾的内前方、胰尾和结肠脾曲。继续沿着 Gerota 筋膜解剖直到左肾上腺静脉暴露。左肾上腺静脉从左肾静脉上方接入，将左肾上腺静脉结扎并断开。下一步将解剖肾上腺中部并小心处理膈静脉分支，该分支可能与左肾静脉或肾上腺静脉相连。最后处理与肾上腺肿物相连的组织。

仔细检查出血点，关腹前仔细进行腹腔探查，评估邻近器官损伤情况。无须放置引流管。

胸腹入路

胸腹联合切口适用于极大体积肿瘤并伴下腔静脉瘤栓的患者。将患者置于改良的侧卧位，即：胸部完全侧立，腹部旋转 45° 固定。在患者身体受压处仔细安置垫子，避免体位性损伤。切口沿第 8 肋骨间隙延伸，如不需暴露高位下腔静脉，可使用第 9 或第 10 肋间隙。切口穿过胸壁，进入胸膜腔并使肺部塌陷。切口沿肋骨间隙继续切开并跨越肋软骨缘。然后将隔膜与切口成一条直线切开。切口继续向下延伸形成正中切口或旁正中切口。肾上腺的切除方式同前所述，并且在本入路中，下腔静脉暴露程度很好。

腹腔镜肾上腺切除术

绝大多数肾上腺切除术是通过腹腔镜手术进行的。然而，使用腹腔镜切除已知或疑似 ACC 是有争议的。研究表明，当瘤体小于 10 cm 且没有肿瘤侵犯邻近器官或脉管系统的影像学证据时，由经验丰富的外科医师进行腹腔镜肿瘤切除是安全有效的。对怀疑或确诊 ACC 的患者采用腹腔镜还是开放性手术，现有研究尚无统一的结论。只有腹腔镜手术经验丰富的外科医师才能对怀疑或确诊 ACC 的患者实施腹腔镜肿瘤切除。该病例应通过经腹方法进行，以更彻底地评估侵袭性肿瘤。如果对没有肾上腺囊破裂的肿块进行完整的整块切除是有疑问的，建议转为开放式方法。当肿瘤为侵袭性时，腹腔镜手术应当经腹入路以更好地判断肿瘤侵犯情况。如果怀疑腹腔镜手术没能实现包膜完整的肿瘤切除，则建议术中改为开放手术。

机器人辅助腹腔镜肾上腺切除术已成为当代泌尿科医师的肾上腺切除术的必备手段。机器人辅助腹腔镜与传统腹腔镜手术方法基本相同，区别仅为 trocar 位置的细微不同。

经腹腹腔镜入路

将患者置于 60° 侧卧的改良侧卧位。注意在所有的

受压点放置棉垫，包括肩关节，避免压伤。倾斜手术台以协助腹膜后区的暴露。患者手臂应当托起并垂直于胸部。避免将手臂外展到头顶或更远的位置，因为这可能导致患者臂丛神经麻痹。

Trocar 的放置类似于腹腔镜肾切除术。第一个 12 mm Trocar 应放置在腹直肌外侧缘第 11 肋水平处。气腹构建好并放置好第一个 Trocar 后，利用腹腔镜观察腹膜腔是否有损伤和粘连，然后在腹腔镜直视下安置剩余的 Trocar。第二个 12 mm Trocar（在机器人辅助腹腔镜手术时为 8 mm 机器人 Trocar）应该位于腹直肌和腹直肌外侧边缘交叉处的下方。第三个 12 mm Trocar 放置在第一个 Trocar 的下方，位于腹直肌外侧缘，这个 Trocar 在机器人辅助腹腔镜手术中作辅助通道。第二个 8 mm 机器人 Trocar 放置在髂前上棘的内上方（图

32.3）。在患者肿物位于右侧的情况下，在剑突下方的中线放置一个 5 mm Trocar，以辅助抵挡肝（图 32.4）。

游离肝右三角韧带和肝内侧后腹膜是腹腔镜右肾上腺切除术的第一步（图 32.5）。此时可以暴露出肾 Gerota 筋膜和肝的间隙，使用三角形肝牵引器或通过 5 mm Trocar 通道利用带锁定的腹腔镜钳将肝顶向头侧。根据需要，结肠肝曲及十二指肠可以向内侧和下方分离直至下腔静脉边缘。在识别并暴露下腔静脉和右肾静脉后，沿着下腔静脉的边缘向头侧解剖寻找肾上腺的内侧平面。此时需要注意，肾上腺的下部和内侧有很多小血管，这些血管可以夹闭或电灼。沿下腔静脉继续向上解剖找到肾上腺静脉。此时需要格外小心，推挤肾上腺可能撕脱连接与肾上腺静脉或下腔静脉的小静脉，导致大出血。小心结扎分离肾上腺

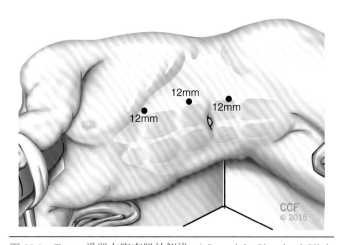

图 32.3 Torcar 设置在腹直肌外侧缘。（Copyright Cleveland Clinic Foundation.）

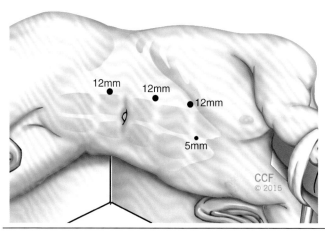

图 32.4 Trocar 安置在剑突下以协助挡开肝。（Copyright Cleveland Clinic Foundation.）

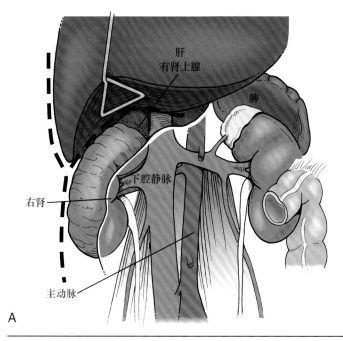

A

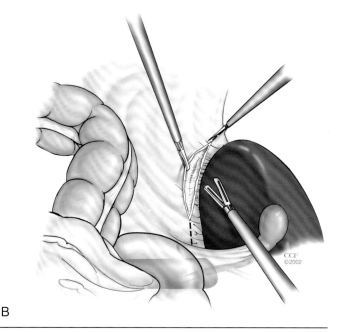

B

图 32.5 （A，B）肝的游离。（B Copyright Cleveland Clinic Foundation.）

静脉（图 32.6）。对肾上腺肿物的游离最好先由肾上方开始（图 32.7）。然后在肾上腺肿物后方找到腰大肌。以腰大肌为解剖标志，轻柔推挤肿物的侧方和头侧以游离肿块的内侧缘。内侧和上方边界的脉管系统可以用夹子处理。接下来处理所有与肿瘤相连的组织。用腹腔镜钳轻轻钳夹肿瘤相连肾周脂肪组织可以用于翻动肿瘤，最终这些肾周脂肪组织会连着肿物一并切下。

　　游离结肠脾曲是切除左侧病变的第一步。分离脾侧面和脾肾间隙可以帮助暴露肾上腺上缘（图 32.8）。此时脾会下落并显露胰尾（图 32.9）。沿着 Gerota 筋膜继续解剖，同时推动胰腺和脾。左肾静脉可以作为开始游离肾上腺的解剖标志。左肾上腺静脉在左肾静脉上方汇入，仔细辨别并游离左肾静脉可以找到左肾上

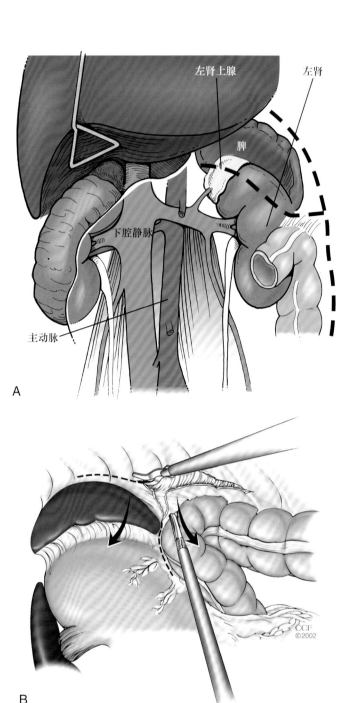

A

B

图 32.8 （A，B）分离脾侧面和脾肾韧带以帮助切除左肾上腺。（B Copyright Cleveland Clinic Foundation.）

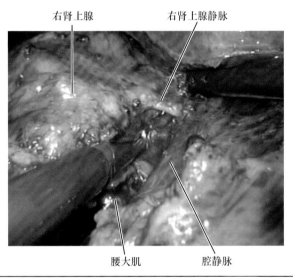

图 32.6 肾上腺静脉的分离、结扎和离断

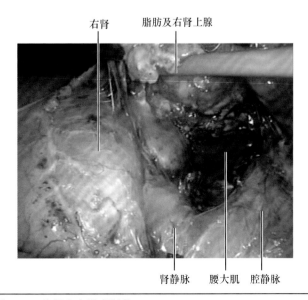

图 32.7 从肾上方游离肿物

腺静脉。结扎并离断左肾上腺静脉。在肾上腺上方与胰腺相连处开始游离，牵拉肾可以为肾上腺和胰腺的游离提供张力。接下来把肾上腺从周围的肾周脂肪上离断，然后沿着肾包膜向上方游离到腰大肌和膈肌角，沿肾上腺周围继续游离至主动脉侧缘。最后把瘤体从无血管的相连组织上切下（图 32.10）。

　　降低气腹压力，判断有无活动性出血。肿瘤由腹腔镜取物袋取出。肿瘤取出口可由手工缝合，12 mm trocar 孔由 Carter-Thomason 器械关闭。

术后护理和并发症

　　ACC 手术可能过程非常复杂并对机体产生广泛影响。复杂肾上腺切除术特有的并发症包括气胸、胰腺炎、胰漏、乳糜漏和肾功能不全。手术不常规留置引流管，然而在需要广泛切除周围器官（如胰腺）的情况下需要放置。癌症患者术后深静脉血栓形成的预防很重要。所有患者均应接受药物和（或）物理深静脉血栓预防。为了排除气胸，怀疑膈侵犯和采用胸腹联合切口的患者应行术后胸片检查。对于术前合并皮质醇增多症的患者，术后应考虑到患者发生肾上腺激素不足的可能。术后护理应重点关注和处理以上并发症。

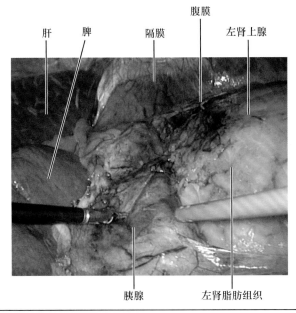

肝　　脾　　　　　隔膜　　　腹膜　　左肾上腺

胰腺　　　　　　左肾脂肪组织

图 32.9　脾会落下并显露出胰尾

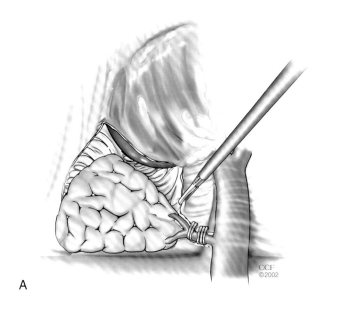

A

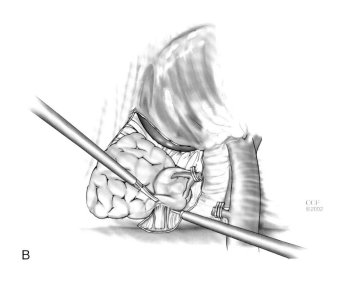

B

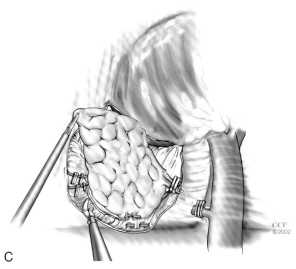

C

图 32.10 （A ～ C）对肾上腺环周的松解。（Copyright Cleveland Clinic Foundation.）

拓展阅读

Adjalle R, Plouin PF, Pacak K, Lehnert H. Treatment of malignant pheochromocytoma. *Horm Metab Res.* 2009;41(9):687-696.

Berruti A, Baudin E, Gelderblom H, et al. Adrenal cancer: ESMO Clinical Practice Guidelines for diagnosis, treatment and follow-up. *Ann Oncol.* 2012;23(suppl 7):vii131-vii138.

Bilimoria KY, Shen WT, Elaraj D, et al. Adrenocortical carcinoma in the United States: treatment utilization and prognostic factors. *Cancer.* 2008;113(11):3130-3136.

Boland GW, Dwamena BA, Jagtiani Sangwaiya M, et al. Characterization of adrenal masses by using FDG PET: a systematic review and meta-analysis of diagnostic test performance. *Radiology.* 2011;259(1):117-126.

Boland GW, Lee MJ, Gazelle GS, et al. Characterization of adrenal masses using unenhanced CT: an analysis of the CT literature. *AJR Am J Roentgenol.* 1998;171(1):201-204.

Caoili EM, Korobkin M, Francis IR, et al. Adrenal masses: characterization with combined unenhanced and delayed enhanced CT. *Radiology.* 2002;222(3):629-633.

Chagpar R, Siperstein AE, Berber E. Adrenocortical cancer update. *Surg Clin North Am.* 2014;94(3):669-687.

DeLellis RA. *Pathology and genetics of tumours of endocrine organs.* Lyon: IARC Press; 2004.

Dietrich CF, Ignee A, Barreiros AP, et al. Contrast-enhanced ultrasound for imaging of adrenal masses. *Ultraschall Med.* 2010;31(2):163-168.

Friedrich-Rust M, Schneider G, Bohle RM, et al. Contrast-enhanced sonography of adrenal masses: differentiation of adenomas and nonadenomatous lesions. *AJR Am J Roentgenol.* 2008;191(6):1852-1860.

Jana S, Zhang T, Milstein DM, et al. FDG-PET and CT characterization of adrenal lesions in cancer patients. *Eur J Nucl Med Mol Imaging.* 2006;33(1):29-35.

Johnson PT, Horton KM, Fishman EK. Adrenal mass imaging with multidetector CT: pathologic conditions, pearls, and pitfalls. *Radiographics.* 2009;29(5):1333-1351.

Kutikov A, Mallin K, Canter D, et al. Effects of increased cross-sectional imaging on the diagnosis and prognosis of adrenocortical carcinoma: analysis of the National Cancer Database. *J Urol.* 2011;186(3):805-810.

Lafemina J, Brennan MF. Adrenocortical carcinoma: past, present, and future. *J Surg Oncol.* 2012;106(5):586-594.

Malayeri AA, Zaheer A, Fishman EK, Macura KJ. Adrenal masses: contemporary imaging characterization. *J Comput Assist Tomogr.* 2013;37(4):528-542.

Metser U, Miller E, Lerman H, et al. 18F-FDG PET/CT in the evaluation of adrenal masses. *J Nucl Med.* 2006;47(1):32-37.

Mihai R. Diagnosis, treatment and outcome of adrenocortical cancer. *Br J Surg.* 2015;102(4):291-306.

NIH state-of-the-science statement on management of the clinically inapparent adrenal mass ("incidentaloma"). *NIH Consens State Sci Statements.* 2002;19(2):1-25.

Pappachan JM, Raskauskiene D, Sriraman R, et al. Diagnosis and management of pheochromocytoma: a practical guide to clinicians. *Curr Hypertens Rep.* 2014;16(7):442. doi: 10.1007/s11906-014-0442-z.

Remer EM, Casalino DD, Bishoff JT, et al. ACR Appropriateness criteria on incidentally discovered adrenal mass. 2012; Available at: <http://www.acr.org/~/media/ACR/Documents/AppCriteria/Diagnostic/IncidentallyDiscoveredAdrenalMass.pdf>.

Song JH, Chaudhry FS, Mayo-Smith WW. The incidental adrenal mass on CT: prevalence of adrenal disease in 1,049 consecutive adrenal masses in patients with no known malignancy. *AJR Am J Roentgenol.* 2008;190(5):1163-1168.

Sturgeon C, Shen WT, Clark OH, Duh QY, Kebebew E. Risk assessment in 457 adrenal cortical carcinomas: how much does tumor size predict the likelihood of malignancy? *J Am Coll Surg.* 2006;202(3):423-430.

Szolar DH, Korobkin M, Reittner P, et al. Adrenocortical carcinomas and adrenal pheochromocytomas: mass and enhancement loss evaluation at delayed contrast-enhanced CT. *Radiology.* 2005;234(2):479-485.

Taffel M, Haji-Momenian S, Nikolaidis P, Miller FH. Adrenal imaging: a comprehensive review. *Radiol Clin North Am.* 2012;50(2):219-243, v.

Zhang HM, Perrier ND, Grubbs EG, et al. CT features and quantification of the characteristics of adrenocortical carcinomas on unenhanced and contrast-enhanced studies. *Clin Radiol.* 2012;67(1):38-46.

输尿管膀胱再吻合术　第33章

John C. Pope IV

（章　雷　译　张旭辉　王东文　审校）

膀胱输尿管反流（vesicoureteral reflux，VUR）的治疗方法包括药物治疗、经内镜黏膜下注射生物置入剂和输尿管膀胱再吻合术。对于儿童，输尿管膀胱再吻合术主要用于治疗膀胱输尿管反流或原发性梗阻性巨输尿管症。对于膀胱输尿管反流患者，行输尿管膀胱再吻合术手术适应证包括复发性发热性泌尿系感染（UTIs）和持续性高级别（Ⅳ～Ⅴ）膀胱输尿管反流。

输尿管膀胱再吻合术是膀胱输尿管反流患者最有效的手术治疗方法。它可以通过膀胱内或膀胱外途径或通过两种途径联合来完成。手术方式的选择在很大程度上取决于输尿管口的位置以及外科医师的习惯。

输尿管膀胱再吻合术是原发性梗阻性巨输尿管症患者的主要治疗方法或可在输尿管皮肤造口术后实施。输尿管膀胱再吻合术也适用于肾移植手术中使用和输尿管损伤患者的治疗。在这些患者中，不需要制作抗反流的输尿管膀胱吻合口。

成功的输尿管膀胱再吻合术取决于对手术原则的坚持，而与手术方式无关。必须要小心处理输尿管：初始的游离和之后的操作必须要无创化，以避免输尿管的去血管化和继发性输尿管狭窄的形成。必须要充分游离输尿管，以提供足够长的黏膜下隧道，从而避免膀胱输尿管吻合口张力。为避免术后膀胱输尿管反流，黏膜下隧道长度与输尿管直径之比应至少为5∶1。为了防止术后梗阻的发生，输尿管进入膀胱时，必须没有明显的成角、扭曲或扭结。此外，在对膀胱输尿管反流进行任何外科干预之前，我们必须积极探查和治疗可能存在的继发性原因。

暴露膀胱的入路

体位： 患者平卧于手术台上，骨盆下方放置垫枕。消毒范围从脐平面到大腿中段，确保消毒外生殖器范围，以保证需要时可以清洁留置尿管。

切口： 于耻骨联合上方一横指处沿 Langer 线作 Pfannenstiel 切口（图 33.1）。采用钝性分离和电凝分离切开皮下组织，锐性分离或使用电刀切开 Scarpa 筋膜，暴露腹外斜肌腱膜。

横行或纵行切开腹直肌前鞘（腹外斜肌腱膜和腹内斜肌的腱膜在内侧的融合部分，作者所在单位更倾向行横行切开。然而，纵行切开可以更加接近输尿管膀胱开口处，必要时可以使用该方法）。将筋膜向外侧或头侧和尾侧提起，用电凝将筋膜从腹直肌分开。放置带自锁功能的 Denis Browne 牵引器牵拉筋膜层。确定双侧腹直肌的腹侧面，在中线处切开腹横筋膜。向

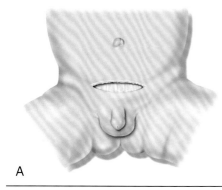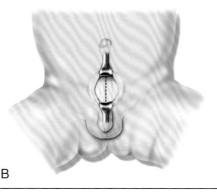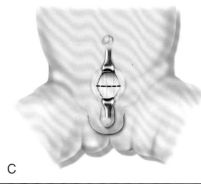

图 33.1 （A～C）暴露膀胱的入路

两侧钝性牵拉双侧腹直肌的腹侧面，建立 Retzius 间隙。使用 Denis Browne 牵引器牵拉双侧腹直肌腹侧面。清除膀胱周围的脂肪。

首先使用 Allis 钳或 3-0 号镍铬线缝合固定膀胱。使用电凝纵行切开膀胱前壁，并吸净膀胱内尿液。使用 3-0 号镍铬缝线从膀胱切口的尾端外侧穿透膀胱前壁全层，缝合至皮肤或者腹直肌筋膜中线外侧。使用 2 块或 3 块湿棉垫覆盖膀胱前壁，用 Denis Browne 牵引器的深叶片牵开膀胱顶壁。将 Denis Browne 牵引器外侧的叶片重新放置于膀胱内，以暴露膀胱后壁和膀胱三角区。

经膀胱手术方式

游离输尿管（图 33.2）

向输尿管内插入 3.5 Fr 或 5 Fr 的输尿管导管，用 4-0 号丝线将其固定于邻近膀胱组织上，缝线要环形固定输尿管导管全层。使用电刀环绕输尿管口周围，于膀胱黏膜上作环形电凝分离，留取输尿管口周围一圈膀胱尿路上皮组织。在输尿管口远端 Waldeyer 鞘尾侧对输尿管进行锐性分离。采用钝性和电凝分离方法结合，将膀胱肌纤维从 Waldeyer 鞘上游离，通过牵拉输尿管导管来移动输尿管。将输尿管从膀胱肌纤维上剥离后，采用钝性和电凝分离方法结合，将膀胱外的输尿管与邻近的腹膜游离开。仔细电凝沿腹膜反折走行的膀胱上动脉的小分支。

膀胱内联合膀胱外技术（Politano-Leadbetter 技术）（图 33.3）

分离完膀胱壁内段输尿管后，使用直角钳在腹膜外钝性分离膀胱外输尿管。首先沿着膀胱后壁和输尿管前壁的平面游离输尿管，尾端使用输尿管导管持续牵拉。在完全游离输尿管后，使用直角钳尖部在膀胱后壁选定新的裂隙，使用电凝全层切开。将输尿管远端移至新的裂隙。使用 2-0 号薇乔缝线间断缝合原输尿管口。

使用组织剪从新的裂隙向原输尿管膀胱内开口处锐性分离出新的黏膜下隧道。将远端输尿管移至该黏膜下隧道内。使用线剪将远端输尿管的大部分切除，同时切断开始置入输尿管内的输尿管导管。此时，需在输尿管近端的外侧施加一定的压力，以防输尿管导管向头侧移位进入输尿管内。

使用组织剪或 Potts 剪锐性剪开远端输尿管前壁。使用 4-0 号镍铬缝线分别于 6 点、5 点和 7 点位置将输尿管全层和新的输尿管口（由深肌层和膀胱上皮组成）缝合在一起。使用 5-0 镍铬缝线将新的输尿管口上皮与切开的输尿管 12 点位置全层缝合在一起。其余输尿管位置同样使用 5-0 镍铬缝线与新的输尿管口缝合。使用 5-0 镍铬缝线连续缝合新的裂隙处覆盖输尿管的尿路上皮。

在某些病例中，可能需要延长黏膜下隧道的长度。这可以通过向膀胱颈部做第二条黏膜下隧道来实现。如果是向尾侧制作第二条黏膜下隧道，需要将输尿管转移至新的输尿管开口，如前述方法制作输尿管膀胱吻合口；使用 5-0 号镍铬缝线缝合原输尿管口处覆盖输尿管的尿路上皮。经输尿管口插入 3.5 Fr 或 5 Fr 输尿管导管，使其通过黏膜下隧道近端的裂隙，以防止输尿管在行程中出现打折或扭曲而引起输尿管梗阻。膀胱按照两层分别关闭，尿路上皮层使用 3-0 号可吸收缝线连续缝合，浆肌层使用 2-0 号可吸收缝线连续缝合。

改良膀胱内联合膀胱外（改良 Politano-Leadbetter 技术）

作者所在单位常规使用改良 Politano-Leadbetter 技术，作者将原输尿管口充分切开，以允许直视下进行膀胱后方的游离。新的裂隙开口可以通过在膀胱外直视下向头侧游离时切开，或者可以通过膀胱内在膀胱后壁切开预先设定好的裂隙。使用 2-0 号薇乔线间断或连续缝合膀胱壁尾侧（远端）和原输尿管开口。需要注意的是，关闭新的裂隙口不能过紧，以防止输尿管在此处发生梗阻。

输尿管提升技术（Glenn-Anderson 技术）（图 33.4）

在充分游离输尿管后，向膀胱颈方向锐性游离出一条黏膜下隧道。在膀胱后壁自原输尿管切口处向头侧方向切开部分膀胱壁，将输尿管向头侧提升。自头侧向原输尿管切口处使用 2-0 号可吸收缝线间断缝合膀胱壁。在此处缝合时需注意避免过分压迫输尿管。将远端输尿管经黏膜下隧道向尾侧移动。输尿管膀胱吻合术的手术技巧与前述膀胱内联合膀胱外技术类似。使用 5-0 号镍铬缝线连续缝合输尿管表面覆盖的膀胱上皮。经输尿管口插入 3.5 Fr 或 5 Fr 的输尿管导管，使其通过隧道近端的裂隙，以防止输尿管在行程中出现弯曲或扭曲而导致输尿管梗阻的发生。膀胱按照两层分别关闭，尿路上皮层使用 3-0 号可吸收缝线连续缝合，浆肌层使用 2-0 号可吸收缝线连续缝合。

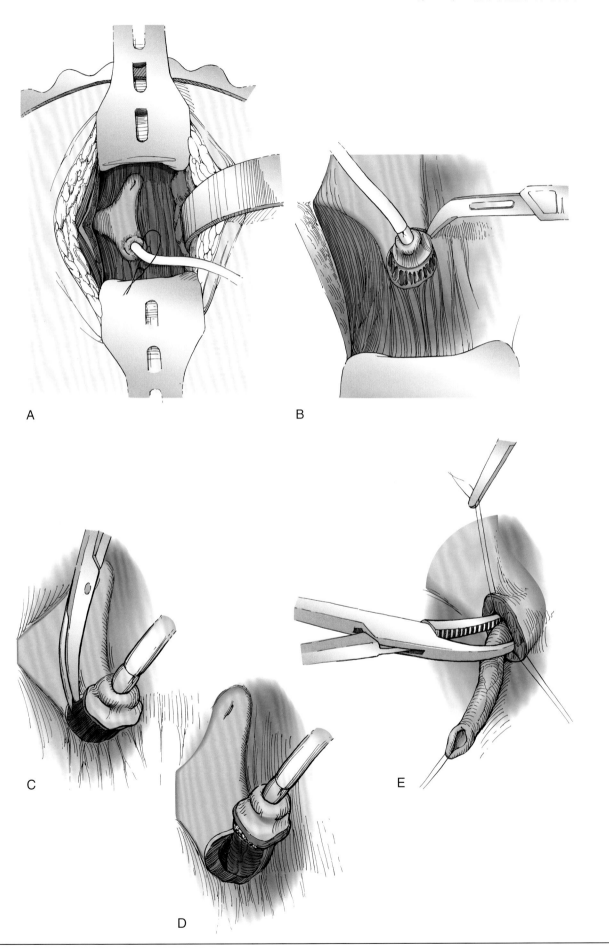

A

B

C

D

E

图 33.2 （A ～ E）游离输尿管

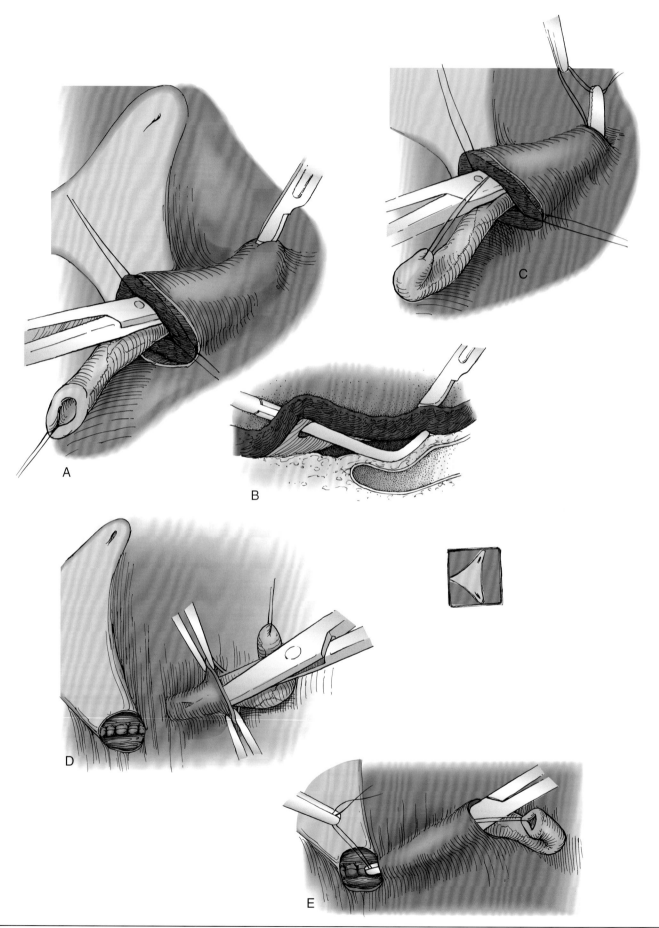

图 33.3 （A～K）膀胱内联合膀胱外技术

图 33.3（续）

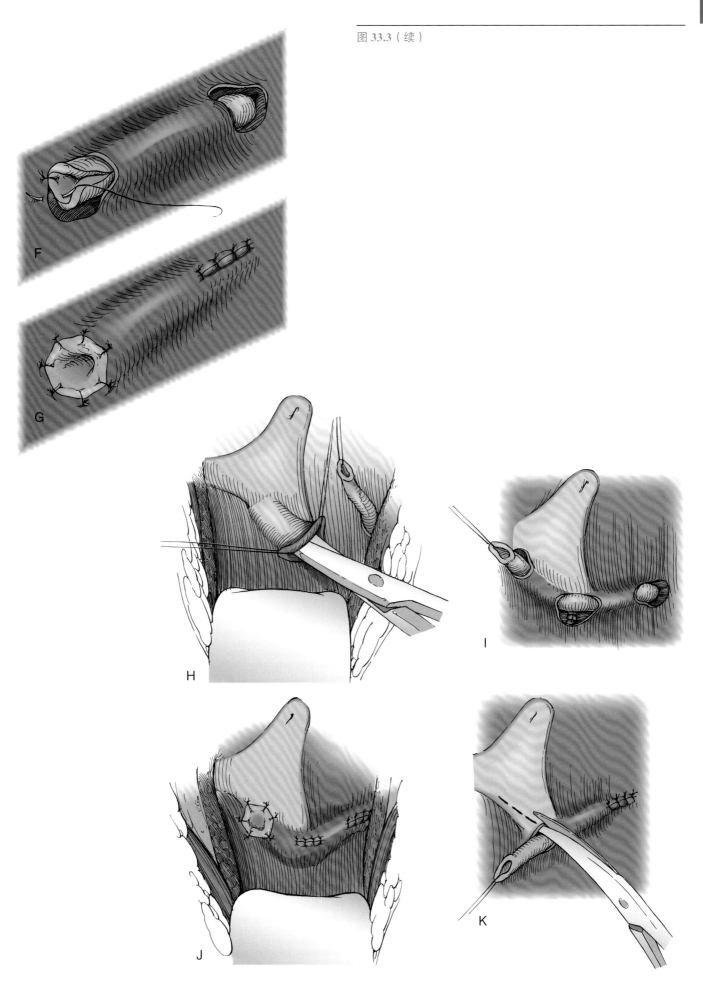

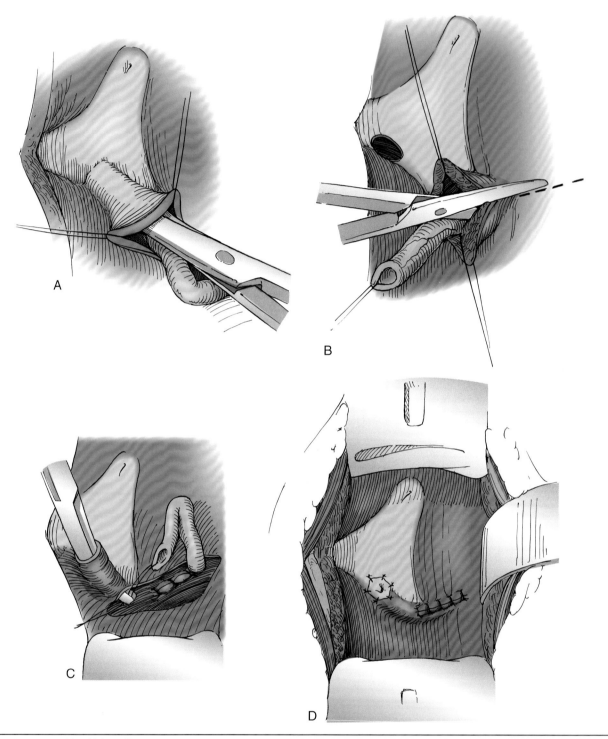

图 33.4 （A ～ D）输尿管提升技术

经三角区技术（Cohen 技术）

单侧输尿管膀胱再吻合术（图 33.5）

　　游离需要再植的输尿管，使用 2-0 号可吸收缝线（镍铬缝线或薇乔线）关闭松弛的切口。从需要再植的输尿管切口至对侧输尿管口头侧锐性分离出一条黏膜下隧道。将输尿管自黏膜下隧道经膀胱三角区转移至对侧。使用 5-0 号镍铬缝线或 6-0 号薇乔线将输尿管全层与膀胱

尿路上皮组织间断缝合在一起。经输尿管口插入 3.5 Fr 或 5 Fr 输尿管导管，使其经过隧道近端的裂隙，以防止输尿管在其行程中出现弯曲或扭曲而引起输尿管梗阻。膀胱按照两层分别关闭，尿路上皮层使用 3-0 号可吸收缝线连续缝合，浆肌层使用 2-0 号可吸收缝线连续缝合。

双侧输尿管膀胱再吻合术（图 33.6）

　　在游离双侧输尿管后，使用 2-0 号可吸收缝线（镍

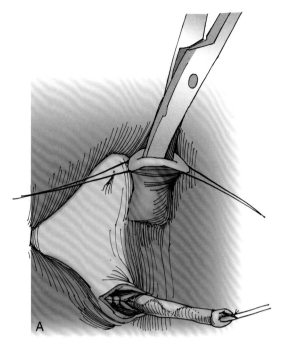

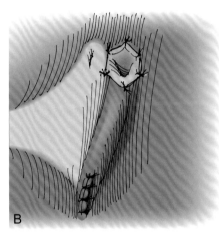

图 33.5 （A，B）单侧输尿管膀胱再吻合术

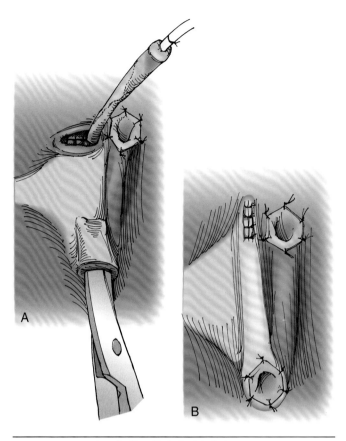

图 33.6 （A，B）双侧输尿管膀胱再吻合术

鞘拉近技术（Gil Vernet 技术）

在两侧输尿管口之间做一个横向切口，暴露三角区下的肌层。采用单针不可吸收缝线褥式缝合的方式将一侧输尿管下方边缘的尿道周围鞘与另一侧缝合在一起。收紧缝线以使双侧输尿管拉近至中线处。

匙状乳头技术（图 33.7）

即使在采用了输尿管裁剪或缩窄术后，膀胱容量仍不能提供有效的隧道长度与输尿管直径比时，可以使用匙状乳头技术，尤其是在无法延期进行手术时。直接从膀胱游离近 2 cm 输尿管。使用 4-0 可吸收缝线将输尿管的浆肌层与原输尿管切口的膀胱肌层间断缝合。切开远端输尿管，并将远端输尿管腔翻转。使用 5-0 镍铬线或 6-0 薇乔线将输尿管远端边缘和原输尿管口膀胱尿路上皮间断缝合在一起。在近端输尿管表面，使用 5-0 镍铬线或 6-0 薇乔线再次将切开的输尿管间断缝合。经输尿管口插入 3.5 Fr 或 5 Fr 输尿管导管，使其经过隧道近端的裂隙，防止输尿管在其行程中出现弯曲或扭曲而引起输尿管梗阻。膀胱按照两层分别关闭，尿路上皮层使用 3-0 可吸收缝线连续缝合，浆肌层使用 2-0 可吸收缝线连续缝合。

铬缝线或薇乔线）间断缝合关闭双侧松弛的原输尿管口。从左侧输尿管切口向右侧输尿管切口头侧方向锐性分离出一条黏膜下隧道。将左侧输尿管自黏膜下隧道经膀胱三角区转移至右侧。使用 5-0 号镍铬缝线或 6-0 号薇乔线将输尿管全层组织与膀胱尿路上皮组织间断缝合在一起。从右侧输尿管切口向左侧原输尿管切口锐性分离出一条黏膜下隧道。将右侧输尿管自黏膜下隧道经膀胱三角区转移至左侧。如前述方法行输尿管膀胱吻合。使用 5-0 号镍铬缝线连续缝合关闭覆盖在右侧输尿管上的膀胱尿路上皮。经双侧输尿管口插入 3.5 Fr 或 5 Fr 输尿管导管，使其经过隧道近端的裂隙，防止输尿管在其行程中出现弯曲或扭曲而引起输尿管梗阻。膀胱按照两层分别关闭，尿路上皮层使用 3-0 号可吸收缝线连续缝合，浆肌层使用 2-0 号可吸收缝线连续缝合。

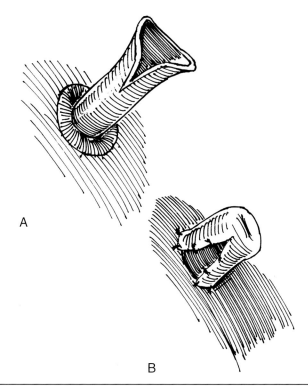

图 33.7 （A，B）匙状乳头技术

经膀胱手术方式的选择（图 33.8）

作者认为，经膀胱手术的方式与需要修复输尿管的管口位置相关。手术的最终目的是恢复正常输尿管壁内段的解剖，使今后如果需要采用内镜治疗更为容易。为了这个目的，作者将经三角区技术仅用于某些特殊情况，仅当存在某些解剖结构不能采用任何其他方式时才考虑使用。

当输尿管口位于正常位置时，膀胱内联合膀胱外技术（Politano-Leadbetter 技术）更适合于恢复正常的输尿管壁内段解剖（图 33.8A 和 B）。将裂隙的位置更向头侧移位，可以建立纵向的黏膜内或黏膜下隧道。同样，如果输尿管开口异位更偏向头侧，则采用输尿管提升技术（Glenn-Anderson 技术），也可以建立纵向的黏膜内或黏膜下隧道（图 33.8C 和 D）。纵向的黏膜内或黏膜下隧道的建立利于术后采用软镜或硬镜进行逆行内镜操作。

然而，如果输尿管口位于极其靠外的异常位置，那么膀胱内联合膀胱外技术（Politano-Leadbetter 技术）和输尿管提升技术（Glenn-Anderson 技术）将都成为禁忌。如果像膀胱内联合膀胱外技术（Politano-Leadbetter 技术）那样将裂隙移位至更加头侧的位置，那将会导致输尿管进入膀胱时发生弯曲或扭曲。如果像输尿管提升技术（Glenn-Anderson 技术）那样将输尿管开口向尾侧移位至更加靠近膀胱颈处时，将无法

提供合适的黏膜下隧道长度和输尿管直径的比值。因此，这种极其靠外的异位输尿管口需要采用经三角区技术（Cohen 技术）进行再植术。虽然这种技术无法恢复正常的输尿管壁内段解剖，但是它可以得到合适的黏膜下隧道长度与输尿管直径比值，也不会出现可能的解剖性梗阻，因此，在特定情况下是可以选择的。

膀胱外手术方式

膀胱外隧道，开放技术（Lich-Gregoir 技术）（图 33.9）

消毒后，于手术台上经尿道向膀胱内放置 Foley 导尿管。利用重力原理向膀胱内灌满无菌液体（如果在输尿管膀胱再吻合术前行膀胱镜检查，可以在撤出膀胱镜前使膀胱达到充盈状态）。如经膀胱技术描述的一样，经腹膜外入路到达膀胱。辨识并结扎、切断闭锁的脐动脉，在其下方很容易找到走行的输尿管。分辨并游离输尿管，经其后方放置无损伤牵拉带，向尾侧分离至膀胱裂隙。

用电刀沿着预定的黏膜下隧道方向切开膀胱逼尿肌。继续沿输尿管 Waldeyer 鞘外侧向下分离至尿路上皮，尿路上皮在膀胱充盈状态下呈半透明蓝色。采用钝性分离和电凝分离的方式，沿着黏膜下隧道的垂直方向将逼尿肌瓣与膀胱尿路上皮分离。任何小的尿路上皮的破裂均使用 5-0 镍铬缝线八字缝合修复。将输尿管置于隧道内，并用 2-0 薇乔线间断将逼尿肌缝合覆盖于输尿管上方。

外部隧道技术（Barry 技术）（图 33.10）

此技术适用于肾移植术中输尿管膀胱吻合。如膀胱外隧道技术所描述的方式暴露膀胱。放置一根牵引线，向头侧和内侧牵拉暴露预定的再吻合位置。做两个长 2 cm 间距 3 cm 的穿透浆肌层达黏膜层的横向切口。在两切口间经黏膜下间隙插入直角钳。撑开直角钳，在两切口间建立宽 2 cm 的黏膜下隧道。锐性切开尾端切口下的黏膜。切开需要再植的输尿管，从头侧的切口经黏膜下隧道穿向尾侧。使用 4-0 薇乔线将输尿管与尖部、3 点和 9 点的尿路上皮缝合固定。在 12 点位置，使用 4-0 薇乔线从膀胱浆膜层开始全层水平褥式缝合。使用 3-0 薇乔线间断缝合关闭尾侧切口的浆肌层。

对于双输尿管，需要将两个输尿管均切开，切开位置是最后要面对膀胱腔的一侧。使用 6-0 薇乔线间断缝合固定切开的输尿管和周围膀胱壁。当开始吻合膀胱和输尿管时，使用 4-0 薇乔线将两输尿管尖部间断缝

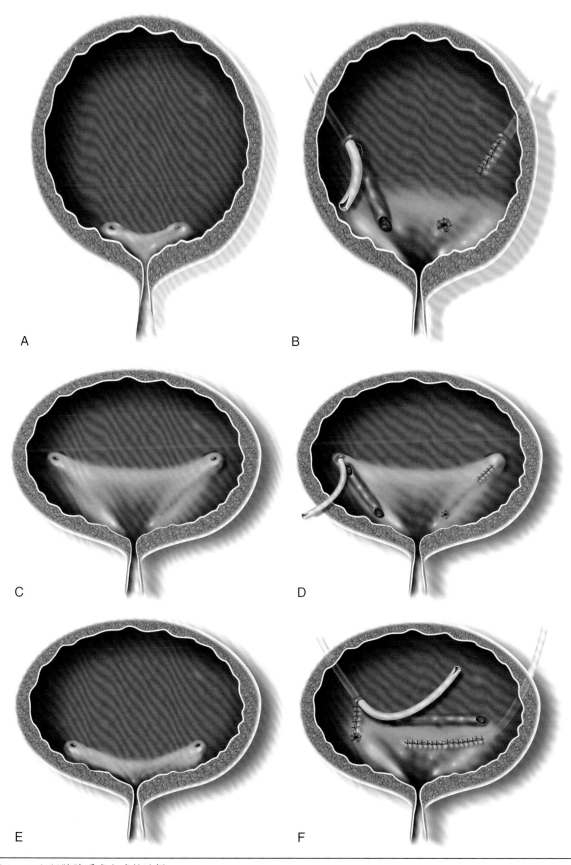

图 33.8 （A ～ F）经膀胱手术方式的选择

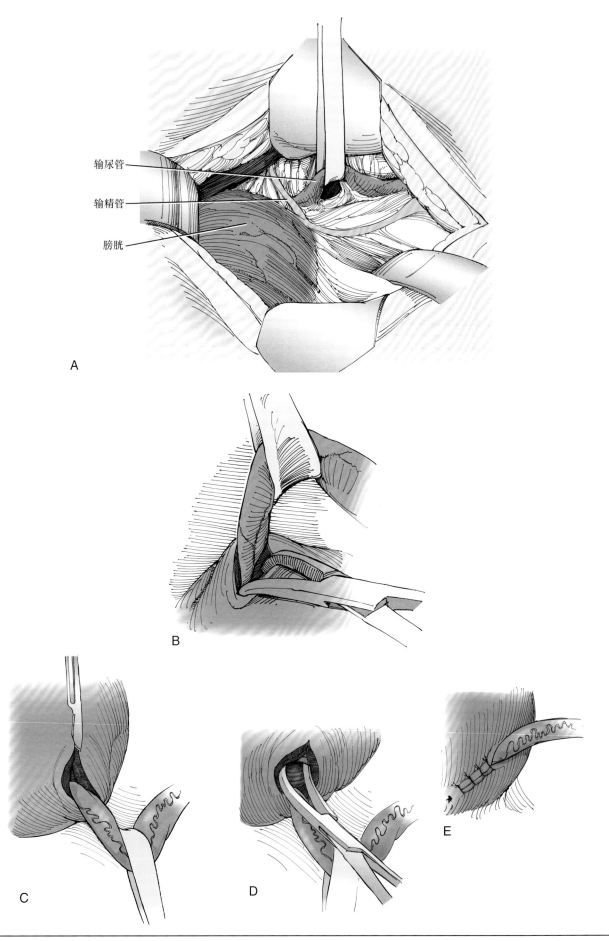

输尿管

输精管

膀胱

A

B

C

D

E

图 33.9 （A ～ E）膀胱外隧道，开放技术

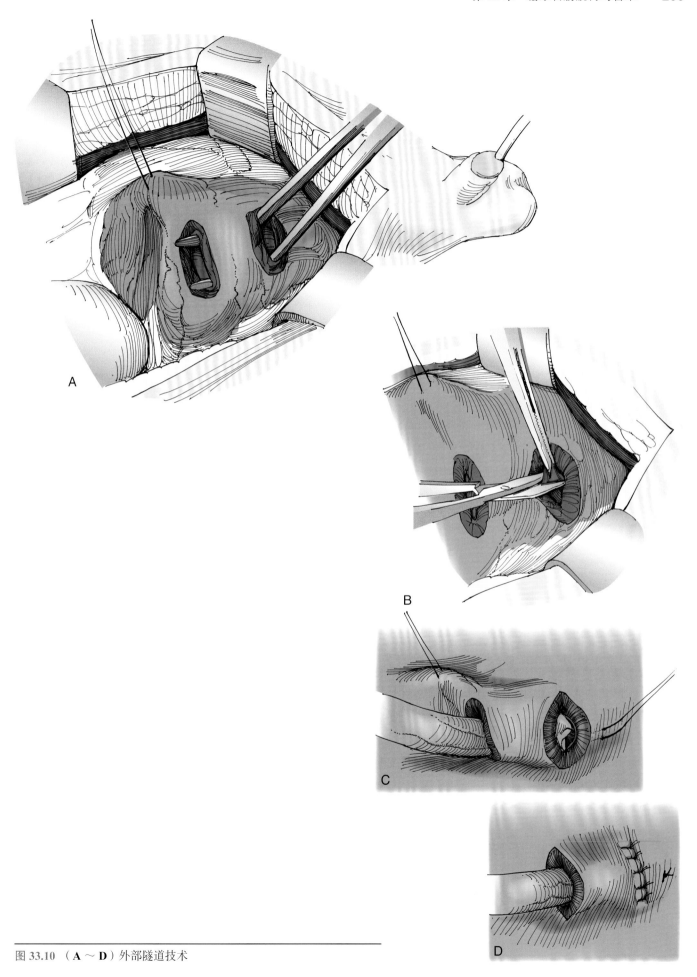

图 33.10 （A ～ D）外部隧道技术

合到膀胱尿路上皮上。

逼尿肌缝合技术（Hodgson-Firlit-Zaontz 技术）（图 33.11）

　　如膀胱外隧道技术所描述的方式，暴露需要再植的输尿管和膀胱。在输尿管周围放置环带协助牵拉。向膀胱内分离输尿管。沿着输尿管的走行使用电凝切开膀胱浆肌层，到达黏膜下层，保持 Waldeyer 鞘完整。在黏膜下层环绕输尿管开口分离逼尿肌。使用 4-0 薇乔线将输尿管和膀胱浆肌层缝合两针。第 1 针位于膀胱外的 5 点位置。从膀胱的浆肌层进针，向头侧缝合输尿管的浆肌层，然后回针再缝合到膀胱的浆肌层上，行褥式缝合。第 2 针在膀胱外 7 点位置缝合。使用 3-0 薇乔线关闭输尿管上方的逼尿肌，从而形成黏膜下隧道。

膀胱内联合膀胱外技术（Paquin 技术）

　　如膀胱外隧道技术所描述的方式，暴露需要再植的输尿管和膀胱。在输尿管周围放置环带协助牵拉。向膀胱浆膜内分离输尿管。于膀胱外结扎输尿管，使用电凝离断输尿管。

　　在预定再植的一侧膀胱顶壁前方做一个斜切口。将切口向后向新的裂隙方向延伸。从此处向原输尿管口做一条黏膜下隧道。使用 5-0 镍铬缝线或 6-0 薇乔线

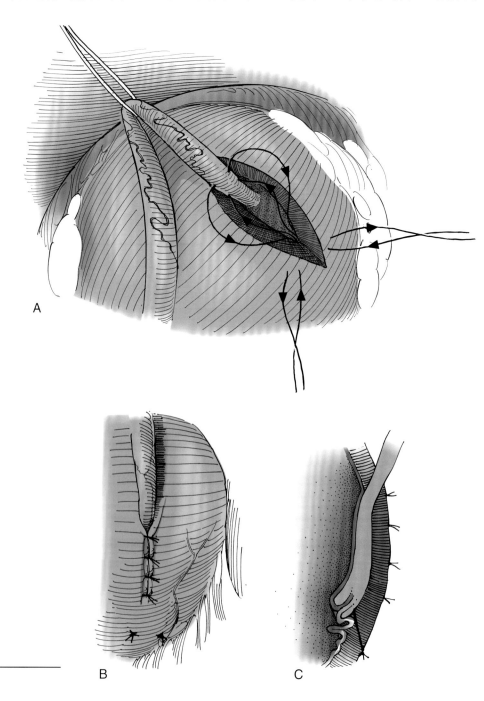

图 33.11 （A ~ C）逼尿肌缝合技术

间断缝合输尿管全层和尿路上皮，完成输尿管膀胱吻合。膀胱按照两层分别关闭，尿路上皮层使用 3-0 可吸收缝线连续缝合，浆肌层使用 2-0 可吸收缝线连续缝合。

术后并发症

输尿管梗阻

在术后早期，输尿管梗阻的症状包括少尿或无尿（双侧输尿管膀胱再吻合术后）、侧腹部疼痛、急腹症、恶心、呕吐、长时间肠梗阻或败血症。输尿管膀胱再吻合术后急性输尿管梗阻多是由于水肿原因，也可能是因为膀胱逼尿肌痉挛、黏膜内或黏膜下血肿和输尿管弯曲或扭曲。输尿管梗阻可以通过 B 超发现肾输尿管积水诊断。虽然术后最初几周内轻度的肾输尿管积水很常见，但是若与术前排泄性尿路造影发现的肾积水相比，术后 B 超提示肾积水加重，则考虑可能存在输尿管梗阻的情况。输尿管梗阻的诊断依靠肾图检查确诊。

急性输尿管梗阻通常采用保守治疗，因为绝大多数病例都是暂时性的。当尿液排出量基本正常，仅密切观察即可。当存在少尿，甚至无尿时，增加液体灌注及适量使用利尿剂可能就足够了。当需要引流时，可以通过经皮肾造瘘置管或内镜下置入输尿管支架管来达到引流目的。当合并脓毒血症时，引流是必需的。由于术后急性输尿管梗阻存在水肿或大量血尿的原因，或采用经膀胱三角区再植的方式治疗时，经内镜输尿管支架管置入很困难。经皮肾造瘘置管引流具有可行顺行尿路造影的优点，可能借此找到梗阻的原因。当行经皮肾造瘘置管引流时，一些专家建议早期置入支架管，以预防"吻合口粘连"。

输尿管梗阻如果持续存在或发生在术后 3 周以后，多是由于输尿管成角或弯曲、输尿管扭曲、缺血或膀胱外瘢痕形成所造成。输尿管成角或弯曲可能由于建立新的裂隙时，位置过高或过外，或者此处输尿管处于横穿腹膜处。"高位再植现象"表现为，当裂隙位置过高或过外时，在膀胱排空后输尿管引流情况将改善；最终可能需要再次手术去解决这个问题。缺血主要是由于过度游离输尿管、裂隙过紧或输尿管扭曲导致，可能继发输尿管狭窄。采用经皮肾造瘘置管引流或输尿管支架置入引流可以暂时缓解症状，但对于持续的输尿管梗阻通常需要再次手术治疗。缺血通常发生在输尿管切口尖端位置。这可以通过内镜下扩张和置管，或者切开输尿管顶壁治疗，这样可以保留足够的黏膜下隧道长度。膀胱外瘢痕形成可以引起外部压力性的输尿管梗阻，常需要再次手术处理，输尿管缩窄手术等引起的局部渗出可以加重膀胱外瘢痕形成。

持续的或复发的膀胱输尿管反流

输尿管膀胱再吻合术后 3 个月时炎症反应消退后，可能会出现持续的膀胱输尿管反流。大多数早期的膀胱输尿管反流不需要进行干预即可自行缓解。当术前膀胱输尿管反流症状较轻时，术后 3 个月以后出现持续的膀胱输尿管反流的情况比较少见。术后 3 个月以后出现持续的膀胱输尿管反流，或者术后已证实反流被治愈但 3 个月后又复发的膀胱输尿管反流，多见于术前就存在较重的反流情况的病例，很难自愈。它多发生于黏膜下隧道长度和需要再植的输尿管管径的比例不合适时，可能由于黏膜下隧道长度较短或输尿管缩窄不充分，也可能由于输尿管与管口固定不牢固造成。由于手术技巧原因造成的持续或复发的膀胱输尿管反流，常需要再次手术处理。

在采取任何手术方式治疗持续或复发的膀胱输尿管反流前，我们需要排除或治疗反流的第二诱因，如神经源性膀胱、排尿功能障碍和后尿道瓣膜。在这些情况下，均建议行尿动力学检查。在再次手术治疗膀胱输尿管反流前如果发现反流的第二诱因，均建议积极治疗。

对侧膀胱输尿管反流

行单侧输尿管膀胱再吻合术后，有 3% ～ 18% 的患者可能发生对侧膀胱输尿管反流。这是单侧输尿管膀胱再吻合术后最常见的并发症。这在重度膀胱输尿管反流或同侧重复输尿管病例中更加常见。

对侧膀胱输尿管反流的治疗首选是观察等待，因为既往发现有很高比例的对侧膀胱输尿管反流患者可自行缓解。患者需要持续预防性使用抗生素，直到对侧膀胱输尿管反流情况得到解决。我们需要积极调查和治疗功能障碍。当患者无尿路感染等症状时，是否采用排泄性尿路造影方法证实对侧膀胱输尿管反流是否缓解，仍存在争议。

因为对侧膀胱输尿管反流有较高的自愈率，因此没有必要常规预防性行对侧输尿管再植术。然而，如果存在对侧膀胱输尿管反流史或对侧输尿管口结构异常等危险因素时，预示着单侧输尿管膀胱再吻合术后对侧膀胱输尿管反流的可能性很大。对于这种情况，预防性实施对侧输尿管再植术是合理的。

再次手术

对于输尿管梗阻持续存在并且保守治疗无效的患者，通常需要再次行输尿管膀胱再吻合术。对于膀胱输尿管反流持续存在或复发的患者，如果第二诱因已经解决，最终的治疗手段包括内镜治疗（参见第39章）或再次行输尿管膀胱再吻合术。通常，对于膀胱输尿管反流持续存在或复发患者的再次手术成功率高于输尿管梗阻患者。

对于以上患者使用内镜置入生物置入物治疗膀胱输尿管反流是最安全、有效的方法，是需要再次手术治疗患者的首选。

如果其他治疗手段均失败时，再次开放行输尿管膀胱再吻合术可能是必需的，但是在技术上要明显难于首次手术，尤其是对于已多次行膀胱手术治疗的患者。再次行输尿管膀胱再吻合术的成功依赖于手术技巧的运用和手术原则的遵从，手术原则包括：充分地游离输尿管并避免将其供应血管骨骼化，将裂隙位置向后建立，制作黏膜下隧道长度与输尿管直径比值至少为5:1，确保输尿管走行无紧张、弯曲、成角或扭曲情况。再次行输尿管膀胱再吻合术后需要长期随访，因为术后10年仍有发生输尿管梗阻的可能。

虽然在再次手术治疗时任何输尿管膀胱再吻合术的开放术式均可以使用，但文献报道膀胱内联合膀胱外技术（如Paquin技术）仍是成功率最高的手术方式。再次行输尿管膀胱再吻合术时需要行下腹正中垂直切口。这个技术为膀胱内联合膀胱外技术提供了充分的暴露，且允许向头侧延伸以向近端暴露输尿管。这对于那些因缺血或瘢痕组织影响输尿管长度的病例更为重要。输尿管缺血段需要完全分离和切除，并确保剩余输尿管的血供。当再次行输尿管膀胱再吻合术时需要重建裂隙和黏膜下隧道。

当再次行输尿管膀胱吻合时如何处理输尿管短缩是一个重大挑战。使用下段输尿管重建术（联合使用Boari膀胱瓣）可以获得，但是该术式只能用于单侧输尿管再植。

另一项可用于双侧输尿管短缩需要再次行输尿管膀胱再吻合术的技术是，将一侧输尿管再植到另一侧输尿管上。输尿管输尿管再吻合术联合下段输尿管重建术和（或）Boari膀胱瓣技术可以最大限度地延长输尿管。对于受累的输尿管合并短缩和扩张时需要再次行输尿管膀胱再吻合术时，如果建立合适的黏膜下隧道长度和输尿管直径比值十分困难，可以使用乳头瓣分离技术。

最后，对于输尿管极其短缩的情况，我们可以使用结肠或回肠重建Monti管道来替代，这是一种非常有效的方式。使用重建Monti管道的方法，我们很容易满足适当的黏膜下隧道长度和输尿管直径比值，同时因为使用的肠管较短，避免了大部分代谢相关并发症的发生。

输尿管膀胱角吻合术

输尿管膀胱角吻合术（psoas hitch）适用于输尿管远端1/3损伤而无法直接行输尿管再植术的情况。通过这项技术可以把膀胱和健康的输尿管近端桥接并固定在腰大肌上从而修复损伤。通常，输尿管膀胱角吻合术与其他复杂的输尿管再植术联合使用，如需要Boari皮瓣、输尿管对侧输尿管吻合、回肠代膀胱等。尽管膀胱体积较小或膀胱挛缩，抑或既往有盆腔放疗史或手术史等会影响膀胱的游离，但是对于输尿管膀胱角吻合术来说并没有绝对禁忌证。

患者仰卧于手术台上，患者体位及入路同输尿管膀胱再吻合术，正常的输尿管在梗阻的近端，有一个血管袢围绕着它。在男性患者需游离这支血管，在女性患者需游离圆韧带。向远端游离输尿管至梗阻水平，注意不要破坏输尿管的血供。在紧邻病变近端横断输尿管，并留置缝线。必要时可取输尿管活检。远端输尿管残端用可吸收缝线结扎。

在切开膀胱前，通过牵拉膀胱顶确认是否可以达到同侧髂血管水平以评估膀胱的可移动性。一旦可移动性确定了，在膀胱前壁中点以上留置缝线。使用切割电流沿膀胱最大直径在留置缝线间斜行切开膀胱。切口应延长至刚好超过膀胱周长一半（图33.12）。

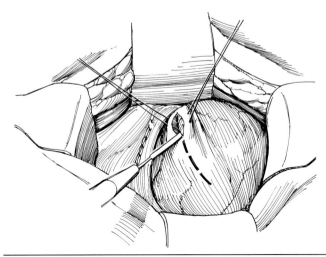

图33.12 延长膀胱斜切口行下段输尿管重建术

松解腹膜和对侧的膀胱粘连可以增加膀胱的移动性。这些方法常常可以提供足够的膀胱移动度。必要时可以离断对侧的膀胱上动脉。切开膀胱后，2 根手指经过切口置于膀胱颈，将膀胱抬高超过髂血管水平至腰大肌（图 33.13）。

如果存在吻合口张力较大的情况，可在膀胱斜切口上做侧切口，此切口在被牵拉时可以在垂直方向上延长。在特殊情况下，也可以将肾向下移动。如果这些方法都尝试了以后，输尿管吻合口张力仍较大，那就需要考虑其他手术方式了。

用可吸收缝线（2-0 薇乔线）缝合膀胱肌层（不要到黏膜层）和腰大肌 3 ～ 5 针。缝合尽可能地包含腰小肌筋膜，避开生殖股神经。所有缝合完毕后再打结（图 33.14）。在打结前将输尿管拉入膀胱（见下一步）。在缝合打结时需要一名助手抬高膀胱。注意打结不要过紧，以防肌肉坏死。

从膀胱顶的上外侧将输尿管拉入膀胱，这可在输尿管上做牵引缝线辅助（图 33.15）。这个部位较膀胱侧壁活动性小，从而在膀胱充盈时也能保持输尿管顺直不会弯曲。推荐使用隧道式的抗输尿管反流吻合，但这并不是必需的。

进入膀胱以后，输尿管使用前述方法进行再植（图 33.16）。使用 4-0 薇乔线将出口位置的输尿管的黏膜固定于膀胱壁上。

输尿管通常需置入内支架或外导管。通常来讲，

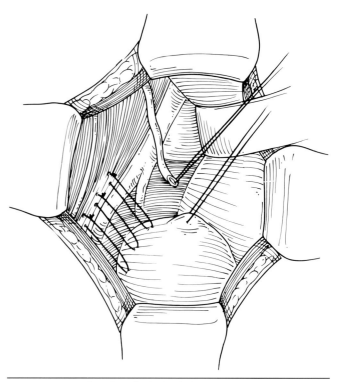

图 33.14　下段输尿管重建时缝针分布

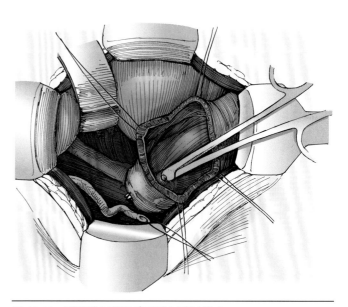

图 33.15　下段输尿管重建时输尿管的缝合

使用导尿管就可以完成膀胱引流。如果考虑存在血尿或膀胱闭合不确定，可留置耻骨上膀胱造瘘。通常使用可吸收缝线同时缝合黏膜层和浆肌层来确保膀胱闭合完全（图 33.17）。术后应留置引流以便观察。

并发症

持续的漏尿是最常见的情况。通常给予适当的引流，漏尿部位可以自行愈合。如果怀疑合并尿性囊肿需进行影像学检查。由于术后有输尿管狭窄再发梗阻

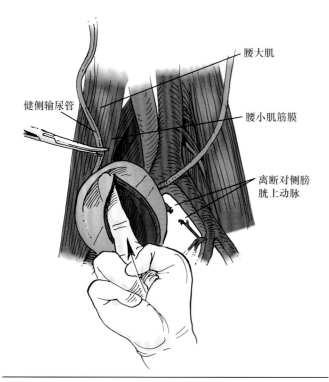

健侧输尿管　　　　　　腰大肌

　　　　　　　　　　腰小肌筋膜

　　　　　　　　　　离断对侧膀胱上动脉

图 33.13　抬高膀胱顶壁

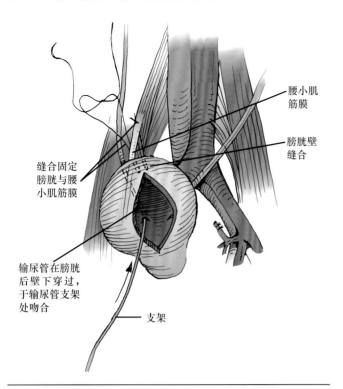

图 33.16　输尿管重建

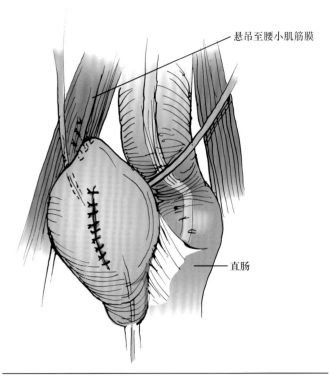

图 33.17　膀胱闭合

的风险，患者应规律进行影像学复查。

致谢

在此我要感谢 Neil Sherman 博士和 John Makari 博士为本章上一版所做的贡献。

拓展阅读

Capozza N, Caione P. Vesicoureteral reflux: surgical and endoscopic treatment. *Pediatr Nephrol.* 2007;22(9):1261-1265.

Ehrlich RM, Melman A, Skinner DG. The use of vesico-psoas hitch in urologic surgery. *J Urol.* 1978;119(3):322-325.

Turner-Warwick R, Worth PHL. The psoas hitch procedure for the replacement of the lower third of the ureter. *Br J Urol.* 1996;41:701.

专家点评（CRAIG A. PETERS）

手术治疗膀胱输尿管反流是一项非常成熟的外科技术，并仍在不断演进中。进行外科干预的适应证仍存在着争议，但是对于爆发性泌尿系感染、持续的高级别反流，建议进行外科干预，有时对于持续中等级别的膀胱输尿管反流，也建议进行外科干预。一旦选择进行外科手术干预，在权衡手术并发症的情况下建议采用成功率最高的手术方法。患者的选择是外科干预选择最重要的部分。

当选择行开放输尿管膀胱再植术时，如前所述，良好的外科暴露是手术成功的关键因素之一。当选择行开放输尿管膀胱再植术时，暴露好膀胱三角区可以大大降低手术难度和提高手术成功率。作者发现通过在膀胱顶部填塞海绵的方法，可以使膀胱三角区更好的暴露，进而提高手术成功率。游离输尿管时必须要权衡输尿管血管的保留和预留足够长的输

尿管再植的长度。当充分游离输尿管后，需要适度牵拉输尿管。关闭原先的输尿管裂隙时，作者使用 4-0 薇乔线进行缝合，保留一定长度的缝线尾端，为后续输尿管隧道的建立提供牵引。同样，在进行横穿膀胱三角区的输尿管再植术时，当关闭输尿管裂隙时，笔者使用较细的缝线进行关闭，将缝线尾端保留持续牵拉直到输尿管隧道建立。笔者习惯使用输尿管黏膜袖套技术进行再植，而不是切除远端输尿管。当然，如果输尿管远端狭窄或在游离过程中损伤，将其切开直至暴露出新鲜组织，效果会非常好，否则笔者更倾向于保持黏膜完整，如前所述，将其与膀胱吻合。

对于选择 Politano-Leadbetter 技术（膀胱内联合膀胱外技术）还是 Cohen 技术（经三角区技术），笔者认为这更多地取决于术者个人习惯。笔者更习惯采

用 Politano-Leadbetter 技术进行单侧巨输尿管症再植术或复杂输尿管再植术再次手术时，而不是常规应用于单侧或双侧输尿管再植。笔者并不认为方便内镜检查的要求是必需的，随着软镜技术的发展，再植输尿管的逆行插管变得并不是特别困难。Politano-Leadbetter 再植技术创造了一个新的裂隙，而传统的手术方式是十分盲目的，术后梗阻的发生率很高，并且术后更易发生输尿管再植综合征。当使用 Politano-Leadbetter 技术时，笔者通常会采用膀胱内联合膀胱外暴露的方法来降低并发症发生的风险，尤其是对于再次手术的病例。

腹腔镜和机器人辅助输尿管再植术已被探索，但仍处于技术发展的早期阶段。这些技术的吸引力在于在不影响手术成功率的前提下降低了手术并发症的发生率。笔者已经初步探索了极具潜力的膀胱内机器人辅助手术方法，但是受限于手术器械，实际可操作性并不强。

尽管既往报道膀胱外机器人辅助技术手术效果不稳定，但是根据笔者既往的经验这项技术的手术效果是很好的。这可能是由于手术的异质性造成的。在年龄稍大的儿童中，显示出更快的恢复速度和更少的不适，但真正的疗效仍有待确定。

在行儿童输尿管再植术时，必须要重视膀胱功能的重要性。众所周知，膀胱和肠道功能的障碍是反流和泌尿系感染的重要诱因。如果出现输尿管再植失败，必须要想到可能存在膀胱功能的问题，必须要积极探究。在处理这一部分患者时，笔者非常犹豫是否使用内镜技术，因为可能不是输尿管本身而是膀胱功能的问题。如果最终需要再次手术进行输尿管再植，必须要仔细进行膀胱内、外组织游离。

Priya Padmanabhan

（樊　华　王　旭　译　张玉石　纪志刚　审校）

因狭窄、创伤或恶性疾病的切除或横断输尿管需要根据缺损的长度和位置进行重建。输尿管再植术伴或不伴腰大肌结通常是远端输尿管重建的最好方法。中远端重建通常需要使用 Boari-Ockerblad 皮瓣在输尿管和膀胱之间桥接更大的缺损（长度 ≤ 10 ～ 15 cm），以实现无张力吻合。如果双侧输尿管受累，可能需要使用双侧 Boari 皮瓣。术前要评估膀胱容量和功能。膀胱容量小可能与 Boari 皮瓣制备不足有关。

患者仰卧位。准备和铺巾完成后，无菌操作放置一根 Foley 导尿管以达到促进术中膀胱充盈的目的。

适当的手术切口为脐下正中切口或 Pfannenstiel 切口。这种切口可能会受到以前的医源性瘢痕影响。

腹膜外入路是理想的手术入路，除非存在严重输尿管纤维化情况。腹膜与输精管或圆韧带一起向内侧移动，以暴露近端输尿管。若要暴露缺损上方的正常输尿管，最好在髂总动脉分叉处或分叉处以上鉴别输尿管。把结肠向内侧推开，沿结肠旁沟切开后腹膜。用血管拉钩勾住输尿管，切开远端输尿管直至输尿管缺损或病变部位。对于严重输尿管瘢痕的病例，经正中切口的腹膜内入路是理想的手术入路，因为腹膜后入路在输尿管移位时可能有损伤髂静脉的风险。

腹膜从膀胱后外侧表面剥离，以准备膀胱皮瓣。这可以借助于生理盐水的渗透作用来区分腹膜层。游离和分离脐尿管残端也可能有助于膀胱位移。腹膜之后可用于覆盖吻合后的 Boari 皮瓣。

输尿管准备包括切除病变部分，并在正常输尿管远端放置固定缝线。在计划好的 Boari 皮瓣对侧膀胱应充分游离。这需要游离上组膀胱血管蒂，很少需要分离下组膀胱血管蒂。用生理盐水扩张膀胱后，测量膀胱后壁至输尿管近端切开端距离。用记号笔标出皮瓣的轮廓。皮瓣底部至少 4 cm 宽，顶端至少 3 cm 宽（或输尿管直径的三倍），以避免输尿管在插管后收缩。如果计划行抗反流吻合术，皮瓣的长度应等于输尿管缺损的长度额外加上 3 ～ 4 cm。总的来说，皮瓣的长度与基底宽之比不应大于 3 : 1，以避免皮瓣缺血。如果需要更长的皮瓣，并且膀胱容量允许，可以做一个斜切口或 S 形切口。

固定缝合线被放置在计划形成皮瓣的四个角之外。皮瓣可以在较弱的凝血电流作用下重新成形。排空膀胱后应重新检查皮瓣的尺寸。使用切割电流在皮瓣远端（狭窄）侧切开膀胱壁（图 34.1）。对侧输尿管应放置 5 Fr 输尿管支架管或 Pollack 输尿管导管，避免皮瓣闭合时损伤。用示指将同侧膀胱后壁向腰大肌腱提起，用 2-0 Vicryl 缝线固定（垂直方向），避免髂腹股沟神经和生殖股神经损伤。这将降低输尿管吻合术的张力，使吻合更容易。

膀胱皮瓣应与输尿管重叠至少 3 cm，以便形成合适的黏膜下通道。输尿管的活动度是实现通道的必要条件，但应注意保护输尿管外膜，以避免缺血。如果输尿管过短或远端输尿管缺损过长，则最好省略输尿管通道并使用抗反流吻合术。这需要多个 4-0 Vicryl 缝合线直接吻合铲状的远端输尿管残端到膀胱皮瓣的边缘。如

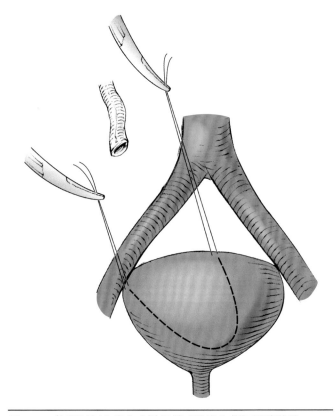

图 34.1　使用切割电流在皮瓣远端（狭窄）侧切开膀胱壁

果输尿管仍然不能以无张力的方式弥补这个缺口，那么需要在肾周筋膜内向下游离肾，以弥补 4 ～ 5 cm 的输尿管长度。

在用盐水加水膨胀膀胱后，用 Metzenbaum 或 Lahey 剪刀建立一个 3 cm 的黏膜下隧道。用剪刀尖穿过黏膜后，用 8 Fr 引导管使输尿管穿过隧道。引导管的粗端固定在闭合的剪尖上，并从隧道中穿出（图 34.2）。将输尿管固定缝线置入管中，牵拉固定线将输尿管穿过隧道（图 34.3）。斜剪输尿管，用 3-0 Vicryl 将皮瓣上端与腰小肌和肌腱垂直固定，注意避开生殖股神经和髂腹股沟神经。避免吻合后张力过大。用 4-0 Vicryl 将输尿管顶端固定在膀胱壁（黏膜和肌层）上，再用多次间断缝合完成吻合（图 34.4）。

在关闭膀胱通道之前，应该在肾盂内放置一个双 J 支架管，并在膀胱内放置 18 Fr 的 Foley 导尿管做直接引流。用于保护对侧输尿管的支架管可以取出。膀胱通道与膀胱应采用标准的两层缝合：4-0 Vicryl 关闭黏膜层和 3-0 Vicryl 间断缝合肌层和外膜。覆盖在膀胱上的腹膜可以进一步移动，以便覆盖在吻合口上，用可吸收缝线将其固定在膀胱浆膜上。皮瓣的上端与输尿管外膜类似，使用 4-0 Vicryl 缝线缝合。腹膜后放置一个封闭的负压引流。在取出双 J 支架和 Foley 管之前，

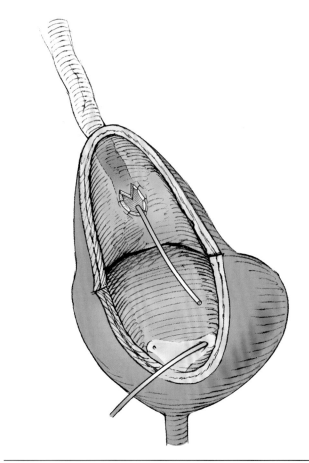

图 34.3　将输尿管固定缝线置入管中，牵拉固定线将输尿管穿过隧道

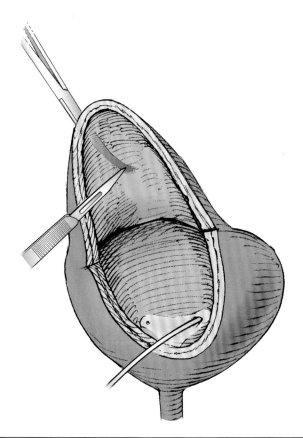

图 34.2　引导管的粗端固定在闭合的剪尖上，并从隧道中穿出

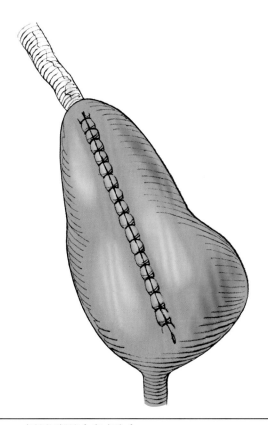

图 34.4　多针间断缝合完成吻合

应在术后 10 天或更长时间内进行膀胱造影，以确认其完整性。考虑到患者的舒适感以及愈合情况，应在膀胱造影前 1～2 天使用抗胆碱能药物。

放置输尿管支架、导尿管和盆腔引流是为了防止吻合口瘘。任何表现为对侧腰痛的患者都应怀疑有输尿管损伤并且需要评估。术中对输尿管置管可避免此类并发症。如果吻合口没有结扎紧密、组织因放疗而缺血、血供不足或张力过大，就可能发生输尿管吻合口狭窄。假憩室发育的报道并不多见。如果隧道构建不充分，可能有膀胱输尿管反流，不过可能没有临床意义。

拓展阅读

Blandy JP, Badenoch DF, Fowler CG, Jenkins BJ, Thomas NW. Early repair of iatrogenic injury to the ureter or bladder after gynecological surgery. *J Urol*. 1991;146:761.

Bowsher WG, Shah PJ, Costello AJ, et al. A critical appraisal of the Boari flap. *Br J Urol*. 1982;54:682.

Flynn JT, Tiptaft RC, Woodhouse CR, Paris AM, Blandy JP. The early and aggressive repair of iatrogenic ureteric injuries. *Br J Urol*. 1979;51:454.

Mauck RJ, Hudak SJ, Terlecki RP, Morey AF. Central role of Boari flap and downward nephropexy in upper ureteral reconstruction (2011). *J Urol*. 2011;186:1345.

O'Flynn JD. Bladder flap repair. In: Hinman F, ed. *Atlas of urologic surgery*. 3rd ed. Elsevier; 1998:731-733.

Sties JW, Johnson CW, Wilson CS. Reconstruction of the ureter by a bladder flap. *Proc Soc Biol Med*. 1932;30:425.

Stone AR, Moran ME. Management of the ureteral defect. In: Webster GD, ed. *Reconstructive urology*. Vol. 1. Boston: Blackwell Scientific; 1993:343-359.

Wenske S, Olsson CA, Benson MC. Outcomes of distal ureteral reconstruction through reimplantation with psoas hitch, Boari flap, or ureteroneocystostomy for benign or malignant ureteral obstruction or injury. *Urology*. 2013;82:233.

专家点评（TRACEY L. KRUPSKI）

这一章对 Boari 皮瓣的构建过程描写得很详尽，需要强调的是，足够的膀胱皮瓣远端宽度不应小于 3～4 cm，以避免缺血的风险。Boari 皮瓣仍然是泌尿外科医生很少使用的工具之一。通过对对侧上下血管蒂的游离，膀胱可以通过一个简单的腰大肌结达到髂骨水平。Boari 皮瓣被证明对输尿管中段不连续的良性狭窄最有用。最常见的情况是在结肠、妇科或前列腺放射治疗后发生放射性输尿管狭窄。由于放射治疗已经破坏了血液供应，而 Boari 皮瓣是一种不太常见的手术，因此 3∶1 的最小比值规则至关重要。此外，也是基于同样的原因，最好采用抗反流吻合术。只要遵循这些手术原则，手术可以在机器人的辅助下进行，也可以根据外科医生的经验以开放的方式进行。

膀胱容量的术前评估与咨询对患者术后排尿功能的期望至关重要。拉普拉斯定律，即膀胱壁张力＝（Pves×r）/（2 d）解释了为什么膀胱壁张力随着填充物的增加而增加时，膀胱压力仍保持在较低水平，并提供了足够的容量。在 Boari 皮瓣手术后，膀胱不再是一个球体，根据定义将有更小的容量。如果这与降低膀胱弹性（顺应性）的放疗所致变化相结合，尿频和急迫性尿失禁可能会很严重。证明膀胱容量为 300 毫升的排尿日记是必要的。如果尿量小于此值，尿动力学可用于管理患者期望值。

输尿管狭窄的修复和
输尿管松解术

第 35 章

Andrew C. Peterson

（乔 逸 杨 鸣 译 严维刚 纪志刚 审校）

多种原因均可以造成输尿管狭窄，包括外伤、手术、感染，及恶性肿瘤。术前精确的诊断十分必要，以便在术前了解狭窄的病因、部位、长度，及可能受累的周围组织等。CT、经静脉泌尿系造影、逆行肾盂造影，及受累肾的功能评价都需要完成。我们倾向于结合顺行肾造影和逆行肾盂造影来获得受累节段的"上下影像"。这可以详细描述狭窄的部位和长度，以帮助我们制订合理的手术方案。考虑到低于20%的肾功能可能预示着更差的治疗成功率，并且需要考虑行肾切除术，因此最好在术前利用核医学检查对受累肾单位的功能进行评价。对于高危患者，除外恶性肿瘤导致的输尿管狭窄是十分必要的。

输尿管狭窄的外科治疗涵盖从微创内镜技术（长期支架置入、经皮引流、球囊扩张、激光切开、内切开术等）到更为复杂的外科治疗选择，包括本章的主题、开放和腹腔镜技术。

修复方法的选择根据狭窄部位而定。髂血管以下的远段输尿管狭窄最好选择输尿管膀胱再植（见后）。近段到中段输尿管狭窄可能选择肾盂成形术（见后）、输尿管端端吻合、输尿管造口、肠转位术（见后）、肾切除术（见后），及输尿管皮肤造口。

患者的体位和切口由病变节段决定。对于近段狭窄，侧腰部切口、12肋尖切口，及肋缘下和正中切口均可以提供充分的暴露效果。脐周正中切口以及Gibson切口可以为输尿管中段狭窄提供充足的术野。需要输尿管膀胱再植的远段狭窄最好选择脐下正中切口、Gibson切口，或者Pfannenstiel切口。12肋尖切口、Gibson切口，及Pfannenstiel切口的优势在于能够保证经腹膜外操作。

对于另外三种术式，在重建之后，需要放置6周标准输尿管支架管（6 Fr双J管）。在修补区域周围需要留置引流管，但不要将引流管直接放在修补部位上，同时要用Foley尿管充分引流膀胱内尿液。可以考虑使用周围组织进行封闭，或者用网膜对术区进行包裹（详见之后的讨论）。

输尿管端端吻合术

"由于具有良好的血供，从手术层面来说，输尿管是一种相当'宽容'的结构"（Turner-Warwick）。尽管如此，但也需要精细的游离和仔细的技术。由于输尿管具有一定的移动能力，因此对于3～4 cm的狭窄，可以使用匙状修复。

对于近段到中段的狭窄，置患者于仰卧位，可以取正中切口或12肋尖切口。术区以Bookwalter腹腔牵引器充分暴露。

切开Toldt白线并推移结肠，于腹膜后暴露输尿管。于髂总动脉分叉处的前方可能会找到输尿管（图35.1A），但偶尔可能会因为纤维化导致输尿管被牵拉向内侧。

移动输尿管并在输尿管前壁缝合固定线（3-0丝线，18英寸），帮助处理组织并在重建过程中确定前壁位置。固定线的目的在于避免损伤输尿管，及利用非接触技术进行吻合（图35.1B和C）。切除病变区域（图35.1D）并对两断端行1.5 cm匙状切开（图35.1D和E），用4-0和5-0聚乙二醇酸缝线行无张力防水吻合。注意不要将线结打在尖端，而应将它们打在缝线的侧边，而且应当从输尿管壁的中部开始进行连续缝合，而不是从尖端开始（图35.1F）。连续缝合2～4针即中断，每三针即锁一次。完成了后方的吻合，转动两断端前缘完成修补（图35.1G和H）。

术后第一天拔除Foley尿管。如果引流量增加，需要重新在膀胱置入Foley尿管。拔除Foley尿管后24小时再拔除引流管，以保证无水修复。

双侧输尿管吻合术

双侧输尿管吻合术适用于远段输尿管闭塞，或不适合修补的情况。手术禁忌证包括任何可能给双肾带来疾病或梗阻风险的情况。这些包括既往肾结石、上尿路移行细胞癌、感染性疾病如结核，及双侧输尿管狭窄等病史。这种术式也可以用于重复系统畸形/变异。

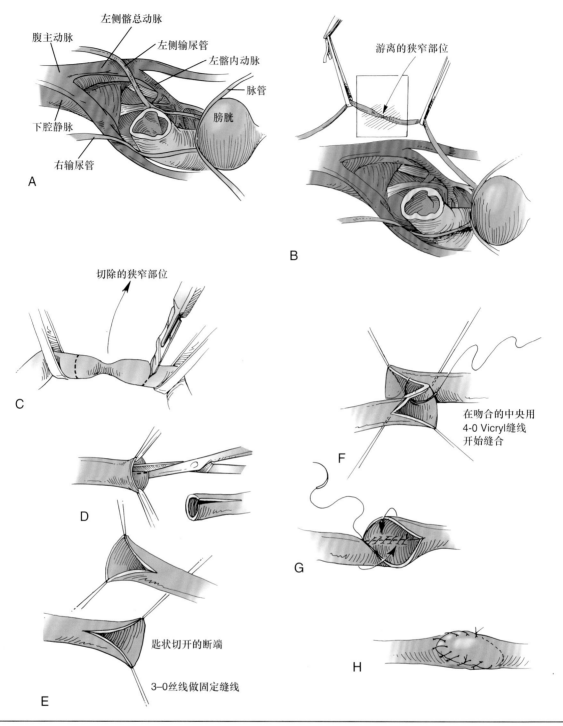

图 35.1 （A～H）输尿管端端吻合术

　　置患者于仰卧位，并取腹部正中切口，术区以 Bookwalter 腹腔牵引器充分暴露。

　　切开 Toldt 白线并推移结肠，暴露腹膜后输尿管。一般来说，在髂总动脉向髂内和髂外动脉分叉处前方可以找到输尿管（图 35.2A）。

　　移动输尿管并在输尿管前壁缝合固定线（3-0 丝线，18 英寸），协助处理组织以实现非接触缝合。

　　采用钝性分离并利用扁桃体钳制造一条腹膜后通道，起自小肠系膜下后方至肠系膜下动脉。在被置入

的输尿管断端做深入正常输尿管约 1.5 cm 的匙状切开。对受体输尿管做内侧输尿管切开以匹配接受了匙状切开的输尿管断端（图 35.2B）。用 4-0 和 5-0 聚乙二醇酸缝线行无张力防水吻合。避免将线结打在尖部；而应将它们打在缝线的侧边，而且应从输尿管壁的中部开始连续缝合，而不应从尖端开始（图 35.2C）。

移植和皮瓣辅助输尿管成形术

　　对于输尿管任何部位的部分梗阻性狭窄，可以考

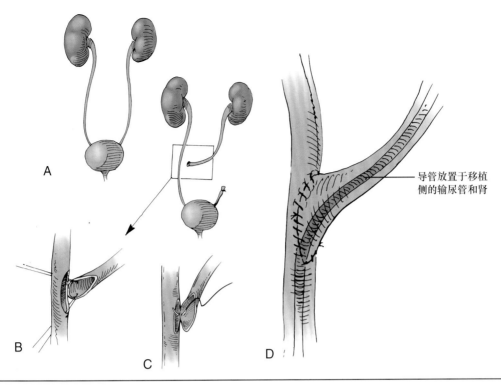

导管放置于移植
侧的输尿管和肾

图 35.2 （A ～ D）双侧输尿管吻合术

虑移植和皮瓣替代。同样，需要除外恶性病导致的输
尿管狭窄。为了输尿管能够成功接受移植或皮瓣，在
病变节段内部必须有足够的残余管腔接受移植缝合。

移植组织的选择基于可用性以及外科医师的偏好。
颊黏膜、包皮，及膀胱黏膜均可以作为良好的移植物。
源于膀胱（膀胱黏膜皮瓣）和肠道的皮瓣已经被成功
应用于这方面。如前所述，切口的选择由输尿管狭窄
的部位来决定。将肠管由腹膜移动至输尿管的狭窄段
周围，保证输尿管仍位于腹膜后原位以保留血供（图
35.3A）。沿病变部位用剪刀做输尿管前壁切开，向近
端和远端分别延长切口 1.5 cm 至正常输尿管组织（图
35.3B 和 C）。

获取选择的组织。将该组织置于输尿管狭窄段前
壁，以 4-0 和 5-0 聚乙二醇酸缝线行腹侧冠式修补。在
某些病例中，可能会选择腰大肌作为移植床进行背侧
替换。避免在尖端打结，而应该将线结打在缝线侧边，
并在输尿管壁中部开始连续缝合，而并非从尖端开始
（图 35.3D 和 E）。

当移植物被置于腹侧，可以利用腹膜作为移植床
来扩大修复面（图 35.3F）（见后文的腹膜松解）。

术后第一天拔除 Foley 尿管。如果引流量增加，需
要在膀胱内重新置入 Foley 尿管。拔除 Foley 尿管后 24
小时可以拔除引流管，以保证无水修复。

输尿管松解术

Albarran 于 1905 年首次提出使用输尿管松解术治
疗腹膜后纤维化，之后于 1948 年 Ormind 也描述了同
样方法。本病的病因复杂，30% ～ 40% 病例属于特发
性。然而，据报道 10% ～ 20% 病例是由恶性病变引起；
因此，在行输尿管松解术之前或同时进行腹膜后肿物
活检非常重要。其他已知的病因包括外伤、手术意外、
腹部动脉瘤、药物因素（甲基麦角酰胺、LSD、安非他
命、非那西汀、溴隐亭、美托洛尔）、放疗史、自身免
疫病、阑尾炎，及结缔组织病。

利用外科手术方法将输尿管从腹膜后纤维化病变部
位进行分离可以获得最好的长期效果（输尿管松解术）。

自剑突至耻骨联合做正中切口（图 35.4）。沿
Toldt 白线游离升结肠和降结肠。从正常部分开始，分
解和游离输尿管。过程中使用血管环把持输尿管。向
近段和远段推进，随着输尿管进入被腹膜后纤维化包
裹的部位，充分游离输尿管。

在前腹侧平行于输尿管的部位放置直角钳，并用
解剖刀或组织剪锐性切开腹膜后纤维化以游离输尿管。
随着组织游离于纤维化组织，血液会重新回流入输尿
管组织，输尿管的颜色也会由紧缩的白色转为健康的
粉色。

自侧方游离输尿管并将其自腹膜分离下来。

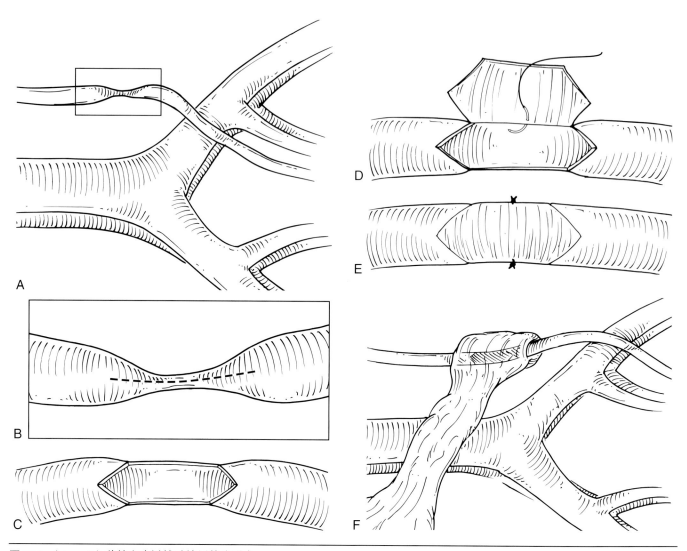

图 35.3 （A～F）移植和皮瓣辅助输尿管成形术

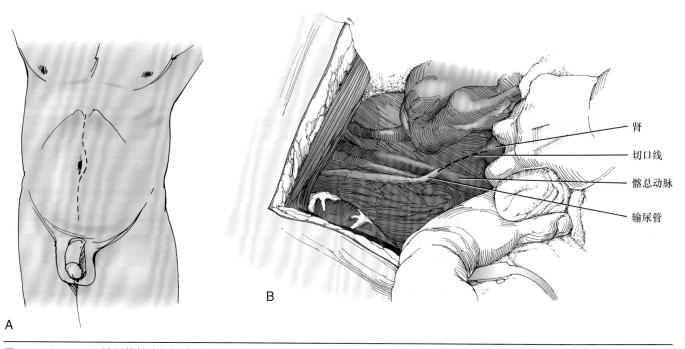

图 35.4 （A～G）输尿管粘连松解术过程

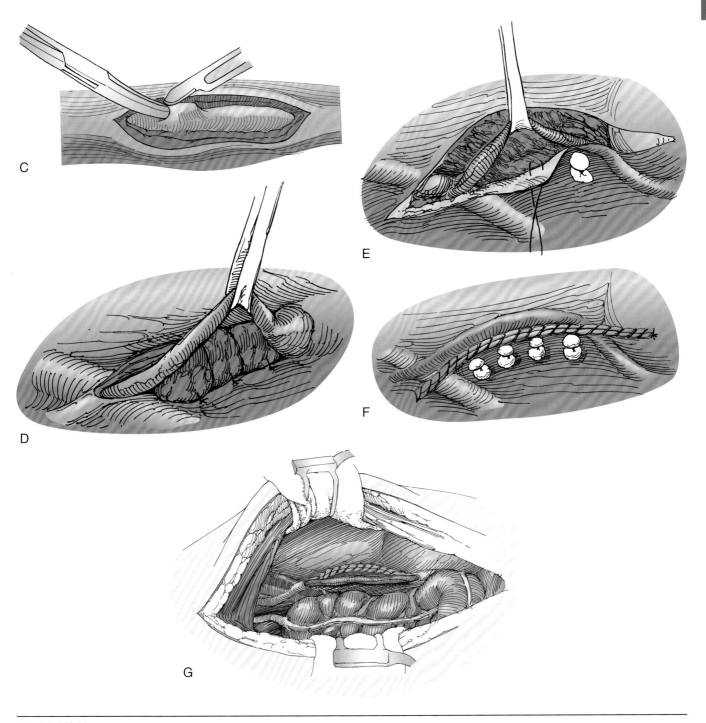

图 35.4（续）

在手术探查的同时需要获取肿物的深部活检，以确保除外恶性病变。如果一侧输尿管被腹膜后纤维化累及，在将来要考虑行双侧输尿管松解术，以防止未受累的一侧发生病变。

在松解术结束后要进行 Whitaker 检查以确保没有梗阻残留。

腹腔镜输尿管松解术

在腹部中线利用 3 ～ 4 个腹腔镜操作孔就可以实施腹腔镜双侧输尿管松解术（图 35.5）。借助于锐性分离和 Bovie 电刀，沿 Toldt 白线游离升结肠及降结肠。送检腹膜后肿块的标本进而明确诊断，找到双侧的正常输尿管，然后使用如开放手术中所述的钝性分离及锐性分离，将腹膜后输尿管周围存在的纤维化成分剥离。

如有需要，可使用吻合器将结肠固定在前腹壁上，以避免其在分离输尿管过程中收缩。之后进行输尿管内化、侧位固定或大网膜包绕术以进行输尿管

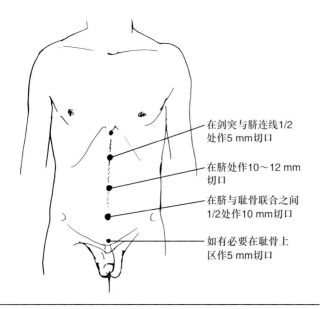

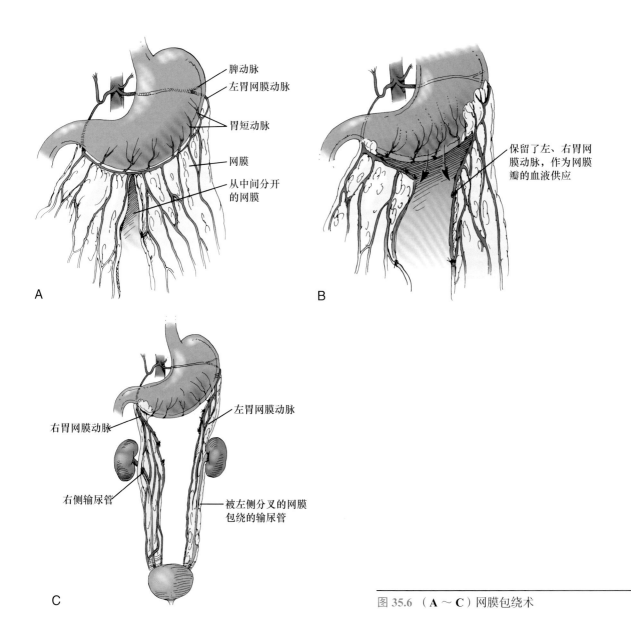

图 35.5　腹腔镜下输尿管粘连松解术

在剑突与脐连线1/2处作5 mm切口

在脐处作10～12 mm切口

在脐与耻骨联合之间1/2处作10 mm切口

如有必要在耻骨上区作5 mm切口

粘连松解术。

大网膜包绕术

　　用细丝线缝扎血管，将网膜分离并切开（图 35.6A），也可使用止血钳止血以便于解剖。以同样方法结扎处于胃壁水平的胃短血管（图 35.6B）。胃血管系统以左右胃网膜动脉为基础，移动双侧分叉的大网膜 360° 包绕输尿管（图 35.6C），用 4-0 或 5-0 Vicryl 可吸收细线将输尿管固定在大网膜包绕物上。

脾动脉

左胃网膜动脉

胃短动脉

网膜

从中间分开的网膜

A

保留了左、右胃网膜动脉，作为网膜瓣的血液供应

B

右胃网膜动脉

右侧输尿管

左胃网膜动脉

被左侧分叉的网膜包绕的输尿管

C

图 35.6（A～C）网膜包绕术

拓展阅读

Ghali AM, El Malik EM, Ibrahim AI, et al. Ureteric injuries: diagnosis, management, and outcome. *J Trauma*. 1999;46:150.

Morey AF, Brandes S, Dugi DD III, et al. Urotrauma: AUA guideline.

J Urol. 2014;192:327.

Siram SM, Gerald SZ, Greene W, et al. Ureteral trauma: patterns and mechanisms of injury of an uncommon condition. *Am J Surg*. 2010;199:566.

Vaglio A, Salvarani C, Buzio C. Retroperitoneal fibrosis. *Lancet*. 2006;367:241.

专家点评（JORGE GUTIERREZ-ACEVES）

可选的用于治疗输尿管狭窄的微创内镜技术包括球囊扩张术及激光下输尿管切开术，这样虽然更微创，但是往往有不可预测的结果，而这些不确定性取决于狭窄的病因、狭窄的长度和狭窄的位置等不同因素，术后输尿管长期保持通畅的成功率仅为50%左右。

术前评估输尿管狭窄的位置和长度是制订最佳手术策略的关键。为方便手术中狭窄的定位，可使用膀胱镜在输尿管中置入末端开口的导管，或在术中使用荧光透视，这些有助于对狭窄的定位。在某些情况下，也可灵活使用输尿管镜确认狭窄区域。

作者很好地阐述了用于处理不同病因及位置输尿管狭窄的不同开放手术方案，并概述了这些过程中的手术步骤。随着微创手术的广泛应用，相对标准开放手术而言，腹腔镜手术和机器人手术现在已被认为是治疗输尿管狭窄和输尿管粘连松解术的安全可替代方法。在保持开放手术基本原则不变的前提下，机器人输尿管手术与传统腹腔镜手术相比更容易进行。[1]腹腔镜技术和机器人手术技术根据输尿管狭窄的位置不同可能会有所不同；然而，两者基本的手术步骤与开放手术技术的步骤基本相同，这些步骤包括狭窄部分的辨认、仔细分离输尿管以避免动脉血液供应的中断、横断受影响狭窄区域、输尿管的钥状化、输尿管的减张缝合等步骤。术后输尿管的长期功能的结果已证明是最佳的，其并发症发生率低，狭窄的复发率也相对较低。[2]

参考文献

[1] Buffi NM, Lughezzani G, Hurle R, et al. Robot assisted surgery for benign ureteral strictures: Experience and outcomes from four tertiary care institutions. *Eur Urol*. 2016;S0302-2838(16):30427-4.

[2] Schiavina R, Zaramella S, Chessa F, et al. Laparoscopic and robotic ureteral stenosis repair: a multi-institutional experience with long-term follow up. *J Robot Surg*. 2016 May 21. [Epub ahead of print].

第 36 章

输尿管－输尿管吻合术和经输尿管输尿管吻合术

John Lacy，Shubham Gupta

（樊　华　王　旭　译　张玉石　纪志刚　审校）

术前准备及计划

输尿管－输尿管吻合术（ureteroureterostomy，UU）和经输尿管输尿管吻合术（transureteroureterostomy，TUU）是创伤后最常使用的方法，无论是医源性的还是穿透性的。在这种情况下，没有时间进行术前检查，但应对对侧尿路进行一些评估。选择包括术中静脉肾盂造影、直接显像或内镜检查。UU 和 TUU 适用于特定患者。应注意可能导致手术失败的因素，尤其是既往有放射史和腹部手术史的患者，以便在组织健康、血液供应充足的部位完成输尿管－输尿管吻合术。

有一个方法来评估输尿管狭窄程度。对于使用留置支架的患者，我们在进行重建前允许有 6 周的输尿管休息时间，包括支架取出和经皮肾造瘘管置入。核医学扫描以确定肾功能，并使用排尿日记和美国泌尿学协会症状指数（American Urologic Association Symptom Index，AUA-SI）来评估下尿路症状情况。对于有放射病史的患者，应考虑尿动力学检查。

急症患者或非手术适应证患者可采用长期输尿管支架或经皮肾造瘘管引流术治疗。后者可在创伤情况下与输尿管结扎术联合进行。病灶小（小于 1 cm）、狭窄位置少（1 个）的患者考虑内镜下球囊扩张或冷刀或激光切开。在有合适适应证的人群中，上尿路重建的选择包括 UU；伴有腰大肌结的输尿管膀胱吻合术，膀胱皮瓣，或两者兼有；TUU；回肠输尿管转位。有报道称腹腔镜和机器人辅助输尿管重建，及使用类似于尿道狭窄修复的黏膜敷贴移植。本章的重点是开放的 UU 和 TUU，但泌尿科医师在尝试输尿管重建之前，应准备全套器材。

患者体位及手术切口

切口取决于病灶位置。正中切口可以通过经腹腔入路在任何水平到达输尿管。肋缘下切口是近端病灶的理想入路。我们对输尿管中下段损伤的首选是同侧改良吉布森切口（见吉布森切口一章）。进入腹膜后，将腹膜内容物推向中央，显露相关的结构：腰大肌及肌腱、髂血管、输尿管、性腺血管。输尿管通常位于髂总动脉分叉前的软组织中，远端位于性腺血管后（图 36.1 和图 36.2）。为了证实所找到的管状结构确实是输尿管，可以通过肾造瘘管注射稀释的亚甲蓝（2 ml 溶于 50 ml 无菌生理盐水中），然后用 25 号针头从输尿管吸出。或者，轻轻挤压该结构可能引起输尿管蠕动。这种方法如果在髂血管上操作，会导致内膜破裂和血栓形成。

盆腔边缘以上的输尿管病变需要使结肠向内侧移动，输尿管位于性腺血管后的肾筋膜尾部；近端输尿管位于性腺血管后方和外侧，输尿管中、远端位于性腺血管后方和内侧（图 36.3）。

外伤时，经剖腹探查及术中泌尿科会诊后，可确定有无输尿管损伤。在这种情况下，输尿管修补通常可以通过开腹手术完成。如果需要，可以打开覆盖在

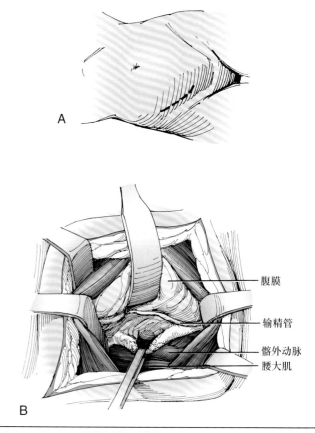

图 36.1 （A）显露输尿管远端的切口；（B）拟切除输尿管段的识别

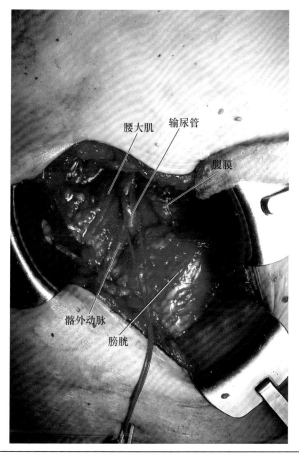

图 36.2　通过吉布森切口暴露的输尿管远端术中照片

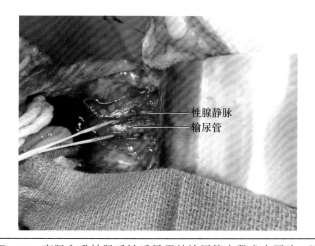

图 36.3　盲肠和升结肠反转后暴露的输尿管中段术中照片，注意输尿管被厚厚的外膜包裹，这是典型的辐射相关纤维化和狭窄。还要注意，在这个层次上输尿管位于性腺静脉的内侧和后方

大血管上的后腹膜到达近端输尿管。这在需要同时控制肾门的创伤时尤其有用。

手术技术

输尿管–输尿管吻合术

在确定梗阻或创伤部位后，清除失活的组织，并

将输尿管近端和远端游离，以便实现无张力吻合（图 36.4）。高速枪伤（> 2000 英尺 / 秒；大部分是猎枪和突击步枪）引起的输尿管损伤可能造成更大范围的组织失活。在这种情况下，输尿管在修复前应充分清创。注意保护输尿管外膜，避免损伤输尿管血液供应。如果仍然有张力，外科医师应该准备做腰大肌结或膀胱皮瓣（或两者都做）来降低张力。输尿管镜检查近端和远端输尿管已确定无残留病灶。输尿管两端呈宽铲形（1.5 cm），端–端吻合采用可吸收缝线完成。在开始吻合术前，先将输尿管提出切口外以减少张力。作者更喜欢聚乳酸编织线或类似的缝线，因为它有易于操作和相对快速分解吸收的特点。修复的具体细节并不重要，重要的是以一个输尿管的非铲状末端与另一个输尿管的宽铲状末端吻合为基本原则。吻合术可采用连续或间断缝合方式进行（图 36.5）。如果组织质量较差，间断吻合术可以更精确地缝合，并可保证由于组织质量差、缺血或缝合过程中吻合不足致使局部区域愈合不良时，整个修复过程顺利进行。根据外科医师的个人喜好，线结可以打在腔内或腔外。后侧吻合完成后，置入输尿管支架，完成前侧吻合。使用组织密封胶，如果可以，可以利用组织包裹（大网膜或腹膜）。在吻合口附近放置一个封闭的负压引流管。肾造瘘管保留并封闭。

经输尿管输尿管吻合术

通常需要剑突下正中切口。这允许近端输尿管充

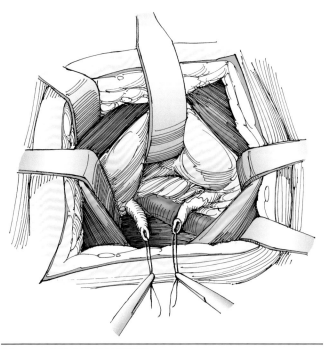

图 36.4　切除病变的输尿管段

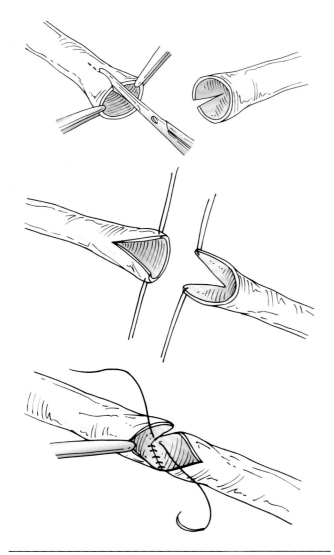

图 36.5 剖开对侧输尿管，一个输尿管的非铲状末端与另一个输尿管的宽铲状末端吻合，间断或连续吻合均可，结打在管腔内或管腔外均可

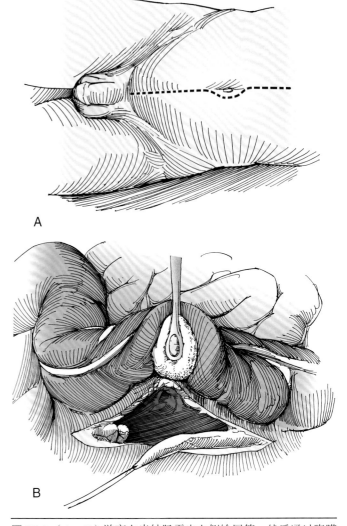

图 36.6 （A，B）游离左半结肠露出左侧输尿管。然后通过腹膜后到对侧吻合

分游离，以跨越腹膜后到达对侧输尿管。对于有尿路上皮恶性肿瘤病史的患者、有尿石症的患者（可能需要上尿路器械）或双侧输尿管狭窄的患者，应避免TUU。考虑到这些因素，TUU 只计划应用在罕见的中端至远端的长段输尿管狭窄和盆腔通路受限时，因为后者无法进行腰大肌结或膀胱皮瓣的输尿管膀胱吻合术。

经 Toldt 线在结肠外侧切开，在腹膜后可见输尿管（图 36.6）。在确定病灶部位后，在该部位切开输尿管，并放置丝线固定。输尿管镜检查是为了排除近端病变。输尿管近端游离 10～12 cm，注意保护其外膜。在小肠肠系膜后腹膜后形成隧道，最好是头侧至肠系膜下动脉（IMA）（图 36.7）。如果输尿管长度足够，可以很容易地穿过 IMA 尾端到达对侧，那么患者很可能采用输尿管输尿管吻合术术式。被吻合侧输

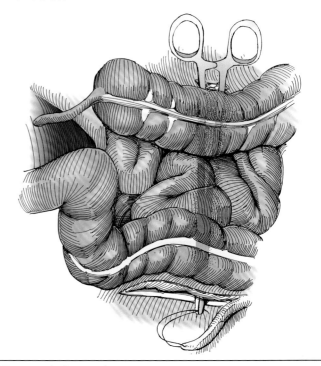

图 36.7 完成 TUU 术

尿管在被吻合部位沿其内侧壁切开。采用间断或连续5-0 聚乳酸或等效缝线进行无张力端侧吻合术。在吻合完成之前，在吻合口放置支架。使用组织密封胶，如果可以，可以利用组织包裹（大网膜或腹膜）。在吻合口附近放置一个封闭的负压引流管。肾造瘘管保留并封闭。

术后护理及并发症

术后第一天拔除导尿管。如果引流量增加，可查引流液肌酐水平；引流管应在患者出院前拔除。如有尿漏，可用腹部平片检查以确保支架管的远端放置于膀胱内，引流管口不直接对着吻合口处。如果支架管的远端在输尿管内，可以通过内镜将其重新就位。如果引流管的尖端直接位于吻合口处，则可在床边拔出部分引流管。如果患者一般情况较差，可以考虑进行 CT 横断面成像；否则，几乎所有的尿漏发生后应停止保守治疗，包括继续保留所有引流，考虑重新放置导尿管，如果有肾造瘘管则应打开并持续引流。早期吻合术很少需要翻修，但如果吻合口完全破裂，表现为大量尿漏，且保守治疗无效，则应予以考虑。

4 ～ 6 周后通过肾造瘘管行顺行尿路造影，此时可拔除输尿管支架管。如果发生间断肾绞痛，肾造瘘管可以暂时不封闭。否则，取出支架后 1 周复查顺行尿路造影，取出造瘘管。取下所有管路后 4 周复查超声，评估是否发生静息性肾积水。

拓展阅读

Burks FN, Santucci RA. Management of iatrogenic ureteral injury. *Ther Adv Urol.* 2014;6(3):115-124.

Iwaszko MR, Krambeck AE, Chow GK, Gettman MT. Transureteroureterostomy revisited: long-term surgical outcomes. *J Urol.* 2010;183(3):1055-1059.

Png JC, Chapple CR. Principles of ureteric reconstruction. *Curr Opin Urol.* 2000;10(3):207-212.

Zhao LC, Yamaguchi Y, Bryk DJ, Adelstein SA, Stifelman MD. Robot-assisted ureteral reconstruction using buccal mucosa. *Urology.* 2015;86(3):634-638.

专家点评（ANDREW C. PETERSON）

在这一简明实用的章节中，作者提出了明确的输尿管梗阻患者的手术入路选择。在进行任何术前影像学重建之前，记住对对侧输尿管进行评估是非常重要的；通常在同一个或随后的处理过程中，对侧输尿管也可能受到损伤。必须同时考虑评估相关肾单位的功能（使用某种形式的功能成像进行评估），因为在许多情况下，肾功能可能会受到长期的、未被认识到的梗阻的影响。另外，医生必须对伤害的机制有适当的了解。虽然简单的撕裂伤可能是可以通过重建修复的最佳选择，但是来自各种能量装置和高速枪伤的损伤可能不适合这种情况（因为坏死区域太大，不允许无张力吻合）。这些手术成功的关键包括严格遵守重建原则，即良好的暴露、无张力吻合。水密性重建、不重叠的缝合线，及对不良和不可存活组织的清创。笔者更喜欢腹膜后入路到达输尿管，正如作者所描述的，要么用 Gibson 切口，要么用经 12 肋尖的切口。通过腹腔镜或机器人辅助腹腔镜完成重建手术可以被有经验的外科医生使用。

第 37 章　回肠代输尿管术

Michael L. Guralnick，R. Corey O'Connor

（章　雷　译　张旭辉　王东文　审校）

肠替代术一般被认为是输尿管修补手术的最后解决方案。由于肠替代术存在潜在的代谢紊乱可能，所以只有在其他手术方案无法进行时才考虑选择此方法。根据输尿管的不同受损位置，在选择回肠代输尿管术前首先应考虑有无可能进行包括输尿管吻合术、腰大肌悬吊术、Boari 膀胱瓣、输尿管与对侧输尿管端侧吻合术、阑尾膀胱瓣、肠代膀胱瓣等在内的其他治疗方案。

患者准备

术前应常规进行顺行和逆行输尿管影像学检查，了解其解剖及损伤长度。我们对于将要进行输尿管修补手术的患者术前常规放置肾造瘘管。它既有助于完成顺行性输尿管造影，也可于术后作引流用。术后在确认输尿管已修补完全后方能拔除此管。此外，在术前还需评估患侧肾功能是否适合接受手术。术前如果影像学检查提示可能存在肾萎缩或损伤的情况，则应进行肾图或分肾肌酐清除率的检查。理想的情况是，患者术前具有良好的肾功能，以代偿术后可能发生的代谢紊乱。就这一方面而言，Yang-Monti 术因为需要插入的肠管长度较短而减少了溶质重吸收和代谢紊乱的程度，具有理论上的优势。

术前应对患者的膀胱容量和功能进行评估。对于膀胱容量较大且功能正常的患者，应该进行腰大肌悬吊术或 Boari 膀胱瓣以缩短需要插入的肠管长度。

虽然目前文献报道的数据存在争议，我们并不常规对患者进行肠道术前准备。术前还应明确患者有无并存的消化系统疾病（如克罗恩病），以避免术中使用存在病变的肠管对尿路进行修补。

切开并识别受损输尿管

患者取平卧位或低截石位，包裹双臂或将双臂与手术台呈垂直方向放置。顺行或逆行放置导丝，用来帮助辨认受损输尿管。在无菌操作下留置导尿管，并确保其在术中保持通畅。行腹正中切口，范围不应超过剑突和（或）耻骨联合，并可进入腹腔。利用牵引器显露术野。

沿 Toldt 线对升 / 降结肠进行游离，直至结肠肝曲 / 脾曲水平或以上。于横结肠处解剖网膜，有助于更好地推移肠管。向中线翻转结肠，暴露腹膜后间隙。

用无菌尺或脐带线测量需要被替代的输尿管的长度。需要的肠管长度由受损输尿管的范围及肾和膀胱分别向尾侧和头侧的可移动度共同决定。通过腰大肌悬吊术和 Boari 膀胱瓣可将肾和膀胱分别向头、尾两侧移动，从而缩短了输尿管重建过程中需要的肠管长度。术中需决定使用何种方式进行回肠替代：完整顺蠕动间置术或 Yang-Monti 术。没有研究显示二者之间存在优劣之分，选择何种方法取决于术者的个人偏好。顺蠕动间置术易于操作，而 Yang-Monti 术所需的肠管长度短（可减少代谢紊乱）。此外，Yang-Monti 管腔直径较小，更易进行抗反流膀胱吻合术（需要时）。

完整顺蠕动间置术

选择远端回肠作为所需肠管。如果可以，尽量避免使用回肠末端，以免造成维生素 B12 和胆盐的吸收障碍。通常情况下，建议所截肠管长度应大于实际所需。游离目标肠管（图 37.1）。于回肠段的两端分别用一根牵引线（远端稍长、近端略短）做标记以辨认顺

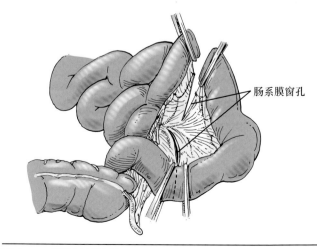

肠系膜窗孔

图 37.1　截取目标肠段

蠕动方向。用 3-0 丝线闭合肠系膜空隙，防止发生内疝。用大量生理盐水冲洗截取的肠袢直到冲洗液干净为止。

对于右侧回肠代输尿管术，向前内侧提起游离好的盲肠，把回肠袢置于右侧腹膜后间隙内。可适当地对升结肠进行游离。对于左侧回肠代输尿管术，在左半结肠系膜上打开一个约 5 cm 的窗孔，将回肠袢通过此窗孔放入腹膜后间隙。窗孔应大小适中，过大易出现内疝，过小则易导致回肠袢缺血。确保肠袢顺蠕动方向放置。

对于肾盂扩张且移动性好的患者，将回肠袢近端与肾盂做端端吻合（图 37.2）。对肾盂输尿管连接部进行修剪以适应回肠袢管腔大小。或者，也可将回肠袢近端的对系膜缘用 3-0 可吸收线适当缝合，调整管腔开口大小使其与肾盂缺损大小一致。如果是肾内型肾盂或因瘢痕组织难以辨认肾盂，可考虑将回肠袢与肾盏进行吻合。吻合时用 3-0 可收入线做连续或间断全层缝合。通过肾造瘘管向肾盂内注入生理盐水以确认吻合完全。如有需要，可用 3-0 可吸收线加强缝合。有时，也可用密封剂或胶水辅助吻合以确保吻合完全。

在进行肠袢远端与膀胱的吻合时，首先需要切开膀胱前壁。用 3-0 可吸收线对肠袢远端与膀胱进行间断全层缝合（图 37.3）。本章作者认为，抗反流处理并不是必须的，可进行腰大肌悬吊术或 Boari 膀胱瓣以缩短肠袢长度，可留置输尿管支架管，在关闭切口前，于远端和近端吻合口处放置引流管。

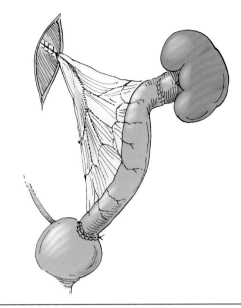

图 37.3　回肠袢与膀胱吻合

Yang–Monti 术

Yang-Monti 原则是指将一段相对短而宽的肠袢进行重建，增加其长度的同时缩小管径。将一段长 2～3 cm 的肠管从对系膜缘处打开，再以两侧断端方向为轴向重建管腔，则该管腔与原肠管相比，长而细，且系膜缘血供不受影响。重建后管腔的长度与原肠管管径周长成正比，而直径与所用肠管的长度呈正比。为延长重建肠管的长度，可做 2～3 个 Yang-Monti 管，并将其相连。

测量受损输尿管长度后，即可选择合适的肠管（通常为远端回肠）。一般来说，一段长 2～3 cm 的肠管经重建后长度可延长至 8～10 cm。肠系膜血管具有透光性，可借此辨认其分支。用牵引线标记一段长 2～3 cm 血供丰富的肠管。将它和与其相连的系膜一并进行分离，并切断。恢复肠道连续性，修补肠系膜缺损。沿纵轴切开截下的肠管。如果只需要一段肠管，则可沿其对系膜缘切开。如果需要多段肠管，则最近端和最远端的肠管应在近系膜缘处切开，以确保重建后的 Yang-Monti 管的系膜仍可位于肠管中央位置（图 37.4）。

用 3-0 可吸收线连续缝合，将相邻肠管缝合在一起，形成一条系膜位于中央的肠管壁（图 37.5）。

用 3-0 可吸收线将肠壁沿相反轴向包绕 16 Fr 导尿管重新缝合成管腔（图 37.6）。管腔两端宜采用间断缝合，以便需要时可做出调整。重建后的管腔长度和管径都更适合于替代受损输尿管，且两端无肠系膜附着，易于与肾盂 / 近端输尿管和膀胱相吻合。

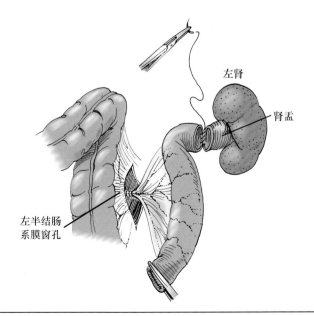

图 37.2　回肠袢与肾盂吻合

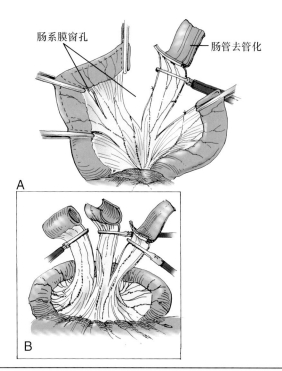

图 37.4　创建回肠 Yang-Monti 管（Modified from Ghoneim MA，Ali-El-Dein B. Replacing the ureter by an ileal tube，using the Yang-Monti procedure. BJU Int 2005；95：455-470.）

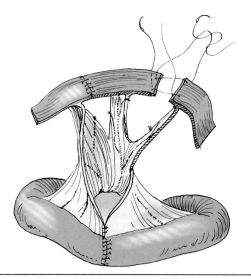

图 37.5　将相邻肠管缝合在一起，形成一段"三联"Yang-Monti 管（Modified from Ghoneim MA，Ali-El-Dein B. Replacing the ureter by an ileal tube，using the Yang-Monti procedure. BJU Int 2005；95：455-470.）

　　与顺蠕动间置术类似，将 Yang-Monti 管置入腹膜后间隙。近端与上段输尿管 / 肾盂的吻合方法与输尿管吻合术或离断肾盂成形术一致，用 3-0 可吸收线做连续或间断缝合。吻合时常规留置输尿管支架管。

　　远端可与膀胱直接吻合或行抗反流处理。直接吻合的方法与顺蠕动间置术中的远端吻合方法相同（见前文）。易于进行抗反流吻合是 Yang-Monti 管的优势之一。

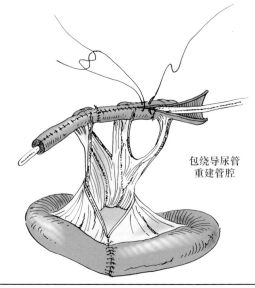

图 37.6　包绕导尿管重建管腔（Modified from Ghoneim MA，Ali-El-Dein B. Replacing the ureter by an ileal tube，using the Yang-Monti procedure. BJU Int 2005；95：455-470.）

　　如果需要做抗反流处理，则可选择任意一种抗反流吻合术完成（如 Leadbetter-Politano 法、Lich-Gregoir 法）。

　　经膀胱前壁留置蘑菇头引流管。缝合膀胱壁其余所有切口。留置导尿管引流膀胱内液体。在回肠与肾盂 / 输尿管和膀胱吻合口周围留置皮下引流管。将结肠外侧固定于腹膜边缘，从而使回肠输尿管"重置腹膜后"。闭合腹直肌筋膜和皮肤。

双侧输尿管替代术

　　如有需要，可用一段肠袢代替双侧输尿管。肠袢以顺蠕动方向呈 L 形放置（图 37.7 A）。回肠袢近端与左侧输尿管近端 / 肾盂相吻合。右侧输尿管 / 肾盂与回肠袢 L 形转弯处相吻合（图 37.7 B）。肠袢远端与膀胱相吻合，方法同前所述。

术后处理

　　尿液清亮且肾盂引流液量少后即可拔除导尿管。术后 10 ～ 14 天常规通过耻骨上引流管进行膀胱造影的检查。检查无异常后，可允许患者自主排尿并拔除耻骨上引流管。如有造影剂持续从膀胱内外渗，则需延长留置引流管的时间。术后 2 ～ 4 周进行顺行性肾输尿管造影检查。如果检查中未见明显的造影剂外渗，即可拔除输尿管支架管。拔除肾造瘘管前需先夹闭 1 ～ 2 周以除外梗阻或胁腹部疼痛等问题。术后 3 个月复查尿路造影，检查其功能及解剖是否正常。

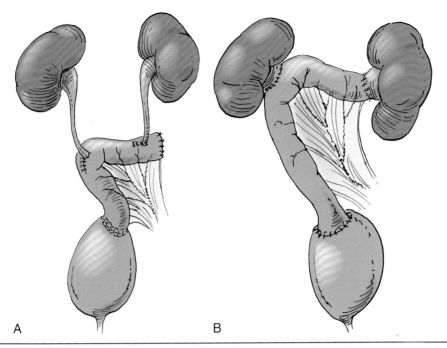

图 37.7 （A，B）双侧输尿管替代术

拓展阅读

Armatys SA, Mellon MJ, Beck SD, et al. Use of ileum as ureteral replacement in urological reconstruction. *J Urol.* 2009;181(1):177-181.

Brandao LF, Autorino R, Zargar H, et al. Robotic ileal ureter: a completely intracorporeal technique. *Urology.* 2014;83(4):951-954.

Duty BD, Kreshover JE, Richstone L, Kavoussi LR. Review of appendiceal onlay flap in the management of complex ureteric strictures in six patients. *BJU Int.* 2015;115(2):282-287.

Gill IS, Savage SJ, Senagore AJ, Sung GT. Laparoscopic ileal ureter. *J Urol.* 2000;163(4):1199-1202.

Ordorica R, Wiegand LR, Webster JC, Lockhart JL. Ureteral replacement and onlay repair with reconfigured intestinal segments. *J Urol.* 2014;191(5):1301-1306.

Sim A, Todenhöfer T, Mischinger J, et al. Totally intracorporeal replacement of the ureter using whole-mount ileum. *J Endourol.* 2014;28(10):1165-1167.

专家点评（JOHN STOFFEL）

回肠代输尿管手术需要综合评估患者的获益与风险，泌尿外科医师必需要清楚地认识哪些患者适合进行回肠代输尿管手术。在笔者的实践中，如果患者的肾小球滤过率小于 60，对侧肾功能正常，患侧肾经肾造瘘管引流减压后功能不足 20%，笔者认为这类患者不适合行回肠代输尿管术。这类患者如果行肾切除术，术后恢复时间会更短，代谢和感染并发症的发生率会更低。对于孤立肾和合并慢性肾衰竭的患者，如果行回肠代输尿管术，可能引发急性肾衰竭。同样，笔者不认为合并慢性膀胱顺应性低下（＜ 15 cm H_2O/cc）和膀胱容量低（＜ 50 cc）的患者将回肠代输尿管术作为唯一治疗方案是很好的选择，因为这类患者术后可能会并发严重的尿失禁或上尿路改变。对于这类患者，行回肠代输尿管术时如果不能同时进行膀胱扩大术，笔者建议行尿流改道术。

如果能对回肠输尿管的长度和肠系膜的张力都给予足够的重视，那么适合进行该手术的患者将会获得更好的疗效。在确保可以修复输尿管缺损的前提下，回肠输尿管的长度应尽可能短。随着回肠段的延长，回肠代输尿管的多余部分趋于扩张，引起尿潴留。其中一些回肠输尿管长度过长的患者会出现反复发作的尿路感染、进展性肾积水和代谢性酸中毒。在张力方面，如果肠系膜在手术中或手术后张力过大，回肠输尿管可能会缺血。尤其是左侧回肠输尿管的肠系膜，如果降结肠因便秘或蠕动能力差而扩张，并被固定的回肠输尿管肠系膜牵拉，则更易受影响。

第38章　输尿管切开取石术

Amy E. Krambeck, Andrew Blackburne

（张　彬　译　梁学志　王东文　审校）

输尿管切开取石术的适应证在现代泌尿外科中很少见。目前的适应证包括体外冲击波碎石术（extracorporeal shock wave lithotripsy，ESWL）、输尿管镜或经皮技术治疗后成功率较低的结石；微创技术治疗失败的二次治疗；无法获得输尿管镜或碎石设备的医疗服务不足地区或发展中国家；对于计划进行开腹手术或腹腔镜手术且需要同时进行结石治疗的患者。虽然传统上认为输尿管切开取石术是一种开放的手术，但也可以通过开放、腹腔镜或机器人技术来完成。

术前计划

在进行输尿管切开取石术之前，必须知道结石的位置，因为这将影响手术入路。最近的计算机断层扫描（CT）或泌尿系平片（KUB）放射学研究显示，在进行输尿管切开取石术之前进行结石定位是很有必要的。如果根据术前影像的基础上对功能不正常的肾存在担忧，则建议行二巯基丁二酸（DMSA）肾皮质显像扫描以评估肾功能。如果结石与功能不佳的肾有关，患者最好接受肾切除术，而不是输尿管切开取石术。手术前应进行尿培养，如果存在尿路感染，应使用培养敏感的抗生素进行治疗。

输尿管切开取石术

输尿管切开取石术的手术入路取决于结石的位置。腹膜外入路适用于所有的位置，然而，如果患者因其他指征需同时进行腹腔内手术，则可以采用经腹腔入路。

输尿管近端：对于位于输尿管跨过髂血管远端的结石，经肋上、肋下或腹部切口可获得最佳的暴露。另外，腰大肌切开术也可用于近端结石。如果需要，也可以采用正中腹膜外切口或正中经腹切口入路。

输尿管远端：对于输尿管跨髂血管处远端的结石，可通过下腹正中纵切口、横切口或 Gibson 切口经腹膜外途径越过髂血管。

一般情况下，输尿管可以从腹膜外探及。切开输尿管时应注意保护尽可能多的输尿管周围组织，以尽量减少结石移位和输尿管血运的阻断。可以通过肉眼观察输尿管内的隆起或指尖轻触来定位结石。在确定结石后，应在结石远近端的输尿管上放置一个橡皮套环，以防止结石移位（图 38.1）。输尿管用手术刀纵向切开，必要时用 Potts 剪延长（图 38.2）。

然后将结石从输尿管壁松动并完整取出。取出结石后，用 5-Fr 支架管探查输尿管的远近端是否有残余结石碎片（图 38.3）。支架可以依术者意愿放置，但建议控制可导致狭窄的任何潜在的尿漏。

使用可吸收缝线纵向闭合切开的输尿管，并包埋于输尿管周围的脂肪中。引流管应靠近输尿管切开处但不能直接接触。留置 Foley 导尿管，术后第 1 天予以拔除。引流管如果引流量少，也可于 24 小时后拔除。

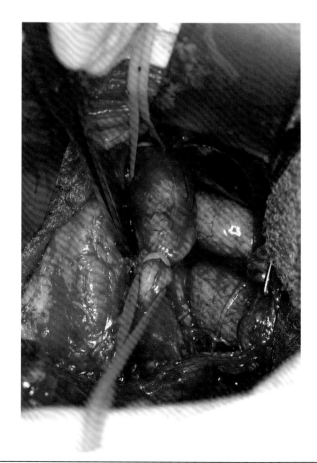

图 38.1　开放的输尿管切开取石术中，橡皮套环的放置

放的输尿管切开取石术，其手术入路取决于结石的位置。

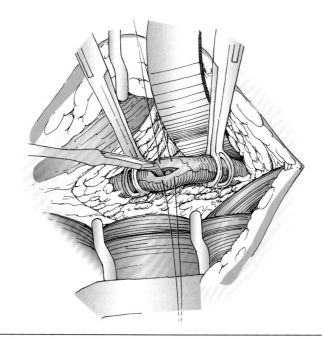

图 38.2　开放的输尿管切开取石术中，切开输尿管

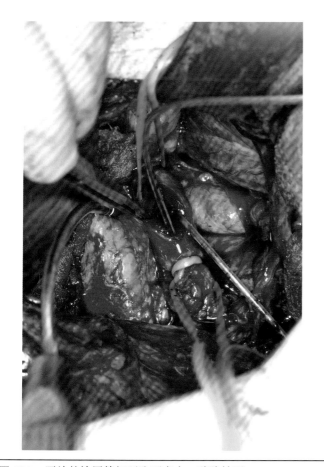

图 38.3　开放的输尿管切开取石术中，移除结石

腹腔镜输尿管切开取石术

　　如果技术上可行，由于恢复快、并发症少，腹腔镜下或机器人辅助腹腔镜下输尿管切开取石术优于开

膀胱尿道镜检查

　　膀胱镜下逆行肾盂造影应在术前完成。如果可能，输尿管内放置双 J 管。如果是无症状结石，两端开放的输尿管导管应该放置在石头的远端，并覆盖到手术区域。

近端输尿管

　　近端输尿管可在侧卧位下通过腹膜后入路或经腹腔入路探及。

　　对于经腹腔入路，Trocar 的位置类似于腹腔镜肾盂成形术。脐部 Trocar 进镜，第二 Trocar 位于腹直肌外侧肋缘下方，第三与第二 Trocar 位于同一直线上，距脐部 Trocar 约一手掌宽（图 38.4）。如果是机器人辅助操作，则从第二 Trocar 横向沿肋缘一手掌宽处进镜，助手则使用脐部 Trocar。然后通过切开 Toldt 线将结肠游离至中间，游离输尿管并保护输尿管周围的软组织。

　　对于腹膜后入路，在第 12 根肋骨末端处 Trocar 进镜并进气。前操作孔位于髂嵴 2～3 cm 处，位于腋中线和腋前线之间。第二操作孔位于第 12 肋与椎旁肌外侧缘的夹角处。如果是机器人辅助操作，可以从距第二个操作孔一手掌宽处放置一个辅助 Trocar（图 38.5）。输尿管可沿腰大肌寻找，游离时要小心保护输尿管周围组织。

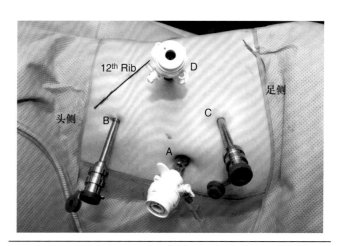

图 38.4　腹腔镜输尿管切开取石术。对于左侧输尿管近端结石，患者采取右侧卧位，Trocar A 位于脐部，用于术中进镜。Trocar B 和 C 沿着锁骨中线放置。如果进行机器人辅助输尿管切开取石术，可以放置 Trocar D 进镜，助手使用 Trocar A

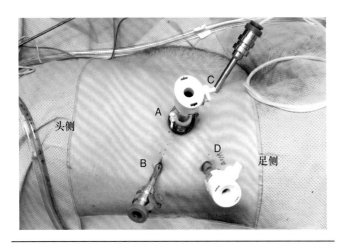

图 38.5　后腹腔镜下输尿管切开取石术。若结石位于右侧，则采取左侧卧位。第 12 肋骨末端处置 Trocar A，可进镜。Trocar B 放置在骶脊肌外侧缘和第 12 肋骨交界处。Trocar C 被置于腋中线和腋前线之间距髂嵴 2～3 cm 处。如果是机器人辅助操作，可以从距 Trocar B 一手掌宽处放置一个辅助 Trocar

远端输尿管

对于髂血管分叉远端结石，应取仰卧位。脐部 Trocar 进镜，两边各有一手掌宽处分别置 Trocar，类似于腹腔镜前列腺切除术。如果是机器人辅助操作，可以从距任一操作孔一手掌宽处放置辅助 Trocar。输尿管通过将结肠翻向内侧而显露。

移除结石

结石可以通过输尿管内的隆起被肉眼所观察。结石远近端的输尿管周围放置的橡皮套环，起防止结石移位的作用。清理结石所在输尿管周围的组织，用腹腔镜刀片或剪刀越过结石做纵向切口（图 38.6 和图 38.7）。如果可能的话，尽可能避免使用电凝。应使用钝器取出石头，小心避免石头碎裂（图 38.8）。然后把石头放在一个袋子里。使用两端开放的输尿管导管冲洗输尿管腔以清除结石碎片或沉渣。

对于输尿管远端或近端结石，可以借助导丝穿过输尿管，将输尿管支架放置到远端输尿管（对于输尿管肾盂交界处附近的结石），或近端输尿管（对于输尿管膀胱交界处附近的结石）。支架的其余部分可以通过输尿管分别进入膀胱或肾盂。另外，对于输尿管中段结石，建议腹腔镜直视下将导丝借助输尿管导管并通过缺损处。手术结束时，在关闭输尿管切口后，X 线透视下逆行放置支架。

输尿管切开术应采用可吸收 4-0 缝线间断纵向闭合（图 38.9）。缝合时应注意避免输尿管黏膜边缘的挤压

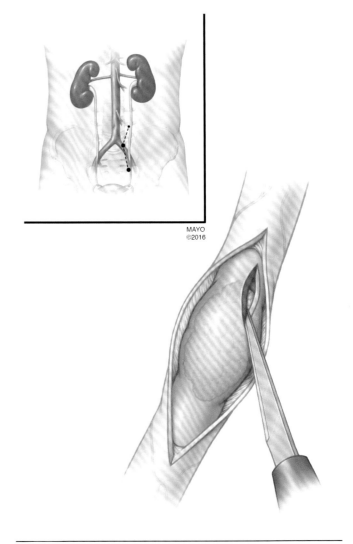

图 38.6　腹腔镜输尿管切开取石术，理输尿管周围组织（Copyright Mayo Clinic.）

伤。边缘适当逼近即可，避免局部缺血损伤。

引流管应靠近输尿管切开处，但不能直接接触。它可以通过其中一个 Trocar 引出体外，并使用尼龙缝线固定在皮肤上。

留置的 Foley 导尿管在术后第 1 天或第 2 天可予以拔除。引流管如果引流量少，也可于 Foley 导尿管拔除 24 小时后拔除。

术后问题及随访

术后并发症的风险始终存在。如果术前尿液分析和培养提示感染，患者应在围术期使用特异性或广谱抗生素。

如果患者引流量长期过多，可将液体送检做肌酐测量，以确定是浆液还是尿液。如果发现从输尿管切口处有尿漏，而在手术时没有放置输尿管支架，则应

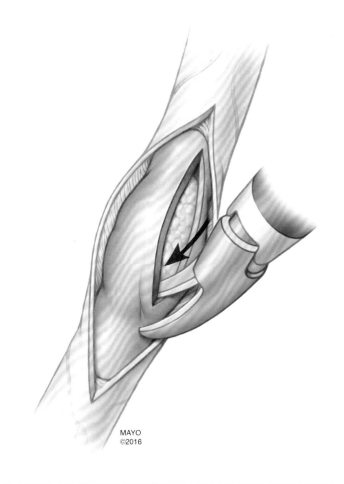

图 38.7　腹腔镜输尿管切开取石术，切开输尿管以移除结石（Copyright Mayo Clinic. ）

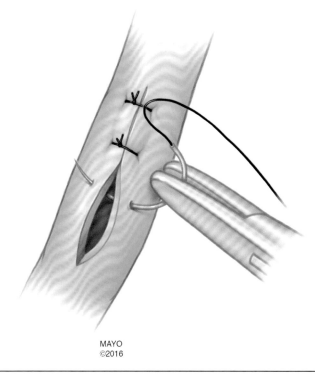

图 38.9　腹腔镜输尿管切开取石术的切口关闭（Copyright Mayo Clinic. ）

放置输尿管支架，并留置 Foley 导尿管。

　　在不复杂的输尿管切开取石术中，取出输尿管支架的时机由外科医师决定。一般来说，在腹腔镜或开放输尿管切开取石术后大约 4 周就足够了。我们建议在取下输尿管支架后约 4 周立即行肾超声检查以评估肾积水。如果出现肾积水，应进行 MAG3 肾动态影像，以评估梗阻情况。一个完整的代谢评估（包括 24 小时的尿液样本和一个完整的生化检验），对结石比较大的患者有益。

拓展阅读

Dogra PN, Regmi SK, Singh P, et al. Lower ureteral stones revisited: expanding the horizons of robotics. *Urology*. 2013;82(1):95-99.

Karami H, Javanmard B, Hasanzadeh-Hadah A, et al. Is it necessary to place a Double J catheter after laparoscopic ureterolithotomy? A four-year experience. *J Endourol*. 2012;26(9):1183-1186.

Kumar A, Vasudeva P, Nanda B, et al. A prospective randomized comparison between laparoscopic ureterolithotomy and semirigid ureteroscopy for upper ureteral stones >2 cm: a single-center experience. *J Endourol*. 2015;29:1248-1252.

Lopes Neto AC, Korkes F, Silva JL 2nd, et al. Prospective randomized study of treatment of large proximal ureteral stones: extracorporeal shock wave lithotripsy versus ureterolithotripsy versus laparoscopy. *J Urol*. 2012;187(1):164-168.

Singh V, Sinha RJ, Gupta DK, et al. Transperitoneal versus retroperitoneal laparoscopic ureterolithotomy: a prospective randomized comparison study. *J Urol*. 2013;189(3):940-945.

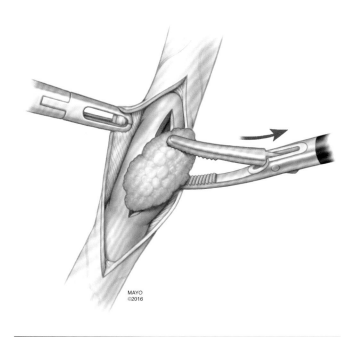

图 38.8　腹腔镜输尿管切开取石术，使用钝性器械移除结石（Copyright Mayo Clinic. ）

专家点评（NOAH SCHENKMAN）

在现代内镜时代，输尿管切开取石术的适应证是非常罕见的。对于不易碎裂的结石，或者在没有输尿管镜的情况下，应首先考虑腹腔镜或机器人切开取石术。

该手术最棘手的问题是：①术中结石移位；②术后输尿管引流时间延长；③输尿管狭窄的进展。

因为腹腔镜检查无法以触诊输尿管来定位结石，所以使用现有的成像是必要的。术前应即时进行影像学检查。手术开始时，在透视指导下于结石下方放置一根两端开口式的输尿管导管，以确定结石的位置。在结石上方放置一个橡皮套环可以防止结石向近端移位。

引流时间延长可能是输尿管切开部位缺血所致。尽量减少对输尿管周围的解剖可避免输尿管血液供应的中断。外科医师应考虑远端结石碎片残留的可能性，特别是如果术中没有放置输尿管双 J 管。为防止输尿管狭窄，处理输尿管时应减少对输尿管周围的解剖，用牵张缝合线处理输尿管的切口边缘，避免对输尿管边缘的夹持。用标准的腹腔镜器械，尤其是机械人持针器夹持输尿管的切口边缘，会造成挤压伤。如果外科医师关心输尿管组织的完整性，使用 Heineke-Mikulicz 技术（输尿管的纵向切开而横向闭合）和大网膜瓣可以改善结果。

膀胱输尿管反流的腔内治疗 　第 39 章

Angela M. Arlen, Andrew J. Kirsch
（赖德辉 译 李 逊 审校）

1981 年文献报道了首例腔内注射膨胀剂处理膀胱输尿管反流（vesicoureteral reflux，VUR）。随后，O'Donnell 和 Puri 发展了这项技术，提出了进行输尿管外注射 Teflon 糊剂这一新概念，并创造了术语"STING"（输尿管外注射 Teflon，suburetic Teflon injection）。虽然 STING 一度成为最常用的技术，然而它的成功率只有 75%。随着技术和设备的发展，直视下观察到注射剂进入输尿管黏膜下组织成为可能，输尿管水扩张的概念渐渐进入人们的视野。这些改进，最终萌发了双水扩张置入技术（double hydrodistention implantation technique，double HIT）的诞生，全程的黏膜下注射可以实现输尿管隧道和输尿管口的完全合拢。尽管报道称该手术的成功率高达 94%，但是在不同外科医师间存在较大差异（表 39.1）。目前，重复输尿管、输尿管旁憩室、开放手术或内镜手术失败后的 VUR 患者，及膀胱功能不全的 VUR 患者也有成功案例的报道。

准备

麻醉后，患者取截石位，尽量分开两侧大腿，以保证膀胱镜有足够的摆动空间，有利于暴露偏向外侧开口的输尿管口和作注射治疗。

表 39.1 内镜注射治疗膀胱输尿管反流失败及成功原因

失败的原因	成功的原因
技术不好：注射部位不正确，注射量低，注射终点不清楚	改进的注射技术（全输尿管隧道连接、输尿管内注射）；注射针位综合考虑
材料吸收：20%：2 周；≤40%，1 年	包括动态和静态流体学，乳头结构的纠正
局部膨胀剂迁移（消失）	水扩张的消失作为注射终点
合并症：膀胱功能障碍，完全重复输尿管，V 级 VUR，双侧 VUR	根据反流和水扩张的程度增加注射材料的量
浅层的置入膨胀剂（注射范围呈蓝色），随着膀胱压力的增加，黏膜组织破裂，置入物排出	

- 准备 9.5 F 以上镜体，4 F 以上的工作通道的偏光膀胱硬镜，必须保证注射针头在进入输尿管前不被损坏。
- 注射期间，保证膀胱半充盈，避免逼尿肌处于高压状态。
- 用液体冲洗针头，并用注射剂灌注针头。
- 注射前评估两侧输尿管口情况。膀胱镜的前端靠近输尿管口，进行水扩张。灌洗袋放在耻骨联合处上方约 1 m 处，在全流状态下实现压力流。需根据内镜下的图像对输尿管水扩张程度进行分级（图 39.1），并且保证能够暴露腔内注射的位置及评估整个注射过程。输尿管口在治疗后必须保证合拢。
- 外科医师负责注射。他可以在观察置入物外观的同时，控制注射液体的体积和压力。如果注入困难，则需确认膀胱有无过度扩张或针头没有堵塞。

双水扩张置入技术

1. 导入膀胱镜，确保前端对准输尿管口进行水扩

H0：输尿管口闭合

H1：轻度开放，未见输尿管口内结构

H2：见输尿管口结构，未见壁内段输尿管

H3：见壁内段输尿管，可镜检

图 39.1　输尿管水扩张程度对应的内镜图像

张（图 39.2A 和 B）。

2. 注射针保证和输尿管长轴平行，在水扩张的情况下，针尖应扎入输尿管内的 6 点钟位置，深度 2 ～ 4 mm，直达黏膜下。膀胱镜前端应与管口平齐，定位和测量针的深度。当针到位时，应停止灌注，并注入少量（＜ 0.1 ml）以确定置入位置（图 39.2C）。

3. 注入膨胀剂，直到产生足够的膨胀，从而合紧逼尿肌通道（图 39.2D）。第一个注射部位（近端 HIT）注射后，应在保证输尿管从水扩张状态转变为最小水扩张（H1）或无扩张（H0）。

4. 第二次注射（远端 HIT）在输尿管内隧道的最远端进行，方法是将针放在输尿管口内的同一深度，缓慢注射（同时更轻微地拉动针），直到输尿管口被合拢并升高到输尿管隧道的高度（图 39.2E）。注射后，输尿管口应处于完全无扩张（H0）状态。

5. 术后最佳效果是出现一个凸起，凸起顶部有一个新月形的输尿管开口（图 39.2F）。

每次注射后进行水扩张来观察输尿管的情况。为了达到理想的输尿管和管口的合拢，经常需要组合部位注射（1 + 2、2 + 3 或 1 + 2 + 3）（图 39.3）。如果 HIT 术后，输尿管口没有完全合拢，就应考虑操作 STING 术。输尿管水扩张的程度应与注入液体量直接相关；平均每个输尿管需要 1.3 ml 的材料，体积大的

输尿管需要更多的液体材料。

腔内注射的并发症

- **持续性 VUR**：内镜治疗后的治疗失败率从 6% 到 50%，取决于技术、Vur 等级和外科医师经验。

- **输尿管梗阻**：小于 0.5% 的患者出现输尿管梗阻，可能与大量膨胀剂注入存在排尿功能障碍或扩张输尿管相关。在大多数情况下，诱发因素未明。

- **泌尿系感染（ urinary tract infection，UTI）**：5% ～ 7% 的患者术后出现 UTI。术前尿液检查，如有必要，术前使用合适的抗生素能有效避免术后即时感染的发生。对于有症状的 UTI，应该推迟手术。

- **腰痛、呕吐**：约 2% 接受内镜下 VUR 治疗的儿童在术后出现腰痛或恶心，几乎所有儿童都可用止痛药缓解。

- **对侧新发 VUR**：高达 15% 患者术后新发对侧 VUR。这一发现的理论有两条：①对侧可能本来就是隐匿性反流；②严重反流的患者可能合并膀胱高压，纠正了患侧的反流，对侧的输尿管的压力将增加，有可能破坏对侧的输尿管结

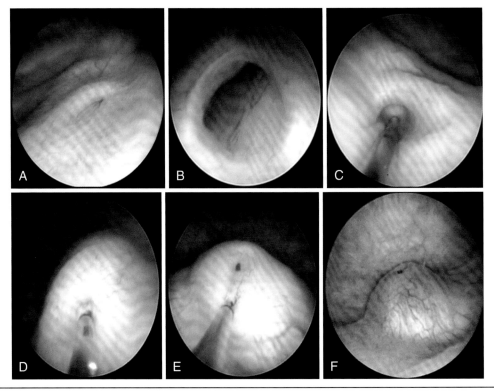

图 39.2　**双水扩张置入技术（ double HIT）**。在膀胱空虚状态下，可见输尿管口（ **A** ）水扩张状态下（ **B** ）近端的 HIT 注射位置在输尿管中间的 6 点位置（ **C** ）。注入足量的膨胀剂产生隆起合拢隧道（ **D** ）远端 HIT（ **E** ）输尿管口合拢（ **F** ）

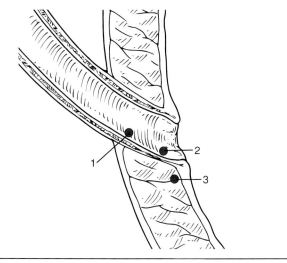

图 39.3　注射位置。1，近端 HIT；2，远端 HIT；3，STING（subureteric Teflon injection）

构。不正常的无反流的输尿管也是需要治疗的（如开口侧移的，不正常的输尿管水扩张程度，≥ H2）。

拓展阅读

Arlen AM, Broderick KM, Huen KH, et al. Temporal pattern of vesicoureteral reflux on voiding cystourethrogram correlates with dynamic endoscopic hydrodistention grade of ureteral orifice. *J Urol.* 2014;192:1503-1507.

Cerwinka WH, Scherz HC, Kirsch AJ. Endoscopic treatment of vesicoureteral reflux with dextranomer/hyaluronic acid in children. *Adv Urol.* 2008;513854.

Lackgren G, Kirsch AJ. Endoscopic treatment of vesicoureteral reflux. *BJUI.* 2010;105:1332-1347.

Sung J, Skoog S. Surgical management of vesicoureteral reflux in children. *Pediatr Nephrol.* 2012;27:551-561.

第七部分 输尿管内镜手术

第40章 输尿管镜设备

Ben H. Chew, David I. Harriman

（赖德辉 译 李 逊 审校）

输尿管镜手术（ureteroscopy，URS）是当今最常见的操作之一，并已成为治疗许多上尿路疾病的标准术式。为了安全完成此项操作，泌尿外科医师有必要对输尿管镜及其附属设备的使用有一个全面的掌握。本节是对 URS 使用工具的概述。

术前准备和计划

细致的术前准备是成功完成输尿管内镜手术的关键。首先必须确保术中可能使用的设备和工具的完善，再者，医师应充分告知患者手术的类型、成功率和潜在并发症。具体来说，对于直径 < 2 cm 结石，虽然 URS 处理的成功率高，但是备选手术方案包括体外冲击波碎石术（shockwave lithotripsy，SWL）、经皮肾镜取石术（percutaneous nephrolithotomy，PNL），及临床观察也应该被告知，以便患者比较并作出适当的决定。URS 治疗输尿管中、远端结石的结果与 SWL 相似，但治疗肾及输尿管近端结石的成功率较高。对于肾下极 > 10 mm 的结石，与 URS 或 SWL 相比，PNL 的成功率更高。如果患者输尿管管腔并且难以置入输尿管镜，他们可能需要接受一期留置输尿管支架被动扩张、二期手术的操作方案。对于嵌顿结石（尤其是输尿管上段），患者应该意识到如果逆行入路失败，他们可能需要接受一期经皮肾穿刺造瘘、二期顺行输尿管镜手术的方案。其他必须告知的并发症还包括输尿管穿孔、输尿管撕脱（罕见）、远期输尿管狭窄（< 1%）。另外患者必须了解术后可能需要留置支架及留置支架导致的相关症状。若结石未能取净，他们可能需要再次手术。

尽管在某些情况下，医师可以在脊髓麻醉甚至是神经安定剂镇静下进行 URS 操作，但是患者仍应在术前由麻醉小组进行评估，并为全身麻醉做好准备。尿液应该是无菌的，如果怀疑有尿脓毒症，在确定治疗结石之前，需要留置输尿管支架或肾造瘘管进行减压，并使用完整疗程的抗生素。术前抗生素根据所在地区的抗菌谱进行选用。

患者体位和设备摆放

截石位最为常规。平卧位和侧卧位可用于输尿管软镜的操作。摆放体位时医护人员应注意患者手臂的位置，采用无菌布类的填塞固定，避免神经和不可意料的损伤。患者应平躺在射线可透的手术床上。一体化的影像床或者移动 C 臂机都是可选的。透视单元应放在患者的一侧，另一侧放置显示器吊塔。外科医师可坐或站立，并应调整桌子高度以优化人体工程学。激光碎石器应尽可能靠近医师和患者，以防止手术室（operating room，OR）工作人员穿过房间时无意中拉扯激光光纤。如果激光被激活且工作人员拉扯光纤，光纤回到工作通道中激发，这将损坏输尿管镜。灌注液（通常是生理盐水）悬挂于护理人员方便更换的输液吊塔。术中准备两个灌注袋，一个重力驱动，通常在膀胱镜检查输尿管期间使用，另一个外加压力袋，在使用输尿管细镜时提供有效灌流。手持式和脚控式踏板灌溉装置亦可用于压力灌溉。术中术野清晰的情况下，应保证最小的灌注压力。过高的灌注压力可能导致穹隆破裂、肾小管反流，和术后疼痛的发生。

手术技巧：仪器设备

仪器设备清单见表 40.1。

膀胱镜

膀胱硬镜和软镜均应准备，用于进入膀胱和输尿管。大部分患者使用膀胱硬镜就可达到目的，但是针对大体积及膀胱颈抬高的前列腺增生的患者，或者非截石位操作时，应选用膀胱软镜。

表 40.1	输尿管内镜手术仪器设备清单
膀胱镜	膀胱硬镜 膀胱软镜
输尿管鞘	导丝 • 聚四氟乙烯（PTFE）涂层 • 亲水涂层 • 杂交导丝：亲水末端，PTFE 涂层与镍钛核心 • 各种硬导丝 • 直末端或弯曲末端输尿管导管 • 直末端导丝 • 弯曲末端导丝 输尿管扩张器 • 顺序筋膜扩张器 • 球囊扩张器 输尿管鞘 • 各种长度 • 各种直径
输尿管镜	半硬输尿管镜 • 偏光目镜 • 直视目镜片 • 各种长度 • 各种数量和大小的工作通道 输尿管软镜 • 纤维或者电子 • 各种直径
体内碎石器	钬激光 气压弹道碎石机 液电碎石机
取石篮和抓钳	取石篮 • 镍钛合金 • 不锈钢取石钳
输尿管封堵装置	封堵器
术后引流	输尿管支架

导丝

安全地进入输尿管并导航任何潜在的输尿管梗阻，需要选择多种不同类型的导丝。首步导入导丝常规的有聚四氟乙烯（polytetrafluoroethylene，PTFE）涂层导丝或杂交导线。杂交导线结合了亲水性末端和 PTFE 涂层的优点。亲水性末端有利于导丝穿过障碍物，PTFE 涂层比亲水涂层更滑。再者，镍钛核心保障了杂交导丝的不易变形性。导丝可以用于帮助矫正曲折的输尿管或有时与辅助器械一起使用，例如辅助输尿管鞘的推进或顺序性扩张。导丝末端可以是直的或有角度的。直末端通常更容易插入输尿管口。有角度的末端有助于绕过输尿管阻塞。

输尿管导管

带刻度的 5 F 或 6 F 输尿管导管常用于逆行肾盂造影，将其插入膀胱硬镜的工作通道有利于稳定导丝，并插入输尿管内。末端带弯曲亲水涂层的导丝的输尿管导管设计有利于导管越过梗阻部位。对于输尿管再植术后的困难病例，使用这类导管也能得到很好的梗阻部位通过率，临床上应根据病例和阻塞程度来选择导管。

输尿管扩张器

输尿管扩张器主要用于输尿管狭窄及入镜困难的病例，常见的扩展器有顺序筋膜扩张器和球囊扩张器。顺序筋膜扩张器是硬质材质，以导丝作为引导，在 X 线监视下确保导丝和扩张器留置到位，通过增加扩张器直径的方式，实现输尿管内径从小到大的扩张。球囊扩张器有不同的长度和大小。逆行造影术后，确定狭窄的部位。气囊扩张器顺导丝置入管腔内，并在 X 线下确保狭窄位置处于球囊的正中，球囊末端连接高压注射器，使用稀释的造影剂充填球囊，并产生高压（注意压力低于球囊的爆破压力）。术中必须根据狭窄的位置和扩张程度的需要来选择合适直径的球囊。球囊的直径有 4 mm、5 mm、6 mm、7 mm，分别对应 12 Fr 到 21 Fr。一般情况下，管壁薄和疏松的区域，如输尿管上段和肾盂输尿管连接部，应尽量避免使用大号球囊，相对应的，管壁较厚及血管丰富的膀胱段则可以选用大号球囊。一步置入输尿管鞘（ureteral access sheath，UAS）同样可以达到扩张输尿管的目的，但必须选择适合输尿管管径大小的 UAS，避免管壁的损伤。应该强调的是，如果整个输尿管太紧，无法容纳输尿管镜时，输尿管扩张的最无创伤方法是留置输尿管支架，停止手术和被动扩张输尿管一段时间。目前并没有规定留置输尿管支架后，达到理想扩张的最短时间，但是如果没有合并狭窄的情况下，7 天以上扩张的输尿管会达到比较理想并且容易完成 URS 的状态。预先留置输尿管支架，二期 URS 能有效避免输尿管损伤和提高 > 10 mm 结石患者的结石清除率。即便如此，如果一期手术能在安全有效的情况下完成，就应尽量避免预先留着支架管，因为这将导致增加患者麻醉和手术的次数。

输尿管鞘

输尿管鞘（ureteral access sheath，UAS）能够给输尿管软镜处理肾内、输尿管中上段结石带来便利；特别是需要重复进入输尿管，并从肾内套取结石碎块的时候。鞘上描述有两个数字，第一个是内径，第二个是外径。较小的鞘能减少对管壁的压力且容易插入，但无法通过输尿管套取较大的结石碎块。较大的鞘有利于套取石头，但却增加了管壁损伤的风险。使用 UAS 的其他优点还在于它能增加肾内灌流的同时，降低肾盂内压，改善术野的清晰度。大样本的研究表明，使用 UAS 并不能提高结石的清除率，但是会导致大多数患者浅表尿路上皮的损伤，但是这种损伤是自愈性的，没有长期后遗症。使用 UAS 后，留置输尿管支架能减少患者术后疼痛和急诊就诊的可能。UAS 的长度由病变的部位和性别决定。短鞘用于女性患者，男性患者由于尿道较长，则应使用长鞘。输尿管中上段结石使用短鞘，而取肾内病理时，应选择长鞘。将 UAS 的近端留置于肾盂，有利于降低肾盂内压，但是这将影响输尿管软镜的向下弯曲角度，并且由于灌流不足，下盏未能有效扩张，术野的可见性较差。在这种情况下，应该适度下移 UAS，可以适度增加软镜的弯曲度和肾内的灌注压力，来完成手术。当 UAS 近端低于 UPJ 时，在使用取石篮套取大块结石时，必须加倍小心，避免损伤 UPJ。留置 UAS 必须在 X 线监视下无阻力置入延导丝。如果 UAS 置入时阻力较大，就应入镜观察，排除阻塞性输尿管结石、阻塞或狭窄的可能。

输尿管镜

输尿管镜除了不同的大小和长短外，根据材质和性能可以分为半硬输尿管镜和软镜，根据成像原理可以分为电子镜和纤维镜。半硬输尿管镜分为长镜和短镜，工作通道较大。与纤维输尿管镜相比，光学性能较好，与软镜（图 40.1）相比，耐用性更强。它能够

容易地到达髂血管以下平面的输尿管，在大部分女性和一部分男性患者，甚至可以入镜至肾盂。但是必须引起注意的是，术中应避免暴力入镜，导致输尿管撕脱的发生。

输尿管软镜的上下弯曲度达到 270 度，具有良好的操控性和到达目标肾盏的性能（图 40.2）。无论是纤维或者电子镜都有不同的管径大小，工作端口，弯曲手柄设计。随着工艺的不断进步，软镜到达输尿管和肾下盏的便利性越发简易。目前细小的斜形末端的电子镜逐步取代大的平头末端镜子。虽然，电子软镜比纤维软镜的分辨率高（图 40.3），但是两者的维修率和

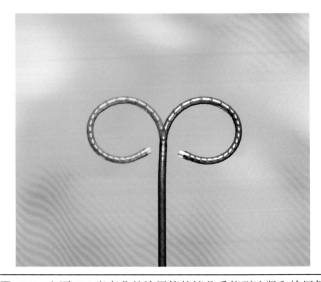

图 40.2　上下 270 度弯曲的输尿管软镜几乎能到达肾和输尿管的每个部位（©2015 Photo Courtesy of KARL STORZ Endoscopy-America，Inc.）

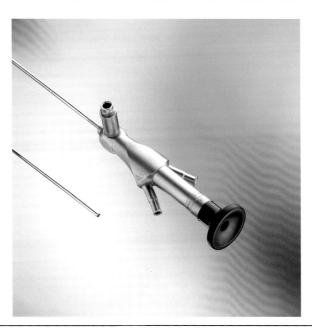

图 40.1　双工作通道半硬输尿管镜。一个通道用于液体灌溉，另一个通道可以置入工作器械。（©2015 Photo Courtesy of KARL STORZ Endoscopy-America，Inc.）

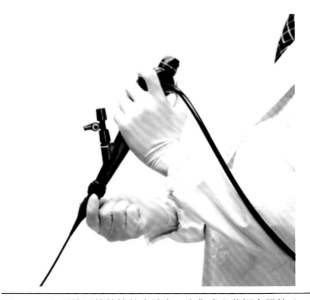

图 40.3　电子输尿管软镜的末端有一个集成电荷耦合器件（CCD）或互补金属氧化物半导体（CMOS）照相机芯片。它无须外置光源和摄像头。这种人体工程学的改进，除了提高了画面的清晰度和分辨率外，还极大提高了医师的操控性

手术成功率却没有差异。有些软镜操作规程甚至要求至少术中需要配置纤维输尿管软镜，因为在某些情况下，它能够达到电子镜所不能到达的输尿管和肾下极。

手术和消毒人员细心操作能够有效提高输尿管镜的使用寿命。输尿管镜的损坏常发生在手术工作台上，在台上设置内镜托盘，保证镜子只在手术医师和托盘内，能够有效避免此类事件的发生。此外，应避免将物品放于输尿管镜体上，压坏镜体内的纤维。绝不允许弯曲软镜，这样将损坏镜体内的导光纤维。对于电子软镜而言，保护好装有用于成像精密芯片的末端显得尤为重要。随着技术的发展，一次性软镜的临床使用有利于降低成本，改善手术效果。

体内碎石器械

上尿路结石不可避免地需要体内碎石，尤其针对取石篮无法取出的结石。钬激光是输尿管镜手术最常见的碎石器，除此以外气压弹道碎石，液电碎石器临床上也有使用。用于经皮肾镜的超声碎石器在此不做阐述。

钬激光通过光热效应击碎结石，结石被加热至沸点，从而融化并且碎裂。由于激光的脉冲特性，光热效应产生的能量可以通过光纤附近流动的尿液和灌注液消减，从而防止周围组织的损伤。激光能量是通过玻璃石英光纤传递的，柔软的特性使其容易置入软镜的工作通道。钬激光能够击碎任何成分的结石。光纤的粗细范围从 100 ～ 500 μm 不等，它限制了输出能量的大小。小光纤最大的输出能量低并且更脆，但是它适合在软镜中使用。它增加了软镜的灵活性，使得软镜更容易达到肾下极。再者，通道间隙的增加提升了灌注液的流量，能保证更好的术野。大光纤输出能量大，适用于半硬性输尿管镜。

激光操控台的功率控制范围在 20 ～ 150 W。用于击碎肾和输尿管结石的能量一般设置为 20 W。高功率激光能够消融组织和协助剜除前列腺组织，但是不可太过于靠近输尿管，以免导致损伤。当使用 2100 nm 波长的钬激光时，患者、外科医师、手术工作人员均应佩戴防护眼镜。激光使用中应保证末端指示灯的开启。如果激光末端过于靠近输尿管镜或者在镜体内，此时激发激光，可能导致输尿管镜的彻底损坏。末端指示光的消失可能是激光光纤某部位断裂的迹象，若继续坚持使用，可能导致镜体和其他术中用品的损坏。

气压弹道碎石机的工作原理是通过释放压缩气体，产生撞击力，作用在与结石接触的碎石杆上，达到击碎结石的目的。他一般用于半硬输尿管镜，需要直的工作通道和偏置的目镜，并且需要来自中心供气的压缩空气或独立的二氧化碳气体发生器。还有一种气压弹道碎石器，它的电源支持是 AA 电池。对比钬激光碎石，气压弹道碎石容易导致输尿管结石的迁移，并且结石清除率低。

液电碎石机（electrohydraulic lithotriptors，EHLs）的碎石杆较为灵活，但是并不能有效击碎所有类型的结石。有学者建议先使用激光在结石上面转孔，然后将液电探针置入孔内，这种方式可以提高碎石效率。EHL 的能量是通过流体界面向所有方向传递，而气压弹道碎石和激光碎石是指向性碎石，所以对尿路上皮细胞的潜在损伤可能性更大。

取石篮和结石取出设备

结石取出装置由不锈钢或镍钛复合材料制成。取石篮具有不同型号和抓持结构，并且大部分是一次性使用。可循环使用的抓持和取石钳可插入输尿管硬镜的工作通道。一次性取石篮的优点在于小的轴径，能够保证更好的灌流、保证术野清晰的同时，一次抓取更多的结石。但是必须确保提取的碎片足够小能够穿过输尿管。在结石取出时，医师应保证输尿管镜、结石、输尿管镜均在视野范围内，避免将篮子直接拉取到镜子前端，阻碍内镜的视线。在结石取出过程中，如看见输尿管出现小孔暗窗，这提示可能出现输尿管穿孔。目前，并没有临床数据表明肾内结石，究竟是采取取石篮套取碎块，还是粉末结石自行排出，更有优势。

输尿管封堵装置

输尿管封堵装置用于在碎石术期间防止输尿管中的结石的上移。当输尿管镜处理远端结石，而结石移位至输尿管上段甚至肾盂时，使用封堵器结合输尿管硬镜，是除输尿管软镜外的另一种处理方式。对于只有单个工作通道的输尿管镜，操作中先将封堵器置入工作通道，其末端越过结石上端，打开封堵器后，然后退镜，重新置入输尿管镜，到达结石下方，进行碎石。双工作通道输尿管镜能够在不取下输尿管镜的情况下，同时导入封堵器和光纤，并进行碎石术，但缺点是这种镜子直径粗，这可能不适用于无扩张的输尿管。一些封堵器只在结石后方构筑网状结构，只允许很小的碎片通过，如 Cook 公司的 N-Trap（图 40.4）和 Boston Scientific 公司的 Stone Cone（图 40.5）。此

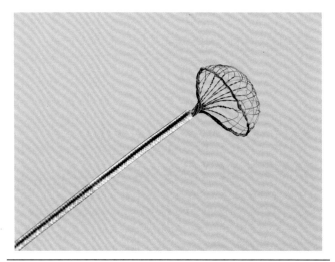

图 40.4　N-Trap 输尿管阻拦网（Cook Medical）。这种镍钛合金线专用装置是安装在同一根导管上，该导管通过输尿管镜放置在输尿管结石的上方，防止大结石碎块的上移。（Permission for use granted by Cook Medical，Bloomington，Indiana.）

外，Beop-Stand（Boston Scientific 公司），一种热敏聚合物凝胶亦可被注入石头上方，在那里固化并阻止结石粉末逆向迁移（Boston Scientific；图 40.6）。在完成操作后后，室温冲洗用于溶解聚合物凝胶。随机临床试验中发现，这种凝胶能显著减少输尿管近端输尿管结石时的输尿管迁移。迄今为止，还没有针对镍钛取石篮和 Beop-Stand 两种方式的平行、对照试验 / 研究。Boston Scientific 公司的 Escape 取石篮（图 40.7）能够套取结石，激光光纤可通过同一工作通道，利用旋转

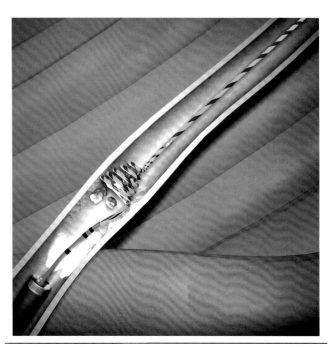

图 40.5　Stone Cone（Boston Scientific 公司）。镍钛高分子聚合物结合的线材在导管外形成锥状结构，收回至导管内，形成线性结构。（Courtesy，Boston Scientific.）

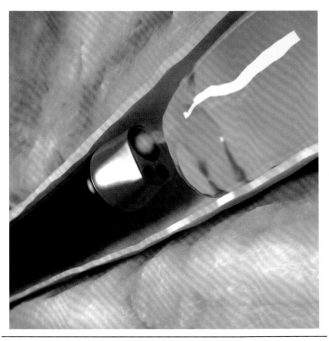

图 40.6　Backstop 是一种反向热敏聚合物凝胶。在体温状态下，呈固态结构；冷却后，呈液态。术中碎石前在结石上方注射凝胶，能有效避免结石和碎石上移。该胶能在 45 分钟后自行溶解；或者使用室温灌注液，亦可溶解凝胶。（Courtesy of Boston Scientific.）

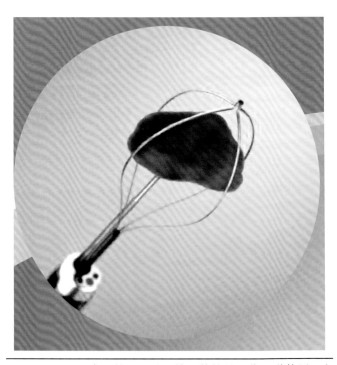

图 40.7　Escape 套石篮通过导入输尿管镜的工作通道使用。它的细轴设计允许在旁边插入一根激光纤维，以便在篮子将石头固定到位的同时碎石。篮线的设计电线保证石头在篮内可旋转，取石篮形态的改变由推送杆推送的距离决定。（Courtesy of Boston Scientific.）

取石篮的方式，对篮内结石各个部位进行碎石。此外，Accordion Medical 公司设计的一款封堵器 Accordion（图 40.8）结合镍钛合金线和聚氨酯薄膜，术中通过将

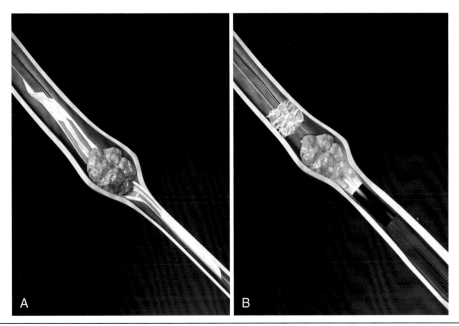

图 40.8　折叠输尿管封堵器是镍钛核心和聚氨酯薄膜的组合产品。薄膜越过结石上方（**A**），折叠薄膜形成封堵结构（**B**），阻碍输尿管结石和碎块的上移。（Courtesy of THS International；used with permission. ）

其前端越过输尿管结石，然后将其内芯向后拉以激活装置，前端聚氨酯薄膜进行折叠，在结石上方形成折叠结构封堵结石。

封堵器的使用能有效地避免结石的向上位移，但是为了达到更高的结石清除率，它并非一定需要使用。在软镜不可触及的中心和国家，医师操作输尿管硬镜时配合使用，获益最大。

术后引流

输尿管镜手术后，泌尿外科医师都必须作出是否留置输尿管内支架的决定。事实上，第一个对比 URS 术后是否留置内支架的随机研究表明，留置支架并非必需，不留置支架患者术后的疼痛和不适更少。然而，临床实践时，更多的临床医师依然选择术后常规留置支架，并且荟萃分析亦表明，术后留置内支架的患者整体术后并发症的发生风险更低。

市场上的输尿管支架有不同的大小、长度和末端蜷曲圈数。但是均是演变自 Finney 在 1978 年设计的双端猪尾巴结构的支架的雏形。直径的大小从最小的 3 F 小儿输尿管支架至最大的 14 F 腔内内切开术后支架不等。长度的选择应该个体化，避免由于支架的肾端或者膀胱段过多而导致更多的临床不适发生。目前，并没有明确的留置时间的规定，对于无并发症的 URS，一般是 48 小时至 4 周不等。但是如存在输尿管穿孔，留置时间应延长，48 小时似乎太短。可惜的是，几乎

没有证据可供指导泌尿科医师选择最佳的停留时间。对于穿孔或感染患者，支架末端缝合丝线留置前应该拆除，避免患者的意外自我拔除，这类患者的支架拔除只能采用内镜拔除的方式。未来可降解支架的出现能够避免手术拔除操作。

一期造瘘、二期去除梗阻结石的患者，二期术后可以保留肾造瘘管，无论夹闭或者开放阀门引流均可。它可以作为一个阀门，夹闭时，保证尿液顺行流向膀胱，此时患者出现腰痛等症状，即可开放管道引流解除梗阻。停留造瘘管的另一好处是能够避免"遗忘支架"事故的发生。患者不可能会遗忘需要随访，来拔除背上的造瘘管。另一未被研究透彻的是留置内支架管或者肾造瘘引流是否能减低输尿管狭窄发生。这种理论的假设在于，学者认为术后留置内支架管能够保证尿路上皮细胞足够的时间复原，防止嵌顿的输尿管组织处细胞的杂乱重排和修复，最终要引起狭窄的发生。当然，结石嵌顿并且输尿管水肿明显，是并发狭窄的高危患者，应选择留置支架。

结论

对比开放手术，操作输尿管镜手术有更多潜在的用时即启的设备和耗材。首先配套完成手术的最低标准设备，其他设备和耗材放于旁边备用，需时开启。自 Hugh Hampton Young 博士完成首例 URS 以来，这项技术已取得了显著进步，并将随着科学技术和知识

的提高继续发展。

拓展阅读

Akar EC, Knudsen BE. Evaluation of 16 new holmium:yttrium-aluminum-garnet laser optical fibers for ureteroscopy. *Urology*. 2015.

Auge BK, et al. Ureteral access sheath provides protection against elevated renal pressures during routine flexible ureteroscopic stone manipulation. *J Endourol*. 2004;18(1):33-36.

Binbay M, et al. Evaluation of pneumatic versus holmium:YAG laser lithotripsy for impacted ureteral stones. *Int Urol Nephrol*. 2011;43(4):989-995.

Binbay M, et al. Is there a difference in outcomes between digital and fiberoptic flexible ureterorenoscopy procedures? *J Endourol*. 2010;24(12):1929-1934.

Chew BH, et al. In vivo evaluation of the third generation biodegradable stent: a novel approach to avoiding the forgotten stent syndrome. *J Urol*. 2013;189(2):719-725.

Chu L, et al. Preoperative stent placement decreases cost of ureteroscopy. *Urology*. 2011;78(2):309-313.

Cimino S, et al. Pneumatic lithotripsy versus holmium:YAG laser lithotripsy for the treatment of single ureteral stones: a prospective, single-blinded study. *Urol Int*. 2014;92(4):468-472.

Dauw CA, et al. Contemporary practice patterns of flexible ureteroscopy for treating renal stones: Results of a worldwide survey. *J Endourol*. 2015.

Degirmenci T, et al. Comparison of Ho:YAG laser and pneumatic lithotripsy in the treatment of impacted ureteral stones: an analysis of risk factors. *Kaohsiung J Med Sci*. 2014;30(3):153-158.

Denstedt JD, et al. A prospective randomized controlled trial comparing nonstented versus stented ureteroscopic lithotripsy. *J Urol*. 2001;165(5):1419-1422.

Finney RP. Experience with new double J ureteral catheter stent. *J Urol*. 1978;120(6):678-681.

Karaolides T, et al. Improving the durability of digital flexible ureteroscopes. *Urology*. 2013;81(4):717-722.

Khoder WY, et al. In vitro comparisons of retropulsion and fragmentation efficacy of 2 cordless, handheld pneumatic and electromechanical lithotripsy devices. *Urology*. 2014;83(4):726-731.

Lee HJ, et al. In vitro evaluation of nitinol urological retrieval coil and ureteral occlusion device: retropulsion and holmium laser fragmentation efficiency. *J Urol*. 2008;180(3):969-973.

Lingeman JE, et al. Use of a temporary ureteral drainage stent after uncomplicated ureteroscopy: results from a phase II clinical trial. *J Urol*. 2003;169(5):1682-1688.

Makarov DV, et al. The effect of ureteral stent placement on post-ureteroscopy complications: a meta-analysis. *Urology*. 2008;71(5):796-800.

Mariani AJ. Combined electrohydraulic and holmium: YAG laser ureteroscopic nephrolithotripsy of large (>2 cm) renal calculi. *Indian J Urol*. 2008;24(4):521-525.

Mobley JM, et al. In vivo evaluation of a reverse thermosensitive polymer for ureteroscopy with laser lithotripsy: porcine model. *J Endourol*. 2014;28(5):554-559.

Ng YH, et al. Irrigant flow and intrarenal pressure during flexible ureteroscopy: the effect of different access sheaths, working channel instruments, and hydrostatic pressure. *J Endourol*. 2010;24(12):1915-1920.

Ordon M, Schuler TD, Honey RJ. Ureteral avulsion during contemporary ureteroscopic stone management: "the scabbard avulsion. *J Endourol*. 2011;25(8):1259-1262.

Rane A, et al. The use of a novel reverse thermosensitive polymer to prevent ureteral stone retropulsion during intracorporeal lithotripsy: a randomized, controlled trial. *J Urol*. 2010;183(4):1417-1421.

Rapoport D, Perks AE, Teichman JM. Ureteral access sheath use and stenting in ureteroscopy: effect on unplanned emergency room visits and cost. *J Endourol*. 2007;21(9):993-997.

Rehman J, et al. Characterization of intrapelvic pressure during ureteropyeloscopy with ureteral access sheaths. *Urology*. 2003;61(4):713-718.

Shah K, Monga M, Knudsen B. Prospective randomized trial comparing 2 flexible digital ureteroscopes: ACMI/Olympus Invisio DUR-D and Olympus URF-V. *Urology*. 2015;85(6):1267-1271.

Song HC, et al. Influence of ureteral stone components on the outcomes of electrohydraulic lithotripsy. *Korean J Urol*. 2012;53(12):848-852.

Torricelli FC, et al. Flexible ureteroscopy with a ureteral access sheath: when to stent? *Urology*. 2014;83(2):278-281.

Traxer O, Thomas A. Prospective evaluation and classification of ureteral wall injuries resulting from insertion of a ureteral access sheath during retrograde intrarenal surgery. *J Urol*. 2013;189(2):580-584.

Traxer O, et al. Differences in renal stone treatment and outcomes for patients treated either with or without the support of a ureteral access sheath: The Clinical Research Office of the Endourological Society Ureteroscopy Global Study. *World J Urol*. 2015.

Vorreuther R, et al. Impact of shock wave pattern and cavitation bubble size on tissue damage during ureteroscopic electrohydraulic lithotripsy. *J Urol*. 1995;153(3 Pt 1):849-853.

Wang CJ, Huang SW, Chang CH. Randomized trial of NTrap for proximal ureteral stones. *Urology*. 2011;77(3):553-557.

Wu JA, et al. The accordion antiretropulsive device improves stone-free rates during ureteroscopic laser lithotripsy. *J Endourol*. 2013;27(4):438-441.

Yu W, et al. Retrograde ureteroscopic treatment for upper ureteral stones: a 5-year retrospective study. *J Endourol*. 2010;24(11):1753-1757.

Zilberman DE, et al. The digital flexible ureteroscope: in vitro assessment of optical characteristics. *J Endourol*. 2011;25(3):519-522.

输尿管结石的输尿管镜手术 第41章

Michelle Jo Semins，Brian R. Matlaga
（盛 明 译 李 逊 审校）

软性输尿管镜和更细的半硬性输尿管镜的使用以及两者的持续小型化革新了输尿管结石的输尿管镜手术。内镜新技术，如新的套石篮、一系列的各种导丝、通道鞘、钛激光等新技术已经进一步推动了泌尿外科领域的发展。在输尿管镜治疗输尿管结石的治疗上产生优异的效果。

输尿管镜治疗输尿管下段结石（髂血管水平以下）

当处理输尿管下段结石时，首先用硬性膀胱镜识别输尿管口，然后将导丝插入输尿管口，并通过膀胱镜经导丝留置 5 Fr 输尿管导管进行逆行肾盂造影。通过硬性膀胱镜的逆行肾盂造影提供了石头位置图以及集合系统解剖结构和输尿管镜检查期间可能遇到的潜在情况。然后通过 5 Fr 输尿管导管放置安全导丝，并在 X 线透视引导下将其放置到肾集合系统。当终止手术并放置支架时，安全导丝可提供进入集合系统的通道；如果没有安全导丝，则不应进行输尿管镜检查。具有不同尖端的［弯曲的、直的，或聚四氟乙烯（PTFE）/亲水性的］亲水性导线可用于受结石影响普通导丝不能越过的病例。这些导线有助于双 J 形挂钩输尿管或其他解剖结构变异的病例。如果要求支架管穿过石头，则应在进入后用更硬的导丝替换常规导丝。如果在放置导丝时遇到脓性尿液喷出，应放置支架管，并留置尿液标本送培养，在患者完成一般细菌培养及药敏结果出来之前不应尝试输尿管镜检查。在开始输尿管镜检查之前，应始终排空膀胱。

第二段髂血管下方的输尿管结石最好用半刚性输尿管镜检查，提供最大的灌注量和视野范围，及更大的工作通道，以容纳最大的碎石装置。半刚性输尿管镜应放在输尿管开口下方和安全导丝旁边。然后将输尿管镜再次与安全线一起放入输尿管口。有时，输尿管口可能很窄，使输尿管镜很难通过。在这些情况下，可以通过半刚性输尿管镜放入第二根导线并进入输尿管口，用路径追踪技术将其打开，便于进入输尿

管（图 41.1）。即使采用路径追踪技术，输尿管末端并不总是容纳输尿管镜，有时必须扩张。在这些情况下，可以在 X 线透视引导下使用球囊扩张装置，输尿管扩张鞘或连续输尿管扩张器。必须注意不能在结石以上开始扩张，因为这可能会导致输尿管结石完全挤出，造成显著输尿管外伤。输尿管部分无法通过输尿管镜。在这些情况下，可放置输尿管支架被动输尿管扩张，并且在至少 1 周后可以再次尝试输尿管镜检查。

一些设备的结石拦截功能，可以尽量减少结石位置上移。结石的上移可以将相对简单的下段输尿管镜转换为更复杂的上段输尿管镜检查，甚至在肾中留下残留结石碎片，从而降低结石清除效果。该设备通过输尿管镜直视下在结石之上展开，然后输尿管镜在封堵器和安全导丝旁。然后开始碎石术。碎石过程中，膀胱应间歇性排出液体，以避免膀胱过度膨胀并保持

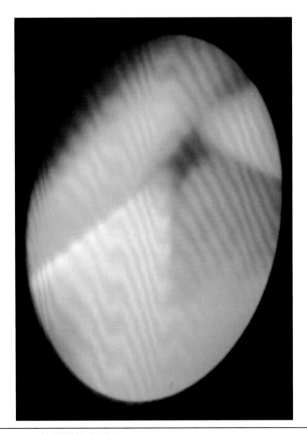

图 41.1 输尿管镜的置入

较低的输尿管内压力。

体内碎石技术有多种，钬激光显然是目前最有效和最安全的激光器。其他技术包括气动或弹道、超声波和电动液压（EHL）。这些其他形式的碎石可以同样有效，但有局限性，因此，我们建议将钬激光作为一线选择。

几种技术可以增加输尿管镜检查过程中的可视化。连续控制的高压灌注（＜ 200 mmH$_2$O）配有自动灌注设备或手动灌注，可实现最大程度的可视化。优选温热的液体，并且应该仅使用生理盐水。使用最小直径的操作工具也可以保持流量。根据石头的外观和可用的激光设置激光功率。如果石头看起来松软并且有高功率激光可供选择，那么可开始设置为 0.2 J 和 50 Hz，对石头表面进行"涂抹"和"除尘"，将结石粉末化（图 41.2）。如果石头看起来较硬，那么激光应该首先设置为（0.6 J 和 6 Hz），并且必要时逐渐增加，从而确保石头逐渐碎裂并尽量减少结石上移。

石头应该粉碎成沙状碎片，或者碎成小块，以便完全取出篮子（图 41.3A）。输尿管不应留下明显的碎片。使用套石篮时，首先抓住前方的碎石块，一次只能进行一个碎石块的移除，以确保结石安全移除非常重要。如果碎石块看起来仍然太大，应该释放石头并进一步碎片化。如果不使用注意事项，就会出现输尿管撕脱的风险（图 41.3B）。抓取碎片时不应产生任何力，并且应始终在直视下进行套抓；不允许盲目套取结石。为了提高效率，可以将碎片丢弃在膀胱中，但至少应将一个碎片送去进行结石成分分析。

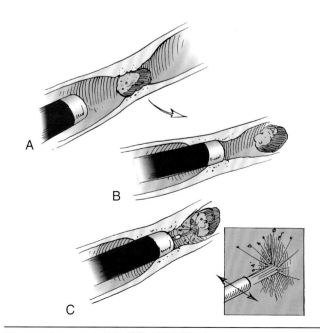

图 41.2　（A ～ C）输尿管镜下直视结石

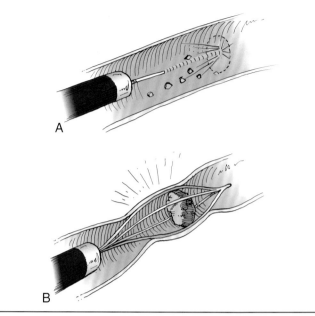

图 41.3　（A）使用套石篮套取碎石碎片；（B）套取结石时存在输尿管撕脱的风险

当结石处理完成后，应检查输尿管，确认它没有残余碎石、异物和病变，并且完整无缺。还应在完成时进行逆行肾盂造影以验证未发生输尿管镜未发现的损伤。不透明的系统还可以帮助适当的支架放置。然后可以放置猪尾巴双 -J 管。对于低风险患者可选择不留置输尿管双 -J 管。系绳可以留在支架上，以便在不复杂的低风险患者中方便地移除。将系绳环变为单根缝线可降低移位风险（图 41.4）。当处于良好位置时，可以在身体外部修剪剩余的单根缝合线。放置输尿管支架有两种技术：①支架可以通过导丝上的膀胱镜的工作通道置于直视下，或者②支架可以在没有膀胱镜的情况下仅在 X 线透视下沿导丝放置。仅使用 X 线定位指导时存在错位的风险，但是当留下系绳时，可以安全地使用该技术。无论采用何种技术，都应该获得良好的肾和膀胱卷曲，以确保正确放置。

最后，麻醉的选择可以影响手术，因为喉罩麻醉可以引入显著的不受控制的呼吸运动并且干扰石头持续处于直视状态。一般传导阻滞麻醉是输尿管镜检查的更好选择。

输尿管镜治疗输尿管上段结石（髂血管水平以上）

髂血管上方输尿管结石的内镜治疗与输尿管下段结石的治疗非常相似，除了半腱输尿管镜检查在男性中通常不实用，因为骨盆骨更加锐角。由于男性骨盆骨更加窄小，半刚性输尿管镜检查在男性中通常不适

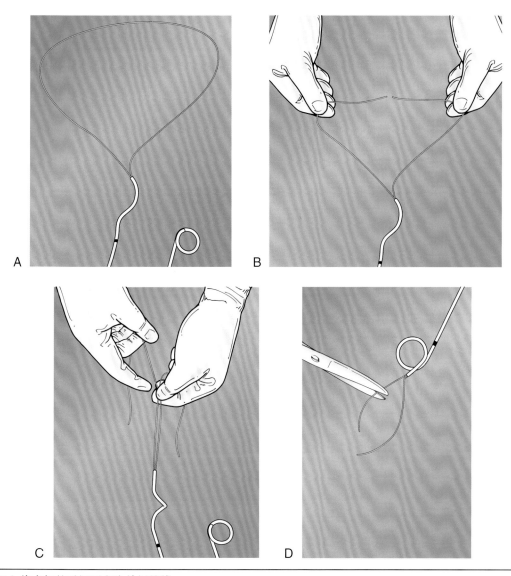

图 41.4（**A ～ D**）将支架的系绳环变为单根缝线

用。半刚性输尿管镜在女性中通常是可适用的，但并非总是如此。如果通过透视检查看不到结石，并且自术前成像后可能会向远侧移动，则应在进行近端输尿管镜检查之前用输尿管镜检查清除远端输尿管，如前所述。当半刚性输尿管镜不能找到和击碎结石时，应使用输尿管软镜。当需要输尿管软镜时，应在手术开始时放置两根导丝。如前所述，使用刚性膀胱镜放置单根导丝，并移除膀胱镜。第二根导线可以放置双腔导管，内径 8 Fr 外径 10 Fr 的软镜鞘，如果首次尝试，可以通过硬性输尿管镜放置。然后移除除两根导线之外的器械，并排出气囊。然后将输尿管软镜通过通道鞘进入。这些应该在 X 线透视引导下进行。可以在输尿管软镜旁边放置一个小的红色橡胶导管（8 ～ 12 Fr），以便连续排空膀胱。如果导管无法通过，应间歇排出膀胱内液体，避免膀胱过度膨胀，保持输尿管低压。

使用软镜通道鞘可以容易地进入输尿管上段石头所在处（图 41.5）。通道鞘使视野更加清晰，引流充分，降低输尿管和肾盂压力，便于输尿管软镜的进出，并减少仪器的机械损伤。安全导丝的置入仍然是必需的，并且可以通过导丝穿过通道鞘来实现。在 X 线透视引导下，通过导丝置入输尿管软镜通道鞘。在置入通道鞘时，为了避免通道鞘会弯曲或者扩张输尿管上段，有时需要使用更硬的导丝（Amplatz 超硬导丝），以帮助通过。通道鞘有各种尺寸和设计。通常，较大通道鞘应仅用于已经明确输尿管条件较好的。如果不小心，强行置入通道鞘是输尿管损伤的常见原因。还必须注意不要将通道鞘放在结石之上，因为这会导致严重的输尿管创伤或将结石挤压出输尿管壁，从而导致穿孔。不需要使用通道鞘的话，可能无法始终使用。如果输尿管不能容纳通道鞘或者如果结石位置太低而不能安全放置，则应像前面所说的一样，在没有通道鞘的情况下进行输尿管软镜。

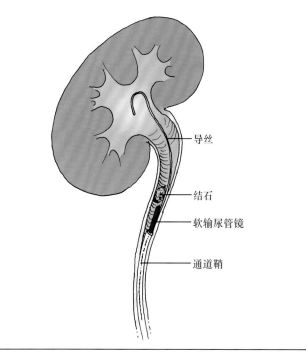

导丝

结石

软输尿管镜

通道鞘

图 41.5 输尿管上段结石位置越高，越容易置入通道鞘

跟输尿管硬镜相比，碎石功率设置、封堵结石和套取结石同样适用于输尿管软镜碎石取石术。同样的基本原则是在直视下完全移除输尿管结石碎片，在手术完成时彻底检查输尿管，并在病例结束时进行逆行肾盂造影以验证完整的系统。输尿管支架置入再次由操作医师决定，但不置入输尿管支架仅适用于无并发症、低风险的患者。

拓展阅读

Kau EL, Ng CS, Fuchs GJ. Section V Complications of endourologic procedures Chapter 26 Complications of ureteroscopic surgery. In: Taneja SS, ed. *Complications of urologic surgery.* 4th ed. Philadelphia, PA: Saunders Elsevier; 2010:303-316.

Matlaga BR, Lingeman JE. Section XI Chapter 48 Surgical Management of Upper Urinary Tract Calculi. In: Wein AJ, Kavoussi LR, Novick AC, Partin AW, Peters CA, eds. *Campbell-Walsh urology,* 10th ed. Philadelphia, PA: Saunders; 2012:1357-1412.

Smith AD, Preminger G, Badlani G, Kavoussi LR, eds. *Section 3 ureteroscopy chapters 33-38 in Smith's textbook of endourology.* 3rd ed. West Sussex, UK: Blackwell Publishing Ltd; 2012:357-417.

肾结石的输尿管镜手术　第42章

Michael E. Lipkin

（盛　明　译　李　逊　审校）

　　技术的进步扩大了输尿管软镜治疗肾结石的适应证。与前几代相比，输尿管软镜变得更小，更灵活并且更清晰。它们观察整个集合系统。柔软的套石篮、输尿管软镜通道鞘和较细的钛激光光纤，提高了肾结石的治疗效果。逆行输尿管软镜手术对于治疗肾任何部位的结石都是有效的，甚至对于大于 1.5 cm 的肾结石也是如此，尽管可能需要多次手术。

术前准备和计划

　　患者应进行适当的术前评估，包括尿常规和尿培养以及适当的影像学检查。在术前进行术前计算机断层扫描（CT）以确定结石大小和位置是有帮助的。术前可更好地评估，例如无石头的可能性和分阶段手术的可能性。所有患者均应进行术前尿常规和尿培养，任何未经治疗的感染均应根据培养药敏结果接受规范的特异性抗生素治疗。对于输尿管软镜，患者可以使用抗凝药物，包括阿司匹林、氯吡格雷或华法林。作者的做法是让患者继续使用这些药物，因为它已被证明是安全的。

　　应告知患者需要置入输尿管支架和支架的置入时间。重要的是告知患者可能需要再次手术的建议，特别是如果输尿管软镜不能进入肾治疗结石。在这种情况下，应将输尿管支架留在原位，并计划在 10～14 天内进行二期手术。

　　应常规进行适当的麻醉术前评估。输尿管软镜手术首选全身麻醉伴神经肌肉麻痹，应与麻醉师沟通。这显著减少了自主呼吸对碎石过程的影响，并允许麻醉师根据碎石情况调整呼吸。

手术技巧

　　患者取仰卧截石位置。通过将刚性膀胱镜插入膀胱开始手术。确定输尿管开口并用 5 Fr 输尿管导管插入输尿管开口。使用对半稀释的造影剂在 X 线透视引导下进行逆行肾盂造影。肾盂造影图提供了用于检查集合系统的解剖学"路线图"。导丝通过输尿管导管进入肾盂（图 42.1）。在 X 线透视引导下，第二根"安全"导丝沿着导丝进入肾盂。然后通过导丝移除输尿管导管和膀胱镜，使其保持在适当位置。

　　作者倾向于使用输尿管软镜通道鞘进行输尿管软镜治疗肾结石。选择的输尿管通道鞘的大小取决于要使用的输尿管软镜的尺寸。一般来说，作者更喜欢 12/14 Fr 通道鞘；或者，11/13 Fr 通道鞘可与较小的输尿管软镜一起使用。然后将输尿管软镜通道鞘和闭孔器放置在导丝上，直至输尿管肾盂连接处（UPJ）远端的输尿管。使用通道鞘有助于输尿管软镜通过并去除结石，可降低肾内压力并提高结石清除率。如果术中发现输尿管开口狭窄的话，可以先用输尿管软镜通道鞘的闭孔器通过导丝，以轻柔地扩张下输尿管。输尿管开口也可以使用半刚性输尿管镜在直视下扩张，该输尿管镜可以沿导丝在直视下前进。当不成功时，可以使用连续的输尿管扩张器或高压输尿管球囊扩张器。当输尿管软镜通道鞘处于适当位置时，移除闭孔器。这些操作都不能放置输尿管软镜通道鞘，输尿管软镜可以在 X 线透视引导下，沿导丝逐步前进并进入肾。

　　将具有加压水源的输尿管软镜用于肾内镜检查。输尿管软镜通过输尿管通道鞘进入，并以逆行方式检

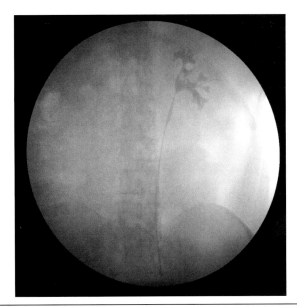

图 42.1　X 线透视见安全导丝进入肾集合系统

查输尿管。然后轻轻地转动输尿管软镜越过肾盂输尿管连接部，并进入肾集合系统。然后系统地检查肾的肾盏（图42.2）。现代输尿管软镜可以对集合系统进行全面检查，包括肾下盏。在需要进一步明确肾内解剖结构的情况下，此时可以通过输尿管软镜进行逆行肾盂造影。

当找到肾结石时，可开始体内碎石。可选择钬激光进行体内碎石，可对任何成分的结石进行有效碎石，且具有最小的组织穿透作用，以防发生与集合系统黏膜的无意接触。200 μm激光纤维可轻松穿过输尿管软镜的工作通道，弯曲碎石的情况能量损失较少，对灌注液的灌注量影响较小。处理肾下盏结石的情况时，因碎石光纤插入，软镜不能充分地弯曲，因此无法实现原位碎石，可以使用镍钛合金的套石篮将石头移到更易接近的肾上盏（图42.3）。此外，圆形尖端200 μm钬激光纤维可以通过偏转输尿管软镜，对不能移位的结石进行原位碎裂。

肾内结石击碎成小块，然后用镍钛合金套石篮取出，或者可以碎成粉末。作者会尽可能选择套取结石碎块，特别是在输尿管通道鞘位置良好的情况下。对于非常大的结石，用套石篮套取所有结石碎块不实际；对于较软的结石，或者当不能放置输尿管通道鞘时，"粉末化"是优选的。"粉末化"的钬激光功率设置，高功率激光器一般设置为0.2 J、50 Hz；低功率激光器一般设置为0.5 J、20 Hz。

完成碎石后，再次检查整个收集系统，确保没有大的碎石残留。此时，输尿管软镜慢慢地从UPJ取出。退出输尿管软镜沿整个输尿管取下通道鞘，以便于检

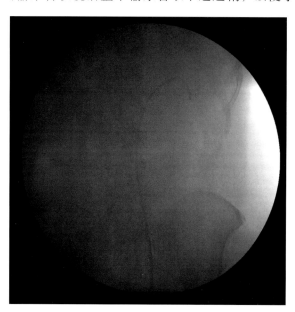

图42.2　X线透视见输尿管软镜进入肾下极

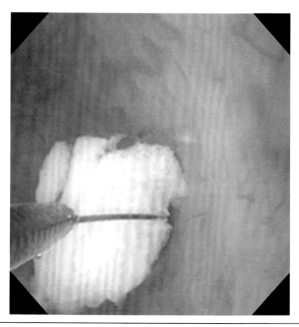

图42.3　输尿管镜下套石篮套取结石

查整个输尿管。如前所述，在整个过程中保持导丝连续处于肾盂和输尿管。直视下检查输尿管是很重要的，因为输尿管通道鞘是用来评估任何输尿管损伤的。如果发现输尿管有损伤，这些可以通过延长输尿管支架放置时间。

尽管常规输尿管软镜碎石取石术后支架置入存在一定争议，但无论何时使用输尿管通道鞘，作者都倾向于术中置入输尿管支架。在不复杂的情况下，输尿管支架通常放置5～7天。在输尿管损伤或需要球囊扩张的情况下，保留一个输尿管支架2～4周。

术后处理

输尿管软镜绝大部分可以在门诊进行，很少需要住院。术后疼痛通常用口服止痛药和抗胆碱药结合治疗。α-肾上腺素能阻滞剂通常是在支架留在原位并在术后7～14天内使用，以治疗支架相关疼痛并促进残余碎片的排出。如果常规情况下在手术中放置支架，可以在5～7天内通过门诊膀胱镜取出支架，如果支架上留有一根绳子，患者也可以自行取出支架。

结论

输尿管软镜已经发展成为泌尿科医师治疗肾结石的重要工具。许多较大的结石曾经需要经皮肾或开放性肾手术，现在可以通过一个侵入性较低的门诊手术来处理。在门诊患者中，通常只需一次手术，就可以达到很高的结石清除率。

拓展阅读

Aboumarzouk OM, et al. Flexible ureteroscopy and laser lithotripsy for stones >2 cm: a systematic review and meta-analysis. *J Endourol.* 2012;26(10):1257-1263.

De S, et al. Percutaneous nephrolithotomy versus retrograde intrarenal surgery: a systematic review and meta-analysis. *Eur Urol.* 2015;67(1):125-137.

Srisubat A, et al. Extracorporeal shock wave lithotripsy (ESWL) versus percutaneous nephrolithotomy (PCNL) or retrograde intrarenal surgery (RIRS) for kidney stones. *Cochrane Database Syst Rev.* 2014;(11):Cd007044.

专家点评（KENNETH OGAN）

这是 Lipkin 医师对输尿管软镜治疗肾结石介绍的一个很好的章节。最近，输尿管镜检查（URS）超过了冲击波碎石术作为上尿路结石最常见的治疗方法。笔者认为这样做的原因是多方面的，包括更好的仪器、更高级的社团培训培训、并发症发生率低；也许最重要的是，简便的操作程序就能提高效率。此外，可以在抗凝患者和怀孕期间安全地进行经尿道输尿管软镜碎石取石术（retrograde intrarenal surgery，RIRS）。最后，RIRS 已成为通常用经皮肾镜取石术治疗的较大结石的可行的较少侵入性的替代治疗方式。

自本书第 3 版出版以来，URS 已经有了一些技术进步。笔者认为最大的进步是细小灵便输尿管软镜的发展。尽管自 2006 年以来已有数字输尿管镜可用，但与常规光纤镜相比，它们较大直径通常使其难以在不使用输尿管通路鞘或术前留置支架的情况下进入肾。因此，直到 2014 年小口径（8 Fr）数字式输尿管软镜成为可行方案，才得到广泛采用。图像质量的差异非常显著，以至于笔者有时不知道以前如何使用旧的纤维镜进行检查。

这些软镜的最大问题之一仍然是耐用性差和昂贵的维修费用。采取几个简单的步骤可以改善这些软镜的使用寿命。在介绍安全使用输尿管软镜进入指南的一项研究中，软镜损伤发生前的使用次数从 10 天增加到 20 天。这些指南包括在患者使用前测试、钬激光纤维在软镜处于直线状态插入、在软镜最大弯曲角度时不进行激光碎石、在激光碎石之前将下盏结石移动到肾上盏、避免软镜大角度弯曲，并且避免高功率设置。最后，最近推出的高质量一次性数字输尿管软镜可以避免维修成本，并且可能使灵活的 URS 更广泛地应用于标准数字式输尿管软镜的购买和维修成本过高的地方。

总之，笔者相信我们正处于 RIRS 的"黄金时代"，在技术、仪器和培训方面的改进使泌尿科医师能够治疗大多数肾结石。

参考文献

[1] Karaolides T, Bach C, Kachrilas S, et al. Improving the durability of digital flexible ureteroscopes. *Urology.* 2013;81(4):717-722.

第 43 章

输尿管镜下肾盂内切开与输尿管内切开术

Aaron H. Lay, Margaret S. Pearle

（刘 兴 译 李 逊 审校）

肾盂输尿管连接部梗阻（ureteropelvic junction obstruction，UPJO）是指肾盂输尿管的功能性或解剖性梗阻。UPJO 可能是由先天性的、获得性的或通过肾盂输尿管连接处（UPJ）的功能性尿流阻抗引起的内在或外在解剖异常所致。输尿管梗阻的内在原因包括输尿管肌层缺损所致的肾盂输尿管连接部狭窄、周围黏膜皱襞、输尿管高位插入肾盂和（很少）输尿管息肉。先天性外部阻塞通常是由交叉血管引起的，典型的是辅助或变异的动脉分支供应下极。获得性梗阻是由输尿管手术、结石嵌塞或创伤性损伤引起的缺血所致纤维化的结果，也可能是淋巴结肿大所致。

以往采用开放离断式肾盂成形术矫正 UPJO，成功率较高。然而，微创手术在很大程度上取代了开放手术，包括腹腔镜和机器人手术、经皮或输尿管镜下肾盂内切开。微创肾盂成形术已成为治疗原发性 UPJO 的金标准疗法，具有最好和最持久的疗效。然而，肾盂内切开术仍作为可选择的原发性 UPJO 患者和继发性 UPJO 患者的一线治疗方法。经输尿管近端至输尿管远端狭窄段的全厚切开可通过冷刀、电刀或钬激光一期顺行或逆行入路完成。逆行或顺行使用输尿管切割球囊［Acucise；应用泌尿学（*Applied Urology*），Rancho Santa Margarita，CA］已在很大程度上被放弃，而是选择更安全的视下肾盂内切开术。输尿管镜逆行肾盂内切开术的总成功率只有 67%～86%，其主要原因是存在交叉血管、大量积水和同侧肾功能不佳所致。

良性输尿管狭窄最常见的原因是输尿管镜手术中导致的并发症，但也可能与高度嵌顿的结石或可导致纤维化和狭窄形成的外基质过程有关。良性输尿管肠吻合口狭窄通常是输尿管再植入肠段后发生缺血的结果。输尿管和输尿管肠狭窄可采用腹腔镜或人工输尿管吻合术、输尿管再植术、颊黏膜移植、经皮输尿管内切开术或输尿管镜下输尿管内切开术。

患者选择

原发性 UPJO 最成功的治疗方法是微创肾盂成形术。然而，肾盂成形术失败后复发的 UPJO 患者和继发性 UPJO 患者是输尿管镜下肾盂内切开术的候选患者。输尿管镜下肾盂内切开术的绝对禁忌证包括主动尿路感染和未纠正的出血疾病。存在交叉血管、肾盂大、并发肾结石、同侧差异肾功能＜20%、狭窄段长度超过 2 cm、支架不耐受是相对禁忌证，具有这些特点的患者可采用重复肾盂成形术或其他重建方法。

对于小于 1 cm 的尿道狭窄，内镜下切开术被认为是首选的治疗方法。然而，对于大于 1 cm 的狭窄，成功率下降，对于较长狭窄的患者，应大力考虑腹腔镜或机器人或开放式重建。

术前准备

术前输尿管支架置入术可减轻患侧疼痛，改善肾功能，被动扩张输尿管，在切开或切开输尿管时方便输尿管通畅，但这并不是手术的必要步骤。此外，术前支架置入术可能会使狭窄的界定更加困难。对 UPJO 患者术前行螺旋 CT 血管造影检查，以确定可能排除安全内镜切口或对预后有不良影响的交叉血管。对于接受输尿管内切开术的患者，应进行逆行检查，并在某些情况下进行额外的术前影像学检查，以评估狭窄的部位、长度和严重程度。顺行研究可以包括 CT 或静脉尿路造影，或者如果患者有肾造瘘管，可以获得顺行肾图。了解输尿管的血液供应与狭窄的位置是重要的，应考虑内镜切口，以避免损害血液供应和导致出血。输尿管近端狭窄的切口方向为外侧，中段狭窄的切口方向为前内侧，远端狭窄的切口方向为内侧，壁内狭窄的切口方向为前部。对于先前因泌尿系恶性肿瘤而进行重建的病例，应在内镜切开前排除肿瘤复发，特别是在泌尿系上皮癌手术后发生输尿管肠道狭窄的情况下。

所有患者都应进行尿液培养，对培养结果阳性的患者应用培养特异性抗生素，手术前必须报告无菌尿。只有在有出血倾向的情况下才能进行血液学研究，对于有异常发现的人，可能需要进行正式的血液学评估。在治疗当天，及时使用一种肠外抗生素，以达到干预前的治疗性血浆水平。手术可以在全身麻醉或腰麻下进行，然而全身麻醉是首选的。

输尿管镜下内切开术：方法

钬激光

1. 放置抗栓弹力袜或气动加压装置后，将患者置于改良的背侧截石位的可透视的手术台上，并小心地填充所有压力点。

2. 硬性膀胱镜进入膀胱，逆行肾盂造影显示输尿管和 UPJ 的解剖结构，特别是梗阻区域（图 43.1）。总共需要 15～20 ml 的稀释造影剂才能使扩张的肾盂充分显影。

3. 一根 0.035 英寸长的 Bentson 导丝在透视引导下进入输尿管口并向上推进输尿管，直至其在肾盂内形成线圈（图 43.2）。第二根硬轴导丝通过 8/10 Fr 同轴导引器或双腔导管进入肾盂（图 43.3）。Bentson 导线作为安全导线固定在悬垂上，以防止输尿管通路丢失，硬导丝用于输送 UPJ 远端的输尿管通路鞘。于鞘内置入软输尿管镜、向上直到 UPJ 水平（图 43.4）。虽然尿道入路鞘是可选的，但它有助于降低肾盂内压力和提高能见度。

4. 然后对整个 UPJ 段进行全面检查，以确定狭窄的长度，并识别来自可能的交叉血管的输尿管壁搏动。

5. 一根 200 μm 或 273 μm 钬：钇铝石榴石（Ho：YAG）激光光纤穿过输尿管镜的工作通道，直到光纤

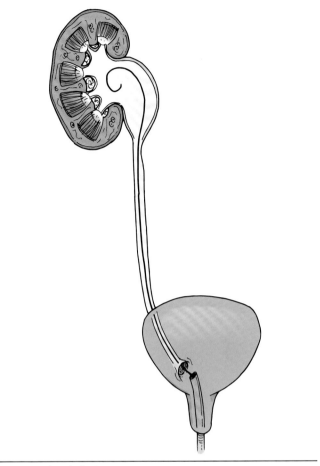

图 43.2　放置安全导线

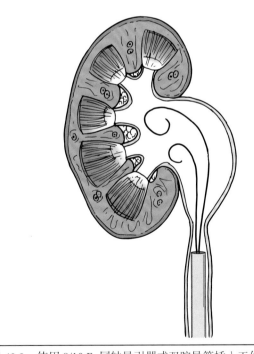

图 43.3　使用 8/10 Fr 同轴导引器或双腔导管插入工作导丝

的尖端在输尿管镜的视野中可见（图 43.5）。在能量为 1.0 J，频率为 10～15 Hz 的条件下，从肾盂向近端延伸至狭窄段远端的健康输尿管，形成一条直的外侧切口。切口应延伸至狭窄段近、远端 1 cm，进入正

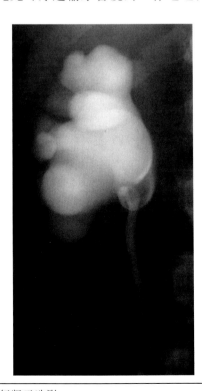

图 43.1　逆行肾盂造影

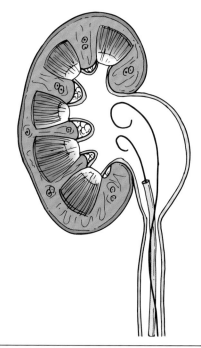

图 43.4　软性输尿管镜在透视引导下放置在工作导丝上，或通过输尿管鞘进入输尿管，并对梗阻段进行检查

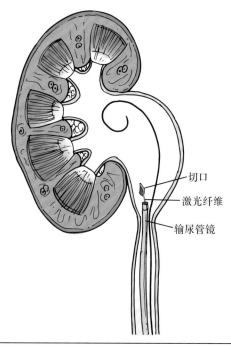

图 43.5　激光纤维通过输尿管镜插入，其尖端位于工作通道末端外几毫米处。输尿管镜向前推进至肾盂输尿管连接处（UPJ）并旋转，使激光纤维的尖端朝向侧面。切口通过 UPJ 激活激光，同时取出输尿管镜，同时保持输尿管的侧向。重复通过，直到输尿管周围的脂肪是可视化的

常肾盂或输尿管，并穿过输尿管壁的全层进入输尿管周围脂肪，逐层切割输尿管（图 43.5）。然后取下输尿管镜，一个 4 cm，15 ～ 24 Fr 的扩张球囊越过导丝，校准切割的段并分离切割的边缘（图 43.6）。如果切口足够深和足够长，则应在低压（2 ～ 3 atm）下充分充

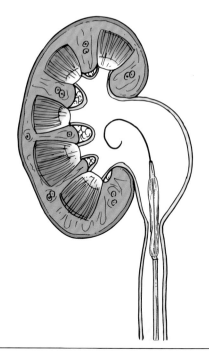

图 43.6　输尿管扩张的球囊导管通过导线并在透视引导下放置，以使不透射线的标记物覆盖切割段

气（图 43.7）。

电灼

步骤 1 到 4 如上文所述。

5A. 当使用电灼时，绝缘导丝（亲水性导丝）用作安全线。或者，一个小直径的输尿管导管（5 Fr 血管造影导管）通过导丝将其隔离并防止电流沿导丝传输。

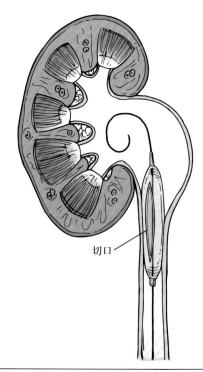

图 43.7　在透视引导下，球囊以稀薄的对比度充气，切割段扩张至 15 ～ 24 Fr。适当的切口是确保没有腰部

切口时用少量甘氨酸或山梨醇代替生理盐水冲洗，切口完成后应立即用生理盐水代替。全层切口是通过 2 Fr 或 3 Fr 角度或直尖电刀探针完成的，其发电机组为 30 ～ 40 W 的纯切割电流。小的出血血管可以通过点电凝来控制。退出输尿管镜，将直径 4 cm、15 ～ 24 Fr 的扩张球囊越过安全导丝，切开段，分离切缘。

冷刀

步骤 1 和 2 如前所述。

3B. 一种装有冷刀的输尿管镜沿着安全导丝进入肾盂。

4B. 采用短而浅的切割，从肾盂向远端通过狭窄的段进入健康的未闭输尿管，在梗阻段的远端延伸至输尿管壁的全层，直到显示输尿管周围的脂肪。取下输尿管镜和输尿管鞘，同时仔细检查输尿管。然后，一个 4 cm、15 ～ 24-Fr 的膨胀气球经过安全导丝，校准切割的线段，并将切割的边缘分开。

5B. 大直径、分级的双猪尾状输尿管支架（12/7 Fr 或 10/7 Fr）或标准小口径支架（7 Fr）在膀胱镜引导下放置 4 ～ 6 周（图 43.8）。如果使用有刻度的输尿管支架，则较大口径的末端在切开段上放置。留置 Foley 导管可为 UPJ 提供低压引流，消除输尿管反流，并在未来 12 ～ 24 小时内监测出血情况。

输尿管镜下输尿管内切开术手术步骤

1. 放置抗栓丝袜或气动加压装置后，将患者置于

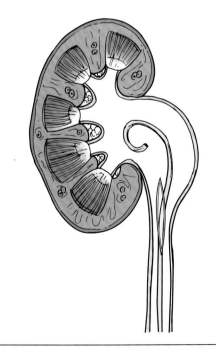

图 43.8　置入双猪尾输尿管支架

改良的背侧取石体位的可透视的手术台上，并小心地填充所有压力点。

2. 将硬性膀胱镜引入膀胱，进行肾盂造影，确定输尿管的解剖结构，确定狭窄的位置和长度。半硬性输尿管镜一般用于髂动脉水平以下的远端三分线，柔性输尿管镜用于髂血管水平或以上的狭窄。

3. 将一根 0.035 英寸的 Bentson 导丝置入输尿管内，在透视引导下将输尿管上移至肾盂。如果使用半刚性输尿管镜，可将输尿管镜沿安全导丝向前推进，直至狭窄的程度。

4. 如果狭窄位于或高于髂动脉水平，则用 8 ～ 10 Fr 同轴导管或双腔导管放置第二根硬轴导丝。对于更多的输尿管近端狭窄，在硬轴导丝上方将输尿管通路鞘推进到狭窄远端 1 ～ 2 cm 的位置。输尿管镜通过导丝或通过输尿管鞘到达输尿管狭窄远端的位置。

5. 通过输尿管镜的工作通道，置入 200 μm 或 273 μm 的 Ho：YAG 激光光纤，直至在输尿管镜的视野内可见光纤的尖端。在能量为 1.0 J，频率为 10 ～ 15 Hz 的条件下，激光切割输尿管近端侧向狭窄段、中段前内侧狭窄段、输尿管远端内侧狭窄段和壁内输尿管前部（12 点钟位置）狭窄段（图 43.9）。

6. 切口应延伸至狭窄段近、远端 1 cm，进入正常肾盂或输尿管，并穿过输尿管壁全层进入输尿管周围脂肪，逐层切开输尿管。

7. 退出输尿管镜和输尿管鞘，同时检查输尿管。然后，一个 4 cm、15 ～ 24-Fr 的膨胀球囊越过导丝，校准切割的线段，并将切割的边缘分开。如果切口足够深和足够长，则应在低压（2 ～ 3 atm）下充分充气。

8. 在透视或膀胱镜引导下，置入大直径、分级的双猪尾输尿管支架（内肾盂切开支架，12/7 Fr 或 10/7 Fr）或标准小口径支架（7 Fr），放置 4 ～ 6 周。如果使用有刻度的输尿管支架，较大口径的末端放置在切割段上。放置 Foley 导管以提供低压引流和监测出血。

输尿镜治疗输尿管肠系膜狭窄手术步骤：

1. 采用顺行输尿管镜下输尿管内切开术治疗输尿管肠系膜狭窄。通过中极或上极肾盏的经皮途径是首选的，以便在输尿管镜最小偏差的情况下最大限度地进入输尿管。

2. 用顺行输尿管造影确定狭窄的部位和范围。保存此图像并将其传送到对侧的透视监视器，最后一次图像保持持久，以确保整个狭窄的范围得到解决。

3. 将两根导丝穿过狭窄处插入肠段。有角度的亲

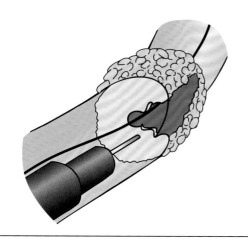

图 43.9 用钛激光全层切开狭窄

水性导丝与血管造影导管结合使用，无论是直的还是成角度的，都有利于跨狭窄段的进入。当第一导丝就位时，可以使用 8/10 Fr Amplatz 导引器或双腔导管通过第二导丝。一根或两根导丝应该是硬轴，以便于随后放置输尿管鞘或输尿管支架。

4. 用灵活的膀胱镜可从肠段取回一根或两根导丝，以建立直通通路（图 43.10）。

5. 输尿管通路鞘在一根僵硬的工作导丝上顺行通过，而安全导丝则在整个过程中保持在适当的位置。进入鞘应放置在狭窄段近侧 2 cm 或以上，以使输尿管镜有足够的弯曲度，以完成内镜切开。一个灵活的输尿管镜，然后通过进入鞘推进到狭窄（图 43.11）。

6. 在适当的患者中，应在手术前进行活检，以排除恶性病变。采用钛激光，在狭窄近端 1 cm 处逐层切开全层狭窄段，并在肠段结束。切口应沿着囊袋或导管的方向，远离血管。手术完成后，输尿管镜应立即

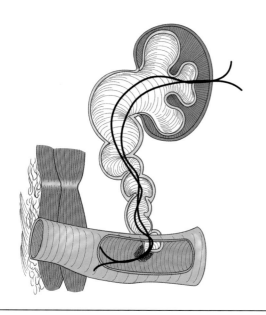

图 43.10 将安全导丝穿过狭窄处

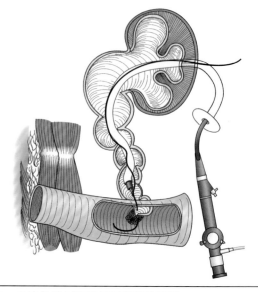

图 43.11 经皮软输尿管镜经通路鞘狭窄段

进入导管或输尿管袋。

7. 经输尿管镜将工作导丝插入输尿管袋或导管后，取下输尿管镜。取下进入鞘后，应检查输尿管。一个 4 cm、15 ~ 24 Fr 的扩张气球越过导丝，校准切割段并分离切割边缘。如果切口足够深和足够长，则应在低压（2 ~ 3 atm）下充分充气。

8. 在 X 线引导下置入大直径、分级的双猪尾输尿管支架（内肾盂切开支架，12/7 Fr 或 10/7 Fr）或标准小口径支架（7 Fr），放置 4 ~ 6 周。支架的大口径末端应先行推进，以确保其穿过切开的输尿管段。然后在收集系统中放置一个小口径的肾造瘘管。另一种方法是，肾输尿管支架进入导管或囊袋，线圈固定在肾盂内。一些从业者倾向于将支架置于导管外的造口袋中，以便在黏液阻塞的情况下为支架交换提供方便。

术后护理

患者在同一天或第二天早上出院，只要尿液颜色不比粉红色或樱桃深。在出院时或 12 ~ 24 小时后拔除 Foley 导管，在 4 ~ 6 周时用膀胱镜取出输尿管支架。如果放置了肾输尿管支架或肾造瘘管，则可以在最初的短时间引流（24 小时）后将其封堵。在输尿管肠狭窄患者手术失败时，保留经皮肾输尿管支架或肾造瘘管是有利的，如果患者在支架取出后出现侧部疼痛或发热，可随时引流收集系统。最初的影像学检查是在支架取出后 2 ~ 4 周内进行利尿性肾扫描或排泄性尿路造影。如果研究显示 UPJ 或输尿管未闭，则在 3 个月、6 个月时随访，随访 5 年，以监测同侧肾功能并排除静止性再梗阻。

拓展阅读

Bagley DH, Liu JB, Goldberg BB, et al. Endopyelotomy: importance of crossing vessels demonstrated by endoluminal ultrasonography. *J Endourol*. 1995;9:465.

Biyani CS, Cornford PA, Powell CS. Ureteroscopic endopyelotomy with the holmium:YAG laser. Mid-term results. *Eur Urol*. 2000;38:139.

Clayman RV, Basler JW, Kavoussi L, et al. Ureteronephroscopic endopyelotomy. *J Urol*. 1990;144:246.

Conlin MJ, Bagley DH. Ureteroscopic endopyelotomy at a single setting. *J Urol*. 1998;159:727.

Gerber GS, Kim JC. Ureteroscopic endopyelotomy in the treatment of patients with ureteropelvic junction obstruction. *Urology*. 2000;55:198.

Giddens JL, Grasso M. Retrograde ureteroscopic endopyelotomy using the holmium:YAG laser. *J Urol*. 2000;164:1509.

Gnessin E, Yossepowitch O, Holland R, et al. Holmium laser endoureterotomy for benign ureteral strictures: a single center experience. *J Urol*. 2009;182(6):2775-2779.

Hibi H, Ohori T, Taki T, et al. Long-term results of endoureterotomy using a holmium laser. *Int J Urol*. 2007;14(9):872-874.

Karlin GS, Badlani GH, Smith AD. Endopyelotomy versus open pyeloplasty: comparison in 88 patients. *J Urol*. 1988;140:476.

Kurzer E, Leveillee RJ. Endoscopic management of ureterointestinal strictures after radical cystectomy. *J Endourol*. 2005;19(6):677-682.

Mendez-Torres FR, Urena R, Thomas R. Retrograde ureteroscopic endopyelotomy. *Urol Clin North Am*. 2004;31:99.

Meretyk I, Meretyk S, Clayman RV. Endopyelotomy: comparison of ureteroscopic retrograde and antegrade percutaneous techniques. *J Urol*. 1992;148:775.

Nakada SY. Acucise endopyelotomy. *Urology*. 2000;55:277.

Nakada SY, Johnson M. Ureteropelvic junction obstruction. Retrograde endopyelotomy. *Urol Clin North Am*. 2000;27:677.

Patel T, Kellner CP, Katsumi H, et al. Efficacy of endopyelotomy in patients with secondary ureteropelvic junction obstruction. *J Endourol*. 2011;25:587.

Pearle MS. Use of ureteral stents after endopyelotomy. *J Endourol*. 1996;10:169.

Razdau S, Silberstein IK, Bagley DH. Ureteroscopic endoureterotomy. *BJU Int Suppl*. 2005;2:94-101.

Thomas R, Monga M. Endopyelotomy. Retrograde ureteroscopic approach. *Urol Clin North Am*. 1998;25:305.

Thomas R, Monga M, Klein EW. Ureteroscopic retrograde endopyelotomy for management of ureteropelvic junction obstruction. *J Endourol*. 1996;10:141.

第 44 章

上尿路上皮癌的输尿管镜治疗

Scott G. Hubosky, Raymond W. Pak, Demetrius H. Bagley, Jr.

（何永忠　译　李　逊　审校）

上尿路上皮癌（upper tract urothelial carcinoma，UTUC）常规采用彻底手术切除（根治性肾输尿管切除术），并不考虑肾功能的保留。越来越多的数据支持肾单位保留手术，包括输尿管镜下切除输尿管或肾内的 UTUC 病变，在肿瘤学上是可行的。内镜保守治疗的绝对适应证包括孤立肾、潜在的肾功能不全、双侧上尿路肿瘤。由于腔镜设备的改进，如口径更细小、视野更清晰、移动度更广，输尿管镜治疗已成为有效的选择，并扩大应用于对侧肾正常的患者。虽然复发还是常见，但长期随访的数据表明只要选择适合的病例，在肿瘤学上还是有较高成功率的。进展性高级别或无法切除的较大肿瘤还是应该做根治性肾输尿管切除术，即使患者术后处于无肾状态。

内镜治疗 UTUC 的成功率最终取决于患者的理解和对复发风险的接受度，术后需要持续的监测，可能再次手术。因此，输尿管镜检查（ureteroscopy，URS）的目标应是直视下诊断病变，获取组织标本做病理检查，完全切除病变。理想的病例包括尿细胞学检查阴性、低级别、单发、体积小、细长的乳头状肿瘤，尿路解剖正常。内镜治疗的复杂病例包括基底宽、体积大、位于边缘的肿瘤，肾下盏肿瘤（内镜难以到达），解剖异常（狭窄、憩室、狭长的漏斗部）

术前准备

所有患者都要先进行术前评估，包括尿液检查（尿液分析、脱落细胞学检查、尿培养），血液检查（电解质、尿素氮 / 肌酐），影像学检查。CT 尿路造影及 IVP 是最佳选择，可以显示出输尿管及肾内 UTUC 病变的轮廓。泌尿外科医师要做好同时处理膀胱肿瘤的准备，特别是有既往史的患者。

麻醉方式最好用气管插管全麻，虽然椎管麻醉或喉罩麻醉也够用。在处理移动度大的目标如肾盂肿瘤时，麻醉药可降低患者的呼吸频率。患者取截石位，所有受压部位均放好保护垫。上肢固定在 X 线视野外，确保不会遮挡住双侧上尿路区域。内镜显示屏与 X 线透视监视器放在医师能舒适看到的位置。最好使用具备钬激光与钕激光的双模式激光设备，因为两种激光有着各自的生物物理学特性，特别是对组织的穿透深度不同。双脉冲钬激光（通常为 350 微秒与 700 微秒）用于烧灼与切除输尿管腔内的肿瘤有一定的优势。钬的穿透深度较浅（0.5 mm），出血较少，不增加狭窄形成的风险。钕用于烧灼肾集合系统内的肿瘤，对于基底宽的病变尤为有效，组织穿透深度达 5 mm。灌注液用无菌生理盐水，但不能用于可弯电极烧灼。URS 期间的液体灌注可以用重力、加压袋或手推式灌注装置。一般不使用输尿管通道鞘，因为可能会对未处理的小的输尿管内肿瘤造成剪切，其造成的擦伤使得红斑样平滑型肿瘤如原位癌（CIS）易于漏诊。一些医师认为使用通道鞘可以降低腔内的压力，但是低压状态会影响视野及不利于操作。安全导丝可以保证输尿管通道不丢失，但要小心使用，避免引起出血和肿瘤破裂。备好装有无菌生理盐水的病理标本收集器，多次获取的组织标本收集后用于细胞学、组织学或细胞组分析。

内镜技术

先用 30 度和 70 度的膀胱镜检查有无同时伴发的膀胱肿瘤，收集膀胱内尿液做细胞学检查，在完成上尿路检查后再处理膀胱内的病变。在术前影像学检查之外，还可置入导管后用 30% 离子型造影剂做逆行输尿管肾盂造影。接着腔内直视下检查集合系统，不要预先插入导丝或做气囊扩张，否则容易引起出血或肿瘤破裂（图 44.1）。如果准备做输尿管下段检查，应该使用小口径的半硬输尿管镜（6.9/8.3 F），目前有一种末端可弯的输尿管硬镜可直接进入输尿管口。半硬尿管镜只需入镜至容易到达的水平。

完成输尿管硬镜检查后，置入导丝至已检查的输尿管水平后退出硬镜。在 X 线透视下经导丝置入输尿管软镜至已检查节段，拔除导丝，输尿管软镜在直视下进入肾盂，在这一水平对肾集合系统进行序贯检查，先

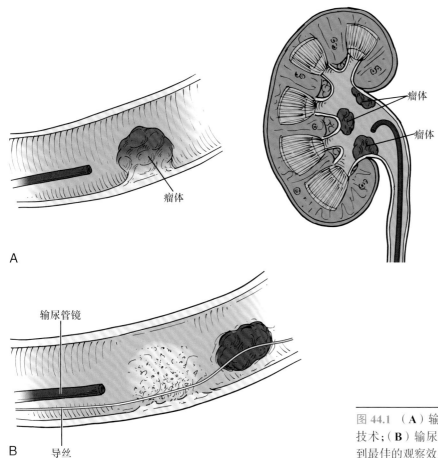

A

B

输尿管镜

导丝

图 44.1 （A）输尿管镜检查时在腔内集合系统直视下的非接触技术；（B）输尿管镜检查时先置入导丝可能切割肿瘤，不能达到最佳的观察效果

肾盂、然后肾大盏、肾小盏，先上极、中极，最后下极（图 44.2）。在 X 线透视下注入稀释的造影剂（20% ～

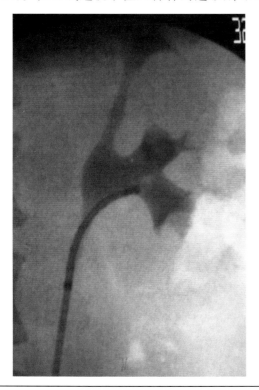

图 44.2　内镜在集合系统内直视下注入造影剂，可完整观察每个肾盏与漏斗部

30% 离子型造影剂）有助于显示肾集合系统轮廓，确保检查彻底（图 44.3）。

　　URS 发现的任何病变都应立即处理，除非逆行检查发现近端还有明显病变。输尿管镜越过时有从基底剪切肿瘤的风险。在完全能观察到输尿管病变后，获取标本用于病理检查。使用平滑网篮可以获得一份足够的组织标本，或用活检钳，尖头抓钳。病变的类型决定了何种工具更理想：扁平状肿瘤用杯状钳，乳头

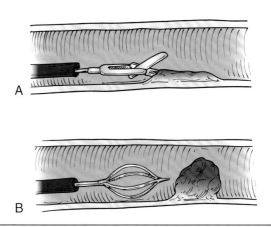

A

B

图 44.3　腔内活检器械根据肿瘤的形态而设计。（A）杯口活检钳适于扁平状或小的肿瘤；（B）不锈钢平滑丝状网篮适于更大的乳头状肿瘤

状肿瘤用网篮。

平滑丝状网篮用于输尿管或肾内的乳头状肿瘤活检时，先完全打开，将宽大部套入肿瘤后贴合但不完全收紧，以免剪切肿瘤，然后回抽靠撕脱获取肿瘤标本。非常小的标本可以直接经工作通道取出。如果标本较大（＞1～2 mm），则需要将内镜、网篮和肿瘤标本一起退出，类似于取石过程（图44.4）。

重复套取肿瘤组织以获得更多的标本量，活检后作输尿管或肾内抽吸以获得更多的组织。各种能量模式可用于烧灼或凝固残余的肿瘤、活检部位止血、彻底切除肿瘤。注意保护和维持输尿管与肾盏漏斗部的完整性是非常重要的。钬＋钕双模式激光是达成这两个目标最理想的设备（图44.5A与B）。双脉冲钬激光（350微秒与700微秒）应使用长脉冲，以使凝固与止血更好穿透深度更浅。钬激光的初始功率设置为0.6焦耳、频率10赫兹，钕激光持续使用30瓦。更细的激光光纤（200 μm或365 μm）可以用于小口径输尿管硬镜或输尿管软镜，较少影响弯曲角度。当激光无效或光纤不能弯曲进入想到达的腔内位置时，可以改用2 F电极烧灼肿瘤。

为了充分切除肿瘤，沿着弧度小心旋转镜体，将光纤对准肿瘤基底部，顺着输尿管壁操作（图44.5C）。要避免在深部切割偏离切穿输尿管壁，否则会造成穿孔或狭窄。在输尿管或肾盏漏斗部时，避免用钕激光或电极烧灼，最好使用钬激光，因为其组织穿透力浅。要尽可能避免做环形切割。在肾盂及肾盏时钬激光或电极要更谨慎地使用。处理＞2 cm的低级别肿瘤时，钬激光局部处理的效果更好，随访时输尿管镜检查与逆行肾盂造影的结果也证实了这点（图44.6）。对于更大的肿瘤，在首次输尿管镜治疗6周后推荐再次复查，以确定可见的肿瘤已完全根除，激光处理结束时应抽吸输尿管或肾盂内液体做细胞学检查，并做好标注。

留置的双猪尾输尿管支架应位于集合系统内，以利于引流和愈合。另外，如果患者要接受辅助腔内（如丝裂霉素）治疗，也可以放置输尿管导管。建议临时留置导尿管以最大限度地排空上尿路，并可在患者出院前拔除。

术后处理与监测

大部分患者可当天出院，有些患者要进行腔内滴注治疗或因为发热需住院。几天后拔除内支架管，用

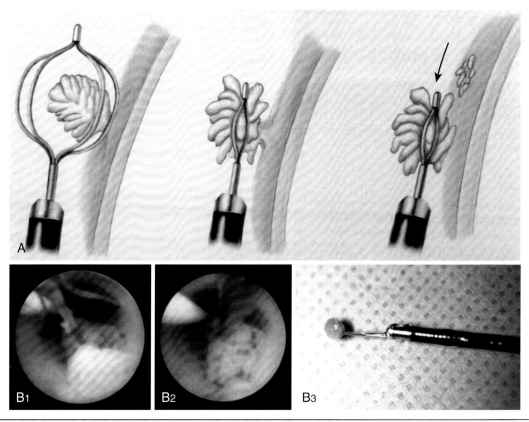

图44.4 （A，B）平滑丝状网篮套取尿路上皮组织。（A，From Bagley DH, Grasso M. ［2006］. Flexible ureteroscopy with the Flex-X2 Ureteroscope. Culver City，CA：Endo-Press. Illustrations by Molly Babich.）

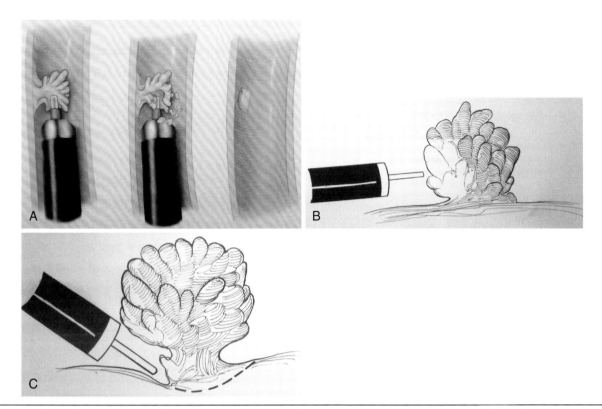

图 44.5　（**A**）钬激光摧毁；（**B**）钕激光烧灼；（**C**）弧形切除肿瘤基底部。（A，From Bagley DH，Grasso M.［2006］. Flexible Ureteroscopy with the Flex-X2 Ureteroscopy. Culver City，CA：Endo-Press. Illustrations by Molly Babich. B and C，From Bagley DH，Das A.［2001］. Endourologic use of the holmium laser. Jackson，WY：Teton NewMedia. Illustrations by Molly Borman-Babich.）

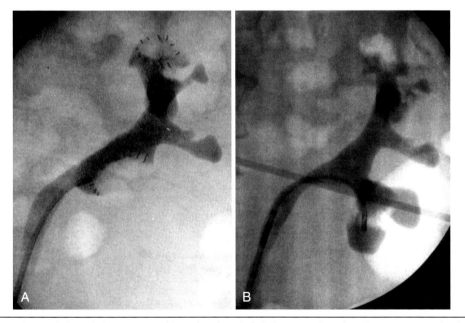

图 44.6　（**A**）逆行肾盂造影证实肾盂内有一 4 cm 的低级别尿路上皮癌向肾下盏生长，肾上极也可见 2 cm 的肿瘤；（**B**）第一次治疗 6 周后随访，逆行肾盂造影与输尿管镜检均证实治疗彻底

带环的线或在膀胱镜下拔除。如果有输尿管狭窄病史或狭窄风险高（如较大的肿瘤），内支架管应放置更长时间。

　　所有的肿瘤患者 3 个月后再次行输尿管检查。

如果直视下或细胞学上未发现上尿路有复发，监测间隔时间延长至 6 个月，持续 5 年。每次镜检时都要做对侧的逆行输尿管肾盂造影。每年应做一次 CT 检查。

拓展阅读

Bagley DH. Ureteroscopic diagnosis and treatment of upper urinary tract neoplasms. In: Smith AD, Badlani GH, Preminger GM, Kavoussi L, eds. *Smith's textbook of endourology*. 3rd ed. Oxford, England: Wiley-Blackwell Publishing, Ltd; 2012:436-452 [Chapter 41].

Bagley DH. Ureteroscopic treatment of upper tract neoplasms. In: Nakada S, Pearle MS, eds. *Advanced endourology: the complete clinical guide*. New Jersey: Humana Press; 2006:267-279 [Chapter 16].

Bagley DH. Ureteroscopic upper-tract preserving approaches in urothelial cancer. In: Droller S, ed. *Urothelial tumors*. Ontario, Canada: B.C. Decker, Inc., Publishers; 2004:353-368 [Chapter 22].

Chen GL, El-Gabry EA, Bagley DH. Surveillance of upper urinary tract transitional cell carcinoma: the role of ureteroscopy, retrograde pyelography, cytology and urinalysis. *J Urol*. 2000;164(6):1901-1904.

Cutress ML, Stewart GD, Wells-Cole S, et al. Long-term endoscopic management of upper tract urothelial carcinoma: 20-year single-centre experience. *BJU Int*. 2012;110(11):1608-1617.

Grasso M, Fishman AI, Cohen J, Alexander B. Ureteroscopic and extirpative treatment of upper urinary tract urothelial carcinoma: a 15-year comprehensive review of 160 consecutive patients. *BJU Int*. 2012;110(11):1618-1626.

Hubosky SG, Boman BM, Charles S, et al. Ureteroscopic management of upper tract urothelial carcinoma (UTUC) in patients with Lynch Syndrome (hereditary nonpolyposis colorectal cancer syndrome). *BJU Int*. 2013;112:813-819.

Lee D, Trabulsi E, McGinnis D, et al. Totally endoscopic management of upper tract transitional-cell carcinoma. *J Endourol*. 2002;16(1):37-41.

Iborra I, Solsona E, Casanova J, et al. Conservative elective treatment of upper urinary tract tumors: A multivariate analysis of prognostic factors for recurrence and progression. *J Urol*. 2003;169(1):82-85.

Soderdahl DW, Fabrizio MD, Rahman NU, et al. Endoscopic treatment of upper tract transitional cell carcinoma. *Urol Oncol*. 2005;23(2):114-122.

专家点评（ESTEBAN EMILIANI 与 OLIVIER TRAXER）

　　内镜下处理 UTUC 已证实是一种安全的保留肾单位的手术，特别是低级别肿瘤，可以达到和根治手术相媲美的肿瘤学效果。

　　肿瘤的大小和数目如何作为风险分级和严格选择患者的标准，目前尚没有前瞻性随机研究。另外，大部分发表的研究还是处在输尿管镜技术的较早时期，有些数据还是从膀胱癌的经验推断而来，目前需要更多的研究来评估如何精确选择患者、风险分级和适当的随访。

　　当前使用的新技术如更细的电子镜可以帮助专科医师更好地诊断和完整切除各种大小、数目的肿瘤。无论是肿瘤学可行性、二次镜检还是更严密的随访结果，证据越来越趋向于扩大选择标准。每个患者都要根据腔镜治疗的可行性进行个体化评估，该章由此对合适的 UTUC 内镜治疗提供了极好的技术综述。

输尿管囊肿内切开术 第 45 章

Earl Y. Cheng

（赖德辉 译 李 逊 审校）

术前准备和计划

大多数有临床症状的输尿管囊肿是合并重复肾或输尿管的解剖异常导致的。这类患者的外科治疗方式存在不同学术流派。一部分学者主张处理上尿路，如重复肾的切除；而另一部分更支持下尿路的处理方式，如囊肿切除＋输尿管再植术。高位或者低位的输尿管吻合都是供选择的。是否合并反流、囊肿侧残存肾功能的多少是决定采取何种手术方式的主要考虑因素。不管是上尿路或下尿路的处理方式，大多数患者都需首先行内镜下输尿管囊肿内切开，以减轻阻塞以上的尿路压力。一部分患者，仅内切开术即可达到治疗目的，无须进一步手术，如膀胱段输尿管囊肿并无合并反流的患者。但也有一部分患者，在内切开术后，二期的上尿路或下尿路的处理方式是必需的。

患者体位与手术切开：截石位

手术技巧

首先，应仔细地对整个膀胱和尿道进行初步内镜检查，确定重要的解剖结构：①输尿管囊肿的大小；②是否仅是膀胱段的囊肿，有无存在异位开口在尿道的情况；③同侧下位肾输尿管开口及对侧输尿管口位置。术中还必须观察膀胱不同充盈状态下囊肿的形态。当膀胱充盈时，囊肿塌陷，膀胱空虚时，囊肿将膨起并且囊壁张力变大。一般情况下，膀胱充盈，囊肿塌陷，此时更容易观察到输尿管口。

内镜检查的同时，可使用 Bugbee 电极或电切镜从囊肿下缘的内侧边缘切开囊肿，进行减压（图 45.1）。这样能有效避免术后反流的发生。切开应尽量在膀胱相对空虚的时候操作，这种情况下囊肿壁的张力较大，能避免电极或者电切襻切开囊壁表面时，损伤后壁组织及对侧输尿管口的可能。囊肿壁厚时，需要来回多次才能完全切开。此时采用切割模式，少用烧灼模式能保证切口整齐。术中必须确定囊壁完全塌陷，否则就应扩大切开的囊壁范围来确保手术效果。

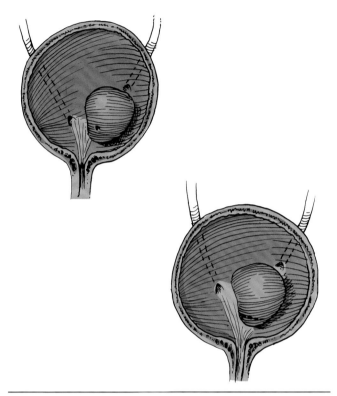

图 45.1 （穿刺或切开）切口的位置应在输尿管囊肿下缘的内侧边缘

当输尿管囊肿出现异位甚至开口在尿道时，就必须在尿道区域切开另一窗口，防止尿液在囊肿的尿道部分淤积，形成继发性流出梗阻（图 45.2）。第二个切口的位置应该选择在囊肿尿道部的下缘。如果使用电切襻，可以将第一横切口进行纵向延伸，形成 "T" 形切口切开至尿道部下缘。术后采用 Crede 手法检测，确保不存在排尿梗阻。

在某些异位输尿管囊肿的病例中，仔细检查尿道部分会发现存在异常开口，它通常位于膀胱颈的远端。当这个开口存在时，第一切口的操作可以使用电极从此开口逆行切开并向近端延伸，进行减压。而第二切口的操作如前所述。

最近，一种替代内镜下输尿管囊肿切开的方法被称为 "花洒" 技术。该技术使用 275 μm 的钬激光光纤在输尿管囊肿前壁打 10 ～ 20 个孔，直到囊壁塌陷。这项技术的优势在于能减少术后反流的发生率和降低

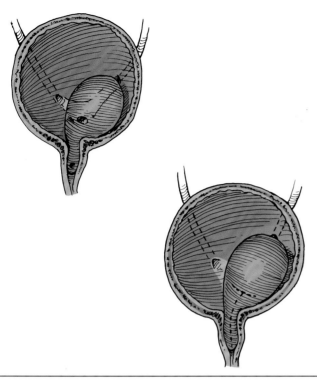

图 45.2　当输尿管囊肿异位，开口于尿道时，需在尿道增加第二切口，以防止尿液在输尿管囊肿的尿道部分积聚，导致继发的流出阻塞

囊肿后壁损伤的风险。

术后护理和并发症

　　邻近器官结构的意外损伤是最常见并发症。切开输尿管囊肿壁后，由于电极或电切襻继续向深层运动，可损伤输尿管囊肿后壁，甚至导致女童阴道或男童直肠受伤。当膀胱颈水平切口过大过深，或合并异位输尿管囊肿，切口需要延伸到尿道的时候，膀胱颈控尿机制也可能受到损害。

　　术后随访应包括超声图像，以证明输尿管囊肿的充分减压和输尿管积水程度的改善。如果看不到改善，可能是由于减压不足或术后反流所致。如果术后排尿膀胱尿道造影没有显示反流，那么就需要考虑内镜检查，不排除需要再切开的可能。

拓展阅读

Palmer BW, Greger H, Mannas DB, et al. Comparison of endoscopic ureterocele decompression techniques. Preliminary experience–is the watering can puncture superior? *J Urol.* 2011;186(4 suppl):1700-1703.

经尿道膀胱肿瘤切除术 | 第 46 章

Alison M. Christie

（杜毅聪　译　姚林　周利群　审校）

经尿道膀胱肿瘤切除术（transurethral resection of a bladder tumor，TURBT）是一项重要的诊疗技术，适用于疑诊为恶性的新发或复发膀胱病变组织的病理学确诊和治疗性切除。此手术操作可在全麻或局麻下进行，其中膀胱侧壁的肿瘤切除应该在全麻肌松下进行，从而避免因闭孔神经反射导致的膀胱壁穿孔。肿瘤的完全切除是最终目标，对于一些体积较大的肿瘤，可能需要分期切除。

TURBT 术中灌注液的选择取决于术中所选用的电切镜类型。考虑到导电性的缘故，单极电切镜可以用灭菌水或者甘氨酸溶液作为灌注液，而新近应用的双极电切单纯应用盐水灌注即可。

患者取改良截石位，在麻醉下行双合诊检查，评估有无可触及的或固定的盆腔肿物，会阴区消毒、铺单。

经尿道膀胱肿瘤切除术

在每次 TURBT 术开始时做一次全面的膀胱镜检查，范围需要包括全部膀胱以及尿道，这对于之前做过门诊膀胱镜的患者也不能例外。在对膀胱的某些区域（例如膀胱前壁）检查有困难时，可以换用 70° 膀胱镜。

将膀胱镜换为电切镜。撤出膀胱镜时保持膀胱充盈，置入镜鞘和闭孔器，必要时也可以直视下置入镜鞘。如撤出闭孔器后有灌注液流出，则说明电切镜鞘置入位置合适。

将带 24 F 电切环的切除镜置入膀胱，确定膀胱三角区的位置以及输尿管口与膀胱肿瘤的关系。对肿瘤行系统性切除。较小的乳头状瘤通常可以从基底部一次性切除，有时甚至不用通过电刀切除。对于前壁较难触及的肿瘤，可适当排空膀胱，注意不要过度充盈，并可以按压耻骨上区辅助。对于基底较宽的肿瘤，可以从周边开始分层切除。当切至较大肿瘤的基底部时，沿肿瘤边界开始切除，从而获得足够的切除深度，需包括固有肌层但不能切透全层（图 46.1）。继续沿该深度将整个基底部全部切净。注意输尿管口或管口旁的肿瘤只可单纯电切。如果切除过程感觉灌注液不流畅，应每切 3～5 次后停止操作并排空膀胱，以确保膀胱

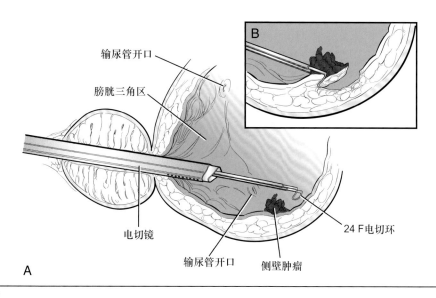

输尿管开口

膀胱三角区

B

电切镜

输尿管开口　侧壁肿瘤

24 F 电切环

A

图 46.1　设定电切深度

不致太过充盈（膀胱壁不致太薄）。

用 Ellik 排空器收集膀胱肿瘤组织并送病理学分析。如果仅有少量组织，则用电切环逐个取出。

切除过程中如果看到膀胱周围脂肪组织，则提示膀胱穿孔。对于较大的膀胱穿孔，应立即停止切除过程，排空膀胱，行膀胱造影，这可以区分腹膜外和腹膜内穿孔。对于相对较小的穿孔并且切除范围较小时，可以试行在低压灌洗下完成切除过程，然后行膀胱造影。穿孔后是需要手术修补还是需行引流应该根据患者的临床状况和穿孔的类型来确定。

观察切除创面是否有出血。烧灼切除边缘和基底以止血，排空膀胱并停止灌洗后再次观察切面，此时不应有可见的出血。

对于较大范围的切除，应考虑让患者带着较粗（20～22 F）的尿管出院，术后 1～7 天拔除尿管。对于较小范围的切除，不需要留置尿管，但要确保患者出院前可以自行排尿。

术后并发症

尿潴留通常在 1～2 天内可自行解除。留置导尿管后让患者出院，几天后嘱患者返回门诊行排尿试验并拔出导尿管。尿路刺激症状在术后很常见。可以通过药物治疗。

出血在较大范围的切除中较常见。对于切除范围很大、术中止血困难或不充分的病例，应留置尿管在院内观察一晚，如果有必要的话行持续膀胱冲洗。这种类型的出血往往可以自行停止。迟发出血可能出现在术后几天到几周内，应先通过较粗的导尿管行人工膀胱冲洗，再行持续膀胱冲洗，如果需要的话应考虑行膀胱镜电灼止血。

拓展阅读

Chang SS, et al. Diagnosis and treatment of non-muscle invasive bladder cancer: AUA/SUO guideline. *J Urol.* 2016;196(4):1021-1029.

Clark PE, Spiess PE, et al. NCCN clinical practice guidelines in oncology: bladder cancer. Version 2.2016. *J Natl Compr Canc Netw.* 2016;14(10):1213-1224.

Jurewicz M, Soloway M. Approaching the optimal transurethral resection of a bladder tumor. *Turk J Urol.* 2014;40(2):73-77.

Richards KA, Smith ND, Steinberg GD. The importance of transurethral resection of bladder tumor in the management of nonmuscle invasive bladder cancer: a systematic review of novel technologies. *J Urol.* 2014;191:1665-1664.

膀胱部分切除术 | 第47章

Neema Navai，Colin P.N. Dinney

（杜毅聪 译 姚 林 周利群 审校）

术前准备和评估

膀胱部分切除术可适用于部分尿路上皮癌、脐尿管腺癌和一些良性肿瘤。使用这种手术方式时，患者的选择至关重要。对于恶性肿瘤患者，这种手术方式只能在根治性手术无法获益更多的患者中进行。在选择患者时，要考虑到肿瘤特征、组织学特性、残余膀胱组织活性以及是否能得到足够阴性切缘。为全面评价，术前应评估功能性膀胱容量、预估术后膀胱容量，是否伴有尿急或尿失禁。

肿瘤术前应确切分期，对于尿路上皮癌，不仅要关注病灶局部，还要警惕远处转移。我们通常运用增强 CT 对盆腹腔进行检查，评价淋巴结转移情况，并在延迟期观察上尿路是否受累。胸部可采用 X 线胸片或胸部 CT 检查的方式排除远处转移。影像学检查对于肿瘤局部浸润深度的评判并不准确，病灶局部的临床 T 分期需要由资深的泌尿外科大夫在内镜下评估，评价病灶的大小、位置和剩余尿路上皮的活性。为了做到这一点，我们给出以下建议。第一，使用直径 8 ～ 10 mm 的标准电切环作为标识测量肿瘤大小。第二，在高级别尿路上皮肿瘤旁进行所谓"冷杯"活检以除外 CIS，存在 CIS 是膀胱部分切除术的禁忌证。第三，在确定肿瘤的位置后，确认其与膀胱颈及输尿管开口之间是否可保留 1 ～ 2 cm 切缘或正常组织。对于靠近输尿管开口的肿瘤，可能需要同时进行膀胱部分切除术和输尿管膀胱再植术。笔者认为，过于靠近输尿管开口的肿瘤，不推荐使用膀胱部分切除术。第四，在肿瘤切除后排空膀胱，肉眼确认有无可触及的肿块，若有则提示 T3b 分期，这是部分膀胱切除术的另一个禁忌证。

术前还应评价患者排尿功能，包括排尿习惯、有无尿急、尿频、尿失禁。术前应测量膀胱容量，以建立一个基线，从中可以预估膀胱减少的容量。在预期膀胱容量严重减少的情况下，应避免运用部分膀胱切除术。除侵入性和非侵入性的临床检查外，排尿日记也有助于评估。

在与患者沟通时，需强调手术影响泌尿功能、生活质量的可能性，及发生持续性尿急和储尿能力下降的可能性。笔者认为，为了扩大膀胱，在尿路上皮恶性肿瘤手术中进行肠膀胱成形术是不明智的。对所有的患者都需要交代术中改为根治性膀胱切除术和尿流改道的可能性。如果考虑术中可能改行根治性膀胱切除术，术前准备应按根治性手术规范进行，并规划好可能的尿路改道方案。不必要进行常规肠道准备，术后尽可能加速康复。

患者体位和手术入路

如上文所述，医师和患者都应做好术中转为根治性膀胱切除术的准备。因此，患者的体位需要为可能的根治性切除术而优化。对于开放性膀胱部分切除术的患者体位，我们做出以下推荐：

男性患者：患者取仰卧位，耻骨联合位于床的弯曲点正下方。躯体弯曲 5 ～ 10 度以打开骨盆入口，取特伦德伦伯卧位或反特伦德伦伯卧位。如需要还可以使用肾托来提供腰部支撑。此外，一些外科大夫在处理前列腺尖部或吻合尿道时习惯挤压会阴区（在行原位尿路改道时），可按医师习惯使用支具改善体位。

女性患者：和男性患者一样，女性患者体位也要适用于术中转为根治性手术。因此，女性患者可使用支具垫显露阴道入口。

手术入路需要根据肿瘤的位置来选择，通常分为经腹膜入路和经腹膜外入路。当肿瘤位于或靠近膀胱后壁时，应选用经腹膜入路。本文以经腹膜入路为例。在进行常规导尿、消毒铺巾后，经腹正中切口，向上延伸至脐上，至耻骨上（图 47.1）。腹正中切口上缘可初始不到脐水平，术中视情况而延长。

手术技术

本章只讨论开放膀胱部分切除术，膀胱微创手术技巧请参见本书相关章节。逐层打开皮肤、皮下组织，显露腹前壁筋膜。可将肚脐提起以分辨白线。于正中

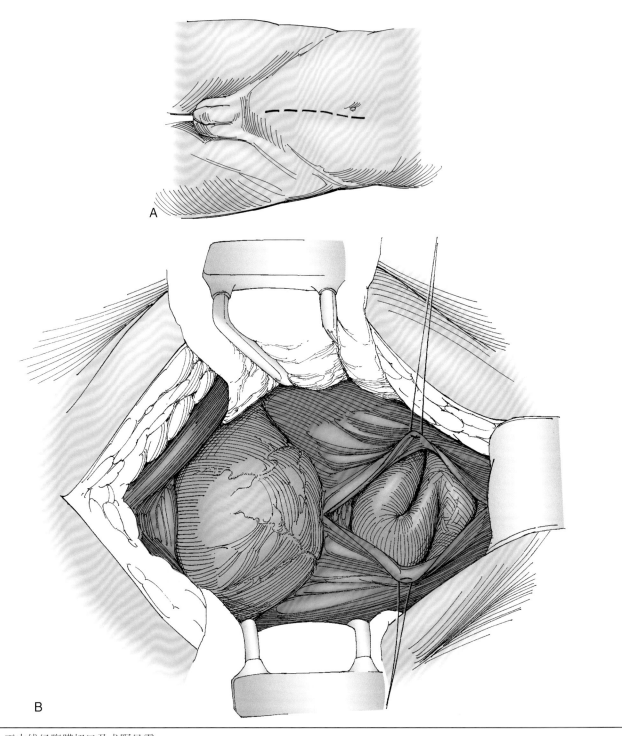

图 47.1 正中线经腹膜切口及术野显露

打开腹前壁筋膜，显露耻骨后间隙（Retzius space）。在沿白线深入分离时注意不要偏离中线，否则可能会损伤腹直肌和导致腹壁筋膜松弛。进入耻骨后间隙，将膀胱与腹前壁和盆腔侧壁钝性分离。根据外科医师的喜好，可以使用自体悬吊或固定牵引器暴露视野。注意保护腹壁及血管脏器等重要结构。

在行经腹膜入路的手术中，在两侧脐外侧皱褶的侧面切开腹膜（在脐正中韧带旁外侧 1～2 cm 处），游离脐尿管并将其在脐附近结扎。在需要行脐切除术

的手术中，应保持脐尿管与肚脐的连贯性。可通过延长脐外侧皱褶侧面的腹膜切口来加大组织活动度（图47.2）。可通过将精索或圆韧带在腹股沟管内环水平结扎来提供更大活动度，在术前应向患者交代损伤这些部位的可能及对生殖功能可能存在的影响。

为进一步游离并展露下外侧膀胱，可单侧结扎膀胱外侧血管蒂，包括膀胱上动脉和脐动脉（图47.3）。

通过分离由内侧输尿管和外侧脐动脉之间的无血管平面，可以很容易地找到膀胱外侧血管蒂，并继续

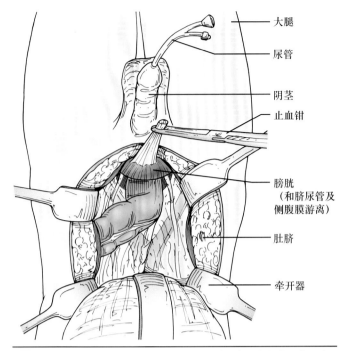

图 47.2 经腹膜入路，膀胱和脐尿管从脐部脱离并向会阴部反折

向骨盆内筋膜解剖。在女性患者中，结扎膀胱外侧血管蒂有助于分辨外侧阴道壁，这样可以降低阴道损伤的概率。对于恶性肿瘤患者，无论是经腹膜还是经腹膜外手术都应进行盆腔淋巴结清扫。

在术野充分暴露后开始进行肿瘤切除。排空膀胱，在远离肿瘤的位置行切口打开膀胱，使用无损伤钳钳夹并牵拉膀胱壁暴露视野（图 47.4）。当肿瘤不位于膀胱前壁时，多在此处行切口，当前壁受累时则行侧壁切口。术中膀胱镜检有助于寻找合适的膀胱切口位置，以光线透射膀胱壁来指导手术（图 47.5）。对于位于膀

胱穹顶的小肿瘤，可以运用诸如血管阻断钳钳夹肿瘤的基底处，并囊括一定的正常组织，来保证切缘阴性，并注意不要切透膀胱。

切除大块肿瘤时应包裹着膀胱周围脂肪将肿物完整成块切除，视情况需要切除附近的腹膜（图 47.6）。因为尿路上皮肿瘤浸润性生长的特点，手术切缘距离病灶至少要有 1 cm 的距离，理想状况下需要 2 cm 距离。病灶切除后需要及时进行切缘和基底组织的冰冻组织病理检查，来确定切缘情况并判断肿瘤深度，如果结果可疑需继续进行病灶部位环形切除。

发现以下情况需改行根治性膀胱切除术：冰冻病理发现肿瘤侵袭膀胱周围脂肪、无法得到阴性切缘、肿瘤与膀胱颈或输尿管开口距离在 1 ~ 2 cm。当膀胱存在可疑病变尿路上皮时，强烈建议不要进行复杂下尿路重建的膀胱切除术，这样会增加肿瘤复发概率。如前所述，盆腔淋巴结切除术应作为肿瘤病例的常规操作。

完成病灶切除后进行膀胱切口缝合。用 Allis 钳全层钳夹（包括黏膜层）膀胱切口的两端，适当牵引使得膀胱切口及黏膜层尽量对齐易于缝合。传统缝合方式包括间断和连续缝合，笔者更加推荐一种双层缝合方案。第一层缝合我们使用 3-0 可吸收薇乔线连续缝合膀胱全层，然后第二层使用 2-0 可吸收薇乔线与第一层缝合呈叠瓦状连续缝合。后从导尿管注入生理盐水，检测密闭性。如果观察到溢出液体，需对切口追加连续缝合（可选用 2-0 可吸收薇乔线）。

术后常规留置尿管，一般选用不超过 18 F 的尿管。

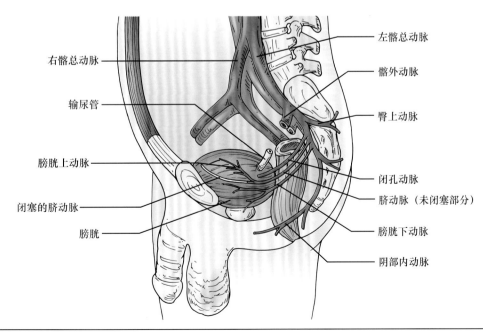

图 47.3 前下腹区域膀胱血供解剖

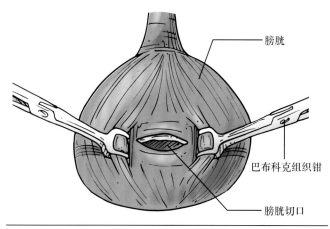

图 47.4   用巴布科克组织钳钳夹牵引膀胱前壁，在其中切开膀胱壁

对于出血风险较高，可能出现血块堵塞的患者，可选用较大型号和可冲洗尿管，以免膀胱内压力过大影响伤口。笔者不推荐进行耻骨上造瘘，因为这样有使肿瘤播散的风险。

在关闭腹部切口前在膀胱切口附近放置引流管。笔者通常使用 19 号的引流管，可根据外科医师习惯

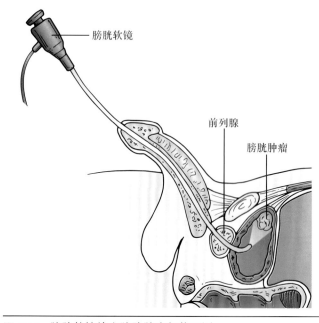

图 47.5   膀胱软镜检查膀胱肿瘤矢状面图

进行选择。放置引流管时应注意不要损伤腹壁下血管。关腹前用温盐水充分冲洗术区可降低肿瘤种植的风险。

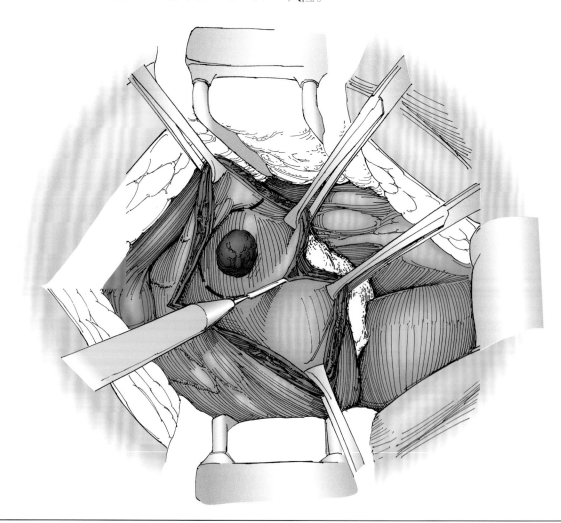

图 47.6   将包覆着膀胱周围脂肪和腹膜的病灶整块切除

术后处理

对于肠道未受影响的膀胱部分切除术患者可进行术后加速康复（ERAS），其中包括控制阿片类镇痛药物使用、尽早让患者下地行走、减少输液量、恶心呕吐消失后尽早恢复饮食。在患者准备出院之前（通常为术后第 2 天），检测患者引流液肌酐值来评估是否存在尿外渗，若结果正常则可拔除引流管。通常术后 7 ～ 10 天可拔除尿管，最快可于术后 3 天拔除。摘除尿管前需要行膀胱造影，以确保膀胱重建的通畅性。根据最新的美国泌尿外科医师协会指南，笔者推荐在尿管拔除前使用抗生素预防感染。

术后并发症

为了及时识别并妥善处理术后并发症，我们需要综合考虑常见术后并发症和膀胱部分切除手术的因素。如同大多数泌尿外科手术，膀胱部分切除术术后常见的并发症有感染、出血或伤口相关并发症。通过适当的临床处理，可以减少并发症的发生率。

在发生感染时，应首先使用广谱抗生素，之后再根据细菌培养调整用药。常见感染部位包括膀胱周围软组织、尿道、伤口和胃肠道（如围手术期抗生素使用导致的艰难梭菌感染）。当引流液性状提示可疑感染时，应进行 CT 检查来辅助诊断和治疗。

闭合膀胱时使黏膜层尽量平齐可降低出血的风险，但仍有术后出血的风险。存在出血时需始终保持尿管通畅，根据出血量，可选择持续膀胱冲洗、内镜下电灼和开腹探查等方式止血。

患者术后可能出现尿瘘的情况。如果出现腹腔积液，患者可能出现腹痛、恶心、呕吐，甚至腹膜炎的症状，这些积液还可能会形成脓肿。首要的措施是进行充分引流，大多数患者会逐渐缓解。如果持续存在尿瘘需寻找原因。若负压吸引的引流管靠近膀胱缝合处，应撤掉负压，或者略退管远离切口。可将患者尿管更换为更大口径（20 F 或更大），以更好地导流尿液。无论是何手术入路，分离、温度、缝合等操作都有可能造成肠道损伤，一定要警惕患者出现腹膜炎相关体征。

术后出现尿急、尿频等排尿症状很常见。通常情况下，随着膀胱功能的恢复，使用抗胆碱能药物可以有效控制此类症状。如果症状持续存在，可行尿动力学检查来评估膀胱功能，指导下一步治疗。此外，还可行膀胱镜检来判断有无膀胱结石或者残留手术材料的因素。

对恶性肿瘤患者需要进行长期的系统性泌尿系统随访，可根据患者的病理及分期制订随访策略。对于尿路上皮癌患者推荐进行膀胱灌注治疗来降低复发风险。

拓展阅读

Holzbeierlein JM, Lopez-Corona E, Bochner BH, et al. Partial cystectomy: a contemporary review of the Memorial Sloan-Kettering Cancer Center experience and recommendations for patient selection. *J Urol.* 2004;172:878-881.

Kassouf W, Swanson D, Kamat AM, et al. Partial cystectomy for muscle invasive urothelial carcinoma of the bladder: a contemporary review of the M. D. Anderson Cancer Center experience. *J Urol.* 2006;175:2058-2062.

Knoedler JJ, Boorjian SA, Kim SP, et al. Does partial cystectomy compromise oncologic outcomes for patients with bladder cancer compared to radical cystectomy? a matched case-control analysis. *JURO.* 2012;188:1115-1119.

Ma B, Li H, Zhang C, et al. Lymphovascular invasion, ureteral reimplantation and prior history of urothelial carcinoma are associated with poor prognosis after partial cystectomy for muscle-invasive bladder cancer with negative pelvic lymph nodes. *Eur J Surg Oncol.* 2013;39:1150-1156.

Smaldone MC, Jacobs BL, Smaldone AM, Hrebinko RL Jr. Long-term results of selective partial cystectomy for invasive urothelial bladder carcinoma. *Urology.* 2008;72:613-616.

第 48 章 　根治性膀胱切除术（男性）

Kristen R. Scarpato，Brock O'Neil，Sam S. Chang
（陈宇柯　译　姚　林　周利群　审校）

术前准备和评估

　　在肌层浸润性膀胱癌（muscle invasive bladder cancer，MIBC）的治疗中，早期诊断和及时手术治疗是至关重要的。而延迟诊断或根治性膀胱切除术（radical cystectomy，RC）都会对预后产生不利影响。目前，许多患者接受新辅助化疗（NAC），在术前制订化疗计划时，应考虑到化疗相关的副作用。在进行根治性评估切除前，包括有无转移在内的肿瘤学评估、营养状态评估、年龄和临床症状评估是很有必要的。术者对于诊疗指南的规范化执行和手术入路的适当选择可以改善疾病预后。

　　转移病灶的评估包括仔细的盆腔查体，常规的血液学检查，胸腹部和骨腔的影像学检查，及上尿路的评估。包括生化全项、血常规、凝血功能在内的血清检查对于手术方案的制订提供了参考依据。计算机断层扫描（CT）和磁共振成像（MRI）都可以用于术前评估。目前也有研究正在探索 PET-CT 在评估转移病灶中的作用。如果出现肾积水，需要放置输尿管支架或肾造瘘引流管，尤其是对于肾功能不全的患者。对于没有骨骼系统症状或碱性磷酸酶正常的患者，出现骨转移的可能性很低，因此不需要常规进行骨扫描检查。对于有胃肠道病史，尤其任何疑诊消化道腺癌的患者，应完善结肠镜检查，特别是计划用结肠进行尿流改道的情况。

　　根治性膀胱切除术后并发症的发生率与术前准备情况密切相关。因为术前的营养状况已经被证实会影响根治性膀胱切除术后并发症的发生率和死亡率，术前准备中也包括了改善患者的营养状况。影响手术疗效的营养状况指标包括：术前白蛋白、体重指数和体重减轻程度。目前已经有前瞻性研究在探索如何选择合适的营养指标并对其优化，来提高根治性膀胱切除术后的疗效。

　　膀胱癌高发于老年人，随着人口老龄化，泌尿科医师接诊的有基础疾病的老年膀胱癌患者逐渐增多。考虑到高龄可能会增加膀胱全切术后的并发症发生率和死亡率，越来越多的临床研究在探索老年人膀胱全切手术后的转归问题。有关高龄对膀胱切除术后发病率和死亡率的影响的关注，促使许多研究评估老年人的结果。研究结果表明，在老年病例中，各种级别的手术并发症的发生率并没有明显较高。这可能归因于术前对于患者严格的筛选及加强了术前护理。目前仍无关于进行膀胱全切手术的年龄界限，因此根治性膀胱切除仍是肌层浸润性膀胱癌治疗的金标准，单纯的高龄并不是该术式的禁忌。

　　除了年龄之外，身体虚弱程度和临床表现等指标也被用来评估对于膀胱全切手术的耐受情况。根据已有的评分系统发现虚弱程度增加和逐渐加重的临床症状，已经被证实会显著增加围术期并发症发生率和死亡率。因此术前对于手术耐受情况的个体化评估至关重要。

　　已有的临床诊疗指南和实践共识旨在预防和治疗围术期并发症，比如感染和静脉血栓栓塞（VTE）。根据患者情况、具体术式，及出现感染的可能性，美国泌尿协会（AUA）建议：对于涉及肠道的术式，术前24 小时内使用第二代/第三代头孢菌素或氨基糖苷类抗生素与甲硝唑/克林霉素联合用药。2008 年 AUA 对于"预防深静脉血栓形成（DVT）的最佳临床实践声明"指出，对于接受开放膀胱全切的患者，术前应用预防性剂量的皮下低分子量肝素（LMWH）治疗和术后穿防血栓弹力袜子（SCDs）。声明中建议穿防血栓弹力袜子（SCDs）直到患者完全恢复活动。在部分患者中，尤其是有深静脉血栓或肺栓塞病史的患者，应该考虑术前放置下腔静脉滤器来降低术后静脉栓塞的风险。

　　虽然术前肠道准备已被使用多年，但最近的研究结果并不支持术前常规使用聚乙二醇或口服磷酸钠来进行肠道准备。术前留置胃管的作用是胃肠减压，通常胃管在手术完成后短期内被拔除。

　　由于根治性膀胱切除术相对复杂，因此术前谈话时应该充分讨论手术并发症、手术风险、手术对生活方式的改变以及术后可能产生的心理变化。即使术前计划的尿流改道方式是原位新膀胱，患者术前也应该与肠造口治疗师进行沟通，这样对于术后排尿方式的认知、熟悉需要使用的材料以及最佳的造口位置选择都有很大的帮助。术前患者在坐位时进行造口部位标记，以减少术后并发症，包括渗漏、皮肤刺激、疼痛和衣着不便等（图 48.1）。

手术器械和缝线

应准备的手术器械包括：基本手术器械，GU 长器械，GU 精细器械，带卵圆环的 Buchwalter 拉钩，吸引器，无齿及带齿的 Cushing 镊，9 英寸血管镊，11 英尺 Mayo 剪，长直及弯 Allis 钳，无齿 Adson 镊，线剪，7 F 单 J 引流支架，带 RB 针的 4-0 薇乔或单乔缝线（输尿管用），1 号 PDS 缝线（关腹用），GIA 吻合器，血管切割器（比如 LigaSure 或 Caimen^M），尿路造口器械，大、中、小号止血夹和直角钳，带 Hemovac 针的 Jackson-Pratt 引流管。

患者体位和手术切口

男性膀胱全切术

体位：仰卧位

将患者脐部对准手术台连接处，将肾区垫高并利用手术台的弯曲使患者处于过伸体位（图 48.2）。将手臂垫好并自然放在在身体两侧，固定手臂时需要注意不要使肩关节过度伸展，以避免损伤臂丛。固定并垫起双脚使其外展，膝部保持轻度屈曲状。在行尿道切除时，可利用脚蹬将双脚抬高、呈低截石位。

消毒准备

准备消毒腹部、阴囊及会阴部位，并用无菌单覆盖。插入 18 F 导尿管，放置于手术区域内并将其固定

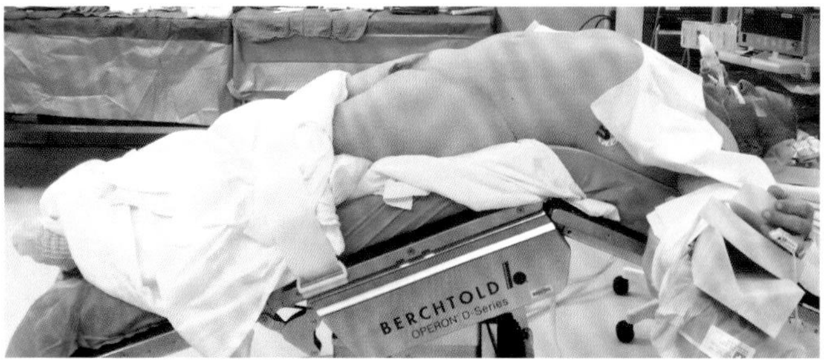

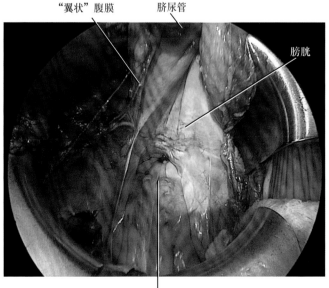

图 48.2 将患者脐部对准手术台连接处，将肾区垫高并利用手术台的弯曲使患者处于过伸体位。将手臂垫好并自然放在身体两侧，保持肘部轻度弯曲。固定并垫起双脚使其外展，膝部保持轻度屈曲状。

在无菌单上。用叠好的无菌单覆盖会阴区域。主刀医师站于患者左侧，助手站于右侧。

切口

采用下腹正中切口从耻骨联合至脐下或脐外侧（如果计划使用回肠通道，通常从左侧绕脐）。

手术技术

切开腹直肌前鞘及腹横筋膜，用 Kittner 纱布球在直视下钝性分离 Retzius 间隙，显露膀胱、前列腺与侧盆壁外血管之间的潜在间隙。探查区域淋巴结，如考虑存在淋巴结转移并且未曾进行新辅助化疗，则需要先行淋巴结清扫及冰冻切片检查。若未探及淋巴结转移，可在切除膀胱及前列腺后再进行淋巴结清扫。

沿腹部切口方向切开上半部腹膜，找出、结扎并切断脐尿管，用 Kocher 钳夹住脐尿管有助于牵引（图 48.3）。

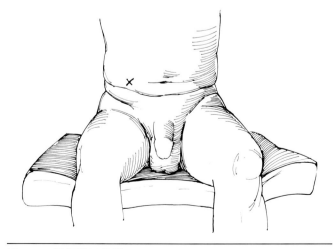

图 48.1 标记造口位置

图 48.3 在下半部呈"翼状"的膀胱腹膜附着处呈"V"形切开腹膜

在下半部呈"翼状"的膀胱腹膜附着处呈"V"形切开腹膜。检查肿瘤和膀胱的活动度（应该术前在麻醉下经直肠检查）。腹腔探查，特别注意触诊肝、主动脉前，及盆腔有无结节。探查过程中松解腹腔内粘连。

从后方切开膀胱侧壁附着，分离过程中可探及输精管，进行结扎并切断。

游离肠道及显露

通过切开融合筋膜（Toldt）的白线来游离左右半结肠以显露输尿管，同时建立良好的手术视野。使用腹腔纱垫将小肠包裹并推至上腹部，对称显露膀胱两侧，并使乙状结肠位于正中。使用 Buchwalter 拉钩可提供最大程度的显露。大范围的右半结肠游离并非必需，除非计划实施原位尿流改道手术（图 48.4）。

辨认输尿管

使用可塑形的叶状拉钩向左侧或右侧牵开乙状结肠以便于探查输尿管。处理右侧输尿管时，可沿平行于髂总血管的方向切开腹膜，进而能够轻易在跨过髂血管的位置找到右侧输尿管（图 48.5）。使用血管环游离输尿管，尽量保留输尿管周围组织以保证血供。避免使用器械钳夹输尿管周围组织。解剖游离输尿管至入膀胱处。在游离过程中，通常会遇到走行于输尿管上方的脐动脉（已闭塞）、膀胱上动脉等血管。为保证充足的输尿管长度，结扎并离断这些血管（图48.6）。结扎并切断输尿管，注意避免从输尿管近膀胱端漏尿。

必要时可以进行输尿管残端冰冻切片活检。输尿

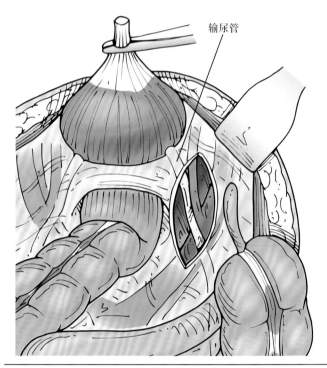

图 48.5 输尿管与髂血管的关系，在髂总血管分叉处，输尿管开始向中线走行

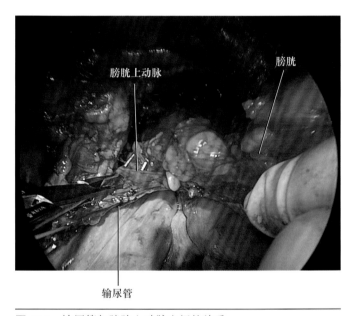

图 48.6 输尿管与膀胱上动脉之间的关系

管残端的冰冻切片也可以在输尿管与肠道进行吻合时送检。如果输尿管管径较小，可以在进行尿流改道前，对远端输尿管进行适当裁剪，以使其管腔扩大。在输尿管上固定一根缝线可以方便操作，并可避免输尿管损伤。

采用类似方法游离左侧输尿管，但近侧游离应该更加充分，采用相同方法结扎离断。在乙状结肠后的腹膜后间隙内，位于骶骨与主动脉间，利用手指钝性分离获得一通道。钝性分离应该紧贴在骶骨表面、主

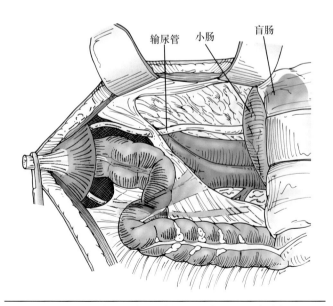

图 48.4 显露和分离下腹部右半结肠，将小肠包裹并推至上腹部，并切开后腹膜

动脉和髂总血管前面进行，以避免出血。沿此通道放置 McDougal 钳或其他弯钳，并将左输尿管置于右侧。确保输尿管走行通畅，不受腹膜或血管等影响，以免造成扭曲或成角。

离断后外侧血管蒂

在输精管壶腹及精囊水平，在直视下利用电刀锐性分离后侧腹膜。游离平面位于直肠前壁与膀胱后壁及前列腺之间，亦可用手指钝性分离，利用手掌将直肠从膀胱后壁推开（图 48.7）。解剖游离直肠壁，将双层 Denonvilliers 筋膜（直肠筋膜）留在前方，显露精囊腺。进入 Denonvilliers 筋膜后间隙，钝性分离并将直肠推向后方，与精囊及前列腺分开。有盆腔手术史、放射治疗史或局部晚期的病变可能会使局部粘连明显，需要借助冷刀锐性分离。

分离精囊侧方的血管蒂，避免损伤神经血管束。神经血管束走行于直肠表面前外侧。如果发现肿瘤膀

胱外侵犯，需要紧贴侧盆壁扩大切除受侵犯一侧的神经血管束。此时，可利用 GIA 吻合器离断双侧后外方的血管蒂（图 48.8）。将膀胱向前牵引并提出切口，连续激发吻合器以控制血管蒂远端。如果无法使用 GIA 吻合器，则需要游离髂内动脉，识别其臀上血管分支。游离臀上血管，在臀上动脉远端结扎切断；用血管钳仔细钳夹后，2-0 丝线结扎并离断。利用手指分离，确定膀胱与直肠间的间隙，一直向下分离结扎膀胱周围血管。注意避免结扎髂内血管主干。

前方游离及尿道离断

转至膀胱前方行耻骨后前列腺切除术。锐性切开前列腺两侧的盆内筋膜，离断部分肛提肌。将前列腺自耻骨上分离，利用 McDougal 钳控制背静脉复合体（图 48.9）。缝线结扎或用止血装置（如超声刀等）处理出血，也可应用纱布填塞。

明确尿道部位，采用长 Kelly 钳紧贴前列腺小心钳

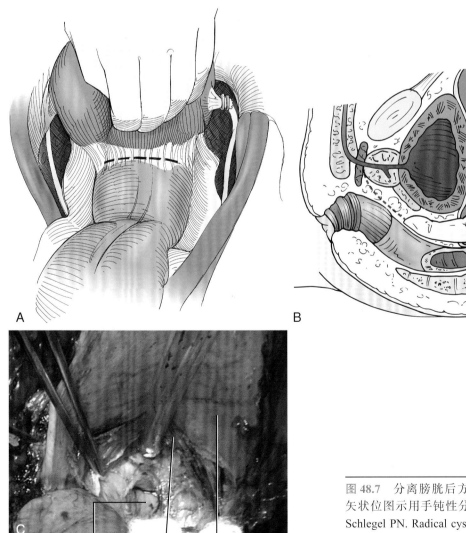

图 48.7 分离膀胱后方。（**A**）切开膀胱后方腹膜；（**B**）正中矢状位图示用手钝性分离膀胱后壁（Modified from Walsh PC, Schlegel PN. Radical cystectomy. In Marshall FF［ed］.［1996］. Textbook of operative urology. Philadelphia：WB Saunders.）；（**C**）开始分离膀胱后壁

直肠前壁　　腹膜　　膀胱

背外侧后外侧血管蒂　膀胱　乙状结肠/直肠前壁

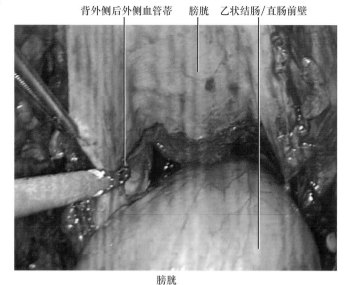

膀胱

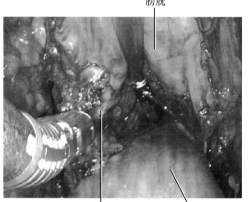

背外侧后外侧血管蒂　乙状结肠/直肠前壁

图 48.8　显露并离断精囊侧后方血管蒂

夹尿道，警惕直肠损伤。利用长 Mayo 剪或电刀，沿 Kelly 钳远端切断尿道及导尿管（图 48.10）。直视下锐性离断直肠尿道肌。

尿道切除术

如果肿瘤侵犯前列腺间质或前列腺尿道，应进行尿道切除术，本书中将在另外章节详细阐述。两组手术人员同时进行膀胱切除术和尿道切除术会节省手术时间。如果需要行尿道切除术，患者需置于截石位。

保留神经的术式

对于术前勃起功能好、膀胱肿瘤在神经血管束无外侵生长的病例，应保留精囊外背和前列腺周围的神经血管束纤维。同时术中应注意保护盆腔神经丛，包括避免用镊子对神经组织夹或捏。此步骤操作与保留神经的前列腺切除术类似。为了更好地显露神经血管束，并避免对进入膜部尿道的自主神经造成损伤，应在前列腺水平（而不是远端）从侧方打开盆底筋膜、前列腺侧韧带和 Santorini 丛。这对于神经的保护至关

耻骨联合　　　　　　　　　DVC

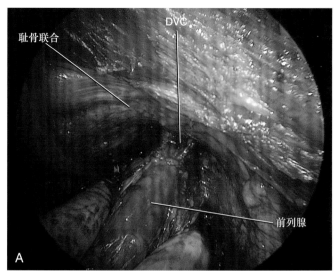

前列腺

A

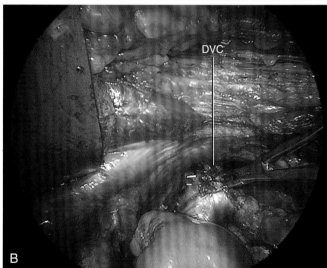

DVC

B

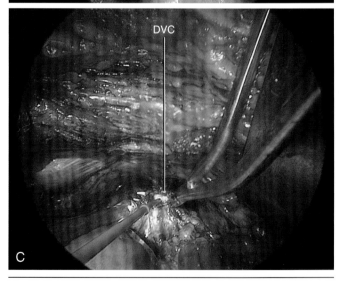

DVC

耻骨联合

C

图 48.9　结扎背侧深静脉复合体。（A）辨认背深静脉；（B）利用 McDougal 钳从背深静脉复合体后侧通过；（C）当背深静脉复合体结扎后，在电凝血管前再次把 McDougal 钳置于背深静脉复合体后侧

重要。前列腺尖部及尿道避免用电刀分离，应用冷刀锐性分离。

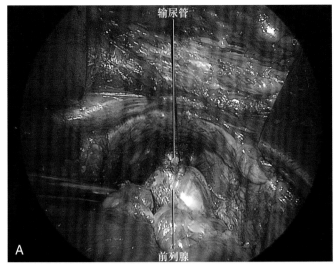

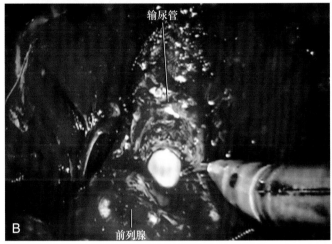

图 48.10　（**A**）在离断尿道前充分将其游离；（**B**）锐性切断尿道

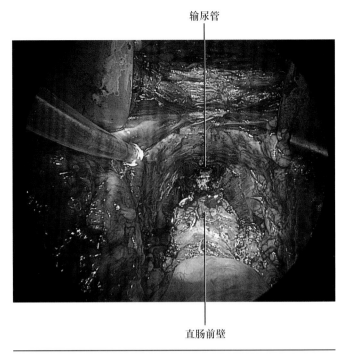

图 48.11　当膀胱标本取出后，仔细探查盆腔

原位尿流改道的准备

　　如果计划实施可控尿的原位尿流改道术式，切除膀胱时应注意保留足够长度尿道，避免损伤尿道。应在侧面沿前列腺被膜前进显露并分离前列腺尖部，避免使用电灼。用 15 号刀柄分离尿道。如需止血，可采用 8 字缝合缝扎止血，应借助盆底筋膜切缘缝扎止血，避免损伤神经血管束和括约肌。如果尿道缘冰冻切片的结果是阳性的，则需要更多的切除尿道，这可能导致无法进行原位尿流改道的术式。

标本取出

　　标本取出时需警惕尿液溢出。检查有无活动性出血部位，继而进行淋巴结清扫及尿流改道术。

　　在充分冲洗盆腔后进行仔细探查，并用湿润的纱垫覆盖盆腔（图 48.11）。如果怀疑有直肠损伤，可由助手行直肠指诊，或在盆腔内充水后用导管向直肠内充气，以判定是否存在直肠破损。如果存在直肠损伤，

需进行双层缝合。使用含抗生素的冲洗液充分冲洗。必要时可考虑行近端结肠造口并请普通外科会诊，尤其是对于有局部放疗史的病例。

　　若探查未发现明显肿大淋巴结，在取出标本后有利于进行完全的淋巴结清扫，并可仔细检查手术区域以保证充分止血。

　　在完成尿流改道术后，将肠道理顺后仔细放回原位，并将大网膜下拉以覆盖吻合口。网膜覆盖可用于预防尿瘘。通常需要放置负压吸引以保护尿流改道。继而关闭切口。

术后护理和并发症

　　术后重症监护并非必需。积极的排痰及早期下地活动是很有必要的。严格的出入量管理也是术后护理重点，尤其是对于容易入量负荷过重的老年患者。近年来，随着术后护理理念的发展，术后护理在避免肠道并发症方面有所提高，这改善了手术的预后和加快了膀胱切除术后的恢复。有证据支持在患者出手术室之后不再进行胃肠减压，同时给予早期的肠内营养，以促进肠道功能的恢复，从而缩短住院日。最近，使用阿片类受体拮抗剂如阿维莫泮已被证明减少了术后肠梗阻和缩短住院时间。同时，还可以通过使用对乙酰氨基酚之类的药物来减少麻醉阵痛药物的使用。穿戴弹力袜直到患者可下地活动，并于出院前持续皮下应用肝素或低分子肝素。若引流量不多可拔出 Jackson-

Pratt 引流管。若存在引流量较多或怀疑存在尿外漏时，可取引流液行肌酐检查。术后 5 ～ 10 天拔除输尿管支架，并推荐单次剂量的抗生素使用。

拓展阅读

American Urological Association. Best Practice Policy Statement for the prevention of deep vein thrombosis in patients undergoing urologic surgery. <http://www.auanet.org/education/duidelines/deep-vein-thrombosis.cfm> 2008.

American Urological Association. Best Practice Policy Statement on urologic surgery antimicrobial prophylaxis. <http://www.auanet.org/education/guidelines/antimicrobial-prophylaxis.cfm> 2008.

Boorjian SA, Kim SP, Tollesfson MK, et al. Comparative performance of comorbidity indices for estimating perioperative and 5-year all cause mortality following radical cystectomy for bladder cancer. *J Urol.* 2013;190:55-60.

Daneshmand S, Ahmadi H, Schuckman AK, et al. Enhanced recovery after surgery in patients undergoing radical cystectomy for bladder cancer. *J Urol.* 2014;192:1-7.

Donat SM, Siegrist T, Cronin A, et al. Radical cystectomy in octogenarians-does morbidity outweigh the potential survival benefits? *J Urol.* 2010; 183:2171-2177.

Evers PD, Logan JE, Sills V, Chin AL. Karnofsky performance status predicts overall survival, cancer-specific survival and progression-free survival following radical cystectomy for urothelial carcinoma. *World J Urol.* 2014;32:385-391.

Gore JL, Lai J, Setodji CM, et al; Urologic Disease in America Project. Mortality increases when radical cystectomy is delayed more than 12 weeks: results from a Surveillance, Epidemiology, and End Results-Medicare analysis. *Cancer.* 2009;115:988-996.

Gregg JR, Cookson MS, Phillips S, et al. Effect of preoperative nutritional deficiency on mortality after radical cystectomy for bladder cancer. *J Urol.* 2011;185:90-96.

Hollenbeck BK, Dunn RL, Ye Z, et al. Delays in diagnosis and bladder cancer mortality. *Cancer.* 2010;116:5235-5242.

Kauf TL, Svatek RS, Amiel G, et al. Alvimopan, a peripherally acting m-Opioid receptor antagonist, is associated with reduced costs after radical cystectomy: economic analysis of a phase 4 randomized, controlled trial. *J Urol.* 2014;191:1721-1727.

Lee CT, Chang SS, Kamat AM, et al. Alvimopan accelerates gastrointestinal recovery after cystectomy: a multicenter randomized placebo-controlled trial. *Eur Urol.* 2014;66:265-272.

Mayr R, May M, Martini T, et al. Comorbidity and performance indices as predictors of cancer-independent mortality but not of cancer-specific mortality after radical cystectomy for urothelial carcinoma of the bladder. *Eur Urol.* 2012;62:662-670.

McKibben MJ, Woods ME. Preoperative imaging for staging bladder cancer. *Curr Urol Rep.* 2015;16:22.

Revenig LM, Canter DJ, Taylor MD, et al. Too frail for surgery? Initial results of a large multidisciplinary prospective study examining preoperative variables predictive of poor surgical outcomes. *J Am Coll Surg.* 2013;217:665-670.e1.

Schiffmann J, Gandaglia G, Larcher A, et al. Contemporary 90-day mortality rates after radical cystectomy in the elderly. *Eur J Surg Oncol.* 2014;40:1738-1745.

Zaid HB, Kaffenberger SD, Chang SS. Improvements in safety and recovery following cystectomy: reassessing the role of pre-operative bowel preparation and interventions to speed recovery of post-operative bowel function. *Curr Urol Rep.* 2013;14:78-83.

根治性膀胱切除术（女性） 第49章

Brock O'Neil, Kristen R. Scarpato, Sam S. Chang
（陈宇柯 译 姚 林 周利群 审校）

术前准备和手术计划

与男性患者相比，女性根治性膀胱切除术的术前准备大部分相同。应注意患者的既往妇科手术史，在肿瘤分期允许的情况下，术前应充分与希望保留性功能的女性交流保留阴道的术式。详细的术前评估、向肠造口治疗师了解尿流改道方式、转移灶的评估、减少静脉血栓等并发症的发生仍然是女性术前准备的重点。女性根治性膀胱切除术中，在切除子宫时探进阴道内的海绵棒和用于收缩子宫的 Babcock 钳，是额外需要使用的手术器械。关于更详细的根治性膀胱切除术的术前计划，请参见第 48 章。

患者体位和手术切口

将患者脐部对准手术台连接处，将肾区垫高并利用手术台的弯曲使患者处于过伸体位（图 49.1）。为了让术中手术器械可以进入阴道，应保持双腿分开、膝关节稍屈曲，膝关节下方予以垫高支撑。另一种可选择的体位是背部放低的截石位置。备皮和手术消毒的范围从乳头到大腿中部，包括彻底的阴道内消毒。在铺好消毒巾后，插入 18-Fr 尿道导管。将尿管固定在消毒巾的无菌区域，以便术中术者可以触碰和调整。主刀医师站于患者左侧，助手站于右侧。采用下腹正中切口从耻骨联合至脐下或脐外侧（如果计划使用回肠通道，通常从左侧绕脐）。

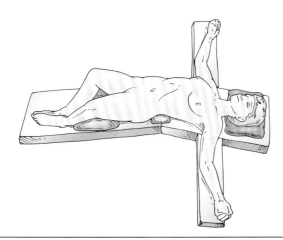

图 49.1　膀胱全切体位展示

手术技术

切开腹直肌前鞘及腹横筋膜，用 Kittner 纱布球在直视下钝性分离 Retzius 间隙，显露膀胱、前列腺与侧盆壁外血管之间的潜在间隙。探查区域淋巴结，如考虑存在淋巴结转移并且未曾进行新辅助化疗，则需要先行淋巴结清扫及冰冻切片检查。若未探及淋巴结转移，可在切除膀胱及前列腺后再进行淋巴结清扫。

沿腹部切口方向切开上半部腹膜，找出、结扎并切断脐尿管，用 Kocher 钳夹住脐尿管有助于牵引（图 49.2）。在下半部呈"翼状"的膀胱腹膜附着处呈 V 形切开腹膜。检查肿瘤和膀胱的活动度（应该术前在麻醉下经直肠检查）。腹腔探查，特别注意触诊肝、主动脉前及盆腔有无结节。探查过程中松解腹腔内粘连。

切开膀胱侧方腹膜，结扎子宫圆韧带并将其离断。识别走行于漏斗骨盆韧带中的卵巢血管，并进行

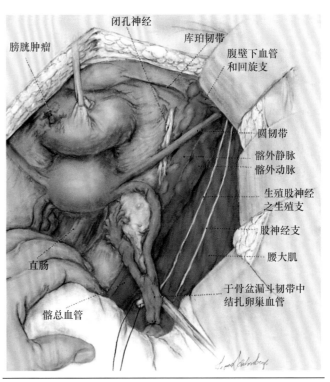

图 49.2　女性盆腔结构展示（From Marshall FF, Treiger BF.［1991］. Radical cystectomy［anterior exenteration］in the female patient. Urol Clin North Am 18：765-775.）

结扎离断。结扎离断以上组织时可以使用血管闭合器（Caiman，LigaSure，or Harmonic）（图 49.3）。

游离肠道及显露

　　通过切开融合筋膜（Toldt）的白线来游离左右半结肠，显露输尿管，同时建立良好的手术视野。使用腹腔纱垫将小肠包裹并推至上腹部，对称显露膀胱两侧，并使乙状结肠位于正中。使用 Buchwalter 拉钩可提供最大程度的显露。大范围的右半结肠游离并非必需，除非计划实施原位尿流改道手术。

辨认输尿管

　　使用可塑形的叶状拉钩向左侧或右侧牵开乙状结肠以便于探查输尿管（图 49.4）。处理右侧输尿管时，可沿平行于髂总血管的方向切开腹膜，进而能够轻易在跨过髂血管的位置找到右侧输尿管。使用 vessel Loop 游离输尿管，尽量保留输尿管周围组织以保证血供。避免使用器械钳夹输尿管周围组织。解剖游离输尿管至入膀胱处。在游离过程中，通常会遇到走行于输尿管上方的脐动脉（已闭塞）、膀胱上动脉等血管。为保证充足的输尿管长度，结扎并离断这些血管。结扎并切断输尿管，注意避免从输尿管近膀胱端漏尿。

　　必要时可以进行输尿管残端冰冻切片活检。输尿

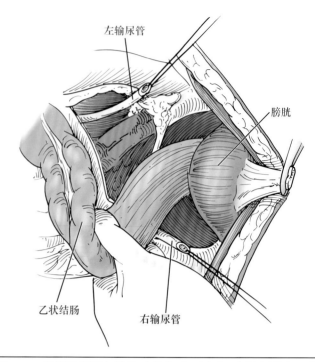

图 49.4　当把后腹膜与膀胱壁分离后，展示双侧输尿管与乙状结肠的关系

管残端的冰冻切片也可以在输尿管与肠道进行吻合时送检。如果输尿管管径较小，可以在进行尿流改道前，对远端输尿管进行适当裁剪，以使其管腔扩大。在输尿管上固定一根缝线可以方便操作，并可避免输尿管损伤。

　　采用类似方法游离左侧输尿管，但近侧游离应该更加充分，采用相同方法结扎离断。在乙状结肠后的腹膜后间隙内，位于骶骨与主动脉间，利用手指钝性分离获得一通道。钝性分离应该紧贴在骶骨表面、主动脉和髂总血管前面进行，以避免出血。沿此通道放置 McDougal 钳或其他弯钳，并将左输尿管置于右侧。确保输尿管走行通畅，不受腹膜或血管等影响造成扭曲或成角。

膀胱后方分离

　　拉钩可置于子宫前方，同时于直肠及乙状结肠后、上方进行牵引，这样可以很好地显露并有利于在子宫直肠陷凹进行切口，并且可将阴道壁和直肠、乙状结肠分离开来。经典的盆腔前切除范围包括膀胱、子宫、双侧输卵管和卵巢、阴道前壁，及尿道。将蘸有聚维酮碘的棉球塞入阴道内，以利于鉴别宫颈和阴道后壁（图 49.5）。宫颈通常可以轻易触及，因此可使用电刀在宫颈下方的阴道后壁上进行切口。

切断膀胱侧后方韧带

　　此时，可利用 GIA 吻合器离断双侧后外方的血管蒂也包括一部分阴道前壁（图 49.6）。将膀胱向前牵引

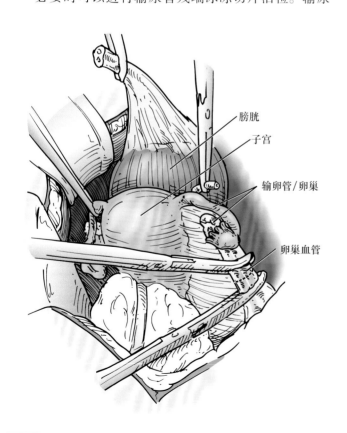

膀胱
子宫
输卵管/卵巢
卵巢血管

图 49.3　显露输卵管及卵巢，于卵巢近端结扎并离断卵巢血管

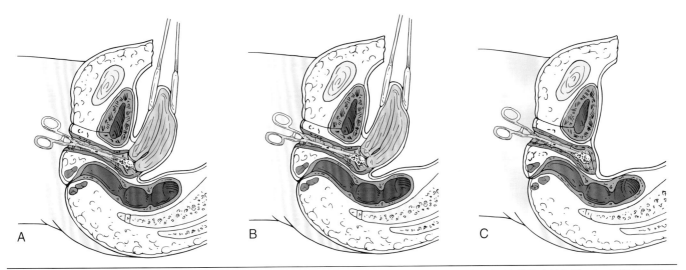

图 49.5　盆腔正中矢状位图展示膀胱切除术的手术路径（绿色虚线）。（A）标准的膀胱切除包括阴道前壁的切除；（B）保留阴道的膀胱切除术；（C）既往有子宫切除史的保留阴道膀胱切除术

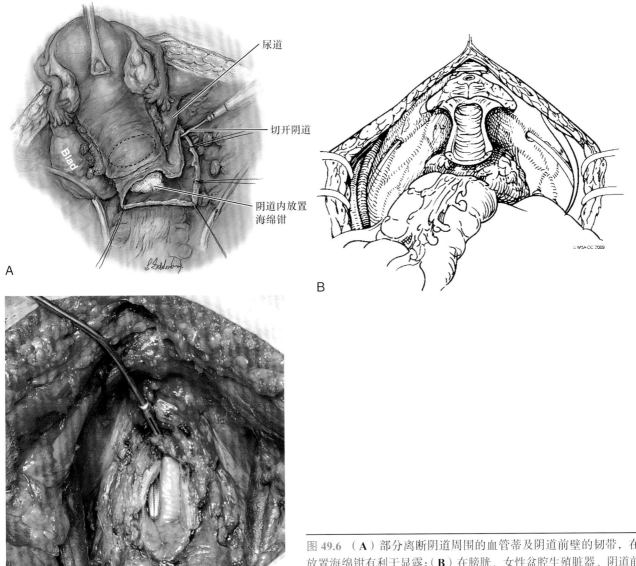

图 49.6　（A）部分离断阴道周围的血管蒂及阴道前壁的韧带，在阴道内放置海绵钳有利于显露；（B）在膀胱、女性盆腔生殖脏器、阴道前壁切除后，阴道被打开的手绘图；（C）在膀胱、女性盆腔生殖脏器、阴道前壁切除后，阴道被打开的照片

并提出切口，连续激发吻合器以控制血管蒂远端。如果无法使用 GIA 吻合器，则需要游离髂内动脉，识别其臀上血管分支。游离臀上血管，在臀上动脉远端结扎切断：用血管钳仔细钳夹后，2-0 丝线结扎并离断。利用手指分离，确定膀胱与直肠间的间隙，一直向下分离结扎膀胱周围血管。注意避免结扎髂内血管主干。

完成以上步骤后，可使用吻合器于两侧进行切割至盆内筋膜水平。如果原发肿瘤体积较小，则无须进行大面积的阴道切除，以避免损伤邻近的盆丛神经及侧方的自主神经。盆丛神经发出部分自主神经支配女性尿道平滑肌，阴部神经负责支配尿道横纹括约肌。

前方切除及尿道离断切除术

如果打算行尿道切除术，需识别出耻骨尿道韧带并进行离断（图 49.7）。与此类似，在男性患者中需离断耻骨前列腺韧带。离断耻骨尿道韧带后可使尿道和膀胱降至下方，进而可找出背静脉复合体并进行结扎。从背静脉复合体下方离断尿道，此时手术标本仅剩的附着部位为尿道口和一小部分阴道（图 49.8）。移除手术标本，闭合阴道（图 49.9）。

保留阴道方法

保留阴道的手术方法适用于进行原位尿流改道或需要保留性功能的患者。在阴道尖部与宫颈相连的部位环形离断，将子宫切除（图 49.5）。对阴道壁向前外侧进行牵引，将膀胱后壁从阴道前壁剥离（图 49.10）。持续将膀胱后壁游离直到触及尿管的 Foley 球囊或膀胱尿道交界处。阴道填塞不是常规使用，必要时填塞有止血的作用，并在手术后 24 小时内取出。

在分离盆底筋膜时，通过控制其血供的血管蒂，使盆底筋膜显露良好的同时保持完整。在直肠表面出现脂肪垫样组织标志着髂内血管下侧支在此处供血的下限。与男性一样，输尿管在膀胱上动脉的"桥"下走行，当把膀胱向内侧牵引时可以显露。当把膀胱上动脉结扎离断后，此处余下的小血管可以用血管闭合器直接切断。

原位尿流改道

如果打算行原位尿流改道术，仅应切除膀胱颈及起始 1 cm 内的尿道（图 49.11）。仔细操作，尽量避免过多的分离，以较好地保留尿道括约肌及其神经支配。识别背静脉复合体并进行结扎。

如果冰冻切片提示尿道切缘为阳性，需进行尿道切除术，并且不应采用原位尿流改道。若切缘为阴性，则可继续原位尿流改道操作，并最好采用保留阴道的术式。如果阴道前壁连同膀胱被一起切除，可进行阴

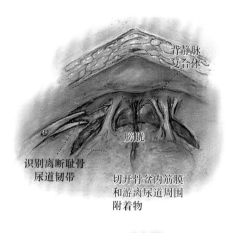
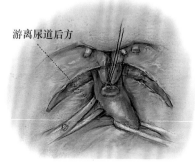
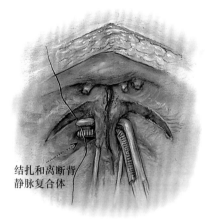
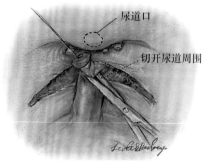

图 49.7　切断尿道（From Marshall FF, Treiger BF.［1991］. Radical cystectomy［anterior exenteration］in the female patient. Urol Clin North Am 18：765-775.）

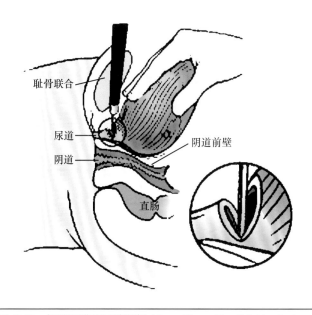

图 49.10　保留阴道的尿道切断（From Chang SS，Cole E，Cookson，MS，et al.［2002］. Preservation of the anterior vaginal wall during female radical cystectomy with orthotopic urinary diversion：technique and results. J Urol 168：1442-1445.）

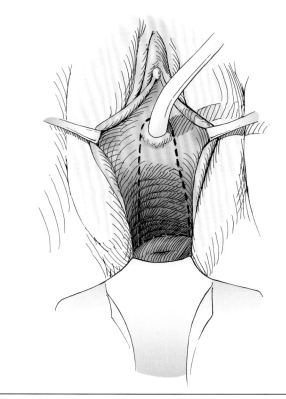

图 49.8　经阴道显示尿道和阴道前壁的切除范围

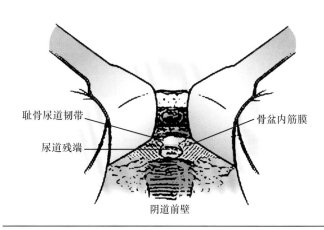

图 49.11　保留阴道前壁后的尿道残端（From Chang SS，Cole E，Cookson，MS，et al.［2002］. Preservation of the anterior vaginal wall during female radical cystectomy with orthotopic urinary diversion：technique and results. J Urol 168（4，pt 1）：1442-1445.）

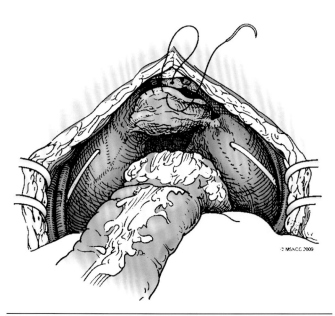

图 49.9　贝壳式关闭阴道缺口

道重建修补。最好以其他组织在修补处加以覆盖，如大网膜就可有效防止尿瘘的发生。

最后的步骤

　　检查有无活动性出血部位，继而进行淋巴结清扫及尿流改道术。在充分冲洗盆腔后进行仔细探查，并用湿润的纱垫覆盖盆腔。如果怀疑有直肠损伤，可由助手行直肠指诊，或在盆腔内充水后用导管向直肠内

充气，以判定是否存在直肠破损。如果存在直肠损伤，需进行双层缝合。使用含抗生素的冲洗液充分冲洗。必要时可考虑行近端结肠造口并请普通外科会诊，尤其是对于有局部放疗史的病例。

　　若探查未发现明显肿大的淋巴结，在取出标本后有利于进行完全的淋巴结清扫，并可仔细检查手术区域以保证充分止血。在完成尿流改道术后，将肠道理顺后仔细放回原位，并将大网膜下拉以覆盖吻合口。网膜覆盖可用于预防尿瘘。通常需要放置负压吸引以保护尿流改道。继而关闭切口。

术后护理

　　女性患者的术后护理与男性患者相同。缩短胃肠减压时间，抗生素使用不超过 24 小时，鼓励早期下地活动和主动咳痰，预防静脉血栓，早期恢复肠内营养，都可以促进患者术后的早期恢复。术后 5～10 天拔除输尿管支架。术后 4～6 周内复查血清学检查、腹部 B 超或 CT 等影像学检查。

拓展阅读

Grossman HB, Natale RB, Tangen CM, et al. Neoadjuvant chemotherapy plus cystectomy compared with cystectomy alone for locally advanced bladder cancer. *N Engl J Med*. 2003;349:859-866.

Lee CT, Chang SS, Kamat AM, et al. Alvimopan accelerates gastrointestinal recovery after cystectomy: a multicenter randomized placebo-controlled trial. *Eur Urol*. 2014;66:265-272.

Stein JP, Lieskovsky G, Cote R, et al. Radical cystectomy in the treatment of invasive bladder cancer: Long-term results in 1,054 patients. *J Clin Oncol*. 2001;19:666-675.

专家点评（GARY D. STEINBERG）

　　女性肌层浸润性膀胱癌的治疗金标准是前盆腔脏器切除术，包括淋巴结清扫、子宫、卵巢、输卵管、膀胱、阴道前壁和尿道的切除。对于女性，应充分考虑膀胱全切尿流改道术后性功能和生活质量。

　　对于选择保留脏器的术式，最重要的前提是达到根治性手术的目的。术前合适患者的选择非常重要。笔者通常首先进行盆腔淋巴结清扫。笔者坚信这样可以更好地显露盆腔血管，以便减少术中出血的风险。接着笔者选择前入路分离膀胱。沿着盆腔壁分离时尽量减少损伤，以便保留支配横纹括约肌的阴部内神经。近端尿道在膀胱颈处离断，以保留一定长度的尿道。当考虑新膀胱重建术时，应最低限度损伤壁层盆筋膜、尿道前方组织、尿道耻骨韧带和阴道前方支持组织。背深静脉复合体缝扎后离断。取出膀胱标本后，探查阴道有无损伤。膀胱颈组织送冰冻病理检查。

　　Ali-El-Dein 等认为保留全长阴道可以通过在尿道后方提供支撑，但导致术后排尿困难。Ali-El-Dein 等发现术后排尿困难与机械性梗阻有关。储尿囊袋在盆腔内后倾，形成了囊袋后壁与尿道的成角。有尿潴留的患者囊袋后壁与尿道成锐角，而没有尿潴留的患者囊袋后壁与尿道成钝角。大网膜的填塞和自主神经的保留有助于预防囊袋后壁与尿道锐角的形成。从阴道后壁分离后腹膜皮瓣，并把其缝合于壁层盆筋膜或骶骨，有助于新膀胱的排空。

　　新膀胱阴道瘘是术后常见并发症之一。据报道，其发生率在 3%～5%。根据笔者所在中心的经验，在 50 例接受保留阴道的膀胱全切、原位新膀胱重建术的患者中，共出现了 4 例新膀胱阴道瘘。其中 2 例新膀胱阴道瘘是由于在切断尿道时误损伤阴道前壁而形成瘘口。尽管术中将阴道切开并双侧缝合，并在瘘口间垫入大网膜，仍然出现了新膀胱阴道瘘。因此，在分离膀胱和阴道时应非常小心，尤其是在膀胱颈和尿道连接处。

尿道切除术　　第50章

Erik N. Mayer，Jeremy B. Myers，Christopher B. Dechet
（杜毅聪　译　姚　林　周利群　审校）

男性尿道切除术

肿瘤侵犯或累及尿道是尿道切除的适应证。手术可以在膀胱切除术结束时同期进行，也可以在随后肿瘤尿道复发后进行，或者更常见的是在膀胱切除术后分期进行。

患者取截石位，对于大多数患者，髋关节屈曲60°～90°即可获得良好显露。当然，如果显露不够充分也可采用过屈的截石位（图50.1）。

首先留置 Foley 尿管，通过触诊确定尿道球部，而后在其表面做会阴部纵切口（图50.2）。虽然将切口延长至阴囊基部可获得更佳的视野，但由于阴囊皮肤较为松弛，可以很容易地暴露远端尿道，因此很少需要延长切口。如果需要更好地暴露视野，可采用倒"U"形切口或倒"Y"形切口（图50.2）。切开皮肤后，可

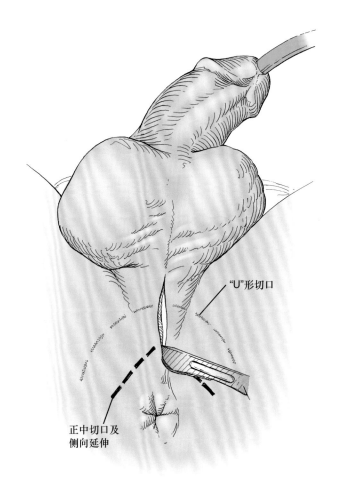

图 50.2　男性尿道切除术切口

使用 Scott 盘状拉钩或者类似拉钩使尿道得到良好显露（图50.3）。

在切口下方逐层分离皮下组织和球海绵体肌，显露会阴中心腱和尿道海绵体，沿着尿道海绵体侧方进行分离（图50.4）。将尿道海绵体及其内的尿管一同提起，使用直角钳在尿道后方钝性分离直至贯通，用一个大的烟卷式引流管穿过尿道后方提起（图50.5）。此时尿道海绵体应完全游离（图50.6）。

牵引拉钩可进一步向内拨拉，以便于更好地暴露远端尿道。远端尿道需要与海绵体分离，如果分离过程中海绵体损伤可以使用薇乔缝线间断缝合。使用Metzenbaum 剪沿中线剪开尿道海绵体周围筋膜可简化远端尿道分离操作（图50.7）。使用烟卷式引流管将尿

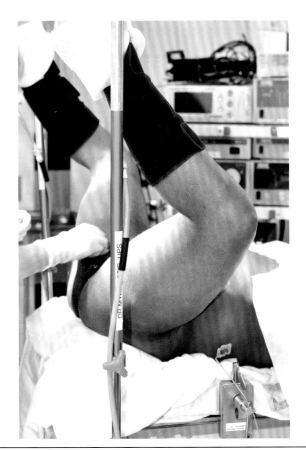

图 50.1　男性患者尿道切除术体位

363

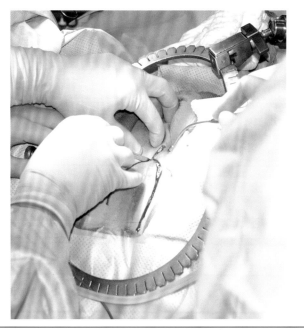

图 50.3 使用牵引器暴露尿道

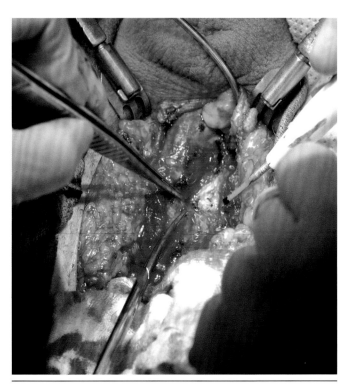

图 50.4 沿着尿道海绵体侧方进行分离

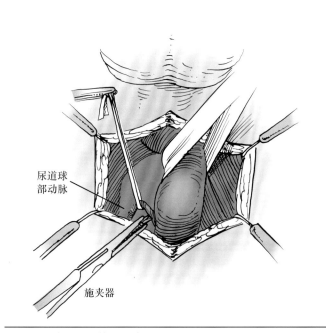

尿道球
部动脉

施夹器

图 50.5 放置引流管协助牵引

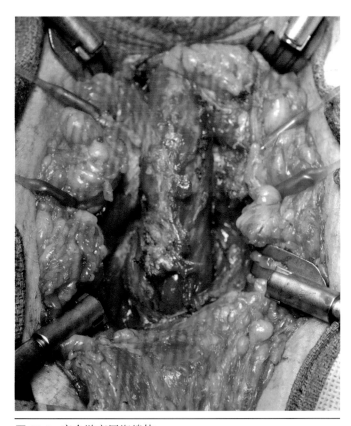

图 50.6 完全游离尿海绵体

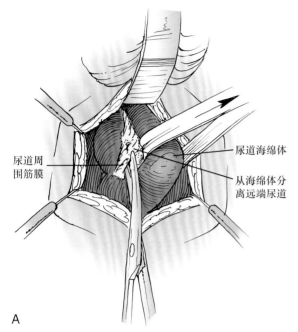

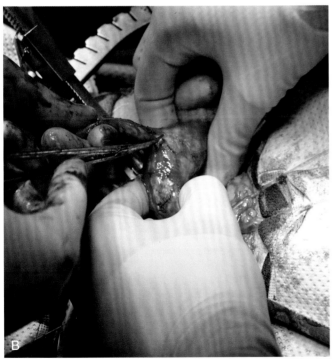

图 50.7 分离阴茎海绵体周围筋膜

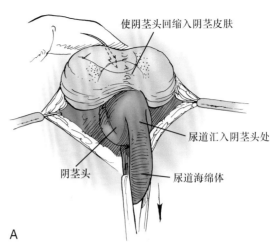

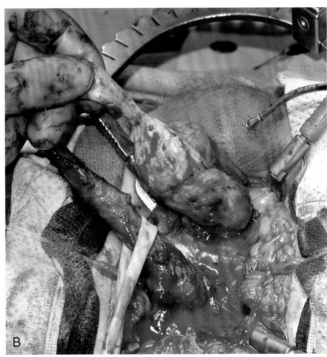

图 50.8 （A、B）回缩阴茎至阴茎头基底部

道拉向一侧，有助于尿道及其附件的暴露。

利用烟卷式引流管将尿道向下牵拉，从而使阴茎头回缩入阴茎皮肤（图 50.8），进而分离阴茎头基底部，然后将阴茎回复正常位置，开始切除完整远端尿道。

远端尿道的切除需包括对尿道舟状窝的楔形切除（图 50.9）。对阴茎头进行解剖时容易大量出血并影响视野，在这种情况下可以用止血带绑于阴茎根部以减少出血。这时可以使用解剖剪从远端进行分离，直至与此前分离区域会合，也可分别从尿道汇入近端阴茎

头处和尿道外口相向逐渐剥离，完整切除远端尿道，间断缝合关闭阴茎头切口。

近端的分离是此手术最困难的步骤。将球海绵体肌切开至会阴筋膜。当尿道球部的分离完成后，开始分离会阴深间隙（图 50.10）。如果紧贴尿道进行分离，则保留神经血管束是可能的。分离过程中会遇到阴部内动脉的尿道球部分支，可以在 4 点和 8 点位置该血管进入尿道球部的部位将其结扎（图 50.5）。完整切除余下的尿道膜部，包括进入盆腔的部分。使用电刀在这个位置上处理近端尿道时必须非常小心，以避免电刀贴近甚至直接烧灼到肠壁，特别是对于已行膀胱切除的患者。锐性剥离近端尿道周围组织最终将其完全游离，近端尿道的完整切除非常重要，需避免过度牵

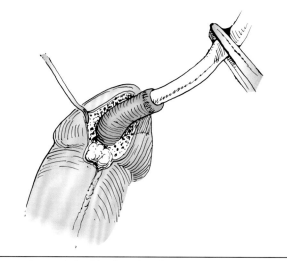

图 50.9 （A，B）楔形切除远端尿道

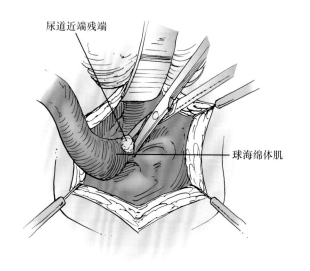

尿道近端残端

球海绵体肌

图 50.10 继续向会阴区深部解剖

拉导致近端尿道撕脱。

术后问题

阴茎水肿和血肿是术后常见的并发症。会阴浅隙和深隙可放置引流管，如果阴茎头有明显出血，可将阴茎用敷料加压包扎。迟发性出血并不常见。对于曾有过会阴部感染史或者放疗史的患者，术后内脏可能会经尿生殖膈脱出形成会阴疝。可在手术缝合时尝试将坐骨海绵体肌在中线处缝合并重建球海绵体肌来预防。

女性尿道切除术

女性的尿道癌是一种极为罕见的疾病，通常情况下女性的尿道切除是作为根治性膀胱切除术的一部分而进行的。

为便于膀胱切除术同时行尿道切除，在尿道周围

行马蹄形切口，将其两端与经腹腔所做的阴道上缘切口相连（图 50.11）。使用解剖剪沿尿道一侧锐性分离，同时将 Foley 尿管送入盆腔。阴道可以使用可吸收线重建，或者将阴道后下缘阴蒂下方切口缝合。对于肿瘤未侵犯膀胱底及膀胱颈的患者，特别是有性生活需要的年轻女性，可考虑保留阴道前壁。

远端尿道肿瘤的处理

远端尿道切除术可用于治疗位于尿道远端 1/3 的尿道肿瘤患者，最理想的是肿瘤位于尿道外口，因为广泛的尿道游离容易导致术后的尿失禁。患者取截石位并留置 Foley 尿管，使用 Scott 拉钩及窥器暴露阴道，沿尿道口周围做环形切口。应使用解剖剪和电刀沿尿道周围分离尿道至完全越过肿物后（图 50.12），将肿物及远端尿道完整切除，近端尿道与阴道黏膜吻合。残余的阴道壁缺损可再行吻合，留置尿管并阴道填塞纱条。

手术并发症

常见并发症包括术后的血肿和局部水肿，对于尿

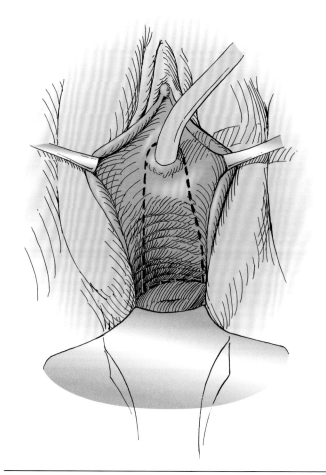

图 50.11 女性尿道切除手术切口

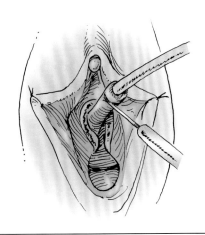

图 50.12　分离并切除远端尿道

道切除特别是广泛的尿道切除，应该让患者了解术后尿失禁风险很高。

拓展阅读

Ahlering TE, Lieskovsky G, Skinner DG. Indications for urethrectomy in men undergoing single stage radical cystectomy for bladder cancer. *J Urol.* 1984;131(4):657-659.

Clark PE, et al. The management of urethral transitional cell carcinoma after radical cystectomy for invasive bladder cancer. *J Urol.* 2004;172(4 Pt 1):1342-1347.

Freeman JA, et al. Management of the patient with bladder cancer. Urethral recurrence. *Urol Clin North Am.* 1994;21(4):645-651.

Levinson AK, Johnson DE, Wishnow KI. Indications for urethrectomy in an era of continent urinary diversion. *J Urol.* 1990;144(1):73-75.

Nelles JL, et al. Urethrectomy following cystectomy for bladder cancer in men: practice patterns and impact on survival. *J Urol.* 2008;180(5):1933-1936, discussion 1936-7.

Stein JP, et al. Urethral tumor recurrence following cystectomy and urinary diversion: clinical and pathological characteristics in 768 male patients. *J Urol.* 2005;173(4):1163-1168.

Tobisu K, et al. Transitional cell carcinoma of the urethra in men following cystectomy for bladder cancer: multivariate analysis for risk factors. *J Urol.* 1991;146(6):1551-1553, discussion 1553-4.

专家点评（HENDRIK VAN POPPEL）

　　膀胱癌患者中尿道受累很常见，有统计表明膀胱癌的尿道复发率为 4%～18%[1]。显而易见，针对膀胱癌术后尿道复发的患者，尿道切除术应通过会阴入路进行。本文作者已经完善地展示了男性患者如何进行经会阴尿道切除术，此类手术的难点在于近端尿道的解剖和切除。如果患者先前曾行膀胱切除术，此部位术后将出现严重的纤维化，使得尿道复发后的尿道切除术变得非常棘手。

　　因此笔者认为，在存在皮肤尿流改道的情况下，对于所有因膀胱癌行膀胱切除术的患者都应该进行预防性尿道切除，这将有助于延长预期寿命。完全的尿道切除需包括尿道口和舟状窝，通过上文所述方法可以做到这一点，但也能通过完全内翻阴茎和阴茎头的方法做到，而不用在阴茎头上做第二个切口。

　　对于需行膀胱切除术，同时伴有尿道复发风险或明显尿道、前列腺间质浸润的患者，应该同时进行预防性尿道切除术。通过上文所述的经会阴尿道切除术可做到这一点，除此之外，我们还开创性地报道了经耻骨前入路尿道切除术作为替代技术[2]，并介绍了本中心关于经耻骨前入路尿道切除术 20 年的经验总结[3]，论证了其有效性并阐述了相关并发症的处理。

我们在 2009 年进一步详细介绍了该技术[4]。

　　患者同期进行膀胱切除术和经耻骨前尿道切除术时无须改为截石位。将膀胱切除术的切口向下延长到耻骨上方，并将阴茎反折入耻骨前间隙，即可进行尿道切除，平均尿道切除时间为 17 分钟，而经会阴尿道切除术平均手术时间在 1 小时左右。术中及术后并发症包括血肿形成，在术中适当压迫下垂阴茎和阴囊可以避免血肿的形成。经耻骨前尿道切除术后患者无须经受会阴区不适，可以更快地下地活动。综上所述，笔者认为，经耻骨前尿道切除术目前是优于经会阴尿道切除术的。

　　膀胱癌术后旷置的尿道越多，尿道复发的病例就越多。在本中心，所有不考虑进行膀胱重建的膀胱癌患者都进行了经耻骨前尿道切除术。

参考文献

[1] Darson MF, Blute MB, Barrett DM. Continent orthopedic urinary diversion in female patients. *AUA Update Series.* 2000;19:257-264.

[2] Van Poppel H, Strobbe E, Baert L. Prepubic urethrectomy. *J Urol.* 1989;142:1536-1537.

[3] Joniau S, Shabana W, Verlinde B, Van Poppel H. Prepubic urethrectomy during radical cystoprostatectomy. *Eur Urol.* 2007;51:915-921.

[4] Van Poppel H, Joniau S, Groen LA. Prepubic urethrectomy. *BJU Int.* 2009;103:118-132.

第 51 章

盆腔淋巴结清扫术

Peter E. Clark

（程嗣达 译 姚 林 周利群 审校）

本章将介绍双侧盆腔淋巴结清扫的手术步骤，该术式通常作为开放膀胱前列腺根治术或前盆腔脏器切除术的一部分出现。腹腔镜盆腔淋巴结清扫术的手术方式将在其他章节中进行探讨。

根据清扫范围上界的不同可以将其分为几个不同的水平，包括髂动脉分叉，或主动脉分叉，或肠系膜下动脉水平，包含或者不包含骶前淋巴结。本文所描述的手术方式是已有文献中清扫范围最大的，即上界达肠系膜下动脉水平并包含骶前淋巴结清扫。如果临床实际中发现清扫范围上界过低，术者可根据实际需要对清扫范围进行调整。

男性盆腔淋巴结清扫术

患者一般为仰卧位，髋关节轻度屈曲。如果需要的话，可将腰桥对准骶骨并适度升高。无菌消毒铺巾后，在手术区域内无菌留置 Foley 尿管。

取腹部正中切口，自耻骨联合至脐上 2 cm，切口应在拟造口一侧的对侧绕脐（图 51.1A）。如果患者将要或者有可能行经皮肤可控性尿流改道，肚脐应在造口一侧以便于接受输入襻，这需要确保切口与肚脐的距离并且保留该区域的筋膜。如果预期行较为局限的盆腔淋巴结清扫（例如清扫上界位于髂动脉分叉水平），那么切口向上延伸至脐下即可，无须做绕脐切口。沿正中线分离皮下组织至筋膜层，然后沿中线切开筋膜层，如果脐部有可能作为可控性尿流改道的造口处，那么应保留脐周筋膜。

从腹正中线的脐上部分尽量高处打开腹膜，结扎并离断脐尿管（图 51.1B）。沿双侧脐内侧韧带的侧方向下切开腹膜，注意不要过于靠外侧以免损伤腹壁下血管。继续向下延伸腹膜切口至双侧输精管和精索的汇合处。

探查腹腔脏器。从右侧结肠旁沟开始并向上移动，探查肝前后方区域；而后探查胃，如果术前留置胃管，则可顺便判断其是否在合适部位；在左侧继续向下触诊腹膜后大血管周围的淋巴结和左侧结肠旁沟；继续向下探查评估膀胱是否可以切除（确保膀胱没有固定

于骨盆或直肠）。

将已经游离的脐韧带牵向下方，使膀胱部分离开骨盆（图 51.2A）。沿 Toldt 白线游离盲肠继而向上将小肠系膜根部向后腹膜游离。但应注意不要超过十二指肠的第三段。然后转向左侧，Toldt 白线游离乙状结肠及降结肠，使其同盆壁和后腹膜分离。

在乙状结肠系膜根部与骶岬之间向左至右用手轻柔地建立一个间隙。将右侧被覆的腹膜分开并向下延伸至骨盆，向上延伸至肠系膜下动脉水平。如果需要可于切口两侧及上方放置自动拉钩的叶片，以温纱垫包裹盲肠和小肠，用自动拉钩将其牵开。乙状结肠应处于不被牵拉的游离状态。

在右侧髂总动脉表面找到右输尿管并游离。向下

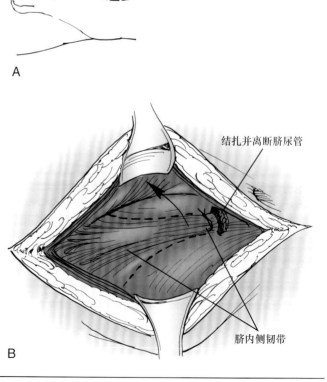

图 51.1 男性盆腔淋巴结清扫术。（**A**）腹部正中切口；（**B**）结扎并离断脐尿管

游离输尿管至盆腔，至髂总动脉下方 2～3 cm 处将其结扎离断，游离过程中应保护输尿管周围组织以保证血供。可切取部分近端输尿管送冰冻病理。接下来向上游离输尿管，着重分离其内侧的附着物，并尽可能保留输尿管与精索之间的组织。接下来将输尿管用湿纱垫包裹并将其放到盲肠与小肠后方的腹膜后间隙。将乙状结肠牵向右侧，以类似的方式处理左侧输尿管，同样游离至左髂总动脉下方 2～3 cm 水平（图 51.2B）。在该水平

将其结扎离断并取近端输尿管送冰冻病理。同样，向上游离输尿管并着重分离其内侧的附着物，保留其与精索间的组织以保证足够的血供。同样用湿纱垫包裹左输尿管并放置于左半结肠与小肠后方。

向右侧牵拉乙状结肠及其系膜，从髂总动脉分叉处开始逐步向上切开左髂总动脉外侧的组织，同时牢记以生殖股神经作为清扫的外侧边界。继续向头侧清扫，将左髂总动脉及肠系膜下动脉水平以下的主动脉表面的淋巴结缔组织向下、向内侧清扫（图 51.3A）。这些操作有时需要将乙状结肠及其系膜牵拉至左侧，可以用手或者拉钩叶片放置于刚刚建立的骶前空间进行牵拉。在肠系膜下动脉水平向右清扫，清除主动脉及下腔静脉表面的淋巴组织，用钛夹夹闭清扫上界的边缘。右侧清扫的外侧边同样以生殖股神经为标志。继而向下清扫，清除右侧髂总动脉前表面的淋巴组织至右侧髂总动脉分叉水平。

清扫右侧髂总动脉表面的淋巴组织，并沿动脉内侧继续清扫直至显露左侧髂总静脉（图 51.3B）。分离左侧髂总静脉表面的淋巴组织并向下一并清扫右侧髂总动脉最内侧的淋巴组织至骶骨水平。找到并结扎、离断进入左侧髂总静脉的 1～2 根骶正中静脉。清扫骶岬表面的淋巴组织，根据需要使用钛夹。当淋巴组织被清除后在这一区域放一块 Ray-Tec 纱垫，并在膀胱切除后取出。

接下来将注意力转向左侧盆腔，将乙状结肠牵向右侧。用一根手指置于 Retzius 间隙向头侧钝性分离，从而使膀胱与骨盆分离（图 51.4A）。同时，用另一只手的一根手指在髂动脉的前方，从腹膜切缘开始沿精索内侧向尾侧钝性分离。两根手指会合后膀胱会被向内侧牵拉。至此，腹膜反折已经被游离，游离输精管并结扎离断，在此之前都应注意避免损伤精索。

此时应充分暴露髂外血管，游离髂外静脉表面淋巴组织并拨向中线（图 51.4B）。应清扫至代表着清扫范围下界的 Cloquet 淋巴结以下。在清扫范围下界时应使用钛夹止血。而后，从后方清除低位盆壁的淋巴组织至闭孔神经和血管水平。小心副闭孔静脉，如遇到应予以结扎离断。

清除包绕髂外动脉的淋巴组织，可以先将其沿血管走行纵行劈开，而后翻转剥离。将生殖股神经内侧的淋巴结缔组织向盆壁游离，必要时使用钛夹止血。将髂外动脉拉向内侧以清除髂外静脉上剩余的淋巴组织。

沿髂血管外侧与盆壁的间隙内，将一块打开的 Ray-Tec 纱垫自髂动脉分叉处向下向后拖至闭孔窝内，

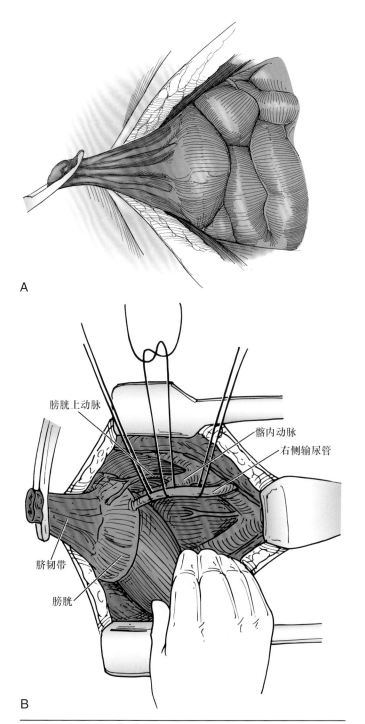

A

膀胱上动脉

髂内动脉

右侧输尿管

脐韧带

膀胱

B

图 51.2　男性盆腔淋巴清扫术。（A）将已游离的脐韧带牵向下方；（B）游离左侧输尿管

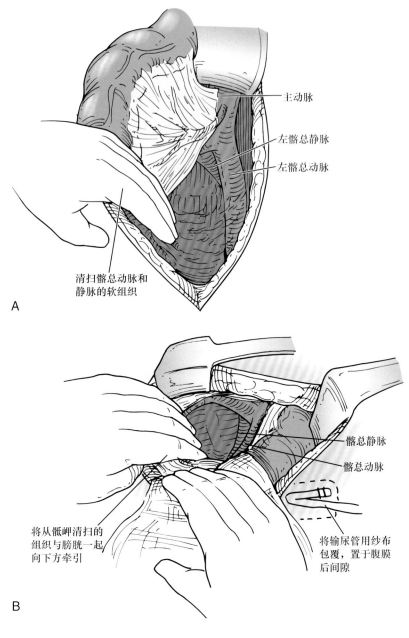

主动脉

左髂总静脉

左髂总动脉

清扫髂总动脉和静脉的软组织

A

髂总静脉

髂总动脉

将从骶岬清扫的组织与膀胱一起向下方牵引

将输尿管用纱布包覆，置于腹膜后间隙

B

图 51.3   男性盆腔淋巴清扫术。（A，B）清扫淋巴组织

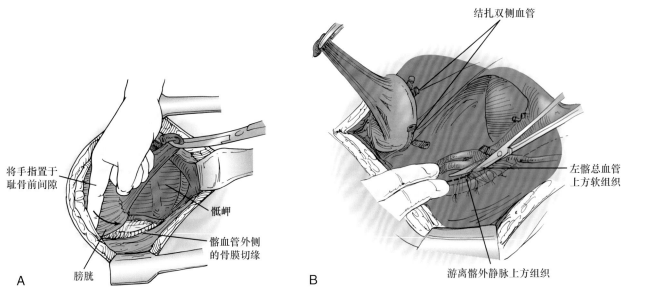

结扎双侧血管

将手指置于耻骨前间隙

骶岬

髂血管外侧的骨膜切缘

膀胱

A

左髂总血管上方软组织

游离髂外静脉上方组织

B

图 51.4   男性盆腔淋巴清扫术。（A）膀胱与骨盆分离；（B）游离髂外静脉表面淋巴组织

将所有淋巴组织扫入闭孔窝（图 51.5，A）。而后将淋巴组织块拉向内侧，清除髂外静脉表面的残余组织。游离闭孔神经，将其与髂外静脉一起向上牵拉，在闭孔窝内游离出闭孔动静脉，结扎并离断这些血管，这将使整块淋巴组织从闭孔窝游离（图 51.5B）。现在可以将淋巴组织单独切除或与膀胱一同切除。

如果行膀胱根治性切除，可游离并离断左膀胱侧韧带；如果不需要切除膀胱，则可将淋巴组织块游离切除。

在右侧以镜像方式重复上述两个步骤，如图 51.5B中所绘，一旦淋巴组织块被牵向内侧、闭孔血管被结扎离断，右侧膀胱侧韧带也将充分暴露，如行根治性膀胱切除术，可将其进一步游离离断；否则，可取出淋巴组织块，放置引流管，充分止血后关闭切口。

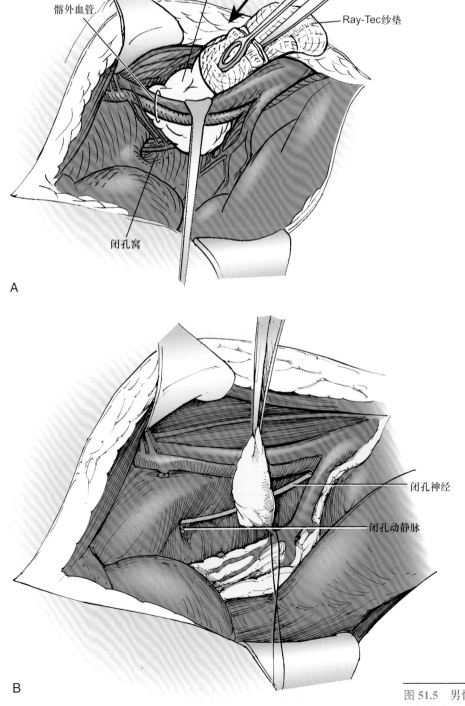

图 51.5　男性盆腔淋巴清扫术。（A）将淋巴组织扫入闭孔窝；（B）结扎并离断膀胱侧韧带

女性盆腔淋巴结清扫术

女性盆腔淋巴结清扫术与男性类似，但是仍有几点值得关注。一是手术体位，女性患者通常采用蛙位（确保膝部得到良好支撑）或低截石位（取决于术者习惯及肿瘤的大小与位置）。

在男性患者中需保留精索，操作主要在其内侧进行；而在女性患者中，向盆腔游离输尿管之前，应确定骨盆漏斗韧带的位置并予以结扎离断（图51.6）。此外，在游离膀胱侧壁时会遇到子宫圆韧带，而非输精管。

术后并发症

淋巴囊肿

盆腔淋巴清扫后可能出现的并发症包括出血及淋巴囊肿形成。因未进入腹腔，淋巴囊肿的发生率要远低于开放耻骨后前列腺切除术。在术后常规随访中，通常可以观察到小的偶发性淋巴囊肿。有症状或可能合并感染的淋巴囊肿应当引流。对于合并感染的淋巴囊肿，引流后症状会缓解。对于并未感染但有症状的淋巴囊肿，处理方法包括经皮穿刺引流、腹腔镜下引流及开放引流（极少采用）。

神经损伤

应避免术中损伤闭孔神经或生殖股神经。闭孔神经损伤可造成大腿内收障碍，术后进行康复治疗，往往能通过其他肌群的功能代偿来弥补闭孔神经的功能丧失。生殖股神经损伤可造成大腿上部、腹股沟或阴囊的疼痛或感觉异常。术中还应注意避免自动拉钩的叶片放置太深而压迫损伤股神经。

血栓形成

任何盆腔手术均有血栓形成的风险，尤其是针对恶性肿瘤进行的手术。在麻醉开始前使用压力梯度装置驱动下肢血流，术后早期下床活动，都可以降低血栓形成的风险。也可以考虑术后常规给予低分子肝素抗凝。

全盆腔脏器切除术

本部分将分别介绍男女全盆腔脏器切除术的手术步骤。大多数情况下，接受这一手术的患者并非因为罹患泌尿生殖系统恶性肿瘤。本手术常用于局部进展期直肠癌浸润膀胱、前列腺的男性患者，及局部进展期生殖系统恶性肿瘤的女性患者。因此全盆腔脏器切除术的施行需要多学科手术医师共同协作，应包括影

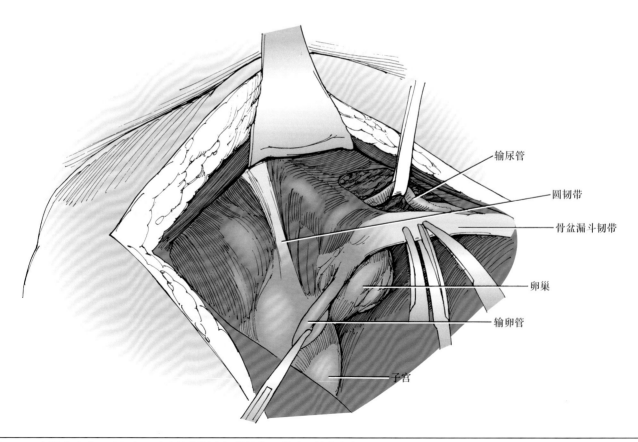

图51.6　女性盆腔淋巴清扫术。确定骨盆漏斗韧带的位置并予以结扎离断

像肿瘤医师和临床肿瘤医师。举例来说，取出手术标本后深部骨盆的填充可以采用多种方法：腹直肌皮瓣或股薄肌皮瓣等肌皮瓣填充、大网膜填充或人工可吸收网填充。基于不同选择，多学科协作就需要整形外科医师的参与来进行术前评估。

术前准备

术前需要由肠造口团队对患者完成术前评估，并标记两个肠造口点。更缜密的做法是在腹部四个象限各取一个造口点，这样便囊括了术中所有可能的结肠及尿流改道造口位置。若术中需要用肌皮瓣填充深部盆腔，术前还应该请整形外科医师行相关评估。根据原发病的不同，泌尿外科与其他相关科室（如普外科 / 结直肠 / 外科肿瘤医师处理结直肠癌，妇科肿瘤医师处理女性生殖系统肿瘤）需进行密切协作。患者如需术前新辅助化疗和（或）放疗（常见于结直肠癌患者），还应请肿瘤医师和（或）放射肿瘤医师进行密切协作。

患者术前应行充分的机械性肠道准备，即将开始切皮前还应预防性静脉应用广谱抗生素。

男性全盆腔脏器切除术

患者应取截石位，无菌消毒铺巾后肛门区域应与腹部隔开。大腿的消毒铺巾范围则取决于术中标本取出后是否需用股薄肌皮瓣填充深部盆腔。随后在手术区域内无菌留置 Foley 尿管。

取腹部正中切口，自耻骨联合至脐上 2 cm，沿正中线分离皮下组织至筋膜层，然后沿中线切开筋膜层。

从腹正中线的脐上部分尽量高处打开腹膜，结扎并离断脐尿管。沿双侧脐内侧韧带的侧方向下切开腹膜，注意不要过于靠外侧以免损伤腹壁下血管。继续向下延伸腹膜切口至双侧输精管和精索的汇合处。

探查腹腔脏器。从右侧结肠旁沟开始并向上移动，探查肝前后方区域；而后探查胃，如果术前留置胃管，则可顺便判断其是否在合适部位；在左侧继续向下触诊腹膜后大血管周围的淋巴结和左侧结肠旁沟；继续向下探查并评估标本切除的可能性（是否向后侵及尾骨或骶骨，是否侧向侵及盆壁）。需要指出的是，多数情况下盆腔外淋巴结转移是全盆腔脏器切除手术的相对禁忌证，但肠道或尿流改道仍有可能进行。

将已经游离的脐韧带牵向下方，使膀胱部分离开骨盆。沿 Toldt 白线游离盲肠继而向上将小肠系膜根部向后腹膜游离。但应注意不要超过十二指肠的第三段。然后转向左侧，Toldt 白线游离乙状结肠及降结肠，使其同

盆壁和后腹膜分离。相比经典膀胱根治性切除术，此处应更向上充分游离结肠，以保证有充足游离度来行结肠造口术或结肠膀胱术（取决于选择哪段肠管进行尿流改道）。如果需要，此时可以使用腹腔自动拉钩将小肠和盲肠牵向头侧，而使远端降结肠和乙状结肠保持游离。

在乙状结肠系膜根部与骶岬之间向左至右用手轻柔地建立一个间隙。将右侧被覆的腹膜分开并向下延伸至骨盆，向上延伸至肠系膜下动脉水平。用 GIA（胃肠切除吻合器）切断结肠（图 51.7）。此时需要切开结肠系膜，但需要注意的是必须保证近端结肠具有足够的血供（图 51.8）。肠系膜下动脉分为左结肠动脉和乙状结肠动脉。乙状结肠动脉分为左结肠下动脉和直肠上动脉。大多数需要行全盆腔脏器切除术的男性患者为局部进展期直肠癌患者，对于他们而言，乙状结肠系膜分离时常需切除直肠上动脉和左结肠下动脉，而左结肠动脉需要保留。后者可通过边缘动脉保证近端乙状结肠的血供。

在右侧髂总动脉表面找到右输尿管并游离。向下游离输尿管至盆腔，至髂总动脉下方 2～3 cm 处将其结扎离断（图 51.9），游离过程中应保护输尿管周围组织以保证血供。接下来向上游离输尿管，着重分离其内侧的附着物，并尽可能保留输尿管与精索之间的组织。接下来将输尿管用湿纱垫包裹并将其放到盲肠与小肠后方的腹膜后间隙。以类似的方式处理左侧输尿管，同样游离至左髂总动脉下方 2～3 cm 处将其结扎离断。同样，向上游离输尿管并着重分离其内侧的附着物，保留其与精索间的组织以保证足够的血供。同样用湿纱垫包裹左输尿管并放置于左半结肠与小肠后方。

接下来将注意力转向左侧盆腔。用一根手指置于 Retzius 间隙向头侧钝性分离，从而使膀胱内侧壁与骨

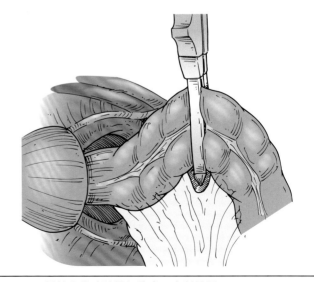

图 51.7　男性全盆腔脏器切除术。离断结肠

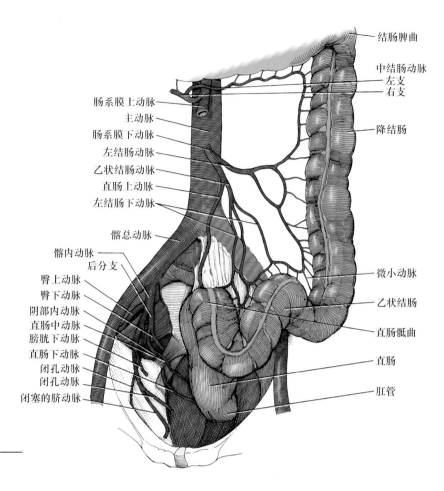

图 51.8   男性全盆腔脏器切除术。切开结肠系膜

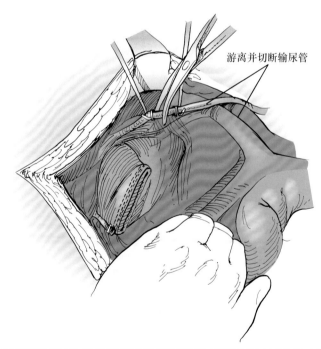

图 51.9   男性全盆腔脏器切除术。结扎离断输尿管

盆分离。同时，用另一只手的一根手指在髂动脉的前方，从腹膜切缘开始沿精索内侧向尾侧钝性分离。两根手指会合后膀胱会被向内侧牵拉。至此，腹膜反折已经被游离，游离输精管并结扎离断，在此之前都应

注意避免损伤精索及腹壁下血管。

用中指和示指分别从后方和前方夹住膀胱上动脉向盆腔内筋膜牵拉，同时向内牵拉膀胱，来游离膀胱侧韧带（图 51.10）。分离结扎髂内动脉的内侧分支，包括膀

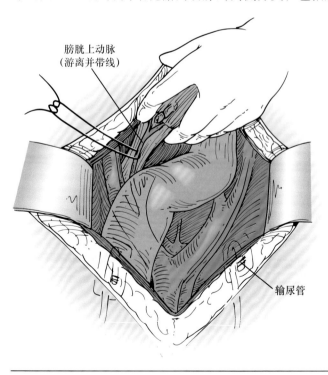

图 51.10   男性全盆腔脏器切除术。牵拉膀胱

胱上动脉、膀胱下动脉，及其在侧韧带中的伴行静脉。

使用相同的方法分离右膀胱侧韧带。接下来重点转向分离显露前列腺及尿道。

分离结扎背静脉浅支后，用类似于耻骨后前列腺癌根治术的方式将前列腺左侧的盆腔内筋膜切开。向外侧推开肛提肌。在靠上的位置切开前列腺表面的盆内筋膜，与离断的膀胱侧韧带相延续。采用相同的方法分离右侧。然后使用 Babcock 钳等工具向前聚拢盆内筋膜切

缘，并八字缝合静脉复合体预防出血（图 51.11A）。

采用耻骨后前列腺癌根治术或前列腺膀胱根治术类似的方法，在远端八字缝扎背深静脉复合体，并切断背深静脉复合体。为了确保止血的有效性，背深静脉可多次结扎（图 51.11B）。现在可切断尿道。

向前下牵拉直肠或乙状结肠末端以扩大骶直肠间隙，此步骤需要钝性分离与锐性分离结合（图 51.12），继续向后将直肠系膜同骶骨游离开。一般应在骶岬前

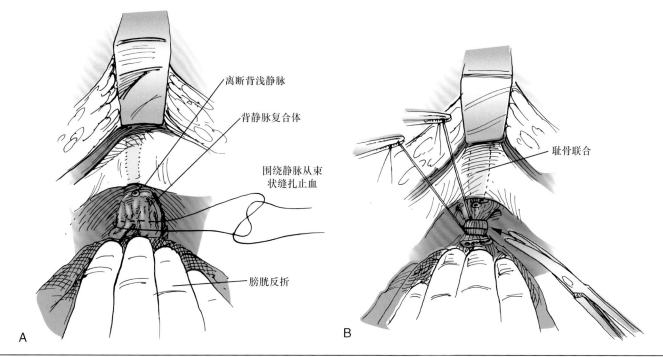

图 51.11　男性全盆腔脏器切除术。（A，B）缝合布局

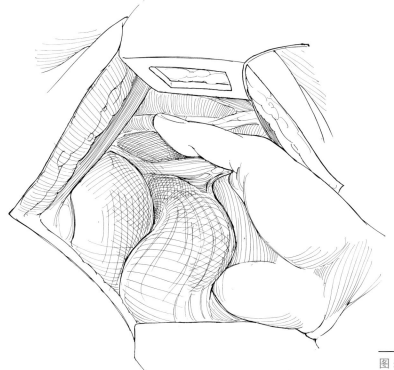

图 51.12　男性全盆腔脏器切除术。建立骶直肠间隙

方的下腹神经丛前方进行分离。

在向后分离的过程中，将会看到从髂内动脉分出的直肠中动脉（图 51.13），其应被结扎切断。且必须保证不伤及从髂内动脉分出向后穿骨盆而出的臀上动脉。

接下来准备切除会阴部。此处应使用另一套手术器械。应该注意的是当从会阴区域返回腹部手术区域时需要更换无菌手术衣及无菌手套。充分理解直肠周围解剖对于确保在合适的间隙游离至关重要（图 51.14）。

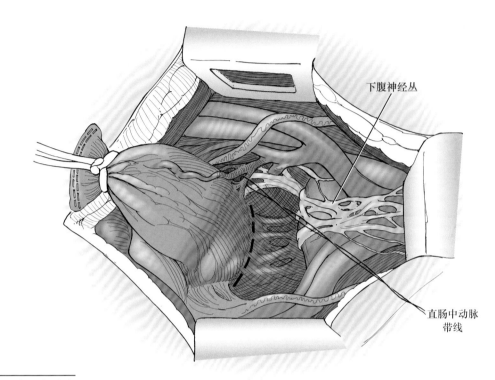

下腹神经丛

直肠中动脉
带线

图 51.13　男性全盆腔脏器切除术。辨识直肠中动脉

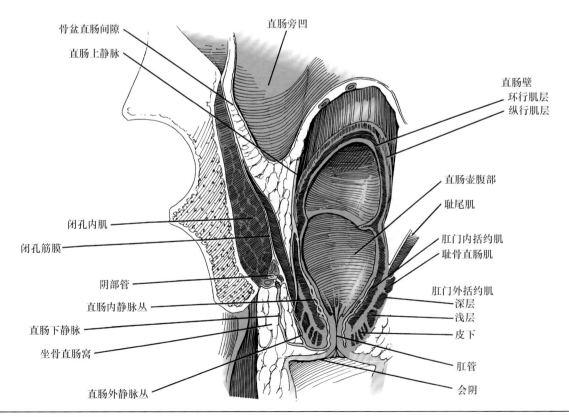

骨盆直肠间隙
直肠上静脉
直肠旁凹
闭孔内肌
闭孔筋膜
阴部管
直肠内静脉丛
直肠下静脉
坐骨直肠窝
直肠外静脉丛
直肠壁
环行肌层
纵行肌层
直肠壶腹部
耻尾肌
肛门内括约肌
耻骨直肠肌
肛门外括约肌
深层
浅层
皮下
肛管
会阴

图 51.14　直肠周围解剖结构

在肛门周围做椭圆形切口。切除坐骨直肠窝内脂肪，显露手术空间。游离中心腱后方，显露肛提肌的耻骨尾骨肌部。向直肠侧后方分离耻骨尾骨肌及坐骨尾骨肌，直到与腹部手术区域相贯通。助于可利用手从后方和（或）侧方牵拉直肠来降低此处的分离难度。分离直肠前方，游离前列腺侧方的肛提肌，在前列腺尖部离断尿道的位置离断尿道括约肌复合体。至此，可以完整地移除标本（图 51.15）。

下一步将进行尿流改道术。根据使用回肠还是结肠等因素来确定造瘘口的位置。使用结肠通道可省去肠吻合和吻合口漏风险。但如有术前新辅助治疗乙状结肠很可能发生严重粘连，需切除部分结肠系膜或结肠，这就可能导致结肠长度不足而无法获得满意的造瘘口。还应进一步考虑到标本切除后骨盆深部的填充方式。如果使用腹直肌皮瓣，则造瘘口位置不得不偏左或偏右（通常选择左侧，此时适合选择结肠进行尿流改道）。如果使用股薄肌皮瓣、大网膜瓣或可吸收网片填充，则应当把结肠造瘘口置于左下腹而尿道造瘘口置于右下腹。相比同侧放置两个造瘘口，此种方式更方便患者日常护理。上述细节及治疗方案应在术前制订。

完成尿流改道后，通过另一个造瘘口将远端结肠拉出腹腔，然后填充盆腔。一种方式为使用肌皮瓣，一般采用腹直肌皮瓣或股薄肌皮瓣，通常和整形外科医师一起协作完成。另一种方法是采用大网膜瓣填充，这种方法相比前者操作起来更容易且更快，但不如前者填充效果好。如果大网膜瓣或肌皮瓣都不可行，可以使用有吊带的人工可吸收网兜支撑盆腔。完成骨盆填充后另做切口放置引流，逐层关闭腹部及会阴部切口。切口缝合、造口完成、覆盖敷料后可结束麻醉，唤醒患者。

女性全盆腔脏器切除术

女性和男性全盆腔脏器切除术均应采取截石位。两者手术过程十分类似，但女性全盆腔脏器切除术仍有几点不同之处。在男性患者中需保留精索，操作主要在其内侧进行；而在女性患者中，向盆腔游离输尿管之前，应确定骨盆漏斗韧带的位置并予以结扎、离断（图 51.12）。此外，在游离膀胱侧壁时会遇到子宫圆韧带，而非输精管。类似于女性患者膀胱癌行前盆腔脏器切除术，骶子宫韧带需要被分离结扎（图 51.16）。子宫主韧带也需要被分离结扎切断（图 51.17）。盆内筋膜的切除方法类似于男性，且应分离结扎离断较小的背静脉复合体。然后游离阴道（图 51.18），阴道的切除范围很大程度上取决于原发恶性肿瘤的大小和位置。其余手术步骤同男性患者相似。

术后处理

淋巴囊肿

全盆腔脏器切除术后可能出现的并发症包括出血及淋巴囊肿形成。相比未打开腹膜的开放耻骨前前列

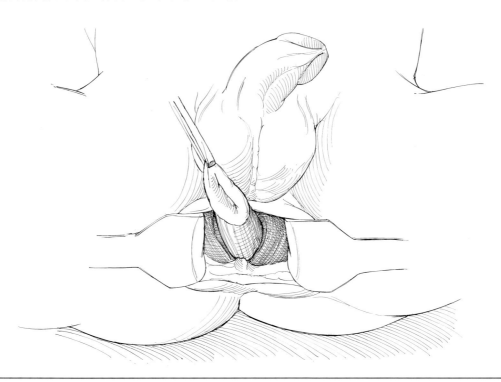

图 51.15　男性全盆腔脏器切除术。移除标本

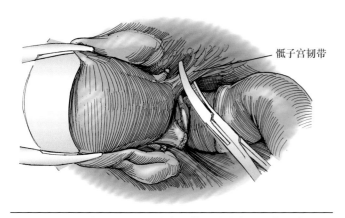

图 51.16　女性全盆腔脏器切除术。辨识并离断骶子宫韧带

骶子宫韧带

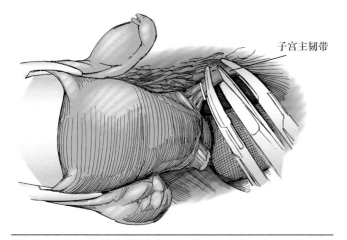

图 51.17　女性全盆腔脏器切除术。辨识并离断子宫主韧带

子宫主韧带

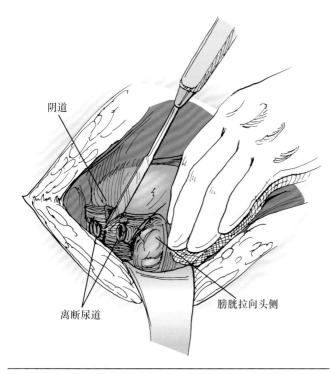

图 51.18　女性全盆腔脏器切除术。离断阴道

阴道

离断尿道

膀胱拉向头侧

腺切除术，淋巴囊肿发生的概率偏小。在术后常规随访中，通常可以观察到小的偶发性淋巴囊肿。有症状或可能合并感染的淋巴囊肿应当引流。对于合并感染的淋巴囊肿，引流后症状会缓解。对于并未感染但有症状的淋巴囊肿，处理方法包括经皮穿刺引流、腹腔镜下引流及开放引流（极少采用）。

输尿管肠道吻合处可能发生吻合口瘘，主要处理方法为留置盆腔引流，如果有支架管则保留。可行肾穿刺造瘘术并用或不用顺行放置支架管。其他问题主要包括输尿管肠道吻合口狭窄、腹壁切口疝、造口旁疝等。

如果术中曾行肌瓣填塞术填补盆腔缺损，则需要特别关注肌瓣是否存活。

神经损伤

应避免术中损伤闭孔神经或生殖股神经。闭孔神经损伤可造成大腿内收障碍，术后进行康复治疗，往往能通过其他肌群的功能代偿来弥补闭孔神经的功能丧失。术中还应注意避免自动拉钩的叶片放置太深而压迫损伤股神经。

术后血栓形成

任何盆腔手术均有血栓形成的风险，尤其是针对恶性肿瘤进行的手术。在麻醉开始前使用压力梯度装置驱动下肢血流，术后早期下床活动，都可以降低血栓形成的风险。也可以考虑术后常规给予低分子肝素抗凝。

拓展阅读

Diver EJ, Rauh-Hain JA, Del Carmen MG. Total pelvic exenteration for gynecologic malignancies. *Int J Surg Oncol*. 2012;2012:693535.

Ferenschild FT, Vermaas M, Verhoef C, et al. Total pelvic exenteration for primary and recurrent malignancies. *World J Surg*. 2009;33(7):1502-1508.

Speicher PJ, Turley RS, Sloane JL, et al. Pelvic exenteration for the treatment of locally advanced colorectal and bladder malignancies in the modern era. *J Gastrointest Surg*. 2014;18(4):782-788.

膀胱憩室切除术 第 52 章

Dena Engel

（杜毅聪 译 姚 林 周利群 审校）

膀胱憩室是由于膀胱黏膜疝出逼尿肌肌层形成的。由于憩室处缺乏肌肉组织，使得其中尿液的排空通常并不完全，导致出现尿液潴留，从而增加炎症和感染的风险。憩室常包覆着一层纤维假包膜。憩室内反复的炎症导致存在恶变的风险。当膀胱肿瘤发生在憩室中时往往提示预后较差，这是因为憩室结构缺少肌层，肿瘤细胞很容易穿透播散。

膀胱憩室通常无临床症状，大多数终身未发现。典型的症状有血尿、感染和下尿路症状。膀胱憩室可分为先天性和获得性两种，可出现在各个年龄层，通常多见于中老年人群。在男性中多见于女性。

先天性膀胱憩室多见于遗传性逼尿肌无力患者。其多为单发，位于输尿管开口侧后方，常不影响排尿。随着憩室的扩大，可能会影响输尿管开口，导致输尿管梗阻或反流。手术干预的指征包括反复发生泌尿系感染、膀胱输尿管反流、输尿管梗阻和膀胱颈梗阻。

获得性憩室好发于存在膀胱出口梗阻、神经源性膀胱排空功能障碍或膀胱顺应性减低的患者中，并且会伴有显著的膀胱小梁和肥大的逼尿肌。膀胱内压力的上升导致黏膜在肥大的肌束间凸出。

无症状的患者需要定期进行尿培养、尿细胞学和膀胱镜检查。有症状的患者需要进一步手术干预。膀胱憩室的并发症包括持续尿路感染、结石形成、输尿管梗阻和尿潴留。传统的手术治疗方式是进行开放手术。近年来随着技术发展，也有进行腹腔镜和机器人手术的不断尝试。

术前准备

当疑诊膀胱憩室时，排尿膀胱尿道造影（voiding cystourethrogram，VCUG）能够对排尿时憩室的数量、位置、大小、反流程度及排空程度进行评价。膀胱镜检对输尿管开口与膀胱憩室位置关系及憩室的黏膜异常进行全面评价以除外恶性肿瘤。如果输尿管开口受累，在行膀胱憩室切除术的同时需行膀胱输尿管再植术。除上述检查外，还应进行针对上尿路的检查，如静脉肾盂造影、超声或泌尿系 CT，以除外肾积水或输尿管梗阻。

引起憩室的潜在异常应在手术治疗之前或期间予以解决。在一些病例中，治疗这些病因之后会使症状得到缓解，使得不需再对憩室进行治疗。所有患者都应重点考虑行尿动力学检查来明确可能存在的膀胱功能异常。

在行任何手术及抗感染治疗之前，患者都应当进行尿常规检查和尿培养检查。所有的患者在术前均应有适当的无感染期以减小手术风险。

膀胱内及膀胱外联合憩室切除术

这种联合术式适用于较大的、有相关感染或纤维化的憩室。

1. 患者仰卧位，将臀部垫起，高于肾最低点。消毒并悬垂阴茎／尿道至术野。置入 22 F 气囊导尿管，并使膀胱半充盈。用无菌巾遮盖阴茎／尿道和导尿管。

2. 做下腹正中腹膜外切口（图 52.1A）。

3. 切开白线，分开两侧腹直肌，将腹横筋膜剪开，将腹膜反折向上钝性推开，显露膀胱周围脂肪组织。安置自动拉钩，如 Bookwalter 拉钩，使术野得到理想显露。通过 Foley 尿管注入无菌盐水，使膀胱最大程度充盈。显露耻骨后间隙（图 52.1B）。

4. 在耻骨联合上方的逼尿肌上留置两根固定缝线。此时应将吸引器预备好，在留置的两根固定缝线之间用电凝垂直切开逼尿肌。将多余的灌注水吸除。

5. 调整自动拉钩显露憩室和输尿管口。置入输尿管导管帮助避免损伤输尿管。

6. 定位憩室并用电凝刀贴憩室颈部环周切开黏膜。将一只手指潜入憩室内（图 52.2A），用手指挑起憩室使其颈部在膀胱外，此时其应可通过切口在膀胱前方触及。将膀胱周围组织与膀胱壁分离直至挑起的指尖（图 52.2B）。环绕手指切开憩室颈的前方半周（图 52.3）。

7. 使用精细 Allis 钳夹起憩室边缘黏膜，环绕憩室颈部逐步将其从膀胱上分离（图 52.4）。

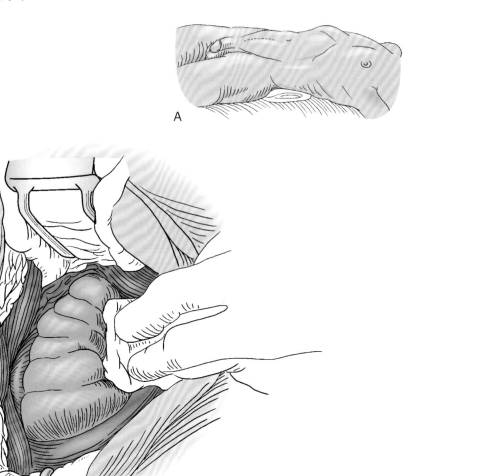

图 52.1　（A）下腹正中腹膜外切口；（B）显露耻骨后间隙

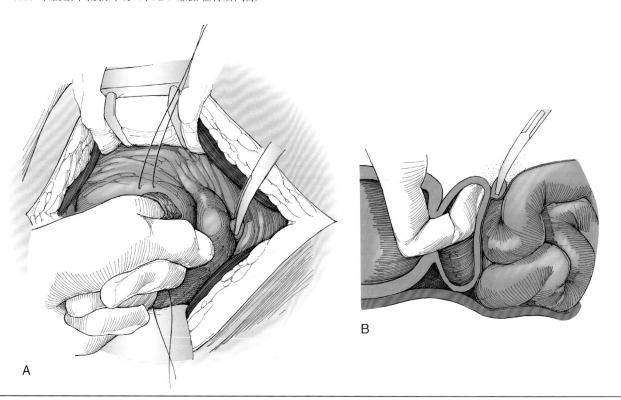

图 52.2　（A）显露憩室颈部；（B）将膀胱周围组织与膀胱壁分离

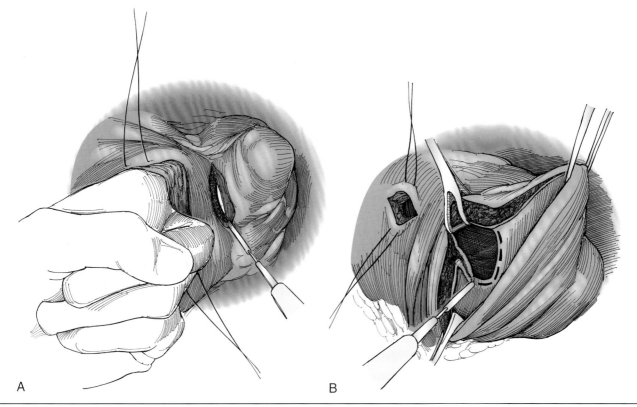

A　　　　　　　　　　　　　　　　　　B

图 52.3　（A，B）切开憩室颈部

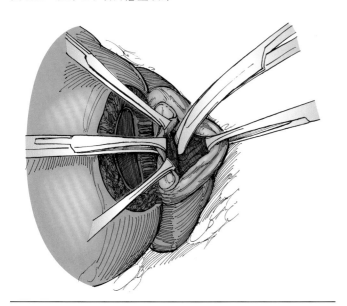

图 52.4　环绕憩室颈部将其与膀胱分离

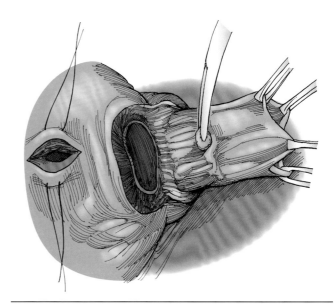

图 52.5　将憩室壁从膀胱壁上分离

8. 一旦将憩室颈部与膀胱黏膜分离，牵拉并将憩室壁从膀胱壁上分离直至其可完全剔除（图 52.5）。这些步骤应小心完成，使得在关闭膀胱缺损时能够清楚地分辨黏膜层和肌层。憩室与周围组织粘连紧密处可将其留在原位。不需在憩室腔中留置引流。

9. 在憩室开口处分两层确切缝合肌层，浆膜层，以避免憩室复发（图 52.6）。

10. 在膀胱内放置 24 F Malecot 导管或大的 Foley 尿管，从膀胱和腹壁戳口引出。膀胱戳口处荷包缝合固定，并用不可吸收线固定于皮肤（图 52.7）。

11. 分两层关闭膀胱。先使用 3-0 号薇乔连续缝合黏膜层，再用 2-0 号薇乔连续缝合肌层 / 浆膜层。缝合结束后向膀胱内灌注无菌水试验缝合是否严密。

12. 在膀胱缝合附近置一烟卷式引流管或闭式负压引流管，从切口旁穿出。使用不可吸收线固定于皮肤，防止意外脱出。

13. 用 0 号 PDS 缝线缝合筋膜层，皮肤依术者喜好方式缝合。

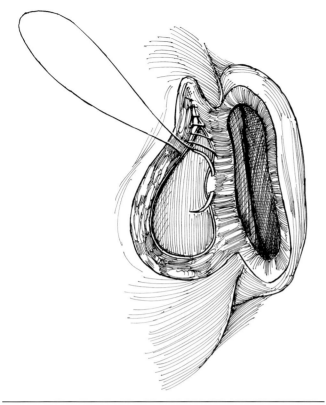

图 52.6 缝合膀胱壁

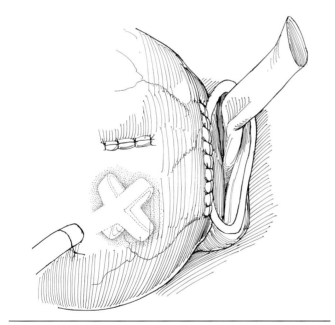

图 52.7 留置尿管

14. 尿管留置 8～10 天，拔管前应行膀胱造影检查。

膀胱内切除术

适用于较小的憩室。

1. 患者仰卧位，将臀部垫起，高于肾最低点。消毒并悬垂阴茎 / 尿道至术野。置入 22 F 气囊导尿管，并使膀胱半充盈。用无菌巾遮盖阴茎 / 尿道和导尿管。

2. 做下腹正中腹膜外切口（图 52.1）。

3. 切开白线，分开两侧腹直肌，将腹横筋膜剪开，将腹膜反折向上钝性推开，显露膀胱周围脂肪组织。安置自动拉钩，如 Bookwalter 拉钩，使术野得到理想显露。通过 Foley 尿管注入无菌水，使膀胱最大程度充盈。显露耻骨后间隙。

4. 在耻骨联合上方的膀胱壁上留置两根固定缝线。此时应将吸引器预备好，在留置的两根固定缝线之间用电凝垂直切开逼尿肌。将多余的灌注水吸出。

5. 使用拉钩显露出憩室。使用弯钳或 Allis 钳穿过憩室颈部夹住憩室底，将其翻入膀胱（图 52.8）。将憩室颈部黏膜环周剪开，切除憩室（图 52.9）。

a. 如果憩室不能被翻入膀胱，可行黏膜下切除。

b. 沿憩室颈部用电凝环周切开，用 Allis 钳将其夹住并牵拉憩室颈部，在憩室与周围组织

之间分离出一个平面。继续分离牵拉憩室使之能够牵拉至膀胱腔内。当憩室完全游离后，将其从膀胱内取出。

c. 经常会遇到憩室位于膀胱三角区的情况，此时应当置入输尿管导管以协助避免损伤输尿管。

6. 在憩室开口处分两层确切缝合肌层，浆膜层，以避免憩室复发。

7. 在膀胱内放置 24 F Malecot 导管或大的 Foley 尿管，从膀胱和腹壁戳口引出。膀胱戳口处荷包缝合固定，并用不可吸收线固定于皮肤（图 52.7）。

8. 分两层关闭膀胱。先使用 3-0 薇乔连续缝合黏膜层，再用 2-0 薇乔连续缝合肌层 / 浆膜层（图 52.10）。

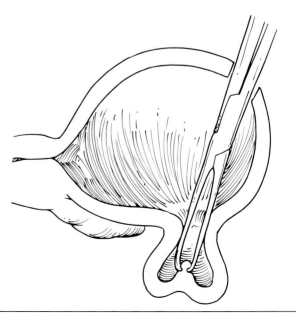

图 52.8 膀胱内切除术：将憩室颈部翻入膀胱

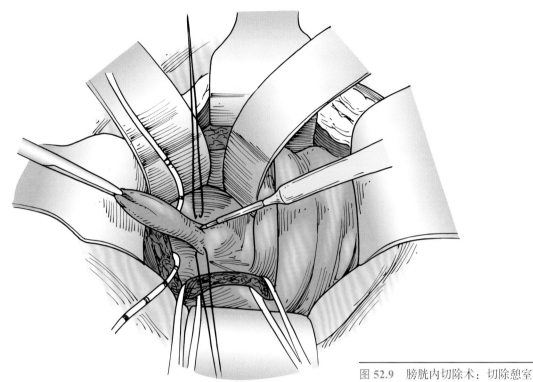

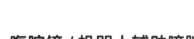

图 52.9　膀胱内切除术：切除憩室

腹腔镜 / 机器人辅助膀胱憩室切除术

1. 患者取仰卧或低截石位，行膀胱镜检。若憩室位于输尿管附近则可置入输尿管导管或支架管。置入 Foley 尿管，注入液体充盈膀胱。

2. 置入套管：可使用 Veress 气腹针或开放 Hasson 法建立气腹。于脐上置入 12 mm 观察孔套管。后放置三个 8 mm 机器人套管。在左侧腹放置两个机器人套管，彼此之间距离和各自距观察孔均为 10 cm。右侧机器人套管放在距离观察孔 10 cm 处，在其外上侧 7 cm 处放置一 12 mm 辅助套管。腹腔镜套管放置方式类似。

3. 患者呈头低脚高位。

4. 在患者两腿之间或者身体侧方对接手术机器人。当助手在右侧时，将手术机器人对接与患者左侧。术中膀胱镜检查有助于定位膀胱憩室位置。在手术机器人使用侧面对接时可空余出患者盆侧空间，易于进行术中膀胱镜检查，此时将机器人放在近患者膝盖处。

5. 横向切开憩室上方腹膜。为了令憩室更加易于观察，经尿道置入一软膀胱镜于憩室内。

6. 在腹膜和膀胱外脂肪之间分离出一平面。确定同侧输尿管并将憩室与之分离。如果输尿管受累，需同时行输尿管再植术。

7. 将憩室向下分离至其颈部并在此将其横断。将憩室放置于取物袋中并从一个套管中取出。

8. 将憩室开口处用 3-0 可吸收线分两层连续缝合。

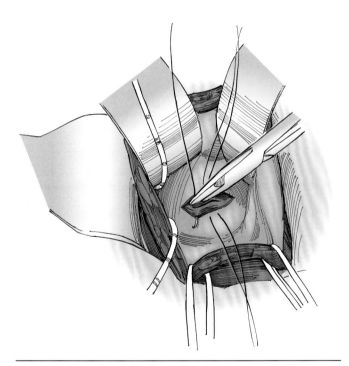

图 52.10　膀胱内切除术：缝合膀胱

缝合结束后向膀胱内灌注无菌水试验缝合是否严密。

9. 在膀胱缝合附近置一烟卷式引流管或闭式负压引流管，从切口旁穿出。使用不可吸收线固定于皮肤，防止意外脱出。

10. 用 0 号 PDS 缝线关闭筋膜层，皮肤依术者喜好方式缝合。

11. 尿管留置 8 ~ 10 天，拔管前应行膀胱造影检查。

9. 将输尿管导管取出，膀胱内置入一 18 F Foley 尿管并充水检验吻合口是否确实。

10. 通过 8 mm 机器人套管置入一闭合负压引流管并以不可吸收线固定于皮肤。

11. 依照术者喜好缝合筋膜及皮肤。

12. 尿管留置 8 ～ 10 天，拔出之前应行膀胱造影检查。

拓展阅读

Davidiuk AJ, Meschia C, Young PR, et al. Robotic-assisted diverticulectomy: assessment of outcomes and modifications of technique. *Urology*. 2015;85:1347.

Myer EG, Wagner JP. Robotic-assisted laparoscopic bladder diverticulectomy. *J Urol*. 2007;178:2406.

Nadler RB, Pearle MS, McDougall EM, et al. Laparoscopic extraperitoneal diverticulectomy: initial experience. *Urology*. 1995;45:524.

Wein AJ. *Campbell-Walsh urology*. 10th ed. Philadelphia: Saunders; 2012.

膀胱切开取石术　第 53 章

Sarah F. Faris

（杜毅聪　译　姚　林　周利群　审校）

手术指征

在所有泌尿系统结石中膀胱结石占 5%。结石的成分受到尿液 pH 和浓度的影响，大多数结石都是混合成分。其患病率在不同的人群中不尽相同。在非洲和中东地区，脱水、腹泻、感染，及营养不良增加了膀胱结石的发病率。在美国草酸钙是最常见的膀胱结石成分，而在欧洲，尿酸和尿酸盐结石占主导地位。

大部分的膀胱结石无症状，其可能引起的症状包括血尿、反复尿路感染、排尿疼痛和刺激性下尿路症状。在少数情况下结石会大到产生梗阻性症状，甚至导致双侧肾输尿管积水。

膀胱结石很少在成人体内自发产生，通常都存在着诱发因素，及时检查和治疗有助于避免结石复发。在成人患者中，膀胱出口梗阻、尿道狭窄、盆腔器官脱垂、神经源性排尿功能障碍、感染、外源异物（特别是女性患者）等都是膀胱结石产生的危险因素。使用肠管进行肠代输尿管及肠代新膀胱的患者中，由于肠道黏液的分泌、尿液滞留，及尿路感染等因素，也是膀胱结石的易感人群。在儿童中，膀胱结石的诱发因素包括后尿道瓣膜、排尿障碍、膀胱输尿管反流等未被纠正的解剖学异常。

膀胱结石的检查手段包括 X 线片、B 超、CT，或者膀胱镜检。可用腹部平片来诊断膀胱结石，但由于阴性结石或肠气的存在，有 50% 的膀胱结石会被漏诊。现在普遍认为膀胱镜检查是诊断膀胱结石的金标准，其可同时检查有无前列腺肥大、膀胱憩室、尿道狭窄和其他解剖学异常，从而使手术方案更加完善。

以下患者都应行尿动力学检查：所有患有神经源性疾病者；存在提示膀胱出口梗阻的下尿路症状（lower urinary tract symptoms，LUTS）者；药物治疗无效的 LUTS 以及尿失禁者。行尿动力学检查的目的是评估患者的储尿及排尿功能情况，并有助于制订同时解决膀胱结石和其诱发因素的手术计划，如同时存在的良性前列腺增生、膀胱憩室、尿道狭窄、膀胱异物等情况。

对于小结石，可行经尿道膀胱碎石取出术或经皮内镜膀胱碎石取出术。对大于 4 ～ 6 cm、较硬的、内镜碎石失败的膀胱结石和需要同期行诸如前列腺切除术、憩室切除术等开放手术的患者，推荐进行耻骨上膀胱切开取石术。

术前检查应包括膀胱镜检查、尿动力检查、尿常规及尿培养。在术前所有存在泌尿系感染的患者都需要根据尿培养进行针对性抗生素治疗。

手术技术

将患者置于仰卧位。于阴茎、尿道口处常规消毒铺巾，置入 22 F 气囊尿管。行下腹正中腹膜外切口或者 Pfannenstiel 切口（图 53.1A）。切开腹白线，分开腹直肌及筋膜，分离出耻骨后间隙，并注意不要进入腹腔（图 53.1B）。如果需要，可以置入拉钩。

通过尿管注入无菌生理盐水，使膀胱充盈。在靠近膀胱穹顶的膀胱逼尿肌缝合两针标记线。用电刀在两针标记线之间纵行切开逼尿肌（图 53.2）。打开膀胱至能完全显露结石。用吸引器吸去多余的灌注液。用卵圆钳从膀胱中取出结石（图 53.3）。注意将所有结石取尽，否则残留的结石碎片将继发新的膀胱结石。

在取出所有结石后，在膀胱上另切小口，经腹壁置入一根耻骨上引流管。采取双层缝合方式关闭膀胱。第一层用 3-0 微乔线连续缝合黏膜层，第二层用 2-0 微乔线连续缝合关闭浆肌层，后通过尿管向膀胱内注水 180 ～ 240 ml 检测密闭性。

在关闭后的膀胱壁附近留置烟卷式引流管，并用非可吸收线固定引流管。用 0 号聚二噁烷酮缝线连续缝合关闭筋膜层，皮肤的缝合方式可由术者习惯而定。尿管需留置 10 ～ 14 天，拔除之前需进行膀胱造影。

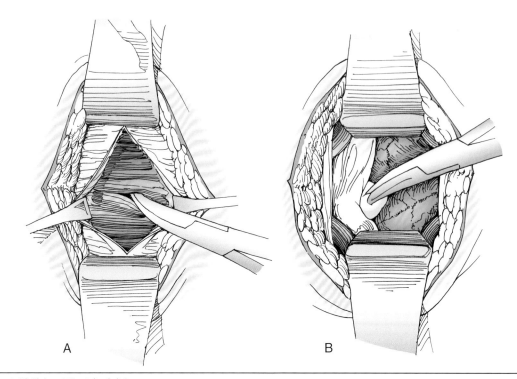

图 53.1 （A，B）膀胱切开取石术手术切口

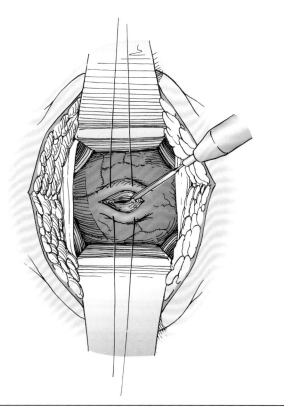

图 53.2 切开并吸净膀胱

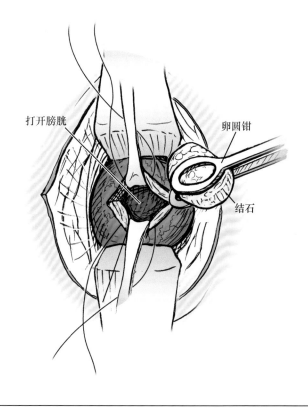

图 53.3 取出结石

拓展阅读

Benway BM, Bhayani SB. Lower Urinary Tract Calculi. In: Wein AJ, Kavoussi LR, Novick AC, et al., eds. *Campbell-Walsh urology*. 10th ed. Philadelphia: Saunders; 2011:2521-2527.

Papatsoris AG, Varkarakis I, Dellis A, et al. Bladder lithiasis: from open surgery to lithotripsy. *Urol Res*. 2006;34:163-167.

Schwartz BF, Stoller ML. The vesical calculus. *Urol Clin North Am*. 2000;27:333-346.

腹腔镜/机器人根治性膀胱切除术

第 54 章

Haidar M. Abdul-Muhsin，Michael E. Woods，Erik P. Castle

（李子嘏 译 姚 林 周利群 审校）

患者及术前准备

应该对拟行腹腔镜根治性膀胱切除术（laparoscopic radical cystectomy，LRC）或机器人辅助根治性膀胱切除术（robot-assisted radical cystectomy，RARC）的患者进行全面的转移及分期评估。特别需要注意用腹盆腔电子计算机断层成像（CT）或核磁共振成像（MRI）评价有无淋巴结转移、肿瘤局部进展情况和解剖上的异常。肿瘤浸润肌层的任何患者，无论有无肿瘤局部进展或全身转移的临床证据，都可以考虑接受新辅助化疗。目前作者在临床实践中均不进行任何术前肠道准备。如果用小肠作为回肠膀胱或回肠新膀胱，术前并不需要肠道准备。所需做的全部准备仅是术前一天的午夜后要求患者禁食水（NPO）。尽管目前有文献报道，对于选择性结直肠手术不需要进行机械性肠道准备，许多泌尿外科医师仍为使用结肠的尿流改道术进行某种方式的机械性肠道准备。如果患者术前接受过盆腔放疗，多数医师会推荐术前灌肠，以排出直肠和乙状结肠的粪渣。所有患者均应在临手术前标记出欲行尿流改道造口的位置。应该对所有患者进行与其尿流改道方式对应的造口或新膀胱护理和维护的术前教育。

术前准备/清单

- 实验室检查
- 基本代谢指标
- 肝转氨酶
- 全血细胞计数
- 影像学检查
- 胸片
- 腹盆腔 CT 或 MRI
- 其他
- 心电图
- 麻醉和心脏评估

麻醉与患者体位

应在皮肤切口前 60 分钟内给予可以覆盖革兰氏阴性菌、革兰氏阳性菌及厌氧菌的广谱抗生素。患者下肢穿着有梯度压力的长裤。除非另有禁忌，目前作者在临床实践中常规于术前给予患者类阿片受体拮抗剂（阿维莫泮 alvimopan）以缩短术后肠梗阻时间。术前应按各中心诊疗常规予患者深静脉血栓的预防（标准普通肝素或低分子肝素）。留置鼻胃管以行胃肠减压。可以置入动脉插管，以便监测血气，发现可能发生的酸中毒和高碳酸血症。在患者麻醉准备及摆好体位后留置尿管。患者取低截石位，双臂卷裹于侧方。必须注意的是，由于患者的双手和双肘经常位于患者大腿和固定卡件之间，它们必须被充分用垫子保护。这一体位允许术者对腹部和会阴进行操作。患者在术中将取极度/最大头低脚高位，而这一体位必须在麻醉准备和消毒铺单前进行测试。可以使用胸部绷带；不过双臂卷裹且双腿固定于低截石位卡件的患者很少会在床上发生移动。不必使用肩吊带，而且实际上，其可能会引起撞击并发症。

手术室设备与人员布局

必备的器械包括：

- 安装于机器人一臂的单极机器人剪刀
- 安装于机器人二臂的 Maryland 双极电刀或血管闭合器
- 安装于机器人四臂的 ProGrasp 钳
- 两个持针器
- 腔内 GIA 缝合器（可选）
- Hem-o-lok 夹（Weck Closure Systems，Research Triangle Park，NC）
- 吸引-冲洗器
- 无创抓钳

da Vinci 系统置于患者双腿之间，机器人操作臂指向头侧。第一助手站于患者右侧。如行体内尿流改道，机器人的第四个操作臂置于患者右侧。如行体外尿流改道，则可依术者偏好放置。da Vinci 系统的控制塔置于患者左腿的左侧。器械台和刷手护士紧邻控制台。这样在患者左侧为刷手护士和第二助手（如果需要的话）

留出了充足的空间。一台监视器置于控制塔顶部，同时另一台监视器置于第一助手对侧（如果置于天花板悬架上则更好）。术者操作台可以依术者偏好放置。

技术

对进行膀胱尿道切除术的女性患者，尿道周围切除可先于膀胱切除部分进行，以便于在机器人手术中分离阴道。

LRC 的手术步骤与下述的 RARC 步骤一致。如果进行 LRC，可加用其他器械，如腹腔镜缝合器械和非机器人器械。

套管的布局

术中共使用 6 个套管。1 个 12 mm 摄像套管，3 个 8 mm 机器人操作臂套管以及置于第四操作臂对侧的 2 个辅助套管。辅助套管应为 1 个位于下腹部的 15 mm 套管和 1 个位于上腹部的 5 mm 套管（在预计操作困难的病例中可使用 12 mm 套管）。为方便淋巴结清扫的标本取出，15 mm 套管为必需的。套管呈倒 "V" 形布局，如图 54.1 所示。摄像套管置于正中线脐上方。回肠膀

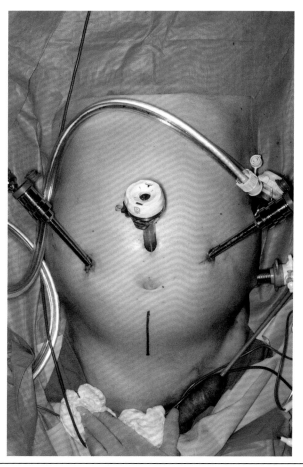

图 54.1　套管的布局，辅助套管置于左侧

胱术中套管置于脐上 3～4 cm，而在新膀胱术中则略低于脐上 3 cm。2 个 8 mm 操作臂套管置于正中线外侧 8～9 cm、脐水平以上约 1 cm 处，以便于分离近端输尿管和清扫淋巴结。使用新型 da Vinci 手术系统时，这一头侧布局还使得对深部盆腔结构的解剖成为可能。2 个辅助套管置于操作臂套筒的外侧和尾侧。第 4 操作臂套筒置于左侧操作臂套筒的正外侧。可用 Veress 或 Hassan 技术完成穿刺及建立气腹。切忌将操作臂套筒的位置作为造口位置。一般来讲，造口位置会选择经腹直肌处，而在此处放置操作套筒会过于偏内侧，并导致外侧撞击。

游离乙状结肠及左半结肠

一旦套筒就位并且机器人连接完毕之后，术者应通过识别特定的标记来辨认盆腔解剖。在手术初始部分使用 30° 镜，以便更好地显露盆腔结构。在分离好膀胱后方和两侧后，应换用 0° 镜。识别脐尿管及其与腹股沟管内环的关系是有帮助的。沿着脐内侧韧带的腹膜反折向后方探查，即可显露出膀胱侧壁及脐韧带。由于乙状结肠遮挡了左侧髂血管，右侧髂血管与内环和脐韧带的关系较左侧更为简单。手术开始后即应在左半结肠外侧切开腹膜（图 54.2）。左半结肠和乙状结肠应从左侧腹壁上游离下来以便于解剖左侧髂血管和左输尿管。这步操作应沿 Toldt 间隙进行，以便最大限度地将乙状结肠从侧腹壁上游离下来并向内向上牵拉出术野。

扩展左侧膀胱周围间隙

识别出左侧脐内侧韧带，并在助手的帮助下将其向内侧牵拉。切开韧带外侧、左侧髂血管内侧的腹膜。切口应从前腹壁延伸至髂总动脉分叉处，并与韧带平行。在切开腹膜时，切口深度应尽可能浅，以免损伤腹壁血管。当腹膜切开后，气腹压可帮助勾勒出膀胱周围间隙的轮廓，可采用钝性分离来扩展左侧的膀胱周围间隙。通常可向尾侧进行分离以显露盆内筋膜。在分离时，多数人习惯向前腹壁方向分离，而不是调整分离平面而向盆腔方向分离。这一习惯可能会损伤到腹壁下动脉，进而造成出血。对于男性患者，在此步骤中应尽早分离输精管，以便能向内侧牵拉膀胱，并可以显著扩大膀胱周围间隙，这会使得接下来的淋巴结清扫更容易。在这一步操作中，乙状结肠始终被牵拉向内侧。

识别、游离并切断左侧输尿管

在髂总动脉分叉水平可识别出跨越髂血管的左侧

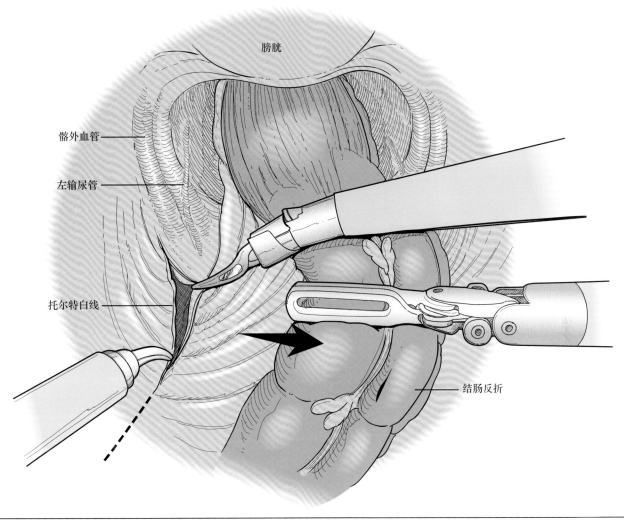

图 54.2　沿 Toldt 间隙切开。虚线指 Toldt 间隙。黑色箭头指牵拉开的乙状结肠

输尿管（图 54.3A）。应将输尿管与其下方的结构分离开，同时尽可能多地保留输尿管周围组织。远端可向下分离至其进入膀胱处。在紧邻输尿管膀胱入口处外侧可见到左脐动脉或左膀胱上动脉，可将其夹闭并切断以游离更长的输尿管。可用预先在分叉处系有缝线的夹子来夹闭输尿管（图 54.3B）。术者可用不同颜色的缝线标记两侧的夹子。切断输尿管，切缘可送冰冻切片检查。应尽可能远地向头侧把输尿管自其外侧附着物上分离下来，但最好保留一些来自髂总动脉的内侧血供。再强调一次，应该保留输尿管周围组织。如果没有使用系有缝线的夹子，那么输尿管远端可用 8 ～ 10 cm 的 2-0 缝线标记。

识别左侧髂血管

　　向内侧牵拉乙状结肠和膀胱可以最佳地观察左侧髂血管。术者应通过已经找到的膀胱侧壁和脐动脉进行定位。

进行左侧盆腔淋巴结清扫

　　左侧淋巴结清扫可用多种器械完成。目前作者是一只手使用 Maryland 双极电刀，同时优势手使用单极剪刀。从左髂外动脉开始清扫。使用"劈开并卷起"的技术。使用 Maryland 双极电刀提起左髂外动脉中部的一小块淋巴组织。切开一个小切口后钝性分离直至左髂外动脉管壁出现在术野中。完成这一步后，沿髂外动脉主干向近侧及远侧劈开并卷起所有淋巴组织。Maryland 双极电刀当作开放手术时的直角钳使用。用它将淋巴组织从动脉表面提起，然后用单极剪刀将组织切下。清扫沿髂总动脉向上进行，应达腹主动脉分叉处。由于气腹压力造成静脉呈塌陷状态，沿髂外及髂总静脉进行清扫时应当格外小心。沿髂外血管清扫时应做到外侧达髂血管、内侧达腰大肌。通过扩展这一间隙并向内侧牵拉血管，可以完成更广泛的盆腔清扫。事实上通过这种清扫可于髂外血管外侧识别出闭孔神经。而且，当将血管向外侧牵拉后，从内侧角度可以

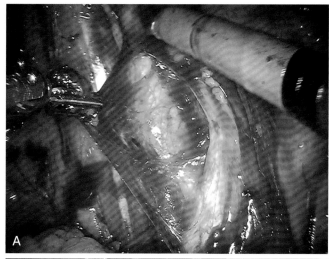

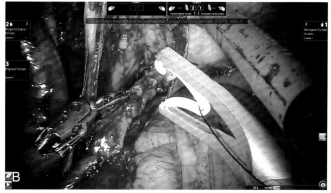

图 54.3　（A）左输尿管跨越左侧髂血管；（B）在膀胱入口水平夹闭左输尿管

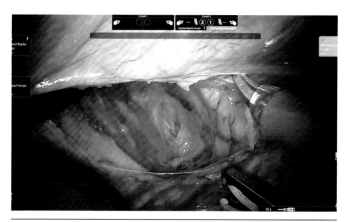

图 54.4　充分扩展的右侧膀胱周围间隙

使闭孔神经的分离更加彻底。以耻骨支作为定位标记，可以轻松识别出闭孔神经。沿着髂外静脉跨越耻骨支的交叉点正后方的一条直线，可以找到闭孔神经及血管。在充分暴露闭孔神经之前，不可盲目剪切组织。我们强烈建议像处理血管一样使用劈开并卷起的技法来处理闭孔神经，以避免损伤。使用电器械时触发闭孔反射可帮助识别神经。髂内动脉可向下骨骼化至脐动脉发出处。可将淋巴结分别装入 10 mm 标本袋取出。现有可重复使用的标本提取袋，如 Anchor 组织提取系统（Anchor，Addison，IL），可以不必打开几个不同的标本袋。

扩展右侧膀胱周围间隙

一旦完成左侧盆腔淋巴结清扫，将注意力转向右半盆腔。扩展右侧膀胱周围间隙的方法与左侧相似。在右侧脐内侧韧带与右侧髂血管之间切开腹膜（图 54.4）。

右侧输尿管及右侧盆腔淋巴结清扫

由于结肠的干扰较左侧少，右侧髂血管和输尿管较易于识别。切开覆盖髂血管及右输尿管的腹膜。将输尿管自其周围附着物上分离开来，夹闭远端并在其

膀胱入口处切断（图 54.5A）。右侧盆腔淋巴结清扫术应以类似于左侧的方式进行。应当注意的是，右髂总动脉跨越右髂总静脉。在沿髂总动脉进行"劈开并卷起"时特别要记住这一点，因为将会遇到髂总静脉（图 54.5B）。近端向上清扫至腹主动脉分叉处在这一侧较为容易（图 54.5C）。

识别、结扎并切断膀胱上动脉

完成淋巴结清扫后可以清晰地看见脐动脉和膀胱上动脉（图 54.6）。这些血管可以用夹子夹闭或用腔内缝合器来处理。作者目前倾向使用夹子来单独夹闭每根血管，而不是使用腔内缝合器盲目大面积结扎，从而可以避免因缝合器的位置摆放不良引起的深层结构损伤。

标记双侧输尿管

如果输尿管尚未用系线的夹子标记，则应换用持针器。可用带 2-0 缝合线的 SH 针标记双侧输尿管远端。缝合线长度至少应达 8 ～ 10 cm，以便递送至取出标本的切口。对于尿流改道的体外成型和牵引来说，用某种缝合线标记输尿管非常重要。

移动左输尿管通过乙状结肠系膜

在第 4 操作臂的帮助下，左输尿管可移置于乙状结肠系膜后。经过右侧扩大淋巴结清扫，应该可以看到腹主动脉分叉处的前面。如果窗口不够大，可以切开覆盖于乙状结肠系膜的腹膜。右侧抓钳应当轻柔且钝性地推进钝头器械通过系膜（图 54.7A）。乙状结肠可被牵拉至右侧，而推进的器械尖端应该处于直视下。可以抓住左输尿管上的标记，输尿管应该易于通过系膜隧道（图 54.7B）。术者可以选择在双侧输尿管标记上放置夹子，以便于将输尿管递送至腹部切口中。

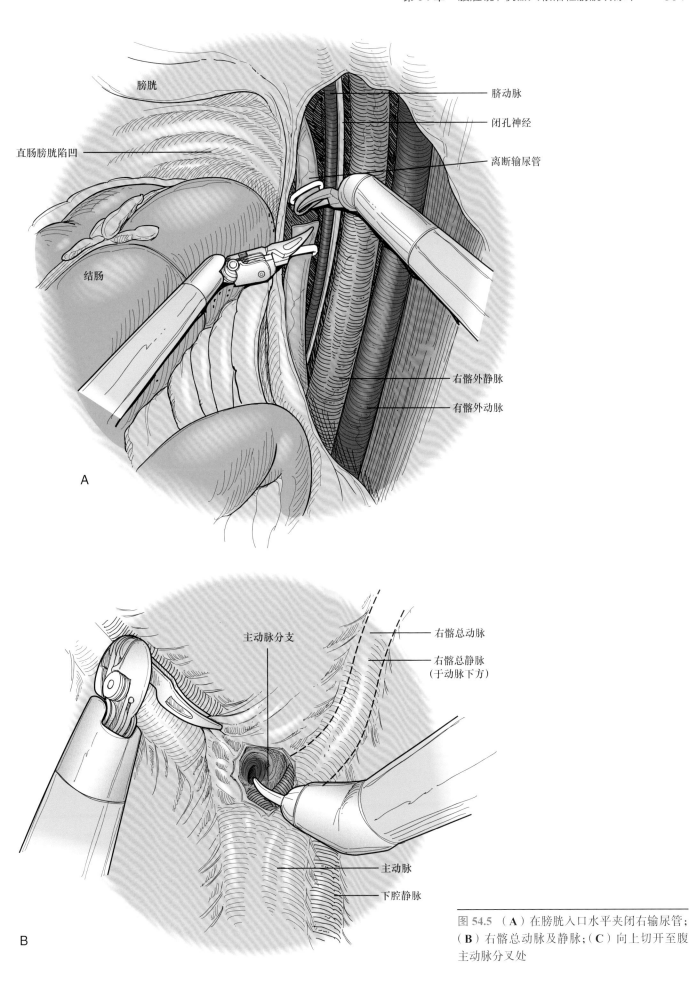

图 54.5 （A）在膀胱性口水平夹闭右输尿管；
（B）右髂总动脉及静脉；（C）向上切开至腹
主动脉分叉处

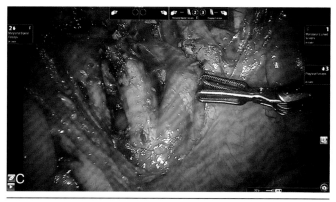

图 54.5（续）

标记远端回肠

如果预行体外尿流改道，应以 2-0 缝合线标记回肠。应留置 2 个长度不同的标记以便于在体外操作中定位，其中一个位于远端并靠近回盲瓣。一个标记的长度至少应为 8 ～ 10 cm。分离盲肠的外侧附着物通常是有帮助的，这样更易于将回肠送至腹部切口，也更易于识别远段回肠。这种标记对识别回肠来说非常重要。请注意，必须保留足够长的输尿管和回肠肠管，这对于无张力输尿管回肠吻合是至关重要的。

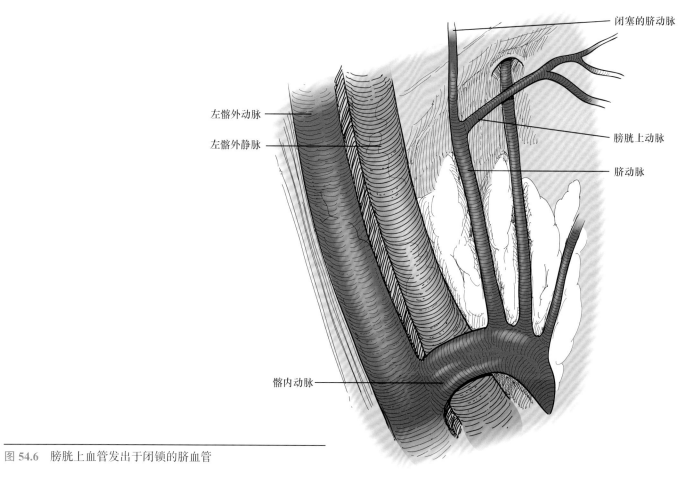

图 54.6　膀胱上血管发出于闭锁的脐血管

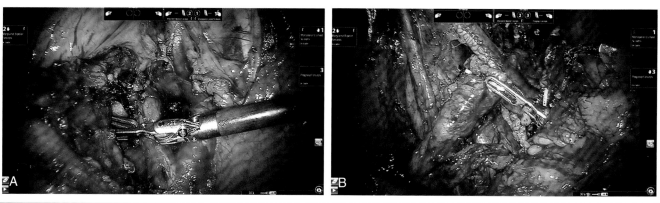

图 54.7　（A）轻柔地将第四操作臂穿过乙状结肠系膜窗口；（B）第四操作臂抓住左输尿管以牵拉穿过乙状结肠系膜窗口

扩展直肠前与膀胱后间隙

　　镜头可换为 0° 镜以取得理想视野。应切开由膀胱后方延伸至乙状结肠前方的腹膜。使用钝性及仔细电灼分离扩展直肠前间隙（图 54.8）。必须由助手及第四操作臂向前牵拉膀胱及其后方组织。对于男性患者，需要切开狄氏筋膜以尽可能远地向尾侧分离。应向下分离直至直肠尿道肌。对于女性患者，在保留阴道的手术中沿着阴道前方浆膜进行分离。如果不准备保留阴道前壁，那么在阴道内放置一根海绵棒可帮助识别阴道断端。可用单极电刀切开阴道顶点。尽管一些气

体可能经阴道开口漏出，但一根海绵棒似乎足以充分地封堵阴道。然后向下进行分离，直到手术开始时所做尿道周围切口的后面。对进行保留神经手术的女性患者，引导切口应尽可能选在前外侧。应保留阴道外侧组织以保留沿阴道前外侧面走行的任何神经血管组织。

切断余下的膀胱下血管

　　一旦沿着膀胱后壁分离到达极限，膀胱外侧附着结构即可离断。在不保留神经的手术中，可联合使用双极器械与单极剪刀来完成这一步（图 54.9）。也可用

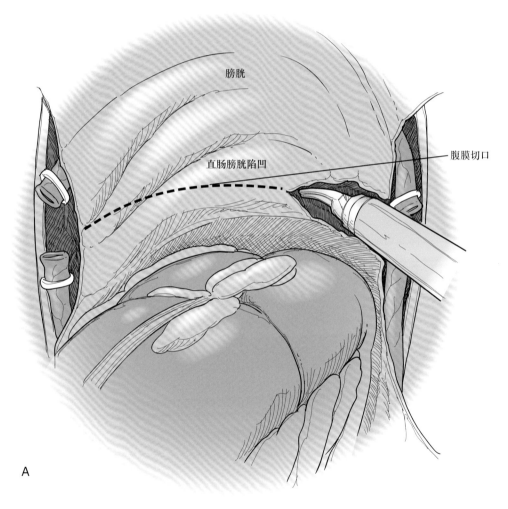

膀胱

直肠膀胱陷凹

腹膜切口

A

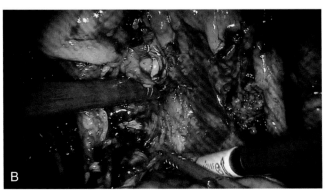

B

图 54.8 （A）向前牵拉膀胱并切开腹膜；（B）扩展直肠前间隙

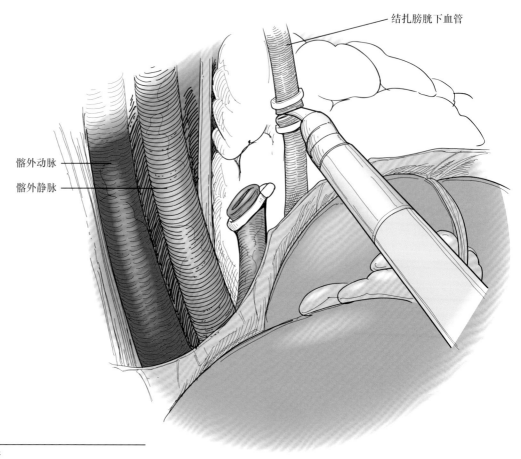

结扎膀胱下血管

髂外动脉

髂外静脉

图 54.9 切断剩余的膀胱下血管

腔内缝合器处理两侧。然而正如前述，我们推荐使用单个夹子来逐个夹闭这些血管。我们相信这样操作能使分离更精确和安全。要记住分离应通过盆内筋膜向尾侧进行，这样将膀胱从其外侧附着结构和直肠上完全游离下来。通常使用外侧与后方交替的方式完成分离。

保留神经血管束

在保留神经的手术中，会遇到从前列腺后外侧面向下延伸至直肠前面的神经血管束。可沿着前列腺或阴道表面去除其前方的外侧筋膜来游离神经血管束。应夹闭并用冷剪刀切断膀胱下血管蒂及前列腺血管蒂以避免损伤神经血管。保留神经的操作应向下进行至尿生殖膈，以免在尖部和尿道分离中造成损伤。一旦神经游离至后侧，膀胱和（或）前列腺后方及外侧的其余附着结构可清除。此时，余下的膀胱附着结构应该仅剩脐尿管、前方附着物、前列腺及尿道。

游离脐尿管

应尽可能于最近端以电灼离断脐内侧韧带与脐正中韧带（图 54.10A）。在脐内侧韧带外侧沿膀胱前表面向尾侧耻骨联合方向分离（图 54.10B）。完成这步后膀胱及前列腺将从其周围附着物上完全游离下来。若此

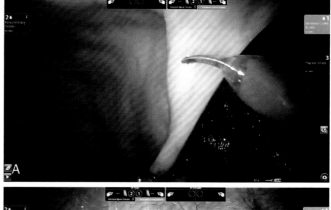

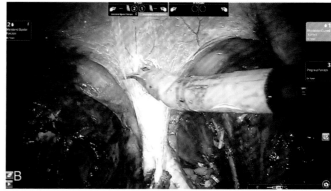

图 54.10 （A）切断脐尿管；（B）游离膀胱前方

前未切开双侧盆腔内筋膜，此时应完成此操作。然后开始前列腺或阴道的尖部分离。

结扎背静脉复合体

此时可用可吸收缝合线以"8"字缝合结扎背静脉复合体（图 54.11）。尽管这一步可以使用腔内缝合器完成，作者认为缝线结扎可以更好地显露和识别尿道。另一种同样可以保证止血的方法是增大气腹压，离断背静脉复合体，然后连续缝合断端。这样可以保证最佳的止血缝合并预防这种最常见的术后出血及二次手术。

分离、结扎并切断尿道

分离出尽可能长的尿道残端非常重要。即使在不准备做新膀胱的病例中也很重要。足够长的尿道残端可便于应用夹子或缝线结扎来防止肿瘤在切断时溢出（图 54.12）。如果之前的后方分离充分，则除了少量残留的直肠尿道肌之外应该几乎没有后方组织。可在制作新膀胱之前取尿道远侧断端送冰冻切片检查。

取出标本

整个标本可套入 15 mm 标本提取袋中。可经 5 ~ 6 cm 的脐下或脐周切口取出。取出之前，应由锁定抓钳抓住输尿管及回肠上的标记以便将全部标记递送出切口。这样就可以按技术者意愿进行体外尿流改道。

回肠膀胱 / 新膀胱尿流改道

体内和体外尿流改道的技术将在另一章节详述。但是，我们在本章想重点叙述一下在机器人膀胱切除术中可能会有帮助的一些细节。通过仔细计划，尿流改道造口位置可选在标本取出切口处（请看"套筒的布局"一节）。改道方式的选择是基于术者的偏好和患者的特点。对多数普通体型的患者，输尿管易于递送出切口。在移除套筒并取标本时，输尿管应用持针器钳夹住。对肥胖患者，可能需要扩大切口或者采取输尿管与肠段的体内吻合。尽量减小输尿管张力，必要时扩大尿流改道的切口，此点非常重要。输尿管必须充分切除残端，以尽可能降低术后输尿管回肠吻合口缺血狭窄的风险。作者现在比之前做更大的切口以便在腹腔"内部"进行手术操作而不是在皮肤表面上进行，这样做可以减少输尿管张力（图 54.13）。

留置腹腔或持股上引流管

可通过一个或多个套筒孔道留置一根或两根腹腔引流管。如果术者选择留置耻骨上引流管，应将导尿管撤出至尿道以内以防止损坏导尿管气囊。各孔道应按术者偏好进行缝合。

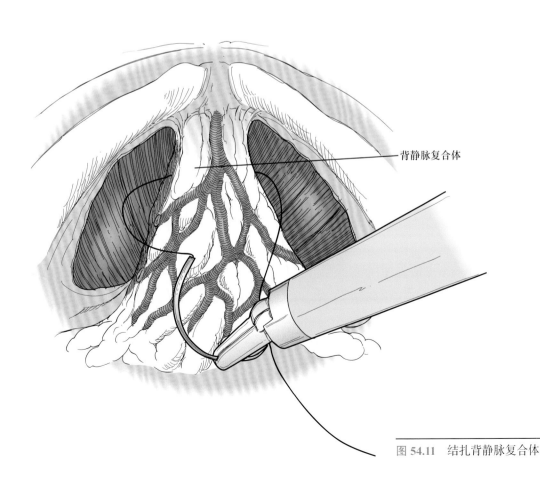

背静脉复合体

图 54.11　结扎背静脉复合体

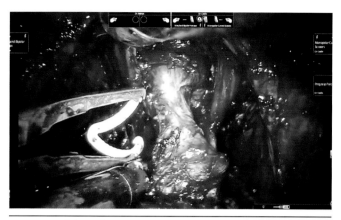

图 54.12　夹闭尿道

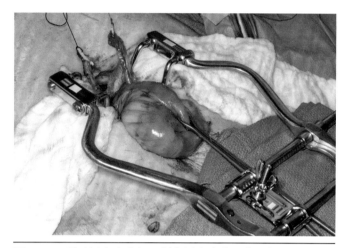

图 54.13　通过标本取出切口制作尿流改道。请注意，腹壁切口应足够大以满足腹腔内输尿管回肠吻合

女性患者的机器人辅助膀胱切除术

正如在开放手术中一样，对接受 RARC 的女性患者来说需要额外考虑一些事情。尽管在机器人和套筒布局上没有区别，但在对尿道、阴道及生殖器官进行操作时需要一些另外的步骤。当然这些改动应针对个体进行考虑，并要基于尿流改道的方式，及术者是否计划保留阴道前壁、尿道口或保留神经。

尿道的处理

女性尿道可由两种方法来切除。一个方法是使用机器人完成切除，并由头侧向尾侧切除至尿道入口。另一个办法是在机器人连接前，经阴道完成部分切除。作者发现，在进行机器人膀胱尿道切除术时，用电灼标记尿道口并游离一小部分远端尿道可使识别机器人分离极限更容易。事实上，在一些病例中，我们分离阴道前壁和膀胱后壁的方法与行阴道修补时类似。我们通常在分离前注射盐水或利多卡因与肾上腺素的混合液以分离组织并加强血管控制。需要注意，一定

在切换至机器人操作之前充分止血，因为这部分组织血供非常丰富，可能在毫无预兆的情况下出血，因为机器人是放置在患者双腿之间的。

切断卵巢悬韧带

对女性患者，这是开始淋巴结清扫及游离输尿管前的第一步。不应混淆卵巢悬韧带和卵巢阔韧带，卵巢悬韧带基本上就是性腺血管和周围组织。识别出悬韧带后，可使用夹子、缝合器或缝线结扎并控制。腹膜切口应在子宫外侧且平行子宫，经过阔韧带向内下方延伸至盆腔。遇到圆韧带后应使用相似的手法切断。完成此步可充分游离子宫，并使得操作子宫以显露深层盆腔结构变得简单。这一步完成后，可以如前所述进行盆腔淋巴结清扫。

子宫切除、双侧输卵管–卵巢切除及阴道分离

如果这些器官在之前未被切除，对大多数患者会行前盆腔脏器切除术，除非是有保留器官愿望的年轻女性患者。一般来说，子宫由助手或第四操作臂牵拉至理想位置。如果要进行扩大盆腔淋巴结清扫，子宫血管应已被识别并可能在之前切断。对子宫的操作和宫颈切口的选择取决于是否保留阴道前壁。

作者使用过多种子宫操作器用以移动子宫及"封死"阴道断端，但这并不是必要的。实际上只需要在阴道中放置一根海绵棒就足够让助手控制阴道断端。举个例子，如果要保留阴道前壁，助手可以用海绵棒在断端向前用力以便切开阴道后穹窿，并能进一步环形切开子宫和宫颈，并留它们与膀胱后壁连在一起。

游离膀胱后方

对膀胱后方的游离应开始于在游离子宫时打开的膀胱和阴道间的横行腹膜切口。然后使用钝性和锐性分离扩展膀胱后空间。游离的深度取决于是否行保留阴道手术。

在进行保留阴道的手术中，游离应尽可能深。在这类手术中，经阴道完成部分游离可以使识别阴道前间隙更为容易。游离始终沿着前方，所以同时也完成了神经保留。

如果不保留阴道前壁，可以使用电灼、管腔闭合器或腔内缝合器（在拟近期行阴道闭合术的罕见病例中）来切开阴道壁。如果要保留神经，游离应尽可能靠前，甚至在阴道侧壁进行。在进行远端游离时，术

者应认识到盆筋膜腱弓的位置，并在保留神经手术或拟行新膀胱时避免对其的损伤，因为其内可能走行有盆腔内的自主神经，而且其可以为防止盆腔脏器脱垂提供支持。

阴道重建

在进行阴道重建时，术者应时刻记着可能发生的疝和出血的可能，因为阴道壁的血供十分丰富。缝合应彻底止血并完全关闭缺口。以"蛤壳"式缝合是十分重要的。为了保留阴道长度，避免将阴道后壁卷成管状。这很有可能导致在性交时撕裂或过紧。

另一个非常重要的点是分两层关闭阴道组织。作者使用在 CT1 针带倒刺线（1-0）连续横向缝合阴道，然后间断缝合 3～4 针加固。由于视野的放大，组织缝看上去是足够了，但机器人子宫切除术的早期经验报道了撕裂和腹腔内脏器疝。我们建议在手术完成后肉眼检查缝合情况，以确认缝合完好，可依照术者的偏好置入阴道包。

最后，我们建议使用 1 或 2 根不可吸收线，如聚丙烯线，进行外侧阴道旁固定，以提供侧方支持。因为阴道的前方和上方的支持均被切除，阴道脱垂是根治性膀胱尿道切除术后的常见并发症，但阴道旁固定可以至少提供一些侧方支持。

术后护理

鼻胃管并非常规保留。按现行规范使用标准的围术期抗生素进行抗感染治疗。是否针对支架管预防性使用口服抗生素取决于术者偏好，但不做推荐。所有必须做的仅为在撤除支架管时给予抗生素。不必使用硬膜外插管。通常静脉注射吗啡和（或）酮咯酸即足以镇痛，并且一旦患者可以进食即可很快换用口服药物。如果使用了类阿片拮抗剂，则应在恢复肠道功能后或在术后第五天停止用药。从手术当天起即增加患者的活动量非常重要。从手术当晚即鼓励患者坐在椅子上。术后第 1 天即可下地活动。自术后第 1 天起每天早晨给予直肠栓剂直到肠道功能恢复。这在某些患者中可能有助于刺激直肠活动。一旦肠道功能恢复（最早的可能为术后第 2 天或第 3 天），即可开始进流食。应依照术者偏好于术后行引流液肌酐检测以除外尿瘘。可依术者偏好每日检查血生化及红细胞比容直到出院。多数患者似乎没有明显的第三间隙储存液体而且很少需要标准补液以外的额外补液治疗，尤其从

不再进行术前肠道准备以来，情况更是如此。应依术者偏好管理输尿管支架及腹腔引流管。目前，作者在术后 7～10 日从造口拔除支架管。术后 14～21 天从新膀胱拔除 Foley 导尿管。如果在制作新膀胱时没有将支架管固定于 Foley 导尿管上，可在门诊拔除 Foley 导尿管时经膀胱镜拔除支架管。是否在拔除 Foley 导尿管时进行膀胱造影检查取决于术者偏好，并可依患者个体情况决定。应当注意的是，患者可能很快就出院回家，可能需要带有引流管或支架管直到首次门诊复查。作者发现一些患者可能出院后数天有淋巴液经引流管口、尿道或阴道持续漏出。我们相信出现这种现象是因为患者在其淋巴管完全愈合之前就已出院回家。这一现象是否由淋巴结清扫中使用电灼和（或）双极电刀分离引起仍有待观察。所以，腹腔引流管可能要保留到术后 7～10 天首次术后复查时。如果在出院前拔除引流管，则可在引流管口上放置尿路造口袋以收集漏出的液体，直到切口愈合并停止漏液。我们发现这种漏液具有自限性并且随着淋巴液在腹腔内吸收全部自行缓解。如果怀疑存在漏尿，漏出液体可送肌酐检测。

对任何接受膀胱切除的患者来说，代谢性酸中毒、低钠血症，及脱水都是重要的危险因素。出院后 2～4 日重复这些实验室检验并纠正任何电解质紊乱是十分重要的。对一部分患者来说，短期补充碳酸氢钠是必要的。最后，对于术后出现容量不足或开始出现容量不足的症状的患者来说，液体和容量补充是必要的。住院早期就与社工和保健辅助人员接触对帮助协调出院和门诊诊断和治疗是十分必要的。作者们目前在术前就邀请社工进行咨询以帮助管理这类复杂患者。

拓展阅读

Castle EP, Pruthi RS. *Robotic surgery of the bladder*. New York: Springer; 2014.

Hayn MH, Hussain A, Mansour AM, et al. The learning curve of robot-assisted radical cystectomy: results from the International Robotic Cystectomy Consortium. *Eur Urol*. 2010;58(2):197-202.

Martin AD, Nunez RN, Pacelli A, et al. Robot-assisted radical cystectomy: intermediate survival results at a mean follow-up of 25 months. *BJU Int*. 2010;105(12):17069.

Mmeje CO, Nunez-Nateras R, Nielsen ME, et al. Oncologic outcomes for lymph node-positive urothelial carcinoma patients treated with robot assisted radical cystectomy: with mean follow-up of 3.5 years. *Urol Oncol*. 2013;31(8):1621-1627.

Smith ND, Castle EP, Gonzalgo ML, et al. The RAZOR (randomized open vs robotic cystectomy) trial: study design and trial update. *BJU Int*. 2015;115(2):198-205.

专家点评（RAJ S. PRUTHI）

根治性膀胱切除术仍然是肌肉侵袭性和高危非侵袭性膀胱癌患者最有效的肿瘤治疗方法之一。腹腔镜和机器人辅助技术已被证明是一种可行的膀胱切除术方法，一系列研究已经显示出其可接受的手术及围术期结果。腹腔镜和机器人手术的潜在好处包括降低手术失血量、早期功能恢复和更快的术后恢复，同时保证手术治疗的疗效。

在本章中，笔者详尽地描述了提供了机器人辅助根治性膀胱切除术（RARC）在男性和女性患者中的技术细节，可有效地帮助在机器人手术领域刚起步的外科大夫。笔者相信，即使对于已经完成过 RARC 的资深外科大夫，该章依然可以使他们获益，以更有效和高效的方式进行手术。如本章所述，RARC 是一种有效且可行的手术，通过适当的步骤和与标准化的手术技术，在术后恢复方面结果往往优于以往的手术方式，且并发症发生率可以保持在最低限度。时至今日，已有诸多的证据表明，RARC 确实使患者受益，且没有任何迹象表明它会损害肿瘤的治疗效果。目前有一项对比开放手术和机器人手术的大型多中心随机对照研究正在进行，我们期盼这项具有更高循证水平的研究可使我们从更加科学的角度审视机器人手术技术。

我们总结关于机器人手术的几点小建议如下：①根据术者经验尚浅时，谨慎挑选手术患者；②避免使用机器人器械过度牵拉输尿管，避免造成牵拉损伤；③在离断输尿管后，使用 pretagged locking clips 结扎、操作输尿管；④在处理膀胱血管时使用直线切割闭合器可以令操作更加安全便捷。此外，我们一直在使用并改良临床护理路径（或者 ERAS），使得包括机器人手术在内的所有行膀胱切除术的患者受益。关于进行膀胱切除手术和淋巴结清扫手术的顺序，经典的手术顺序是先行膀胱切除术，后行淋巴结清扫手术，在输尿管游离的"空旷"盆腔中可更加方便彻底地进行淋巴结清扫。然而手术的顺序也不是绝对的，在仔细权衡相关利弊后，手术大夫可按照习惯和考量自行决定。

回盲肠贮尿囊　第 55 章

Clint Cary, Hristos Z. Kaimakliotis, Richard Bihrle
（张　彬　译　梁学志　王东文　审校）

前言与历史回顾

在过去的 30 多年中，Indiana pouch 成为最受欢迎的尿路改道术式之一，对一些渴望接受非器械尿路改道者，或不能做膀胱替代者，或对夜以继日的尿失禁不可忍受者适用。Indiana pouch 可控尿流改道术使用右半结肠作为贮尿囊，同时使用加强回盲瓣来控尿、保留末端回肠的一段以便置管。虽然 Indiana pouch 已经成为插管式可控尿流改道最常见的形式，回顾最初对回盲肠重建的尝试，仍可以帮助我们理解它的演变过程。

使用盲肠作为可控贮尿囊可以追溯到 20 世纪初，1908 年 Verhoogen 实验性地使用了回盲部进行尿流改道。在他的描述中，盲肠被用作贮尿囊，回肠瓣作为输尿管与回肠末端吻合的抗反流机制，阑尾则被作为一种非隧道式尿液输出管道。20 世纪 20 年代中期，对尿流改道的进一步尝试被放弃，在很大程度上是因为多方报道说当时可用的改道方式增加了并发症。

因此，可控贮尿囊的做法被放弃了，直到 1950 年，Gilchrist 报道了将回盲肠通过腹部造口的方式实现尿流改道。在 Gilchrist 的技术中，以盲肠为贮尿囊，将输尿管从盲肠黏膜下穿入，达到抗反流的目的。尿流控制依赖于回盲瓣阻力、回肠末端的抗蠕动作用，及回肠段向腹壁的斜穿。由于 Gilchrist 的初点成果缺乏可重复性，及 Bricker 更为简单地回肠样不可控性尿流改道技术的描述，导致回肠盲肠段作为尿流改道的一种形式在很大程度上被放弃。

回盲肠代膀胱有多种类型，如 Mainz pouch、Penn pouch，及 Florida pouch，本文不再详述。由于技术简单和效果出色，Indiana pouch 已成为当代最常见的回盲肠尿流改道术。1984 年，印第安纳大学的研究小组开始使用一种改良了 Gilchrist 方法的可控贮尿囊。首先，为了提高控尿能力，使置管更容易，回肠段传出部分

应吻合成锥形，回盲瓣处采用 2-0 丝线间断缝合。然后，盲肠应长管化以应对盲肠高压收缩后的控尿。我们最初的长管化尝试，采取了在 15 cm 长管化盲肠段上放置一小段长管化回肠补片的做法。为了缩短手术时间，我们放弃了回肠补片技术而采用了一种更简单的技术，即纵向切开 20 cm 长的右半结肠和盲肠，然后将其折叠起来，以 Heineke-Mikulicz 方式横向闭合。这仍然是 Indiana pouch 可控尿流改道术的基础，它形式简化，易于推广。

在过去的 25 年里，由于以原位新膀胱的形式进行膀胱替代已成为一种更可行的手术，因此可控经皮尿流改道术的使用已经减少。尽管如此，泌尿道重建医师必须保持实施尿流改道术的能力，以治疗那些不愿接受各种膀胱替代后夜间尿失禁的患者，及那些括约肌功能差的，需行尿道切除的或者因原发病而接受盆腔放疗的患者。

Indiana pouch 的术前规划、适应证和禁忌证

肌酐大于 2.0 mg/dl 或肾小球滤过率估计小于 60 ml/min 的肾功能受损患者，不适合接受可控插管式尿流改道。良好的控尿机制和约 500 ml 的尿容量可能会使这些患者的肾功能进一步受损。缺乏严格的导尿计划可能会增加尿液在体内的滞留时间，并在压力传导至上尿路和已受损肾单位的影响下干扰代谢物的重吸收。这些患者也更容易发生低钾高氯性代谢性酸中毒。其他禁忌与预期寿命、结肠原发病有关，如炎症性肠病。腹、盆部的放疗可能对回肠末端和结肠有影响，但这依赖于术中的情况才能判断。

身体体质问题或功能限制，如截瘫，可能会限制实施膀胱替代的能力。然而，只要证明手的灵巧性足

以自行插管导尿，那么这些患者仍然是适合做 Indiana pouch 的。只要在术前有证据表明患者具有插管导尿和冲洗的能力，Indiana pouch 仍是一种易于管理和首选的尿流改道方法。

虽然对于尿流改道来说，对小肠的术前肠道准备并不是必要的，但对 Indiana pouch 来说，因为使用的是大肠，所以肠道准备是常规要做的。根据外科医师的习惯，可以用多种方法进行准备，我们通常在手术前要求 24 小时保持低渣流质饮食并服用枸橼酸镁，手术前 1 小时使用广谱抗生素。爱维莫潘（一种阿片样受体拮抗剂）改善疼痛控制和缩短住院时间。术后也应继续使用。

可控性回结肠膀胱术的手术技巧

在正中切口切开并向下进入腹腔后，使用一个自固定的牵引器来暴露切口。如果是在膀胱癌根治性切除术中，则下中线切口通常需要延长至脐上 4～6 cm 处，以帮助显露右半结肠

血液供应

Indiana pouch 的血液供应来源于肠系膜上动脉（SMA）及其分支。具体来说，右半结肠使用右结肠和回结肠动脉，回肠末端利用肠系膜上动脉的动脉分支。

右半结肠的游离

右半结肠需从盲肠游离到结肠右曲（图 55.1）。共取右结肠 20 cm 和回肠末端 10 cm 构建贮尿囊，其血供源于肠系膜上动脉的回结肠和右结肠动脉。游离后，在肝曲附近和回肠末端约 10cm 远的地方便形成了肠系膜窗。然后用胃肠吻合器（GIA）将大肠和小肠分开。另一种选择是，可以使用在贮尿囊一侧带有 Carmalt 肠夹的 TA 吻合器，这样的话可无须移除钉线。用作贮尿囊的肠段置于吻合口的下方，通过联合使用 GIA 和 TA 吻合器实施的侧侧回结肠吻合术来恢复肠道连续性。另一种选择是，可以根据外科医师的喜好通过手工缝合完成手术。肠系膜窗无须常规关闭。

阑尾切除

如果有阑尾，就行阑尾切除术。有几种方法可以执行此操作。游离阑尾动脉。盲肠阑尾根部以 2-0 薇乔或铬制缝线缝合。可以使用 LigaSure、Enseal 等闭合器或锋利的装置来贴近底部切除阑尾。阑尾残端经荷包缝合埋入盲肠，然后扎紧。因为该区域可能与囊内尿

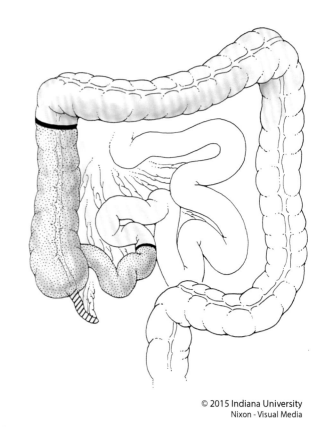

© 2015 Indiana University
Nixon - Visual Media

图 55.1　右半结肠的游离。（Used with permission from the Indiana University School of Medicine，Visual Media Arts.）

液接触，所以使用可吸收缝线能避免在阑尾残端形成结石。

打开右半结肠

如前所述，阑尾切除后，使用电凝将右侧结肠向盲肠方向纵向打开，保留盲肠的盲端（图 55.2）。然后将其横向折叠，使用 Heineke-Mikulicz 技术，用 3-0 薇乔线缝合（图 55.3）。缝合时仔细翻转黏膜边缘。贮尿囊关闭时，在盲肠盲端内置入 24 Fr Malecot 导尿管，在盲肠盲端食道位置以 2-0 铬制缝线，将 Malecot 导尿管周围做荷包缝合。此时，导管在荷包缝合的缝线中间，2-0 铬制缝线锁紧 Malecot 导尿管周围组织。然后冲洗，检查缝合线附近是否有渗漏。如有渗漏，则以 3-0 薇乔缝线间断缝合加固。大口径的 Malecot 导尿管在术后初期可保障良好的冲洗，防止导管黏液堵塞。

锥形导管通道

将一根 12 Fr Rob-Nel 导管通过回盲瓣置入回肠末端。回肠末端的肠系膜游离缘用 3 或 4 个短 Babcock 钳夹住（图 55.4）。GIA 吻合器放置在 Babcock 钳和 12 Fr 导管间，以制作锥形通道。在此过程中，应注意避免在吻合器中夹住导管。在启动吻合器之前，应确保吻合后

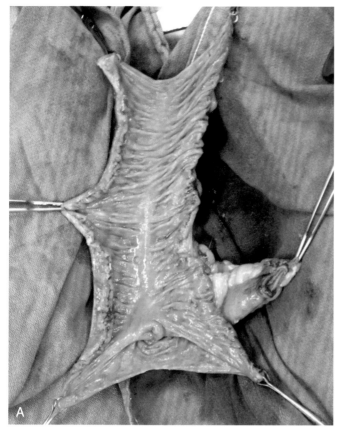

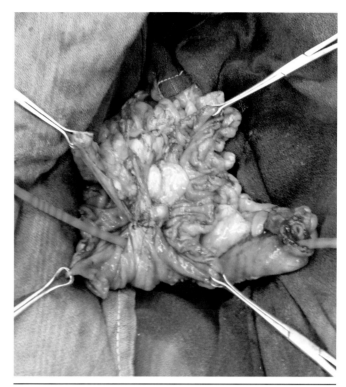

图 55.3 采用 Heineke-Mikulicz 技术封闭右半结肠

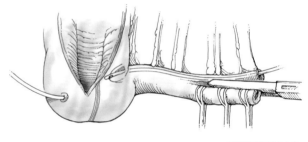

图 55.4 锥形导管通道的准备。(Used with permission from the Indiana University School of Medicine, Visual Media Arts.)

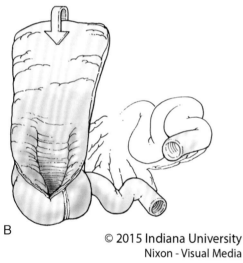

© 2015 Indiana University
Nixon - Visual Media

图 55.2 (**A**,**B**)电凝切开右半结肠。(**B** used with permission from the Indiana University School of Medicine, Visual Media Arts.)

导管可以前后滑动。根据所使用的 GIA 吻合器的不同，通常需要吻合两到三次。最后一次的吻合器应呈一定角度，以避免穿过回盲瓣（图 55.5）。

控尿机制

此处的折叠缝合是实现控尿最重要的部分。在回盲瓣交界处，用示指和拇指捏住 12 Fr 导管，两侧同时做纵向通道的标记，两边应略低于拇指和示指，确定 Lembert 折叠缝合适当的入点和出点（图 55.6）。回肠

盲瓣的折叠以 2-0 丝线做 6 或 7 个间断缝合（图 55.7）。建议每次缝合后都要将导管在通道内试插，如果其中一次缝合后导管不能活动，应拆除缝线并重新缝合。当所有缝线都缝合好后，应使用 14 Fr 软红色橡胶导尿管多次试插。导尿管应以一定的阻力通过或有突破感。通过 Malecot 导尿管将贮尿囊充满，以检查回盲瓣和导管通道是否有控尿作用。

输尿管肠吻合

类似回肠膀胱术的做法，左侧输尿管从乙状结肠肠系膜下通过。输尿管从贮尿囊的背侧插入。Malecot 导尿管和导尿通道向头侧旋转。通常在盲肠的后外侧有少量的脂肪组织需要移除，以便为左右输尿管肠吻合提供一个清晰的区域。采用 5-0 PDS 缝线，以标准的

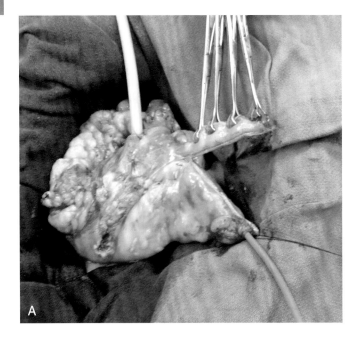

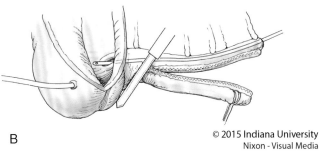

图 55.5 （A，B）使用吻合器使通道呈锻形。（B used with permission from the Indiana University School of Medicine，Visual Media Arts.）

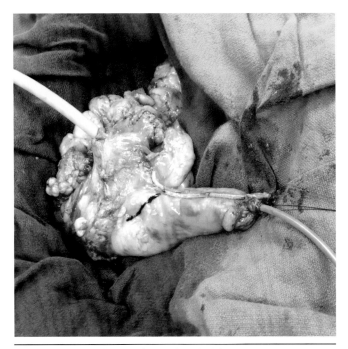

图 55.6 Lembert 折叠缝合的入点和出点标识

回肠膀胱术端侧吻合技术进行吻合。7 Fr 输尿管单 J 支架管一端经吻合处向上置入肾盂，另一端置于贮尿囊

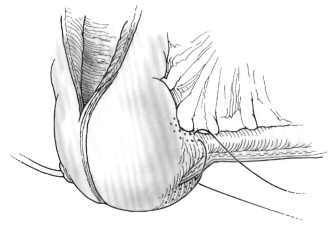

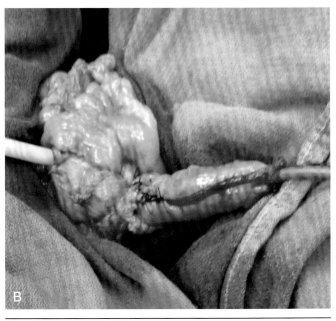

图 55.7 （A，B）回盲瓣处的折叠缝合。（A used with permission from the Indiana University School of Medicine，Visual Media Arts.）

外用 4-0 铬制线锁紧（图 55.8）。

腹壁造口制备

支架、引流管和导尿管按序穿出腹壁。首先，支架穿过右下象限的腹壁。然后，Malecot 导尿管在支架的上方穿出腹壁。最后，导尿管从 Malecot 导管上方穿出。这个区域先前由肠造口治疗师标记，通常位于脐外侧。导尿通道需有一个直的方向进入贮尿囊，以确保导尿的能力。如果可置导管的通道段有冗余，可以切除远端以缩短通道。应在腹直肌筋膜上作一指宽的切口，造口应采用 3-0 薇乔缝线行 Brook 或 Y-V 成形术。

将导管通道固定在腹部后，应多次尝试插管。如果有任何问题，应该在手术室里处理。通常将 14 Fr 导

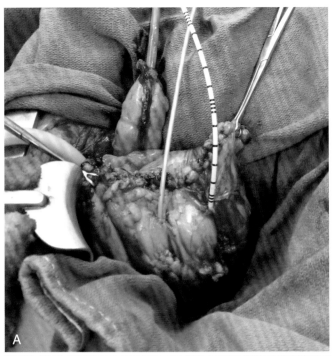

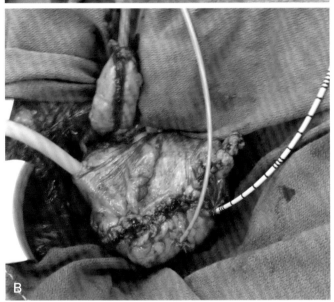

图 55.8　（A，B）输尿管支架的放置

管放置在通道内 3 周，以帮助将通道塑造到合适的位置（图 55.9）。

术后管理

从术后第 1 天开始，在整个住院期间均需用 60 ~ 100 ml 生理盐水冲洗 Malecot 导尿管，每天四次，以防止黏液阻塞。大约术后 5 ~ 7 天在患者出院前，如果没有或不担心尿漏，可移除输尿管支架管。输尿管支架管移除后，如果没有证据表明输尿管结肠吻合口瘘，Penrose 或 Jackson-Prat 引流管可以去除，Malecot 导尿管则带管出院，14 Fr 导管也留在导尿通道内。

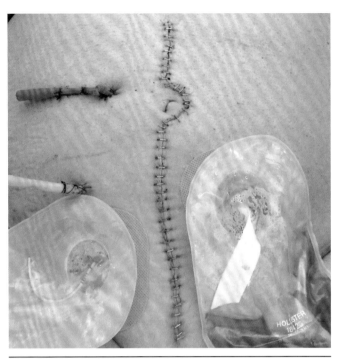

图 55.9　通常在导尿通道内放置 14 Fr 导尿管 3 周，以帮助将通道塑成合适的位置

术后约 3 周，患者复诊接受间歇导尿的指导。此时，可通过 Malecot 导尿管行造影术。如果没有从贮尿囊渗出，并且患者已经掌握了自我导尿，则移除 Malecot 导尿管，24 小时内通道即闭锁。患者在第一周开始每 2 小时自行导尿一次，在接下来的 4 ~ 6 周，患者可以将导尿间隔增加到 4 ~ 6 小时。虽然只要导尿量不超过 500 ml，患者可将置管间隔延长至 6 小时以上，但仍建议每 6 小时清空一次贮尿囊，以减少炎症和结石的发生。每天持续冲洗一次，以减少黏液堆积。在患者开始间歇导尿 6 周后，进行静脉肾盂造影（IVP）以评估上尿路情况。

每 6 个月监测肾功能、电解质和全血细胞计数。用超声或 IVP 检查肾。如果患者因膀胱移行细胞癌而接受膀胱切除术，则每年进行 IVP 或 CT，以排除上尿路的复发。另一方面，如果患者因非膀胱癌而行尿流改道，仅行肾超声检查排除肾积水就可以了。

术后并发症

早期并发症

1. 导尿困难：如果按照前面描述的步骤来确保管道从腹壁到贮尿囊的路径呈直线，就可以避免导尿困难。为了便于实现这一点，应该切除冗余的导尿通道长度。如果在手术室发现导尿管有任何问题，必须在那个时候解决。这可能需要重新打开切口来解决这个问题。

2. 黏液堵塞：结肠会产生大量黏液。如果贮尿囊不能得到充分的冲洗和排水，它可能导致尿路感染（UTI）、败血症，甚至贮尿囊破裂。在吻合口愈合过程中，大口径 Malecot 导尿管有助于清除黏液，保持引流通畅。

远期并发症

1. 输尿管梗阻：最常见的是左侧输尿管，因为输尿管在乙状结肠肠系膜下走行的距离较长，容易导致梗阻。有时，可以通过球囊扩张来解决，但更常见的是需要手术修复。

2. 贮尿囊结石：系由于随着时间的推移，残留的尿液和黏液堆积而形成。患者必须坚持每天用生理盐水冲洗一次，以降低风险。如果结石形成，可以通过经管道碎石、经皮碎石，或切开取石来处理。

3. 瘘口狭窄：患者可能很难进行导管插入。临床常采用局部麻醉，切除狭窄节段，以 Brooke 或 Y-V 成形术的方式进行皮肤水平的翻修。

4. 贮尿囊炎或尿路感染（UTI）：日常导尿时尿液引流不良，导致残余尿。这增加了复发感染和结石形成的风险。日常的贮尿囊冲洗有助于预防结石和复发性感染。

5. 代谢变化：在泌尿系统中使用结肠和回肠可能导致低钾血症、高氯血症性酸中毒和碳酸氢盐减少。

随访期间应定期监测血清电解质。有时，口服碳酸氢盐或枸橼酸钾可以辅助改善。

特别注意事项：导尿教学及常规操作

护理指导和导尿教学是解决导管相关问题的重要内容。一位经验丰富的护士可以解决大量导尿相关问题，减少患者的意外就诊。患者和泌尿科门诊护士之间的沟通也无需被夸大。

手术后 3 周，患者的贮尿囊已经愈合，医师会指导他们如何以及何时导尿。必须在他们能成功导尿后，Malecot 导尿管才可被移除。第一周，他们每 2 小时导尿一次；每隔一周，间隔时间增加 1 小时，直至导尿量为 500 ml，如第 5 周患者每 5 小时置管一次，导尿量为 500 ml，则应继续每 5 小时导尿一次。最好导尿量不要超过 500 ml。大多数患者最终都有 4～6 小时的导尿间隔。

拓展阅读

Al Hussein Al Awamlh B, Wang LC, et al. Is continent cutaneous urinary diversion a suitable alternative to orthotopic bladder substitute and ileal conduit after cystectomy? *BJU Int.* 2015;doi:10.1111/bju.12919.

Bihrle R. The Indiana Pouch Continent Urinary Reservoir. *Urol Clin North Am.* 2005;24:773-779.

Monn MF, Kaimakliotis HZ, Cary C, et al. Short-term morbidity and mortality of Indiana pouch, ileal conduit, and neobladder urinary diversion following radical cystectomy. *Urologic Oncology.* 2014;32(8):1151-1157.

阑尾膀胱造口术

第 56 章

John C. Thomas

（徐啊白　译）

Mitrofanoff 的原理是将软管置入在具有牢固肌肉支撑的黏膜下隧道中。在尿液充盈的过程中贮尿囊内产生的压力可关闭通道，以防止漏尿以及控制排尿。除阑尾外，也可运用其他替代材料，包括横行管状肠管（Yang-Monti）、输尿管残端，甚至是苗勒管结构。由于此管道尿控率很高，如不能规律导尿会引起感染、肾积水或贮尿囊穿孔，因此须谨慎选择患者。

患者需要行严格的肠道准备，术前适当应用抗生素，必要时需提供无乳胶环境。经尿道放置球囊导尿管。

低位正中或横切口（Pfannenstiel）（图 56.1）。沿腹白线显露膀胱前间隙，游离右侧结肠，以获得有充分活动度的阑尾以及阑尾系膜。

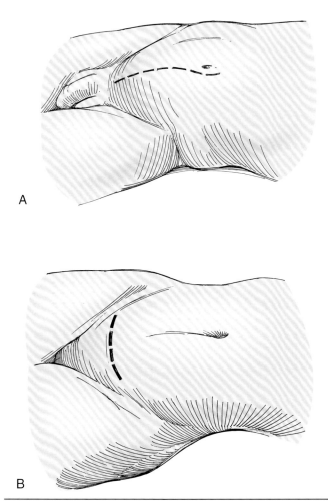

A

B

图 56.1 （A，B）阑尾膀胱再造术切口

将阑尾于盲肠上做袖口状切除，以保证切除的阑尾有足够的长度及直径，减少皮肤造口狭窄的可能性。用 3-0 可吸收缝线（SAS）双层缝合关闭盲肠，以类似的方式缝合阑尾，整个过程注意保留阑尾动脉。需在保证无张力的情况下游离阑尾系膜直至可以到达造瘘口的位置（图 56.2）。

如果阑尾较短可以用一段管状盲肠壁与阑尾合并以增加长度。这一方法可以通过吻合器实现（图 56.3），这种方法适用于肥胖患者，过程中应注意不要破坏血供。

通常情况下，阑尾连通膀胱至其后外侧（图 56.4），然而，最终的位置取决于阑尾长度、造口位置和膀胱的移动度。以翻盖法打开膀胱。另外，如果造瘘口的位置在脐孔，可以优先选择类似于 Boari 膀胱瓣的 U 形膀胱瓣（见第 34 章）。

置入膀胱

修整阑尾远端，确保 10 ～ 14 F 导管可以插管成功。以不短于 2 cm 的黏膜下隧道连通阑尾远端和膀胱。SAS 线全层缝合固定阑尾管腔远端和膀胱壁。用 4-0 或 5-0 线连续缝合关闭黏膜隧道，用 3-0 SAS 线

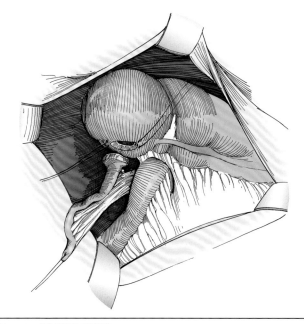

图 56.2 游离阑尾系膜

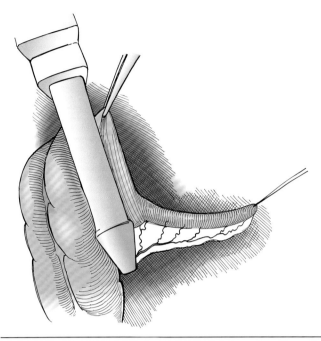

图 56.3 盲肠壁与阑尾结合

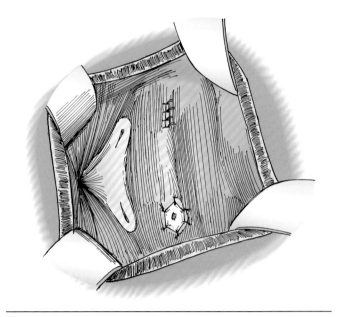

图 56.5 阑尾固定于膀胱壁外

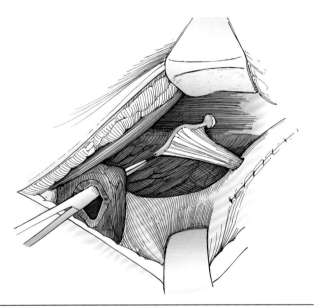

图 56.4 阑尾连通膀胱至其后外侧

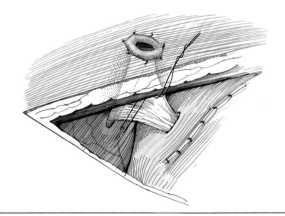

图 56.6 完成膀胱置入术

部,则可切除脐或将其作为皮瓣的一部分。用 4-0 SAS 线或铬制肠线全层缝合造瘘口和皮瓣。放置支架不少于 3 周,直到静态膀胱造影良好。如无漏尿,夹闭膀胱造瘘管,嘱患者每 4 小时导尿一次。若无其他不适,可拔除造瘘管。

阑尾的替代:横行管状肠管(Yang–Monti 通道)

取 2 cm 回肠段,沿系膜对侧横向切开。肠段长度可以根据肠管切开位置进行调整(图 56.7A)。

纵行管状化肠管,并确保 10 ～ 14 F 导管能通过,用 5-0 SAS 线双层缝合(图 56.7B)。以类似阑尾的方式缝合隧道并在皮肤造口。

也可以构造一个较长的 3 ～ 4 cm 的回肠段的通道(spiral Monti)并对其部分分割(图 56.7C)。

缝合固定阑尾于膀胱壁外,以尽量减少阑尾回缩(图 56.5)。必要时行膀胱扩大术。

根据造瘘口的位置,引导阑尾穿出肚脐,或经腹直肌鞘十字切口穿过腹直肌。完成皮肤外造瘘口(见下文)。主要技术要点是通道要尽量短,以方便导尿,避免弯折,如有可能,修复膀胱至腹壁的底面(图 56.6)。手术完成后,务必试行导尿。

造瘘口成形

根据造口的位置剖开阑尾近端,并固定缝合于切口顶端的宽 V 形或 U 形皮瓣上。如果造瘘口位于脐

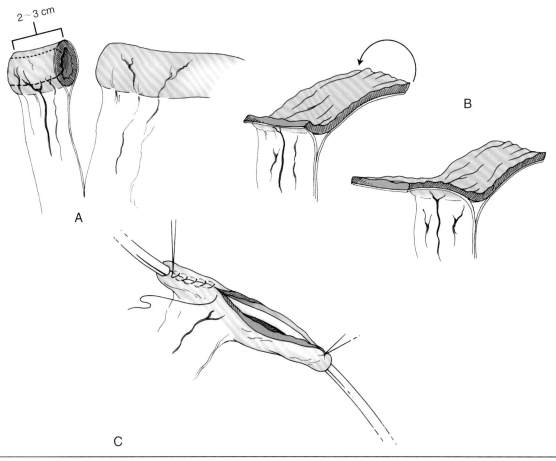

图 56.7 （A ～ C）Yang-Monti 通道构建过程（From Adams MC，Joseph DB. Urinary tract reconstruction in children. In：Wein AJ，Kavoussi LR，Novick AC，et al，eds. Campbell-Walsh urology，9th ed. Philadelphia：Saunders Elsevier；2007：3656-3702.）

术后并发症

　　皮肤造瘘口狭窄是最常见的并发症。有文献报道发生率在 10% ～ 40%。治疗方式包括留置导管扩张或造瘘口修复。反复错误导尿或管道成角过度可导致假道产生，一般可通过放置临时导尿管处理。膀胱和输出道之间的瘘管少见，但仍需正规修复。尿失禁或吻合口漏较少见，发生率低于 5%，这可能与膀胱输出道过短、膀胱压力持续升高或瘘形成有关。尽管有报道称可通过内镜下操作使用 Deflux 治疗，但远期效果尚不明确。因此，在这种情况下，有必要实施造瘘口修

复术。阑尾穿孔、坏死和狭窄也有报道。

拓展阅读

Adams MC, Joseph DB. Urinary tract reconstruction in children. In: Wein AJ, Kavoussi LR, Novick AC, Partin AW, Peters CA, eds. *Campbell-Walsh urology*. 9th ed. Philadelphia: Saunders Elsevier; 2007:3656-3702.

Cain MP, Metcalfe PD, Rink RC. Urinary diversion. In: Docimo SG, Canning DA, Khoury A, eds. *Clinical pediatric urology*. 5th ed. London: Informa Healthcare; 2007:937.

Yerkes E, Metcalfe P, Rink RC. Incontinent and continent urinary diversion. In: Grosfeld JL, O'Neill JA Jr, Coran AG, Fonkalsrud EW, eds. *Pediatric surgery*. 6th ed. Philadelphia: Mosby Elsevier; 2006:1791-1804.

第 57 章

输尿管乙状结肠吻合术和 Mainz II 型贮尿囊

Joachim W. Thüroff, Margit Fisch

（温 勇 译 徐啊白 审校）

背景

1852 年 Simon 首次报道了为一例膀胱外翻患者采用输尿管和直肠间建立瘘管的方法施行了可控尿流改道术。20 世纪上半叶，Coffey 手术作为这种技术的代表广受欢迎。截至 1936 年，文献刊发了超过 60 种改良输尿管乙状结肠吻合术的术式。1951 年，Leadbetter、1953 年 Goodwin 等分别报道了抗反流性输尿管置入技术，为对抗反流和预防肾盂肾炎做出了重要改进。即使在 Bricker 回肠导管术后出现了经皮可控贮尿囊，人们仍然对自主控制排尿的理念有着不小的兴趣。自主控制排尿即患者在不需要造口和外部器械，也不需要导尿的情况下就能够自己排尿。1991 年，Fisch 和 Hohenfellner 提出了输尿管乙状结肠吻合术（Mainz Pouch II）贮尿囊的概念，其中一个新进展是一个低压贮尿囊可以减少上尿路并发症并改善尿失禁。在 2004 年报道了 10 年来的手术结果。在本章中，我们将描述 Goodwin 输尿管乙状结肠吻合术及 Mainz Pouch II。

患者的选择

成功的尿道肛门分流术的先决条件是肛门括约肌能够控制尿液的储存和排出。这就排除了大多数神经源性缺陷的患者。患者盆底神经损伤（如继发于脊髓脊膜膨出或脊髓损伤）时，他们控制肛门括约肌的能力有所减弱。此外，患者由于其他原因所致的肛门括约肌功能减弱（如继发性手术创伤、痔疮或者肛瘘等）也将无法入选这项研究。因此，在手术前必须检查肛门括约肌的功能以及患者是否有信心在直肠内容纳液体。检查方法如下：将 200 ～ 350 ml 温盐水注入直肠，观察患者在正常活动时的反应。如果患者在这种情况下未感到不适并能够坚持 3 小时或者以上，他（她）便成为接受这种手术的好的候选者。肛门轮廓测定法是术前评估肛门括约肌功能的另一种选择，但只有复杂病例才需要。在肛门轮廓测定法中，静息闭合压应大于 60 cm H$_2$O，且在有张力条件下闭合压应大于

100 cm H$_2$O。手术禁忌证为肾功能减退（肾小球滤过率＜ 50%，血清肌酐＞ 1.5 mg/dl），Ⅲ度或以上肾盂积水或复发性肾盂肾炎病史，直肠乙状结肠良恶性病变，如溃疡性结肠炎、憩室炎、息肉、既往或现患腺癌，既往或计划行盆腔辅助放疗，或有肛门括约肌松弛。

术前准备

术前必须通过结肠镜检查术、CT 结肠造影检查或常规双造影剂结肠造影排除结肠疾病。术前 24 小时患者应清流质饮食。术前 1 天下午必须行机械性肠道清洁，建议采用顺行给药方式，如口服或通过鼻胃管给予 3 L 高渗透溶液（如聚乙二醇）。一次或者数次清洁灌肠作为补充或作为一种选择。在手术台上，在给患者消毒前，必须先放置肛管，便于后续术中经肛门取出输尿管支架。患者平卧位，摇床呈轻微头高脚低位。术前应用广谱抗菌药物，使用广谱青霉素（如哌拉西林-他唑巴坦）或第四代头孢菌素加甲硝唑和氨基糖苷类抗生素。

手术方法

输尿管乙状结肠吻合术（Goodwin Technique）

患者平躺在手术台上，骨盆略微抬高。在铺巾前放置直肠管，在皮肤切开前开始进行抗菌治疗。取下腹部正中切口。在根治性膀胱切除术中尿流改道时，输尿管已经被切断。而如果非因根治性膀胱切除术而行尿流改道，则在髂总动脉上方切开后腹膜，辨认左输尿管，分离、切断并结扎其远端，在其近端留置一根牵引线（图 57.1）；同样处理右侧。

两条输尿管都移位至靠近乙状结肠肠系膜的腹膜下，关闭原输尿管处腹膜切口。直肠和乙状结肠移行区近端乙状结肠的前结肠带在预留的 2 条牵引线间做长约 5 cm 的切口（图 57.2）。必要时，用庆大霉素清洗直肠和乙状结肠。

在打开的乙状结肠的后壁，留置四根长度约为 4 cm

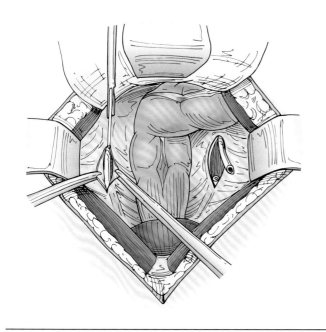

图 57.1　输尿管乙状结肠吻合术中双侧输尿管的游离和横断（From Hohenfellner R. Ureterosigmoidostomy. In：Eckstein HB，Hohenfellner R，Williams DI，eds. Surgical pediatric urology. Philadelphia：WB Saunders；1977：354-361.）

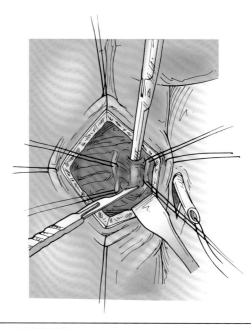

图 57.3　输尿管被拉入肠腔（From Hohenfellner R. Ureterosigm-oidostomy. In：Eckstein HB，Hohenfellner R，Williams DI，eds. Surgical pediatric urology. Philadelphia：WB Saunders；1977：354-361.）

注射少量（1～2 ml）盐水，更易于黏膜与肌层的分离。

横向切开乙状结肠后壁的肌层，以便于输尿管能够顺畅地从黏膜下拉出来。

在输尿管血供外侧将其与周围结缔组织分离。弯钳穿过乙状结肠后壁切口，夹住输尿管远端，在腹膜下将其通过先前的隧道拉入乙状结肠肠腔（图 57.4）。

用细弯钳将输尿管拉入黏膜下隧道。

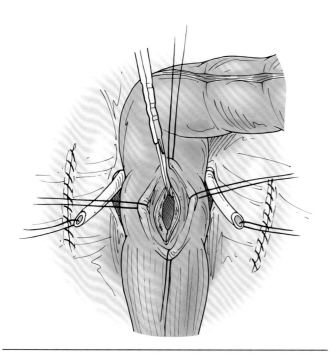

图 57.2　输尿管乙状结肠吻合术中乙状结肠前壁切口（From Hohenfellner R. Ureterosigmoidostomy. In：Eckstein HB，Hohenfellner R，Williams DI，eds. Surgical pediatric urology. Philadelphia：WB Saunders；1977：354-361.）

的牵引线，用于黏膜下通道的准备。在牵张缝线之间切开近端乙状结肠黏膜。

用细弯钳从近端黏膜切口在黏膜下向远端分离 3～4 cm，形成黏膜下隧道，在远端牵引缝合线处切开黏膜，形成输尿管的新开口（图 57.3）。预先往黏膜下

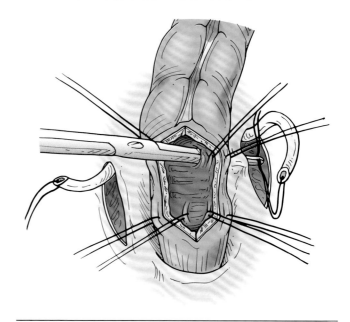

图 57.4　将左侧输尿管进入乙状结肠腔（From Stöckle M，Riedmiller H，Hohenfellner R. Ureterosigmoidostomie. In Hohenfellner R，ed. Ausgewählte Urologische OP-Techniken. Stuttgart：Thieme Verlag；1994：23-32.）

1. 输尿管在腹侧剖开 2～3 mm。

2. 输尿管以两条可吸收单乔线（如 5-0 甘氨酸线）通过肌层和肠黏膜固定在新输尿管开口的最远处。用可吸收单乔线（如 6-0 甘氨酸线）间断缝合剖开的输尿管和肠黏膜形成新输尿管口。置入 6 Fr 输尿管支架并用快速可吸收单乔线（如 4-0 多聚糖线）将其固定于肠黏膜。

3. 用几针可吸收单乔线（如 5-0 甘氨酸线）关闭隧道近端黏膜切口。

同法处理右侧（图 57.5）。

两条输尿管支架管均经侧孔插入肛管，然后经肛门脱出支架管（图 57.6）。然后在手术结束时，重新插入肛管并将其缝合固定在肛周的皮肤上，用以引流直肠内支架管旁漏出的尿液。

分两层关闭乙状结肠腹侧切口：黏膜用可吸收单乔线（如 5-0 甘氨酸线）连续缝合，浆肌层用可吸收单乔线［如 4-0 聚二甲苯酮（PDS）线］间断或连续缝合关闭（图 57.7）。

Mainz Pouch Ⅱ（Sigma 直肠贮尿囊）

1991 年，Fisch 和 Hohenfellner 发明的 Mainz Pouch Ⅱ 是一种输尿管乙状结肠吻合术的改良式式，构建了贮尿囊。简单来说，直肠乙状结肠通过去管化构建球形贮尿囊，以减少肾盂肾炎和肛门失禁的并发症。肠

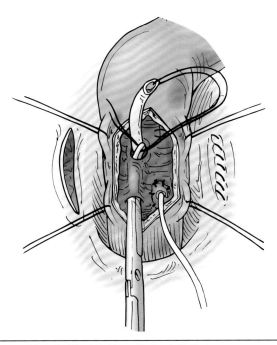

图 57.5　将右侧输尿管拉入黏膜下隧道（From Stöckle M，Riedmiller H，Hohenfellner R. Ureterosigmoidostomie. In Hohenfellner R，ed. Ausgewählte Urologische OP-Techniken. Stuttgart：Thieme Verlag；1994：23-32.）

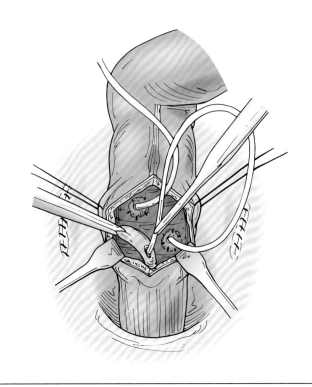

图 57.6　将支架插入直肠管以便从肛门拉出（From Hohenfellner R. Ureterosigmoidostomy. In：Eckstein HB，Hohenfellner R，Williams DI，eds. Surgical pediatric urology. Philadelphia：WB Saunders；1977：354-361.）

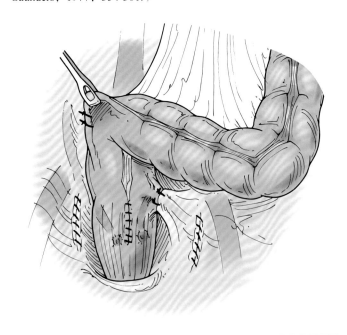

图 57.7　输尿管乙状结肠吻合术毕（From Stöckle M，Riedmiller H，Hohenfellner R. Ureterosigmoidostomie. In Hohenfellner R，ed. Ausgewählte Urologische OP-Techniken. Stuttgart：Thieme Verlag；1994：23-32.）

段的去管化阻断了肠管的环状收缩，降低了贮尿囊内压力，球形重建增加了容量，从而尿失禁和上尿路的保护都得到了改善。

在直肠乙状结肠转角的位置缝两根牵引线，使它

保持无张力，储尿袋将在稍后缝合（图 57.8A）。沿前结肠带（虚线图 57.8，B）打开肠管长约 20 cm。用庆大霉素清洗直肠乙状结肠。如果乙状结肠较短，无法实现无张力侧侧吻合，则降结肠必须游离至结肠脾曲同时切断膈结肠韧带。

储尿袋的后壁由双层侧侧吻合建立。浆肌层采用间断或连续可吸收单乔线（如 4-0 PDS）缝合（图 57.9A），黏膜采用连续可吸收单乔线（如 5-0 甘氨酸线）缝合（图 57.9B）。

双侧输尿管都需向上游离至肾周筋膜。必须注意保护输尿管外膜及其纵行血供。应保留性腺血管与输尿管之间的血管交通。用弯钳将左输尿管通过降结肠或乙状结肠的系膜后方拉到转角处，需要确认肠系膜下动脉或肠系膜的其他主要血管不会在转角前方压迫输尿管，保证输尿管的走行笔直不扭曲（图 57.10）。

为了制作黏膜下隧道，用上面类似的方法相距 4 cm

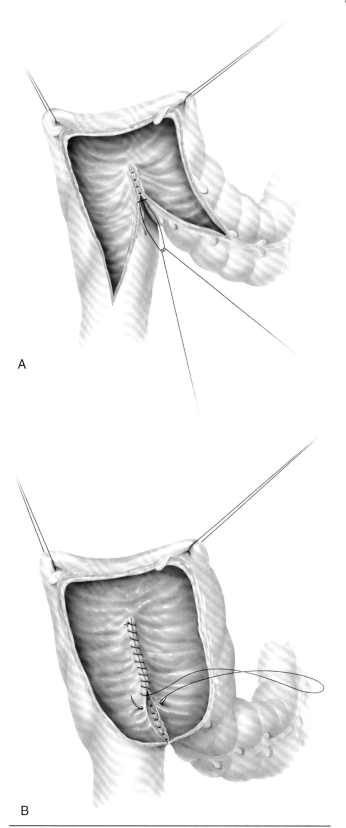

图 57.9 （**A**）Mainz pouch Ⅱ 术中缝合后壁浆肌层。（**B**）缝合后壁黏膜（Copyright Stephan Spitzer，Frankfurt，Germany；used with permission.）

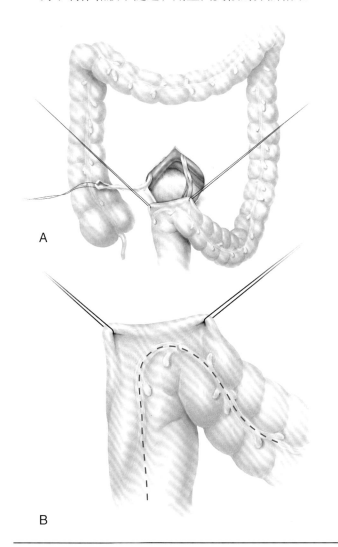

图 57.8 （**A**）在直肠乙状结肠交界部留置两条牵张缝线；（**B**）Mainz pouch Ⅱ 术中沿着虚线切开肠管（Copyright Stephan Spitzer，Frankfurt，Germany；used with permission.）

留置牵张缝线（图 57.3）。近端切除一小段肠黏膜（图 57.11A）。

为准备黏膜下隧道，可用示指抬高肠壁。预先在黏膜下注射少量（1～2 ml）盐水，有助于黏膜与肌层的分离（图 57.11B）。

弯钳尖端黏膜切开处即是黏膜下隧道的远端（图 57.11C）。

在黏膜下隧道的近端，储尿袋后壁的肌层被横向切开，以便输尿管顺畅通过（图 57.12A）。

从切口插入一把弯钳，将输尿管拉入肠腔，避免扭曲和成角（图 57.12B 和 C）。

与右侧相同，在左侧完成黏膜下隧道的准备和把输尿管拖入黏膜下隧道的操作。注意避免输尿管扭曲以及避免狭窄的肌肉层入口或黏膜下隧道对输尿管的压迫。输尿管腹侧应剖开 2～3 mm（图 57.13A）。

输尿管以两根可吸收单乔线（如 5-0 甘氨酸线）通过肌层和肠黏膜固定在新口最远端。剖开输尿管的新口，由几个输尿管黏膜可吸收的单乔线缝合线（如 6-0 甘氨酸线）完成（图 57.13B）。

储尿袋的后壁用一或两根不可吸收缝线固定（例如，4-0 聚丙烯线），穿过浆肌层到达乙状结肠肠系膜右侧（图 57.14）。在结扎缝线时，必须注意输尿管没

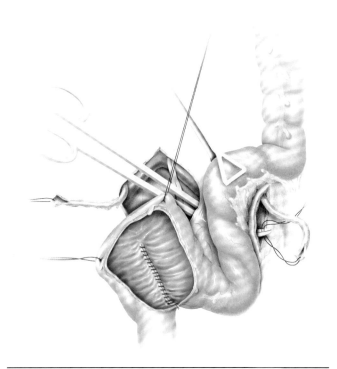

图 57.10　游离并拉动左输尿管穿过降结肠的肠系膜（Copyright Stephan Spitzer，Frankfurt，Germany；used with permission.）

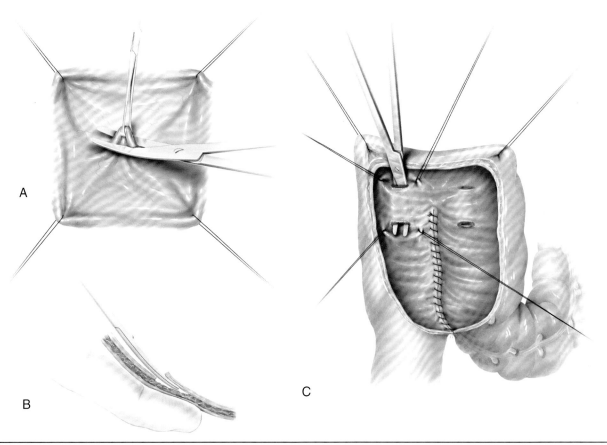

图 57.11　（**A**）切除黏膜下隧道近侧的一小段黏膜；（**B**）在示指支撑协助下完成黏膜下隧道的制备；（**C**）用弯钳固定牵张缝线之间的黏膜下隧道 4 cm（Copyright Stephan Spitzer，Frankfurt，Germany；used with permission.）

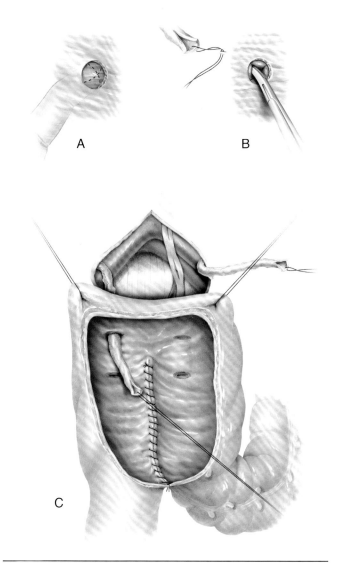

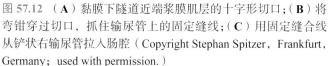

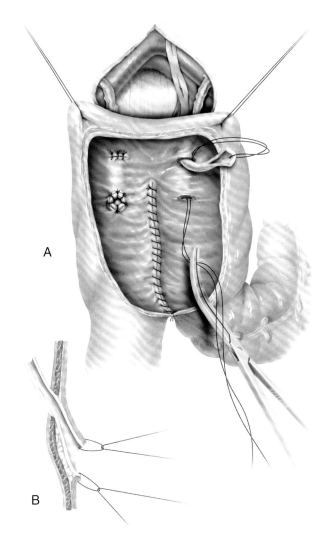

图 57.12 （**A**）黏膜下隧道近端浆膜肌层的十字形切口；（**B**）将弯钳穿过切口，抓住输尿管上的固定缝线；（**C**）用固定缝合线从铲状右输尿管拉入肠腔（Copyright Stephan Spitzer，Frankfurt，Germany；used with permission.）

图 57.13 （**A**）吻合右输尿管新口，闭合黏膜下通道的近端。将左输尿管拉入肠腔；（**B**）将左输尿管铲状新口的远端与黏膜和肌层缝合起来。而近端仅与肠黏膜缝合（Copyright Stephan Spitzer，Frankfurt，Germany；used with permission.）

有被压紧，并在没有扭折或成角的情况下继续沿直线插入袋内。

　　每条输尿管中插入一个 6 F 的输尿管支架，通过快速可吸收单乔线缝合（如 4-0 甘氨酸）固定在肠黏膜上（图 57.15）。两条输尿管支架均插入直肠管侧孔，直肠管侧孔向后拉，将输尿管支架依次取出。在手术结束时，直肠管被重新插入并通过一针固定在肛门周围的皮肤上，通过直肠排尿，而这使尿液可能从支架管旁边漏出。

　　贮尿囊前壁分两层闭合：黏膜用连续可吸收单乔线缝合（如 5-0 甘氨酸线）关闭，浆肌层用间断或连续可吸收单乔线缝合（如 4-0 PDS）关闭（图 57.16）。关闭肠系膜切口，大网膜覆盖储尿袋。在手术结束时，输尿管支架和肛管分别固定在肛周皮肤上。

　　对于扩张输尿管的置入，可采用 Abol Enein 的壁外隧道技术（serosa-lined extramural tunnel）完成。如果左侧输尿管受到影响（多数情况下如此），就必须对系膜侧切开第 3 个乙状结肠环（S 形贮尿袋）（图 57.17）。在靠近肠系膜的地方，近端环和远端环的浆肌层采用不可吸收的单乔线（如 4-0 丙烯）连续侧侧缝合，从而形成贮尿囊后壁。将输尿管置于凹槽内，新输尿管口的建立如前所述（图 57.17）。隧道的前壁采用连续缝合分两层关闭，4-0 可吸收单乔线（如 PDS）关闭肠切缘的浆肌层，5-0 可吸收单乔线（如甘氨酸线）关闭肠黏膜。

　　如果双侧输尿管都要置入壁外隧道内，则以上述相同的技术将右侧输尿管置入第一个侧侧吻合隧道内（图 57.18A）。

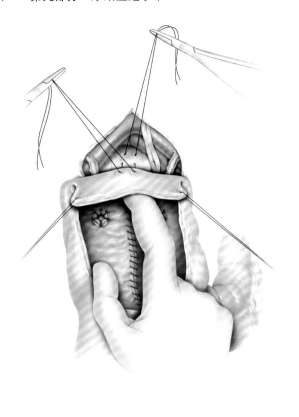

图57.14 用不可吸收缝线将储尿袋固定在直肠乙状结肠交界处（Copyright Stephan Spitzer，Frankfurt，Germany；used with permission.）

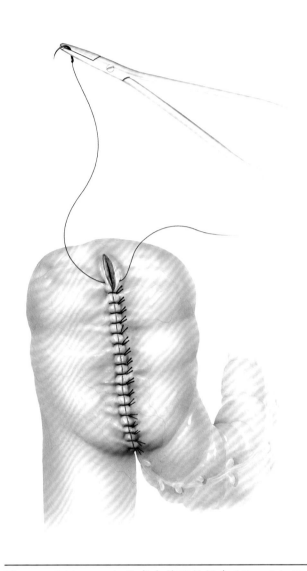

图57.16 Mainz pouch Ⅱ术中前壁的闭合（Copyright Stephan Spitzer，Frankfurt，Germany；used with permission.）

输尿管口锚定在新孔的远端，两根可吸收的单乔线缝合线（如甘氨酸线）穿过所有肠层，由几根输尿管黏膜可吸收的单乔线缝合线（如6-0甘氨酸线）完成（图57.18B）。

在完成S形贮尿囊后壁构建及双侧输尿管采用壁外隧道抗反流技术完成种植后，将支架管插入双侧输尿管（图57.19）。

术中决策

如果患者肥胖，乙状结肠肠系膜又粗又短，术中应采用另外的尿流改道术式（如回肠导管术）。如因原位癌或放射损伤输尿管需要切除较多而长度不足时，术中应采用另外的尿流改道术式（如横结肠导管、横结肠贮尿囊）。

如果在S形储尿袋的制作中，已经完成后壁的构建和输尿管种植，但袋的前壁因为系膜太短或脂肪

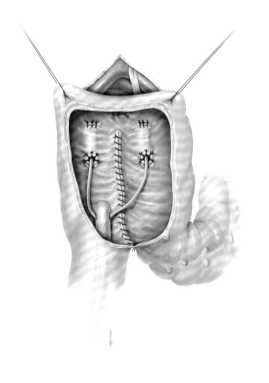

图57.15 Mainz pouch Ⅱ术中输尿管支架被插入直肠管，以便通过肛门拔出（Copyright Stephan Spitzer，Frankfurt，Germany；used with permission.）

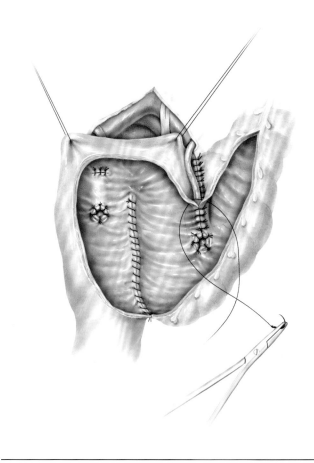

图 57.17　为左侧输尿管的置入创造一条浆液衬里的隧道（Copyright Stephan Spitzer，Frankfurt，Germany；used with permission.）

过多不能完成无张力缝合，可用回肠"补片法"关闭前壁。

如果大网膜不够长或活动性不够大，不能覆盖贮尿囊前壁，需要从胃开始游离，最好以胃网膜左动脉为蒂，它从降结肠侧面进入小骨盆。在膀胱切除术后，可以填满骨盆，降低小肠粘连和肠梗阻的风险。

并发症的处理

术后早期如不慎致输尿管支架脱落，应行静脉肾盂造影（IVP），以保证尿路引流、排除尿外渗。若有严重的肾积水或尿外渗，应在 B 超引导下行患侧或双侧经皮肾造瘘置管。

如果腹膜炎是由尿漏引起的，早期修补的目的是优化盆腔的引流，关闭瘘管（如果可能的话），通过横结肠造口可转流粪便。

术后处理

抗生素（哌拉西林－他唑巴坦和甲硝唑）在手术后继续使用，直到取出输尿管支架。对于术后胃引流，

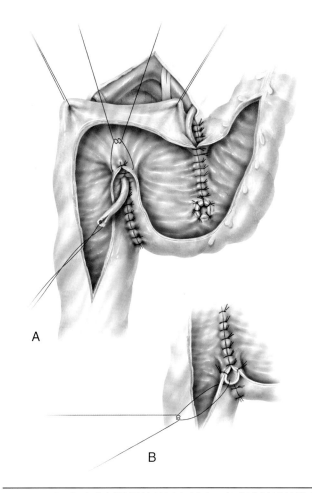

A

B

图 57.18　（**A**）为右侧输尿管的置入创造一条浆液衬里的隧道；（**B**）将右侧新面与肠的全层吻合（Copyright Stephan Spitzer，Frankfurt，Germany；used with permission.）

可在术中置入 12 F 球囊胃造口导管，而不是鼻胃管，以减轻患者的不适。患者可在手术当天开始饮水，并在术后第 1 天尽早下床活动。

如果进行膀胱切除术，则将 Jackson-Pratt 引流管放置在贮尿囊后方并进入小骨盆。若引流量少于 50 ml/24 小时，则可以拔除引流管。随着肠道功能的恢复，饮食也随之逐步恢复。多数情况下术后第 5 天肠蠕动恢复，此时应拔除肛管。术后第 9 天可拆除输尿管支架在肛门周的皮肤固定。输尿管支架固定在肠黏膜上的缝线溶解后，输尿管支架可掉出。

出院前应行 IVP 或超声检查上尿路引流的通畅度。应用血气分析检查是否有代谢性酸中毒。当剩余或低于 −2.5 mmol/L 时，应使用碳酸氢钠、柠檬酸钙钠或柠檬酸钾钠补碱，每隔 2 周复查一次。6 周后应复查肾超声检查，以确保尿路引流正常。由于可能增加腺瘤和腺癌形成的风险，应从术后第 5 年开始每年进行结肠镜检查。然而，必须注意不要对输尿管口进行活检，否则可能会被没有经验的内镜医师误认为是腺瘤。

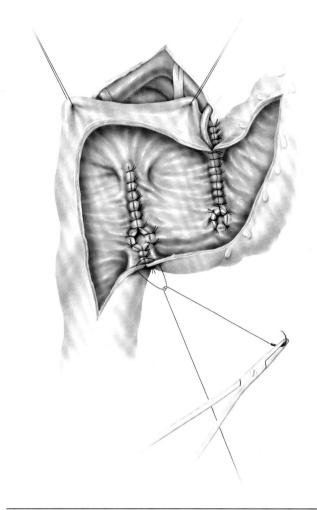

图 57.19　Mainz pouch Ⅱ 术中后壁的缝合完成（Copyright Stephan Spitzer，Frankfurt，Germany；used with permission.）

预后

根据多项研究报道，白天尿控率达到 98%（范围 88%～100%），夜晚尿控率在 90% 左右（范围 73%～100%）。代谢性酸中毒是一个经常被关注的问题，如果尽早开始预防性补碱而不是以治疗为目的补碱，代谢性酸中毒是可以控制的。因此，应行血气分析而

不是 pH 和血清氯应定期检查。血气分析中剩余碱低于 − 2.5 mmol/L 时，应给予预防性补碱。然后，术后良性和恶性肿瘤形成的风险增加。如果原发病是恶性疾病，平均 10 年后发生腺瘤的风险增加。如果原发疾病是良性疾病，则在平均 20 年后腺瘤发生的风险增加。对于腺癌，则时间分别为 13 年和 26 年。近期发表的一项针对 17 000 多名患者的多中心研究发现输尿管乙状结肠吻合术在所有类型的尿流改道中继发性肿瘤发生的风险最高，为 2.58%。因此，必须从术后第 5 年开始每年进行结肠镜检查，目的是在腺癌发生前腺瘤阶段的早期诊断（和治疗）。腺瘤−腺癌序列的平均间隔约为 3 年，在此期间，可能无须切除乙状结肠和贮尿囊。

拓展阅读

Austen M, Kälble T. Secondary malignancies in different forms of urinary diversion using isolated gut. *J Urol.* 2004;172:831-838.

Coffey RC. Bilateral submucous transplantation of ureters into large intestine by tube technique: clinical report of 20 cases. *JAMA.* 1929;93:1529.

D'Elia G, Pahernik S, Fisch M, Hohenfellner R, Thüroff JW. Mainz Pouch II technique: 10 years' experience. *BJU Int.* 2004;93:1037-1042.

Fisch M, Hohenfellner R. Der Sigma-Rektum Pouch: eine Modifikation der Harnleiterdarmimplantation. *Akt Urol.* 1991;22:I-IX.

Fisch M, Wammack R, Hohenfellner R. Sigma rectum pouch (Mainz pouch II). *World J Urol.* 1996;14:68-72.

Fisch M, Wammack R, Müller SC, Hohenfellner R. The Mainz Pouch II (sigma rectum pouch). *J Urol.* 1993;149:258-263.

Goodwin WE, Harris AP, Kaufman JJ, Beal JM. Open, transcolonic ureterointestinal anastomosis: a new approach. *Surg Gynecol Obstet.* 1953;97:295.

Hinman F, Weyrauch HM Jr. A critical study of the different principles of surgery which have been used in uretero-intestinal implantation. *Trans Am Assoc Genitourin Surg.* 1936;29:15.

Kälble T, Hofmann I, Riedmiller H, Vergho D. Tumor growth in urinary diversion: a multicenter analysis. *Eur Urol.* 2011;60:1081-1086.

Leadbetter WF. Considerations of problems incident to performance of uretero-enterostomy. *J Urol.* 1951;65:818.

Simon J. Ectopia vesicae (absence of the anterior wall of the bladder and pubic abdominal parities): operation for directing the orifices of the ureters into the rectum; temporary success; subsequent death; autopsy. *Lancet.* 1852;ii:568.

Thüroff JW. Continent Diversions. AUA 2015 in New Orleans, Plenary 1.

回肠原位新膀胱术

Fiona C. Burkhard，Urs E. Studer

（江 宁 译 徐啊白 审校）

第 58 章

在这一章中，我们将会介绍一种带有管状输入道的回肠原位新膀胱技术。这种原位新膀胱是一个低压、高顺应性的储尿袋，既能保持体液和电解质平衡，又能实现可控性和保护肾功能。切除的回肠长度相对较短，保留了末端回肠和回盲瓣，术后出现消化不良和腹泻的风险较小。另一优势是降低了手术难度，有根治性膀胱切除＋回肠导管术经验的泌尿外科医师都能够完成。

沿回肠对系膜缘侧切开，会导致肠壁非同步、不协调收缩，再经双折叠后形成的储尿袋是一个低压系统。在肠表面积一定的情况下，球形储尿袋具有最大容量和较低压力。根据 Laplace 定律（压力＝张力/半径），张力一定，半径增加，因此储尿袋由筒状结构转换为球形会使肠管腔内的压力下降。此外，球形容量最大，同时表面/体积比限制了重吸收表面，因此最大限度地减少了代谢相关问题。

12 ～ 14 cm 的管状输入道可使输尿管在切除时与膀胱保持安全距离，而不必担心肿瘤残留，还可去除可能残留肿瘤的输尿管旁淋巴组织。此外，由于切除远端输尿管，可避免输尿管缺血以及狭窄。在正常生理条件下，该段肠管的同向蠕动减少了输尿管反流的发生及新膀胱内压力向肾盂的传导。另外，如果出现尿道复发或功能性问题（尿失禁、盆腔复发、排尿困难等），管状输入道可随时变成回肠导管术。

患者选取

对于所有需要膀胱替代的患者都需要满足特定的选取标准。框 58.1 列出了回肠原位新膀胱手术的禁忌证。尽管认为肾小球滤过率 50 ml/（min·m²）为下限，一些肌酐显著升高的原发性膀胱癌患者在梗阻解除后其肾功能可明显恢复，仍可进行可控性尿流改道。术前留置经皮肾造瘘管可更真实地反映患者肾功能。对于所有膀胱替代手术来说，肿瘤切除效果不能因为原位重建而受到影响。

放射治疗史或生理年龄不应该被视为可控性尿流

框 58.1　回肠原位新膀胱术的禁忌证

女性压力性尿失禁或 Ⅲ 或 Ⅳ 度膀胱膨出
肛门括约肌受损或尿道功能不全（自主神经损伤）
肾功能损害［估算肾小球滤过率＜50 ml/（min·m²）］
肝功能严重受损
严重肠道疾病（克罗恩病、短肠综合征）
男性前列腺尿道远端或女性膀胱颈受肿瘤侵犯
不愿或不能配合术后定期随访

改道的绝对禁忌证。即使 80 岁以上高龄患者也不应被除外，但其术后康复及实现尿控所需的时间比年轻患者要长，这可能是由于括约肌因年龄增长而功能减弱。回肠原位新膀胱也同样适合必须避免回盲切除后遗症的患者。

患者的术前准备

患者正常饮食到术前一晚，当晚进食少量简餐。于手术前一天下午较晚时候两次灌肠以进行肠道准备。由于会增加体液失衡的风险，应避免使用新霉素-红霉素顺行肠道准备。对于老年患者，这种肠道准备可能造成因血容量丢失而导致心血管不稳定，以及使患者在术前处于潜在代谢失衡状态。

所有患者术中、术后预防性使用抗生素，术前一天晚上在手臂皮下注射肝素，术后继续给药。此外，为预防下肢深静脉血栓形成或支气管肺炎，患者应穿弹力袜以及由理疗师指导进行适当的呼吸练习。

操作技术

采用全身麻醉和硬膜外麻醉，后者用于术中、术后的疼痛控制。采用头低脚高骨盆过伸体位以获得最佳的手术视野。在无菌条件下，膀胱置入 18 F Foley 导尿管。采用下腹正中切口。根治性膀胱切除并双侧盆腔淋巴结清扫术已经在别处介绍过。已有资料详细地介绍了保留神经的技术和作用，应至少在一侧尝试保留神经以获得良好的功能结果。对于女性来说，人们越来越重视保留神经的作用。在最近的一项报道中，保留子宫以及神经与良好的功能紧密相关。

对于男性保留神经的膀胱切除术，须保留精囊背侧的神经纤维和前列腺侧旁神经血管束。沿背内侧蒂的腹侧，向前外侧往精囊分离直到前列腺的基底部，可以避免盆丛的损伤。采用侧方入路保留性神经，切开盆内筋膜和前列腺周围筋膜沿前列腺分离。靠近前列腺成束结扎背血管复合体，而非远端平面。贴着前列腺包膜游离背外侧神经血管束（步骤1，图58.1）。至于背中线的膀胱蒂可从精囊的侧前方开始分离，直至前列腺基底部。通过轻柔钝性分离使精囊外侧的盆部神经受到保护（步骤2，图58.1）。继续往精囊和前列腺基底部（位于神经血管束的腹侧）之间的夹角游离（步骤3，图58.1）。在保护好盆丛和神经血管束之后，可以沿前列腺包膜从两侧逐步游离至前列腺尖部，从而避免损伤括约肌以及远段神经血管束。最后从环状的前列腺尖部锐性分离并切断膜部尿道，取下标本。

对于保留神经的女性，平面分离应沿宫颈腹外侧和阴道壁的腹侧，也就是2点或10点的方向（图58.2）。在阴道内放置一个空的海绵钳有助于分离略呈白色的阴道壁。它的重要作用是在背内侧膀胱蒂离断之前保持与阴道壁紧密接触，确保控制阴道旁静脉丛的出血。尽量避免干扰骨盆筋膜，以减轻会阴部神经

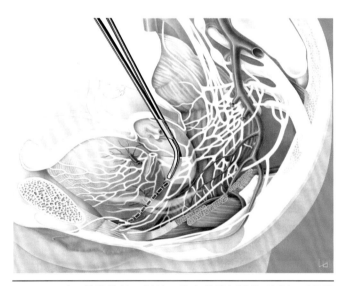

图58.1　对于男性的神经保护，首先从外侧沿前列腺切开并游离盆内筋膜和前列腺周围筋膜。然后贴着前列腺包膜游离背外侧神经血管束（步骤1）。至于背中线的膀胱蒂可从精囊的侧前方开始分离，直至前列腺基底部。通过轻柔钝性分离使精囊外侧的盆部神经受到保护（步骤2）。继续往精囊和前列腺基底部（位于神经血管束的腹侧）之间的夹角游离（步骤3）。（Adapted from Ong CH，Schmitt M，Thalmann GN，Studer UE. Individualized seminal vesicle sparing cystoprostatectomy combined with ileal orthotopic bladder substitution achieves good functional results. J Urol 2010；183（4）：1337-1341.）

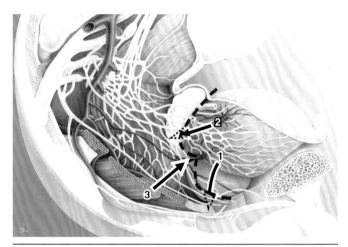

图58.2　对于保留神经的女性，阴道壁的分离应沿阴道宫颈平面的腹侧，也就是2点或10点的方向。（Adapted from Ong CH，Schmitt M，Thalmann GN，Studer UE. Individualized seminal vesicle sparing cystoprostatectomy combined with ileal orthotopic bladder substitution achieves good functional results. J Urol 2010；183（4）：1337-1341.）

的损伤，会阴部神经通常情况下，非肿瘤侵犯的一侧可以保留神经，肿瘤侵犯侧应进行广泛性切除。

回肠新膀胱的制作

回肠新膀胱是在距回盲瓣25 cm处取的近侧一段长52 cm至56 cm的回肠（图58.3）。保留回盲瓣和最远端的25 cm回肠，可以减少消化不良和胆汁酸诱导的腹泻等并发症。完成淋巴结清扫后，停止硬膜外麻醉。这可以防止肌张力增加和肌肉活性增高，肌张力增加和肌肉活性增高可以导致人为肠管缩短，因此可避免制作新膀胱时切除较多的肠管。用尺子沿回肠系膜测量制作新膀胱需要的回肠，并注意保持肠管不被过度拉伸。

远端肠系膜应切开至一定的深度，用以保证储尿袋的活动度。因近端肠系膜部分较短，为保证新膀胱的血液供应，应保留至少两个独立弓状血管。4-0薇乔缝合浆肌层做回肠-回肠的端端吻合，重建肠道的连续性。相同的方法可用来闭合被切除回肠段的两末端。然后关闭肠系膜切开处。取得的回肠近端部分作为输入段管道。用剪刀沿系膜对侧缘切开远端的40～44 cm肠管，其将作为新膀胱的储尿袋（图58.4）。

输尿管回肠的吻合

游离左侧输尿管至肾下级，保留输尿管周围组织以确保输尿管的血液供应，从而防止缺血。左侧输尿管从腹膜后面无张力地拉至右侧，在肠系膜下动脉上方跨过腹主动脉。如果需要切除的输尿管接近肾（例

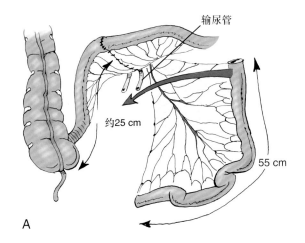

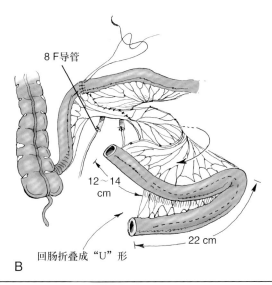

图 58.3　回肠的游离

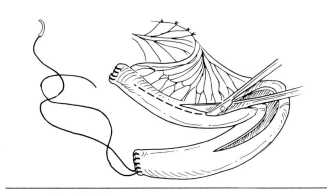

图 58.4　打开获取的回肠

如，原位癌，血管供应受损，曾经做过放疗），截取较长的回肠输入段可以弥补这段距离。

输尿管吻合采用 Nesbit 技术，将输尿管末端与未切开的输入道肠管近端行端侧吻合，吻合口的位置在对系膜缘的旁正中（图 58.5）。为了防止输尿管吻合术后肠管缺血，两侧输尿管吻合口间距保持约 1 cm。

输尿管末端剖开 1.5 ～ 2 cm，用 4-0 可吸收线

（PGA）缝合输尿管两端与回肠切口。连续缝合从输尿管近端开始，挂上尽量少的输尿管壁与回肠的浆肌层。在成角处或近端缝合尽量少的输尿管以避免输尿管狭窄。之后缝合的输尿管组织逐渐增多以保证吻合口的牢固。

为了排除输尿管黏膜脱垂导致的尿瘘并使吻合严密，应仔细吻合输尿管和肠管黏膜与浆膜，这是需要对输尿管壁上每一针的严格把关完成的。吻合完成前，插入 8 F 输尿管导管，用 5-0 快乔将导管与输尿管壁缝合固定，打结不要过紧，以防缺血。为减少吻合口处张力，远端输尿管周围组织和回肠输入道之间间断缝合 3 针。同时，近端输尿管周围组织还可掩盖缝合线。然后输尿管支架穿出远端肠管壁，出口位置由肠系膜脂肪覆盖，防止支架管拔出时发生尿漏（图 58.5C）。

新膀胱的制作

之前切开的回肠段折叠成"U"形，两内侧缘的浆肌层用 2-0 薇乔缝合（图 58.5C）。U 形的底部在 U 形

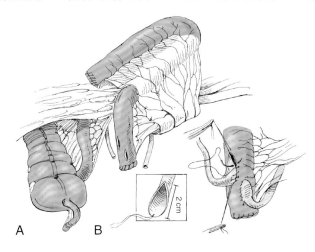

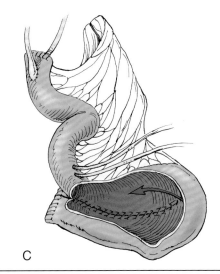

图 58.5　输尿管回肠吻合

的两端之间再次折叠成一个初始容量约为 120 ml 的球形储尿袋（图 58.6）。储尿袋完全闭合之前，术者用示指来确定游离度最大的地方，在肠壁上做直径约 1 cm 的孔，如图 58.7 所示。尽管使用漏斗状储尿袋的底端更加容易，但应该避免这种情况，因为在储尿袋充盈时吻合口处扭结和梗阻的风险会增加（图 58.8）。吻合口位于盆底可以达到最佳排尿效果。

留置一条 18 F Foley 硅胶导尿管，用 6 个 2-0 薇乔缝线吻合尿道与之前新膀胱留的孔（图 58.9）。在这个过程中，进针只带 3～4 mm 的括约肌，在尿道膜部黏膜边缘出针，从而使两个黏膜边缘紧靠在一起，以最大限度增加尿道长度及降低吻合口狭窄的发生率。后面两根缝线通过 Denonvillier 筋膜及神经血管束内侧、

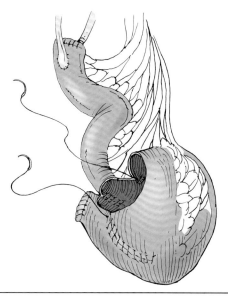

图 58.6　储尿囊的制作

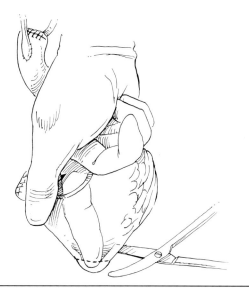

图 58.7　储尿囊关闭之前，术者用示指确定最可靠的部分，在此部位剪开 1 cm 的孔

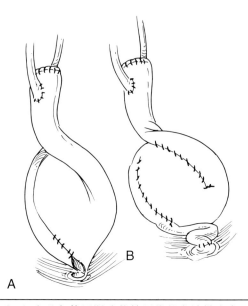

图 58.8　（A）应避免使用漏斗状储尿袋的底端做吻合；（B）用漏斗状的底端做吻合，若漏斗状底端有太多冗余，当储尿袋充盈时，可能在吻合口处发生扭转和阻塞

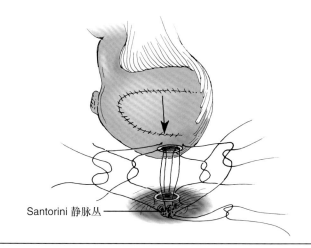

Santorini 静脉丛

图 58.9　新膀胱与尿道的吻合

外侧两根缝线穿过尿道外侧部分，前方两根缝线虽然只带一小部分尿道，但却可以穿过结扎的 Santorini 静脉丛。打结时切勿用力过大，以防止切割、缺血、尿道膜部缩短或狭窄。打结时前部的线结先收紧，背侧的线结最后收紧以减少背侧缝线的张力。完全关闭储尿袋之前放置新膀胱造瘘管，其应从系膜脂肪覆盖处的新膀胱壁穿出（图 58.10）。详细内容请参阅 Studer（2015）。

术后处理

在肠蠕动恢复的情况下，术后 5～7 天取出输尿管内支架管。术后 8～10 天如没有发现尿漏，则拔除新膀胱造瘘管。Foley 导尿管多留置 2 天，使膀胱造瘘管出口处有足够时间闭合。在取出导尿管之前，新膀

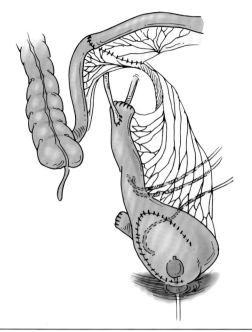

图 58.10　膀胱造瘘管的放置

胱需要充盈 50 ml，然后进行超声检查。在一半患者中，由于小肠肠袢位于回肠新膀胱和下腹壁之间而无法检测到回肠膀胱中的液体。在这些患者中因无法测量残余尿量，需要留置导尿。虽然患者使用了抗生素，但为预防感染，所有引流管应尽早拔除。所有引流管拔除后，继续用抗生素治疗菌尿，直到尿液正常。

Jagenburg 等报道称：储尿袋内尿液和血清之间 2～6 小时能达到等渗。这就解释了为什么最初尿液低渗时，新膀胱分泌氯化钠导致低钠血症、低血容量和代谢性酸中毒。为防止这种代谢引起的不良后果，须要求患者增加盐的摄入（椒盐卷饼、炸薯片等），鼓励患者每天摄入 2～3 L 的液体来预防由于重吸收高度浓缩的酸性尿液导致的代谢性酸中毒。输尿管支架拔除后，应隔天检测静脉血气分析碱剩余和称体重，每天摄入碳酸氢钠 2～6 mg 直至碱剩余应为 +2 mmol/L。随着时间推移，肠绒毛萎缩，这种综合征会逐渐消退。

应细心指导患者如何排尿。最初，指导他们白天每 2 小时采用坐姿通过放松盆底肌肉排空新膀胱，必要时可适度增加腹压。夜晚，鼓励设置唤醒闹钟每 3 小时排尿 1 次。患者经过 2 小时间隔排尿未发生代谢性酸中毒的（碱剩余为正值）或通过口服碳酸氢盐能够处理的，指导其逐渐延长排尿间隔至 3 小时，最终达到 4 小时的排尿间隔，目标是新膀胱容量达到 500 ml。在这个训练过程中，新膀胱压力的增加可能会导致尿失禁，但为了增加储尿袋的容量，压力升高是不可避免

的。因此，当出现这样的尿失禁时，仍然建议患者不要排尿。为了保持储尿囊内的低压以确保良好的尿控，新膀胱容量增加至 500 ml 是非常必要的。当储尿囊内的压力一定时，直径大的储尿袋与直径小的相比囊壁压力已经增大。因此，当到达终末充盈压时，易有尿胀感。

随着储尿囊容量的增加，夜间出现尿失禁的现象将得到改善。但另一方面，应尽量避免夜间膀胱容量大于 500 ml，储尿袋的过度扩张将导致其不能充分排空，残余尿增多，而增加尿潴留的风险。要及时监测残余尿，及早处理。引起残余尿最常见的原因是回肠膀胱黏膜突入到尿道和尿道吻合口狭窄，这两种原因都可以通过内镜处理。20% 的男性患者在术后第一个 10 年需要这种干预措施，但其中 94% 的患者 10 年后仍然能够自发排尿。长期留置导尿管和间歇性导尿不是最好的治疗方法，只在患者有个人偏好或作为护理之目的情况下应用。

菌尿症必须恰当处理。受感染的小便可能会导致储尿袋的不稳定，造成尿失禁及黏液分泌增多，这将会导致排尿后残余尿量增加，甚至尿潴留。

精湛的手术技巧、患者的配合及细致的术后护理是取得长期良好预后的关键。应定期随访患者，每 6 个月一次，持续 5 年，之后每年一次。详细内容请参阅 Studer（2015）。

经验和并发症

该手术技术在本中心应用已逾 30 年，超过 700 位患者接受了该手术。随着时间和经验的不断积累，进行了很多技术改良以减少并发症和改善功能预后。

13% 的患者发生早期尿流改道相关并发症（30 天内），主要是肾盂肾炎（6%）。在最近一项前瞻性随机对照试验中，我们发现围术期的液体管理可影响预后。术中严格的液体管理配合去甲肾上腺素的使用可减少患者的输血，减少早期严重并发症的发生以及缩短住院时间，对于术后肠道功能的影响最大。有趣的是，2 年的随访数据显示严格的液体管理可提高患者的尿控和勃起功能。但此现象的原因还不确定，很可能的解释是由于更少的出血可提高术野的清晰度，同时减少电凝的需要，从而减少对神经的损伤。

肾功能

进行代膀胱术 10 年后，约 21% 的患者会出现中

至重度的肾功能损害，回肠通道术后肾功能的损害更严重。从我们的经验看，对回肠通道术以及代膀胱术患者进行 logistic 回归分析发现，梗阻是肾功能恶化的最重要的、独立危险因素。对于伴有糖尿病或高血压病的患者来说，回肠通道术比原位膀胱术的肾功能恶化风险更高。保护肾功能的前提条件是有一个容量 400～500 ml 的低压储尿囊，并可完全排空，从而减少感染的风险并且保护上尿路。对于新膀胱术后 10 年及以上患者来说，中位肾小球滤过率（GFR）每 1.73 平方米每 10 年下降约 10 ml/min（未发表的数据）。这与年龄相关的生理性 GFR 每年下降 0.5～1 ml/min 相对应，表明原位新膀胱患者的上尿路没有受损。

功能学预后

保留神经及术式的标准化使得功能学预后逐步改善。绝大多数男性患者（95%）能自行排尿，并不需要间歇性自家导尿。不完全排空的风险对于女性来说更高，在我们早期做的没有保留神经的病例中，42% 的患者需要间歇性自家导尿。当白天和夜晚都遵循 3～4 小时排尿间隔时，82% 的患者日间排尿可控，52% 患者夜间排尿可控。3% 男性患者需要间歇性自家导尿或由于在家护理的原因留置尿管。除了执行上述详细的手术操作外，还需积极的术后管理和定期细致的跟踪随访才能确保这种新膀胱术式的成功。

对于女性来说，功能结果略差于男性，可能是解剖的原因，也可能是因为很少关注女性患者的神经保留。近期一项报道通过测量静息尿道压（urethral pressure profile，UPP）来评估子宫切除术和尿道功能。控尿情况与手术前后 UPP 相关。保留子宫和尝试保留神经功能结果更好。在最近的病例队列中，仅 10% 需要间歇性自家导尿。值得注意的是，没有一例患者出现阴道前壁脱垂。尽管由于出口梗阻（例如扭结、黏膜脱垂、尿道紧张度增加）导致膀胱排空受损，此时腹部过度紧张可导致脱垂。在这样的认知下，女性生殖器官保留手术可取得更好的功能结果。保留器官，尤其子宫和阴道前壁，保留沿阴道侧壁走行的神经，可以保护尿道的功能。排空问题在女性中比男性更加常见，可

能是由于尿道近端失神经支配引起尿道稳定性和开放受损造成的；或者，牵拉子宫引起的副交感神经损伤可能导致近端尿道压力过高及残余尿量增加。

拓展阅读

Granerus G, Aurell M. Reference values for 51Cr-EDTA clearance as a measure of glomerular filtration rate. *Scand J Clin Lab Invest.* 1981;41(6):611-616.

Gross T, Meierhans Ruf SD, Meissner C, Ochsner K, Studer UE. Orthotopic ileal bladder substitution in women: Factors influencing urinary incontinence and hypercontinence. *Eur Urol.* 2015;68(4):664-671.

Jagenburg R, Kock NG, Lorlén L, et al. Clinical significance of changes in composition of urine during collection and storage in continent ileum reservoir urinary diversion. *Scan J Urol Nephrol (Suppl).* 1978;49:43-48.

Jin XD, Roethlisberger S, Burkhard FC, et al. Long-term renal function after urinary diversion by ileal conduit or orthotopic ileal bladder substitution. *Eur Urol.* 2012;61(3):491-497.

Kessler TM, Burkhard FC, Perimenis P, et al. Attempted nerve sparing surgery and age have a significant effect on urinary continence and erectile function after radical cystoprostatectomy and ileal orthotopic bladder substitution. *J Urol.* 2004;172(4.1):1323-1327.

Mills RD, Studer UE. Metabolic consequences of continent urinary diversion. *J Urol.* 1999;161(4):1057-1066.

Mills RD, Turner WH, Fleischmann A, et al. Pelvic lymph node metastases from bladder cancer: Outcome in 83 patients after radical cystectomy and pelvic lymphadenectomy. *J Urol.* 2001;166:19-23.

Ong CH, Schmitt M, Thalmann GN, Studer UE. Individualized seminal vesicle sparing cystoprostatectomy combined with ileal orthotopic bladder substitution achieves good functional results. *J Urol.* 2010;183:1337-1342.

Studer UE, ed. *Keys to successful orthotopic bladder substitution.* Cham, Switzerland: Springer; 2015.

Studer UE, Burkhard FC, Schumacher M, et al. Twenty years experience with an ileal orthotopic low pressure bladder substitute – Lessons to be learned. *J Urol.* 2006;176:161-166.

Thurairaja R, Studer UE. How to avoid clean intermittent catheterization in men with ileal bladder substitution. *J Urol.* 2008;180:2504-2509.

Turner WH, Danuser H, Moehrle K, Studer UE. The effect of nerve sparing cystectomy technique on postoperative continence after orthotopic bladder substitution. *J Urol.* 1997;158(6):2118-2122.

Wuethrich PY, Burkhard FC, Thalmann GN, Stueber F, Studer UE. Restrictive deferred hydration combined with preemptive norepinephrine infusion during radical cystectomy reduces postoperative complications and hospitalization time: A randomized clinical trial. *Anesthesiology.* 2014;120(2):365-377.

Wuethrich PY, Burkhard FC, Thalmann GN, Stueber F, Studer UE. The impact of pelvic venous pressure on blood loss during open radical cystectomy and urinary diversion: Results from a secondary analysis of a randomized clinical trial. *J Urol.* 2015;194(1):146-152.

Zehnder P, Dhar N, Thurairaja R, Ochsner K, Studer UE. Effect of urinary tract infection on reservoir function in patients with ileal bladder substitute. *J Urol.* 2009;181:2545-2549.

专家点评（GARY D. STEINBERG）

在美国 20 世纪 80 年代末，尽管原位尿流重建技术已有进展，仍有约 90% 接受根治性膀胱切除术的患者采用了回肠导管术进行尿流改道。许多原因造成这种情况，包括患者年龄、并发症、手术复杂性的考虑，及对于尿失禁和对需要间歇性清洁导尿（clean intermittent catheterization，CIC）的担忧。本章优雅地描述了技术上的细微差别，以及在最有能力的外科医师手中这个程序的相对简单性。但是，需要考虑一些关键点来优化围术期护理和患者的选择。

为了加快术后恢复和减少并发症，围术期需要做很多工作。我们不再推荐术前肠道准备。通常，术前一天患者开始含有碳水化合物的清流质饮食[1]。我们在术前准备室开始皮下注射肝素抗凝，术后过渡到低分子肝素（依诺肝素，Lovenox），在整个住院期间一直到出院后 28 天内持续使用。通过这种方案，我们可以显著降低深静脉血栓和肺栓塞的风险。另外，为防术后发生肠梗阻，我们使用外周性阿片类受体阻滞剂爱维莫潘（alvimopan），直到患者可以进食固体食物[2]。我们在围术期应用 24 小时的抗生素，每 6 个月与我们的感染性疾病团队一起评估抗生素的治疗方案[3]。

患者的选取、排尿训练和设定患者期望值至关重要。原位重建手术的绝对禁忌证包括肿瘤侵犯尿道、尿道畸形、肝肾功能受损、不能自行导尿、依从性差，及不能理解原位可控尿流改道的潜在并发症。相对禁忌证包括高龄、既往盆腔放疗史，及炎症性肠病。患者必须具备自行导尿的能力，因为 4%～10% 的男性患者和多达 40% 的女性患者会出现明显的尿潴留并需要 CIC[4]。在采用肠管作贮尿囊的任何类型尿流改道中均发生尿溶质的吸收和失水，因此肾功能储备和尿液浓缩能力必须保证能够代偿[5]。因此，对于进行可控尿流改道患者来说，最低的肌酐清除率要求为 40～50 ml/min[6]。高龄患者（大于 70 岁）并不是原位尿道改道的相对禁忌证，老年人选择尿道改道时，必须考虑其生理年龄和实际年龄。对患者进行尿流改道的最重要因素可能是预防尿漏。患者年龄超过 70 岁后，不能完全排空尿液和夜间尿失禁的概率

增加。原位新膀胱的尿失禁发生率低，白天控尿率超过 90%，但夜间尿失禁麻烦一些，发生率可高达 25%～40%。夜间尿失禁的出现可能是多因素的，可能包括手术损伤尿道外括约肌、睡眠时的盆底松弛、新膀胱不受抑制的收缩、夜间服用药物、尿道闭合压降低、睡眠期间控制括约肌收缩的脊髓反射消失、与老龄化相关的夜间尿量增加，及高渗性酸性尿的重吸收引起的尿量增加。大部分患者在夜间必须唤醒或设置闹钟来排尿 2～3 次以维持夜间控尿。

外科医师对接受根治性膀胱切除术和尿流改道的患者进行个体化护理非常重要，因为会对生活质量（quality of life，QoL）的很多方面产生不利影响。文献对比了根治性膀胱切除可控性与非可控性尿流改道术后患者的生活质量。一些研究显示回肠通道术与原位新膀胱术在健康相关 QoL 方面并无差异；然而，另外一些研究则提示原位新膀胱术在 QoL 上显著获益。Hobisch 与其同事采用 QLQ-C30 问卷调查发现原位新膀胱患者有更高的 QoL，进一步研究发现 97% 的新膀胱患者会推荐同样的术式给其他患者，而接受回肠导管术的患者仅有 36% 会向他人推荐同样的术式[7-8]。

参考文献

[1] Large MC, Kiriluk KJ, DeCastro JG, et al. The impact of mechanical bowel preparation on postoperative complications for patients undergoing cystectomy and urinary diversion. *J Urol*. 2012;188:1801-1805.

[2] Hilton WM, Lotan Y, Parekh DJ, et al. Alvimopan for prevention of postoperative paralytic ileus in radical cystectomy patients: a cost-effectiveness analysis. *BJU Int*. 2013;111(7):1054-1060.

[3] Pariser JJ, Anderson BB, Pearce SM, et al. The effect of broader directed antimicrobial prophylaxis including fungal coverage on perioperative infectious complications after radical cystectomy. *Urol Oncol*. 2016;34:121.e9-121.e14.

[4] Richards KA, Steinberg GD. Perioperative outcomes in radical cystectomy: how to reduce morbidity? *Curr Opin Urol*. 2013;23(5):456-465.

[5] Large MC, Katz MH, Shikanov S, Eggener SE, Steinberg GD. Orthotopic neobladder versus Indiana pouch in women: a comparison of health related quality of life outcomes. *J Urol*. 2010;183:201-206.

[6] McDougal WS, Stampfer DS, Kirley S, Bennett PM, Lin CW. Intestinal ammonium transport by ammonium and hydrogen exchange. *J Am Coll Surg*. 1995;181(3):241-248.

[7] Hobisch A, Tosun K, Kinzl J, et al. Quality of life after cystectomy and orthotopic neobladder versus ileal conduit urinary diversion. *World J Urol*. 2000;18:338-344.

[8] Dutta SA, Chang SS, Coffey CS, et al. Health related quality of life assessment after radical cystectomy: comparison of ileal conduit with continent orthotopic neobladder. *J Urol*. 2002;168:164-167.

第 59 章　机器人尿流改道

Monish Aron, Sameer Chopra, Mihir M. Desai

（毛云华　李腾成　译　高　新　审校）

根治性膀胱切除是肌层浸润性膀胱癌（muscle invasive bladder cancer，MIBC）和高危非肌层浸润性膀胱癌（non-muscle invasive bladder cancer，NMIBC）的金标准手术。2003 年，Menon 和同事首次报道了机器人应用于根治性膀胱切除术。此后，数位学者发表了机器人根治性膀胱切除术（robotic radical cystectomy，RRC）的经验和结果，多数为回顾性病例。

RRC 的应用从 2004 年的 0.6% 上升至 2010 年的 12.8%，上升近 21 倍。但多数病例采用杂合术式完成，机器人主要应用于手术的切除部分（膀胱切除和淋巴结切除），随后进行体外尿流改道术。

三项比较 RRC 和开放性根治性膀胱切除术（open radical cystectomy，ORC）的随机试验结果已经发表。最近，一项大型多中心随机临床试验（NCT01157676）登记开展，其研究结果还需等待。目前为止，所有随机试验中尿流改道术均为体外完成。

随着 RRC 不断开展，越来越多的学者对体内纯机器人尿流改道术感兴趣。最近的国际机器人膀胱切除术联盟（International Robotic Cystectomy Consortium，IRCC）研究比较了 RRC 联合体外尿流改道或体内尿流改道术，体内尿流改道术具有更低概率的总并发症（$P = 0.05$）、胃肠道并发症（$P < 0.001$），术后 30 天和 90 天再入院率更低（$P < 0.001$ 和 $P = 0.016$）。两组再手术率和手术时间没有明显差异。这些结果提示，增加机器人体内尿流改道可能增加患者受益，值得进一步探索研究。

自 2011 年开展机器人膀胱切除术以来，笔者所在单位就同时开展机器人尿流改道术。回肠代膀胱术和回肠原位新膀胱术是实行最多的机器人尿流改道术，我们也开展机器人可控性皮肤尿流改道术。在此，我们将介绍机器人纯体内根治性膀胱切除术、淋巴结清扫术和尿流改道术。

术前准备

所有患者按照根治性膀胱切除术进行常规术前评估。术前完成肿瘤分期评估、患者麻醉和手术耐受性评估。对于尿流改道者，详细告知可选择尿流改道方式及优缺点，并提供书面材料介绍三种尿流改道手术方式：回肠代膀胱术、原位新膀胱术、可控性皮肤尿流改道术。所有患者参加由专业护士开展的膀胱切除教育课程，并被鼓励参加支持小组会议以作术前准备。所有患者术前接受造口护士会诊，如果可行回肠膀胱术则标记预定造口位置。

目前，作者遵循所在单位同事所描述的快速康复流程。鼓励患者高蛋白饮食至手术日当天，高蛋白高碳水化合物饮食至手术前一天。患者可正常进食至术前一天晚上，午夜后开始禁食禁水。除非预计选择大肠节段做尿流改道，否则无须机械性肠道准备。

术前 1 小时，给予 μ- 阿片类拮抗剂爱维莫潘。麻醉诱导时，静脉使用广谱抗生素，皮下注射 5000 U 肝素。术中减少阿片类药物的使用，静脉给予对乙酰氨基酚止痛。术中留置胃管，术后可拔除胃管。在输尿管钳夹时，尽量减少静脉输液。

患者体位和孔道放置

手术台预先放置防滑泡沫垫，以防陡峭的 Trendelenburg 体位时患者滑动。在插管全麻下，患者摆放为截石位，下肢外展，双足放置脚架支撑（图 59.1）。所有受压点给予棉垫，体表盖保暖毯。双小腿穿间歇充气压缩袜，按常规无菌方式准备和铺巾，留置 18 F 尿

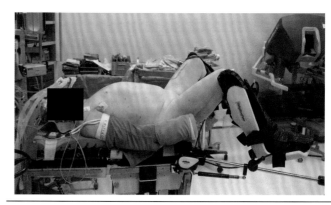

图 59.1　患者体位。患者呈下肢外展截石位，双足黄色脚架支撑并捆绑固定

管并将尿管放置在无菌术野。

　　在正中线脐上 4 横指处插入 2 mm 气腹针建立 15 mmHg 气腹，然后在此处建立 12 mm 曲卡孔作为机器人摄像头通道。探查腹腔，然后建立剩余操作通道，一共建立六个操作孔：三个 8 mm 孔、两个 12 mm 孔、1 个 15 mm 孔。各孔位置如图 59.2。一般来说，RRC 操作孔比前列腺癌切除术的操作孔更偏向头端，这样使得扩大淋巴结清扫范围可至肠系膜下动脉（inferior mesenteric artery，IMA）的起始处，使各种类型的尿流改道时容易处理肠管。三个 8 mm 孔在脐上 2 ～ 3 横指成一条线。作者在患者右侧使用两个机器人操作臂，左侧一个操作臂，因此，第四个操作臂在患者右侧。12 mm 辅助孔放置在左上腹肋缘下方。15 mm 孔放置在脐水平线和左腋前线交界处，此孔用作 15 mm 取样袋取膀胱切除标本及淋巴结取出袋，也可用作尿流改道时肠吻合器通道。床边助手和洗手护士在患者左侧。

　　可控性尿流改道手术操作孔位置与上述位置不同，将在可控性尿流改道部分单独讨论。

　　操作孔建立后，调整患者体位为 Trendelenburg 体位（图 59.3）。da Vinci Si 机器人（Intuitive Surgical，Sunnyvale，CA）（图 59.4）放置在患者两腿间，da Vinci Xi 机器人（Intuitive Surgical，Sunnyvale，CA）（图 59.5）则放置在患者右侧。Trendelenburg 体位使肠管离开盆腔，盆腔结构直接暴露。

操作技术

　　我们先完成膀胱切除术，然后行扩大淋巴结清扫术，通常清扫范围至肠系膜动脉起始处。手术切除部分完成后，行尿流改道术。回肠代膀胱和原位新膀胱术的操作孔位置不变，可控性尿流改道术的操纵孔位置则不相同。

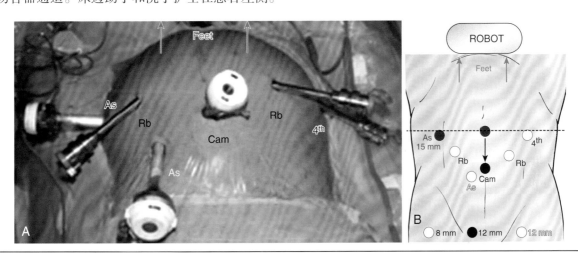

图 59.2　操作孔位置。手术图（**A**）及示意图（**B**）展示了机器人根治性膀胱切除术＋体内尿流改道术的操作孔位置。As，协助孔；Cam，镜头；4th，第四机器人手臂；Rb，机器人手臂

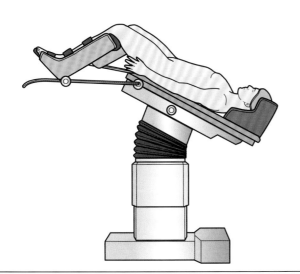

图 59.3　手术台体位。手术台倾斜呈陡峭 Trendelenburg 体位

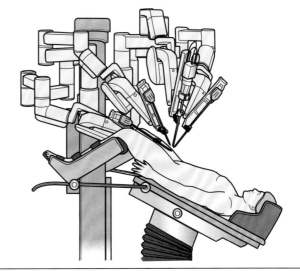

图 59.4　da Vinci Si 机器人的摆放。使用 da Vinci Si 机器人系统时，机器人放置在患者的双腿间

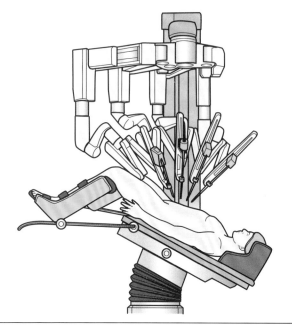

图 59.5   da Vinci Xi 机器人放置位置。使用 da Vinci Xi 机器人系统时，机器人放置在患者的右侧。

根治性膀胱切除术

对于手术的切除部分，左侧机器人臂使用双极，右侧机器人操作臂使用单极剪刀，第四操作臂使用抓钳。

游离和切断输尿管

在 30° 腹腔镜下，在骨盆入口寻找输尿管并游离至输尿管膀胱连接处，注意勿使输尿管去血管化。在靠近输尿管膀胱连接处钳夹离断输尿管，远端输尿管切缘送术中冰冻病理检查（图 59.6）。保持输尿管钳夹至吻合操作，这样可使输尿管近端扩张，有利于输尿管肠吻合。

分离男性患者膀胱后方

第四操作臂向前牵拉膀胱，横断直肠膀胱陷窝的

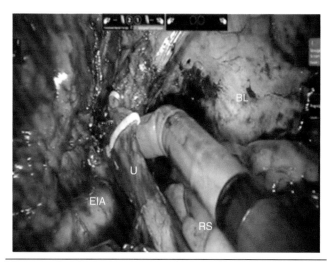

图 59.6   离断输尿管。输尿管在与输尿管膀胱连接处附近被钳夹切断。BL，膀胱；EIA，髂外动脉；RS，直肠乙状结肠；U，输尿管

腹膜（图 59.7）。在精囊和直肠之间平面向远端继续分离，直至切开狄氏筋膜后层进入前列腺与直肠平面（图 59.8）。锐性分离和钝性分离相结合，向远继续分离至前列腺尖部。

分离膀胱外侧和控制血管蒂

切开腹膜直至脐内侧韧带外侧，离断输精管。第四操作臂使用抓钳牵拉膀胱离开髂血管和闭孔窝，锐性分离和钝性分离相结合仔细分离骨盆侧壁和膀胱（图 59.9）。从髂内动脉外侧脐内侧韧带起始处钳夹并离断脐内侧韧带，暴露膀胱血管蒂。对于保留神经 RRC，在不使用热能情况下逐一钳夹并离断血管。分离范围起自精囊尖部，直达前列腺。靠近膀胱和前列腺后外侧分离，仔细保留神经血管束（neurovascular bundles，NVBs）。对于不保留神经的膀胱切除术，可

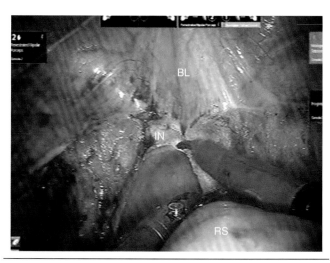

图 59.7   膀胱后方的分离。第四臂（未示出）向前牵拉膀胱，在直肠膀胱陷窝的腹膜上作横向切口。BL，膀胱；IN，切口；RS，直肠乙状结肠

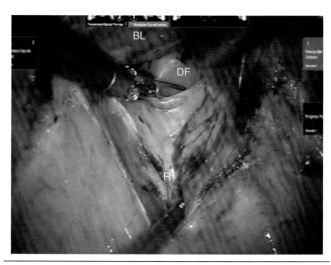

图 59.8   前列腺和直肠（R）之间的层面。向远分离，切开 Denonvilliers 筋膜（DF）进入前列腺和直肠之间的层面。BL，膀胱

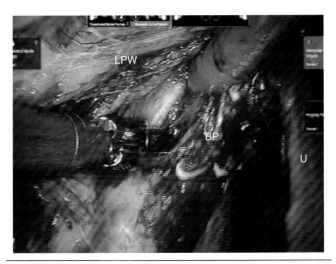

图 59.9　分离膀胱外侧。将脐内侧韧带的外侧腹膜切开。BP，膀胱蒂；LPW，外侧骨盆壁；U，输尿管

远离膀胱和前列腺将膀胱外侧和后侧血管蒂用 60 mm 腹腔镜吻合器（Ethicon Endo-Surgery，Cincinnati，OH）连续结扎离断（图 59.10）。

分离膀胱前壁，控制背神经复合体，横断尿道

　　沿脐下方切开前腹膜，切断脐尿管和脐内侧韧带。从前腹壁游离膀胱，进入 Retzius 间隙，暴露耻骨弓直达盆内筋膜（图 59.11）。切开盆内筋膜，将牵拉前列腺的肌肉分离。切断耻骨前列腺韧带，用 2-0 微乔线或 3-0 V-loc 缝线缝扎背神经复合体（图 59.12）。利用机器人第四臂牵拉膀胱，钳夹并切断前列腺蒂，将神经血管束与前列腺分开，直至前列腺尖部。此时，切断背神经复合体，环形游离尿道（图 59.13）。拔出尿管，用 15 mm Hem-o-lok 夹（Teleflex Medical，Athlone，Ireland）在前列腺尖远端膜部尿道钳夹（图 59.14）。如

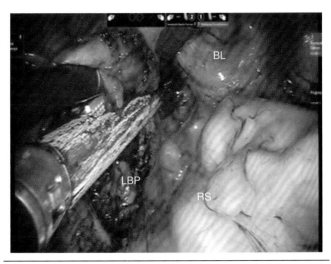

图 59.10　分离膀胱外侧血管蒂。在不保留神经的膀胱切除术中，使用带白色血管吻合钉的 60 mm 腹腔镜吻合器离断外侧和后侧蒂。LBP，膀胱外侧蒂；RS，直肠乙状结肠

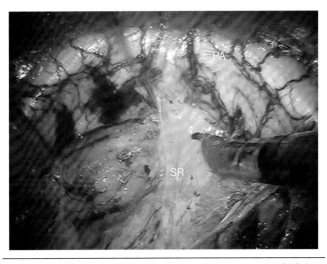

图 59.11　分离前壁。游离膀胱前壁，进入 Retzius 间隙并向下暴露耻骨弓直到盆内筋膜。PA，耻骨弓；SR，Retzius 间隙

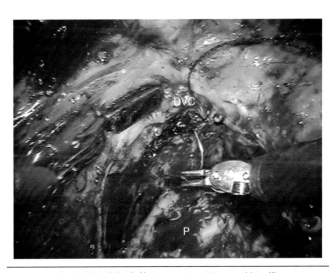

图 59.12　缝扎背静脉复合体（DVC）。用 CT-1 针上带 2-0 Vicryl 缝线或 3-0 V-Loc 缝线缝扎背静脉复合体。P，前列腺

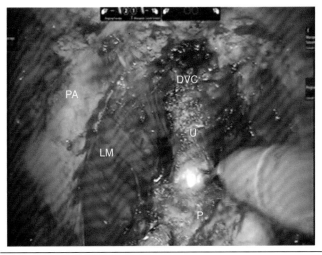

图 59.13　游离后尿道（U）。环形游离尿道。DVC，背静脉复合体；LM，肛提肌；P，前列腺；PA，耻骨弓

果预计行原位新膀胱，需保留更长尿道，则在前列腺尖切开膜性尿道前壁，然后在 Hem-o-lok 之间切断尿

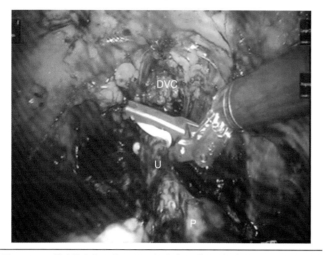

图 59.14 横断尿道以行回肠膀胱术。将一个大的 Hem-o-lok 夹夹闭于前列腺尖部远端的膜部尿道。DVC，背静脉复合体；P，前列腺；U，尿道

管（图 59.15）。在精阜处切断尿道后壁，保留足够长尿道。前列腺尖部的尿道远端切缘送术中冰冻病理检查。将标本放入 15 mm 腔镜标本袋（Ⅱ EndoCatch bag 15 mm；Covidien，Mansfield，MA），标本袋的开放端从 15 mm 孔拖出，袋口结扎防止漏出，然后返回腹腔操作。

女性患者前盆腔清除术

在游离输尿管、分离膀胱外侧和控制外侧蒂后，第四臂将子宫向前牵拉，将海绵棒置入阴道，辨认阴道后穹窿并标记（图 59.16）。将膀胱与前腹壁分离，缝扎背神经复合体，向前牵拉子宫，按标记线切开阴道后穹窿，向远向前切开直到尿道（图 59.17）。按前述方法在膀胱颈远端横断尿道（如果预计行原位新膀胱术），将阴道前壁中间带连同膀胱、子宫及附件完

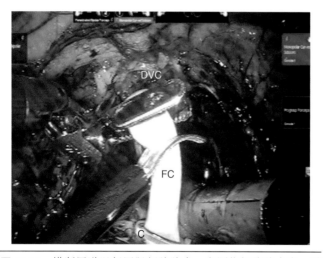

图 59.15 横断尿道以行回肠新膀胱术。在原位新膀胱术中，需要保留更长的膜部尿道。在横断精阜处的尿道前，在两个 Hem-o-lok 夹之间切断导尿管。C，Hem-o-lok 夹位于前列腺尖部远端；DVC，背静脉复合体；FC，导尿管

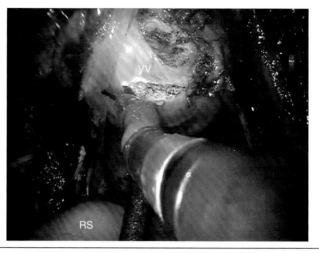

图 59.16 阴道穹窿评分。对阴道后穹窿进行辨认和评分。RS，直肠乙状结肠；VV，阴道后穹窿

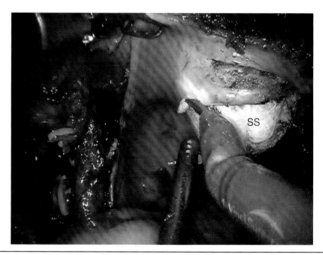

图 59.17 阴道穹窿切开。沿子宫方向，向远侧及前侧切开阴道穹窿。SS，海绵棒

整切除。如果不做原位尿流改道，则可完全切除尿道，完全切除阴道壁直达阴道口。切除的标本放入 15 mm 的腔镜标本袋中并立即经阴道取出。使用 Airseal 操作通道（图 59.18）能在阴道切开时有效防止气腹丢失。使用 2-0 V-loc 缝线翻盖式缝合重建阴道（图 59.19）。如果计划行原位新膀胱，建议下拉带血管网膜，固定在重建阴道的前表面，以减少瘘的发生（图 59.20）。

扩大淋巴结清扫术

在完成根治性膀胱切除术后，作者采用经典的"分开-翻滚"技巧实行扩大淋巴结清扫术。扩大淋巴结清扫范围近端为肠系膜下动脉起始处，外侧为生殖股神经，内侧为膀胱周围淋巴结，远端达 Cloquet 淋巴结（图 59.21）。后界为骶前淋巴结、髂内动脉分支和 Marseilles 坐骨前窝（图 59.22）。此范围内的仔细切除对最大范围切除淋巴结是必要的。此范围内大淋巴管的切除应该结

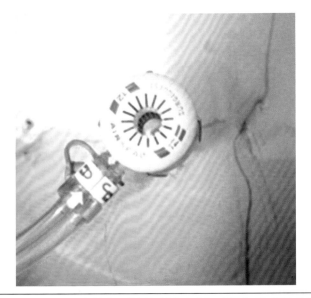

图 59.18　AirSeal 气封孔。使用气封孔防止打开阴道时气腹的丢失

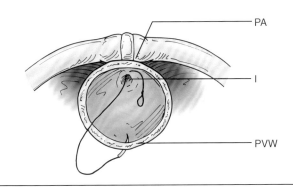

图 59.19　阴道重建。使用 2-0 V-Loc 缝合线以翻盖缝合方式重建阴道。I，阴道口；PA，耻骨弓；PVW，阴道后壁

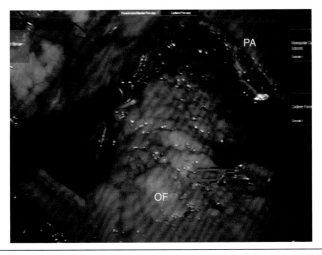

图 59.20　大网膜瓣。如果在女性患者中进行原位新膀胱，则血管化的网膜瓣是固定在重建阴道的前表面，以减少瘘管形成的风险。OF，大网膜瓣；PA，耻骨弓

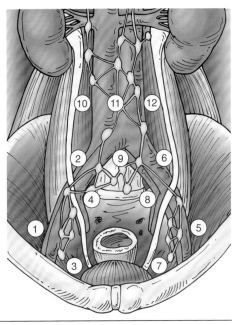

图 59.21　扩大淋巴结清扫模式图。1，右髂外；2，髂总动脉，右侧和 Marseilles 坐骨前窝；3，闭孔窝，右；4，髂内动脉，右；5，髂外动脉，左；6，髂总动脉，左；7，闭孔窝，左；8，髂内动脉，左；9，主动脉分叉和骶前；10，腔静脉旁淋巴结；11，主动脉腔静脉间淋巴结；12，主动脉旁淋巴结

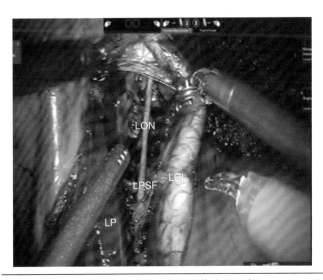

图 59.22　Marseilles 坐骨前窝。术中图像定位左侧 Marseilles 坐骨前窝。LCI，左髂总；LON，左闭孔神经；LP，左侧腰大肌；LPSF，左侧 Marseilles 坐骨前窝

扎，以尽量减少淋巴囊肿和乳糜性腹水的风险。应谨慎避免切开淋巴结，尽量减少由此造成的肿瘤播散。

　　右侧淋巴结清扫采用由远及近（逆行）方法。因此，手术先切除 Cloquet 淋巴结，再向近端切除髂外、

髂内、髂总血管淋巴结，然后清扫主动脉分叉直至肠系膜下动脉（图 59.23）。乙状结肠可牵拉至左侧，以利于骶前淋巴结切除（图 59.24），及左侧髂总和主动脉周围淋巴结切除。为了清扫腔静脉周围淋巴结，右侧输尿管可能不得不进行额外的游离。左侧淋巴结清扫采用顺行方法，从主动脉分叉向下至左髂总动脉分叉处。在此处，将乙状结肠和结肠系膜牵拉离开腰大肌，左侧输尿管在此窗口移动到右侧（图 59.25）。将乙状结肠向右牵拉，切除左侧 Cloquet 淋巴结，由远及近切除髂外血管

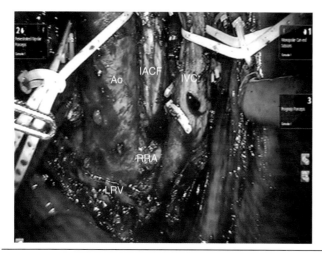

图 59.23　主动脉腔静脉间淋巴结。术中的图像定位骶前淋巴结。Ao，主动脉；IACF，主动脉腔静脉窝；IVC，下腔静脉；LRV，左肾静脉；RRA，右肾动脉

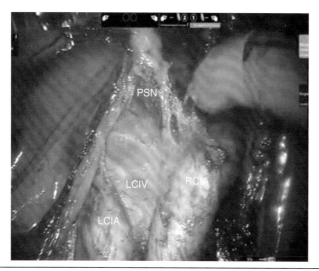

图 59.24　骶前淋巴结（PSN）分组。术中的图像定位骶前淋巴结。LCIA，左髂总动脉；LCIV，左髂总静脉；RCIA，右髂总动脉

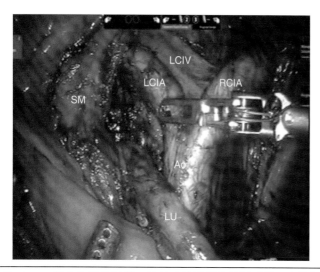

图 59.25　移动左侧输尿管。抬起乙状结肠和结肠系膜，左输尿管通过形成的窗口移动到右侧。Ao，主动脉；LCIA，左髂总动脉；LCIV，左髂总静脉；LU，左侧输尿管；RCIA，右髂总动脉；SM，乙状结肠系膜

淋巴结直至左髂总血管淋巴结。为了正确切除完整的闭孔窝淋巴结和 Marseilles 坐骨前窝淋巴结，应在髂血管外侧进行淋巴结清扫，以便直视近端闭孔神经和坐骨前窝。

每一区域淋巴结，使用可重复使用的取物袋（Anchor Tissue Retrieval System；Addison，IL），防止腹腔肿瘤播散。

机器人回肠代膀胱术

在完成根治性膀胱切除和淋巴结清扫术后，机器人左侧臂和第四臂改用 Cadiere 抓钳，右侧臂改用双开窗抓钳。辨别盲肠和末段回肠，仔细分离肠祥的粘连。从 15 mm 辅助孔放入四分之一英寸的 Penrose 引流管至腹腔作为 5 cm 标尺（图 59.26）。

远端回肠离断

使用带蓝钉 60 mm 切割吻合器（Ethicon Endo-Surgery）离断末段回肠，需注意吻合器应与肠段垂直（图 59.27）。切割吻合器由助手从 15 mm 辅助孔放入，

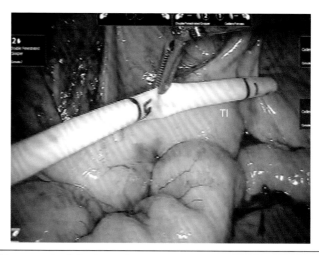

图 59.26　肠道的测量。在尿流改道术前，使用四分之一英寸的带 5 cm 标记的 Penrose 引流管测量肠道。TI，末端回肠

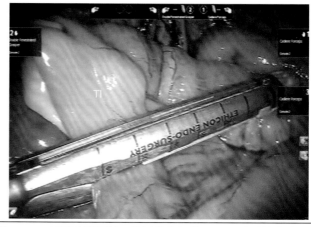

图 59.27　切断远端回肠。使用带蓝钉的 60 mm 腹腔镜吻合器切断末段回肠。注意吻合器垂直于肠管。TI，末段回肠

同时将小肠系膜一并离断。横断肠管后，在回肠远侧断端使用蓝色 2-0 Vicryl 缝合吻合线中央处，标记后续侧-侧吻合的断端肠管（图 59.28）。

　　如果需要切除更多的肠系膜，可用血管吻合钉（白钉）切开肠系膜，注意保护邻近肠段血管。若难以确定，可使用静脉内吲哚菁绿和荧光显像机器人系统来识别血管弓和检查肠段的血供（图 59.29）。

确定代膀胱肠管，离断近端回肠和切除肠段

　　远端回肠和系膜切除完成后，使用带标记的潘罗斯引流管从回肠远侧断端向近侧测量 15 cm 肠管作为代膀胱肠段（图 59.30），以 60 mm 带蓝钉的腹腔镜切割吻合器离断近端肠管。根据肠管走向，切割吻合器可从 15 mm 或 12 mm 辅助孔进行操作。一旦肠管离断后，使用 2-0 Vicryl 白线缝针标记代膀胱肠管的头侧。作者在此处没有深度切除肠系膜，而是选择在代膀胱肠段头侧的近侧断端切除丢弃一段 5 cm 长的肠管（图 59.31）。为此，作者使用 60 mm 带蓝钉的腹腔镜切割吻合器切断代膀胱肠段头侧的近侧断端 5 cm 肠管，此

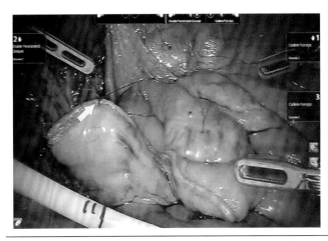

图 59.28　肠道标记用于侧-侧肠吻合术。将染色的（蓝色）2-0 Vicryl 缝线缝在回肠远断端的吻合钉线中心，以标记该断端用于侧-侧肠吻合术

处仍保留深部肠系膜。然后，使用 60 mm 带白色血管吻合钉的腹腔镜切割吻合器切断需丢弃肠管的肠系膜（图 59.32），将此肠管从 15 mm 操作孔移除。

　　使用蓝色 2-0 Vicryl 缝线缝合在肠管近侧断端的吻合线中央，那么，在操作视野内只有两条蓝色保留缝

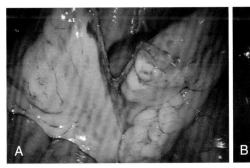
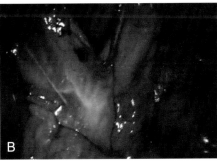
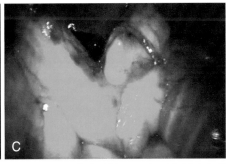

图 59.29　使用静脉注射吲哚菁绿（ICG）和荧光成像。为了确认血供，使用 ICG 和荧光成像可以确认血供情况。（A）肠的正常视野；（B）在荧光成像，看到染料局部摄取；（C）ICG 被所有肠管吸收，提示肠管具有充足的血供

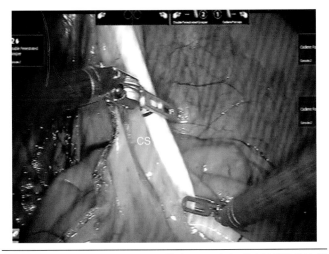

图 59.30　代膀胱肠管的测量。带有 5 cm 标记的潘罗斯引流管测量用于制作代膀胱的回肠肠段。CS，代膀胱肠段

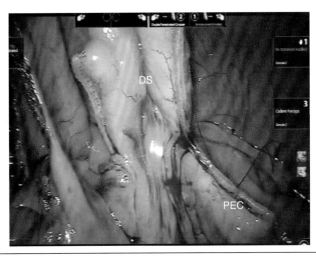

图 59.31　丢弃肠段。选择代膀胱肠管的近侧断端的头侧 5 cm 肠段切除丢弃，以防止瘘形成。DS，远端肠段；PEC，代膀胱回肠的近侧断端

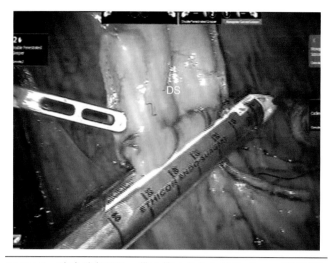

图 59.32 移除丢弃肠段。带血管（白色）钉的 60 mm 腹腔镜吻合器切断并丢弃所选肠段。DS，丢弃的肠段

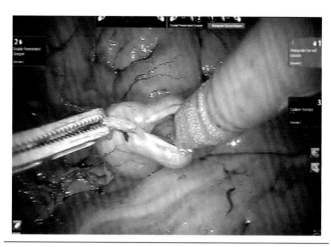

图 59.34 打开回肠两断端。在钉线的反系膜侧打开肠管断端，准备肠道侧-侧吻合

线，此两条蓝色缝线指示着肠管侧-侧吻合的方向以恢复肠管连续性（图 59.33）。

恢复肠管连续性

将代膀胱肠管向尾端牵拉入盆腔，进行侧-侧肠管吻合。术者在肠管吻合端处吻合线的反系膜端切开（图 59.34）。助手从 15 mm 孔放入 60 mm 带蓝钉切割吻合器至右下腹，张开吻合器双爪并保持稳定。术者利用蓝色保留缝线引导肠管断端至吻合器双爪上（图 59.35）。注意避免扭曲肠管和避免将肠系膜拉在吻合线上。当术者和助手对肠管走向都满意时，助手激发切割吻合器。为保证较宽的吻合口，用带蓝钉切割吻合器重复操作该过程以延伸侧-侧吻合。在两次切割吻合后，用 3-0 Vicryl 缝线浆肌层缝合吻合钉线的远端，以防止肠管分离。

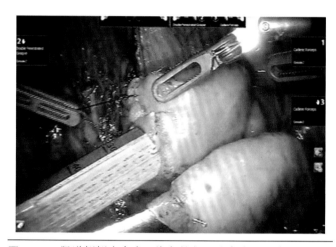

图 59.35 肠道侧侧吻合术。染色的留置缝合线用于将肠的两端引导至带蓝钉的 60 mm 腹腔镜吻合器的两个钳口

此时，利用左侧机器人臂和第四操作臂将两根蓝色缝线向上牵拉，助手从右上腹处的 12 mm 辅助孔置入 60 mm 带蓝钉切割吻合器，将侧-侧吻合的顶端使用切割吻合器进行切割吻合。由于侧-侧吻合足够大，吻合部肠管可容普通甜甜圈通过而不压迫肠腔（图 59.36）。顶端切除的肠管可用腹腔镜勺取出，助手检查是否呈完整"甜甜圈"，以确保顶端吻合是安全的。吻合足够大能够容甜甜圈通过的另一优点就是，如果担心顶部血供可以继续切除吻合口而不引起吻合口狭窄。

输尿管肠吻合

左输尿管在淋巴结清扫过程已经被移至右侧。修剪双侧输尿管末端，确保良好血供和剪除冗长部分。按 Bricker 方式，将竹片状输尿管和代膀胱回肠进行端-侧吻合（图 59.37）。双侧输尿管均前面剪开呈竹片状，前表面将与代膀胱头侧端的下表面吻合。先吻合左侧输尿管，左输尿管吻合位置比右侧输尿管吻合位置更

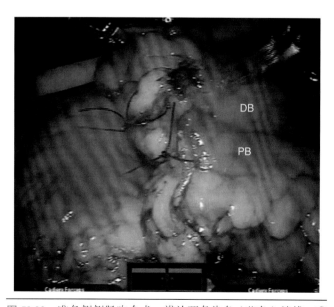

图 59.33 准备侧侧肠吻合术。辨认两条染色（蓝色）缝线，准备进行侧-侧肠吻合术。DB，回肠远侧断端；PB，回肠近端断端

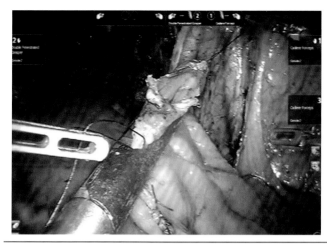

图 59.36　恢复肠道的连续性。用带蓝钉的 60 mm 腹腔镜吻合器关闭吻合口顶端，恢复肠道的连续性

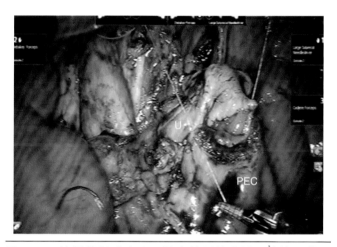

图 59.37　输尿管肠道吻合。游离输尿管末端，将输尿管以 Bricker 方式吻合至代膀胱肠管的近侧端。PEC，代膀胱回肠的近侧端；U，输尿管

接近代膀胱近侧端。使用 RB-1 缝针和 4-0 Vicryl 缝线连续缝合进行吻合。"后壁"用白色缝线吻合，"前壁"用带色缝线吻合。后壁缝合完成后，从耻骨联合上方的小孔置入 4.8 Fr 双 J 管，通过远端侧孔流尿判断确认输尿管在位（图 59.38）。支架管在位后，将远端卷曲部放入代膀胱，使用 RB-1 缝针和 4-0 Vicryl 带色缝线完成"前壁"吻合。同法吻合右侧输尿管。

腹壁造口和撤除器械

从 15 mm 辅助孔置入腹腔镜 Allis 组织钳，抓取回肠膀胱远端。从第四孔将 19 F 无轮毂硅胶引流管放置于盆腔并在皮肤固定。标本从正中线摄像头孔取出，可适当扩大切口。撤除腔镜器械，在预定皮肤造口位置做玫瑰花蕾样皮肤造口。从造口位置进入腹腔，Allis 抓钳将回肠膀胱移动到造瘘口处，用 Babcock 钳从造瘘口抓住回肠膀胱，提供足够长肠管做玫瑰花蕾样皮肤造口，注

意避免回肠膀胱冗余和肠系膜扭转。常规闭合手术切口，造瘘口留置红色橡胶导尿管，外接尿道造口袋。

机器人原位回肠代膀胱术

机器人原位回肠代膀胱术手术方式与开放回肠代膀胱术手术原理类似，并已经发表文章。此后，随着手术经验的积累，作者进行了一些技术改进。膀胱根治性切除和盆腔淋巴结清扫后，如果要进行原位回肠代膀胱手术，我们将机器人手臂撤离，患者 Trendelenburg 体位适当复位，使回肠代膀胱下移靠近尿道，以便后续吻合口缝合（图 59.39）。在复位过程中，腹腔镜下直视以防止过度 Trendelenburg 体位或过平的体位。回肠离断和连续性恢复与回肠膀胱手术（回肠输出道术）相同。

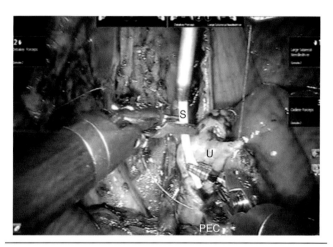

图 59.38　放置输尿管支架管。从正中线耻骨联合上方的 2 mm 微孔放置 4.8 Fr 输尿管双 J 支架管（S）。PEC，代膀胱回肠的近侧端；U，输尿管

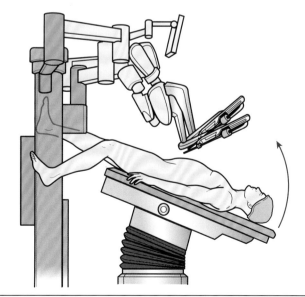

图 59.39　旋转手术台。将陡峭的 Trendelenburg 位复位，使新膀胱下降回到尿道

回肠肠段测量

使用四分之一英寸 Penrose 引流管或预先测量的 11 cm 缝线来测量肠段长度，测量 65 cm 的回肠作原位回肠代膀胱：储尿囊 44 cm，输尿管回肠吻合段（烟囱段）16 cm，丢弃段 5 cm。首先找到回肠末端并确定标记尿道新膀胱吻合点，该吻合点能在没有张力的情况下到达后尿道开口位置。以 6 英寸长 3-0 V-loc 缝线标记（图 59.40），该点作为输尿管回肠吻合位置（UIA 或 "1 cm 点"）。从 UIA 开始，向远端回盲瓣方向测量

11 cm（"0 cm 点"），确保在该 "0 cm 点" 远端至少有 15 cm 的回肠末端，这个 "0 cm 点" 就是回肠远端离断部位。从 UIA 开始，向近端测量 11 cm（"22 cm 点"），这个 22 cm 的点将成为回肠原位代膀胱的顶点（apex of the posterior plate，APP），并且在回盲瓣近端约 37 cm 处（图 59.41）。APP 或 22 cm 点用未染色的 2-0 Vicryl 缝合标记，以便后续交叉折叠储尿袋的识别位置。从 APP 开始向近端测量 22 cm（"44 cm 点"）并用未染色的 2-0 微乔线标记，此点为储尿囊末端和输尿管吻合段肠管（烟囱）连接部位起始处（图 59.42）。从 "44 cm

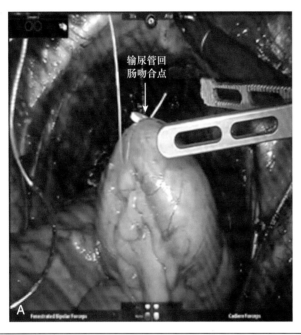

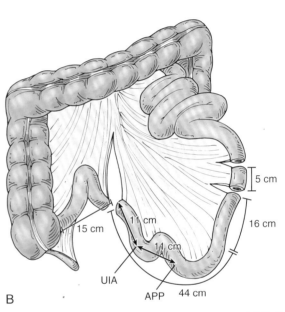

图 59.40 输尿管回肠吻合点。在没有张力的情况下到达尿道断端的回肠上活动度最佳的位置，选作尿道回肠吻合术（UIA）的吻合点。APP，后板尖部

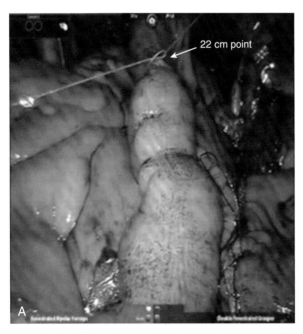

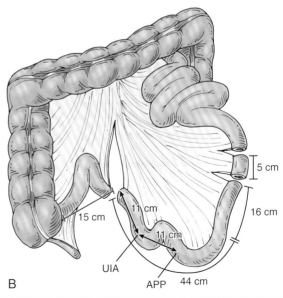

图 59.41 后板尖部位置（APP）。从尿道回肠吻合点（UIA），向近侧留取约 11 cm 作为 APP

点"继续向回肠近端测量 16 cm（"60 cm 点"），这里为输尿管肠管吻合段最近端。最后从"60 cm 点"向近端选择额外的 5 cm 作为丢弃肠段（图 59.43）。特别注意，缝合在回肠段上的所有未染色标记缝线将用来制作储尿囊。如回肠膀胱术所述，用于恢复回肠连续性肠段上的所有标记缝合线是染色缝线（蓝色）。这有利于腔镜下肠段的正确识别，并避免可能存在的混淆问题。

回肠肠管离断和丢弃肠段

使用 60 mm 带蓝钉腹腔镜吻合器离断回肠标记的"0 cm 点"和"60 cm 点"，通常在 0 cm 处使用两个吻合钉，在 60 cm 处使用一个吻合钉。为离断丢弃肠管，在 65 cm 处使用 1 个吻合钉。使用 60 mm 腹腔镜吻合器的血管钉（白色）离断丢弃段肠管的肠系膜，5 cm 丢弃段肠管通过 15 mm 操作通道取出。

0 cm 点和 65 cm 点处离断肠管后即用染色（蓝色）的 2-0 Vicryl 缝线缝合标记将用于侧–侧吻合的肠断端。在操作视野内只有两条蓝色保留缝线，此两条蓝色缝线标记着肠管侧–侧吻合的方向，以恢复肠管连续性。这种标记对避免在机器人腔镜下局限视野中导致肠道错误吻合至关重要。

丢弃肠段方法增加了肠吻合口和代膀胱储尿囊之间的分离，同时避免了对肠系膜更深部切除。如前述，如果术中有任何可疑肠系膜血管，可以使用机器人系统的

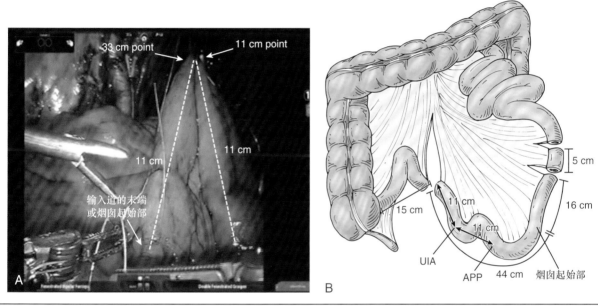

图 59.42　输入道的末端或烟囱起始部。从位于 22 cm 后板顶点（APP）开始，向近端测量 22 cm，此处将作为输入道末端和烟囱的起始部。UIA，尿道回肠吻合点

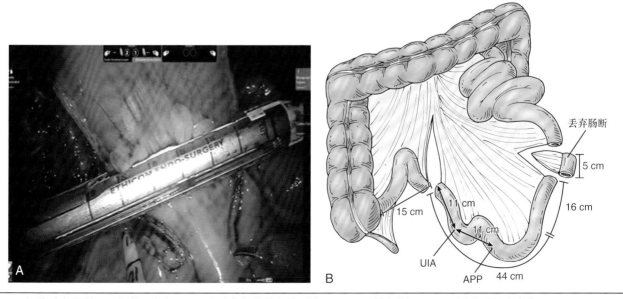

图 59.43　切除丢弃肠段。于肠管上标记 5 cm 为丢弃肠段并切除丢弃。APP，后板顶点；UIA，尿道回肠吻合点

ICG 和荧光成像功能来识别血管弓并检查其肠段的血供。

　　然后如前述将离断肠管正确对线，使用 60 mm 腹腔镜吻合器按回肠代膀胱术方法进行体内侧–侧肠吻合。

回肠去管和后板形成

　　第四臂将缝合在 APP 处（"22 cm 点"），未染色的微乔线向骨盆牵拉，在靠近"44 cm 点"的肠段打开肠管，24 Fr 胸腔引流管插入回肠管内（图 59.44）并指向 APP（"22 cm 点"）。使用单极剪刀和低凝固电流（在 Valley Lab 电烙器上设置为 20）沿着该段从 44 cm 点到 22 cm 点做偏向切口（更靠近肠系膜侧）。同法处理右侧"0 cm

点"至"22 cm 点"（APP）肠管（图 59.45）。打开的肠管的内侧边缘排成一行，并且使用未染色的 2-0 Vicryl 缝线四个间断缝合以保持良好对线，保持后板对称和便于操作（图 59.46）。使用 2-0 V-loc 缝线将平行肠段的内侧缘以连续缝合方式由远及近（从 APP 到烟囱）缝合（图59.47）。使用倒刺线有助于保持张力，只需一层即可实现防水密封。每根缝线长度应为 6 英寸以方便体内处理。

尿道–储尿囊吻合和储尿囊交叉折叠

　　后板逆时针旋转 90 度，使 11 cm 点（尿道回肠吻合部位）与后尿道对齐（图 59.48）。预留在 11 cm 处

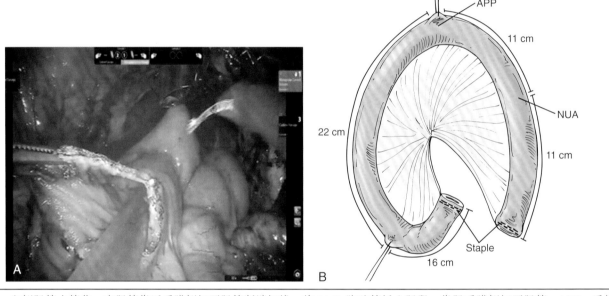

图 59.44　左侧肠管去管化。在肠管靠近系膜侧切开肠管断端钉线，将 24 Fr 胸腔管插入肠段，靠肠系膜侧切开肠管。APP，后板的尖部；NUA，新膀胱尿道吻合处

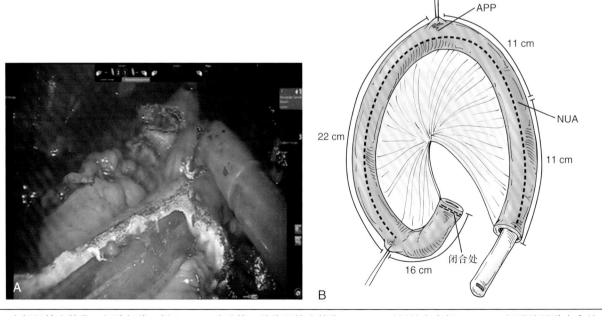

图 59.45　右侧肠管去管化。切除钉线，插入 24 Fr 胸腔管，并将肠管去管化。APP，后板的肩尖部；NUA，新膀胱尿道吻合处

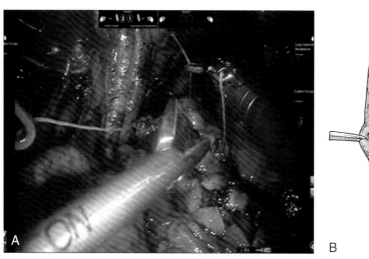

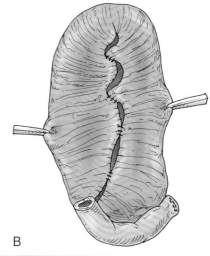

图 59.46　构建后板。将打开的回肠段的内侧边缘对线，四条未染色的 2-0 Vicryl 缝线间断缝合以使边缘对齐，保持后板对称以方便处理

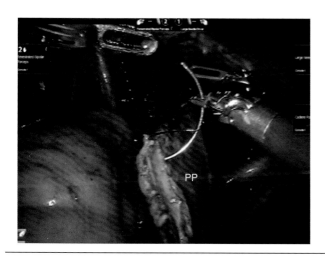

图 59.47　关闭后板（PP）。使用 2-0 V-Loc 缝线由远及近缝合肠管内侧边缘

的 V-Loc 线与尿道后方 Denonvilliers 筋膜的远切缘缝合，以减小 UIA 上的张力，类似于机器人根治性前列腺切除术中尿道膀胱吻合术前的"Rocco"针迹（图 59.49）。在 RB-1 针上使用双臂 3-0 Monocryl 缝合线（Ethicon EndoSurgery）将回肠边缘与后尿道残端 6 点钟位置缝合，如果吻合没有张力也可以使用双臂 3-0 V-Loc 缝线（图 59.50）。采用连续吻合方式继续向前缝合至 12 点位置，再将 24 Fr 尿导管留置在新膀胱中，并使用 22 cm 点（APP）的预留缝线将储尿袋交叉折叠到相邻的 0 cm 和 44 cm 点（图 59.51），最后使用 2-0 V-Loc 缝线连续缝合闭合交叉折叠形成球型储尿囊。如后板重建所述，预留缝合线可以保持对称性并便于操作（图 59.52）。

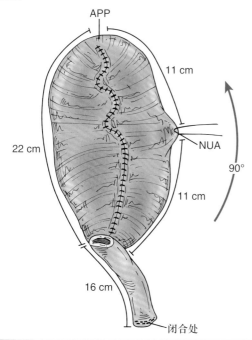

图 59.48　旋转后板。后板逆时针旋转 90 度，使尿道回肠吻合口（11 cm 点）与尿道对齐。APP，后板尖部；NUA，新膀胱尿道吻合处

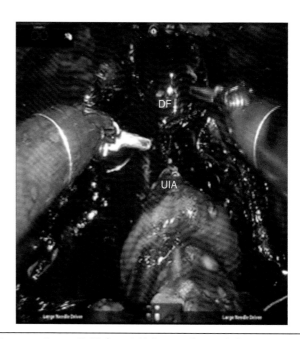

图 59.49　"Rocco"缝合。此前位于尿道回肠吻合处（UIA）的 V-Loc 缝线缝合到尿道后方 Denonvilliers 筋膜（DF）的远侧边缘

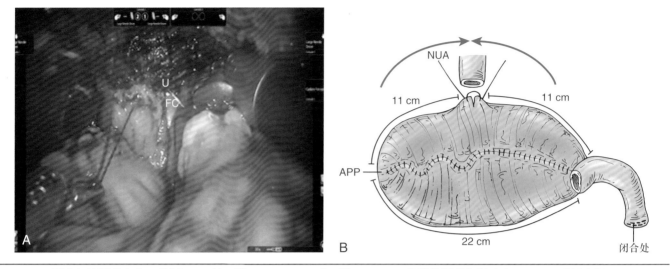

图 59.50　尿道与储尿囊吻合。使用 RB-1 针双臂 3-0 monocryl 或双臂 3-0 V-Loc 缝线将尿道与肠吻合。APP，后板尖部；FC，Foley 导尿管；NUA，新膀胱尿道吻合处；U，尿道

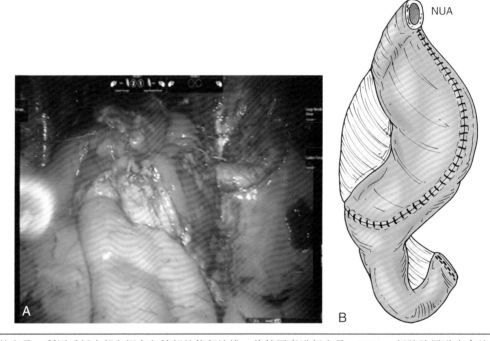

图 59.51　储尿囊的交叠。利用后板尖部和烟囱起始部的停留缝线，将储尿囊进行交叠。NUA，新膀胱尿道吻合处

输尿管-输入肢吻合

盆腔淋巴清扫时将左侧输尿管转移至乙状结肠后右侧，钳夹的输尿管远端予以切开并进行修剪以保证血供和避免冗余。输尿管远端适当游离，在输入支肠管开两个小口，如回肠代膀胱术所述，使用 RB-1 针 4-0 Vicryl 缝线进行 Bricker 型吻合（图 59.53），双侧输尿管留置双 J 管。最后去除烟囱段近端吻合钉并用 3-0 Vicryl 缝线关闭。

代膀胱注水测试和关闭切口

回肠代膀胱注入 180 ml 生理盐水以确保水密性。通过位于骨盆中的第四臂机器人操作通道置入 19 Fr

BLAKE 硅胶管作引流管并固定在皮肤上。适当延伸中间摄像头切口后取出样本，常规关闭切口。

机器人可控皮肤尿流改道术：Indiana 回结肠膀胱术

体位和操作孔位置

预计行可控性皮肤尿流改道术者，患者取仰卧叉腿位（图 59.54）。膀胱根治性切除和扩大盆腔淋巴结清扫术的 Trocar 位置定位同前所述。根治性膀胱切除术和扩大盆腔淋巴结清扫完成时，左输尿管转移到乙状结肠的后右侧。两个输尿管留置缝线放置右髂窝腹

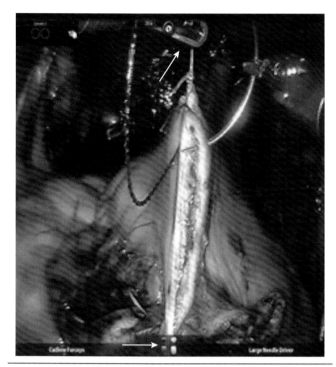

图 59.52　关闭储尿囊。利用先前放置的保留缝线保持储尿囊对称性，便于关闭储尿囊操作

膜上，便于在 Indiana 储尿囊创建过程中进行识别。建议使用不同颜色的缝合线缝合左右输尿管，作者一般采用染色缝线标记右输尿管，未染色缝线标记左输尿管。

　　患者根治性膀胱切除术和扩大盆腔淋巴结清扫完成后，Trendelenburg 体位复位并向左旋转 45 度（图 59.55）。左侧机器人 8 mm 和左侧 15 mm 操作孔关闭。12 mm 的腹腔镜曲卡口取代右侧腋前线第四个机器人手臂的 8 mm 曲卡口。12 mm 的曲卡口在脐下中线 5 cm 位置，另外还有两个 8 mm 曲卡口：1 个位于剑突下方，1 个位于右上锁骨中线髂前上棘的内侧。AirSeal 曲卡口、摄像头，及右侧 8 mm 曲卡口保持原始位置。总共 7 个曲卡口用于机器人 Indiana 可控回结肠膀胱术（图 59.56）。

肠管离段和连续性恢复

　　机器人在患者右侧停靠，左侧有两个机械臂，右侧有一个机械臂（图 59.57）。带蓝钉 60 mm 腹腔镜吻合器在回肠末段距离回盲部约 10 cm 处垂直于肠段离断回肠（图 59.58）。此操作通常由助手从左上象限 AirSeal 孔置入切割吻合器。2-0 染色（蓝色）Vicryl 缝线留置回肠近侧断端的吻合钉上，作为与横结肠侧-侧吻合的标记。可能需要额外的吻合器钉（白色）以离断深部肠系膜，使近段回肠充分游离以便回肠横结肠吻合操作。

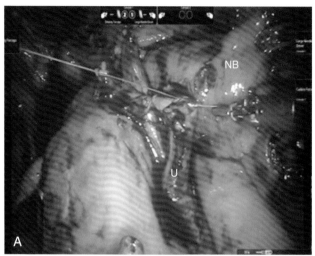

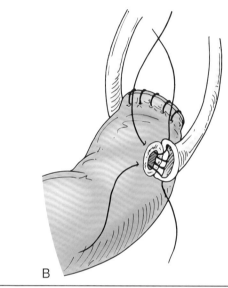

图 59.53　输尿管-传入支吻合。将输尿管横断并以 Bricker 方式与导管的近端作端侧吻合。NB，新膀胱；U，输尿管

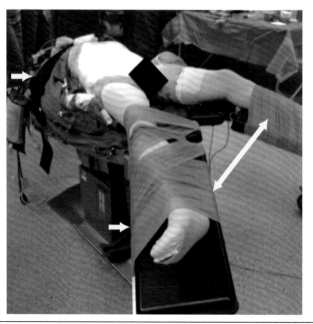

图 59.54　Indiana 可控回结肠膀胱术的患者体位。患者仰卧位，分腿外展

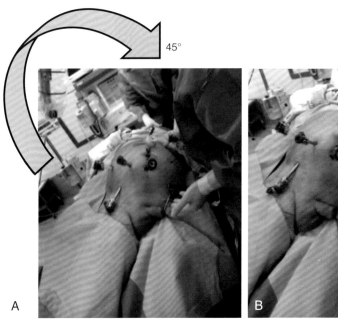

图 59.55   Indiana 可控回结肠膀胱术的手术台体位。Trendelenburg 体位复位后，向左旋转 45 度

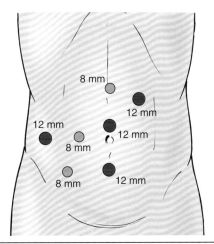

图 59.56   可控性回结肠膀胱术的曲卡位置。建立七个机器人孔道用于行机器人可控性回结肠膀胱术

将盲肠和右结肠向横结肠方向游离至距离回盲部连接处 25 cm 处，使用带蓝钉的 60 mm 腹腔镜吻合器在距离回盲部 25 cm 处结肠垂直离断（图 59.59）。此操作通常由助手将吻合器从脐下中线 5 cm 的 12 mm 曲卡口置入腹腔。现在将 2-0 染色（蓝色）Vicryl 缝线留置于横向结肠远侧断端吻合钉线上，作为与回肠近侧断端吻合的标记。因此，在整个手术区域中，仅有两条染色（蓝色）留置缝线，标记着侧-侧回结肠吻合的肠段已恢复肠道连续性。

术者在回肠近侧断端和结肠远侧断端（蓝色 Vicryl 缝线标记）的反系膜侧开口，助手将带蓝钉 60 mm 腹

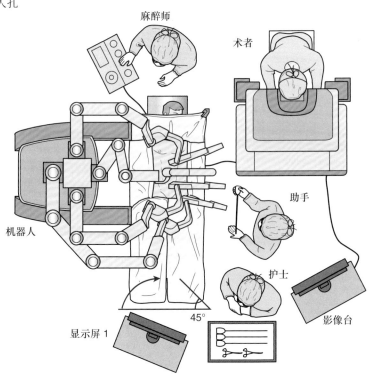

图 59.57   手术室内配置。机器人停靠在患者右侧，左侧有两个机械臂，右侧有一个手臂

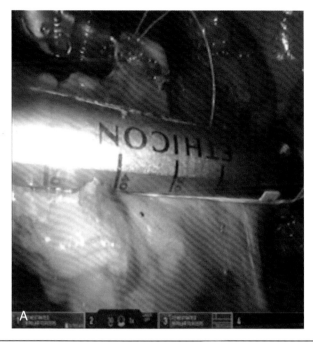

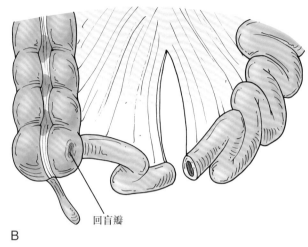

回盲瓣

B

图 59.58　离断回肠末段。在回盲连接处近端 10 cm 处切断

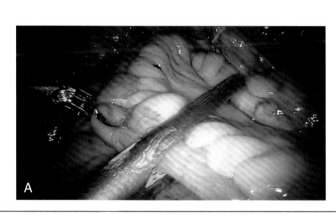

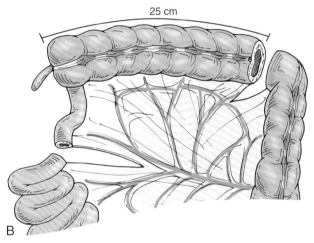

25 cm

B

图 59.59　离断近段横结肠。测量回盲连接处以远 25 cm，使用带蓝钉 60 mm 腹腔镜吻合器切断横结肠

腔镜吻合器从右腋前线 12 mm 曲卡口置入腹腔并张开钳口保持稳定。术者利用蓝色标记缝线引导回肠和结肠的两端分别于吻合器的双爪（图 59.60）。注意避免扭曲肠管和将肠系膜拉在吻合线上。当术者和助手对肠管走向都满意时，助手激发切割吻合器。为保证较宽的吻合口，用带蓝钉切割吻合器重复该操作以延伸吻合。在两次切割吻合后，用 3-0 Vicryl 缝线浆肌层缝合吻合钉线的远端，以防止肠管分离。

利用左右侧机器人臂将两根蓝色缝线向上牵拉，助手从正中线脐下处的 12 mm 孔置入 60 mm 带蓝钉切割吻合器，将侧-侧吻合的肠管顶端使用切割吻合器进行切割吻合（图 59.61）。由于侧-侧吻合足够大，吻合部肠管可容普通甜甜圈通过而不压迫肠腔。顶端切除

的肠管可用腹腔镜勺取出，助手检查是否呈完整"甜甜圈"，以确保顶端吻合是安全的。吻合足够大能够容甜甜圈通过的另一优点就是，如果担心顶部血供可以继续切除吻合口顶端而不引起吻合口狭窄。

结肠去管化和后板形成

在去管化之前，进行阑尾切除术，并通过阑尾残端切开盲肠。将 24 Fr 导尿管通过阑尾残端插入分离的结肠段，用 60 ml 注射器彻底冲洗肠管直至抽出液澄清。去除储尿囊结肠段上的远端钉线，反系膜侧表面打开该结肠段，小心保持盲肠盖完整（图 59.62）。结肠板现在折叠在 24 Fr 导管上，形成倒 U 形，使用 6 英寸长的 2-0 V-Loc 缝合线缝合结肠的相邻边缘来构造后板。使用 2-0

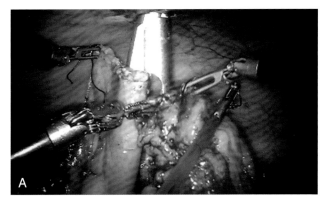

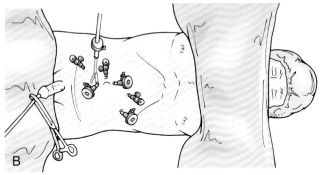

图 59.60 肠管侧侧吻合术。染色的留置缝线用于引导肠的两端分别与吻合器的双钳吻合

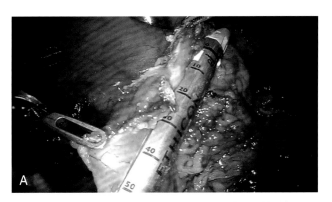

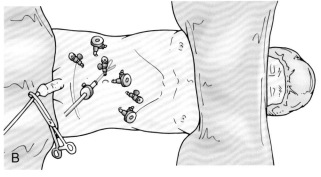

图 59.61 恢复肠道连续性。切割闭合侧侧吻合肠道的顶部，恢复肠道连续性

Vicryl 缝线间断缝合保持结肠后缘良好对合（图 59.63）。

输尿管吻合和储尿袋闭合

后板形成之后，输尿管的末端位于右髂窝腹膜的

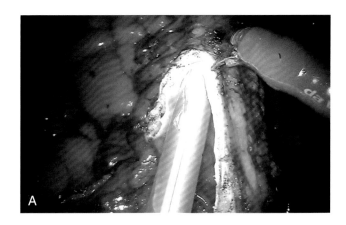

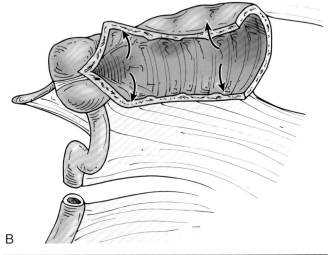

图 59.62 肠管去管化。切除远端钉线，沿 24 Fr 胸管上打开反系膜侧结肠肠段表面

位置。在升结肠的后壁上制作两个全层切口。通过全层切口将两个输尿管引入储尿囊内腔（图 59.64）。修剪两个输尿管末端以确保良好的血管分布并切除多余组织。将输尿管的末端游离至少 1 cm 与结肠壁吻合，应将输尿管壁缝合到结肠壁全层，避免输尿管吻合口瘘，确保输尿管和结肠黏膜之间无张力吻合。左输尿管比右输尿管更靠近囊的盲肠末端先吻合。使用在 RB-1 针 4-0 Vicryl 缝线进行吻合，"尾侧缘"用不染色缝线缝合，"头侧缘"用染色缝线缝合。完成"尾侧缘"缝合后，从右下腹的 2 mm 微孔放置 4.8 Fr 双 J 管，观察尿液通过支架远端的侧孔流出以确认支架管的正确放置。然后将双 J 管卷曲端放入储尿囊内，使用 RB-1 针 4-0 Vicryl 缝线缝合"头侧缘"。右侧输尿管重复该过程（图 59.65）。

在输尿管吻合后，使用 6 英寸长的 2-0 V-Loc 缝线闭合储尿囊的前壁（图 59.66）。同理使用 2-0 Vicryl 缝线间断缝合以保持缝合线良好对合。在前壁完全闭合前，经脐全层切开腹壁，使用 Allis 抓钳通过脐部切口将回肠断端拉出皮肤表面，去除钉线，插入 12 Fr Foley

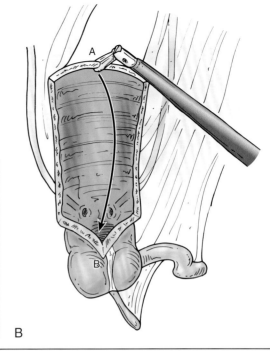

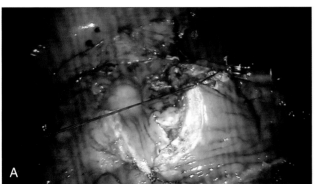

图 59.63　后结肠边缘的对合。使用 2-0 Vicryl 缝线间断缝合，进行吻合线定向并分段

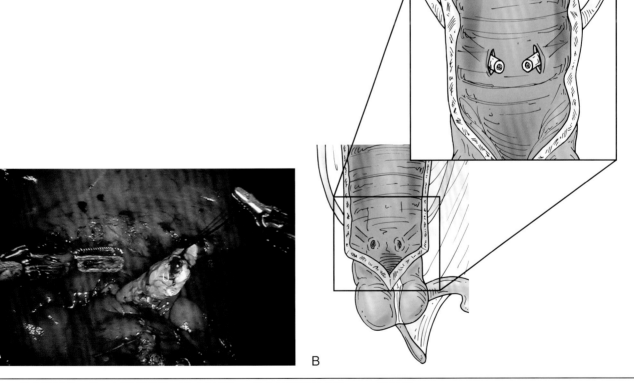

图 59.64　分离输尿管。将双侧输尿管从两个全层肠切口拉入储尿囊的内腔。U，输尿管

导管并通过回盲瓣进入结肠储尿囊，球囊注水 10 ml。将 24 Fr 引流管通过阑尾残端口放入储尿囊中并通过右腋前线的 12 mm 曲卡口位置引出作储尿囊造瘘（图 59.67），2-0 微乔线缝合固定。

输出道裁剪和腹壁造口

12 Fr Foley 导尿管留置在位，同时回肠输出道放回腹腔。经脐切口引入一个带蓝钉的 60 mm 吻合器，在回肠输出道的反系膜侧和 12 Fr 尿管的尾侧裁剪多余

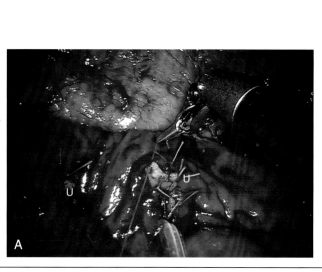

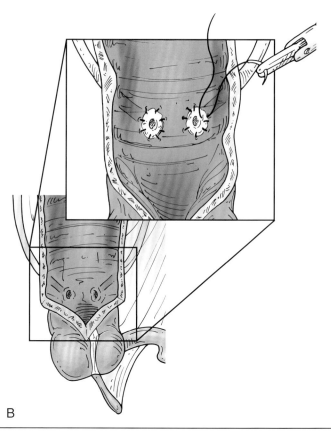

图 59.65　修剪输尿管呈竹片状。将两侧输尿管修剪成竹片状并缝合到储尿囊。U，输尿管

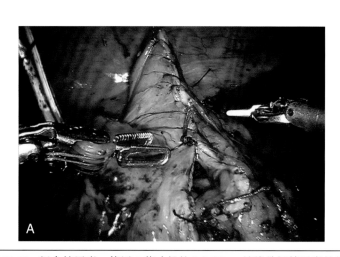

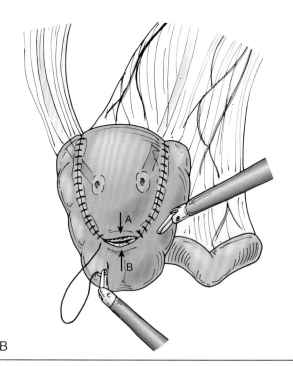

图 59.66　闭合储尿囊。使用 6 英寸长的 2-0 V-Loc 缝线关闭储尿囊的前壁

肠壁（图 59.68）。回盲瓣用 3-0 丝线或 Prolene 缝线间断缝合加固（图 59.69）。用 Allis 组织钳抓住回肠输出道，并通过脐部的全层切口拉到皮肤表面。肠壁全层缝合到脐部切口皮肤边缘常规造口，造口处带尿管引

流（图 59.70）。

撤除腔镜器械和放置引流

　　术野彻底止血后，扩大摄像头部位切口，男性患

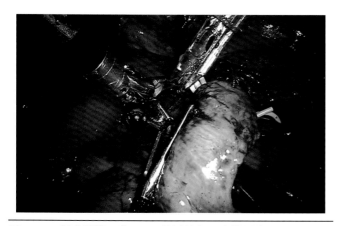

图 59.67　插入尿管。将 24 Fr 导尿管留置在储尿囊

者将装有膀胱前列腺切除术标本的标本袋取出。在接受阴道前切除术的女性患者中，此操作必需的，因为膀胱切除术标本已经通过阴道取出。通过右侧 8 mm 孔插入 19 Fr 硅胶引流管至盆腔，缝合固定于皮肤。

术后护理

　　手术完成后拔除气管插管，取出胃管，将患者安全送回病房。根据患者术前合并症的不同，可能需要继续留置气管插管送重症监护室进一步监护治疗。部分患者术前 CT 扫描提示髂血管明显动脉粥样硬化斑

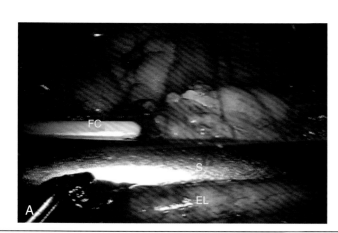

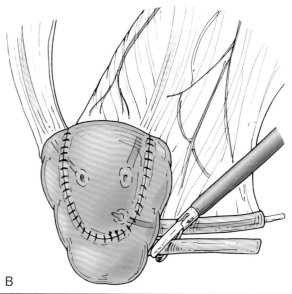

图 59.68　修剪输出道。引入带蓝钉的 60 mm 腔镜吻合器（S），在回肠输出道（EL）的反系膜侧和 12 Fr 尿管（FC）的尾侧裁剪多余肠壁

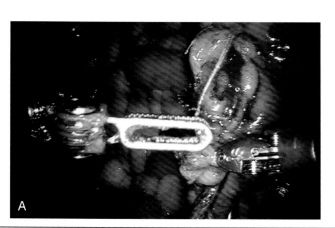

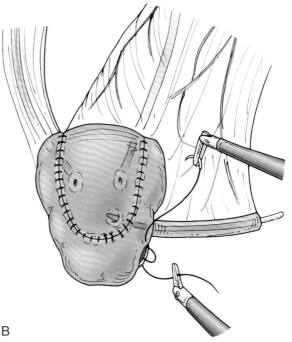

图 59.69　加固回盲瓣。回盲瓣用 3-0 丝线或 Prolene 缝线间断缝合加固

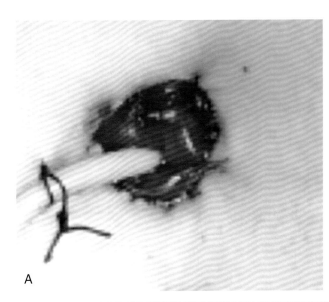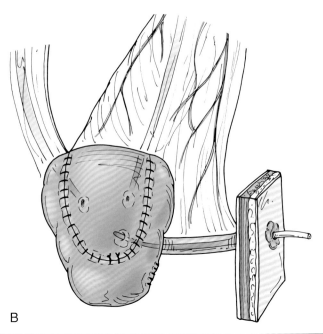

图 59.70　腹壁造口的创建。将肠壁全层缝合到经脐切口皮肤的边缘来制作可插入导管的腹壁造口

块，建议在术后监测下肢血流情况。

术后常规护理，包括静脉补液、下肢气压治疗、防静脉血栓袜、鼓励深呼吸和胸部物理治疗。继续静脉用广谱抗生素至术后第二天早晨，之后开始使用低剂量口服抗生素并维持总共 3 周。术后第一天开始流质饮食，在可耐受情况下逐步升级。术后第一天鼓励尝试下床活动。

用药物预防恶心和应急性溃疡。术后持续使用爱维莫潘。心脏监测下可给予新斯的明口服，最长维持至术后 72 小时。鼓励咀嚼口香糖。肠道功能恢复后停用爱维莫潘和新斯的明。用非麻醉镇痛药物控制疼痛。比沙可啶（口服或栓剂）用于帮助恢复肠功能。

所有患者在住院期间接受皮下注射低分子肝素，出院后每日预防性使用低分子肝素治疗共 1 个月。患者出院后每隔 1 天接受 1 L 静脉补液共 3 周，必要时补充碳酸氢钠。

在原位新膀胱术患者中，每隔 4 小时用 50 ml 生理盐水轻轻灌洗回肠膀胱。24 小时腹腔引流小于 500 ml 且确认没有尿漏后可以拔除引流管。原位新膀胱术患者膀胱造影显示没有漏尿，术后 3 周内拔除导尿管。回肠代膀胱术和原位新膀胱术患者在术后 4～6 周内使用膀胱镜拔除双 J 管。

Indiana 回肠膀胱术患者。盲肠导管用来灌注清洗储尿囊。24 小时腹腔引流小于 500 ml 且引流液肌酐水平接近血清肌酐水平，则可拔出引流管。术后 21 天，在膀胱造影确认没有尿外渗之后拔除皮肤造口引流管，

同时教育患者进行经腹壁造口导尿。患者无明显不适时，则可拔出盲肠导管。如果盲肠引流道存在尿漏，则需要通过腹壁造口暂时留置导尿管更长时间。缝合到盲肠导管的双 J 管与盲肠导管一起拔除。

结果和并发症

我们分析来自 USC 根治性膀胱切除术数据库的 151 名接受机器人根治性膀胱切除和全体内尿流改道患者的数据，这些患者已完成至少 90 天的随访（未发表的数据），包括 101 例回肠膀胱术、50 例原位回肠新膀胱术。BMI 为 27.2(16～44.5)kg/m^2，其中女性 28 人。临床分期 T0 和 T1 期患者 46 例，T2 期 82 例，T3 和 T4 期 23 例。33 名患者接受了新辅助化疗，2 名患者接受过骨盆放射治疗。所有 151 例手术均腹腔内成功完成，没有中转体外手术。手术时间中位数为 7.3 小时（4.8～13 小时），术中失血量为 295 ml（30～1100 ml），住院时间为 6 天（3～31 天）。清扫淋巴结中位数为 42（范围：0～109），38 名（25%）患者有淋巴结侵犯。2 名患者切缘阳性且均为 T4 期。

在 90 天的随访中，122 例（81%）患者出现 344 人次并发症，Clavien 1 级 14 例，2 级 167 例，3a 级 13 例，3b 级 14 例，4a 级 2 例。并发症包括感染（n = 88），出血（n = 26），泌尿生殖系并发症（n = 38），胃肠道并发症（n = 34），心血管事件（n = 26）和手术（n = 18）并发症（表 59.1 和表 59.2）。在中位随访时间 8.6 个月（3～37 个月）随访期内，25 例（局部

4 例，远处 21 例）出现复发。

表 59.1　每位患者 90 天内出现的最高等级并发症

并发症的最高 Clavien 等级	总数	新膀胱术	回肠膀胱术	P 值
0	29	10	19	0.46
1	14	1	13	
2	67	22	45	
3a	13	5	8	
3b	12	5	7	
4a	14	6	8	
5	2	1	1	

表 59.2　根据体内尿流改道术方法分类的 90 天内并发症概要

种类	总数	新膀胱术 (n, %)	回肠膀胱术 (n, %)	P 值
有并发症的患者	142	40（26.5）	82（54.3）	
总并发症	344	119（34.6）	225（65.4）	0.91
出血	26	9（2.62）	17（4.94）	
心血管	26	9（2.62）	17（4.94）	
胃肠道	34	13（3.78）	21（6.10）	
生殖系	38	14（4.07）	24（6.98）	
感染	88	33（9.59）	55（15.99）	
神经系统	14	3（0.87）	11（3.20）	
其他	70	22（6.40）	48（13.95）	
肺腑	7	2（0.58）	5（1.45）	
手术	18	8（2.33）	10（2.91）	
血栓栓塞	15	5（1.45）	10（2.91）	
伤口	8	1（0.29）	7（2.03）	

拓展阅读

Ahmed K, Khan SA, Hayn MH, et al. Analysis of intracorporeal compared with extracorporeal urinary diversion after robot-assisted radical cystectomy: results from the International Robotic Cystectomy Consortium. Eur Urol. 2014;65(2):340-347.

Azzouni FS, Din R, Rehman S, et al. The first 100 consecutive, robot-assisted, intracorporeal ileal conduits: evolution of technique and 90-day outcomes. Eur Urol. 2013;63(4):637-643.

Bochner BH, Dalbagni G, Sjoberg DD, et al. Comparing open radical cystectomy and robot-assisted laparoscopic radical cystectomy: a randomized clinical trial. Eur Urol. 2015;67:1042-1050.

Bochner BH, Sjoberg DD, Laudone VP; Memorial Sloan Kettering Cancer Center Bladder Cancer Surgical Trials Group. A randomized trial of robot-assisted laparoscopic radical cystectomy. N Engl J Med. 2014;371(4):389-390.

Daneshmand S, Ahmadi H, Schuckman AK, et al. Enhanced recovery protocol after radical cystectomy for bladder cancer. J Urol. 2014;192:50-56.

Desai MM, Gill IS, de Castro Abreu AL, et al. Robotic intracorporeal orthotopic neobladder during radical cystectomy in 132 patients. J Urol. 2014;192:1734-1740.

Goh AC, Aghazadeh MA, Krasnow RE, et al. Robotic intracoporeal continent cutaneous urinary diversion: primary description. J Endourol. 2015;29(11):1217-1220.

Goh AC, Gill IS, Lee DJ, et al. Robotic intracorporeal orthotopic ileal neobladder: replicating open surgical principles. Eur Urol. 2012;62:891-901.

Johnson D, Castle E, Pruthi RS, Woods ME. Robotic intracorporeal urinary diversion: ileal conduit. J Endourol. 2012;26(12):1566-1569.

Jonsson MN, Adding LC, Hosseini A, et al. Robot-assisted radical cystectomy with intracorporeal urinary diversion in patients with transitional cell carcinoma of the bladder. Eur Urol. 2011;60(5):1066-1073.

Leow JJ, Reese SW, Jiang W, et al. Propensity-matched comparison of morbidity and costs of open and robot-assisted radical cystectomies: a contemporary population-based analysis in the United States. Eur Urol. 2014;66(3):569-576.

Menon M, Hemal AK, Tewari A, et al. Nerve-sparing robot-assisted radical cystoprostatectomy and urinary diversion. BJU Int. 2003;92(3):232-236.

Nix J, Smith A, Kurpad R, et al. Prospective randomized controlled trial of robotic versus open radical cystectomy for bladder cancer: perioperative and pathologic results. Eur Urol. 2010;57(2):196-201.

Parekh DJ, Messer J, Fitzgerald J, et al. Perioperative outcomes and oncologic efficacy from a pilot prospective randomized clinical trial of open versus robotic assisted radical cystectomy. J Urol. 2013;189(2):474-479.

Pruthi RS, Nix J, McRackan D, et al. Robotic-assisted laparoscopic intracorporeal urinary diversion. Eur Urol. 2010;57(6):1013-1021.

第十部分　膀胱扩大术

第60章　回肠膀胱成形术

Patrick C. Cartwright

（王　伟　译　马洪顺　审校）

如果条件允许，首先应采用损伤较小的治疗方案，然后才考虑损伤较大的治疗方案。手术计划制订前，应完善影像尿动力学检查，以评估膀胱的顺应性、过度活动性、出口阻力情况，及膀胱输尿管反流（VUR）的情况。成功的膀胱扩大手术对患者有益，不仅能保护上尿路的功能，还有机会保留尿控功能；但是在选择该手术方案之前，应该让患者及家属清楚：此手术可能发生一些潜在的并发症，以及术后需要长期护理。

回肠膀胱扩大术后，患者不仅需要终身间歇清洁导尿（clean intermittent catheterization，CIC），还需要定期膀胱冲洗，清除内部黏液（每周至少1次）。早期并发症主要是肠漏、肠梗阻、腹腔感染、尿路感染和扩大后的膀胱持续性尿漏。远期并发症主要是：肾功能不全患者出现酸中毒、膀胱结石和膀胱肿瘤发生率增加。所以，术后10年内必须定期行膀胱镜检查。另外，在特殊情况下，新膀胱可能发生破裂或穿孔，需要急症修复膀胱。

在进行膀胱扩大手术时，回肠是最常选择的肠段。尽管没有文献记载选择回肠的详细原因，但从表面上看，回肠与膀胱距离近，且其肠系膜移动性好，有利于手术操作。回肠末端至少应保留20 cm的肠袢，以确保胆汁盐和维生素 B_{12} 的吸收。另外，采用回肠行膀胱扩大术的患者应在手术后5年内定期监测维生素 B_{12} 的水平。

手术方法

患者取平卧位，稍微头低脚高（trendelenburg position），下腹横切口（pfannenstiel incision）或脐下正中切口。取下腹正中切口时，如果术野不能理想暴露，可适当向上延伸。充分暴露膀胱后，建议在输尿管再植或处理膀胱颈之前，暂不要打开腹膜。闭合的腹膜有助于充分暴露术野和减少术中体液丢失。如果

制作 Mitrofanoff 或 Monti 通道，应该打开腹膜以便于处理肠道。

广泛游离膀胱，在膀胱的前方，从膀胱颈上方2 cm处开始切开膀胱，切口越过膀胱顶到达后面的输尿管间脊上方。打开膀胱的切口通常不在正中矢状位，而是偏向一侧，膀胱壁稍多的一侧用于留置造瘘管。然后检查肠管，选择20～30 cm的回肠袢。

在被选择的肠袢两端，剔除局部肠系膜后，用胃肠吻合器（GIA）或 Kocher 切割器切断肠管，孤立出目标回肠袢。重新建立回肠的完整性并缝合肠系膜裂口。在孤立回肠袢两端分别开小口，用泌尿生殖道专用冲洗剂或半强度的必妥碘冲洗肠袢内腔。然后，用电刀在对系膜缘劈开肠管（图60.1B），并仔细止血。

将切开后的肠管摆成U形，同侧切缘缝合（图60.2）。缝合时用 3-0 polydioxanone 或 Vicryl 缝线，连续缝合，必要时可以锁边，线结打在肠管外。建议缝针多带浆

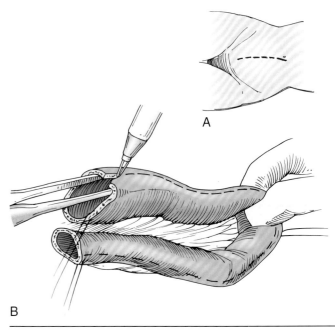

图 60.1　（A，B）回肠膀胱成形术的切口

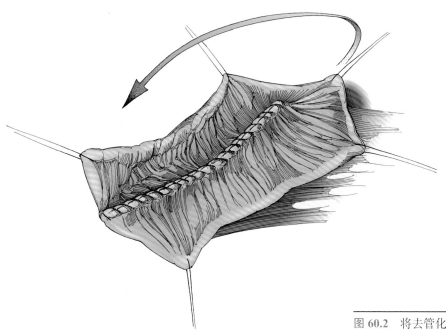

图 60.2　将去管化的肠管折叠塑形

膜和肠管平滑肌，少带肠管内黏膜，这样可以保证每次收紧缝线时肠黏膜内翻。缝合完毕后，切缘对合线上不应该有黏膜凸起，否则可能导致持续的尿瘘。以上缝合结束后，将肠片再次折叠（图 60.3）并缝合成囊袋状。囊袋开口的大小要与残存膀胱的开口相适应，以避免二者吻合后漏尿。

在原膀胱和肠管囊袋吻合之前，必须穿过残存膀胱壁放置大口径膀胱造瘘管（图 60.4）。根据膀胱壁厚度，可使用 2-0 或 3-0 polydioxanone 或 Vicryl 缝线缝合吻合口。最简单的方法是在后正中开始，分别向两侧缝合吻合口的后二分之一，两侧面打结（图 60.5）；接

下来，从前正中开始，同样分别向两侧缝合吻合口的前二分之一，直到吻合开口完全闭合。这种方法不仅可以优化暴露，也有利于手术医师把握最佳针距，以防漏尿。吻合完毕后，通过耻骨上膀胱造瘘管向膀胱内小心注水扩张，检查密闭性。最后膀胱周围放置引流管。

术后护理

患者术后通常需住院 4 ～ 7 天，机体和肠道功能将逐渐恢复。当膀胱周围引流 < 30 ml/天时，可拔除引

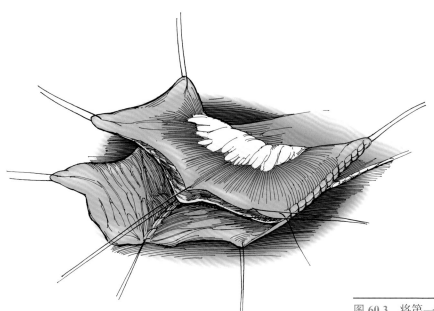

图 60.3　将第一次缝合后的肠板再次折叠

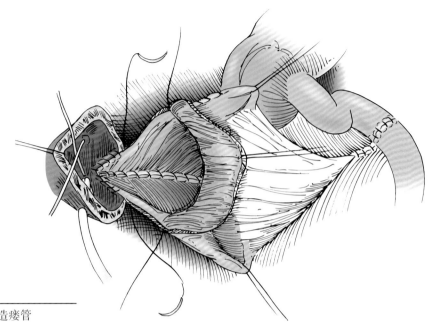

图 60.4　通过原膀胱壁放置大口径的耻骨上膀胱造瘘管

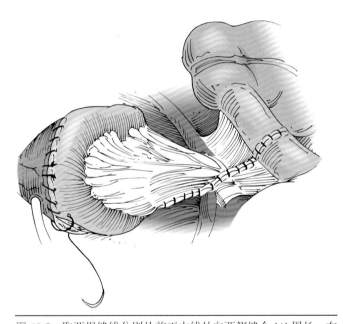

图 60.5　取两根缝线分别从前正中线处向两侧缝合 1/4 周长，在这里与后面的缝线相遇

流管。围术期不必常规留置胃管。耻骨上膀胱造瘘管需保留 3 周，拔除前需进行膀胱造影。如果患者是儿童，需要在出院前通过耻骨上造瘘管轻柔冲洗出膀胱内黏液，出院后由父母在家冲洗，每天至少 1 次。耻骨上膀胱造瘘管拔除后，需要定期清洁导尿和膀胱冲洗，这样可以降低膀胱感染和结石形成的风险。

拓展阅读

Adams MC, Joseph DB. Urinary tract reconstruction in children. In: Wein AJ, Kavoussi LR, Novick AC, et al., eds. *Campbell-Walsh urology*. Vol. 4. 10th ed. Philadelphia: Saunders, Elsevier; 2012:3457-3502.

Dahl DM, McDougal WS. Use of intestinal segments in urinary diversion. In: Wein AJ, Kavoussi LR, Novick AC, et al., eds. *Campbell-Walsh urology*. Vol. 3. 10th ed. Philadelphia: Saunders, Elsevier; 2012: 2411-2449.

结肠膀胱成形术

第 61 章

Mark C. Adams

（王　伟　译　马洪顺　审校）

1912 年，Lemoine 提出乙状结肠膀胱成形术，随后被广泛应用。乙状结肠靠近膀胱，并且有可靠的血供，是膀胱扩大术重要的选择材料。选择合适的乙状结肠肠管区段对肠管功能几乎没有影响。使用乙状结肠不会像使用回肠那样影响维生素 B 的代谢，也不容易导致慢性腹泻。使用长短合适的肠管片段进行膀胱扩大术，通常可以预期良好的效果。尽管如此，对此结肠膀胱重建手术感兴趣的泌尿外科医师，也应对其潜在的风险做到心中有数。

手术方法

经过详细的术前评估后，患者应做彻底的肠道准备、尿培养证实没有尿路感染、采用下腹部正中切口进行暴露，有些医师采用下腹部横切口。应用腹腔镜处理肠道时切口一般较小。单纯使用腹腔镜或者使用机器人来进行膀胱扩大成形术一般需要四个工作通道，其中需要一个大通道，因为需要通过内镜下吻合器。

乙状结肠的管径大于回肠，较短的肠段就能进行膀胱成形术。选择肠管的长度应根据正常膀胱的大小和所需的额外体积来确定。通常选取 15 ～ 20 cm 的肠段。选择肠管时，应提起肠管观察肠系膜内血管分支，保证所选择的肠段有足够的动脉血供。同时，观察此段肠管的活动度，确保它在没有张力的情况下能与膀胱吻合（图 61.1A）。在被选肠管两端的肠系膜上开窗，分离出其肠系膜。清除被选肠管两端肠管上的肠系膜，分别形成两段无肠系膜肠管区约 2 cm。无创肠钳夹闭肠管，在肠钳间切断肠管。目标肠管两段均如此操作，最后形成一段游离肠袢。切断肠管之前用纱布隔离肠管断端，以防腹腔污染。随后恢复结肠连续性，可以用手工双层缝合对接两肠管断端，或者用直线切割吻合器侧-侧吻合（功能性端-端吻合）两断端。冲洗游离肠管内腔使其清洁，用电刀在对系膜缘切开整段肠管，使其成一段肠片。

在膀胱成形术中，对所选择肠管进行重塑形，可以利用同等面积的肠管实现最大化的膀胱扩大。并且

可以有效降低原胃肠道蠕动带来的新膀胱腔内压力。结肠具有强大的收缩单元，如果这些收缩单元持续工作，新膀胱将会出现问题。Mitchell 建议，乙状结肠肠管两端可以完全封闭，然后将对系膜缘侧完全打开（图 61.1B）；然而，大多数手术医师选择将肠板叠成 U 形的方式来有效地重塑结肠肠片（图 61.1C）。假如肠片较长，甚至可折叠成 S 形。

折叠后，使用可吸收线将肠壁相邻切缘缝合在一起。采用全层锁边缝合，缝针要多带浆肌层，少带黏膜层，以保证黏膜缘内翻。纵行切开膀胱，前至膀胱颈上方，后到输尿管间脊上方，至关重要的是，必须能实现肠片与膀胱的完全吻合。必要时可以在膀胱顶附近开横向切口以增加膀胱吻合口大小。将做好的肠片移至膀胱上方，有时需要旋转 90 度以保证无张力吻合。缝合采用可吸收线，单层或双层缝合，最终保证缝合缘上黏膜形成内翻（图 61.2）。

在原膀胱壁上留置耻骨上膀胱造瘘管降低膀胱内压力。造瘘管留置 3 周，膀胱造影确定无尿瘘，可考虑拔除造瘘管。拔除造瘘管后需要定期清洁间歇导尿（CIC）。大多数膀胱成形术的患者需要长期 CIC 排空膀胱。因此，患者需要在膀胱成形术之前学会这种操作。术后最初几天可以使用胃肠减压直到肠运动恢复。

为了避免传统乙状结肠膀胱成形术的某些并发症，已经在相对较小的一部分患者身上开展了内衬尿路上皮（SCLU）的浆肌层结肠膀胱成形术。一段乙状结肠肠管如上面所述的方式被游离出来，然后小心地锐性去除肠管内黏膜保留黏膜下层，以防结肠黏膜再生。黏膜下层的保留对于避免肠段挛缩可能是重要的。在与膀胱吻合之前，将去除黏膜的乙状结肠肠片重新塑形。膀胱的处理方式与之前完全不同（图 61.3）。将穹顶的膀胱肌肉环形切除到输尿管间脊上方，但要保留膀胱肌内面的黏膜。然后，将塑形好的乙状结肠肠片贴在凸出的膀胱黏膜上，其边缘与膀胱肌接合。

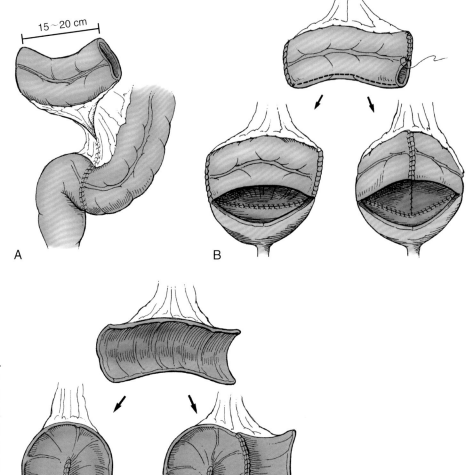

图 61.1 （**A**）仔细观察肠系膜，取 15～20 cm 乙状结肠，保证其血供丰富并有足够活动度移动到膀胱区。（**B**）Mitchell 主张：沿着肠系膜缘完全切开肠壁后闭合肠管两端。有时将肠管旋转 90 度，更有利于其与膀胱吻合。（**C**）更有效的重塑方式是把肠片折叠成 U 或 S 形。（From McDougal WS，Wein AJ，KavoussiLR，et al，eds. Campbell-Walsh urology，10th ed. Philadelphia：Saunders；2012.）

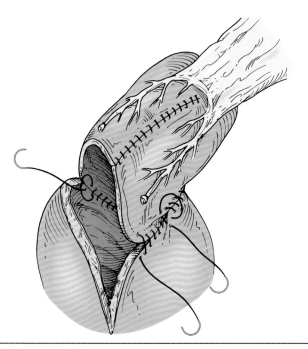

图 61.2 用可吸收线将重新塑形的乙状结肠肠片与膀胱吻合，吻合口双层缝合，吻合口肠管黏膜和膀胱黏膜内翻

结果

肠管在膀胱扩大术中使用，其实并不是膀胱替代的完美材料，它具有潜在的并发症。肠管膀胱扩大术后，肠梗阻很少见，与其他一些主要腹腔手术相比，发病风险也没有差异。无论用结肠还是回肠行膀胱扩大术，潜在的并发症如酸中毒、身体生长发育受限、感染、膀胱结石，在发病率和严重程度上几乎相似。另外，二者在远期肿瘤发生风险上也没有明显差异。

膀胱扩大术的主要目的是重建一个容量适当顺应性良好的储尿囊。与回肠膀胱成形术相比，结肠膀胱成形术后，更多患者显示出明显不自主的膀胱收缩，并且需要再次手术。然而，在这些患者中，大多数患者没有把乙状结肠肠段彻底重新折叠塑形。在另外更多一些的经过彻底重新折叠塑形的乙状结肠膀胱成形术后的患者中，他们因膀胱不自主收缩而再次手术的发生率并没有增加。这可能提示：彻底地对结肠肠管

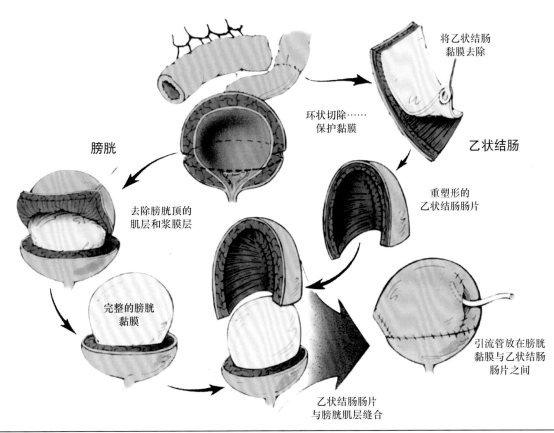

将乙状结肠
黏膜去除

环状切除……
保护黏膜

膀胱

乙状结肠

去除膀胱顶的
肌层和浆膜层

重塑形的
乙状结肠肠片

完整的膀胱
黏膜

引流管放在膀胱
黏膜与乙状结肠
肠片之间

乙状结肠肠片
与膀胱肌层缝合

图 61.3　内衬尿路上皮的浆肌层膀胱成形术。切除膀胱顶部的肌肉，保留完整的膀胱黏膜。将乙状结肠黏膜切除，重新塑形，然后与膀胱移行上皮缝合。(From Buson H，Manivel JC，Dayanc M，et al. Seromuscular colocystoplasty lined with urothelium：experimental study. Urology 1994；44：745.)

进行处理可能会降低新膀胱因不自主收缩而再次手术的概率。当然，尚没有关于相同大小肠管和相同肠管处理方式的前瞻性研究，来说明两种肠管在术后顺应性上是否存在差异。结肠膀胱成形术后持续膀胱压力增加而引起的手术失败不应超过 5%。

迟发性自发膀胱穿孔是导致肠管膀胱扩大手术失败的重要原因，甚至可导致患者死亡。在 Indiana 大学的大宗病例中，脊柱裂儿童患者组在进行结肠膀胱成形术后穿孔率是普通患者的 4 倍。在其他研究中，结肠膀胱成形术与回肠膀胱成形术相比，未显示出有更高的术后风险。目前尚不清楚是否哪种肠管膀胱成形术与这种严重并发症有确切的关系。

内衬尿路上皮的浆肌层结肠膀胱成形术后早期效果一直很好，但它并不是乙状结肠膀胱成形术的标准术式。手术失败而需要再次行回肠膀胱成形术的原因是持续的膀胱内压力增加。术后进行的内镜活检显示，部分患者存在岛状结肠黏膜或完全肠黏膜再生。虽然 Denes 及其同事已经证明持久的移行上皮内表面可以阻止肠黏液的产生和避免代谢紊乱，但肠黏膜的再生会使得这种术式的推广受限，因为这种术式不仅会延长手术时间还会增加失血量。

总结

就肠道膀胱成形术而言，很多手术医师更愿意选择回肠而不是乙状结肠，但乙状结肠膀胱成形术的经验表明，它的确应该在膀胱重建中占有一定的地位。使用乙状结肠行膀胱成形术，不仅操作简单，几乎不会影响肠道功能，而且乙状结肠原材料充裕，肠管游离后可以无张力地到达膀胱区。这段游离的乙状结肠肠管需要重新塑形以获得可以完成膀胱扩大的最佳形状。如果塑形之后的乙状结肠肠板在精心挑选的患者中使用得当，可以获得良好的效果。与所有用于膀胱成形术的消化管道一样，其存在潜在的并发症。内衬完整尿路上皮的结肠浆肌层膀胱成形术的地位需要重新再讨论。

拓展阅读

Bauer SB, Hendren WH, Kozakewich H, et al. Perforation of the augmented bladder. *J Urol.* 1992;148:699.

Chargi A, Charbonneau J, Gauthier G. Colocystoplasty for bladder enlargement and substitution: a study of late results in 31 cases. *J Urol.* 1967;97:849.

Denes ED, Vates TS, Freedman AL, Gonzalez R. Seromuscular colocystoplasty lined with urothelium protects dogs from acidosis during ammonium chloride loading. *J Urol.* 1997;158:1075.

Gonzalez R, Buson H, Reid C, Reinberg Y. Seromuscular colocystoplasty lined with urothelium: experience with 16 patients. *Urology.* 1994; 45:124.

Hinman F Jr. Selection of intestinal segments for bladder substitution: physical and physiological characteristics. *J Urol.* 1988;139:519.

Hollensbe DW, Adams MC, Rink RC, et al. *Comparison of different gastrointestinal segments for bladder augmentation.* Presented at the American Urological Association Meeting, Washington, DC: 1992.

Koff SA. Guidelines to determine the size and shape of intestinal segments used for reconstruction. *J Urol.* 1988;140:1150.

Mitchell ME. Use of bowel in undiversion. *Urol Clin North Am.* 1986; 13:349.

Pope JC 4th, Albers P, Rink RC, et al. *Spontaneous rupture of the augmented bladder from silence to chaos.* Presented at the European Society of Pediatric Urologists Meeting, Istanbul, Turkey: 1999.

Pope JC 4th, Keating MA, Casale AJ, Rink RC. Augmenting the augmented bladder: treatment of the contractile bowel segment. *J Urol.* 1998;160:854.

Shekarriz B, Upadhyay J, Demirbilek S, et al. Surgical complications of bladder augmentation: comparison between various enterocystoplasties in 133 patients. *Urology.* 2000;55:123.

专家点评（ELIZABETH B. YERKES）

结肠膀胱成形术已经是一个被广泛接受的肠道膀胱成形术式，但对于儿科医师来讲，他们更愿意选择回肠，不仅因为他们对回肠处理经验丰富，还因为回肠材料丰富，肠系膜容易处理，以往治疗效果确切。他们不选择结肠也是有原因的，因为结肠黏膜会产生大量的黏液，并且术后的结肠肠板会产生节律性的收缩。幸运的是，这些不足都能通过一定的方法来弥补。

内衬尿路上皮的结肠浆肌层膀胱成形术与其他肠管膀胱成形术相比，可以减少黏液的产生，也可以降低代谢紊乱并发症的发生风险。从理论上讲，内衬尿路上皮可以降低膀胱远期发生恶性肿瘤的风险，但这种风险也可单纯由于终身间歇导尿产生。假如这种术式会发生肠上皮再生，那术中增加的手术步骤就没有太大意义。

对于神经源性结肠的患者，虽然乙状结肠距离膀胱较近且材料丰富，但有时也很难处理。这种扩张的乙状结肠由神经功能异常和粪块滞留引起，如果括约肌的收缩力尚且正常，其肠管处理起来也相对容易。如果患者同时伴有神经源性回盲部扩张，由于其括约肌张力下降，肠内容物通过肠道速度就会加快，从而也会出现其他一些相关问题。

在当今术前肠道准备不那么激进的时代，围术期使用抗菌药，术后早期恢复饮食等理念被提出，但如果使用结肠，围术期治疗计划可能需要根据实际情况而改变，这在当前结肠膀胱成形术治疗过程中也是非常关键的。

在大多数情况下，是使用结肠还是小肠取决于手术医师的偏好，但由于在一些患者中使用结肠具有解剖学优势，重建泌尿外科医师更应该在合适的位置选择目标肠管。肠管的吻合可以单纯手缝，也可以使用吻合器。无论使用何种肠道，都需要进行一定程度的纵向处理，以使已知的肠道成形术的并发症发生率最低。手术医师有责任创建一个高质量的储尿囊，并且使患者明白该储尿囊远期可能出现的问题以及需要定期监测的必要性。

输尿管膀胱成形术 第62章

Renea M. Sturm, Elizabeth B. Yerkes
我们感谢约翰·波普博士的贡献，他在以前的版本中撰写了本章。

（王　伟　译　马洪顺　审校）

当需要膀胱扩大的患者同时伴有明显的输尿管扩张时，应考虑输尿管膀胱成形术。输尿管膀胱成形术优于肠管膀胱成形术，因为它不会产生黏液，不会导致代谢紊乱。并且，远期出现泌尿系感染、膀胱结石、膀胱肿瘤的概率也较低。输尿管膀胱成型术后的膀胱黏膜表面都是尿路上皮、输尿管平滑肌和原膀胱平滑肌组织，特点更接近，因此，术后的膀胱顺应性和容量恢复更满意，储尿和排尿也更协调，甚至有可能实现自主排尿。

遗憾的是，虽然输尿管组织能用于膀胱扩大术，但适合做输尿管膀胱成形术的患者却非常少。另外，对术后疗效的预期也应从患者的实际情况考虑，并非每个患者术后都能实现自主排尿。因此，这种术式不可能成为常规的膀胱扩大术式。适合行输尿管膀胱成形术的典型的适应证是：患者合并有严重的膀胱输尿管反流或肾盂输尿管积水扩张的同时同侧肾无功能。然而，在当前神经源性膀胱功能障碍积极管理的时代，明显扩张的输尿管和严重的肾功能不全患者临床上很少出现，所以输尿管膀胱成形术在实际临床上应用较少。在当前的医疗水平下，输尿管及对侧输尿管吻合术指征不断放宽，但末端输尿管直径通常较小，仍不足以用作膀胱扩大术。在一组包含64名患者的多中心研究中，Husmann及其同事总结：直径大于1.5 cm的无反流的输尿管，适合用作膀胱扩大术；有反流的输尿管和扩张程度较小的非反流输尿管在扩大膀胱容量和保留顺应性方面不容易取得成功。

手术方式变化多样。有些利用单侧肾切除后的肾盂和输尿管进行膀胱扩大，有些利用单侧或双侧输尿管末端来进行膀胱扩大。在后一种情况下，为了尽可能保留肾功能，需要行输尿管膀胱再植术，或输尿管及对侧输尿管吻合术。

手术方法

术前常规行尿动力学检查，评估患者的膀胱容量及顺应性，确定其是否必须行膀胱扩大术。如果拟行输尿管膀胱扩大术，手术医师必须在术前告知患者及家属，可能根据术中情况转行肠道膀胱扩大术。输尿管膀胱成形术前需要进行肠道准备，具体方法可由手术医师的习惯和经验决定，也可以结合术中可能出现的情况，灵活掌握。

下腹正中切口，可为术中包括膀胱颈重建、造瘘管留置、近端和末端输尿管处理提供良好的暴露。也有其他医师建议通过1～2个切口在腹膜外完成手术。有些患者需要同时进行肾切除，可应用腹腔镜＋下腹横切口（Pfannenstiel）或下腹正中切口进行处理。

如果要保留肾，输尿管远端可用于膀胱扩大，可以采用输尿管及对侧输尿管吻合术或远端输尿管缩窄成形术处理（图62.1）。如果同侧肾无功能，则需要分

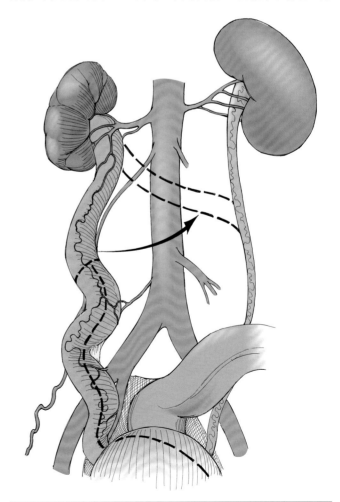

图62.1　保留同侧肾

离肾盂血管，切除肾，在这一过程中要保护肾盂组织。手术的最终成功取决于肾盂及输尿管瓣的成活状态，而肾盂及输尿管瓣的成活又依赖于肾盂、输尿管全长的血液供应。

从腹膜后组织中游离输尿管，保持其血供完好。在游离输尿管的过程中，将输尿管外膜和输尿管周围组织从腹膜上剥离保留在输尿管一侧，以确保输尿管的血液供应。输尿管血液供应通常来自其内侧，当输尿管进入真骨盆时，血液供应就会出现在后外侧。需要注意的是，输尿管血液供应有多个来源，包括主动脉，髂动脉，膀胱动脉和生殖动脉。如果先前对远端输尿管进行过手术，保留近端血液供应则更为重要。建议游离 5 ~ 8 cm 的输尿管用于膀胱扩大，但近端应具有足够的长度以确保能吻合到对侧输尿管。

远端输尿管沿着其前内侧边缘向下剖开直到输尿管膀胱连接处。剖线要垂直，禁止螺旋。膀胱与输尿管连接处不能离断，保留输尿管与膀胱连接处的连续性。从同侧输尿管根部起，在矢状面以"蛤壳式"切开膀胱。膀胱切口长短由输尿管瓣的长度决定。

将输尿管瓣折叠成 U 形（图 62.2A）。与肠管膀胱扩大术一样，扩大膀胱的球形构型使其体积达到最大。用 3-0 可吸收缝线将输尿管 U 形瓣与膀胱壁吻合（图 62.2B）。手术结束之前，在原膀胱壁留置耻骨上膀胱造瘘管。膀胱周围恰当位置留置引流管，保证引流通畅。膀胱造瘘管留置 14 ~ 21 天。在膀胱造瘘管拔除之前，行膀胱造影确认没有漏尿后，拔除膀胱造瘘管。

Adams 及其同事提出对以上手术方式进行改良：不完全劈开末端输尿管，使末端输尿管保持完整，以保护输尿管血供来源。这种"茶杯式"手术方法，可

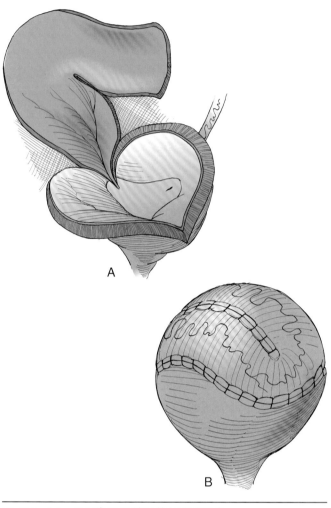

图 62.2 （A，B）将 U 形输尿管与膀胱吻合

用于单侧或双侧末端输尿管。这种术式保留了末端 2 ~ 3 cm 输尿管的完整性，避免了游离末端输尿管和切开输尿管膀胱连接处的操作。输尿管瓣的处理与前面描述的方法类似（图 62.3 和图 62.4）。未观察到这种

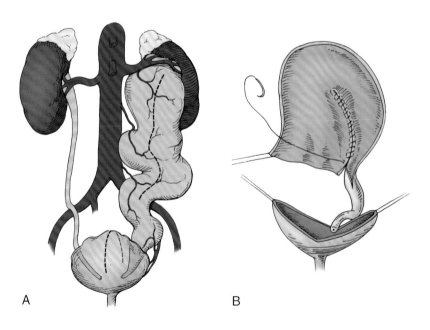

图 62.3 （A，B）Adams 等提出的"茶杯"样术式［Modified from Adams MC. J Urol 1998；160（3 pt. 1）：851-853.］

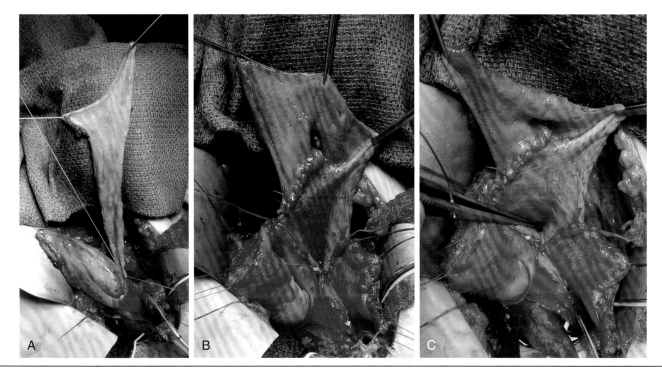

图 62.4　Adams 提出的"茶杯"样术式。（**A**）末端输尿管之外的输尿管被劈开，被劈开的膀胱与输尿管吻合；（**B**）输尿管折叠成瓣片，然后与膀胱吻合；（**C**）镊子所指的地方是末端没有被劈开的输尿管，也就是"茶杯"的把（如术后膀胱造影所见）。

术式改变对最终膀胱容量有任何影响，也未发现与这种术式改良相关的不良后果。

如果输尿管膀胱成形术后需要对新膀胱进行手术，如永久的膀胱造瘘或输尿管膀胱再植，手术医师必须知道输尿管瓣的范围。如果在输尿管瓣而不是原膀胱上进行手术，此通道将缺乏必要的肌肉支撑而致手术失败。

总结

尽管输尿管具有独特的解剖和功能特点，材料也较为缺乏，但输尿管仍然是膀胱扩大的最佳生物材料。

假如一个患者需要进行膀胱扩大，并且有多余的输尿管组织，那手术医师就应该从患者实际获益考虑是否对其实施输尿管膀胱成形术。

拓展阅读

Adams MC, Brock JW, Pope JC IV, Rink RC. Ureterocystoplasty: Is it necessary to detubularize the distal ureter? *J Urol.* 1998;160:851-853.

Churchill BM, Aliabadi H, Landau EH, et al. Ureteral bladder augmentation. *J Urol.* 1993;150(2 Pt 2):716-720.

Husmann DA, Snodgrass W, Koyle MA, et al. Ureterocystoplasty: indications for a successful augmentation. *J Urol.* 2004;171:376-380.

Johal NS, Hamid R, Aslam Z, et al. Ureterocystoplasty: long-term functional results. *J Urol.* 2008;179:2373-2376.

专家点评（DAVID B. JOSEPH）

Sturm 和 Yerkes 详细地描述了传统输尿管膀胱成形术的适应证、获益和手术方法。所有的泌尿外科医师都应该掌握这种重建术式。但是，从现实状况来看，很少有患者有冗余的输尿管和肾盂组织，用来提供足够大小的输尿管瓣片，以完成适合其年龄的理想的膀胱容积。虽然笔者并没有做太多例数的这种手术，但笔者相信输尿管膀胱成形术将会给患者带来有益的结果。

笔者经常觉得，在手术室里对输尿管进行设计使其达到最佳形态，要比单纯面对影像资料来设计膀胱扩大术式更具有挑战性。笔者常常在考虑，如果一个肾的肾功能较差或者肾功能缺失，笔者可以连同肾盂和输尿管一起使用；如果两个肾都有功能，笔者可以使用明显扩大的肾盂。如果患者要做肾移植，笔者会考虑牺牲功能较差一侧的肾，使用对侧远端扩张的输尿管（如果这段输尿管扩张）。笔者只是将保留肾的近端输尿管简单地以非隧道的方式与膀胱吻合，保证尿路有尿液冲刷，静等供体就好了。

正如作者讲述的那样，保持输尿管血供的完整性和避免输尿管外膜组织的破坏非常重要。笔者的方法是横断肾盂、切断其近端和内侧的输尿管动脉，以保证其有足够的活动度进行折叠，并且能移动到骨盆。笔者也赞同 Adams 的"茶杯式"的术式改变，因为笔者也利用远端输尿管动脉血液供应。但笔者将输尿管劈开至近膀胱的过程并不是沿直线。为了避开输尿管血管，笔者在有血管的区域按 S 形劈开；并且在折叠输尿管的时候，笔者会把输尿管多次折叠来创建笔者认为合适的输尿管肾盂瓣片。

笔者做的输尿管膀胱成形手术并不多，术后笔者都给他们做尿动力学检查，结果都显示膀胱容量增加和膀胱顺应性改善。虽然，笔者不敢说它具有统计学意义，但笔者还是认为保护输尿管血供、保持尿路有尿液循环，才能保住膀胱的柔软性和顺应性，才能保证远期良好的术后效果。笔者还认为，将网膜组织贴在输尿管组织表面可以增加其血液供应，但笔者没有尿动力学的随访数据来证实这个观点。

经阴道膀胱阴道瘘修补术　第63章

Marisa Clifton，Howard Brian Goldman
（谢伟槟 译 黄 健 于 浩 审校）

术前准备与手术规划

以往通常在膀胱阴道瘘确诊或最后一次修补失败后至少等待3个月再进行修补手术，目的是减少瘘口炎症和坏死的发生。而目前，多数人认为通过术前系列检查明确瘘管组织质量较好时即可开展手术，时间通常在确诊6～8周后。提早手术有助于减少患者心理负担。有些学者主张对于瘘口直径小于2～3 mm的可以经膀胱或阴道置入电极并以微电流凝闭瘘管后留置尿管大概2周。然而，根据我们的经验，这种手术成功率很低。

围术期评估中，手术入路的选择至关重要。虽然经阴道途径需熟练的外科技术，但其适用于大多数膀胱阴道瘘患者。经阴道手术更容易暴露远端瘘口。尽管发达国家的大多数膀胱阴道瘘发生于子宫切除术后，其瘘口通常位于阴道顶端，但多数患者仍可以经阴道手术。影响术野暴露的因素主要包括阴道宽度、阴道长度和阴道组织的松弛度。对于瘘口位于近端或顶端的未生育患者，该手术方法较为困难。因此，对不太熟悉阴道解剖的外科医师可考虑选择经腹手术。需同期进行其他腹腔手术者、未生育的女性、既往经阴道修补失败者也应考虑选择经腹入路。

另一个重要的评估因素是患者的上尿路情况。超过12%的膀胱阴道瘘患者同时合并输尿管阴道瘘。CTU、IVU或输尿管逆行造影可判断患者是否同时合并输尿管阴道瘘。如考虑合并输尿管阴道瘘，同时需行输尿管膀胱再植术，这时需选择经腹入路膀胱阴道瘘修补。

术前需行膀胱镜检查充分辨认瘘管位置及其与输尿管口的关系。如果瘘口位于输尿管口附近，应考虑逆行置入输尿管导管以协助辨认及保护输尿管。术前全面的盆腔检查可以帮助明确阴道瘘的位置和阴道组织的松弛度。膀胱镜检同时行阴道镜检查有助于进一步明确瘘口位置、大小及其与阴道的关系。

手术体位和切口

器械

常规泌尿生殖系手术包，膀胱镜，Thorek剪刀，Breisky阴道牵引器，重型阴道后壁牵引器，带挂钩的牵引器或其他自固定牵引器，8 F 3 ml球囊尿管，24 F尿管，5 F输尿管导管（取决于瘘的位置），Heaney持针器，和可吸收缝线（3-0或4-0缝合膀胱黏膜，2-0或3-0缝合逼尿肌，2-0缝合阴道皮瓣）。

体位与术野暴露

患者取截石位-特伦伯格位（头低脚高位），也可采用俯卧位，但大多数泌尿外科医师不太熟悉俯卧位操作。围术期常规应用抗生素，术前常规消毒铺巾。将大阴唇缝合牵拉固定于大腿内侧，或用牵引器显露阴道。

根据需要在阴道口5点或7点位置（也可同时切开）切开以获得更好的术野。可使用加强型阴道牵引器，但它可能影响阴道壁的活动度。因此，可用Breisky牵引器或长的直角牵引器来分开阴道前壁和后壁。这时，用缝线缝合牵拉瘘管或其附近的瘢痕组织，从而显露瘘口并进行操作。必要时可用拉钩拉开宫颈以免妨碍操作。对于输尿管口附近的瘘口，可于膀胱镜下置入输尿管导管。将Foley导尿管从阴道经瘘管放入膀胱，以协助牵拉。如果瘘口太小，可用直角钳或扩张器扩张，使其能通过8 F的气囊尿管（图63.1）。

手术技巧

重要的概念

1. 用尿管或缝线牵拉瘘管，从而更好地暴露术野。

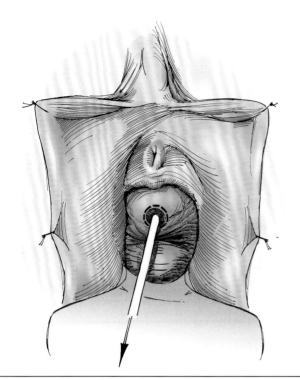

图 63.1　通过瘘管置入导尿管

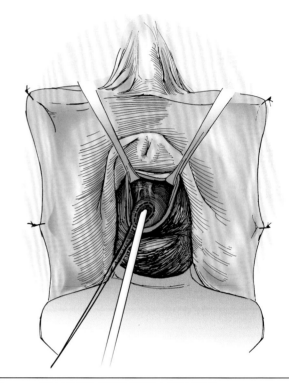

图 63.2　游离阴道和膀胱逼尿肌之间的平面

2. 充分解剖和显露瘘管。

3. 采用多层、不重叠的、无张力的缝合。

4. 确保有充足的健康的组织覆盖瘘管，若周围健康组织不足，可考虑皮瓣移植。

传统方法

用利多卡因和肾上腺素溶液浸润瘘管周围区域。在非瘢痕区切开瘘口周围的阴道黏膜和膀胱周围筋膜。务必进行精细解剖，以免造成进一步组织损伤。游离阴道和膀胱逼尿肌之间的平面（图 63.2）。

使用 Thorek 剪刀帮助分离该平面至顶部。充分游离膀胱壁，修剪瘘口边缘，用可吸收线单层、间断缝合膀胱缺口（图 63.3）。

然后用可吸收缝线缝合膀胱周围筋膜，尽量减少缝线重叠。最后缝合阴道，同样尽量减少缝合线重叠。

另一种选择是在手术开始时，行 "U" 形或倒 "U" 形的阴道切口。"U" 形阴道切口的顶端刚好在瘘管的远端，此法使术野暴露更好，有利于缝合和瓣膜覆盖（图 63.4）。

袖状切口入路

首先确保缝合处位于靠近瘘管的袖状瘢痕处。这将有利于操作和留置导尿管。尿管有助于术中牵拉。沿着瘘管瘢痕外周环形切除瘘管（图 63.5A）。

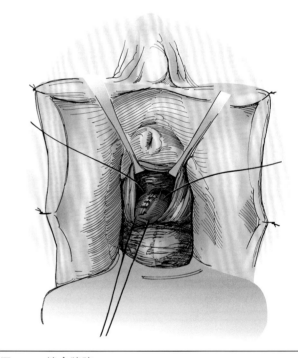

图 63.3　缝合膀胱

向深部切除直至膀胱逼尿肌，完整切除瘘管，包括瘘口周围上皮化的部分黏膜（图 63.5B）。切除漏斗状的标本后，可显露膀胱逼尿肌组织，瘘口位于中间。

在膀胱黏膜层处缝合瘘口，进而缝合膀胱逼尿肌，很少需要皮瓣。此时，阴道黏膜被拉近，从而容易完成阴道缝合。这种技术确实容易导致缝线重叠，然而

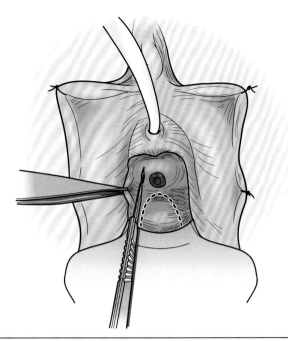

图 63.4　倒 "U" 形的阴道手术切口

由于较易获得健康组织进行多层的无张力缝合，因此手术效果并不受影响。

　　有人建议放置耻骨上膀胱造瘘管，以便在修复完成后提供最大限度的尿液引流。然而，根据我们的经验，只要能留下大口径 Foley 导尿管，无须行膀胱造瘘。

阴道闭合术（Latzko 术）

　　对于无性生活的、瘘管位于阴道深部的患者可考虑阴道部分闭合术。术中应明确瘘管位置，并在近端和远端广泛切除瘘口周围阴道壁的瘢痕组织。双层缝合是膀胱瘘口内翻进膀胱腔内，并用多排横向的间断缝合将阴道壁边缘多余的组织缝合，消除阴道穹窿部。该术式尽管技术上很成功，但它会降低阴道口径和容纳度，因此不适用于有性生活需求的患者。

产科瘘管

　　大型的产科瘘修补术通常出现在发展中国家，外科医师需要充分地游离膀胱侧壁，从而达到无张力修补膀胱瘘的目的。

皮瓣的使用

腹膜瓣

　　有些患者需要一层额外的组织以确保瘘口充分闭合，腹膜瓣是较为方便的选择。顶端瘘管位于腹膜反折附近。术中只需辨认出腹膜反折，将腹膜瓣用可吸收缝线固定在瘘管闭合处，常规方法闭合阴道瘘。

阴唇脂垫皮瓣或改良的 Martius 皮瓣

　　瘘口修补如需要额外一层组织修补，可以使用阴唇脂垫皮瓣。在大阴唇上做一个垂直切口（图 63.6）。

　　皮肤切开后找到唇脂垫。然后游离脂肪垫，并保留进入脂肪垫后方的血管，以确保充足的血液供应。使用 3-0 可吸收缝合线将脂肪垫固定在阴道修补处（图 63.7）。

　　全层缝合阴道切口。阴唇切口留置小潘氏管并于数日后拔出。

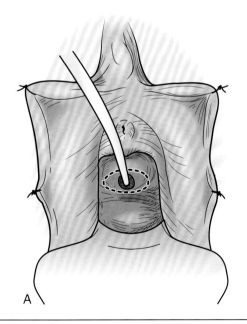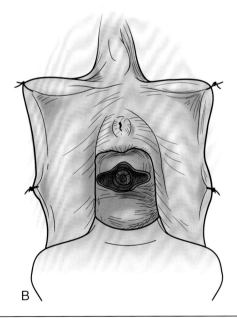

图 63.5　（A）环形切除瘘管；（B）暴露膀胱

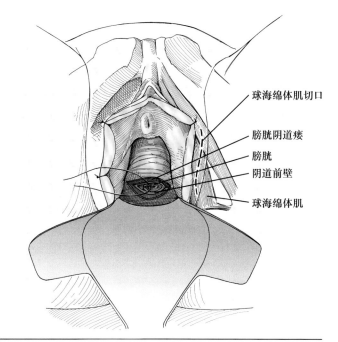

图 63.6　阴唇脂垫皮瓣或改良的 Martius 皮瓣的手术切口

如果需要更多的组织行多层修补，可游离阴唇脂肪垫皮瓣及其下方的球海绵体肌。Martius 于 1928 年报道了用球海绵体肌结合阴唇脂肪垫治疗膀胱阴道瘘。然而，许多外科医师经常使用脂肪垫皮瓣而不使用下方的组织。

岛状皮瓣（Lehoczky）

如果在需要皮瓣修补的同时又希望保留足够的阴道组织行无张力修补，可以考虑使用大阴唇岛状皮瓣，又叫做 Lehoczky 皮瓣。膀胱瘘口修补后，提起会阴切开对侧大阴唇形成 3 ～ 4 cm 的岛状皮瓣，它包含皮下脂肪组织、阴部内动脉，及阴部神经。在球海绵体肌下建立通道，将皮瓣覆盖于瘘口并缝合。阴唇切口用 3-0 可吸收线缝合。

股薄肌皮瓣

如果瘘口较大需要面积较大的皮瓣，可考虑股薄肌皮瓣。消毒范围应包括下腹、腿、膝部、外阴和阴道。首先修剪瘘管边缘，继续分离膀胱和前阴道前壁之间的空间，接着游离膀胱各壁。此时，瘘管边缘可

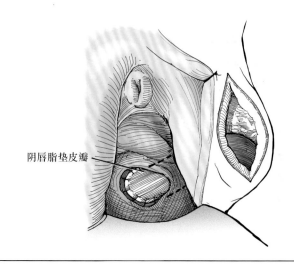

图 63.7　阴唇脂垫皮瓣修补

通过无张力缝合。继续向深部分离组织，在瘘口置入肌皮瓣。阴道壁缝合同前所述。

术后护理和术后并发症

术后应留置尿管 2 ～ 3 周并给予抗胆碱能药物预防膀胱痉挛。拔尿管前应行排泄性膀胱尿道造影，以确保瘘管已完全愈合。如术中同时行耻骨上膀胱造瘘，则先拔除尿管，行造影确认愈合后再拔除造瘘管。

术后严重并发症比较罕见。常见的并发症包括压力性尿失禁、急迫性尿失禁，性交困难。最主要的担忧是术后瘘口不愈合。然而，初次手术的成功率高达 96%。

拓展阅读

Goodwin WE, Scardino PT. Vesicovaginal and ureterovaginal fistulas: a summary of 25 years of experience. *J Urol*. 1980;123(3):370-374.

Hilton P. Urogenital fistula in the UK: a personal case series managed over 25 years. *BJU Int*. 2012;110(1):102-110.

Iselin CE, Aslan P, Webster GD. Transvaginal repair of vesicovaginal fistulas after hysterectomy by vaginal cuff excision. *J Urol*. 1998;160(3):728-730.

Martius H. Die operative Wiederhellstellung der volkommen fehlenden Hernrohare und des Schlessmuskels derselben. *Zentralbl Gynakol*. 1928;52:480-486.

McVary KT, Marshall FF. Urinary fistulas. In: Gillenwater JY, Howards SS, Duckett JW, eds. *Adult and pediatric urology*. 1st ed. St. Louis: CV Mosby Co; 1996:1355-1377.

专家点评（ARTHUR P. MOURTZINOS）

在膀胱阴道瘘的外科治疗中，笔者在几乎所有患者治疗中都更倾向使用经阴道入路。当需要同时进行腹部手术时，如输尿管膀胱再植，应考虑采用开放、机器人或腹腔镜经腹手术。如果手术后几天内诊断出膀胱阴道瘘，则应留置尿管达 30 天。如果确保尿管引流通畅，小瘘管（＜ 1 cm）可能在这段时间内愈合。如果瘘管不能愈合，笔者倾向于等待 3 个月再进行修补。约 10% 的膀胱阴道瘘患者可能伴有输尿管阴道瘘。因此，对于外科医师来说，术前进行双侧逆行输尿管造影是非常必要的，因为有些患者尽管延迟成像 CTU 未发现瘘管，但仍有可能通过逆行造影检查出来。在发达国家，大约 90% 的膀胱阴道瘘管是由于盆腔手术中膀胱的意外损伤造成的，术中往往未发现损伤。瘘管通常位于阴道残端。标准特伦伯格位-截石位为膀胱阴道瘘的修补提供了良好的途径。通过使用 8 F 或 10 F 小儿导管从阴道插入瘘管，可增加瘘管的暴露。使用带有弹性非绝热挂钩的 Scott 环牵引器有助于隔离瘘口进行修复。多数不需要留置输尿管导管，除非瘘管非常接近输尿管口。笔者通常在开始修复前放置一根 18 F 的耻骨上膀胱造瘘管和一根 16 F 的导尿管。

阴道的切口应满足阴道皮瓣的底部位于膀胱颈部，而皮瓣的顶端邻近阴道袖口的瘘口处。根据笔者的经验，瘘管的常规切除并不是强制性的。笔者担心的是，切除瘘管会使瘘口增大。在膀胱和阴道壁充分游离后，瘘管的边缘用可吸收线间断缝合成为第一层切口。第二层缝合是膀胱前筋膜，在第一层缝合基础上用可吸收线以间断的、不重叠的、8 字缝合关闭切口。此时，膀胱内注入 300 ml 亚甲蓝溶液，仔细观察是否有渗漏。对于既往修补失败、多次手术或盆腔放疗的患者，可游离腹膜瓣并固定在膀胱周围筋膜和阴道壁上皮瓣之间。最后，注意阴道壁要用可吸收缝线无张力缝合。术后需留置导尿管 7 ～ 10 天，耻骨上膀胱造瘘管 14 ～ 21 天。在拔除造瘘管之前进行膀胱造影，以确认瘘管是否闭合。

第 64 章

经膀胱膀胱阴道瘘修补术

Nirit Rosenblum，Ekene A. Enemchukwu
（汤　壮　译　黄　健　于　浩　审校）

经膀胱途径膀胱阴道瘘修补术适合于累及输尿管、需扩容小膀胱、既往放疗史、阴道穹隆活动性差及阴道组织活性较差情况下较大的、复杂性、三角区以上的膀胱阴道瘘患者。此外，在性活跃的高位、三角区以上的年轻女性患者，微创技术有利于保留阴道长度。由于放疗及组织缺血导致既往修补术失败的患者，建议采用经膀胱途径，术中可使用健康带蒂组织予以覆盖。经膀胱途径可通过开放或微创途径完成（腹腔镜或机器人辅助下的腹腔镜技术）。

修补时机

在发达国家中，膀胱阴道瘘常发生于盆腔手术后。多数患者表现为术后 7 ～ 14 天时出现持续性尿失禁。修补术前应对病史、体格检查及既往盆腔手术与尿失禁发生关系进行详细评估。可采用阴道指检、膀胱镜检、阴道镜检及注射亚甲蓝染料等方式，充分了解瘘管位置、性质及周围组织情况。所有患者应于术前完成上尿路影像学评估（如逆行肾盂输尿管造影、静脉尿路造影、CT 尿路成像、磁共振尿路成像等）以排除上尿路损伤的可能。修补时机及途径需根据损伤原因、瘘管特点、患者情况及医师经验而定。因膀胱阴道瘘对患者生活质量造成较大影响，目前普遍推荐对合适患者行早期修复（2 周内）。而对于放疗或近期修复失败后患者，建议待瘘管稳定及炎症消退后再行修复。某些患者需通过经健康组织的特殊切口入路进行修复。

手术修补原则主要包括术前控制尿路感染、充分暴露手术视野、瘘管修补、健康组织严密的逐层无张力闭合、尽量避免手术缝线重叠、术后确保尿管引流通畅及充足的时间。

应充分告知患者皮瓣的选择、术后需长时间导尿及可能需留置两根引流管（尿管和膀胱造瘘管）以确保尿液充分引流。术后使用抗胆碱能类药物可减少膀胱痉挛及缝合口张力。

术前准备

根据美国泌尿外科协会指南推荐，对术前尿液培养阳性的患者合理使用抗生素以减少术后尿路感染概率。同时，可根据指南采用加压装置或药物预防深静脉血栓。建议留置胃管以减轻胃肠压力，尤其对于行腹腔镜手术的患者。手术麻醉后，患者可采用头低脚高位以避免肠道受损。术前肠道准备有利于术中瘘管的暴露并减少对肠道的干扰，同时也有利于预防术后便秘。

手术器械

对于标准的经膀胱途径手术（开放手术），需准备带有 Sim 拉钩及阴道操作器械（海绵棒、端端吻合器及 Lucite 支架）的泌尿手术器械包。自动拉钩（如 Balfour 或者 Bookwalter）非常重要。其他手动拉钩，如 Richardsons、Dever，或 Sweetheart 拉钩等可根据患者情况酌情使用。膀胱镜检查包括两根末端开口的 5 Fr 输尿管导管，8 Fr 或者 10 Fr 的硅胶尿管，16 Fr 或 22 Fr 硅胶尿管（如需耻骨上膀胱造瘘），亚甲蓝染料以及充盈膀胱用的无菌注射器。

患者体位

推荐使用截石位，可调整脚架，手术台调至头低脚高位。将患者固定于厚泡沫垫，以防止皮肤受压及术中头高脚低位时患者的滑脱。使用安全带将患者双侧手臂固定。

常规消毒铺巾。行膀胱镜检，向输尿管置入 5 Fr 导管以区分输尿管及瘘管。如阴道瘘口较大导致膀胱无法充盈，可经阴道临时置入敷垫以封闭瘘口。插入 16 Fr 导尿管排空膀胱，夹闭尿管。可尝试经阴道瘘口插入小号（8 Fr 或者 10 Fr）尿管，以便术中确定瘘管。

手术过程

开放手术

切口

行下腹部正中切口，经腹直肌鞘及腹横筋膜，应尽量避免进入腹腔。暴露耻骨后间隙，置入自动拉钩，经尿管注入亚甲蓝染料显示瘘管。

O'Conor 方法

O'Conor 修补术式主要特点包括充分游离膀胱及纵行切开膀胱（图 64.2A）。松解周围组织后，垂直切开膀胱壁直至瘘管。此时，可移除瘘管中的 8 Fr 尿管、16 Fr 导尿管以便暴露视野。清理坏死组织，游离膀胱及阴道壁（1～2 cm）以便无张力缝合。应尽量避免切除过多组织，以保留膀胱容量及阴道长度。

阴道端瘘口可用小号半弧针、3-0 可吸收线缝合。由于未进入腹腔，可准备腹膜组织，用于覆盖在修复的阴道瘘口上方。如决定留置耻骨上导管，可于膀胱切口旁新做一切口。膀胱可使用 3-0 可吸收线双层缝合以避免与阴道壁修复缝线重合。置入 16 Fr 导尿管，充盈膀胱观察缝合处有无渗漏。常规缝合筋膜及皮肤。如确定术中无输尿管损伤及迂曲，可拔出输尿管导管。

Gil-Vernet 方法

经膀胱途径也可选择 Gil-Vernet 术式，此法主要采用较小膀胱切口以暴露瘘口。与上述方法膀胱切口延伸至瘘管不同，该切口仅用于暴露瘘口（图 64.3）。与上述类似，切除瘘管后游离足够的膀胱壁及阴道壁予以无张力分层缝合（图 64.4）。分为阴道一层、膀胱两

层缝合。

微创手术

机器人手术

器械 达·芬奇系统需配备 0° 及 30° 镜头。单极剪刀、ProGrasp 双极钳、两个大号机器人针持，及一把双极无损伤抓钳可分别用于分离、缝合及乙状结肠的牵拉暴露。助手使用吸引器及无损伤抓钳。对于较大的瘘管，可填塞阴道以维持气腹状态。缝合可采用 2-0、3-0 可吸收缝线。手术需备中转开腹手术器械包。

置入套管 共需 5 个套管，一个 8 mm 或 12 mm 套管用于置入镜头，3 个 8 mm 操作套管及 1 个 8 mm 辅助套管，套管排列呈 W 型（图 64.5）。先于耻骨联合上约 15 cm 处置入成像套管。如患者既往行腹腔手术，则将该套管置于脐上 1～2 cm 或者 Palmer 氏点，以避免损伤肠管。所有套管距离一手宽左右，以免互相干扰。

可根据医师个人习惯建立气腹及通道（如 Hassan 法，Veress 法，或直视下置入 trocar）。建议将机械臂和套管置于患者左侧，从而不影响经阴道的操作。套管建立后，分别置入 30° 镜头及机械臂（右臂：单极剪刀；左臂：ProGrasp 双极钳；三臂：双极抓钳）。由导尿管及注入亚甲蓝染料标记瘘口。

膀胱阴道途径

常规的膀胱阴道途径（O'Conor 修补术）包括松解组织、尽量将膀胱游离阴道、纵行切开膀胱直至瘘管。对于体积较大的膀胱，可予以缝线牵引暴露视野，同时拔出尿管。可拔除或牵拉经瘘管置入的小导管协助手术，游离及切除瘘管。

膀胱外途径

也可切开阴道上方（子宫或者子宫残端）腹膜，分离显露膀胱与阴道之间的平面。可用一根阴道海绵棒或支架等牵引阴道壁，并且在切除过程中提供足够的张力。游离平面直至可见瘘管中导管，拔除瘘管中导管，继续游离足够的阴道及膀胱壁组织，以便切除瘘管后进行无张力缝合。

缝合膀胱

在游离、修剪膀胱壁及阴道壁瘘口端坏死组织后，可使用小号半弧针、3-0 可吸收线横向缝合阴道瘘口。对于直径较大、复杂瘘口，可予以 2-0 可吸收线将带蒂

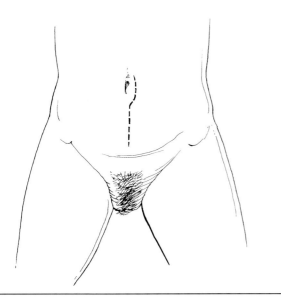

图 64.1 行脐下正中切口，后经腹直肌鞘及腹横筋膜直至膀胱

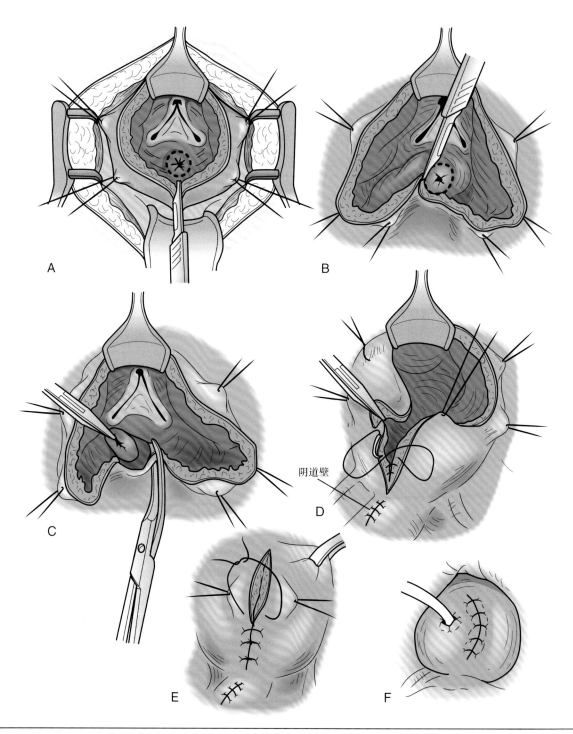

阴道壁

图 64.2 （A ～ F）O'Conor 途径。切除瘘管后（C），于闭合膀胱前先缝合环形瘘口区域（D）。即留有两处缝线：瘘口环形缝线及膀胱壁闭合缝线（Modified from O'Conor VJ. Review of experience with vesicovaginal fistula repair. J Urol 1980；123（3）：367-369.）

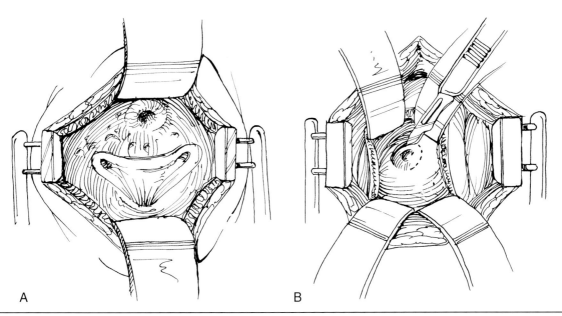

图 64.3　暴露瘘管后予以切除

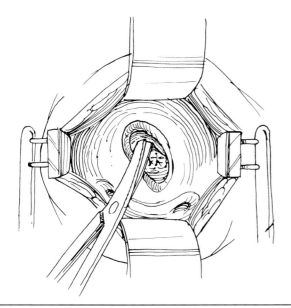

图 64.4　游离膀胱及阴道壁

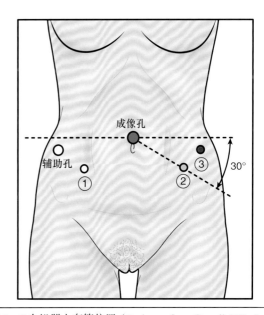

图 64.5　5 个机器人套管位置（Redrawn from Carroll AW, Lamb E, Hill AJ, et al. Surgical management of apical pelvic support defects: the impact of robotic technology. Int Urogynecol J 2012；23（9）：1183-1186.）

大网膜组织固定覆盖于缝合的瘘口上。

也可使用 3-0 缝线缝合固定腹膜组织来覆盖瘘口处。为避免缝线重叠，膀胱切口可使用 3-0 V-lock 缝线连续性横向缝合（图 64.6）。对于较大的、复杂的膀胱阴道瘘，可经 Lowsley 拉钩引导下或直接经腹腔镜套管置入 22 Fr 耻骨上引流管。经尿道插入 16 Fr 导尿管，注水判断缝合伤口处是否渗漏。可通过套管切口留置引流管，并固定于皮肤。手术结束时如确认无输尿管损伤可拔出输尿管导管。如有必要，可填塞阴道以止血。

术后观察及并发症

留置 16 Fr 导尿管引流尿液。如患者留置耻骨上膀胱造瘘管，可从造瘘管引流尿液而夹闭尿管以减轻患者不适。建议早期下床活动以减少深静脉血栓风险。住院期间待伤口引流管引流液较少时拔除引流管。予以抗痉挛药物以减少膀胱痉挛、降低膀胱缝合处张力。如患者出现持续性的膀胱痉挛，可拔除尿管，继续保留耻骨上引流管引流尿液。于术后 2 ～ 3 周行膀胱造影或亚甲蓝试验复查前，患者在拔除尿管前常规每天口服低剂量抗生素。如发现有持续性漏尿情况，可延长留置尿管时间直至伤口愈合。对于存在较为严重的

阴道萎缩患者，予以阴道雌激素软膏以减轻症状，促进伤口愈合。

拓展阅读

Ayed M, Atat El R, Hassine LB, et al. Prognostic factors of recurrence after vesicovaginal fistula repair. *Int J Urol*. 2006;13(4):345-349.

Couvelaire R. Reflections on a personal statistic of 136 vesicovaginal fistulas. *J Urol Medicale Chir*. 1953;59:150.

Dutto L, O'Reilly B. Robotic repair of vesico-vaginal fistula with perisigmoid fat flap interposition: state of the art for a challenging case? *Int Urogynecol J*. 2013;24(12):2029-2030.

Eilber KS, Kavaler E, Rodriguez LV, et al. Ten-year experience with transvaginal vesicovaginal fistula repair using tissue interposition. *J Urol*. 2003;169(3):1033-1036.

Forrest JB, Clemens JQ, Finamore P, et al. AUA Best Practice Statement for the prevention of deep vein thrombosis in patients undergoing urologic surgery. *J Urol*. 2009;181(3):1170-1177.

Gil-Vernet JM, Gil-Vernet A, Campos JA. New surgical approach for treatment of complex vesicovaginal fistula. *J Urol*. 1989;141(3):513-516.

Gupta NP, Mishra S, Hemal AK, et al. Comparative analysis of outcome between open and robotic surgical repair of recurrent supratrigonal vesico-vaginal fistula. *J Endourol*. 2010;24(11):1779-1782.

Langkilde NC, Pless TK, Lundbeck F, Nerstrøm B. Surgical repair of vesicovaginal fistulae–a ten-year retrospective study. *Scand J Urol Nephrol*. 1999;33(2):100-103.

Melamud O, Eichel L, Turbow B, Shanberg A. Laparoscopic vesicovaginal fistula repair with robotic reconstruction. *Urology*. 2005;65(1):163-166.

Miklos JR, Moore RD, Chinthakanan O. Laparoscopic and robotic-assisted vesicovaginal fistula repair: a systematic review of the literature. *J Minim Invasive Gynecol*. 2015.

Nesrallah L, Srougi M, Gittes R. The O'Conor Technique: the gold standard for supratrigonal vesicovaginal fistula repair. *J Urol*. 1999;161(2):566-568.

O'Conor VJ, SOKOL JK. Vesicovaginal fistula from the standpoint of the urologist. *J Urol*. 1951;66(4):579-585.

O'Conor VJ. Review of experience with vesicovaginal fistula repair. *J Urol*. 1980;123(3):367-369.

Stanford E, Romanzi L. Vesicovaginal fistula: what is the preferred closure technique? *Int Urogynecol J*. 2012;23(4):383-385.

Wolf JS, Bennett CJ, Dmochowski RR. Best practice policy statement on urologic surgery antimicrobial prophylaxis. *J Urol*. 2008.

专家点评（KURT MCCAMMON）

由于不同膀胱阴道瘘患者情形不尽相同，应针对不同患者采取个性化的修复策略，泌尿外科医师应提前考虑及评估不同修复方案。虽然绝大部分膀胱阴道瘘患者可采取经阴道途径，但部分患者需行经膀胱途径。目前，经腹腔镜及机器人途径以其较高的早期修复率而得到认可，其在本章中也得到详细介绍。

不管采取何种修复策略，修复中影响修复成功率的最关键问题是选择合适的皮瓣及无张力修复。

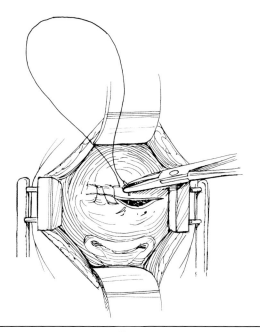

图 64.6　予以 3-0 V-lock 缝线横向、连续性两层闭合膀胱，注意避免缝线重叠

第 65 章

经腹膀胱阴道瘘修补术

Sandip P. Vasavada

（陈　旭　译　黄　健　范新祥　审校）

膀胱阴道瘘（vesicovaginal fistulas，VVFs）对患者和外科医师来说都是一个挑战。修复前必须考虑多种因素，包括瘘口的诊断（视觉观察、染色试验或膀胱造影），及明确输尿管上段没有损伤，因为其中10%的患者伴随损伤。确诊膀胱阴道瘘后，在决定修复类型之前，应判断是否具有足够的膀胱容量（例如≥200 ml）。经腹VVF修补的方法主要取决于外科医师的偏好和专业知识，对于经阴道VVF修补失败或阴道进入困难的患者，需要考虑经腹部手术（如输尿管再植术），或结合网膜插入。术前需确保无泌尿系感染，术后应建议患者保留尿管至少2周。如果患者存在伤口愈合不良或其他复杂因素的风险，可能需要术后保留尿管3周。围术期使用抗胆碱能药物或 β_3 激动剂可能有助于减轻膀胱痉挛。抗生素通常只在术后使用一次，在整个尿管放置期间，没有充分证据表明需要持续使用抗生素。术后主要原则是在留置尿管期间保持膀胱引流通畅。

手术开始时，先将患者摆截石位，并在受压部位放上减压垫。经尿道插入Foley导尿管，并注入混有3～4滴亚甲蓝的生理盐水来充盈膀胱。暴露阴道，观察蓝色生理盐水的流出口。由阴道瘘口插入10～14号硅胶Foley导尿管，确保蓝色液体充满导管。回拉导尿管封闭瘘口，使膀胱充盈。将患者改为平卧位，做下腹正中切口；打开腹膜。充盈并切开膀胱（图65.1）。

探查膀胱，将瘘管导尿管球囊向上拉以明确瘘口位置。然后打开膀胱和附着处的腹膜，直到能用小导尿管标记的瘘管位置（图65.2）。必要时可拔除两个导尿管以便更好地暴露。

横向切开腹膜，建立瓣膜来保护和分隔膀胱和阴道缝合处。沿着阴道充分游离膀胱与阴道（阴道内使用更大的或半透明的支架更易于游离）。这是通过开放式瘘口进行的游离（图65.3）。充分游离膀胱后，开始闭合瘘口。

继续将膀胱从阴道中游离出1～2 cm，以便于单独缝合。在游离膀胱壁和缝合过程中，通过插入输尿管导管来识别输尿管口位置。用2-0合成可吸收缝线（SAS）将阴道垂直或横向分两层间断内翻缝合，确保无张力缝合（图65.4）。

将腹膜瓣盖住阴道瘘口，缝合固定使修复的阴道瘘口位于腹膜后。如果瓣膜长度不够，可用更长的腹膜瓣或使用游离腹膜移植（图65.5）。如果仍不成功，理想的做法是依靠网膜的插入来分开两个瘘口。用两条2-0可吸收缝合线分别缝合阴道并固定网膜。

如果进行两层缝合，用3-0或2-0肠线连续缝合膀胱黏膜层和黏膜下层，在膀胱外面用2-0可吸收线间断缝合肌层和外膜（图65.6）。确保无张力缝合，因为手术成功的关键在于膀胱的有效闭合，而非阴道闭合。

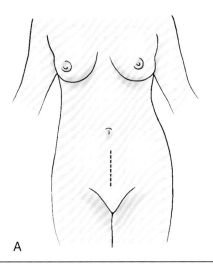

A

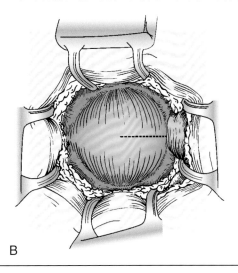

B

图 65.1 （A，B）经腹膜膀胱阴道瘘修复的初始切口

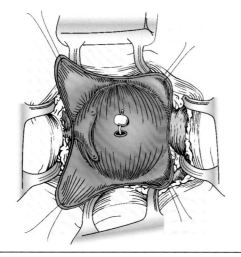

图 65.2　膀胱切口

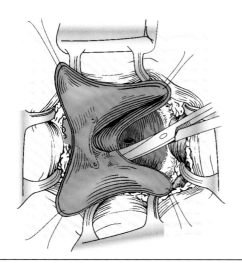

图 65.3　分离膀胱与阴道

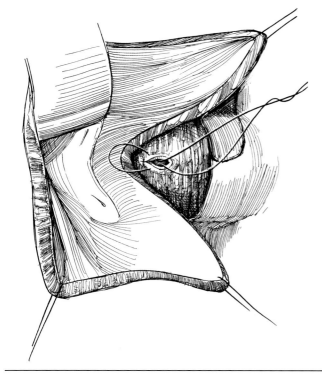

图 65.4　缝合阴道瘘口

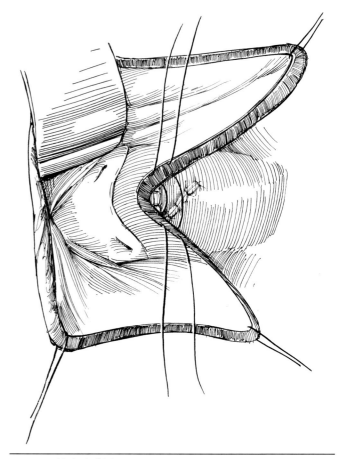

图 65.5　缝合腹膜瓣

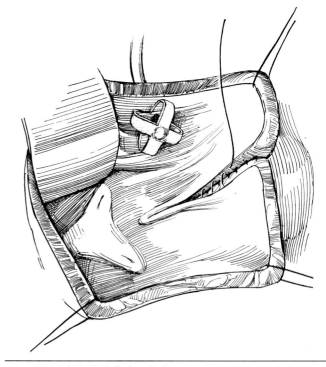

图 65.6　缝合膀胱黏膜层和黏膜下层

如果瘘口周围组织脆弱或受到放疗损伤，可将右结肠后的网膜移植并固定在膀胱和阴道之间的缺损区域。然而，由放射性坏死引起的瘘管最好用肌肉皮瓣移植来治疗。接着拔除输尿管导管。如果没有放置，则请麻醉师静脉注射靛蓝胭脂检查输尿管通畅性。尽管球囊导管可能已经足够，但耻骨上膀胱造瘘会更安全，因为它避免了对膀胱缝合线的压迫。通过膀胱壁上的留置一个 22 号的 Malecot 或 Foley 导尿管，并放置一个 Penrose（或真空负压）引流管；两个导管都应通过体壁上穿出并固定在皮肤上。有趣的是，在冲洗时 Malecot 导管往往会塌陷，所以我们更倾向于用 Foley 导管进行耻骨上膀胱造瘘。内层连续、外层间断，双层缝合膀胱壁，并分层缝合腹部切口。通常在几天内，尿液清亮后拔除尿道导尿管，如果放置了膀胱造瘘管，给予重力牵拉；在 2 ～ 3 周后，经膀胱造影确认瘘闭合后，可拔除膀胱造瘘管。嘱患者 6 周内不要进行性交。

注意：为了防止膀胱后壁的长切口影响膀胱功能和容量，不要对称切开膀胱（图 65.7），而是在打开膀胱之前或之后，在膀胱和阴道间隙切开腹膜，并锐性分离建立平面。将输尿管导管插入双侧输尿管，并通过瘘口插入一个小的导尿管至阴道。切开膀胱至少超过瘘口 1 ～ 2 cm。修剪瘘口的边缘，充分去除炎症组织，不要尝试清除所有瘢痕组织。按照第 64 章（图 65.8）所述完成操作。

替代方法：通过微创手术技术修复瘘管，同样需要分离膀胱阴道间隙，但不完全进入膀胱或把膀胱分片。使用导管识别输尿管口，在阴道和膀胱侧闭合瘘口；如果可能，将网膜插入其中。

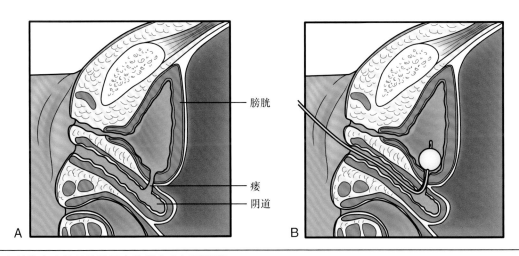

图 65.7 （A，B）替代方法是经膀胱子宫陷凹窝来切开腹膜

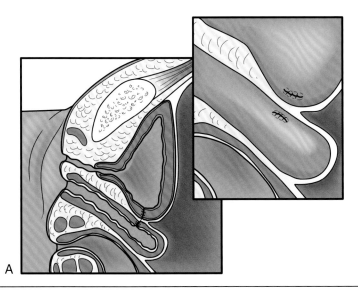
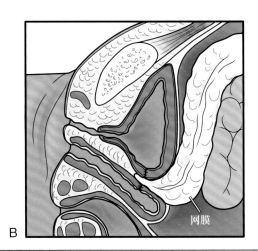

图 65.8 （A，B）完成膀胱阴道瘘替代修复

拓展阅读

Miklos JR, Moore RD, Chinthakanan O. Laparoscopic and robotic-assisted vesicovaginal fistula repair: a systematic review of the literature. *J Minim Invasive Gynecol.* 2015;22(5):727-736.

Tenggardjaja CF, Goldman HB. Advances in minimally invasive repair of vesicovaginal fistulas. *Curr Urol Rep.* 2013;14(3):253-261.

Turner-Warwick R. The use of the omental pedicle graft in urinary tract reconstruction. *J Urol.* 1976;116(3):341-347.

专家点评（GAMAL M GHONIEM）

　　膀胱阴道瘘是一种令人痛苦的疾病，它对患者和外科医师都有影响，因此它具有显著的社会和医学意义。瘘管外科医师应熟悉修复过程中可能需要的所有其他辅助和补充重建程序（如输尿管再置入术、腰大肌悬吊术）。外科医师应做好充分准备，确保完成充分的评估，记住成功的最好机会是第一次修复。

　　在膀胱和阴道之间解剖时，特别是在三角区附近，会有大量出血。这种出血通常起源于丰富的阴道旁静脉丛。最有效的控制出血的方法是使用 8 字形可吸收线缝合，因为烧灼效果不佳，往往可能会加重出血。

　　在横切大网膜并将右胃大网膜动脉与一些中臂结扎后，基于胃左上腹动脉的 J 形网膜瓣是首选的方法。其结果是一个有活力的瓣膜能到达骨盆的深处，而且不需要在结肠下拐弯。

　　本章充分讲解了较好完成经腹膀胱阴道瘘修补术的原则。这些技术包括充分的暴露、膀胱和阴道壁完全分离、瘘管切除、无张力闭合和网膜等组织插入。

女性膀胱颈闭合术　第66章

Tracey Small Wilson, L. Keith Lloyd
（钟文龙 译 黄 健 范新祥 审校）

适应证

女性膀胱颈闭合术是一种少见的手术，通常适用于严重尿道功能不全的患者。许多疾病有需要行膀胱颈闭合术的指征，最常见的是神经源性排尿功能障碍并长期留置尿管治疗的患者。通常，这些患者为控制症状需要增大尿管和球囊的尺寸或抗胆碱能药物治疗。有些人可能也曾多次尝试去神经支配治疗，但尚未认识到长期导尿引起尿道扩张，进一步造成控尿功能的完全丧失。在最严重的病例中，压力性坏死可能导致创伤性尿道下裂，或者后尿道前壁完全缺失暴露其下方的耻骨联合，这将有可能造成耻骨炎和骨髓炎。膀胱颈闭合术也适用于因尿失禁手术失败、尿道阴道瘘修补失败以及使用合成尿道下补片引起的并发症而导致尿道壁缺损的患者。在这些患者中，尿道均可能无法修复。

膀胱颈闭合后均需行低压尿流改道，例如耻骨上膀胱造瘘术、回肠膀胱造口术或可控性膀胱扩大术。尿流改道方式的选择取决于患者的功能状况、营养状况、家庭和其他护理者的支持水平、既往手术史和外科医师经验。患者及其家属必须意识到，膀胱颈部闭合术是一种永久性和不可逆的手术。

术前评估

体格检查可发现由长期潮湿引起的会阴皮肤变化，尿道口会是张开的。检查手指通常能够插入尿道。如果放置了 Foley 导尿管，尿道黏膜与导尿管之间存在明显的间隙，导致尿管周围发生尿失禁。

术前评估包括膀胱镜检查和尿动力学等辅助检查。如果患者长期留置尿管，应行膀胱镜检查以排除膀胱恶性肿瘤。此外，许多考虑行膀胱颈部闭合术的患者膀胱容量小或顺应性差，需行尿动力学检查以评估其容量及顺应性，并决定是否在膀胱颈部闭合（VNC）处行膀胱扩大术。严重的膀胱输尿管反流需要在膀胱颈闭合处行膀胱扩大术。许多长期研究表明，在膀胱颈部闭合和耻骨上导管插入后并没有出现新发或恶化的肾积水。

如果要将肠段并入泌尿系统，应评估患者的营养状况（如导尿管通道，扩大膀胱成形术，回肠膀胱造口术）。这对于合并神经系统疾病的患者来说十分常见，考虑这一过程的营养消耗，使他们面临吻合口漏和伤口并发症的风险。如果要同时进行肠道手术，应做适当的肠道准备。如果使用小肠，这通常是不必要的；然而，如果使用结肠，特别是如果患者患有神经源性肠病外科医生应该准备肠道。预防深静脉血栓形成也是必要的。对所有患者，首先进行尿液分析和尿液培养。如果患者有长期留置的导尿管，这可能很难实现。在这种情况下，患者应接受适当的围术期药敏实验，并在手术开始时用几升生理盐水或无菌水冲洗膀胱。

经腹途径

将患者取截石位，常规消毒皮肤及阴道，铺巾，经尿道插入 Foley 导尿管。该手术可取下腹部正中或横切口（Pfannenstiel 切口）完成。开腹后，钝性分离耻骨膀胱间隙，分离范围尽可能大，以确保最大的灵活性和足够的操作空间。注意不要损伤背静脉丛。然后进入骨盆内筋膜，并用 0 号可吸收缝线（SAS）结扎背静脉丛。尽可能分离出尿道的边界，可通过缝合结扎、超声刀或血管闭合器来切断耻骨尿道韧带。此时，尿道将被完全游离出来。

在骨盆入口平面用手术刀或电刀横向切开尿道（最大化保留尿道长度），暴露 Foley 导尿管（图66.1）。切断导尿管使其能被逆行拉入术野，注意不要让球囊漏气。钳夹导尿管并向上牵引膀胱颈。横断尿道的后侧壁，用 3-0 聚乙醇酸线（PGA）连续缝合尿道黏膜层并用 2-0 PGA 间断内翻缝合尿道外层以关闭远端尿道；或者用 2-0 缝合线 8 字缝合远端尿道。

沿着膀胱颈前下方打开膀胱，接着确定输尿管口位置。需要注意的是，如果存在严重的尿道缺损，则

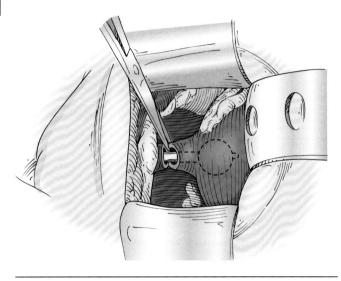

图 66.1　在骨盆入口横向切开尿道

输尿管口可能更接近尿道横断平面，此时可通过放置输尿管导管或静脉注射靛蓝以帮助显露输尿管口。从近端尿道切开膀胱颈，并继续在膀胱阴道间隙分离膀胱颈，充分游离后使膀胱与阴道分离并可在骨盆入口水平自由活动（图 66.2）。

此时留置膀胱造瘘管或构建尿道改流。如果留置膀胱造瘘管，需要使用 20 ～ 22 Fr Foley 导尿管进行充分导尿。

双层缝合膀胱颈。第一层用 3-0 PGA 垂直连续内翻缝合黏膜（图 66.3A），第二层用 2-0 PGA 水平缝合。扩大上端缝合使吻合口向上卷起，使切口远离已闭合

的远端尿道（图 66.3B）。此时应通过耻骨上造瘘管灌注 200 ～ 300 ml 液体充盈膀胱来确认密闭性。如果可能的话，可以在尿道残端放置大网膜或腹膜瓣，以提高安全性。术中可在膀胱周围放置引流管，并在出院前拔除。

经尿道途径

在不适宜经腹手术或患者拒绝经腹手术时，可以采用经尿道手术。患者取截石位，常规消毒皮肤及阴道后，进行膀胱镜检查。借助于弯曲的 Lowsley 牵引器沿着前穹隆顶进行膀胱切开术，将膀胱提升至前腹壁，使用 20 ～ 22 Fr Foley 导尿管进行充分的膀胱引流。避免使用易脱落的 Malecot 导管。耻骨上造瘘管用丝线或尼龙缝线固定在皮肤上。用缝线或自动环形拉钩拉开阴唇，并放置阴道窥器。

在尿道口周围 4 个对角分别留置牵引缝线，牵引线周围环形切开皮肤及阴道壁（图 66.4）。

锐性分离尿道与阴道，直至耻骨联合或膀胱颈。通过盆腔内筋膜，充分去除耻骨后膀胱颈粘连，包括剪断耻骨膀胱韧带。此项操作可通过缝合结扎、超声刀或血管闭合器来完成（后两种可能有助于避免不可控的术中出血）。此时，尿道和膀胱颈应该是充分游离的，反之则在阴道前壁或耻骨后间隙继续分离以使其充分游离。

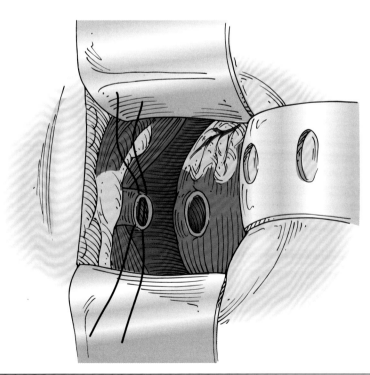

图 66.2　用可吸收缝线封闭远端尿道残端

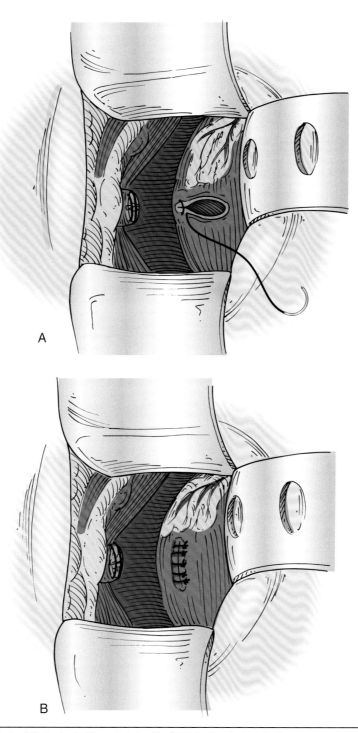

图 66.3 （A）垂直连续内翻缝合膀胱颈黏膜；（B）第二层膀胱颈闭合以水平缝合方式完成

修剪远端尿道，然后把剩余的尿道向内翻转。先用 2-0 PGA 褥式缝合 3 针，使黏膜边缘内翻入尿道腔。接下来，用 2-0 PGA 在膀胱颈周围行荷包缝合，内翻尿道入膀胱并打结（图 66.5）。此时应通过耻骨上导管用 200～300 ml 液体充盈膀胱，以确认膀胱的密闭性。

缝合膀胱颈上的尿道周围筋膜。最后用 3-0 CCG 间断缝合原尿道切开处。阴道内塞入用雌激素浸泡过的纱布。另一种方法如图 66.6 所示，在尿道口周围作椭圆形切口，然后将尿道从周围组织、耻骨膀胱韧带中游离出来。在膀胱颈远端切开尿道，用 2-0 可吸收缝线将膀胱颈双层缝合，用同样的方法间断缝合阴道黏膜。

经阴道途径

这是另一种不经腹部的膀胱颈闭合术。此方法与

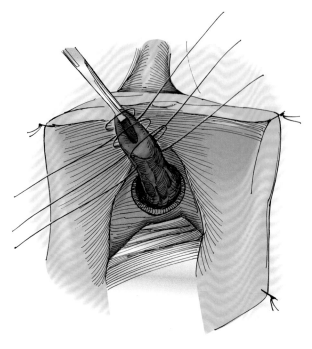

图 66.4 在尿道周围做一个椭圆形切口

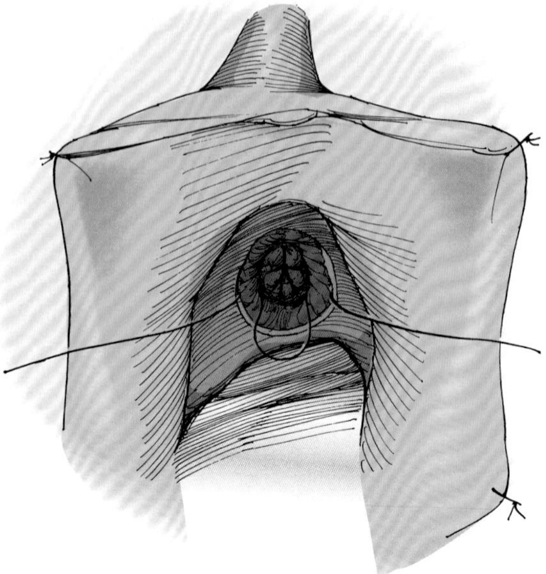

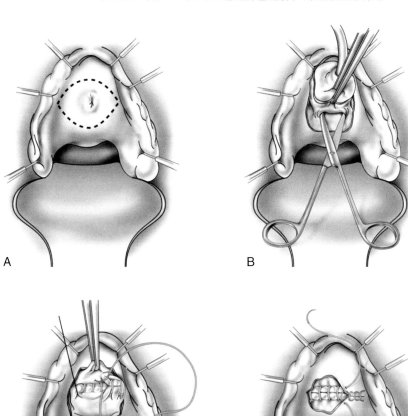

图 66.5 用 2-0 号 PGA 缝线荷包缝合，内翻尿道并打结

图 66.6 （A）在尿道周围做一个椭圆形切口；
（B）尿道从周围组织分离，包括前尿道和后
尿道；（C）缝合双层膀胱颈。第一层由尿道
黏膜组成，第二层则为逼尿肌，然后关闭骨
盆内筋膜；（D）阴道黏膜是最后一层（From
Willis H，Safiano NA，Lloyd LK. Comparison
of transvaginal and retropubic bladder neck closure
with suprapubic catheter in women. J Urol 2015；
193；196-202.）

A

B

C

D

尿道入路相似，但由于其解剖范围较广，可近端横向切开尿道；在第二层缝合关闭膀胱颈时，膀胱颈更易前倾。术前患者取截石位，耻骨上造瘘管的放置方式与前面描述的经尿道途径相同，用缝线或自动环形拉钩拉开阴唇并放置阴道窥器。

　　首先在阴道前壁作倒"U"形切口。根据需要在阴道前壁注射生理盐水或混有肾上腺素的利多卡因溶液，通过液体浸润扩大膀胱引导间隙。倒"U"形切口的顶点尽量靠近尿道口，下段尽可能远离阴道口（图 66.7）。这个瓣做得越长，关闭时的张力就越小。从这个切口位置分离阴道皮瓣。正确的层面应该露出亮白色的阴道壁表面（图 66.8）。如果皮瓣太厚，将发生静脉或逼尿肌出血。

　　沿尿道切开周围组织。该切口的底部边缘即是阴道瓣的顶部。

　　沿尿道锐性解剖至膀胱颈。通过骨盆内筋膜，分离耻骨后的膀胱颈附着物，包括耻骨尿道韧带。这可以通过缝合结扎、超声刀或血管闭合器来完成。此时，尿道和膀胱颈应该是充分游离的。

　　在靠近膀胱颈处切断尿道（图 66.9）。

　　多层缝合膀胱颈。首先用 3-0 PGA 垂直连续缝合黏膜层（图 66.10）。第二层同样用 3-0 PGA 叠瓦式缝合加固第一层。接下来是用 2-0 PGA 水平间断缝合膀胱颈筋膜（图 66.11）。通过耻骨上造瘘管用 200～300 ml 的液体充盈膀胱来确认密闭性。根据需要在闭口表面放置

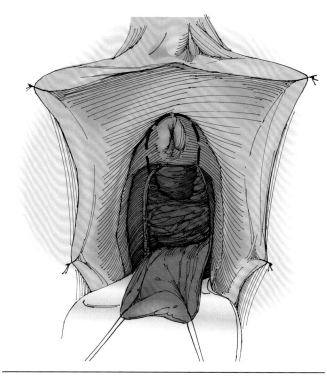

图 66.8　阴道皮瓣的正确厚度，显示下方的耻骨宫颈筋膜

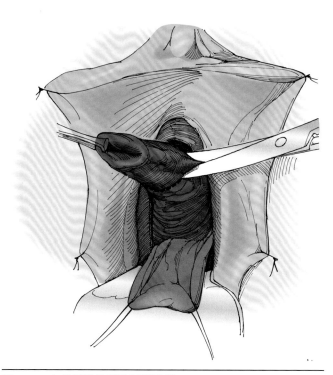

图 66.9　在靠近膀胱颈处切断尿道

Martius 瓣膜。Martius 瓣膜将更好地封闭切口，并填充由经耻骨尿道韧带横切产生的无效腔。用两根 2-0 PGA 关闭阴道瓣并在中间结扎。向阴道内塞入雌激素或抗生素浸泡过的纱布。再次轻柔地冲洗膀胱以清除膀胱内的血凝块。

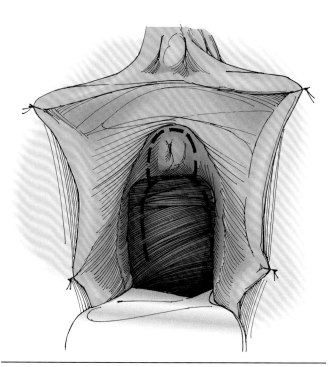

图 66.7　经阴道膀胱颈闭合的切口线

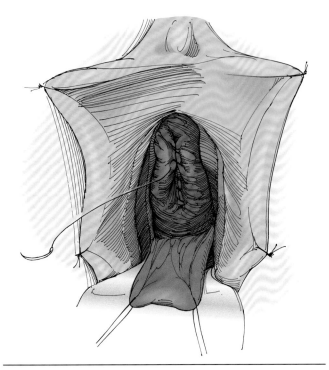

图 66.10　首先垂直连续缝合第一层

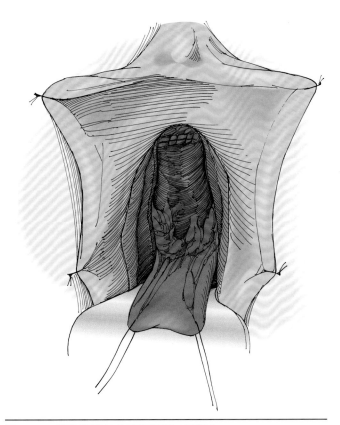

图 66.11　膀胱颈部的水平间断第二层闭合

术后护理

　　无论采用何种手术方式，患者都应留院观察出血

情况并确保耻骨上造瘘管通畅。护理人员应根据需要每 8 小时通过耻骨上造瘘管冲洗膀胱。如采用经阴道途径，术后第 1 天应取出阴道填塞物。为降低造瘘术所带来的风险，所有患者均应服用抗胆碱药物或 β₃ 激动剂 4 ～ 6 周。除非患者反映有漏尿的情况，否则不要做膀胱造影。此外，应告知患者和护理人员保持耻骨上造瘘管通畅的重要性，应避免导管扭曲，在洗澡和移动时应清楚导管的位置。由于膀胱颈已被永久关闭，患者和护理人员应被告知在拔管后需要立即更换耻骨上造瘘管。最初的两次耻骨上造瘘管更换应在医院进行，以确保安全插入。此外，对于膀胱颈闭合的患者，任何人都不应尝试在尿道中放置导尿管。最后，必须在术后提醒患者和家属这是一个永久且不可逆转性的手术。

并发症

　　膀胱颈闭合术后可能存在短期和长期的并发症。从短期来看，腹部或耻骨后入路会带来更多的并发症，主要原因是手术时间较长，侵入性较强。对比看来，耻骨后入路后二次手术更为常见，主要原因是耻骨上造瘘管脱位，特别是在使用 Malecot 导管时。膀胱阴道瘘的形成可能发生在术后早期和晚期。然而，常规使用插入式皮瓣可以减少瘘管形成。结石是另一种已知的长期并发症，常见于使用耻骨上造瘘导管行膀胱引流的患者。膀胱颈闭合后，可采用经皮肾镜取石术治疗肾结石和输尿管结石。膀胱结石常见并可经耻骨上造瘘管来进行治疗。

拓展阅读

Colli J, Lloyd LK. Bladder neck closure and suprapubic catheter placement as definitive management of neurogenic bladder. *J Spinal Cord Med*. 2011;34:273-277.

Rovner ES, Goudelocke CM, Gilchrist A, et al. Transvaginal bladder neck closure with posterior urethral flap for devastated urethra. *Urology*. 2011;78:208-213.

Shpall AI, Ginsberg DA. Bladder neck closure with lower urinary tract reconstruction: technique and long-term follow up. *J Urol*. 2004;172:2296-2299.

Willis H, Safiano NA, Lloyd LK. Comparison of transvaginal and retropubic bladder neck closure with suprapubic catheter in women. *J Urol*. 2015;193:196-202.

Zimmern PE, Hadley HR, Leach GE, et al. Transvaginal closure of the bladder neck and placement of a suprapubic catheter for destroyed urethra after long-term indwelling catheterization. *J Urol*. 1985;134:554-556.

专家点评（BRIAN FLYNN）

对于通常由尿道内括约肌缺陷（ISD）引起的终末期尿失禁的女性，膀胱颈闭合是最后的手术选择。长期留置导尿管的患者常由于神经病变失去知觉，从而引起尿道压力性坏死，表现为尿道严重扩张（≥ 40 Fr），并最终导致腹侧尿道塌陷。这种情况常被描述为"医源性尿道下裂"。这其实是一个不太准确的术语，因为尿道下裂是一种先天性疾病而非医源性疾病，更准确来说是伴有严重 ISD 或尿道破损的尿道阴道瘘。

对于具有自理及尿控能力的患者，尽早实施清洁的间歇性导尿，可以避免尿道括约肌功能缺陷。对于尿潴留的残疾患者或不愿进行自我导尿的患者，耻骨上造瘘管或回肠膀胱造口术可避免尿道括约肌缺陷。遗憾的是，泌尿科医师通常不会在神经源性膀胱的患者中放置耻骨上造瘘管或进行回肠造口术，尤其是对于肥胖妇女，许多患者从可控制的问题（尿潴留）转变为破坏性问题（侵蚀性尿道和严重的 ISD）。

对于尿道受损的女性，经尿道扩张注射或膀胱颈悬吊等更简单的手术治疗完全无效，并且在这种受损的尿道环境下，尿道网状吊带术会给患者带来极大的危险。螺旋形自体耻骨阴道吊带具有一定的疗效但不能像膀胱颈闭合术一样达到 100% 的尿控。深受病痛折磨的患者经常要求"闭合膀胱颈"。笔者知道这些患者病情通常很严重，但没有意识到闭合膀胱颈并不像听起来那么简单。

膀胱颈闭合是一种复杂的，技术要求很高的手术，可以通过腹部入路（开放式，腹腔镜手术，机器人手术）或经阴道入路来实现。膀胱颈闭合通常通过辅助手术进行，例如皮瓣插入（腹直肌，股薄肌，Martius），Mitrofanoff 术和膀胱扩大术，其中可能包括将扩张物放入膀胱颈闭合术中。笔者更青睐经腹入路来闭合女性膀胱颈，因为在笔者看来它更加有效，而且可以同时进行腹部重建和简单的皮瓣插入。不可否认，腹部入路比经阴道入路创伤性更强且更复杂，一般条件较差的患者可能无法耐受。经阴道入路或作者所描述的尿道入路较腹部入路创伤性低，容易暴露膀胱颈，尤其适用于肥胖患者。经阴道法对于尿道损害较轻但未延伸到膀胱颈部的女性患者可能有效。外科医师应将膀胱颈闭合与永久性耻骨上造瘘术或分阶段手术（阶段 1 膀胱颈闭合，阶段 2 膀胱扩大，Mitrofanoff 术或回肠造口术）相结合。

第十二部分 前列腺：良性疾病

第 67 章 经尿道前列腺切除术和经尿道前列腺切开术

Douglas F. Milam

（徐　鑫　译　谢立平　审校）

适应证

经尿道前列腺切除术（TURP）在美国泌尿外科具有重要的地位。许多在泌尿外科学发展中举足轻重的人物均对 TURP 的发展及其在住院医师中的普及培训中起到了重要的作用。虽然近年来的手术数量有所减少，但 TURP 可能是 20 世纪最重要的泌尿外科手术治疗方式。受药物治疗、手术适应证的观念变化，及一些政策影响，前列腺增生（BPH）行 TURP 的数量已有所减少，但 TURP 仍然是治疗 BPH 引起的膀胱出口梗阻的金标准。与其他治疗方法相比，TURP 最大限度地减少了尿路症状，增加了尿流率以及降低了膀胱排尿压。

经尿道前列腺切开术（TUIP）是针对存在膀胱出口梗阻但没有明显前列腺增大患者的另外一种内镜治疗方法。TUIP 的概念已经被讨论了 100 多年，然而，直到 1973 年才由 Orandi 首先报道。TUIP 术中，没有前列腺组织被切除，而是从膀胱颈内侧至精阜做一个或多个切口，这使得膀胱颈与前列腺组织分离，增宽了前列腺部尿道的通道。TUIP 手术理论上适合没有明显前列腺增生但尿动力学证实原发性膀胱颈梗阻的年轻患者。这些患者膀胱镜检查结果经常提示膀胱颈抬高，但不伴有明显的侧叶增生。它对良性前列腺增生所致膀胱出口梗阻的患者也是一种有用的微创技术。外科医师一般认为 TUIP 适合于前列腺小于 30 克的患者。尽管这个界限是合理的，但没有临床研究显示 30 克就是上限。当患者存在前列腺中叶增大时，TUIP 可能不是最佳的选择。引起梗阻的中叶在 TUIP 后仍然存在，并且会阻碍膀胱颈的充分分离。虽然 TUIP 对于特定的患者是一种有效的治疗方法，但仍不能称之为金标准疗法，因为在技术操作的优化、前列腺大小的选择以及长期疗效性上仍然存在疑虑。

TURP 和 TUIP 的术前准备

手术开始前患者需接受单次剂量的围术期静脉用抗生素。如果患者合并尿潴留且留置导尿管时间较长，需选择较广谱的抗生素且用药时间延长。一些医师提倡在手术前至少使用一个月的 5α 还原酶抑制剂，但已有的临床研究并未能证明其能带来获益。大多数手术医师在 TURP 之前不会常规使用 5α 还原酶抑制剂。

TURP 和 TUIP 手术在全身麻醉或脊髓麻醉下均可进行。早在 1989 年，79% 的手术均在脊髓麻醉或硬脊膜外麻醉下进行。过去临床上较倾向于局部麻醉，因为清醒的患者有利于早期发现稀释性低钠血症。手术技术和设备的不断改进使稀释性低钠血症的发生率大为降低。双极电切技术使用生理盐水灌注冲洗，消除了稀释性低钠血症的可能性。而且，目前许多外科医师使用了组织损伤较小的切除方法，使得术中灌注冲洗液的吸收减少，降低了稀释性低钠血症的可能性。综上所述，全身麻醉也是较好的麻醉选择，也是目前最为常用的。

患者体位

患者取膀胱截石位，会阴位于手术床下缘，有利于前列腺电切时器械能达到的角度较大，便于切除前列腺前叶。如术中需行直肠检查，可行 O'Connor 铺巾。不过这对于 TUIP 没有帮助。备皮及手术铺巾均按常规准备。

TURP 手术步骤

在手术切除开始之前，需要用尿道膀胱镜对整个前列腺和膀胱的进行仔细的检查，排除膀胱肿瘤、尿路结石或狭窄等疾病。一旦膀胱内全貌检查完毕后，将电切镜的外鞘借助钝头封闭杆或可视封闭装置置入膀胱内。避免在没有封闭装置的情况下直接置入电切镜的外鞘。为了外鞘进入顺畅，需对某些患者的尿道口及舟状窝进行扩张。如果患者没有明显的尿道狭窄，一般从 18 Fr 尿扩器开始，逐渐递增直至比外鞘大 2 Fr。充分的尿道扩张和电切镜外鞘的润滑能最大限度降低术后尿道狭窄的发生可能性。

目前有多种设备可用于前列腺组织的切除，包括传统的电切环、滚轮状汽化电极、滚珠电切环和纽扣电极。其中有数种电切环可供单极或双极电切和电凝选择。它们可划分为传统的"细环"（由牢固的电极构成）和"粗环"（直径是细环的数倍）。细环具有较高的密度且切除更彻底，但电凝血管的能力不如粗环。增加电切能量输出能从某种程度上抵消使用粗环切割时牵拉组织的增多。使用细环的一个经典设置为电切和电凝均为 70，而使用粗环的能量输出可以适当增加。

滚轮状汽化电极、滚珠电切环和纽扣电极通过汽化去除前列腺组织。这些器械经过组织时会将轻微的压力延伸到前列腺中。使用这些器械需要较高的功率设置。前列腺组织被干燥和碳化，仅残留少量组织。对于较大的腺体，使用这些器械的手术时间会延长，但止血效果一般优于传统电切环。这些器械的选择主要基于个人偏好而非临床数据。

TURP 技术

一些由于前列腺增生引起膀胱颈口梗阻的患者常常具有明显增大的中叶，手术时需先行切除，以便将切除的前列腺组织碎块尽快冲离手术野（图 67.1、图 67.2）。一般来说，切除中叶直至见到膀胱颈口纤维时即可停止（图 67.3），使得膀胱颈和前列腺窝平坦地延伸至膀胱三角区（图 67.4）。中叶过度切除将破坏膀胱颈口，手术时必须注意避免。当增生的中叶被恰当切除后，继续向远端切除直至精阜近端。精阜是前列腺电切术中的关键标志，不能被切除（图 67.5）。

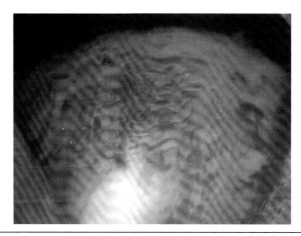

图 67.1　前列腺中叶的实质性生长是高度阻塞性的

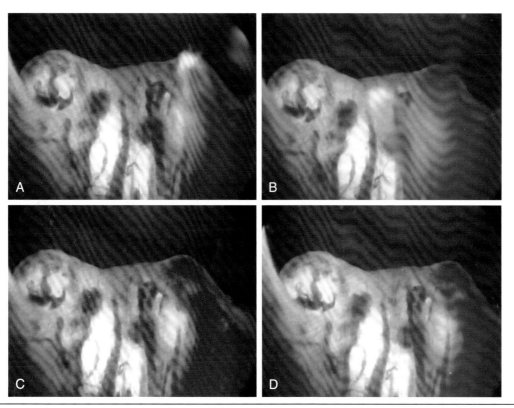

图 67.2　（A ～ D）中叶生长可以有多种形态

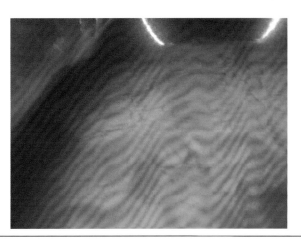

图 67.3　早期切除前列腺中叶是必要的，以利于术野冲洗

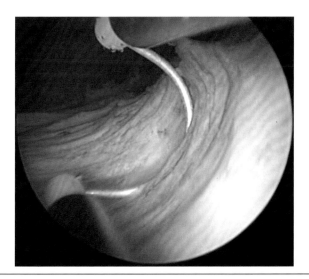

图 67.4　切除中叶至平面与膀胱底平齐，深度至若继续往深处切除，组织的性状即会发生变化为止

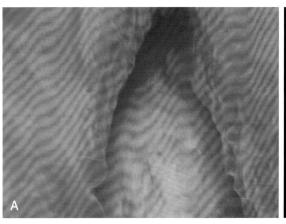

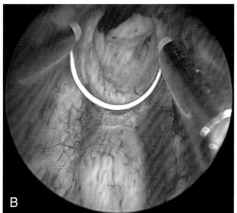

图 67.5　（A，B）精阜是切除远端边缘的关键标志

当膀胱颈和前列腺中叶部位增生腺体切除后，可以把注意力转移到前列腺前叶。许多患者的前叶增生腺体较小，可从膀胱颈口内开始电切直至接近精阜。在精阜处定位手术视野，然后鞘旋转 180 度（不伴进出运动），切除前叶组织。视野向远端（外侧）的意外移动可导致远端组织的切除。一般留在手术最后再完成这部分操作。在前叶切除时常常仅需切一至两个环的深度。

当 6 点和 12 点位置的前列腺切除完成后，接着进行两侧叶的电切。每个方向的切除过程尽可能保持一致和可重复性。一般电切从 6 点和 12 点位置开始，从膀胱颈口起切除腺体约一个电切环的长度。电切装置旋转时需避免推进或取出（图 67.6）。这样，对于较小的前列腺，电切距离可基本覆盖整个前列腺。而对于较大的前列腺，切除距离较长，需多个电切环的长度（图 67.7），因此，一般建议先行一个电切环距离的

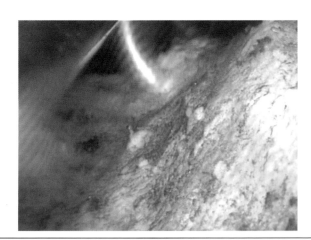

图 67.6　双极环穿过前列腺组织。在此操作中，通过移动电切环而不是电切镜来保持方向

切除，待 360 度各方向均切至恰当深度时，再切向远端组织（图 67.8）。需注意的是，如果前列腺非常大，在手术初期暂时不要切得太深，避免静脉窦过早暴露于冲洗水中，因为冲洗水的压力将导致大量液体进入

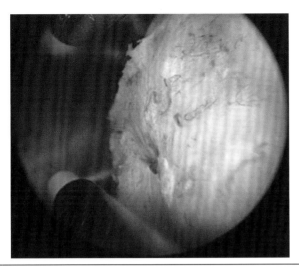

图 67.7　对于较大的前列腺需要多个电切环的长度。然而，保持相同的切除平面是很重要的

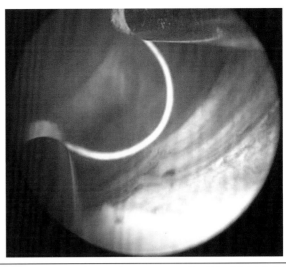

图 67.9　切除到适当的深度后，可以观察到前列腺间质和纤维组织增多

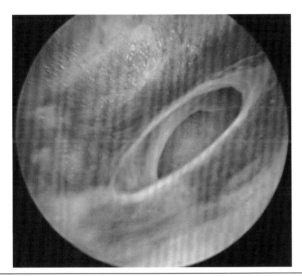

图 67.8　深部电切可以切开静脉窦，这可以导致冲洗水直接进入患者的血液

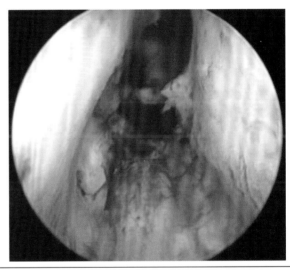

图 67.10　只剩下前列腺尖部的组织。精阜远端，显示剩余的前列腺尖部侧叶组织

静脉窦。如果冲洗水是生理盐水，仅仅只是引起血容量增加，但如果使用无菌水等作为冲洗水，将导致稀释性低钠血症。当手术过程中电切较深时常常会见到静脉窦。当切至前列腺外科包膜时前列腺组织的特性会发生一定的变化，如基质增加和呈现纤维状（图 67.9）。术者逐步向远端推进，直到电切环的远端到达精阜近端。应尽量避免小块组织的"咬"除，长条状且深度合适的切除方式能使前列腺窝表面相对平整。避免电凝即将切除组织内出血的小静脉。根据上述操作要点，顺利切除前列腺两侧叶并彻底止血。

　　手术的最后部分是修整前列腺尖部。许多泌尿外科医师认为将电切镜退至精阜远端，有助于将已切除部分的边缘清晰地暴露于视野中（图 67.10）。然后将电切镜放在精阜的近端且避免移动，通过旋转电切环

逐渐切除两侧叶的尖部组织。术中可多次退镜观察精阜的位置，这有利于避免切除范围过大。前列腺尖部组织切除的多少取决于外科医师的经验。当前列腺尖部充分切除时，即使是非常大的前列腺，从精阜远端处也可见敞开的前列腺尖部（图 67.11）。一般来说，当切除 20 ～ 30 克前列腺组织后，从精阜远端处可见前列腺窝较为通畅（图 67.12）。然而，过度切除至精阜远端常常导致内括约肌功能障碍，引起暂时性或永久性尿失禁。

　　在前列腺电切基本完成后，使用 Ellik 抽空器冲洗膀胱，将遗留在膀胱内的前列腺组织块尽可能冲出。许多泌尿外科医师偏爱旧式的玻璃抽空器，且许多医院未购置塑料 Ellik 抽空器。当组织块和血凝块从膀胱中抽出后，还需再次检查前列腺和膀胱的情况。如膀

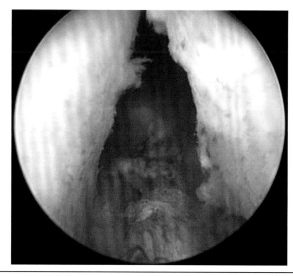

图 67.11　切除术后开放的前列腺

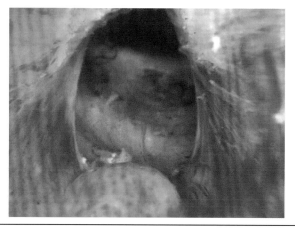

图 67.12　在完成手术切除后，我们可以从精阜看到膀胱

胱内仍有前列腺组织块残留，可使用电切环分别钳夹后从鞘中取出。冲洗前列腺组织块的过程可能会引起少量出血。花费数分钟对出血小静脉进行电凝止血，同时特别注意膀胱颈口和前叶组织，常常能使前列腺窝彻底止血。许多手术医师在最后评估止血效果时会降低灌洗液的高度。这有助于发现是否有小的静脉在出血（其容易被较高的灌洗液压力所掩盖）。

并发症及其处理

出血：在 TURP 术中或术后均是最常见的重要并发症之一。随着器械的改进和微创技术的发展，发生严重出血的情况较前明显减少。然而，基于以往数据库的研究表明术中或术后大约 8% 的患者需要输血。双极等离子技术明显降低了术中出血的发生率。术后迟发性出血可能与手术技术无明显相关性，但与患者本身有一定相关性。在术后最初的四周内，患者常常由于出血和血凝块潴留前往急诊室或医院就诊。这些患者基本不需要回手术室止血，但需留置 24 Fr 或更大的导尿管并予以持续冲洗。在血凝块抽出和尿液澄清后，患者仍需要继续持续膀胱冲洗。在 24～48 小时内，出血停止，可行排尿试验。

冲洗液溢出至前列腺外周组织间隙和 Retzius 间隙：由于以往手术技术受限，损伤较大，该并发症发生率较高。术中或术后需检查耻骨上区域，如耻骨上区域有紧张和膨胀感，可通过耻骨上穿刺留置烟卷式引流管。用手术刀在耻骨上皮肤处做一长约 2 cm 的横切口，使用血管钳钝性分离突破筋膜至膀胱前耻骨上间隙。该操作常能引出较多血性液体，为耻骨上区域减压。再使用血管钳，穿过筋膜留置约 3/4 英寸的烟卷式引流管持续引流，引流管一般在术后第一天拔除。

逆行射精：被认为应该是一种必然结果，而不是 TURP 的并发症。原因之一是 TURP 是降低膀胱出口梗阻和排尿压力最有效的手段，且膀胱颈切除后在术后一直处于开放状态。需注意的是，术后前列腺窝需足够大，以防止瘢痕生长和挛缩造成膀胱颈口挛缩。如果前列腺较小，术者需考虑经尿道前列腺切开等其他术式，尽可能保留膀胱颈组织以减少膀胱颈挛缩的可能性。

尿失禁：TURP 术后较少发生。如患者发生尿失禁，可能有两个原因。许多患者经过长时间的膀胱颈口梗阻后易产生逼尿肌过度活动。不自觉的膀胱收缩将造成尿急尿频和急迫性尿失禁。膀胱出口阻力的下降使部分患者术后需经历一个明显急迫性尿失禁的过渡时期。膀胱出口梗阻治疗后，膀胱的改变将逐渐引起逼尿肌过度活动的减少，这将缓解尿频、尿急和急迫性尿失禁。然而，这段过渡时期可能会很长。一些患者在术后可能需经历急迫性尿失禁长达数个月。

内括约肌功能障碍：该并发症发生的主要原因在于前列腺尖部过度切除或括约肌功能的个体化差异。如果术者避免精阜近端部分组织的切除，永久性内括约肌功能障碍将不会发生。但有些患者相对也特别容易发生内括约肌功能障碍。另外，经历过放疗、冷冻治疗或外照射治疗的患者，其外括约肌功能往往减退。因为这些患者中的绝大部分在储尿期由于膀胱颈口的存在不会发生尿漏，但当膀胱颈口组织切除后外括约肌功能的缺陷将暴露无遗。

直肠损伤：该并发症常发生在那些需要再次切除前列腺的患者或前列腺或直肠经过放疗的患者。如果直肠发生较小的损伤，非手术治疗、导尿、肠道休息及抗生素治疗较为恰当；如果持续性肠瘘发生，需行结肠造口术和肠瘘修补术。

电切综合征：是稀释性低钠血症引起的可能致命的并发症。在前列腺电切过程中，大量的液体通过开放的静脉通路被吸收入血液系统。如果手术时使用无菌水或甘氨酸作为冲洗液，血管内容量扩张，稀释性低钠血症随之发生。电切综合征的治疗依赖于早期发现。如果术中使用无菌水或甘氨酸作为冲洗液，应考虑使用脊髓麻醉，这样可在术中与患者交流，早期诊断低钠血症，如头晕、恶心和头痛。如果怀疑患者已通过开放的静脉窦吸收了大量的冲洗液，手术室中即行血清钠检测。早期诊断能使低钠血症影响到血脑屏障前及时治疗。对于中度低钠血症（血清钠大于 120 mEq/L），推荐使用静脉注射呋塞米（10 ～ 40 mg）利尿。通常，这足以预防此类患者的症状性低钠血症。如果患者诊断为重度低钠血症，血清钠低于 120 mEq/L，在患者出现症状前，可给予静脉注射呋塞米利尿以及静脉补充 3% 的高渗盐水。输注少量（50 ～ 200 ml）高渗盐水有明显疗效。如前所述，当使用无钠冲洗液时，应设定一个低限，用于决定检测血清钠浓度和开始呋塞米治疗。

术后管理

TURP 术后需留置较大直径的导尿管，如 22 Fr 或 24 Fr。虽然大多数泌尿外科医师使用三腔导尿管，有利于术后持续膀胱冲洗，但是仍有一些医师使用两腔导尿管。假设患者没有大量静脉窦敞开，无菌水或生理盐水均可用于术后持续冲洗。如果大量静脉窦敞开，只能使用生理盐水作为冲洗液。在留置导尿后，直接充盈气囊。一般常使用 30 ml 导尿管气囊，如果前列腺较大，可使用 50 ml 导尿管气囊，以防止气囊牵拉后越过膀胱颈口进入前列腺窝。一旦气囊牵拉抵住膀胱颈口，冲洗膀胱即可开始，直至冲洗水清澈。一些泌尿外科医师倾向于在导尿管上施加一定的牵引力，一般使用胶带将导尿管固定在患者大腿上。需注意的是不能牵拉过紧，不然容易将气囊拉入前列腺窝或引起括约肌损伤。然而，大部分情况下牵拉不是必要的。持续冲洗经常过夜，但常在术后第一天的早晨停止。患者也可在此时出院。泌尿外科医师对于患者出院时仍留置导尿管还是术后第一天即尝试排尿试验有不同意见。如果排尿试验显示患者能成功排尿，患者能拔管后出院。然而，如果仍有较明显的血尿或较多的凝血块，建议患者携带导尿管出院，出院数天后根据情况

再拔出导尿管。前列腺较大的患者大部分均需要携带导尿管出院。

临床疗效

如前所述，TURP 是治疗前列腺增生引起的膀胱出口梗阻的金标准，是治疗前列腺增生的最有效手段，只有当前列腺腺体异常大（＞ 80 ～ 100 ml）时才考虑行开放前列腺摘除术或钬激光前列腺摘除术（HOLEP）。借助于双极电切技术和生理盐水作为冲洗液，近年来内镜下处理的前列腺尺寸上限明显提高。在数年前，经验非常丰富的医师对于前列腺体积大于 80 ～ 100 ml 的患者仍实施开放手术。HoLEP 手术的出现减少了开放性前列腺摘除术的数量。

TURP 仍然在严重膀胱出口梗阻患者的处理中发挥着重要作用。TURP 仍然是金标准治疗方法，在改善尿路症状、尿流率和排尿压力方面是所有技术中最有效的。

TUIP 手术步骤

按照常规方法仔细进行膀胱尿道镜检查，需要检查整个膀胱和前列腺部所覆盖的尿路上皮以及双侧输尿管口，特别需要注意膀胱颈口的情况。检查发现膀胱颈口抬高的年轻患者，通常经尿动力学检查证实存在膀胱颈口梗阻。这是进行 TUIP 的重要指证（图 67.13）。膀胱颈口抬高也会发生于膀胱这一侧。TUIP 将膀胱颈口切开，使前列腺与膀胱三角区位于同一水平。

多种手术器械可以用来进行 TUIP，最常见的是 Collings 刀，这是一种与标准电切镜相连的单刃电刀。

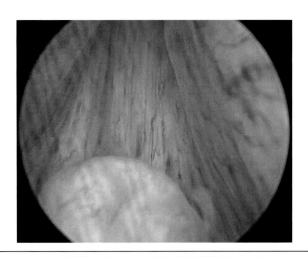

图 67.13　通过精阜显示一个年轻患者的膀胱颈口抬高

TUIP 最常见的设置为电切功率 70 W，电凝功率 70 W。混合电流并不会对手术有帮助。钬激光或 KTP 激光也可以用于 TUIP，通常采用直射激光或侧射激光，该技术与 Collings 刀相似。很多专家认为采用钬激光或 KTP 激光进行切割可以更好地控制出血。对于钬激光，切割通常的设置为 1.4 J，5 ～ 10 次每秒。双极电刀或改良的双极电切环也可以用于 TUIP。双极电刀切割技术可以用于进行精确的 TUIP，但在控制出血方面并不如 TURP 明显。无论采取何种方式，切割的长度及深度应保持一致，这也是手术成功的决定性因素。

　　进行 TUIP 前最重要的决定是选择单切口还是双切口。相比双切口，选择单切口 TUIP 的主要原因在于能够最大限度地降低逆行射精的发生率。而双切口 TUIP 的手术成功率可能更高，尽管尚无比较这两种技术的临床试验。

　　在进行单切口 TUIP 时，很多医师会选择 7 点或 8 点方向，或者在其对侧相应的位置切开（图 67.14）。相比 6 点正中切口，侧切口有利于组织的分离。双切口 TUIP 通常会选择 4 点和 8 点方向切开。牢记患者术前前列腺中叶的体积相当重要。对于中叶较大的患者，采用例如 TURP、TUNA 或间质激光消融的治疗手段更加适合。然而有些情况下，对于膀胱颈口处中叶组织轻微增生的患者来说，TUIP 是可供选择的治疗方案，但必须决定是完整的保留还是去除该处组织。如果使用钬激光，可以将光纤维持在前列腺表面，集中处理前列腺中叶组织。前列腺切除的过程可以看作逐渐使其干燥化的过程，整个前列腺中叶可以通过每次将 5 ～ 10 mm 区域干燥化的方法切除。

　　切割开始于膀胱内侧 0.5 ～ 1 cm 处，逐渐从膀胱颈口向前列腺精阜区靠近（图 67.15）。图 67.15 中显

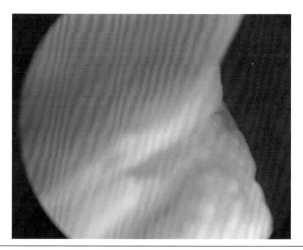

图 67.15　激光光纤显示在这里的 7 点钟的位置

示的是激光光纤的使用，而其他切割工具也可以从同样的位置开始切割。最初在膀胱颈口处切出一个凹槽，接着从侧面向远端切割直至精阜水平。如果术者无法判断是否仍保持侧切方向，则很容易切向中线。保持切割在统一的深度将在术中发挥极大的作用（图 67.17）。通过

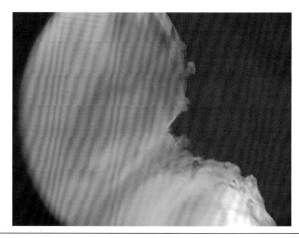

图 67.16　无论是使用激光还是冷刀，从膀胱内部开始是很重要的

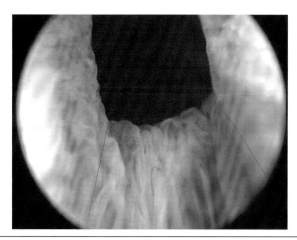

图 67.14　膀胱颈部没有明显的中叶组织，可以在几个地方切开。7 点和 5 点位置很常见

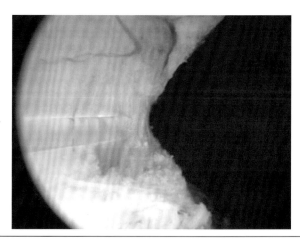

图 67.17　激光光纤或冷刀应该形成一个光滑的切口，从膀胱内部到精阜

切口长度的逐渐加深可使膀胱颈和前列腺中的圆形纤维分开（图 67.18）。最终，前列腺外科包膜纤维显露，这些纤维十分明显，是很好的手术标记（图 67.19）。一些泌尿外科医师会切割过深导致脂肪显露。无论是否切穿前列腺外科包膜使脂肪显露，切割的深度都必须达到能使圆形的膀胱颈口充分分离的目的。如果无法达到这样的深度将最终导致手术的失败。图 67.20 中显示的是未经手术切割的前列腺精阜区的外观。略微延长切割的距离将切开前列腺，从而更好地暴露视野（图 67.21）。

并发症

最常见的并发症是 TUIP 术后出血，严重时可导致血凝块形成；输血并不常见；TUIP 术中广泛的穿孔尿外渗，并最终流入前列腺周围间隙的情况十分罕见。

TUIP 后可能出现逆行射精。单切口 TUIP 出现逆

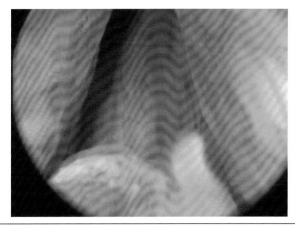

图 67.20　此时，切口不够远，膀胱颈仍然很高

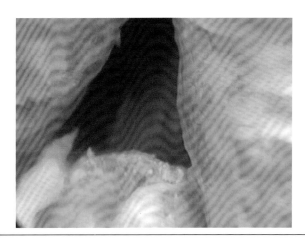

图 67.21　完成精阜处的切开后，前列腺就会分离，形成一条前列腺通道

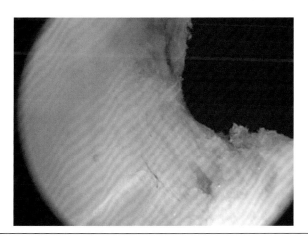

图 67.18　切开表面组织后，继续切开膀胱颈部的环形纤维。此时，切口开始张开

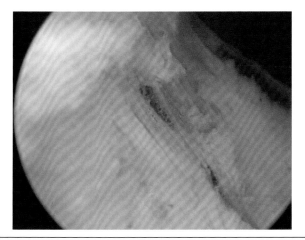

图 67.19　适当的切口深度也是由组织的变化特性决定的。纤维间可见一小块脂肪组织

行射精的概率为 10%，而双切口 TUIP 则达到了 25% ～ 40%。如果中叶的干燥化或切割是在双切口 TUIP 之间进行，那么逆行射精的风险将显著增加。

TUIP 术后出现尿道固有括约肌功能障碍所导致的尿失禁极为罕见。减少膀胱出口梗阻偶尔会导致膀胱过度活动症患者的症状从尿急转变为急迫性尿失禁。如果膀胱出口梗阻及后续排空压力的降低能够达到令人满意的程度，那么逼尿肌过度活动无须干预，将会在几个月之内好转。

TUIP 本身并不会导致勃起功能障碍。

TUIP 术后管理

TUIP 患者术后治疗的选择包括是否留置导尿。多数医师认为，这主要取决于手术结束时出血的状况。多数情况下，导尿管可以在术后第一天早上拔除。除非出现多于正常量的出血，也有一些医师主张术后不必留置导尿管。

拓展阅读

McVary K, Welliver C. Treatment of lower urinary tract symptoms and benign prostatic hyperplasia. *Urol Clin North Am*. 2016;43(3).

Orandi A. Transurethral incision of prostate urology. *J Urol*. 1972;12:187-189.

Rassweiler J, Teber D, Kuntz R, et al. Complications of transurethral resection of the prostate (TURP)–incidence, management, and prevention. *Eur Urol*. 2006;50:969.

Reich O, Gratzke C, Bachmann A, et al. Morbidity, mortality and early outcome of transurethral resection of the prostate: a prospective multicenter evaluation of 10,654 patients. *J Urol*. 2008;180:246.

良性前列腺疾病的激光治疗

第 68 章

Tracy Marien，Nicole L. Miller
（毛祺琦 译 谢立平 审校）

简介

良性前列腺疾病激光治疗的基础

1986 年，激光技术首次应用于治疗良性前列腺增生（BPH）。激光 "laser" 是英文 "light amplification by stimulated emission of radiation" 的缩写，是由半导体、晶体、气体或染料等带电激光材料发出的光。光被组织吸收并转化为热能，导致组织凝固或汽化。当组织加热到介于沸腾温度和蛋白质变性所需温度之间时，就会发生凝固，导致凝固性坏死。当使用更高的能量密度，组织被加热到高于沸腾温度，就会发生汽化。激光经过组织时会被不同的组织成分所吸收，如水和血红蛋白。激光与组织之间的吸收系数以及穿透组织的深度也会影响其效果。

前列腺激光切除手术技术

激光可以通过汽化、剜除、凝固和切除技术去除前列腺增生组织。表 68.1 列出了各种类型的激光特性以及使用方法。本章重点介绍前列腺增生最常用的两种激光手术技术：磷酸钛钾（KTP）激光进行前列腺光汽化（PVP），也称为绿激光；钬激光进行前列腺激光剜除。铥激光也可用于前列腺激光剜除，但是不及钬激光应用广泛。目前，激光很少用于凝固或切除。前列腺激光凝固导致前列腺部尿道和邻近的前列腺内组织凝固性坏死，术后 4 ～ 8 周逐渐脱落。但这种手术会导致持续数周至数月的刺激性排尿症状和术后尿潴留，因此目前应用很少。激光切除是通过从前列腺上切下组织碎片，让组织碎片落入膀胱，在手术结束时

将其冲出，与传统的经尿道前列腺电切术类似，目前大多已被剜除术所取代。

钬钇铝石榴石（Ho：YAG）激光波长为 2140 nm，穿透前列腺组织的深度为 0.4 mm。它能汽化前列腺组织而不发生深度凝固；但是散焦喷射会凝固 2 ～ 3 mm 的血管，止血效果较好。钬激光具有极好的汽化效应和精确的切开及剜除效果，常用于经尿道前列腺切开术（TUIP）治疗膀胱颈梗阻。本章后面将介绍此技术。

磷酸钛钾 YAG（KTP：YAG）激光器源于 Nd：YAG 激光器。Nd：YAG 激光器通过 KTP 或三硼酸锂（LBO）晶体，产生一半波长（532 nm）和双倍频率。KTP：YAG 激光被血红蛋白吸收。穿透深度为 0.8 mm。这种激光最适合用于组织汽化，虽然也有一些用于剜除的报道。1998 年第一台绿激光器功率为 60 W，因汽化效率不高而招致批评。80 W 的绿激光是 2002 年制造的。为了进一步提高汽化效率，120 W "高性能系统"（HPS）纤维于 2006 发布，这种 HPS 纤维中加入了 LBO 晶体。此后进一步研制出一种更高功率的激光器、180 瓦的 "xcelelerated performance system"（XPS）的 MoXy 激光纤维。它光束面积增加 50%，汽化组织更快。Moxy 光纤是一种前向偏转 70 度的侧射激光器（图 68.12）。

前列腺钬激光剜除术

钬激光前列腺剜除术（HoLEP）是最接近开放前列腺摘除术的内镜术式。它利用钬激光的切割特性，在前列腺腺瘤和前列腺外科包膜之间制造出一个平面。剜除的前列腺通过组织粉碎器取出。随机对照临床试验证明，HoLEP 能减少留置导尿时间、住院时间和失

表 68.1	激光类型与特点					
激光类型	波长（nm）	发色团	穿透深度（mm）	模式	组织接近	适用技术
钬激光	2140	水	0.4	脉冲式	接触	剜除、汽化或切除
绿激光	532	血红蛋白	0.8	准连续型	接触和非接触	汽化
Nd：YAG 激光	1064	水和血红蛋白	10	脉冲或连续型	非接触	凝固
铥激光	2000	水	0.25	连续型	接触和非接触	剜除、汽化或切除
二极管激光	940、980、1318 及 1470	水和血红蛋白	0.5 ～ 5	脉冲或连续型	接触	汽化和剜除

血量。由于钬激光的止血特点，对于正在接受抗凝治疗的患者也可行 HoLEP 术。尽管 HoLEP 适用于任何大小的前列腺，但它对于大体积前列腺特别有优势，为开放式前列腺摘除术提供了一种微创替代方案。随机对照试验表明，HoLEP 的疗效与经尿道前列腺电切术（TURP）和开放前列腺摘除术相同。膀胱结石是前列腺增生常见的并发症，钬激光可以在剜除前列腺的同时治疗膀胱结石。

前列腺磷酸钛钾光汽化术

KTP 激光可导致前列腺组织汽化。汽化术的优点是不必像前列腺剜除或电切术那样，需要通过组织粉碎、切开膀胱或通过内镜从膀胱中取出前列腺组织。缺点是组织标本无法送病理检查。汽化术可作为门诊手术。在随机研究中，用 KTP 激光行前列腺汽化术疗效与 TURP 相似，术后复发率较低。PVP 具有良好的止血效果，也可用于正在服用抗凝药物的患者。

术前准备和计划

在患者接受前列腺激光手术之前，必须确定患者是由于 BPH 引起膀胱出口梗阻导致下尿路症状（LUTS）。2010 年，美国泌尿学会（AUA）为前列腺增生患者制订了诊疗指南。如果初步评估发现直肠指检异常怀疑前列腺癌、血尿、前列腺特异性抗原（PSA）水平异常、以刺激性下尿路症状或夜尿增多为主、反复尿路感染、膀胱可触及、尿道狭窄可能或神经系统异常，患者在治疗前列腺增生前需进一步评估，包括排尿日记、血清肌酐、尿培养、尿找脱落细胞、膀胱镜检查，及影像学检查评估前列腺大小、有无膀胱结石、肾积水、尿流率、残余尿、尿流动力学检查（如有必要）。

对于前列腺增生合并 LUTS 的患者，其治疗方案包括观察等待、药物治疗、留置导尿、膀胱造瘘，或对那些尿潴留和手术的患者进行间歇清洁导尿。AUA 症状指数（AUASI）包括七个症状问题和一个生活质量问题。AUASI 根据症状的严重程度将 BPH 患者分类。对轻度症状（AUASI 评分 < 8）和中度或重度症状（AUASI 评分 ≥ 8）的患者，如果他们不受 LUTS 困扰，并且没有出现诸如肾功能不全、尿潴留、复发性尿路感染（UTIs）或膀胱结石等 BPH 并发症，可选择观察等待。

对于中度（AUASI 8 ~ 19 分）或重度症状（AUASI > 19 分）或明显前列腺梗阻的患者应考虑治疗。相关检查包括尿流量测定、残余尿、膀胱镜检查、尿动力学或膀胱和肾的影像学检查，以确定存在前列腺梗阻。

治疗选择包括药物治疗；微创治疗如经尿道针刺消融和经尿道微波治疗；手术治疗，包括经尿道方式，如前列腺切开、切除、凝固、汽化和前列腺剜除以及其他侵袭性手术；如腹腔镜、机器人或开放前列腺摘除术。新的前列腺增生术式，包括前列腺尿道支架和前列腺动脉栓塞也可以尝试，但缺乏长期疗效评价。尽管许多患者只有在药物治疗失败后才进行外科手术，但这并不是必需条件，有些患者可能希望在其受症状困扰明显的情况下进行治疗。AUA 指南建议对有前列腺增生并发症（包括膀胱结石、肾功能不全、尿潴留、复发性感染或继发于前列腺增生的严重血尿）的患者进行手术而非药物治疗。

如果选择手术干预，应根据患者的临床表现、解剖、术者经验、每项技术的舒适程度和风险收益来选择治疗方法。TUIP 仅适用于前列腺体积小（≤ 30 ml）的男性，单纯前列腺摘除术仅适用于前列腺体积大（≥ 80 ml）的患者，前列腺激光剜除手术适用于任何体积大小的前列腺增生。前列腺激光汽化也可被用来治疗各种大小的前列腺，但对于非常大的前列腺可能需要分期手术。影像学评估前列腺大小有助于确定最佳治疗方法和估计手术时间。

应在术前讨论采用激光技术解除出口梗阻手术的风险，包括出血、感染、逆行射精、持续性下尿路症状、排尿困难、尿失禁、勃起功能障碍、膀胱颈挛缩、尿道狭窄、膀胱或输尿管口损伤或与手术体位相关的损伤。如果采用激光剜除术，将切除的前列腺组织行病理分析，有前列腺偶发癌的风险在 5.7% ~ 11.7% 之间。经尿道前列腺手术非特有的其他手术风险包括深静脉血栓、肺栓塞、心肌梗死、卒中、肺炎以及死亡。激光切除前列腺组织通常是采用生理盐水冲洗，因此没有患 TUR 综合征（严重低钠血症）的风险。

确认前列腺增生继发膀胱出口梗阻并决定选择激光手术治疗后，须告知患者术后恢复过程，以便对预期目标进行适当的管理。对于选择接受绿激光前列腺汽化术的患者，如果在手术结束时留置导尿，大多数人通常会在手术当天回家，并在几天内返回医院拔除导尿管自行排尿。许多人会有刺激性 LUTS 症状，这些 LUTS 症状会逐渐改善。

患者 HoLEP 术后当天在医院过夜。根据患者情况，可在术后第一天进行排尿试验。一些患者术后早期可能会出现轻度压力性尿失禁，应教会他们行盆底肌训练。对于特别大的前列腺可能需要膀胱切开术或经会阴尿道切开术以方便行 HoLEP。如果膀胱切开或尿道切开已施行，需要留置导管 1 ~ 2 周。

手术前需行尿培养，并根据培养结果使用抗生素。AUA 关于泌尿外科手术预防感染的最佳实践声明（2008 年）建议对接受经尿道前列腺手术的患者给予持续时间少于 24 小时的抗生素治疗。对于在术前、术中留置导尿，或有细菌尿的患者，抗生素预防应延长至 24 小时以上。AUA 推荐的抗生素方案包括但不限于氟喹诺酮、甲氧苄啶-磺胺甲噁唑、庆大霉素和氨苄西林、第一代或第二代头孢菌素或阿莫西林-克拉维酸盐。

术前应予以一个基本的代谢评估、全血计数来了解术前红细胞比容和血小板计数、INR 和部分凝血活酶时间来评估凝血功能。如果患者正在接受抗凝治疗，应与患者及其主管医师讨论在围术期停用药物的时间和风险。尽管有研究表明，在服用这些药物期间，激光消融和前列腺剜除术是安全的。但为了安全考虑，最好停用抗凝治疗。

麻醉技术

HoLEP 和 PVP 可以在全身麻醉或脊髓麻醉下进行。绝对禁忌证除了患者不能摆截石位外，其他唯一的手术绝对禁忌证是存在严重的心肺合并症导致全身麻醉风险增加。前列腺绿激光汽化术可以在脊髓麻醉或全身麻醉下安全地进行。

手术体位

经尿道前列腺手术患者均为截石位。麻醉后，患者置于手术台上，臀部位于手术台下方边缘。应在骶骨下方放置护垫，因为当双腿放在脚架上时，该区域受到的压力会增加。手臂通常以小于 90 度的角度固定在加垫的臂板上。如将手臂塞入患者一侧，在升高或降低手术床下半部分或马镫时都可能导致手或手指受伤。当把腿放在脚架上时，双腿需同时抬高，以避免髋关节脱位和腰椎旋转应力。臀部弯曲 80 ~ 100 度，从中线向外外展 30 ~ 45 度。有时需要过度截石位（弯曲度＞ 90 度），以方便手术操作。腿的重量应该放在脚或脚跟上，而不是放在小腿肌肉上。因为长时间压迫小腿肌肉可导致下肢筋膜室综合征。此外，应避免膝盖外侧部分受压，因为贯穿腓骨的腓总神经在此位置，长时间的压迫可导致神经麻痹和足部下垂。

手术技术：剜除

手术所需的有关必要操作设备清单可参阅框 68.1。

框 68.1 钬激光前列腺剜除术所需设备

钬激光（至少 100 W）
550 μm 直射石英钬激光光纤
Van Buren 扩张器套
26 Fr 或 28 Fr 电切镜
7 Fr 光纤稳定导管
肾镜
组织粉碎器
肾镜双抓钳
生理盐水冲洗
视频摄像系统
20 ~ 22 Fr 三腔导尿管
膀胱持续冲洗管道

以下将详细介绍 HoLEP 手术技术。对于一个小的中叶可采用双叶技术。这是对三叶技术的一种改进，即在 5 点位置从膀胱颈到精阜做一个切口，先剜除左侧叶，然后中叶与右侧叶一起剜除。

钬激光设置

HoLEP 一般使用 550 μm 的钬激光光纤，功率设定在 100 W 至 120 W 之间。关闭瞄准光束，根据术中操作步骤调节激光参数。一般情况下，2 J/40 ~ 50 Hz 用于正中和侧叶的剜除和止血。2 J/20 Hz 主要在靠近尿道括约肌前列腺尖部的游离，及离断尖部黏膜桥时使用。手术主要是利用 550 μm 钬激光末端喷射的切割特性。

检查膀胱和前列腺窝

HoLEP 首先应仔细检查膀胱和尿道，排除可能存在的尿道狭窄、膀胱肿瘤或结石，辨认重要的解剖标志包括膀胱颈、输尿管口、膀胱三角区和尿道括约肌。中叶是否明显增生十分重要，因为它决定了手术初始时的剜除方法。如中叶较大，采用三叶法剜除；如中叶较小或只有两侧叶增生，则采用两叶法剜除。

膀胱颈口切开，剜除中叶

如前列腺三叶都增生，则应先剜除中叶。钬激光光纤通过稳定导管进入电切镜工作鞘。光纤顶端刚好越过电切镜末端，关闭瞄准线。将钬激光设定在 2 J/40 ~ 50 Hz，中叶两侧 5 点和 7 点位置作切开槽，加深直至前列腺外科包膜，并从膀胱颈口延伸至精阜（图 68.1A）。电切镜顶端应朝下进入切开槽以便观察组织平面（图 68.1B）。在精阜近端横向切开，将两条切开槽连通。利用电切镜的绝缘喙向上推开中叶，可见附着在包膜上的组织条索。采用锐性（激光）加钝性（电切镜喙）结合的方式，逆行性切断这些条索。

双侧中叶切口

在中叶外侧5点和7点位置打沟

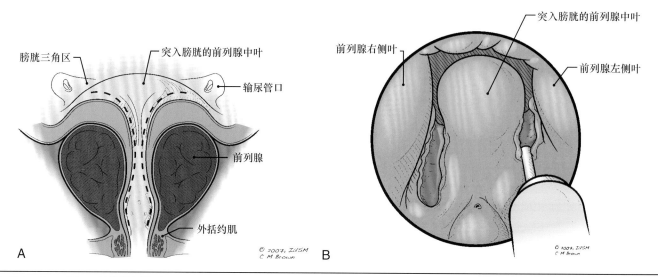

图 68.1   在 5 点和 7 点位置打沟（Courtesy of the Indiana University School of Medicine.）

为保持正确的组织平面和剜除深度，前列腺底部可从一侧切开槽横向分离至另一侧。当分离接近膀胱颈时，中叶已经大部分被推动进入膀胱，术者需预料到膀胱颈的坡度，避免损伤。中叶附着在膀胱颈口的组织最好从两侧5点或7点位置向中间切开。特别是前列腺中叶较大时，这一步需再次确认输尿管口的位置以避免损伤。此时中叶应已漂浮在膀胱腔内。检查前列腺窝底部是否有出血点。激光设定在 2 ～ 2.5 J/40 ～ 50 Hz，光纤顶端距离出血点 2 ～ 3 mm 散焦喷射可控制出血。

侧叶剜除

HoLEP 手术关键点之一是在前列腺尖部准确找到侧叶腺瘤与外科包膜之间的平面，这一步可通过切开精阜侧方的黏膜完成（2 J/20 Hz）（图 68.3）。尖部游离采用 2 J/20 Hz 的激光，同时注意不要切开至精阜远端，以免损伤尿道括约肌。推荐一次性剜除整个侧叶。通过比对 5 点或 7 点切开槽的深度来帮助确定正确的平面。切开侧叶后，电切镜可经此置入侧叶的底部。通过电切镜鞘钝性分离加激光锐性切割，将左右侧叶分别横向环形分离至 1 点和 11 点。电切镜可转动 90 度完成环形切开，接着将侧叶逆向分离至膀胱颈。再向前分离便可使侧叶从膀胱颈脱落。分离过程仅可转动电切镜和激光光纤，摄像头应始终与前列腺底部垂直以维持正确的方向。剜除至 12 点位置时，两侧叶便能在前方中线汇合。技术要领在于电切镜必须在腺瘤与外科包膜之间保持楔形以提供反向牵引，这样能更好地观察到正确的平面并帮助腺瘤从外科包膜上剥离（图 68.4）。在正确的组织平面，电切镜轻轻一掀就能钝性剜除腺瘤，

如同开放前列腺切除手术中外科医师的手指一样。

切开前联合

在 12 点前联合位置从膀胱颈切开至精阜水平（图 68.5）。在此之前，必须将电切镜退回确认括约肌的位置。将此切口加深加宽直至形成一条深槽。如之前始自前列腺尖部的环形切开（下方剜除）足够靠近 12

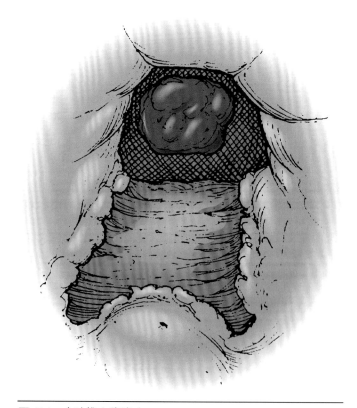

图 68.2   中叶推入膀胱（From Moody JA，Lingeman JE. Holmium laser enucleation for prostate adenoma greater than 100 grams：comparison to open prostatectomy. J Urol 2001；165：459-462.）

点环形切开分离两侧叶（图68.6）。此项操作的目标是为了使前方上平面剜除与下平面剜除汇合。

离断尖部黏膜桥

当大部分侧叶被剜除后，它与前列腺尖部还悬挂着一条黏膜相连接。将电切镜从12点转至6点，固定住黏膜桥，用激光离断（图68.7）。两侧叶各一条。由于这个位置与括约肌贴近，激光光纤须避开括约肌，激光参数降到 2 J/20 Hz。

完成侧叶剜除

激光能量设定在 2 J/40 ～ 50 Hz，离断侧叶与前列腺的粘连后，将其推入膀胱。在粉碎组织之前，检查前列腺窝有无出血并确切止血。

粉碎组织

HoLEP 相对其他前列腺激光治疗的一个优势在于有病理组织可以送检。剜除的组织通过粉碎后取出。粉碎前需仔细止血，保持内镜下视野清晰。通过肾镜工作通道置入一个带有往复式刀片的标准组织粉碎器。肾镜与电切镜外鞘连接好。在粉碎期间两个进水口须持续灌注以保持膀胱扩张。轻踩粉碎器踏板激活粉碎器的吸引装置，继续下踩就会激活粉碎器刀片，这些都能在电切镜下能直视下看到。持续吸引能保证粉碎过程中良好的视野并能帮助吸住组织（图68.8）。当靠近膀胱黏膜时勿激活刀片，调整粉碎器位置使其位于膀胱的中心，避免损伤膀胱黏膜。如果一些小的前列腺组织难以吸引，那这些组织可在前列腺窝中被粉碎。小的组织碎片可通过抓钳取出。被粉碎的组织收集到一个标本袋中送病理检查。

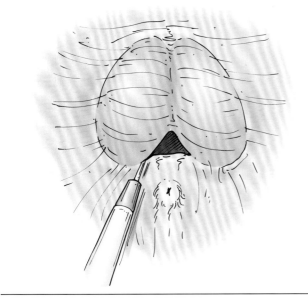

图 68.3 切开黏膜

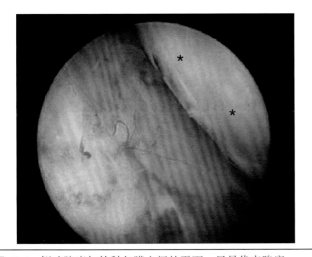

图 68.4 侧叶腺瘤与外科包膜之间的平面，星号代表腺瘤

点，那此时切开可能会与原先的平面汇合。如没有汇合，那就在12点位置开始，在前平面向两侧3点和9

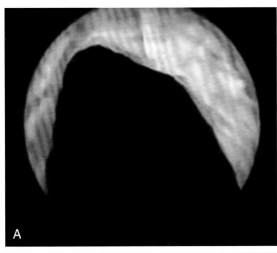
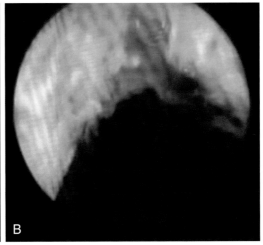

图 68.5 切开前联合

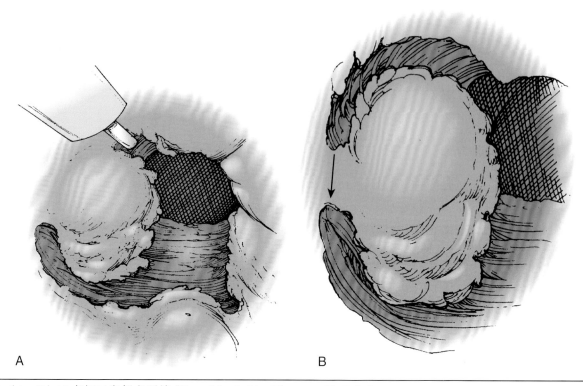

A　　　　　　　　　　　　B

图 68.6 （**A**，**B**）12 点切口向侧方延续（From Moody JA，Lingeman JE. Holmium laser enucleation for prostate adenoma greater than 100 grams：comparison to open prostatectomy. J Urol 2001；165：459-462.）

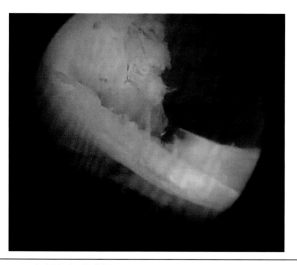

图 68.7　离断尖部黏膜桥

前列腺窝的最后检查

最后检查前列腺窝以确定是否残留出血点为主。手术形成了一个开阔的前列腺窝，可以看到前列腺包膜，完成 HoLEP 手术。

术后护理

术后留置 20 F 或 22 F 三腔导尿管，气囊注水 60 ml。如有必要可膀胱持续冲洗，术后第二天早晨拔除导尿管。术后一般无须止痛。对术前尿培养阳性或尿潴留

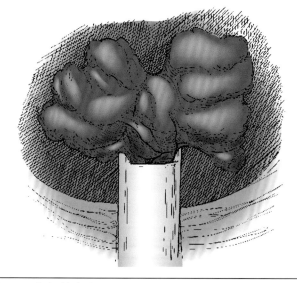

图 68.8　组织粉碎（From Gilling PJ，Aho TF，Frampton CM，et al. Holmium laser enucleation of the prostate：results at 6 years. Eur Urol 2008；53：744-749.）

需要间歇导尿或留置导管的患者，可使用 1 周疗程的抗生素。

手术技术：汽化

这项技术中，激光光纤是用惯用手控制的，另一只手控制摄像头和视野，以保持能见度和镜头到光纤

的距离。绿激光光纤是一种 70 度侧射激光。光纤和组织最佳距离约为 2 mm，不小于 1 mm，不大于 3 mm。扫射角度应小于 30 度，以避免陷入无效腔。扫得太快会导致组织炭化。这种炭化可能导致组织脱水和排尿困难。停留太久会引起组织凝固，最终导致组织脱落和刺激性 LUTS。每次扫射时间约为 2 秒。当发生汽化时，组织上可见气泡。

所需设备清单可参阅框 68.2。在使用激光时，患者和手术室的所有医务人员必须佩戴特定的绿色防护眼镜（图 68.9）。

以下技术是大多数泌尿科医师使用绿激光行 PVP 的方法，但是有其他同样有效的技术。与 TURP 类似，应该将 PVP 流程标准化。下面描述的技术适用于 MoXy 光纤。

绿激光参数设置

手术开始时，激光设置为 60 ～ 80 W 汽化和 20 ～ 35 W 凝血。当黏膜汽化，通道更加开放后，汽化可以逐渐增加到 140 ～ 180 W 以处理黏膜下腺瘤。MoXy 光纤能量上限是 650 千焦耳。绿激光是侧射激光，光纤上有一个红色圆圈和蓝色三角形（图 68.10）。蓝色三角形应保持在视线范围内，以免损坏晶状体和膀胱镜。在发射激光时不应看到红色圆圈，因为这可能会造成组织误伤。激光从蓝色三角形对面发射。红色瞄

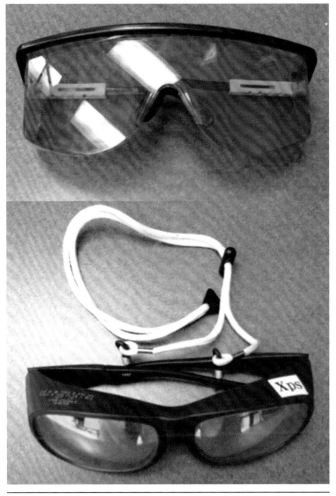

图 68.9 绿激光保护镜

准线可以引导激光方向。激光束与圆形控制旋钮上的凸起指示器对准。这个控制旋钮是术者用来旋转纤维的。有独立的脚踏板用于控制汽化和凝血（图 68.11）。

Moxy 纤维有一个主动冷却帽技术，它使用生理盐水来减少纤维尖端的脱玻璃化，并减少在手术过程中的能量衰减（图 68.12）。它通过鲁尔锁连接器连接到管道系统，生理盐水通过它运行。这种光纤还具备一种称之为 FiberLife 的功能，它是一种温度传感反馈系统，光纤帽过热能短暂中断激光束。这将使光

框 68.2	汽化装备

绿激光系统和控制台
24 ～ 28 Fr 电切镜，带激光连接桥
绿激光纤维（对于较大的腺体有时需要一根以上纤维）
室内所有工作人员和患者的防护眼镜
膀胱冲洗盐水
带 Luer 锁的管道和冷却用的盐水
视频监控系统
18 ～ 20 Fr 双腔 Foley 导管

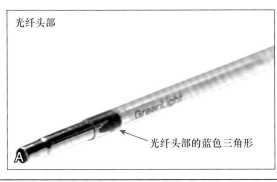

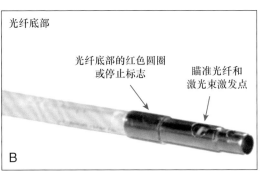

图 68.10 摩西激光纤维（Image courtesy of American Medical Systems.）

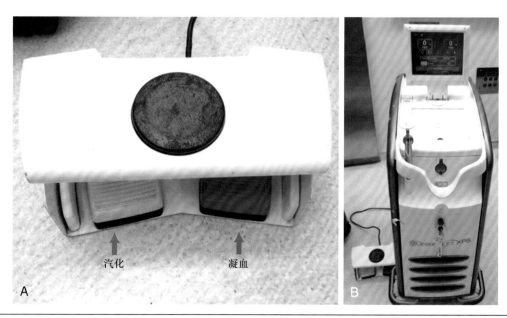

图 68.11　绿激光控制台和脚踏板。（**A**）左侧的黄色踏板控制汽化，右侧的蓝色踏板激活凝血功能；（**B**）带绿激光控制台的脚踏板

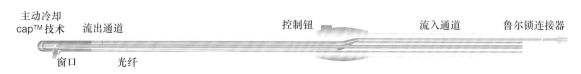

图 68.12　摩西激光的特点（Image courtesy of American Medical Systems.）

纤帽温度维持在安全范围。它还有一个特点就是使用脉冲光烧灼出血血管，与之前激光相比止血效果明显改善。

检查膀胱和前列腺窝

膀胱镜可以通过闭孔器或直视下插入。无论采用哪种技术，都应尽可能减少创伤和出血。膀胱镜检查是否有其他病理变化，如膀胱结石或膀胱癌；确定输尿管开口；评估中叶大小、前列腺长度和精阜。我们可以考虑用电凝环形标记出汽化边界，记住括约肌在前方附近。另外，如果黏膜显得特别脆弱、血管比较丰富，则无须这一步。

切开侧沟到包膜

如果中叶增生的话，大多数术者会首先识别中叶与外侧叶之间的凹槽。插入光纤，打开瞄准光束，切开凹槽（图 68.13）。如果中叶不明显，则在 5 点和 7 点位置切开，深度到达包膜。光纤左右旋转使此槽加宽，同时电切镜缓慢回退至精阜。在膀胱颈处，这些凹槽与膀胱壁齐平。

中叶和侧叶的激光汽化

在侧槽通道打开后，根据术者的偏好手术方法会

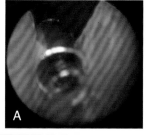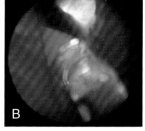

图 68.13　侧沟切口。（**A**）在点火前，将激光纤维放入凹槽中；（**B**）激光纤维正在喷射

有所不同。有些人喜欢汽化中叶，有些人喜欢先汽化外侧叶，因为通常中叶和膀胱颈出血较多。

如果存在中叶，激光汽化应从外侧到内侧。应定期确认输尿管口的位置。由于激光束相对于垂直线前倾 20 度，光纤在向前推操作时可能会损伤输尿管口。通常是从先前汽化槽的边缘开始，轴向自前列腺底部向前叶汽化。由于激光束前倾，将光纤放在精阜近端或中部处理前列腺尖部是安全的。目标是通过膀胱镜的倾斜成角来制造出一个"桶状"而不是"漏斗状"的前列腺窝。前列腺前方组织通常最后处理。在处理这部分组织时，术者必须意识到尿道括约肌位于更近的位置。

止血

虽然 PVP 是一种相对无血的手术，但当小血管出血时，止血是很困难的。控制出血的第一步是靠近它，生理盐水冲洗可以使视野清晰。如果周围组织遮挡了出血点，则汽化出血点使出血点暴露出来。利用电切镜镜鞘或光纤的头部压住血管（使它从圆形变为长方形）。将凝血光束对准边缘，环形移动光束，封闭血管边缘。光束应斜对准血管，而不是直接对着出血点。最坏情况下可以使用 BugBee 电极或双极电切环来止血。

结论

在手术结束时，当从精阜远端看向膀胱时，前列腺应该是开放的。停止冲洗以便观察和精确凝固出血点。重新评估膀胱和输尿管口有无损伤。前列腺窝将被一层粗糙干燥的组织所覆盖。

术后护理

PVP 手术基本没有出血。前列腺体积较小的患者当天就可以出院，伴有多种合并症的患者可以在院观察一个晚上。如术中留置导尿，术后第二天就可以拔除尿管。有尿潴留病史和接受脊髓麻醉的患者应至少留置导尿一晚。可根据需要给予膀胱持续冲洗和术后抗感染治疗。

并发症

围术期并发症

PVP 和 HoLEP 手术的输血率为 0 ～ 7%。膀胱和输尿管口损伤发生的概率不到 5%。围术期尿路感染 0 ～ 12%，败血症罕见。高达 22% 的患者在 PVP 术后会出现一过性排尿困难，而 HoLEP 术后则为 10%。HoLEP 术后 10.7% 的患者有短暂尿失禁，而使用 120 ～ 180 W 激光系统行 PVP 术后 6.3% ～ 10.1% 的患者会出现尿失禁。

远期并发症

研究发现 HoLEP 和 PVP 既不会导致勃起功能障碍，也不会改善勃起功能。大约四分之三的患者 HoLEP 术后会出现逆行射精，而接受 PVP 的患者只有

三分之一会出现。0 ～ 3% 的患者 HoLEP 术后会出现膀胱颈挛缩，而 PVP 为 0 ～ 13%。2% ～ 8% 的患者 HOLEP 术后会出现尿道狭窄，PVP 术后为 3% ～ 10%。两种术式术后永久性尿失禁率均较低（< 1%）。HOLEP 术后 BPH 再手术率小于 1%，而 PVP 术后 BPH 再手术率约为 6%。

经尿道前列腺切开术

经尿道前列腺切开术是一种相对简单的内镜下手术，用于治疗良性前列腺疾病引起的膀胱出口梗阻，适用前列腺体积较小的年轻男性（一般小于 30 g）。由于 TUIP 不切除前列腺组织，与其他手术相比，对射精功能影响较小。TUIP 术后逆行射精的发生率为 0 ～ 37%，而 TURP 术后逆行射精的发生率为 50% ～ 95%。一些研究在长期随访后，TUIP 再手术率约为 10%。

技术

用激光在 5 点和 7 点位置切开，或者在其中一点切开。切口始于输尿管口的远端，终于精阜近端。切口深度直达外科包膜纤维。切口太深有可能会损伤直肠。

结论

PVP 和 HoLEP 适用于任何大小的前列腺以及接受抗凝治疗的患者。与剜除手术相比，PVP 技术更容易学习掌握。我们应该制订一个标准流程。激光治疗的选择应基于患者的解剖和泌尿科医师对汽化和剜除技术的掌握程度。

拓展阅读

Cornu JN, Ahyai S, Bachmann A, et al. A systematic review and meta-analysis of functional outcomes and complications following transurethral procedures for lower urinary tract symptoms resulting from benign prostatic obstruction: an update. *Eur Urol.* 2015;67(6):1066-1096. doi:10.1016/j.eururo.2014.06.017; [Epub 2014 Jun 25].

Gravas S, Bachmann A, Reich O, et al. Critical review of lasers in benign prostatic hyperplasia (BPH). *BJU Int.* 2011;107(7):1030-1043.

Gilling P. Holmium laser enucleation of the prostate (HoLEP). *BJU Int.* 2008;101(1):131-142.

Thomas JA, Tubaro A, Barber N, et al. A multicenter randomized noninferiority trial comparing GreenLight-XPS laser vaporization of the prostate and transurethral resection of the prostate for the treatment of benign prostatic obstruction: two-yr outcomes of the GOLIATH Study. *Eur Urol.* 2015. pii: S0302-2838(15)00713-7.

第 69 章

耻骨上前列腺切除术

Luke Frederick，Kevin T. McVary

（郑祥义 译 谢立平 审校）

耻骨上前列腺切除术的适应证为前列腺良性疾病，与耻骨后途径相同，即伴有症状的良性前列腺增生（BPH）或伴前列腺显著增大的尿潴留。过去，专家意见强调经尿道切除术（TUR）的前列腺大小限制为 75 g，更大的前列腺则建议行开放手术，以避免 TUR 综合征的发生，包括过度失血和对尿道括约肌横纹肌腱的损伤。随着双极经尿道前列腺电切术（TURP）和几种经尿道激光手段的发展，适宜经尿道切除的前列腺大小限制显著提高。这一现况已得到最新 AUA 临床指南的支持："开放式前列腺切除术的选择应基于患者的个体表现，包括解剖学、外科医师的经验，及对并发症、潜在益处和风险的讨论。"耻骨上途径在如下情况首选：包括前列腺突向膀胱，需要直接进入膀胱处理的膀胱结石或巨大窄颈膀胱憩室等合并症。

术前注意事项

术前评估应包括残余尿测定、尿常规和尿培养、前列腺特异性抗原（PSA）、美国泌尿外科协会（AUA）症状评分，必要时做尿动力学检查。尿潴留术前应留置导尿或清洁间歇导尿（CIC）等处理，任何尿路感染均应使用抗生素治疗。

有限的数据表明，处理尿潴留时 CIC 优于留置导管，因 CIC 比长期连续引流更能保护逼尿肌功能。前列腺大小应采用经直肠超声检查，对于 PSA 升高或前列腺检查可疑病例，应行前列腺穿刺活检以排除前列腺癌。直肠指检（DRE）和经直肠超声检查常常会高估前列腺的大小，应该清楚移行带单独体积与前列腺总体积的比例。

手术需要全麻或者脊髓麻醉（首选全麻），术前应获得心脏射血分数，术前实验室检查应包括血常规、血生化和凝血功能等。询问服药史和过敏史，术前应停止任何影响凝血功能的药物。尽管输血率很低，但该手术有可能导致大量失血，应备好经配型和血交叉的血制品以防术中和术后输血之需。当抗凝治疗不能停止时，是选择多个较小的分期手术（即几个激光

TURP），还是更省事但可能导致过度失血的开放式前列腺切除术？这需要外科医师平衡其中的风险。

器械应包括有腺叶钳的前列腺手术器械包、Allis 钳、Deaver 拉钩、Balfour 牵引器或其他自动拉杆（Omni or Buchwalter）、纱布条、膀胱镜器械（如术前没有膀胱镜检查）。

术前应用预防性应用抗生素。AUA 关于进入泌尿道的开放性泌尿外科手术的抗菌预防指南如下：首选一代或二代头孢菌素；如果有青霉素过敏，可以使用氨基糖苷类加甲硝唑或克林霉素；二线选择包括氟喹诺酮类或氨苄西林-舒巴坦；手术后应停止使用静脉注射抗生素，在拔除留置导尿前行尿培养以帮助选择抗生素。

手术步骤

体位和术前准备（图 69.1）

全麻或局部麻醉诱导满意后，患者仰卧位，稍垫高臀部，使髂前上棘高于肾窝。手术床应稍向下屈折呈改良 Trendelenburg 体位，便于暴露男性骨盆和推开腹膜反折。患者备皮范围从脐部到耻骨上，采用聚维酮碘消毒铺巾，插入 18 F 导尿管，气囊注水 10 ml，生理盐水 200 ～ 300 ml 充盈膀胱有助于暴露膀胱。使用纤维光束的头灯有助于检查前列腺摘除后前列腺窝的视野。

切口和暴露

依据患者体形和既往手术瘢痕情况选择横切口（Pfannenstiel）或者下正中切口。作者过去更喜欢横切口，但现在几乎只使用较低的中线方法。具体方法可参阅第七十五章。对于前者避免向两侧过多延长切口可降低术后疝的风险。两种切口都应该注意避免损伤腹壁下血管。在皮肤切口同一方向显露和切开同样长度的腹直肌前鞘。在横切口情况下，用 Kocher 钳提夹中线两侧腹直肌前鞘。用 Kocher 钳牵拉，用手指钝性游离结合电凝从鞘膜分离腹直肌束（图 69.2）。同法处

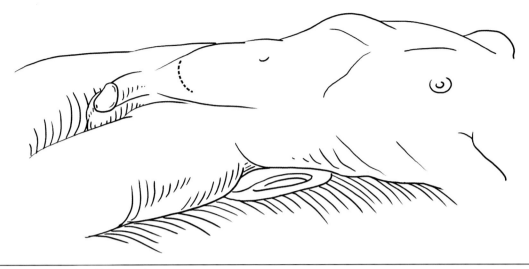

图 69.1　耻骨上前列腺切除术的体位和准备

理切口靠近耻骨联合的一边。从中线分离腹直肌，向两侧牵开，用电凝切开下面的腹横筋膜。通过用海绵钳或手指绕一纱布上推腹膜反折，向两侧及向后推开膀胱周围组织，轻柔地扩展膀胱前的 Retzius 间隙（图 69.3）。在此操作过程中应避免伤害深部下腹部血管。当有足够的空间暴露时，放置带衬垫的自保护牵引器。

膀胱切开和显露

选择膀胱前壁的一点，距离膀胱颈上方 2 ～ 3 cm 处，切开膀胱。确定膀胱是否足够充盈（必要时增加或减少生理盐水）和拔除导尿管。在预设切口的上方和下方各留置 2-0 可吸收缝线（SAS）。避免留置线过低以免撕裂前列腺包膜。在留置线之间用手术刀或电切横向切开膀胱（图 69.4）。随即用大弯钳插入膀胱撑开切口。用吸引器吸尽膀胱内容物。用两指撕开以扩大切口（首选此技术因为很少发生血管损伤）。粗略观察膀胱内部后在膀胱顶部放置纱垫，用 Balfour 牵引器的膀胱叶或宽的拉钩牵开膀胱。两侧放置窄 Deavers 拉钩显露三角区和膀胱颈。使用静脉内发色染料（如需可使用吲哚胺或亚甲蓝）识别输尿管口，去除任何膀胱结石，仔细检查膀胱黏膜。

游离和摘除腺瘤

确认和触摸凸出膀胱颈的腺瘤，用电切电流环形切开凸向膀胱的腺瘤表面黏膜（图 69.5）。用弯剪刀分离出腺瘤与黏膜之间的平面。移去拉钩，调整患者体位成 Trendelenburg 位。

将示指自腺体两叶之间沿尿道前壁插入，直至前列腺尖部，指尖用力向前挤捏腺瘤，突破中线处尿道黏膜（图 69.6）。在前列腺外科包膜和腺瘤之间平面进行钝性剥离，剥离注意紧贴腺体，避免撕裂包膜或者腺体残留。先分离两侧叶，后中叶后面，由近到远，直到腺体完全游离（图 69.7）。如遇到粘连，可改变肘关节角度或转动身体从另外角度进行分离。或者换另一手来分离。如某处粘连不能分离则不应坚持，可待最后处理。腺瘤与前列腺包膜不寻常的粘连需要怀疑前列腺癌的可能。游离中叶的后面，确保在前列腺包膜内切除中叶。注意避免尖锐的指尖撕裂前列腺包膜。应该锐性离断或用两指捏断紧靠前列腺尖部远端的尿道（图 69.8）。避免对远端尿道牵拉以减少远端括约肌或"牵拉"损伤。仔细锐性离断膀胱颈部的任何残留腺体，特别是输尿管口后方区域，用海绵钳或者腺叶钳取出腺体（图 69.9）。

通过另一只空闲手的手指，或借助助手的手，或使用海绵棒放置在会阴部，向头腹侧上推前列腺可方便前列腺摘除。采用腺叶钳钳抓腺瘤，显露粘连区域，用长弯剪刀锐性解剖。前列腺摘除的顺序应个体化，这取决于腺瘤形状和摘除的难易程度。对于一个有多发性腺瘤的大腺体，首选分块取出，而非创伤性大的整个摘除。

止血及修补

一旦腺瘤摘除，快速控制出血成为主要关注的问题。通常腺瘤取出时可确定部分血供位置，可通过钳夹和结扎止血。除非大出血，否则目前建议使用辅助光源，窄 Deaver 拉钩帮助显露，快速检查前列腺窝。锐性去除残留的不规则组织，用缝扎或者电凝控制大的出血点。过去采用标准止血步骤，即用盐水纱条填塞前列腺窝的方法，现在仍可选择使用。实际上这是

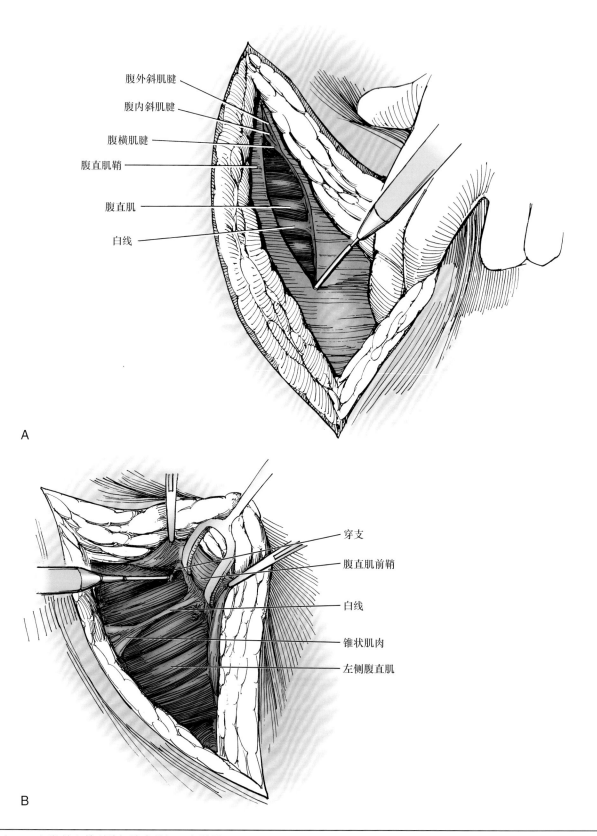

A

腹外斜肌腱

腹内斜肌腱

腹横肌腱

腹直肌鞘

腹直肌

白线

B

穿支

腹直肌前鞘

白线

锥状肌肉

左侧腹直肌

图 69.2 （A、B）耻骨上前列腺切除术的切口和暴露

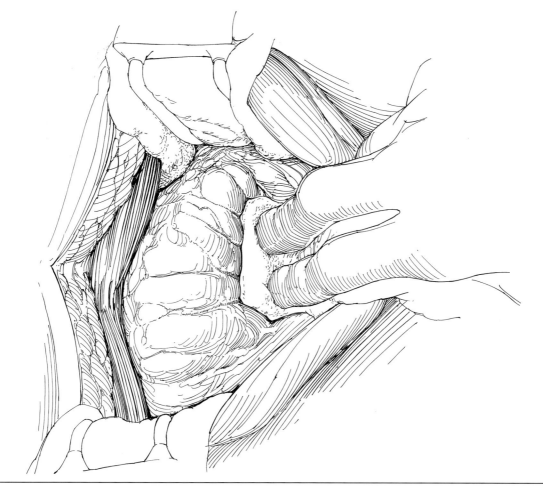

图 69.3　扩展 Retzius 间隙

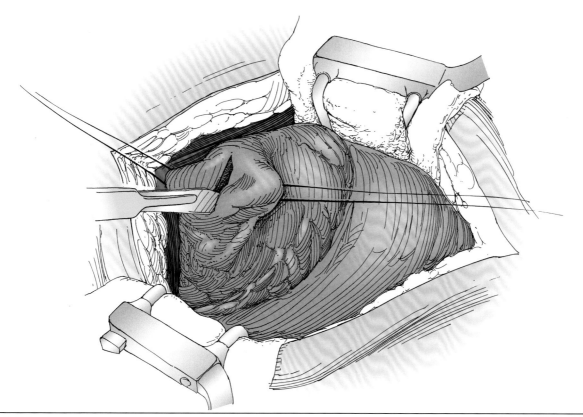

图 69.4　膀胱切开

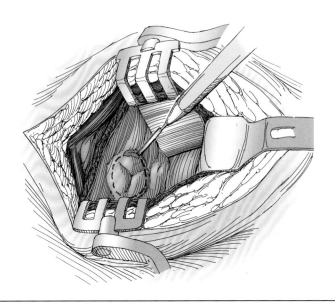

图 69.5 膀胱上皮切口

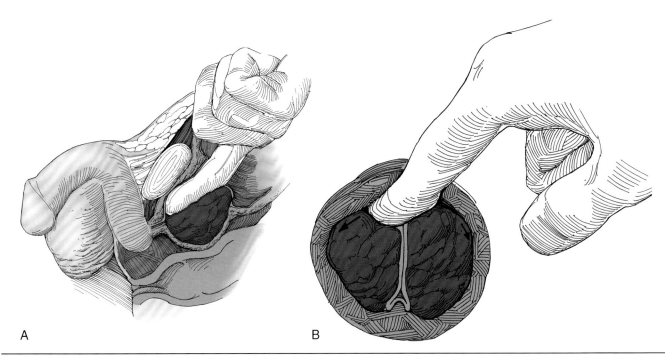

图 69.6 （A，B）腺瘤钝性摘除

达到快速控制明显出血的好办法。用 2-0 铬制或 SAS
在 5 点或者 7 点钟位置，采用 8 字或者毯边褥式缝合
（Halsted）止血，注意避开输尿管口（图 69.10）。缝
合应包括膀胱黏膜、膀胱颈和前列腺包膜，缝合边距
1 cm、间距 1 cm 以便包括进入这区域的主要前列腺动
脉。采用 GU（5/8）弯针便于操作。留置缝线先行保
留不要剪断，其在进一步检查止血时有帮助。利用这
些留置缝线可将膀胱颈锚定于前列腺窝。

再次检查前列腺窝，同之前一样牵开暴露视野，
采用缝扎和电凝控制再出血。如止血效果不满意，可
考虑 O'Conor（见术中止血方法）介绍的折叠缝合技
术。如遇到小的或者纤维化的膀胱颈，可在前列腺窝
三角区前，膀胱颈口 6 点钟位置 "V" 形切开。使用
细平纹羊肠线，或可吸收缝线，或未剪断止血缝线将
膀胱黏膜缝合覆盖在前列腺窝边缘。这样有助于止
血，防止梗阻性瓣膜形成和膀胱颈口缩窄，也有助于

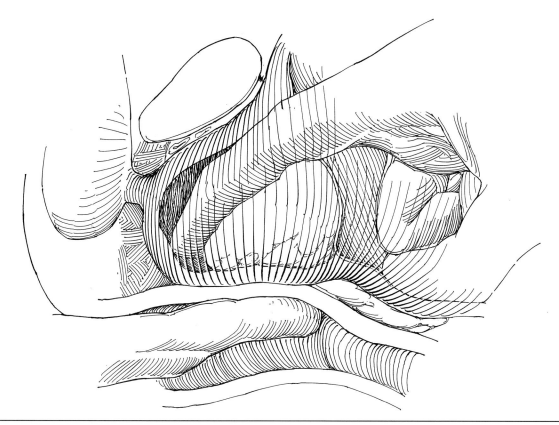

图 69.7　钝性分离过程中游离腺叶

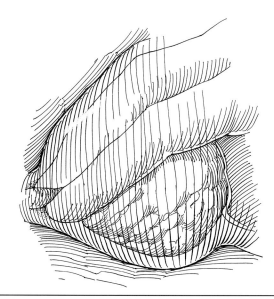

图 69.8　尿道离断

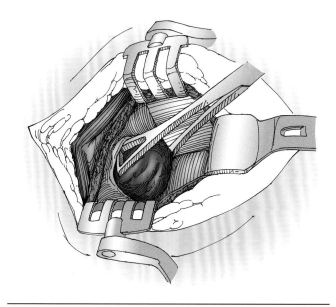

图 69.9　腺瘤去除

导尿管的留置。插入 22 F 或 24 F 30 ml 气囊的导尿管，充盈气囊，牵拉导尿管，压迫膀胱颈。如继续出血，考虑使用止血材料放置前列腺窝，如微纤丝胶原（Avitene）、氧化纤维素（SURGICEL）、凝血酶明胶海绵浸泡，或市售的组织密封胶，或辅以临时纱布填塞，牵拉导尿管气囊。在极少数情况下，可能还需要荷包

缝合关闭的膀胱颈（见术中止血方法）。

对于明显出血的病例，放置三腔导尿管或者膀胱造瘘管以用于膀胱冲洗。固定膀胱造瘘管时，在切口旁皮肤另戳口，通过此切口置入大弯钳穿过腹壁和膀胱壁，将造瘘管放置在邻近膀胱顶部位置。30 F 梅花导管末端剪斜口，从通道内脱出。在膀胱造瘘管引出

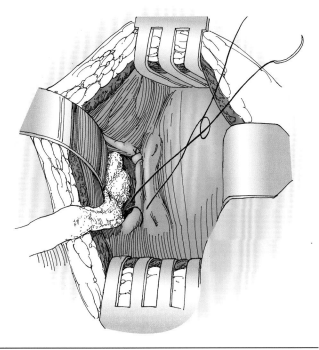

图 69.10　耻骨上前列腺切除术后止血及修补

处用可吸收线荷包缝合固定导管，导管末端远离三角区。用粗丝线缝合皮肤和胶带固定造瘘管。

取出所有的海绵，在膀胱颈附近放置 1 到 2 根大的引流管，耻骨联合上方另戳口引出，固定于皮肤。分 2～3 层关闭膀胱，用 3-0 或 4-0 可吸收线连续缝合膀胱黏膜和一些膀胱肌层。用 2-0 可吸收缝线间断 Lembert 缝合膀胱浅肌层和深肌层。冲洗膀胱检查是否漏尿及出血。冲洗液应该是淡红色或者澄清。用可吸收线完全关闭切口，包括腹直肌。患者麻醉苏醒前应膀胱持续冲洗，用宽胶布牵拉导尿管固定于大腿部。

用标签标记导尿管，以免与引流管混淆，采用间断或者持续膀胱冲洗。

术中止血方法

大量出血，如为鲜红色，可能来自前列腺动脉的尿道支，在 5 点和 7 点钟位置进入膀胱颈口，构成腺瘤的血供（图 69.11）。暗红色提示静脉性出血，来自前列腺后壁包膜，由于血块或者导尿管干扰导致包膜不能完全收缩。另外，阴茎背深静脉是潜在出血来源。

包膜折叠术（O'Conor）

从前列腺窝后壁深部持续出血，没有明显的出血点时，可用包膜折叠缝合来控制。用 1-0 号前列腺缝针在前列腺窝后壁自一侧向另一侧缝合，一针近膀胱颈，另外一针在远端（图 69.12）。这使得前列腺包膜靠近，模拟膀胱颈口生理性挛缩。

荷包隔离缝合（Malament）

用双股 1-0 号尼龙线或者血管缝线，在膀胱颈口后缘开始荷包缝合。缝合包括黏膜和肌层，穿过膀胱壁全层，两个方向环绕膀胱颈一圈到前中线（图 69.13）。注意不要交叉打结或者穿过缝线，以免将来拔除困难。插入 30 ml 气囊的 24 F 或者 26 F 导尿管，充盈气囊，在导尿管周围牵拉收紧荷包缝线，关闭膀胱颈。部分关闭膀胱，注意关闭膀胱时不要缝住荷包缝线（或者导尿管气囊）。剪断尼龙线两端的缝针，将两线末端穿入大圆针。将缝线自耻骨联合上方穿出腹壁，足够张力牵拉来关闭环绕导尿管的膀胱颈口，将膀胱与前列

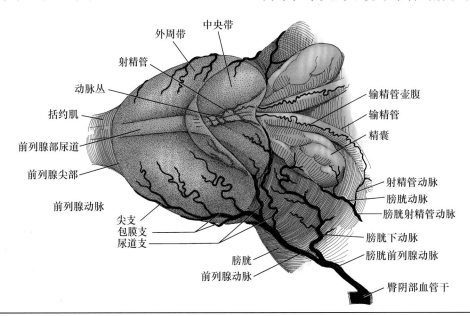

外周带　中央带
射精管
动脉丛
括约肌
前列腺部尿道
前列腺尖部
前列腺动脉
尖支
包膜支
尿道支
膀胱
前列腺动脉

输精管壶腹
输精管
精囊
射精管动脉
膀胱动脉
膀胱射精管动脉
膀胱下动脉
膀胱前列腺动脉
臀阴部血管干

图 69.11　前列腺血供

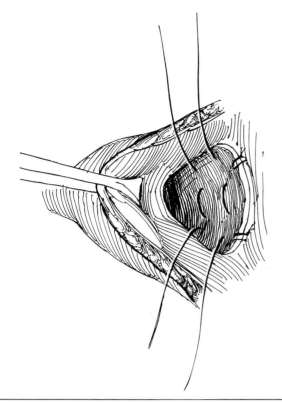

图 69.12　包膜折叠

腺窝隔离。缝线系在纽扣或者纱布团上（图 69.14）。置入一梅花形膀胱造瘘管，完全关闭膀胱。耻骨后放置引流管，关闭切口。术后第二天撤除荷包缝线，注意仅剪断一端，根据通常术后治疗时间表拔除导尿管。

术后护理

患者麻醉后应观察到血压平稳，确保止血充分和保存导尿管通畅。通常导尿管牵拉 12 小时内可放松，

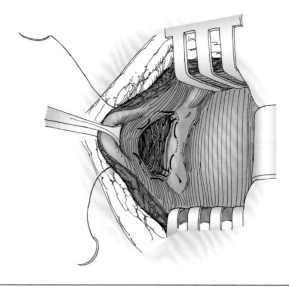

图 69.13　荷包缝合

术后 2 ～ 3 天拔除导尿管。当临床无明显引流液或者拔除耻骨上造瘘管后，可以拔除引流管。通常术后 6 ～ 7 天，测试排尿后拔除膀胱造瘘管，目前常常提前拔除。如果术后排尿没有完全恢复，而耻骨上造瘘管在 48 ～ 72 小时内闭合，则需要重新留置导尿管。耻骨上持续引流通常需要膀胱镜检查来评估膀胱颈口可能存在梗阻组织或者异物，有时也会用到膀胱影像学检查。

术后并发症

如填塞失败可能发生持续出血并需要内镜电凝止血，因为填塞本身会阻碍前列腺包膜收缩。行相应的检查来评估凝血障碍情况。必要时需要输注凝血基质，

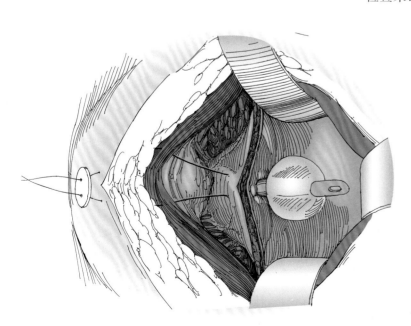

图 69.14　膀胱完全缝合

包括血小板和新鲜冷冻血浆。

应注意前列腺术后多尿情况。这可能提示一种之前未被注意的梗阻后利尿，常发生于慢性梗阻解除后，导致患者盐分和水分的大量丢失。在尿液流动恢复后，身体试图恢复体内平衡，一系列生理变化随之发生。在某些情况下，这包括一段排尿显著增多的时期和可能的电解质紊乱，若处理不当，可能会产生严重后果。因此需要严密观察患者液体平衡、血压、心率和血电解质情况。具有正常认知的患者常常能够通过渴觉来进行自我纠正。但对于认知障碍的患者，我们建议参考 Mazur 等在 AUA 更新的最新内容进行仔细管理。

感染和炎症并发症，包括切口感染、尿路感染、附睾睾丸炎和少见的耻骨炎。更长时间的随访研究还发现了膀胱颈口挛缩。但这种情况并不常见，而且与 TURP 术后膀胱颈挛缩相反，耻骨上前列腺切除术后膀胱颈口挛缩通常对扩张反应良好。在少数病例中也发现了尿道狭窄。术后新发生的勃起障碍和尿失禁发生率很低，然而，前列腺切除术后逆行射精常见。

尽管少见，一部分患者术后发生耻骨上一直漏尿而不能正常排尿和慢性尿路感染，这些情况需要尽快评估。通常需要结合膀胱镜、膀胱尿道造影和尿动力学检查。

拓展阅读

Han M, Partin AW. Chapter 94: Retropubic and suprapubic open prostatectomy. In: Wein AJ, Kavoussi LR, Novick AC, Partin AW, Peters CA, eds. *Campbell-Walsh Urology*. 10th ed. Philadelphia: Saunders Elsevier; 2011:2695-2703.

Helfand B, Mouli S, Dedhia R, McVary KT. Management of lower urinary tract symptoms secondary to benign prostatic hyperplasia with open prostatectomy: results of a contemporary series. *J Urol*. 2006;176(6 Pt 1):2557-2561.

McVary KT, Roehrborn CG, Avins AL, et al. Update on AUA guideline on the management of benign prostatic hyperplasia. *J Urol*. 2011; 185(5):1793-1803.

O'Conor VJ Jr. An aid for hemostasis in open prostatectomy: Capsular plication. *J Urol*. 1982;127:448.

Serretta V, Morgia G, Fondacaro L, et al. Open prostatectomy for benign prostatic enlargement in southern Europe in the late 1990s: A contemporary series of 1800 interventions. *Urology*. 2002;60:623-627.

Tubaro A, Carter S, Hind A, et al. A prospective study of the safety and efficacy of suprapubic transvesical prostatectomy in patients with benign prostatic hyperplasia. *J Urol*. 2001;166:172-176.

Varkarakis I, Kyriakakis Z, Delis A, et al. Long-term results of open transvesical prostatectomy from a contemporary series of patients. *Urology*. 2004;64:306-310.

耻骨后前列腺切除术　第 70 章

Bilal Chughtai, Steven A. Kaplan
（林奕伟　译　谢立平　审校）

耻骨后前列腺切除是通过前列腺包膜横切口径路实现的，该径路可以更好地控制前列腺剜除以后膀胱颈部前列腺血管出血。该技术由 Terence Millin 在 1945 年首先报道，并一直沿用至今。本章也将介绍其他打开前列腺包膜摘除前列腺的手术方式。

术前管理

大多数行开放前列腺切除术的患者为伴有合并症的老年患者。因此，需对患者进行充分的术前评估，包括心功能等方面的评估。而对于有镜下血尿或者肉眼血尿病史的患者，术前则需完成上尿路评估及膀胱镜检查。应对所有患者进行 PSA 的检测，倘若 PSA 升高，则应先行前列腺穿刺活检。

术前还需进行尿培养检查，确保手术时尿液无菌。此外，术前需预防性应用抗生素以预防皮肤细菌的感染，同时应做好肠道准备以预防术中直肠损伤带来的粪便污染。

体位与入路

患者取仰卧位，手术床稍背屈以增加脐与耻骨联合之间的间隙，以更好地暴露膀胱与前列腺的前间隙。同时，手术床应当取 Trendelenburg 位以使腹膜及腹腔内脏器移向头侧。臀部应适当垫高以防止神经损伤。

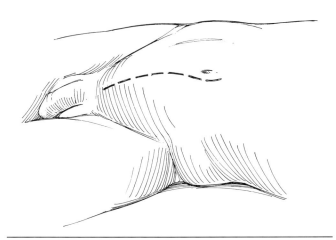

图 70.1　单纯开放性耻骨后前列腺切除术的切口

此外，为了防止下肢深静脉血栓形成，应当应用弹力袜或连续压迫装置。对于血栓高危患者，可考虑口服或静脉应用抗凝药物。

腹部及外生殖器消毒。若术前未行膀胱镜检查，应当于手术时完善该检查。常规留置导尿，并将气囊注水 30 ml。导尿管气囊帮助我们识别膀胱颈。

手术切口

术者站于患者左侧。取下腹正中切口，从脐下至耻骨联合（图 70.1）。或者可选择下腹 Pfannenstiel 切口。这样的切口能到达耻骨后间隙，显露前列腺前表面。

按解剖层次依次切开皮肤、皮下组织，至腹直肌前鞘（图 70.2）。沿腹白线打开。打开后进入腹膜外间隙，向下可进入耻骨后间隙。将腹膜推离膀胱，以 Balfour 或 Omni-Tract 拉钩向两侧牵开腹直肌肌腹，膀胱及腹膜上方垫湿盐水巾后向头侧牵拉。清理腹直肌下方、膀胱及前列腺前方的疏松脂肪结缔组织，通过 Retzius 间隙到达前列腺表面。

前列腺包膜横切口法（Millin 术）

清除前列腺包膜表面的疏松脂肪结缔组织。通过导尿管气囊确定膀胱颈的位置。0 号线于近膀胱颈处及近前列腺尖部作两排横行缝合，进针应当深达前列腺体（图 70.3），以减少术中前列腺表面血管出血。两排缝线之间横行切开前列腺包膜前壁，可在做切口之前于切口两侧预先缝合以防止前列腺剜除过程中包膜撕脱。导尿管在此时可以撤除。

在行根治性前列腺切除之前结扎背深静脉复合体将提高术中止血效果。同时，前列腺侧蒂应当于前列腺侧后方与精囊连接处予以"8"字缝扎。这样将能有效控制腺体切除过程中的动静脉出血。

以刀片或者电刀平行于缝线，横行切开前列腺包膜（图 70.4）。若前列腺体积较大，应当适当延长切口。包膜予以纱条压迫及电凝止血。同时，持续吸引以保持术野清晰。包膜横切口深达前列腺腺体水平。

507

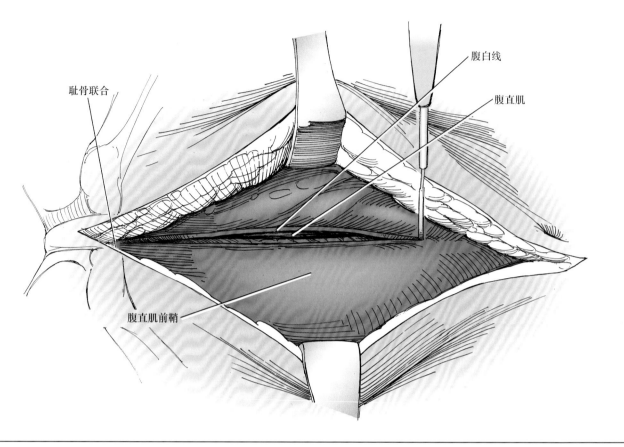

耻骨联合

腹白线

腹直肌

腹直肌前鞘

图 70.2　游离皮下组织至腹直肌前鞘

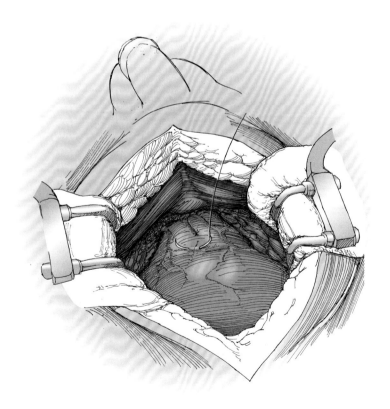

图 70.3　缝合深度至前列腺腺体

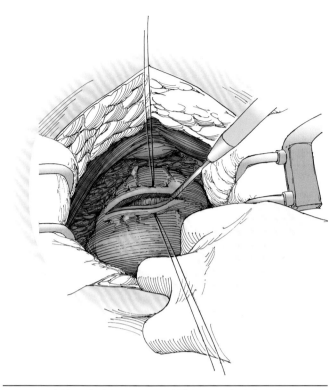

图 70.4 在前列腺前方平行于缝线横行切开前列腺包膜

腺体剜除

辨识包膜与腺体之间的层面。以 Babcock 钳提起前列腺包膜下唇，以 Metzenbaum 剪沿腺体与包膜间隙剥离腺体。然后，以手指环形钝性剥离腺体（图 70.5）。当腺体侧方、后方，及上方完全与包膜分离后，向下探查至前列腺尖部。此时，需在直视下锐性分离腺体至尿道膜部近端，注意保护尿道括约肌（图

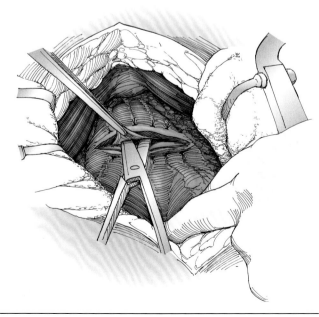

图 70.5 以手指环形钝性剥离腺体

70.6）。当腺体完全分离后移除标本，以热盐水巾填塞压迫前列腺窝 5 分钟。倘若仍血管出血，可应用电凝止血，必要时予以缝扎。

在剜除过程中，注意保护前列腺包膜后壁以防止直肠损伤。一旦直肠损伤发生，在有术前肠道准备的前提下，可以将直肠破口两层缝合。同时直肠与前列腺包膜之间应放置网膜以防止瘘管形成。如果直肠破口较大或术前肠道准备不充分且术野已经污染，可予以临时性结肠造瘘以分流粪便。

膀胱颈成形

当纱条移除后，检查前列腺窝有无出血。若有血管出血，可予以电凝止血，甚至必要时予以缝扎止血。"8"字缝合 5 点钟和 7 点钟方向的前列腺动脉尿道支可以控制前列腺动脉出血（图 70.7）。检查膀胱、三角区和输尿管开口。倘若分辨不清，静脉注射靛蓝胭脂红以明确输尿管开口。如果输尿管开口贴近膀胱颈口，可留置输尿管导管以防止颈口重建过程中输尿管口损伤。

尽量将膀胱颈后唇牵向远端，以 2-0 号线将膀胱颈后唇与前列腺窝后壁缝合。而过多的后唇组织应当予以修剪（图 70.8）。膀胱颈成形不仅有利于止血，还利于膀胱和前列腺窝的连接，促进前列腺窝的上皮化以减少前列腺摘除术后尿道狭窄的风险，进而可缩短留置导尿的时间。

前列腺包膜关闭

留置大孔径（22 F 或 24 F）三腔导尿管，并暂时不充盈气囊。以 0 号线分别从前列腺包膜两侧面起连续缝合关闭前包膜（图 70.9）。导尿管气囊注水 20～30 ml（如若膀胱颈宽大，可将导尿管气囊充盈得更大），牵拉气囊导尿管将膀胱颈压向前列腺窝。若有血尿的情况下，可稍加牵拉。一般情况下无须膀胱造瘘管，但在出血较多的情况下，应予以耻骨上置管造瘘。耻骨后间隙留置 Penrose 或 Jackson-Pratt 引流管，并从切口外引出。近期有报道显示应用液态的纤维素封闭剂可以封闭包膜，从而避免术后引流。导尿管接生理盐水以行膀胱持续冲洗。按解剖层次关闭切口。

其他包膜切开方法（膀胱及前列腺包膜切开法）

该手术方式将采用经膀胱前壁和前列腺包膜的联

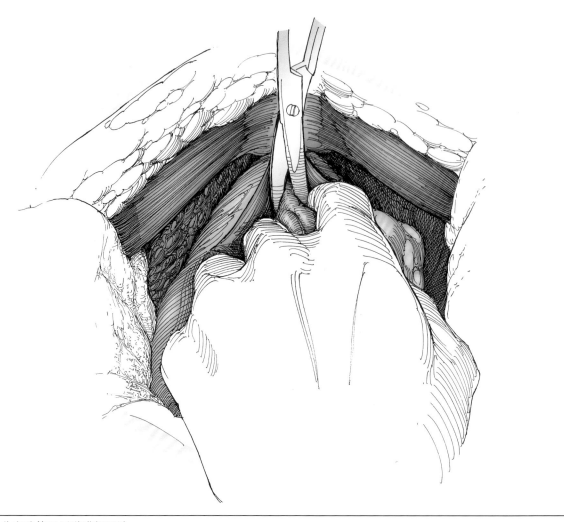

图 70.6   锐性分离腺体至尿道膜部近端

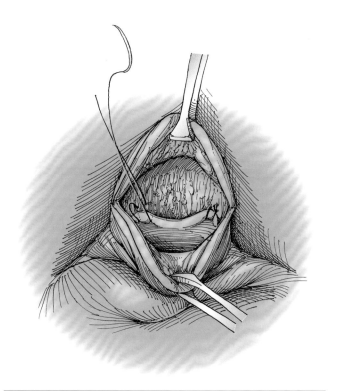

图 70.7   "8"字缝合前列腺动脉尿道支

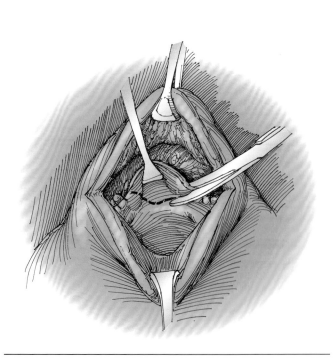

图 70.8   修剪过多的膀胱颈后唇组织

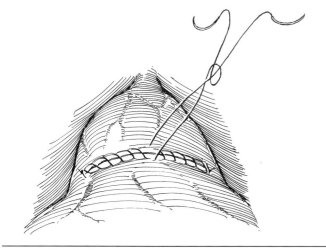

图 70.9　关闭包膜

前列腺剜除

手指经膀胱切口探入前列腺部尿道。以手指沿前列腺包膜钝性分离前列腺腺体（图 70.12）。沿前列腺两侧叶环形分别向后向两侧方钝性剥离腺体，直至包膜后壁，然后分离腺体膀胱颈部。在剜除过程中，注意保护前列腺尖部以免损伤尿道括约肌。以弧形 Mayo 剪沿中线剪开前列腺包膜至先前 0 号线标记处（图 70.13）。牵开前列腺包膜，暴露前列腺尖部，直视下游离尖部腺体至尿道括约肌近端（图 70.14）。腺体完全游离后，移除手术标本，确保包膜内无腺体残留，并以热盐水巾压迫前列腺窝 5 分钟。

膀胱颈成形

当纱条移除后，检查前列腺窝有无出血。若有血管出血，可予以电凝止血，甚至必要时予以缝扎止血。"8"字缝合 5 点钟和 7 点钟方向的前列腺动脉尿道支以控制前列腺动脉出血（图 70.15）。检查膀胱、三角区和尿管开口。倘若分辨不清，静脉注射靛蓝胭脂红以明确输尿管开口。如果输尿管开口贴近膀胱颈口，可留置输尿管导管以防止颈口重建过程中输尿管口损伤。

以 2-0 号线将膀胱颈后唇与前列腺窝后壁缝合。膀胱颈的边缘尽可能向远端牵拉，

合直切口。该手术方式术后尿漏的风险更高，以及在下延切口时有一定的尿道括约肌损伤的风险。手术铺巾完成后再行台上导尿，这样可以在术中充盈膀胱。

清除前列腺包膜前表面的疏松脂肪结缔组织。在充分显露前列腺包膜前间隙后，0 号线于前列腺包膜中线尽可能低位缝合做牵引（图 70.10）。通过导尿管气囊确定膀胱颈的位置，1-0 线于膀胱颈中线两侧各 1 针缝合牵拉并显露膀胱颈（图 70.11）。于两针牵拉线之间，沿中线切开膀胱全层，进入膀胱，吸尽膀胱内容物。

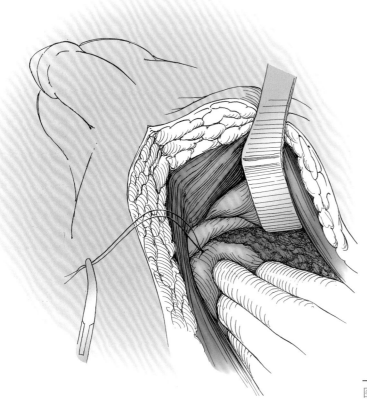

图 70.10　0 号线于前列腺包膜中线尽可能低位缝合

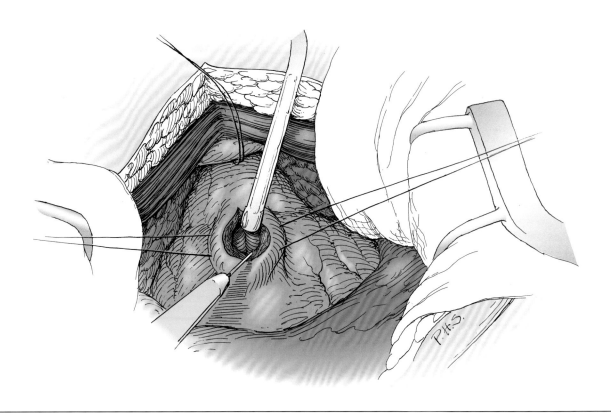

图 70.11 在膀胱颈的中线两缝合线之间用电刀做一个垂直切口

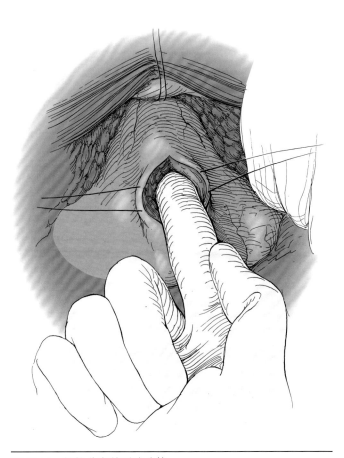

图 70.12 钝性分离前列腺腺体

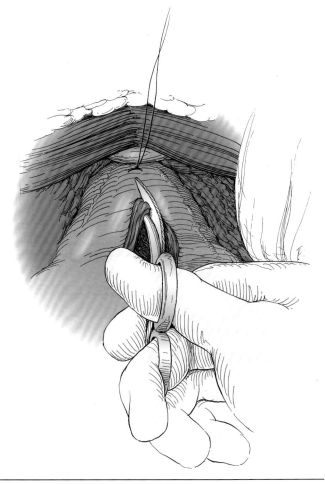

图 70.13 切开前列腺包膜

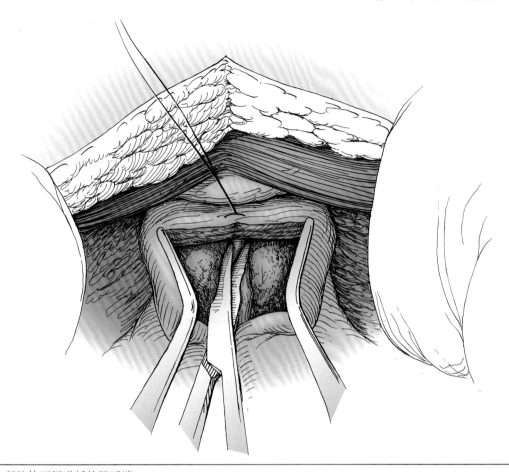

图 70.14　游离尖部腺体至尿道括约肌近端

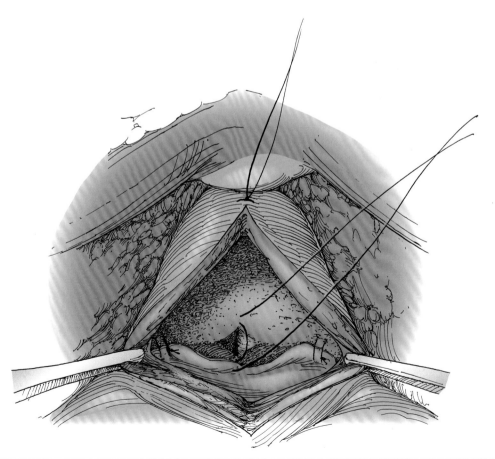

图 70.15　"8"字缝合技术

前列腺包膜关闭

留置大孔径（22 F 或 24 F）三腔导尿管后，导尿管气囊暂不充盈。以 2-0 号羊肠线环形荷包缝合关闭膀胱，从膀胱颈口一侧环形缝合至颈口另一侧，并打结关闭膀胱切口。0 号线从膀胱颈远端开始，间断缝合关闭前列腺包膜切口。其中膀胱切口再以 2-0 号线缝合加固（图 70.16）。

导尿管气囊注水 20 ～ 30 ml，牵拉气囊导尿管将膀胱颈压向前列腺窝。在有血尿的情况的下，导尿管稍加牵拉。冲洗膀胱，冲尽膀胱内血凝块。在耻骨后间隙留置 Penrose 或 Jackson-Pratt 引流管，并从切口以外引出（图 70.17）。导尿管接生理盐水以膀胱持续冲洗。按解剖层次关闭切口。

术后管理

以弹力袜或者持续压迫装置预防深静脉血栓，也可皮下注射肝素。膀胱持续冲洗至尿色转清。引流量仅少量时，可拔除引流管。导尿管可于耻骨后引流管拔除后 3 ～ 5 天拔出。或者可在术后 3 ～ 5 天拔除导尿管。倘若拔除导尿后耻骨后引流量不多，可于导尿管拔出后 24 小时拔除引流管。倘若拔除导尿管后耻骨后引流管引流量仍较多，应予以重置导尿。

如果导尿管意外拔除或者滑出，应予以重置小号的导尿管。倘若此时无法顺利留置导尿可行膀胱颈检查并留置 Foley 导尿管。

若术后前列腺窝存在持续性出血时，应当予以牵拉导尿管。倘若出血不止，应及时予以经尿道手术止血。抗生素应用至导尿管拔除。

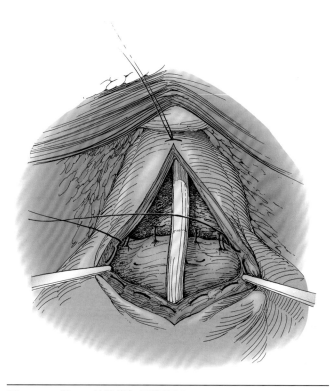

图 70.16　以 2-0 号缝线加固膀胱切口

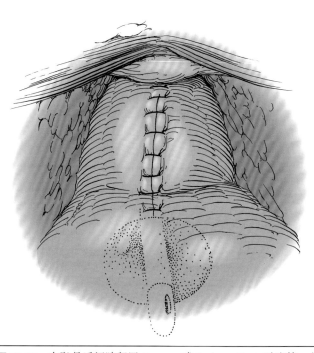

图 70.17　在耻骨后间隙留置 Penrose 或 Jackson-Pratt 引流管，并从切口以外引出

拓展阅读

Elkoushy MA, Elhilali MM. Management of benign prostatic hyperplasia larger than 100 ml: simple open enucleation versus transurethral laser prostatectomy. *Curr Urol Rep.* 2016 Jun;17(6):44. doi:10.1007/s11934-016-0601-7.

Ferretti M, Phillips J. Prostatectomy for benign prostate disease: open, laparoscopic and robotic techniques. *Can J Urol.* 2015;22(suppl 1): 60-66.

Lin Y, Wu X, Xu A, et al. Transurethral enucleation of the prostate versus transvesical open prostatectomy for large benign prostatic hyperplasia: a systematic review and meta-analysis of randomized controlled trials. *World J Urol.* 2015.

Pariser JJ, Pearce SM, Patel SG, Bales GT. National trends of simple prostatectomy for benign prostatic hyperplasia with an analysis of risk factors for adverse perioperative outcomes. *Urology.* 2015;86(4):721-725. doi:10.1016/j.urology.2015.06.048.

腹腔镜和机器人单纯前列腺切除术

Rene Sotelo, Oscar Dario Martín Garzón, Nelson Ramirez Troche, Raed A. Azhar

（袁建林　孟　平　译）

第71章

Mirandolino 在 2002 年最先报道通过腹腔镜进行前列腺切除术，后来几种通过腹腔镜进行前列腺切除术的方式（如 Millin 术式）不断被报道。2008 年，Sotelo 通过改良机器人手术的方式来进行前列腺切除术。

相比较于开放手术，腹腔镜 / 机器人手术方式的优点包括减轻疼痛、减少出血量、缩短住院时间及加快患者的恢复等。但腹腔镜和机器人手术需要的成本更高，如医师学习腹腔镜手术需要更高的学习成本和机器人手术需要更高的机器成本。

患者准备

在使用腹腔镜或机器人进行前列腺切除术前，应评估患者的前列腺特异性抗原（PSA）水平。采用国际前列腺症状评分量表来评估患者症状的严重程度。如有必要，患者应进行尿流动力学检查，排除梗阻症状的其他原因，尤其是可能损害逼尿肌收缩力的因素。性功能情况通过性功能量表（SHIM）进行评估。

适应证

腹腔镜或机器人前列腺切除术的适应证与开放手术相同。除了常规评估外，医师还应评估腹腔镜或机器人手术特有的禁忌证，如严重慢性阻塞性肺疾病（COPD）、青光眼等。

术前准备

采用全身麻醉，在手术前 30 ～ 60 分钟预防性使用抗生素（使用第一代或第二代头孢菌素或喹诺酮）。

腹腔镜手术

腔镜、手术器械和材料

通常使用 0°和 30°镜，多使用 0°镜，30°镜通常只用于游离或切开尿道时使用。腹腔镜超声刀和（或）双极电凝可用于术中解剖分离。其他器械包括腹腔镜持针器、马里兰抓握钳、吸引器、无创伤镊、腹腔镜

钝性分离器和电切环。偶尔使用 Carter-Thomason 针来缝合牵引线。可吸收缝线（通常为 3-0 Vicryl CT-1 型）用于止血。2-0 倒刺缝线 UR-6 或 V-Loc 线用于缝合前列腺窝。不可吸收的 2-0 普罗琳线或具有直针或弯针的 2-0 尼龙缝合线主要用于腺瘤的缝合及牵引。通常使用标本袋和冲洗系统，最好是带负压的封闭系统（Jackson-Pratt 型）。

手术设备和人员的位置

腹腔镜放置于患者的脚侧，术者根据本人的优势手习惯站在患者的左侧或右侧。右手优势医师通常位于患者的左侧。第一助手站在术者对面，负责镜头臂。护士在第一助手旁边，麻醉医师在患者的头侧（图71.1）。第二助手（需要时）站在术者旁边。

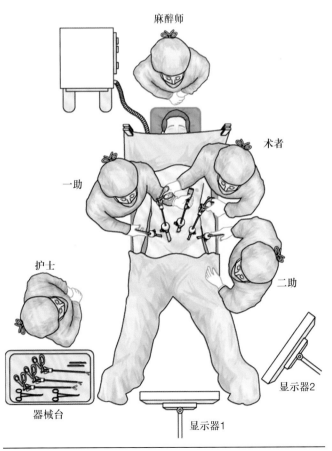

图 71.1　患者体位及手术团队位置

患者体位

　　患者采用头低脚高仰卧位，以促进腹腔脏器向头侧移动便于暴露手术视野。患者的手臂放在身体两侧，如果需要进行肛门指检，双腿应适当外展（图71.1）。患者受力点应加垫以避免肌肉和（或）神经损伤。手术期间患者一般不需移动体位。胸带或肩带可以在必要时帮助移动体位。

手术要点

　　手术可以通过腹膜外入路或经腹腔入路进行。下面介绍经腹腔入路。

戳卡的位置

　　这里介绍了右手优势医师放置套管针的位置。在脐水平用手术刀作1.5～2 cm的皮肤切口。由于美容和疝气风险方面的考虑，不推荐使用脐上切口。医师可以通过开放或用穿刺针进入腹腔。对于既往有腹部手术史的患者，应开放直视下进入腹腔。使用穿刺针时应缓慢进入腹腔，注意避免损伤腹腔脏器。为了减少穿刺时对腹腔脏器造成的伤害，当气腹压力达到18 mmHg以上时，穿刺将第一个10 mm戳卡进入腹腔并在直视下穿刺其余戳卡。在脐切口下方2 cm处画一条水平线，作为后续戳卡位置的标记，医师在右侧腹壁放置一个10 mm戳卡，在左侧放置一个5 mm戳卡。两个侧腹壁戳卡距脐部戳卡8～10 cm。另外，在右侧向后放置5 mm戳卡，在左侧同样放置另一个5 mm戳卡，共放置了5个戳卡（图71.2）。

进入膀胱前间隙

　　脐尿管和脐韧带可作为解剖学参照。0°或30°镜头朝上时，沿输精管两侧至耻骨上切开脐尿管。向下分离暴露前列腺，周围可见脂肪，为便于暴露，可以切除这些脂肪（图71.3）。

　　技巧：切断脐尿管时应注意不要损伤腹壁的血管。在前列腺周围脂肪的清除过程中，当分离到达输精管和背静脉复合体时，应注意避免损伤髂血管（图71.3）。

切开前列腺包膜与游离前列腺

　　分离前列腺韧带和背静脉复合体。根据术中情况，可以用3-0 Vicryl CT-1线缝合结扎背静脉复合体，以减少出血（图71.4）。辨认前列腺和膀胱颈，垂直和水平切开前列腺膀包膜（类似于Millin技术），或经膀胱或在膀胱、前列腺交界处作4～5 cm横切口（图

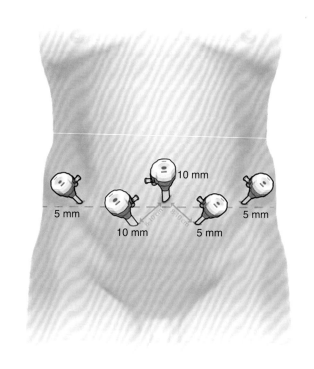

图71.2　先放置脐部镜头孔。其他的孔在直视下放置。右侧的两个戳卡直径分别为10 mm和5 mm，左侧放置两个5 mm戳卡。两侧戳卡和脐部戳卡的距离为8～10 cm

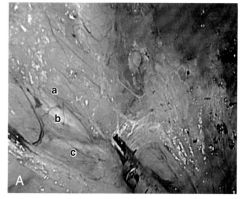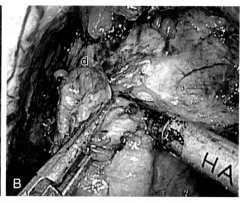

图71.3　膀胱后间隙，髂静脉（**A**）、髂动脉（**B**）、输精管（**C**）、背静脉复合体（**D**）。右图显示切除前列腺周围脂肪（**D**）

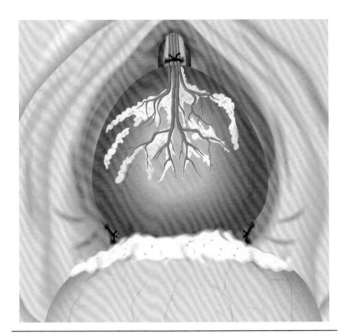

图 71.4 缝合背静脉复合体和前列腺侧韧带

6点位置沿前列腺和包膜之间向两侧进行分离，仔细电凝止血。连续向上作新月形切口，找到背静脉复合体与前列腺之间的平面（图 71.8A，B）。接下来，使用超声刀、钝性分离器、腹腔镜剪刀（图 71.9A，B）充分游离前列腺。采用"渔夫手法"缝合前列腺并牵引可以帮助暴露。

技巧：选择在前列腺和膀胱三角区连接处的凹槽处切开膀胱壁。为避免损伤，从切口向上斜切以识别前列腺（珍珠白）和前列腺包膜。尽量不采用垂直分离，因可能会损伤包膜、输精管和精囊（图 71.10A ～ C）。

部分患者在切除前列腺过程中，需要在 4 ～ 5 点和 7 ～ 8 点位置加强缝合止血（图 71.11）。

应避免用抓钳或其他腹腔镜器械直接提拉前列腺，这样可能撕裂组织，不能改善暴露效果，并增加出血的风险。最好采用"渔夫手法"进行缝合技术（图71.11）。

切除前列腺和缝合前列腺窝

将 30° 镜头向下或向外侧放置，在前列腺尖部识别出前列腺尿道，用冷切法完成前列腺的分离，应注意避免损伤尿道括约肌。用标本袋取出标本（图 71.12）。

71.5A ～ C）。一般选择最后一种切口入路进行手术（图 71.5）。切开膀胱，确认前列腺中叶。缝合牵引中叶可以改善暴露效果（图 71.6A ～ C）。确认膀胱三角区和双侧输尿管口，并在前列腺和膀胱三角区的连接处用超声刀作半圆形切口（图 71.7A，B）。用超声刀从

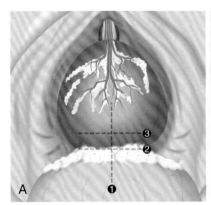
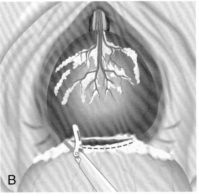
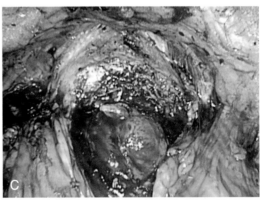

图 71.5 （A ～ C）垂直切开前列腺包膜（1），在前列腺-膀胱交界处水平切开（2），Millin 入路水平切开（3）

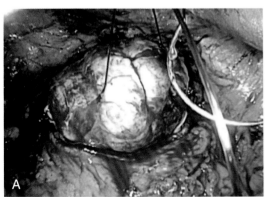
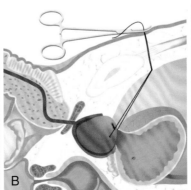
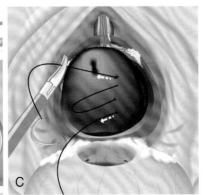

图 71.6 （A ～ C）3-0 或 2-0 普罗琳线缝合前列腺并牵引可以改善暴露效果。可以用 2-0 Vicryl 或普罗琳线缝合固定中叶

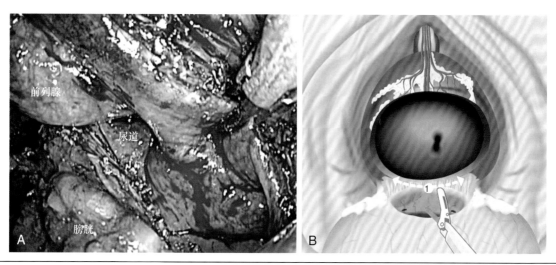

图 71.7 （A，B）在前列腺和膀胱三角区之间的凹陷处用超声刀做半圆形或新月形切口

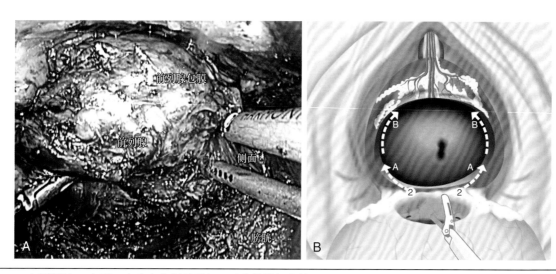

图 71.8 （A，B）两侧从 A 点到 B 点向上作新月形切口至背静脉复合体

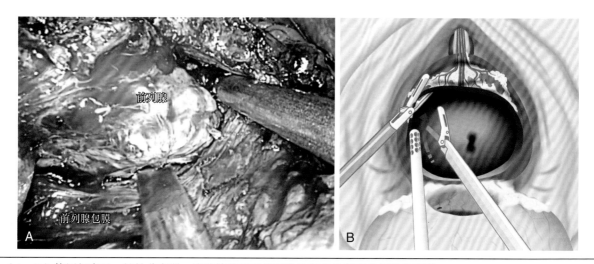

图 71.9 （A，B）使用超声刀、钝性分离器、腹腔镜剪刀对前列腺进行充分游离并切除前列腺

调节牵引前列腺的力量、利用吸引器的反牵引力及调整镜头的位置非常重要，有助于在合适的层次分离前列腺。通过电灼或缝合活动性出血点来止血。从膀胱三角区到包膜缝合前列腺窝，或在尿道附近用 UR-6 缝线进行缝合（图 71.13A，B）。缝合后更容易插入直导尿管或 Foley 导尿管。

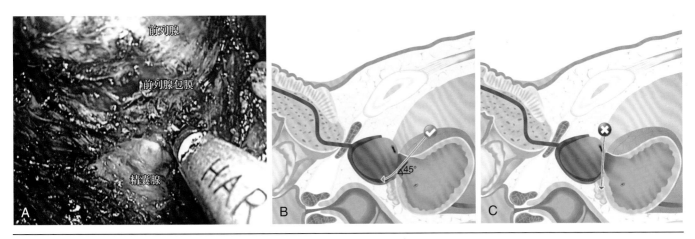

图 71.10　（**A～C**）绿线为正确的切开平面，垂直的红线表示切开平面不正确

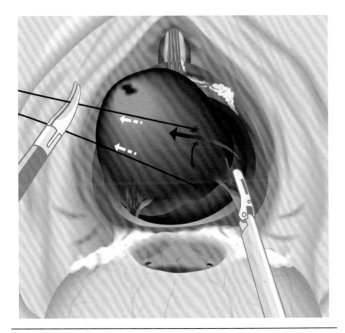

图 71.11　超声刀封闭前列腺外侧血管蒂及采用"渔夫手法"缝合前列腺

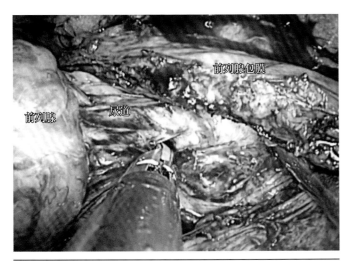

图 71.12　30° 的镜头向下或向外侧放置，在前列腺尖部识别出前列腺尿道。冷切时注意不要损失尿道括约肌

技巧：将气腹压力降低到 5～10 mmHg，以观察止血效果，尤其是在前列腺包膜两侧（顺时针方向为 4～5 点和 7～8 点）和包膜顶部。这些部位容易出血，需要仔细止血（图 71.13）。

可缝合前列腺窝帮助止血。应尽可能少地牵拉组织。缝线以非惯用手缝合，并以惯用手缓慢连续地向上牵拉，注意不要撕裂组织。

吻合膀胱尿道和放置引流管

在切口两侧穿过前列腺包膜–膀胱壁–膀胱黏膜各连续缝合 1 针（3-0 Vicryl 或倒刺线），达到止血效果。沿两侧连续缝合到在中间 12 点位置打结（图 71.14A～C）。插入三腔导尿管（22 F 或 24 F），球囊注入 10～15 ml 生理盐水。在膀胱内充 200～250 ml 的生理盐水，观察膀胱是否漏液并验证膀胱切口缝合是否严密。如果发生漏液，须在漏液处缝合关闭漏口。腹部 Jackson-Pratt 引流管放置在手术吻合口附近，但不能直接放在吻合口上。将引流管直接放置在吻合口上可能会影响吻合口的愈合。从脐部切口取出手术标本（必要时可延长切口）。标本也可以通过粉碎后取出。腹部切口筋膜用 1-0 Vicryl 通过 10 mm 戳卡进行缝合。皮肤切口用 3-0 普罗琳线皮下美容缝合。

技巧：经尿道插入 Foley 导尿管有时可能很困难，操作必须小心谨慎。插入困难的可以借助尿道探子和使用尿道润滑剂，操作过程轻柔。

机器人手术

患者体位

患者应取头低脚高截石位，以促使腹腔脏器向头侧移动便于术野暴露。机器人手臂按次序放置（图 71.15）。

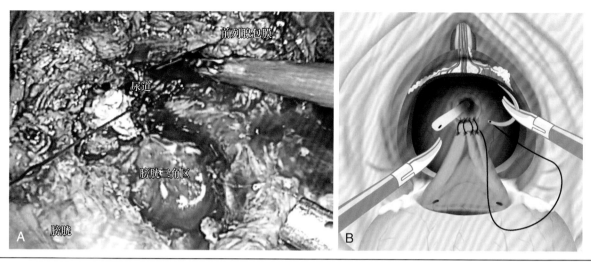

图 71.13 （**A**，**B**）使用 UR-6 针从尿道到膀胱三角区进行缝合

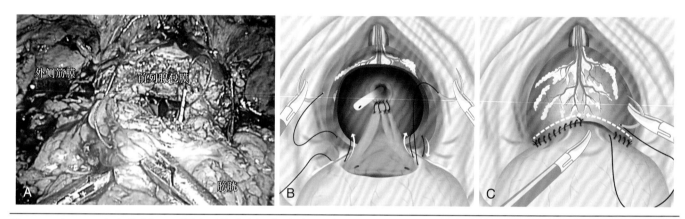

图 71.14 （**A ～ C**）在手术切口两侧穿过前列腺包膜–膀胱壁–膀胱黏膜各连续缝合 1 针（3-0 Vicryl 或倒刺线），从两侧到中间连续缝合，然后在中间 12 点位置打结

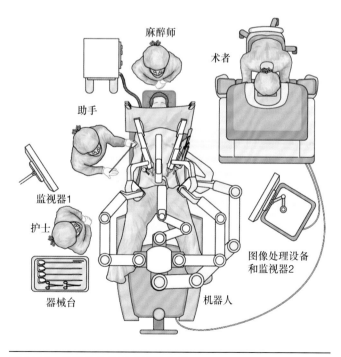

图 71.15　患者体位及手术团队位置

保护器械臂的受力处，以避免损伤肌肉和（或）神经。术中患者很少需要重新调整位置，如果需要重新定位，可以使用胸带或肩带。

手术设备和人员位置

　　达·芬奇系统（带有三个或四个器械臂）放置在患者两腿之间。第一助手在患者的右侧，第二助手在左侧。器械台位于器械护士旁边，麻醉医师在患者头侧（图 71.15）。

腔镜、手术器械和材料

　　包括 0° 和 30° 镜、单极机器人电剪刀、马里兰双极电凝、一个或两个机器人持针器、卡特-托马森针、无创伤夹持钳、冲洗系统和 2-0 尼龙或普罗琳线。

手术要点

　　该手术可通过腹膜外或腹腔入路进行，下面是经腹腔入路。

戳卡位置

在脐水平作一长 2 ～ 3 cm 的皮肤切口。医师可以通过直视开放或用穿刺针进入腹腔。这里讲述用穿刺针操作。为避免损伤腹腔脏器，医师使用穿刺针时应缓慢地进入腹腔。为了尽量减少穿刺时可能造成的伤害，当气腹压力达到 18 mmHg 以上时，医师穿刺进入第一个 10 mm 戳卡，进入腹腔，并通过该戳卡直视下放置其余戳卡。在脐切口下方 2 cm 处做一条水平线，医师放置两个 8 mm 的机器人专用戳卡，左右各一个，距离脐戳卡 8 ～ 10 cm。两个右侧戳卡（10 mm 和 5 mm）由第一助手靠后放置，另一个 5 mm 戳卡由第二助手放置在左侧，共放置 6 个戳卡（图 71.16）。

进入膀胱前间隙

脐尿管和脐韧带可作为解剖学参照。0° 或 30° 镜头朝上时，沿输精管两侧至耻骨上切开脐尿管。前列腺周围可见脂肪，术中可以切除这些脂肪（图 71.17）。

技巧：切断脐尿管时注意不要损伤腹壁的血管。当接近输精管时，避免损伤髂血管。切除前列腺周围脂肪时注意保护阴茎背静脉复合体。

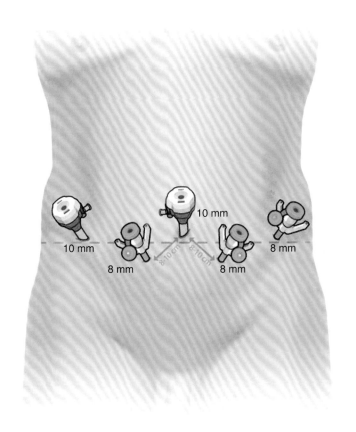

图 71.16　先放置脐部镜头孔。其他的孔在直视下放置。两个 8 mm（机器人用）和 10 mm 的戳卡放在右侧，两个机器人 8 mm 戳卡放在左侧。两侧戳卡和脐部戳卡的距离为 8 ～ 10 cm

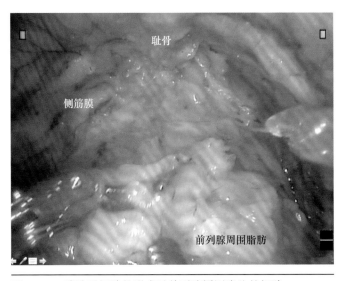

图 71.17　膀胱后间隙的形成及前列腺周围脂肪的切除

切开前列腺包膜与分离前列腺

分离前列腺韧带和背静脉复合体。根据术中情况，背静脉复合体可以用 3-0 Vicryl CT-1 线缝合结扎，以减少出血（图 71.18）。确定膀胱和前列腺交界处，并使用电剪刀作 4 ～ 5 cm 的横切口（图 71.19A，B）。通过输尿管口来识别膀胱颈和膀胱三角区。在前列腺和膀胱三角区之间形成的陷窝内，用双极电刀在前列腺周围做一个半圆形切口（图 71.20A，B）。使用电刀、吸引器和机器人电剪刀将前列腺完整切除（图 71.21）。为便于术野暴露，分离时可用 3-0 或 2-0 普罗琳缝线缝合前列腺，以提供牵引（图 71.22）。

缝合前列腺韧带可能无法完全防止外侧前列腺血管的出血，这需要在分离前列腺过程中，在顺时针方向 4 ～ 5 点和 7 ～ 8 点位置对血管区进行缝合止血（图 71.23）。

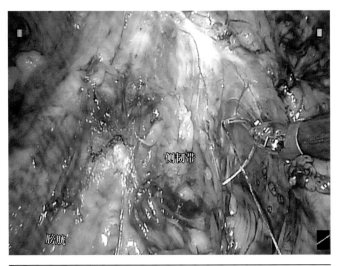

图 71.18　缝合前列腺侧韧带

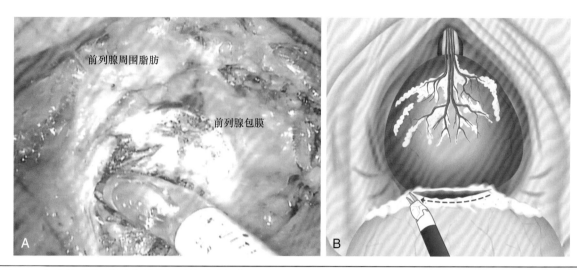

图 71.19 （A，B）在前列腺-膀胱交界处切开前列腺包膜

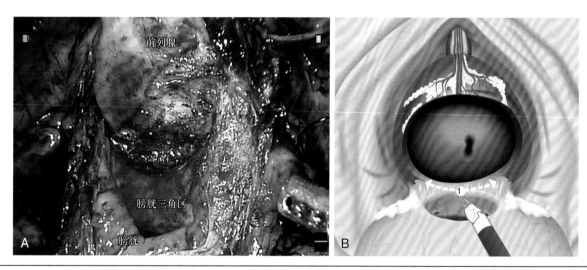

图 71.20 （A，B）使用机器人电剪刀、双极或在前列腺和膀胱三角区之间的凹陷处做半圆形或新月形切口

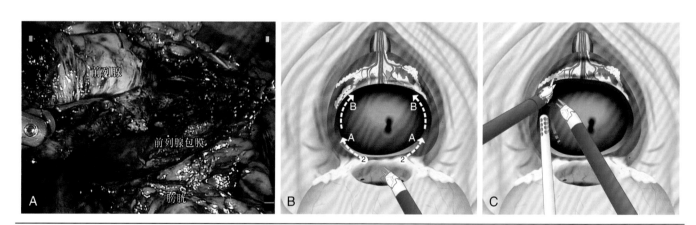

图 71.21 （A～C）使用机器人电剪刀、电超声手术刀完整切除前列腺组织。技巧：如果中叶较大，可在顶端用普罗琳线或 Vicryl 缝合，以便暴露和方便分离（图 71.22）

切除前列腺和缝合前列腺窝

　　在前列腺尖部识别出前列腺尿道，切断尿道将前列腺完整切除，注意保留尿道括约肌。使用标本袋将标本取出（图 71.24A～C）。可通过电灼或用 4-0 Vicryl 线缝合止血。从膀胱三角区到包膜缝合前列腺窝（图 71.25A～C）。

　　技巧：缝合前列腺窝时应尽可能少地牵拉组织。缝线应以非惯用手固定，并以惯用手缓慢连续地向上

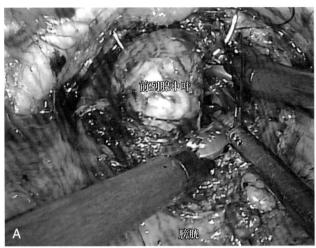
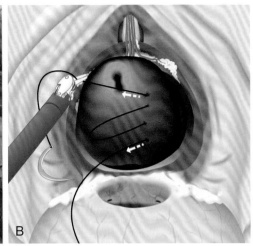

图 71.22　（A，B）使用 3-0 Vicryl 或普罗琳线缝合中叶

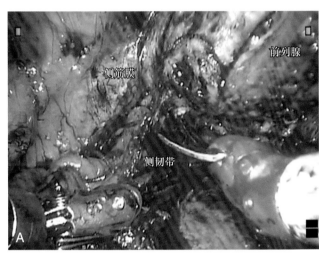
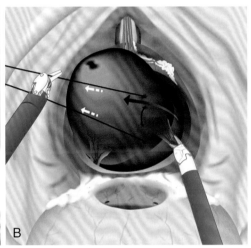

图 71.23　（A，B）顺时针方向 4 ～ 5 点、7 ～ 8 点处缝合前列腺外侧韧带

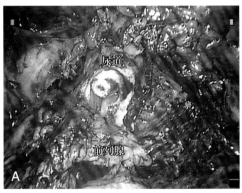
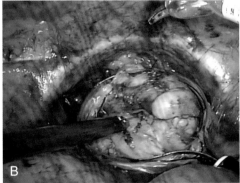
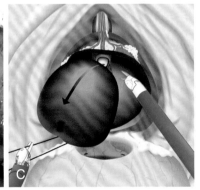

图 71.24　（A ～ C）确定前列腺尿道连接部并冷切。使用 Endocatch 装置取出标本

拉，注意不要撕裂组织（图 71.26）。

吻合膀胱尿道和放置引流管

　　在切口两侧穿过前列腺包膜-膀胱壁-膀胱黏膜各连续缝合 1 针（3-0 Vicryl 或倒刺线），达到止血效果。沿两侧连续缝合到中间 12 点位置打结（图

71.27A，B）。插入三腔导尿管（22 F 或 24 F），球囊注入 10 ～ 15 ml 生理盐水。在膀胱内充 200 ～ 250 ml 的生理盐水，观察膀胱是否漏液并验证膀胱切口缝合是否严密。如果发生漏液，须在漏液处缝合关闭吻合口（图 71.28）。腹部 Jackson-Pratt 引流管放置在手术吻合

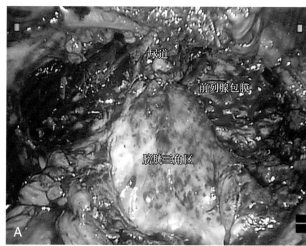
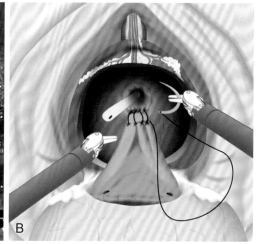

图 71.25 （A，B）使用 UR-6 针在从尿道到膀胱三角区进行缝合

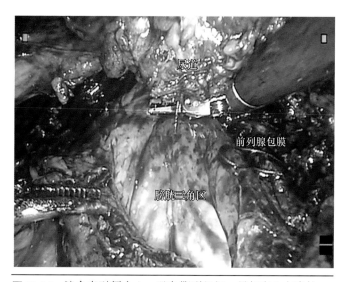

图 71.26　缝合牵引须小心，避免撕裂组织，最好向上方牵拉

口附近，但不能直接放在吻合口上。将引流管直接放置在吻合口上可能会影响吻合口的愈合。从脐部切口取出手术标本（必要时可延长切口）。腹部切口筋膜用 1-0 Vicryl 通过 10 mm 戳卡进行缝合。皮肤切口用 3-0

普罗琳线皮下美容缝合。

技巧：经尿道插入 Foley 导尿管有时可能很困难，操作必须小心谨慎。插入困难者可以借助尿道探子和使用尿道润滑剂，操作过程轻柔。

并发症

　　腹腔镜手术中最常见的并发症是出血，这是中转开放手术的主要原因。进行解剖性的分离、精确定位血管区是避免出血或血管损伤的最好方法。分离出膀胱前间隙，向膀胱外下侧可显示出输精管，其下方是髂血管。在整个手术过程中，尤其是在处理前列腺的穿支血管时，止血要彻底。另外，在后外侧进入前列腺包膜时，会遇到侧前列腺动、静脉的血管丛。在彻底止血后，再进行下一步的手术。手术结束前，医师应将气腹压力下降到 5 ～ 10 mmHg 时检查前列腺床，以确认无静脉出血。术后出血可能需要输血或通过介入方式止血。

　　腹腔镜手术的第二个主要并发症是膀胱颈口狭窄，

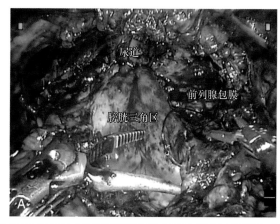
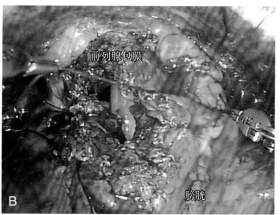

图 71.27 （A，B）在手术切口两侧穿过前列腺包膜-膀胱壁-膀胱黏膜各连续缝合 1 针（3-0 Vicryl 或倒刺线），从两侧到中间连续缝合，然后在中间 12 点位置处打结

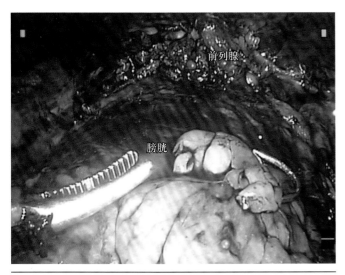

图 71.28　膀胱内灌注 100 ～ 150 ml 生理盐水以确认缝合是否严密

可能需要在内镜下治疗。膀胱颈狭窄通常与经膀胱包膜切口有关。因此，建议采用横向入路，尽可能保留膀胱颈部组织。

术后护理

并非所有患者都需要预防性使用抗生素。抗生素的使用应根据医学专业知识和患者的具体情况来确定。通过静脉补液以确保尿量维持在 1.5 ～ 2.5 ml/（kg·h）。保持膀胱冲洗通畅，避免膀胱内血凝块形成。对于不能耐受大量补液的患者，如心脏病或严重慢性阻塞性肺疾病患者，需根据患者心肺情况来确定补液量。

术后可通过口服和（或）静脉镇痛药（如对乙酰氨基酚、阿片类药物和非甾体类抗炎药（NSAIDs））进行止痛。术后患者在肠道恢复蠕动前禁食，一般 24 小时左右。患者肠道通气后开始流质饮食。为防止静脉血栓，应鼓励患者早期活动。为避免出现头晕或直立性低血压，运动应按照以下时间表进行。患者可在手术后 6 ～ 8 小时坐起，8 ～ 12 小时站立，然后步行。开始时可做短时间的散步，12 小时后增加步行时间。术后通常进行连续膀胱冲洗至轻微血尿或尿液清澈，一般 12 ～ 24 小时。引流量 24 小时内低于 50 ml 时，可以拔出引流管，一般在手术后 1 ～ 3 天内拔出。Foley 导尿管在 6 ～ 8 天后拔出。患者在手术后 24 ～ 48 小时内出院，在 1 ～ 3 周后恢复正常活动。

拓展阅读

Mariano MB, Graziottin TM, Tefilli MV. Laparoscopic prostatectomy with vascular control for benign prostatic hyperplasia. *J Urol.* 2002; 167(6):2528-2529.

Martín Garzón OD, Azhar RA, Brunacci L, et al. One-year outcome comparison of laparoscopic, robotic, and robotic intrafascial simple prostatectomy for benign prostatic hyperplasia. *J Endourol.* 2016;30(3):312-318. doi:10.1089/end.2015.0218; [Epub 2015 Nov 12].

Sotelo R, Clavijo R, Carmona O, et al. Robotic simple prostatectomy. *J Urol.* 2008;179(2):513-515.

Sotelo R, Spaliviero M, Garcia-Segui A, et al. Laparoscopic retropubic simple prostatectomy. *J Urol.* 2005;173(3):757-760.

第十三部分　前列腺：恶性肿瘤

第72章　解剖与前列腺切除的原则

Michael S. Cookson，Brian W. Cross

（吴　波　译　王东文　审校）

手术入路

前列腺根治性切除术仍然是局限性前列腺癌患者的标准治疗方案。尽管这项手术已经发展了一个多世纪，但它仍然是一个具有挑战性的术式。因此，为了在减少治疗上不良反应的同时最大化对肿瘤的控制，技术上的改良和手术入路上的创新也不断出现。就开放手术而言，有经耻骨后和经会阴两种手术入路。目前，开放式经耻骨后前列腺根治性切除术仍然是最常见的手术方式，其原因很多，包括对解剖的熟悉程度高，更容易找到盆腔淋巴结，盆腔暴露充分、可以辨认及游离神经血管束、直肠损伤的风险小。然而，机器人辅助腹腔镜前列腺根治性切除术的广泛应用已经显著降低了开放式方法的利用率。因此，这种手术仍然具有挑战性，对于那些偶尔只进行这种手术的人来说尤其如此。

经会阴入路也是一个重要的开放式手术技术，对于有经验的外科医师而言，它比经耻骨后入路更具有一些潜在的优势，包括切口小而隐蔽，出血更少，对前列腺后方和尖部暴露极佳使这些区域边缘阳性率更低、易于尿道膀胱吻合。但它的一个肯定的缺点是，当存在盆腔淋巴结清扫术（PLND）指征时，切除淋巴结时需要另行切口。经会阴前列腺根治性之前可通过腹腔镜或开放小切口（"minilap"）进行。

腹腔镜，尤其是机器人辅助腹腔镜下前列腺根治性切除术，是另一种重要的手术入路，已快速发展至与开放手术相当的地位，在很多中心超越了开放手术。这些微创入路相对于传统的开放手术相潜在优势包括手术切口小，不仅更为美观，而且患者能够更早地下床活动，明显的更少出血量，其光学放大效应可改善功能性预后。最常见手术入路是通过经腹膜入路，该入路前方同时有通向耻骨后隙的入口，也可以从单独的腹膜外方式进行。

毗邻关系

不考虑手术入路，对前列腺的解剖及周围毗邻结构关系的透彻理解是最为基本和必要的。前列腺位于真骨盆内，通过耻骨前列腺韧带与耻骨联合下方相连（图72.1）。在前方，耻骨前列腺韧带是从耻骨到前列腺的密集的纤维连接。从耻骨附着到前列腺，并在耻骨下方延伸至前列腺尿道会合处的尿道。

前列腺的尖部与泌尿生殖膈膜联系密切。尿道内括约肌围绕前列腺尖端的膜部尿道，形成马蹄形套状肌肉结构。在前列腺的侧方，前列腺由盆筋膜覆盖，以肛提肌为界。肛提肌筋膜的内覆筋膜（Endopelvic筋膜）形成一个领状筋膜结构，与覆盖前列腺前方及侧方的腹膜外结缔组织相连。其次，Denonvilliers筋膜是一层薄层尾部覆盖前列腺尖部附近的结缔组织，在其向头端的过程中覆盖精囊。

至于尖部，前列腺与膜部尿道通过直肠尿道肌与下方的直肠相连接，直肠尿道肌在尖部侧面延伸距离长短不一。前列腺基底部与膀胱颈紧密相连。膀胱三角区的最深部分延伸到前列腺部的尿道内。因此，前列腺中叶可能突入到膀胱基底部和三角区。最后，输精管壶腹部和精囊与前列腺基底部相连。

前列腺的动脉血供

前列腺的血供起源于前列腺膀胱动脉（图72.2）。虽然该动脉主干定义明确，但起源不一，多源自臀阴部动脉。前列腺膀胱动脉沿着膀胱前下表面的内侧斜向下，向前和朝向前列腺走行。

阴部动脉极其分支在行根治性耻骨后前列腺切除术中可能会遇到。阴部动脉起源变异较大，常见的有

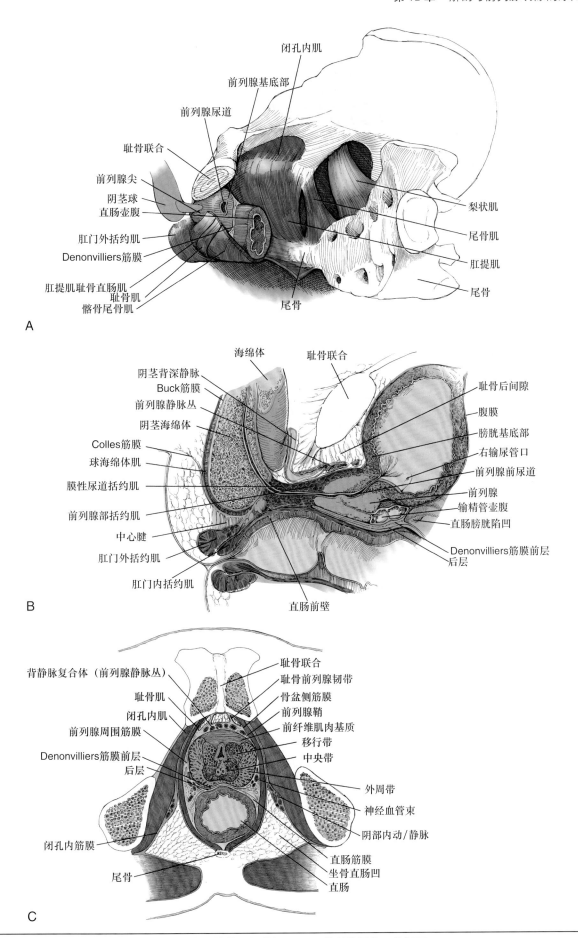

图 72.1　**A.** 前列腺的毗邻关系；**B.** 前列腺和邻近结构，矢状切面；**C.** 前列腺原位，横切面

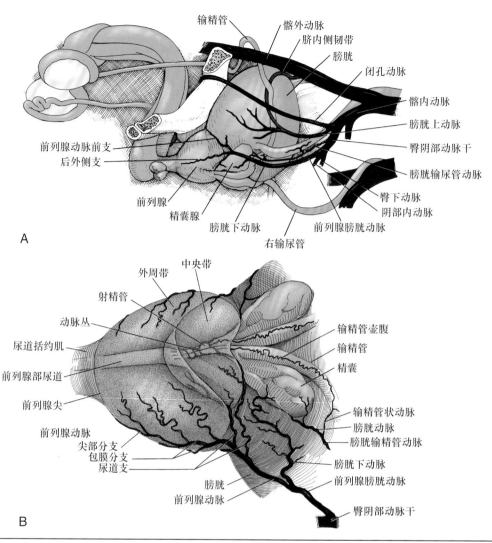

图 72.2　A. 前列腺、精囊和各管道的动脉供应；**B.** 前列腺血供分布，后面观

膀胱下动脉，膀胱上动脉和闭孔动脉。阴部动脉的主干或异常分支可能沿膀胱侧方走行，并且在前方和侧方紧贴前列腺包膜。以前在前列腺根治术中，为了暴露清楚，需要分离这些血管，而现在认识到，它们与勃起功能的关系密切，因为它们发出提供阴茎海绵体血供的分支。因此，在前列腺根治术时，这些分支应尽可能地保留。

前列腺的静脉回流

　　前列腺根治术是一种可能出血量很大的手术，这主要是由于手术时沿前列腺前方走行的大的背静脉复合体的静脉出血。前列腺的静脉回流主要来源于侧面包膜血管，以及分布范围稍窄的前下方静脉和输精管静脉（图 72.3）。包膜静脉和前列腺回流静脉直接流入前面提到的背静脉复合体，也称为 Santorini 复合体。

　　阴茎背深静脉穿透尿生殖膈，可分为 3 个主要分

支：浅表分支、右侧支和左侧支。浅表支位于膀胱颈和尿道上方正中，在前列腺筋膜外的耻骨前列腺韧带之间走行。通常与下方的背静脉复合体的侧支是单独分开的。背静脉主干和侧支可在前列腺侧方筋膜和盆内筋膜下方见到。在盆腔深部与耻骨前列腺韧带紧邻的地方，背静脉复合体的侧支可再发出几条小分支，汇入阴部静脉并进入盆腔侧壁。侧支在后外侧继续走行，可能汇入阴部，闭孔和膀胱下静脉丛。此外，有学者认为前列腺静脉丛和硬膜外静脉丛之间可能存在无瓣静脉连接，即 Batson 丛，可能与前列腺癌的直接血行传播有关。

淋巴回流

　　前列腺淋巴回流始于前列腺腺泡，并在此形成稍大的淋巴管（图 72.4）。这些淋巴管走行至前列腺包膜的水平，在此汇聚成前列腺丛。淋巴管从该前列腺丛

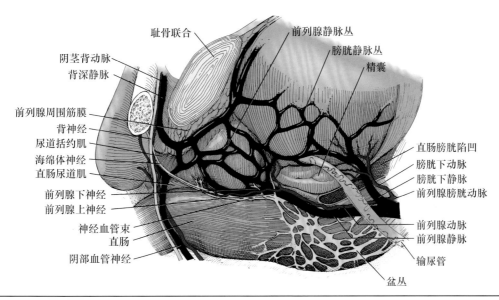

图 72.3　前列腺的静脉回流

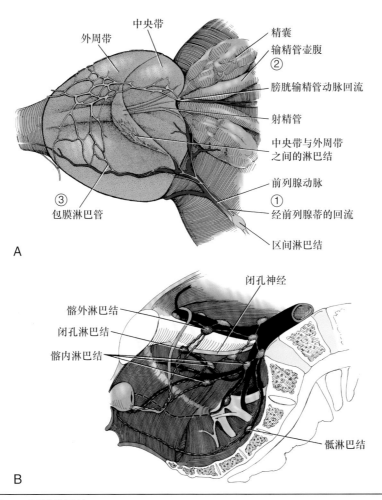

图 72.4　**A.** 前列腺淋巴回流；**B.** 区域淋巴结

开始合并，沿回流主干走行，被称为血管沟。发自前列腺上外侧的淋巴回流流入膀胱下和髂内淋巴管，也有在后方从骶前淋巴管及从前列腺后面流向髂内及髂外淋巴结的回流途径。

支配

支配前列腺的神经既有来自交感神经的成分，又有来自副交感神经的成分，并合并形成盆丛（图 72.5）。交感神经纤维来源于下腹神经丛，发自 T_{10} ～ L_2 脊神

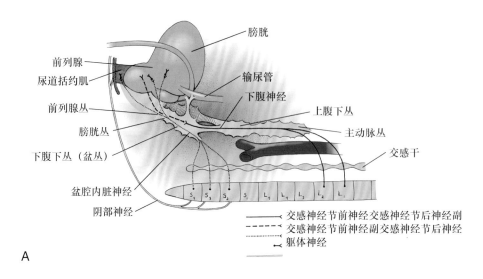

A

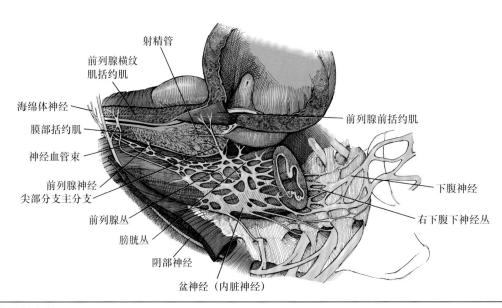

B

图 72.5　前列腺的神经支配

经节段，而副交感神经纤维起自 $S_2 \sim S_4$ 节段。因此，支配前列腺的神经是双重来源的。神经纤维与血管伴行，被腹膜外纤维组织包绕。交感与副交感神经纤维都集中在前列腺导管及腺泡周围的平滑肌内。

盆筋膜

在经耻骨后前列腺手术时，会碰到盆内筋膜，它覆盖于膀胱和前列腺的前方，向延伸至盆壁。它代表着肛提肌的内覆筋膜，分为两层。打开该筋膜层，骨壁和肛提肌即被暴露（图 72.6）。前列腺共被 3 个筋膜层覆盖：Denonvilliers 筋膜，前列腺筋膜和提肌筋膜。Denonvilliers 筋膜位于直肠前方及前列腺之间的双层纤维结缔组织，延伸覆盖着精囊和输精管壶腹部并在此

处最厚，其尾部延伸至尿道括约肌，在此处最薄。

盆筋膜的侧面包括提肌筋膜与前列腺筋膜，与前列腺关系密切。前列腺筋膜在前面和前外侧面与前列腺直接相连。背静脉复合体及其分支在前列腺筋膜前部里面走行。在经会阴前列腺切除术中，前部筋膜和盆腔筋膜会被从前列腺上切除，如果成功，将比耻骨后入路明显减少出血量。

提肌筋膜与前列腺筋膜侧方融合成盆侧筋膜。在后外侧走行的过程中，提肌筋膜与前列腺逐渐分开，在接近直肠处即与肌肉组织伴行。理解这些筋膜层是极为重要的一点，因为前列腺的血管和自主神经在前列腺筋膜和提肌筋膜之间走行。

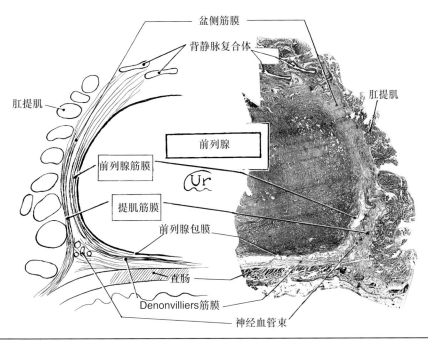

图 72.6　骨盆侧壁和肛提肌的暴露（Copyright 1996，Brady Urological Institute.）

拓展阅读

Myers RP. Practical surgical anatomy for radical prostatectomy. *Urol Clin North Am*. 2001;28(3):473-490. Review.

Stolzenburg JU, Schwalenberg T, Horn LC, et al. Anatomical landmarks of radical prostatecomy. *Eur Urol*. 2007;51(3):629-639. [Epub 2006 Nov 14]; Review.

Walz J, Burnett AL, Costello AJ, et al. A critical analysis of the current knowledge of surgical anatomy related to optimization of cancer control and preservation of continence and erection in candidates for radical prostatectomy. *Eur Urol*. 2010;57(2):179-192. doi:10.1016/j.eururo. 2009.11.009; [Epub 2009 Nov 11]; Review.

第 73 章

经直肠超声引导前列腺穿刺活检

Sanjay Patel

（郑国洋 译 严维刚 纪志刚 审校）

首例经直肠粗针前列腺穿刺活检由 Astraldi 等于 1937 年首次报道。此后，随着对前列腺带状解剖理解的深入，超声影像技术的进步，以及弹簧载芯穿刺活检装置的发展，经直肠超声（transrectal ultrasound，TRUS）引导前列腺穿刺活检技术日趋成熟，目前仍是诊断前列腺癌的"金标准"。

适应证

决定进行前列腺穿刺活检需考虑到的因素较为复杂，包括直肠指诊结果、前列腺体积、血 PSA 值、PSA 动力学参数、游离 PSA 百分比、患者预期寿命、年龄、家族史、种族、其他替代生物标志物结果、MRI 影像学表现等。能够更好地提示侵袭性前列腺癌或惰性前列腺癌的生物标志物目前正在研究中，可有助于识别出可能患高风险前列腺癌的患者。在决定进行经直肠超声引导前列腺穿刺活检之前，泌尿外科医师应充分讨论穿刺活检的风险，以及对前列腺癌治疗的影响。

术前管理

抗生素

患者术前应使用抗生素，可选择氟喹诺酮类药物，或肌内注射 / 静脉注射应用一代、二代或三代头孢菌素（如果青霉素过敏，可使用复方新诺明或氨基糖苷类抗生素）。抗生素应持续使用至术后 24 小时。

抗生素的选择应根据当地抗生素耐药谱进行调整。对于前列腺感染风险较高的患者（如需重复穿刺的患者），应持续使用抗生素。直肠拭子细菌培养评估直肠耐药菌群，应用灌肠剂进行术前肠道准备等，是降低穿刺活检后前列腺感染风险的常用方法。

穿刺设备

经直肠超声探头

经直肠超声检查需应用圆柱状探头，发出 6～10 MHZ 频率的声波，能在横断面和矢状面对前列腺进行 180°

显像（图 73.1）。前列腺穿刺轨迹可以显示在超声图像上。更新的双平面模型可以同时显示横断面和矢状面的超声图像。

目前市面可用的超声探头，在探头一侧或尾端配有引导穿刺针的设置（图 73.2）。目前的超声设备能够对前列腺穿刺活检进行预先编程和优化，并配有前列腺体积测量工具。分辨率和穿透深度之间呈负相关，可以通过改变超声波频率进行调整。频率在 7 MHZ 上下时，超声显像的深度为 1～4 cm，对前列腺的显示效果最佳。降低频率会降低超声图像分辨率，但会增加超声穿透深度。

前列腺穿刺活检装置

前列腺活检装置由两个独立的弹簧式穿刺针组成（图 73.3），内针的锥形尖端带有凹槽，用于获取前列腺组织，中空的外针包绕着内针。

当穿刺针激发时，内针向前移动 23 mm，中空的外针也在 1 秒后随之向前移动。泌尿外科医师需要预判这一 23 mm 的前进距离，以免穿刺针进入膀胱等周围组织结构。前列腺组织嵌入内针的凹槽中，将外针退回，即可从内针的凹槽中取得长度为 15～17 mm 的前列腺组织。

12 点钟位前列腺穿刺活检术操作步骤

环境

经直肠超声引导前列腺穿刺活检通常可在门诊环境下进行，然而对于无法耐受门诊穿刺活检的患者，也可在手术室轻度镇静下进行。

定位

患者取左侧卧位，肛门外缘位于检查床边缘，从而使超声探头可以最大限度地移动，患者屈膝屈髋 90°，以最大限度暴露肛门外缘。

术前几分钟应用利多卡因凝胶润滑直肠。

手术开始时应首先进行活检前的直肠指诊，注意是

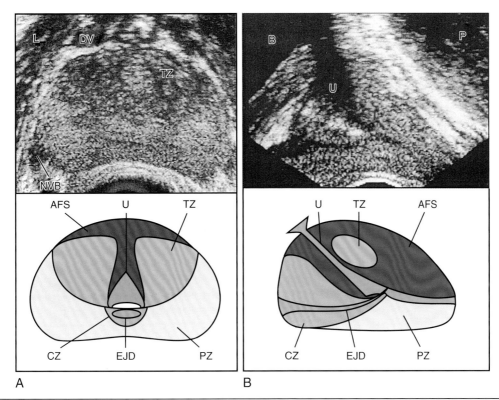

图 73.1　经直肠超声检查应用圆柱形的超声探头进行，产生 6 ～ 10 MHz 频率的声波，可以在横断面和矢状面 180° 显示前列腺。AFS，前肌纤维间质；CZ，中央带；DV，阴茎背静脉复合体；EJD，射精管；NVB，神经血管束；L，提肌；PZ，外周带；TZ，移行带；U，尿道

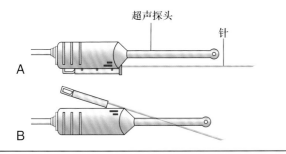

图 73.2　目前市面上可用的超声探头，在探头一侧或尾端设有引导穿刺针的配置

否可触及硬结，如果触及硬结，应对其直接进行活检。

插入探头并定位

　　超声探头应以恒定的力量朝向患者脊柱方向缓慢插入肛门，以缓慢地扩张肛门括约肌。在超声图像上显示穿刺针引导轨迹，并将超声图像在轴位和矢状位之间进行切换，以准确定位前列腺穿刺活检的部位。

　　应用侧方发射式超声探头时，可通过旋转超声探头清楚显示前列腺两侧面。顺时针旋转探头可显示前列腺左侧面，逆时针旋转可显示前列腺右侧面（图 73.4）。

　　保持探头与地面平行，并以肛门括约肌为支点上下移动探头手柄时，可引导穿刺针对前列腺尖部、中部、基底部进行穿刺活检（图 73.5）。将探头手柄移向骶骨时可对前列腺尖部进行穿刺活检，反之，移向阴囊时则对前列腺基底部进行穿刺活检。

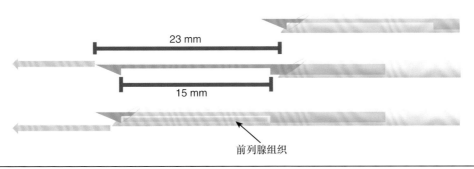

图 73.3　前列腺活检装置由两个独立的弹簧式穿刺针组成

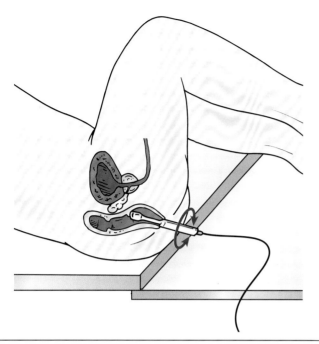

图 73.4　顺时针旋转探头可显示前列腺左侧，逆时针旋转探头可显示前列腺右侧

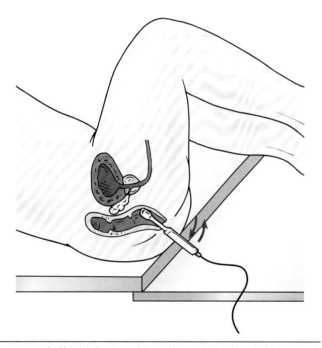

图 73.5　保持探头与地面平行，并以肛门括约肌为支点上下移动探头手柄时，可引导穿刺针对前列腺尖部、中部、基底部进行穿刺活检

前列腺神经阻滞

前列腺神经血管束位于前列腺的 5 点钟和 7 点钟位置。在矢状位图像上，将超声探头定位到与精囊交界的前列腺的最外侧，应用 7 ～ 10 英寸（1 英寸 ≈ 2.54 cm）22 号腰椎穿刺针，将 10 ml 的 1% 利多卡因和 0.25% 布比卡因以 50：50 比例的混合物，注射到双侧精囊与前列腺之间的间隙（图 73.6）。在前列腺尖部侧面可额

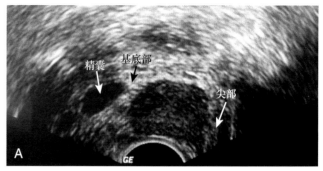

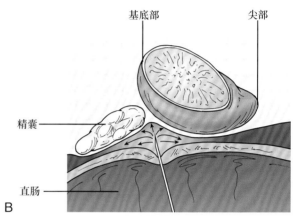

图 73.6　在矢状位图像上，将超声探头定位到与精囊交界的前列腺的最外侧，应用 7 ～ 10 英寸（1 英寸 ≈ 2.54 cm）22 号腰椎穿刺针，将 10 ml 的 1% 利多卡因和 0.25% 布比卡因以 50：50 比例的混合物，注射至双侧精囊与前列腺之间的间隙

外注射 5 ml 阻滞药物。

前列腺体积测量

在轴位和矢状位图像之间进行切换，可以测量前列腺大小，并计算前列腺体积。可通过以下几个公式估算前列腺体积，假设前列腺为球体（$\pi/6 \times$ 横径 ^{3}），假设为椭球体（$\pi/6 \times$ 横径 × 前后径 × 上下径），或假设为球状体（$\pi/6 \times$ 横径 × 前后径 ^{2}）。尽管对前列腺体积的几何假设有差异，但上述前列腺体积估算方法都比较可靠，并且可在经直肠超声屏幕上进行计算。

以往的研究已经证实 1 cm³ 前列腺组织等于 1 g 前列腺组织，据此可以将以立方厘米为单位的前列腺体积与以克为单位的前列腺重量，进行相互转换。

前列腺活检

目前有多种模板可用于前列腺穿刺活检，对前列腺尖部、中部、基底部腺体的外周带进行取样。本章展示如何应用侧方穿刺式超声探头进行 12 点钟前列腺穿刺活检或重复 6 点钟前列腺穿刺活检（图 73.7）。

在矢状位图像上，顺时针旋转探头（左侧活检）

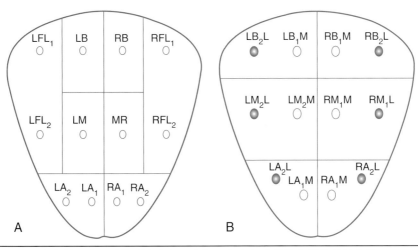

图 73.7　有多种模板可用于前列腺穿刺活检，对前列腺尖部、中部、基底部腺体的外周带进行取样

或逆时针旋转探头（右侧活检），直到观察到前列腺的最外侧面（图 73.8）。旋转探头至前列腺从图像上消失后，轻微反向旋转探头，重新出现的前列腺图像即确定为前列腺外侧区，于该外侧区（L 区）穿刺 3 针取活检。

　　以肛门为支点，将超声探头手柄移向骶骨或阴囊方向，即可引导穿刺针指向前列腺尖部、中部和基底

部。探头手柄向骶骨移动时可对前列腺尖部进行穿刺活检，反之向阴囊移动时可对基底部进行穿刺活检。在对前列腺尖部、中部、基底部进行穿刺活检时，注意不要顺时针或逆时针旋转探头，否则会使穿刺部位向内外侧方偏移。

　　接下来向中间移动探头，在中区（M 区）再穿刺3 针取活检（尖部、中部、基底部）。

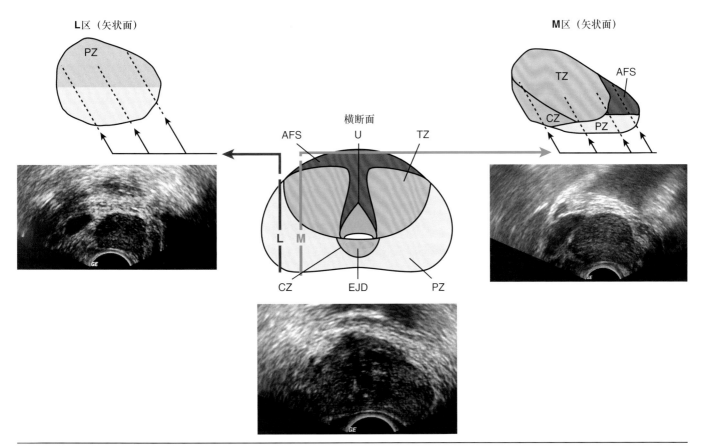

图 73.8　在矢状位图像上，顺时针旋转探头（左侧活检）或逆时针旋转探头（右侧活检），直到观察到前列腺的最外侧面，以肛门为支点，将超声探头手柄移向骶骨或阴囊方向，即可引导穿刺针指向前列腺尖部、中部和基底部。AFS：前肌纤维间质；EJD：射精管；U：尿道；TZ：移行带；CZ：中央带；PZ：外周带

在前列腺对侧叶重复上述操作步骤，一共取得 12 针穿刺活检组织。

尖部活检的特殊要求

肛管的组织来源以齿状线分界而不同，近端 2/3 来源于后肠，远端 1/3 则来源于原肛。齿状线上方由内脏神经支配，对牵拉刺激有反应，齿状线下方由躯体神经支配，对疼痛刺激敏感。前列腺穿刺活检过程中为了避免疼痛，穿刺部位应保持在齿状线以上，操作时应确保探头插入肛管的深度，并将探头手柄压向骶骨（图 73.9）。

术后管理

穿刺结束后轻轻按压肛管 2～3 分钟，以防止术后直肠出血，可将经直肠超声探头留置在肛管内进行压迫，也可将 4 cm×4 cm 纱布卷置入肛管内进行压迫。

观察患者数分钟，注意是否发生血管迷走神经性晕厥，并让患者从左侧卧位缓慢站起。

患者应继续应用抗生素至少 24 小时，以防止活检后感染。

并发症

前列腺穿刺活检后最常见的并发症是直肠出血，严重者可伴有活动性出血，须内镜下干预治疗。经直肠超声引导前列腺穿刺活检后，高达 70% 的患者会出现血尿，活检后也常出现血精症，通常可能持续 4～6 周。

血块堵塞膀胱或前列腺肿胀引起的急性尿潴留并不常见，发生率约为 1%，若发生，需留置导尿管。

大多数感染并发症的程度较轻，通常表现为低热和轻度的泌尿道症状。约 1% 的患者可能出现严重感染（如急性前列腺炎、菌血症、尿脓毒症等），需住院应用静脉抗生素治疗。

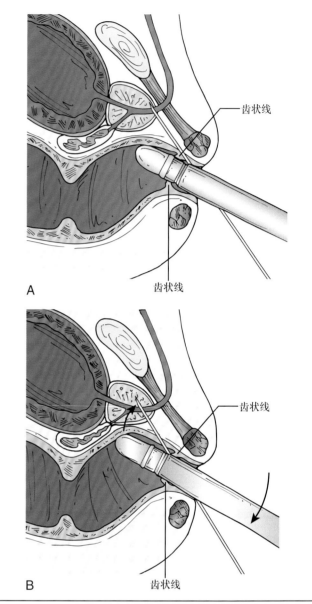

图 73.9　在前列腺穿刺活检过程中，为了避免疼痛，穿刺部位应保持在齿状线以上，操作时应确保探头插入肛管的深度，并将探头手柄压向骶骨

拓展阅读

Kaye KW. Prostate biopsy using automatic gun. Technique for determination of precise biopsy site. *Urology*. 1989;34:111-112.

Loeb S, Vellekoop A, Hashim U, et al. Systematic review of complications of prostate biopsy. Review article. *Eur Urol*. 2013;64:876-892.

Prostate Biopsy: Indications, Techniques, and Complications J Stephen Jones Springer Science & Business Media, Dec 29, 2009.

Trabulsi EJ, Halpern EJ, Gomella LG. Ultrasonography and biopsy of the prostate. In: *Campbell-Walsh urology*. 10th ed. Philadelphia: Saunders Elsevier; 2011;2735-2747.

专家点评（J. STEPHEN JONES）

经直肠前列腺穿刺活检是一个相对较小的手术操作，但操作过程中的细节会对穿刺准确率和患者的舒适度有重大影响。前者的关键在于是否能准确穿刺到肿瘤组织，正如作者所提到的，对特殊超声探头的理解和使用是关键。更为常见的侧方发射式超声探头可弯曲，以同时显示超声图像和位于探头侧面或中间的穿刺针轨迹。相比之下，末端发射式超声探头的图像和穿刺轨迹几乎都是从末端直接发出，因此，可弯曲的探头会给操作者造成困扰，而它的图像和穿刺轨迹是通过降低或升高手柄进行横向引导的。值得注意的是，由于末端发射式探头的穿刺轨迹直接指向肿瘤，它的前列腺癌检出率要高于侧方发射式探头[1]。此外，尽管经会阴穿刺活检的提倡者一直在强调经会阴途径对穿刺前列腺尖部和前列腺前部的能力，但该两个区域在经直肠穿刺活检中也很容易穿刺到，尤其是应用末端发射式探头。不管应用什么探头都要注意的是，以下两种方法都可以大大增加超声图像显示效果：一是将探头与直肠壁紧密接触（但在麻醉时应减轻接触以保证注射针进入正确的麻醉平面）；二是有目的地去移动探头，与静态图像相比能更有助于辨别组织结构的细节。

穿刺操作的细节还会影响患者的舒适度。充分润滑并缓慢插入探头可使直肠耐受扩张，术前几分钟使用肛内局麻药物是有帮助的，可作为穿刺前直肠指诊的润滑剂。作者指出，直肠感觉测试是10年前提出的避开肛门疼痛敏感神经纤维的方法，可有效避免肛门疼痛[2]。最近几年还发现了一个诀窍，要在前列腺尖部两侧进行麻醉注射（而不是以往认为的基底部，或珠穆朗玛峰标志）[3]，而且要在针头刚刚穿过黏膜时就开始注射。这样既能麻醉肛周组织也能麻醉前列腺周围组织，而且在插入超声探头后立刻开始麻醉，可以留出时间让麻醉药物到达神经，从而基本上使每位患者都能达到无痛穿刺活检的效果。

参考文献

[1] Ching CB, Zaytoun O, Moussa AS, et al. Type of Transrectal Ultrasonography Probe Influences Prostate Cancer Detection Rates on Repeat Prostate Biopsy. *BJU Int*. 2012;110(2 Pt 2):E46-E49.

[2] Jones JS, Zippe CD. Rectal Sensation Test Helps Avoid Pain of Apical Prostate Biopsy. *J Urol*. 2003;170:2316-2318.

[3] Jones JS, Ulchaker JC, Nelson D, et al. Periprostatic Block Eliminates the Pain of Office-based Prostate Biopsy. *Prostate Cancer Prostatic Dis*. 2003;6(1):53-55.

第 74 章　经会阴前列腺穿刺活检

James L.P. Symons，Phillip D. Stricker

（周　毅　译　严维刚　纪志刚　审校）

诊断前列腺癌时，准确并安全的穿刺活检技术是必不可少的。是否需要活检取决于以下情况：PSA 水平、直肠指诊情况、是否合并其他疾病、肿瘤危险程度等，包括家族史、患者思想顾虑、磁共振信息等，还有一部分是已诊断为前列腺癌，正接受主动监测的患者。如果患者对于感染有较深的顾虑，或曾经接受过活检且结果为阴性，但临床仍怀疑有前半区前列腺癌可能，应该考虑行经会阴穿刺活检方式。

经会阴穿刺有不同的方式，较早的是经直肠手指引导的 6 区穿刺活检，现在则是经直肠 B 超引导下穿刺。但随着耐药菌株的增加，经直肠穿刺带来的细菌移位和感染问题面临的挑战日益严重。使用经会阴定位模板的穿刺则使得穿刺更加全面和安全。

虽然掌握这一技术的学习曲线不甚确切，但笔者认为有 50 例左右的实践经验后是可以掌握的。对于有近距离治疗经验的医师来说，则学习起来可能会更快。

术前准备和计划

由于会阴部皮下神经丰富，通常的经会阴穿刺活检都在全身麻醉下进行。患者术前尿培养应为阴性。术前一天，男性开始 3 天的口服氟喹诺酮预防治疗，笔者所在医院首选诺氟沙星（400 mg，每日 2 次）。另外，患者在围术期静脉注射头孢曲松。

活检所需设备还包括 YelloFins（Allen Medical Systems，Acton，MA），或其他能够提供截石位的手术床。

与手术台相连的是一个步进器，它将穿刺模板和 B 超探头同时固定。进来随着技术进步，步进器设计得到了显著的发展，越来越方便易用。最常用的步进器只需要一个固定点与手术台相连，多个关节点可自由活动，并配合一个便于握把随时锁定或解锁（图 74.1）。

所需设备还包括配备实时双平面探头（7.5 MHz）的 B 超和活检针。一些临床医师使用更高频的兆赫探头，但 7.5 MHz 仍然是最常用的（图 74.2）。

使用经会阴定位模板是进行系统穿刺的必要条件。标

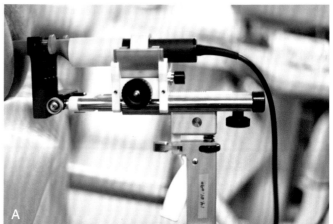

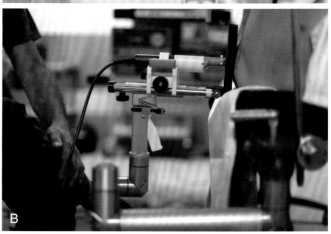

图 74.1　A、B. 步进器

准模板大小为 6 cm×6 cm，模板上每两个孔间距 5 mm，横竖各有 13 个点，总孔数为 169 个（图 74.3）。

穿刺时使用 18 G 活检针。

术中体位和切口

患者经全身麻醉后由仰卧位改为膀胱截石位。通常在放置入直肠探头前，先做直肠指诊了解前列腺的大致情况。

为了更好地显露会阴部，需要借助患者自己的手或使用贴膜将阴囊抬高。

会阴皮肤消毒使用 10% 的聚维酮碘。有些医疗机构会增加使用无菌单覆盖整个腿部，但这种铺单方式

不作为常规要求（图 74.4）。

　　然后将步进器固定在床上，并安装超声探头，调整好探头方向便于进入直肠（图 74.5）。

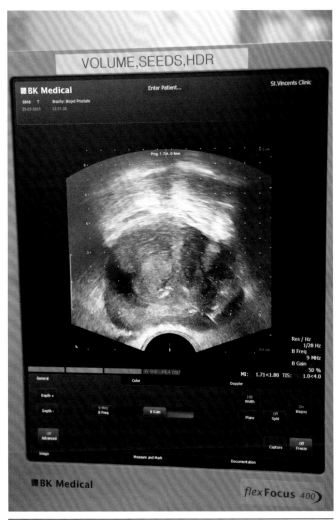

图 74.2　平面直肠超声探头

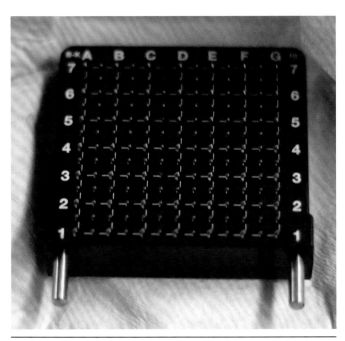

图 74.3　近距离治疗模板

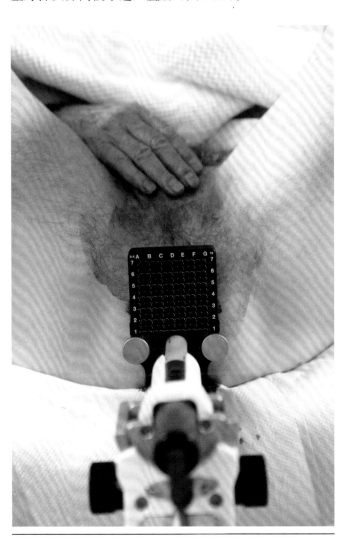

图 74.4　会阴区术前准备

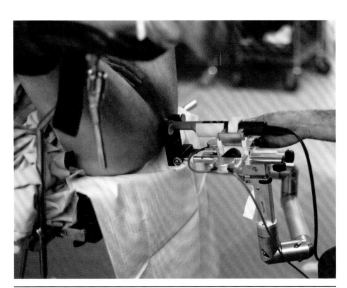

图 74.5　放置步进器

确保患者麻醉效果满意，如果麻醉深度不足，患者仍然可感知疼痛不适，并可能出现因无意识活动而导致的探头或步进器损坏。

手术技术

活检过程中患者行全身麻醉，并取膀胱截石位。确保直肠内使用足够量的润滑剂是非常重要的。

探头被固定在步进器上，缓慢进入直肠。通过前后移动探头确保看见前列腺全貌，尤其要辨识尿道、前列腺尖部、前列腺中叶和精囊腺。随后仔细观察是否存在明显的低回声病变，这些病变可能与活检前的磁共振异常信号或指诊异常结节相关。

如果前列腺尖部显示不清，通常是由于局部直肠存在拱形凹陷，可能需要使用更多的耦合剂来增加探头和直肠壁之间的接触，或改变探头角度帮助尖部的显示。前后移动探头有助于消除探头和前列腺之间的空气，这也会影响伪影的清晰显示。当患者及探头位置良好时，再测量前列腺腺体大小（图 74.6）。

前列腺体积采用长椭球公式计算（宽 × 长 × 高 × π/6）。

随后，将会阴穿刺模板固定到会阴旁的步进器上，用作指引。然后在超声影像实时监控下进行经会阴系统活检。直接使用 18 G 穿刺针通过模板进行穿刺取样。通常，根据腺体的大小，从 14 或 18 个部位穿刺最多 22 针，如笔者的标准活检方案所示（图 74.7）。这个方法源自 Barzell，是 5 mm 饱和活检的折中方案。与仅进行外周带穿刺相比，饱和穿刺并发症发生率显著增加，患者获益增加极其有限。这个修正后的穿刺方案，目标是尽量减少高并发症区域的活检，如尿道旁移行区和膀胱颈，同时保持易患癌症的区域的活检针数（Barzell，2007；Onik 和 Barzell，2008；Chen，1999）。

为了减少出血导致干扰，最好先从尖部开始穿刺，后穿刺基底部。此外，无论是尖部还是基底部，都应遵循从后向前取样的原则，以减少血肿形成后的干扰。因此，穿刺顺序应该是：先穿刺尖部后区，从左至右，每侧各取 2 针，一共 4 针。后穿刺前列腺基底部，左右叶各取 4 针，分别是后外侧叶 2 针及后侧叶 2 针（图 74.7B）。

再回到尖部，双侧前区各取 1 针。再将探头推至基底部，对基底部前区取样。每侧有 1 针取自前列腺前纤维基质带，2～3 针取自移行区，一个取自外侧角区。穿刺过程中应注意避免在离尿道太近的移行区取样。

在较大的腺体中，需要在中间层取样 8 针，分别

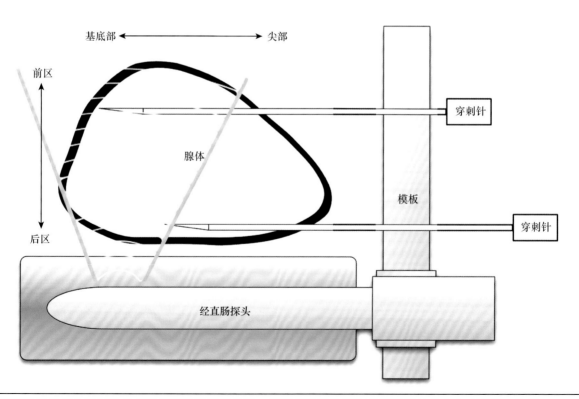

图 74.6　固定于步进器上的探头及前列腺腺体的相对位置。根据前列腺体积和长度将腺体分为大小两类。体积 < 30 ml 或长径 < 4～5 cm 者属于小体积前列腺，可分为 2 个穿刺层面。体积 > 30 ml 或长径 > 4～5 cm 者属于大体积前列腺，可分为 3 个穿刺层面（图 74.7A）

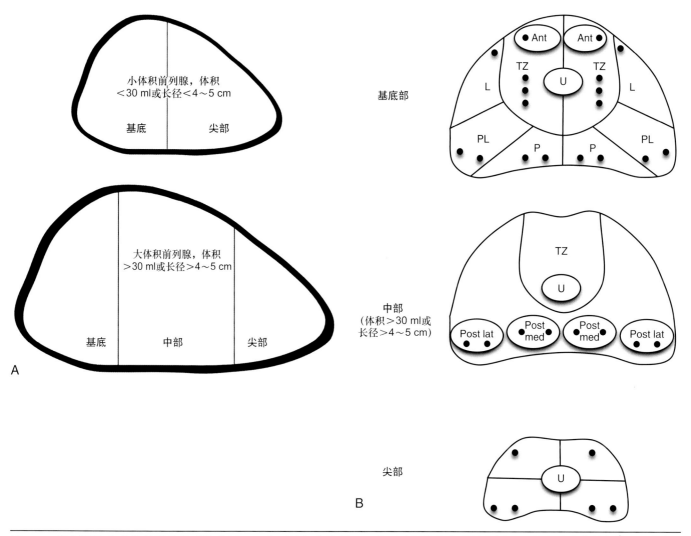

图 74.7　根据腺体大小及长径将前列腺分区。**A.** 分区的矢状位图；**B.** 分区及活检部位的轴位图。黑点为活检进针部位，L. 外侧；PL. 后外侧；P. 后部；TZ. 移行区；Ant. 前部；U. 尿道；Post lat. 后侧部；Post med. 后侧中部

是双侧后外侧叶 2 针及后侧叶 2 针。

术后治疗及并发症

　　在整个过程中，患者耐受性良好，麻醉并发症很少，平均住院日不足 3 天。术前 1 天及术后 2 天患者需要预防性使用抗生素。

　　患者出院前应该检查排尿顺畅情况。如果出现尿潴留，需要短期放置尿管，可能会延长住院时间。术后尿潴留发生率是 2%，但如果患者术前就有下尿路症状，则尿潴留发生率会更高一些。减少尿道旁穿刺针数会降低尿潴留发生率，而接受饱和穿刺活检的患者，尿潴留发生率会升至 8%。无须导尿的血尿常见且为自限性，通常半数患者会出现。术后血精普遍存在，可能会持续 1 个月，甚至更长，这也取决于射精的频率。

　　与经直肠活检不同，败血症或严重出血的发生率非常低。约 3% 的患者可能出现轻度的尿路感染症状，如发热 < 38.5℃，通过口服抗生素就能控制。感染败血症则非常罕见。

　　在活检后有阳痿和勃起功能障碍的病例报告，但这些病例并不确切。局部会阴疼痛通常很轻，对乙酰氨基酚足以治疗约 85% 的患者。余下 15% 患者的疼痛症状需要在围术期使用阿片类药物治疗。

未来发展

　　随着前列腺磁共振成像的使用越来越广泛，已经可以根据 PI-RADS 评分对腺体内可疑区域进行量化评分。通过将术前的磁共振图像与术中的超声图像进行融合，可以有针对性地对病变部位进行穿刺。融合穿刺包括认知融合和实时磁共振融合，后者使用较少，需要使用特殊器械以便在磁共振机房中使用。

　　融合穿刺技术提供了这样一种可能，就是仅穿刺

可疑病变区域而不是所有区域，这样就能够减少并发症，或者使用会阴标准模板进行活检但增加可疑区域的针对性取样，以提高活检率。

随着活检技术的发展，磁共振/B超图像融合的算法将不断改进，同时计算机辅助活检技术也将逐渐成为主流。

注意事项

1. 活检时确保直肠排空，可通过排便或灌肠完成。这通常作为术前准备的一部分进行，在活检前提前使用以获得更好效果。

2. 先从前列腺后部进行活检，然后先尖部后基底，以防止活检造成的伪影影响超声成像。

3. 使用超声的横切面图像，将探头放在待取样区域的近尖部端，因为活检针将向前击发取样。

4. 穿刺针尖有斜面，会导致针尖偏移。穿刺针快速击发能够减少针尖偏移，而缓慢击发会增加针尖偏移。如果很好地利用针尖的这个斜面和进针速度，也能够修正针尖位置以完成微调。

5. 穿刺针越靠近前列腺外侧，越容易导致腺体在穿刺过程中被推动。因此腺体外侧区域活检需要快速进针及击发，以减少腺体移动。

6. 做前列腺尖部穿刺时，可以在穿刺针尖刚触及前列腺尖部包膜时击发。

7. 穿刺时注意观察针尖位置。活检针在取样时会向前发射 2 cm，因此在 B 超矢状面观察时，需要将针尖放在希望取样的组织旁。

8. 当从尖端到中间到基底部移动时，确保从针尖平面起有 2 cm 的组织被取样，通过超声探头的前后移动可以观察穿刺针的具体位置。

9. 注意血肿的出现及发展，因为血肿会干扰成像。

10. 为减少直肠腔内气体干扰，可以增加耦合剂的用量及调整探头紧贴直肠壁。

11. 如果腺体较大，可能被耻骨弓部分遮挡。这可以通过改变步进器和探头的角度（纵向或横向），或左右平移模板及探头位置，或改变所选取的模板上的穿刺孔来克服。如果穿刺针被耻骨阻挡，不要强行穿刺，以免出现耻骨感染。

12. 如果穿刺所获标本太小，可以考虑更换穿刺针或尝试缓慢进针再次穿刺。

13. 如果进行磁共振 B 超靶向融合穿刺或认知融合穿刺，应先完成可疑病变区域的穿刺，再行其余区域穿刺，以减少血肿干扰。

14. 缓慢进针穿刺可能减少血肿形成，并减轻患者的不适感。

15. 注意保护双侧神经血管束，如果进针点太靠外侧，可重新进针。

16. 避免穿刺移行区的正中部位以避开尿道，这一部位穿刺会增加尿潴留风险。

17. 穿刺区域靠近前列腺外周带时，应该靠近前列腺包膜及边缘，以增加肿瘤检出率。

18. 移行区腺体穿刺针数取决于移行区大小。该区域由前列腺中部延伸至基底部，小前列腺＝2，中前列腺＝3，大前列腺＝4，如有必要，可以根据磁共振或 B 超检查结果进行判断。

19. B 超能够发现前列腺内低回声结节，用以区分肿瘤病变和纤维瘢痕改变。但目前没有证据表明这一差异比磁共振图像及模板系统穿刺能够提供更多的肿瘤信息，因此目前在临床很少使用。目前还有超声弹性成像和超声造影成像的方法，但临床上并无显著的实用意义。

拓展阅读

Barzell WE. Appropriate patient selection in the focal treatment of prostate cancer: the role of transperineal 3-dimensional pathologic mapping of the prostate—a 4-year experience. *Urology*. 2007;70(suppl 6A):27-35.

Chen ME. Comparison of prostate biopsy schemes by computer simulation. *Urology*. 1999;53(5):951-960.

Crawford ED. Clinical-pathologic correlation between transperineal mapping biopsies of the prostate and three-dimensional reconstruction of prostatectomy specimens. *Prostate*. 2013;73(7):778-787.

Onik G, Barzell W. Transperineal 3D mapping biopsy of the prostate: an essential tool in selecting patients for focal prostate cancer therapy. *Urol Oncol*. 2008;26:506-510.

Symons JL. Outcomes of transperineal template-guided prostate biopsy in 409 patients. *BJUI*. 2013; doi:10.1111/j.1464-410X.2012.11657.x.

专家点评（E. DAVID CRAWFORD，NELSON N. STONE）

Symons 和 Stricker 介绍了经会阴前列腺穿刺活检（TPB）技术。对于那些想要进行更"系统"地进行前列腺活检的医生来说，这种方法已经成为一种标准。熟悉前列腺近距离放射治疗的泌尿科医生可以很快识别出作者介绍的患者设置和所需要的设备。存在差异的地方是活检应该有多彻底，这种差异在比较 TPB 和 TPMB 时最为明显。在前者，正如作者所描述的，活检的目标是增加前路肿瘤的诊断。在后者中，需要进行系统的活检，当前列腺长度超过 20 mm 时，每隔 5 mm 通过网格采集样本。平均穿刺 22 针的 TBP 技术与超过 50 针穿刺的 TPMB 技术之间差异很大。读者们需要认识到两种技术的目标差异，TBP 技术目标是增加前路肿瘤的检出，而 TPMB 技术旨在识别所有肿瘤（不论级别），识别肿瘤的具体位置为靶向治疗做准备，增加选择患者进行积极监测的可能性，这些患者没有因为错过小的高级别病变而有进展延迟的风险。最后，可以使用专为经会阴途径穿刺设计的活检针优化以上两种穿刺方法，这种穿刺针单针可以从前列腺尖部穿至基底部，使用类似用于近距离放射疗法的一种软件能够实时跟踪和记录活检的位置及使用可以完整保存穿刺标本的病理设备，确定肿瘤在标本上的位置。

第 75 章

磁共振融合前列腺穿刺活检术

David F. Penson

（周智恩 译 严维刚 纪志刚 审校）

前列腺活检术在过去 40 年中有了显著的发展。起初，泌尿科医师只用指诊引导下进行前列腺活检，显然效果不佳。20 世纪 80 年代末和 90 年代初，经直肠超声检查（TRUS）得到了广泛的应用，使泌尿科医师能够使用这种成像方式，以更加一致和系统的方式进行前列腺活检。然而，经直肠超声检查既不是一种特别敏感也不是特异的成像方式。这使得泌尿科医师和放射科医师寻求其他成像方式，可以更好地显示前列腺，使我们能够识别腺体中的肿瘤，从而进行更准确的活检。

其中一种成像方式是磁共振（MR）成像，它可以更好地显示前列腺，尤其是当使用 3T 磁场时。然而，磁共振扫描仪内的图像引导活检（即所谓的 in-bore 活检）很麻烦，因为它需要特殊的活检设备，并且要求患者在磁共振扫描仪上花费较长的时间。认识到这一点，但一些泌尿科医师仍想利用磁共振成像所获得的优质图像，因此他们只是简单地使用磁共振来认知指导前列腺的 TRUS 活检。这种方法虽然可能比单独使用 TRUS 更好，但仍然不精确，并且依赖外科医师通过患者的头部将 MR 有效地"融合"到超声中。为此，现在有许多设备可以将先前获得的前列腺磁共振图像"融合"到实时 TRUS 成像中。这些装置利用这两个融合图像创建前列腺的三维模型，使泌尿科医师能够可靠地将活检枪对准磁共振上的任何可疑区域，并执行泌尿科医师使用多年的标准的模板下系统穿刺活检。

磁共振前列腺融合活检的适应证

尽管有学者可能会提出这样的论点，即磁共振前列腺融合活检适用于任何"传统"TRUS 活检的患者，但这不是我们目前的做法。简单地说，磁共振成像的额外成本对患者和医疗保健系统来说是一个巨大的负担，因此，笔者不定期对所有需要前列腺活检的患者进行磁共振融合活检。目前，笔者为需要活检（由于前列腺特异性抗原升高或直肠指诊异常）和既往 TRUS

活检阴性的患者保留 MR 融合活检。此外，笔者认为磁共振融合活检也适用于选择主动监测的局限性前列腺癌患者的随访活检。在这种情况下，针对和跟踪磁共振异常区域的能力可能使主动监测成为一种更安全的策略。在这两种情况下，值得注意的是，如果磁共振正常，可不进行磁共振融合活检，因为没有靶区。

磁共振成像、前列腺轮廓、前列腺三维重建和活检相关区域的识别

在笔者的机构中，磁共振成像和前列腺活检分别进行。患者使用 3-T 磁共振扫描仪和相控阵体线圈进行前列腺磁共振成像。在这种情况下，我们在获得前列腺磁共振时不经常使用直肠内线圈。在进行磁共振成像之前，患者被要求用一次 Fleet 灌肠来排空直肠。前列腺磁共振成像前患者不需要抗生素。通常采用针对金属植入物的安全预防措施。如果患者患有幽闭恐惧症，必要时我们将提供口服镇静剂。

多参数磁共振成像，包括获取 T1 和 T2 加权图像，对于确定解剖结构和识别前列腺异常至关重要。T2 加权图像尤其重要，因为它可以更好地显示前列腺癌，前列腺癌通常表现为在高信号强度的外周带中的低强度区域。此外，弥散加权和动态对比增强图像可进一步描述前列腺解剖结构，并允许对任何已识别病变进行 PI-RADS（前列腺成像-报告和数据系统）分级。

获得图像后，放射科医师使用专门的软件进行前列腺轮廓的勾画和分层，有效地使用计算机生成前列腺的三维重建（图 75.1A）。尽管所有的磁共振时相都用于这一步，放射科医师主要关注所有 3 个平面上的 T2 加权图像。然后，放射科医师检查所有的磁共振图像，并在图像上标记任何异常的"感兴趣区域"（ROI），以便进行靶向活检（图 75.1B）。然后，放射科医师对与每个 ROI 相关的癌症进行怀疑程度分级（最好使用 PI-PADS 分级系统）。然后将整个研究以电子的形式转移到融合活检平台，供以后使用。

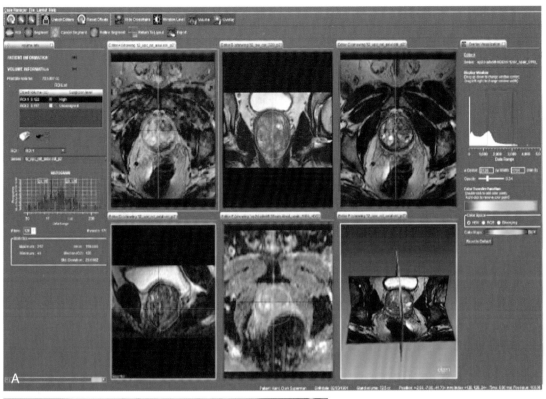

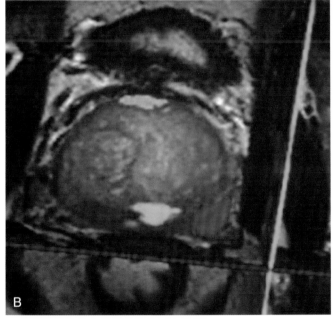

图 75.1　前列腺轮廓软件。该软件使用不同阶段的 MRI（**A**）显示不同的前列腺视图。放射科医师识别前列腺中的异常区域，并在前列腺图像上用红色标记这些异常区域，以便以后进行靶向活检（**B**）

磁共振融合活检平台

美国最常用的两个磁共振融合活检平台使用两种不同的方法来定位和跟踪前列腺异常区域的活检（联合登记）。UroNav 融合活检系统（Invivo Corporation，Gainesville，FL）使用外部磁场发生器检测连接到超声波探头的电磁传感器的信号。操作员操纵超声波并使用自由手方法获取图像。然后，一名超声技术人员分割超声图像并进行配准，让泌尿科医师进行有针对性的活检。

相反，Artemis 融合活检系统（Eigen，Grass Valley，

CA）使用半机器人机械臂来支持超声探头扫描和数字化前列腺。内置于手臂各关节的传感器跟踪超声探头和活检针相对于前列腺的位置（图 75.2），这相应允许了前列腺活检的定位和跟踪。因为在笔者的机构中使用的是 Artemis 装置，所以笔者在下文描述了使用该系统进行磁共振融合活检的方法。

患者准备和活检定位

在进行前列腺活检之前，要求患者在手术当天早

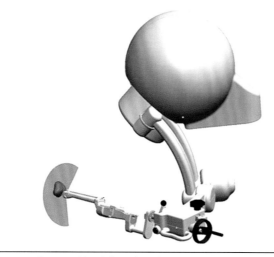

图 75.2   指导磁共振融合活检的半机械臂

晨使用 Fleet 灌肠。笔者在手术前使用与常规 TRU 引导前列腺活检相同的方案服用抗生素，然后将患者置于手术台的右侧卧位（图 75.3），试着让患者背部的平面垂直于地板，并将其腰部弯曲 90° 是很有帮助的。笔者将让患者伸腿，而不是屈膝，以帮助实现这个姿势。当达到正确的位置时，要求患者尽量减少剩余手术的移动是有帮助的。为此，应在患者头部、手臂和腿部下方放置足够的衬垫，使其尽可能舒适。

前列腺超声检查及局部麻醉注射

涂上润滑油后，在自由手引导下将端扫式超声探头插入直肠，开始对前列腺进行超声评估，过程与常规 TRUS 活检类似。在超声引导下，在精囊与前列腺基底部的交界处注射局部麻醉剂（1% 利多卡因）。由于磁共振融合活检比常规 TRUS 活检需要更长时间，因此笔者经常注射更大体积的利多卡因进行麻醉（每侧 5 ~ 10 ml，注意不要直接注射到前列腺或血管内）。在

继续手术的磁共振融合部分之前，笔者采用常规 TRUS 活检中使用的相同技术对前列腺体积进行超声评估。

实时超声图像采集和前列腺分割，然后进行磁共振和超声图像的完全匹配

非常小心地确保超声探头保持在水平位置，并大致对准横切面中的腺体和冠状面上的尿道。一旦达到这个位置，半机械臂就会移动到位，并"停靠"在超声探头上，允许泌尿科医师使用半机械臂移动探头，而不是用自由手（图 75.4）。使用半机械臂，探针现在能旋转大约 200°，可以捕捉前列腺在不同平面的超声图像，用于前列腺分割。在使用 UroNav 系统的情况下，泌尿科医师用一只自由的手"扫除"动作在前列腺上捕捉到了一组类似的图像。

在 Artemis 系统中，泌尿科医师可以将全部注意力转向计算机工作站，因为超声探头由半机械臂固定。而 UroNav 系统则需要一个额外的助手，因为一个人必须进行前列腺分割，而另一个人将探针固定到位。在计算机工作站上，通过在横切面和矢状面上进行前列腺分割，并在超声图像上勾画前列腺的边界（图 75.5）。将先前获得的磁共振和实时超声图像，通过识别和标记磁共振和超声图像上的解剖标志物进行完全校准。随后，计算机软件对图像进行"融合"，生成前列腺模型，在实时超声图像中显示 MR 上的异常位置（图 75.6）。

前列腺活检绘图和活检

现在，泌尿科医师利用模型将这些异常区域作为活检的目标（图 75.7）。前列腺活检针的位置实时显示在前列腺融合模型上。泌尿科医师移动并旋转半机械臂，使针头指向异常区域，并进行活检（图 75.8）。

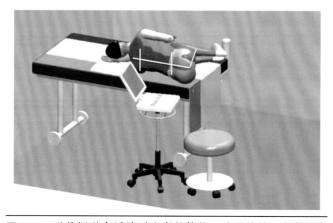

图 75.3   磁共振融合活检时患者的体位。重要的是，患者的直肠紧靠床缘，双腿大致呈 90°，背部平齐

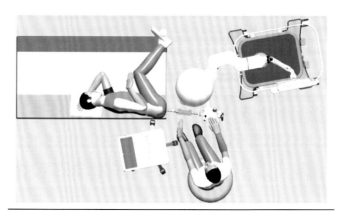

图 75.4   系统对接后磁共振融合活检平台位置

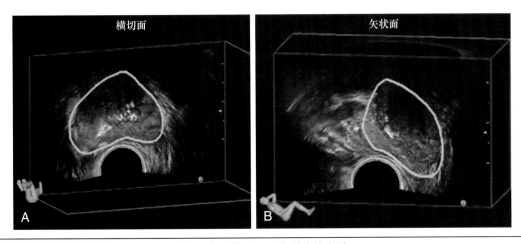

图 75.5　在横切面和矢状面上进行前列腺分割，并在超声图像上勾画前列腺的边界

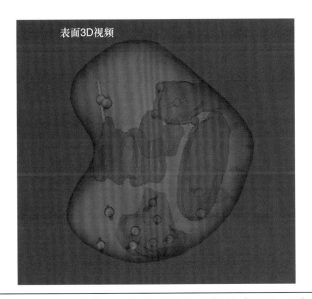

图 75.6　从 MR 和实时超声图像重建的前列腺的三维模型。最可疑的癌症区域以红色显示，而与癌症不太相关的异常以蓝色显示

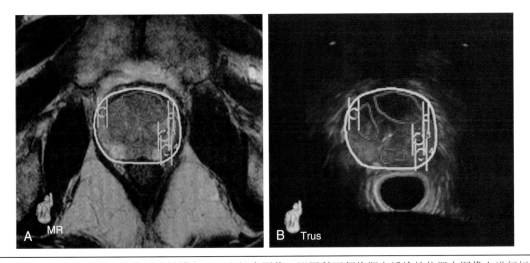

图 75.7　A、B. 对应于图 75.6 中模型的前列腺的横向 MR 和超声图像。泌尿科医师将靶向活检的位置在图像上进行标记，并将其映射到活检的模型上

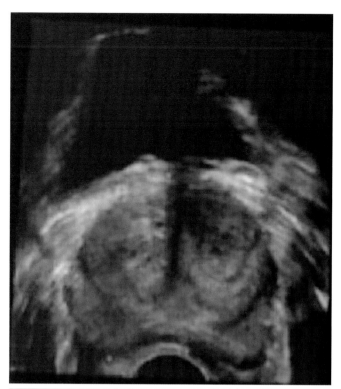

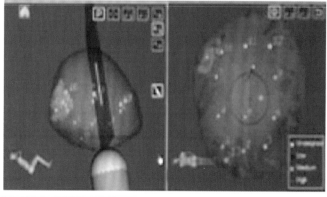

图 75.8 前列腺超声的实时图像。下面的模型与图像对应并指导泌尿科医师的活检。泌尿科医师移动半机械臂，使右下方框中的圆圈（对应于探头的末端）覆盖泌尿科医师希望活检的点，然后将针在实时超声可视化下推出并获得活检

泌尿科医师应从磁共振上所见的每个可疑区域获取样本。如果磁共振显示的病变足够大，则应获取多个样本。在活检过程中，患者可能会轻微移动，导致两个图像错位。计算机将在实时超声图像上显示前列腺边界，如磁共振图像所识别的那样。如果两者边界不一致，泌尿科医师应随时进行调整并重新排列图像，以确保超声上所显示的磁共振异常病灶的准确定位。这是通过重复上面描述的完全匹配过程来执行的。除了靶向活检外，泌尿科医师还应考虑采用扩大的六分法方式进行系统活检，尤其是在已进行磁共振融合活检而前列腺癌诊断尚不明确的情况下。

拓展阅读

Siddiqui MM, Rais-Bahrami S, Turkbey B, et al. Comparison of MR/ultrasound fusion-guided biopsy with ultrasound-guided biopsy for the diagnosis of prostate cancer. *JAMA.* 2015;313(4):390-397. doi:10.1001/jama.2014.17942.

Sonn GA, Margolis DJ, Marks LS. Target detection: magnetic resonance imaging-ultrasound fusion-guided prostate biopsy. *Urol Oncol.* 2014;32(6):903-911. doi:10.1016/j.urolonc.2013.08.006; [Epub 2013 Nov 13].

Valerio M, Donaldson I, Emberton M, et al. Detection of clinically significant prostate cancer using magnetic resonance imaging-ultrasound fusion targeted biopsy: a systematic review. *Eur Urol.* 2015;68(1):8-19. doi:10.1016/j.eururo.2014.10.026; [Epub 2014 Nov 1].

耻骨后根治性前列腺切除术 第76章

Michael S. Cookson，Brian W. Cross

（原小斌 译 王东文 审校）

手术器械

手术器械包括一套常规手术基础器械套装、泌尿生殖手术长柄器械、血管处理器械套装及前列腺切除术专用特殊器械套装，其中包括 1 把 McDougal 夹钳、中号和大号施夹器、长钳、Russian 钳、Allis 长钳，以及 1 把末端呈 45° 的夹钳、1 套 Metzenbaum 剪和长持针器在内的 Babcock 钳套装。除此之外，以下器械如能配备则亦有助于手术操作：1 把 24 F Roth Greenwald 缝合引导器、2 把 Yankauer 吸引器（其中 1 个为儿科手术吸引器头）、1 套手控外科电凝设备、1 条 5 ml 气囊容量的 18 F 导尿管、水溶性润滑剂及 1 ～ 2 套 15 mm 圆径的圆头或 10号扁头的 Jackson-Pratt 引流装置。1 套 Bookwalter 拉钩能有助于术野的暴露，而且在绝大多数情况下，整台手术只需 4 片 1.5 英尺（1 英尺 ≈ 30.48 cm）的牵引片即可完成。靠下的两个牵引片用于牵开体壁，而靠上的两个牵引片可以牵开上部的体壁，并且同时可将膀胱及腹膜向头侧牵引。对于肥胖患者，靠上的两个牵引片可能需要更长的长度（2.5 英尺深）。一个可塑形的牵引片或橡皮带可有助于在盆腔淋巴清扫时将膀胱向内侧牵引。运用 Balfour 牵引器将膀胱向头侧牵拉的方法也可以被用于良好的腹膜外盆腔暴露。术者或一助手佩戴装备有头灯的 2.5 倍外科放大镜将有助于获得更好的视野。

手术体位

患者取仰卧位，耻骨正对手术床的折叠处（图76.1）。然后，通过折叠手术床及升高腰部使患者处于轻微过伸状态，同时取大约 20° 的头高足低位以抬升盆部利于术中暴露。对于肥胖的患者，一定要注意防止手术床折叠过度引起术后神经麻痹的风险。此外，考虑到可能会经会阴或经直肠完成必要的术中操作的一些情况，在摆放患者体位时，双腿也可以取蛙状弯曲姿势，双膝部使用毯子或软凝胶垫妥善支撑，或运用腿蹬取截石位。取截石位时，患者的会阴部应置于手

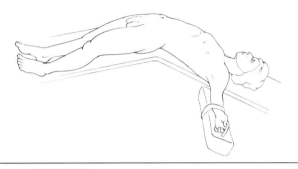

图 76.1 患者的体位

术床边缘，以方便助手在术中尿道吻合时辅助按压或实施直肠指检。消毒范围应涵盖腹部、盆部以及外阴区域，常规覆盖无菌单。术中留置 16 F 导尿管以排空膀胱，气囊注水 20 ～ 25 ml。适当给导尿管气囊多注水，使之略呈过大体积，有助于在术中辅助 Bookwalter 或 Balfour 牵引器的 U 形牵引片向头侧牵引膀胱。导尿管还用于在术中辅助前列腺尖部的手术操作。

手术操作

切口

从脐与耻骨联合中点向耻骨联合做垂直正中切口。一般来讲，6 ～ 8 cm 的切口长度即可达到术中良好暴露的目的（图 76.2）。从中线处分开腹直肌，提起弓状线，将腹膜和腹壁后筋膜从腹壁后层分离，不要进入腹膜。确保分离的操作位于腹横筋膜以下，从而避免损伤腹壁下血管。

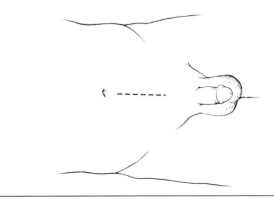

图 76.2 切口

暴露

运用手持的 Richardson 牵引器轻轻牵起腹直肌，同时用海绵分离子将膀胱和前列腺筋膜的侧缘拨向中线以暴露 Retzius 间隙。从腹股沟内环处松解游离腹膜，将精索向头侧牵拉以暴露髂外动脉外侧缘。这样就形成了一个袋状的腹膜后空间，不但可以将精索和腹膜向头侧牵拉，还可以避免损伤髂血管或生殖股神经的风险。

牵引器的放置

置入 1 个 Bookwalter 外科自动牵引器，在将椭圆垫固定到牵引器之前，要确保牵引器的位置恰好可以达到满意的头端暴露效果，且有足够的空间可以置入 1 个 Roth Greenwald 缝合引导器。一般来讲，靠上的两个椭圆垫位于脐上 1～2 英尺的位置。然后，放置 4 个直角 Richardson 牵引片以方便侧壁和膀胱向头侧的牵引。靠下的两个牵引片用于分开腹直肌，而靠上的两个牵引片在分开腹直肌的同时还有利于从膀胱两侧缘向头侧牵拉以更好地暴露术野。对于肥胖的患者，两个头端的牵引片要更长一些以达到足够的暴露深度。需要指出的是，如果手术伊始牵引器的放置位置即比较合适，则这四个牵引片在整台手术中都无须再做位置的调整。

Balfour 牵引器可能也会在手术中被用到，其标准型号的牵引片通常是比较适宜的。对于肥胖的患者，可能需要更长的侧壁牵引片。可塑形的牵引片和 U 形牵引片对于在淋巴结清扫过程中牵引精索和在切除前列腺时牵引膀胱的操作也十分有用。

盆腔淋巴结清扫

当患者具备适应证时方实施盆腔淋巴结清扫，并根据临床危险因素来具体决定淋巴结清扫的范围（改良型或扩大型）。

盆内筋膜

轻轻沿着前列腺前方和侧表面推开耻骨后间隙的脂肪组织。在中线处，可以从这一脂肪组织中找到背静脉复合体（DVC）的浅支，并根据其血管粗细选择电凝或缝扎处理。这样有助于直视下显露侧方的前列腺筋膜和耻骨前列腺韧带。用电刀或剪刀在前列腺两侧面外的盆壁处打开盆内筋膜（图 76.3A、B）。在切开盆内筋膜之前，最好对其轻轻加以牵拉，使之被切开后依然有张力，这样做可以避免侧盆壁下或前列腺中部筋膜下血管的出血。操作时避免触及前列腺和膀胱表面附着的筋膜可以有效避免来自前列腺静脉丛侧方大血管的潜在出血风险。盆内筋膜的切口沿中线延伸至耻骨前列腺韧带水平。一旦打开这一腔隙，可以进一步用手指或 Kittner 分离子钝性分离至接近肛提肌肌腹部的部位，侧方则扩展至前列腺尖部。走行于肛提肌内小的血管穿支可能被分隔开来。在分离侧方前列腺筋膜及前列腺尖部周围组织的过程中，术者应意识到这一区域可能存在的血管解剖变异。特别要注意，为阴茎供血的阴部副动脉分支可能在这一区域平行或斜行走行。如果可能的话，这些阴部副动脉分支应该尽量在术中保留，这将有助于术后患者性功能的恢复。

切开耻骨前列腺韧带

当切开盆内筋膜并延伸至耻骨前列腺韧带水平后，即可用一个海绵分离子轻轻下压前列腺，使之与耻骨下表面分离。在分离耻骨前列腺韧带之前，一定要小心处理背静脉复合体的血管。如果这些血管中的一些分支走行与耻骨前列腺韧带位置关系密切，则应当用钳子直接将其小心确切地提起并电凝。之后用 Metzenbaum 剪部分横断耻骨前列腺韧带，以暴露前列腺尖部（图 76.4）。一旦能看到前列腺尖部与尿道的连接处及其跨越表面的背静脉，则可停止对耻骨前列腺韧带的分离。这样一来，耻骨尿道延伸部位将得以保留，这一结构将对尿道膜部和尿道括约肌中的横纹肌提供结构性支持，有助于术后尿控功能的恢复。

集束分离缝扎背静脉复合体

为了减少离断背静脉复合体时的出血，并辅助结扎此复合体，可以在血管跨过前列腺尖部处或跨过膀胱颈与前列腺底部交界处，用 Allis 长钳或 Babcock 钳将其兜住并集束分离（图 76.5A、B）。夹起远端和近端的复合体静脉时一定要小心，避免误夹包含前列腺侧方筋膜及神经血管束在内的后外侧组织。用 1-0 号薇乔线和 CT-1 针跨过钳子下方对背静脉复合体行"8"字缝扎。沿背静脉复合体向远端探寻前列腺尖部与尿道连接处。然后，用 1 把 Allis 弯钳以适宜角度适应耻骨曲度，紧贴尿道，在刚过前列腺尖部以远处，在耻骨下方轻轻提起背静脉复合体。用海绵分离子轻轻将前列腺从侧盆壁游离开，用可吸收线间断或"8"字缝扎背静脉复合体（图 76.6A、B）。

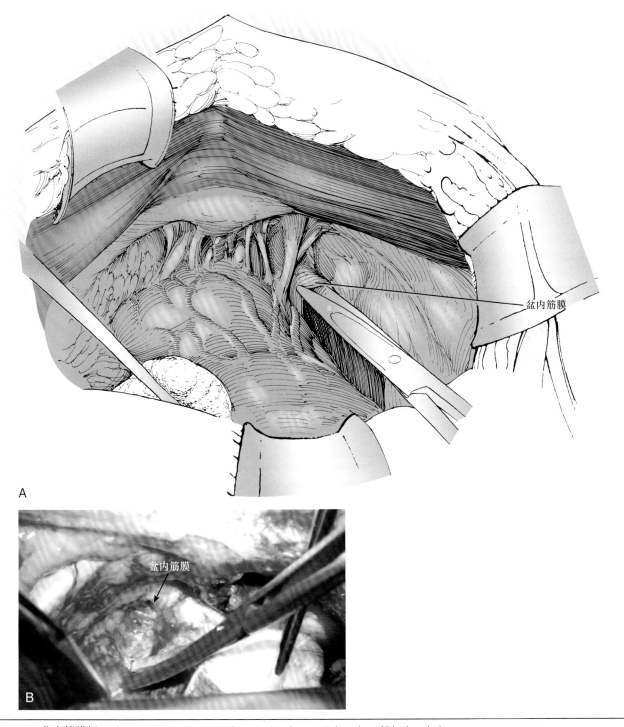

图 76.3　**A、B.** 盆内筋膜切口（Color photo courtesy of Dr. Joel Nelson，University of Pittsburgh.）

离断背静脉复合体

在前列腺尖部上表面操作的背静脉复合体离断应当在先前远近端两侧缝扎点之间进行，可以用剪刀锐性离断，也可用 Bovie 电凝器凝断。可选的另一种方案是，在离断背静脉复合体之前，可以在复合体下表面和尿道前方置入 1 把 McDougall 钳，之后缓慢撑开钳体，之后再离断复合体。此刻如果有出血发生，则在离断前用 1-0 号薇乔线做"8"字缝扎。如果离断后持续出血，则可用 2-0 号薇乔线抵向耻骨面做"8"字缝扎。在确保完全止血之前，不要急于对前列腺尖部进行任何分离操作。

前列腺尖部分离

在直视下对前列腺尖部进行分离是确保良好的

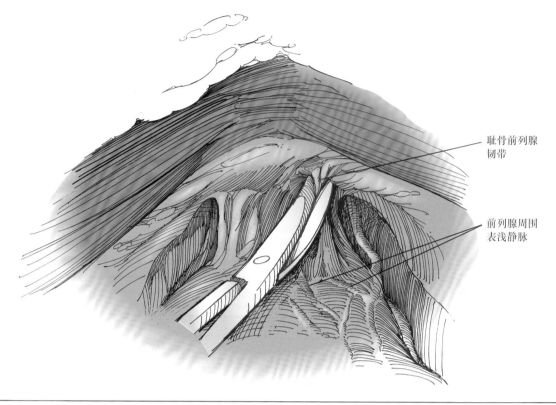

耻骨前列腺
韧带

前列腺周围
表浅静脉

图 76.4 耻骨前列腺韧带的离断

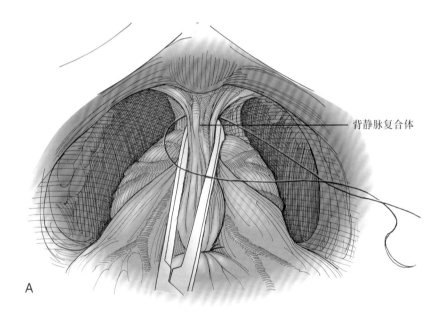

背静脉复合体

A

图 76.5 **A**、**B.** 背静脉复合体在膀胱颈处集束（Color photo courtesy of Dr. Joel Nelson，University of Pittsburgh.）

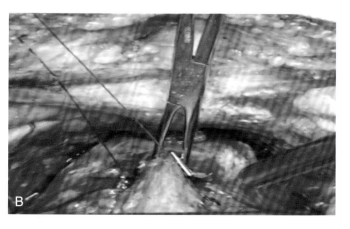

B

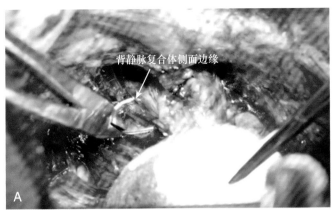

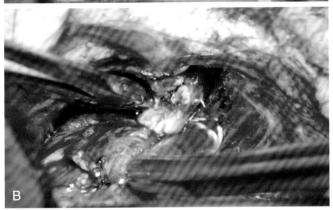

图 76.6　**A、B.** 在前列腺尖部结扎背静脉复合体（Color photos courtesy of Dr. Joel Nelson，University of Pittsburgh.）

瘤控和尿控效果的关键步骤。最好能配合使用光学放大设备和头灯，并在完全止血后再分离。一旦背静脉复合体被离断，用棉棒向头端轻压前列腺或取反Trendelenburg 体位就可即刻看到前列腺尖部。在前列腺尖部下方紧贴尿道做环形分离。侧方延伸的横纹肌组织应当被切开以利术野暴露。应注意避免因无意牵拉或电凝热效应造成的神经血管束损伤。对于这一点，一些学者提倡将位于尿道后外侧的神经血管束从尿道和前列腺尖部分离出来，可以利用剪刀和直角钳将神经血管束推离前列腺表面，也可以在离断尿道之后再处理神经血管束。

离断前尿道

在直视下锐性剪开尿道前壁，同时尽可能长地保留包含有尿道括约肌的尿道组织。用 Metzenbaum 剪或15 号长柄刀片斜行切开尿道前壁，因为前列腺尖部周围的尿道向其侧后方延伸得更远。保持尿道后壁的完整性以避免完全离断后尿道而致其残端回缩。此时通过切口可以看到尿道内留置的 Foley 导尿管，用 Kelly钳抓起尿管并轻轻向头侧牵拉，在尿道口处切断尿管，充分润滑后，将其远端拉出尿道至手术区域，并向头侧牵拉。牵拉时要格外小心，避免力量过大导致膀胱

颈部或神经血管束的损伤。有些术者更喜欢此时完全离断尿道，待根治性前列腺切除操作步骤完成后再行尿道吻合。

预置尿道吻合缝线

在切开 2/3 的尿道前壁之后，即可进行尿道前壁及侧壁远端吻合缝线的预置。此时进行尿道缝线预置的好处在于可以充分利用此刻尿道后壁依然完整，近端尿道易于观察的优势。可以将 Roth Greenwald 缝合引导器置入尿道，以辅助后续的尿道吻合操作。另一种方法是可以运用导尿管来抬高尿道黏膜，然后分别于尿道远端残端的 12、2、5、7 及 10 点钟位置用UR-6 弯针预置 5 根 2-0 号薇乔或 3-0 号单乔线，并用Rubber-Shod 钳夹住固定（图 76.7）。预置线的线结最后要打在外面，用毛巾将预置针线包好，避免意外牵拉或断裂。另外一种选择是在膀胱颈重建后，再进行尿道缝合的操作。

离断尿道后壁和直肠尿道肌

改变手术床角度，使患者形成 Trendelenburg 体位以暴露尿道后壁分离平面。锐性分离尿道后壁的 1/3以暴露 Denonvillier 筋膜的后层和直肠尿道肌。在中线处，用剪刀锐性切开直肠尿道肌和 Denonvillier 筋膜，并将该平面在前列腺后部与直肠前壁表面间扩展。要采取锐性与钝性分离相结合的操作策略，将Denonvillier 筋膜和直肠前壁小心分离开。

神经血管束的分离和保留

单侧或双侧神经血管束的保留对于根治性前列腺切除术后男性性功能的恢复至关重要。保留至少一侧的血管神经束，在绝大多数接受根治性前列腺切除术

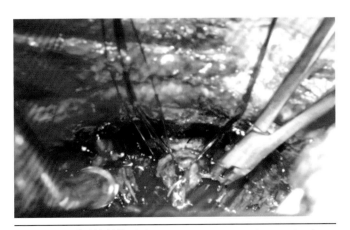

图 76.7　尿道缝线的位置（Color photo courtesy of Dr. Joel Nelson，University of Pittsburgh.）

的男性患者中，甚至于部分高危前列腺癌患者中，通常都是可行的。神经血管束走行于前列腺外侧的侧盆筋膜（肛提肌筋膜和前列腺筋膜）之间。为了确保适当的分离平面，前列腺筋膜应当保留于前列腺腺体之上而不被分离。如果考虑到肿瘤已浸润侧盆壁，则推荐将侧盆壁连同神经血管束一同切除。

在根治性前列腺切除术的相关研究中，尽管已有许多种保留神经血管束的方法被报道和描述，但究其本质，这些方法均具有以下几点需要共同遵循的原则与共识：一是在松解和分离神经血管束的过程中，术者应避免用力牵拉前列腺或神经血管束，否则容易造成神经损伤；二是应严格禁止使用电凝设备，以防热效应传递至血管神经束造成热损伤；三是推荐使用光学放大设备及头灯以创造更好的术野显示效果。

操作的第一步是松解两侧的肛提肌侧筋膜，以暴露神经血管束。这一步骤可以采取顺行分离的方法，也可采取逆行分离的方法。前者可使前列腺的侧平面暴露至膀胱颈水平，向下以一个直角角度探入肛提肌筋膜下方，并沿此平面向下分离至前列腺尖部。逆行分离的方法则可以先从前列腺尖部开始，逆向分离至膀胱颈水平（图76.8）。一旦打开肛提肌筋膜即可看到神经血管束。在前列腺尖部水平，血管神经束与前列腺筋膜之间的凹沟可以被看到。然后，可以用小直角钳分离缠绕在神经血管束和前列腺侧面的小血管网，沿神经血管束走行方向平行地从前列腺尖部开始一直到膀胱颈水平，对血管网上一排进行钳夹。这将使侧方的前列腺筋膜与神经血管束分离开（图76.9A、B）。当侧方的平面空间逐渐扩展后，之前分离出的前列腺后方与直肠前壁间的间隙可继续用锐性与钝性分离相结合的方式进一步扩大。

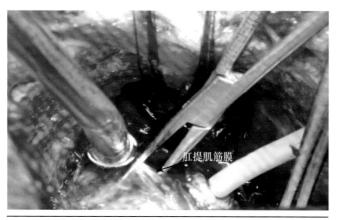

图 76.8　分离神经血管束时暴露出的肛提肌筋膜切口（Color photo courtesy of Dr. Joel Nelson，University of Pittsburgh.）

结扎前列腺侧蒂

在松解神经血管束或计划扩大范围切除神经血管束之后，向头侧牵拉导尿管可暴露包括前列腺基底部和覆盖输精管壶腹及精囊腺表面的 Denonvillier 筋膜。然后，用小直角钳可沿着前列腺侧表面深入神经血管束和前列腺筋膜之间，轻轻撑开钳体，将血管蒂分离出来。血管束从精囊腺外侧方一直分离到膀胱颈水平，然后缝扎或夹断血管蒂（图76.10）。

分离精囊腺和输精管

打开输精管壶腹和精囊腺表面的 Denonvillier 筋膜，辨认并分离紧贴壶腹部的输精管。牵拉输精管的同时，向中线分离至精囊腺基底边缘。用 1 把直角钳探入膀胱与精囊腺之间的间隙以游离精囊腺侧面，在离断精囊腺之前在其尖部用夹子阻断动脉（图76.11）。

分离膀胱颈

当完全游离精囊腺并完成对两侧血管蒂结扎之后，应当直接开始分离膀胱颈和其附属结构。在分离过程中，膀胱颈环状纤维应当予以保留。分离可以从前方开始，亦可从后外侧开始。如果后侧开始分离，可在膀胱颈与前列腺基底的连接处将前列腺与膀胱颈剥离开来（图76.12）。继续向前分离，但不进入膀胱。一旦前列腺基底部与膀胱颈之间的凹沟形成，可以切开膀胱前壁进入膀胱腔内，并从此开口轻轻向上牵提导尿管。导尿管的两端均可用于上提前列腺。环状切开膀胱颈，并继续向下切开至可以看到双侧输尿管口。

另一种处理方法是，当考虑到肿瘤可能已直接侵犯膀胱或前列腺中叶突入膀胱时，膀胱颈的切口应当大一些。当双侧输尿管口难以辨认，特别是前列腺中叶体积较大时，可以静脉注射 1 ml 靛青蓝以起到辅助辨认的作用（图76.13）。如果此时仍难以确认输尿管口的位置，可以试行双侧输尿管逆行插管以协助辨认。一旦双侧输尿管口得以确认，并确保其不会受到损伤之后，膀胱后壁的黏膜可以继续被切开直至整个前列腺被完整切除下来。

膀胱颈重建

如果膀胱颈环状纤维在切开膀胱颈的过程中得以保留的话，则无须再重建膀胱颈。但此时用 4-0 号可吸收线沿膀胱颈黏膜层外翻缝合一圈还是有利于膀胱与尿道黏膜的对位吻合和恢复的。当膀胱颈切口较大时，应适当予以缝合以缩口成形。这一操作常常被称之为

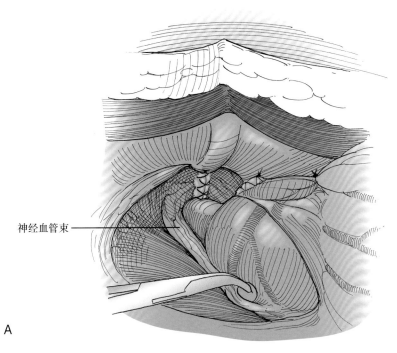

神经血管束 ——

A

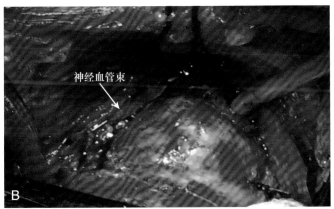

神经血管束 ——

B

图 76.9　**A**、**B.** 从前列腺上分离神经血管束（Color photo courtesy of Dr. Joel Nelson，University of Pittsburgh.）

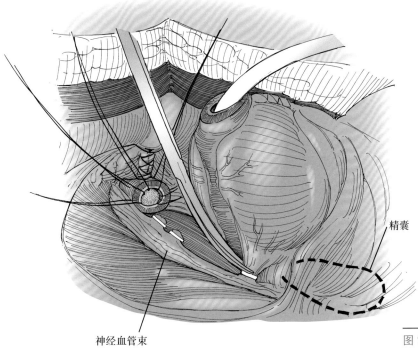

精囊

神经血管束

图 76.10　离断前列腺侧蒂

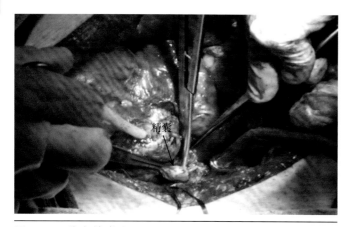

图 76.11　分离精囊（Color photo courtesy of Dr. Joel Nelson，University of Pittsburgh.）

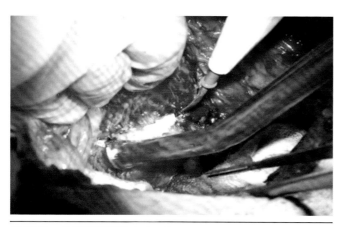

图 76.12　分离膀胱颈后方（Color photo courtesy of Dr. Joel Nelson，University of Pittsburgh.）

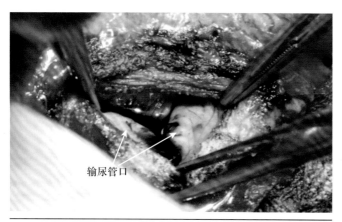

图 76.13　注射靛青蓝帮助确认输尿管口位置（Color photo courtesy of Dr. Joel Nelson，University of Pittsburgh.）

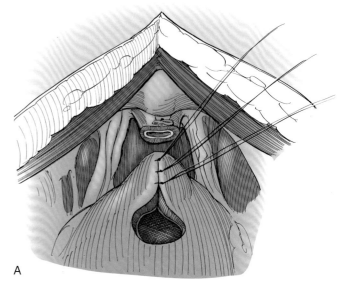

A

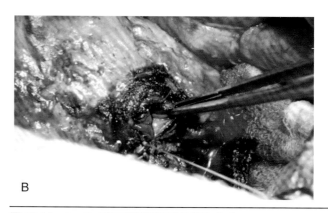

B

图 76.14　**A**、**B.** 膀胱颈部呈网球拍状吻合（Color photo courtesy of Dr. Joel Nelson，University of Pittsburgh.）

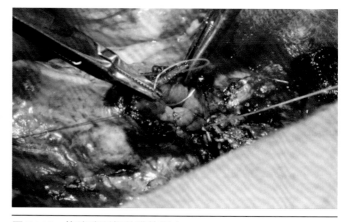

图 76.15　使膀胱颈部黏膜外翻（Color photo courtesy of Dr. Joel Nelson，University of Pittsburgh.）

"网球拍状闭合"：球拍柄好比膀胱颈的闭合缝合处，而缝合成形后的膀胱颈口则好比球拍面。操作时先在膀胱颈后壁行 2 针 2-0 号可吸收线的间断缝合，其中包括膀胱壁的全层缝合。继续延伸向膀胱前壁缝合直至膀胱颈开口直径缩为 1 cm 左右，以可容纳一示指尖为宜（图 76.14A、B）。之后再像前面描述的那样做膀胱黏膜的外翻缝合（图 76.15）。

膀胱颈吻合

完成了必要的膀胱颈重建操作及盆腔和前列腺基底床的确切止血之后，即可直接开始实施尿道膀胱颈吻合。先前在尿道残端预置了的 5 根吻合线，此时向各预置点对应的膀胱颈位置对吻缝合即可（图 76.16）。

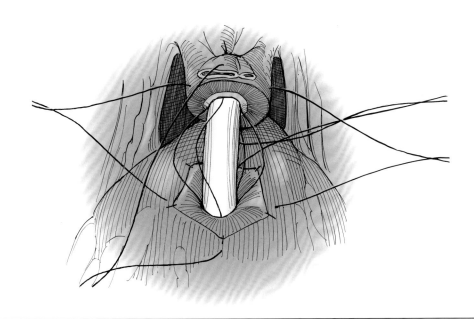

图 76.16　完成尿道膀胱吻合

由于线结需要打在膀胱尿道外面，因此预置线都应由内向外缝。在确保尿道缝合位置没有出现扭曲错位后，在和膀胱颈口良好自然对位的情况下，将预置线缝到相应的膀胱颈位置上。为方便暴露，所有预置线缝合完毕后再打结。后壁的缝合应由 7 点钟位置开始，之后为 10 点钟、5 点钟和 2 点钟位置。此时由尿道外口插入 1 根新的 5 ml 气囊 18 F 导尿管，注意置入时要保持在中线以防被缝线缠绕。向导尿管气囊内注入 13 ～ 15 ml 的水。

在确保所有的缝线均没有扭曲或缠绕的情况之后，可以开始收紧缝线。松开头侧的两个牵引片，让膀胱和尿道在盆腔充分接触。如果预计到吻合口可能存在张力较大的情况，则可以复位肾区的过伸姿势以助减缓张力。此外，如果膀胱颈部吻合口张力依然存在，还可以松解腹膜与膀胱的粘连部分，从而进一步使膀胱降入盆腔内。在确保所有缝线都拉紧且没有交缠现象之后，从前向后外侧对每根缝线打结。助手可以将膀胱侧壁向中线轻轻牵拉以助打结能够确切打紧。在确保所有线结都已打紧之后，向 Foley 导尿管内注水以测试有无漏尿。

另一种尿道缝合的方法

在膀胱颈口部分闭合成形后再行尿道缝合。从尿道外口向尿道内置入 1 个 24 F Roth Greenwald 缝合引导器或 1 个 22 F 导尿管，直至从盆腔内尿道残端刚好可以看到引导器或导尿管的顶端即可。用 5 ～ 6 根 2-0 或 3-0 号薇乔线或单乔线缝合尿道残端和膀胱颈边缘，

从后方开始缝合，并用 Rubber-Shod 钳夹住缝线。插入 1 根 5 ml 气囊的 18 F 导尿管，气囊注水并牵拉导尿管下推膀胱，同时从后方打紧缝线。

放置引流和闭合切口

细致检查术野，确切止血。用生理盐水冲洗切口并最后再检查一次切口内有无出血。向盆腔内置入 Jackson-Pratt 引流管，穿出皮肤引流口并将引流管缝合固定到皮肤上。置管时务必小心不要损伤腹壁下血管。皮肤筋膜层可用 1-0 号薇乔线或 PDS 线连续缝合。皮下组织经冲洗后缝合，皮肤可用 4-0 号薇乔线或单乔线缝合，也可使用钉皮器。

围术期及术后护理

对于接受根治性前列腺切除术患者的围术期和术后护理技术一直不断在进步。绝大部分患者在术后 1 ～ 2 天即可出院。绝大多数患者出院前即可拔除引流管，但如果引流量持续较多时，则需要将引流管多放置一段时间直至引流量显著减少。Foley 导尿管在术后一般留置 10 ～ 14 天，但有些患者由于在术后存在吻合口漏尿的情况，导尿管需要多留一段时间直至漏尿现象消失。协同护理临床路径的应用已经显著提高了患者在围术期的恢复效果。

术中常见问题

术中出血：是根治性前列腺切除术中常见的并发

症，但大量的、可能危及生命的出血则比较少见。为应对出血的风险，接受根治性前列腺切除术的患者在术前必要时应检测血型并行交叉配血。尽管输血发生率在不同术者和医院间有所不同，但一般来说，总体输血率约为 5%。术中运用自体输血也是一项相对安全和有效的血容量补充方法。尽管包括盆壁及髂血管在内的许多部位都有可能出血，但最常见的出血部位主要来自于背静脉复合体。此外，尽管有许多方法可用于离断背静脉复合体，但一旦出现此部位的较大量出血时，最有效的处理办法还是完全离断复合体并予以彻底缝扎。临时性地用棉垫压塞或直接用手压迫止血可为麻醉师实施复苏争取时间。这里再次强调，使用光学放大设备和头灯在这一过程中格外有用。髂血管分布在盆腔侧壁的分支血管出血可以用棉棒在出血点远近端分别压迫后，以 3-0 或 4-0 号聚丙烯缝线缝扎予以止血。

输尿管损伤： 输尿管损伤可能发生在盆腔淋巴结清扫或膀胱颈平面的离断过程中。当前列腺中叶体积较大时，可能导致输尿管形成 J 形扭曲，进而可能在离断膀胱颈后壁时被损伤。这一损伤务必在术中就被获知并处理，可以通过在横断膀胱颈时静脉注射靛青蓝的办法加以辅助辨认并预防。一旦意识到术中损伤到了输尿管，通常需要行输尿管再植术。

闭孔神经损伤： 闭孔神经损伤可能发生在淋巴结清扫过程中。如果可能的话，被切断的闭孔神经的两侧断端应当用 7-0 或 8-0 号缝线行端端吻合。

直肠损伤： 直肠损伤并不常见，但有时也可因炎症反应、结缔组织增生、肿瘤局部浸润或处理前列腺尖部时的医源性操作而发生。术中一旦发现直肠损伤，且术前预先已做肠道准备时，可行一期肠道修补，且最好能分两层细致缝合肠道。在缝合前推荐剪除损伤部位边缘失活部分的组织。如果可能的话，用 3-0 号 PDS 缝线带上网膜组织横向缝合肠道。将患者置于改良截石位的体位，并用直肠镜予以观察有助于修补。此外，可以在用生理盐水充满盆腔之后向肠道内充气，可以帮助判断肠道修补部位是否漏液，确保达到完全修补。用抗生素溶液充分灌洗盆腔，并在损伤区域留置引流管。若术前未行肠道准备或术中见局部有大量粪染，以及破损与既往放射治疗病史相关，则应考虑行肠道改道手术。

术后常见问题

更换尿管： 在术后早期更换尿管是必要的，但也存在潜在风险。尽管可以先由经验丰富的泌尿外科医师尝试徒手更换尿管，但最好的处理方式仍然是在软膀胱镜下以导丝引导置入 16 F 或 18 F 弯头尿管。对于少数置入困难的患者，必要时需要行耻骨上膀胱造瘘术。

术后出血： 如果在术中输注了 2～3 个 U 的血液制品，而术后仍然出现低血压的患者，要高度警惕术后出血的情况，必要时依然需要进行血液置换。如果出血得不到控制，早期实施二次手术是必要的。更为重要的是，早期二次手术清除已形成的盆腔血肿并修复开裂的尿道膀胱吻合口对于有效预防术后膀胱颈挛缩及尿失禁十分必要。

持续引流： 从 Jackson-Pratt 引流管引流出的液体可能是淋巴液或尿液。检测引流液的肌酐浓度即可明确其属性。淋巴液的肌酐值类似于血清，而尿液的肌酐值则明显较高。如果引流液是淋巴液，则应停止负压吸引并缓慢拔管。如果是尿液，则很有可能是来自于尿道膀胱吻合口处的尿漏。此时可以行膀胱造影检查来了解吻合口状况，如果膀胱造影结果确认存在尿漏，则无须再做其他的进一步检查；如果膀胱造影结果正常，则应进一步行静脉肾盂造影或 CTU 检查来除外输尿管损伤的可能性。如果引流液是淋巴液，则应停止负压吸引并拔管，自行愈合大概需要数周时间。而对于某些持续存在引流液引流的患者，有时则需要使用硬化剂或手术方能使淋巴液引流减少并消失。一旦拔出引流管，可能继发出现淋巴囊肿，并逐渐增大，超声或 CT 检查可明确诊断。此时通常可行经皮穿刺、腹腔镜手术或开放引流加以解决。

尿外渗和切口感染： 仅发生在一小部分术后患者中。输尿管梗阻可能因膀胱壁水肿而引发，极少数患者则可能因外压性病变引起。这种情况下，在膀胱镜下向输尿管口置管引流解除梗阻十分困难，很难实现。因此，常需要经皮肾穿刺引流并顺行置入支架管方能解除梗阻。在某些困难病例中，膀胱颈修复处距离输尿管口过近，此时需要在术中预先留置输尿管支架管。

深静脉血栓和肺栓塞： 深静脉血栓和肺栓塞是术后潜在的可危及生命的主要并发症。术后发生血栓栓塞事件的危险因素包括肿瘤、血液凝滞、盆腔手术及肥胖。术中保持头低足高位，术中和术后第 1 天穿戴间歇性弹力袜加压，以及术后早下地活动，避免久坐不抬腿等措施，均可有效预防深静脉血栓形成。术后预防性使用抗凝治疗的做法仍存在争议，因为抗凝治疗有可能导致出血性不良事件和淋巴液引流时间延长。术后 1～2 天穿戴加压弹力袜及早期下地行走则有较好的疗效。如果患者在术后出现下肢的急性深静脉血栓，应考虑到可能是盆腔淋巴囊肿引起髂外静脉受压所致的可能性。

　　膀胱颈挛缩： 膀胱颈挛缩的发生率为 3% ～ 12%。该并发症可能继发于膀胱尿道吻合时膀胱上皮边缘对位不良。此外，在术后持续性尿漏、既往曾行 TURP 术或曾接受过放射治疗的患者中，该并发症发生率较高。另一个重要诱因可能是术后吻合口开裂。治疗方面可先在丝状探头引导下行扩张治疗。如果扩张失败，可经尿道在膀胱颈部前壁 4 点钟和 8 点钟位置切开，可以用冷刀、Collin 或激光实施。切口可延伸至正常括约肌肌纤维处，但不要切割进入括约肌，否则可能导致尿失禁发生。用较小电极电凝止血后，留置尿管

3 ～ 5 天。如果狭窄复发，应教会患者行自家间歇清洁导尿操作，直至狭窄环局部稳定扩张为止。对于膀胱颈挛缩反复复发的患者，也可考虑行狭窄部位抗组织增殖药物或糖皮质激素注射治疗。

拓展阅读

Lepor H. A review of surgical techniques for radical prostatectomy. *Rev Urol.* 2005;7(suppl 2):S11-S17.

Marshall FF, Chan D, Partin AW, Gurganus R, Hortopan SC. Minilaparotomy radical retropubic prostatectomy: technique and results. *J Urol.* 1998;160(6 Pt 2):2440-2445.

Schaeffer EM, Loeb S, Walsh PC. The case for open radical prostatectomy. *Urol Clin North Am.* 2010;37(1):49-55, Table of Contents. doi:10.1016/j.ucl.2009.11.008.

Walsh PC, Lepor H, Eggleston JC. Radical prostatectomy with preservation of sexual function: anatomical and pathological considerations. *Prostate.* 1983;4(5):473-485.

第 77 章

经会阴根治性前列腺切除术

Moben Mirza, J. Brantley Thrasher
（原小斌 译 王东文 审校）

1904 年，Hugh Hampton Young 完成了首例现代意义上的经会阴根治性前列腺切除术。1939 年，Belt 又对这一术式进行了改良，将手术区域涉及肛门外括约肌部位。1988 年，Hudson Weldon 和 Tavel 联合对这一术式做了进一步改进，使其具备了保留神经的功能。时至今日，经会阴根治性前列腺切除术依然具有包括长期控制肿瘤效果好、并发症发生率低、住院时间短、术后恢复快在内的诸多优势，同时还具备与耻骨后根治性前列腺切除术、腹腔镜及机器人辅助腹腔镜手术相近的生活质量改善效果。如有指征，可以在经会阴前列腺切除之前行盆腔淋巴结清扫，且很少发生并发症。

术前准备和手术计划

患者术前应就前列腺癌治疗的相关问题向医师进行恰当的咨询。具体术式的选择应基于术者的经验、患者疾病的具体状况与机体指标，最终决策应共同制订。术前的检测项目应至少包含尿液分析、血细胞分析及血生化系列。输血发生率较低，因此血型检测并非必查项目。

尽管对于有经验的术者而言，直肠损伤的发生风险较低，但由于经会阴根治性前列腺切除术需要在临近直肠壁的部位做分离操作，因此笔者仍然推荐在术前进行肠道准备，并予以患者预防性使用抗生素。患者在术前一天进行肠道准备并进无渣流食。常用的肠道准备泻药包括枸橼酸镁、聚乙二醇及磷酸钠灌肠剂等。我们通常在术前一天给患者口服 10 盎司（1 盎司≈29.57 ml）枸橼酸镁，并根据患者每千克体重给予静脉点滴头孢唑啉。如果患者对头孢类抗生素过敏，则可换用庆大霉素或万古霉素。

在术前准备中，还应包括抗血栓栓塞外科弹力袜及充气加压装置。尽管该手术可以在局部麻醉或椎管内麻醉下完成，但大多数患者仍然推荐接受全身麻醉。

手术器械与设备

在标准手术床上配备 Yellofin 腿蹬设备，使患者处于截石位，且手术床尾部安装自动复位牵引器。需准备以下器械及设备：泌尿外科常规手术套装、Allis 长钳、Young 前列腺牵引器、Lowsley 弯型牵引器（图 77.1A）、Thorek 剪、Hohenfellner 钳（图 77.1B）、Young 双叶牵引器（图 77.1C）、20 F 硅胶导尿管及潘氏引流管。本文作者所使用的 Thompson 牵引器见图 77.9。其他器械还可准备小弯剪。含有 UR-6 和 SH 双股成分的 2-0 号单薇乔线用来做吻合口缝合。2-0 号可吸收线将在以下的手术操作步骤描述中被用到。推荐术者在术中佩戴外科视觉放大设备及头灯。

手术操作

第一步：手术体位的摆放

麻醉诱导后，将患者双腿固定在 Yellofin 腿蹬设备上，取过度截石位，使患者的臀部在手术台边缘展开（图 77.2）。用卷起的软毯将患者的会阴垫高，并使患者会阴与地面平行。患者身体各部位与手术床的所有接触点都应做好衬垫。患者双臂尽量少呈弯曲位以预防对臂丛神经造成损伤。手术床尾端应保留约 2 英寸（1 英寸≈2.54 cm）的空间以安装自动复位牵引器。宽约 3 英尺（1 英尺≈30.48 cm）的绑带用来置于腿蹬及垫毯上以固定患者体位。一条松紧可调的固定带跨越于患者腹部之上加以绑定，以进一步防止术中患者移位。

会阴区及阴囊备皮。会阴、肛门、双侧大腿、阴茎、阴囊和脐以下的腹部皮肤用聚维酮碘消毒。铺好无菌单后，将自动复位牵引器固定于手术床末端。为患者留置尿管排空膀胱。最后，将弯型 Lowsley 牵引器置入膀胱，撑开其两翼并妥善固定。

第二步：切口

触诊双侧坐骨结节作为体表标志。在肛门前方，从右侧坐骨结节中点至左侧坐骨结节中点做一弯曲（倒马蹄形）切口（图 77.3）。切口顶端距离肛门边缘 2 cm，常常以局部皮肤色泽改变的交界处作为合适位置的参考。然后将切口向后继续延伸，从肛门括约肌

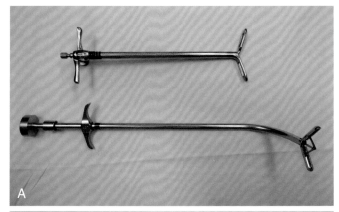

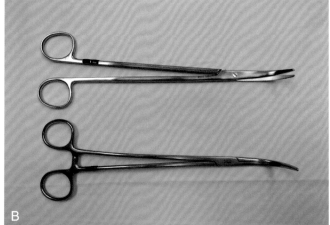

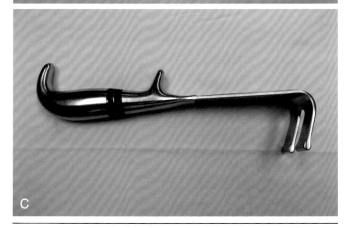

图 77.1 **A.** Young 前列腺牵引器（顶部）和弯型 Lowsley 牵引器（底部）；**B.** Thorek 剪（顶部）和 Hohenfellner 钳（底部）；**C.** Young 分叶牵引器

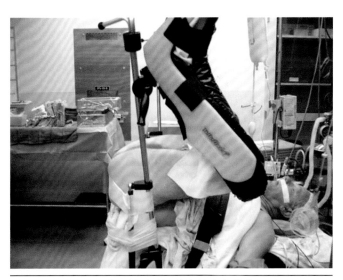

图 77.2 经会阴根治性前列腺切除术的患者体位。用 Yellofin 腿蹬设备使患者呈过度截石位，将患者臀部超过手术台边缘，并使患者会阴与地面平行

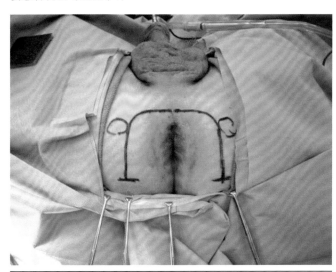

图 77.3 在肛门前方，从右侧坐骨结节中点至左侧坐骨结节中点做一弯曲倒马蹄形切口。以局部皮肤色泽改变的交界处作为合适位置的参考。切口顶端距离肛门边缘约 2 cm

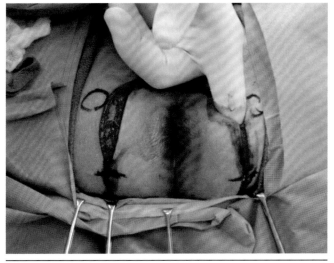

图 77.4 钝性分离两侧坐骨直肠窝，并用手指向下垂直于盆底进行分离

侧方向后直至肛门后方的中点。切口位于坐骨结节之间使得患者坐位时不会受压。

第三步：离断中心腱

　　向上方和两侧切开会阴浅筋膜至两侧坐骨直肠窝。钝性分离两侧坐骨直肠窝，并用手指向直肠的前方和头端进行分离（图 77.4）。中缝部位组织如图 77.5A 所示，以助读者更好地理解。示指应可从中心腱下方横向通过（图 77.5B）。如果示指不能顺利穿过组织，可以适当把手指向后移动。用手术刀或电刀切开中心腱。然后用

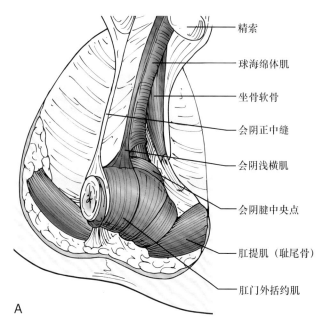

精索

球海绵体肌

坐骨软骨

会阴正中缝

会阴浅横肌

会阴腱中央点

肛提肌（耻尾骨）

肛门外括约肌

A

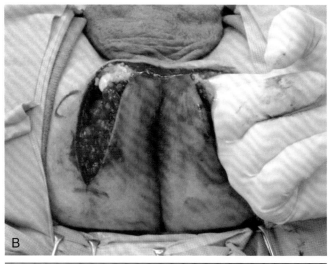

B

图 77.5　**A.** 中缝部位组织；**B.** 示指从中心腱下方横向通过

4 把 Allis 钳铺展固定手术区域，并将直肠拉出手术区域。

第四步：分离并移动直肠

　　Young 分离法是指经前方直接进入肛门外括约肌的浅层和深层，而 Belt 分离法则是指经皮下绕至肛门外括约肌浅层和深层下方。Hudson 分离法使操作区域位于肛门外括约肌的前方，可以认为是 Young 与 Belt 相结合的混合分离法。这些分离法见图 77.6A。

　　本文作者更倾向于应用 Hudson 分离法，因为该分离法可以直接分离肛门外括约肌的深部，并且可以看到前列腺后方的直肠纵行肌纤维（图 77.6B），此时可以看到肛门括约肌在直肠上方穹形跨过。在直肠壁腹侧面纵行肌纤维与肛门外括约肌之间继续分离（图 77.7A）。经由括约肌的中间部分以及中部周围部分中心腱组织，双侧的操作空间得以形成。此时，肛门外

括约肌可以用 1 个 Young 双叶牵引器从前方牵提而起（图 77.7B）。术者可以将几把 Allis 钳握在左手，同时将示指伸入直肠，从而起到向后牵拉直肠的作用。周边的中心腱组织可用 Metzenbaum 剪锐性剪开（图 77.8）。

第五步：分离直肠尿道肌

　　直肠纵行肌纤维毗邻于直肠尿道肌。将示指伸入直肠托高与直肠前壁相邻的组织平面有利于分离。前列腺尖部水平的两侧直肠尿道肌被钝性分离开之后，直肠游离度显著提高。直肠尿道肌的形态多样，有时仅为几条肌束，有时则为发育较好的纤维肌肉结构。直肠尿道肌暴露于中线位置。由于直肠尿道肌从前方挡了直肠，使用 Lowsley 牵引器会进一步上抬直肠，从而增加直肠损伤的风险。勿用 Lowsley 牵引器牵引，并用剪刀锐性分离直肠尿道肌。钝性分离直肠尿道肌将会导致直肠损伤，需要避免此类操作。此外，过度分离还可增加尿道球部损伤的概率。

第六步：Thompson 牵引器的使用与"Young 天国之门"

　　通过运用 1.5 英尺的可塑牵引片置于直肠后方，并将一个缺口牵引片置于直肠前方，Thompson 牵引器得以局部撑开（图 77.9）。随着直肠尿道肌的分离，使得直肠可向背侧游离，将 Lowsley 牵引器稍微拉向前腹壁，这样可以很好地暴露前列腺。此时，暴露出的平面是 Denonvilliers 筋膜（腹侧筋膜，又被称为到达前列腺的"Young 天国之门"）（图 77.10）。应注意，对于该平面的分离应由水平方向改为垂直方向，分离的空间应在牵引器引导下达前列腺基底部。

第七步：保留神经

　　后方薄层筋膜的处理是关键所在。此处的筋膜应垂直切开，神经血管束由此得以被游离开（图 77.11A）。直肠被游离开之后，可以看到神经血管束在侧方筋膜两侧走行。为了保护双侧的神经血管束，应从中线上做垂直切口（图 77.11B）。切口应从前列腺基底部向前列腺尖部的尿道部位延伸。在垂直切开筋膜后，分离开的中部筋膜活动度增加，可被移至两侧并从前列腺表面剥离。应注意此时不要处理神经血管束，可以用 Debakey 镊小心处理 Denonvilliers 筋膜的侧面。可以用一个剥离子将前列腺向保留下来的神经血管束翻转。在近前列腺尖部，由于 Denonvilliers 前后两层筋膜紧密相邻，需用锐性分离来处理（图 77.12）。来

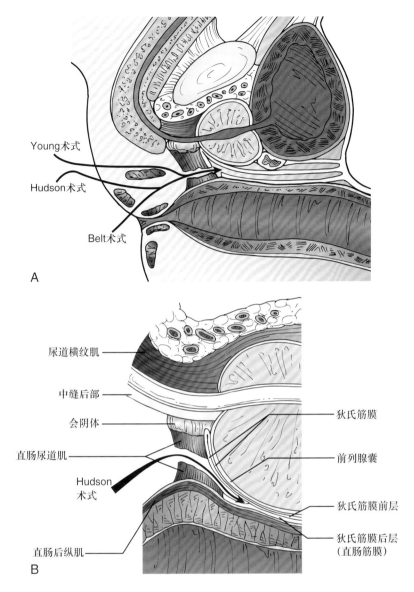

图中标注：

Young 术式

Hudson 术式

Belt 术式

A

尿道横纹肌

中缝后部

会阴体

直肠尿道肌

Hudson 术式

直肠后纵肌

B

狄氏筋膜

前列腺囊

狄氏筋膜前层

狄氏筋膜后层（直肠筋膜）

图 77.6 **A.** 3 种用于经会阴根治性前列腺切除术的分离方法；**B.** Hudson 分离法，沿直肠尿道肌分离，然后进入 Denonvilliers 筋膜前方与直肠筋膜后方的间隙（Adapted from Hudson PB，Lillen OM. Perineal surgery for benign conditions of the prostate. In：Droller MJ，ed. *Surgical management of urologic disease.* St Louis：Mosby-Year Book；1992：713-719.）

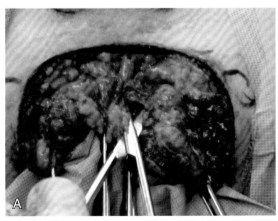

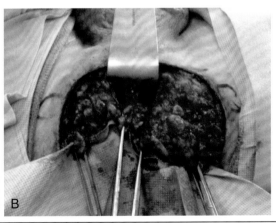

图 77.7 **A.** 在直肠壁腹侧面纵行肌纤维与肛门外括约肌之间分离；**B.** 用 Young 双叶牵引器从肛门外括约肌前方牵提而起，暴露出周边的中心腱组织

源于前列腺基底部下方神经侧蒂的穿支血管可以用血管夹结扎处理。神经血管束应游离至折叠翻起时可越过前列腺尖部至少 1 cm 的程度，并且应使临近前列腺基底部的部位充分游离以确保不因牵拉出现损伤。此外，还应游离前列腺侧面及背静脉复合体下方的腹侧部位。

单侧或广泛分离

对于保留单侧神经的根治性前列腺切除术，垂直

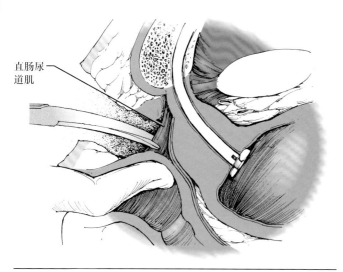

直肠尿
道肌

图 77.8   用剪刀剪断剩余的中心腱组织

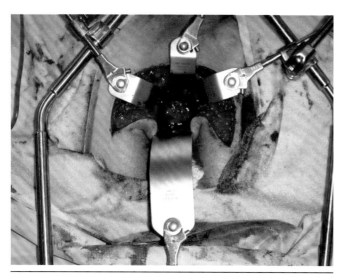

图 77.9   放置 Thompson 牵引器。运用 1.5 英尺的可塑牵引片置于直肠后方，阴道牵引片置于侧方，并将一个缺口牵引片置于直肠前方

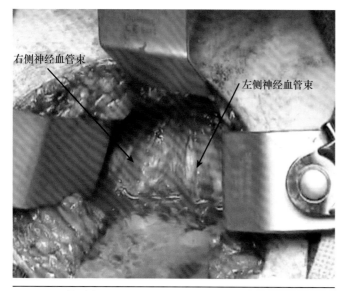

右侧神经血管束

左侧神经血管束

图 77.10   暴露出 Denonvilliers 筋膜及左右两侧的神经血管束

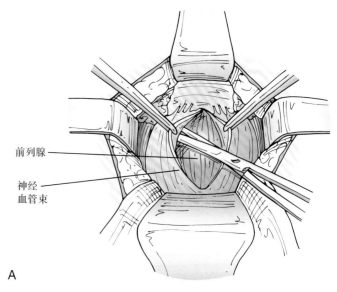

前列腺

神经
血管束

A

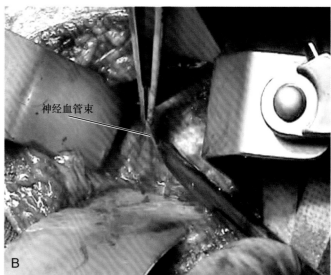

神经血管束

B

图 77.11   **A.** 锐性垂直切开右侧神经血管束后方薄层筋膜；**B.** 为保护双侧神经血管束，从 Denonvilliers 筋膜中线做垂直切口（**A**，Adapted from Thrasher JB，Porter HJ. Perineal prostatectomy. In：Moore RJ，ed. *Minimally invasive urologic surgery*. Abingdon，England：Taylor & Francis；2005：962-988.）

切口的部位应移向试图要保留的一侧神经约 1 cm。对于广泛分离的术式，应在前列腺基底部两侧做神经血管束的结扎，并在前列腺尖部横断尿道。图 77.13 显示的是 1 例左侧做保留神经分离，右侧做广泛分离的术中图片。

第八步：前列腺尖部的分离

接下来，触及前列腺尖部以远的 Lowsley 牵引器。垂直切开覆盖在尿道上方的盆筋膜。将盆筋膜推向两侧，保护神经血管束的远端。此时可以看到膜部尿道与前列腺尖部的连接部。用一把直角钳环绕钳夹尿道（图 77.14），然后用 1 把 15 号刀片锐性切开后尿道

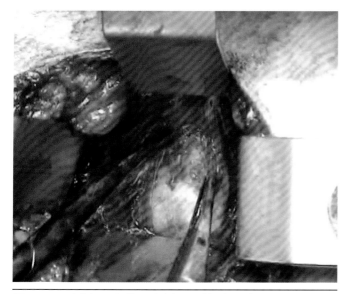

图 77.12　垂直切口向前列腺尖部尿道部位延伸，以完整保留神经血管束

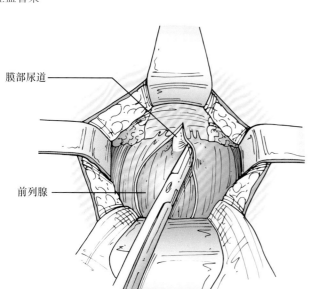

膜部尿道

前列腺

图 77.13　左侧做保留神经分离，右侧做广泛分离的示意图（Adapted from Thrasher JB，Porter HJ. Perineal prostatectomy. In：Moore RJ，ed. Minimally invasive urologic surgery. Abingdon，England：Taylor & Francis；2005：962-988.）

（图 77.15）。用直型 Lowsley 牵引器代替弯型 Lowsley 牵引器，用 UR-6 针器械将 2-0 号单薇乔线预置于后尿道吻合部位的 4 点钟、6 点钟及 8 点钟位置（图 77.16），之后是 10 点钟及 2 点钟位置。缝线预置之后锐性完全离断尿道。Young 前列腺牵引器经由前列腺尖部置入膀胱，并撑开其两翼。图 77.17 显示的是前列腺部尿道内的 Young 前列腺牵引器，前方是前列腺尖部。

第九步：离断耻骨前列腺韧带

　　将 Young 前列腺牵引器向腹侧旋转以暴露前列腺前部及位于中线处的耻骨前列腺韧带。由于耻骨前列

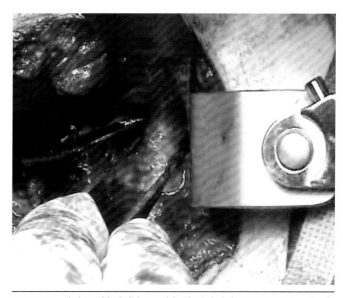

图 77.14　良好地暴露膜部尿道与前列腺尖部。以 Debakey 镊牵拉前列腺后，用 1 把直角钳环绕钳夹尿道

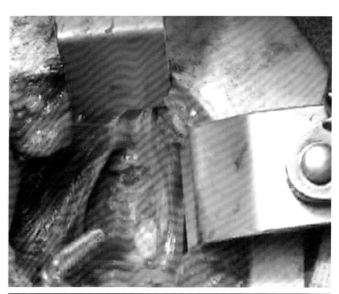

图 77.15　切开后尿道板

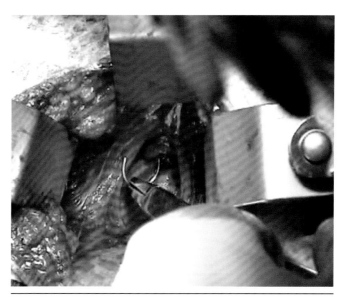

图 77.16　用 UR-6 针将 2-0 号单薇乔线预置于后尿道吻合部位

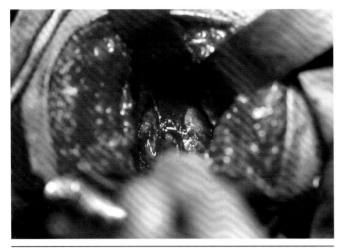

图 77.17 前列腺部尿道内的 Young 牵引器，向下牵引暴露出耻骨前列腺韧带

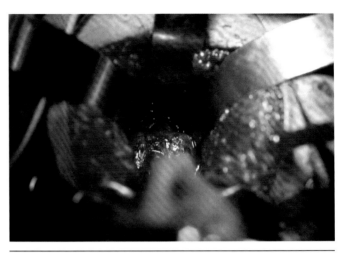

图 77.19 用 Young 牵引器牵开前列腺尖部可以看到膀胱颈部环状纤维

腺韧带为无血管结构，故可锐性剪断，前列腺窝的损伤亦可有效避免。前列腺前部从前列腺尖部分离至膀胱颈，背静脉复合体可被游离出来，且膀胱颈部的环形纤维可以被看到（图 77.18）。背静脉复合体位于操作区的腹侧，一般不会受到损伤。用血管镊牵起并予以电凝可以控制来自背静脉复合体分支的出血。如果出血仍然存在，可以填塞 1 块 Ray-Tec 海绵以压迫止血。如果出血仍然难以控制，可以使用 UR-6 器械以 2-0 号薇乔线行"8"字缝扎止血。

第十步：分离膀胱颈

膀胱颈部肌肉组织很容易辨识，可以用 Thorek 剪将其横断。分离平面可以通过对前列腺轮廓的大略估计和环状纤维来判断（图 77.19）。通过触及 Young 牵引器的两翼，Thorek 剪可以横断膀胱颈，并可从其前方进入。将 Young 牵引器取出，将 1 把 Hohenfellner 钳经前列腺部尿道穿过至膀胱颈（图 77.20），用 1 根

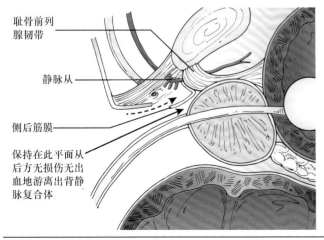

耻骨前列腺韧带

静脉从

侧后筋膜

保持在此平面从后方无损伤无出血地游离出背静脉复合体

图 77.18 前列腺前部从前列腺尖部分离，背静脉复合体可被游离出来

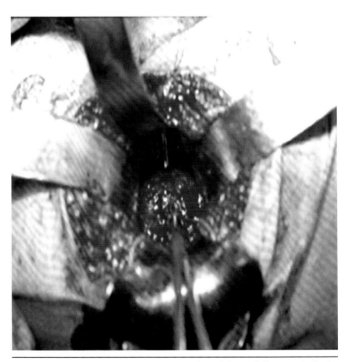

图 77.20 将 1 把 Hohenfellner 钳经前列腺部尿道穿过至膀胱颈

3/8 英尺的潘氏管穿过前列腺部尿道，以 1 把 Kelly 钳将其固定。图 77.21 显示的是 1 把膀胱颈内的 Debakey 镊，前列腺在其后方，前列腺部尿道则被 1 条潘氏管环绕。牵拉该潘氏管有助于局部组织的分离。

用潘氏管牵拉前列腺，以 Hohenfellner 钳分离膀胱颈后壁，进一步游离膀胱颈与前列腺的交界处。应注意辨认输尿管口。静脉注射靛胭脂染料有助于输尿管口的辨认。绕前列腺基底部环形游离膀胱颈，暴露双侧精囊腺和输精管（图 77.22）。

第十一步：分离前列腺侧蒂及精囊腺

两侧的输精管壶腹部用直角钳游离，进而用血

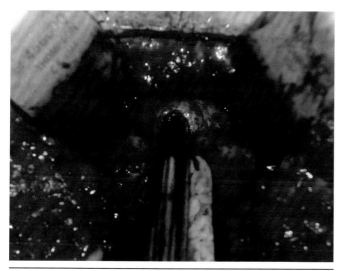

图 77.21　以 1 把膀胱颈内的 Debakey 镊牵引前列腺，从后方可以看到 1 根 3/8 英尺的潘氏管穿过前列腺部尿道

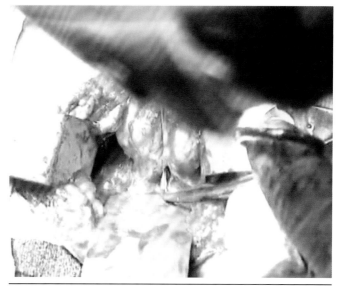

图 77.23　以直角钳小心分离血管蒂，用夹子夹闭，紧贴前列腺切开血管蒂

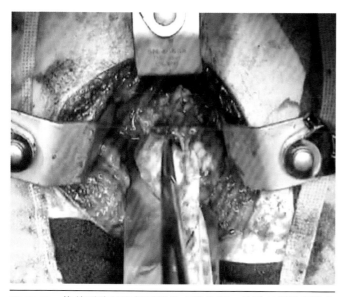

图 77.22　绕前列腺基底部环形游离膀胱颈，暴露双侧精囊腺和输精管

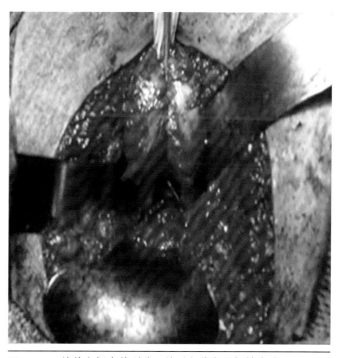

图 77.24　从前方轻牵前列腺，从后方分离双侧精囊腺

管夹结扎和切断。此刻，处理的重点转到前列腺两侧的血管蒂，其被视为限制前列腺活动度的主要附属结构。从后方切开 Denonvilliers 筋膜，以直角钳小心分离血管蒂，用夹子夹闭，紧贴前列腺切开血管蒂（图 77.23）。对于保留神经的根治性前列腺切除术，这个过程中要注意避免损伤神经血管束。继续在后方游离前列腺，此刻精囊腺已成为前列腺后方唯一仅剩的附属结构。从前方牵出前列腺，即可从后方触及精囊腺。轻牵前列腺以便钝性分离双侧精囊腺，继而将其切断（图 77.24）。这样就完成了标本的游离，可以将其完整地取出。图 77.25 显示的是保留完整的神经血管束和背景中的膀胱颈。

第十二步：膀胱尿道吻合

图 77.26　显示的是内置有导尿管的尿道及注射靛胭脂染料后的膀胱颈部图像。运用 SH 器械在膀胱颈的 10 点钟和 2 点钟位置对应缝上 2-0 单薇乔线。2-0 号可吸收线用标准网球拍缝合法重建膀胱颈后部，注意防止对输尿管口造成损伤（图 77.27）。此前静脉注射的靛胭脂染料有助于输尿管口的辨识。分别在膀胱颈的 4 点钟、6 点钟及 8 点钟位置用预置的缝线缝合打结。导尿管球囊内注入 10 ml 无菌注射用水，并从 10 点及 2

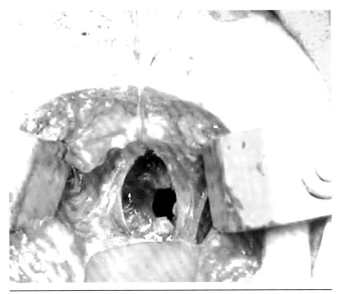

图 77.25 双侧保留完整的神经血管束和背景中的膀胱颈

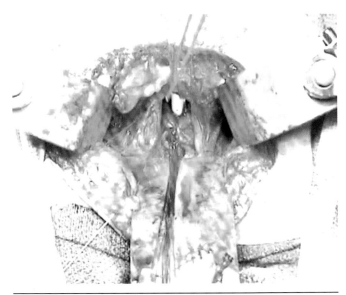

图 77.27 环绕 20 F 导尿管重建膀胱颈。前方尿道膀胱吻合口缝线已预置在膀胱相应位置

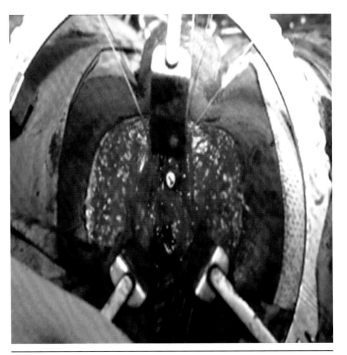

图 77.26 内置有导尿管的尿道前面观。注射靛胭脂染料后的后方膀胱颈部

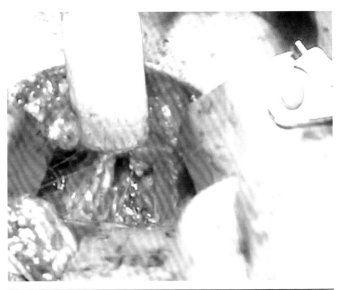

图 77.28 在膀胱颈吻合口后方相应位置用预置的缝线缝合打结

点钟位置开始缝合吻合口，直至将吻合口后壁完全缝合关闭（图 77.28）。之后，以生理盐水从导尿管注入膀胱测试吻合口是否缝合严密。

第十三步：关闭切口

仔细全面地检查整个术野，确认有无直肠损伤，并以温盐水冲洗手术区域。用示指伸入直肠检查，顶起直肠前壁后仔细查看局部有无损伤迹象，示指撤出后观察手套上有无血迹。直肠前壁附近放置 5/8 英尺潘氏引流管，并从切口旁穿出。切口予以 3 层缝合关闭，恢复会阴部结构。2-0 号含铬线缝合深部及浅部肌肉组织。皮下会阴筋膜也用 2-0 号含铬线缝合。皮肤用 2-0 号含铬线水平褥式缝合，打结处应避开肛门。剪线时线尾留长，以便提高患者术后舒适度（图 77.29）。

术后护理

患者术后即可开始清淡流食，并根据恢复情况逐步改为普食。鼓励术后早期下床活动，可予患者口服镇痛药和大便软化剂。严格禁止直肠内操作和给药刺激直肠。大部分患者可于术后 1 天出院，出院前可拔除引流管。患者排便后切口应重新换药包扎。导尿管需术后留置 7 ～ 10 天再拔除，留置导尿管期间口服氟喹诺酮类抗生素预防感染。

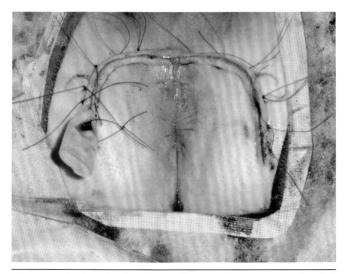

图 77.29　右后方可见留置有 5/8 英尺（1 英尺 ≈ 30 cm）潘氏引流管。皮肤用 2-0 号含铬线水平褥式缝合，打结处避开肛门，剪线时线尾留长

拓展阅读

Holzbeierlein JM, Porter HJ, Thrasher JB. The craft of urologic surgery: modern perineal prostatectomy. *Urol Clin North Am*. 2004;31:629-641.

Hudson PB, Lillen OM. Perineal surgery for benign conditions of the prostate. In: Droller MJ, ed. *Surgical management of urologic disease*. St Louis: Mosby – Year Book; 1992:713-719.

Thrasher JB, Porter HJ. Perineal prostatectomy. In: Moore RJ, ed. *Minimally invasive urologic surgery*. Abingdon, England: Taylor & Francis; 2005:962-988.

Young HH. A clinical, pathological and post-operative analysis of 111 cases. *Ann Surg*. 1909;50(6):1144-1233.

Massimiliano Spaliviero, James A. Eastham

（原小斌 译 王东文 审校）

盆腔淋巴结清扫术（PLND）是前列腺癌外科治疗中重要的组成部分，尤其对于高危前列腺癌患者来说更是如此（Feifer，2011）。PLND 可以为接受根治性前列腺切除术（RP）的患者提供准确的肿瘤分期信息，可以指导患者在术后接受随访以及包括临床试验性疗法在内的辅助或挽救性治疗。PLND 还可以消除那些有可能被忽略而出现播散的较小转移病灶（Heidenrich，2002；Bader，2002；Allaf，2004；Joslyn，2006）。

肿瘤分期向早期化演变的趋势及临床上淋巴结受侵（LNI）概率的下降，如今主要通过预测模型的辅助来评估（Cagiannos，2003），这也导致在 RP 同期实施 PLND 的做法呈现下降的趋势（Joslyn，2006；Gil-Vernet，1996；Kawakami，2006）。尽管如此，由于在术前缺乏充分且精准的影像学评估技术，RP 术中同期实施 PLND 仍然是从解剖学上评估是否存在早期转移的肿瘤分期"金标准"（Briganti，2009）。

PLND 对于前列腺癌患者预后的作用仍然存在争议（Briganti，2009）。前列腺癌筛查以及前列腺特异性抗原（PSA）检测越来越广泛的应用使得前列腺的检出向早期化趋势演变，越来越多的患者确诊前列腺癌时肿瘤尚局限于腺体内，涉及淋巴结受侵（LNI）的概率也相应地有所下降（Bluestein，1994；DiMarco，2005）。这一现象促使许多泌尿外科医师选择要么在 RP 术中不再同期实施 PLND，要么缩减了 PLND 的术中清扫范围（Briganti，2006）。然而，由于接受主动监测的低危前列腺癌患者比例逐渐升高，大部分需要接受外科治疗的前列腺癌患者，特别是对于那些中高危前列腺癌的患者，仍然推荐在 RP 术中同期实施 PLND。虽然目前仍缺乏证明 PLND 临床获益的随机试验数据，诸多文献报道仍显示，无论是在无淋巴结转移的情况下，还是在有少量淋巴结转移的情况下，RP 术中同期接受 PLND 的患者，清扫的淋巴结数量越多，则无生化复发生存率越高（Joslyn，2006；Bader，2003；Daneshmand，2004；Arlettaz，2004）。

术前事项

概述

遗憾的是，诸如 CT 或 MRI 等术前标准的影像学检查手段均无法提供患者是否存在淋巴结转移的准确信息，因此并不能依据这些影像学检查结果来决定患者是否应当接受 PLND（Budiharto，2011；Briganti，2012），而日益涌现的新型影像学技术手段均尚处于试验阶段（Heesakkers，2008；van der Poel，2011）。基于此，PLND 仍然是目前确定前列腺癌淋巴结受侵状况及分期信息的最准确方法。

术前主要依据前列腺癌疾病特点制定的阳性淋巴结评估量表来筛选适合接受 PLND 的前列腺癌患者。为了避免遗漏或低估淋巴结转移风险的情况出现，基于标准或扩大淋巴结清扫方式制定的量表标准（Godoy，2011；Briganti，2012），较之基于局限性淋巴结清扫方式制定的量表，更倾向于严格一些（Cagiannos，2003；Makarov，2007）。

各个医学组织对于接受 PLND 的适应证并未达成共识。美国泌尿外科学会（AUA）推荐存在"较高危淋巴结受侵风险"的患者接受 PLND（Thompson，2007）；而美国国立综合癌症网络（NCCN）则推荐量表评估后提示淋巴结受侵风险概率 ≥ 2% 的患者接受 PLND（Mohler，2014）；欧洲泌尿外科学会（EAU）基于近期更新的评估量表则推荐所有中高危前列腺癌患者均应接受 PLND（Heidenreich，2014）。

盆腔淋巴结解剖

盆腔淋巴结通常被人为划分为髂外、闭孔及下腹部 3 个区域。盆腔淋巴结在这 3 个区域转移的分布及概率曾在 1 项纳入了 642 例的美国患者，时间跨度为 2002—2009 年，均由同一位术者实施根治性前列腺切除术的临床研究中被评估。8.2% 的入组患者被发现存在盆腔淋巴结的转移，这其中低危前列腺癌中有 1.7% 的患者存在盆腔淋巴结的转移，中危前列腺癌中盆腔淋巴结转移的比例为 8.6%，而在高危前列腺癌中这一数字为 23.9%。术中清扫的淋巴结平均个数为 16 枚（四分位差 11～22）。多数存在盆腔淋巴结转移的患者（69%）仅在上述 3 个解剖区域中的一个区域被发现阳性淋巴结（髂外区域占 11%、闭孔区域占 26%、下腹区域 31%）。淋巴结的转移更多地在闭孔区域（60%）和下腹区域（49%）中被发现，而髂外区域的淋巴结转移（37%）则少于这两个区域。在存在淋巴结转移的患者中，单个淋巴结转移的患者比例为 49%，而两枚淋巴结转移的患者则占 31%。这些数据证实，仅仅将 PLND 的清扫范围局限于髂外区域的做法并不能达到充分清扫的目的。髂外淋巴结清扫的术式仅仅能使确实存在淋巴结转移的患者中的 1/3 得以受益（Godoy，2012）。基于此，推荐的 PLND 范围应当涵盖髂外、闭孔及下腹 3 个区域。这 3 个区域的清扫即为标准 PLND（图 78.1）（McLaughlin，1976）。较之其他较小清扫范围的 PLND，标准 PLND 能够清扫出更多的阳性淋巴结（Heidenreich，2002；Bader，2002；Allaf，2004；Touijer，2007）。

盆腔淋巴结得以充分清扫所需的最少淋巴结个数

更为宽泛的盆腔淋巴结解剖区域划分意味着更多的淋巴结清扫数量，进而使肿瘤淋巴转移的确认与获知更为灵敏和准确（Heidenreich，2002；Bader，2002；Touijer，2007）。影响 PLND 中所清扫淋巴结数量的因素包括术者及其手术技术水平，病理医师及其组织处理技术水平，患者疾病特点及其与医师的互动和对淋巴结清扫数量的认知程度（Mazzola，2012）。然而，盆腔淋巴结得以充分清扫所需的最少淋巴结个数迄今为止仍未取得共识（Briganti，2009）。

对于在 RP 术中同期接受扩大 PLND，且术后病理证实所有清扫淋巴结均为阴性的患者，其无生化复

发生存率更高，表明扩大 PLND 可能会清除常规组织学检查无法确认的肿瘤微转移病灶，从而使患者获益（Schiavina，2010）。1 项纳入了 614 例分期为 pT$_{2～4}$N$_0$，且接受了局部 PLND（淋巴结清扫个数为 1～9 个）患者，与接受扩大 PLND（淋巴结清扫个数 ≥ 10 个）患者做比较的回顾性研究分析得出了以下数据：平均随访时间为 62.5±39.7 个月。生化复发的标准定义为 PSA ≥ 0.2 ng/ml。两组患者的 5～10 年肿瘤特异性生存率分别为 98.8% 和 95.8%，无生化复发生存率则分别为 77.2% 和 60.7%。生化复发在 21.2% 的患者中发生。更多的淋巴结清扫个数意味着更低一些的生化复发风险（HR = 0.926，95%CI 为每人平均多清扫 0.932～0.992 枚淋巴结，P = 0.013）。接受扩大 PLND 的患者与接受局限 PLND 的患者相比，其生化复发风险显著降低（HR = 0.658，95%CI 0.464～0.934，P = 0.019）。多因素分析显示淋巴结清扫范围、PSA 水平、病理 Gleason 评分、病理分期及是否接受辅助化学治疗与生化复发显著相关。

在不同术者和不同术式（开放手术、腹腔镜手术和机器人辅助腹腔镜手术）间比较 PLND 的临床结果，结果发现术者因素比术式因素对于 PLND 的影响更为重要。这是因为无论何种术式，实施标准 PLND（包括髂外、闭孔和下腹区域），所清扫出的淋巴结数量差别不大（Silberstein，2012）。运用多因素线性回归分析方法对淋巴结受侵风险 ≥ 2%，接受了 RP 联合同期标准 PLND 手术患者的临床分期、穿刺活检病理 Gleason 评分、PSA 水平及年龄进行调整后发现，开放手术和腹腔镜手术（中位数分别为 20 和 19）可以清扫出比机器人辅助腹腔镜手术（中位数为 16）更多的淋巴结。然而，在调整淋巴结受侵风险评估量表后，术式间淋巴结受侵风险的差异变得不显著。对于上述 3 种术式，

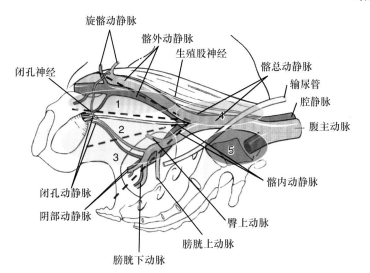

图 78.1　盆腔淋巴结清扫的解剖界限（Reproduced with permission from Ploussard G et al. Pelvic lymph node dissection during robot-assisted radical prostatectomy：efficacy，limitations，and complications—a systematic review of the literature. Eur Urol 2014；65：7-16，Fig. 1. PMID：23582879）

不同术者对于清扫淋巴结数量（11 ～ 28 个）认知的差别之大要显著高于对术式差别的认知。

治疗获益

尽管接受 PLND 的治疗获益情况始终未能得到证实，但 20% ～ 56% 的曾接受过 RP ＋ PLND 手术治疗，术后病理证实存在阳性淋巴结，且未在术后接受辅助治疗的患者，在手术 10 年后 PSA 水平仍低至测不到（Cagiannos，2003；Palapattu，2004；Bianco，2005）。1 项纳入 207 例术后证实存在阳性淋巴结的患者的精算研究表明，术后 5 年出现生化复发的可能性高达 50%。对于存在淋巴结转移的患者，预后状况也并非全都不佳。低 Gleason 评分（低于 8 分）或阳性淋巴结个数少（1 或 2 枚）预后相对较好（Palapattu，2004；von Bodman，2010）。其他的研究也证实了这些发现（DiMarco，2005；Berglund，2007）。如今，姑且不论 PLND 清扫范围具体采取哪一种方案，即使是 RP 同期行 PLND 可使患者获益的一级证据也仍然缺乏。尽管如此，如前所述，大多数的医学组织仍然推荐中高危前列腺癌患者在接受 RP 手术的同期接受标准 PLND。

患者体位、切口及手术步骤

开放性标准 PLND

器械

使用同耻骨后根治性前列腺切除术相同的手术器械，包括 1 套泌尿生殖外科手术套装，由 1 把普通血管钳、泌尿长柄血管钳、泌尿血管处理套装组成；还需小号及中号钛夹钳、长柄 Debakey 镊、长柄 Metzenbaum 剪、钝头长直角钳、血管牵引器及长柄针持。此外，还需要 1 根 18 F 的 5 ml 气囊容量 Foley 水滑导尿管，1 台手控电凝设备及 1 把吸引器。1 把 Turner-Warwick 牵引器，用于暴露术野。包括 2 片可塑形牵引片在内的 5 片牵引片用来放置于后腹膜腔以牵拉组织，暴露空间；另用 2 片 C 形牵引片牵拉切口两侧的尾端组织；另外 1 个可塑形牵引片用来在中线部位牵拉膀胱。

体位

患者取平卧位，两侧上肢垂直于躯体放置并妥善固定。髂前上棘位置略高于手术床弯折处，根据患者的身高可略作调整。持续充气装置被应用于整个手术过程中。全身麻醉诱导后，手术床轻微折曲并呈头高足低位至耻骨上水平。葡萄糖酸氯己定及异丙醇常规消毒腹部皮肤，聚维酮碘消毒生殖器、腹股沟区直至双侧臀部区域。常规消毒铺单后，向尿道内留置 18 F 导尿管并气囊注水。

切口

在下腹部中线部位，以耻骨联合为起点，脐部为终点连接画线。用装有 10 号刀片的手术刀，沿此标记线做长 8 ～ 10 cm 的皮肤切口。皮下电凝止血至切口尾端以下及耻骨上约 2 cm 处。翻开皮肤，继续向双侧分离皮下并暴露腹直肌筋膜。在中线部位打开腹直肌前鞘，并用电凝止血，筋膜切口继续向尾端和头端延伸。牵拉腹直肌时需留意避免损伤腹壁下动脉及双侧静脉。继续向两侧牵开腹直肌，并向尾端延长切口。以电刀向上切开腹横筋膜。

暴露

运用手指或海绵剥离子在膀胱与中线部位的腹膜及髂血管周边脂肪组织之间钝性分离出一个操作平面，并暴露出包含有两侧盆腔淋巴结组织的 Retzius 空间（图 78.2）。术者的手指放置在盆内筋膜附近，并沿耻骨钝性分离髂外血管的走行范围。这一步骤必须注意轻柔操作以防意外撕裂闭孔淋巴结组织。在双侧精索下方，分离出 1 个放置牵引片的空间，将 1 个 Turner-Warwick 牵引器置入，使其从头端牵开精索及腹膜。触诊该空间的上方可获知中线附近的脐动脉位置。

牵引器的放置

牵引片前端包裹有海绵以保护腹壁，避免损伤腹

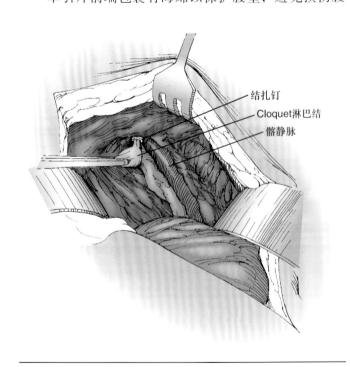

结扎钉
Cloquet 淋巴结
髂静脉

图 78.2　向中部牵引膀胱将其牵出操作平面

膜。牵引片在整个手术过程中应保持于原位不做移动，同时牵引片的放置应避免牵拉髂血管及其分支，事实上最好使它们均保持在其原本的解剖位置。然后，将两个 C 形牵引片从两侧分别放置在切口尾端以牵拉切口，增强暴露效果。最后，将一个可塑性牵引片用于牵拉膀胱离开拟行盆腔淋巴结清扫的一侧，以创造出充分的手术操作空间。

标准 PLND

术者手持 1 把 Debakey 镊及钝头的 Metzenbaum 剪，一助则手持 1 个静脉牵引器和 1 把外科吸引器。用镊子轻轻向中线牵起髂外静脉下方的淋巴结组织，用剪刀等器械（图 78.3）分离出髂外静脉下方与侧盆壁之间的一个操作空间来放置静脉牵引器（图 78.4）。从头端向尾端充分分离出髂外静脉下方的操作空间，以便清扫髂外区域的淋巴结组织，这一操作空间应从髂外静脉延伸至闭孔神经，并从髂总血管分叉处延伸至 Cooper 韧带处包括髂腹股沟淋巴结的盆底结构（图 78.5）。用 Metzenbaum 剪及钝头直角钳将 Cooper 韧带处的淋巴结组织予以仔细充分的清扫切除，并用 2-0 号丝线结扎切除组织断端以防淋巴囊肿形成。淋巴结组织下方及后方的血管结构要予以保留。作为淋巴结清扫最远端界限标志的 Cloquet 淋巴结不一定必须被清扫（Shen, 2000; Heyns, 2010; Chu, 2010）。清扫过程中应避免损伤远端的旋髂静脉。位于中部的髂外静脉上方的用来引流下肢淋巴液的淋巴结组织应予以保留。

接下来，闭孔神经应在闭孔窝内予以确认，并充分分离至骨骼化，充分清扫周边的淋巴结组织。闭孔

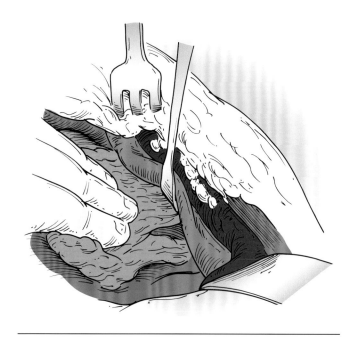

图 78.4 分离闭孔窝内的纤维脂肪组织以确认闭孔神经

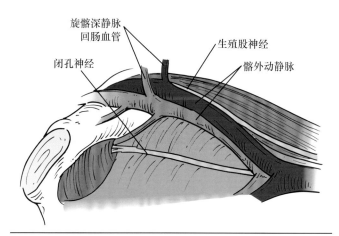

图 78.5 标准盆腔淋巴结清扫术（PLND）的解剖界限

动静脉应预先保留，较小的血管则可以视情况予以夹闭结扎。运用 Singley 组织镊将其余的淋巴结组织从闭孔区域内逐一取出，包括分布于闭孔神经深部、闭孔血管中部及盆内筋膜头端以及膀胱壁中部的淋巴结组织。移除淋巴结组织的过程应轻柔仔细操作以免损伤血管，此处由于位于盆腔深部，故而一旦发生出血，止血难度很大。清扫过程中如果遇到局部组织有阻力，则说明可能存在小的穿支血管。此时可以将淋巴组织向上方和中线部位牵拉，从后方向髂外动脉和髂总静脉分叉处方向逐步分离。清扫之后，可以将剩余的淋巴管及纤维脂肪组织夹闭并横断切除。

标准 PLND 的清扫范围始自闭孔神经头端下方的下腹区域，从下腹上动脉、神经及静脉延伸至侧方的腰大肌，直至包含下腹动脉小分支及其髂总动脉分叉起始段部位组织的闭孔血管（图 78.6）。淋巴结清扫的

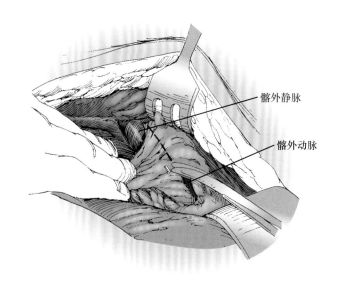

图 78.3 打开横跨于朝向腹股沟管的髂外静脉上方的纤维脂肪组织

髂外静脉

髂外动脉

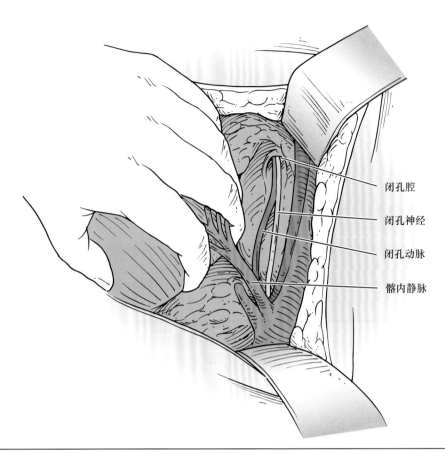

闭孔腔

闭孔神经

闭孔动脉

髂内静脉

图 78.6　分离翻转横跨于髂内动静脉上方的纤维脂肪组织

下界要达到闭孔动脉后方和脐正中韧带水平。这一操作运用两把 Singley 镊以"双手交替"的形式完成，以保持髂外血管分叉处始终处于术者视野之内，并且避免对坐骨神经造成任何损伤。

止血

出血一定要在术中确认。小号外科生物夹可用于术中夹闭止血，诸如氧化纤维素聚合物的止血材料必要时可填压于闭孔神经侧方组织窝内止血。从髂外、闭孔和下腹区域分别清扫获得的淋巴结组织送病理科检测。在 RP 之前进行的对侧 PLND 操作同上。

机器人辅助腹腔镜下 PLND

对于局部解剖知识的详尽掌握、运用机器人平台的高度舒适感与技巧、充分分离并维持局部空间暴露的能力及合理运用牵拉作用，是成功实施机器人辅助腹腔镜下 PLND 的关键所在（图 78.7）。机器人辅助腹腔镜下标准 PLND 的清扫边界同开放手术。

器械

术中如果改开放手术，则所使用器械同前所述。此外，还需要 1 枚 Veress 气腹针和 1 套腹腔镜充气系统管道。所需的机器人手术器械则包括 1 个 0° 镜头和 1 个 30° 镜头、机器人腹腔镜系统、剪刀、1 把马里兰钳或双极电剪刀、组织抓持钳、Hem-o-Lock 上夹器、1 把腹腔镜吸引灌洗器、一把腹腔镜牵引器及 1 个腹腔镜勺状镊。排烟装置、腹腔镜组织取物袋、氧化纤维素聚合物及局部止血密封剂等止血材料亦有助于手术顺利进行。此外还需要准备 1 根 18 F 的 5 ml 气囊容量 Foley 水滑导尿管和 1 台手控电凝设备。

体位

患者取平卧位，头高足低，并用肩托防患者滑出手术床头端。持续充气装置被应用于整个手术过程中。全身麻醉诱导后，患者妥善固定于手术床上并将上肢保定于躯干两侧。老款型号的机器人平台要求将患者的双下肢放置为截石位，新款机器人平台则取平卧位即可。葡萄糖酸氯已定及异丙醇常规消毒腹部皮肤，聚维酮碘消毒生殖器、腹股沟区直至双侧臀部区域。常规消毒铺单后，向尿道内留置 18 F 导尿管并气囊注水。

切口

这里描述的是经腹途径的腹腔镜手术方式，这一术式最为常用。事实上，腹膜外途径和经腹途径腹腔

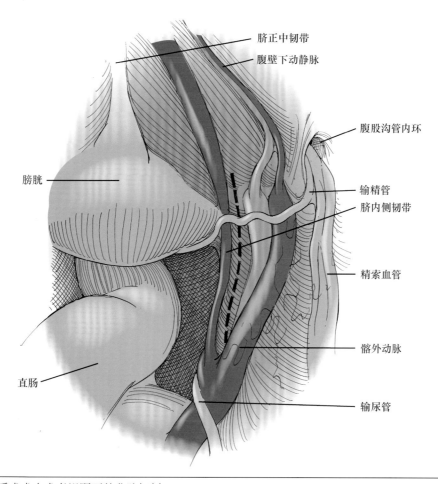

膀胱

直肠

脐正中韧带

腹壁下动静脉

腹股沟管内环

输精管

脐内侧韧带

精索血管

髂外动脉

输尿管

图 78.7　机器人腹腔镜手术术中术者视野下的盆腔解剖

镜手术的临床治疗效果是相似的。可运用 Veress 气腹针进入腹腔，进针部位为脐上 10～12 mm，可以做 1 个半圆切口后穿入 Veress 气腹针。置针后抽吸一下并做液平测试以确认气腹针在腹腔内的位置。连接充气管路，开始时以低流量模式，如 3 L/min 充气，气腹压可以低于5 mmHg，密切观察有无皮下气肿发生或充入气体进入腹膜前空间的现象。气腹压最终稳定到 15 mmHg 水平，拔出 Veress 气腹针，并置入机器人腹腔镜镜头（新型平台为 8 mm 镜头，老款平台为 12 mm 镜头）。机器人镜头置入腹腔后观察有无出血，肠道损伤或局部粘连。

操作孔的位置选取

　　包括两条患者右侧的机械臂和 1 条放置在患者左侧供右利手术者使用的机械臂在内的 3 条机械臂，直视下在平脐水平或其上方 8.5～10 cm 处打孔置入体腔。助手在左髂棘中部上方 3～4 cm 处设置 1 个 12 mm 的辅助孔，在镜头孔和两个操作孔 Trocar 连线偏左至少 5 cm的头侧之间再设置一个 5 mm 的辅助孔（图 78.8）。手术床取头低足高位，使肠管进入腹腔，减少对盆腔空间的干扰，之后将机械臂锁固锚定。单极电剪刀放在右侧一

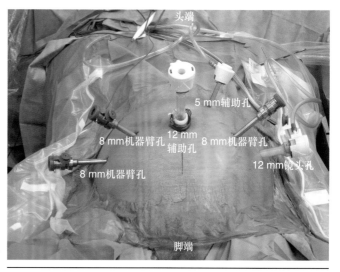

头端

5 mm辅助孔

8 mm机器臂孔

12 mm辅助孔

8 mm机器臂孔

12 mm镜头孔

8 mm机器臂孔

脚端

图 78.8　腹腔镜打孔的外景图像（Reproduced with permission from Silberstein JL，Laudone VP. Pelvic lymph node dissection for prostate cancer. In：Eastham JA，Schaeffer EM，editors. Radical Prostatectomy—Surgical Perspectives. New York：Springer；2014. p. 57-74，Fig. 4.1.）

号机械臂上，马里兰钳或双极镊放在左侧机械臂上，牵拉抓持镊放在右侧远端的三号机械臂上。吸引器和小肠牵引器通过 5 mm 及 12 mm 辅助孔分别置入，由助手来

使用（图78.9）。根据术者的习惯和偏好，可以选用30°或0°镜头。较粗的淋巴管可以使用5 mm Hem-o-Lock夹或机器人血管切割凝扎器来处理（图78.10）。

暴露与牵拉

在腹膜后方沿脐正中韧带侧面切开，在输精管上方逐渐向髂总动脉中部附近扩大切口（图78.11）。牵起中部的韧带组织，脐正中韧带、髂总动静脉、输尿管、腹壁下动脉随之暴露，并且还可以分离出膀胱与侧盆壁之间的操作空间（图78.12）。根据术者自己的

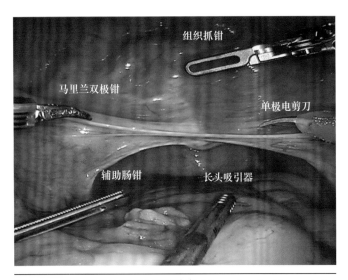

图78.9　镜头视野下的腔内器械分布（Reproduced with permission from Silberstein JL，Laudone VP. Pelvic lymph node dissection for prostate cancer. In：Eastham JA，Schaeffer EM，editors. Radical Prostatectomy—Surgical Perspectives. New York：Springer；2014. p. 57-74，Fig. 4.2.）

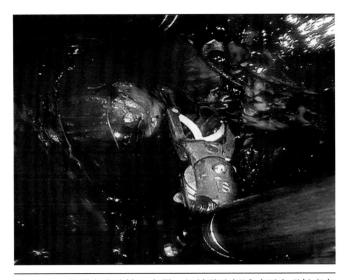

图78.10　机器人腹腔镜上夹器。机械臂腕部活动可实现任意角度上夹（Reproduced with permission from Silberstein JL，Laudone VP. Pelvic lymph node dissection for prostate cancer. In：Eastham JA，Schaeffer EM，editors. Radical Prostatectomy—Surgical Perspectives. New York：Springer；2014. p. 57-74，Fig. 4.3.）

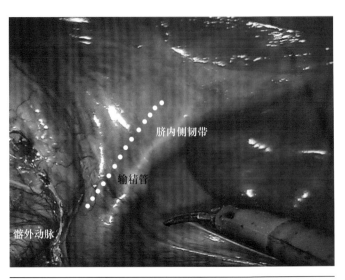

图78.11　经腹切口。在输精管上方由侧面向中部脐正中韧带切开（虚线处）（Reproduced with permission from Silberstein JL，Laudone VP. Pelvic lymph node dissection for prostate cancer. In：Eastham JA，Schaeffer EM，editors. Radical Prostatectomy—Surgical Perspectives. New York：Springer；2014. p. 57-74，Fig. 4.4.）

习惯或偏好，输精管可以整体保留，也可以夹闭结扎或横断（图78.13）。在机器人辅助腹腔镜下标准PLND手术中，髂外（图78.14）、闭孔（图78.15）和下腹区域（图78.16）的淋巴结均应采用整块切除的方式。

标准PLND

清扫范围上达髂总动脉分叉处，侧面到输尿管水平（图78.17）。夹闭结扎该区域主要的淋巴管结构后，可向中线部位牵拉跨越髂静脉上方的淋巴组织，并继续分离髂静脉下方的淋巴组织，直至清扫延伸到闭孔淋巴结和附着于侧盆壁闭孔内筋膜上的纤维脂肪淋巴结组织（图78.18）。肌层的穿支血管可以用双极电凝处理。尽管Cloquet淋巴结并不是要求必须清扫的，但它标志着淋巴结清扫的远端界限（图78.19）（Shen，2000；Heyns，2010；Chu，2010）。闭孔副动静脉及从髂外血管分离出的分支血管应当在分离Cloquet淋巴结的过程中予以仔细辨认并保留（尤其是动脉）。对于这些血管的损伤可能导致不必要的大量出血。

在膀胱和髂血管之间钝性分离可以暴露出侧方的闭孔神经和血管，以及后方的肛周脂肪组织（图78.20）。向髂血管分叉和神经起始处的近端和深部进一步分离（图78.21）。在脐正中韧带及闭孔动静脉周边及侧面的所有淋巴结组织均需清扫。横跨坐骨神经鞘上方的肛周脂肪组织标志着PLND清扫的后界。清扫闭孔神经中部的淋巴结及散布于脐正中韧带、腹壁下动脉一级分支及膀胱动脉之间的淋巴结组织，是PLND

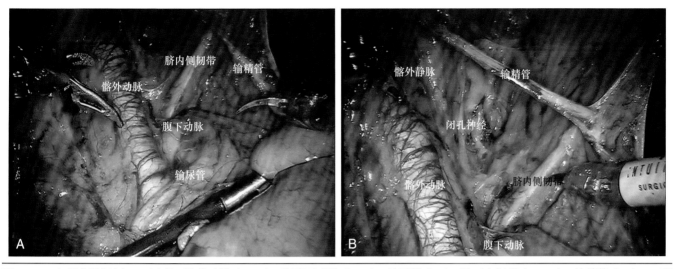

图 78.12　左侧盆腔解剖。**A.** 远观：髂外动脉（EIA）；腹壁下动脉（HA）；输尿管（U）；脐正中韧带（MUL）；输精管（V）。**B.** 近观：髂外动脉（EIA）；髂外静脉（EIV）；腹壁下动脉（HA）；输尿管（U）；脐正中韧带（MUL）；输精管（V）；闭孔神经（ON）。在输精管上方由侧面向中部脐正中韧带切开（虚线处）（Reproduced with permission from Silberstein JL，Laudone VP. Pelvic lymph node dissection for prostate cancer. In：Eastham JA，Schaeffer EM，editors. Radical Prostatectomy—Surgical Perspectives. New York：Springer；2014. p. 57-74，Fig. 4.5a and Fig. 4.5b）

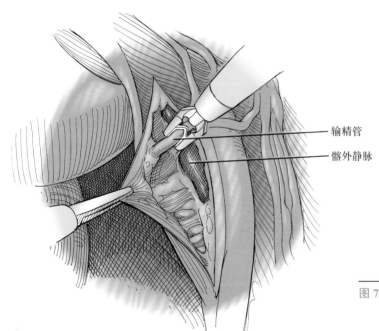

输精管

髂外静脉

图 78.13　夹闭输精管（可选操作），之后可加以结扎或横断

的最后一步。之后再进行机器人辅助腹腔镜下根治性前列腺切除术操作并彻底止血，必要时可使用止血材料。

挽救性 PLND

　　RP 术后生化复发的患者有一部分是仅涉及淋巴结受侵的复发类型，对此类患者应预约行 [11]C 胆碱 PET/CT 或弥散加权 MRI 检查评估病情（Abdollah，2015）。一些具备适应证的患者还可以接受盆腔及腹膜后淋巴结清扫。目前的研究表明挽救性 PLND 可以延缓肿瘤的临床进展，并可以在 1/3 的生化复发患者当中推迟

内分泌治疗的开始时间。接受挽救性 PLND 的患者，其接受内分泌治疗的时间常常可以被退后。接受挽救性 PLND 的理想患者应该满足以下条件：PSA < 4，Gleason 评分 ≤ 7 且受侵淋巴结局限于盆腔内。对于挽救性 PLND 目前尚无一个标准化操作规范或统一模式。尽管可以运用术前影像指导扩大清扫的具体范围，但至少应该包括沿着来自髂血管旋髂深静脉及主动脉分叉远端股管走行的纤维脂肪组织。闭孔窝内含有淋巴结的组织、骶骨前淋巴结及髂内动脉中部和侧方的淋巴结均应包含在清扫的范围内（Eguchi，2012）。在

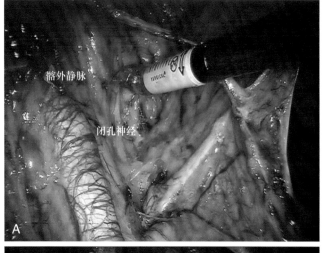

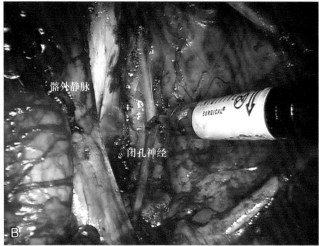

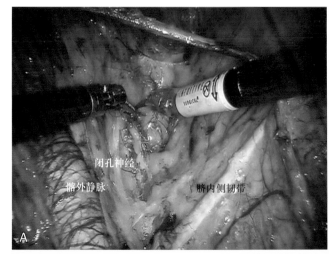

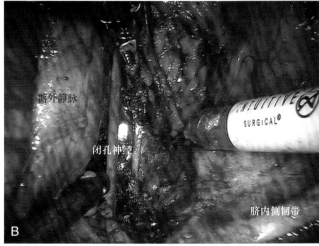

图 78.14 左侧髂部淋巴结。清扫之前（A）及之后（B）的髂外静脉（EIV）与闭孔神经（ON）之间的淋巴结组织（Reproduced with permission from Silberstein JL，Laudone VP. Pelvic lymph node dissection for prostate cancer. In：Eastham JA，Schaeffer EM，editors. Radical Prostatectomy—Surgical Perspectives. New York：Springer；2014. p. 57-74，Fig. 4.6a and Fig. 4.6b）

图 78.15 左侧闭孔淋巴结。清扫之前（A）及之后（B）的闭孔神经（ON）下方及直肠周围脂肪组织前方的淋巴结组织。输精管（V）、髂外静脉（EIV）及脐正中韧带（MUL）代表着清扫的界限（Reproduced with permission from Silberstein JL，Laudone VP. Pelvic lymph node dissection for prostate cancer. In：Eastham JA，Schaeffer EM，editors. Radical Prostatectomy—Surgical Perspectives. New York：Springer；2014. p. 57-74，Fig. 4.7a and Fig. 4.7b）

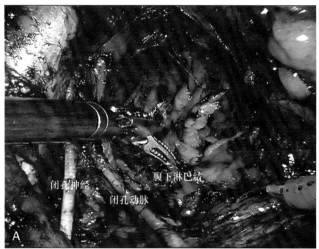

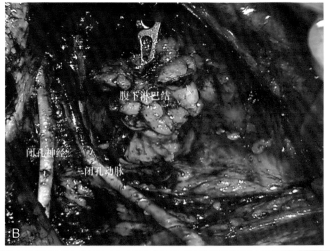

图 78.16 左侧下腹部淋巴结。清扫之前（A）及之后（B）的下腹部淋巴结（HN）。清扫时沿着膀胱、闭孔动脉（OA）中部及闭孔神经（ON）（Reproduced with permission from Silberstein JL，Laudone VP. Pelvic lymph node dissection for prostate cancer. In：Eastham JA，Schaeffer EM，editors. Radical Prostatectomy—Surgical Perspectives. New York：Springer；2014. p. 57-74，Fig. 4.8a and Fig. 4.8b）

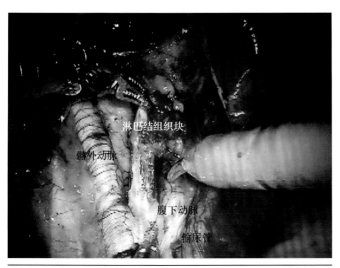

图 78.17 左侧淋巴结清扫术的起始部位。从髂外动脉（EIA）分叉处及腹壁下动脉（HA）开始清扫，侧方清扫至输尿管（U）（Reproduced with permission from Silberstein JL, Laudone VP. Pelvic lymph node dissection for prostate cancer. In：Eastham JA，Schaeffer EM，editors. Radical Prostatectomy—Surgical Perspectives. New York：Springer；2014. p. 57-74，Fig. 4.9.）

术前影像学检查提示存在腹膜后淋巴结受侵或术中冰冻病理提示阳性髂血管旁淋巴结的患者中，挽救性 PLND 的范围应做相应的扩大。腹膜后淋巴结清扫的范围应包括肾动脉头端、双侧输尿管侧方及主动脉分叉处的尾端。对于其中一些患者，清扫的范围还应包括主动脉与下腔静脉之间的淋巴结。由于目前的影像学

技术可能低估淋巴结受侵的状况，因此一些医院将腹膜后淋巴结清扫作为挽救性 PLND 的常规内容（Tilki，2013；Passoni，2014）。值得注意的是，首次 PLND 的区域或辅助 / 挽救性放疗涉及过的区域在实施挽救性 PLND 时应予以避开，因为这些预期再次清扫出阳性淋巴结的概率很低（Abdollah，2015）。必须强调的是，挽救性淋巴结清扫术目前仍处于试验阶段，实施时最好能纳入临床试验之中。

并发症及术后护理

开放或机器人辅助腹腔镜下 PLND 的潜在并发症发生率为 1% ～ 7%（Campbell，1995；Ploussard，2014）。

术中并发症

PLND 的术中并发症包括大血管损伤、输尿管和闭孔神经损伤。

术中出血：并不常见。危及生命的大出血较少发生，PLND 对 RP 术中失血量的影响并不显著（Atug，2006）。出血常常来自于盆腔侧壁的髂静脉分支，海绵子压迫止血后再以 3-0 或 4-0 号 Prolene 线缝扎即可控制出血。夹闭、缝扎或双极电凝处理均可用于闭孔血管的损伤出血。对于髂血管的损伤则需要实施严密的血管修补，包括用无损血管钳暂时阻断血流，并在术

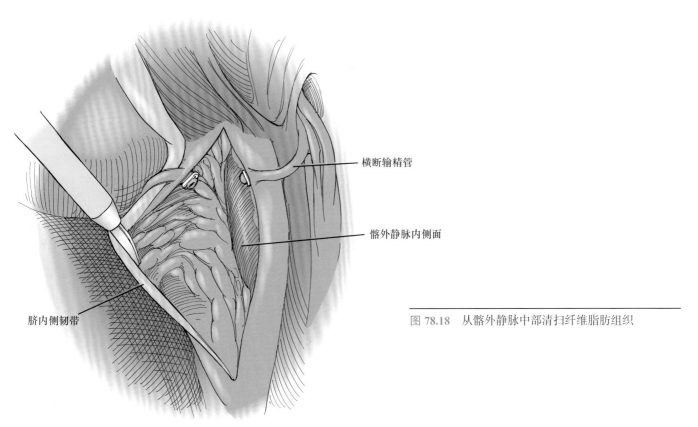

图 78.18 从髂外静脉中部清扫纤维脂肪组织

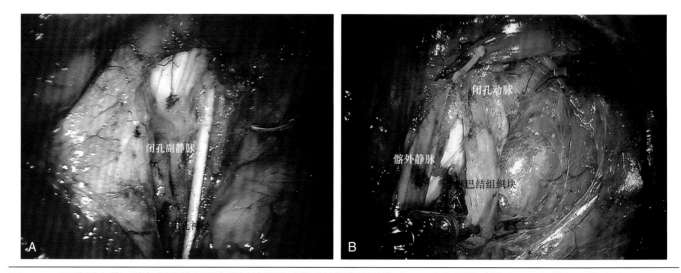

图 78.19   闭孔副血管。清扫闭孔神经下方淋巴结组织时常可见闭孔副静脉（AOV）与闭孔动脉（AOA）常相互交叉（Reproduced with permission from Silberstein JL，Laudone VP. Pelvic lymph node dissection for prostate cancer. In：Eastham JA，Schaeffer EM，editors. Radical Prostatectomy—Surgical Perspectives. New York：Springer；2014. p. 57-74，Fig. 4.10a and Fig. 4.10b）

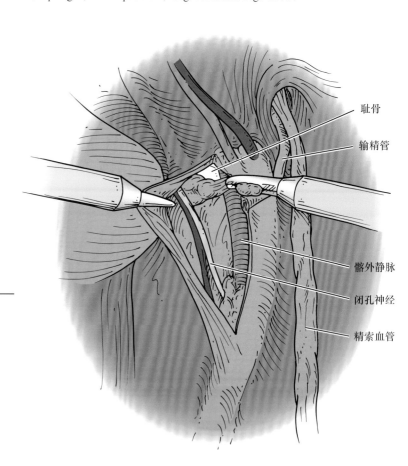

图 78.20   分离膀胱侧壁与髂血管之间的区域

中及时请血管外科医师协助处理。机器人腹腔镜或腹腔镜术中的气腹环境会使髂静脉处于塌陷状态，可以直接对其进行修补缝合。

输尿管损伤：一旦发生，必须在 PLND 术中及时发现并处理。可以通过静脉注射靛胭脂或亚甲蓝注射液协助确认，并且可能需要在 RP 操作完成后实施输尿管再植手术。

闭孔神经损伤：较为少见。有可能因为术中肢体过伸（神经性麻痹）、电灼伤、分离损伤或不慎横断造成。由于闭孔神经（$L_2 \sim L_4$）支配大腿内侧内收肌，因此损伤后其症状可能表现为多种形式步态障碍的运动功能异常和神经分布区域间断疼痛或麻木的感觉功能异常。神经性麻痹的恢复常常需要 6 周左右。为了防止医源性的神经错配缝合，需要用 6-0 号尼龙缝线

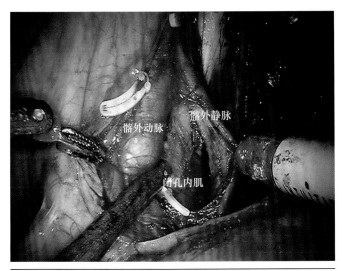

图 78.21　向静脉后方分离。沿盆壁完整清扫所有淋巴结组织要求于闭孔内肌（OI）近端在髂外动脉（EIA）与髂外静脉（EIV）之间予以清扫（Reproduced with permission from Silberstein JL，Laudone VP. Pelvic lymph node dissection for prostate cancer. In：Eastham JA，Schaeffer EM, editors. Radical Prostatectomy—Surgical Perspectives. New York：Springer；2014. p. 57-74，Fig. 4.11.）

在神经弓上实施端对端的无张力显微吻合（Spaliviero，2004）。神经筋膜的扭曲或失序也应避免。神经嫁接缝合在神经损伤过重时也有可能需要实施。

其他损伤：涉及肠道或膀胱等周围器官的损伤，则按标准修补手术方式加以处理。

术后并发症

PLND 术后并发症包括盆腔淋巴囊肿、淋巴水肿、肠梗阻、深静脉血栓及肺动脉栓塞（Ploussard，2014）。

盆腔淋巴囊肿：是 PLND 最常见的术后并发症。常常由于 Cooper 韧带处或髂血管分叉处淋巴管的结扎处理不理想所致，其发生率高达 12%。持续不见减少的术后盆腔引流液是由于盆腔内淋巴液或尿液的不断产生和积聚所致。将引流液收集送检，检测其中的肌酐值可以发现，淋巴液呈现血肌酐水平，而尿液则呈现尿肌酐水平。如果引流液是淋巴液，需要去除引流管的负压吸引装置，并且逐渐慢慢退管直至引流量减少后拔除。一旦拔除引流管，淋巴囊肿有可能会形成。如果临床上出现下腹部或腹股沟区疼痛、低热、活动受限伴疼痛、双下肢水肿和（或）深静脉血栓，需要警惕淋巴囊肿的可能性。盆腔超声或 CT 检查有助于确认淋巴囊肿。淋巴囊肿一旦形成，其自我吸收可能需要数周时间，并且很可能最终还是需要以引流、注射硬化剂或外科修补结扎等方式处理。开放手术与机器人辅助腹腔镜 PLND 相比，两种术式的淋巴囊肿并发

症发生率相似（Campbell，1995；Solberg，2003）。盆腔尿液积聚的现象则表明存在吻合口漏或输尿管损伤，需要定期复查影像学检查加以精确诊断和评估。

深静脉血栓（DVT）或栓塞：对于所有的盆腔手术来说，都存在髂血管血栓形成或栓塞发生的风险。在麻醉诱导之前就预防性的使用双下肢气压治疗装置，并且在术后沿用至患者可以下地活动，是有效的预防措施。对于高危患者，可以考虑皮下注射如低分子肝素等抗凝药物。但需要注意的是，对于使用抗凝药物的风险收益比，目前仍存在争议。

术后护理

标准 PLND 一般与 RP 同期手术完成，并且术后的治疗和护理方法并无不同。接受机器人辅助腹腔镜下根治性前列腺切除术的患者术后常常留院观察 1 天，而接受开放 RP 手术的患者则需要 1～2 天。

致谢

感谢 Vincent P. Laudone 为本文提供机器人辅助腹腔镜下根治性前列腺切除术的术中相关图片。感谢 Michael Newman 为本文的编写所提供的帮助。

拓展阅读

Abdollah F, Briganti A, Montorsi F, et al. Contemporary role of salvage lymphadenectomy in patients with recurrence following radical prostatectomy. *Eur Urol.* 2015;67(5):839-849.

Allaf ME, Palapattu GS, Trock BJ, et al. Anatomical extent of lymph node dissection: impact on men with clinically localized prostate cancer. *J Urol.* 2004;172(5 Pt 1):1840-1844.

Arlettaz L, Degermann S, De Rham C, et al. Expression of inhibitory KIR is confined to CD8+ effector T cells and limits their proliferative capacity. *Eur J Immunol.* 2004;34(12):3413-3422.

Atug F, Castle EP, Srivastav SK, et al. Prospective evaluation of concomitant lymphadenectomy in robot-assisted radical prostatectomy: preliminary analysis of outcomes. *J Endourol.* 2006;20(7):514-518.

Bader P, Burkhard FC, Markwalder R, et al. Disease progression and survival of patients with positive lymph nodes after radical prostatectomy. Is there a chance of cure? *J Urol.* 2003;169(3): 849-854.

Bader P, Burkhard FC, Markwalder R, et al. Is a limited lymph node dissection an adequate staging procedure for prostate cancer? *J Urol.* 2002;168(2):514-518, discussion 8.

Berglund RK, Sadetsky N, DuChane J, et al. Limited pelvic lymph node dissection at the time of radical prostatectomy does not affect 5-year failure rates for low, intermediate and high risk prostate cancer: results from CaPSURE. *J Urol.* 2007;177(2):526-529, discussion 9-30.

Bianco FJ Jr, Scardino PT, Eastham JA. Radical prostatectomy: long-term cancer control and recovery of sexual and urinary function ("trifecta"). *Urology.* 2005;66(5 suppl):83-94.

Bluestein DL, Bostwick DG, Bergstralh EJ, et al. Eliminating the need for bilateral pelvic lymphadenectomy in select patients with prostate cancer. *J Urol.* 1994;151(5):1315-1320.

Briganti A, Abdollah F, Nini A, et al. Performance characteristics of computed tomography in detecting lymph node metastases in contemporary patients with prostate cancer treated with extended pelvic lymph node dissection. *Eur Urol.* 2012;61(6):1132-1138.

Briganti A, Blute ML, Eastham JH, et al. Pelvic lymph node dissection in prostate cancer. *Eur Urol.* 2009;55(6):1251-1265.

Briganti A, Chun FK, Salonia A, et al. Complications and other surgical outcomes associated with extended pelvic lymphadenectomy in men with localized prostate cancer. *Eur Urol.* 2006;50(5):1006-1013.

Briganti A, Karnes JR, Da Pozzo LF, et al. Two positive nodes represent a significant cut-off value for cancer specific survival in patients with node positive prostate cancer. A new proposal based on a two-institution experience on 703 consecutive N+ patients treated with radical prostatectomy, extended pelvic lymph node dissection and adjuvant therapy. *Eur Urol.* 2009;55(2):261-270.

Briganti A, Larcher A, Abdollah F, et al. Updated nomogram predicting lymph node invasion in patients with prostate cancer undergoing extended pelvic lymph node dissection: the essential importance of percentage of positive cores. *Eur Urol.* 2012;61(3):480-487.

Budiharto T, Joniau S, Lerut E, et al. Prospective evaluation of ^{11}C-choline positron emission tomography/computed tomography and diffusion-weighted magnetic resonance imaging for the nodal staging of prostate cancer with a high risk of lymph node metastases. *Eur Urol.* 2011;60(1):125-130.

Cagiannos I, Karakiewicz P, Eastham JA, et al. A preoperative nomogram identifying decreased risk of positive pelvic lymph nodes in patients with prostate cancer. *J Urol.* 2003;170(5):1798-1803.

Campbell SC, Klein EA, Levin HS, et al. Open pelvic lymph node dissection for prostate cancer: a reassessment. *Urology.* 1995;46(3):352-355.

Chu CK, Zager JS, Marzban SS, et al. Routine biopsy of Cloquet's node is of limited value in sentinel node positive melanoma patients. *J Surg Oncol.* 2010;102(4):315-320.

Daneshmand S, Quek ML, Stein JP, et al. Prognosis of patients with lymph node positive prostate cancer following radical prostatectomy: long-term results. *J Urol.* 2004;172(6 Pt 1):2252-2255.

DiMarco DS, Zincke H, Sebo TJ, et al. The extent of lymphadenectomy for pTXN0 prostate cancer does not affect prostate cancer outcome in the prostate specific antigen era. *J Urol.* 2005;173(4):1121-1125.

Eguchi K, Kuruvilla S, Ishikawa J, et al. A novel and simple protocol for the validation of home blood pressure monitors in clinical practice. *Blood Press Monit.* 2012;17(5):210-213.

Feifer AH, Elkin EB, Lowrance WT, et al. Temporal trends and predictors of pelvic lymph node dissection in open or minimally invasive radical prostatectomy. *Cancer.* 2011;117(17):3933-3942.

Gil-Vernet JM. Prostate cancer: anatomical and surgical considerations. *Br J Urol.* 1996;78(2):161-168.

Godoy G, Chong KT, Cronin A, et al. Extent of pelvic lymph node dissection and the impact of standard template dissection on nomogram prediction of lymph node involvement. *Eur Urol.* 2011;60(2):195-201.

Godoy G, von Bodman C, Chade DC, et al. Pelvic lymph node dissection for prostate cancer: frequency and distribution of nodal metastases in a contemporary radical prostatectomy series. *J Urol.* 2012;187(6):2082-2086.

Heesakkers RA, Hovels AM, Jager GJ, et al. MRI with a lymph-node-specific contrast agent as an alternative to CT scan and lymph-node dissection in patients with prostate cancer: a prospective multicohort study. *Lancet Oncol.* 2008;9(9):850-856.

Heidenreich A, Bastian PJ, Bellmunt J, et al. EAU guidelines on prostate cancer, part 1: screening, diagnosis, and local treatment with curative intent-update 2013. *Eur Urol.* 2014;65(1):124-137.

Heidenreich A, Varga Z, Von Knobloch R. Extended pelvic lymphadenectomy in patients undergoing radical prostatectomy: high incidence of lymph node metastasis. *J Urol.* 2002;167(4):1681-1686.

Heyns CF, Fleshner N, Sangar V, et al. Management of the lymph nodes in penile cancer. *Urology.* 2010;76(2 suppl 1):S43-S57.

Joslyn SA, Konety BR. Impact of extent of lymphadenectomy on survival after radical prostatectomy for prostate cancer. *Urology.* 2006;68(1):121-125.

Kawakami J, Meng MV, Sadetsky N, et al. Changing patterns of pelvic lymphadenectomy for prostate cancer: results from CaPSURE. *J Urol.* 2006;176(4 Pt 1):1382-1386.

Makarov DV, Trock BJ, Humphreys EB, et al. Updated nomogram to predict pathologic stage of prostate cancer given prostate-specific antigen level, clinical stage, and biopsy Gleason score (Partin tables) based on cases from 2000 to 2005. *Urology.* 2007;69(6):1095-1101.

Masterson TA, Bianco FJ Jr, Vickers AJ, et al. The association between total and positive lymph node counts, and disease progression in clinically localized prostate cancer. *J Urol.* 2006;175(4):1320-1324, discussion 4-5.

Mazzola C, Savage C, Ahallal Y, et al. Nodal counts during pelvic lymph node dissection for prostate cancer: an objective indicator of quality under the influence of very subjective factors. *BJU Int.* 2012;109(9):1323-1328.

McLaughlin AP, Saltzstein SL, McCullough DL, et al. Prostatic carcinoma: incidence and location of unsuspected lymphatic metastases. *J Urol.* 1976;115(1):89-94.

Mohler JL, Kantoff PW, Armstrong AJ, et al. Prostate cancer, version 2.2014. *J Natl Compr Canc Netw.* 2014;12(5):686-718.

Palapattu GS, Allaf ME, Trock BJ, et al. Prostate specific antigen progression in men with lymph node metastases following radical prostatectomy: results of long-term followup. *J Urol.* 2004;172(5 Pt 1):1860-1864.

Passoni NM, Suardi N, Abdollah F, et al. Utility of [11C]choline PET/CT in guiding lesion-targeted salvage therapies in patients with prostate cancer recurrence localized to a single lymph node at imaging: results from a pathologically validated series. *Urol Oncol.* 2014;32(1):38 e9-38 e16.

Ploussard G, Briganti A, de la Taille A, et al. Pelvic lymph node dissection during robot-assisted radical prostatectomy: efficacy, limitations, and complications—a systematic review of the literature. *Eur Urol.* 2014;65(1):7-16.

Schiavina R, Bertaccini A, Franceschelli A, et al. The impact of the extent of lymph-node dissection on biochemical relapse after radical prostatectomy in node-negative patients. *Anticancer Res.* 2010;30(6):2297-2302.

Schumacher MC, Burkhard FC, Thalmann GN, et al. Good outcome for patients with few lymph node metastases after radical retropubic prostatectomy. *Eur Urol.* 2008;54(2):344-352.

Shen P, Conforti AM, Essner R, et al. Is the node of Cloquet the sentinel node for the iliac/obturator node group? *Cancer J.* 2000;6(2):93-97.

Silberstein JL, Vickers AJ, Power NE, et al. Pelvic lymph node dissection for patients with elevated risk of lymph node invasion during radical prostatectomy: comparison of open, laparoscopic and robot-assisted procedures. *J Endourol.* 2012;26(6):748-753.

Solberg A, Angelsen A, Bergan U, et al. Frequency of lymphoceles after open and laparoscopic pelvic lymph node dissection in patients with prostate cancer. *Scand J Urol Nephrol.* 2003;37(3):218-221.

Spaliviero M, Steinberg AP, Kaouk JH, et al. Laparoscopic injury and repair of obturator nerve during radical prostatectomy. *Urology.* 2004;64(5):1030.

Thompson I, Thrasher JB, Aus G, et al. Guideline for the management of clinically localized prostate cancer: 2007 update. *J Urol.* 2007;177(6):2106-2131.

Tilki D, Reich O, Graser A, et al. ^{18}F-Fluoroethylcholine PET/CT identifies lymph node metastasis in patients with prostate-specific antigen failure after radical prostatectomy but underestimates its extent. *Eur Urol.* 2013;63(5):792-796.

Touijer K, Rabbani F, Otero JR, et al. Standard versus limited pelvic lymph node dissection for prostate cancer in patients with a predicted probability of nodal metastasis greater than 1%. *J Urol.* 2007;178(1):120-124.

van der Poel HG, Buckle T, Brouwer OR, et al. Intraoperative laparoscopic fluorescence guidance to the sentinel lymph node in prostate cancer patients: clinical proof of concept of an integrated functional imaging approach using a multimodal tracer. *Eur Urol.* 2011;60(4):826-833.

von Bodman C, Godoy G, Chade DC, et al. Predicting biochemical recurrence-free survival for patients with positive pelvic lymph nodes at radical prostatectomy. *J Urol.* 2010;184(1):143-148.

专家点评（ANGELA SMITH）

对于中高危前列腺癌患者来说，通过接受盆腔淋巴结清扫术不但可以使并发症发生率最低，同时还可以获取精准的临床分期信息。尽管盆腔淋巴结清扫术的治疗获益情况仍旧未被证实，但其无疑是判定患者淋巴结转移状况的最精准措施，而且还可能通过消除早期转移病灶而使患者获益。尽管如此，该手术的长期临床效应由于缺乏一级循证医学证据支持，仍然存在争议。

尽管不乏争议之声，但可以确认的是，盆腔淋巴结清扫术可通过开放术式或机器人辅助腹腔镜术式安全实施。解剖学研究的相关数据支持为患者实施标准盆腔淋巴结清扫术，清扫范围包括髂外、闭孔和下腹区域的淋巴结。无论是接受开放手术还是机器人辅助腹腔镜下盆腔淋巴结清扫，术中首先确认闭孔神经及髂外静脉均可有效避免严重并发症的发生。气腹压的压迫或血流低灌注会使髂外静脉处于塌陷状态。术中如果不注意避开塌陷静脉的边缘，有可能导致意外的血管损伤。此外，较大的含淋巴结的块状组织的分离，以及匆忙放置组织夹有可能会导致闭孔神经的横断损伤。另一种避免血管及神经损伤的方法是从侧方分离到达髂外动脉及静脉（也被称为 Marseille 空间）。在这一方法中，髂外血管被牵拉到中线部位，分离操作在这些血管与中线部位的腰大肌之间进行。侧方的分离可以使术者将中线部位的盆筋膜安全地剥除，并进入闭孔区域，将纤维淋巴组织彻底干净地清扫掉。无论采用何种术式，盆腔淋巴结清扫术的成功实施要求术者应掌握所有的解剖学标志，并且需要小心留意周边的组织结构。唯有如此，方能通过盆腔淋巴结清扫术这一最小的损伤方式，获得准确的临床分期信息。

第 79 章

机器人辅助腹腔镜前列腺切除术

Ben Challacombe，Paul Cathcart，Roger S. Kirby
（高 宇 译 张 旭 审校）

尽管腹腔镜手术对于根治性前列腺切除术是可行的，但对于缺乏高超腹腔镜技术的医师，该手术仍然是相当困难的。手术机器人是由坐在控制台的手术医师遥控的具有多个机械臂的一套电脑系统。目前能用于手术的只有一种机器人系统：达·芬奇手术机器人（Intuitive Surgical，Sunnyvale，CA）。最新的 Xi 达·芬奇机器人能将手术区域三维立体地放大呈现，并能提供精确的组织操作和容易的缝合操作，它能在很大程度上使根治性前列腺切除术的操作变得更容易。

机器人辅助腹腔镜前列腺切除术（robotic-assisted laparoscopic prostatectomy，RALP）的适应证与开放手术相同。机器人前列腺切除术能达到大范围的手术区域，必要时能完成扩大的盆腔淋巴结清扫。对于过度肥胖和既往有腹腔镜疝修补史的患者，RALP 更有优势。虽然巨大的前列腺会填满盆腔并导致一些手术显露上的困难，但是前列腺的大小或巨大的前列腺中叶不会妨碍 RALP 手术的成功进行。既往行放射治疗或 HIFU 治疗后的挽救性 RALP 有时也可顺利完成。

手术技术

患者体位

患者合适的手术体位对于所有的手术都很关键，但是对于机器人前列腺切除术来说尤其重要。大角度的头低足高位有助于肠管移向头侧和操作器械进入盆腔。尽管在患者双腿平放的情况下，Xi 机器人系统允许从侧面对接患者，但大多数情况下患者的双腿仍必须小心地放置成截石位。由于大角度的头低足高体位，手术床需要采用支撑物或绷带及防滑的表面等固定患者以防止其向头侧滑落。体位摆好后，手术床暂时调至头低足高位以确认患者不会滑动，然后恢复至水平位以放置腹腔镜穿刺通道。

通道放置

已有研究证明经腹膜外途径和经腹腔途径的腹腔镜根治性前列腺切除术的结果是相似的。本章将描述

最常被采用的经腹腔途径术式。

首选在脐上做一个 12 mm 的纵向切口，经此切口用 Hasson 法小心地将 Veress 气腹针穿过腹壁刺入腹腔。进行"抽吸试验"以证实气腹针已进入腹腔。连接气腹管，需要特别注意的是，初始的气腹压力应小于 7 ～ 8 mmHg。气腹压力升至 15 mmHg 后将气腹针拔出并将一 12 mm 套管经上述切口置入腹腔。经该套管放入机器人腹腔镜并检查无血管或肠管损伤后，调整手术床倾斜至大角度的头低足高位。

在耻骨联合上约 15 cm 处做标记点（图 79.1）。从耻骨联合至肚脐的距离在不同患者会有所差异，但这个标记通常会位于脐下。上述标记用于引导机器人操作套管的放置。先仔细地在左侧腹部放置 2 个 8 mm 的机器人套管（第二臂和第三臂）。在标记点的水平向外侧 7 ～ 8 cm 处再做一标记并在直视引导下放置 1 个 8 mm 机器人套管，注意避免损伤腹壁下动脉。第 2

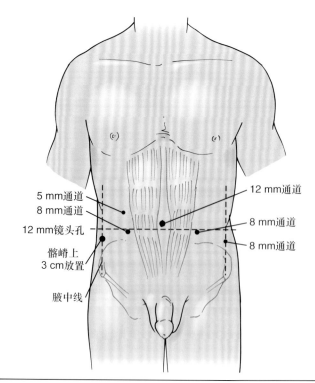

图 79.1　机器人辅助腹腔镜根治性前列腺切除术的通道放置。合适的通道放置提供了进入骨盆的最佳途径，并避免出现器械干扰

584

个 8 mm 机器人套管放置在第 1 个机器人套管的外侧 7～8 cm 处。这两个套管分别用于放置机器人的第二臂和第三臂。接下来放置右侧的套管。手术助手站在右侧，因此右侧腹部要放置 2 个辅助套管和 1 个机器人套管。在腹腔镜直视引导下，在标志点外侧 7～8 cm 处放置 1 个 8 mm 机器人套管，此处用于放置机器人的第一臂。所有机器人套管放置好后再放置 12 mm 的侧面辅助套管。触摸髂前上棘作为放置套管最右侧的标记。在髂嵴内上方 3～4 cm 处放置 1 个 12 mm 套管。最后，在右侧两个套管之间并位于两个套管连线上方约 3 cm 处放置 1 个 5 mm 套管。

技术要点：首次建立腹腔空间

肠管损伤在建立腹部空间时最为常见。有一系列技术可以减轻肠损伤风险。首先，如前所述，可使用开放的 Hassan 技术建立镜头孔。其次，在接入所有机器人辅助孔前，可使用大幅度的头低足高位使肠管离开操作视野。最后，在起初连接套管时初始腹内压可以升至 20 mmHg，一旦确定了操作孔位置，则降为 12 mmHg。

显露前列腺

重要的解剖标志有脐正中韧带，脐尿管，2 条脐内侧韧带和腹股沟内环口。使用 0° 或 30° 镜头观察，切开耻骨联合上方的腹膜。离断脐正中韧带和脐尿管（图 79.2），显露耻骨联合并分离 Retzius 间隙（图 79.3）。腹膜切口向两侧延伸至腹股沟内环口处输精管的水平，向两侧过度分离可能会损伤腹壁上血管。钝性及锐性分离膀胱表面及两侧附着的脂肪结缔组织，有助于将膀胱向后方分离并在 Retzius 间隙里显露前列腺。第四臂可用于将膀胱向头部牵拉，以便充分暴露。需要仔细辨别此处的副阴部动脉，该动脉穿过前列腺两侧的组织进入尿生殖膈到达背深静脉复合体（图 79.4）。

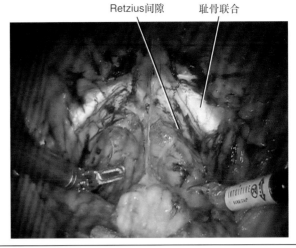

图 79.3　耻骨联合弓后可见 Retzius 间隙

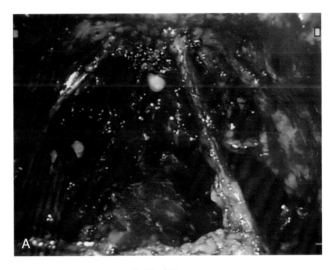

图 79.4　**A.** 骨盆右侧可见一较粗副阴部动脉；**B.** 左侧副阴部动脉穿过位于背深静脉复合体远端的泌尿生殖膈。注意充分游离动脉，这样缝合时不会封闭动脉［**A,** From Smith JA Jr, Tewari A.（2008）. Robotics in urologic surgery. Philadelphia：Saunders.］

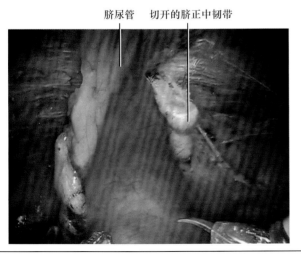

图 79.2　骨盆上部分切开的腹膜视图。正中脐韧带已分开，脐尿管位于中线

技术要点：膀胱牵引缝合

对于体重指数（BMI）较大的患者或其他慢性尿潴留导致膀胱容量增大的患者，膀胱往往会坠入术区导致阻挡术者视野。一个解决方案是使用膀胱牵引缝线。全长的缝合线可以穿过脐尿管的尖部，然后通过5 mm 辅助孔取出。可以在膀胱牵引缝线上使用夹子，可以在整个膀胱牵引缝线上施加更大的张力，这样在游离过程中，膀胱活动度更大。

技术要点：打开盆内筋膜

可以在手术不同时间点打开盆内筋膜以暴露前列腺。此步骤经常在清除前列腺表面脂肪后；当从筋膜内解剖前列腺时，可以保持盆腔内筋膜完整，留下所谓的"阿芙罗狄蒂面纱"。关于该方法是否有效保留勃起功能存在争议，但越来越多的证据表明保存耻骨前韧带和腱弓可能改善尿控。

控制背深静脉复合体

仔细地清除前列腺表面的脂肪组织，进一步鉴别前列腺的解剖边界及背浅静脉和耻骨前列腺韧带。背浅静脉加以电凝处理。

控制背深静脉复合体通常有两种方式：缝扎及切割器夹闭。与开放手术一样，如果需要早期控制背深静脉复合体的话，缝扎是最常用的方法。切开盆内筋膜（图 79.5），用 CT-l 针 1-0 号 PDS 缝线或 Vicryl 缝线穿过背深静脉复合体，仔细鉴别静脉复合体与尿道前部的解剖间隙并在此处进针（图 79.6）。使用滑结可以确保线结牢靠，在线结的上方再缝一针并打结。用缝线将尿道与耻骨联合缝合并用腔内夹固定，完成尿道的悬吊（图 79.7 和图 79.8）。缝合完成后，此时暂时

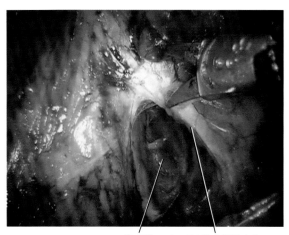

图 79.5　切开右侧盆内筋膜显露前列腺外侧缘

前列腺　　切开的盆腔筋膜边缘

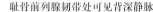

耻骨前列腺韧带处可见背深静脉

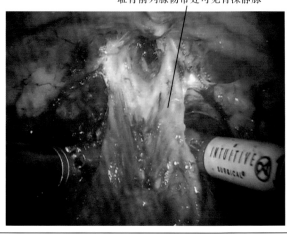

图 79.6　切开两侧盆内筋膜后可见背深静脉复合体与耻骨前列腺韧带

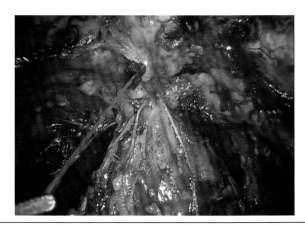

图 79.7　背静脉复合体的缝线穿过耻骨联合的软骨进行提拉和延长尿道

不离断背深静脉复合体。静脉的缝扎有助于在后面分离背深静脉复合体及保留尿道的手术步骤中减少出血。

另一种方法是"冷切"背深静脉复合体。在完全游离前列腺后，尿道离断前不进行缝合结扎。短暂使腹内压增加到 20 mmHg，在将前列腺向头侧牵拉时，用剪刀离断背深静脉复合体。这可能会降低切缘阳性率并改善早期尿控，但会导致失血增加。切开后背深静脉复合体用 3-0 号 Vicryl 线或带刺缝合线缝合。

分离膀胱颈

准确地找到在膀胱颈和前列腺之间的解剖平面对于避免分离进入前列腺基底部和形成过大的膀胱颈至关重要。可采用几种可视的辨认方法，用第四臂的抓钳牵拉膀胱的近端产生一定的张力有助于显露，通常膀胱周围的脂肪在膀胱上的解剖附着点位于前列腺膀胱的连接处。助手医师可轻轻牵拉尿管，通过球囊的活动来判断膀胱颈的位置，如果 Foley 球囊向外侧偏移，那么提示前列腺存在突出的中叶。一个重要的技

切割吻合背深静脉复合体

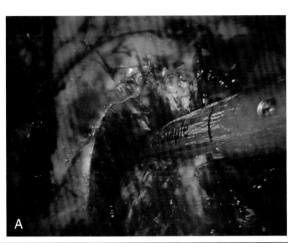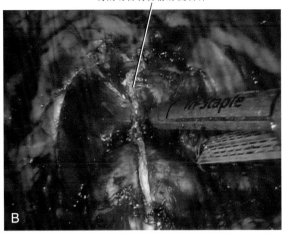

图 79.8　**A.** 直线切割吻合器闭合背静脉复合体；**B.** 击发直线切割吻合器，分离背深静脉复合体与前列腺尖部

巧是，使用机器人的左右两个臂在前列腺膀胱连接处按压加以鉴别（图 79.9），这有助于鉴别前列腺的轮廓并使术者观察前列腺和膀胱的分界点。

　　用单极电剪刀开始分离前列腺膀胱结合部（图 79.10），通常这里会有从背深静脉复合体到膀胱周围组织的一些静脉需要电凝处理。大部分术者会在左臂使用 Maryland 双极钳或双极抓钳。当分离过于靠近前列腺时，前列腺组织会有一些特征性的表现以引起术者的警惕：当切割到前列腺组织时，会见到更多的血管，质地更厚实及创面会渗出带有气泡的白色分泌物。应紧邻前列腺膀胱连接处切开膀胱，将 Foley 尿管退入尿道以显露膀胱三角区，三角区清晰可见，在此过程中，推荐应用 30° 向下的镜头。仔细检查有无增生的前列腺中叶和辨认输尿管口。如有增生中叶，则用第四臂抓住中叶或者 Vicryl 缝线悬吊并向前方提起以显露膀胱

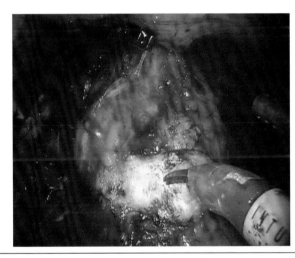

图 79.10　使用单极剪刀分离前列腺和膀胱

三角区（图 79.11），术者用第四臂或助手提起尿管或直接提起前列腺都可达到显露的效果。

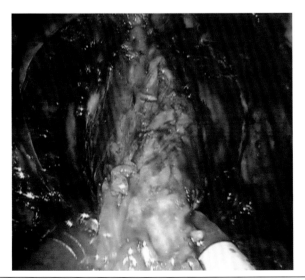

图 79.9　使用机器人的左臂和右臂夹住膀胱，帮助识别前列腺和前列腺膀胱交界处的轮廓

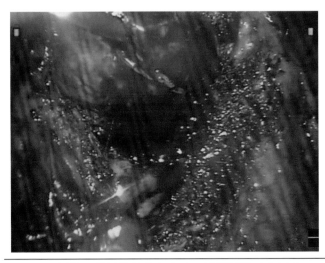

图 79.11　用第四臂抓住并提起中叶，显露膀胱三角区（From Smith JA Jr，Tewari A.［2008］. Robotics in urologic surgery. Philadelphia：Saunders.）

确认膀胱颈后壁和三角区的位置后，切开膀胱颈后壁。仔细观察膀胱后壁并估计剩余的膀胱壁厚度（图 79.12）。如果分离的位置过于靠近膀胱会有损伤输尿管或者膀胱壁的风险，而分离的位置过于远离膀胱有可能切入前列腺基底部。使用剪刀加以分离，避免使用过度的电凝，后者会改变组织的视觉特性并使分离更加困难。辨别前列腺基底部与逼尿肌之间的纵行肌肉，在此组织深面有小的蜂窝样的脂肪组织，锐性切断上述组织后，便可显露位于其下方的输精管和精囊腺。

技术要点：体积较大中叶的处理

前列腺中叶较大使解剖膀胱颈的前部和后部更困难。在辨认前列腺膀胱连接处时，中叶突出使解剖膀胱颈前部较为困难。如果在术前影像学上没有发现较大的前列腺中叶，通常建议术中抽动尿管，看球囊是否向右侧或左侧移动。体积大的前列腺中叶也会使膀胱颈后部剥离困难，因为输尿管口可能位于中叶，存在损伤的风险，或中叶出血使术野变得模糊。在这种情况下分离后膀胱颈，可以用悬吊缝合或使用第四机械臂。对于悬吊缝合，1 根缝合线可以穿过中叶 2 次，然后用内闭合器将缝合线的末端穿过前腹壁，然后用夹子缝合。另外，前面提到的膀胱牵拉缝线可以提供对抗的张力。

分离精囊

输精管的前部和精囊显露之后，用第四臂抓住输精管。精囊近端前方的组织可以很容易的被清除，无血管平面显露出来，切断输精管，电灼处理与输精管

伴行的小动脉。用第四臂抓住并提起输精管断端，会使精囊腺的分离更容易一些。分离沿精囊的前表面进行，助手帮助显露精囊近端。显露精囊尖部，夹闭精囊动脉（图 79.13）。分离精囊时尽量避免使用电凝，以免损伤附近的神经血管束。双侧精囊及输精管游离后，用第四臂将其抓住并向前方提起。

另一种显露精囊的方法是进入腹腔后直接从直肠膀胱凹陷分离。在 Douglas 窝上方膀胱后面切开腹膜，提起并分离两侧的输精管直至精囊的尖部，在直肠前方和膀胱后方继续分离。这种方法的起始步骤是完全游离输精管和精囊，除了分离膀胱颈后壁时精囊已被游离，其他的步骤如前所述。目前有完全后入路进行游离膀胱和前列腺切除的手术，就是保留 Retzius 间隙的技术。

技术要点：冷刀进行精囊分离

输精管和精囊的分离应当避免电灼，因为下侧膝状体的近端靠近精囊的尖部。我们的技术是在离断输精管之前冷刀切除精囊。在此手术入路中，用第四臂抓住输精管并向外后方进行牵引，在输精管的内侧进行游离，能很好地显露精囊。精囊的内侧平面相对是无血管区域，精囊的尖端能完全游离并向内侧旋转，这样能使输精管和精囊的外侧血管神经束充分显露，利于用血管夹离断和冷刀切除。

分离前列腺的背面

Denonvilliers 筋膜覆盖于前列腺表面，解剖上起于 Douglas 窝内的腹膜。依照与包绕前列腺的筋膜的关系，有几种不同的分离方法。总体上，相关的术语有以下几种。

筋膜内技术：前列腺背面的分离层面在 Denonvilliers

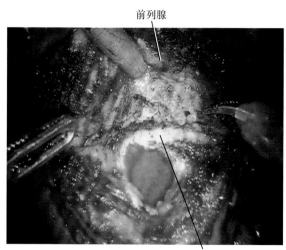

图 79.12　前列腺已与膀胱分离。膀胱后壁肌的宽度应与残余膀胱颈接近，以避免膀胱变薄

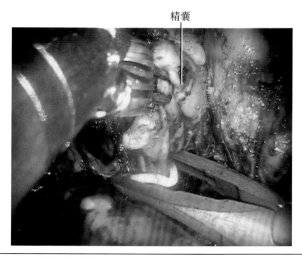

图 79.13　在精囊顶端放置夹子，以控制出血并避免电灼

筋膜与前列腺之间，两侧的分离层面在前列腺筋膜内，这种方法分离的前列腺的表面没有筋膜覆盖。

筋膜间技术： 前列腺背面的分离层面在前列腺与 Denonvilliers 筋膜之间，两侧的分离层面在前列腺筋膜与盆侧筋膜之间。

筋膜外技术： 前列腺背面的分离在 Denonvilliers 筋膜后方的直肠周围脂肪内进行，两侧的切除范围包括盆侧筋膜并延伸到肛提肌筋膜。

筋膜间技术最常被用于保留勃起神经的手术。该技术通常被认为能保留绝大多数的海绵体神经，同时能够保证外科切缘阴性。确认直肠平面，其前方就是致密的容易辨认的 Denonvilliers 筋膜。通常这是个无血管层面，出血意味着分离过于靠近前方，这会导致分离进入前列腺基底部的危险。采用钝性和锐性分离相结合，一直分离到前列腺尖部，仔细避免对尖部和两侧神经血管束的过度分离。直肠紧邻分离平面的背面，应避免过度的电灼。如果在某一点进入分离平面遇到困难，可以移动到两侧或中间的新的区域去尝试分离。用左臂靠近牵拉 Denonvilliers 筋膜产生一定的张力，有利于辨认正确的分离层面（图 79.14）。一旦进入正确的分离层面，沿着前列腺基底部的分离会很容易进行（图 79.15）。

筋膜外技术适用于较晚期或高级别的肿瘤，其分离层面在 Denonvilliers 筋膜后方。锐性切开 Denonvilliers 筋膜，显露直肠周围脂肪（图 79.16）。虽然术前的穿刺活检可能会引起一些粘连及肿瘤可能有所侵犯，在这一层面内的分离通常会很容易进行。

保留神经血管束

在神经血管束的分离过程中，应该限制甚至避免使用热能处理，这一观点已被广泛接受。同时，对于

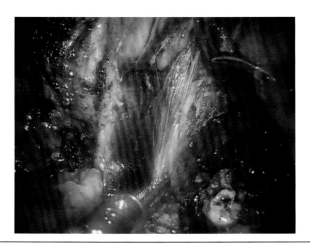

图 79.14　左臂用于伸展组织，促进进入前列腺后方的适当筋膜平面

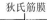
狄氏筋膜

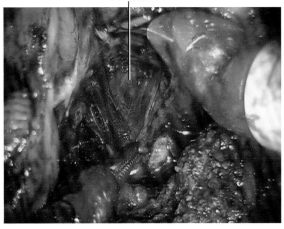

图 79.15　向前提起的前列腺与狄氏筋膜之间的筋膜间解剖

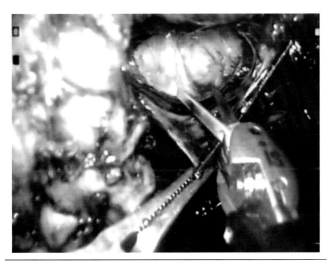

图 79.16　筋膜外解剖切开狄氏筋膜，以显露直肠周围脂肪（From Smith JA Jr，Tewari A.［2008］. Robotics in urologic surgery. Philadelphia：Saunders.）

牵拉损伤，神经也十分脆弱和敏感；所以在盆腔内显露前列腺时应仔细避免过度牵拉。理解并显露神经血管束与前列腺蒂的关系至关重要，在分离前列腺蒂之前沿前列腺侧边辨别神经血管束有利于术中加以保护。在前列腺的前外侧打开盆侧筋膜（图 79.17）。尽管可能含有少量神经，在分离过程中术者选择边缘牵拉仍可以避免抓持神经血管束。将盆侧筋膜的切口向前列腺尖部延伸，并沿前列腺后外方延伸到前列腺基底部，可见前列腺蒂。离断前列腺蒂并分离神经血管束，关键在于清楚地看到前列腺的基础上加以分离（图 79.18）。沿着前列腺筋膜找到分离的层面，尽量减少对前列腺周围组织的损伤，因为神经在这些组织中穿行，而且其解剖分布有较大变异。

技术要点

前列腺的脉管系统分布是保留神经的解剖标志。

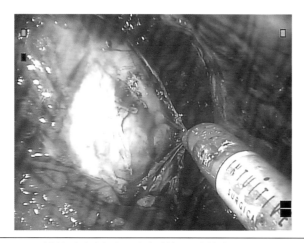

图 79.17　沿前列腺右侧切开松解外侧骨盆筋膜

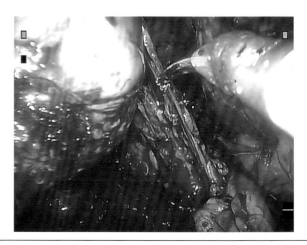

图 79.19　右侧前列腺蒂与神经血管束的关系

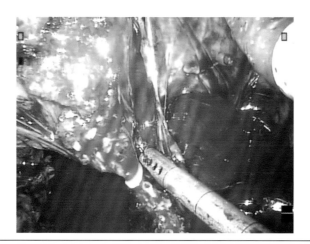

图 79.18　前列腺的表面用于指导组织游离，从而显露神经血管束

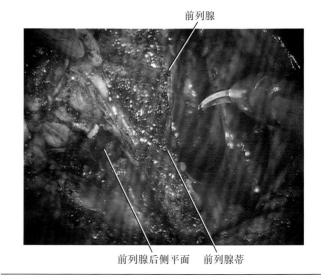

图 79.20　提拉精囊有助于显露右侧前列腺蒂

70% 的患者前外侧前列腺动脉走行于前列腺筋膜下方。在此动脉内侧进行游离能完全保留神经。动脉分布在前列腺中部，在这里可以沿着前列腺蒂向头侧游离神经血管束，继而与前列腺进行分离。

处理前列腺蒂

　　处理前列腺蒂有多种方法，一些医师习惯使用电刀甚至双极电灼切开组织，但是这种方式有传导热能损伤附近的神经组织的风险。前列腺蒂可先用哈巴狗夹加以夹闭，待前列腺切除后再予以缝合。组织闭合器可用于控制前列腺蒂。一些医师仅对前列腺蒂用缝线结扎处理。最常用的方式是使用 Weck 夹结扎处理前列腺蒂。

　　恰当地放置 Weck 夹是关键所在，游离前列腺后壁和侧面的神经血管束以充分暴露前列腺蒂能使放置 Weck 夹更容易些（图 79.19）。用第四臂抓住并上提同侧的精囊能清晰地显露前列腺蒂（图 79.20）。用剪刀围绕前列腺蒂将组织减薄，Weck 夹能加以处理。完全控制每侧的血管蒂常需要数个血管夹（图 79.21）。

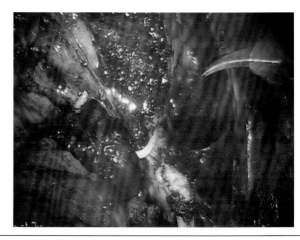

图 79.21　血管夹在前列腺蒂上

　　切断前列腺蒂之后，在神经血管束和前列腺之间残存的侧后方的组织可以用剪刀锐性切开，不需要电灼处理。在分离的过程中会有些出血，但通常很少需要缝合处理。术者必须学会判断多少出血是在允许范围内，其能自发止血，以及需要多少血管控制可能造

成对神经血管束的损伤。

分离尿道

手术进行到此刻，前列腺仅与前方的尚未离断的背深静脉复合体及尿道相连。如果之前使用 30° 向下的镜头来分离膀胱颈和前列腺后壁，此时更换为 0° 镜头完成剩下的尖部分离更为合适。紧邻缝线的近端锐性切断背深静脉复合体，仔细分离避免进入前列腺前面尖部以尽量保留背深静脉复合体的长度。有时缝线的位置不允许与前列腺尖部保持充分的距离来分离背深静脉复合体，缝线可以被保留。如果缝线被切断，可用带有 SH 缝针的 2-0 号 Vicryl 线重新缝合，气腹压通常能够控制出血在一个较低的水平直至重新缝合完毕。

背深静脉复合体完全切断之后，可见前列腺尖部和尿道，所有前列腺尖部前面的残留组织都需被清除，这样在前列腺尖部就能用剪刀锐性切断尿道，抽出导尿管分离尿道后壁（图 79.22）。此刻需仔细检查术野，延伸至前列腺尿道边缘的前列腺后壁组织必须被完全切断，切断少许附着在直肠尿道肌和尿道后壁的组织，然后移除手术标本（图 79.23）。将标本装入标本袋或先放置在盆腔，如随后行盆腔淋巴结清扫术，可与淋巴结一同放入标本袋。

技术要点：前列腺牵拉显露

在分离前列腺尖部时，机器人第四臂从头侧抓住前列腺，反复的反向牵拉前列腺能够显露 DVC，前列腺尖部以及前列腺尿道连接处的解剖平面。

膀胱颈尿道吻合

确切的黏膜对黏膜膀胱颈尿道连续缝合是术后效果良好而且避免术后并发症的 RALP 的重要步骤。此刻，盆腔内的止血已完成，但是还应该仔细检查，神

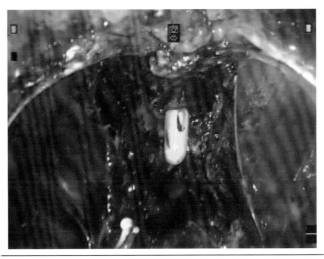

图 79.23　标本取出后盆腔大体观。在前列腺蒂上可见血管夹，神经血管束向远端延伸至后外侧尿道［From Smith JA Jr，Tewari A.（2008）. Robotics in urologic surgery. Philadelphia：Saunders.］

经血管束或前列腺蒂周围的任何可见的动脉出血点都应被缝扎处理。改良的 van Velthoven 缝合常被用于膀胱颈尿道吻合。大部分术者会采用带有 RB-1 或 SH 针的 2-0 或 3-0 号 Monocryl 缝线。两种不同颜色的缝线，每侧 8 英寸。另一种方法是采用倒刺缝线，它能防止缝线滑脱并保持组织靠拢（图 79.24）。

首先缝合膀胱颈，观察三角区，注意避免损伤输尿管口，有时输尿管口很靠近膀胱后壁。如果需要重建膀胱颈，可以采用后壁的球拍式缝合，侧边缝合或者在吻合完成后进行简单的前壁缝合。足够的针距对于当缝线收紧，膀胱颈与尿道对合至关重要。

尿道的缝线放置在两侧尿道的侧后方，缝合足够的组织，在吻合口被收紧时并不拉紧（图 79.25）。如果缝得过深或过于靠近侧边可能会损伤神经血管束。助手间断地抽插尿管很重要，有助于确定尿管没有被缝线挂住。

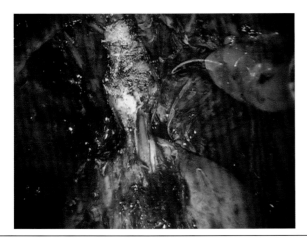

图 79.22　前列腺尖部尿道部分离断后可见后尿道

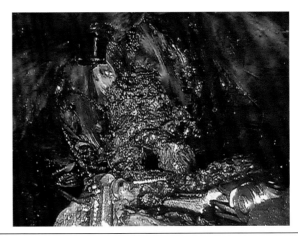

图 79.24　吻合口进行倒刺线缝合有利于组织对合，防止组织滑脱和张力下降

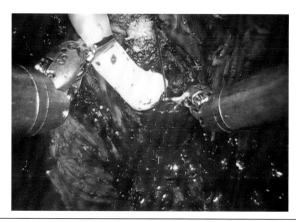

图 79.25　左臂抓住并提起 Foley 导管，有利于显露尿道后壁，缝合尿道

许多术者会采用多根缝线，可间断地收紧缝线以保持后壁的张力。另一种方法是在两侧各用 1 根缝线穿过膀胱颈和尿道，然后用第四臂抓住左侧缝线，助手抓住右侧缝线，使膀胱降入盆腔并直接对准尿道（图 79.26）。恰当的牵拉方向是向前方拉直以避免过度的张力撕裂尿道。缝线逐渐沿右侧和左侧延伸，维持合适的张力，达到黏膜对黏膜的吻合。膀胱颈对尿道的伞形效果是因为通常膀胱颈宽于尿道。如果尺寸相差太大，通过球拍形连续缝合关闭膀胱颈前壁。

吻合完成后，置入气囊尿管，行膀胱注水试验以明确没有吻合口漏水。

技术要点：膀胱尿道吻合之前的后壁重建

前列腺完整切除后，即将进行膀胱尿道吻合，而在此之前有多种方式进行后壁 Denonvilliers 筋膜的重建（Rocco 重建）。尽管目前研究对于后壁重建是否帮助尿控的结论并不明确，然而有相关证据表明后壁重建使得盆腔的血肿发生率显著降低，其中一种后壁重建的方式是应用 1 根双头倒刺线。由于 Denonvilliers 筋膜在离断精囊之前就已经被打开，倒刺线的 2 根缝针在尿道下方向近心段横向对合 Denonvilliers 筋膜，

此为第 1 层缝合。第 2 层缝合中，倒刺线另一头加强膀胱颈后方与重建的 Denonvilliers 筋膜之间的对合。

扩大的盆腔淋巴结清扫术

对于中危和高危的患者需要进行扩大的淋巴结清扫术，清扫范围包括闭孔、髂外、髂内、髂总区域的淋巴结，有时候还会扩大至骶前和腹主动脉旁区域的淋巴结。30° 向下镜头帮助更好地显示手术视野，标本用标本袋分区域取出。术中应仔细辨认解剖标志，避免损伤闭孔神经，闭孔血管和输尿管。有前期报道使用机器人常规穿刺通道对于扩大淋巴结清扫具有一定局限性。对于需要进行扩大的淋巴结清扫，机器人穿刺通道可以进行重新分布，镜头孔和其他所有通道向头侧位移，这样能够清扫更高位置，甚至腹部动脉前的淋巴结。

机器移除和伤口缝合

术区引流可以提示有无术后出血和尿漏，放置引流管不是必需的，但如需放置，可以很容易地通过左下腹的通道置入而不需要重新做切口。通过腔镜通道置入带有牵引绳的腹腔镜标本袋。拔出其余腹壁通道的穿刺套管，用腹腔镜检查前腹壁以明确各穿刺孔没有活动出血。如果穿刺孔有出血，可以用 Endo Close 设备关闭穿刺通道来止血。另外，该设备也可以用来闭合 12 mm 的辅助穿刺孔，避免穿刺孔疝的发生。关闭气腹机，通过脐部切口取出标本。通常需要按照前列腺的大小扩大脐部切口的筋膜，通过牵引绳和标本袋取出标本并送病理检查。用 1-0 号 Vicryl 缝线连续缝合脐部切口的筋膜以防止切口疝。手术的皮肤切口可以使用 Dermabond 粘连皮肤或使用皮下可吸收缝线加以缝合。

术后护理

患者通常需要一晚的住院观察，并能相对快速地恢复饮食和活动。然而，通常会出现几天不同程度的肠梗阻。引流管通常术后 1 天拔除。术后出血很少见，输血率 < 1%。导尿管一般保留 1 周，如果膀胱造影确认吻合口安全可提前拔除导尿管。通常患者可在术后数周内恢复正常活动。

挽救性机器人前列腺根治性切除术

挽救性机器人前列腺根治性切除术比初次手术更具挑战。该术式和初次手术步骤基本一致，但由于前列腺癌前期经历多种治疗，挽救性手术和初次手术相

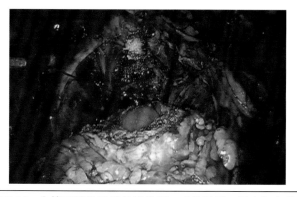

图 79.26　在第四臂及助手的辅助下，动作轻柔，逐步加大的张力使膀胱颈与后尿道吻合

比，难度却大大提高。与开放手术相比，机器人手术有很大优势，因为其顺行切除前列腺，而开放手术将前列腺从尖部向底部逆行切除，考虑到直肠距离前列腺尖部距离更近，机器人手术发生直肠损伤的可能性相对更小。

技术要点：挽救性机器人前列腺切除术

挽救性机器人前列腺切除术步骤难点在于打开盆底筋膜，前列腺后部进行分离和尖部游离。由于靠近前列腺和肛提肌盆底筋膜增厚致密，一旦打开盆底筋膜较为困难，可以先进行前列腺后部的游离。前列腺后部的游离因为 Denonvilliers 筋膜和直肠之间的融合可能难度增加，分离该平面应使用锐性冷刀切割，避免钝性分离和电能量的使用，能降低直肠损伤的风险。通常建议在前列腺切除后进行直肠充气试验。

拓展阅读

Carter S, Le JD, Hu JC. Anatomic and technical considerations for optimizing recovery of sexual function during robotic-assisted radical prostatectomy. *Curr Opin Urol.* 2013;23(1):88-94.

Clarebrough EE, Challacombe BJ, Briggs C, et al. Cadaveric analysis of periprostatic nerve distribution: an anatomical basis for high anterior release during radical prostatectomy? *J Urol.* 2011;185(4):1519-1525.

Hinata N, Sejima T, Takenaka A. Progress in pelvic anatomy from the viewpoint of radical prostatectomy. *Int J Urol.* 2013;20(3):260-270.

Vora AA, Dajani D, Lynch JH, Kowalczyk KJ. Anatomic and technical considerations for optimizing recovery of urinary function during robotic-assisted radical prostatectomy. *Curr Opin Urol.* 2013;23(1):78-87.

Walz J, Epstein JI, Ganzer R, et al. A critical analysis of the current knowledge of surgical anatomy of the prostate related to optimisation of cancer control and preservation of continence and erection in candidates for radical prostatectomy: an update. *Eur Urol.* 2016;doi:10.1016/j.eururo.2016.01.026; [Epub ahead of print]; pii: S0302-2838(16)00128-7, Review.

Walz J, Graefen M, Huland H. Surgical anatomy of the prostate in the era of radical robotic prostatectomy. *Curr Opin Urol.* 2011;21(3):173-178.

专家点评（VIPUL PATEL，GABRIEL PINIES OGAYA）

在过去的 15 年中，机器人根治性前列腺切除术经历了很大的进步，手术效果也有极大的提升。在 2000 年年初，相关设备比较初级，技术并未标准化，导致手术效果欠佳。目前许多中心都有较多的经验，本中心已完成了超过 10 000 例的机器人根治性前列腺切除术，在此基础上，我们取得了最佳的手术效果。

机器人根治性前列腺切除术已成为美国前列腺切除术的金标准和主流术式。本章精彩呈现了根治性前列腺切除术的技术步骤，对关键环节和技术要点进行了准确的剖析。

相比于开放手术，该术式中的一些关键技术能够显著提高治疗效果。机器人手术系统有 3D 视野，能够很好地展示手术区域，有助于术者观察到过去无法看到的解剖结构，使得解剖平面更清晰，比如认识前列腺动脉这样的结构，作为神经血管束的解剖标志，辨识它能够帮助保留神经。机器人手术系统的 7 个自由度手腕能够在狭小的区域及刁钻的角度进行操作，帮助确切对合吻合口。

手术机器人在进行革命性的演进，前列腺根治性切除术对患者和医师来说，也在不断进步。然后，机器人的优势还未完全显现，它与其他高科技的融合超出我们的想象。在不久的将来，机器人系统将引入实时、术中增强影像等技术。同时，我也期待人工智能机器人能学习手术并有所反馈，提高手术安全性，改善临床疗效。未来将充满创新和精彩。

第 80 章　冷冻治疗

Joseph L. Chin，Khurram Mutahir Siddiqui，Michele Billia
（李海涛　译　田　军　审校）

冷冻手术或冷冻消融是治疗前列腺癌的选择之一。本章主要讨论全腺体的冷冻消融，除与特定低温机器或系统有关的信息外，所述内容适用于前列腺癌所有冷冻消融步骤。

冷冻消融的作用机制

细胞毒作用是在零下极低温度下诱导组织凝固坏死。快速冷冻和缓慢解冻造成的组织损伤与多个因素有关，包括直接机械破坏细胞和细胞器的膜结构、pH 变化造成的生化紊乱、蛋白质变性、细胞内和细胞外电解质移位和渗透性休克、微血管血栓形成和神经血管束损伤引起的缺血和缺氧，以及抗原释放可能产生的抗肿瘤免疫作用。前列腺癌冷冻消融成功的关键是充分了解冰球的冻结区域，将冷冻探针准确地定位在靶点并避免对邻近正常组织的损伤。

如何选择患者

临床分期 T1c ～ T3 期无转移的患者，不论肿瘤的分级或对激素治疗的反应状态如何，均可进行全腺体冷冻治疗。在理想的情况下，患者的预期生存期应为 5 ～ 10 年，有并发症不能进行手术或放射治疗的患者可以选择冷冻治疗，前列腺体积大于 50 ml 的患者可在冷冻消融前可接受新辅助激素治疗以缩小前列腺的体积。全腺体前列腺冷冻消融的绝对禁忌证包括有尿道直肠瘘病史、肿瘤明显累及尿道周围组织及可能导致骨盆解剖变形的创伤或手术。相对禁忌证包括既往腹会阴切除术史和严重的直肠病变，如直肠狭窄和放射性直肠炎，其他相对禁忌证包括前列腺腺体过大（超过 80 ～ 100 ml），显著的泌尿系统梗阻症状及曾行经尿道前列腺切除术导致的前列腺窝缺损。

对于局部放射治疗失败后的挽救性冷冻消融治疗，必须进行组织学检查以确认局部肿瘤复发或残留，并除外远处转移。血清前列腺特异性抗原（PSA）水平超过 10 ng/ml 或短 PSA 倍增时间（6 个月以下）强烈提示转移性疾病，是挽救性冷冻消融治疗的禁忌证。此外，放射治疗对组织造成的严重损伤也是禁忌证。

消融设备

不同的消融低温系统提供不同大小和形状的冰球区域。虽然目前的系统都采用了焦耳-汤姆逊原理，以氩气为冷冻源，以氦气为复温（解冻）源，但低温探针的数量和探针放置模式却有很大的差异。使用者必须熟悉冰球尺寸和形状等用于该程序的特殊低温系统的规格。

V 形探针可变冷冻探针系统（Endocare，Healthttronics 公司）（图 80.1）根据各种不同的等温线，为 1.5 ～ 5 cm 范围内的各种消融提供可调节设置，通常使用 5 或 6 根 2.4 mm 探针（图 80.2A、B）。最重要的是要了解术中超声观察到的冰球大小与实际的消融区域不完全相同，消融区域要更小。例如，4 cm V 形探针可以产生最大直径为 39 mm，最大长度为 57 mm 的冰球。然而，－ 40℃区域的尺寸为直径 21 mm，长度 40 mm。同样具有重要临床意义的－ 20℃区域的相应范围分别为 28 mm 和 45 mm。了解这些参数对于确保充分治疗整个前列腺的同时，避免对邻近器官或组织的损害非常重要。

Seednet 冷冻针系统（Galil 公司）使用 12 ～ 15 个小口径（17 号）针状探头（图 80.3）。这些 1.47 mm 的"冷冻针"可以制造更小的冰球，或者"冰籽"。－ 40℃区域尺寸为直径 8 mm 和长度 17 mm，而－ 20℃区域尺寸为直径 14 mm 和长度 18 mm。0° 区域（即经直肠超声显示的冰球尺寸）直径为 18 mm，长度为 27 mm。"IceRods"适用于较大和较长的前列腺，能够产生更大的冰球（图 80.3）（－ 40℃区域尺寸为直径 14.5 mm 和长度 34 mm；0℃区域尺寸为直径 32 mm 和长度 56 mm）。

术中超声

优质的双平面经直肠超声系统对于术中解剖学可视化和区域选择至关重要（图 80.4A）。三维超声重建软件是一个有用的选择，可用于确认探头定位和监测术中冰球的进展（图 80.4B、C），超声探头由安装在手

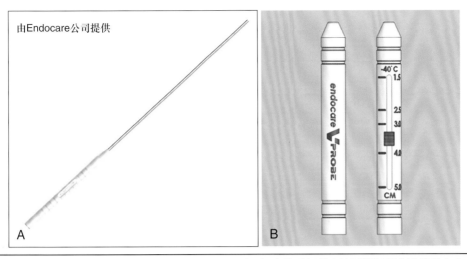

图 80.1 V-Probe 可调节冷冻探针系统（Endocare，Health Tronics Inc）。探头的手柄配有控制器以调节冰球的大小（Courtesy Endocare，HealthTronics Inc.）

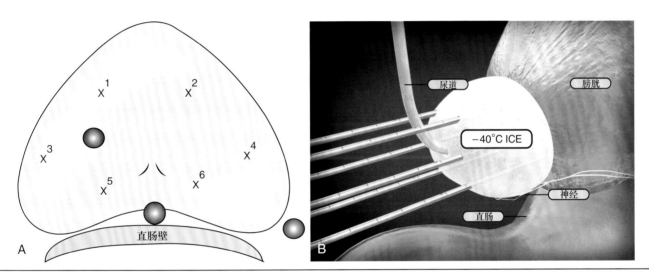

图 80.2 **A.** 前列腺的横截面图，显示了由 X 标记的 6 个冷冻探针系统探针的放置位置。3 个热电偶显示为红色圆圈，用于监测前列腺和周围区域的温度。**B.** 探针相对于周围结构的方向（Courtesy Endocare，HealthTronics Inc.）

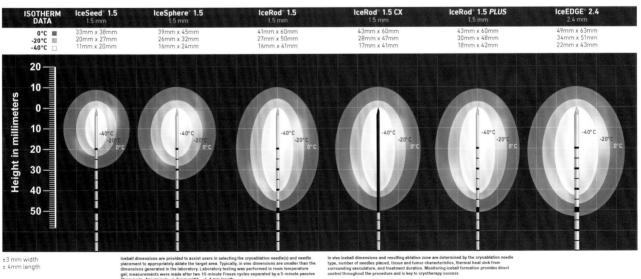

图 80.3 Seed Net Cryo Needle 系统（Galil Inc.）。等温线数据与各种针头产生的冰球（Courtesy Galil Inc.）

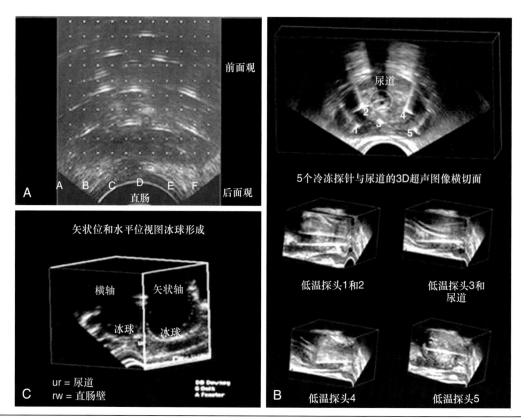

图 80.4　**A.** CryoNeedle 放置的经直肠超声图像；**B.** 3D 超声图像确认适当的低温探针位置；**C.** 3D 超声图像显示矢状位和水平位视图冰球进展

术台上的支架支撑。首选以 1 cm 增量控制探针插入深度的步进装置。

用于探针和针头的模板：带有钻孔的模板和支架安装在超声探头上通常用于近距离放射治疗，可用于指导消融针插入（图 80.5）。尽管一些使用 Endocare 系统的外科医生更喜欢"徒手"操作。

热电偶 / 热传感器

热电偶用于监测前列腺内部和周围的温度，以确保达到损毁细胞温度的区域有足够的范围，并确保周围区域的温度不达到损毁细胞的水平来避免对周围组织的意外附带损伤。通常一个热传感器放置在直肠前 / 狄氏筋膜区域，一个位于神经维管束区域，一个位于前列腺实质区域。

尿道加温装置：通过将尿道周围组织的温度保持在冰冻温度范围以上，可以预防尿道和尿道横纹肌的低温损伤。留置的双腔导管应该有一个流入口，用于循环加热到 40～43℃的液体。

计算机

使用配备软件的计算机工作站进行治疗计划、冷冻程序的术中控制及持续监控机器性能，显示来自热传感器的实时冷冻进程和温度。为了确保所有系统在操作时顺利运行，应提前在所有冷冻探头上试运行。通过激活探针尖端并将其浸入水中并观察冰球形成来对其进行测试，同时应该测试尿道加热器。

术前准备

在与心内科专家或血液学专家协商后，需要在适当的时间段内停用抗凝血药和抗血小板剂，并在适当的情况下用静脉注射肝素代替。

肠道准备包括在手术前一天的液体饮食和口服泻药，并且在手术前一天晚上和早晨进行肠道灌肠。

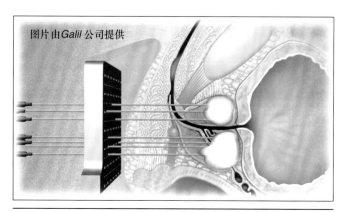

图 80.5　用于支持和指导 CryoNeedle 放置的近距离放射治疗模板（Courtesy Galil Inc.）

手术患者的准备和定位

静脉注射预防性广谱抗生素（头孢菌素或喹诺酮）。可应用抗血栓形成的弹力装置。

在手术过程中患者不能移动至关重要，应该提前告知麻醉师为患者提供脊柱或全身麻醉并将其置于截石位。会阴部与手术台的末端齐平，以允许仪器无阻碍地进入。如果患者耻骨弓低，则臀部分开 90° 截石位以方便经会阴穿刺前列腺。所有压力点都要有衬垫。将阴毛修剪或剃光并用抗菌溶液清洁整个会阴和耻骨上区域。如同尿道和直肠的内镜手术，无菌敷料需要覆盖患者耻骨上区域。

可选择膀胱镜检查评估尿道、前列腺窝、膀胱和输尿管口的位置。将一定体积的液体（150～250 ml）留在膀胱中有利于膀胱颈的超声检查。可选择用带有 10～12 F 猪尾导管的穿刺针行耻骨上膀胱造瘘术并在术中予夹闭。

通过膀胱镜插入硬质导丝并在取出膀胱镜后用手术钳固定。沿插入尿道导管并将导管球囊充气作为冷冻探针放置的标志。将阴囊的底部抬高并用缝合线固定以完全暴露会阴区域。

对于 Endocare 系统，人们可以在实时超声引导下"徒手"进行冷冻探针的经会阴穿刺或者更准确地在近距离放射治疗模板的指导下进行操作。模板固定在手术台上紧贴会阴部皮肤表面，然后定位并截取最宽的前列腺横截面超声图像，后续探针放置主要基于此截面。关键的操作是将尿道平面（尿道导管在适当位置可见）与超声传感器平面平行对齐。

冷冻探头应放置在距离前列腺包膜 1 cm 以内，距离直肠壁和尿道壁各 0.5 cm 以上，探头间相距不超过 2 cm（图 80.6）。在矢状位中线视图上监测和引导探针插入的深度（为了最大限度地减少探针插入过程中前列腺的移动，一些外科医师采用"粘连技术"：放置第 1 个探针后在冰点以下激活它，使尖端"粘住"腺体，从而将探针固定在腺体内以方便随后的探针插入）。通常使用 6 根探针：前部 2 根、后外侧 2 根和后内侧 2 根（图 80.2B）。

对于 SeedNet 系统，近距离放射治疗模板肯定有助于均匀地分布探针并进行水平对齐及稳定针头。探针的放置也是通过经直肠超声引导完成的。在最宽的横截面视图下经会阴插入探针，直到针的尖端在截面出现后它进一步向前移动"距离 X"< 5 mm，因此针的尖端在前列腺基底部距离膀胱颈约 5 mm。或者

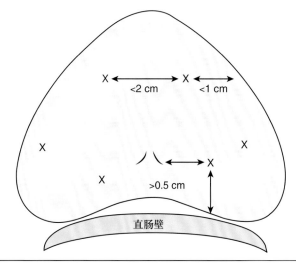

图 80.6　冷冻探针放置说明探针与周围结构之间所需的最小距离

可以在针插入后通过切换到矢状超声视图并沿着针道纵向跟随并在距膀胱颈约 5 mm 处将其引导到所需的深度。

根据腺体大小，12～15 根探针通常放置在 3 个或 4 个水平行中，并且根据前列腺外形每行分别放置有 1～5 根针。例如，相对较小的前列腺可能有 3 行，各行有 3 根、5 根和 4 根探针，而较大的腺体可能有 4 行，分别有 2 根、4 根、5 根和 4 根探针（图 80.7A、B）。最理想的情况是探针放置在离尿道 5 mm 和距离前列腺包膜 5 mm 的范围内。探针之间的垂直和水平距离可达 10 mm。使用 SeedNet 系统更多较小的冰球允许"重塑"交汇的冻结区域以更符合个体前列腺形状。

确认针的位置具有适当的间距、方向和插入深度是很重要的。通过经直肠超声检查和可选择的膀胱镜检查来实现膀胱颈可视化以确保膀胱黏膜不被损伤。

标准化的编号系统用于标记探针以便与手术室工作人员精确掌握各个探针的冷冻和解冻的时间。

放置热传感器以确保获得足够低的毁损细胞的温度，同时监测邻近正常器官组织，特别是直肠内的有害低温。一个热传感器放置在腺体的中间，离活动的冷冻探头足够远，一个位于神经血管束，另一个位于狄氏筋膜。

对于 SeedNet 系统，一些外科医师更喜欢在直肠壁前或直肠壁内插入另外两个探针作为安全预防措施。在紧急情况下，当直肠的温度降到不希望达到的水平或者如果扩大的冰球过于靠近直肠时，这些针头可以被氦气激活用于加热和保护直肠。在尿道导管上插入尿道加热装置并在 43℃ 的温度下由循环水激活。护理人员需要保持警惕，以确保治疗过程中加热液的持续循环流动。

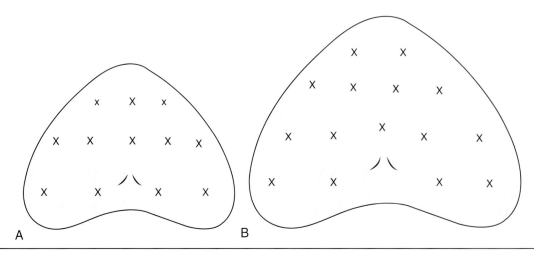

图 80.7　**A.** 较小的前列腺有 12 根 Cryo 针；**B.** 较大的前列腺有 15 根 Cryo 针

冻–融循环

由于所产生的冰球在超声检查中形成"声影"并且遮挡前方成像，因此首先激活前排探针。通过横向和纵向超声图像仔细监测膨胀冰球的进展，后排的探针随着前面的冰球形成而被激活。前列腺内理想的最低温度为 − 40℃。使用 Endocare 和 SeedNet 系统的通常冻结持续时间分别约为 8 分钟和 10 分钟。冰球延伸到周围静脉组织中 2 ～ 4 mm 的边界。使用矢状位超声检查时需要高度警惕，以确保后冰球的前缘延伸到前列腺周围和直肠周围的脂肪层面（可见高回声线），而不能延伸到直肠肌层（如果发生这种情况，"安全探针"会被激活）。

一旦冰球范围到达设定目标就开始融化。与快速解冻相反，逐渐解冻使细胞杀伤效应最大化。通过关闭机器实现"被动"解冻，使冰球逐渐解冻。当前列腺内部解剖结构再次可见时（通常在 15 ～ 20 分钟后）开始第 2 次冷冻循环。或者一些外科医师更喜欢被动解冻时一旦前列腺内温度达到 0℃，则使用氦气"间歇性主动解冻"，以 1 分钟间隔交替进行被动解冻。还有一些学者喜欢在整个过程中使用氦气进行持续的主动解冻（只需要 7 ～ 8 分钟而不是 15 ～ 20 分钟，但可能减弱细胞杀伤效果）。

对于纵向尺寸超过 3.5 cm 的前列腺，可以使用"回拉"技术来治疗更远端（尖部）的前列腺组织。使用矢状超声视图作为指导和横向视图进行确认，部分撤回探针以处理前两次冻融循环未经处理的组织。在拉回后进行另外两次冻融循环。使用具有较大冻结区的 SeedNet 探针则不需要回拉。

当第 2 次冷冻完成后开始解冻，当温度超过 5℃时移除探针，在取出探针之前确保冰已经融化是很重要的。在仍然有部分冷冻的情况下过早尝试移除探针可能导致前列腺组织"破裂"并严重出血。移除探针后按压会阴至少 5 分钟或直至穿刺部位出血停止。随后会阴部覆盖敷料，尿道加热器保持运行至少 20 分钟，以尽量减少术后尿道黏膜脱落，最后移除尿道加热器。

术后处理

如果插入耻骨上导管，则将其打开 1 ～ 2 周后夹紧以进行排空试验。随着正常排尿的恢复和可接受的残余尿体积，移除耻骨上导管。如果不使用耻骨上导管，则在 1 ～ 2 周内留置 Foley 导尿管。术后几天可选择口服 α 受体阻滞剂。需口服广谱抗生素，直至耻骨上导管 / 导尿管拔除。血清 PSA 水平在术后 3 个月和 6 个月时进行监测。

拓展阅读

Baust JG, Gage AA, Klossner D, et al. Issues critical to the successful application of cryosurgical ablation of the prostate. *Technol Cancer Res Treat.* 2007;6(2):97-109.

Donnelly BJ, Saliken JC, Brasher PM, et al. A randomized trial of external beam radiotherapy versus cryoablation in patients with localized prostate cancer. *Cancer.* 2010;116(2):323-330. doi:10.1002/cncr.24779.

Chin JL, Al-Zahrani AA, Autran-Gomez AM, et al. Extended followup oncologic outcome of randomized trial between cryoablation and external beam therapy for locally advanced prostate cancer (T2c-T3b). *J Urol.* 2012;188(4):1170-1175. doi:10.1016/j.juro.2012.06.014.

Williams AK, Martínez CH, Lu C, et al. Disease-free survival following salvage cryotherapy for biopsy-proven radio-recurrent prostate cancer. *Eur Urol.* 2011;60(3):405-410. doi:10.1016/j.eururo.2010.12.012.

Levy DA, Pisters LL, Jones JS. Primary cryoablation nadir prostate specific antigen and biochemical failure. *J Urol.* 2009;182(3):931-937. doi:10.1016/j.juro.2009.05.041; [Epub 2009 Jul 18].

专家点评（LOUIS L. PISTERS）

前列腺冷冻治疗是一种补充治疗。当用作主要治疗手段时，最适合老年患者作为放射治疗的替代治疗，我认为年轻的健康患者不应该首选冷冻治疗。当被用作挽救治疗时，前列腺冷冻治疗不如挽救性根治性前列腺切除术有效[1]，年轻、健康、放射治疗后复发的患者最有可能通过挽救性前列腺切除术治愈。挽救性冷冻治疗有一定的作用，特别是对于希望避免激素治疗带来的令人烦恼的不良反应的老年患者。冷冻治疗对于具有精囊受累的患者也不适用。多参数磁共振成像（MRI）可用于首次接受冷冻治疗的患者的基线评估。

一个常见问题是热电偶的预期温度，答案取决于冷冻过程中热电偶的精确定位。如果 Denonvilliers 探针正好位于前列腺后包膜，则可能达到冰点温度。但是，如果 Denonvilliers 探针位于直肠前壁，那么它必须显示非冻结温度。双冻融技术（两种冻融序列）已被证明在术后活检和生化复发结果上提高疗效[2]。

将来多参数 MRI 可以与超声检查融合以帮助开发个性化的冷冻治疗计划，类似于为前列腺活检开发的 MRI 融合技术。

参考文献

[1] Pisters LL, Leibovici D, Blute M, et al. Locally recurrent prostate cancer after initial radiation therapy: a comparison of salvage radical prostatectomy versus cryotherapy. *J Urol*. 2009;182(2):517-525.
[2] Pisters LL, von Eschenbach AC, Scott SM, et al. The efficacy and complications of salvage cryotherapy of the prostate. *J Urol*. 1997;157:921-925.

<table>
<tr><td>第 81 章</td><td></td></tr>
</table>

第 81 章　前列腺癌的局灶治疗

Mark Emberton，Edward J. Bass，Hashim U. Ahmed

（李海涛　译　田　军　审校）

癌症治疗的最终目标都是以最小的并发症和不良反应且控制或治愈疾病。要做到这一点，获得的生存改善应与治疗的潜在风险及癌症对患者造成的不良影响相平衡。鉴于前列腺癌的长期自然病史和与治疗相关的不良反应，在前列腺癌治疗的决策过程中往往存在困难。尽管如此，大多数低危和中危前列腺癌患者选择治疗而不是主动监测，其原因与主动监测的心理影响以及医师对潜在疾病进展的关注有关。约一半的低风险男性会接受根治性治疗，尽管在许多人中，这是不太可能影响其生存的疾病。

目前，外科实践中越来越将癌症控制与微创技术结合起来。在前列腺癌领域，这一点可以通过采用诸如腹腔镜和机器人手术、经皮插植放射治疗、高强度聚焦超声治疗、光动力治疗和冷冻消融治疗等新技术得到体现。其中一些技术允许更精确的靶点，仅治疗癌症和健康组织边缘而不是整个腺体，这样做可以减少根治性（全腺体）治疗后的潜在并发症或不良反应。这是低风险和中等风险疾病患者寻求个体化治疗的另一种选择。

当用作局灶治疗时这些技术可能非常有吸引力。尽管大多数前列腺癌是多灶性的，但约20%是单灶的，可以治疗孤立的疾病区域。此外，目前还提出了指标病变引发前列腺癌转移的概念。治疗后局部和转移的风险可能会降低，比根治性治疗的并发症发生率更低。前列腺癌局灶性治疗共识会议将局灶治疗定义为"一种有选择地消融已知疾病并保留现有功能的个体化治疗，其总体目标是在不影响预期寿命的情况下将终身的并发症发生率降至最低"。

目前还缺乏公认的前列腺癌局灶治疗的适应证。总的来说，治疗的指征是基于对双侧患病或前列腺外疾病风险的评估。根据临床表现、组织活检和影像学发现，国家综合癌症网络及2015年局灶治疗共识会议（Donaldson，2015）提出了相应的指南。

在本章中，我们将概述当前涉及有效的前列腺癌局部治疗的技术。然而，由于局部治疗要求疾病的精确定位，需要高质量的多参数MRI和精确的组织活检技术。因此我们将从经会阴模板穿刺活检开始，这通常用于准确的疾病定位。

经会阴模板穿刺活检

局部治疗要求疾病定位和诊断的准确性很高。其原因是双重的：首先，如果肿瘤定位的准确性下降，为了确保疗效则需要损毁更多的健康前列腺组织；其次，病变区域的可视化和定位可提高治疗效果。因此，在考虑局部治疗之前必须准确定位疾病。经会阴模板穿刺活检和多参数磁共振成像（mpMRI）组合的出现为填补这一空缺提供了一种良好的方法。

传统的经直肠超声引导活检逐渐被证明不适合前列腺癌的定位，逐渐会被经会阴定位活检和mpMRI所取代。与经直肠活检相比他们在灵敏度和特异性方面具有显著优势，并且能够识别前列腺中有严重疾病的区域。这种诊断组合是进行局灶治疗前的必要的准备。

经会阴三维模板导引的病理逻辑空间绘图（3D-TPM）方法是术前确定疾病严重程度的常用方法。其优点包括更容易接近腺体的尖部区域、一种不受视觉偏差影响的系统抽样方法及提供一组疾病定位的病理坐标。缺点包括增加成本、增加患者的负担和不良反应及需要更多的后处理和手术支持。

术前准备

除非有特殊原因，否则这些流程可在一天内进行。入院前或入院当天应征得患者同意进行手术，应明确手术的原因及其并发症。

适应证

模板定位活检的适应证包括以前有重复性阴性活检、影像学上有确定的病变、局灶治疗前的计划及直肠活检后感染的患者。

麻醉

所需麻醉深度基本上取决于穿刺取样的数量。例如，经会阴途径进行的有限前列腺活检可仅使用局部麻醉药或加上腺体周围阻滞。然而，全模板定位活检需要取大量的组织，这种方法不太可能提供足够的麻醉深度。因此，该手术应在全身麻醉或脊髓麻醉下进行，通常使用长效局部麻醉药与全身麻醉和脊髓麻醉相结合的方法。

预防性使用抗生素

经会阴途径前列腺直接通过皮肤不涉及直肠穿刺。严格地说这使得它成为一个无菌的操作，一般不必预防性使用抗生素。除非在免疫抑制、糖尿病、植入心脏或神经装置、心脏瓣膜病、留置导管或膀胱残余尿量增多的患者。在这些患者中应遵循局部抗菌建议，一般来说氟喹诺酮、氨基甘氨酸或 β 内酰胺类是足够的。在实践中，预防抗生素通常在手术前一天开始，在某些情况下在术后持续 3 ～ 5 天。对于细菌尿和活动性尿路感染的患者，手术应在治疗结束后进行。

抗血小板药物和抗凝药

所有服用这些药物的患者应在手术前评估其停药的风险。应与相关专业医师讨论和确定高风险的患者。如果患者正在服用华法林，应在术前 3 天停止服用并在手术前检查 INR，以确保其小于 1.5。阿司匹林的使用并不妨碍手术的开始，但是氯吡格雷应在手术前 7 天停止使用。对于服用达比加群或阿哌沙班等新一代抗凝药的患者则应寻求专家的建议。

灌肠剂

术前灌肠是不必要的，因为它在减少直肠黏膜细菌负荷方面的作用不那么重要，并且活检针不穿过直肠。然而，在手术前进行灌肠可以减少患者的不适及提高超声图像的质量。

手术技巧

患者体位

患者应位于标准的背部截石位或扩大的截石位（图 81.1），后者甚至可以对最大 80 ～ 100 ml 的腺体取样，然后用外科胶带将阴囊固定在前方，用聚维酮碘溶液清洁会阴和周围的皮肤。

留置导尿

以正常的方式留置导尿管，便于观察尿道。除非术后尿潴留的风险很高，否则目前的做法是在出院前将其拔除。

超声探头

一个适合于手术的 4 ～ 10 兆赫的直肠内超声探头

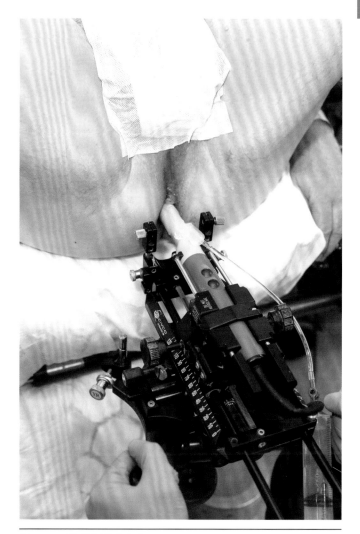

图 81.1　患者在手术台上

需要在矢状面和轴向平面成像（频率越高，可视化效果越好）。在探头上放置一个充水式安全套，以改善术中的图像。它安装在手术床旁边的关节式步进器中（图 81.2）。局部麻醉药凝胶可插入直肠以帮助插入探针，并在镇静／局部麻醉药的情况下提供额外的麻醉并进行直肠指诊。探头应以最小阻力插入，直到在轴向

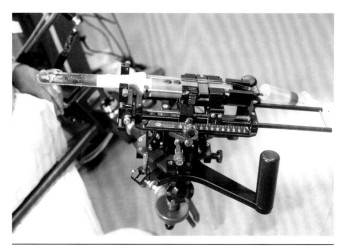

图 81.2　带直肠超声探头的步进器

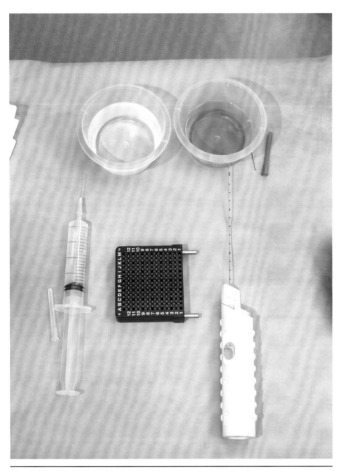

图 81.3　近距离放射治疗模板、活检针和局部麻醉

和矢状面上都能令人满意地看到前列腺为止。一旦位置符合要求，将近距离治疗模板装置连接到探头中间上方的装置上（图 81.3）。

取样

用氯己定（洗必泰）或聚维酮碘溶液清洁会阴皮肤并贴上无菌贴膜。随后，0.5% 丁哌卡因和肾上腺素（1∶200 000）（20 ml）注射在会阴部位，提供术后麻醉和控制出血。0.5% 丁哌卡因和 1% 利多卡因的混合也可用于局部麻醉患者的腺体周围阻滞。

利用超声图像引导和校准近距离放射治疗模板，应从前列腺的每个区域（如伦敦大学 20 区集团统一的改良 Barzell 区）取样（图 81.4）。其他方法也有文献描述。最大的精度是通过 5 mm 的采样来实现的，一旦操作者选择了位点，穿刺针应在超声成像矢状切面的视觉引导下插入。在局灶治疗前设计靶区时，在腺体中线活检时应注意区分尿道后方的区域，以防止从治疗区域的对侧取到假阳性的标本。这是由于针的倾斜导致它从一边进入尿道而从另一边退出。手术过程中应注意避免损伤前列腺尿道部，导尿管可以用来区别尿道。腺体的中线部位的活检尿道损伤的风险更大，但

对于位于中线前方至尖部的病变，操作者别无选择只能将针头插入尿道以便准确定位。因个体化诊治需要在不同的区域取样，最高曾取过 90 个样本。每个区域的标本都应放置在单独标记的标本瓶中。

并发症

常见（超过 1/10）并发症包括血尿长达 10 天，血精症长达 6 周及伴有疼痛的会阴瘀斑。应该指出的是，血精不会对患者或其性伴侣造成危险。尿路感染的风险为 1%，脓毒症很少见，500～1000 人中才发生 1 例。出血导致血栓形成的风险为 2%。急性尿潴留发生率为 5%～10%，通常取决于采样密度、腺体大小和术前的下尿路症状。α 受体阻滞剂可以降低这些风险，但不能消除它们。根据操作取样密度及活检前是否进行 mpMRI 的不同，穿刺失败和随后重复活检率为 5%～20%。

局灶治疗技术

一些可造成组织坏死的技术被用于局灶治疗。

高强度聚焦超声

自 20 世纪 20 年代 Wood 等提出高强度聚焦超声成像（HIFU）可作为一种治疗多种疾病的热疗技术。然而，如果没有诸如超声、计算机断层扫描和磁共振成像等高级成像技术的发展，该技术在不损害邻近结构的情况下准确定位和治疗靶病变的能力远远是不够的。因此，这项技术一直到这些成像方式建立起来才有了进展。临床医师开始认真研究 HIFU 在治疗恶性疾病特别是泌尿外科中的应用。在过去的 20 年中，市场上的设备已经能够准确地使用 HIFU 进行治疗，在一些中心常将其用在前列腺癌的无创局部治疗。

超声诊断通常使用 1～20 MHz 的频率。相比之下，HIFU 通常使用 0.8～4 MHz 的频率。因此，与现代诊断超声束相比 HIFU 束的能量水平要高出 10 000 倍。这种能量可以迅速将超声束焦点的温度提高到 80℃或更高足以导致细胞死亡。焦点外的组织几乎不会发生损伤，损伤的大小和形状取决于传感器的设计、超声束的"打开"和"关闭"的时间及输出功率（W）。

超声是一种听不见的高频波振动（对人体），在临床实践中是由换能器发出的。当精确地聚焦于某一点时，其效果是组织破坏，其形式为热损伤和气蚀引起的凝固性坏死。超声被组织吸收并搅动其中的分子，随后的摩擦产生热量，受影响组织的温度可在几秒内上升至 100℃。热量使细胞膜和细胞器膜中的蛋白质和

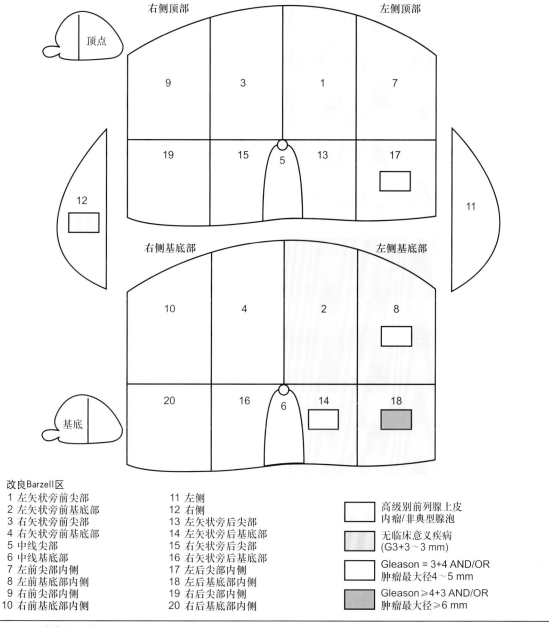

改良Barzell区
1 左矢状旁前尖部	11 左侧
2 左矢状旁前基底部	12 右侧
3 右矢状旁前尖部	13 左矢状旁后尖部
4 右矢状旁前基底部	14 左矢状旁后基底部
5 中线尖部	15 右矢状旁后尖部
6 中线基底部	16 右矢状旁后基底部
7 左前尖部内侧	17 左后尖部内侧
8 左前基底部内侧	18 左后基底部内侧
9 右前尖部内侧	19 右后尖部内侧
10 右前基底部内侧	20 右后基底部内侧

□ 高级别前列腺上皮内瘤/非典型腺泡

▨ 无临床意义疾病（G3+3 ~ 3 mm）

□ Gleason = 3+4 AND/OR 肿瘤最大径4 ~ 5 mm

▦ Gleason ≥4+3 AND/OR 肿瘤最大径≥6 mm

图 81.4　20 个 Barzell 区域模板映射

脂蛋白结构变性。第二种破坏机制是通过微泡变形和目标组织中的塌陷造成进一步的破坏（气蚀）。

　　在 HIFU 治疗过程中通过对病变的靶向定位和治疗反应监测来提高手术的安全性和有效性，这两者都是必不可少的。目前，无论是超声成像还是磁共振成像都可以监测 HIFU。鉴于这两种方法的成本差异很大，超声检查更加受欢迎。此外，超声是实时的而且更容易操作。通常成像超声传感器安装在治疗探头上，因此可以进行实时监测。实时监测图像的灰度和高回声变化，高回声区代表热组织（实际上是蒸汽）形成的微泡。术者可以根据这些变化做出调整。但这也是一个缺点，因为气泡不可避免地会导致伪影，若同时遇到成像较差时会增加图像识别的困难，尤其当靶区前

面的组织被加热时，这一点很重要。磁共振成像已被用于指导肾肿瘤的局灶性 HIFU 治疗，但目前还没有广泛应用于治疗原发性肿瘤。

HIFU 治疗设备

　　目前有两种常用的商业设备可用于治疗前列腺癌。首先，是索纳布雷特公司开发的索纳布雷特系统（美国伊利诺伊州印第安纳）。其次，还有由 EDAP TMS（法国里昂）开发的阿伯拉特姆 HIFU 设备。

　　索纳布雷特是一种移动的微创 HIFU 装置，通过直肠内探针来治疗前列腺癌。该探头具有前列腺实时成像的优点并提供了 mpMRI 融合成像的附加选项。这也利于制定准确的治疗计划，可治疗体积达 40 ml 的前列

腺。发出的能量产生的单个损伤直径为 10 ～ 12 mm。这个小尺寸与机器人传感器相结合可以瞄准整个腺体，使整个腺体疾病得到精确的治疗。此外，该系统允许实时监测正在治疗的组织内状况。彩色编码系统可使术者客观监测治疗区域和周围结构（如直肠壁和神经血管束）的温度。探头还装有冷却水泵系统以保护直肠。

　　阿伯拉特姆是一种半自动的 HIFU 装置，可以用直肠内探针治疗前列腺癌，治疗时患者处于右侧卧位。它由治疗模块、控制模块和带治疗和成像超声传感器

的直肠内探头组成。该系统允许制订精确的治疗计划并提供实时的术中成像和能量输送的调整。该转换器允许通过预先设定的功率协议向组织精确输送能量，产生直径为 19 ～ 26 mm 的损伤。该装置内置直肠冷却系统及实时直肠壁监测和患者运动检测。这些安全特性有助于防止对相邻重要结构的损坏。

适应证

　　HIFU 的适应证包括局部疾病的局灶治疗或多灶性疾

1/4 腺体消融：
单侧/单病灶疾病

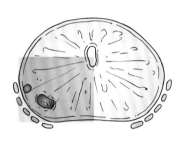

1/2 腺体消融：
单侧多病灶疾病

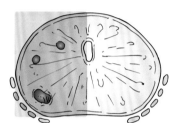

1/4 腺体消融：
前路单侧/单病灶疾病，对侧无明显病灶

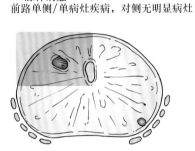

1/4 腺体消融：
单侧单病灶疾病，对侧无明显病灶

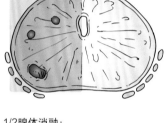

1/2 腺体消融：
双侧疾病，对侧无明显病灶

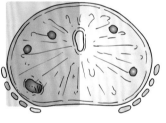

病灶治疗：仅治疗指标病变

指标病变　小病变：
靠近神经束

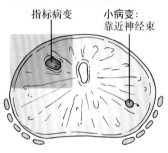

病灶治疗：
仅治疗指标病变

指标病变

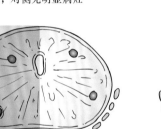

1/2 腺体消融：
双侧疾病，对侧无明显病灶。
未处理区域无明显病灶

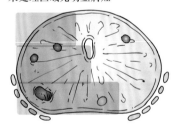

全腺体消融

指标病变　　小病变

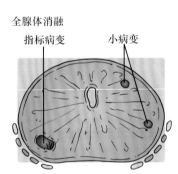

病灶治疗：所有疾病病灶

指标病变　　小病变：
远离神经束

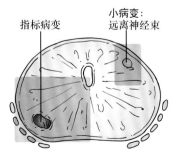

1/2 腺体伴前延伸消融：
双侧疾病，对侧无明显病灶

图 81.5　高强度聚焦超声计划消融区域

病的全腺体消融。病变应在 mpMRI 上可见并与组织学分析一致。该疾病应具有临床意义，通常意味着 Gleason 评分为 3 + 4 分或更高，体积 > 0.2 ml（图 81.5）。

术前准备

与前列腺癌的所有局灶治疗一样，所有被考虑使用 HIFU 的男性必须接受精确的分区和风险评估。

除非有特殊原因，否则该流程可在一天内进行。入院前或入院当天应征得患者同意进行手术，应明确手术的原因及其并发症。服用抗血小板或抗凝药物的患者应按照经会阴模板穿刺活检的方式进行管理。

肠道准备

肠道准备是合理的，以优化术中超声成像。在一些中心，患者在手术前一晚入院进行全肠准备，然而术前 1 小时灌肠就足够了。

预防性使用抗生素

抗菌药物预防参照当地的指南。静脉注射广谱、覆盖革兰氏阴性菌和厌氧菌的抗生素，如甲硝唑、头孢呋辛和达米星，通常是可以接受的。细菌尿和活动性尿路感染的患者应推迟手术，直至治疗结束。建议术后口服抗生素，并依据当地的指南。但是在实践中，一般在术后 7 天内使用环丙沙星。

麻醉

该手术应在全身麻醉或脊髓麻醉下进行，如果是后者，则需要大量镇静药，因为任何运动都会有风险。如果出现明显的腹部呼吸运动，这些运动会移动前列腺，所以患者应该镇静并进行辅助通气。一氧化二氮不应在 HIFU 过程中使用，据报道它会导致前列腺中形成微泡并出现明显的变化，影响 HIFU 治疗的安全性。

手术技巧

麻醉时，将患者置于扩大截石位或右侧卧位，暴露会阴并在放置一条加热毯以防止体温过低。可以插入导尿管后进行计划。一些使用者可以在 HIFU 前 4 ~ 6 周进行一次微创的 TURP，以降低全腺体治疗形成尿路狭窄的风险。其他患者可以插入耻骨上导管来降低这种风险。进行直肠数字检查以确保直肠排空并使用润滑凝胶将直肠内 HIFU 探针导入直肠。前列腺通过超声成像进行定位并确定所需的治疗区域。如果使用融合成像则在此时进行校准。然后启动冷却系统并输送能量。操作人员通过监控治疗区域来确保能量的安全输送。如果直肠等结构有损伤的危险，可以停止治疗。根据设备的不同，功率可以是预先设定的（Ablatherm），也可以根据术中的组织变化（SonabLate）进行单独的改变。导尿管通常放置 5 ~ 10 天（图 81.6）。

术后管理

患者通常在手术当天出院并携带最多 7 天的口服抗菌药物，但是这应该遵循当地的指南。氟喹诺酮类或 β 内酰胺类药物通常是合适的，α 受体阻滞剂在术后最多 14 天服用。术后疼痛通常较轻，一般用简单的口服镇痛药来满足镇痛要求。不同中心之间的随访方案可能有所不同，但是 1 年内的适当方案为 3 个月 1 次，下一年为 6 个月 1 次，然后每年 1 次。应进行前列腺特异性抗原（PSA）监测及下尿路功能监测，并用 IPSS 评分和勃起功能进行监测。应谨慎评估 PSA 指标，因为它可能需要几个月才能达到最低点。如果担心不完全治疗或复发，可以进行活检和 mpMRI。通常需要在术后 12 个月进行 mpMRI（图 81.7）。

并发症

常见并发症包括肿瘤残留、排尿困难、下尿路症状和急性尿潴留（1% ~ 2%）。尿道感染发生率为 5% ~ 10%，附睾睾丸炎发生率为 5% ~ 10%。尿液或精液中的带血可能会持续数周。逆行性射精或无射精常见（50%），尿失禁需要尿垫比例为 1% ~ 2%。更罕见的并发症包括尿道狭窄。最严重的潜在并发症是直肠尿道瘘，每 500 例中就有 1 例发生。此外，大约 1/5 的男性在随访早期需要第二次治疗。

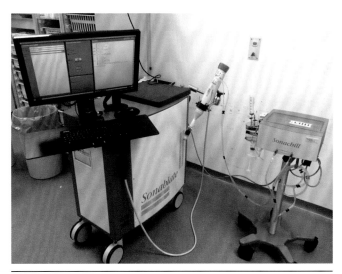

图 81.6 高强度聚焦超声模块和探头

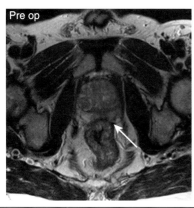
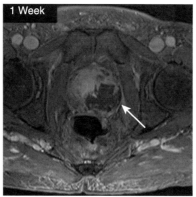
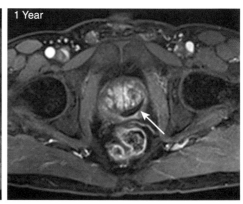

图 81.7　高强度聚焦超声 HIFU 术前和术后的多参数磁共振图像

冷冻疗法

令人惊讶的是，这项技术的理论基础是从低温生物学的研究中产生的。尽管该领域的重点是低温保护，但研究人员观察到了组织损伤并对此有了很好的了解。组织损伤主要有两种机制：第一，脱水形成的冰晶会直接损害细胞内容物和不稳定的细胞内基质，这种机制很容易以膨胀的冰球的形式出现。第二，微血管损伤使组织缺氧，并导致可见冰球边界以外的组织坏死。

19 世纪 40 年代，英国出现了第一批使用盐水溶液进行冷冻治疗癌症的倡导者。在第二次世界大战后，第一个使用液氮作为制冷剂的冷冻探针被开发出来。泌尿科医师对此进行了研究并于 1974 年开始通过会阴途径使用探针治疗前列腺癌。然而，监测探针的位置和冰球的形成使得这项技术的普及是非常困难的。随着经直肠超声检查、温度监测和尿道加热装置的发展，冷冻消融治疗在 20 世纪 90 年代得到了广泛的应用。然而，由于较高的泌尿系统和直肠并发症，人们对冷冻疗法的兴趣明显下降。在 2000 年之初，人们又对它的兴趣重新燃起。采用气体冷冻剂，允许通过较小的 17 号探针通过焦耳-汤姆逊效应快速冷却组织，目前的系统使用氩冷冻和氦解冻的组合。17 号探针可以通过会阴经皮插入前列腺，这些探针的尺寸允许形成较小的冰球，并且操作者可以添加不同长度的额外探针，使得冰球符合患者的前列腺形状。因此，冷冻消融技术可以被描述为小的经皮探针、经直肠温度监测和尿道加热装置的结合。这种结合可以形成一个更个体化的冰球，从而使局部组织保留疗法成为可能。术前根据放射学和组织学结果可以计划冷冻的组织范围。

适应证

冷冻疗法的适应证包括局部疾病的局灶治疗和放射治疗后的挽救治疗。病变应在 mpMRI 上可见，并与组织学分析一致。疾病应具有临床意义，通常意味着 Gleason 评分为 3 ＋ 4 分或更高，体积＞ 0.2 ml。

术前准备

与前列腺癌的所有局部治疗一样，接受冷冻治疗的男性必须接受精确的分区和风险评估，除非有特殊原因，否则该流程可在一天内完成。入院前或入院当天应征得患者同意进行手术。

肠道准备

虽然不是强制性的，但以某些形式的肠道准备可以优化术中超声成像。在一些中心，患者在手术前一天晚上入院进行全肠道准备，通常在术前 1 小时灌肠就足够了。

预防性使用抗生素

抗菌药物的预防性使用以当地的指南为指导。通常在手术前 1 天口服氟喹诺酮，并辅以静脉注射广谱、覆盖革兰氏阴性菌和厌氧菌的抗菌药物，如甲硝唑、头孢呋辛或庆大霉素。对于存在菌尿和活动性尿路感染的患者，手术应推迟至抗菌治疗结束。

麻醉

该手术应在全身麻醉或脊髓麻醉下进行，如果是后者，则需要加用镇静药物。

手术技巧

麻醉时，将患者置于扩大截石位，暴露会阴，并放置 1 条保温毯以防止体温过低。用消毒溶液如聚维酮碘，消毒会阴和生殖器的皮肤。插入导尿管，可以在超声检查时看到尿道。如果使用融合成像则在此刻进行校准。一个 4 ～ 10 MHz 的内镜超声探头安装在与手术床相邻的关节步进器上，它可以在矢状面和轴向面上成像。在探头上放置一个充水避孕套，以改善术中超声图像，然后使用润滑凝胶将探头导入直肠。经直肠超声可以用来计算前列腺的大小和尺寸，放置在一个满意的位置后近距离放射治疗。模板安装在探头上方的中线，然后通过会阴皮肤引入冷却探针（图81.8）。目前有两种方法，通常情况下，探针是使用模板进行认知放置的，但是软件可以优化它们的放置。然后在经直肠超声和近距离放疗模板的引导下经会阴插入冷冻治疗针。这些都就位后可选择进行一次膀胱镜检查以确定是否有探针穿过尿道。尿道置入导丝，尿道加热装置插入导丝。然后取下导丝，盐水在38 ～ 43℃的温度下在装置内循环（图81.9），手术后2 小时将其取出。两次冻融循环由操作员密切关注温度监测器和直肠内超声图像上的冰球。腺体尖部的最佳温度为 － 40℃和 0℃（在狄氏筋膜和外括约肌处）。手术结束后，用手按压会阴部以减轻会阴和阴囊瘀肿，并在尿道加热装置的位置插入导尿管，放置 2 ～ 14 天。

探针放置

如想只冷冻拟治疗区域而不损害健康组织和周围结构，必须精确放置冷冻治疗针。先前的 mpMRI 是一种适合的诊断方案，可以分析前列腺体积、肿瘤体

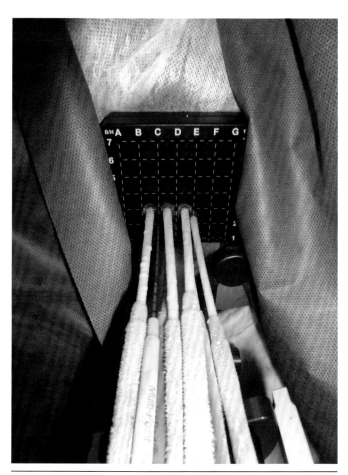

图 81.8　冷冻治疗探针和近距离放射治疗模板

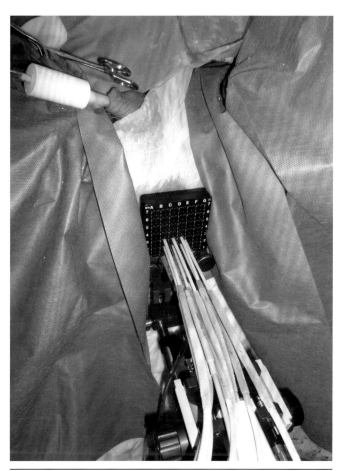

图 81.9　冷冻治疗时尿道加热

积并可以叠加冰球直径。由于前列腺体积较小，这在放射治疗或近距离放射治疗后挽救冷冻疗法中尤为重要。每个探针生成的冰球大小因模型而异，但是探针放置相互之间应距离 10 mm 或更小，在距离直肠和尿道 10 mm、距离前列腺侧壁 8 mm 的位置（图 81.10），

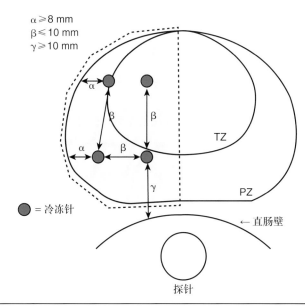

图 81.10　放置探头的区域规划

这使得冰球的横向膨胀速度比后向更大，为直肠增加了额外的保护。

热电偶放置

热电偶装置用于监测骨盆关键部位的温度，包括狄氏筋膜、外括约肌、前列腺尖部和前列腺基底。如有必要，可以安装额外的热电偶来监测双侧神经血管束的温度，然而由于这些是解剖上的散热器，这些区域就显得不那么重要了。

术后管理

患者通常在术后 1 天出院。最多携带 7 天口服抗菌药物，但应遵循当地的指南。通常氟喹诺酮类或 β 内酰胺类药物是合适的，并应在术后 28 天内使用 α 受体阻滞剂。术后疼痛通常较轻，通常通过简单的口服镇痛药来满足。不同中心的随访方案可能有所不同，但是合适的方案是第一年每 3 个月，次年每 6 个月，然后每年随访 1 次。应进行前列腺特异性抗原（PSA）监测及下尿路功能监测，并用 IPSS 评分和勃起功能进行监测。应谨慎对待 PSA 值，因为它可能需要几个月才能达到最低点。如果担心治疗不完全或复发，可以进行活检和 mpMRI，mpMRI 通常在术后 12 个月时进行（图 81.11）。

并发症

早期并发症包括从轻微瘀斑到严重出血（罕见）、感染（5%）和败血症（罕见）和疼痛（罕见）。随后出现的更严重的并发症包括下尿路症状（1/3）、勃起功能障碍（1 ~ 2/10）、需要垫尿垫的尿失禁（1/20 ~ 40）、肠损伤（罕见）、肾积水（罕见）、尿瘘和肠瘘（非常罕见）。

射频消融术

热能射频消融术（RFA）是一种在大约 100℃的温度下诱导细胞凝固性坏死的可靠和安全的方法。热量是由改变极性的分子振动及随后在受影响的组织内摩擦和搅动引起的，热量可以导致细胞膜变性、蛋白质含量增加和细胞解体。温度随着与探头距离的增加而降低，这是由于组织阻抗、体内温度、传导性和血液循环活动的生物热损失。射频已成功地应用于肝细胞癌、骨瘤、肺癌、肾肿瘤和颈椎关节突疼痛，并在治疗前列腺局灶癌方面引起泌尿科医师越来越多的兴趣。然而有趣的是，Bhowmick 等对前列腺组织 RFA 的研究证明了该技术在诱导细胞坏死的有效性。这项技术与其他局灶治疗方法相同，即采用经皮穿刺法，使用射频电极并结合经直肠超声，精确破坏前列腺组织的病变区域。

该程序的能量由输出功率高达 100 W、频率在 450 ~ 1200 kHz 的设备提供。设备应显示所产生的功率、传递能量的时间、阻抗和温度（如果正在监测）。电极探针可以使用单极或双极，并且结构具有很大的不同。探针通常由医用不锈钢制成并且除了顶端的一小段外都是绝缘的，以防止对健康结构不必要的加热。金属合金钩可添加到探头尖端，当其展开时可增加并调整加热区域的形状。探针可以安装热电偶，允许用户监测加热区域的温度。射频能量的一个特点是通过脂肪传导非常差，因此，直肠壁和神经血管束对能量传递具有高度的天然保护。

使用单极或双极在技术上有所不同，单极装置需要在患者背部放置电极板，双极设备需要两个探针，探针之间有组织。射频消融术可以使用阻抗或基于温度的系统。后者测量电极尖端的温度，以预先确定的温度和时间来诱导组织坏死。相比之下，基于阻抗的系统测量受组织的阻抗影响，目的是达到引起组织坏死的阻抗水平。在这两种技术中，测量仅反映电极尖端组织中的情况，不能确定更大影响区域中的情况。同样，由于受到干扰，经直肠超声检查很难证实这种

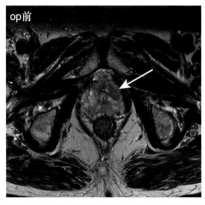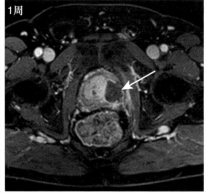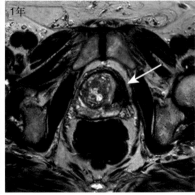

图 81.11　冷冻疗法术前和术后的多参数磁共振图像

改变。但是热电偶可以灵活地放置在重要结构附近，可以监测加热区域边缘的情况。

适应证

从前列腺癌的角度来看，射频消融术适用于局限性前列腺癌患者或局部复发性激素抵抗的患者。它已被广泛用于治疗良性前列腺增生并被用于经皮或腹腔镜治疗肾肿瘤。

术前准备

与前列腺癌的所有局灶治疗一样，所有考虑接受 RFA 治疗的男性必须接受准确的分区和风险评估。除非有特殊原因，否则该流程可在一天内进行。入院前或入院当天应征得患者同意后进行手术。

肠道准备

在手术早晨用灌肠进行肠道准备，足以维持最佳的围术期超声成像。

预防性使用抗生素

患者应在手术前一天开具口服抗生素并持续 5 天。应遵循当地指南。另外，在麻醉诱导时用静脉广谱抗生素覆盖，同样应遵循当地指南。氨基糖苷类、β - 内酰胺类或头孢菌素通常会提供足够的覆盖。对于患有菌尿和活动性尿路感染的患者，应该推迟手术直到治疗结束为止。

麻醉

该手术应在全身麻醉或脊髓麻醉下进行。

手术技巧

麻醉诱导后，将患者置于扩大的截石位以暴露会阴，并在患者上方放置保温毯，以防止围术期体温过低。如果使用单极能量，应在患者下背部放置 1 个电极板。插入 1 根 Foley 导尿管以帮助围术期超声定位尿道。用聚维酮碘或氯己定溶液清洁会阴和生殖器皮肤。在直肠内超声探头上放置 1 个水充避孕套，以改善围术期的图像，然后将探针插入直肠，有时可将显示肿瘤。如果正在使用融合成像，则此时进行校准。随着术前 MRI 成像或 MRI/US 融合成像的使用，这也变得越来越可行。然后，在超声引导下探头在矢状面和轴向面上向前通过，如果使用钩子，则在此时部署。探针的位置应完全覆盖治疗区域，且不会影响健康组织或周围结构。通常这些都是使用一个连接到超声探头的校准装置来放置的。此外，热电偶可以在超声波的

引导下放置到重要的区域，如神经血管束、狄氏筋膜、直肠和外括约肌。

一旦探针和热电偶的到位，能量就会开始传递。仪器测量电极尖端的温度和阻抗，而热电偶分别监测温度。如有必要，一旦手术完成就可以进行膀胱镜检查以确保尿道没有受伤。导尿管应保留至少 5 天。

术后管理

一般来说，患者对手术有很好的耐受性，他们可以在手术当天出院回家。术前抗生素覆盖至术后应持续 5 ～ 7 天。术后疼痛一般较轻，单独使用口服镇痛药通常能达到良好的镇痛效果。在拔除导尿管之前，应使用 α 受体阻滞剂，如坦索罗辛。

并发症

最常见（＜ 5%）的并发症包括自限性出血、感染、发热和疼痛。潜在的并发症包括输尿管、膀胱、神经血管束、肠道和直肠等邻近结构的损伤。瘘管疾病是有可能的，直肠尿道瘘是潜在的灾难性并发症（＜ 1%）。神经血管束或膀胱颈和外括约肌受损会导致勃起功能障碍和尿失禁，这类似于前列腺癌的手术治疗。

随访

关于后续随访方案，几乎没有达成共识。通常 1 年内每 3 个月 1 次，下一年每 6 个月 1 次，然后 1 年 1 次。前列腺特异性抗原（PSA）监测应与下尿路功能同时进行，并用 IPSS 评分和勃起功能进行监测。应谨慎处理 PSA 值，因为其最低值取决于组织消融的体积，很难确定 PSA 值与相应治疗的关系。如果担心治疗不完全或复发，可以进行活检和 mpMRI。通常在术后 12 个月时进行 mpMRI。

血管活性光动力疗法

光动力疗法（PDT）使用的光敏剂当有氧气存在时被光激活，可以造成组织坏死。1978 年 Dougherty 等证明了 PDT 在治疗皮下和转移性肿瘤中的作用。然而直到 1990 年，PDT 在前列腺癌中的应用才被明确地描述出来，随后泌尿学界开始更深入地探讨这个概念。

PDT 利用一种非活性的光敏药物，它在特定波长的光和氧作用一段时间后被激活，激活时必须满足所有 3 个前提条件。光敏剂有广泛的使用途径，可以局部使用，最为人所知的可能是在痤疮治疗中的作用。此外，还可以口服或静脉注射。光敏药物的光动力效率、活化波长和药物光反应间隔各不相同。

给药后光敏药物处于稳定的基态，在特定波长的光照射后，它会转变成更高能量的单峰态。一旦处于这种状态，它就变得不稳定并且越来越倾向于释放能量。能量以热或光的形式释放或者药物可以再次转换成中间的三重态，在这种状态下，光敏剂产生超氧化物和羟基自由基（1型反应），或使组织中的氧形成单态氧分子（2型反应）。这些单态氧分子具有很强的活性，反过来它们与细胞内的蛋白质、脂类和核酸发生反应，导致细胞死亡。

实际上光敏感药物只有在目标区域积聚足够浓度的药物后才能被激活。根据药物或目标不同，这可能需要数小时或数天，一种优先聚集在靶器官或组织中的药物当然是非常有利的。皮肤和视网膜是优先摄取这些药物的两个区域，药物活化可能导致晒伤，因此建议患者待在室内直到药物从组织中清除，能迅速从体内清除的药物具有显著的临床优势。

血管活性光敏剂就是这样一类，通过静脉注射并在几分钟内激活。此外，它们被迅速清除，不会在视网膜或皮肤中停留很长时间。理想情况下，光敏剂应具有较长的激活波长，以允许深入组织；短的药物光间隔，以允许单次治疗；效果的可预测性和皮肤和视网膜的低积累。用于治疗前列腺癌的光敏药物有多种，并已在临床试验中使用，包括5-ALA、Motexafinluteium、AIS2Pc、WST-09、WST-11和mTHPC。

与所有的局灶治疗一样，良好的治疗计划是必不可少的。PDT术前计划的复杂性更大，因为它需要对许多治疗参数做出决定，包括药物剂量、释放速率、光剂量、扩散每厘米的剂量和能量释放速率。术前对腺体和肿瘤的成像和标测是必不可少的，mpMRI正以越来越多的应用于本中心。目前许多临床试验正多个方面进行探索。第一是"基于规则"的方法，选择光纤和目标之间的距离，然后选择能量水平，确定PDT药物剂量。第二，能量传递可以根据先前描述的方法参数的监测水平在手术中实时调整。第三，新的概念包括了肿瘤特异性标记物，可以附着在光敏剂上，因此只能在肿瘤中被激活，使周围的健康组织不受损伤。虽然这些研究只有少量报道，但目前正在开展更大规模的多中心试验，其结果可能决定了这项技术在前列腺癌治疗中的地位。

适应证

在前列腺癌的治疗中，vaPDT仍处于初期阶段，然而它已被用于治疗放射性复发和局灶性疾病的试验中。

术前准备

与前列腺癌的所有局灶治疗一样，接受vaPDT治疗的男性都必须接受准确的分区和风险评估。

除非特殊原因否则该程序可在一天内进行。入院前或入院当天应征得患者同意进行手术，应明确手术的原因及其并发症。

肠道准备

在手术早晨进行灌肠的肠道准备，足以维持最佳的围术期超声成像。

预防性使用抗生素

应遵循当地指南。在麻醉诱导时用静脉广谱抗生素覆盖，同样遵循当地指南。含有氨基糖苷类的β-内酰胺类或头孢菌素通常会提供足够的覆盖。对于患有菌尿和活动性尿路感染的患者应该推迟手术，直至治疗结束为止。术后可以应用抗革兰氏阴性菌的或广谱抗生素。

麻醉

该手术应在全身麻醉或脊髓麻醉下进行。

手术技巧

光敏剂可在入院前或手术期间使用，这取决于药物光反应间隔，可以使用圆柱形扩散纤维和裸端纤维。麻醉诱导后，将患者置于截石位，暴露会阴，放置导尿管有助于尿道的术中显示。直肠内超声探头放入直肠，近距离放射治疗模板附在步进器上。如果正在使用融合成像，则在此时进行校准。根据术前的计划，通过套管针将光导纤维置入前列腺靶区。经直肠超声引导和近距离放疗模板用于确保纤维的正确放置。在探头上放置1个水充避孕套，以改善围术期的图像，然后给药。在手术过程中必须保护眼和皮肤。

术后管理

患者通常会住院1天，第2天成功取出导尿管后可以出院，口服抗生素。

并发症

vaPDT明显的治疗的并发症是对光的反应，表现为"晒伤"。早期药物需要避免阳光照射达6周，但血管活性药物通常在给药后数小时内排泄。临床试验已经报道了直肠尿道瘘，需要手术或长期留置尿管，但很罕见。

出血、感染和LUTS更常见，但不太严重。一些药物，特别是亲脂性药物，如WST-09，很少引起心血管事件，如急性冠状动脉综合征和脑血管事件。

随访

考虑到治疗尚处于初期，没有标准的随访指导。然而，在术后 6 个月至 1 年定期监测前列腺特异性抗原变化和 mpMRI 较为稳妥。

电穿孔治疗

不可逆电穿孔（IRE）是一种新的能源，已被用于治疗局灶性前列腺癌的试验研究。IRE 通过在细胞膜上形成纳米孔而不耗散热能而导致细胞死亡。因此，作为一种潜在的能源 IRE 有两个优点：第一，对未定位的组织没有热损伤的可能，此外，体外研究显示该技术具有组织选择性。第二，由于目标区域没有热能传导，因此治疗不足的风险较低。特别是 IRE 能够在不损伤大血管结构的情况下破坏大血管结构附近的组织，这引起了治疗实体内脏肿瘤的临床医师的注意。IRE 的组织效应不是恒定的，取决于许多因素，包括电流、脉冲数、目标组织的导电性及电流传递的时间。IRE 可经皮传递，可以有或无图像引导。IRE 作为前列腺癌的一种治疗方法，其发展尚处于起步阶段，仍处于临床研究阶段。

适应证

在前列腺癌的治疗中，IRE 仍处于初期阶段。它已被用于治疗放射性复发和局灶性疾病的试验。由于直肠受累和并发症的风险增加，男性在直肠附近有病变应谨慎治疗。因此，IRE 通常用于位于过渡区和纤维肌肉间质及周围区前部的病变。肿瘤体积也是一个问题，因为探针之间的距离不应超过 2 cm。由于通常使用 3 ～ 4 根针，体积 > 3 ml 的肿瘤将是治疗的首选。

术前准备

与前列腺癌的所有局灶治疗一样，考虑使用 IRE 治疗的男性必须接受精确的分区和风险评估。

除非特殊原因否则该程序可在 1 天内进行。入院前或入院当天应征得患者同意进行手术，应明确手术的原因及其并发症。

肠道准备

肠道准备是合理的，以优化术中超声成像，然而不需要全肠道准备，在手术当天灌肠就足够了。

预防性使用抗生素

抗菌药物的预防是以当地指南为准。在麻醉诱导时，静脉注射氨基糖苷类和第三代头孢菌素通常是可接受的给药方式。菌尿和活动性尿路感染的患者应推迟手术，直至治疗结束。

麻醉

手术在全身麻醉或脊髓麻醉下进行，需要完全肌肉松弛。前列腺消融不需要同步心脏监护。

手术技巧

IRE 需要常规的经会阴手术设备。直肠内超声探头必须能够在轴向和矢状切面上成像。在超声探头上使用充水避孕套，然后将其安装到步进器上。

麻醉诱导后，对患者进行连续三导联心电图监测。整个手术过程中不需要肌松，只有在输送电流时才需要。将患者置于截石位，对于骨盆可能干扰针位放置的前列腺较大的患者，采用扩大截石位。行膀胱镜检查，在膀胱镜引导下插入耻骨上导管，然后插入导尿管，将膀胱冲满约 200 ml 的水。

使用氯己定或聚维酮碘溶液消毒，给患者盖上保温毯和无菌辅料。会阴浸润麻醉使用 20 ml 0.25% 丁哌卡因和肾上腺素。这既可提供术后麻醉，又可减少术后会阴出血。超声探头被引入直肠，在其引导下定位前列腺。通常情况下，通过导管的存在来识别位于中线的尿道。如果正在使用融合成像，则在此时进行校准。

然后设置 IRE 设备，如纳米刀。90 ～ 70 毫秒的脉冲传输足以产生 20 ～ 40 A 的电流，这足以在目标区域内烧蚀组织，同时确保周围区域的安全。< 20 A 会增加治疗不充分的风险；反之，> 40 A 会增加意外热损伤的风险。在超声引导下插入针头，每个都连接到自己的通道上。插入的第 1 根针应该是激活器，这应该在矢状面上完成。测量针尖和针基的相对位置，然后在矢状和轴向的引导下平行插入后续列针。针与尿道及尖端之间应留有 5 mm 的边缘。针之间的距离在轴向视图中测量。从该距离计算电流电压，以确保将 20 ～ 40 A 电流输送到组织。此外，该设备允许显示烧蚀区的估计值，允许用户更大程度地调整目标区规划。

完全肌松应在输送电流前完成。要做到这一点需要释放一个低压电流脉冲，观察患者的肌肉收缩情况。此时确保针不移动位置非常重要，必要时必须重新定位它们。一旦肌肉松弛到一定程度，前 10 个脉冲的电流就可以被传送。首次使用后，对电场进行评估，以确保输送效率。一旦得到确认则再发送 80 个脉冲。外科医师应在手术中控制好针头并通过影像观察针头，以确保靶区外接受最小的电流。这一点较为困难，因为超声只会显示针头周围 2 mm 处的变化，并会受到来自微气泡形成的伪影的干扰。

程序完成后，设备将再次报告电场参数。如果认为不充分，可立即给予进一步治疗。然后取下针头，对会阴施加压力，进行压力敷料，使导管处于开放状态。

术后管理

患者通常住院 1 天，一旦病情稳定就可以出院。

并发症

现有的临床试验表明，该手术的早期发病率较低。直肠附近的肿瘤可能增加直肠尿道瘘的风险，可合并局灶治疗的常见并发症，感染较为常见，如血尿严重时可通过耻骨上引流管或三通导尿管冲洗。

随访

随访应围绕生物化学（PSA）监测、影像和组织学进行。术后 1 ~ 2 周进行磁共振成像以确认消融区。6 个月时，进行 mpMRI 检查以确保没有残留病灶。第 1 年应每 3 个月监测 1 次 PSA，之后每 6 个月监测 1 次。如果 PSA 监测或成像显示出令人担忧的征象，可以进行活检。

局灶激光消融治疗

局灶性激光消融术（FLA）是目前正在研究的一种治疗局部前列腺癌的试验技术。由于前列腺的光学吸收率和腺体的血管密度相对较低，因此被认为是一种潜在的前列腺癌治疗方法。支持该技术临床试验已有报道，数据表明 FLA 可以准确地切除前列腺组织并对计划治疗区以外的组织的损伤最小。此外，还要考虑 FLA 与 MR 设备的兼容，允许在需要时进行特殊的术中成像，然而大多数情况下术中超声成像就能满足。

FLA 利用激光辐射能量通过热损伤破坏组织，可使细胞膜和细胞器中的蛋白质变性，导致坏死。这种理想的效果依赖于精确的能量传递、足够的热能来诱导坏死及这能量最小限度地辐射到不需要治疗的组织。有报道激光二极管光纤经直肠或经会阴消融的途径。

组织坏死是由激光的电磁波产生的热能引起的。这会升高组织温度，导致凝固性坏死。热效应取决于穿透深度和传输的总能量，因此破坏效应与激光波长有关。最初使用了 Nd：YAG 红外激光器，考虑到其成本和能量密度，二极管激光器是一个潜在的更好的选择。

该技术的另一个优点是磁共振设备的兼容性，可以在治疗过程中进行实时磁共振测温。质子共振频率

温度测量允许用户实时测量消融区和周围组织的温度变化，这是确保在保护关键结构的同时在目标区域进行消融的重要手段。

适应证

鉴于 FLA 的实验性质，目前该技术的选择标准缺乏一致性。一般来说患者应为低至中等风险的前列腺癌，即 PSA 水平低于 15 ng/ml，Gleason 评分为 6 ~ 7 分，临床分期低于 T_{3a} 期。病变应在 mpMRI 上可见，与前列腺活检的组织学结果一致。体积较大（> 2 ml）的肿瘤很难用这种技术治疗，因为这是单次应用可治疗的最大体积，而探针的重新定位非常耗时。肿瘤的位置可能是一个限制因素，因为尖部的病变更难接近，且邻近关键的周围结构可能使并发症的风险增加。

术前准备

除非特殊原因否则该程序可在 1 天内进行。入院前或入院当天应征得患者同意进行手术，应明确手术的原因及其并发症。

肠道准备

肠道准备是合理的以优化术中超声成像，然而不需要全肠道准备，在手术当天灌肠就足够了。

预防性使用抗生素

抗菌药物的使用应以当地的指南为准。通常在手术前一天开始使用氟喹诺酮，并通过静脉内给予氨基糖苷类和第三代头孢菌素，并在术后持续 5 天。菌尿和活动性尿路感染的患者应推迟手术，直到治疗结束。

麻醉

该手术应在全身麻醉或脊髓麻醉下进行。

手术技巧

麻醉诱导后，将患者移至手术台并置于截石位。如果有必要可以放置扩大截石位，如在大前列腺的男性中耻骨联合可能影响操作。可以采用经直肠的方式，然而由于大多数局灶疗法采用经会阴方法，因此，建议经会阴入路可以更好地进入腺体的尖部和前方。

以标准方式插入尿管并在超声成像上对尿道进行显示。在直肠内超声上放置一个充水安全套，以改善术中超声图像。然后将探针连接到支架中的步进器上。会阴用氯己定或聚维酮碘溶液清洗。20 ml 0.25% 丁哌卡因皮肤浸润麻醉，以减少出血和改善术后镇痛。直肠内超声探头置入直肠并观察前列腺。如果正在使用

融合成像，则在此时进行校准。标准的 5 mm 近距离放射治疗模板放置在支架上。

通过模板上适当的网格坐标将套管针和导引导管引入前列腺治疗区并在超声引导下插入至术前计划的深度。然后，激光二极管发射器通过套管插入前列腺，一旦确认激光发射器的位置正确就可以激活它们。达到预定的功率水平防止造成热损伤。一旦这些参数得到确认，治疗将在 6 ～ 25 W 时进行 60 ～ 120 秒。超声成像会显示加热后的伪影。如果使用术中磁共振成像，可以更准确地显示组织的冷热变化。硬件设备可以前进或后退或者完全移除和重新定位以扩展治疗区域，尽管较为耗时。

术后管理

手术后早期患者需要复查磁共振成像以确认消融区域，可以在出院前进行。患者术后 1 ～ 2 周内恢复，与其他局灶治疗技术一样，患者通常术后第 2 天可取出导尿管出院。

并发症

该技术相关的并发症表明了其安全性，但因研究多为实验性，相关报道有限。此外，它可能与其他局灶治疗技术相似，常见的并发症可能包括疼痛或不适、血尿、血肿、尿路感染和下尿路症状，有时最终导致急性尿潴留。其他并发症取决于治疗位置，神经血管束附近的治疗更容易导致勃起功能障碍，括约肌附近的治疗更可能导致失禁。当然，有治疗失败的风险，可能需要重复局部治疗或考虑根治性治疗方案。

随访

随访应围绕生物化学（PSA）监测、影像和组织学进行。如果尚未进行磁共振成像，则在术后 1 ～ 2 周进行磁共振成像以确认消融区。6 个月时，进行 mpMRI 检查以确保没有残留病灶。第 1 年应每 3 个月监测 1 次 PSA，此后每 6 个月监测 1 次 PSA。如果 PSA 监测或影像检查显示出可疑征象，可以进行活检。

拓展阅读

Ahmed HU, et al. *Focal therapy in prostate cancer*. 1st ed. London: Wiley Blackwell; 2012.

Bozzini GI, Colin P, Nevoux P, et al. Focal therapy of prostate cancer: energies and procedures. *Urol Oncol*. 2013;31(2):155-167.

Kasivisvanathan V, Shah TT, Donaldson I, et al. Focal therapy for prostate cancer. *Urologe A*. 2015;54(2):202-209.

Robertson NL, Emberton M, Moore CM. MRI-targeted prostate biopsy: a review of technique and results. *Nat Rev Urol*. 2013;10(10):589-597.

Shah TT, Ahmed H, Kanthabalan A, et al. Focal cryotherapy of localized prostate cancer: a systematic review of the literature. *Expert Rev Anticancer Ther*. 2014;14(11):1337-1347.

专家点评（THOMAS J POLASCIK，KAE JACK TAY）

随着多参数 MRI（mpMRI）和先进的图像引导 MRI-TRUS 融合活检技术的出现，有临床意义的前列腺癌越来越早被发现，更小的病灶也被发现。这些病灶的靶向治疗或局灶治疗提供了潜在的肿瘤控制，同时保留了性功能、防止尿失禁。相比之下，传统的全腺体根治法尽管仍然被认为是肿瘤成功治疗的"金标准"，但功能受损的风险更高，并降低了生活质量。对于预期寿命较长的年轻人和试图在黄金时期享受更高质量生活的老年人来说，这都是个问题。因此，通过对癌症提供靶向性微创疗法来减少前列腺癌的过度治疗，局灶治疗具有吸引力。如果癌症复发或新发癌症出现在前列腺有限的靶向区域，也可以进行重复治疗。

患者的选择仍然是评判这项技术的关键。要想取得成功必须非常小心、准确地确定癌症的分级、体积和程度。对有临床意义的前列腺癌需要在三维空间上精确定位病灶。一个悬而未决的问题是如何确定肿瘤的边界以便所有肿瘤都能成功地被消融。治疗后还需要密切随访，以确保早期发现任何复发的肿瘤。

技术飞速发展产生了多种组织消融方法，包括热和非热模式，由不同的成像和绘图技术引导。然而每种方法在能量传递的幅度和范围上都有局限性，为了全面治疗靶病灶必须了解这些局限性。随着对影像引导的局部靶向治疗认识的提高，患者会要求在控制肿瘤的同时努力保留泌尿生殖功能。泌尿科医师在选择合适的患者时需要谨慎。局灶治疗将以多学科的方式发展，包括先进的成像、靶向装置、各种消融疗法和靶向药物。

第 82 章

近距离放射治疗

Daniel Sagalovich, Nelson N. Stone

（李海涛 译 田 军 审校）

患者选择

前列腺近距离放射治疗（PPB）是前列腺癌患者的一种良好的治疗选择，有着较好癌症长期的控制率和相对低的并发症发生率（Sylvester，2007；Lehrer，2006；Taira，2011；Marshall，2014）。患者选择和危险分层是考虑是否要联合外放射治疗（EBRT）的重要因素，低风险患者可以单独使用 PPB 而无须雄激素剥夺疗法（ADT），中风险患者通常接受新辅助和辅助 ADT 给药 6 个月（从粒子植入前 3 个开始）或 PPB 加 EBRT 的组合。在某些情况下，具有一些低风险特征的中风险患者可考虑进行单一 PPB 治疗（Davis，2011）。

所有具有高风险特征的患者均应接受 PPB、EBRT 和 ADT 的三联疗法。由于辐射范围通常局限于前列腺，T_3 病变患者不是单独使用 PPB 的典型适应证。对于这种高危人群，9 个月的 ADT（新辅助和辅助）通常就足够了，尽管一些临床医师会治疗 2 年。EBRT 通常在种子植入后 2 个月开始。在有精囊腺（SV）侵犯的患者中可行 SV 粒子植入，靶区设计应该是两种治疗的一部分。

PPB 作为挽救治疗也是 EBRT 失败的一种选择，外照射后前列腺活检阳性应该由经验丰富的病理学家确认，患者应在粒子植入前进行严格的分期评估。

术前准备

由于 PPB 技术依赖于实时成像，在进行粒子植入时整个前列腺和周围结构的可视化至关重要。因此，大前列腺的患者治疗时可能会面临困难。在大于 60 ml 的腺体中，前列腺尖部或膀胱内部分腺体的 TRUS 成像是困难的。在这种情况下，可以在粒子植入前采用雄激素剥夺疗法 3 个月，这将使前列腺体积减小约 30%（Stone，2007）。前列腺体积没有绝对的上限，因为即使是巨大的前列腺（＞100 ml）也有可行 PPB 者，尽管技术上具有挑战性（Davis，2011）。对于 IPSS 评分高、排空障碍或峰值流速低的患者，应该被告知 PPB 治疗后尿潴留的风险较高。既往经尿道前列腺切除术

（TURP）虽然不是绝对的禁忌证，但应充分考虑巨大的前列腺窝的缺损可能无法在整个腺体中植入粒子。

在粒子植入之前，患者应进行预处理成像以确定合适的剂量规划。TRUS 被认为是标准的预处理成像模式，也可以使用 MRI 和 CT。放射肿瘤学家（RO）负责完成计划并确定粒子的数量和类型。

用于植入的放射性同位素的选择基于同位素半衰期和剂量密度。用于永久植入的两种同位素是 [125] 碘和 [103] 钯。通常 [125] 碘粒子由圆柱形钛壳体组成，其长度为 4.5 mm，直径为 0.8 mm，含有 [125] 碘。由 [125] 碘衰变产生的辐射的平均能量为 0.028 MeV，半衰期为 60.25 天。同样的 [103] 钯包含在大致相同尺寸的钛壳中。[103] 钯由 [102] 钯中的热中子俘获产生，[103] 钯通过电子捕获衰变为 [103]Rh，并发射 20～23 keV 的 X 线，产生的 X 线平均具有 0.021 MeV 的能量。[103] 钯的半衰期为 17 天。[103] 钯的剂量密度或每单位时间吸收的辐射量高于 [125] 碘。最近引入了 [131] 铯作为第 3 种前列腺植入粒子同位素。它具有与 [125] 碘相似的能量，但半衰期为 9.7 天。没有研究证明哪一种同位素优于另一种。

虽然美国近距离放射治疗学会未建议使用某种特定的放射性核素，但我们在选择 [125] 碘或 [103] 钯时考虑了放射生物学特征，[125] 碘的较长半衰期是理想的，因为它与中等分化肿瘤的生长速度相匹配。它的半衰期为 60 天，植入后 1 年内会出现明显的放射性衰变，大部分衰变（87.5%）发生在前 6 个月。[125] 碘的处方剂量范围为 144～160 Gy。

选择 [103] 钯用于 Gleason 评分为 7 分或更高的肿瘤。选择该同位素的原因是其半衰期较短且剂量密度较高，以匹配低分化肿瘤的较快生长速率。对于 [103] 钯单一疗法，处方剂量至少为 124 Gy。此外，[103] 钯用于接受联合 EBRT 和 PPB（处方为 100 Gy）治疗的患者，也用于挽救治疗（处方为 115 Gy）。[103] 钯和 [131] 铯都已用于上述临床情况。

PPB 的术前准备类似于前列腺组织活检的准备。在手术前 10 天停止阿司匹林或非甾体抗炎药治疗。直肠穹隆要求没有粪便和黏液，前一天晚上的灌肠和流

质的晚餐将有助于确保没有粪便物质干扰换能器，应在手术开始前给予预防抗菌药物。

患者定位和计划

　　将患者带到手术室麻醉，取背侧截石位，可以使用脊髓或全身麻醉。检查直肠的黏液或粪便，如果不清洁则用水冲洗几次。通过在其末端放置特殊凝胶垫或水路来准备探头。将少量耦合剂放置在探头的尖端上并将凝胶垫向前挤出，将所有空气推出，然后用换能器环或小橡皮筋将凝胶垫固定到探头上。然后将装有超声耦合剂的避孕套放在探头上，探头放入步进装置中。如避孕套充水，则必须通过反复冲洗和抽吸从腔室移除所有空气，因为残余空气可能干扰超声信号。

　　在无菌条件下，放置 Foley 导管并夹闭以在膀胱中保持 100 ～ 150 ml 尿液。将阴囊贴在下腹部暴露手术区域。固定在步进器中的探头插入直肠。1 块无菌、透明、覆盖步进器的塑料袋以保持无菌的区域，可使泌尿科医师操作硬件（图 82.1）。利用横切面成像探头观察超声图像上的超声引导模板，网格上的最低行应靠近腺体的最后部分，若未达到，需向下调整 Z 轴（朝向地板），以更好地对准探头。将探头一直推向膀胱并将其缩回到前列腺尖部，以确保前列腺的整个腺体都能被观察，并且没有粪便或黏液遮挡成像。成像切换到纵向，将探头倾斜旋转扫描前列腺的整个矢状位图像。通过这些操作，泌尿科医师观察血管解剖结构（圣托里尼静脉和背侧静脉复合体、膀胱内腺体、TURP

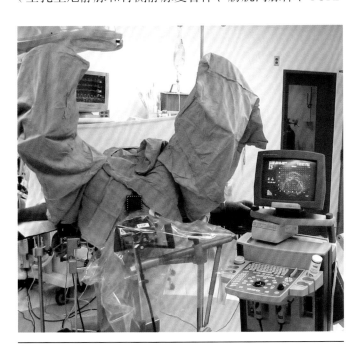

图 82.1　近距离放射治疗装置

缺损、尿道括约肌和前列腺尖部的位置）。

手术技巧

　　腺体中放射源的位置根据帕特森和帕克建立的近距离放射治疗的原则确定，该理念认为通过不均匀的放射源分布可以获得均匀的剂量分布。我们则通过在腺体外围放置更多的粒子并且在腺体内部减少粒子来实现均匀的剂量分布。通过这种方式，所需剂量将均匀覆盖整个腺体同时避免腺体中心的大量高剂量区域。使用任一种同位素在腺体外围放置 75% 的总剂量，其余部分放置在腺体内部中，就可以实现这一点。通过内针放置的大部分粒子也是"外围的"，因为它们放置在基底部和前列腺尖部。

　　有几种技术常用于粒子放置，包括使用预装有粒子的针、种子束或使用 Mick 施源器独立插入。此外，治疗计划可以根据我们的偏好在手术室中提前或"实时"设定。笔者将以 Mick 施源器描述对粒子的放置。

　　从基底部到尖部以 5 mm 的间隔截取前列腺、尿道和直肠图像并将其传输到治疗计划软件（Variseed，Varian Medical Systems，Palo Alto，CA）中。利用软件对前列腺的结构进行轮廓分析后创建腺体的三维图像，矢状成像用于确定腺体的前部、中部和后部从基底部到尖部的长度。RO 使用这些数字进行剂量测定计算植入粒子的数量及粒子之间的间距。

　　泌尿科医师定位腺体的最大横截面图像，将前列腺、尿道、直肠的虚拟图像叠加在超声图像上。泌尿科医师还可以使用虚拟针将施源器或预加载的针以顺时针方式穿过模板，使得它们最终在预期位置处或附近。粒子植入分为两个阶段，首先放置外围针。没有必要做到完全匹配，因为物理师可以将虚拟针拖到插入针的"闪光"位置（图 82.2）。通过这种方式，虚拟图像可以准确地表示结构和插入的针位置。在放置所有外围针之后，将前列腺重新扫描到计划系统中。这一步骤至关重要，因为针头放置已经改变了原始计划。针的插入使前列腺移动，改变了它与直肠的距离并使其边缘形变（Stone，2002）。RO 和物理师通过调整轮廓并为每根针添加或删除粒子来更新计划（图 82.3）。接下来 RO 可以开始置入粒子。

　　将成像切换到矢状位并从 7 点钟位置开始识别第 1 针并进入到腺体的基底部。从基底部到尖部放置并且将针尖保持在固定的超声监测下，使用 Mick 施源器放置每个单独的粒子，直到最后的粒子被放置在前列腺

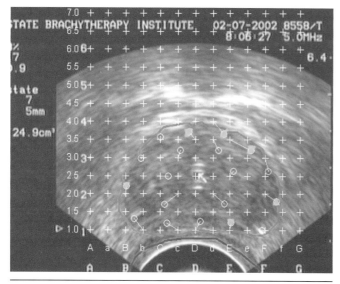

图 82.2 虚拟针（黄色）被"拖动"到实际的针位置（白色闪烁）

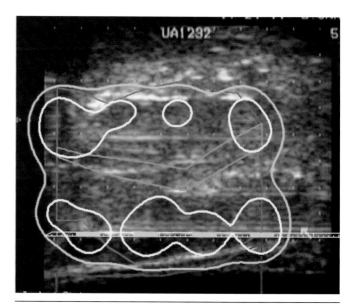

图 82.5 植入 4 颗粒子，前列腺周围绿线（红色）为 160 Gy 等剂量线

然后顺时针旋转探头并识别下一针。每个后续针排以相同的方式植入。RO 在计划系统上查看相应的实时图像，其前面是虚拟的前列腺图像、针和粒子。在检查覆盖该矢状位图像的等剂量轮廓以及先前设定的剂量参数之后，他可以调节每行中植入的粒子数量。一旦 RO 开始放置粒子，就跟踪它们的位置，并将虚拟粒子覆盖在腺体中的实际粒子之上（图 82.6）。每个后续针的等剂量轮廓代表已经放置的所有粒子和尚未放置的粒子的复合剂量测定。通过这种方式，RO 和物理学家不断更新和修改计划。

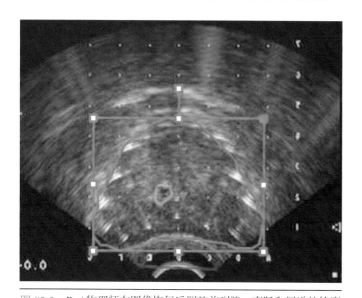

图 82.3 Ro/ 物理师在图像恢复后调整前列腺、直肠和尿道的轮廓

尖部（图 82.4 和图 82.5）。如果要将 4 个粒子植入特定针道，则第 1 个粒子放在基底部，最后一个放在尖部，并且插入的粒子等间隔。

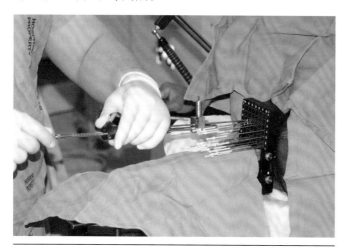

图 82.4 使用 Mick 施源器放置单个粒子

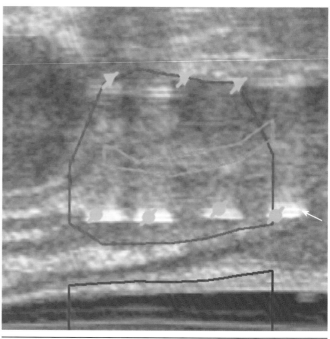

图 82.6 虚拟粒子覆盖在植入源上

所遵循的剂量标准是（^{125}I）：180 ～ 190 Gy 剂量的 90% 在前列腺（D90），30% 的尿道体积（UD30）< 150% 的处方计量（160 Gy）和处方剂量覆盖的直肠体积（直肠 V100）< 1.3 ml。粒子的三维图显示了覆盖腺体的云处方剂量（图 82.7）。

在完成外围之后探头返回到最大的横截面图像，并且内部针以与外围针相似的方式放置。内部针的目标是将剂量分配到腺体的两端。通常放置 5 ～ 7 根针并使这些针最终在基底部和尖部的周边。内部针位置的微调和放置在这些针中的粒子数量取决于已经放置的外围粒子的数量和位置。

然后在基底部和尖部（通常每处 1 或 2 根）植入内部针道和大部分粒子。通常除非前列腺非常大，否则不必将粒子置于腺体内部。这可以防止尿道损伤。RO 利用剂量分布数据来微调内部粒子放置。

在 T$_3$ 期的患者中还要完成精囊腺的粒子植入。Mick 施源器或预先加载的针插入模板或在模板下方并最终在精囊的前壁和后壁中。放置在精囊腺周围的粒子数量取决于囊泡的体积并且在植入前预先计划和植入时纳入治疗计划。目标是在近端 SV 中放置足够的粒子以产生连续的剂量分布（100 Gy 的 ^{103}Pd），而基本上不增加前列腺、尿道或直肠的剂量（图 82.8）。

虽然超声图像可作为针和粒子放置的主要指引，但荧光透视检查可用作额外的成像模式以检查针和粒子位置并确定是否有任何粒子进入膀胱（需要被即刻移除）。所有粒子完成植入后应拍摄膀胱透视图像以评估植入物的整体质量，通过 Foley 导管注射造影剂来进行膀胱造影（图 82.9）。动态膀胱造影研究将发现膀胱中存在粒子，如果存在（1% ～ 5%）可以用抓钳去除

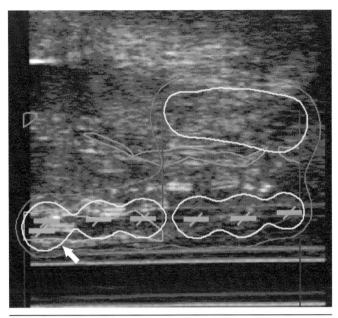

图 82.8　粒子植入精囊腺

它们（Stone，2000）。

接下来可以从直肠移除超声探头。应用无菌盐水冲洗会阴，并在穿刺部位涂抹抗菌软膏。应对穿刺部位加压以确保在患者出手术室之前已停止所有出血，然后可以将干燥的无菌纱布敷料放置在植入部位上。

术后处理和并发症

基于 CT 的植入后剂量测定应在植入后 30 天内进行。水肿继发的剂量测定误差最小化的最佳时间是 ^{103}Pd 为（16±4）天，^{125}I 为（30±7）天（Davis，2011）。前列腺大或中叶大的患者可能发生继发于前列腺水肿的 PPB 后尿潴留，通常在留置导尿管插入 / 清洁间歇导尿，予以 α 受体阻滞剂和非甾体类抗炎药后可以消退。随着时间的推移，前列腺最终会从辐射效应中缩小 40% ～ 50%，这将解决大多数患者的尿潴留问题。

如果出口梗阻在导尿管插入一段时间后没有缓解，可能需要 TURP 或经尿道前列腺切口（TUIP）。如果需要这个手术最好等待同位素至少 3 ～ 4 个半衰期到期（^{103}Pd：51 天，^{125}I：180 天），这样大多数放射治疗都已经完成。在计划 TURP 时泌尿科医师与 RO 联系是非常重要的，这样可以计算剩余的剂量并且可以计划放射性粒子的处理。如果进行植入后 TURP，则应考虑到晚期尿失禁的高发生率。如果患者可耐受，使用延长间隔的间歇性导尿术（CIC）维持长达 1 年是首选。

患者出现尿路刺激症状并不罕见。这些通常由轻度放射性尿道炎引起，而辐射是从粒子发出的。与接受 ^{125}I 粒子的患者相比 ^{103}Pd 粒子治疗的患者往往症状

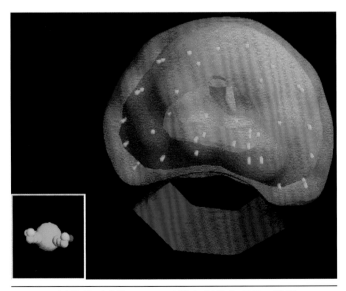

图 82.7　围绕前列腺的 160 Gy（^{125}I）剂量密度的三维图

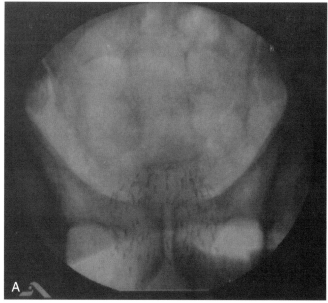

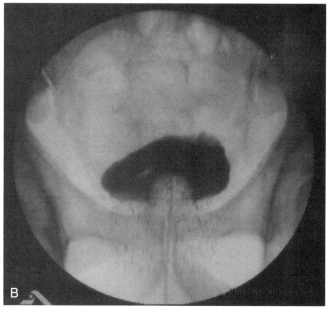

图 82.9　**A、B.** 植入后造影剂给药前后的膀胱造影

出现更早但持续时间更短，解痉药物或经尿液排泄镇痛药通常很有帮助。大多数患者植入后不应出现任何直肠不适。然而如果患者抱怨直肠里急后重、轻微出血或直肠 / 会阴疼痛时，类固醇栓剂往往会有所帮助。

等待几周才能进行性交或射精。因为理论上患者可能在性交期间弹出粒子，所以患者应该至少在最初的几次性接触时戴上安全套。在粒子被弹射到避孕套的情况下，患者应将其放入空的药瓶中并联系 RO 以便适当处理这些粒子。患者应避免与孕妇和儿童密切接触至少一个半衰期的时间。

拓展阅读

Davis B, Horwitz E, Lee R. American Brachytherapy Society consensus guidelines for transrectal ultrasound-guided permanent prostate brachytherapy. *Brachytherapy*. 2011;11:6-19.

Lehrer S, Cesaretti J, Stone NN, et al. Urinary symptom flare after brachytherapy for prostate cancer is associated with erectile dysfunction and urinary symptoms before implantation. *BJU Int*. 2006;98:979-981.

Marshall R, Buckstein M, Stone NN, et al. Treatment outcomes and morbidity following definitive brachytherapy with or without external beam radiation for the treatment of localized prostate cancer: 20-year experience at Mount Sinai Medical Center. *Urol Oncol*. 2014;32(38):e1-e7.

Stone NN, Roy J, Hong S, et al. Prostate gland motion and deformation caused by needle placement during brachytherapy. *Brachytherapy*. 2002;1:154-160.

Stone NN, Stock RG. The effect of brachytherapy, external beam irradiation and hormonal therapy on prostate volume. *J Urol*. 2007;177:925-928.

Stone NN, Stock RG. Dynamic cystography can replace cystoscopy following prostate seed implantation. *Tech Urol*. 2000;6:112-116.

Sylvester JE, Grimm PD, Blasko JC, et al. 15-Year biochemical relapse free survival in clinical stage T1-T3 prostate cancer following combined external beam radiotherapy and brachytherapy: Seattle experience. *Int J Radiat Oncol Biol Phys*. 2007;67:57-64.

Taira AV, Merrick GS, Butler WM, et al. Long-term outcome for clinically localized prostate cancer treated with permanent interstitial brachytherapy. *Int J Radiat Oncol Biol Phys*. 2011;79:1336-1342.

专家点评（JAY P. CIEZKI）

作者对低剂量密度（LDR）前列腺近距离放射治疗技术的描述非常出色。值得赞扬的是，他们否定了不恰当的排除标准（如将治疗限制在 < 60 ml 的腺体），但在保留其他排除标准方面可能过于谨慎，如针对高风险疾病的三重治疗还是应充分咨询。最近的临床试验如 ASCENDE-RT 在中等和高风险疾病中表现出优异的结果，但当外放射和雄激素剥夺治疗联合 LDR 近距离放射治疗后，疗效提高但带来了更高的毒性反应，超过了任何一种单一的放射治疗方式。组织病理学上高风险前列腺癌更为严重，由于 LDR 近距离放射治疗比外照射的能量更低，可能适用于更多的疾病，LDR 近距离放射治疗为高风险疾病的提供了新的放射治疗模式。最近通过对其有效性和毒性的研究表明，LDR 近距离放射治疗比外照射或前列腺切除术联合术后放射治疗更有优势。

显然，作者建议将 LDR 常规应用于中高风险的前列腺癌患者是不合适的，但在人们越来越注重药物成本控制的时代，应该意识到它的潜力。

阴道再造术　第 83 章

Joshua A. Cohn，Elizabeth Timbrook Brown，W. Stuart Reynolds，Melissa
R. Kaufman，Roger R. Dmochowski

（任力娟　译　王东文　审校）

　　先天性或后天性阴道缺失可单独使用进行性会阴扩张或内牵引（Vechietti 手术）或外科重建。McIndoe 手术是一种经会阴途径，在直肠和膀胱之间阴道发育的区域进行皮肤移植，并需要定期扩张以保持通畅（图 83.1）。组织工程的自身阴道组织或使用自体口腔黏膜也允许会阴途径，然而，这些技术主要的研究详见参考文献。肠管阴道成形术是通过腹部和会阴联合进行的，是笔者的首选方法。微创技术已被描述，并可考虑那些从业人员，特别是在肠道阴道成形术和盆腔腹腔镜或机器人手术的经验。

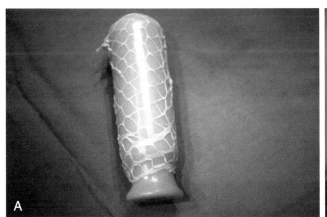

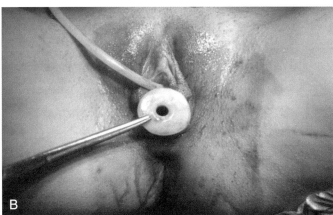

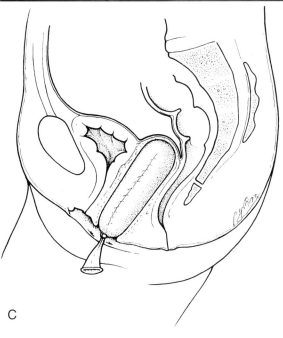

图 83.1　McIndoe 手术步骤

肠管阴道成形术

术前准备和计划

建议术前机械肠道准备，特别是在使用结肠的情况下。预防性抗生素的使用应遵循抗生素应用的原则。术中应保留鼻胃管，以便于术后进行营养支持。

患者定位和外科切口

取仰卧式截石位，腿部轻度弯曲，充分外展，固定于支撑架上。消毒会阴部并铺单，插入导尿管，做一个下腹部垂直切口（图 83.2）。

手术步骤

尽量游离膀胱和尿道后壁，使新阴道至会阴或阴道皱缩吻合的最终区域（图 83.3）充分暴露。沿着白线切开腹膜，寻及乙状结肠和降结肠，然后继续向上至其近端，游离肠段至能满足结肠吻合术的需要。利用透照法明确乙状结肠段的血供。在理想的情况下，主要的血液供应在中间部分，可提供 10 cm 范围及会阴的血供（图 83.4）。将结肠离断，充分游离并进行结直肠吻合术。最佳的方法是使用端-端吻合（EEA）吻合器。如果术者对这项技术不熟练，可请胃肠外科医师帮助。用带吸引球的注射器，使用生理盐水冲洗。如有可能，乙状结肠段应小心旋转 180°，以反蠕动方式进行吻合（即远端结肠将是近端新阴道）。关键是避免影响新生的供血血管再生。

在乙状结肠不适合使用时，可用回肠替代，泌尿科医师对此较为熟悉。所选回肠段应在离回盲瓣至少 15 cm 处，并能游离至盆腔。如果回肠段不再次成形，应游离肠段至少 10 cm（图 83.5）。如果要将回肠呈 U 形重建，并远离肠系膜侧吻合，则需要长 15 ~ 20 cm 的肠段（图 83.6）。

在会阴处做一个 H 形或 U 形切口，这是新阴道开口的位置（图 83.7）。如果患者阴道仍有一定的空间，则应广泛打开阴道顶端，游离阴道壁，使其与肠段无

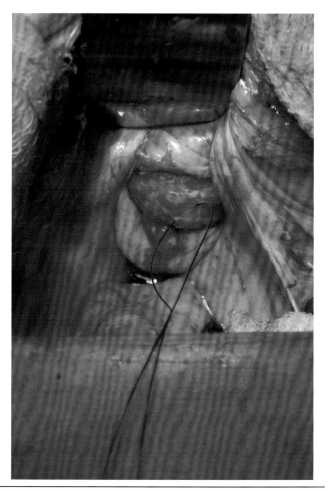

图 83.3　暴露阴道顶端（Courtesy Gregory Bales，MD and Lawrence Gottlieb，MD，University of Chicago Medical Center）

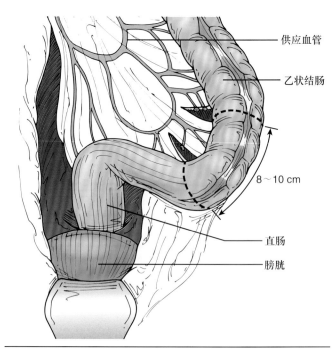

供应血管

乙状结肠

8 ~ 10 cm

直肠

膀胱

图 83.4　乙状结肠段

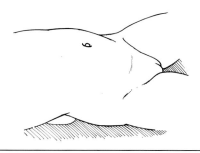

图 83.2　肠代阴道成形术的体位

张力吻合。在一些完全先天性雄激素不敏感的患者中，如会阴扁平，外观没有凹陷，在这种情况下，需要更

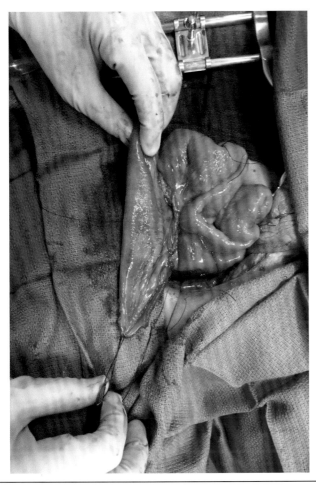

图 83.5　孤立回肠段（Courtesy Gregory Bales，MD and Lawrence Gottlieb，MD，University of Chicago Medical Center）

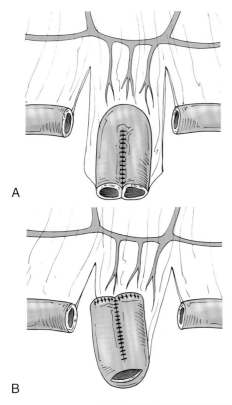

A

B

图 83.6　回肠重建呈"U"形，并与肠系膜对侧吻合

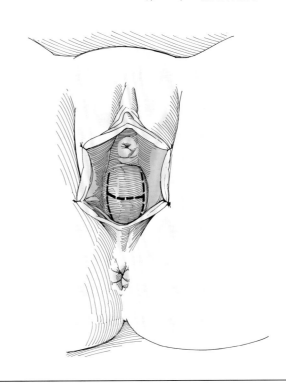

图 83.7　新的阴道开口切口

大的皮瓣。用钝性和锐性相结合的方式游离，膀胱直肠凹陷的水平建一通道（图 83.8）。新的腔隙应该能容纳成人的 3 个手指。如没有阴道残端，将 2～3 cm 肠段通过会阴隧道，穿过会阴口，防止于术后挛缩。将新阴道的顶端缝合到骶骨上，留置引流管，并关闭腹部伤口。

　　将结肠或回肠的断端用 3-0 号薇乔线间断缝合到外阴或阴道，这可能需要通过腹部途径缝合，而不是会阴。如果有明显的阴道残端存在。经会阴入路时，首先将所有缝线放置于前皮瓣之间，放置后将其绑紧

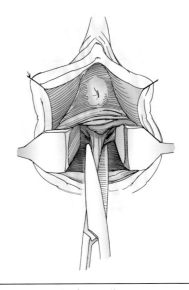

图 83.8　膀胱直肠窝水平创建的通道

（图 83.9）。建议将肠段固定在骶角，以防止脱垂（图
83.10）。将阴道填塞物或涂有凡士林的纱布置入新阴
道。1 周后，可能需要在镇静或麻醉状态下检查会阴，
以分离出现的粘连。

术后护理和并发症

　　肠管阴道成形术一般不需要长期扩张。主要的问题
是在术后 6 个月黏液的产生，特别是乙状结肠段，可以
用盐水每天冲洗。对于腹膜或移植物性阴道成形术（如
McIndoe），阴道模型通常需要使用 3～6 个月（每周清
洗 1 次），并应至少每隔 1 晚或每 3 天佩戴 1 次，以在
患者没有定期性交时保持阴道通畅。硅橡胶涂层支架
可以改善移植物的吸收和减少瘢痕；然而，许多其他
的也是可选的，包括中空的硫化胶模具，用避孕套覆
盖的木材，热塑性夹板，或角化锥形支架。许多患者
认为，肠道阴道成形术后性交时可有充分的润滑。当
需要使用润滑剂时，建议使用水或硅基润滑剂。一些
可能的长期并发症包括阴道口或整段的狭窄，异常分

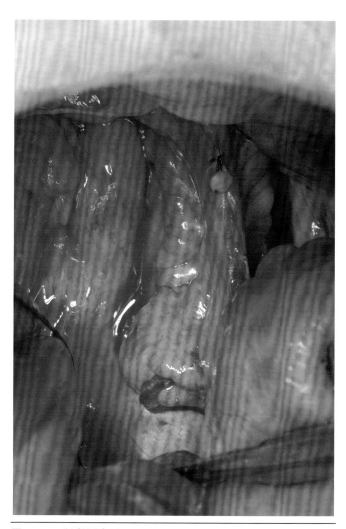

图 83.10　肠段固定（Courtesy Gregory Bales，MD and Lawrence
Gottlieb，MD，University of Chicago Medical Center）

泌或恶臭，脱垂需要重新固定新阴道，结肠炎或乙状
结肠阴道癌及机械性肠梗阻。

拓展阅读

Bouman M, van Zeijl MC, Buncamper ME, et al. Intestinal vaginoplasty revisited: a review of surgical techniques, complications, and sexual function. *J Sex Med.* 2014;11:1835-1847.

Brucker SY, Gegusch M, Zubke W, et al. Neovagina creation in vaginal agenesis: development of a new laparoscopic Vecchietti-based procedure and optimized instruments in a prospective comparative interventional study in 101 patients. *Fertil Steril.* 2008;90(5):1940-1952.

Feng-yong L, Yan-sheng X, Chuan-de Z, et al. Long-term outcomes of vaginoplasty with autologous buccal micromucosa. *Obstet Gynecol.* 2014;123(5):951-956.

Garcia-Roig M, Castellan M, Gonzalez J, et al. Sigmoid vaginoplasty with a modified single Monti tube: A Pediatric Case Series. *J Urol.* 2014;191(5):1537-1542.

McIndoe AH, Bannister JB. An operation for the cure of congenital absence of the vagina. *J Obstet Gynaecol Br Emp.* 1938;45:490-494.

Raya-Reivera AM, Equiliano D, Fierro-Pastrana R, et al. Tissue-engineered autologous vaginal organs in patients: a pilot cohort study. *Lancet.* 2014;384:288-290.

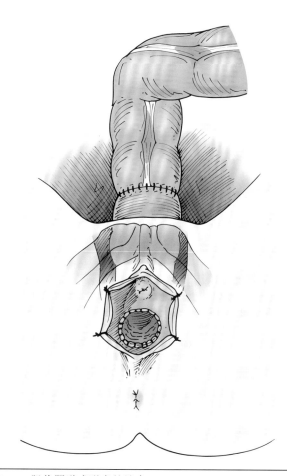

图 83.9　肠代阴道成形术的缝合

尿道阴道瘘修补术 第84章

Kathleen C. Kobashi，Eugene W. Lee，David E. Rapp

（任力娟 译 王东文 审校）

术前准备和计划

尿道阴道瘘的诊断需进行系统的评估，包括详尽的病史采集、全面的体格检查、内镜检查。在大多数情况下，膀胱镜可以帮助确定瘘管的位置，在女性患者使用专门的尿道镜更有助于诊断，因为它的短喙可以更好地扩张女性尿道，使其可以更好地暴露。排泄性上尿路及膀胱造影是必要的，可排除伴随的膀胱阴道瘘或输尿管阴道瘘。其他相关检查，包括卫生棉试验或双染料试验，也有助于诊断。主诉存在压力性尿失禁症状的患者，尿动力学可协助诊断。还应强调的是，如果在合并瘘管存在时仍考虑使用吊带，则不应使用合成材料。

瘘管修补的时机是有争议的，但应该避免组织感染、炎症和瘢痕。瘘管修补的原则包括足够的、可利用的组织瓣和瘘口可见，去除可能存在的异物（如合成吊索）。成功的瘘管关闭是通过使用存活的组织瓣，多层无张力缝合，保证术后组织愈合及充分的尿路引流。瘘管本身不是切除，而是逐层予以关闭，以防止产生更大的缺陷。也就是说，在关闭之前，应该注意去除任何可能失活的组织边缘。早期进行瘘管修补是最有可能成功的。涉及膀胱颈或尿道近端的修补则是更大的挑战，可能需要膀胱颈重建，且同期或后期需行膀胱颈悬吊。

患者定位与手术技巧

患者取背侧截石位。消毒下腹部、会阴和阴道。在直视下，通过耻骨上膀胱造口术插入 12 F 球囊导管。用女性尿道镜进行镜检，以确定瘘口位置。如果瘘管显示困难，可以用导线或输尿管导管置入瘘口。1 根头端可弯的金属导丝可以帮助寻及较难明确的瘘管。插入 F16 导尿管，利用阴道拉钩和窥阴器暴露瘘口的术野（Cooper Surgical，Stafford，TX）（图 84.1）。在因阴道口狭窄而使得术野暴露不理想的少见病例中，可以从阴道的后外侧做一松解阴道切口来扩大暴露的范围（图 84.2）。

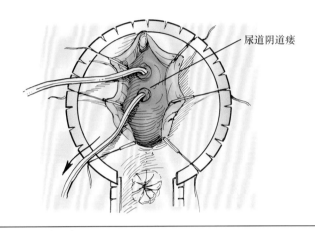

图 84.1 暴露瘘口

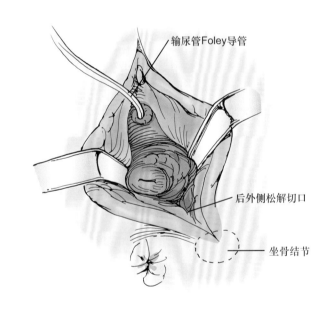

图 84.2 后外侧松解阴道切口

沿瘘口周围环形切开。阴道前壁做一倒"U"形切口，一直延伸至接近瘘口边缘的位置（图 84.3）。使用组织剪，沿尿道周围筋膜游离 U 形皮瓣，分离瘘口周围被破坏的阴道壁（图 84.4）。瘘口边缘的组织，应全部切除；瘘口本身不被切除，而是使用 4-0 号可吸收缝线（薇乔或单股缝线首选）以横向的、无张力的方式予以缝合（图 84.5A）。修复后检查，使用 18 号血管导管通过 Foley 导管注射生理盐水，发现缺损均需用缝线进行额外的缝合。第 2 层加强层使用 4-0 号可吸收缝线

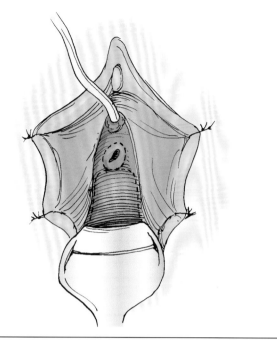

图 84.3 阴道前壁的倒 "U" 形切口

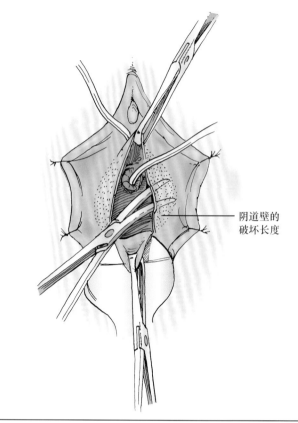

阴道壁的
破坏长度

图 84.4 沿尿道周围筋膜游离 "U" 形皮瓣,分离瘘口周围被破坏的阴道壁

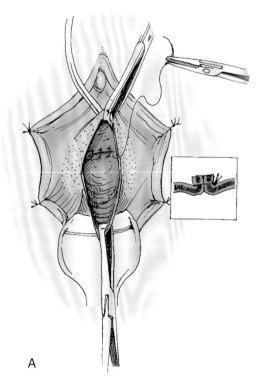

A

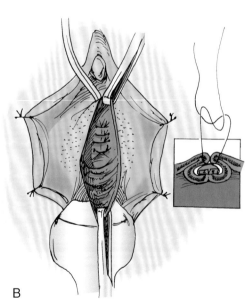

B

图 84.5 A、B. 瘘管闭合

的间断垂直外翻缝合尿道周围筋膜来完成（图 84.5B）。盆内筋膜可促进组织的愈合和降低张力。但如果不能

无张力地闭合瘘口,则需仔细地将尿道周围筋膜层分离,以期一期愈合。如果需要,可以使用唇脂垫作为

组织填充（Martius 皮瓣）（详见下文）。

　　然后用 2-0 号薇乔双层缝合阴道皮瓣，在多层缝合关闭瘘口时，应避免缝线与缝线互相重叠（图 84.6）。

　　唇脂垫填充（Martius 皮瓣）术：阴道壁关闭前进行组织间填充术。垂直切口，于大小阴唇侧槽之间做一纵向切口（图 84.7A）。缝线缝合牵拉小阴唇，以便于暴露术野。该皮瓣血供靠前蒂（阴部内动脉）或后蒂（阴部外动脉），选择关键取决于哪一个最容易覆盖

间隙内的瘘口。

　　分离好的间隙走行于阴唇侧和阴道切口之间。皮瓣通过这一间隙覆盖于瘘口部位（图 84.7B）。用 2-0 号薇乔线将皮瓣间断缝合固定于尿道周围组织，覆盖于缺损处（图 84.8A）。按以上所述的方法，用 2-0 号薇乔线将阴道 U 形皮瓣缝合关闭（图 84.8B）。

　　在缝合皮瓣前，需仔细止血。在皮瓣下放置一个 0.25 英寸（1 英寸 ≈ 2.54 cm）的潘氏引流管，通过大阴唇做一皮肤切口穿出，并使用 3-0 号尼龙缝线固定在皮肤上。皮瓣切口分层缝合，分别采用可吸收的 3-0 和 4-0 号缝线缝合皮下组织和皮肤组织。

术后处理及并发症

　　留置 F16 导尿管引流尿液，保持膀胱低压。球囊尿管持续留置。阴道填塞，于术后数小时可取出，患者可于出院后服用止痛药和抗毒蕈碱药物。术后 10 ～ 14 天行排泄性膀胱尿道造影（VCUG），以确定是否有渗出，阳性表明仍有瘘口。拔除尿管后行 VCUG 更准确，但即使出现渗出，也不能再次更换导尿管，在这种情况下，需开放球囊尿管进行引流。VCUG 大约在 2 周后再次进行。

　　在确认没有渗出后，关闭球囊尿管，测定患者的残余尿。当残余尿量始终较低时（ < 100 ml），可拔除球囊尿管。

　　应告知患者注意可能出现的并发症，包括持续存在或复发性瘘、压力性尿失禁和尿道狭窄。

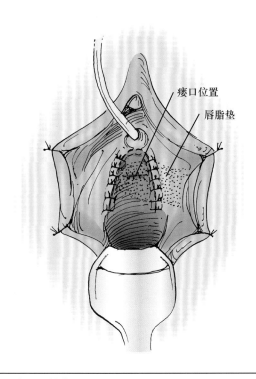

图 84.6　完成瘘管修补的步骤

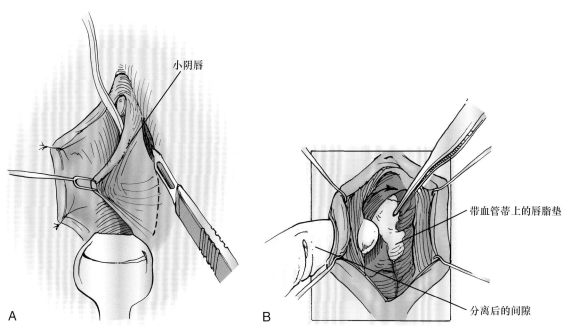

图 84.7　**A**、**B.** 唇脂垫（Martius 皮瓣）填充术

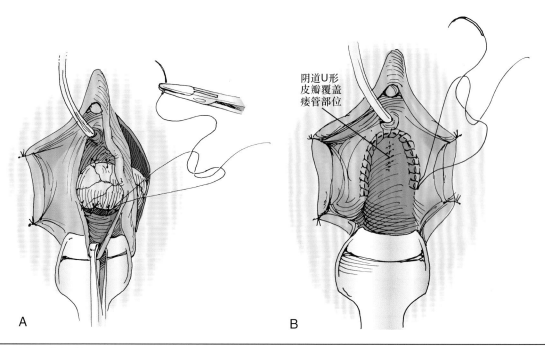

图 84.8   **A、B.** 唇脂垫填充关闭

拓展阅读

Dmochowski RR, Ganabathi K, Zimmmern PE, Leach GE. Benign female periurethral mases. *J Urol.* 1994;152(6 Pt 1):1943-1951.

Fletcher SG, Lemack GE. Benign masses of the female periurethral tissues and anterior vaginal wall. *Curr Urol Rep.* 2008;9(5):389-396.

Greenwell T, Spilotros M. Urethral diverticula in women. *Nat Rev Urol.* 2015;12(12):671-680.

Rovner ES. Bladder and Female Urethral Diverticula. In: Wein AJ, Kavoussi LR, Partin AW, Peters CA, eds. *Campbell-Walsh urology.* 11th ed. Philadelphia, Elsevier; 2015:2140-2168.

Scarpero HM, Dmochowski RR, Leu PB. Female urethral diverticula. *Urol Clin North Am.* 2011;38:65-71.

球海绵体肌及阴唇脂肪垫植入

第 85 章

Shlomo Raz，A. Lenore Ackerman

（任力娟　译　王东文　审校）

Martius 纤维脂肪瓣是阴道远端可供修复使用的充足的，有良好的血液供应的组织来源。由于存在浅层纤维结构原因（类似于男性的肉膜），Martius 皮瓣具有比典型脂肪组织更好的拉伸性。上有来源于阴部外动脉（股）的血供，下有来源于阴部后动脉和阴部内动脉分支（髂内动脉）血供。这些血管在组织内形成血管丛提供了罕见的多重血管网，使这种皮瓣上下分离后仍可保持良好的血供（图 85.1）。

获取皮瓣后，患者阴唇的取材部位将会出现缺损，但可以告知患者，恢复的过程中，新生的脂肪组织会修复这种异常。

Martius 皮瓣是治疗三角区、膀胱颈、尿道瘘管的首选皮瓣，也可用于修复直肠阴道远端瘘。这种皮瓣通常是在瘘管修补后，在关闭阴道壁之前作为一个中间层，以防止复发。然而，对于近端瘘管需要覆盖缺损时皮瓣可能因张力过大会影响血供。因此，在近端瘘的修补，腹膜是首选。

Martius 皮瓣也被用于修复医源性阴道损伤。随着聚丙烯网在脱垂修补和尿道悬吊中的广泛应用，这些材料通过阴道壁暴露或侵蚀到尿道、膀胱或直肠的案例逐渐增多。当这些并发症发生时，去除网带是必要的，但可能会损伤这些器官，破坏上覆的纤维肌肉组织和阴道壁。如果没有足够的组织来覆盖切除网带造成的缺损，可以将皮瓣应用于远端位置。

对于因盆腔手术、放射治疗或创伤后尿道固定于耻骨造成的尿潴留患者，也可在尿道和耻骨之间放置 Martius 皮瓣，以防止再次出现尿道固定。

当需要关闭膀胱颈部或尿道切除术时，也可以在关闭部位放置 Martius 皮瓣，以利于修复。

阴唇脂肪瓣 / 改良 Martius 皮瓣

对于经典的 Martius 皮瓣，最初描述是在 1928 年，它是球海绵体肌及唇部纤维脂肪组织的皮瓣。由于球海绵体肌的宽度有限，单侧皮瓣的使用可能不足以满足覆盖较大缺损的需求，而且会导致取材局部出现较大的组织缺损和不良的外观。此外，球海绵体肌作为阴蒂勃起的收缩肌，皮瓣移植会对性功能和性满意度产生不良影响。鉴于此，在改良的 Martius 手术中，传统的 Martius 皮瓣已经被放弃，取而代之的是仅切除阴唇的纤维脂肪组织。唇脂垫不仅使得术后的并发症较少，并且提供了一个血供良好、面积较大的皮瓣为经典修复手术所使用。

单手示指和拇指分别置于处女膜缘及大阴唇上，两指之间可触及的组织为球海绵状肌和阴唇脂肪垫脂垫。

触诊球海绵状肌和与之相关的唇脂垫，位于前膜环内的示指与大阴唇上的拇指之间。

在大阴唇中部，球海绵体肌边缘外侧做垂直切口（图 85.2）。

组织剪刀游离皮瓣，从球海绵状肌内侧缘向外侧延伸至大腿褶皱。继续沿着脂肪垫的内侧和外侧边缘向下剥离，直到位于内收肌后方的 Colles 筋膜出现。在观察可见白色筋膜表面后，使用牵引器可以协助钝性分离将皮瓣充分暴露（图 85.3）。

在靠近耻骨的位置，用直角钳沿着脂肪垫下的内收肌筋膜游离一隧道。将一 0.25 英寸（1 英寸 ≈ 2.54 cm）的潘氏引流管可穿过隧道，以便于进一步分离（图 85.4）。

在修复远端阴道时，通常使用后方皮瓣。继续将

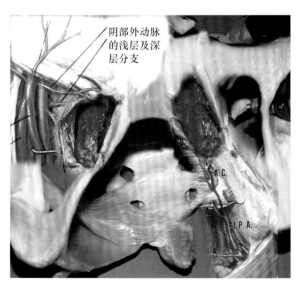

图 85.1　血管网

阴部外动脉的浅层及深层分支

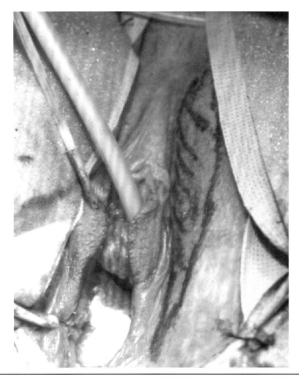

图 85.2 在大阴唇中部，球海绵体肌边缘外侧做垂直切口

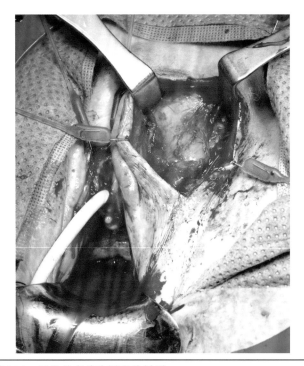

图 85.3 钝性分离将皮瓣充分暴露

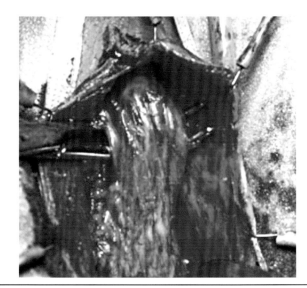

图 85.4 沿着脂肪垫下的内收肌筋膜游离一隧道

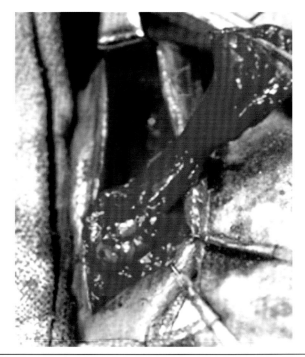

图 85.5 游离皮瓣

皮瓣向上与内收肌筋膜分离，然后尽量靠近耻骨联合横切前段。用缝线结扎上血管。为了利于阴道修复中将皮瓣置于合适的位置，必要时，可在皮瓣横切缘处"8"字形缝合标记（图 85.5）转移皮瓣 6～8 cm，过程中注意保护其下血管。

有少数患者，由于解剖存在个体差异，于阴蒂下分离在远端修复中的应用更有优势。在这种情况下，

不要将皮瓣断开，而是用钳子在阴蒂下将其分离。由于皮瓣的这一部分往往比上段更宽，你可能需要一个更平的钳子，如 Pean 钳。

在手指的引导下，使用梅奥夹持器沿唇侧切口的内侧缘开始向皮瓣的底部做一隧道，一直延伸至修复部位。确保隧道的宽度足以容纳整个皮瓣，而不应影响血液供应。引导的手指该隧道扩大至手指与顶端钳子汇合，然后退出钳子。重要的是确保隧道位置合适，靠近皮瓣的底部，使皮瓣不因过度旋转而阻断血液供应（图 85.6）。

Mayo 夹持器穿过阴唇切口内侧边缘，钳夹 Martius

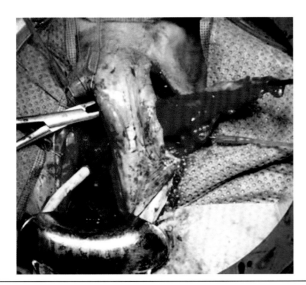

图 85.6　沿唇侧切口的内侧缘开始向皮瓣的底部做一隧道，一直延伸至修复部位

皮瓣的游离边缘（或标记缝合），自阴道修复部位穿过该隧道，将纤维脂肪瓣转移到修复部位（图 85.7）。用示指在外侧切口引导皮瓣，防止因过度牵拉而影响血供。

用 2-0 或 3-0 号可吸收缝线将皮瓣沿缺损周围缝合，如 Polyglactin 910（Vicryl；eth 图标）（图 85.8）。

在阴道后壁的修复中，如直肠阴道瘘的修补或阴道后壁脱垂网带取出后，可将 Martius 皮瓣植入，为直肠阴道间隙提供充分的填充组织，防止瘘管复发。

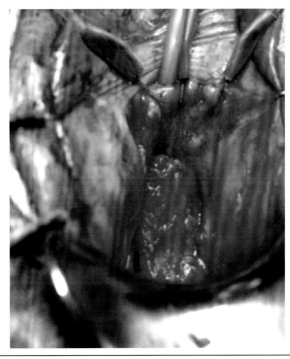

图 85.8　将皮瓣沿缺损周围缝合

调整阴道壁皮瓣位置，用 2-0 号可吸收缝合线将其与修复的周围组织"8"字形中断缝合（图 85.9）。

既往接受盆腔介入治疗患者，如脱垂或抗尿失禁手术、网带取出、盆腔外伤或放射治疗等，阴道前壁的明显瘢痕可导致膀胱颈和（或）尿道固定与耻骨下支粘连固定。这种固定可以影响尿道括约肌开放，并导致尿潴留。如在首次充分的经阴道尿道松解术后再次出现这种情况，可在尿道和耻骨之间插入 Martius 皮

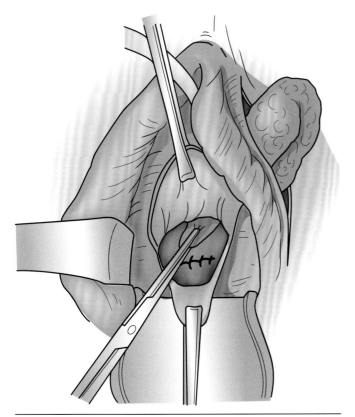

图 85.7　将纤维脂肪瓣穿过隧道转移到修复部位

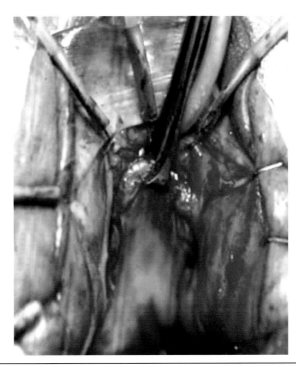

图 85.9　调整阴道壁皮瓣位置，将其与修复的周围组织缝合

瓣可防止瘢痕的复发。

　　距尿道口约 1 cm，从 9 点钟至 3 点钟方向顺时针做一个半圆形切口（图 85.10）。

　　将尿道和海绵体从耻骨下方分离出来，将尿道骨盆韧带分开，暴露耻骨后间隙的膀胱颈和膀胱前间隙。在膀胱颈近端的逼尿肌表面缝 3 针，分别于中线、9 点钟和 3 点钟的位置。

　　将 Martius 皮瓣转移到耻骨下方耻骨后间隙（图 85.11）。将 3 条膀胱颈缝合线放置在皮瓣中相应的位置，两侧缝线应对应皮瓣的切缘处，膀胱中线处缝线对应皮瓣的中部，同侧缝合线应缝合在转移皮瓣的底部。

　　在结扎缝合线之前，确保皮瓣无张力置于适当的位置。缝线固定在膀胱颈 / 尿道和耻骨下支之间的皮瓣上（图 85.12）。间断缝合尿道上方的半圆形切口。

　　分层缝合阴唇切口，深层用 2-0 号缝线间断缝合闭合无效腔，浅层缝合用 4-0 号缝线于皮下缝合（图 85.13）。

　　如有必要，可留置潘氏引流，或加压包扎，以减低血肿或水肿发生的风险，但不常规留置。

原位 Martius 皮瓣

　　原位 Martius 皮瓣操作简单，不需要做另外的切口或隧道即可获取阴唇纤维脂肪组织。特别是在阴唇暴露困难时，这项技术尤为适用，如在腹部 / 阴道联合

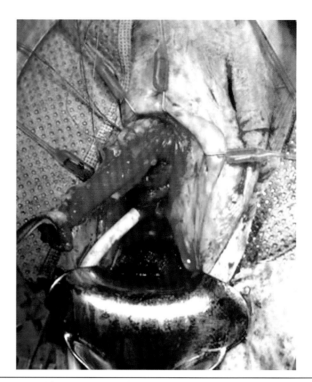

图 85.11　将 Martius 皮瓣转移至耻骨下方耻骨后间隙

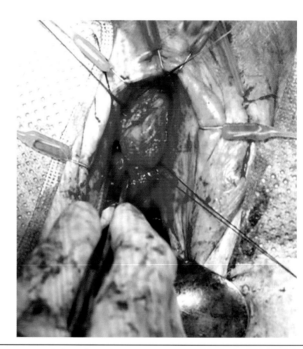

图 85.12　缝线固定在膀胱颈 / 尿道和耻骨下支之间的皮瓣上

手术，因需取低位截石位而不易暴露大腿褶皱部位时。此外，也不必拆除阴道牵引器即可快速获取皮瓣。然而，由于皮瓣的游离范围有限，该术式最好用于脂肪垫同侧或远端的修复。不建议使用原位皮瓣覆盖阴道后壁，因为很难有充分游离的组织以实现无张力修复。

　　由于阴唇没有其他切口，故不必放置引流管。此外，没有此切口避免了阴部神经浅支横断，导致阴唇麻木的发生率降低，并将阴部内动脉阴唇后支损伤的风险

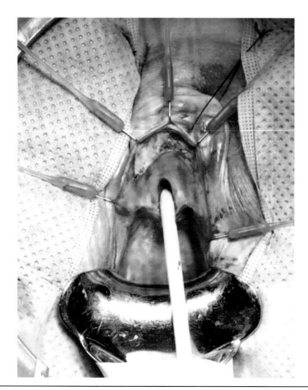

图 85.10　距尿道口约 1 cm，从 9 点钟至 3 点钟方向顺时针做一个半圆形切口

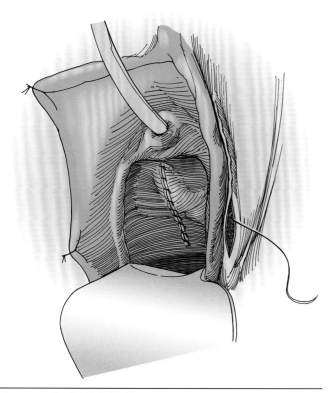

图 85.13　分两层缝合阴唇切口

也降至最低。

　　延长阴道切口，经小阴唇至进行修补的阴道切口水平，以满足修复的要求（图 85.14）。

　　于内收肌外侧皮下脂肪垫上做一获取皮瓣的隧道（图 85.15）。

　　充分游离脂肪垫的表面，将此间隙向前延伸至耻

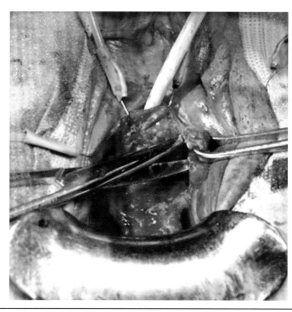

图 85.15　于内收肌外侧皮下脂肪垫上做一获取皮瓣的隧道

骨的联合处。侧拉阴唇，也可以通过调整自动拉钩，充分暴露出 Martius 皮瓣的纤维组织。

　　用 Mayo 剪刀，将脂肪垫从下面的球海绵状肌中分离出来，底部保留一个较宽的蒂（图 85.16）。将这个间隙向上分离至耻骨，从其上方离断并结扎。

　　将皮瓣的旋转至阴道前间隙，并按上述方法缝合（图 85.17）。闭合阴道壁切口。

Martius 和阴唇联合皮瓣

　　在阴道远端严重损伤的患者中，如较大面积的瘘、

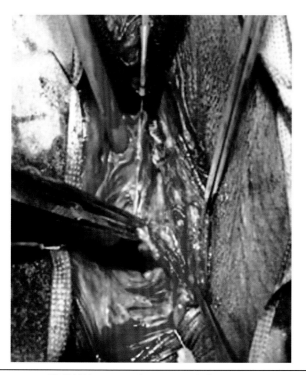

图 85.14　延长阴道切口，经小阴唇至进行修补的阴道切口水平

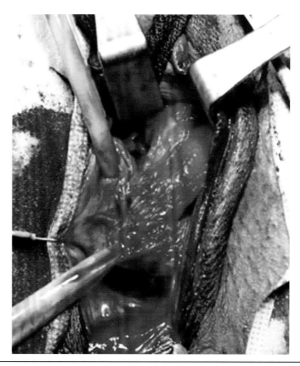

图 85.16　将脂肪垫从下面的球海绵体肌中分离出来

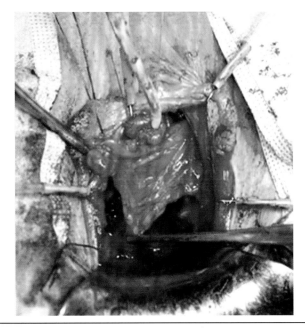

图 85.17　将皮瓣旋转至阴道前间隙并缝合

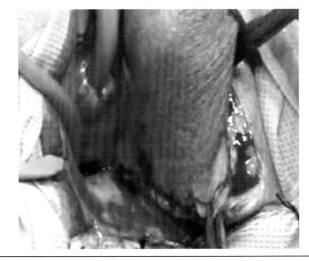

图 85.18　延伸切口切取一 U 形组织皮瓣

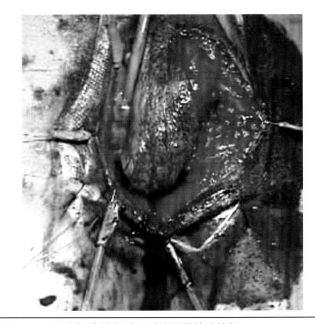

图 85.19　向内侧旋转皮瓣以覆盖阴道前壁缺损

阴道网片去除后的医源性损伤或既往盆腔辐射导致的瘢痕，阴道平滑肌和结缔组织的缺损，都可能与阴道壁表面覆盖的正常组织缺失有关。在这些病例中，植入的皮瓣必须与上皮层的覆盖相结合，可以选择多余阴道壁转移，或其他部位皮肤移植。一种方法是阴唇同一部位同时实现这两种目的，取阴唇皮肤和其下的纤维脂肪性 Martius 皮瓣。另一种选择是两个目的都使用唇瓣，它通过利用阴唇的皮肤和 Martius 皮瓣结合实现修复。其缺点是手术将留下更大的手术瘢痕，但可以保护阴道功能不受影响。这一方法需要阴道足够的长度和深度，允许无张力修补，否则可能导致正常的阴道壁功能受损。

　　阴道切口的下缘侧向延伸到阴道口，类似于会阴侧切，通过小阴唇向大阴唇的方向延伸。沿着大阴唇外侧褶皱向上延伸这个切口，切取一 U 形组织皮瓣（图 85.18）。

　　切开皮肤层，沿着大阴唇外侧缘继续进行充分地游离，暴露出下方、Martius 皮瓣外侧的内收肌筋膜的表面。

　　一旦穿过肤浅的皮肤层，继续沿着大阴唇的外侧边缘直视下进行分离，可见露出白色光亮的内收肌表面筋膜。离断 Martius 皮瓣的下血管蒂并仔细止血，然后继续沿内收肌筋膜表面游离，将唇瓣游离到耻骨下方的血管蒂。

　　将此皮瓣向内侧旋转以覆盖阴道前壁缺损（图 85.19）。皮瓣以间断缝合的方式固定在适当的位置。为了方便定位，阴道缺损边缘与皮瓣上相应的位置缝线固定，并将皮瓣牵拉到位。一旦保证皮瓣能够很好地覆盖缺损，没有缝隙、无张力或且无多余组织，就把预先安排好的缝合线打结，以确保皮瓣定位。缝合过程中留有的间隙用"8"字间断缝合的方式来关闭。

　　开放的会阴切开的内侧以与阴唇瓣的外侧边界纵向间断缝合关闭。这种垂直缝合的方式，可以让阴唇侧的缺损处连续性更好（图 85.20）。

唇岛皮瓣

　　对于阴道后壁或阴道前壁缺损，需要更大面积的皮瓣，而旋转皮瓣不能满足需求时，可以使用唇岛皮瓣。获取一个覆盖在阴唇纤维脂肪组织上的皮岛，以保证 Martius 皮瓣充分游离同时仍有可提供大量皮肤组织。该皮瓣可覆盖几乎全部阴道前壁及阴道后壁的中段至远端部分的缺损。这种方式的缺点是阴唇的皮肤是有毛囊的，大多数患者似乎可以接受这一部位有毛发生长，如有需求，也可通过激光治疗的方式脱毛。

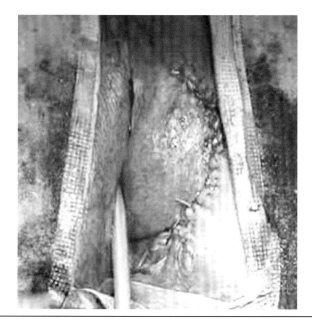

图 85.20　关闭会阴切口

　　于小阴唇皱褶处向外侧，于大阴唇处做一个椭圆形切口，再向上至耻骨支，向下延伸到阴道后开口。如果修复所需要的皮肤较少，可以取面积较小的椭圆形切口（图 85.21）。

　　向下的 Martius 纤维脂肪皮瓣，向下深至内收肌筋膜，并保留覆盖在上面的椭圆形皮肤。于筋膜下游离皮瓣，必要时切断上方或下方的蒂。从这个切口的内侧缘建立一个隧道，至小阴唇下方和球海绵状肌上方的修复部位（图 85.22）。

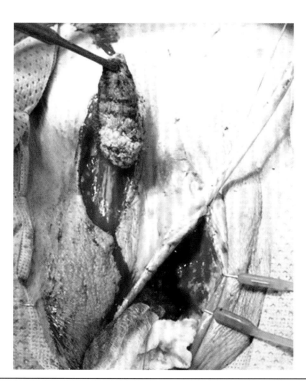

图 85.21　大阴唇上用于唇岛状皮瓣的椭圆形切口

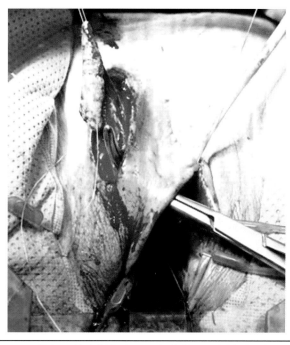

图 85.22　从切口的内侧缘建立一个隧道，至小阴唇下方和球海绵状肌上方的修复部位

　　将皮瓣转移到前外侧，方法同 Martius 皮瓣。用间断缝合将皮瓣的纤维脂肪间断缝合固定于缺损部位（图 85.23）。

　　适当修剪皮瓣至合适大小，在修剪皮肤时要注意将皮肤与其下 Martius 皮瓣分离开来，以防止损伤其血管。

　　近端阴道还纳近端阴道壁，使其靠近唇岛皮瓣的边缘。根据需要调整远端阴道壁，与唇岛皮瓣对合，完全关闭阴道壁（图 85.24）。

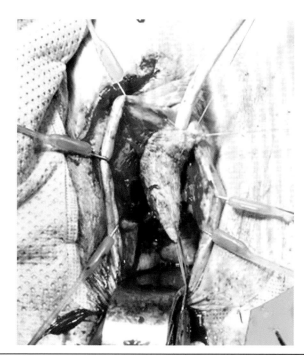

图 85.23　将皮瓣的纤维脂肪固定于缺损部位

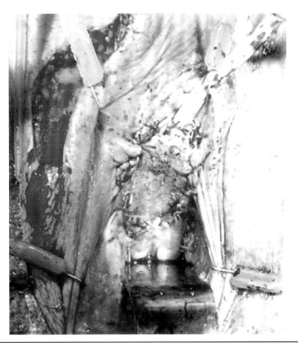

图 85.24 关闭阴道壁

拓展阅读

Given FT Jr, Acosta AA. The Martius procedure—bulbocavernosus fat flap: a review. *Obstet Gynecol Surv.* 1990;45:34.

Kasyan G, Tupikina N, Pushkar D. Use of Martius flap in the complex female urethral surgery. *Cent European J Urol.* 2014;67:202.

Punekar SV, Buch DN, Soni AB, et al. Martius' labial fat pad interposition and its modification in complex lower urinary fistulae. *J Postgrad Med.* 1999;45:69.

Rangnekar NP, Imdad Ali N, Kaul SA, et al. Role of the Martius procedure in the management of urinary-vaginal fistulas. *J Am Coll Surg.* 2000;191:259.

专家点评（CRAIG COMITER）

Martius 皮瓣是一种常用的手术方式，适用于各种泌尿生殖系统重建手术，当简单修复手术失败的风险很高时就应该考虑应用该方法。例如，在既往接受过修复、放射治疗、异物存在、炎症性肠病或其他可能影响伤口愈合的情况下，无论是修复生殖器瘘、尿道或阴道重建，还是与网带相关的并发症，唇脂肪移植物是一种很好的血管化组织来源。对于前阴道壁手术，如尿道阴道瘘修补术、膀胱阴道瘘修补术、尿道重建术或尿道松解术，首选以上阴部外动脉为主要血供的移植物。对于阴道后壁手术，如直肠阴道瘘修补术，建议采用阴部内动脉外供血部位的移植物。穿行的隧道要求宽而短，保持带血管蒂的移植物无张力，以尽量减少血供不良的机会，这点至关重要。对于高位膀胱阴道瘘修复等靠近顶端手术，唇瓣往往长度不足，为更易于到达瘘管部位，首选腹膜瓣。最后，在复杂的重建过程中，双侧 Martius 皮瓣可以提供更多的组织覆盖。

无论是使用哪种特殊的唇脂肪移植技术（除外阴唇、原位或岛状皮瓣移植），Martius 皮瓣处的外观均可恢复。短时间内阴唇部位凹陷，之后新的脂肪组织将在恢复的过程中正常生长。术后引流有助于防止浆液瘤和血肿形成，无效腔内的血肿，可能导致血肿破裂，甚至皮肤破溃。术后的不适通常是轻微的，然而可有外阴唇永久麻木的可能，但是这不应干扰性行为或性快感。女性盆底医学和重建外科专家在进行复杂的泌尿生殖系统重建手术时，应该意识到这种巧妙的手术技术是其手术治疗的一个重要组成部分。

女性尿道憩室 第 86 章

Drew A. Freilich, Eric S. Rovner
（任力娟 译 王东文 审校）

概述

尿道憩室的修复始于 19 世纪。但直至 1956 年，随着 Davis 和 Cian 提出的正压尿道造影（Hey，1805；Davis，1952）的出现，女性尿道憩室（UD）的诊断和治疗进入了现代治疗的时代。

随着超声和磁共振的发展，极大地提高了医学诊断的水平。目前女性尿道憩室的患病率尚无准确的数据，有文献报道，在成年女性中患病率高达 1% ~ 6%（Davis，1970）。一般认为，成人 UD 是由于尿道周围腺体感染而引起的，感染导致脓肿形成并最终破裂与尿道腔相通形成憩室（Roth，1890）。一旦确诊，确切的治疗方法包括手术切除和尿道重建。

诊断

症状和特征

尽管尿道憩室症状表现不同，但最常见的症状是下尿路刺激症状，疼痛和感染（Davis，1970，1958；Peters，1976；Leach，1986）。尿道憩室发现于复发性尿道感染，或膀胱过度活动引起下尿路症状。典型的"3D"症状表现：性交困难、排尿困难和排尿后漏尿（Davis，1970，1958；Ganabathi，1994；Freilich，2015）没有之前报道的那么常见。此外，约 20% 的患者没有症状，UD 是偶然发现的。

体格检查

阴道前壁病变有时单靠查体尚不能明确诊断，可能要进行影像学检查。特别是阴道前壁质地较硬的肿块可能表明 UD 内有结石或癌，需要进一步确诊。查体时，可经阴道壁轻轻地"挤压"尿道，观察是否有排出尿道憩室的内的液体排出。

放射和膀胱镜检查

目前 UD 的辅助检查包括排泄性膀胱尿道造影（VCUG）、超声（US）和磁共振成像（MRI）（图 86.1）。

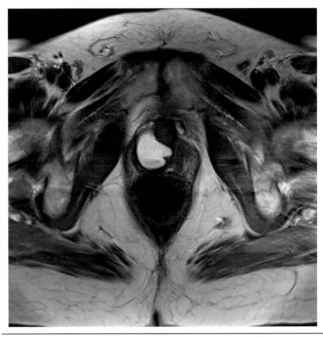

图 86.1 右前外侧尿道憩室的轴向 T2 加权 MRI 成像

尿动力学检查，特别是影像尿动力学，用于尿失禁或严重排尿功能障碍的患者，以便更客观地明确这些症状，特别是计划行手术治疗，且同时进行抗尿失禁手术治疗的患者时，影像尿动力学有助于区分漏尿是排尿后漏尿还是压力性尿失禁。在膀胱尿道镜检查中，成功明确憩室口位置的概率差异很大，据报道在 15% ~ 89%（Davis，1970；Ganabathi，1994；LEACH，1987）。

手术指征

尿道憩室手术修复的适应证包括顽固性泌尿生殖系统症状，如反复尿路感染、性交困难、排尿困难及其他可能与其有关的症状。对未经治疗的尿道憩室的自然病史知之甚少。对于不能耐受或主观拒绝手术治疗的患者，应充分告知患者不能除外癌变，如果不进行手术，可能无法明确诊断（Gonzalez，1985；Hickey，2000）。因此，对非手术治疗的患者应建议进行密切随访。对于患有 UD 和有压力性尿失禁（SUI）

症状的患者可以考虑在 UD 切除时同时进行抗尿失禁手术。然而，不建议对术前未患有 SUI 的患者使用预防性筋膜悬吊（Freilich，2015）。尿动力学检查有助于明确尿失禁的类型，尤其是对混合症状的患者。此外，影像尿动力学有助于区分真正的 SUI 和因排尿后憩室残留尿而导致的排尿后滴漏，因为排尿后憩室残留尿而导致的排尿后滴漏可能被误认为是 SUI。

替代疗法

选择非手术治疗的患者可以在排尿后每日使用小剂量的抗菌药物和手指挤压阴道前壁，以防止排尿流后滴漏，减少因憩室内残留导致的尿路感染的风险。

袋状缝合术（Spence-Duckett）

对于远端尿道憩室而不愿行手术重建的患者，可在尿道腹侧进行深切口，使憩室开口于阴道前壁，形成尿道下裂。这将有袋状尿道憩室进入阴道（图 86.2）。

但尿道切口有使括约肌的功能受到损害，造成压力性尿失禁的风险。

当尿道憩室症状表现严重、急性感染且对抗生素治疗无效时，或在妊娠期等推迟完全选择性切除等少数情况下，可直接经阴道切口（憩室切开术）进入憩室腔，形成一个临时的阴道瘘。自憩室口经憩室腔进入阴道，从而减低憩室内压，然后择期对尿道憩室和瘘进行切除和修复。

术前准备和计划

术前准备包括据细菌培养结果选用敏感抗生素，以达到尿道消毒的目的。此外，萎缩性阴道炎患者应在术前几周开始使用雌激素乳膏。

手术技巧

对尿道憩室切除术的原理进行了详细的描述（框86.1）。不同外科医师之间仅有一些细微的差别，包括阴道切口的类型（倒 U 形与倒 T 形），是否需切除整个 UD 的黏膜部分，以及术后最佳的导尿管引流方式（仅尿道还是尿道及耻骨上造瘘）。

将患者置于高截石位，保护所有受压部位，进行标准阴道消毒。使用前照灯和手术放大镜（1.5×2.5×放大镜）有助于解剖和精确重建。尿道置入球囊导管（16 F）。

使用窥阴器及阴道拉钩，以更好地暴露术区。从尿道口近端的前阴道壁标记出一个倒置 U 形，延伸到

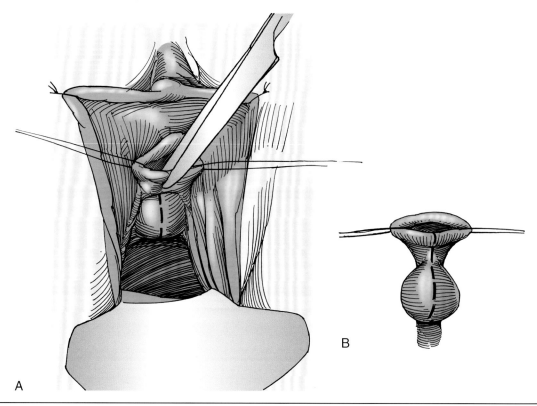

图 86.2　对于不愿或不能行常规憩室切除术的患者可行袋状缝合（Spence-Duckett）术（From Leach G，Perer E. Female Urethral Diverticulectomy. Hinman's atlas of urologic surgery，3rd ed.［2012］，Philadelphia：Elsevier.）

框 86.1	经阴道尿道憩室切除术的原则

有血管蒂的阴道前壁的游离
保留尿道周围筋膜
识别和切除尿道憩室或憩室口的颈部
切除整个尿道憩室壁或囊（黏膜）
尿道的防漏密封
可吸收缝线多层不重叠缝合
关闭无效腔
保留或创造控尿能力

膀胱颈或更远。倒置 U 形切口在阴道中部水平提供很好的横向暴露，并可根据病变需要向近端延伸至膀胱

颈部。可与阴道壁间隙注射生理盐水，以便于解剖。笔者更喜欢注射生理盐水而不是血管收缩剂，以便早期识别血管出血，避免迟发性出血。对于合并狭窄的患者，后外侧会阴切开术会有一定的帮助。

阴道前壁皮瓣是在阴道壁和尿道周围筋膜之间的潜在空间仔细分离而形成的（图 86.3）。在这一部分的手术过程中，使用足够的反向牵引对于保持正确的解剖平面很重要。解剖时应注意保护尿道周围筋膜，保护阴道前壁皮瓣的充足血液供应，避免无意中进入憩室。保留和重建尿道周围筋膜对于防止憩室复发、闭合死角、避免术后尿道阴道瘘的形成具有重要意义。

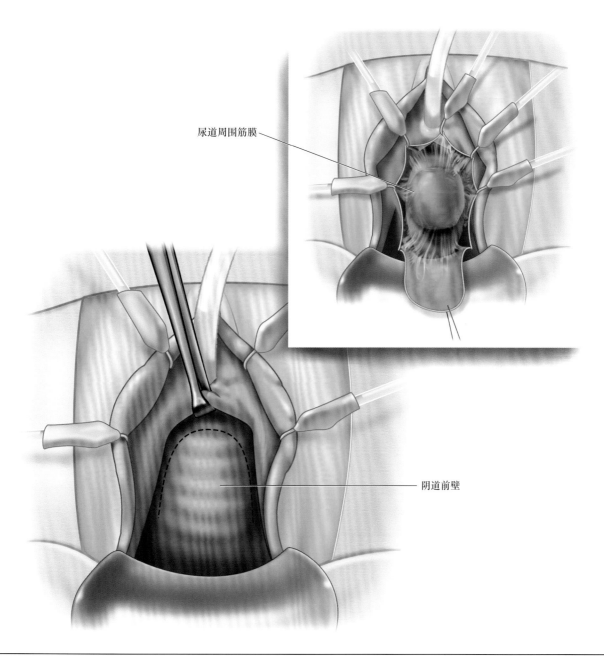

尿道周围筋膜

阴道前壁

图 86.3　沿着阴道前壁分离，"U"形切口基底部在尿道远端水平，在阴道中部为经阴道尿道憩室切除术提供良好的横向暴露（Modified from Nitti V，ed.［2012］. Vaginal surgery for the urologist. Philadelphia：Elsevier-Saunders.）

假性憩室多数为这一层组织明显减少或甚至不存在（Leng，1998）。在这些患者中，可以使用一个插入式皮瓣，或自体筋膜等移植物进行重建。

在阴道前壁皮瓣完全取下后，横向切断尿道周围筋膜。寻及憩室，将其和周围筋膜内解剖至正常尿道（图86.4）。在多数情况下，需打开和进入憩室，以便于解剖周围的组织，特别是近期有的感染的患者。识别憩室口与尿道连接处，然后将憩室完整剥离。应尽力彻底切除的整个表面已黏膜化的憩室，以防止复发。憩室完全切除后，通常放置导尿管（图86.5）。可在12 F的气囊导管上重建尿道，可避免远期尿道狭窄的风险，用4-0号合成可吸收缝线以锁边缝合的方式缝合（图86.6）。缝合应无张力，且包括尿道壁的全层。尿道周围筋膜采用3-0号合成可吸收缝线与尿道闭合线垂直方向重新缝合，尽量减少重叠，以减少术后尿道阴道瘘形成的风险（图86.7）。注意确保尿道周围筋膜瓣关闭所有无效腔。

对于组织较差，尿道周围筋膜变薄或术中发现炎症明显的患者，血供良好的移植皮瓣（如Martius皮瓣）可降低伤口裂开和术后并发症（如尿道阴道瘘）发生的风险（图86.8）。然后，用可吸收缝线重新定位缝合固定阴道前壁皮瓣（图86.9），这就完成了一个

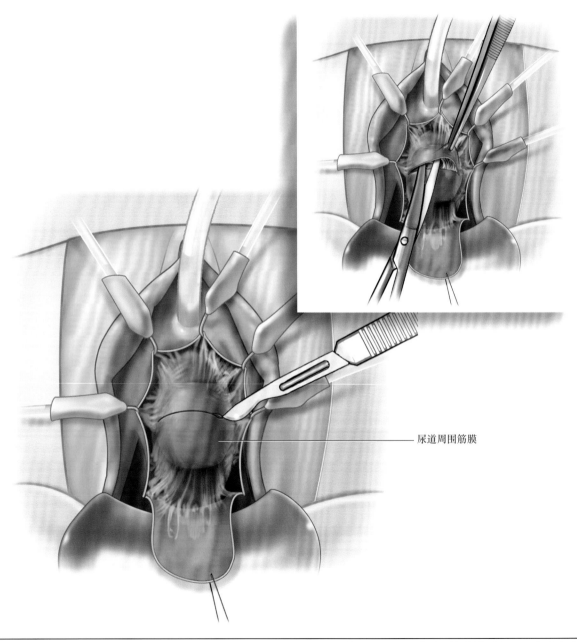

尿道周围筋膜

图86.4　横向切断尿道周围筋膜，不进入憩室的情况下小心剥离远端及近端的层次，尿道周围筋膜被剥离后，将憩室和周围筋膜内解剖至正常尿道（Modified from Nitti V，ed.［2012］. Vaginal surgery for the urologist. Philadelphia：Elsevier-Saunders.）

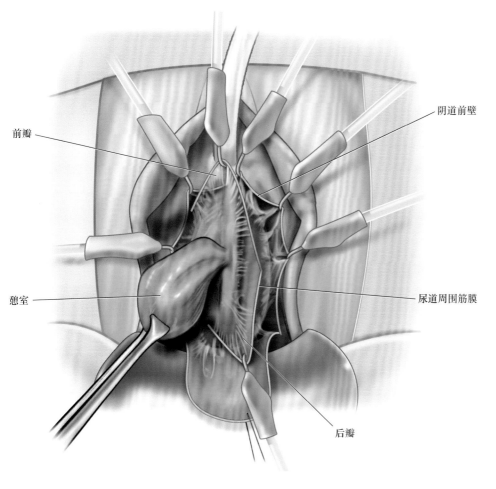

前瓣

憩室

阴道前壁

尿道周围筋膜

后瓣

图 86.4（续）

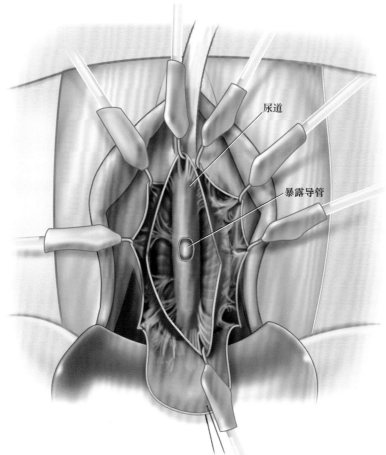

尿道

暴露导管

图 86.5　完整切除憩室后，暴露 Foley 导管
（Modified from Nitti V，ed.［2012］. Vaginal
surgery for the urologist. Philadelphia：Elsevier-
Saunders.）

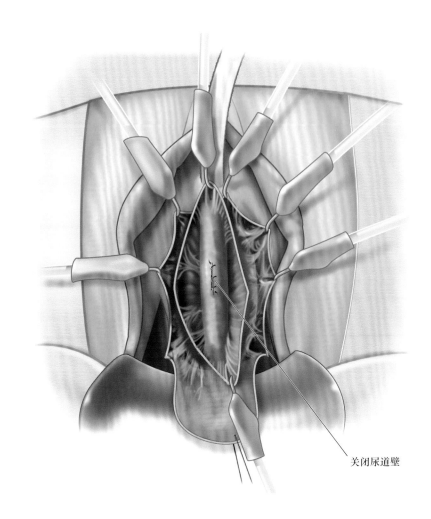

图 86.6 尿道关闭应以可吸收线锁边无张力缝合（Modified from Nitti V，ed.［2012］. Vaginal surgery for the urologist. Philadelphia：Elsevier-Saunders.）

关闭尿道壁

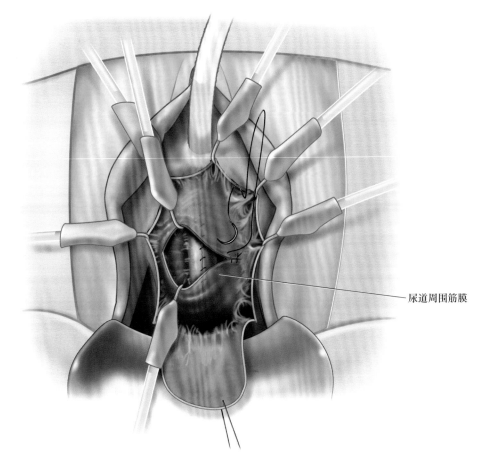

图 86.7 尿道周围筋膜的缝合与尿道闭合线垂直，尽量减少重叠，以减少术后尿道阴道瘘形成的风险（Modified from Nitti V，ed.［2012］. Vaginal surgery for the urologist. Philadelphia：Elsevier-Saunders.）

尿道周围筋膜

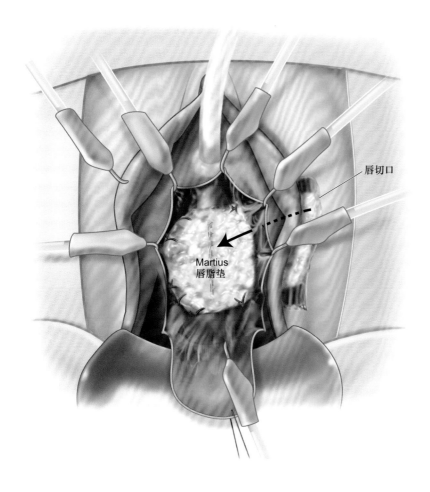

唇切口

Martius
唇脂垫

图 86.8　血供良好的移植皮瓣（如 Martius 皮瓣）可降低伤口裂开和术后并发症（如尿道阴道瘘）发生的风险（Modified from Nitti V，ed.［2012］. Vaginal surgery for the urologist. Philadelphia：Elsevier-Saunders.）

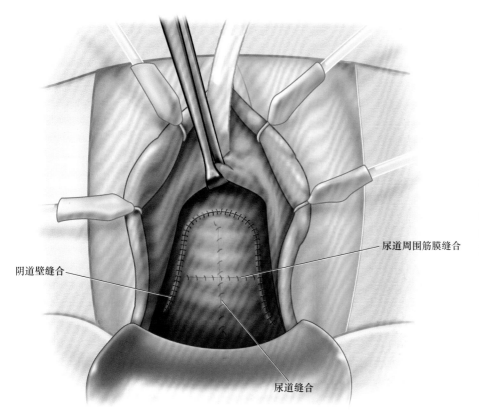

尿道周围筋膜缝合

阴道壁缝合

尿道缝合

图 86.9　重新定位缝合阴道前壁皮瓣，这样就完成了包括尿道、尿道周围筋膜和阴道壁在内的 3 层缝合（Modified from Nitti V，ed.［2012］. Vaginal surgery for the urologist. Philadelphia：Elsevier-Saunders.）

3层封闭（如果使用了Martius皮瓣，则为4层）。术后放置抗生素浸渍纱布阴道填塞。

在一些患者中，尿道憩室可能部分（"鞍袋"结构）或完全（"环形"）包围尿道。这种情况很复杂，可能需采用其他方法进行治疗，可以完全切除这些病变并行尿道重建（Rovner，2003）。

术后护理及并发症

在术后6～24小时内取出阴道填塞物，患者出院后通过闭合性引流尿液。常规应用解痉药被以减少膀胱痉挛。术后第14天做VCUG。如果没有渗出，则拔除导尿管。如果出现渗出，须每周进行1次VCUG的重复检查，直至渗出消失为止。在绝大多数情况下，通过保守观察渗出可能会在几周后消失。根据手术的复杂程度，建议患者在术后6～12周内避免任何东西进入阴道。

术后最常见的并发症是憩室复发（1%～25%）和UTI（0～31.3%）。尿失禁（1.7%～16.1%）、尿道阴道瘘（0.9%～8.3%）和尿道狭窄（0～5.2%）较少见，但治疗困难，常需反复治疗或辅助手术矫正。此外，还应告知患者术后阴道瘢痕、狭窄和性交困难的可能性（Freilich，2015；Dmochowski，2002）。

拓展阅读

Davis BL, Robinson DG. Diverticula of the female urethra: assay of 120 cases. *J Urol.* 1970;104:850-853.

Davis HJ, Cian LG. Positive pressure urethrography: a new diagnostic method. *J Urol.* 1952;68:611-616.

Davis HJ, TeLinde RW. Urethral diverticula: an assay of 121 cases. *J Urol.* 1958;80:34-39.

Dmochowski R. Surgery for vesicovaginal fistula, urethrovaginal fistula, and urethral diverticulum. In: Walsh PC, Retik AB, Vaughan ED Jr, et al., eds. *Campbell's Urology.* ed. 8. Philadelphia: W.B. Saunders; 2002.

Freilich DA, Rames R, El-Zawahry A, et al. Outcomes of Treatment of Stress Urinary Incontinence Associated with Female Urethral Diverticula. Presented at the American Urological Association Annual Meeting. New Orleans, LA. May 2015.

Freilich DA, Rames R, El-Zawahry A, Koski M, Rovner ES. Presentation of Female Urethral diverticulum: How Common is the Classic Triad of the Three "D's". Presented at the Society of Urodynamics, Female Pelvic Medicine, and Urogenital Reconstruction Annual Meeting. Scottsdale, AZ. February 2015.

Ganabathi K, Leach GE, Zimmern PE, et al. Experience with the management of urethral diverticulum in 63 women. *J Urol.* 1994;152:1445-1452.

Gonzalez MO, Harrison ML, Boileau MA. Carcinoma in diverticulum of female urethra. *Urology.* 1985;26:328-332.

Hey W. *Practical Observations in Surgery.* Philadelphia: James Humphries; 1805:304-305.

Hickey N, Murphy J, Herschorn S. Carcinoma in a urethral diverticulum: magnetic resonance imaging and sonographic appearance. *Urology.* 2000;55:588-589.

Leach GE, Bavendam TG. Female urethral diverticula. *Urology.* 1987;30:407-415.

Leach GE, Schmidbauer H, Hadley HR, et al. Surgical treatment of female urethral diverticulum. *Semin Urol.* 1986;4:33.

Leng WW, McGuire EJ. Management of female urethral diverticula: a new classification. *J Urol.* 1998;160:1297-1300.

Peters W III, Vaughan ED Jr. Urethral diverticulum in the female. etiologic factors and postoperative results. *Obstet Gynecol.* 1976;47:549-552.

Roth A. Urethral diverticula. *BMJ.* 1890;1:361-362.

Rovner ES, Wein AJ. Diagnosis and reconstruction of the dorsal or circumferential urethral diverticulum. *J Urol.* 2003;170(1):82-86.

专家点评（CRISTIANO MENDES GOMES）

尿道憩室（UD）的治疗，我通常首选阴道纵切口但不要延伸到膀胱颈部水平，因为它提供血供良好的阴道皮瓣，并可以更好地暴露憩室和整个尿道。分离尿道周围筋膜暴露憩室是非常重要的。有时候完全将它与憩室分离是不可行的，但是外科医师应该尽可能地保护它，因为它可作为额外的封闭层。正常尿道在开放憩室之前是可暴露的，但当它太大时暴露困难。在这种情况下，更倾向于打开并进入憩室，以便于分离和明确其界限。通常可以识别憩室开口与尿道的相连的位置，可在不切除尿道壁的情况下完整切除憩室。憩室切除术后，留置导尿管，用4-0号合成缝线单层缝合，在14F导尿管基础上重建尿道。然后将尿道周围筋膜瓣垂直于尿道切口缝合，3-0号可吸收缝线间断缝合，关闭阴道壁。

术后，我倾向于阴道填塞24小时，以防止水肿和血肿。患者通常在48小时后才出院，以便在此期间减少运动。我们在术后20天拔除导尿管，未常规行VCUG检查，除非是复杂的憩室或不太理想的尿道闭合。我们希望在拔除导尿管1周后测定尿流率。对于复杂憩室的病例，我们在术后2个月进行MRI检查，以排除憩室持续存在的可能性。

女性尿道重建术 | 第 87 章

Victor W. Nitti

（任力娟 译 王东文 审校）

女性尿道重建术有多种适应证，包括尿道狭窄、过短或尿道融合（先天性或后天性）、吊带侵蚀、尿道憩室、尿道脱垂和尿瘘。治疗尿道憩室、尿道阴道瘘时，膀胱颈闭合和抗尿失禁手术并发症在本书的其他章节介绍。本章的重点是尿道狭窄和尿道延长的外科治疗。

在过去的 20 年里，男性尿道狭窄的治疗已经变得更加明确，最近的一次是美国泌尿外科协会制定的指导方针。然而，女性尿道狭窄的情况并非如此，这可能在一定程度上是由于女性尿道狭窄相对罕见。然而，这更可能是因为女性尿道狭窄的手术描述较少，许多泌尿科医师已满足于对女性采用反复尿道扩张和（或）居家导尿术进行治疗，而不试图治愈可治愈的患者。

由于女性尿道长度较短、耻骨后的解剖位置及相对可移动，女性盆腔外伤后尿道狭窄的发生率低于男性（0 ～ 6%）。女性尿道狭窄更多的情况是在内镜或开放尿道手术、尿道扩张和盆腔放疗治疗盆腔恶性肿瘤之后出现的。通常，治疗尿道狭窄的程序分为内镜和开放修复，有时使用局部组织瓣或转移组织。由于女性尿道长度相对较短（约 4 cm），狭窄切除和端-端尿道成形术并不总能实现。虽然尿道切开术（激光或冷刀）可用于短狭窄（≤ 1 cm）的内镜治疗，但失败率 > 50%（Osman，2013）。在大多数情况下，我们更倾向于将尿道重建作为长期治愈的主要治疗方法，而不是通过扩张进行慢性治疗。

为了更好地理解尿道重建的选择，熟悉尿道解剖是至关重要的。女性尿道比男性尿道短，长度一般在 2 ～ 4 cm。它是由黏膜上皮的内层组成，有大量的皱褶，形成了一个有效的密封，防止尿液被动地流出。黏膜下面有一个丰富的、由弹性组织组成的血管网络，就像海绵体一样。最后，海绵状血管周围由尿道周围筋膜组成的胶原纤维包绕。正常尿道的这 3 层结构对于维持控尿、腹部压力增加和正常排尿时的动态功能至关重要。

有两种主要的筋膜附着物支撑尿道，即耻骨尿道韧带和尿道周围筋膜，这两种筋膜构成了附着在两侧盆筋膜腱弓上的尿道吊床。耻骨尿道韧带是一条筋膜支撑带，背侧位于阴道和耻骨联合之间。这些"韧带"通常是中段尿道和近端尿道解剖的分界点。尿道吊床由两层筋膜融合而成，分别为骨盆内筋膜和耻骨韧带，与盆筋膜腱弓横向连接。中段尿道被认为是尿液控制的关键，横纹肌复合体维持着主动和被动控尿。

在考虑尿道重建的手术时，笔者发现可以人为地将尿道分为远端、中部和近端 3 部分，因为针对不同部位狭窄，手术方法有很大差异（Nitti，2012）。远端狭窄，包括尿道口狭窄，局限于尿道远端 2 cm 处，通常位于控尿机制的最远端。对于尿道，可以有局灶性狭窄，通常是由创伤或辐射引起的，也可以是远端尿道消融，同时需要重建远端尿道。局灶性近端尿道狭窄是罕见的，通常是由外伤（包括医源性狭窄）引起的。更常见的是，近端狭窄是合并全尿道狭窄同时出现的。

远端尿道重建

尿道及其远端狭窄可无症状，但常伴有下尿路症状（流力减弱，排空时间长或不完全，尿频 / 尿急）。这可出现在创伤性尿道器械使用中，包括导尿术，内镜手术，对盆腔或外阴放射治疗妇科、结直肠或泌尿系统恶性肿瘤，以及绝经后妇女因雌激素缺乏或外阴营养不良而出现明显的阴道萎缩。尿道狭窄也可能是一种先天性疾病。根据临床表现，功能性尿道狭窄的诊断可结合病史（症状）、体格检查 [明显瘢痕和（或）无法通过导尿管]、无创泌尿流量测量、内镜检查和 X 线造影（排泄性膀胱尿道造影）。在不确定狭窄是否造成真正的梗阻的情况下，影像尿动力学可能会有所帮助。

笔者所做的两种最常见的尿道重建方式是远端尿道环形切除加就近腹侧皮瓣成形或 Blandy 尿道成形术。远端尿道切除术是治疗尿道口狭窄及尿道远端狭窄的理想方法，而腹侧皮瓣尿道成形术则适用于距尿道口 2 cm 的狭窄。

远端尿道切除

尿道口切开可以通过腹侧做切口，并将切口端缝合到阴道壁来治疗远端狭窄。然而，根据笔者的经验，环状、远端尿道切除术和成形术是治疗尿道口狭窄和远端狭窄的最佳方法。

确定狭窄的范围或长度。必要时，在 6 点钟和 12 点钟的位置，可以用可吸收缝合线固定近端尿道黏膜（距离狭窄段至少 2 mm），这样黏膜就不会向内收缩。内镜可以帮助鉴别正常的黏膜。在尿道口严重狭窄的情况下，可能需要做腹侧切口来确定狭窄的程度。图87.1 是尿道口狭窄的典型病例。

操作描述

1. 在黏膜 / 上皮交界处附近的尿道周围作一个环形切口（图 87.2A），游离尿道和尿道周围筋膜约 1 cm 或狭窄长度（图 87.2B）。

2. 保留缝合线（通常为 4-0 可吸收或聚乙醇酸）可以放置在 2 个或 4 个象限，然后切除远端尿道，缝线置于近端正常的尿道黏膜处（图 87.2C）。

3. 经尿道远端瘢痕切除后，经阴道上皮放置象限

缝线（图 87.2D），然后推进健康的尿道黏膜，并以间断缝合的方式将其环周缝合到阴道上皮（图 87.2E）。这创造了一个新生的血管化良好，无病变的黏膜。

4. 术后即刻会出现水肿，因此导尿管可放置 1 ～ 3 天。

就近侧腹侧皮瓣尿道成形术

就近腹侧皮瓣尿道成形术可对距尿道口近端 2 cm 的狭窄进行预成形。Blandy 最初描述了这一术式，但从未报道过。Bath Schwender 及其同事随后对此进行了报道（2006）。腹侧皮瓣尿道成形术重建尿道的腹侧部分并将带有阴道壁瓣的远端尿道口成形。

操作描述

1. 做一倒置的 U 形切口是在阴道前壁，U 的顶端位于尿道远端（图 87.3A）。如果需要，阴道前壁可注射血管收缩剂，如肾上腺素（通常与利多卡因合用），以减少出血和协助水分离。

2. 锐性分离出一个就近的阴道皮瓣，大约长度为狭窄加上远端尿道，通常 2 ～ 4 cm（图 87.3B）。

3. 内镜可插入尿道口，并确定狭窄的近端界限。在狭窄处 6 点钟位置切开腹侧（图 87.3C）。膀胱镜也可以帮助鉴别狭窄的程度。

4. 阴道皮瓣的顶端推进到切开的尿道顶端，用 4-0 号单股或 PGA 缝线缝合（图 87.3D）。阴道皮瓣的边缘使用相同的缝合线缝合于尿道黏膜边缘（图 87.3E）。

5. 使用 Foley 导管留置 5 ～ 7 天。

关于远端尿道重建术，文献报道较少，且多为小样本。Bath Schwender 等（2006）报道了 8 名接受腹侧皮瓣尿道成形术的妇女，其成功率为 89%（无须进一步治疗）。Kowalik 等（2014）报道了因"中段尿道狭窄"行腹侧皮瓣尿道成形术 5 名女性，平均随访 48 个月。其中，2 例在 35 ～ 43 个月内曾行两次尿道扩张，另外 3 例不需要进一步治疗。Onol 和他的同事（2011）报道了 17 名女性在 24 个月的中位随访中，分别为 100% 的主观治愈率和 88% 的主观治愈率。Montorsi 等（2002）对 17 例患者采用前庭皮瓣蒂，平均随访 1 年，成功率为 88%。关于远端尿道切除和成形术，笔者希望有相似的成功率。当这个手术失败时，通常是由于在最初的手术中切除不充分而导致瘢痕组织重新形成所致。

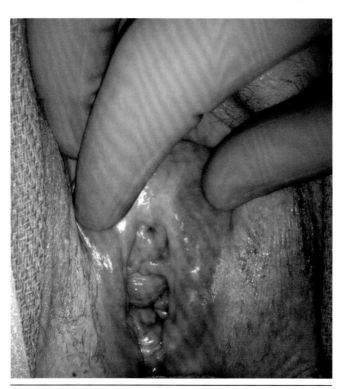

图 87.1　1 例绝经后妇女因尿道口狭窄引起尿流率降低、尿频、尿急等症状。注意尿道开口周围的纤维环

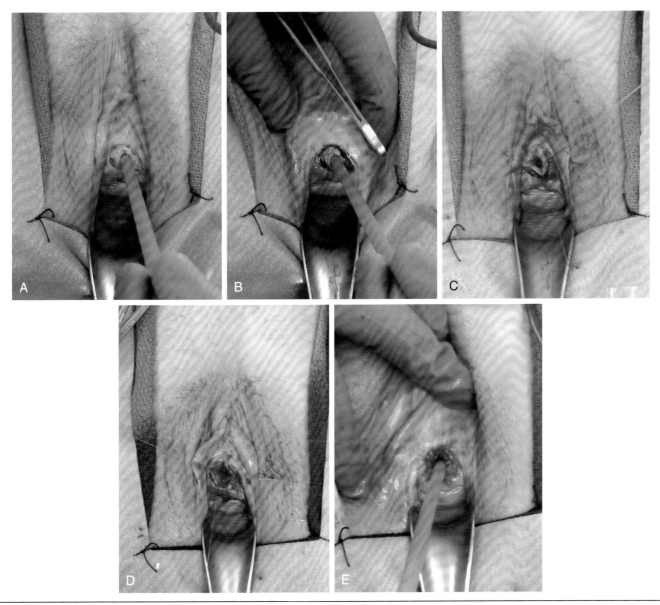

图 87.2　远端尿道切除术加尿道外口成形术。**A.** 距黏膜-上皮交界约 2 mm 处于尿道周围做一个环形切口。**B.** 尿道和尿道周围黏膜被移动至距离阴道前庭上皮约 2 cm，以便切除病变尿道及邻近的正常尿道黏膜。**C.** 切除远端尿道之前，4 个象限的缝合线被置于尿道黏膜，靠近瘢痕段。**D.** 切除远端尿道后，将阴道周围筋膜和阴道前庭 4 个象限缝合，促进新生。**E.** 新生黏膜的重建是通过各象限之间缝合来完成的

中、近端尿道重建术

　　女性尿道中段和近端位于膀胱颈和耻骨韧带之间，包含有横纹括约肌复合体和肛提肌的参与。目前，笔者认为这是参与主动和被动控尿最关键的组成部分。在本节中，笔者将重点关注女性中段尿道的重建。在这种情况下，由于损伤范围的原因，因此不适合使用近侧腹侧皮瓣。这一区域的狭窄通常发生于医源性原因，如尿道憩室切除术、尿失禁手术或尿道器械／内镜损伤，以及盆腔恶性肿瘤的放射治疗。

　　评估尿道近端或中段狭窄患者的尿失禁程度是很重要的，以明确狭窄是否为导致尿失禁出现的原因。

这可以通过膀胱压力测定图或影像尿动力学来完成。如果患者在狭窄处仍存在可控制的膀胱颈开放，那么需要告知患者术后需要进一步治疗尿失禁。对于仅中段尿道而不包括远端尿道狭窄的病例，也可以考虑游离移植物，如颊黏膜或舌黏膜，这将在下一节中进行描述。也有尿道吻合术治疗尿道狭窄（Patil，2013）的病例报道，但阴道皮瓣或游离移植将是我们的首选。阴道皮瓣可替代长段腹侧尿道或完全替代整个远端尿道。通过阴道皮瓣制造新尿道，纠正尿道狭窄和（或）增加尿道长度，有两种常用方法：第一种为包括 U 形上皮在内的全层阴道壁皮瓣，作为新尿道的腹板。第

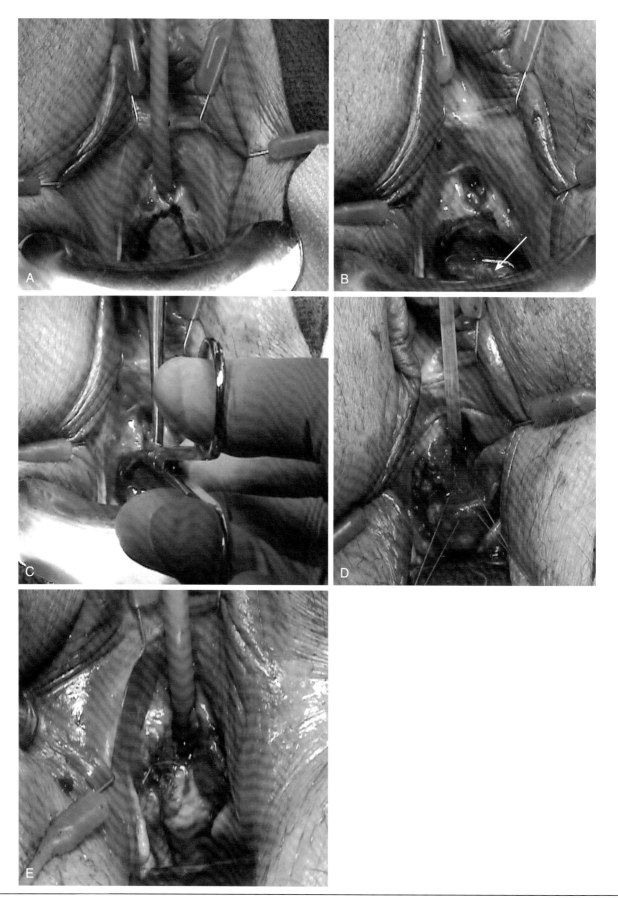

图 87.3　腹侧阴道皮瓣或 Blandy 尿道重建术。**A.** 在切口前用标记笔标记阴道皮瓣。**B.** 然后裁剪-匠侧腹侧的阴道皮瓣（箭头），通常 2 ～ 4 cm。**C.** 在狭窄中部（6 点）切开腹侧尿道，进入健康的尿道黏膜。**D.** 将阴道皮瓣的顶端缝合至尿道切口的顶端。**E.** 中断缝合来完成修复（From Nitti VW，Rosenblum N：Female Urethral Reconstruction. In Nitti VW，Rosenblum R，Brucker BM［eds.］Vaginal Surgery for the Urologist. Philadelphia，Elsevier Saunders，2012，pp. 137-154，with permission.）

二种是将中间带蒂的皮瓣卷成管状。

U 形阴道皮瓣尿道成形术

当中段尿道附近有足够健康的阴道前壁时，可应用该技术。皮瓣是用来做新尿道的腹侧。对于远端尿道切除的情况，可与原尿道背板连接，也可与尿道远端阴道前壁缝合。

操作步骤

1. 在远端尿道组织存活的病例中，直接在阴道前壁尿道下方做一个纵向切口。暴露尿道，于尿道腹侧做纵向切口，长度贯穿整个狭窄，侧边缝合固定于阴道壁，形成背板。在尿道中至远端组织失活的情况下，将尿道远端的阴道壁作为尿道的背板，皮瓣作为腹侧壁。

2. 向近端游离，获取一宽度约为 2 cm，长度为 2 ～ 3 cm U 形皮瓣（图 87.4A）。如用阴道壁做背侧尿道，切口应尽量靠近新开口的位置。

3. 然后将皮瓣翻转，两侧分别用 4-0 号单股或薇乔线缝合到开放的远端尿道（狭窄）或近端阴道壁（切

除后）的边缘（图 87.4B）。

4. 折叠阴道侧壁皮瓣并至中线处对合，在重建的尿道上形成第 2 层组织，用 2-0 或 3-0 号薇乔线缝合关闭（图 87.4B）。

5. 如果经阴道放置悬吊带，则应在 U 形皮瓣缝合前放置。在这些重建病例中，笔者更倾向于使用自体腹直肌筋膜或阔筋膜。

6. 导尿管留置 7 ～ 14 天。

管状阴道皮瓣尿道成形术

在尿道切除术后，周围阴道前壁受损，可以从远端向尿道方向制作阴道壁皮瓣。

操作步骤

1. 设计一宽 2 cm，长 2 ～ 3 cm 长方形或方形的阴道壁岛（图 87.5A）。做一倒 U 形切口，U 形的顶端在矩形皮瓣的下缘水平（图 87.5A）。

2. 沿矩形皮瓣的两侧分别向内侧游离，与中线处缝合，形成管状皮瓣（图 87.5B）。管腔可容纳 F16 导

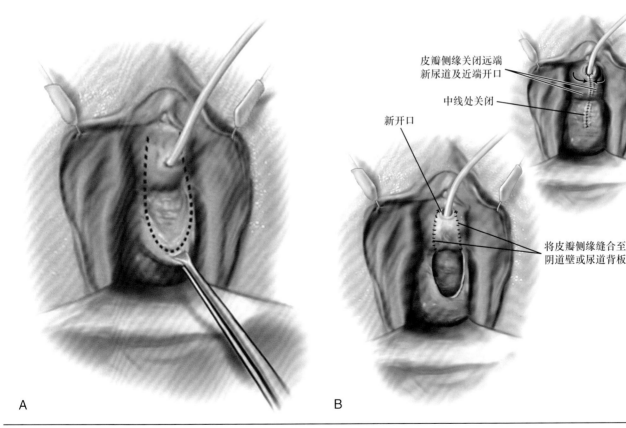

A   B

图 87.4　U 形阴道皮瓣尿道成形术。**A.** 阴道前壁做一 U 形切口，在尿道狭窄病例中，开放尿道被用作新生尿道的背板，U 形皮瓣顶部位于开放尿道的近端水平，在尿道切除的病例中（如图所示），U 形皮瓣的顶部延伸至新开口的位置。**B.** 然后，阴道皮瓣被推进到尿道背板的远端或阴道壁的近端边缘作为尿道背板。**C.** 制作阴道侧壁皮瓣并旋转至中线，构成重建尿道上的第二层组织，阴道壁在中线处关闭（From Nitti VW，Rosenblum N：Female Urethral Reconstruction. In Nitti VW，Rosenblum R，Brucker BM［eds.］Vaginal Surgery for the Urologist. Philadelphia，Elsevier Saunders，2012，pp. 137-154，with permission.）

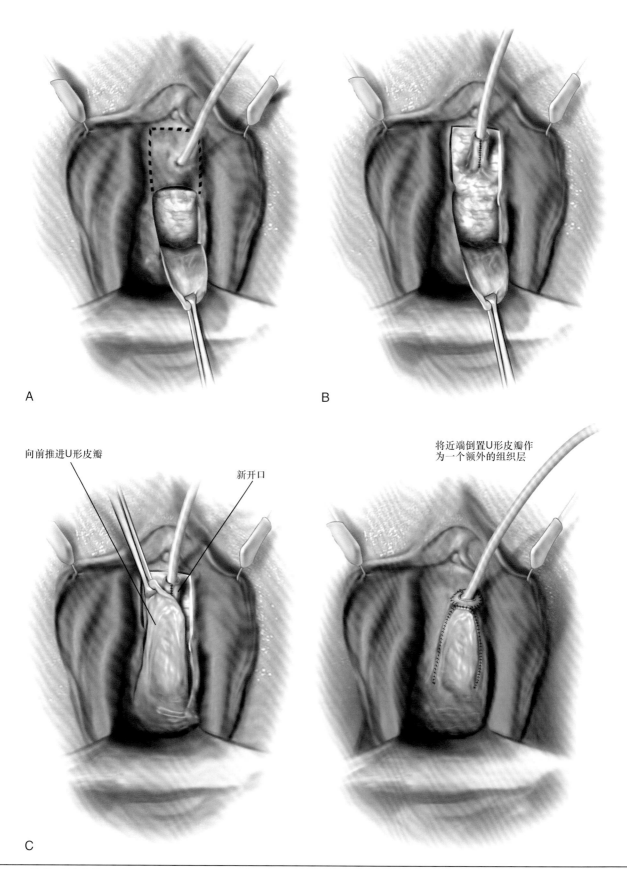

向前推进U形皮瓣

新开口

将近端倒置U形皮瓣作
为一个额外的组织层

A

B

C

图 87.5 管状阴道皮瓣尿道成形术。**A.** 在尿道口周围设计一矩形或方形阴道壁岛。此外，做一倒 U 形切口，U 形的顶端位于矩形皮瓣的下缘水平。**B.** 然后将矩形皮瓣在两侧进行中切，使阴道壁在导尿管上管道化，从而形成一个新的尿道。**C.** 然后将近端倒置 U 形皮瓣作为一个额外的组织层，继续向前推进覆盖新的尿道，关闭矩形皮瓣的横向切口（From Nitti VW，Rosenblum N：Female Urethral Reconstruction. In Nitti VW，Rosenblum R，Brucker BM（eds.）Vaginal Surgery for the Urologist. Philadelphia，Elsevier Saunders，2012，pp.137-154，with permission.）

尿管。

3. 充分游离倒置的 U 形皮瓣，缝合固定于阴道壁两侧，以覆盖管状皮瓣（图 87.5C），并为其提供稳定的新的血供（图 87.5D）。

4. 如果经阴道放置悬吊带，则应在 U 形皮瓣缝合前放置。在这些重建病例中，笔者更倾向于使用自体腹直肌筋膜或阔筋膜。

5. 导尿管留置 7 ～ 14 天。

阴道皮瓣尿道成形术成功率较高。Flisser 和 Blaivas 的一项大型研究报道了 72 名妇女中 93% 的解剖修复成功（Flisser，2003）。其中许多妇女合并尿失禁，同时行经阴道吊带术，成功率为 87%。术后尿失禁发生率为 25%。阴道皮瓣尿道成形术的潜在并发症包括复发性尿道狭窄 / 尿道狭窄、阴道皮瓣坏死、新发的压力性或急迫性尿失禁、阴道短缩合并性交困难。如术前有足够的阴道长度，可减少或避免阴道短缩合并性交困难发生。

应用游离移植物的背侧尿道成形术

当尿道狭窄在近端或涉及整个尿道时，阴道组织不能满足尿道重建的需求时。可以使用游离移植物作为补片。移植物可以做背部或腹侧。虽然背侧入路在技术操作上可能存在困难，但因移植物将会有良好的机械支撑，并可置于血供良好的血管床上而被更多地应用。此外，憩室和尿道阴道瘘的风险可以最小化。颊黏膜由于其易于获得和易于成活在男性尿道重建中得到了广泛的应用，似乎也是女性尿道最好的移植物（Migliari，2006）。从舌的腹侧面获取的舌黏膜也被使用（Sharma，2010）。

操作描述

1. 经尿道置入尿管（通常为 5 ～ 8 F）。

2. 沿尿道背侧做一倒置 U 形切口，以显露尿道。牵引缝线固定于在 3 点钟和 9 点钟位置的尿道黏膜上。

3. 从外阴上皮上锐性地解剖尿道，并小心地在尿道和阴蒂海绵体组织之间形成一个平面，以免损坏前庭球部、阴蒂体脚部或横纹括约肌的前部，然后将其向上牵引。切断耻骨尿道韧带。

4. 经 12 点钟位将尿道切开，从尿道口经过狭窄直至正常的无瘢痕的尿道黏膜处（图 87.6A）。用 4-0 号单股或可吸收缝线定位。

5. 测量狭窄的程度，以便裁取合适大小的口腔黏膜，通常取材大小约宽 2 cm，长 3 ～ 4 cm。

6. 移植黏膜补片用先前定位的固定缝合线固定在狭窄的顶端。

7. 移植物的两侧用 4-0 或 5-0 号可吸收缝线沿 16 ～ 18 F 导管缝合（图 87.6B）。移植物可以用 1 条缝合线在背侧固定，并且扩大的尿道背侧被缝在阴蒂体上，以覆盖新的尿道。

8. 缝合倒 U 形切口，新尿道重建完成。

9. 导尿管留置 14 天。

口腔黏膜移植的方法虽然应用较少，但成功率较高。Osman 及其同事最近总结了各国的文献（Osman，

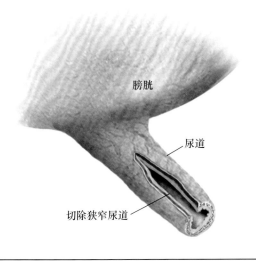
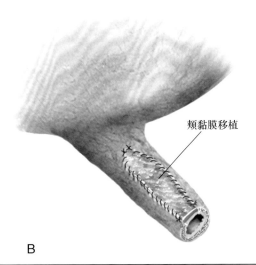

A　　　　　　　　　　　　　　B

图 87.6　颊黏膜背侧尿道成形术。**A.** 在 12 点钟方向切开狭窄尿道全长。**B.** 将移植物的黏膜表面置于尿道腔内，用 4-0 或 5-0 号缝线缝合打开的尿道边缘（From Nitti VW，Rosenblum N：Female Urethral Reconstruction. In Nitti VW，Rosenblum R，Brucker BM［eds.］Vaginal Surgery for the Urologist. Philadelphia，Elsevier Saunders，2012，pp. 137-154，with permission.）

2013）。来自 5 项研究的 11 例患者接受了背侧颊黏膜移植，平均随访 6～27 个月，成功率为 100%（Onol，2011；Migliari，2006；Tsivian，2006；Blavias，2012；Castillo，2011）。另外一个研究报道了 4 个随访 12～36 个月 100% 成功的病例（Kowalik，2014）。另一项 15 名女性病例报道，在平均 12 个月的随访中，舌背黏膜的成功率为 93%。在平均 12 个月的随访中，舌背黏膜的成功率为 93%（Sharma，2010）。两组共 4 名患者报告了 75% 的成功率（Onol，2011；Berglund，2006）。

拓展阅读

Bath Schwender CE, Ng L, McGuire E, Gormley EA. Technique and results of urethroplasty for female stricture disease. *J Urol.* 2006;175:976-980.

Berglund RK, Vasavada S, Angermeier K, Rackley R. Buccal mucosa graft urethroplasty for recurrent stricture of female urethra. *Urology.* 2006;67:1069-1071.

Blaivas JG, Santos JA, Tsui JF, et al. Management of urethral stricture in women. *J Urol.* 2012;188:1778-1782.

Castillo OA, Sepulveda F, Feria-Flores MA. Urethroplasty with dorsal oral mucosa graft in female urethral stenosis [in Spanish]. *Actas Urol Esp.* 2011;35:246-249.

Flisser AJ, Blaivas JG. Outcome of urethral reconstructive surgery in a series of 74 women. *J Urol.* 2003;169:2246-2249.

Kowalik C, Stoffel JT, Zinman L, et al. Intermediate outcomes after female urethral reconstruction: graft vs. flap. *Urology.* 2014;83:1181-1185.

Migliari R, Leone P, Berdondini E, et al. Dorsal buccal mucosa graft urethroplasty for female urethral strictures. *J Urol.* 2006;176:1473-1476.

Montorsi F, Salonia A, Centemero A, et al. Vestibular flap urethroplasty for strictures of the female urethra. Impact on symptoms and flow patterns. *Urol Int.* 2002;69:12-16.

Nitti VW, Rosenblum N. Female Urethral Reconstruction. In: Nitti VW, Rosenblum R, Brucker BM, eds. *Vaginal surgery for the urologist.* Philadelphia: Elsevier Saunders; 2012:137-154.

Onol FF, Antar B, Kose O, Erdem MR, Onol SY. Techniques and results of urethroplasty for female urethral strictures: our experience with 17 patients. *Urology.* 2011;77:1318-1324.

Osman NI, Mangera A, Chapple CR. A systematic review of surgical techniques used in the treatment of female urethral stricture. *Eur Urol.* 2013;64:965-973.

Patil S, Dalela D, Dalela D, et al. Anastomotic urethroplasty in female urethral stricture guided by cystoscopy – a point of technique. *J Surg Tech Case Rep.* 2013;5:113-115.

Sharma GK, Pandey A, Bansal H, et al. Dorsal onlay lingual mucosal graft urethroplasty for urethral strictures in women. *BJU Int.* 2010;105:1309-1312.

Tsivian A, Sidi AA. Dorsal graft urethroplasty for female urethral stricture. *J Urol.* 2006;176:611-613.

专家点评（GREGORY BALES）

　　维克多·尼蒂（Victor Nitti）医学博士是女性尿道重建方面最著名的专家之一。在本章中，Nitti 博士对女性尿道重建中与狭窄和狭窄疾病状态相关的各个方面进行了全面的综述。本章是所有想要开始挑战女性尿道成形术的泌尿生殖外科医师的必读章节。

　　Nitti 博士首先回顾了正常女性尿道的解剖学。他强调，女性尿道狭窄是不常见的，特别是与男性狭窄病理相比。他还强调了对尿道重建的偏好（正确的选择），认为尿道重建是女性寻求最终治愈其疾病的主要治疗方法。Nitti 博士在标准解剖的基础上，将手术入路按尿道的远端、中部和近端进行划分，然后对每种入路和修复方法进行了详细列举和解释。所附的图片和示意图更便于读者理解和观察每个过程相关的技术细节。本章的开头部分阐述了远端狭窄尿道切除。之后的章节详细介绍了可用于中、近端狭窄的各种阴道皮瓣治疗的不同方法。最后一节讨论了游离移植物的应用，并对其进行了细致的描述。

　　大多数读者无法获得作者如此多的经验，因此，在此书中有这样一个详细的参考章节介绍如何治疗这些具有挑战性的女性尿道疾病患者，这是外科医师的宝贵财富。这些操作的复杂性可能是令人望而生畏的，但这一出色的概述使读者了解了如何面对和治疗女性尿道狭窄。

尿道脱垂和肉阜 第88章

W. Stuart Reynolds

（郝志轩 译 任来成 审校）

尿道肉阜是女性特有的疾病，是由于尿道黏膜自尿道外口突出而形成的。从定义上说，尿道肉阜指的是尿道黏膜不完全脱出，且通常仅限于尿道外口的背侧；然而，尿道黏膜脱垂是指尿道外口一圈的黏膜完全的脱出。肉阜表现为鲜红色，且表面易破损；尿道脱垂颜色是发暗的、不均匀的蓝色（图 88.1）。

尿道肉阜常见于老年女性，很少有症状。有少部分患者尿道肉阜和脱垂可以发生病理改变，如进展为尿道肿瘤。有更少的患者在行经尿道操作后肉阜会加重，如尿道注射膨胀治疗。尿道肉阜临床表现为疼痛、出血和血尿，有时可以出现排尿困难。绝经后女性尿道肉阜的一线治疗为局部外用雌激素，且通常效果很好。当需要手术时，目标是切除脱垂的黏膜，重构阴道和尿道黏膜正常的解剖关系。

术前准备和计划

诊断尿道肉阜最重要的是病史和查体，影像学检查很少选择。如果需要做影像学检查，盆腔 MRI 为可很好地显示尿道的结构；阴道镜和膀胱镜同样可以选择，但膀胱镜不常用于单纯的尿道肉阜。如果合并血尿或其他症状，膀胱镜和一些影像学检查也是必要的。部分患者在手术之前需要进行局部的激素治疗。手术切除可选择局部麻醉、阻滞麻醉或全身麻醉。

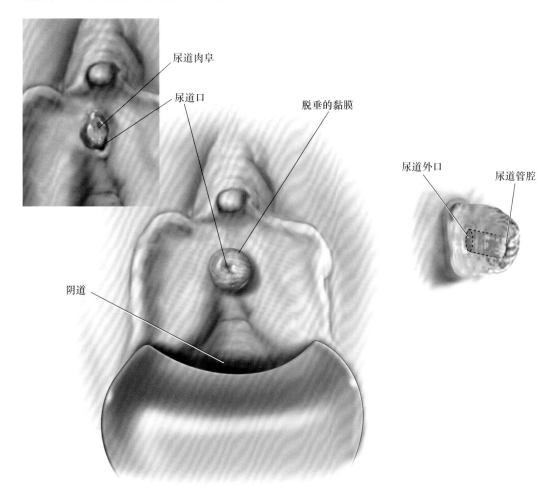

尿道肉阜

尿道口

脱垂的黏膜

尿道外口

尿道管腔

阴道

图 88.1 尿道脱垂和肉阜的外观

手术体位和切口选择

女性患者通常采用截石位，两腿分开并分别架在两个腿架上。手术消毒区域包括阴道口及阴唇。阴道窥器、牵引缝线和辅助或原位牵引器对术野的显露有很好的帮助。留置尿管有利于术中分清解剖结构。尿道外口通常位于尿道肉阜的一侧，而位于尿道黏膜脱垂的中央。如果完全脱垂的尿道黏膜水肿明显，则尿道管腔不易辨认。手术一般是仅切除脱垂水肿的黏膜。

手术过程

在大多数情况下，术中可以将脱垂的黏膜钳夹并牵引至术者，以便确认与正常黏膜组织的界线（图88.2）。之后按圆周锐性切除脱垂的黏膜，并使正常的黏膜在尿道外口内清晰地显露（图88.3）。用较细的可吸收缝线间断缝合黏膜及尿道外口的皮肤，确保缝合口没有狭窄（图88.4）。

术后护理及并发症

术后留置尿管几天可以减轻不适症状，即使尿管本身可以带来其他不适。对于老年女性来说，术后外用雌激素乳膏可以加快康复。该手术术后并发症不多见，常以尿道外口狭窄为主。黏膜的外翻缝合可以大大降低术后尿道外口狭窄发生的概率。

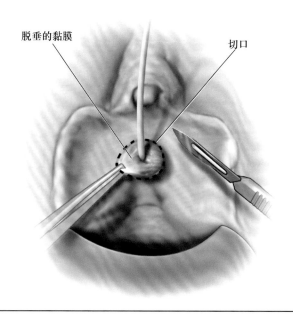

图 88.2　脱垂尿道组织的环形切口

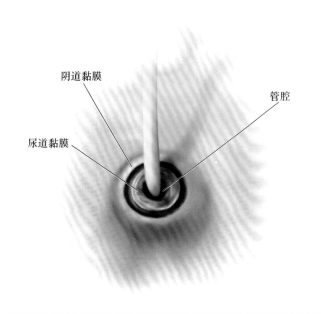

图 88.3　完全切除脱垂的尿道组织

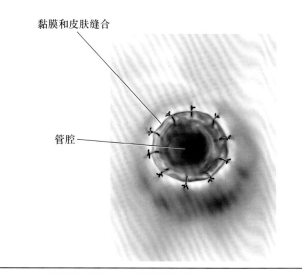

图 88.4　切除的尿道组织切割边缘的缝合

拓展阅读

Conces MR, Williamson SR, Montironi R, et al. Urethral caruncle: clinicopathologic features of 41 cases. *Hum Pathol.* 2012;43(9):1400-1404.

Lai HH, Hurtado EA, Appell RA. Large urethral prolapse formation after calcium hydroxylapatite (Coaptite) injection. *Int Urogynecol J Pelvic Floor Dysfunct.* 2008;19(9):1315-1317.

Ozkurkcugil C, Ozkan L, Tarcan T. The effect of asymptomatic urethral caruncle on micturition in women with urinary incontinence. *Korean J Urol.* 2010;51(4):257-259.

专家点评（JENNIFER T. ANGER）

　　大多数体积较小且无症状的尿道肉阜及黏膜突出不需要处理。当尿道肉阜出现临床表现时，通常会导致排尿困难，伴阴道灼痛、性交不适等症状。阴道外用雌激素是首选的治疗方式，一般使用 3 个月症状会有明显的改善。使用方法为每周 1 次或每周 2 次常规负荷剂量。很多供应商推荐增加雌激素治疗尿道肉阜的适应证。

　　如果尿道肉阜内有血栓形成或雌激素治疗无效，则推荐手术治疗。通常切除肉阜后正常的黏膜会收缩到尿道内，所以在完全切除肉阜前用缝线缝合正常黏膜及尿道外口皮肤，可以预防正常黏膜的回缩。尿道黏膜外翻良好，一般可以不留置导尿管，如果尿道黏膜边缘比较脆弱，建议留置尿管 3 ～ 5 天。

第 89 章　前盆腔脏器脱垂的修复

Gillian F. Wolff，Jack Christian Winters，Ryan M. Krlin

（郝志轩　译　任来成　审校）

前盆腔结构的缺陷主要是由于宫颈耻骨周围的纤维肌肉组织变薄或是部分缺如导致的，这会引起该区域内的脏器脱出，比较常见的是膀胱脱垂。

前盆腔的缺陷组织学上通常分为中线的缺陷和阴道旁的缺陷，均可以导致前盆脏器的脱垂。中线的缺陷是由于盆底的纤维肌性支持结构的部分缺失导致。比较常见的为耻骨宫颈筋膜。它并不是真正的筋膜，而是起源于盆壁的很大一片肌肉和纤维结缔组织组成的结构，因此可以固定膀胱。这些结构变薄弱后，就使前盆脏器突破它，并向阴道膨出，如膀胱。这种情况发生在该纤维肌性结构与侧盆壁附着仍然稳固的条件下（图 89.1）。

阴道旁缺陷是由耻骨宫颈筋膜隔自盆筋膜腱弓（ATFP）分离导致的。ATFP 是由盆底两侧的纤维结构组成，它起自耻骨，终止于坐骨棘。ATFP 完整的附着在坐骨棘上时，可以固定前盆脏器。与 ATFP 附着的缺陷可以导致膀胱或尿道的脱垂，或同时发生。

国际尿控协会指出，阴道前壁脱垂比膀胱膨出更好地表述前盆脏器的缺陷。体格检查不能完全区分特定的盆底结构的缺陷。实际上，膀胱可作为确定盆底缺陷的基础，因此它可以帮助和确认盆底结构是否完整。

前盆脏器的脱垂并不是单独存在的，尤其是晚期的脏器脱垂。在评估前盆 POP 时，同时需要评估盆腔其他区域的结构及脏器。前盆结构的修复通常要联合其他区域的修复和重建，伴有或不伴有压力性尿失禁需要联合脏器的悬吊进行治疗。

阴道前壁修补术

阴道前壁缝合术是利用阴道皱襞修补耻骨宫颈纤维肌性结构中心缺陷的一种原位组织修补的手术方式。

1. 手术患者取截石位，应用 Candy Cane 或 Yellowfin，使用垫子确保防止受力点接触部分受压。术前应用抗生素，并且需要防止深静脉血栓形成。会阴区常规消毒，铺无菌单。

2. 阴道前壁的充分暴露是手术成功的关键，使用阴道拉钩及自动牵引器 Lone Star Retrator，对手术区域的显露很有作用。术前留置尿管引流膀胱内尿液，并可以术中确定膀胱颈的位置。

3. 用 2 把 Allis 钳分别在阴道前壁膨出的远端和近端中线位置钳夹，并提起阴道壁。这两个点的选择决定于脱垂的范围，可以在阴道至宫颈之间的任何位置。

4. 如果需要，充盈膀胱对切开阴道壁有一定的帮助，同时切口周围局部使用肾上腺素可以减少出血。皮下注射盐水或利多卡因，并可以加肾上腺素，起到阴道上皮和肌层水分离的作用。

5. 切皮建议使用 15 号刀片，作者倾向于取中线的纵向切口，但是也有学者取 T 形切口。切口从阴道脱垂部位的顶端（第 3 步已预先确定）到距尿道外口 1.5 cm 处。如果需要联合悬吊，则切口距尿道外口至少约 3 cm，因为悬吊需要空间游离中段尿道（图 89.2B）。

6. 切口周边用 Allis 钳提起可以帮助牵拉。切开阴道上皮，Allis 钳夹上皮边缘，并用非惯用手牵拉 Allis 钳便于显露。用 Metzenbaum 剪刀在阴道上皮和肌层之间剪开上皮。在用剪刀精巧的钝性游离和锐性切开上皮时要小心操作。助手牵拉中间的阴道纤维肌性组织可以帮助在正确的平面上游离。如果平面正确，则可用手指钝性游离，分离阴道上皮和肌层（图 89.2C）。

7. 切口两侧的阴道上皮需游离到脱垂的部位完全显露。脱垂越严重，所需要的切口越大。一般来说，两侧需游离到处女膜水平。

8. 折叠缝合阴道肌层，用来修复前盆结构的缺陷。可以使用 2-0 号可吸收缝线和延迟吸收缝线。针线穿过阴道肌层和外膜，到达肌肉和上皮之间的侧沟，用线穿过中线并在对侧相反的方向重复这个过程，用改良的褥式缝合无张力的折叠缝合阴道肌层。进针深度要浅，不能累及膀胱壁（图 89.3）。

9. 折叠缝合的长度要确保达到良好的支持，且针脚之间没有大的裂缝。

10. 用 Mayo 剪刀裁剪和修整多余的阴道上皮。

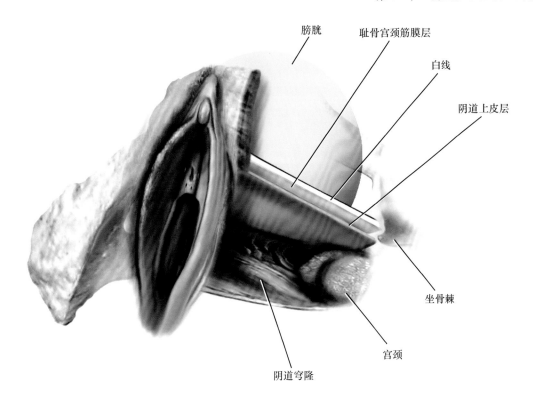

膀胱

耻骨宫颈筋膜层

白线

阴道上皮层

坐骨棘

宫颈

阴道穹隆

A　　　　正常盆底支持结构

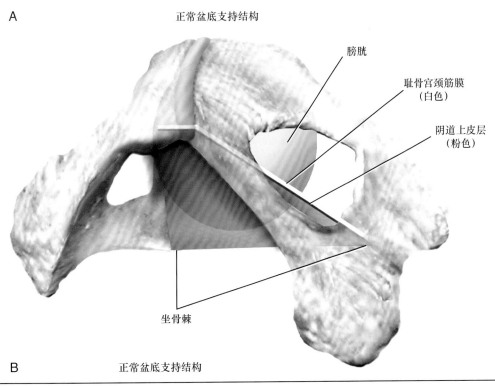

膀胱

耻骨宫颈筋膜
（白色）

阴道上皮层
（粉色）

坐骨棘

B　　　　正常盆底支持结构

图 89.1　两张图显示正常和非正常的对阴道前壁支持的组织结构。**A.** 侧面显示正常的阴道前壁及筋膜、韧带支撑膀胱，并向后延伸至坐骨棘。标记正常的中线和侧方的支撑。**B.** 支撑阴道前壁的梯形概念，梯形结构向后延伸至两侧的坐骨棘，筋膜和肌肉沿阴道从一侧的盆壁延伸至另一侧盆壁，提供好的中线支撑，侧方及横向的固定（From Baggish MS, et al. *Atlas of pelvic anatomy and gynecologic surgery*, ed 3. Philadelphia：Elsevier；2010.）

11. 确切止血后，缝合阴道上皮。

12. 用 2-0 号可吸收缝线，从近端至远端连续缝合

阴道皮下和上皮，建议使用锁边缝合。

13. 阴道可填塞纱布以压迫止血。

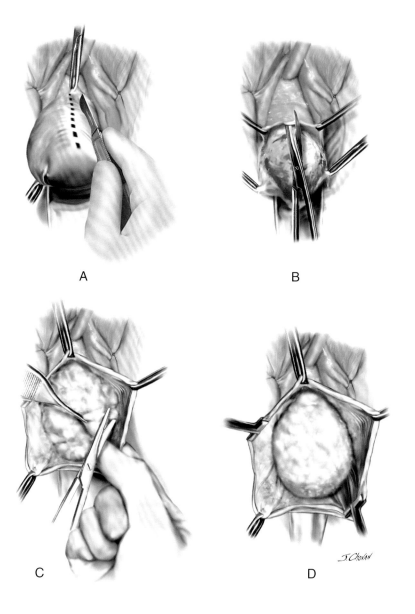

图89.2　经典的阴道前壁缝合术。**A.** 首先取阴道前壁正中切口。**B.** 用剪刀扩大切口范围。**C.** 锐性将膀胱从阴道壁分离，侧方游离至耻骨上支，将膀胱基底在腹膜外腹膜反折平面从阴道近端及宫颈处分离。**D.** 使膀胱与阴道完全分离（From Karram MM, Maher C. *Surgical management of pelvic organ prolapse.* Philadelphia：Elsevier；2013.）

移植物修复前盆

1. 临床上一些外科医师对使用猪的皮肤、黏膜还是网片来修复前盆尚有争议。在这些手术中，尽管对于组织的游离和暴露争议不大，但有些学者认为，在游离阴道上皮时，保留较厚的上皮组织，可以防止使用非可吸收补片修补后补片的侵蚀。

2. 生物材料或薇乔补片可以越过的折叠缝合的中线简单的覆盖在阴道肌层表面，也可以固定在肌层的两侧，或者固定在阴道旁间隙内的黏膜上，或者固定在修补部分的顶端。

3. 非可吸收补片的固定有很多方式，包括改进的四角缝合固定，和经闭孔的附着固定。作者的经验是当分离和切开阴道上皮时，经阴道旁间隙显露盆筋膜腱弓；当阴道肌层中线折叠之后，将补片缝合在盆筋膜腱弓上，确保位置不发生改变。这样补片的范围可以从盆壁到盆壁，是前盆的中心及两侧都得到了修补（图89.4）。

阴道旁的修补

阴道旁的修补是通过重新固定一侧耻骨宫颈筋膜到盆筋膜腱弓上，从而重新修复盆底一侧区域的缺陷。在女性阴道旁的修补通常联合阴道前壁修补术，如果合并前盆脏器脱垂。对于阴道旁修补术，补片材料的选择还是有争议的。手术的步骤和之前补片修补术叙述的类似。

1. 患者术前准备及手术体位和阴道修补术相同，术前留置尿管引流膀胱内尿液，并可以术中确定膀胱颈的位置。根据术者的喜好，可以进行阴道上皮下水扩张。

2. 确保阴道前壁的缝线在解剖水平从膀胱颈至阴

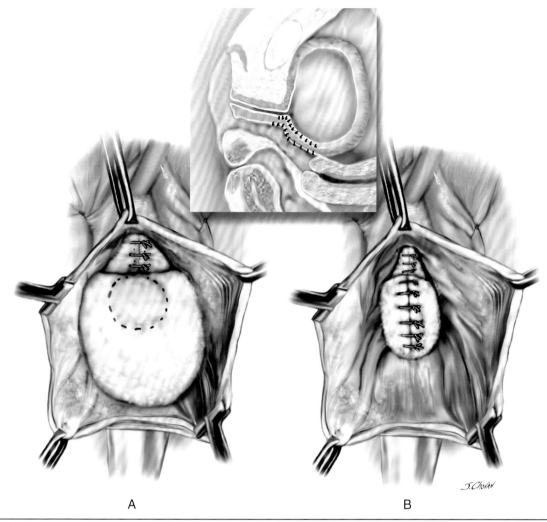

图 89.3　用 Kelly-Kennedy 折叠缝合法行阴道前壁缝合术。**A.** 切开阴道上皮，在尿道下方开始间断缝合。**B.** 用中线折叠法间断缝合阴道肌层。优先给予尿道近端提供支撑，而不是膀胱颈（From Karram MM，Ma-her C. *Surgical management of pelvic organ prolapse.* Philadelphia：Elsevier；2013.）

道的顶端（图 89.5A）。

3. 沿阴道前壁中线垂直切开，范围从膀胱颈至阴道顶端。

4. 阴道上皮锐性切开，深至耻骨宫颈筋膜和膀胱的深面，两侧游离至盆壁。

5. 缝合可使用阴道前壁中线折叠缝合（图 89.5B）。

6. 用示指钝性分离可以帮助扩大游离平面，到达耻骨后间隙。该空间向前沿耻骨支游离，中部到达耻骨联合，向两侧到达坐骨棘。通过触摸可以确定盆筋膜腱弓的位置，从坐骨棘至耻骨支下缘。

7. 为方便缝合盆筋膜腱弓，通常需要将膀胱和尿道牵向一侧。深部的带光源的拉钩，可以帮助牵拉和暴露。

8. 2 ～ 3 根不可吸收缝线用来缝合 ATFP。作者认为 Capio Suture Capturing Device（Boston Scientific，Natick，MA）这种缝合装置更有利于深部缝合。收紧

前面缝线有利于后面的缝合（图 89.5D）。

9. 已穿过 ATFP 的缝线，向内缝合已游离的耻骨宫颈筋膜的侧缘或盆筋膜。如果必要最后可以用缝合耻骨宫颈筋膜的一侧线，将游离的阴道上皮的内侧缝合。当所有缝线缝合好，最后再收紧打结（图 89.5E、F）。

10. 如果之前没有进行阴道肌层折叠缝合，现在就可以缝合了。

11. 膀胱镜检查可以明确尿道是否通畅，缝线是否穿透膀胱壁。

12. 最后，阴道上皮修剪后，用 2-0 号可吸收缝线缝合。

耻骨后阴道旁的修补

耻骨后阴道旁修补和阴道旁修补相似，主要是为了纠正由于阴道侧壁与 ATFP 分离引起的阴道前壁脱垂

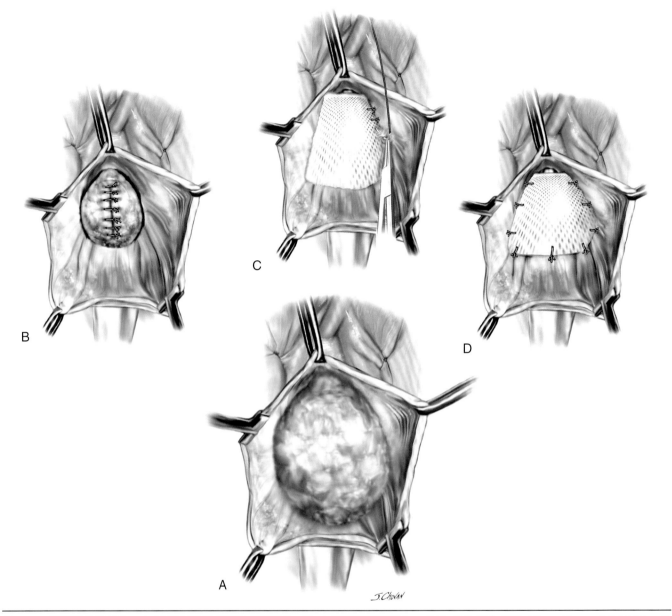

图 89.4 阴道补片的植入。**A.** 可以看见前盆阴道前壁脱垂。**B.** 中线筋膜折叠缝合。**C**、**D.** 补片缝合固定（From Karram MM，Maher C. *Surgical management of pelvic organ prolapse*. Philadelphia：Elsevier；2013.）

（图 89.6、图 89.7）。

1. 患者取平卧位，双腿成蛙腿式或用腿架架起。常规的阴道、会阴及下腹部消毒铺单，留置尿管。

2. 通过 Pfannenstiel 或 Cherney 切口可以到达耻骨后间隙。切口逐层切开皮肤、脂肪、皮下组织和 Scarpa 筋膜，深至腹直肌前鞘表面的筋膜。小心切开腹直肌鞘表面的筋膜，防止损伤腹壁下血管。钳夹并提及起腹直肌前鞘，并纵向切开。游离腹直肌，显露附近的耻骨联合，腹直肌可以在中线处纵向游离。用单极电切在最低位切断腹直肌，充分游离耻骨后间隙，用手指轻柔地拨开膀胱及尿道。

3. 当确认耻骨后间隙的重要结构后，就可以进行阴道旁修补了。非惯用手伸入阴道提起前外侧沟，用海绵棍轻柔地将膀胱牵开。

4. 用 2-0 或 3-0 号非可吸收缝线，中等大小的圆针，缝合分离的组织。从阴道顶端开始，缝合要通过阴道壁，除外阴道上皮。缝合要闭合阴道肌肉表面的组织或宫颈阴道筋膜。

5. 之后缝线要穿过 ATFP 或闭孔内肌筋膜，穿出点应距其在坐骨棘的起点为 1～2 cm。之后打结。

6. 额外的缝线可以将阴道壁和 ATFP 或闭孔内肌筋膜缝合到一起，使其接近耻骨支。最远端的缝尽可能的接近耻骨支，并缝合在耻骨尿道韧带上。

7. 将缝线打结，使阴道及其筋膜接近侧盆壁。

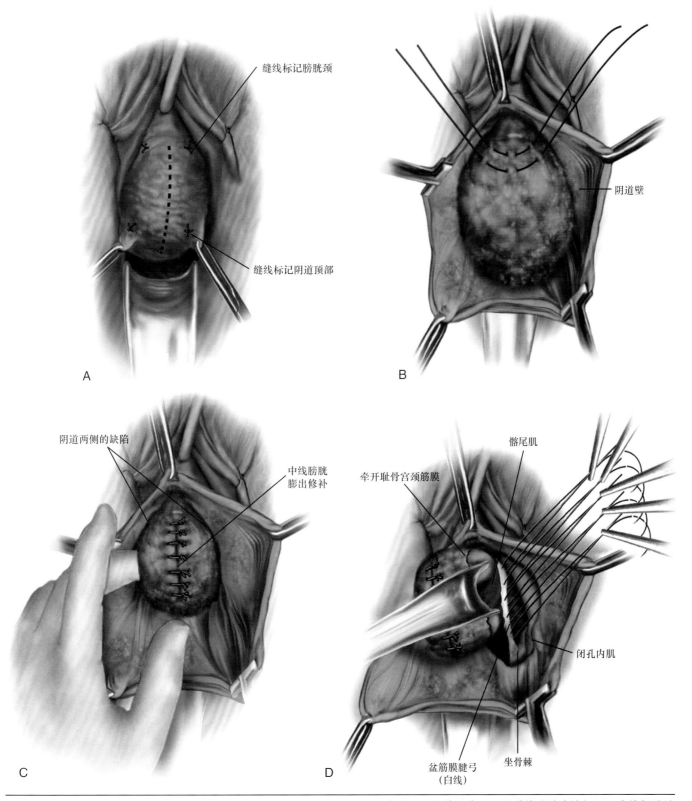

缝线标记膀胱颈

缝线标记阴道顶部

A

阴道壁

B

阴道两侧的缺陷

中线膀胱膨出修补

C

髂尾肌

牵开耻骨宫颈筋膜

闭孔内肌

盆筋膜腱弓（白线）

坐骨棘

D

图 89.5　阴道旁修复。**A.** 在切开阴道前壁之前，用缝线标记出解剖层面的膀胱颈和阴道顶端。**B.** 阴道前壁从中线切开，中线折叠缝合修复膀胱脱垂。**C.** 修复膀胱脱垂后，确定双侧阴道旁缺损位置。**D.** 通常将膀胱向一侧牵开，显露一侧的骨盆侧壁。丝线穿过白线缝合

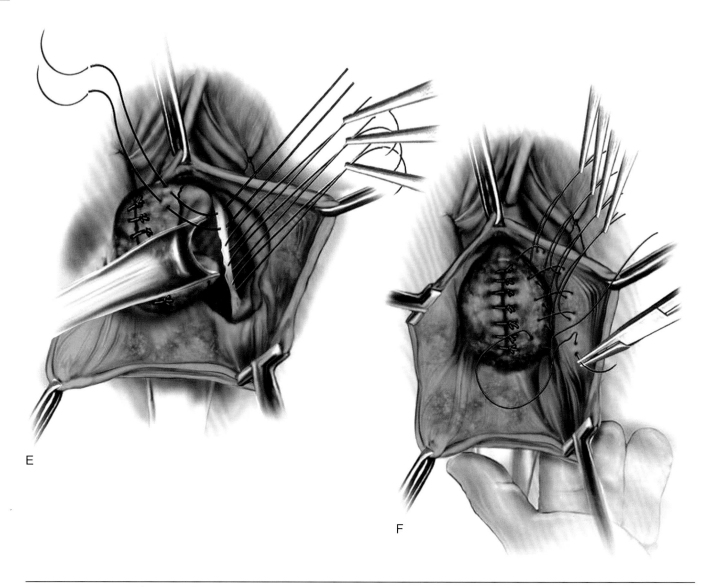

E

F

图 89.5（续）　**E.** 最顶部的两针穿过分离的耻骨宫颈筋膜。**F.** 3 针缝合耻骨宫颈筋膜和阴道内侧壁（From Mallipeddi PK，Steele AC，Kohli N，et al. Anatomic and functional outcome of vaginal paravaginal repair in the correction of anterior vaginal wall prolapse. *Int Urogynecol J* 2001；12：83-88，with permission.）

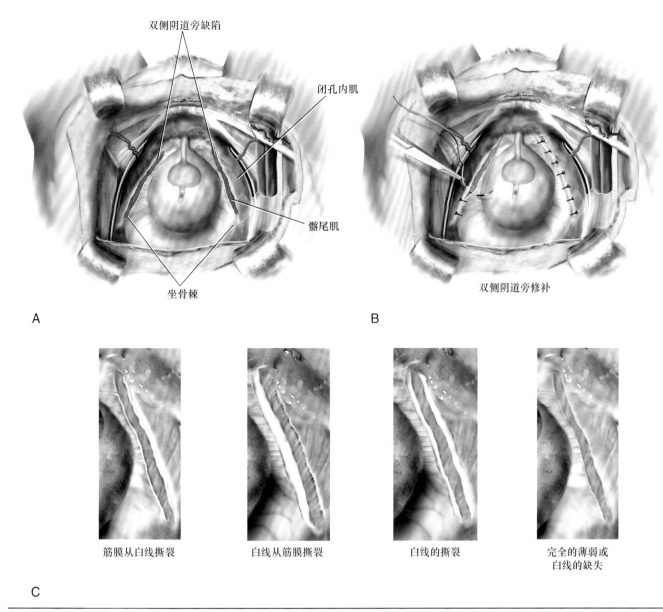

双侧阴道旁缺陷

闭孔内肌

髂尾肌

坐骨棘

A

双侧阴道旁修补

B

筋膜从白线撕裂　　　白线从筋膜撕裂　　　白线的撕裂　　　完全的薄弱或
　　　　　　　　　　　　　　　　　　　　　　　　　　　白线的缺失

C

图 89.6　耻骨后阴道旁缺陷的修复。**A.** 双侧的耻骨宫颈膜的缺陷。**B.** 右侧的缺陷已修复，左侧正在从坐骨棘的近端向耻骨联合修复。**C.** 4 种可能出现的阴道旁缺陷的类型。记住 4 种类型都可以使阴道及其表面的黏膜从盆壁脱离（From Baggish MS，et al. *Atlas of pelvic anatomy and gynecologic surgery*，ed 3. Philadelphia：Elsevier；2010.）

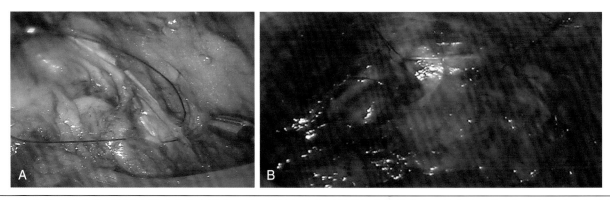

图 89.7　**A.** 机器人手术修复阴道旁缺陷的术中图片，可以看见耻骨宫颈筋膜与白线的分离。缝合这 3 种组织，结合在一起来修复缺陷。**B.** 双侧阴道旁的修复。更接近近端，两针 Birch 缝合来治疗压力性尿失禁

8. 如果缝合的过程中出血，可用 "8" 字缝合法缝合阴道及侧盆壁。

9. 膀胱镜检查无异常后，可关闭切口。

拓展阅读

Bump RC, Mattiasson A, Bo K, et al. The standardization of terminology of female pelvic organ prolapse and pelvic floor dysfunction. *Am J Obstet Gynecol.* 1996;175(1):10-17.

肠疝的修补　第90章

Elizabeth Timbrook Brown，Joshua A. Cohn，Melissa R. Kaufman，W. Stuart Reynolds，Roger R. Dmochowski

（郝志轩　译　任来成　审校）

术前准备和手术方法

　　肠疝是指腹膜和肠内容物从阴道脱垂，是盆腔脏器脱垂（POP）的一种类型（图90.1）。根据不同类型盆腔筋膜的缺陷，肠疝可以出现在前盆、盆腔顶部和（或）后盆。同样的，肠疝的修复通常需要同时治疗其他盆腔脏器脱垂。

　　肠疝发生的原因有很多种，比如持续增加的腹内压，一些先天疾病如脊柱裂、尿失禁术后及子宫切除术后导致的医源性原因。盆腔脏器脱垂手术治疗的适应证主要依靠患者的症状。低级的脱垂通常没有症状，不需要手术治疗。然而大多数女性对POP引起的阴道脱垂、排尿梗阻或尿潴留和（或）便秘感到痛苦，影响生活质量。

　　精准地确定患者脱垂的程度、功能状态、性生活情况和烦恼的程度。这些因素决定了治疗方式的选择。脱垂的治疗包括非手术治疗，如子宫托，或者外科手术修复，包括解剖复位恢复解剖或闭塞治疗。

　　然而，在计划矫正修复时，应考虑几个解剖因素。首先应进行彻底的骨盆检查，以对脱垂的程度进行分类，并确定是否存在前部，顶部和（或）后部成分的脱垂。如果很难准确确定哪些器官脱垂，应当高度怀疑肠疝。然而，患者很少出现孤立的肠疝，因此，确定是否伴有阴道穹隆脱垂是至关重要的（图90.2）。

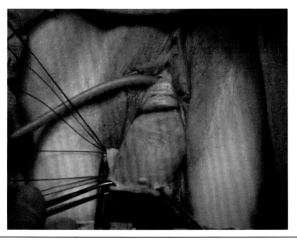

图90.1　盆腔器官脱垂的阴道检查

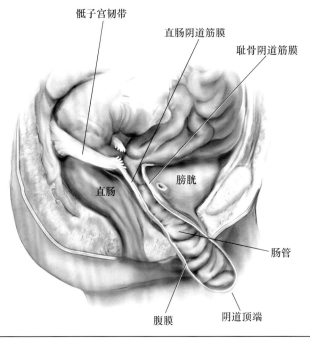

图90.2　顶端脱垂的肠疝（From Baggish M，Karram M：Atlas of Pelvic Anatomy and Gynecologic Surgery，4th ed. Philadelphia：Elsevier，2015.）

　　如果只是单独修复肠疝，而没有重新悬吊脱垂的阴道顶端，会增加肠疝的复发率。因此，在修复脱垂的同时应悬吊阴道顶端。本章将重点介绍盆腔脏器脱垂中的阴道顶端脱垂的修复。单纯的盆腔前部或后部缺损可以通过相应的修复来治疗（详见第89章和第91章）。

手术方式

修复的步骤

经腹骶骨阴道固定术

　　经腹骶骨阴道固定术（ASC）的适应证包括单纯的肠疝和（或）阴道顶端脱垂，一期的阴道修复失败，或肠疝的复发和（或）阴道顶端脱垂。生活方式积极的年轻女性如果希望继续性交，也是ASC修复的最佳候选人，因为ASC可以最大化功能阴道的长度和最好地恢复阴道的自然解剖角度。

ASC 可以采用传统的开放式切口、纯腹腔镜手术或机器人辅助腹腔镜技术进行。对于这些外科手段中的每一种，手术原则保持不变。

手术入路：手术采取全身麻醉截石位，应注意适当缓解所有压力。术前留置 Foley 尿管。对于开放式方法，可取低位横切口或下腹正中切口，并且使用牵引器便于暴露。对于腹腔镜或机器人手术方法，可以通过使用 Veress 针或 Hassan 技术获得腹部通路和气腹。Trocar 的放置采用经典的"W"或"拱形"（图 90.3），头低足高体位可以使小肠纳入上腹部，然后将乙状结肠朝向左侧骨盆移动以观察骶骨岬。

手术步骤：术中首先确定输尿管位置。骶骨岬位于右侧输尿管的中部和主动脉分叉处的远端。轻触骶骨岬可以帮助确定位置，然后切开覆盖的腹膜反折，游离周围组织以识别骶骨的前纵韧带。应特别注意避免损伤骶血管和骶前静脉丛，然后解剖骶骨前方 3～4 cm 的区域并清除，可以观察到白色骶骨前纵韧带（图 90.4），此时可以预先设置骶骨缝合线。通常，使用不可吸收的缝合线来放置 3 根间断缝合线，以将网片固定到骶骨的前纵韧带上。

然后将方向转向阴道穹隆。将阴道托举器（端对端吻合器或可延展的牵引器）置于阴道内，然后仔细解剖阴道穹隆部的腹膜反折（图 90.4），应谨慎使用以避免阴道穿孔，可以用盐水灌注膀胱以帮助辨识解剖结构。

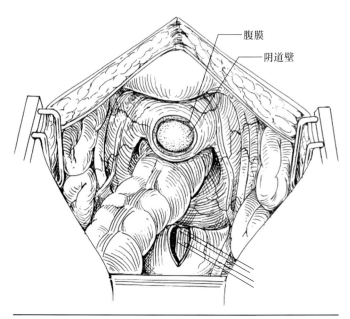

图 90.4　经腹骶骨阴道固定术阴道断端和骶骨岬解剖（Redrawn from Winters J，Cespedes R，Vanlangendonck R. Abdominal sacral colpopexy and abdominal enterocele repair in the management of vaginal vault prolapse. Urology. 2000；56：55-63.）

如果存在显著的肠疝部分，则此时可以进行传统的后穹隆成形术。还纳肠管后，用荷包缝合或间断缝合闭合疝囊。

完全游离后，将一小片 T 形或 Y 形聚丙烯网片放在阴道顶端上。将网片的两个短臂覆盖在阴道顶端，长臂放置在骶骨前纵韧带上。然后将网片缝合到阴道穹隆上，用 2-0 号不可吸收的缝合线分别间断缝合 6～10 针。

为了拉紧网片，阴道托举器最大限度扩张头端位置，然后轻轻地撤回到中立的"下垂"位置，将网片固定到骶骨岬的前纵韧带上（图 90.5）。应注意避免过度张力，缝合完全后，网格应该有轻微的松弛，然后应进行膀胱镜检查以确保输尿管通畅并确认膀胱内没有网片或缝合材料，通过用 2-0 号可吸收缝线闭合骶前腹膜组织将网片放置在腹膜后，以标准方式关闭筋膜和皮肤。

经阴道顶端悬吊术

经阴道顶端悬吊术的适应证包括孤立性肠疝，或伴有前路或后路修复的顶端脱垂（详见第 89 章和第 91 章）。对于 BMI 升高或多次既往腹部手术不能行 ASC 手术的女性，经阴道悬吊术也是一种选择。

经阴道顶端手术有几种选择伴或不伴有肠疝的修补。阴道穹隆可以悬吊固定在骶棘韧带，子宫骶骨韧带或髂尾肌筋膜上。研究表明骶棘韧带悬吊可以增加

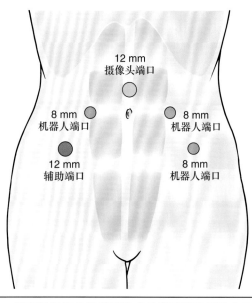

图 90.3　用于经腹骶骨阴道固定术的腹腔镜和机器人 Trocar 位置（From Baggish M，Karram M：Atlas of Pelvic Anatomy and Gynecologic Surgery，4th ed. Philadelphia：Elsevier，2015.）

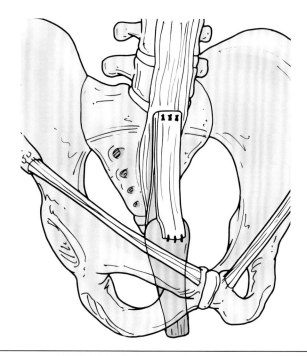

图 90.5 经腹骶骨阴道固定术的网片放置

行水分离，然后在顶端切开阴道上皮，小心地将阴道上皮从皮下组织分离。环形分离上皮组织至耻骨宫颈和（或）直肠阴道筋膜，小心触诊确保疝囊内无肠管，然后切开肠疝囊（图 90.6）。如果不存在肠疝囊，就不能行腹膜内入路，则进行腹膜外阴道穹窿悬吊手术。

如果选择腹膜内通路，则仔细检查腹腔的任何病理或粘连，然后用湿海绵轻轻地将肠管从手术视野内拨开，头低足高的体位可以帮助暴露。使用 Deaver 牵引器可以牵拉开肠管，然后进行圆形闭合缺损（图 90.7）。使用 2-0 号缝合线在肠疝囊的基底荷包缝合疝囊，这应该游离到腹膜腔以确保整个疝囊结扎，应特别小心避免肠道或输尿管损伤。间歇性地重新定位牵

前盆脏器的脱垂的概率，并且增加了对阴部神经血管束损伤的风险。髂尾肌的固定术可以减少上述问题发生，但可能造成阴道缩短。骶子宫韧带悬吊提供更自然的阴道轴，但输尿管损伤率更高。

切口选择

患者置于全身麻醉下，取截石术。注意使全身各部位无明显受压。常规消毒，然后留置 Foley 尿管。自锁式牵引器如 Scott 环和加重的阴道窥器可以帮助暴露。

肠疝的修补

可以用盐水或利多卡因进行阴道上皮下注射，进

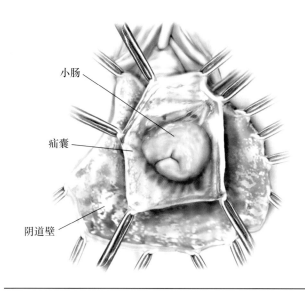

图 90.6 肠疝囊的切口（From Baggish M，Karram M：Atlas of Pelvic Anatomy and Gynecologic Surgery，4th ed. Philadelphia：Elsevier，2015.）

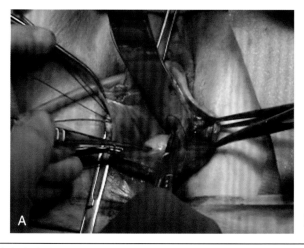

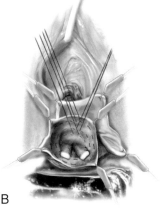

图 90.7 A、B. 闭合肠疝囊（From Nitti VW，et al：Vaginal Surgery for the Uro- logist. Philadelphia：Saunders，2012.）

引器可有助于缝合线的放置。如果在这个时刻直接观察到骶子宫韧带，那么可以将荷包缝合的疝囊固定到韧带上，也可以行荷包缝合2次。当收紧近端荷包缝合时，将手指放入腹膜腔以移除剖腹手术海绵，并确保在缝合线被束缚时没有任何肠管被结扎。

顶端修复的选择

应首先用2-0号可吸收的缝线折叠缝合修复中心缺损，并固定在耻骨宫颈和（或）直肠阴道筋膜上，然后用0号的双头不可吸收缝线，重新悬挂阴道穹隆。

子宫骶骨悬吊术：对于子宫骶骨悬吊，在闭合肠疝囊之前，悬吊缝合线通常应在直视的情况下预先留置在双侧子宫骶韧带中（图90.8）。随后进行耻骨宫颈和（或）直肠阴道筋膜折叠术，然后双头缝合线穿过折叠的筋膜。当缝合线被收紧时，阴道顶点重新悬吊固定。

骶棘悬吊：在骶棘固定术中，阴道切口应稍微延伸至阴道后壁。然后将阴道上皮从深面的直肠前筋膜分离开，然后进行钝性分离以穿透直肠旁筋膜并进入直肠旁空间，触诊骶棘韧带，直视下或使用Capio经阴道缝合线捕获装置（Boston-Scientific），将悬吊缝线缝至坐骨棘内侧的骶棘韧带中，然后将缝线另一端缝穿过折叠缝合的筋膜组织，将缝合线打结，并将顶点重新悬浮。

髂尾肌固定：在髂尾骨固定术中，阴道切口应稍微延伸至阴道后壁，然后触诊坐骨棘和骶棘韧带，髂尾韧带就在这些结构的前面。一旦确定并触诊，可通过直视下或用Capio针驱动器将悬浮缝合线置于髂尾筋膜中，然后通过折叠的筋膜组织，将缝合线打结并重新悬浮顶点。

闭合切口

应在闭合前进行膀胱镜检查，以确保输尿管通畅，然后用2-0号可吸收缝线封闭阴道上皮，并放置润滑的阴道填充物。

闭塞治疗

引导闭合

对于没有性活动要求，或有多种并发症且不能耐受广泛修复的严重脱垂的老年患者，完全阴道闭合是一个很好的选择。如果患者有宫颈，那么在记录正常的宫颈检查后可以使用部分闭合或LeFort闭合。术前准备，将患者全身麻醉，体位取截石术。避免身体各部位受压，留置尿管，自锁式牵引器如Scott环和加重的阴道窥器可以帮助暴露。

完全闭合阴道：可以用注射盐水或利多卡因与肾上腺素进行水分离，然后在距尿道口为1～2 cm处将阴道上皮切开，并游离至脱垂的顶端。小心地将上皮从深面的耻骨宫颈筋膜游离，并完全切除（图90.9A），然后使用可吸收缝合线以标准方式进行前部修复。缝合会阴部切口，切除剩余的阴道后部上皮，以可吸收缝线以标准方式进行后部修复。将前部和后部修复物一起折叠缝合，可形成多个层面，增加会阴区的强度。将提肌筋膜和两侧的阴道上皮用可吸收缝线间断缝合在一起以闭合阴道（图90.9B），应进行膀胱镜检查以确保输尿管通畅。

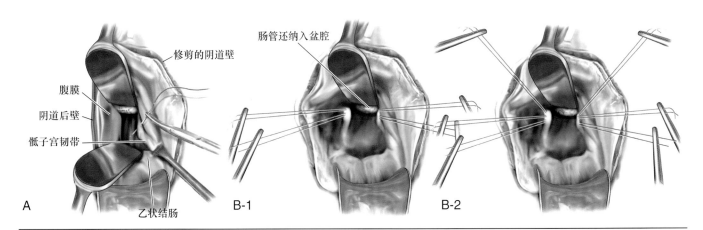

图90.8　**A、B.**子宫骶骨悬吊的缝线位置（From Baggish M，Karram M：Atlas of Pelvic Anatomy and Gynecologic Surgery，4th ed. Philadelphia：Elsevier，2015.）

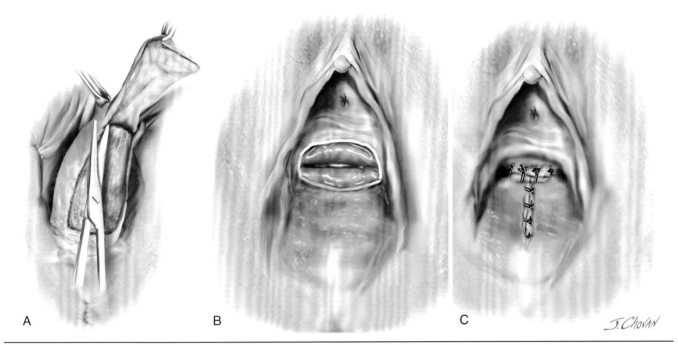

图 90.9　**A.**阴道上皮切除术用于完全阴道闭合。**B**、**C.**完全闭合阴道（From Baggish M，Karram M：Atlas of Pelvic Anatomy and Gynecologic Surgery，4th ed. Philadelphia：Elsevier，2015.）

部分闭合阴道：从脱垂的阴道前壁和后壁切除矩形上皮的部分，阴道前壁切开距尿道口为 3～4 cm，距宫颈 2～3 cm。阴道后壁切开距宫颈 2～3 cm，距离后部阴唇系带 3～4 cm。在两侧，保留沿着沟的 3～4 cm 的阴道上皮在原位（图 90.10A）。值得注意的是，切除的阴道上皮的表面区域可能非常不对称，并且在前室和后室之间显著变化。

还纳宫颈，直至脱垂完全减少，然后用可吸收缝线将前壁和后壁间断缝合在一起（图 90.10B），应进行膀胱镜检查以确保输尿管通畅。闭合阴道上皮，然后

进行高位会阴折叠缝合以加强修复（详见第 91 章）。

术后护理和并发症

术后，患者避免过度活动和增加腹压，阴道休息 6 周。随着肠功能的恢复，可逐渐增加饮食。

并发症包括输尿管、膀胱、肠道或血管损伤、神经卡压、慢性骨盆疼痛、网片侵蚀、肠梗阻、脱垂持续或复发、伤口愈合不良或伤口感染、性交困难、阴道缩短和（或）下尿路功能障碍。

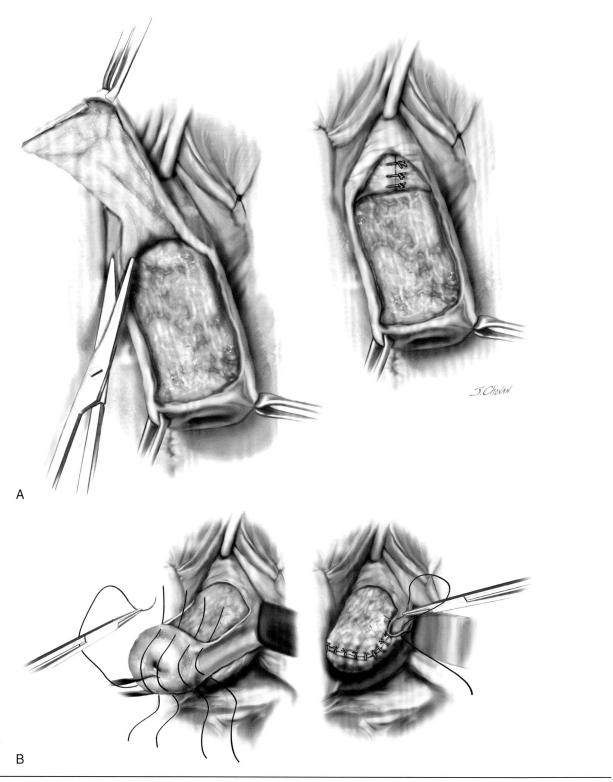

图 90.10　**A.** 部分阴道闭合术中阴道上皮切除。**B.** 部分阴道闭合术的缝线放置（From Baggish M，Karram M：Atlas of Pelvic Anatomy and Gynecologic Surgery，4th ed. Philadelphia：Elsevier，2015.）

拓展阅读

Ballert K, Nitti V. Transvaginal repair or apical prolapse. In: Graham S, Keane T, eds. *Glenn's Urology Surgery*. Philadelphia: Lippincott, Williams & Wilkins; 2010:50:335-343.

Karram M. Obliterative procedure for the correction of pelvic organ prolapse. In: Baggash M, Karram M, eds. *Atlas of pelvic anatomy and gynecologic surgery*. Philadelphia: Elsevier; 2011:(3) 56:723-732.

Karram M. Surgical correction of posterior pelvic floor defects. In: Karram M, Maher C, eds. *Surgical management of pelvic organ prolapse*. Philadelphia: Saunders; 2012:9:139-164.

Karram M, Vaccaro C. Vaginal repair of vaginal vault prolapse. In: Baggash M, Karram M, eds. *Atlas of pelvic anatomy and gynecologic surgery*. Philadelphia: Elsevier; 2011:(3) 55:695-722.

Maher C, Feiner B, Baessler K, Schmid C. Surgical management of pelvic organ prolapse in women. *Cochrane Database Syst Rev*. 2013;(4):CD004014.

Winters J, Cespedes R, Vanlangendonck R. Abdominal sacral colpopexy and abdominal enterocele repair in the management of vaginal vault prolapse. *Urology*. 2000;56:55-63.

专家点评（GARY E.LEMACK）

布朗博士等对肠疝修复的一些更重要的和解剖学相关的内容进行了简明而彻底的综述。正如他们指出，尽管肠疝可以作为孤立的实体病出现，但更常见的是，它们与其他腔室脱垂一起发生，因此，单独治疗它们并不常见。话虽如此，文中的技术是普遍接受的用于治疗肠疝的技术，且技术的选择应基于外科医师的偏好、患者期望和其他患者相关因素，如年龄和预期活动水平。腹腔内网片用于腹部骶骨固定术虽然并非没有自身风险，且可以进行脱垂修复，并且对于大多数外科医师来说仍然是需要顶端脱垂患者治疗的"金标准"。各种阴道修复可能非常有效，但通常与 ASC 相比具有更高的脱垂复发率。最后，鉴于人口老龄化，阴道闭合可能在治疗盆腔器官脱垂方面发挥更大作用，显然它必须选择性地用于未来不希望进行性活动的女性。

对这些技术中进行专门培训可能是确保最佳治疗结果的最重要的组成部分。女性盆腔医学与重建手术（female pelvic medicine and reconstructive surgery, FPMRS）作为一种独特的亚专科的发展已经得到改善，并将继续改善患有脏器脱垂女性的护理质量。作为该领域的专家和未来外科医师的教育工作者，作者很好地总结了可用于这种常见病症的各种手术技术。

第 91 章　直肠膨出的修复

Joshua A. Cohn、Elizabeth Timbrook Brown、W. Stuart Reynolds、Melissa R. Kaufman、Roger R. Dmochowski
（郝志轩　译　任来成　审校）

直肠前膨出的症状可能包括阴道膨出，排便功能障碍如便秘、里急后重，或大便失禁或性交困难。直肠膨出经常伴有一定程度的顶端和（或）前盆脱垂。症状的严重程度不一定与脱垂的程度相关，治疗方式应基于两者的程度。在进行手术干预之前，应考虑非手术治疗（即子宫托放置）。本章回顾了阴道后壁修补术和特殊部位修复的技术伴或不伴有会阴缝合术。笔者一般主张利用原位组织修复后盆的脏器脱垂，因为现有证据不支持常规使用生物或合成移植材料。在直肠膨出修复之前，确定是否伴有顶端缺损至关重要。单纯的直肠脱垂修复，不会悬吊阴道尖端，这将增加患者复发的机会。

阴道后壁修补术

术前准备和治疗计划

直肠脱垂复通常与其他盆腔器官脱垂的外科手术同时进行。建议进行肠道准备，特别是对于预期游离困难的患者，如先前手术中留下瘢痕者。

体位和手术切口

使用 Candy-Cane、Yellow-Fin 或 Allen 腿架摆截石位，在麻醉下进行检查并使用电动剃须刀剔掉可能遮盖手术区域的阴毛。完成手术准备后，于无菌条件下留置 Foley 导尿管。将阴唇缝合至外阴或腹股沟，或使用自动的阴道牵引器（如 Lone Star 或 Scott 环）进行暴露。如果需要额外暴露后壁，可沿前壁放置 Wilson 或 Deaver 牵引器。笔者推荐切开前用可注射盐水或 0.5% 利多卡因与 1：200 000 肾上腺素进行水分离以促进解剖。

手术步骤如下。

1. 用 2 把 Allis 钳在处女膜的水平提起阴道后壁，以识别阴道褶皱的两侧缘（图 91.1）。

2. 通过用一只手将 Allis 钳提起，确保阴道口容纳 2～3 个手指宽度来测试阴道变窄的程度。如有必要，调整 Allis 钳并重新测试。

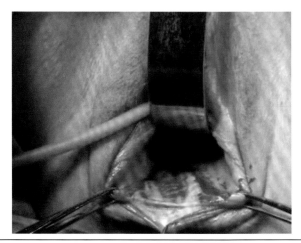

图 91.1　阴道后壁缝合术：确定阴道皱襞的侧缘

3. 使用 Allis 钳在中线位置钳夹脱垂直肠的近端。

4. 使用 15 号刀片的手术刀，使用 3 把 Allis 钳成三角形提起阴道上皮，并按照该三角形切开阴道后壁上皮（图 91.2）。如果同时进行会阴的折叠缝合，则不要在阴蒂系带水平、远端 Allis 钳之间横断阴道上皮，以远端 Allis 钳之间作为三角形底边，呈三角形切开覆盖会阴体的皮肤（图 91.3）。

5. 用 Allis 钳抓住切口的远端部分（横切口作为三角形的基部或会阴切口的靠下面的点）并提起阴道上皮。使用 Metzenbaum 剪刀，从会阴体肌（如行会阴缝合术）和纤维肌肉组织（也称直肠周围筋膜、直肠阴道筋膜，盆筋膜或 Denonvilliers 筋膜）游离上皮。一

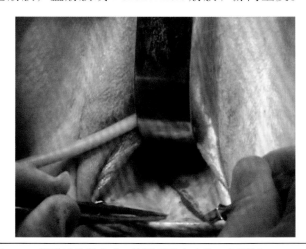

图 91.2　阴道后壁缝合术：阴道后壁上皮的三角形切口

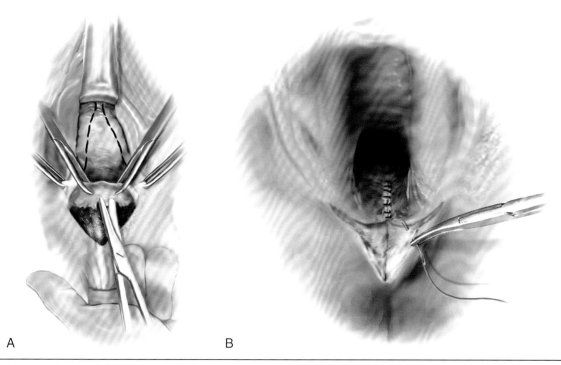

图 91.3　阴道后壁修补术。**A.** 根据所需的阴道和阴道口径切除菱形的会阴和阴道皮肤。**B.** 进行会阴成形术（From Karram M：Surgical Management of Pelvic Organ Prolapse. Philadelphia：Elsevier，2013. ）

旦上皮切口的边缘被确定，并与纤维肌肉组织分离，通过用 Allis 钳钳夹上皮边缘上并提起，且用示指放在上皮的阴道侧，并将剪刀尖端将阴道上皮从直肠进一步剥离。在充分游离上皮，使其和纤维肌肉组织之间的形成一外科平面，用湿的 4 cm×8 cm 纱布轻轻地将纤维肌肉组织从上皮细胞牵开。但是，只有在组织容易分离时才应该这样做。应继续游离上皮直至覆盖直肠脱垂部分的纤维肌肉组织完全暴露（图 91.4）。在执行该操作及随后的步骤 7 ～ 10 时，一些外科医师喜欢将 1 根手指放入直肠中以更好地识别与直肠壁的距离。

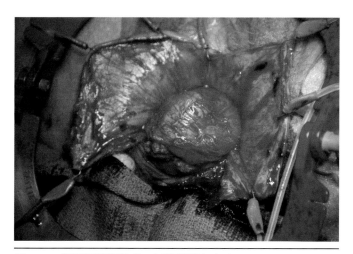

图 91.4　阴道后壁修补术：切除阴道上皮（From Graham SD，et al：Glenn's Urologic Surgery，7th Edition. Philadelphia：Lippincott，Williams & Wilkins，2010；Fig. 51-4. ）

如果是这样，将非优势手的中指放在直肠中可以释放示指和拇指用以辅助。

6. 为了方便上皮的后期闭合，在用缝合线减轻脱垂之前，将闭合上皮所用的缝合线（笔者优选 2-0 号未染色的 Vicryl 缝合线）在靠近直肠膨出修复的近端部分，穿过阴道上皮锚定。然后将该缝线保护并放在一边以便稍后关闭阴道上皮。

7. 使用非优势手的手指向下牵拉暴露的膨出的直肠。这不仅使直肠远离缝合线平面，而且还有助于识别纤维肌肉组织的侧向附着。

8. 从直肠膨出的顶点修复开始，使用 0 号或 2-0 号聚乳酸腔乙基（Vicryl）缝合线（或者说外科医师偏好的可吸收缝合线）在垂直于阴道后壁的平面内穿过侧面的纤维肌肉组织，将其穿过中线，并在另一侧留置同样一针（一侧从顶部到底部，另一侧从底部到顶部）。继续放置这些缝合线，当向直肠膨出远侧移动时，将纤维肌肉组织在中线引起，直至到达后面的阴唇系带。当逐渐向远处修复直肠膨出时，每根缝合线都包含更多组织，以便重建阴道的正常口径，而不会在后壁上形成架子。为了便于后续每一针的缝合，不要将之前的缝合线打结，直到所有缝合线都被放置。从最近端的缝线开始打结。重要的是要经常检查阴道口径是否过窄。此外，应注意避免在中线缩短阴道提肌的肌肉组织，特别是在性活跃的女性中，因为这样

做会增加术后性交困难的可能性。在特别薄弱的直肠
阴道筋膜高度脱垂的情况下，可能需要缩短肛提肌肌
肉组织。

　　9. 如果需要进行会阴缝合术，请将 Allis 钳放在阴
道后部联合处和下方球海绵体肌的侧边缘上。将这些
Allis 钳放在中线将显示出新的阴道口。与折叠缝合一
样，必须注意不要过度缩小阴道口，这可能导致性交
时的进入困难（应该容易容纳 2 ～ 3 个手指宽度）。应
解剖上皮以暴露球海绵体肌（图 91.5）。用 0 号或 2-0
号聚半乳糖乙基缝合线间断缝合将这些肌肉在中线上
折叠缝合。闭合阴道上皮后，应使用新的 3-0 号聚乳酸
皮下缝合线或继续使 2-0 号上皮闭合缝合线封闭覆盖于
会阴缝合的皮肤。将褶皱缝合线埋入，可以减少因为
会阴皮肤突出的缝合线末端相关的术后不适。

　　10. 通过在步骤 7 中预留的锚定于顶端的 2-0 号聚
乳酸缝合线闭合阴道上皮。修剪多余的阴道上皮。将阴
道壁重新靠近处女膜水平后，如果进行了会阴缝合，则
如上所述完成会阴部皮肤的皮下闭合（图 91.6）。

　　11. 进行仔细的直肠检查，注意沿着修复切口的长
轴，检查在直肠黏膜中是否存在缝合线。

术后护理和并发症

　　便秘是术后最常见的并发症，可能会影响修复效
果。劝告患者避免排便过度用力的重要性。可以尝试
使用粪便软化剂，矿物油和纤维补充剂来确定保持大
便通畅的方案。应避免阴道进入（性交或使用卫生棉
条）4 ～ 6 周。最常见的长期并发症是性交困难和排便

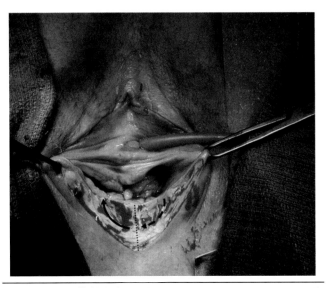

图 91.5　会阴修补的切口（From Graham SD，et al：Glenn's
Urologic Surgery，7th Edition. Philadelphia：Lippincott，Williams
& Wilkins，2010；Fig. 51-8.）

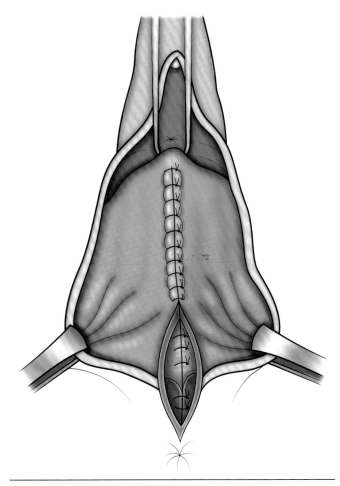

图 91.6　Glenn 会阴修补术：修复后（From Wein A，et al：Campbell-
Walsh Urology，10th edition. Philadelphia：Elsevier，2011.）

疼痛。幸运的是，直肠阴道瘘非常罕见。

特殊部位的修补

　　当由经验丰富的医师手术时，针对特定部位修复
的结果与后部阴道缝合的结果相似，可以通过肌腱或
韧带缝合固定来增强部位特异性修复。术前准备、手
术计划和定位与阴道后壁阴道缝合术相同。

　　1. 在水分离后，不管是中线或三角形上皮的切口，
均延伸并通过直肠膨出的近端，上皮完全从直肠脱垂
上覆盖的直肠阴道组织游离出来。如果通过缝合固定
到两侧筋膜骨盆腱弓（ATFP），可以增强修复的效果，
关键是需要充分游离上皮，使其有空间足以允许触诊
坐骨棘。

　　2. 将手指插入直肠并确定直肠阴道筋膜缺损部位
（图 91.7）。使用 0 号或 2-0 号聚乳酸缝合线在缺损方向
上间断缝合修复这些缺损。缺损通常沿身体纵轴，因此
修复应与其相反，进行水平缝合修复（图 91.8）。

　　3. 在许多情况下，在直肠膨出的近端和远端方便

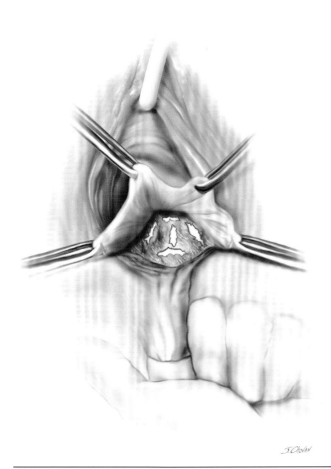

图 91.7　筋膜缺陷，特定修复（From Karram M：Surgical Management of Pelvic Organ Prolapse. Philadelphia：Elsevier，2013.）

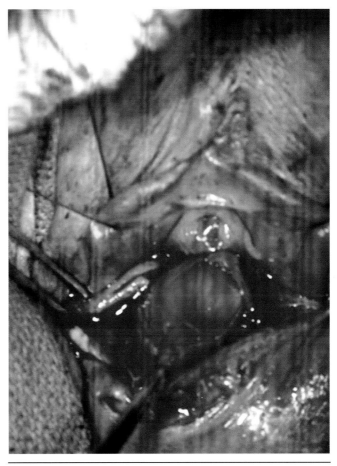

图 91.8　特定缺陷的临床表现（From Rosenblum N，Nitti VW：Vaginal Surgery for the Urologist. Philadelphia：Elsevier，2012.）

识别完整的筋膜。因此，一些外科医师更喜欢缝合将完整的近端和远端筋膜边缘固定到 ATFP 以增强修复。可以使用与 Capio 针头驱动器（Boston Scientific）兼容的永久性 2-0 号缝合线进行。示指触摸坐骨棘并引导 Capio 针头驱动器，将缝合线放置在 ATFP 内坐骨脊柱前方和远端约 1 cm 处，然后将缝合线另一端通过标准针穿过完整的直肠阴道筋膜的近端和远端方向。在对侧重复该过程，然后将 3 ～ 4 个额外的 2-0 号聚乳酸缝线间断缝合，置于颅尾方向以进一步接近筋膜边缘，然后将 ATFP 固定缝线打结。

4. 如果需要，可进行会阴修补术，必要时进行上皮修剪，然后行会阴修补术。

拓展阅读

Abramov Y, Gandhi S, Goldberg RP, et al. Site-specific rectocele repair compared with standard posterior colporrhaphy. *Obstet Gynecol.* 2005;105(2):314-318.

Paraiso MFR, Barber MD, Muir T, Walters M. Rectocele repair: a randomized trial of three surgical techniques including graft augmentation. *Am J Obstet Gynecol.* 2006;195(6):1762-1771.

Richardson ML, Elliott CS. Posterior compartment prolapse: a urogynecology perspective. *Urol Clin N Am.* 2012;39:361-369.

专家点评（MICHAEL J. KENNELLY，MD，FPMRS，FACS）

阴道后壁的支撑主要取决于完整的直肠阴道筋膜和支撑结构，包括顶部的子宫骶骨韧带复合体、两侧的盆筋膜腱弓及远端的会阴体。最佳手术结果取决于外科医师对这些解剖结构的意识。后路阴道修复直肠阴道筋膜中的缺损，并且部位特异性修复通常可纠正支撑结构附着于直肠阴道筋膜的缺陷。

正确的术前评估对于获得最佳效果和患者满意度非常重要。术前，外科医师应该认识到患者排便紊乱有肠道运动障碍的因素，并告知患者，直肠膨出的修复不会改变肠道的神经肌肉功能，排便功能紊乱术后可能无明显改善。此外，对顶端直肠膨出的了解应该提高外科医师对肠疝的认识，这有助于手术计划。在术前，我不建议做肠道准备（如栓剂、灌肠等），因为患者经常出现术中排便，这可能会污染手术区域。

为尽量减少术后疼痛和性交困难的风险，外科医师应注意以下几个术中步骤是避免术后并发症的关键。

1. 缝合时，注意保持针距别太大并放置在同一平面内，以避免后阴道壁皱起。

2. 注意缝合时不要挂住深部的肌肉组织，因为这肯定会缩小阴道口径并经常导致术后性交困难。

3. 不要过度修剪阴道上皮，尤其是对于阴道萎缩的女性患者。

4. 重建的阴道外口至少要保留直径 3 cm，对于有性生活的女性至少保留 3 个指头宽度的阴道口直径。

5. 不要过度缝合会阴区，因为这样会使阴道口缩窄，导致性交困难。

6. 确保在手术结束时充分止血，以避免术后血肿。

7. 在修复完成后进行直肠检查，以确认直肠膨出和会阴体的修复。

幸运的是，后路阴道缝合术出现严重的并发症（如血肿、感染、性交困难和直肠损伤）很少见。外科医师对手术标志的关注，使用水分离，阴道壁的分层，适当的缝线放置及闭合前的良好止血将减轻这些并发症。了解传统阴道缝合术和特定修复的细节，外科医师可以获得高成功率并改善患者的脱垂症状。

尿道舟状窝重建　　第 92 章

Jessica M. DeLong，Gerald H. Jordan

（沈洪亮 译 田 野 审校）

尿道舟状窝狭窄重建对重建外科医师来说具有挑战性。必须了解尿道口狭窄和舟状窝狭窄的病因，才能获得满意的功能和美容效果。尿道器械操作后继发的舟状窝狭窄，如经尿道前列腺切除术（TURP），与硬化性苔藓/干性闭塞性龟头炎（LS/BXO）相关的尿道舟状窝狭窄发生过程截然不同。

与 LS/BXO 相关的狭窄对如扩张、尿道切开术或尿道口切开术等治疗效果不佳。这些狭窄需要开放性重建技术处理，可以通过植入非纤维组织预防复发，或者初始内镜下治疗之后长期逐步扩张可以作为处理这类狭窄的一种选择。

与此相反，儿童的尿道口狭窄本质上是由龟头炎继发的腹侧尿道口融合，这种狭窄采取尿道口切开术效果较好。

皮瓣技术

这种手术依据 Y-V 原则，适用于孤立的短段的舟状窝狭窄。使用该方法可以取得长期且良好的重建效果，特别是对于如 TURP 等器械后出现狭窄的患者。该方法也适用于与 LS/BXO 非相关的狭窄患者，在这些患者中使用皮瓣的失败率较高。

Cohney

1963 年，Cohney 描述了一种阴茎皮肤皮瓣的方法，使用随机的环形抬高的皮肤皮瓣。手术确实能很好地打开远端尿道，但患者的局部美容效果不佳，尿道口可能回缩。

1. 缝合牵引线。于尿道口狭窄和舟状窝狭窄区域的腹侧切开。在阴茎皮肤上横向的随机皮瓣游离后抬高（图 92.1）。

2. 皮瓣被嵌入到尿道缺损。龟头的远端和已打开的舟状窝狭窄的边缘缝合，皮瓣供体的位置原位关闭

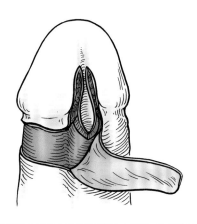

图 92.1　横向的随机皮瓣（From Jordan GH，Schlossberg SM．[2007]．Surgery of the penis and urethra. In：Wein AJ [ed]．Campbell-Walsh urology，9th ed. Philadelphia：Elsevier.）

切口（图 92.2）。Foley 导管引流尿液 24 ~ 48 小时。

Blandy-Tresidder

1967 年，Blandy-Tresidder 设计了一种基于肉膜筋膜血管的皮瓣重建术。手术提供了良好的功能性效果，但与 Cohney 早期手术的美容效果相比仅略有改善，患

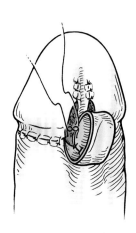

图 92.2　皮瓣旋转到缺损处（From Jordan GH，Schlossberg SM．[2007]．Surgery of the penis and urethra. In：Wein AJ [ed]．Campbell-Walsh urology，9th ed. Philadelphia：Elsevier.）

者的尿道外口通常呈冠状位。

1. 放置牵引缝线。在狭窄的尿道外口和舟状窝狭窄区域腹侧切开。于远端阴茎皮肤游离 V 形皮瓣，该皮瓣基于任意血管（图 92.3）。

2. V 形皮瓣嵌入尿道外口成形术，龟头边缘缝合到尿道远端狭窄部分的边缘，然后阴茎的皮肤重新固定到龟头的边缘（图 92.4）。用 Foley 导管将尿液引流24 ～ 48 小时。

Brannen

Brannen 皮瓣（1976 年）为 Blandy 皮瓣的一种改良方法，也是一种更激进的皮瓣上移技术。这种方法的目的是，较以前描述的方法，重建更加美观的龟头和远端阴茎皮肤。这种技术皮瓣上移的程度可能不足，在大多数情况下，美容效果仅略有改善。

1. 缝合龟头牵引线。切开狭窄的尿道口和舟状窝，至正常尿道远端。从阴茎远端的皮肤上解剖出一个突出

的 V 形皮瓣，皮瓣嵌入缝合到尿道口切开处，然后缝合到狭窄段切开的边缘，朝向阴茎龟头的顶端（图 92.5）。这个过程需要阴茎腹侧皮肤向头端充分上移。

2. 然后阴茎龟头被重新吻合到被上移的皮瓣边缘，阴茎的皮肤与冠状位边缘原位缝合（图 92.6）。

De Sy

这项技术的目的是重建一个外观正常的阴茎龟头和远端阴茎皮肤。De Sy（1984）对 Blandy-Brannen 皮瓣进一步改进，应用阴囊肉膜为基底的纵向皮岛。这种技术皮瓣上移的程度可能不足；然而，De Sy 报道了一系列大样本患者数据显示结果良好。一般情况下，随机选择可用的血管。

1. 缝合龟头牵引线。于腹侧切开狭窄的尿道口和舟状窝，至正常尿道远端。分离阴茎远端皮肤 V 形皮瓣并上移。皮瓣被嵌入缝合到正常的尿道，然后缝合到打开的舟状窝边缘，并向外缝合至尿道口（图 92.7）。

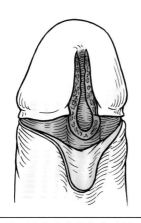

图 92.3　切开狭窄处，游离出中线部位皮瓣（From Jordan GH，Schlossberg SM.［2007］. Surgery of the penis and urethra. In：Wein AJ［ed］. Campbell-Walsh urology，9th ed. Philadelphia：Elsevier.）

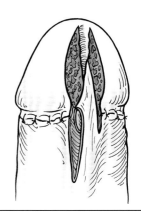

图 92.5　中线基于肉膜的皮瓣，更加激进地牵拉提高皮瓣（From Jordan GH，Schlossberg SM.［2007］. Surgery of the penis and urethra. In：Wein AJ［ed］. Campbell-Walsh urology，9th ed. Philadelphia：Elsevier.）

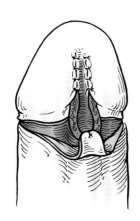

图 92.4　皮瓣向上覆盖缺损处，形成冠状位尿道口（From Jordan GH，Schlossberg SM.［2007］. Surgery of the penis and urethra. In：Wein AJ［ed］. Campbell-Walsh urology，9th ed. Philadelphia：Elsevier.）

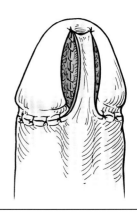

图 92.6　缝合皮瓣；阴茎皮肤向上牵拉与龟头腹侧缝合（From Jordan GH，Schlossberg SM.［2007］. Surgery of the penis and urethra. In：Wein AJ［ed］. Campbell-Walsh urology，9th ed. Philadelphia：Elsevier.）

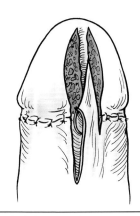

图 92.7　基于肉膜的中线位皮瓣上移（From Jordan GH，McCammon KA．［2012］．Surgery of the penis and urethra. In：Wein AJ［ed］．Campbell-Walsh urology，10th ed. Philadelphia：Elsevier．）

2. 剩下的皮瓣去表皮化，内部的皮岛携带狭窄的形似舌头样凸起的肉膜筋膜（图 92.8）。然后，龟头部切口于原位闭合，阴茎皮肤于近冠状边缘闭合切口。

腹横皮岛技术

Jordan

这项技术利用阴茎腹侧皮肤的横向皮岛，皮岛基于腹侧宽的肉膜筋膜。Jordan（1987 年）建立了这种方法，其中最小的皮瓣上移是必需的。这种技术的一个优点是重建后的外观几乎是正常的。鉴于与疾病复发相关的不可接受的失败率，不适用于 LS/BXO 患者。它需要可靠血供的腹侧筋膜，因此不适合尿道下裂的患者。对于其他类型的尿道外口狭窄和舟状窝狭窄，成功率极高。

McAninch 改良了该方法，不分离腹侧龟头部组织，该方法适用于一部分患者。对于那些纤维组织嵌

入深部龟头海绵体组织，不能很好地游离该部位组织。此外，笔者还发现，在不解剖龟头腹侧的情况下，将龟头从海绵体的顶端分离会很困难。

1. 缝合龟头牵引线，于尿道腹侧切开，从尿道外口延伸到正常尿道。取横切口，保留一个小的袖口状的包皮口。切口长度约为阴茎周径腹侧的一半（图 92.9）。

2. 龟头两侧从阴茎海绵体的顶端彻底分开，保证龟头可以闭合。腹侧肉膜筋膜从 Buck 筋膜上游离下来。在大多数情况下，带腹侧 Buck 筋膜更容易维持好的解剖平面。腹侧皮肤从肉膜筋膜上分离出来，解剖至下腹交界处，使筋膜瓣有较好的活动度，然后将皮岛倒置并横向放置到狭窄尿道切开术的缺损处（图 92.10）。

3. 皮岛缝合到缺损处和背侧皮条上，形成开放的尿道舟状窝（图 92.11）。

4. 原位闭合龟头两侧的切口，腹侧皮岛供体部位闭合切口。在某些情况下，可以横向闭合切口，并且 Burrow 三角原理闭合切口处类似狗耳朵的皮角。在某

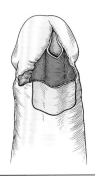

图 92.9　标记皮瓣并抬高（From Jordan GH，McCammon KA．［2012］．Surgery of the penis and urethra. In：Wein AJ［ed］．Campbell-Walsh urology，10th ed. Philadelphia：Elsevier．）

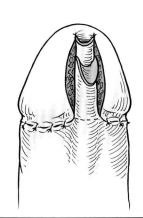

图 92.8　制作去表皮化的皮瓣，缝合于龟头腹侧（From Jordan GH，McCammon KA．［2012］．Surgery of the penis and urethra. In：Wein AJ［ed］．Campbell-Walsh urology，10th ed. Philadelphia：Elsevier．）

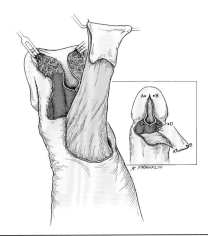

图 92.10　移动并插入皮瓣（From Jordan GH，McCammon KA．［2012］．Surgery of the penis and urethra. In：Wein AJ［ed］．Campbell-Walsh urology，10th ed. Philadelphia：Elsevier．）

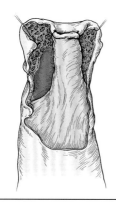

图 92.11   皮岛缝合到缺损处，新尿道口成形（From Jordan GH，McCammon KA.［2012］. Surgery of the penis and urethra. In：Wein AJ［ed］. Campbell-Walsh urology，10th ed. Philadelphia：Elsevier.）

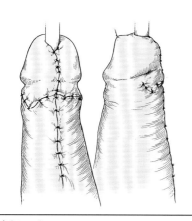

图 92.12   闭合切口（From Jordan GH，McCammon KA.［2012］. Surgery of the penis and urethra. In：Wein AJ［ed］. Campbell-Walsh urology，10th ed. Philadelphia：Elsevier.）

些情况下，可以纵向闭合切口（图 92.12）。患者通过耻骨上引流管，并放置尿道支架管。排空试验可在大约 10 天内完成。

移植物技术

Devine

这项技术最初被称为舟状窝的再表面化技术。如前所述，皮肤移植物用于再重建；然而，口腔黏膜移植物可以被替代。龟头为移植物存活提供了丰富的血液供应。如果使用皮肤，不适用于 LS/BXO 相关的尿道狭窄。在早期病例中，将管状全厚皮肤移植物置于缝合线腹侧。然而，在后来的病例中，皮瓣旋转到背侧，这样可以避免缝合线重叠。该技术为龟头和阴茎远端皮肤提供了良好的美容效果。

1. 缝合龟头牵引线，切除狭窄的尿道舟状窝和尿道外口。龟头皮瓣从阴茎海绵体的顶端分离后抬高。

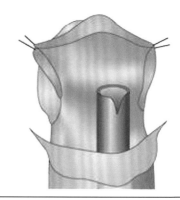

图 92.13   龟头的两侧充分游离（From Tonkin JB，Jordan GH.［2009］. Management of distal anterior urethral strictures. Nat Rev Urol 6：533-538.）

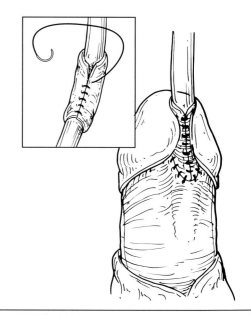

图 92.14   管状化移植物（From Tonkin JB，Jordan GH.［2009］. Management of distal anterior urethral strictures. Nat Rev Urol 6：533-538.）

充分游离龟头的两侧，保证龟头的闭合的时候没有再形成新的狭窄。如果有足够的阴茎皮肤，可以被用做移植物（图 92.13）。

2. 如前所述，移植物可以放置在移植物缝合线腹侧。然而，移植缝合线可以放置在背侧（图 92.14）。背侧放置移植缝线的优点是避免了缝线重叠。

3. 龟头在原位闭合，阴茎的皮肤于冠状缘闭合（图 92.15）。

其他的改良方法

当病因为 LS/BXO 或不需要尿道板时，可采用替代移植治疗尿道舟状窝狭窄。最重要的是要清除所有的尿道部病变，充分显露正常的基底部位组织以备

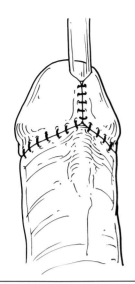

移植物使用。这可以通过一期或者分期手术完成。如果尿道板是可被修复后应用，可一期手术完成。

皮瓣移植物联合技术（一期手术）

Gelman

2011 年，Gelman 和 Sohn 发表了他们的系列研究，患者接受了背侧单侧移植物联合腹侧皮瓣治疗远端尿

道闭塞性狭窄。该技术适用于尿道下裂失败引起的狭窄，或尿道板缺陷及不愿意接受二期手术的患者。该技术也适用于舟状窝狭窄合并尿道远端长段狭窄的患者。但是，不适用于 LS/BXO 患者。美容效果较好，中期数据结果显示尿道功能尚可。

1. 缝合龟头牵引线。包皮环形切口，阴茎袖套化。切开狭窄的最近端并分离。如果有病变的尿道板，予以切除。龟头的两侧予以充分游离，龟头在腹侧以纵向方式切开（图 92.16）。

2. 颊部移植物背面缝合到缺损处（图 92.17）。

3. 所需的阴茎皮瓣向腹侧旋转并与移植物吻合，龟头于原位闭合切口。耻骨上造瘘管予以引流，保留尿道支架保留 3 周（图 92.18）。

分期手术

分期手术适用于对尿道板缺损或需更换尿道板的患者，如尿道下裂失败或 LS/BXO 的患者。

1. 缝合牵引线。尿道口和舟状窝狭窄处切开，如果存在病变的尿道板予以切除（图 92.19）。

2. 颊部移植物背面缝合到缺损处（图 92.20）。

3. 带接头的敷料压迫保留 5 天，允许移植物充分生长。Foley 尿管或耻骨上造瘘管和尿道支架引流尿液。

4. 4～6 个月后行尿道重建（图 92.21）。

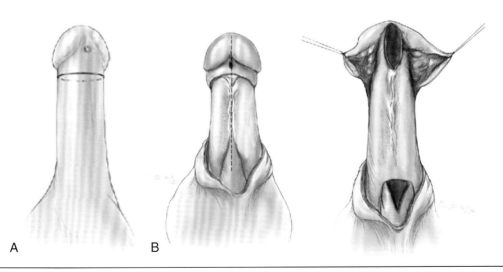

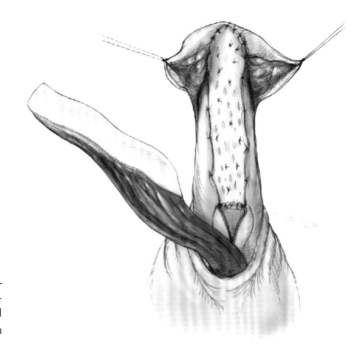

图 92.17　颊黏膜缝合到背侧（From Gelman J，Sohn W.［2011］. 1-Stage repair of obliterative distal urethral strictures with buccal graft urethral plate reconstruction and simultaneous onlay penile skin flap. J Urol 196：935-938.）

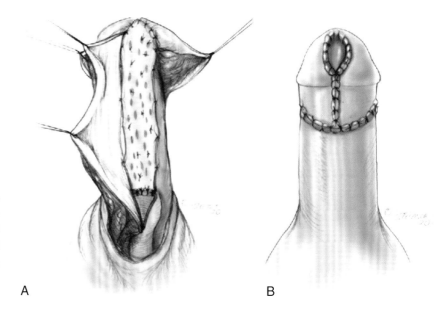

图 92.18　旋转皮瓣闭合缺损处（From Gelman J，Sohn W.［2011］. 1-Stage repair of obliterative distal urethral strictures with buccal graft urethral plate reconstruction and simultaneous onlay penile skin flap. J Urol 196：935-938.）

A

B

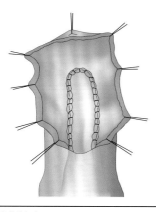

图 92.19　切除尿道板（From Tonkin JB，Jordan GH.［2009］. Management of distal anterior urethral strictures. Nat Rev Urol 6：533-538.）

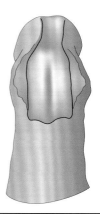

图 92.20　颊黏膜缝合到背侧（From Tonkin JB，Jordan GH.［2009］. Management of distal anterior urethral strictures. Nat Rev Urol 6：533-538.）

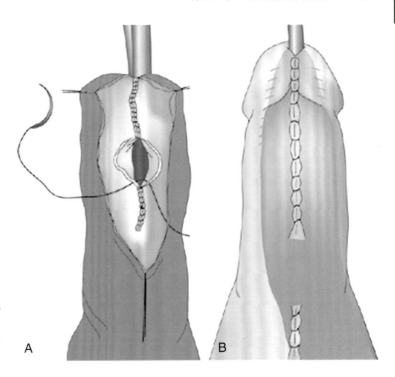

图 92.21　防水线缝合闭合 Tiersch 管（From Tonkin JB, Jordan GH.［2009］. Management of distal anterior urethral strictures. Nat Rev Urol 6：533-538.）

拓展阅读

Jordan GH, McCammon KA. Surgery of the penis and urethra. In: Wein AJ, ed. *Campbell-Walsh Urology*. 10th ed. Philadelphia: Elsevier; 2012.

Jordan GH, Rourke KF. Reconstruction of the fossa navicularis. In: Schreiter F, Jordan GH, eds. *Urethral Reconstructive Surgery*. Heidelberg: Springer; 2006.

Tonkin JB, Jordan GH. Management of distal anterior urethral strictures. *Nat Rev Urol*. 2009;6:533-538.

第 93 章

阴茎部尿道狭窄的重建

Sean P. Elliott, Jack W. McAninch

（沈洪亮 译 田 野 审校）

阴茎部尿道重建的目标是恢复排尿通畅及良好的外观。大多数修复可使用阴茎皮瓣或皮肤移植物一期手术完成。阴茎部尿道应避免尿道吻合成形术，即使是较短的狭窄也应避免，因为可能会导致阴茎下弯畸形。在复杂的情况下，如前一次修复失败后，可能需要分期进行重建手术。

高龄患者强烈推荐定期行尿道扩张或永久性一期尿道成形术，而年轻患者倾向于行复杂的尿道重建手术。其他的因素，如不良伤口特征（合并尿道周围脓肿或瘘）或伤口愈合不良因素（由于周围血管疾病、糖尿病或先前放射治疗史），应重新考虑是否进行复杂的一期尿道重建。具体来说，由于硬化性苔藓和萎缩性尿道狭窄应用阴茎皮肤皮瓣重建尿道一直存在争议。在这种情况下，许多医师倾向于一期或二期颊黏膜移植物替代。

解剖和血管考量因素

阴茎和阴囊皮肤的真皮发育不良（图 93.1）。深层是真皮下血管丛，其下层是肉膜筋膜，它与阴囊的肉膜、会阴的 Colles 筋膜和前腹壁的 Scarpa 筋膜相延续。Colles 筋膜深部是一个包含阴茎轴动脉的皮下疏松网状组织。这一层通常被称为 Tunica 肉膜。其深层是 Buck 筋膜，是一种多层筋膜，包绕着神经血管束及背侧阴茎海绵体，之后向腹侧分开，包裹着尿道海绵体。

完全了解阴茎皮肤的血管供应，对所有尿道手术都很重要，尤其是对于成功构建阴茎皮肤皮瓣至关重要。阴茎皮肤的供血来源于上（浅）下（深）阴部外动脉和股动脉的分支。静脉引流与动脉供应相伴行（图 93.2）。所有的阴茎皮瓣设计都需依据血液供应的范围。在阴茎的根部，阴部外动脉分成腹侧和背侧的轴向阴茎动脉。然后，它们会向真皮下神经丛发出细微的表面分支。血管走形于一个特定的筋膜，这种说法是不正确的，因为筋膜的定义是无血管的。事实上，真皮下神经丛位于皮肤和肉膜筋膜之间，而皮下神经丛位于肉膜筋膜和 Buck 筋膜之间。一些研究者描述阴茎皮瓣的轴血管是由 Buck 筋膜的表层供应，而另一些人则描述为由肉膜筋膜供应。

远端阴茎环形筋膜皮瓣（McAninch）

这项技术可以用于未行包皮环切术和包皮环切术后的患者。它可以产生一个长达 15 cm 的无毛皮瓣，可以用于从舟状窝到尿道球部的狭窄，应用非常广泛。用 2-0 号线将阴茎牵引拉伸，并用卡尺标记皮瓣。皮瓣的宽度在 2.0 ~ 2.5 cm，这取决于狭窄的口径。如果阴茎未行包皮环切，则选择包皮作为皮瓣，而如果阴茎行包皮环切术，则使用远端阴茎皮肤。远端切口通过皮蒂向下，使蒂与近端阴茎皮肤相连。一旦建立一个满意的平面，继续向近端解剖，使整个阴茎脱套。然后做近侧 / 表浅切口，将阴茎近端皮肤的蒂切开，环形切至阴茎根部。这就形成了一个活动度非常好的阴茎皮肤，由一个环形的蒂支撑（图 93.1）。皮瓣和皮蒂通常在腹侧分开，因为笔者感觉蒂的背侧分支更确切（图 93.3）。然后将皮瓣旋转 90° 并绕腹侧旋转（图 93.4）。修剪皮岛以满足狭窄尿道切开的长度，并在 16 F 尿管上用精细可吸收缝线以连续方式缝合到尿道边缘（图 93.5）。阴茎皮肤被替换，关闭环切切口。

如果狭窄段延伸至尿道口，这种皮瓣可以在阴茎龟头下穿隧道引出至尿道口，而不增加分离龟头引起的并发症，也不必做龟头成型。阴茎远端部分的狭窄段切除术后，通过分离尿道海绵体和阴茎海绵体远端尖端的龟头，提高"龟头帽"（图 93.6）。然后将尿道切开处尽可能远离"龟头帽"；尿道口腹侧切开术与尿道切开术结合，形成足够的管腔（图 93.7）。然后，皮瓣在"龟头帽"下隧道穿行，将其与尿道口切开边缘吻合，然后并以标准方式与阴茎远端尿道切开术的切口边缘吻合（图 93.8）。

阴茎腹侧纵向侧蒂皮瓣（Orandi）

这项技术仅适用于单纯阴茎尿道狭窄，缺点是皮瓣近端的皮肤可能有毛发。当阴茎处于伸展状态时，

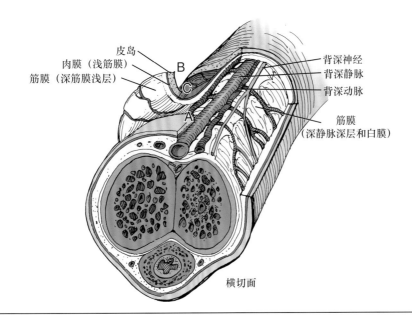

图 93.1　阴茎的解剖

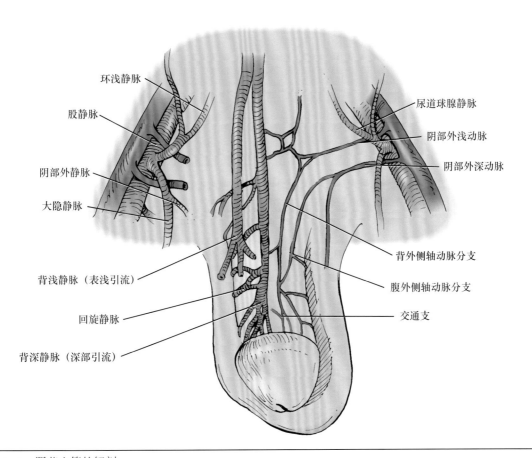

图 93.2　McAninch：阴茎血管的解剖

腹侧垂直阴茎体切口位于尿道外侧，延伸跨过狭窄区域，与狭窄长度近似。切口深至尿道海绵状体外侧。这作为深部切口（图 93.9）。手术平面跨过中线跨过尿道。侧尿道切开术在初始皮肤切口的对侧切开，并在近侧和远端延伸，直到找到正常的尿道。侧尿道切开术有助于基于侧蒂的应用最小的皮瓣达到无张力吻合（图

93.10）。然后测量尿道缺损的长度和宽度，并以拉长的六边形标记皮瓣。纵深切口是六边形的两个长段之一，第 2 个六边形的一个长边为表浅切口（图 93.11）。这个表浅切口向下延伸到，但不穿过蒂，并向侧面游离，直到皮瓣可以无张力地旋转到尿道切开处（图 93.12）。内侧壁吻合（即如果最初的皮肤切口在右侧，尿道切开术

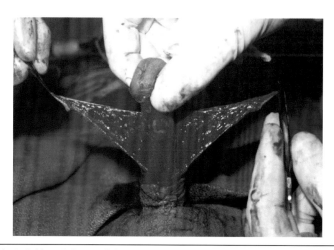

图 93.3　McAninch：腹侧分离皮岛和皮蒂，形成基于背侧的皮瓣

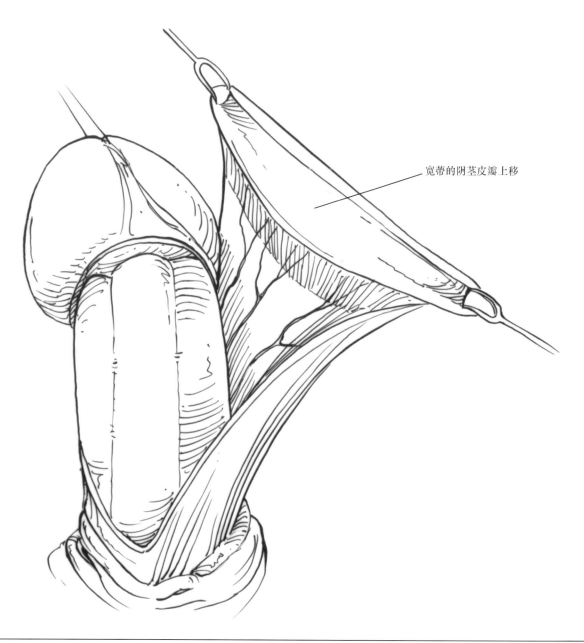

宽蒂的阴茎皮瓣上移

图 93.4　McAninch：皮瓣腹侧旋转

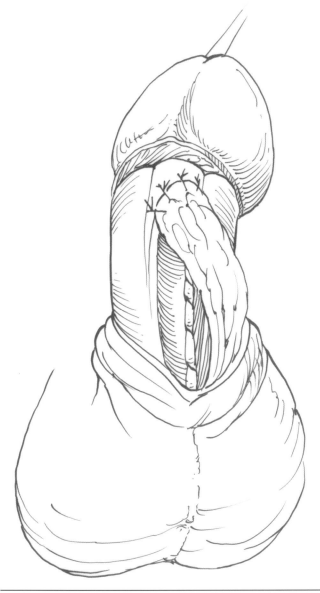

图 93.5 McAninch：皮瓣和尿道吻合

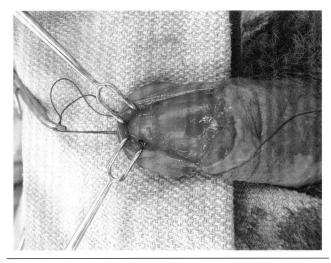

图 93.6 McAninch：评估龟头帽

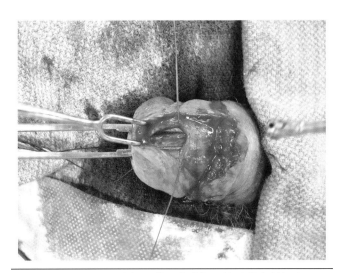

图 93.7 McAninch：腹侧尿道口成形与远端尿道成形相连

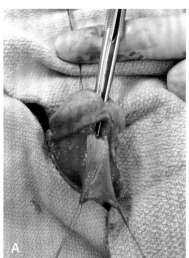
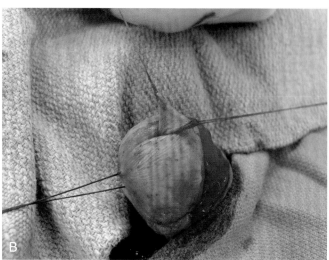
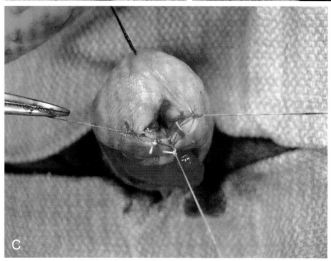

图 93.8　McAninch：**A.** 龟头帽下隧道供皮瓣引出；**B.** 皮瓣拉出至尿道外口；**C.** 皮瓣尿道口成形术

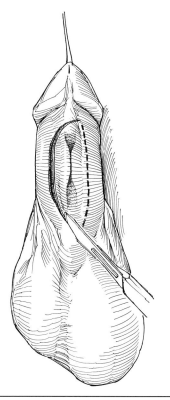

图 93.9　Orandi：跨过狭窄部位的深部切口（皮肤下的狭窄如图），虚线为表浅切口位置

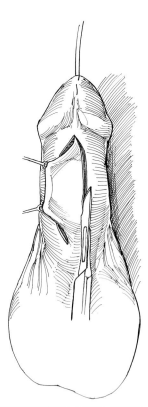

图 93.10　Orandi：表浅皮肤切口

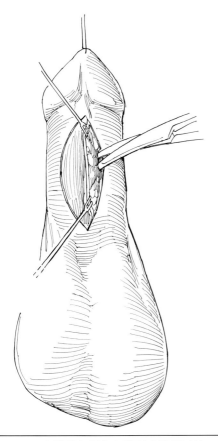

图 93.11　Orandi：皮瓣蒂向侧方上移至表浅切口处

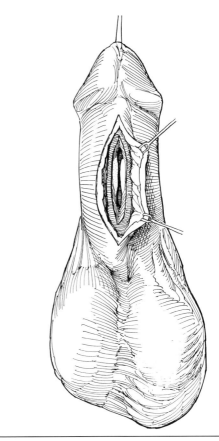

图 93.12　Orandi：狭窄段切开

在左侧，皮瓣的右侧缝合到尿道的左侧）以 5-0 号丝线连续或者皮下缝合（图 93.13）。顶端和外壁缝合后应可通过 16 F 尿管，缝合阴茎皮肤切口（图 93.14）。

带蒂的纵向阴茎腹侧皮瓣（Turner–Warwick）

　　Turner Warwick 将这种皮瓣描述为双侧带蒂的岛状阴茎皮瓣（或双瓣），这是为了区别于单侧带蒂的岛状阴茎皮瓣，两个皮瓣都基于腹侧蒂。宽蒂（即阴部外动脉的左右腹外侧支）确保了比他之前描述的单侧蒂具有更丰富的血液供应。与 Orandi 皮瓣相似，这种皮瓣也利用阴茎腹侧皮肤的拉长的六边形补丁，缺点是在皮瓣的近端皮肤可能有毛发。术前根据狭窄的影像图像可画出皮岛的边界；如果皮瓣用于尿道球部重建术，通过会阴切口将尿道球部暴露出来，测量其狭窄段，即可标出皮岛。

　　于尿道浅层、皮岛远端顶点的蒂水平面的深面之间游离深层平面，皮岛的近端顶点分离成一个表浅层。把皮瓣岛和它的蒂，从下面的阴茎部尿道分离出来，上覆近端阴茎轴皮肤和阴囊皮肤。继续向下分离蒂至阴囊（图 93.15）。由于蒂的走行方向，Turner-Warwick 描述了

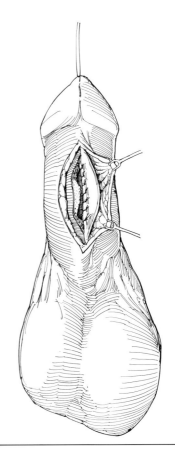

图 93.13　Orandi：内侧壁吻合于尿道和深部切口皮肤的边缘

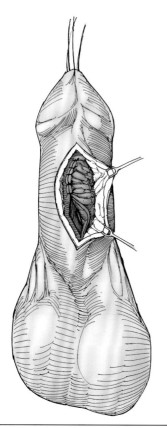

图 93.14　Orandi：外侧壁吻合于尿道和浅部切口皮肤的边缘

这种皮瓣在尿道球部重建中最有用，皮瓣通过阴囊隧道逆行插入，通过会阴切口引出，缝合到尿道球部。修剪皮岛以匹配尿道缺损后，如上文所述将皮瓣缝合到尿道

的切口边缘，然后关闭阴茎皮肤切口（图 93.16）。

背侧移植物（Barbagli）

　　以前，生殖器皮肤、耳后皮肤或膀胱黏膜移植获得了良好的效果，但近年来，颊黏膜因其优良的组织特征和较低的并发症而成为移植的首选。阴茎部尿道海绵状体很薄，因此腹侧移植物不佳，口腔颊部黏膜可作为一种替代。

　　2-0 号牵引线牵拉龟头。尿道可通过腹侧正中切口或包皮环切切口后脱套暴露。20 F Bougie-a-Boules 探子插入尿道，直到遇到阻力，表明远端狭窄。尿道沿狭窄段的长轴环形游离移开远离其下面的海绵体。将尿道旋转 180°，沿着狭窄段长轴使用标记针或标记笔标记狭窄段 12 点钟（背部）位置（图 93.17）。狭窄段沿着探子方向打开，切口沿着尿道的背侧切开，直至尿道修正到 28 F。测量狭窄段长度，颊部黏膜适量裁剪。取移植物黏膜应足够大的避免吻合时有张力，并避免皱褶形成。用 2～3 针将移植物黏膜仔细缝合在阴茎海绵状体白膜上。为了暴露拟行尿道切开术的尖端，在每个尿道切开术的顶端预先缝合 3～5 针 5-0 号单丝可吸收缝线（从外到内），并保留针。一旦这些线固定好，就缝合移植物黏膜的顶端，以及海绵体白膜并固定（图 93.18）。然后，沿着尿道切开的长轴，在

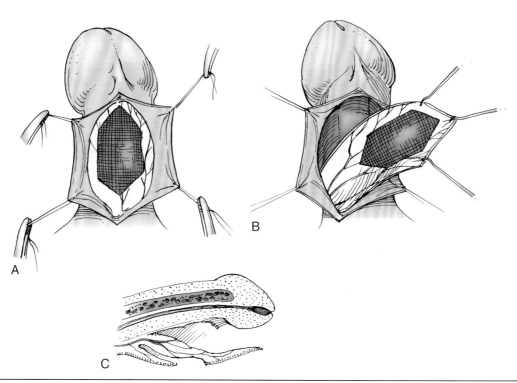

图 93.15　Turner-Warwick：**A.** 阴茎腹侧皮肤分离成六边形；**B**、**C.** 近端形成皮瓣蒂

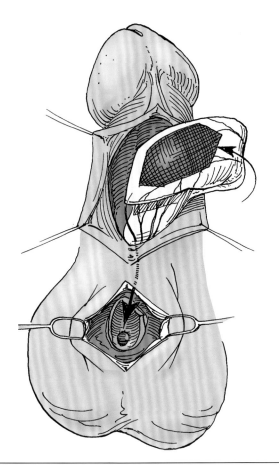

图 93.16　Turner-Warwick：移动肉膜修复尿道球部狭窄

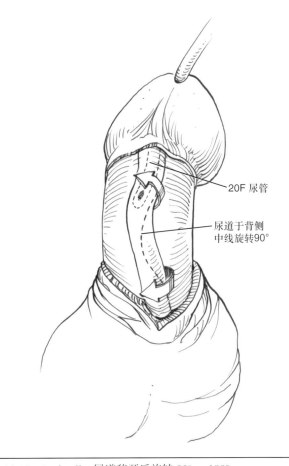

图 93.17　Barbagli：尿道移开后旋转 90° ~ 180°

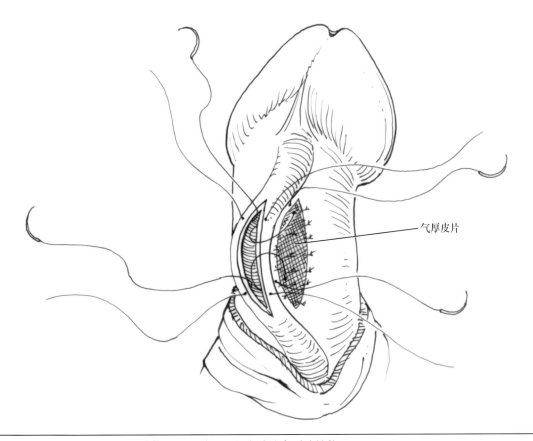

图 93.18　Barbagli：移植物缝合到阴茎海绵体上，尿道切开的尖端缝合到移植物上

16 F 尿管上将尿道边缘连续缝合到移植物侧面及下面的海绵体上。替换阴茎皮肤，闭合包皮环切切口（图93.19）。

置于腹侧的颊背黏膜移植物（Asopa）

2001 年，Asopa 描述了一种通过矢状位腹侧尿道切开术放置背侧移植物的方法，替代 Barbagli 技术。优点是解剖更简单，可能保存侧支血供，因为它可以避免分离移动尿道。然而，它确实需要额外的尿道切开术，因此可能导致额外的尿道损伤。有些学者将这种方法联合腹侧放置第 2 个移植物（详见第 94 章），从而实现双面移植物，对尿道平面过窄的患者更有帮助。在此，我们将讨论经典的 ASOPA 技术。

脱套或者做一个中线腹侧阴茎切口，用 Bougie-a-Boules 探子有助于鉴别狭窄尿道的远端。腹侧尿道切开至狭窄的尿道近端和远端，直到尿道至少校正到 24 F，很容易观察狭窄段的整个长度（图 93.20）。背侧尿道切开沿狭窄的背侧面切开，并一直到白膜的水平，切开长度包括狭窄段近端和远端全长。腹侧尿道切开术可以根据需要延长，以帮助显露病变。在阴茎海绵状体和尿道海绵状体之间进行横向解剖，直到形成足够宽度的移植物床（图 93.21）。将移植物缝合到海绵体表面，其边缘与尿道切开后的边缘吻合。通过缝合实

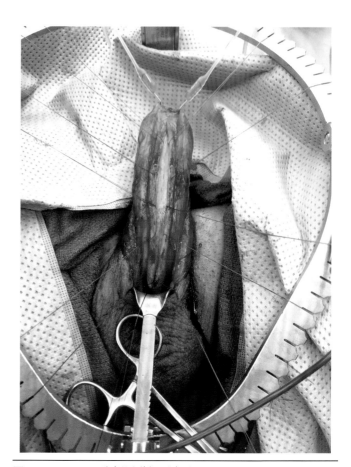

图 93.20　Asopa：腹侧尿道切开术（Photograph used with permission from Dr. Bradley Erickson. ）

现的广泛固定，对于手术的成功至关重要。腹侧尿道切开处分两层闭合（图 93.22）。

阴茎内陷和单侧切开移植物背侧尿道成形术（Kulkarni）

Kulkarni 首先描述了阴茎内陷技术作为一种暴露整个尿道的方法，以备狭窄段尿道成形术，无须做阴茎部位的切口。整个手术只通过会阴切口进行。此后，他和其他学者再次使用这种方法治疗孤立于阴茎部的狭窄，尽可能避免阴茎切口。尿道单侧解剖是一种可以降低并发症的一种方法，此方法可以更好地保留尿道另一侧的神经血管结构。虽然这一章的内容专门针对阴茎狭窄，但笔者将描述用于全尿道狭窄的这项技术。

尿道球部通过会阴切口显露出来。狭窄的近端将决定接近球海绵体肌的程度。如果狭窄位于肌肉远端，则不需要肌肉切开。如果狭窄延伸到近端的尿道球部，则在球海绵体肌中线处分开。然而，如果狭窄段仅延伸到尿道球部的中部或远端，则可以通过单侧分离充

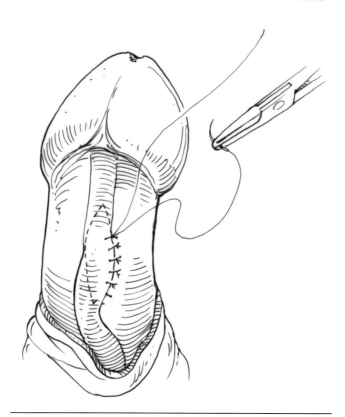

图 93.19　Barbagli：移植物和尿道切开的侧面进行吻合

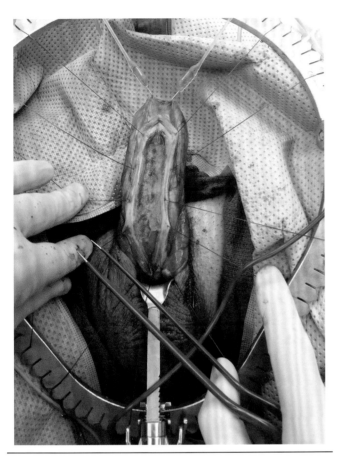

图 93.21　Asopa：背侧尿道切开（Photograph used with permission from Dr. Bradley Erickson.）

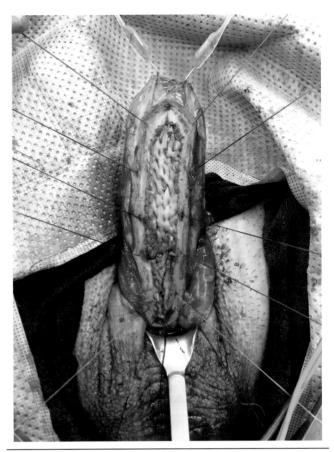

图 93.22　Asopa：移植物于背侧缝合固定到阴茎海绵体上（Photograph used with permission from Dr. Bradley Erickson.）

分释放一侧坐骨海绵体肌肉，可充分暴露背侧尿道。这种暴露背侧尿道的方法不需分离球海绵体肌（图93.23）。关于阴茎内陷，这样的方法可以通过会阴切口暴露整个尿道（图93.24）。从阴茎海绵状下解剖出尿道海绵体。对于右利手外科医师来说，解剖尿道左侧最容易，可继续分离至背侧中线，保持右冠状动脉完整（图93.25）。

通过 5 F 或者更小的导管行尿道背侧切开。需要充分切开尿道近端和远端，直到尿道校正到 28 F。如果狭窄超过阴茎尿道至尿道舟状窝，那么有必要将阴茎恢复到正常的解剖位置（逆转内陷），并做一个延伸到舟状窝的尿道口背侧切开术。这必须切得足够深，才能使尿道校准到 24 F（图 93.26）。这类似于"龟头帽"和腹侧尿道口切开法，将 McAninch 皮瓣经隧道引出至尿道口（如上所述）。然后，将移植物固定在尿道口处，向下至舟状窝，之后可以再次使阴茎内陷（图93.27）。移植物被缝合在阴茎海绵体上。如果使用两个移植物，那么它们应该在连接处适当重叠，以避免挛缩。将尿道缝合到移植体的边缘，首先是右（深）侧，然后是左侧（图 93.28）。

二期尿道成形术（Johanson）

一期：把阴茎放平，通过一个 20 F Bougie-a-Boules 探子插入至受阻部位，表明其远端为狭窄。阴茎皮肤纵向切口跨过狭窄处。沿尿道探子切开尿道狭窄段，向近端延伸直到尿道校准到 28 F（图 93.29）。4-0 号薇乔线将皮肤边缘和尿道边缘缝合。一般不需要尿管（图 93.30）。

当可用的皮肤较少（如之前多次手术史），或不适合应用于尿道时（即由于 LS），可以将皮肤移植片［颊黏膜和（或）厚皮肤移植片］放置在尿道的任意一侧，如果完全切除了，也可以放置在尿道的位置。移植物被缝合到阴茎海绵体上，并缝合到尿道内板上（图 93.31）。

移植物的侧面和正常部位尿道的顶端被缝合到阴茎皮肤上（图 93.32）。阴茎体近端的新尿道口影响站立位置排尿，尿流低、尿液滴漏、弄脏阴囊。在这些病例中，可在一期阴茎尿道成形术手术时行临时会阴尿道造口术（采用与阴茎一期尿道成形术相同的技术）。在二期尿道成形术时可以闭合。

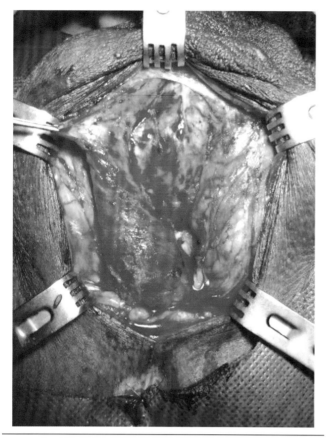

图 93.23 Kulkarni：游离左侧坐骨海绵体肌可使尿道旋转，避免分离球海绵体肌（Photograph used with permission from Dr. Sanjay Kulkarni.）

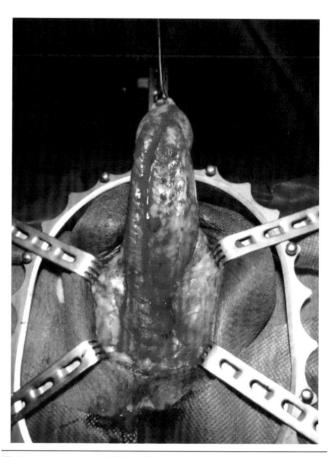

图 93.24 Kulkarni：阴茎内陷（Photograph used with permission from Dr. Sanjay Kulkarni.）

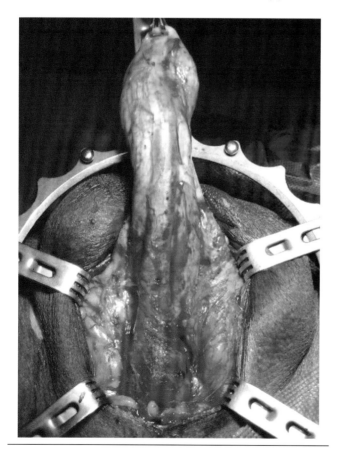

图 93.25 Kulkarni：游离一侧尿道（Photograph used with permission from Dr. Sanjay Kulkarni.）

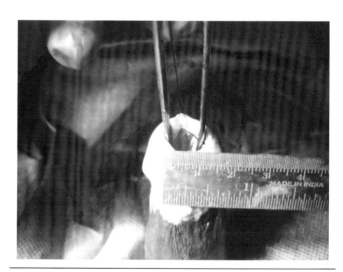

图 93.26 Kulkarni：背侧尿道口切开（Photograph used with permission from Dr. Sanjay Kulkarni.）

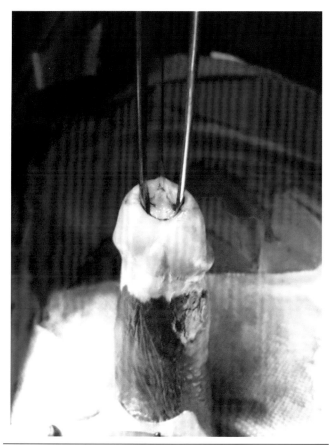

图 93.27　Kulkarni：颊部黏膜移植物吻合到切开的尿道口背侧，并通过阴茎龟头下的皮下隧道吻合到远端尿道切开处（Photograph used with permission from Dr. Sanjay Kulkarni.）

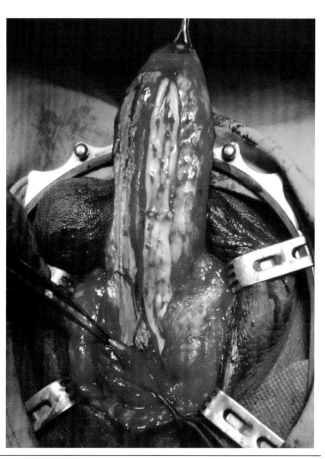

图 93.28　Kulkarni：一对颊部黏膜移植物缝合到阴茎海绵体上（Photograph used with permission from Dr. Sanjay Kulkarni.）

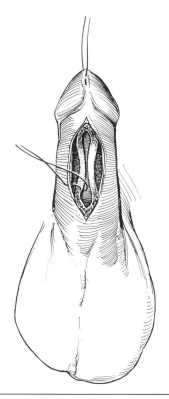

图 93.29　Johanson：狭窄段切开直至正常尿道处

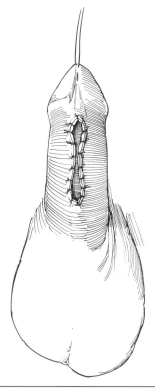

图 93.30　Johanson：皮肤和尿道切开处缝合

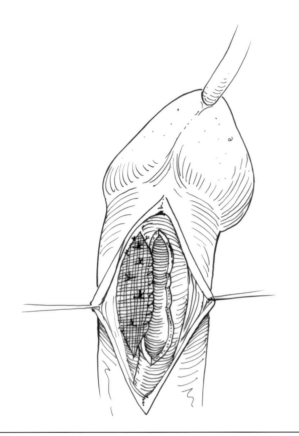

图 93.31　Johanson：颊部黏膜缝合到阴茎海绵体，侧面吻合于尿道切开处

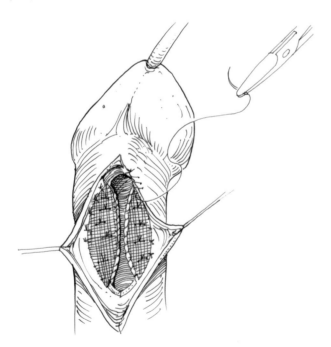

图 93.32　Johanson：颊部黏膜缝合到尿道切开处，侧面吻合于皮肤侧面

二期：用卡尺和笔画出 28 mm 宽的尿道板，沿着标记切开尿道板并在中线闭合。可以在尿道上覆盖肉膜皮瓣，以减少瘘管的形成。阴茎皮肤在中线处闭合（图 93.33）。

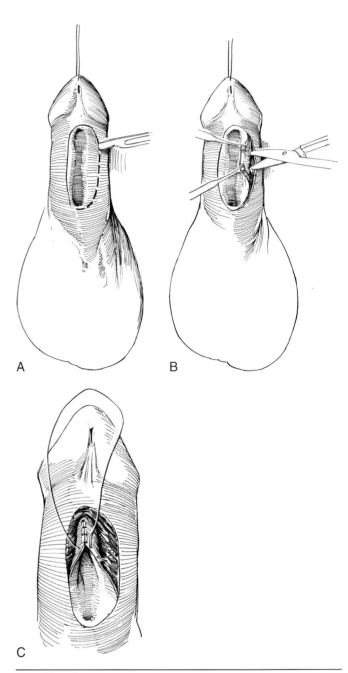

图 93.33　Johanson：二期尿道成形术。**A.** 侧面皮肤切口；**B.** 从阴茎海绵体分离新的尿道；**C.** 中线位置重新吻合新尿道

拓展阅读

Armenakas NA, Morey AF, McAninch JW. Reconstruction of resistant strictures of the fossa navicularis and meatus. *J Urol.* 1998;160(2):359-363.

Dubey D, Vijjan V, Kapoor R, et al. Dorsal onlay buccal mucosa versus penile skin flap urethroplasty for anterior urethral strictures: results from a randomized prospective trial. *J Urol.* 2007;178(6):2466-2469.

Kulkarni S, Barbagli G, Sansalone S, Lazzeri M. One-sided anterior urethroplasty: a new dorsal onlay graft technique. *BJU Int.* 2009;104(8):1150-1155.

Whitson JM, McAninch JW, Elliott SP, Alsikafi NF. Long-term efficacy of distal penile circular fasciocutaneous flaps for single stage reconstruction of complex anterior urethral stricture disease. *J Urol.* 2008;179(6):2259-2264.

尿道球部狭窄的重建   第 94 章

Steven J. Hudak，Allen F. Morey
（王 尧 译 孔祥波 审校）

术前准备和计划

尿道球部狭窄是一种比较常见但会给患者造成较大困扰的疾病。但是，无论狭窄的长度、严重程度抑或之前的治疗情况，经过确切的重建修复，该病的治疗效果较好。尿道球部拥有良好的修复性主要基于其解剖学的特点，双侧阴茎动脉血管网自根部给予尿道海绵体丰富的血液供应，尤其是成对、膨大的球部动脉的血液供应。丰富的血液供应使尿道球部狭窄的修复重建有各种各样的手术方式，将会在后面章节进一步叙述。

术前评估

尿道球部重建手术一般风险很小。手术时间很少超过 3 ~ 4 小时。在重建术之前，应该集中评估麻醉风险（腰椎麻醉还是全身麻醉，是否合并心脑血管疾病、糖尿病、肾病、外周血管疾病等），合并神经系统疾病也可能影响成形术后的治疗效果，此外，需注意是否合并口腔疾病、口腔手术史或吸烟史，特别是在手术需要应用口腔黏膜的情况下。最后，术前泌尿系统和性功能的评估和备案也很重要，可以帮助评估和比较手术前后这些方面的影响和变化。

虽然查体对尿道球部手术和解剖的价值有限，但仔细的术前体格检查依然能够提供有效的信息，尤其是手术中可能遇到的问题和后续成形手术的效果。术前应该对患者尿道的冠状沟部和悬垂部做必要的触诊，注意是否有与尿道腔相邻的尿道 / 海绵体硬结。

当阴茎长度较长时，阴茎拉伸长度（stretched penile length，SPL）的测量有助于尿道球部切除和一期吻合手术。术前必须检查阴茎和会阴部皮肤的松紧度和质量，注意是否存有皮肤硬化性苔藓、包皮过长、手术瘢痕或其他类皮肤疾病。仔细检查尿道外口是否存在狭窄或尿道下裂，必要时可应用金属尿道探仔细测量（图 94.1）。对于计划接受尿道成形术的患者，需行口颊、舌和唇表面的检查，特别是那些有长期咀嚼烟叶和有口腔手术或放射治疗史的患者。肥胖患者应评估

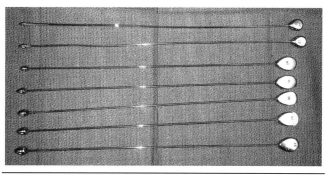

图 94.1　用于尿道检查的金属尿道探

体重指数（body mass index），肥胖会影响会阴部手术视野的暴露，增加体位相关并发症的发生，并可能增加成形术后尿道狭窄的风险。最后，双侧臀部和膝盖活动度的评估也很重要，术前需明确患者可以在术中稳定、安全地保持 2 ~ 4 小时截石体位。尿道球部成形术前所需常规的实验室检查并不多。重复尿常规的检查可以发现镜下血尿和（或）脓尿，甚至术前合并严重的尿路感染。尿培养可以帮助指导术前抗生素的选择，但是尿路感染在术前一般较难良好的控制（因为膀胱排空能力的降低和长期携带尿管的因素）。当术前确定尿培养是阳性，手术当日应用药敏结果提示的敏感抗生素可以预防多数患者术后的尿路感染。

年龄小于 60 岁的男性患者术前不需要常规的血液生化检查，除非合并相关病史。年龄大于 60 岁或有相关病史的患者，术前行红细胞计数、肾功能检查和凝血常规检查是明智的。尿道球部成形术后一般无须输血，所以仅在术前合并贫血（血细胞比容 < 30%）时行术前血型和相关抗体检测。

尿道狭窄患者术前高质量的尿道造影非常的重要。良好的尿道造影可以帮助准确的确定狭窄长度、位置和严重程度（图 94.2）。良好的尿道造影可以帮助外科医师决定手术的具体方式，并和患者沟通手术成功概率和术后可能会出现的并发症。其他对尿道造影有益的检查包括膀胱尿道造影（图 94.3）、尿道软镜检查和超声尿道造影，这些补充检查液可以在手术室手术开始前进行。

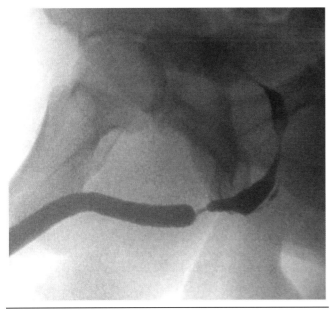

图 94.2　尿道逆行造影显示 3 cm 长较严重的球部中间尿道狭窄

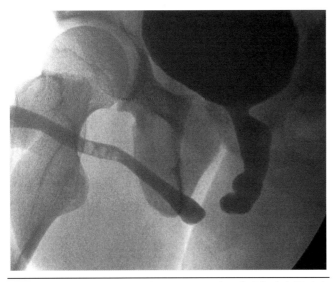

图 94.3　顺行 / 逆行膀胱尿道造影显示近端尿道球部完全性狭窄

手术设计

之前所述，良好的尿道造影可以确定大多数狭窄的长度、部位和严重程度。虽然术中一定程度的灵活变化难以避免，但术前考虑周详的术前计划（基于术前评估）可以最大限度保障手术的顺利施行和术后长期的效果稳定。一般来说，此类疾病应尽量选择尿道狭窄段切除、尿道吻合术，这种手术方式简便、效果稳定，并且避免了移植物部位的相关并发症。尿道球部切除、尿道吻合术也适用于那些较长但狭窄远端位于会阴部后半段及那些阴茎平均长度更长（阴茎拉伸长度 > 14 cm）或相比较于黏膜替代治疗较低的狭窄复发率更愿意承担阴茎缩短 / 弯曲风险的这类患者。

当需要尿道替换成形时，球部的狭窄可以被切除

或切开；移植材料可以放置于背侧、腹侧或替换背＋腹侧的部位。术式选择的多样性依赖于患者球部狭窄的个体化及术者对手术方式倾向性两方面的因素。尽管如此，一些符合逻辑性的原则可以用于帮助术者在术前（中）决定具体的处理方式。第一，尿道闭死段在加盖式尿道成形术中很难被利用起来所以必须切除。第二，一个良好的移植位点应该可以容纳任何移植材料。近端和中央部球部海绵体适用于腹侧加盖移植物，而远端球部由于较窄的海绵体直径故适用于背侧加盖移植物。第三，成功的移植物尿道加盖需要足够宽大的尿道板作为基础。因此，严重狭窄的尿道板（宽 < 5 mm）应该被切除和（或）在植入腹侧移植物前切开并背侧尿道并尽量延展以保留足够尿道板。以上原则的路线图见图 94.4。

术中发现的意外情况会打乱术前细致的准备工作。即使术前考虑不太可能需要移植性尿道成形术，所有术前交代和相关谈话的文件也应该包含各种移植材料利用和截取的可能性。简单来说，术中应该充分备好移植材料截取可能需要的相关设备和器械。在会阴部术野暴露和狭窄切开过程中发现可疑癌组织是极为少见的情况。如果遇到这种情况，在成形术完成之前应立即行病理学检查（通过快速冰冻技术）除外恶性肿瘤的可能。

仔细的术前准备和术中应变可以最大化手术效果，并减少手术时间和降低体位及麻醉的相关风险。术中的效率可以通过"组队"的方式得到进一步的提高，一支医疗组截取口腔移植材料而另一组可以同时进行尿道的解剖。当两支医疗组共同手术无法实现时，可调节式足型脚蹬可以让下肢在截取口腔移植材料时得到"休息"，而后在进行会阴解剖和球部重建时较容易地抬起下肢进而调整体位。

患者体位和手术操作

注意患者体位的摆放可以最大化尿道球部成形术中患者的安全性。上肢应掌心向上、部分外展固定于肢体两旁。下肢小心固定于可调节式脚蹬上，可在需要时轻易地调整上升或下降。体位相关并发症一般与手术时长和下肢太高角度有关，一般可以预防。手术高危因素包括长段狭窄、近端狭窄和（或）尿道球部重复手术病史。低截石位适用于球部远端狭窄；经会阴解剖入路时需要抬高脚蹬。经典的大角度截石位一般在尿道球部成形术中是不需要的，为了避免下肢相

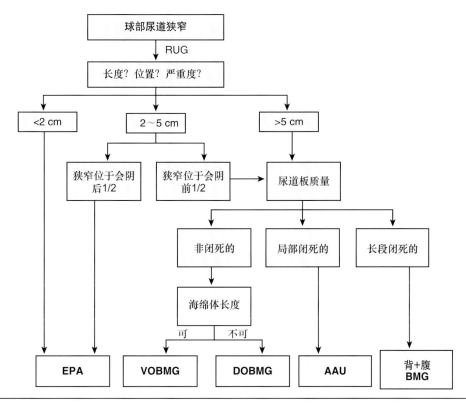

图 94.4　尿道球部成形术的决策路线图。RUG，逆行尿道造影；EPA，尿道切开及一期吻合；VOBMG，腹侧颊黏膜尿道移植；DOBMG，背侧颊黏膜尿道移植；AAU，强化吻合式尿道成形；BMG，颊黏膜移植

关并发症的发生，应该避免应用这个体位。

　　尿道球部成形术中体位摆放另外一个重要的考量是符合术者的人体工程学并保证舒适度。患者的臀部可摆放于手术台下半部（或轻度突出）。这样可以使术野尽量接近术者，并消除床尾部和牵引器的影响。座椅可以节省长时间手术中术者体力的消耗，但床位的摆放不应干扰座椅的底部或术者的膝盖。

　　手术单适当的布置可以帮助维持并充分显露会阴部的术野。皮肤常规消毒后，即用折叠无菌巾皮钉紧贴并固定于肛周前方，这样可以暴露整个会阴部并便于近会阴部的解剖操作。一件带收集袋的无菌单固定于无菌巾和会阴皮肤上，这样制造一个液体和血液流出掉落的收集袋（图 94.5）。这样布置鲜明地隔离了肛门和无菌区，并标明了皮肤切开和会阴解剖的后界。如果无菌巾更进一步覆盖于会阴部术野区，近端尿道球部的解剖会朝向直肠。相反，当手术开始于靠后面合适的起始点，这个解剖过程会平行于直肠的走行（图 94.6）。更进一步，如果需要经耻骨上入路，则无菌区需扩展至脐水平。

　　如果在手术前术者本人没有通过置入导尿管或尿道内镜检查尿道，那在开刀前应亲自操作上述检查，因为尿道造影可能会误导、夸大真实病情或本身受限

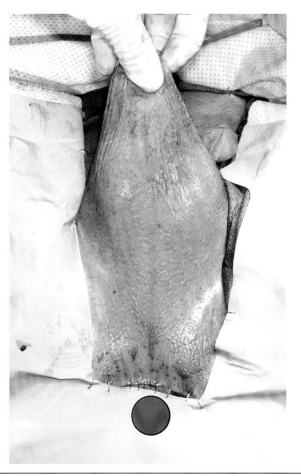

图 94.5　消毒范围延展到肛门前方并以无菌巾保护（红圈）

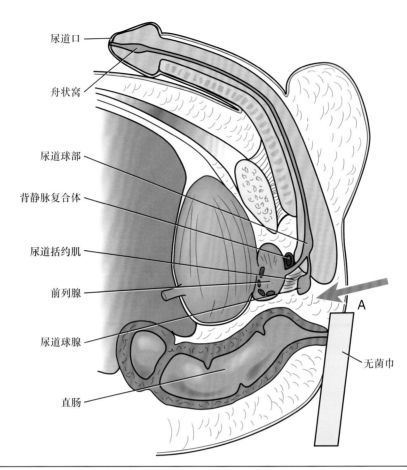

尿道口
舟状窝
尿道球部
背静脉复合体
尿道括约肌
前列腺
尿道球腺
直肠
无菌巾
A

图 94.6   当无菌巾（蓝色部分）刚刚覆盖了肛门上方，近端尿道球部切开（绿箭头）平行于直肠走行

于胶片的低质量。笔者会在每位患者术前行膀胱软镜检查来指导切开的部位并确定没有其他未发现的狭窄。如果镜体可以没有阻力地进入膀胱，那么就无须上述进一步的尿道检查。在评估近端尿道球部合并闭锁性狭窄时，顺行膀胱软镜的价值非常大。对于尿道球-膜部狭窄并没有留置膀胱造瘘管的患者，将软性导丝放入膀胱可以保障对近端尿道球部的控制，避免术中较多的出血。

从会阴阴囊连接处到肛周上方的 8～10 cm 皮肤中线切口可以提供非常好的近端、中部尿道球部的解剖视野。远端尿道球部的显露可以通过扩展切口进入阴囊或脱鞘阴茎出会阴部切口的方法（图 94.7）。倒"Y"字形切口并不会改善尿道球部的显露，关闭起来也麻烦，并可能会提高术后切口相关并发症的风险。

沿中线皮肤切开后，利用电刀切开克雷筋膜，沿中线切开会阴部脂肪直至球海绵体肌。自固定牵引器（Lone-star，perineal Bookwalter 等）牵开脂肪（肥胖患者脂肪可以非常多）并显露肌肉；对于那些肥胖的患者，牢固的固定牵引器非常重要，可以有效地上提阴囊进而保障充分尿道显露。扩大的肌外显露和解剖一

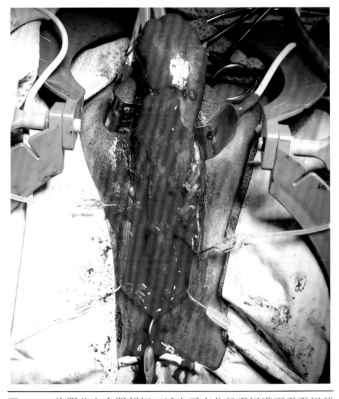

图 94.7   将阴茎自会阴部切口迁出可充分显露尿道而无需切开阴茎或阴囊皮肤

般不是必要的，可能会损伤位于球海绵体肌前外侧的会阴/阴囊后神经血管束。一旦显露，球海绵体肌或者沿中线切开并牵引固定于两侧，或者拉向一边。笔者更倾向于沿中线切开的方式（图 94.8），因为这样可以快而容易地提供最好的视野，并且尚未见尿失禁或性功能障碍出现。分离完成后，调整牵引器牵开全部肌组织，进行阴茎腹侧解剖并显露会阴中隔至皮肤切口上缘的阴茎海绵体（图 94.9）。上述解剖方式适用于任意一种尿道球部成形技术。

手术技术

切除和一期吻合技术（EPA）

如图 94.9 所示显露了尿道球部海绵体后，将尿道海绵体自海绵体床剥离（图 94.10）。对阴茎海绵体自阴茎脚到阴茎阴囊连接部的无损伤牵拉得益于丰富的血管网（图 94.11）。分布于阴茎体腹侧 Buck 筋膜上的螺旋状血管需小心结扎或电灼。不小心损伤到阴茎体或者阴茎海绵体白膜需小心控制出血，以预防术后的阴囊血肿，提高术野的清晰度。

一旦尿道球部被良好解剖出来，远端的狭窄就可以通过膀胱镜、导尿管或金属尿道探准确地辨认出来，然后可以用电刀在海绵体的表面标记出来。弯血管钳放置于标记的上下方（图 94.12），然后用 20 号刀片横断尿道钳之间的尿道和增厚的海绵体组织。尿道钳可以固定尿道短端并提供暂时的止血效果，这样远端

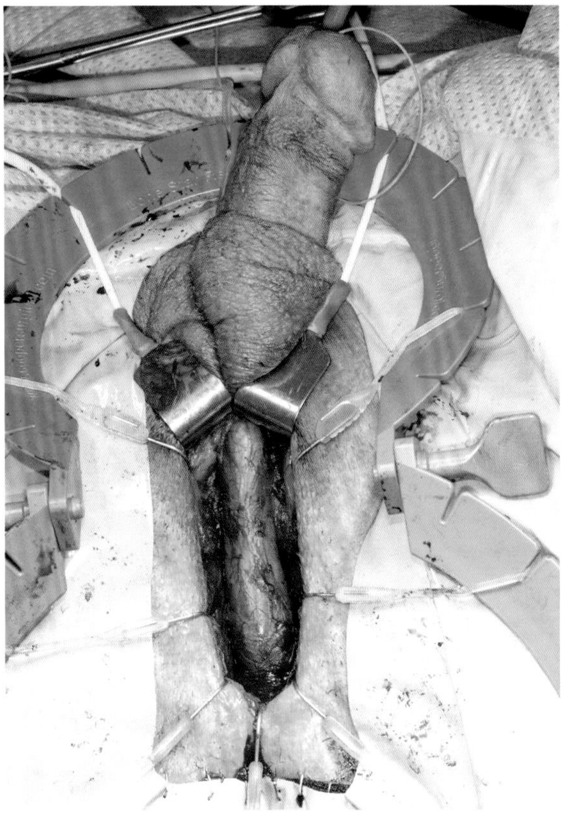

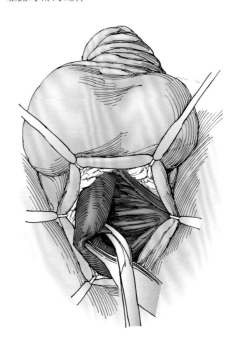

图 94.9　显露球部海绵体

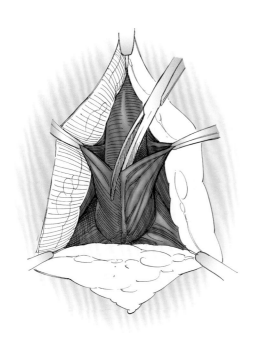

图 94.8　沿中线切开尿道球部海绵体

图 94.10　锐性解剖和剥离尿道海绵体

狭窄尿道就被从会阴部锐性切下（图 94.13）。除去远端的血管钳，修剪残留的狭窄组织并在远端正常尿道残端的背侧纵行剪开使 F26 或更粗的导尿管可以通过（图 94.14），然后将其拉向阴囊方向。

当远端尿道准备好后，于近端尿道断端顺序放置第二把弯曲尿道钳并切除近端尿道断端的可疑狭窄

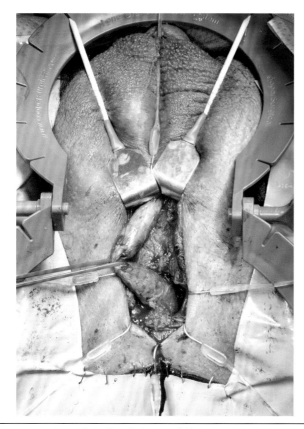

图 94.11　利用血管皮筋无伤牵开海绵体

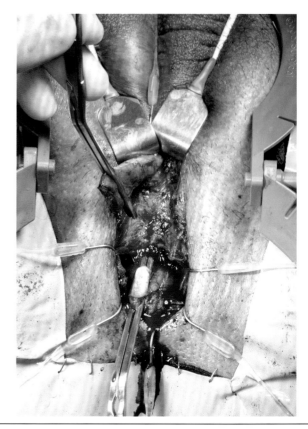

图 94.13　当锐性切开远端尿道球部时，血管钳提供了一个暂时的止血效果

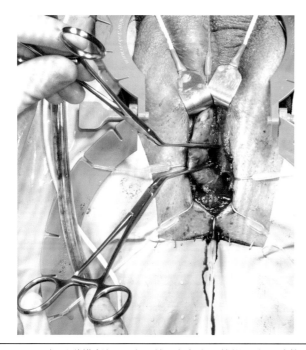

图 94.12　行尿道横断切开时，利用大角度血管钳固定海绵体

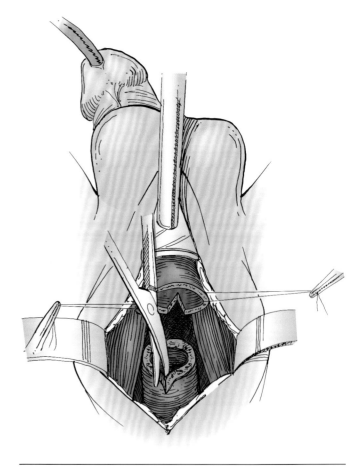

图 94.14　完整切除狭窄段后，纵行片状切开远端和近端尿道断端

段。用刀片横断尿道并切除两把血管钳之间增厚的海绵体组织。仔细检查切除组织以保证狭窄组织已被完全切除。松开近端尿道钳并留置环形多根缝线保证近端尿道球部已准备好，腹侧纵行切开尿道并保证 28 F或更粗的尿管可以顺利通过（图 95.15）。解剖过程

中尽量小心保留大部分近端海绵体组织。这样可以避免损伤双侧尿道球部的动脉供应并保障后续的移植物填入。此时可行膀胱镜进一步检查和评估近端狭窄情况、前列腺增大情况和是否伴随膀胱肿瘤或结石。

8 ～ 12 针间隔 2 ～ 3 mm 距离的缝合线（4-0 或 5-0 号聚二氧六环酮或羟乙酸乳酸聚酯线）放置于近端尿道断缘。因为尿道腔在尿道球部海绵体中位置的偏移，背侧的缝线须贯穿包括部分海绵体的全层而腹侧仅须贯穿尿道（图 94.16）。缝针留置于缝线上并用止血钳分别钳夹缝线并放置于牵引器外以避免混淆或丢失。然后每一个近端尿道缝线以相同的缝合方式（背侧全层，腹侧仅尿道）对合远端尿道的相应位置。放置 F16 硅胶导尿管通过吻合部，远端尿道伞状覆盖（图 94.17）后继续确切的缝合。可吸收缝线连续缝合海绵体组织以完成尿道成形术（图 94.18）。

腹侧口腔颊黏膜移植修复

以上述尿道球部切除并吻合的方式解剖并显露球部海绵体，但背侧和阴茎体的两侧无需解剖。预先向膀胱内置入柔软的引导导丝可以帮助尿道的解剖，因为严重尿道狭窄的病例时常难以确认尿道黏膜的边界。

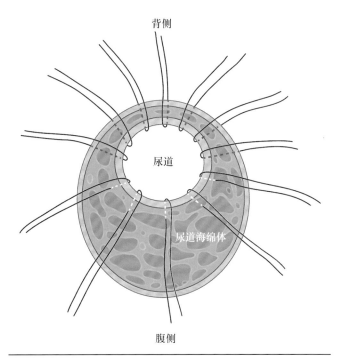

图 94.16　由于尿道球部在海绵体中处于离心状，所以背侧行全层吻合而腹侧仅缝合尿道即可

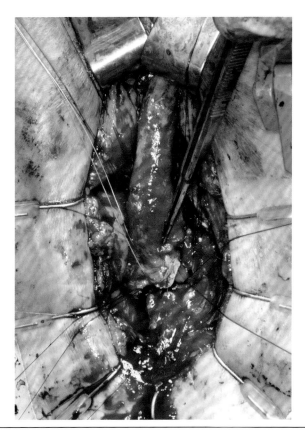

图 94.17　利用之前的支持线将远端尿道球部"伞状"覆盖近端并缝合，期间留置 16 F 导尿管

利用 24 F 的金属尿道探通过尿道外口并逆行找到狭窄的远端。利用 15 号刀片沿着金属尿道探的尖端在尿道腹侧中线纵行切开全层尿道（图 94.19）。切开时在全

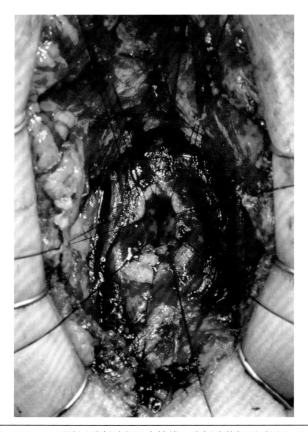

图 94.15　于近端尿道断端留置支持线，腹侧片状切开后置入 28 F 或更大的导尿管

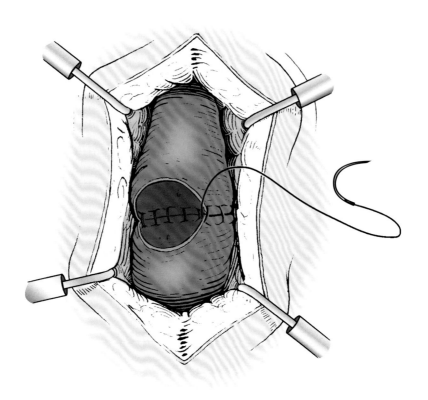

图 94.18　5-0 号羟乙酸乳酸聚酯线连续缝合海绵体于吻合后的尿道上可以良好止血

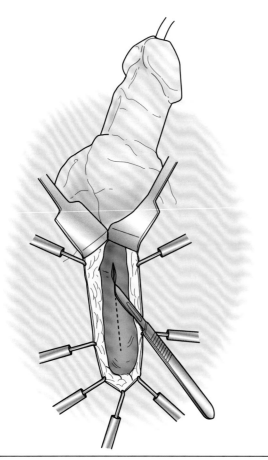

图 94.19　在 F24 金属尿道探子指引下于腹侧中线切开直至狭窄段远端

层（从阴茎海绵体外层直至尿道黏膜）留置缝线，延伸腹侧中线切口直至见到导尿管（图 94.20）。切开尿道时需将切口延伸至正常尿道组织至少 1 cm 远并可置入至少 26 F 的导尿管。近端的膀胱尿道镜检查如上述切除和一期吻合术（EPA）所述相同。

测量狭窄尿道板的宽度和尿道切开的长度，并取适合大小的口腔颊黏膜（BMG）备用。口腔颊黏膜的长度等同于尿道切开的长度；口腔黏膜和尿道板总宽度一般不超过 3 cm，但需要保证可以顺利通过 26 ～ 30 F 导尿管。用 5-0 号羟乙酸乳酸聚酯线将口腔移植黏膜固定于切开尖部的尿道上皮上。5-0 号羟乙酸乳酸聚酯线连续缝合移植黏膜于尿道板上，小心避免缝合对移植黏膜起支撑和覆盖功能的海绵体组织（图 94.21）。置入 16 F 硅胶导尿管，然后对位缝合对侧口腔黏膜和尿道黏膜（图 94.22）。5-0 号羟乙酸乳酸聚酯线连续缝合阴茎海绵体组织覆盖移植黏膜，缝合时可适当间断缝合固定几个"铆钉"在海绵体和移植物皮下之间以保证移植物和海绵体的充分贴合（图 94.23）。好的海绵体吻合和成形应将阴茎海绵体恢复到原来的位置，这样可以提供良好的止血效果（图 94.24）。

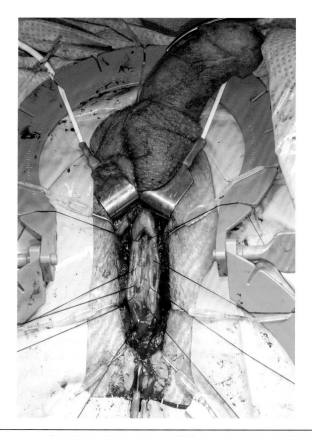

图 94.20　全层留置的缝线可减少海绵体出血并固定窄的尿道板

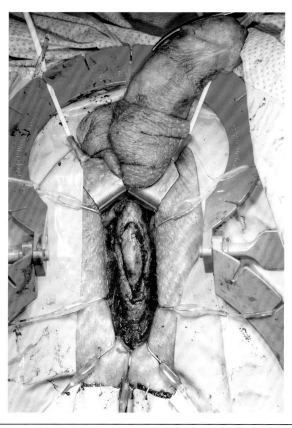

图 94.21　尿道成形术中腹侧的颊黏膜移植吻合

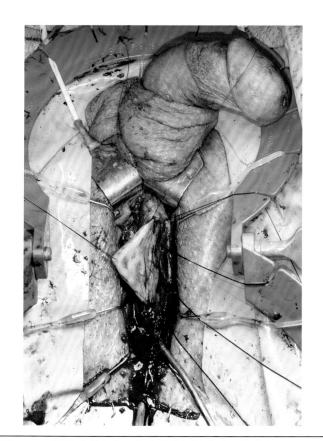

图 94.22　尿道成形术中已完成的腹侧颊黏膜移植吻合

腹侧＋背侧口腔颊黏膜移植修复

如果计划行腹侧尿道加盖但术中发现尿道板太窄（＜5 mm），可在腹侧加盖前行背侧移植物扩增。之前留置的尿道缝线向两侧牵拉，后从尿道板中线切开（图 94.25）。两侧的牵拉有利于背侧尿道成形术的视野显露，这样切开后的尿道板可以移向两侧方（图 94.26）。之后向切开并被向两侧牵开的尿道板填入裁剪成网筛状的口腔黏膜进行强化。新的尿道板的宽度（原尿道板＋背侧移植黏膜）大概为 1.5 cm。利用 5-0 号羟乙酸乳酸聚酯线缝合口腔黏膜于背侧尿道板上。利用 5-0 号羟乙酸乳酸聚酯线固定移植尿道板的中间部分于海绵体上以最大化新移植尿道板的利用（图 94.27）。之后像之前讲述的腹侧尿道成形术的方法，利用一个 1.5 cm 宽的腹侧口腔黏膜加固增宽的背侧尿道板。

其他技术

上述的技术方式适用于绝大多数尿道球部狭窄的修复。但是也有一些少见的例外。例如，腹侧口腔黏膜加盖术并不适合那些由于尿道过窄或闭锁而无法支撑移植物的病例［如小儿病例、重复手术病例、远端

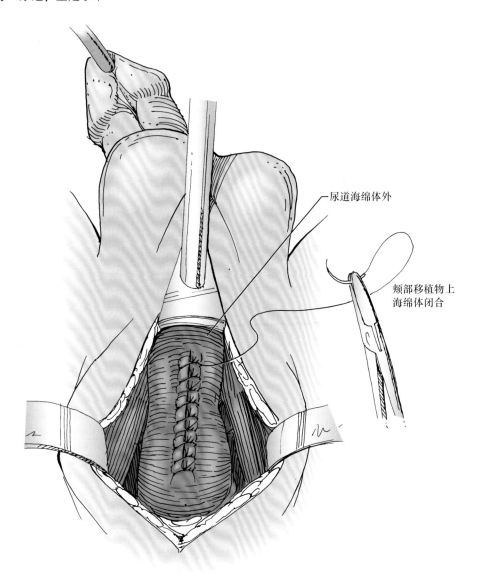

尿道海绵体外

颊部移植物上
海绵体闭合

图 94.23 5-0 号羟乙酸乳酸聚酯线连续缝合腹侧海绵体。缝合时"轻带"一部分移植黏膜上皮可保证移植物和海绵体床的贴合

球部狭窄的病例和（或）大范围海绵体纤维化存在的病例]。在这种情况下，在第 93 章描述的背侧口腔黏膜加盖法可以适用。此外，对于需行腹侧口腔黏膜移植术但海绵体组织欠缺的患者，利用两侧 Buck 筋膜侧方筋膜瓣施行的"假性尿道海绵体成形术"是对传统海绵体成形技术一种可靠的补充。

对于狭窄段太长合并有局部闭合段的切除和一期吻合术（EPA），可以用一种改良的尿道吻合成形术（AAU）。这种方法是在 EPA 过程中环形解剖和切除最严重的闭锁狭窄段。纵行切开长段非闭锁的尿道（腹侧或背侧），利用海绵体成形法（腹侧 AAU）或通过缝入背侧海绵体（背侧 AAU）的方法将一块口腔移植黏膜强化缝合于条状的残留尿道板上。

虽然几乎所有 < 2 cm 的球部狭窄都适用于切除和一期吻合术（EPA），但是一些较短狭窄段全层切除可

能会导致海绵体血供的损伤并导致手术失败。包括尿道下裂、尿道切除病史、盆腔放疗后、复发性尿道狭窄和已经或计划置入人工尿道括约肌的患者。非横断切除的改良 EPA 可能更加适用于这部分患者。采用这种操作时，需充分游离、翻转尿道，于背侧中线切开。短的狭窄尿道可竖切横缝（Heineke-Mikulicz 狭窄成形法），中等长度的狭窄可以行局灶性尿道切除之后吻合进而保留大块的背测海绵体组织，而长段狭窄可以通过传统的背侧移植技术来修复。

术后护理和并发症

伤口的关闭和即刻术后护理

成形术结束后，切口需用大量抗生素冲洗液冲洗。出血一般用电灼或闭合器（Lgasure）即可处理。阴茎

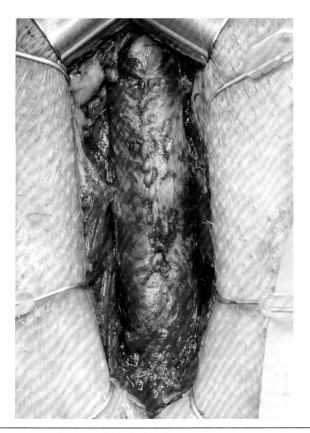

图 94.24　已完成的腹侧海绵体缝合

海绵体后方或尿管旁以及沿尿道外口的出血一般会自行止住，所以无须立即拆开创口进行止血。对上述情况，可吸收止血材料（如止血凝胶）和（或）引流管可能有帮助。但是，在临近缝合部位或皮下组织区域

常规的留置引流装置不是必需的。导尿管在修复术中即可起到良好的尿液引流作用，所以耻骨上膀胱造瘘管也不是必需的。

利用 3-0 号可吸收缝线连续缝合球海绵体肌并覆盖修复部位可以保留其对排尿和性功能的支持作用。Colles 筋膜可用 2-0 或 3-0 号的聚二恶烷酮或羟乙酸乳酸聚酯缝线连续缝合。间断的垂直褥式缝合可以保证皮肤良好的对合并减少切缘裂开的风险。可用胶布将导尿管固定于腹部，用抗生素软膏和蓬松的纱垫对切口做护裆样式的保护。

患者可在手术当日或观察一晚后出院。初始的活动应限制于日常的起居和行走（以避免不适、阴囊血肿和尿管移位）但是即使做了尿道移植物成形术，术后的绝对卧床也不是必需的。口服止痛药适用于大多数行尿道修复术后患者，而为了避免会阴部手术患者术后的便秘症状，可给予适量的软便药。如果应用了口腔黏膜（BMG），患者初始可进清流食，术后第 1 天早餐需易于消化。此后，进食可逐渐正常，常规行口腔护理。包含镇痛成分的漱口液（一般用于治疗病毒或细菌性咽炎）可以非常有效的缓解口腔手术部位的疼痛感。

导尿管的护理和术后影像学检查

尿道球部成形术后留置导尿有利于尿液引流并支撑尿道修复的部位，这样有效防止了尿液外渗，并有

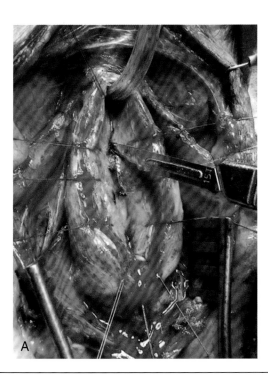

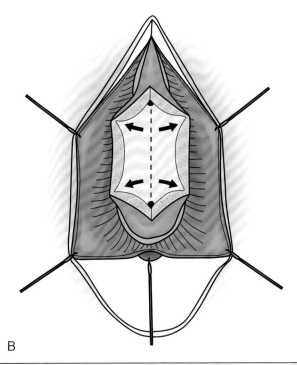

图 94.25　双侧牵开的尿道板支持线，于背侧尿道板的中线切开直至背侧海绵体

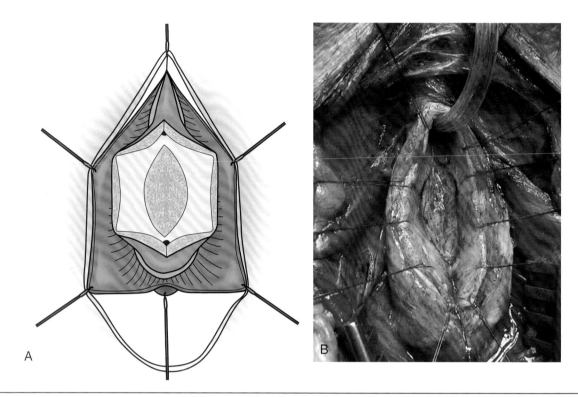

图 94.26　背侧尿道成形术时，向两侧牵开尿道板有利于尿道板和背侧海绵体的解剖

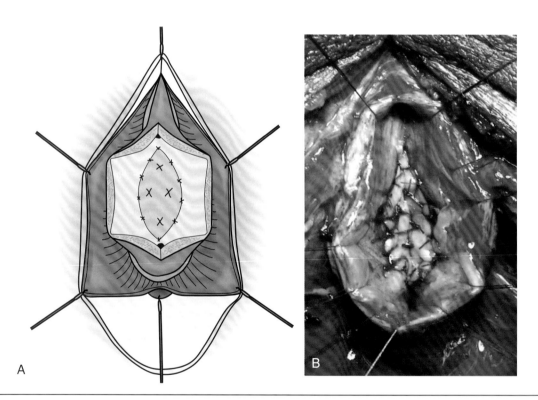

图 94.27　利用背侧颊黏膜移植来增强背侧狭窄的尿道板

利于术后的恢复。一般来讲，大多数缝合性尿道修复可在 2 周后痊愈，移植性尿道修复需要 3 周。切除和一期尿道成形术（EPA）后 2 周，排泄性膀胱尿道造影（VCUG）可以显示出正常的尿道轮廓（图 94.28）。所以，不复杂的 EPA 手术后并不需要常规的尿道造影检查。但是，黏膜移植性尿道修复术后尿外渗较常见，常规的 VCUG 会有帮助。如果发现明显的尿外渗，则应小心更换导尿管并在 1 ～ 2 周后再行 VCUG 检查。经尿管的尿道逆行造影是另外一种评估修复效果而无须拔除导尿管的方式。但是，这种检查比较麻烦，成

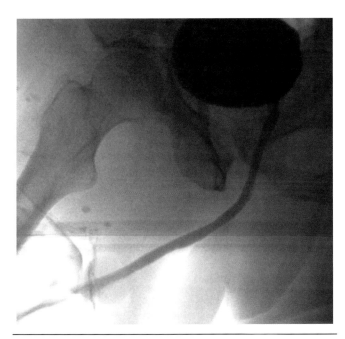

图 94.28 尿道球部成形术后 2 周的顺行尿道造影

像质量不高并且传导至尿道修复部位的逆行压力并不是生理性的，所以不能准确反映出正常排尿时的尿道压力。

尿道球部成形术后的并发症

成形术后严重的并发症一般很少见。下肢肢体麻痹，深静脉血栓 / 肺栓塞（DVT-PE）和筋膜间隙综合征很少会发生，而且一般和长时间的截石位体位有关。以上并发症可以通过术前良好的腿部体位摆放和增加截石位脚蹬来避免。机械性和（或）药物性的预防 DVT-PE 是必学的。下肢肢体麻痹一般是自限性的，如果需要可以通过床下活动或物理治疗来促进恢复。如果患者有任何 DVT-PE（单侧肢体肿胀或疼痛、气短、心动过速、乏氧）或筋膜间隙综合征［疼痛、麻木、紧缩感和（或）神经血管系统阳性查体］的症状或体征，可以行下肢多普勒超声 / 胸部螺旋 CT 或者相关科室会诊。

由于重力作用导致血和渗出液自会阴部流向阴囊导致的术后轻度阴囊血肿较常见，一般为自限性，并于 1 ~ 2 周内自行吸收。大的会阴阴囊部血肿很少见，但应该积极的外科处理清除血肿来去除感染，疼痛的风险及对修复部位的压迫。即使肛门会阴部处于温暖潮湿、易于污染的环境，但是会阴部切口的感染依然

非常少见，即使出现也可以通过切开引流，应用预防蜂窝织炎的抗生素和坐浴等方式来进行治疗。尿道球部成形术后的尿道皮肤瘘极为少见，说明吻合或移植尿道成形术完全失败了。术后 2 ~ 3 周携带导尿管而出现有症状的尿路感染一般不常见，所以不需要预防性应用抗生素。但是，根据已达成广泛共识的指南推荐，在导尿管移除之前应给予单剂量口服（a single dose）抗生素（氟喹诺酮或复方新诺明）。

尿道球部成形术后最重要的后期并发症是狭窄复发，一般是在患者再次出现排尿困难并复诊时确诊。球部移植尿道成形术后狭窄复发相对常见，一般需要谨慎地进行症状评估，尿流率测定和软性膀胱镜的检查。EPA 手术失败的概率＜ 10%，一般发生于 1 年内。所以，EPA 1 年后常规的术后检查是不必要的。和初次尿道狭窄的评估方法一样，狭窄复发的评估也应包括病史、查体和 RUG（尿道造影）。短的（＜ 1 cm）复发应该给予镜下处理，长段复发或内镜治疗失败的患者应该再次行尿道成形术。

尿道球部成形术后性功能障碍比较少见，可能和术中球海绵体肌分离和（或）阴茎海绵体的离断有关。术中小心仔细保护和分离球海绵体肌，双侧闭合阴茎海绵体（详见前文）应可以缓解术后长时间存在的勃起长度和阴茎充血不足的问题。EPA 术后的阴茎腹侧弯曲和阴茎缩短可以通过术中充分游离远端尿道球部至会阴阴囊连接部来预防，对于部分阴茎拉伸长度（SPL）小于平均值同时远端尿道球部狭窄＜ 2 cm 的尿道狭窄患者也应避免选择 EPA 术式。

拓展阅读

Barbagli G, Montorsi F, Guazzoni G, et al. Ventral oral mucosal onlay graft urethroplasty in nontraumatic bulbar urethral strictures: surgical technique and multivariable analysis of results in 214 patients. *Eur Urol.* 2013;64(3):440-447. doi:10.1016/j.eururo.2013.05.046; [Epub 2013 Jun 5].

Eltahawy EA, Virasoro R, Schlossberg SM, et al. Long-term followup for excision and primary anastomosis for anterior urethral strictures. *J Urol.* 2007;177(5):1803-1806.

Hudak SJ, Atkinson TH, Morey AF. Repeat transurethral manipulation of bulbar urethral strictures is associated with increased stricture complexity and prolonged disease duration. *J Urol.* 2012;187(5):1691-1695. doi:10.1016/j.juro.2011.12.074; [Epub 2012 Mar 15].

Palminteri E, Berdondini E, Shokeir AA, et al. Two-sided bulbar urethroplasty using dorsal plus ventral oral graft: urinary and sexual outcomes of a new technique. *J Urol.* 2011;185(5):1766-1771. doi:10.1016/j.juro.2010.12.103; [Epub 2011 Mar 21].

Richard D. Inman, Christopher R. Chapple

（魏 鑫 译 孔祥波 审校）

术前准备及手术方案

急症处理

骨盆骨折尿道断裂（PFUDD）是一种非常严重的创伤。最初的治疗方案要针对创伤后出现的生命危险进行治疗和复苏。当临床上怀疑有尿道损伤时，可使用尿道造影加以确认。

对于完全尿道损伤的 PFUDD 患者，建议在超声引导下行大口径（16 F 及以上）耻骨上膀胱造口进行膀胱引流。这项操作可以在局部麻醉下进行，或者如果需要手术治疗其他损伤，可以同时行膀胱穿刺引流。耻骨上穿刺应尽可能远离盆腔骨折部位，因为细菌在 48 小时内就会在尿液中定植，静脉注射抗生素可以降低骨折感染的风险，尤其是在骨盆损伤需要内固定的情况下。

无临床经验的人不建议在内镜下进行尿道修复。对于因其他损伤需要手术治疗的患者，当有丰富的局部专业知识时，可以尝试同期在内镜下治疗。成功的在内镜下放置导尿管 6 周可能会使尿道缺损缩小，但对该技术的作用目前尚无共识。鉴于此类损伤较为罕见，很少有中心具有权威的专业知识，而且该类损伤存在损害勃起和括约肌功能的风险。不建议行开放尿道重建，因为有可能使病情恶化。

后续治疗

在其他并发损伤的初始治疗和建立耻骨上膀胱瘘后，目前一个共识是最终的尿道修复应至少推迟到损伤后 3 个月，以使盆腔血肿得到充分吸收。

此时患者可以转入到具有重建尿道专业技术的专家中心进行后续修复。术前评估包括临床评估、尿道造影和膀胱造影（图 95.1），以及在麻醉下经尿道和耻骨上内镜检查。内镜检查要求使用硬膀胱镜检查尿道远端，软膀胱镜（17～19 F 口径）通过耻骨上入路评估膀胱和前列腺部尿道。这些检查可以用于评估膀胱颈部及远端尿道括约肌的破坏部位（DSM），其中许多损伤位于尿道括约肌的远端。除非存在复杂情况，计算机断层扫描（CT）或磁共振成像对于诊断无任何

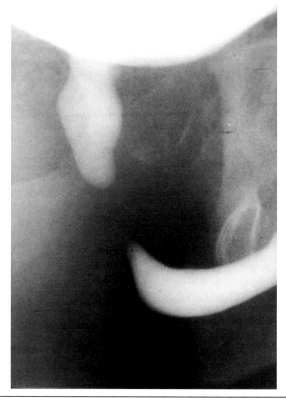

图 95.1 同时进行顺行和逆行尿道造影，可对损伤做出准确评估

意义。膀胱镜检查后，应重新留置至少 16 F 的膀胱瘘管，这使得在后续修复手术中，大号尿道探子更容易通过耻骨上通道进入前列腺窝。

在准确地确定了尿道损伤的种类后，大多数病例是可以通过会阴入路处理的。除了一些特殊情况，比如有骨碎片嵌入尿道内或损伤膀胱颈部，手术并不需要经腹部入路。对于同时合并髋关节或腿部骨折的患者，术中也可考虑取截石位。

若患者同意行经会阴入路尿道修补，需详细告知其可能存在勃起功能障碍、尿失禁和狭窄复发的风险。

患者体位及手术切口选择

骨盆骨折至尿道断裂的最终修复

患者术前需要常规留取尿培养及药敏试验，术中

预防性应用广谱抗生素。

体位

患者取截石位。扩大的截石位和切口并不是必需的，简单的中部切口即可。拔除膀胱造瘘管，会阴部及腹部常规备皮。将 18 ～ 20 F 尿道探子置入耻骨上通道，并通过触诊将探子置入膀胱颈和前列腺窝处。

器械

一个带 6 个拉钩的 Turner Warwick 环状牵引器即可很好地显露尿道（图 95.2）。当尿道海绵体已完成游离后，一个额外的自动牵引器（如 Travers）对于建立入路也是很有用的（根据手术偏好，其他牵引器可能更受欢迎）。

带有末端开窗孔的精细金属吸盘可用于鉴别耻骨

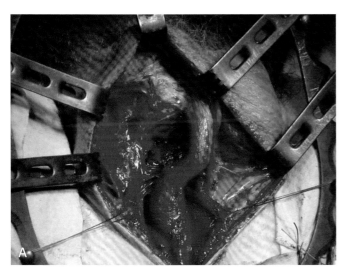

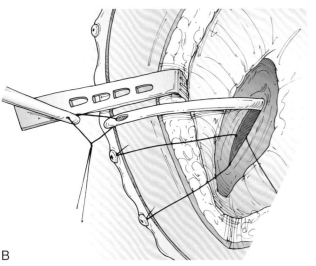

图 95.2　**A.** Turner Warwick 牵引器和金属拉钩对尿道周围组织的牵引非常有效；**B.** 使用牵引器上的旋钮，使缝线能够缩回（Adapted from Mundy AR. *Current operative surgery*：*urology*. London：Bailliere Tindall；1988.）

下盆腔出血，并可用于稳定盆腔和从尿道内腔取出缝合线。Turner Warwick 针架有 1 个偏移和弯曲的手柄，使得在空间有限的盆腔内可视化的缝合成为可能。

耳、鼻、喉（ENT）镜在尿道缝合时用于确定尿道内腔缝合的位置。当需行耻骨下入路手术时，需要用锤子和凿子及骨咬骨器。耻骨结节出血可能需要骨蜡来控制。

手术技巧

第一步：尿道远端切开与剥离

取会阴中线切口（长约 10 cm），逐步切开打开皮下脂肪层。将尿道球部海绵体肌肉从尿道球部分离出来。用一把有 6 个拉钩的 Turner Warwick 牵引器来拉开皮下组织和尿道球部海绵体肌肉，这样是为了方便之后的连续缝合。将尿道远端快速切开，并将尿道探子插入尿道远端，同时找到尿道断端（图 95.3）。自下层筋膜至阴茎根部完整剥离尿道，在尿道损伤部

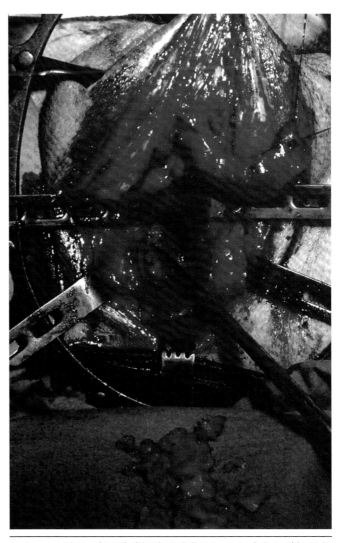

图 95.3　松解远端尿道并切除纤维化组织，以确定尿道探子的尖端能通过耻骨上通道

位的近端瘢痕处将尿道横断，并将瘢痕完整切除。将尿道缝合固定可以防止尿道回缩。在尿道背侧切开约1.5 cm 使 32 F 尿道探子可以通过。其后在吻合尿道前将尿道翻转 180° 使海绵体更容易接合。

根据更早的共识，一般腹部及会阴联合切口并不是必须的。只有在近端尿道损伤移位较重、腹部存在伤口，且膀胱及前列腺部出现移位需要行耻骨联合一并切除时考虑应用。专家们认为此类联合切口即使在需要行耻骨联合切除时仍不是必需的。

在大多数 PFUDD 中，近端尿道被尿道断裂后形成的组织瘢痕隔开并与远端尿道分离。数厘米以上的瘢痕组织需要被切除。自耻骨上入路插入尿道探子至前列腺窝处可以通过感觉更准确的找到近端断裂的尿道，或者经耻骨上入路插入软膀胱镜，可以通过光源找到尿道断端，有些时候直肠指诊可以帮助术中尿道定位。

第二步：瘢痕组织切除及识别近端尿道

如果尿道探子不能通过耻骨上入路插入近端尿道，首先就需要将尿道瘢痕组织切除。筋膜组织有时候会将尿道自中线分离 4 ~ 6 cm，并在尿道中间形成一团筋膜瘢痕体（图 95.4）。为了找到尿道通道，需要用 Travers 牵引器将筋膜组织与尿道分离，并用手术刀首先将其切开（图 95.5）。在筋膜瘢痕组织中找到正确的

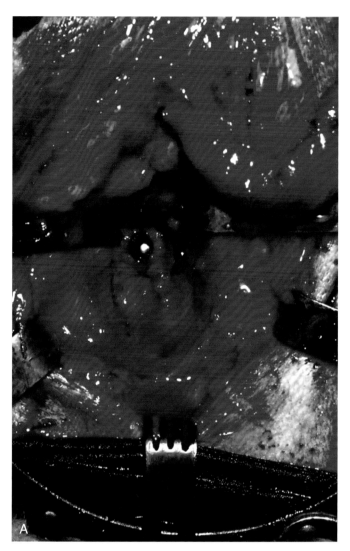

A

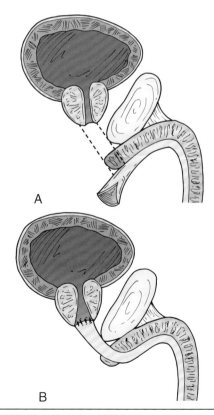

图 95.4　扩张尿道，使吻合口处增宽（Adapted from Mundy AR. *Current operative surgery*：*urology*. London：Bailliere Tindall；1988.）

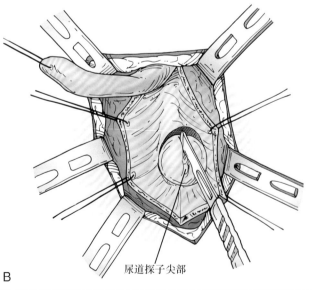

B

尿道探子尖部

图 95.5　**A**、**B.** 切除纤维化组织并触诊尿道探子尖部后，可用手术刀将其切开并暴露。直肠检查通常有助于确定和避免损伤直肠（**B**，Adapted from Mundy AR. *Current operative surgery*：*urology*. London：Bailliere Tindall；1988.）

层次后，才可以用剪刀更快的游离。

在完整游离筋膜后，可能会找到一条垂直于切口的较粗的血管，此时需要对其进行结扎。

此时，如果近端尿道仍难以触及，需要通过分离耻骨联合下方的骨膜与筋膜组织，将筋膜组织耻骨联合的下方游离至旁边（图 95.6）。当耻骨联合显露出后，我们可以在 Travers 拉钩的帮助下将筋膜组织拉至两旁（图 95.7）。

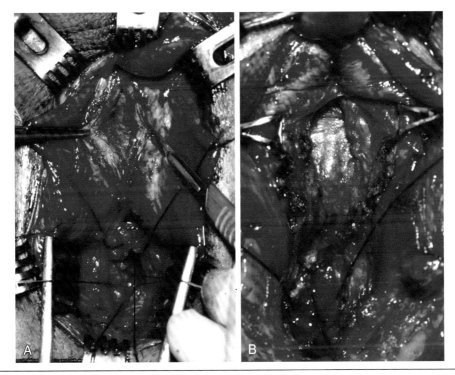

图 95.6 A、B. 将筋膜组织游离至中线上，通过适当的牵拉帮助曝光术野

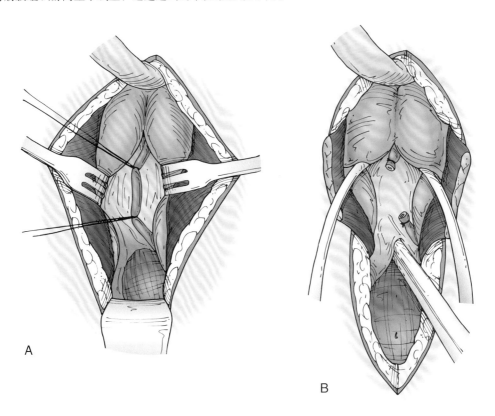

图 95.7 A. 通过缝扎鉴别和控制中线处的静脉。B. 结扎此静脉后，可进行骨膜和耻骨下弓的切除（Adapted from Mundy AR. *Current operative surgery*: *urology*. London: Bailliere Tindall; 1988.）

尽管筋膜组织已经被分离开，如果此时仍无法找到尿道，或者无法在无张力的情况下缝合尿道，可以用骨锤、钳、凿等工具将耻骨联合截去 50% 以上。其后进行进一步的尿道瘢痕及瘢痕组织切除，直到剩余尿道管腔

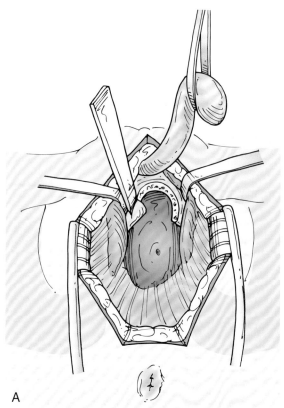

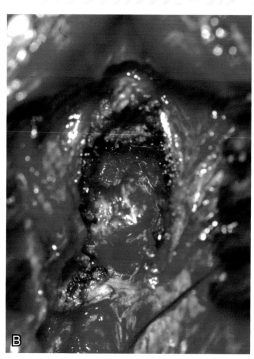

图 95.8 **A**、**B.** 可能需要更广泛的骨切除以增加术野区的暴露范围（**A**，Adapted from Mundy AR. *Current operative surgery*: *urology*. London：Bailliere Tindall；1988. ）

黏膜柔软并可通过 32 F 尿道探子为止（图 95.8）。

第三步：尿道吻合术

当可以感觉到尿道探子的尖端时，就直接在探子上做一个切口，并在切口的边缘固定一针缝线。切口可以在 12 点钟位置处加深，直到膀胱镜可以通过尿道，并用来定位和确定精阜和前列腺窝位置，并排除任何假道。

近端尿道可以行背侧切开。近端尿道的边缘需要切出凹面以充分切除瘢痕组织，这使得尿道可以固定于筋膜的两侧，然后对尿道的游离端进行检查，以确定它们是否可以在没有张力的情况下完成吻合。通过松解筋膜组织可以获得更长的尿道断端。根据笔者的经验，这种方式在不复杂的病例中只有不到 10% 是必需的。

游离后的尿道断端需用 30 mm 的大针带 3-0 号薇乔线重新缝合，吻合口处的尿道后壁需要固定于筋膜上，缝合时可以应用喉镜和细的金属吸引器帮助观察近端尿道。

通常情况下我们无法让近端尿道的针旋转，此时正确的操作是将弯曲的针头拉直，以便于插入尿道腔。针可以被弯曲成雪橇形状以此通过尿道壁插入近端尿道。在近尿道腔内抓住针尖并向膀胱推进，当完全在腔内时，它就可以被向回拉拽（根据 GD Webster 的描述），这样针尖就可以旋转回来。另一种有用的操作是，将针弯曲成一个更小的圆形，使其可以在狭小的骨盆深层旋转，从而从内向外缝合近端尿道。

缝合时应从内向外缝合远端尿道的后壁，然后从外向内缝合近端尿道。将 5 根缝线固定在尿道后壁并留出足够长度。在上述步骤之前，在近端尿道的前壁（由外向内）再缝上 3 根缝线，针头留在原位。否则，这个区域被缝合后上述步骤可能会很困难。

检查后壁缝合线以避免缠绕套扎，并从尿道外侧将中央缝合线系紧。留置导尿管；此时作者使用预先放置的尼龙缝线固定导管，而不需要球囊。最后在尿道远端前壁完成缝合并扎紧（图 95.9、图 95.10）。

第四步：降低吻合口张力及术后护理

吻合完成后，将尿道远端边缘缝合至筋膜上，以降低因勃起而导致的吻合术张力加大的风险（图 95.11）。

由于大多数病例没有明显的尿道长度损失，因此不需要颊黏膜或皮瓣移植，并且若使用上述的步骤，即切开筋膜、耻骨下入路，大多数病例中无张力尿道吻合术是可行的。

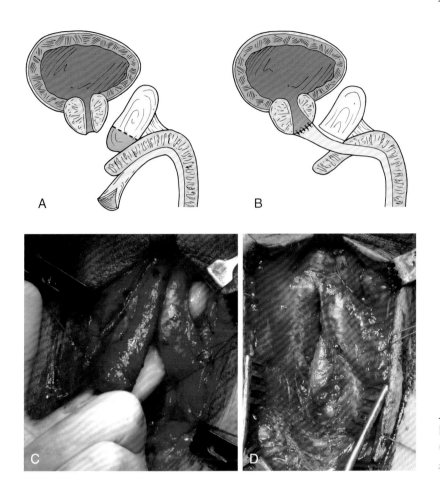

图 95.9　将尿道于左侧海绵体的上方进行改道
（ **A**. Adapted from Mundy AR. *Current operative surgery*：*urology*. London：Bailliere Tindall；1988. ）

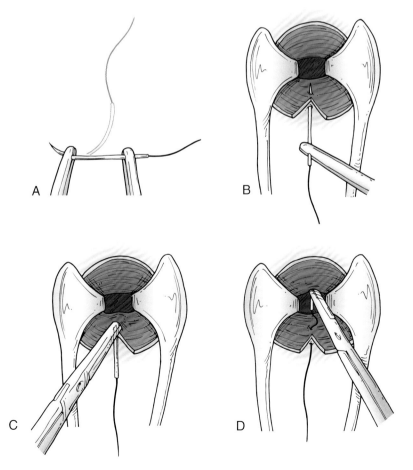

图 95.10　**A.** 将针弯曲后易于缝合；**B.** 示范此种方法如何进针；**C.** 抓住针尾并向膀胱内推针；**D.** 在针完全进入尿道壁后再将其拉出并完成缝合

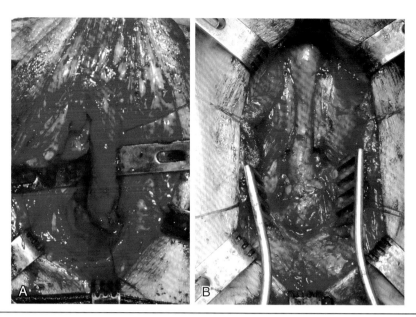

图 95.11 A、B. 最后闭合尿道并将其固定于筋膜上，以减少术后勃起时的张力

球部海绵体用 2-0 号薇乔线缝合，皮肤和皮下组织用 2-0 号薇乔线间断水平褥式缝合。不需要留引流管。

术后处理及并发症

使用无菌敷料包扎。在会阴和阴囊部位采用护垫敷料，并在会阴切口处放置弹力内裤以增加压力，减少皮下血肿的风险。

静脉注射抗生素 48 小时，然后口服直到拔除导尿管。穿长筒弹力袜，术后给予低分子肝素。患者可于术后 2 ～ 3 天出院，并于术后 14 天经耻骨上膀胱造瘘管行顺行尿道造影，造影前需排空膀胱（图 95.12）。如无漏尿，拔除导尿管，夹闭耻骨上膀胱造瘘管，待排尿满意后拔除。

并发症

急性并发症包括出血、血肿和感染。如果应用了广谱抗生素、止血、压缩敷料等，这些并发症并不常见。远期并发症如下述。

1. 尿道狭窄：手术经验丰富者 5 年的成功率在 80% ～ 90%。

2. 尿失禁：并不常见，若膀胱颈部受损，尿失禁率在正常情况下＞ 90%。

3. 勃起功能障碍。

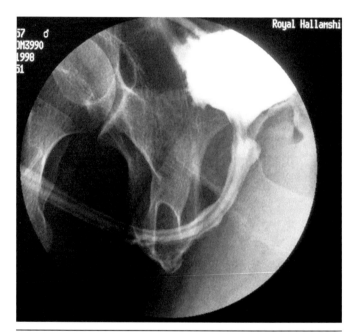

图 95.12 术后膀胱造影及尿道造影

拓展阅读

Chapple C, Barbagli G, Jordan G, et al. Consensus statement on urethral trauma. *BJU Int.* 2004;93(9):1195-1202. Review. PubMed PMID: 15180604.

Gómez RG, Mundy T, Dubey D, et al. SIU/ICUD Consultation on urethral strictures: pelvic fracture urethral injuries. *Urology.* 2014;83(3 suppl):S48-S58. doi:10.1016/j.urology.2013.09.023; [Epub 2013 Nov 8]; Review. PubMed PMID: 24210734.

Lumen N, Kuehhas FE, Djakovic N, et al. Review of the current management of lower urinary tract injuries by the EAU Trauma Guidelines Panel. *Eur Urol.* 2015;67(5):925-929. doi:10.1016/j.eururo.2014.12.035; [Epub 2015 Jan 6]; Review. PubMed PMID: 25576009.

专家点评（STEVEN B. BRANDES）

　　这是 Turner Warwick 在 *Protégés* 上发表的一篇权威文章，我仅仅只是用不同的技术角度来阐述一些有用的发现。

　　骨盆骨折尿道损伤（PFUIs）在传统意义上被认为是前列腺膜牵拉性缺损，然而实际上球膜部尿道的缺损才是主要的，其次才是前列腺包膜的缺损。这意味着有许多外括约肌在 PFUIs 后仍具有基本功能。实际上缺损部位通常都会很短，仅仅只有 2 cm 的长度，只有在极少数受高强度的机械损伤的情况下（如行人与机动车的交通意外事故），牵拉性缺损长度才会更长，且情况更为复杂。这也是无张力的端端吻合术可以广泛应用到 PFUIs 的原因。只有当缺损较长且情况复杂时才会运用切开并游离筋膜组织或耻骨下入路这种较为复杂的方法来修复缺损。

　　耻骨上膀胱造瘘是较为安全的方法，且并不会导致医源性的器械材料感染。我认同在耻骨上方 2～3 横指处行造瘘术，这样会远离下腹部横切口，因为一些复杂情况下骨科可能需要取下腹部横切口行骨盆分离的内固定术。内镜下尿道会师术是一种安全和成熟的方法，而且并没有病例证实其会加重勃起功能障碍和尿失禁。我还发现应用 X 线透视并同时在近端和远端应用膀胱镜检查相结合会最大限度地提高成功率。手术时长不超过 1 小时是非常重要的，因为长时间的手术会使预后不佳。

　　多年来，我总是通过会阴部长切口显露尿道，然而最近，我开始使用 Lambda 切口，但仅用于近端尿道的手术。我发现它能使近端尿道更好的显露，但切口开裂率仍高于中线切口。对于前尿道手术，Turner Warwick 和 Lone Star 牵引器（库珀手术）效果很好。但对于近端尿道，Jordan segmented 会阴环和 Rake 牵引器相对于布克瓦尔特固定牵引器（Codman & Shurtleff）更有助于尿道后壁的暴露，而且利于将直肠推开。某些情况下，近端尿道非常深，Bookwater Magrina 阴道牵引器拉钩有助于最大限度地使其暴露。这些器械使手术在技术方面变得更加容易，确实值得花额外的费用。

　　为了分离出近端球尿道和膜性尿道，分离开腹侧的附着在膈脚处的组织尤为重要（注意不要损伤尿道

海绵体被膜）。如果在切开尿道时发现活动性出血，通常是因为在被膜上有裂口，此时可对其进行"8"字缝合。向近端和远端"游离尿道球部"，将尿道球部自会阴部的中心韧带和直肠锐性分离开同样非常重要。Jorgenson 剪刀有助于将尿道近端从后到前横行切开。横行切开近端尿道球部后，如不能触及自耻骨上入路放置的尿道探子，请勿盲目切割。这样做可能会切到前列腺或膀胱。这里有一个好用的技巧，用 22 号穿刺针在会阴瘢痕处逆行穿刺，与此同时用膀胱镜通过耻骨上入路观察前列腺尖部（顺行）。这样就可以确定精阜和前列腺尖部的位置。有时候前列腺并不像人们预期的那样位于中线，可能会稍微偏斜。

　　导致后尿道成形术不成功的主要问题包括：没有对近端瘢痕组织进行广泛而恰当的切除，以及没有对远端和近端尿道黏膜进行修整。尿道近端应该有柔软、柔韧的触觉；所有触感质韧的尿道周围组织都应被切除，直到暴露正常的尿道黏膜。我也发现使用"雪橇型"针和较长的鼻内镜对处理近端狭窄非常有帮助。至于缝合线，我们更喜欢单丝缝合线、Maxon 缝合线或 PDS 缝合线，因为它们更容易滑动，也更容易在深处打结。我们一般选择 12 针吻合法——在近端尿道顺时针方向、由外侧向内侧、由背侧至腹侧、从 12 点钟到 6 点钟顺时针间断缝合 6 针，再逆时针方向、从背侧到腹侧间断缝合 6 针。每条缝线上都有一只编号标记，这个标记的位置与钟面上的位置相对应。编号的标签有助于防止缝合线缠结。缝线上还需带针。然后将缝线顺时针从内到外，从背侧到腹侧缝合于相应的远端尿道。然后向尿道内留置一条 16 F 导尿管，再将剩余的 6 条缝线逆时针缝合。最后，将缝线按顺序从背部到腹部扎紧。术后第 2 天早上出院回家时，将置入阴茎里的导尿管夹闭，用耻骨上膀胱造瘘管引流 4 周。根据 Denis Browne 的理论，阴茎内的导尿管有支撑作用，并能促进新的尿道黏膜形成。

　　我们通常只在围术期给予 23 小时静脉抗生素（头孢唑林），然后改为口服抗生素（10 天的双效磺胺甲噁唑-甲氧苄啶），术后 4 周行影像学检查，然后拔除导管。

第 96 章

York–Mason 术式治疗男性直肠尿瘘

Elizabeth Timbrook Brown，Joshua A. Cohn，Melissa R. Kaufman，Douglas F. Milam，W. Stuart Reynolds，Roger R. Dmochowski

（王 尧 译 孔祥波 审校）

术前准备和手术计划

直肠尿瘘（直肠膀胱瘘或直肠尿道瘘）一般发生于医源性损伤，如放射治疗或者手术的并发症。也可能发生于先天发育异常，感染或者恶性疾病。直肠尿瘘一般会出现尿粪、气尿、尿路感染、直肠漏尿、发热和（或）盆腔脓肿等症状。在多数情况下，肛门指诊可以有效发现瘘口。膀胱尿道镜、肠镜和（或）尿道逆行造影可以帮助明确临床诊断和手术的方式（图96.1）。

一般来说，明确诊断后可以选择袢式结肠造口或回肠造口术来行肠道分流，但是最近的研究表明这种肠道分流的方式也许不是必需的。耻骨上造瘘术也可以暂时作为尿液分流的方式。所有此类或者术前都需要积极的抗感染，并规律地进行肠道准备。

虽然有证据表明小的、无放射性损害的、医源性的直肠尿瘘可以自发的愈合，但是外科治疗往往都是必要的。虽然有很多办法可以用于直肠尿瘘的修补，但是 York-Mason 术式一直都是稳定、受欢迎的手术方式。即使这样，手术时机的选择是至关重要的。虽然很多医源性、非放射性损伤的瘘可能自行修复，但是放射性直肠尿瘘的手术时机应在损伤后的 6 个月，在此期间需注意和患者的沟通。恶性疾病导致的直肠尿瘘是一个逐渐侵蚀合并感染的过程，抑或大的、放射损伤后的瘘，都难以明确合适的手术时机，所以应尽快施行尿流改道手术。

手术方式

麻醉生效后，插入导尿管。先穿过瘘口在导丝的引导下置入膀胱镜进入直肠腔，可以帮助辨别瘘口的位置。将患者摆放为俯卧折刀位，需注意保护并垫起躯体的受力点。术前术野常规消毒，可用胶带帮助分开下肢和固定臀部。自尾骨尖部到肛缘中线处取纵行切口（图96.2），然后锐性切开肛门括约肌。在分离括约肌肌层之前，应保证每层都缝有相对应的标记缝线。这样可以在关闭切口时正确辨认不同的括约肌层。然后，沿切口逐层打开后肛门和直肠，放置牵引器充分显露直肠前壁。通常瘘管可以肉眼确切辨认，导尿管也可以清晰发现，然后进一步切除瘘管和周围的炎性组织。

理论上，尿道上皮层、直肠前壁肌肉层和直肠黏膜层应该仔细辨认和单独分离。缝合需确切保障防水和无张力的缝合。首先在导尿管外利用 3-0 号可吸收线连续缝合尿道上皮层。利用 2-0 号可吸收线连续缝合直肠前壁，紧接着相同方法缝合直肠黏膜层。利用之前留置的标记线逐层缝合肌肉层，小心地恢复和重建肛门括约肌。将手指放入重建的直肠内确认缝合后直肠

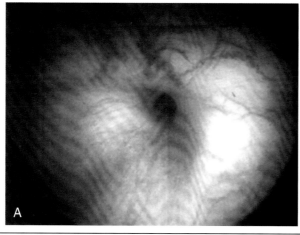
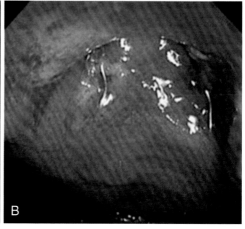

图 96.1　**A.** 膀胱镜下的直肠尿瘘（Courtesy of Gregory Bales，MD.）；**B.** 肠镜下的直肠尿瘘（Courtesy of Gregory Bales，MD.）

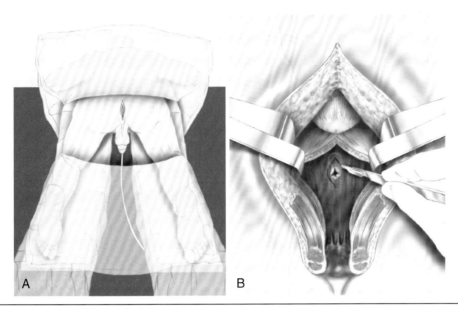

图 96.2　**A.** 患者体位；**B.** York-Mason 术式修复的层次（Redrawn from Massalou D，Chetrus-Mariage D，Baqué P. York-Mason repair of recto-urethral fistula. *J Visc Surg*. 2015；152：185-188.）

壁的顺应性，逐层关闭皮下组织，并于骶前筋膜下留置烟卷式引流管。最后，皮下缝合关闭皮肤。

术后护理和并发症

术后的饮食应随着肠道功能的恢复逐渐变化。如果术中留置了引流，术后 48 小时可以撤除。尿流改道的导尿管应保留 3 ～ 6 周以等待术后完全恢复。结肠造口的还纳应该推迟至数月后，以确认瘘没有复发。在还纳结肠造口前应行膀胱镜和直肠镜检查。

术后并发症包括瘘复发、尿失禁和（或）大便失

禁。重点是，尽管该术式需完全切开肛门括约肌，但是术后的大便失禁或肛门括约肌狭窄极少出现。

拓展阅读

Cathelineau X, Sanchez-Salas R, Flamand V, et al. The York Mason operation. *BJUI*. 2010;106:436-447.

Hadley D, Southwick A, Middleton R. York-Mason procedure for repair of recto-urinary fistulae: a 40-year experience. *BJUI*. 2011;109:1095-1098.

Kasraeian A, Cathelineauu X, Barret E, et al. Modified York Mason technique for repair of iatrogenic rectourinary fistula: the montsouris experience. *J Urol*. 2009;181:1178-1183.

Massalou D, Chetrus-Mariage D, Baqué P. York-Mason repair of recto-urethral fistula. *J Visc Surg*. 2015;152:185-188.

Melissa R. Kaufman，Douglas F. Milam

（王　尧　译　孔祥波　审校）

尿道狭窄疾病（USD）仍然是大多数泌尿外科医师经常会遇到的较为头痛的泌尿系统疾病。通常遇到复发性尿道狭窄在施行如尿道成形术等手术治疗之前会进行内镜检查和治疗。以尿道梗阻为主要表现的疾病有很多，在手术处理狭窄性疾病之前应该小心排除其他诸如尿道癌等不良疾病。

一般来说，直视下尿道内切开术（DVIU）是短的、膜部尿道狭窄病例的首选治疗方式（图 97.1）。多数情况下，DVIU 是一种拓宽尿道更可控的处理方式，可以减少环形纤维化的发生从而降低狭窄的复发率。当尿道成形术不可行时，包括一些尿道成形术后吻合部位狭窄的特殊病例 DVIU 也可以作为处理的方式之一。应注意的是，多次应用 DVIU 反复内切开狭窄尿道预示着手术成功的机会越来越小。多次切开导致的周围离断和缺血的组织会导致海绵体纤维化和狭窄的进一步进展。影响 DVIU 成功率密切相关的因素包括狭窄段长度、狭窄位置、是否是狭窄复发和狭窄的原因。一般来说，尿道纤维化厚度 > 2 cm 的狭窄一般不适用于 DVIU（图 97.2）。

有几种方式可以用于 DVIU，这里我们会讨论几种经典的基于冷刀技术的方法，也会讨论新的改良后应用钬激光的操作方式。

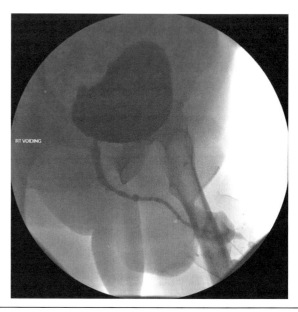

图 97.2　不规则较长的纤维化不适合 DVIU

术前评估

对狭窄段的评估一般应用逆行尿道造影，也可联合膀胱尿道造影，必要时可结合膀胱镜检查。除术前常规麻醉评估外，术前尿培养可帮助指导围术期抗生素的选择，特别是既往有泌尿系统感染病史的患者。术前立即给予抗生素应基于 AUA 的最佳抗生素预防性策略。抗菌药物的选择应根据药敏的结果，一般推荐的治疗时长小于或等于 24 小时。很多 DVIU 病例手术时间不长并且是内镜下的操作。因此，术后离床活动后早期深静脉血栓的预防不是必需的，但需除外伴高危因素的患者。患者应总是在术前准备耻骨上膀胱造瘘引流，以防止偶尔出现的术中无法顺利进行尿道逆行操作的可能。

1. 患者取截石位，配合脚蹬和软垫以预防术后肢体麻木等。皮肤无菌消毒，22 F 硬膀胱镜指示下定位狭窄（图 97.1）。很重要的一点是此时不要用膀胱镜横向扩张狭窄段，因为这个扩张操作与可控状态下的内切开术是完全不同的治疗过程。通过膀胱镜通道，可以置入引导导丝进入膀胱（图 97.3）。导丝的引导是手

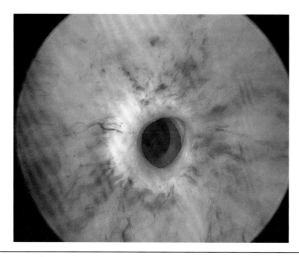

图 97.1　直视下较短的尿道狭窄

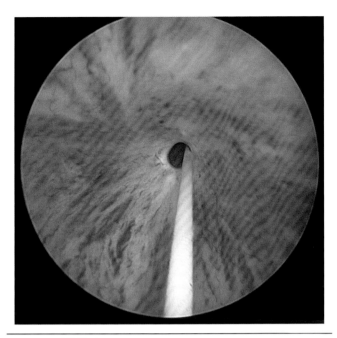

图 97.3　引导导丝

术中非常重要的步骤，不能省略，以避免尿道出血导致视野丢失或没有引导进行的内镜检查而造成的二次损伤。复杂病例中引导导丝的置入可能需要放射线的定位。如果之前内切开术应用的冷刀，此时移去膀胱镜置入尿道内切开刀（urethrotome）。尿道内切开刀由可视或非可视外鞘和位于 12 点钟位置的冷刀组成，外鞘带有注水通道。内切开刀包含一个激发装置，当打开开关时仅容纳冷刀通过。可视内切开刀是在 0° 观察镜下将冷刀放置于狭窄段前，非可视内切开刀则需放置冷刀于狭窄段远端位置。这个过程中，带角度的观察镜是不可用的。

2. 推进冷刀，首先放置于 12 点钟位置并通过狭窄，仅向上方切割狭窄纤维组织并拉刀返回鞘内（图 97.4）。反复切割狭窄，必要时延伸切割深度直至见到海绵体组织。重点是全层切开至海绵体组织以完全切开狭窄环。选择在 12 点钟切开是为了避免尿道球部位于 3 点钟和 9 点钟的动脉，以及腹侧切开可能带来的严重并发症。这个过程需小心调整切开的深度。切开完成后，可进一步进入膀胱进行检查。

3. 此外钬激光也可用于内切开术，可完全在硬性膀胱镜下完成。在置入引导导丝以后，重新于操作通道内放置 200 W 钬激光光纤。应用钬激光光纤引导或末端打开的导尿管可以帮助更准确地瞄准拟切开的部位。设置 0.5～1 J 的低能量和 5～10 Hz 的发射频率，于 12 点钟切开狭窄（图 97.5 和图 97.6）。鉴于钬激光的止血作用，这种方法理论上可以降低内切开术术后的出血发生率。需注意的是避免激光发射于引导导丝上，因为钬激光光纤可以切开导丝的外皮甚至切断引导导丝。

4. 全层切开后，撤去膀胱镜或内切开刀并沿引导导丝放置导尿管进入膀胱。一般选用较粗的 18～22 F 导尿管，可以起到较好的切口压迫降低术后出血的作用，也有利于早期的修复过程。建议冲洗导尿管以确定尿管位置正确。

术后护理

一般不复杂的 DVIU 患者术后留置导尿 3～5 天。尽管目前没有统一的标准来指导术后留置导尿管的时间，但是长时间留置导尿管一般是不必要的，并可能会导致尿道感染。留置导尿管期间，可给患者抗胆碱能药物治疗，如果存在泌尿道感染，则应用抗生素。偶尔，一部分术后患者需要间断自行导尿以保持尿道通畅。关于术后导尿目前没有一致的标准，但是，对于复杂病例，可建议患者每日 1 次 14 F 硬性导尿管的

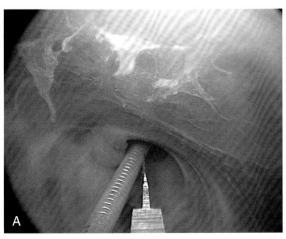

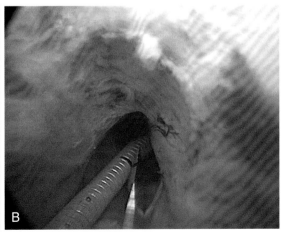

图 97.4　A、B. 尿道内切开刀于 12 点钟位置切开

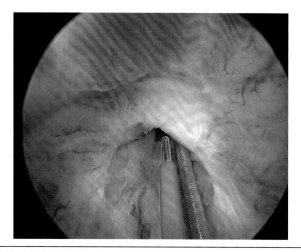

图 97.5 钛激光内切开

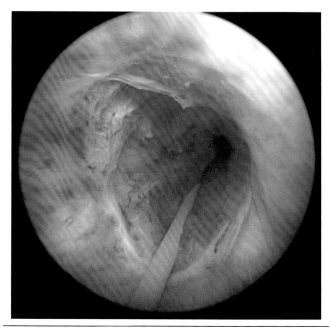

图 97.6 置入导尿管前观察切开的尿道

导尿并持续几个月，之后如果狭窄复发症状不明显，可改为每周 1 次。尿流率测定对这部分患者非常有用，而膀胱镜检查可以安排的 DVIU 后的第 3 个月或在患者出现狭窄复发症状时选择。

术后常见的并发症包括血尿和泌尿道感染，较少见但难以处理的并发症包括尿瘘、假道形成、尿失禁和勃起功能障碍。

单个狭窄切开后失败或合并多处狭窄已经进行过 DVIU 的患者，依然可以推荐开放性尿道成形术。成形术的成功率会随着 DVIU 多次进行而逐渐降低，除非极特殊情况一般不推荐反复的 DVIU 手术。

拓展阅读

Forrest JB, Clemens JQ, Finamore P, et al. AUA Best Practice Statement for the prevention of deep vein thrombosis in patients undergoing urologic surgery. *J Urol.* 2009;181(3):1170-1177.

Voelzke BAHW. Role of direct vision internal urethrotomy in the management of urethral stricture. *AUA Update Series.* 2010;29 (Lesson 20).

Wolf JS Jr, Bennett CJ, Dmochowski RR, et al. Best practice policy statement on urologic surgery antimicrobial prophylaxis. *J Urol.* 2008;179(4):1379-1390.

专家点评（SEAN P.ELLIOTT）

多数情况下，DVIU 是有效的方式，泌尿外科医师有足够的时间去评估狭窄的长度和部位并在术前判断手术的成功率。对于初次手术并 < 2 cm 的球部狭窄，DVIU 成功率是最高的（40% ～ 70%）。简单的膀胱镜操作一般就可以评估狭窄的长度和部位（图 97.1）。但是，很多病例在镜下观察不到近端正常的尿道。遇到这种情况，笔者会选择顺行或逆行尿道造影来完善术前评估。

仅在术前良好评估了狭窄的情况下，泌尿外科医师才能与患者良好的沟通手术的潜在风险、收益和除 DVIU 外的其他治疗选择。对于初次治疗，尿道球部狭窄长度 < 2 cm 的患者，泌尿外科医师可以推荐 DVIU 作为一种可治愈的治疗方式。但是，术前评估 DVIU 成功率较低的其他情况下，我们仅在需要解决急性梗阻或遇到以下情况时选择 DVIU：①患者理解并清楚 DVIU 是暂时缓解症状而不是本次狭窄的治愈性手段；②患者理解并清楚尿道成形术是成功率更高的治疗方法。

自体耻骨阴道吊带术　第 98 章

Ashley N. Hadaway，Stephen R. Kraus
（钟广正　译　黄健　黄立　审校）

适应证

自体耻骨阴道吊带术是目前公认的治疗女性压力性尿失禁（SUI）的"金标准"术式之一。耻骨阴道吊带术最初的适应证包括由内括约肌功能障碍引起的 SUI 患者。尿道中段悬吊术创立后，耻骨阴道吊带术依然是治疗 SUI 不可或缺的术式。而对于曾经接受过尿道中段吊带术或耻骨后吊带术后疗效不佳，或耻骨后复发性 SUI 患者，筋膜吊带术的应用越来越广泛。此外，该术式已被证实为同时伴有尿道憩室或瘘管及因神经源性疾病需长期导尿引起的继发性尿道糜烂损伤需行尿道重建的 SUI 患者的理想术式。

随着时间的推移，该术式不断改良并发展，目前腹直肌筋膜游离移植术是在 McGuire 的基础上改良，而后经 Blavias 推广形成。目前认为该术式的机制为吊索进入耻骨后间隙后纤维化并逐渐和盆腔内筋膜融为一体形成稳定的吊索，为尿道提供了一个吊床样的支撑。吊索不仅可以发挥类似后挡板的作用，减少尿道过度活动，还可以在需要时被动拉紧，提供额外的尿道压迫力。

术前准备

患者入院后对其进行全面的病史询问和体格检查、尿液分析和膀胱残余尿量评估。病史询问的关键点包括对排尿症状进行全面评估，尤其是尿失禁的症状特征，并注意鉴别患者的症状类型属于压力尿失禁还是急迫性尿失禁。初步判断为急迫性尿失禁（UUI）的患者则应更加细致全面地检查以明确诊断，并与患者充分沟通，阐明手术的目的为针对引起尿失禁的因素进行改善从而发挥疗效。值得注意的是，33% 的患者会有持续性的急迫性尿失禁，高达 9% 可能发展为新类型的 UUI 患者。此外，还建议对排尿症状进行评估，以排除任何自身存在或潜在的导致排尿问题的相关疾病。

应对全腹部和骨盆进行体格检查，评估是否存在尿道过度活动症。同时还需按 AUA 的 SUI 指南，嘱患者做 Valsalva 动作或咳嗽来证实患者存在尿失禁的症状。必要时可进行膀胱压力测试，包括留置导尿测定膀胱残余尿量、进行膀胱冲洗及测定 SUI 患者的膀胱容量。目前并不建议女性压力性尿失禁的患者常规行尿动力学检查。对于复发性 SUI 或复杂的尿失禁患者，多采用耻骨吊带术式进行手术治疗，建议患者术前行尿动力学检查。尿动力学检查可以检测出内括约肌功能缺陷。对于内括约肌功能缺陷、膀胱逼尿肌收缩力弱和膀胱残余尿量增多的患者，术前应告知患者术后具有较高的尿潴留风险。尽管告知了患者有关保留和排尿问题的风险，但术后可能出现虽间歇性导尿，仍有压力性尿失禁症状，新发或仍有急迫性尿失禁症状、上尿路损伤、尿路感染等可能性。因此，对高风险的患者，应教导其如何进行清洁间歇导尿。

体位

将患者置于低截石位，确保患者腿部的重量由 Allen 或 Yellofin 脚架完全承担，从而使患者腓肠肌不受压。常规消毒范围为下腹部、会阴部和阴道。预留下腹部及阴道入路进行铺巾。从尿道置入一个 5 ~ 10 ml 水囊的导尿管，以便于排空膀胱。

手术技巧

以往该术式由 2 位外科医师各自通过经腹入路和经阴道入路共同完成。如今可以由 1 位外科医师在经腹手术部分和经阴道手术部分交替进行从而完成手术。

耻骨后部分

笔者常采用耻骨弓上入路法，在耻骨联合上方做一 6～8 cm 长的下腹部横切口。可以根据患者腹部的具体情况或以往手术瘢痕调整手术切口的位置，目的是更有效地获取腹直肌筋膜用作吊带术的移植物。经切口向下分离表面软组织直至暴露腹直肌筋膜。使用大号的 Alexis 切口牵引器可以提供良好的操作空间，分离至腹直肌床，在该处较容易取材。从腹直肌中部剥离筋膜，并从鞘膜切口上方或下方裁切下 2 cm×8 cm 的筋膜用作移植的吊带。取材后，在移植物的每一端留置缝线，以方便悬挂和拉紧吊索。移植物取材完成后可通过多种方法加固，如将缝线留置于后床上的吊索中，折叠筋膜末端使移植物边缘的厚度加倍，并沿着边缘进行缝合加固。也可以在筋膜取下前，用 0 号聚丙烯不可吸收缝线先在筋膜的 4 个角上做"8"字缝合并打结固定，两端缝线尽可能留出足够长度以利于悬挂和拉紧（图 98.1）。沿着先前标记的区域切下筋膜（图 98.2）。抓住缝线尾部向上拉起筋膜，术者在切口上将腹直肌外侧缘往中线及耻骨联合方向牵拉，双手配合完成。用湿润的纱布条包裹筋膜待用，或放在生理盐水中，然后放在一边待用。检查取材的筋膜床，术区彻底止血，然后用 0 号 PDS 缝合线缝合关闭取材区。在合适的情况下，可经耻骨上切口留置悬吊缝合线。如果常规的拟取材区域以往接受过腹部手术，腹直肌筋膜取材欠佳，术者可将腹部切口向上腹部平移，进入非受力筋膜区域取材，同时保留接近耻骨上方区域的切口，如果术中需要还可以在耻骨上再做一个小切口，用来留置吊索缝合线（图 98.3）。

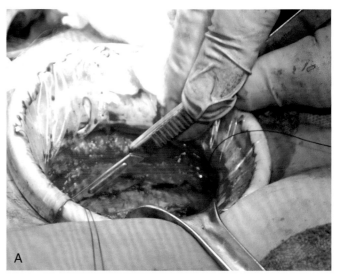

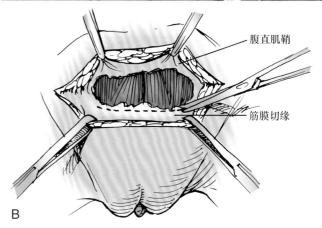

图 98.2　**A、B.** 沿着标记的区域切下筋膜

其他筋膜的取材方法：当腹直肌筋膜取材不能达到使用要求时，可以从阔筋膜取材。在大腿外侧做一个小的纵向切口，用筋膜剥离器取材可以避免大切口，减少创伤。

自体筋膜的其他替代材料：在某些情况下，当不能使用自体筋膜时，笔者使用了生物移植物，如尸体筋膜（图 98.4）。目前使用非天然的合成材料来完成术式的报道较少见。在必要情况下可采用合成材料来完成手术，但术前必须充分告知患者手术风险及疗效不佳的可能。

阴道手术部分

将预先准备好的阴道牵引器置入阴道。黏膜下注射生理盐水帮助解剖阴道上皮（图 98.6）。部分外科医师可能更倾向于使用局部麻醉药完成该部分手术，用或不使用肾上腺素协助止血。可以使用多种阴道切口，包括中线纵向阴道切口及倒 U 形切口。切口位置应接近近端尿道和膀胱颈区域。笔者更倾向于采用倒 U 形切口（图 98.5 至图 98.7），尤其是在病情复杂的患者

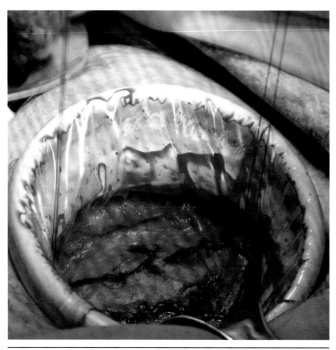

图 98.1　筋膜获取位置及范围

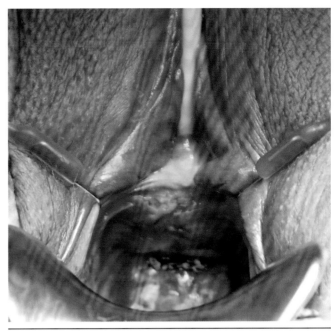

图 98.5　阴道切口标记

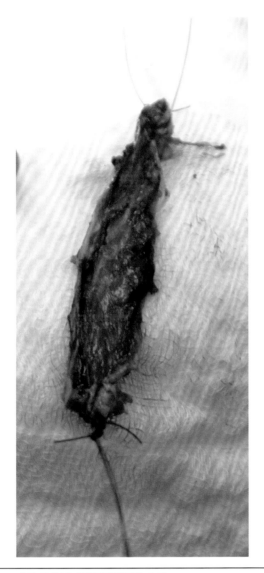

图 98.3　获取的腹直肌筋膜预留缝合线

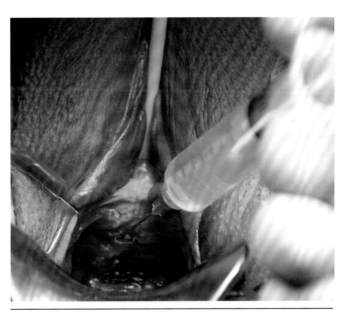

图 98.6　黏膜下阴道注射

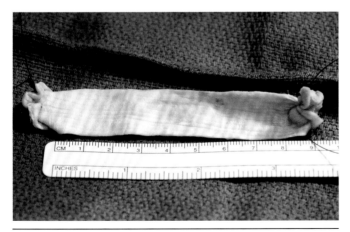

图 98.4　准备好的移植物

　　解剖尿道周围的阴道上皮耻骨筋膜，注意保持筋膜的完整性。将阴道壁向坐骨方向平行游离。这通常可以使用数字解剖协助，但在二次手术的情况下，需要用 Metzenbaum 剪刀进行锐性分离。用 Metzenbaum 剪刀在骨盆内筋膜上打孔，从尿道两侧平行会阴并向患者同侧肩部方向锐性刺入耻骨联合下缘正下方的耻骨后间隙，穿过耻骨宫颈筋膜，通向耻骨后间隙（图 98.8）。开始前，应检查膀胱，确保膀胱排空尿液完全减压。影像辅助观察解剖结构，确认进入的耻骨后间隙，然后直接从骨盆壁切开膀胱颈和近端尿道。术中用手指向上钝性剥离创建耻骨后间隙的通道至腹直肌

中。通过拉动尿管球囊及触诊协助判断膀胱颈和近端尿道的接合处。倒 U 形切口或阴道纵向切口的尖端通常取尿道远端和中段之间，但也可根据具体情况做出调整。

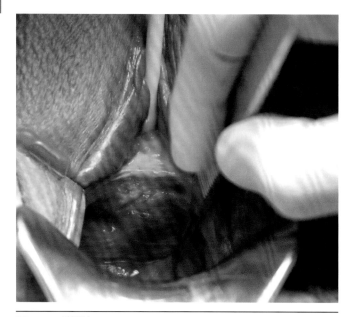

图 98.7　阴道切口

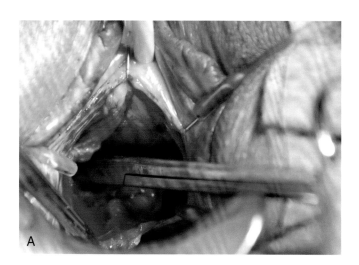

A

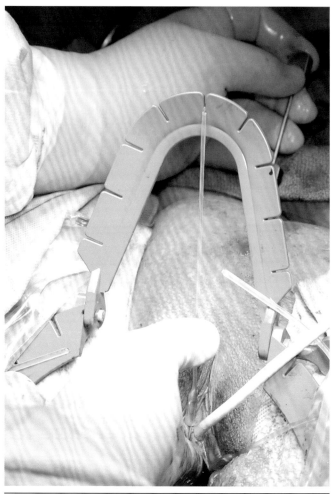

图 98.9　Stamey 针通过耻骨后间隙

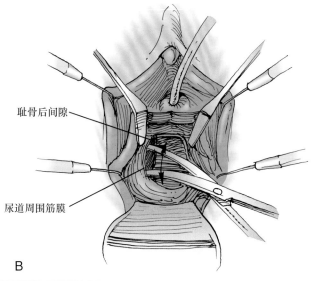

耻骨后间隙

尿道周围筋膜

B

图 98.8　**A、B.**钳子穿过骨盆内筋膜

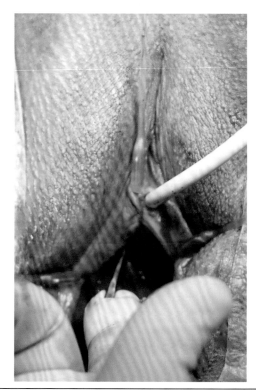

图 98.10　Stamey 针通过耻骨后间隙（阴道视图）

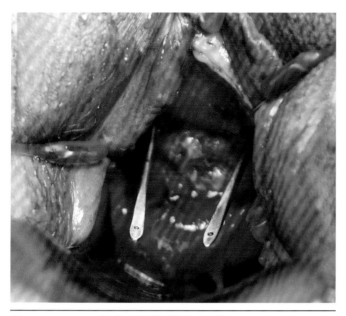

图 98.11　Stamey 针从双侧穿过耻骨后间隙

筋膜，直到术者可通过耻骨上切口触及自己在腹直肌筋膜下的手为止（图 98.12B，左图）。吊带通过该通道可以从阴道穿梭至腹直肌中部达到耻骨上区域。

耻骨后部分

再次确认膀胱处于排尿减压的低张力状态。通过耻骨上切口，用经阴道穿刺针（Stamey，Raz，Pereyra）在耻骨上方和中线外侧刺穿腹直肌筋膜。经过阴道切口手指可伸入同侧的 Retzius 间隙，当手指穿过腹直肌筋膜时，可触及 Stamey 针（图 98.9）。然后，经阴道伸入的手指可以引导 Stamey 针穿过 Retzius 间隙，并从同侧骨盆内筋膜穿刺处取出（图 98.10）。在对侧重复此操作步骤。通过使用影像辅助引导穿过 Retzius 间隙，将膀胱穿孔或其他损伤的风险降至最低。

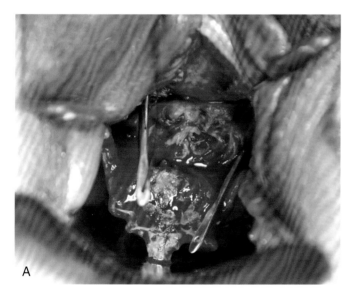

A

图 98.12　**A.** Stamey 针带线；**B.** 缝线经过耻骨后间隙（右图）；耻骨后间隙的钝性解剖（左图）

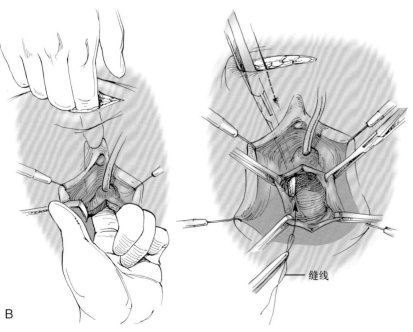

缝线

B

膀胱镜检查

拔除 Foley 导管进行周密细致的膀胱尿道镜检查，保留 Stamey 针在原位，寻找潜在的膀胱或尿道损伤（图 98.11）。虽然膀胱镜检查也可以在缝合完毕后进行，但原位保留 Stamey 针则使膀胱镜检查时更容易、更好地看到穿孔。此外，如果发现膀胱穿孔，则可在吊带准备就绪前重置 Stamey 针。

在确认膀胱完整无损伤后，将吊带置于手术区。先从一侧将吊带预留的缝合线穿入 Stamey 针，并缓缓牵拉缝线带动吊带从阴道到腹部切口，完成后在对侧进行同样的操作（图 98.12，图 98-13）。通过缝合线将吊带置于膀胱颈和近端尿道交接处（图 98.14，图 98.15）。吊带保留足够的长度以确保其可以进入耻骨后间隙。目前多采用 3-0 号或 4-0 号聚乳酸缝线将吊带与尿道周围筋膜间断缝合固定，从而防止吊带错位（图 98.16）。

对于某些曾行腹部或盆腔大型手术或放射治疗的患者，盲法穿刺 Stamey 针可能无法实现。作为替代方案，可采用耻骨上入路法，在直视下经切口于膀胱颈两侧打开筋膜并向下分离软组织直至暴露盆内筋膜以进入 Retzius 间隙。随后用长扁桃体止血钳或 Stamey 针进行盆腔内筋膜穿刺，并引导其穿入阴部切口。于耻骨上切口行吊带缝合后，应在筋膜切口关闭前将缝线穿过切口的两侧，以便穿刺结束后在腹直肌筋膜下为吊带缝合打结。

使用 2-0 号可吸收聚乳酸缝线封闭阴道切口（图 98.17，图 98.18）。在非复杂的情况下，连续缝合即可；若情况复杂或需重建或额外修复尿道，应考虑行间断缝合。

吊带张力

吊带缝线应收紧至腹直肌筋膜上方中线上。行压力性尿失禁手术时，吊带应无或仅有很小的张力，但值得注意的是目前并无确定合适张力的标准水平或标准术式。总的来说，外科医师应能够将 1～2 根手指放入手术结及筋膜之间。一部分外科医师倾向于在膀胱镜直视下收紧吊带以接合膀胱颈，另一部分医师倾向于使用 Foley 导管或膀胱镜鞘以避免张力过大。

替代张力方案

在一些特殊情况中，如难治性压力性尿失禁（多次手术效果不佳的压力性尿失禁）、尿道糜烂及不完全膀胱脱出等，可能需要行较强张力的耻骨阴道吊带缝

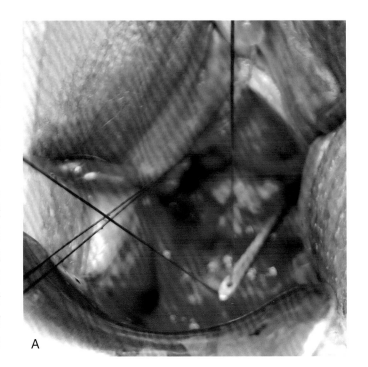

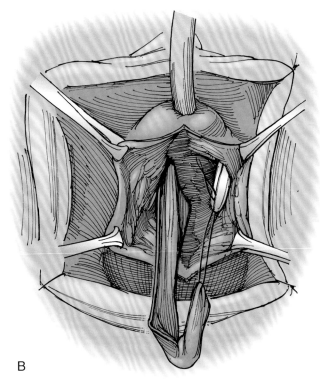

图 98.13 A、B. 通过缝线牵拉吊索从阴道到腹部切口

合，以形成支撑吊带。在这些情况下，患者往往需行间断置管导尿或其他导尿措施。为预防患者出现严重尿道功能不全或尿道糜烂，应考虑行闭合性耻骨阴道吊带缝合以替代一期缝合膀胱颈。

闭合性吊带缝合往往与可控皮肤填充或耻骨上永久置管术共同进行。笔者倾向于行闭合性吊带缝合，因为在紧急情况下此术式不会影响尿道的使用。在尿

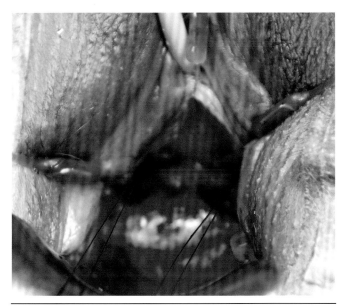

图 98.14 使用缝线将吊带送至指定位置

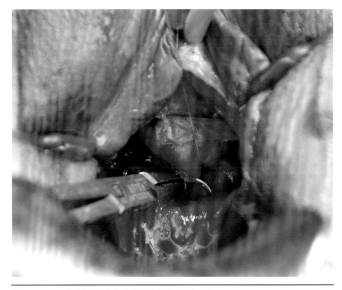

图 98.16 将吊带固定在尿道周围组织上

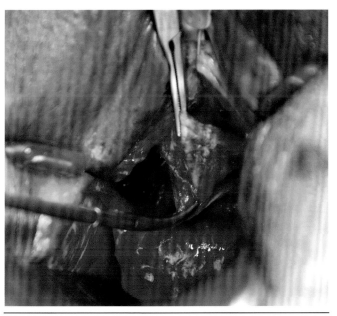

图 98.15 吊带固定的位置

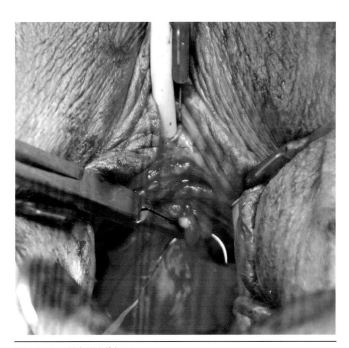

图 98.17 缝闭阴道切口

道糜烂但膀胱颈和近端尿道完好的情况下，可考虑选择此种闭合性吊带缝合。虽然这些情况需要吊带上有一定张力，但仍应考虑避免过度的张力以预防尿道糜烂或损伤。甚至在行闭合性吊带缝合完成后，也应预留一定空间以便在必要时行尿道导尿（图 98.19）。

在吊带收紧后，应冲洗并使用可吸收缝线缝合耻骨上切口。在特定情况下，应在注射甲基蓝或靛胭脂后再次行膀胱镜以确保输尿管引流通畅。

术后护理及并发症

Foley 导管及阴道填塞物应保留至术后第 1 天。检查残尿量并在必要时指导患者导尿。笔者特意嘱患者留尿过夜，至次日早晨行充盈尿排空试验。若尿排空不满意，往往需要更换 Foley 导管，并在 7 天内再次行尿排空试验，若试验仍不满意，需开始行间歇导尿。除尿潴留外，应考虑如尿急、急迫性尿失禁及逼尿肌过度活跃等并发症。这些并发症往往是吊带张力过强所致。尿路刺激征常是暂时的，但若症状持续较长时间，应考虑由持续性梗阻引起。尿排空时吊带张力增加挤压膀胱颈可能加重排空困难，因此患者应学习在排尿时放松盆底肌。与其他压力性尿失禁术式如尿道中段悬吊术不同，耻骨阴道吊带术恢复正常尿排空时

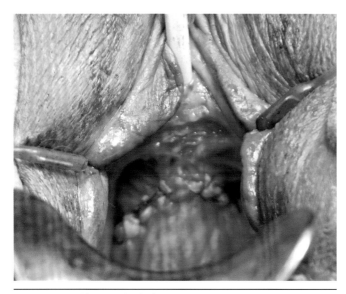

图 98.18　阴道切口缝闭完成

间有所延迟，因此，吊带切开或尿道松解术可能延后至数周后。

　　术后一般风险包括术后创口感染、水肿或血肿形成、切口疝、出血、尿路感染，以及持续性压力性尿失禁，应于术前与患者充分讨论。自体移植用于耻骨阴道吊带时发生尿道糜烂的风险很低。在一项涉及自体肛提肌筋膜吊带术的大型多中心随机临床研究中，仅报道有 4 例患者出现切口疝（1.2%），而水肿或血肿出现情况为 4%，这些患者大部分无须手术介入处理。患者需限制抬举重物 6 周，以利于筋膜连接处的恢复，以及吊带融入盆腔内筋膜及尿道周围组织。

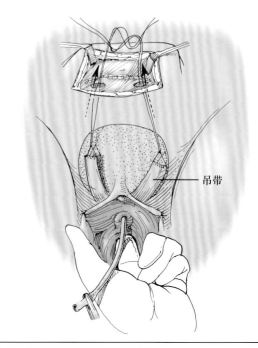

图 98.19　在相应位置拉紧筋膜吊带

拓展阅读

Albo ME, Richter HE, Brubaker L, et al. Burch colposuspension versus fascial sling to reduce urinary stress incontinence. *N Engl J Med.* 2007;356(21):2143-2155.

Blaivas JG, Chaikin DC. Pubovaginal fascial sling for the treatment of all types of stress urinary incontinence: surgical technique and long-term outcome. *Urol Clin North Am.* 2011;38(1):7-15.

Blaivas JG, Jacobs BZ. Pubovaginal fascial sling for the treatment of complicated stress incontinence. *J Urol.* 1991;145(6):1214-1218.

Dmochowski RR, Blaivas JM, Gormley EA, et al. Update of AUA Guideline on the surgical management of female stress urinary incontinence. *J Urol.* 2010;183(5):1906-1914.

McGuire EJ, Lytton B. Pubovaginal sling procedure for stress incontinence. *J Urol.* 1978;119(1):82-84.

无张力阴道吊带/耻骨上尿道中段耻骨阴道吊带术

第 99 章

Christopher E. Wolter

（彭圣萌 译 黄健 黄立 审校）

引言

利用聚丙烯网带进行尿道中段吊带术目前已经是受到广泛认可的治疗压力性尿失禁的手术方式。尽管最近仍然有学者担心网状物在女性盆腔手术中的使用，但这种治疗方法已经被逐渐证明是安全且有效的。这种治疗方法的微创性、植入的方便性及有效性使得它被广泛推广和应用。此外，术者还可以酌情在局部麻醉下进行该手术，同时患者术后恢复比传统的筋膜吊带术和耻骨后吊带术更快。吊带是一种人工合成的补片，由麦氏网独特的由单丝纤维构成的宽网孔结构材料组成，有撕裂的风险，但只要以无张力的方式正确使用吊带材料，撕裂的发生率就会较低。尿道中段吊带术最适合用于轻度至中度尿失禁的患者，虽然该术式也可以用于重度尿失禁的患者，但是预期的疗效会有所降低。

术前准备及手术计划

选择合适的患者是手术成功的关键。该术式适用于有症状的压力性尿失禁及有一定膀胱容量的女性患者。她们在体格检查中应该表现出压力性尿失禁、一定程度的尿道过度活动症状及可以适当地排空膀胱。对于有潜在尿路刺激症状、膀胱排空不完全、尿失禁术后复发和盆腔器官脱垂的患者强烈推荐进行术前的尿流动力学检查，泌尿外科医师也可以根据患者的病情酌情完善该检查。

患者体位及手术切口

不同方式的麻醉后，患者取截石位。暴露患者阴道及下 1/3 腹部，对整个阴道及下腹部的皮肤进行手术消毒。使用重锤型阴道窥镜，用缝线或可自固定的环形牵引器牵拉开小阴唇，最大限度地显露阴道前壁。然后放置导尿管。尿道中段的确定：从尿道口 1 cm 以下的位置，选择一 2～3 cm 的垂直手术切口，或者可以通过估算膀胱颈与尿道口之间的阴道壁上的中点来

确认尿道中段（通过轻微牵拉 Foley 尿管及触诊球囊可以轻松确定膀胱颈位置，见图 99.1）。必要情况下，通过注入生理盐水或含有肾上腺素稀释的利多卡因实施水分离法。用 Allis 钳抓取略高于切口部位的阴道壁，这样就可以向上牵拉，利于观察。确定切口后，用 15 号刀片切开阴道黏膜。

手术技巧

1. 分离（图 99.2）：用另一把 Allis 钳钳起切口的一侧，通过钝性分离与锐性分离相结合将阴道黏膜与尿道分离，继续向切口的外侧、上方及耻骨下支的方

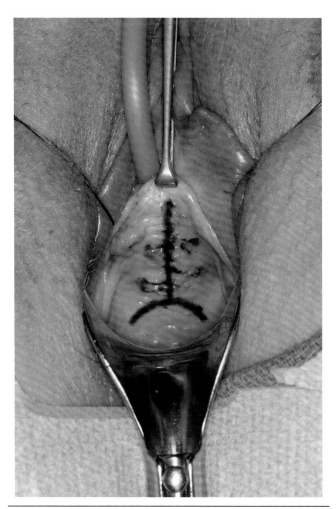

图 99.1 阴道壁的标记

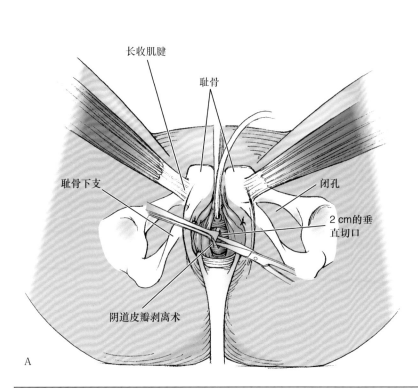

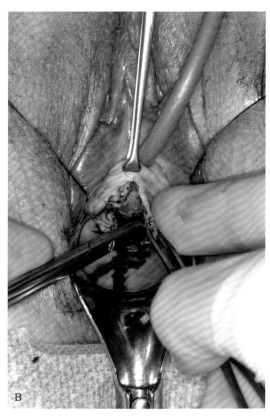

图 99.2　阴道解剖。**A.** 示意图；**B.** 术中照片

向进行分离，至一定的深度后，可以见到阴道壁无血管间隙。如果分离过深，就可能损伤尿道或伤及静脉而出血。按照这个方向继续分离至可以清楚地摸到耻骨下支，注意不要刺穿骨盆筋膜。同法分离对侧。

2. 耻骨上置入穿刺针（图 99.3）：确保膀胱排空尿液。紧贴耻骨联合的上方距离中线 2 cm 处左右两侧分别做 1 对 1 cm 长的切口。将一只手的示指放入阴道内，将插了尿管的尿道推向远离穿刺针将要通过的这一侧，另一只手将穿刺针从该侧切口插入穿刺针，这个过程的第一层阻力结构就是腹直肌筋膜。紧贴耻骨刺入筋膜（这时候需要双手配合才能更好地控制）。调整针尖的角度朝向术者，避免针尖朝向膀胱。穿过腹直肌筋膜后，确保穿刺针在耻骨后朝向阴道切口和阴道内的手指。在耻骨后行进的过程中始终保持针尖与耻骨相接触。最后一层阻力结构为骨盆筋膜，穿刺针穿过骨盆筋膜后，用阴道内的手指引导穿刺针从阴道切口穿出。确保穿刺针没有刺入阴道黏膜。交换手后同法处理对侧。

3. 经阴道穿入 TVT（可选用导管引导）（图 99.5）：确保膀胱内的尿液完全排空，紧贴耻骨联合的上方距离中线 2 cm 处左右两侧分别做 1 对 1 cm。引导经阴道吊带（trans vaginal tape，TVT）穿刺针的尖端经阴道

切口的一侧到达耻骨下支处的骨盆筋膜。用一个手指保护已留置尿管的尿道或用尿管引导使尿道偏离穿刺部位。操作者将穿刺针在耻骨后穿过盆底筋膜，并确保整个操作过程中穿刺针紧贴骨盆。穿刺过程中应时刻注意穿刺方向。穿过盆底筋膜后下一层阻力结构为直肠筋膜，穿过直肠筋膜后用另外一只手引导穿刺针穿出皮肤切口。同法处理对侧。

4. 进行膀胱镜检查：使膀胱充盈至少 300 ml 生理盐水，以便完整地观察膀胱及其黏膜，用 30° 和 70° 膀胱镜可以清楚地看到整个黏膜表面。退镜时观察尿道，如果看到穿刺针穿过尿道出现尿道穿孔，应退出穿刺针并再次进行穿刺。纠正穿刺通道后，应留置尿管至少 5 ～ 7 天使穿孔愈合。如果没有看到尿道穿孔，退出膀胱镜后更换尿管。

5. 吊带通道（图 99.6）：因为 TVT 穿刺针上已经连接吊带，将吊带靠向耻骨上放置的穿刺针，将吊带向上拉入切口并退出穿刺针，或者向上牵拉 TVT 穿刺针。首先，用 1 把小钳钳住吊带中部，保持吊带外面的塑料护鞘完好。在吊带和留置尿管的尿道间放置 1 把器械留作间隔。通常使用直角钳、Kelly 钳或 9 mm Hegar 扩张器。两侧均匀向上牵拉吊带直至其与充当间隔的钳子贴合。修剪两侧的塑料保护鞘的末端，用止

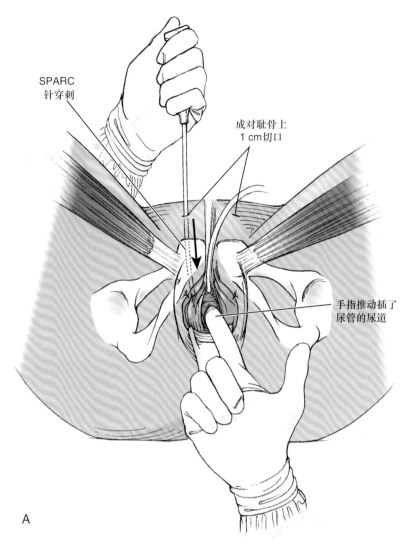

SPARC
针穿刺

成对耻骨上
1 cm 切口

手指推动插了
尿管的尿道

A

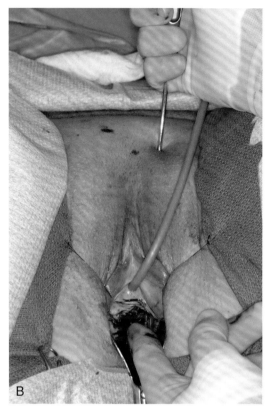

B

图 99.3　耻骨上置入穿刺针。**A.** 示意图；**B.** 术中照片

血钳钳住保护鞘的一边，然后取下每一边吊带表面的塑料保护鞘。持住吊带和尿道间用作间隔的器械，确保没有在吊带上施加过多向上的张力。移除塑料保护鞘后，用作间隔的器械应该可以轻易地从吊带和尿道间通过。

　　6. 关闭：修剪掉腹部切口外的吊带末端，修剪末端时应将皮肤向下压，确保网套不会经皮肤切口突出。弯曲的 Mayo 剪刀用于修剪时效果最佳。用 4-0 号合成的可吸收缝线（synthetic absorbable sutures，SAS）皮下缝合或伤口胶水关闭腹部切口。用 2-0 号 SAS 连续缝合关闭阴道切口。如果需要的话，可用抗生素或雌激素浸泡过的填塞物填塞阴道。

术后护理及并发症

　　除非存在膀胱穿孔，术后尿管可停留 1 小时至过

夜，患者通过排尿测试才可出院。如果不能通过的话，应当继续留置尿管，几天后可重复排尿测试。或者，可以教会患者自我间歇性导尿。告知患者，术后至少 6 周应避免剧烈活动、搬运重物及性生活。在术后 2 ～ 4 周患者应进行至少 1 次残余尿量检测，如果患者出现膀胱排空困难、膀胱充盈或者持续性尿失禁，则残余尿量检测应尽早进行。早期排尿踌躇或者尿潴留的并发症需要在术后 4 周内及时诊断及处理，建议行吊带松脱或松解，如果处理得当，患者很少出现长期后遗症。

　　中晚期并发症通常是吊带相关事件，但是晚期尿道梗阻也会发生。如果出现残余尿量增加和（或）排尿困难，则需要进行尿流动力学及膀胱镜检查评估。无论如何，这些出现晚期并发症的患者可以受益于尿道松解术，但由于尿道松解术应用不广泛，患者需要对尿失禁后的治疗有合理的期望。吊带相关事件通常

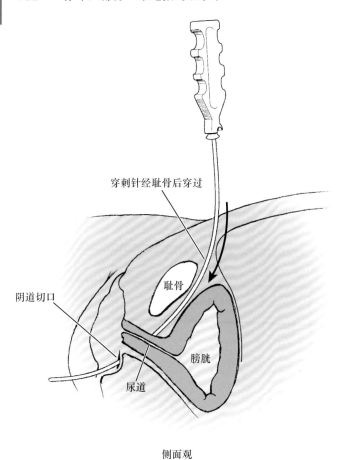

穿刺针经耻骨后穿过

阴道切口

耻骨

膀胱

尿道

侧面观

图 99.4 穿刺针穿过阴道切口

成对耻骨上切口

耻骨下支

手指保护已留置尿管的尿道

经阴道穿入TVT

图 99.5 经阴道穿入 TVT

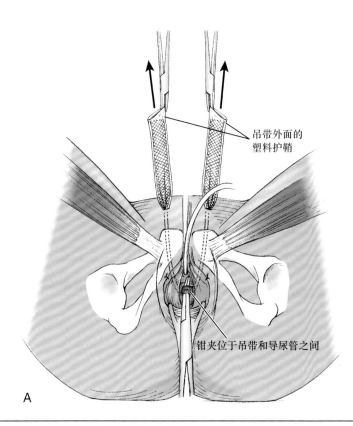

吊带外面的塑料护鞘

钳夹位于吊带和导尿管之间

A

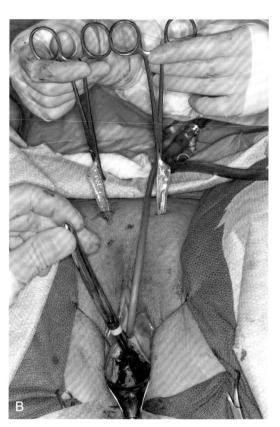

B

图 99.6 吊带位置。**A.** 示意图；**B.** 术中照片

为吊带外露、糜烂或疼痛。吊带外露（可见的吊带外露，位置通常位于阴道）如果面积小或者无症状，可以进行保守治疗或者局部应用雌激素治疗。更大面积的吊带外露需要通过手术方法进行治疗，手术可以在局麻或全麻下进行。术中主要是修剪暴露的吊带，修剪阴道上皮切缘并缝合关闭。阴道糜烂（吊带外露于尿道或膀胱导致）应尽可能彻底切除，并将糜烂所在的器官全层缝合，尿道重建可能是必要的。或者，一些散在的小的膀胱糜烂可以通过内镜下激光消融治疗，但是如果糜烂复发，仍需要通过切除糜烂及全层缝合治疗。最后，长期的疼痛并发症是最令外科医师和患者沮丧和担忧的。如果疼痛局限于某个特定区域如尿道下或者单侧的阴唇系带，那么在该区域进行局部的尿道松解

通常是有效的。如果有证据提示或患者主诉有更广泛的盆腔疼痛或感染，必要时应通过阴道和腹腔联合进行完整的吊带切除。在所有情况下，患者都应该被告知持续疼痛及尿失禁复发的可能性。

拓展阅读

Kenton K, Stoddard AM, Zyczynski H, et al. 5-year longitudinal followup after retropubic and transobturator mid urethral slings. *J Urol.* 2015;193(1):203-210. doi:10.1016/j.juro.2014.08.089; [Epub 2014 Aug 23].

Nilsson CG, Palva K, Aarnio R, Morcos E, Falconer C. Seventeen years' follow-up of the tension-free vaginal tape procedure for female stress urinary incontinence. *Int Urogynecol J.* 2013;24:1265-1269.

Richter HE, Albo ME, Zyczynski HM, et al. Retropubic versus transobturator midurethral slings for stress incontinence. *N Engl J Med.* 2010;362:2066.

专家点评（ALEX GOMELSKY）

耻骨后尿道中段吊带术（MUS）由于其良好的疗效、可重复性及较少发生不良事件，是女性压力性尿失禁外科治疗的"金标准"。严格遵守手术步骤对于最大化疗效和最小化并发症发生率是至关重要的。根据 AUA 关于泌尿外科手术预防性应用抗菌药物的最佳实践声明，应在术前 1 小时内给予单剂静脉抗生素（如第一代或第二代头孢菌素，庆大霉素和克林霉素，或氟喹诺酮）。以下是一些我发现的对 MUS 术中或术后有帮助的步骤。

从技术角度来看，在阴道瓣上设置牵引力同时确认周围尿道切开的深度处于子宫内筋膜的水平。通常，健康具有弹性的阴道组织深度可能被高估，并且套管会更靠近尿道周围穹隆。尽管可以避免明显的"纽扣样"穿刺孔，女性更倾向于使用尿道约束带。如果 MUS 与其他经阴道盆腔器官脱垂（POP）手术一起进行，则应静脉注射亚甲蓝或放置临时输尿管导管以确认输尿管完整性。如果计划同时行经阴道前顶壁 POP 修复，我还会分别做两个切口。

MUS 一般在尿道中段做一个切口，另一个切口位于膀胱镜起始部并向近端延伸，这应该会保持吊带使其不向膀胱颈移动。所有操作完成后，吊带应该被拉紧。

无论是住院患者还是门诊手术患者，我均会叮嘱患者术后第 1 天早晨进行排尿测试。我发现大约有 80% 的女性在术后早期就能成功排尿，其余大部分患者在 2 周的随访中也可以有效排尿。尽管对于那些尿液不能完全排空或完全尿潴留的患者而言，CIC 是一个有用的辅助手段，但是我通常会在她们几次排尿测试均失败后才会应用 CIC。对于明确或者恶化的排尿困难症状或者新出现的尿潴留，我的选择是作尿道中线下吊带切口。以我的经验来看，没有切口的吊带松解疗效并不一致，尤其是随着术后随访时间的增加，在发生延期尿潴留和储尿期症状加重时，需要切除部分吊带（从盆内筋膜到盆内筋膜的吊带）。

最后需重视术前知情同意的讨论。虽然耻骨后 MUS 是文献中研究最多的用于治疗尿失禁的方法并且有接近 20 年的随访，但在人体内植入永久性的合成材料仍可能与一些特定的不良反应有关。此外，当前的医疗法律环境下，医师更需要积极与患者沟通并共同决策。

第 100 章　经闭孔尿道中段吊带术

Laura Chang Kit

（任力娟　译　王东文　审校）

术前准备和手术计划

尿道中段吊带术是治疗压力性尿失禁最常见的方法，具有微创放置、术后恢复快、成功率高、并发症发生率低等优点。最初应用的为耻骨后手术路径，后有经尿道、耻骨前和单切口路径，采用不同的穿刺点及穿刺路径试图减少相关并发症。

经闭孔吊带术可以使用"外到内"或"内到外"的不同穿刺方向，两种方法治疗效果相当。一级证据表明，经闭孔悬吊带可获得与耻骨后同样的控尿效果，而肠管/膀胱穿孔和术后排尿功能障碍的发生较少。然而，在 10% ～ 15% 的患者中，经闭孔吊带术会导致大腿、腹股沟疼痛和麻木特有的并发症，这可能会影响患者术后恢复。此外，耻骨后入路对于症状较重的压力性尿失禁患者的控尿效果更好，且控尿效果持续时间长（ > 24 个月）。然而，对女性患者及术者而言，经闭孔尿道中段悬吊是经耻骨后吊带的一种安全有效的替代方法，这是选择这一术式的主要原因。此外，如肥胖症、下腹疝或有广泛耻骨后或膀胱手术史的患者，为避免经耻骨后路径出现损伤宜采用经闭孔途径。

患者体位和手术切口

步骤：术前使用抗生素（第一代或第二代头孢菌素）在皮肤切口开放 1 小时内使用。局部或全身麻醉均可。麻醉诱导后，将患者取截石位，可使用可在术中很容易调整体位的支撑架腿架。双腿外展，将髋关节弯曲至 100°～ 110°，以利于穿刺过程的操作。如果术区视野欠佳，剃除会阴部毛发。充分暴露并消毒会阴及阴道，下腹部和大腿内侧、闭孔区域皮肤。放置阴道窥器，用缝线分别将小阴唇固定于两侧，最大限度地显示阴道前壁。患者体位后仰可使术野更佳。放置 16 F 导管，引流膀胱内尿液，并留置导管。

手术方式

1. 阴道解剖（图 100.1）：从尿道下 1 cm 处，做一长约 2 cm 的切口。必要时可注射生理盐水，或血管活性局部麻醉药（如 1% 利多卡因或 0.25% 马卡因与肾

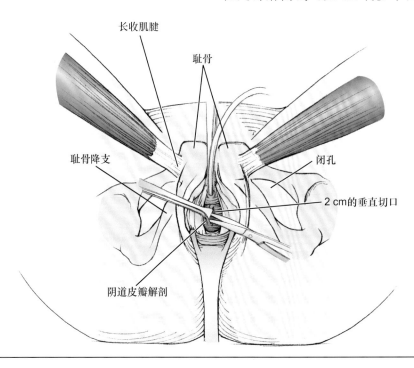

长收肌腱

耻骨

耻骨降支

闭孔

2 cm 的垂直切口

阴道皮瓣解剖

图 100.1　会阴部解剖

上腺素）进行水分离。用 Allis 钳钳夹并向上提起阴道壁，使其充分暴露。用 15 号刀片切开阴道壁，注意不要过深，以免损伤尿道。

2. 使用 Metzenbaum 剪刀和单齿钳，将尿道从周围筋膜中分离，分离 4～5 mm，注意不要撕裂阴道壁。以利于钳夹提拉。用 Allis 钳从一侧开始，用 Metzenbaum 剪刀向同侧耻骨下支侧方向分离阴道壁。用示指尖触及 Allis 钳，明确分离部位阴道壁的厚度，避免阴道壁意外穿孔（易发生阴道网状糜烂）。如果解剖太深，可能会损伤尿道或出现静脉出血。继续向两侧分离，直至耻骨下支。不要穿透闭孔内肌内筋膜。在对侧重复这个操作。如果尿道在分离过程中损伤，则用 4-0 号合成可吸收缝线（SAS）在留置 16 F 导尿管的情况下以无张力、无缝隙的方式缝合，通常推迟 6～12 周拔除尿管，以便尿道愈合。这可以防止术后的尿道网带侵蚀或尿道阴道瘘。如果阴道壁受损，可以使用 3-0 号 SAS 进行缝合，并可继续手术。

3. 皮肤标志和切口：确保膀胱完全排空。从一侧大腿内侧开始，触及坐骨耻骨支的外侧缘，即内收长肌腱和耻骨下支交合的地方，约阴蒂水平，用血管活性局部麻醉药（如 1% 利多卡因或 0.25% 马卡因加肾上腺素）浸润，并用 15 号刀片做一小的垂直切口，以便穿刺针通过。同法完成对侧。

4. 由外向内穿刺路径（图 100.2）：如从患者的左

侧开始，右手持穿刺针倾斜 45°，并将针尖插入左侧皮肤穿刺切口。将针刺入切口，刺穿股薄肌和内收肌。避免穿过长收肌腱，这可能导致术后出现疼痛综合征。将左手示指置入阴道切口。保持内侧尽量靠近耻骨下支，至闭孔处将针尖旋转，垂直穿透闭孔外肌、闭孔膜、闭孔内肌、尿道周围筋膜。必要时靠近闭孔内侧的耻骨，以避免损伤闭孔神经和血管。用左手示指引导穿刺指针经切口穿出，保护尿道，穿刺过程中需防止左侧穹隆处阴道壁穿孔。同法完成对侧。

5. 由内向外穿刺路径（图 100.3）：如果从患者的左侧开始，用左手持穿刺针。将针尖经阴道切口置入，针尖方向指向耻骨下支。确保左侧穹隆充分分离。在耻骨下支周围滑动针尖。刺穿离骨近的盆内筋膜，将右手示指放在闭孔皮肤切口上，旋转针头向切口方向穿出，尽量紧贴耻骨下支，远离闭孔神经及血管。将针头从闭孔切口引导到右手指尖经皮肤穿出。穿刺需避免损伤长收肌腱。同法完成对侧。

6. 膀胱镜检查：膀胱镜检查被认为是必需的，在任何吊带手术中，对 30° 和 70° 的膀胱镜进行检查，用至少 300 ml 冲洗液充分扩张膀胱，仔细检查膀胱穿孔情况。特别注意膀胱颈部从 3 点钟至 9 点钟的位置。检查可能会发生的膀胱穿孔（镜下透过膀胱黏膜可见穿刺针），通过移动穿刺针把手，使膀胱充分扩张

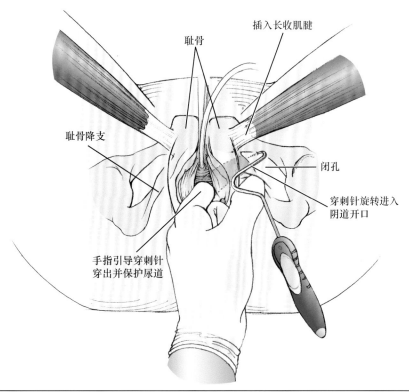

图 100.2　由外向内穿刺通道

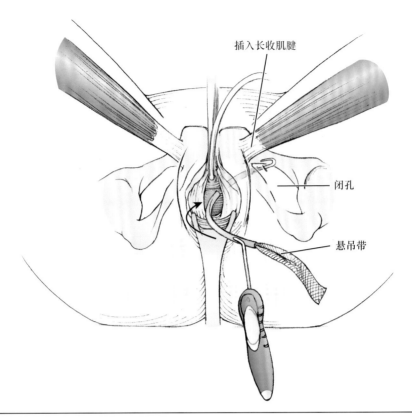

插入长收肌腱

闭孔

悬吊带

图 100.3 由内向外穿刺通道

的。如果发现膀胱穿孔，退出穿刺针，排空膀胱，并重复穿刺。观察时，用 30° 镜头检查尿道。也可将手指置于阴道内挤压膀胱颈部，可以使尿道扩张。如果发现尿道损伤，强烈建议不要同期放置吊带，但应该留置尿管。

7. 吊带路径：将网状吊带连接到穿刺针头，或在"内到外"装置的情况下，吊带应预先连接。用直角或 Allis 夹固定吊带中间位置，吊带随穿刺针通过穿刺路径，将吊带穿过大腿内侧切口。退出穿刺针和断开连接，使塑料护套完好无损。

8. 无张力定位（图 100.4）：松开钳夹吊带的钳子，将器械闭合（近端约 1 cm）放置在吊带中点和尿道之间。部分人用 11 号尿道扩张器来调节张力。在尿道下方无张力的情况下，提拉吊带，使吊带紧贴于尿道下方的钳子或扩张器，使吊带与尿道下方贴近。如果从患者的左侧开始，右手使用止血钳钳夹塑料护套。用左手将尿道下方钳子或扩张器牢牢固定在吊带和尿道之间，同时拉右手止血钳，从吊带上取出塑料保护套。同法完成对侧。吊带应平放于尿道下方，在尿道两侧没有任何挤压。闭合的 Kelly 或直角钳应该能够自由地在尿道下方移动。如果发现吊带张力过紧，可使用钳子下拉吊带。吊带过"紧"会引起膀胱出口梗阻和慢性疼痛。

9. 关闭切口：重复膀胱镜检查，以排除吊带进入尿道或膀胱。更换 16 F 导管。用剪刀在皮肤的水平上修剪吊索的末端。用带齿钳将皮肤切口的边缘提起，将网带包埋于皮肤和皮下组织，确保术后不会有皮肤凹陷或网带通过皮肤切口突出。用 4-0 号可吸收线或伤口胶封闭大腿内侧切口。2-0 号可吸收缝线关闭阴道切口。此时放置抗生素或雌激素霜浸泡纱布填塞阴道。导尿管和阴道填塞可以停留 1 小时或过夜。确保患者在出院前通过排尿试验。

术后处理及并发症

患者 6 周内应避免提起超过 10 磅（1 磅 ≈ 0.454 kg）的重物，以及任何可能增加腹内压力的运动，如弯曲、蹲下或跳跃，以防止在组织生长愈合前发生吊带的移位。建议 6 周内患者避免性交，以使阴道组织充分愈合。6 周内可定期使用通便的药物促使排便，以实现每天大便不干结。吊带植入的患者出院后，笔者不常规预防性应用抗生素。

疼痛

术后疼痛控制通常采用非甾体抗炎药和（或）对乙酰氨基酚，并尽量减少限制口服镇痛药的使用。切

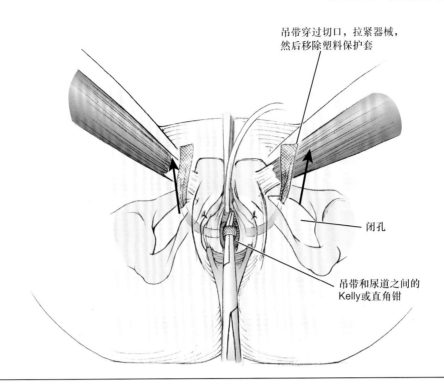

吊带穿过切口，拉紧器械，
然后移除塑料保护套

闭孔

吊带和尿道之间的
Kelly 或直角钳

图 100.4 无张力定位

口部位、腹股沟区、阴道、尿道周围或下腹部不适可在术后 2 周内存在。长期的疼痛或对口服药物难以耐受的疼痛必须评估是否存在其他未发现的原因，如将吊带侵蚀到阴道、肠道或尿路损伤，以及内收长肌或肌腱损伤。在没有明确病理损伤的情况下，尤其是当盆腔疼痛或盆底肌张过高存在时，可以考虑物理治疗和疼痛管理。在这种情况下，吊带取出不能保证可以治愈患者的疼痛，但可能导致疼痛改善或减轻。

吊带侵蚀

吊带侵蚀尿道可能是一个令人痛苦的并发症。细致的分离、谨慎的穿刺和术中膀胱镜检查可以减少侵蚀的发生率。吊带侵蚀患者可出现多种症状，如顽固性排尿功能障碍，盆腔疼痛和反复尿路感染。内镜检查可明确诊断，治疗需要手术切除尿道暴露的异物并修复缺损。这类并发症解决较为困难，并可能需要广泛的重建（如生物材料的植入，膀胱颈部和输尿管重建），具体取决于侵蚀的程度、周围组织的状况及是否有瘘管的存在，是否同时合并感染或压力性尿失禁。一般来说，尿道内侵蚀的位置越高，重建就越复杂。对于更复杂的情况，将患者转诊至三级护理中心不仅是合理的，而且是被推荐的。

吊带侵蚀阴道

据报道，阴道合成吊带侵蚀的发生率高达 9%。

侵蚀暴露可能是由于术中漏诊的阴道壁穿孔，早期局部组织损伤（如早期性交），导致伤口裂开，局部感染，血管化不良的阴道壁，以及对植入物自身的局部组织反应。患者通常主诉盆腔疼痛、长期或出现伴有恶臭的阴道分泌物、性交困难或伴侣不适。查体通常可以看到和（或）触诊到吊带。小的暴露可以保守地通过局部雌激素的试验来促进阴道组织的愈合。不愈合的小面积暴露或侵蚀和较大的暴露侵蚀可以通过切除露出的吊带，转移阴道壁皮瓣，充分消毒液清洗，以关闭局部的缺损。

排尿功能障碍

即使通过了第 1 次排尿试验，患者仍可能面临尿潴留的风险。暂时性排尿功能障碍通常在手术后 2 周内缓解，但必须警惕是否造成了膀胱出口梗阻。术后 2 周对患者进行术后残余尿量和阴道检查。如果他们有较多的残余尿量，清洁间歇自家导尿可解决任何可逆的风险因素所致的尿潴留（如便秘、不动、疼痛）。如果术后 4～6 周排尿无明显改善，建议手术干预松解吊带，如吊带切断或经阴道吊带松解术。由于可能出现尿道侵蚀暴露的危险，所以应避免对人工吊带使用尿道扩张术。

据报道，约 7% 的患者术后会出现新发的尿急，这可能是一种长期并发症。一旦排除了任何解剖损伤（如吊带侵蚀）和女性膀胱出口梗阻，尿急首先可通过诸如膀胱训练、液体管理和盆底肌肉训练等行为训练来处理。如果这些方法无效的患者，抗胆碱能药物可能会有较好的疗效。难治性尿急可通过经皮神经刺激、骶神经调节或逼尿肌肉毒毒素注射治疗。

拓展阅读

Chang Kit L, Kaufman M, Dmochowski RR. Complications of biologic and synthetic slings and their management. In: Goldman HB, ed. *Complications of female incontinence and pelvic reconstructive surgery, Current Clinical Urology.* Springer Science+Business Media; 2013:P115-P132.

Reynolds WS, Chang Kit L, Kaufman MR, et al. Obturator foramen dissection for excision of symptomatic transobturator mesh. *J Urol.* 2012;187(5):1680-1684.

Whiteside JL, Walters MD. Anatomy of the obturator region: relations to a trans-obturator sling. *Int Urogynecol J.* 2004;15(4):223-226.

专家点评（ALEX GOMELSKY）

与耻骨后悬吊带相比，经尿道尿道中段吊带术（MUS）的主要优点是避开耻骨后间隙。因此，膀胱穿刺和其他盆腔结构创伤的机会降低。然而，由于它穿过大腿的位置，疼痛和潜在神经功能损伤的风险预计会更高。因此，在感染或慢性疼痛的情况下，可接受彻底取出经闭孔的穿刺植入的吊带，去除这一可能引起大腿疼痛的原因。这些术后特有的并发症，强调了详细的术前知情同意讨论的重要性。

值得注意却容易被忽视的是尿道周围网带外露。盆腔检查时可发现，位于尿道周围穹隆附近无张力吊带，多数是无症状而偶然发现的。虽然这并不是经闭孔入路特有的并发症，但与耻骨后入路后的 U 位相比，它更常见。和经耻骨后路径一样，我发现阴道壁牵引是有帮助的，可证实尿道周围解剖的深度已经达到了两侧坐骨神经支的水平。若没有牵引，解剖的深度实际上可能会浅，随后的套管针通道和吊带放置的间隙定位可能直接与尿道穹隆相连。虽然可能是由于阴道解剖问题导致出现网带外露，而且这种无症状表现的长期影响目前还不明确，但外科医师有责任继续对这些患者进行长期随访。新出现的盆腔疼痛、性交困难、尿道周围不适使性行为活跃的人对因摩擦可能引起的创伤产生高度怀疑，并可能因进行性阴道萎缩而进一步恶化。

治疗尿失禁的填充剂 第101章

Elizabeth Timbrook Brown, Joshua A. Cohn, Melissa R. Kaufman, W. Stuart Reynolds, Roger R. Dmochowski
（陈长昊 译 黄 健 李锴文 审校）

术前准备及手术计划

尿道填充剂注射术是压力性尿失禁（SUI）的一种微创治疗方法。填充剂主要是通过增加静息状态下的尿道阻力进而达到控尿效果，而在排尿时则开放尿道。对于不能耐受，如患有分离性固有括约肌功能障碍［漏尿点腹压（ALPP）＜ 100 cmH$_2$O］，且近端尿道和膀胱颈的最大活动度小（下垂15°或更少）或者不愿接受有创手术治疗SUI的患者可以选择填充剂治疗。患者应知悉：填充剂注射术的有效性及持续时间都可能差于传统的手术方法，并且可能需要多次注射才能达到理想的效果。研究表明，填充剂注射可以改善尿失禁，但不一定能完全控尿。多数临床研究显示，填充剂注射术在短时间内效果较好，多达75%的患者尿控得到改善或完全治愈。但是，超过1年后患者尿控的效果明显减少。尽管如此，填充剂在一些合适的患者中仍非常有效，并且可以在操作室或手术室进行。

目前有多种填充剂可供选择，它们具有相似的功效，但各自具有独特的生物物理特性，其中包括羟基磷灰石钙、硅酮颗粒、聚丙烯酰胺水凝胶和碳微球。值得注意的是，胶原蛋白已不再被推荐使用。

尿道周围注射和经尿道注射技术都是安全有效的。经尿道注射可直视下准确地定位及注射填充剂。尿道周围注射技术可能需要注射更多的填充剂，从而可能会增加患者术后尿潴留发生率。但是尿道周围入路可减少局部尿道损伤和出血，并可最大限度地减少填充剂外渗。

手术方式

将填充剂精准注射在近端尿道是实现充分接合的关键。注射到膀胱颈附近有可能会导致填充剂外渗并接合不良。远端注射入尿道外括约肌会导致治疗失败并可能引起疼痛及刺激性排尿症状。填充剂应缓慢注射，使组织适应材料，防止挤压，尽量减少患者的不适。最后，小心拔出注射针，并避免穿刺入其他黏膜点。

操作室进行的经尿道注射技术

患者排空膀胱，取仰卧截石位，常规消毒。局部麻醉：尿道周围注射利多卡因浸润麻醉或经尿道注入利多卡因凝胶表面麻醉。首先将膀胱尿道软镜置入膀胱，缓慢退出，直到镜头位于可以完全看到近端尿道的位置。然后将膀胱尿道软镜旋转90°，使注射针指向尿道3点钟或9点钟的位置（图101.1）。然后将膀胱尿道软镜倾斜，使镜头和针以30°～45°的角度指向尿道壁。插入穿刺针直到它刚好缩进尿道黏膜。固定针使其不能回缩，然后快速向尿道壁移动膀胱尿道软镜直到针头穿到黏膜下间隙（图101.2）。将膀胱尿道软镜恢复到中间位置，以显示注射部位和尿道腔。在直视下，将1 ml 1%利多卡因注入黏膜下层。不移动针的位置，缓慢地将填充剂注入同一部位。可以在对侧重复这一过程，以达到充分的接合（图101.3）。

手术室进行的经尿道注射技术

在适当麻醉后，患者取仰卧截石位。应注意使用衬垫保护受压部位。按标准无菌操作消毒。选择0°、12°或30°的镜头最容易同时观察注射针和尿道。将膀胱尿道硬镜置入膀胱并排空膀胱。缓慢退出膀胱尿道

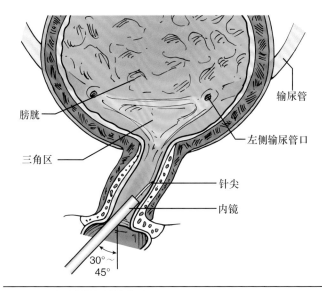

膀胱
三角区
输尿管
左侧输尿管口
针尖
内镜
30°
45°

图 101.1 经尿道注射针位置

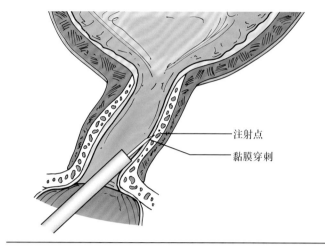

图 101.2 注射深度

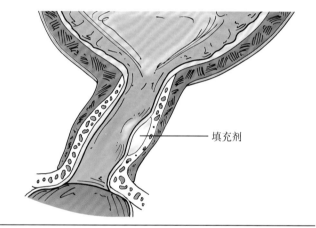

图 101.3 尿道接合

镜，直到整个近端尿道清晰可见，并使内镜与尿道成 30°~45°。将针向前推进，直到它刚好在尿道 3 点钟或 9 点钟位置进入尿道黏膜（图 101.1）。然后继续向前进针，穿入黏膜下间隙（图 101.2）。固定针，使膀胱尿道镜回到中间位置，以便观察注射部位和近端尿道腔。在直视下，缓慢注射填充剂。可以在对侧重复这一过程，以达到充分的接合（图 101.3）。

尿道周围注射技术

尿道周围注射技术可在操作室或手术室进行。患者取仰卧截石位，按标准无菌技术消毒。如果在操作室进行，首先应对患者进行局部麻醉，即在尿道周围注射利多卡因或尿道内注入利多卡因凝胶。然后置入膀胱尿道镜来观察近端尿道。接下来，将针插在尿道口外侧 4 点钟位置。然后将针头插入并穿过固有层，

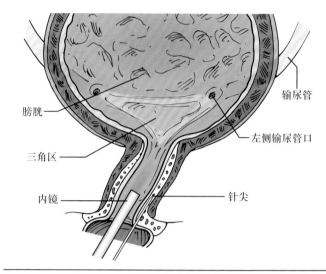

图 101.4 尿道周围注射针位置

直到可以在膀胱尿道镜下看到针在尿道近端黏膜外侧隆起（图 101.4）。轻柔地操作针可以帮助针定位及确定注射部位。然后缓慢地注射填充剂。在 8 点钟位置可以重复这个动作，以确保充分的接合（图 101.3）。如果出现尿道压迫，可以向前重新定位针头。此外，还可以使用有角度的注射针（"弯针"）。

术后处理及并发症

在出院前患者能够自主排尿。如果患者不能排尿，通常采用小导管（10~12 F）进行一次间歇导尿。之后，如果患者仍然不能排尿，出院时应该留置小导管，并在一段时间内定期到门诊随诊，并尝试拔除导管。如果患者持续尿潴留，应行耻骨上造瘘导尿，直到患者恢复自主排尿。为了防止填充剂被破坏，避免经尿道留置尿管。其他常见的并发症包括血尿、尿路感染、排尿困难、尿急和尿频。术后可能仍有尿失禁，因此，患者可能需要重复注射填充剂才能达到理想的效果。

拓展阅读

Kirchin V, Page T, Keegan PE, et al. Urethral injection therapy for urinary incontinence in women (review). *Cochrane Database Syst Rev.* 2012;(2).

Reynolds WS, Dmochowski RR. Urethral bulking: a urology perspective. *Urol Clin North Am.* 2012;39:279-287.

Schulz JA, Nager CW, Stanton SL, Baessler K. Bulking agents for stress urinary incontinence: short-term results and complications in a randomized comparison of peri-urethral and transurethral injection. *Int Urogynecol J Pelvic Floor Dysfunct.* 2004;15:261-265.

人工尿道括约肌植入术 第 102 章

Teresa L. Danforth，David A. Ginsberg
（吴少旭 译 黄 健 李锴文 审校）

适应证

人工尿道括约肌（artificialurinary sphincter，AUS）植入术最常见的手术指征是根治性前列腺切除术后尿失禁（postprostatectomy incontinence，PPI），有 8% ～ 12% 的 PPI 患者寻求治疗。AUS 的其他适应证包括继发于其他手术后的压力性尿失禁（stress urinary incontinence，SUI），如经尿道前列腺切除术和括约肌切开术、创伤引起的括约肌机制性损伤和神经源性膀胱。此外，AUS 很少用于 SUI 的女性。

美国医疗系统公司最初于 1973 年开发了 AUS，并对其进行了多次修改，以延长其使用寿命并提高现有 AMS 800 模式的控制率。AUS 拥有随访期为 23.4 个月至 7.7 年的长期数据，患者满意度为 72% ～ 90%。可控尿的比例（每日 0 ～ 1 片尿垫）在 23.4 个月时显示为 97%，在 6.8 ～ 7.7 年时为 54% ～ 77%。

虽然治疗男性和女性患者的尿失禁的方案较多，包括尿道周围填充剂、吊索（合成）和可控气囊，但 AUS 仍然是中、重度压力性尿失禁的男性患者治疗"金标准"。

术前评估

在放置 AUS 之前，术前评估是非常重要的一步。PPI 患者的尿失禁可在手术后长达 2 年的时间里持续改善。因此，评估通常会延迟至患者前列腺手术后至少 12 个月；但是，没有数据可用于确定最佳的评估时间。初始评估应包含病史、体格检查、支持压力性尿失禁的检查数据、尿常规及培养和膀胱残余尿，同时也可以记录排尿日记、尿垫试验和尿失禁问卷。在植入 AUS 之前，评估患者的手动灵活性和精神状态，对评估患者使用控制泵的能力非常重要。

通过膀胱镜检评估尿道组织的健康状态并排除尿道狭窄或膀胱颈挛缩。在植入 AUS 前，需要先处理尿道狭窄或膀胱颈挛缩。尿流动力学可用于评估逼尿肌功能、膀胱顺应性和逼尿肌过度活动情况，特别是当尿失禁病因不明时。

术前应做尿培养。如果结果为阳性，则应治疗，并在手术前达到尿培养阴性。围术期抗生素应覆盖皮肤和尿路病原体，以避免其在植入物定植。目前的 AUA 指南建议抗生素使用氨基糖苷类加上第一代或第二代头孢菌素或万古霉素，也可以使用氨苄西林-舒巴坦，替卡西林-克拉维酸盐或哌拉西林-他唑巴坦作为替代。

植入物的部分组件使用由利福平和米诺环素组成的 InhibiZone 浸泡。InhibiZone 及其他抗生素涂层已被证明可减少充气性阴茎假体手术的感染。然而，并未有证据证明向 AUS 中加入 InhibiZone 可减少感染率。AUA 指南建议根据患者的风险因素可采取深静脉血栓预防措施，包括气动压迫装置和皮下注射肝素。

体位及准备

尿道袖套放置的位置取决于尿失禁的病因和同期进行的手术，如阴茎假体植入或膀胱重建等。通常，患者取截石位经会阴或者经阴囊接受尿道球部袖套置入术，术中必须使用衬垫保护骨性凸起部位，避免其受压导致皮肤破裂。经会阴入路可到达阴茎体分叉处的近端尿道，是治疗 PPI 尿失禁患者的理想入路。接受膀胱颈括约肌植入术的患者（在儿科人群中更常见）通常采用仰卧位经腹部耻骨后的手术入路。

对患者行全身麻醉诱导后，进行脐下腹部、生殖器和会阴部备皮。厂商说明书建议术前应用聚维酮肥皂擦洗术野皮肤 10 分钟以上。如果患者对碘过敏，可采用氯己定替代。研究表明，氯己定肥皂可减少会阴部细菌定植率达 3/4。切开皮肤前先通过 14 F Foley 导尿管排空膀胱从而避免尿液流入术野。尿管有助于尿道的辨别与切开。可通过巾钳或者丝线提吊阴囊从而获得更好的手术视野暴露。必须通过无菌巾覆盖肛门从而避免污染。

设备

人工尿道括约肌主要由 3 部分组成：袖套、泵及水囊（图 102.1），3 部分缺一不可，准备工作可由主刀医师或者助手完成。止血钳需要由外科技术人员准备，用硅胶管盖住钳口，以避免其金属钳口损坏组件管。控制泵的准备是将泵的两组管道都放在一盆生理盐水或稀释造影剂中。造影剂是否作为填充液使用取决于外科医师的偏好。泵保持 45°，按钮在顶部，反复挤压和释放泵，直至泵中的所有空气被液体置换。在保持泵在水中的情况下，使用橡胶套好的止血钳在管子末端 4～5 cm 处夹紧，只上一个齿。然后，泵应放置在空的无菌托盘或肾形盆中，并用无菌巾覆盖。由于泵内已被 InhibiZone 浸渍，不应将其置于盐水溶液中，避免稀释装置上抗生素的浓度。在准备过程中，建议多次锁定和解锁控制泵，以便在使用时，激活和解锁设备不会那么困难。

压力调节气球（PRB）有多种压力可供选择：61～70 cm 水套为标准，51～60 cm 水套用于接受放射治疗的患者。通过将 1 根 15 G 钝头针头连接到一个 30 ml 注射器上，注射器内充满 25 ml 的填充溶液（生理盐水或对比剂），来准备 PRB。充气气球是手动放气的，针阀连接在气球管上。多余的空气由气球吸入，注射器直立。气球内充入 20 ml 的填充液。旋转球囊将所有气泡聚集在一起，球囊的全部内容物被吸入针中。然后用橡胶护套止血钳固定管子。球囊未经抗生素浸渍，因此，应将球囊浸入装有填充液或抗生素溶液的盆中，直至植入。袖带的制备方式与 PRB 类似。手动放气后，将 15 G 钝头针头和 30 ml 注射器（装有 10 ml 填充液）连接到袖带管上。然后，多余的空气被排空。根据袖带的大小，在袖带中填充 1～5 ml 的填充液。当从袖带中去除气泡时，不应使用过多的液体，以避免在测量袖带尺寸时过度填充和失去最佳效果。管子

用 1 个或 2 个橡胶护套止血钳夹持，然后放置在无菌托盘上。

切口

采用会阴入路，在球海绵体肌上做中线切口，垂直切开球海绵体肌（图 102.2）。如果可能的话，用钝性解剖或用 Metzenbaum 剪刀从侧面解剖尿道的肌肉，保留尿道和海绵体肌周围的组织（图 102.3）。在缝合时，要注意保护肌肉，使其重新固定，以覆盖植入物的另一层组织。为避免热组织损伤尿道，应尽量减少使用电烙器。此时使用 Metzenbaum 剪刀进行锐性解剖，因为在较薄的后尿道上进行钝性解剖会造成组织损伤。

如果进入尿道，建议用 4-0 号可吸收缝线闭合尿道并中止手术。然而，一些外科医师修复了尿道，并将袖带放置位置从尿道损伤处移开并延迟激活。在这种情况下，在进行袖带植入前，必须根据损伤程度来权衡风险和益处。

袖带植入

在尿道环向解剖后，在尿道背面通过直角钳，并

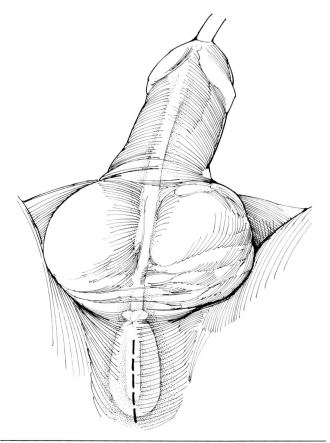

图 102.2 经会阴垂直切口

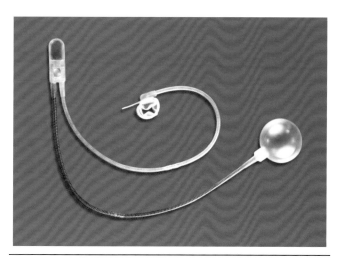

图 102.1 人工尿道括约肌由 3 部分组成：袖套、泵及水囊

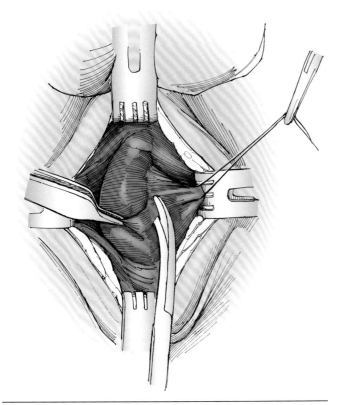

图 102.3 尿道球部周围解剖

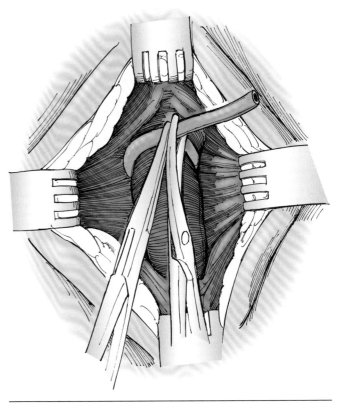

图 103.4 袖套尺寸的测量

通过 Penrose 引流管或血管环，以便进一步解剖。空间被扩大至可适应袖口的宽度。理想情况下，解剖是近距离进行，试图将袖带尽可能靠近下肢。应注意避免过度解剖，袖口不应在会阴移动。

然后将袖带尺寸器传到尿道后，在那里植入袖带以测量尿道周长。如果使用 > 14 F 的导管，应在袖带尺寸调整前将其取出。袖带应紧贴尿道而不收缩。一般来说，球茎尿道使用 3.5 ~ 4.5 cm 的袖带，但尺寸可达 11 cm。如果没有袖带测量器，可以用彭罗斯引流管或血管环测量尿道周长（图 102.4）。选择合适尺寸的袖带并准备好后，从与泵和 PRB 相同尺寸的尿道下穿过直角夹。用直角夹钳夹住袖口上的凸耳，网背朝外，枕侧朝尿道。然后管子穿过孔，直到止血器与孔接触。第 2 个止血器放置在孔的另一侧，然后第 1 个止血器可以释放。剩下的管子穿过孔，卡舌被拉过袖带上的管子接头。凸耳的边缘应与适配器周围的槽相匹配，以使其不会移位（图 102.5）。然后袖带从中线横向旋转。

袖带置入的其他选择包括经皮和膀胱颈放置。经皮袖带置入术常用于有外伤、放射或尿道萎缩病史的患者的初次或翻修手术。不是在海绵体和海绵体之间进行解剖，而是在白膜或海绵体与尿道平行处进行切

口。在先前的糜烂或尿道损伤后，再次手术时尿道损伤的风险降低，尿道体积增加，从而使袖带更合适，并降低将来发生糜烂的风险。研究表明，尽管对身体进行了解剖，大多数患者仍能保持勃起功能。

袖带经膀胱颈置入术是一种更具侵入性的腹部手术，它可用于年轻患者、有膀胱切除病史的儿童或无鼻出血、脊柱裂和其他神经系统疾病的手术。膀胱颈置入术降低了尿道糜烂和萎缩的风险，这当然是一个 AUS 置入年轻患者的问题。需要更大的袖口（通常 > 8 cm），因为系统中有更多体积的更高的 PRB。

对单袖带置入术后严重尿失禁的患者，过去使用过串联袖带置入术。这种方法已被认为是改善尿失禁患者不完全尿道闭塞单袖带。Wright 等最近的一项研究观察了尸体远端、近端和串联袖口的逆行性泄漏点压力，发现泄漏点压力无差异，但尿道周长（近端袖口处较高）与泄漏点压力呈正相关。这表明串联袖带置入的感知效益更可能与近端袖带置入有关，而不是第 2 个袖带提供附加效益。

调压气球植入

根据手术方法、患者的身体习惯和外科医师的偏

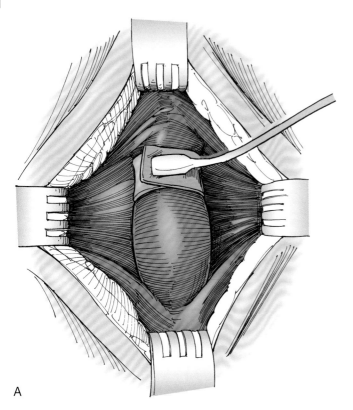

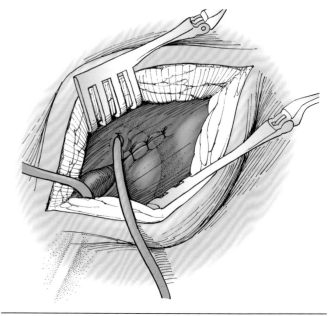

图 102.6　阴囊泵的植入

面临特殊的挑战，这些患者可能需要放置在位于筋膜上方的异位部位。

阴囊泵

阴囊泵可以通过与 PRB 相同的切口放置，或者在阴囊上方单独切开以获得最佳位置。用钝性解剖法制作一个子囊袋（图 102.7）。其目的是创造一个口袋，让患者容易接近，远离睾丸，最小的覆盖组织，让患者容易通过皮肤感觉泵。口袋可以外翻，以确保止血，并进一步清除达托层。然后泵进入阴囊，失活按钮朝向皮肤。巴布科克夹可以用来促进泵在阴囊的依赖部分的固定。

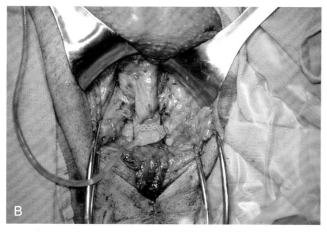

图 102.5　**A.** 尿道袖套的植入；**B.** 尿道袖套术中图片

好，可通过阴囊、会阴或腹部切口放置 PRB。最常见的是，在泵放置的同侧做一个单独的横向腹股沟切口，或者在中线做一个耻骨上切口。应在膀胱排空后进行解剖，以避免膀胱损伤。外斜肌或直肌筋膜被识别出来并打开，露出下部的肌肉。肌肉会迅速扩张，直到在腹膜前或耻骨后形成一个足够大的小口袋来容纳 PRB。在放置 PRB 之前，预先缝合封闭筋膜有助于避免损伤。筋膜通过可吸收缝线缝合（图 102.6）。

PRB 可以通过指尖或梅奥剪刀等工具穿透腹股沟管的底部，穿过外环口放置。此方法不适用于既往腹股沟疝修补术史患者或有广泛腹部手术史且腹部器官损伤风险较高的患者。病态肥胖患者在放置 PRB 时会

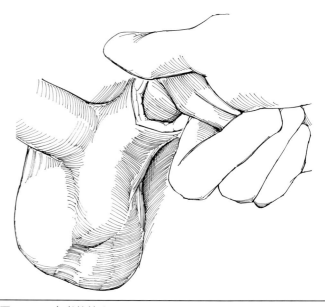

图 102.7　水囊的植入

连接

使用扁桃体夹或带假体的导管套管针，使袖带的导管从会阴解剖处进入腹股沟切口（图 102.8）。其目的是通过靠近耻骨的导管，这样患者就不会感觉到皮肤下的多余导管。袖带和 PRB 通过套件中提供的快速连接装置连接到阴囊泵。当连接管子时，可以使用直角或直角快速接头。当连接袖带和泵时，通常使用直角快速接头，因为连接过程中管子的角度是锐利的。

多余的管子用剪刀或新的手术刀修剪。夹头环滑向管子，朝向管子的末端。接头放在其中一根管的末端。使用 1 个 22 号针和 1 个 10 ml 的填充溶液注射器将空气从管端冲洗出来。然后连接管子，确保管与连接器的中间壁相连接。然后使用装配工具将夹头环闭合到接头中。使用直角接头时，使用装配工具固定两端两次。在完全连接之前，不应移除橡胶鞋止血器。如果是修复，则将缝线-扎带连接器放置在每根管子的末端，直到它们在中间相遇。使用 3-0 号不可吸收聚丙烯扎带将接头固定在管道的每一侧。

泵循环 2 ～ 3 次以确保其正常工作。然后，需要通过再次循环该设备来停用该设备，允许泵部分加注并按下停用按钮。泵中应能感觉到轻微的凹痕，以便稍后激活。

切口缝合

伤口应全部用生理盐水或抗生素冲洗液冲洗。会阴切口应采用可吸收缝线多层缝合，以减少死角。皮肤应采用带可吸收缝线的皮下缝线缝合（图 102.9）。不需要放置引流管。干性无菌敷料应使用或不使用阴囊支架。

术后注意事项

患者通常在医院过夜，在第 2 天早上取出导管。AUA 指南建议术后 24 小时内不要使用抗生素。然而，许多经验丰富的高容量植入器的植入者在出院后 1 ～ 2 周内给予广谱口服抗生素治疗。AUS 的平均停用时间为 4 ～ 6 周（如果患者接受了放射治疗，则延长停用时间）。

激活后，患者可能会继续出现尿急症状。这通常可以通过行为改变，有时还可以用抗胆碱能药物或肉毒杆菌毒素治疗。

并发症

要求患者监测肉眼血尿、排尿困难和排尿障碍，

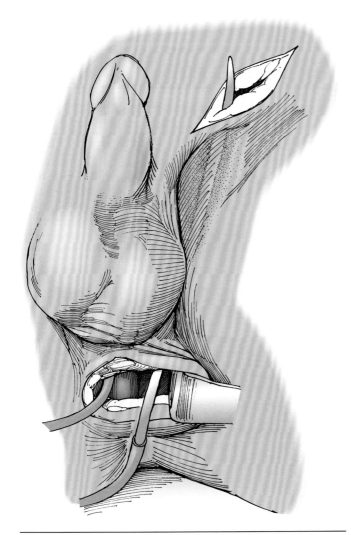

图 102.8　袖套至股沟切口的连接导管

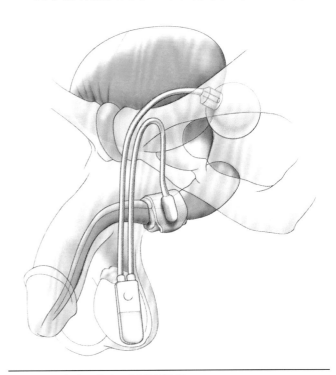

图 102.9　完成后的人工尿道括约肌

因为这些可能是感染、袖口侵蚀或设备机械故障的迹象。术后即刻尿潴留可用 12-F4 导尿管治疗。如果患者的 48 小时排尿试验失败，建议放置耻骨上膀胱造瘘引流，以降低尿道糜烂的风险。必须小心避开气球的位置，避免刺穿 PRB。长期尿潴留意味着袖口可能太小，可能需要更换。较晚出现的尿潴留可能是尿道糜烂的迹象。

初次手术后的感染率在 1%～3%，有放射治疗病史的患者感染率高达 10%。最常见的病原体来自皮肤菌群，包括表皮葡萄球菌和金黄色葡萄球菌。根据 AUA 指南，对植入 AUS 的患者进行尿路操作前应考虑使用抗生素，以降低感染风险。感染通常表现为阴囊疼痛，也可表现为红斑、水肿或排脓性液体。发生感染时需要立即取出植入物。保守方案已经有类似于阴茎假体保守的方案被报道。对于脓毒症、酮症酸中毒、坏死性感染、免疫抑制和外植体出现严重脓毒或糜烂的患者，禁止采用保守方案。

据报道，多达 5% 的 AUS 植入物存在尿道糜烂。延迟激活该设备可以降低糜烂风险。糜烂发生需要立即移除植入物，因为他们可能受到了感染。无论是否有耻骨上造瘘，均可留置导尿管。在计划重新植入术前，必须重新评估尿道通畅性，袖带应放在先前糜烂部位的近端或远端。

尿道萎缩是袖带下海绵体组织受到慢性压迫导致的，是 AUS 修补最常见的原因之一。治疗方法包括移动袖口或缩小袖口。由于存在尿道糜烂的风险，不建议放置更高压力的 PRB。

在一项对 1082 例中位随访期为 4.1 年的患者进行的长期研究中，感染率和糜烂率、器械故障率和尿道萎缩率分别为 8.2%、12.1% 和 8.2%。总计 31.2% 的患者接受了二次手术，2.7% 的患者因泵位置不正或管道并发症接受了二次手术。

应提醒患者，除非尿道袖带失效，否则不应放置尿管。如果患者不能提供足够的病史，建议患者携带医疗警示卡或佩戴特定的手链，以尽量减少导管置入时的创伤风险。根据 AUS 指南，患者的预期寿命为 7～10 年。如果设备的任何组件在 3 年后出现故障，建议更换整个设备。

急迫性尿失禁的治疗

PPI 患者可能有尿急，伴有或不伴有急迫性尿失禁（单独或合并有 SUI）。如果患者症状不明确，带或不

带荧光镜的尿动力学检查可能有助于逼尿肌过度活动的诊断。一线治疗是有或没有抗胆碱能药物导致的行为改变。通过盆底肌肉运动抑制急迫性尿失禁的患者很难与试图加强盆底肌功能 SUI 患者区分。

抗胆碱药最常见的不良反应是口干和便秘，由于精神状态可能发生改变，老年患者应小心。

2012 年，一种选择性 β_3 受体激动剂米拉贝格伦（myrbetriq）（25 mg/d 和 50 mg/d 剂量）被用于治疗膀胱过度活动。与抗胆碱药不同，米拉贝格伦的口干、便秘和尿潴留发生率较低，患者更容易耐受。米拉贝格伦还没有对患有 PPI 和尿急的男性进行过研究，但预期会有类似的疗效。对口服药物难以治疗的急迫性尿失禁的其他选择包括神经调节或膀胱内注射肉毒毒素。

拓展阅读

Bryan DE, Mulcahy JJ, Simmons GR. Salvage procedure for infected noneroded artificial urinary sphincters. *J Urol.* 2002;168:2464-2466.

Comiter CV. Male incontinence surgery in the 21st century: past, present, and future. *Curr Opin Urol.* 2010;20:302-308.

deCógain MR, Elliot DS. The impact of an antibiotic coating on the artificial urinary sphincter infection rate. *J Urol.* 2013;190(1): 113-117.

Forrest JB, et al. AUA best practice statement for the prevention of deep vein thrombosis in patients undergoing urologic surgery. *J Urol.* 2009;181(2):1170-1177.

Gormley EA, Lightner DJ, Vasavada SP, et al. Diagnosis and treatment of overactive bladder (non-neurogenic) in adults: AUA/SUFU guideline. *J Urol.* 2012;188(6 suppl):2455-2463.

Guranick ML, Miller E, Toh KL, et al. Transcorporal artificial urinary sphincter cuff placement in cases requiring revision for erosion and urethral atrophy. *J Urol.* 2002;167:2075-2078.

Herndon CD, Rink RC, Shaw MB, et al. The Indiana experience with artificial urinary sphincter in children and young adults. *J Urol.* 2003;169:650-654.

Lepor H, Kaci L. The impact of open radical retropubic prostatectomy on continence and lower urinary tract symptoms: a prospective assessment using validated self-administered outcome instruments. *J Urol.* 2004;171:1216-1219.

Licht MR, Montague DK, Angermeier KW, et al. Cultures from genitourinary prostheses at reoperation: questioning the role of Staphylococcus epidermidis in periprosthetic infection. *J Urol.* 1995;154:387-390.

Linder BJ, Rivera ME, Ziegelmann MG, Elliot DS. Long-term outcomes following Artificial Urinary Sphincter placement: an analysis of 1082 cases at Mayo Clinic. *Urology.* 2015;86:602-607.

Magera JS, Inman BA, Elliot DS. Does preoperative topical antimicrobial scrub reduce positive surgical site culture rates in men undergoing artificial urinary sphincter placement? *J Urol.* 2007;178(4 Pt 1):1328-1332.

Mandava SH, Serefoglu EC, Hellstrom WJ, et al. Infection retardant coated inflatable penile prostheses decrease the incidence of infection: a systematic review and meta-analysis. *J Urol.* 2012;188(5):1855-1860.

Manka MG, Wright EJ. Does use of a second cuff improve artificial urinary sphincter effectiveness? Evaluation using a comparative cadaver model. *J Urol.* 2015;194:1688-1691.

Mock S, Dmochowski RR, Milam DF, et al. The impact of urethral risk factors on transcorporal artificial urinary sphincter erosion rates and device survival. *J Urol.* 2015;194:1692-1696.

Montague DK, Angermeier KW. Postprostatectomy urinary incontinence: the case for artificial urinary sphincter implantation. *Urology*. 2000;55:2-4.

Montague DK. The artificial urinary sphincter (AS800) experience in 166 consecutive patients. *J Urol*. 1992;147:380-382.

Montague DK. Artificial urinary sphincter: Long-term results and patient satisfaction. *Adv Urol*. 2012;2012:835290.

Motley RC, Barrett DM. Artificial urinary sphincter cuff erosion. Experience with reimplantation in 38 patients. *Urology*. 1990;35:215-218.

Raj GV, Peterson AC, Toh KL, et al. Outcomes following revisions and secondary implantation of the artificial urinary sphincter. *J Urol*. 2005;173(4):1242-1245.

Wiedemann L, Cornu JN, Haab F, et al. Transcorporal artificial urinary sphincter implantation as a salvage surgical procedure for challenging cases of male stress urinary incontinence: surgical technique and functional outcomes in a contemporary series. *BJU Int*. 2013;112(8):1163-1168.

Winters JC, Dmochowski RR, Goldman HB, et al. Urodynamic studies in adults: AUA/SUFU guideline. *J Urol*. 2012;188(suppl 6):2464-2472.

Wolf JS, Bennett CJ, Dmochowski RR, et al. Antimicrobial prophylaxis: AUA Best Practice Statement. *J Urol*. 2008;179(4):1379-1390.

专家点评（TIMOTHY B. BOONE）

恰当的人工尿道括约肌（AUS）植入技术对保证术后控尿效果，避免设备引起的感染、尿道萎缩及术中损伤非常重要。在本章中，Danforth 和 Ginsberg 详细地阐述了 AUS 植入技术并提供了重要步骤的示意图。理想的 AUS 效果需要通过关注细节、优化设备性能来实现。本章内容涵盖了 AUS 植入的步骤及相关细节，对 AUS 植入技术的推广与标准化具有重要意义。

第 103 章

男性尿道吊带术

Ryan P. Terlecki，R. Caleb Kovell
（张　伟　译　王东文　审校）

背景

　　良性或恶性前列腺疾病的手术有诱发男性压力性尿失禁（SUI）的风险。对于采用手术矫正这一问题，以前只限于人工尿道括约肌手术，其仍然是一个"金标准"。使用一种外周型吊带（InVance），适用于轻至中度的 SUI，对于一些患者已被证明是有益的。但据报道，有用于固定设备的骨锚的相关并发症。在女性患者中已被证明可成功应用，经闭孔吊带术也被证明适用于男性，对于经过精心挑选的患者可以成为一个合理的治疗选项。这一方式对于每一次排尿不需要回收设备，在这一方面，其对于尿失禁的结果令人满意，具有吸引力的原因也是很明显的。

患者选择和术前准备

　　在泌尿科修复术中，对于患者选择和术前对患者期望的管理至关重要。为了获得吊带术后的最好结果，应选择仅有轻至中度 SUI 的患者，通常每天需要 2 个或更少的尿垫。彻底的既往史问询和体检应包括对所有人评估既往骨盆手术史和任何放射史。虽然辐射并不是放置吊带的绝对禁忌证，但应该对患者进行适当的询问。进一步的评估可包括排尿日记和尿垫重量测试。目前没有确定的尿垫重量的标准值，但建议尿液损失小于或等于 150 g/d。如果对膀胱功能障碍有任何疑虑，可以考虑尿动力学检查。我们需要术前膀胱镜检查来排除膀胱颈狭窄并观察括约肌的连接情况。如果存在膀胱颈狭窄，则可能不允许标准膀胱镜通过，笔者不建议放置吊带，直到膀胱颈狭窄已得到治疗并稳定，并进行随后的压力性尿失禁程度的评估。充盈膀胱后，取出膀胱镜，观察患者排尿和自愿中断尿流的能力。如果患者每天使用 2 个或更少的尿垫，并且可以自主地闭合括约肌和中断尿流，就告诉患者这是吊带后 SUI 改善预期提高了 50%。不要患者做可以脱离尿垫的保证，告诉患者随着术后时间超出 6 个月，他的病情会有所好转。此外，建议有术后尿潴留风险的患者需要注意。在笔者的实践中，所有这

些事件都是暂时的，但有些患者需要清洁间歇性导尿长达 6 周。我们从来没有更换过男性吊带，也没有见过网状侵蚀的情况。有趣的是，患者临时术后潴留似乎有最好的长期控尿自制。暂时性术后尿潴留的患者似乎有更佳的长期控尿能力。不可否认，笔者所研究的系列中有一些患者要求随后对人工尿道括约肌进行改进。

　　在手术前，需要保证尿细菌培养结果是阴性的。必须在手术前 10 天抗凝治疗，包括阿司匹林、非甾体抗炎药等。要求患者手术前一日晚上口服氯己定，前一天早上在家洗澡后来医院进行手术。

手术器械

　　一个基本的小型仪器组即可完成这项操作。主要的工具包括 Adson 镊子、Adson-Beckman 牵引器，Richardson 牵引器、Metzenbaum 剪刀、针持、Mayo 剪刀及缝合剪。自动保持的 Lone Star Retractor 系统是可回收的，该系统与 AdVance 男性吊带一起装在盒子里。当需要最小的解剖深度到达所需的位置时，仅 AdsonBeckman 牵引器就足够了。对于手术范围另一端具有异常量的脂肪且需要更深层解剖的病例，可选择使用手助辅助端口的环组件，就像腹腔镜手术中所使用的那样。缝合线包括 4-0 号 Vicryl、3-0 号 Vicryl 和 4-0 号 Monocryl。笔者更喜欢将科罗拉多尖端用于电凝，但标准的尖端也是可以接受的。Dermabond 可以考虑用于关闭套管针部位，作为简单缝合的替代方案。对于泌尿外科修复病例，笔者使用的手术野灌洗液中包含抗生素（如杆菌肽和庆大霉素）。

患者体位

　　患者取背侧截石位，配合适用于所有压力点的可调节箍筋和衬垫。臀部边缘应位于手术台的末端。轧制板通常放置在尾骨下面。在剃除会阴和大腿内侧皮肤后，用氯己定溶液擦洗 10 分钟，然后用 ChloraPrep"涂料"制备手术区域。用无菌手术巾将该区域覆盖，

手术巾的上部横向用钉或巾夹固定，以遮挡肛门。放置手术单后，放置 14 F 硅胶 Foley 导管，包括导管插头（图 103.1）。在特定情况下存在多余的阴囊皮肤或没有手术助手时，使用留置缝合线或手术巾夹可以抬升阴囊。

手术步骤

用 15 号手术刀垂直会阴中线以中间尿道球部为中心制作 4 ～ 5 cm 切口。使用锐性和钝性解剖及电凝术的组合将解剖结果延伸到球海绵体肌肉层次。随着解剖进展到会阴部深处，Lone Star 牵引器的钩子须被重新调整。在这样做的同时，笔者建议完全拆卸和更换收缩钩的臂，而不只是调整钩子末端。如果不这样做，可能会出现张力过大，从而破坏球海绵体肌肉。

球海绵体肌在中线处垂直方向上锐性切开，露出上面覆盖珠光或微弱的蓝色薄膜尿道海绵体。必要时应该只使用电凝肌肉，双极电流是首选。在肌肉的下方，找到中央会阴肌腱（CPT）。这种结构可以在中线触摸到并感觉到就像一个拉紧的"弓弦"完好无损（图 103.2）。关于应该在多大程度上划分 CPT 存在争议（如 2/3 或全部）。笔者使用 Metzenbaum 剪刀或单极电凝术与科罗拉多尖端完全划分 CPT。放置在肌腱后面的直角夹可能有助于解剖这一部分（图 103.3）。解剖完成后，在尿道海绵体的下方容易进行手指钝性游离（图 103.4）。CPT 最远端的位置应标有无菌标记，以便电凝或留置缝合线。吊带的主体将位于此位置的远端。过于靠近的放置实际上可能会恶化患者的尿失禁。用手指的尖端，触摸到预置的套管针进入手术区域的位置。它位于由尿道外侧边缘与阴茎海绵体内侧

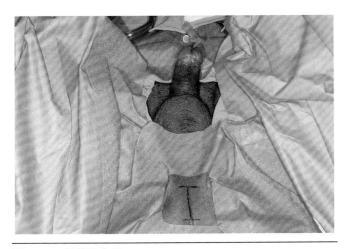

图 103.1　导管的位置

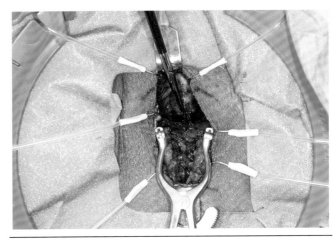

图 103.2　会阴中心腱

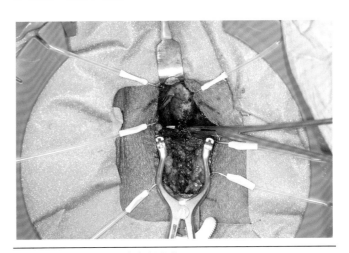

图 103.3　解剖过程中直角钳的位置

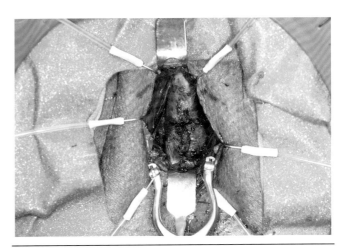

图 103.4　尿道从中央会阴肌腱中暴露出来

边缘交叉形成的交角内，当它们从阴茎过渡到会阴时，沿着耻骨支横向偏离（图 103.5）。

然后将注意力转向腹股沟褶皱（图 103.6）。触诊内收肌长肌肌腱下方 1.5 ～ 2.0 cm 处，用 15 号解剖刀片在折痕处做切口。带有插入物的脊柱针穿过指向尾骨的刺穿切口，其角度类似于碎石体位中股骨的定位。

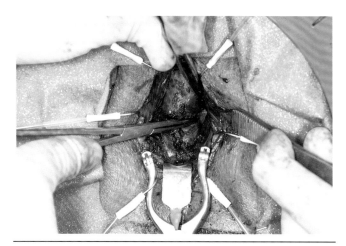

图 103.5　识别计划的套管针入口手术区域

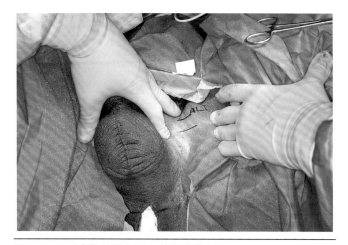

图 103.6　对套管针计划进入的部位作标记

如果针遇到骨的边缘，则以小的增量（通常是向下内侧）调节进针，直到到达闭孔适当位置。此时针将很容易通过，并指示套管针放置的正确轨迹，这些操作可同时进行。

　　此时，侧面引入适用的套管针（图 103.7）手柄与患者的垂直中线平行对齐。仪器的尖端经刺穿切口位置进入，并根据探针所指示的建立通道。专注地按

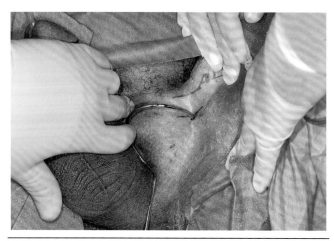

图 103.7　套管针的介绍

一定角度缓慢而稳定地前进，产生 2 次不同的"突破声"，因为壁内筋膜层是需要穿过的。接下来，器械的手柄在中线侧向移位 45°，而不必旋转套管针的螺旋部分（图 103.8）。将手指再次放置在顶部角度同侧的尿道和组织之间。外科医师示指的背部（未握住套管针的手）将尿道向内侧移位以进行保护，并且指尖向套管针计划进入的路径方向施加压力，以将器械引导至会阴区域（图 103.9）。然后旋转套管针的手柄以使尖端进入视野（图 103.10）。外科医师的手指在整个过程中引导套管针，并且建议从会阴部向下按压器械尖端周围的组织，而不是只需依靠旋转穿过最后一层组织即可，这有助于避免弄破手术手套。将吊带浸入抗生素中并拿至手术野，拉紧缝合面，面向外科医师，再将侧向锁定突固定到套管针的尖端上使它锁定到位。反转套管针的旋钮，通过会阴暴露锁定片上的辅助手动。一旦吊带通过腹股沟切口，就应该立刻退出穿刺针。套管针的手柄可以固定到无菌单上，直到在对侧完成相同的过程。在完全收紧吊带之前，笔者将吊带的主体固定在尿道的腹侧。由于吊带主体的近端部分

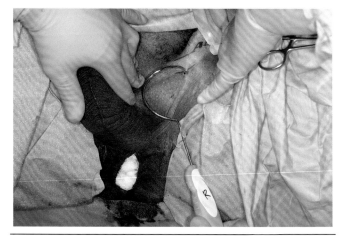

图 103.8　套管针的旋转

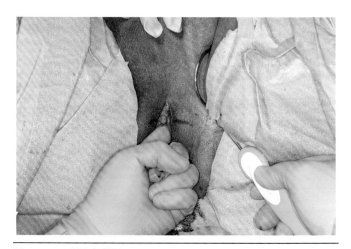

图 103.9　引导套管针

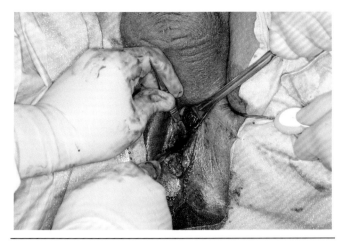

图 103.10 套管针尖端的可视化

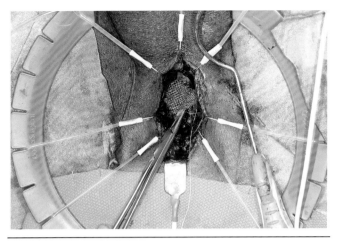

图 103.11 尿道吊带缝合

在中央会阴肌腱插入远端前部位处对齐，每个角落中都有间断固定的 4-0 号 Vicryl 缝合线，还包括紧张缝合线，从边缘进入两个网孔（图 103.11）。接下来，将吊索的两个臂拉起以抬高尿道直到紧贴尿道（图 103.12）。笔者不会在拉紧吊带之前移除 Foley，也不需要进行术中膀胱镜检查。如果在进入会阴区域时注意到吊带臂周围出现血液，请保持手动压迫几分钟。如果这种情况持续存在，可以使用止血剂（如 Floseal）。将吊带和覆盖的塑料护套用剪刀在最靠近身体部位的紧张缝线的结合侧分开，然后将吊带和覆盖的塑料护套用剪刀在最靠近身体的部位贴近紧张缝线的结合侧分开（图 103.13），丢弃套管针。用止血钳在两侧钳住塑料护套的断端并向外方对准医师一侧。在撤掉套管针之前，通过在护套内冲洗可以更容易地完成这项操作（图 103.14），将离开腹股沟切口的网状物切割到与皮肤齐平的水平（图 103.15）。一些患者可从会阴部皮下穿过器械，离开刺穿切口，然后抓住远端网状物末端并将它们拉回到会阴暴露处。目的是希望减少术后吊带张力过大的可能。

在对术区进行冲洗后，用连续的 4-0 号 Vicryl 缝线重新拉近球海绵体肌。然后会阴伤口用两层连续的 3-0 号 Vicryl 缝合线闭合伤口，用 4-0 号 Monocryl 缝合线缝合皮肤。每个腹股沟切口用 4-0 号 Monocryl 缝合线封闭。敷贴放在皮肤缝合部位，然后用纱布覆盖在会阴部。

术后护理和并发症

患者可在手术后出院回家或保持过夜观察。出院药物通常包括含有可待因和大便软化剂的对乙酰氨基酚。出院时笔者中心不提供抗生素。Foley 导尿管在术后第 1 天早晨移除。如果患者无法正常地将残余尿（通常 < 200 ml）排空，可更换 12 F 硅胶 Foley 导管并在 48 ～ 72 小时内重复排尿试验。如果患者在随后的试验中无法充分排空，通常会给予清洁间歇导尿。在特定情况下，可考虑临时耻骨上穿刺造瘘。指导患者手术后 6 周内避免举重 [一次 > 25 磅（1 磅 ≈ 0.454 kg）]、下蹲及其他形式的剧烈活动。

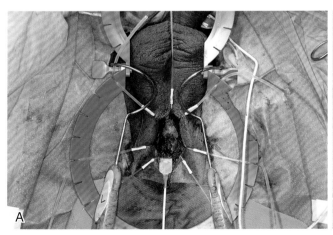

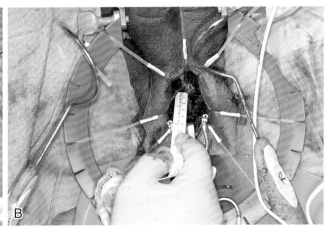

图 103.12 尿道吊带的妥善安放

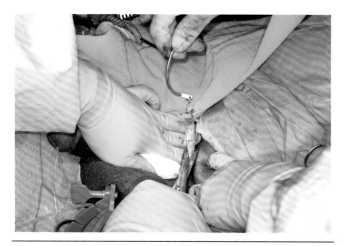

图 103.13　尿道悬吊并覆盖塑料保护套

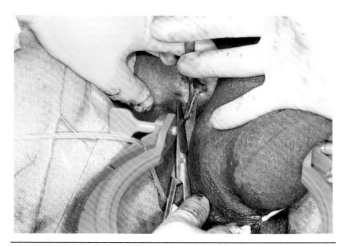

图 103.14　护套内部的冲洗

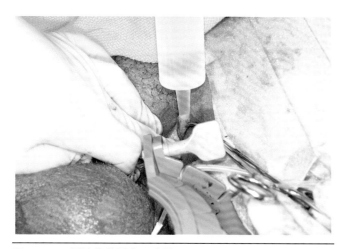

图 103.15　网格修剪平齐于皮肤

　　最近的一系列患者中，并发症如伤口感染、慢性会阴或闭孔疼痛和尿路感染并不常见。

关于重复吊带的评价

　　为了给男性提供特殊的吊带，Coloplast 生产了 Virtue 二次吊带。尽管已经使用了几年，但该产品仍缺乏同行评审的文献。开发人员已经提出了多项技术改进，以提高这种设计的功效，如用吊索将吊带固定到下部耻骨支的骨膜上。但是，在此位置进行固定会将此产品转换为某种形式类似于旧款 InVance 的吊索，而并没有骨锚。这种机动也使得网格数量过多过剩而使经闭孔和经耻骨前通过设备变得毫无意义。因此，这个产品在笔者的实践中没有得到使用。

关于联合操作的评论

　　笔者遇到过很多根治性前列腺切除术后患有压力

性尿失禁的患者，合并勃起功能障碍时，可以考虑行联合手术治疗，但应该只由经验丰富的假体泌尿外科医师进行。外科医师不妨检查一下关于他们的手术中心及患者的保险公司在考虑这操作之前的财务影响。应首先放置男性吊带，以避免在经闭孔器套管针通过时无意中损伤阴茎假体。在放置吊带之后，患者可以保持在背侧截石位置以进行假体放置，或者可以降低双腿，以允许术者站立在患者旁边，无论是经阴囊还是耻骨上路径，这是常规的办法。

拓展阅读

Barnard J, van Rij S, Westenberg AM. A Valsalva leak-point pressure of >100 cm H2O is associated with greater success in AdVance™ sling placement for the treatment of post-prostatectomy urinary incontinence. *BJU Int.* 2014;114(suppl 1):34-37.

Bauer RM, Mayer ME, Gratzke C. Prospective evaluation of the functional sling suspension for male postprostatectomy stress urinary incontinence: results after 1 year. *Eur Urol.* 2009;56(6):928-933.

Bauer RM, Mayer ME, May F, et al. Complications of the AdVance™ transobturator male sling in the treatment of male stress urinary incontinence. *Urology.* 2010;75(6):1494-1498.

Kretschmer A, Grabbert M, Sommer A, et al. Mid-term outcome after AdVanceXP male sling implantation. *BJU Int.* 2016;doi:10.1111/bju.13459.

Kumar A, Litt ER, Ballert KN, Nitti VW. Artificial urinary sphincter versus male sling for post-prostatectomy incontinence—what do patients choose? *J Urol.* 2009;181(3):1231-1235.

Li H, Gill BC, Nowacki AS, et al. Therapeutic durability of the male transobturator sling: midterm patient reported outcomes. *J Urol.* 2012;187(4):1331-1335.

Rehder P, Haab F, Cornu JN, et al. Treatment of postprostatectomy male urinary incontinence with the transobturator retroluminal repositioning sling suspension: 3-year follow-up. *Eur Urol.* 2012;62(1):140-145.

Rehder P, Gozzi C. Transobturator sling suspension for male urinary incontinence including post-radical prostatectomy. *Eur Urol.* 2007;52(3):860-866.

Soljanik I, Becker AJ, Stief CG, et al. Urodynamic parameters after retrourethral transobturator male sling and their influence on outcome. *Urology.* 2011;78(3):708-712.

专家点评（DAVID A. GINSBERG）

作者非常好地描述了经闭孔男性尿道吊带技术。挑选最佳患者以进行此操作手术可能是整个流程中最关键的环节。当给患者提供了选择后，大多数患者会优先使用男性吊带而不是人造尿道括约肌。然而，正如本章的作者非常恰当地指出的那样，男性吊带并非适用于所有患者。我们知道，人工尿道括约肌（AUS）适用于所有患者（如轻至重度基线水平的尿失禁，先前接受过放射治疗）。对于所有患有前列腺切除术后压力性尿失禁（SUI）的男性来说，男性吊带似乎不是最佳选择，因此患者选择就非常重要。

早期的男性吊带被认为是通过压缩起作用的，然而，经闭孔男性吊带被认为是"非压缩性的"。假想的作用机制是将后尿道和括约肌的尿道重新定位到"正常"的解剖位置。重新定位测试可识别解剖学发现，这可使男性吊带的效果良好。伴有会阴抬高，应在尿道周围观察括约肌被动闭合，可见周围括约肌明显收缩。此外，对于先前接受过放射治疗的患者以及更为严重的 SUI，使用人工尿道括约肌效果可能优于男性吊带。遗憾的是，关于尿垫数量，尿垫重量或症状评分没有标准的数值可供参考，来告诉我们哪些患者是接受或避免男性吊带放置的最佳人选。Kretschmer 等回顾了他们随访的 41 例患者的结果，平均随访时间为 33.1 个月，在比较基线时轻度（每日 1～3 个尿垫）和中度（每日 4～8 个尿垫）压力性尿失禁患者时没有看到差异。在比较既往和未接受过放射治疗的患者之间的结果时，他们也没有发现差异。当然，观察组中只纳入了 7 例之前曾接受过辐射治疗的患者。令人振奋的是，这些患者的亚型似乎在中度随访中表现良好，但我怀疑大多数先前接受过放射治疗的患者前列腺切除术后出现压力性尿失禁更偏爱使用人工尿道括约肌。

第 104 章

神经调节

Marta Johnson Mitchell，Olufenwa Famakinwa Milhouse，Steven W. Siegel
（吴宛桦 译 黄 健 赖义明 审校）

概述

Tanagho 和 Schmidt 于 1998 年首次提出用骶神经调节（sacral nerve modulation，SNM）治疗难治性排尿功能障碍。商业用途的骶神经调节设备（美敦力公司，明尼阿波利斯，MN）1997 年被食品药品监督局批准用于治疗急迫性尿失禁，1999 年被批准用于治疗非梗阻性尿潴留和尿频，2002 年被批准用于治疗膀胱过度活动症，在 2011 年用于治疗大便失禁。该程序涉及试验阶段和随后的永久性植入阶段，试验性阶段包括在麻醉监护条件下进行两阶段的操作，或者使用临时导线在局部麻醉下操作，即经皮神经评估（percutaneous nerve evaluation，PNE）。

患者选择

急迫性尿失禁或膀胱过度活动症

有膀胱过度活动症表现的患者必须进行详细的病史采集及体格检查。在膀胱过度活动症治疗过程中，骶神经调节作为三线治疗方案用于保守治疗及药物治疗失败的病例。

非梗阻性尿潴留

骶神经调节是治疗非梗阻性尿失禁安全和持久的可选方案。推荐采用分阶段测试的方式，而不是 PNE。因为该类患者通常需要更长的测试时间来验证疗效。

大便失禁

有大便失禁症状的患者需要由胃肠科医师进行评估。当保守治疗无效时，骶神经调节可作为选择的治疗方案。

禁忌证

骶神经调节未批准用于治疗神经源性膀胱，并且应避免用于有明显骶骨异常的患者。患有严重精神障碍或身体残疾的患者也不适合接受 SNM 治疗。

除了头部的磁共振成像（magnetic resonance imaging，MRI）检查外的 MRI 检查禁用于骶神经调节患者，因为磁场可以产生电极电流并加热导线。此外，骶神经调节患者禁用短波透热疗法、微波透热疗法和治疗性超声透热疗法，因为设备相互作用可导致永久性神经或组织损伤。

特殊注意事项

盆腔疼痛

骶神经调节未批准用于治疗慢性盆腔疼痛。但是 SNM 被美国泌尿学会（American Urological Association，AUA）指南列为间质性膀胱炎及膀胱疼痛综合征的四线治疗方案。笔者提倡分期植入以允许程序性镇静，因为在该类患者常见中枢致敏导致的痛觉过敏。如果骶神经调节导线放置在同侧，可观察到疼痛侧的改善。

妊娠

SNM 对妊娠妇女、未出生的胎儿或分娩过程的安全性和有效性尚未得到确定。根据制造商建议，接受 SNM 治疗的育龄妇女需要避孕，一旦确认妊娠，需要对设备进行失活处理。孕期持续骶神经调节治疗可使特定的尿潴留患者获益，因为骶神经调节治疗最大限度地降低了间歇导尿导致的泌尿系感染的风险。

心脏起搏器

骶神经刺激器与心脏起搏装置之间有潜在互相干扰的风险，尽管骶神经调节与心脏起搏器共同应用在没有心脏复律或除颤程序的情况下似乎是安全的。

一期：手术方法

术前准备

术前患者需要有完整的基线排尿日记记录排尿症状，并且最好术前 7 天停用抗凝药物。笔者有一套术前清洁方案，适用于接受分期植入或完全植入的所有患者。该方案包括术前前一天晚上氯己定（4% 葡萄糖酸氯己定）皮肤清洁和术前 Sage 布（2% 葡萄糖酸氯己定）清洁手术区域，以及在切皮之前静脉应用预防剂量的头孢唑啉或万古霉素。

体位

患者俯卧于透射线手术台，以便术中对骶骨进行成像（图 104.1）。放置双侧胸部垫卷方便麻醉期间的呼吸。臀部、膝盖和胫前等受压部位下面放置枕头保护。裸露足部以便于监测术中反应。下背部和臀部手术区域使用含乙醇的消毒液进行消毒。铺手术单时应露出下背及整个臀部以便于操作和观察。

笔者推荐严密监测麻醉（MAC）/ 局部麻醉用于分期骶神经调节手术，因为可依靠运动反应来确定术中导线位置。如果出于患者安全考虑需要气管插管进行全身麻醉，则诱导期间应使用短效麻醉药。

S3 椎间孔定位

理想的导丝位置位于 S_3 椎间孔的内侧和上方，沿着 S_3 神经根的方向。行前后位（anteroposterior，AP）透视以标记双侧骶孔的位置。在任一标记位置作平行于脊柱的假想线即为骶孔连线处（图 104.2）。随后进行侧位透视以定位目标椎孔和适当的进针位点。骶髂关节融合的地方形成一个特征阴影（图 104.3A），据此容易识别到 S_2 位置（图 104.3B）。在该阴影下方的骶骨表面的第 1 个"小丘"状前突起通常是 S_3 椎间盘间隙（图 104.3C）。进针部位应该位于小丘状突起上 1 cm 并平行于前面提到的连线。

在确定穿刺点后，进行局部浸润麻醉，在皮肤表面打一角硬币大小的皮丘，然后插入专门的空心穿刺针并向上或向下潜行移动，直到它落入 S_3 孔。穿刺过程中持续进行侧位透视，以寻找进入 S_3 椎间孔的最佳入口。标准穿刺针长度为 3.5 英寸（9 cm）；体形较大的患者可能需要使用 5 英寸（12.5 cm）的穿刺针。穿刺针在所需位置进入椎孔后，通过透视检查来测量其深度。穿刺针的尖端恰好触及 S_3 神经根位置的前骨板为理想深度（图 104.4）。用检查设备刺激穿刺针以检

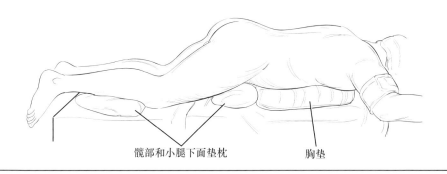

图 104.1　患者体位

髋部和小腿下面垫枕　　胸垫

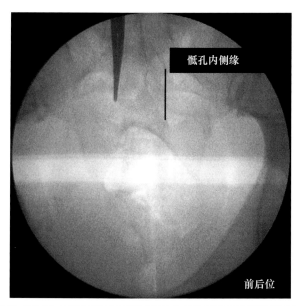

骶孔内侧缘

前后位

图 104.2　骶孔的内侧缘。

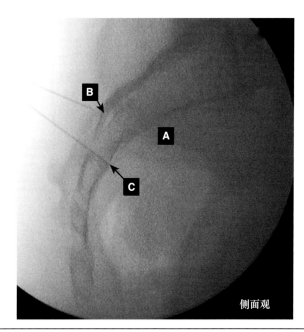

B

A

C

侧面观

图 104.3　骶骨解剖侧面观

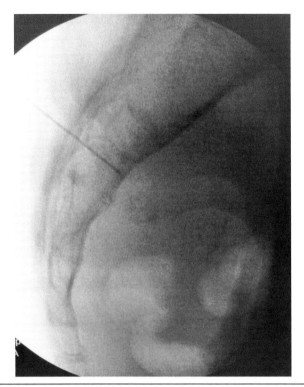

图 104.4　穿刺针的放置

查运动反应（表 104.1）。

　　如果穿刺针放置位置恰当，低电压阈值下应当首先引起肛门周围肌肉风箱样反应，随后是大踇趾背屈反射。笔者的目标是在 2 伏特以下达到"开启阈值"或者得到运动反应。如果在该刺激水平不能得到恰当的反应（如与 S_2 或 S_4 刺激反应一致），则需要调节进针位置及进针方向以达到正确的 S_3 椎间孔。如果刺激有正确反应，但比较弱，则需要在椎孔间调节穿刺针位置，使其与神经接触更好。如果术中患者清醒，可以报告感觉，则刺激的最佳感觉部位位于外生殖器及会阴。

释放倒刺电极

　　当刺激反应表明穿刺针位于恰当位置，在进针处做一深达皮下脂肪的 1 cm 切口。如果切口深度不够，导线放置过浅，会引起患者不适，同时增加导线损坏的风险。去除穿刺针内芯，置入定向导丝。定向导丝

表 104.1	特定神经根的刺激反应	
层面	运动	感觉
S_2	风箱样运动（臀间皱襞向内运动），足背屈，足跟旋转和小腿痉挛	生殖器
S_3	风箱样运动，足趾背屈、足底运动	生殖器、会阴、肛门
S_4	风箱样运动	肛门

上有 2 个深度标记，具体使用哪一个标记取决于使用穿刺针的型号（图 104.5）。沿着定向导丝移除穿刺针外鞘，注意保持定向导丝在原位。在持续透视下将扩张器和导入鞘沿定向导丝引入椎孔。位于导入鞘上的透视标志物应该放置在骨盆的中部，以达到最佳的导联效果（图 104.6）。

　　倒刺电极有 4 个标记为 0 ～ 3 的电极位置。电极位置附近有 4 个倒刺，倒刺上带有不透 X 射线的标记，便于操作中进行透视确定导联深度。电极的末端有 4 个接触点，分别对应于前端的 4 个电极位置（图 104.7）。这些接触点用于在展开电极倒刺进行放置之前测试电极位置。笔者使用的电极带有 4 个相同且等距分布的电极位点，这种电极能够适应 S_3 神经根的弯曲。我们更喜欢使用可弯曲的导丝，因为它更柔

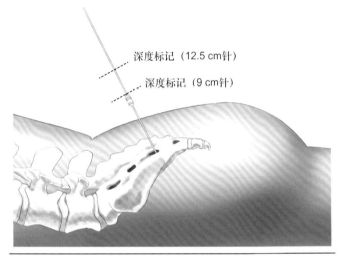

深度标记（12.5 cm 针）

深度标记（9 cm 针）

图 104.5　定向导丝上的深度标记（Courtesy of Zoe Steinberg.）

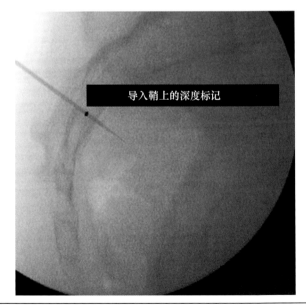

导入鞘上的深度标记

图 104.6　导入鞘上的深度标记

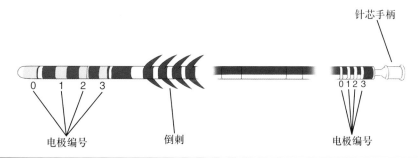

图 104.7 倒刺电极模版 3889（Courtesy of Zoe Steinberg.）

软，降低电极移位的风险，同时更容易在神经路径上滑行。

移除扩张器及定向导丝，同时保持导入鞘原位，然后带齿电极穿过导入鞘。如果使用的是弯曲的导丝，当外科医师移动倒刺电极时，弯曲角度应朝下并横向（"向下和向外"）。注意连续透视观察倒刺电极穿过导入鞘末端并沿着骶神经方向的角度。带齿电极应指向尾端和侧面，倒刺电极的电极 2、3 跨过骶骨前表面（图 104.8）。这可以防止在测试期间过早地展开倒刺。使用相应的接触点测试每个电极位点。同样，如果电极位于最佳位置，在 4 个电极位点上都应该可以通过施加 1～2 伏特的刺激引起风箱样反应及大跗趾背屈。

如果不能用较低的刺激引出适当的运动反应，则需要重新调整电极位置。应在透视下进行调整，首先将倒刺电极重新引入导入鞘内，并调整位置。小的调整可以大大增加效果。如有必要，可以通过稍微拔出导入鞘并重新插入倒刺电极来重新调整导线的发射点。

保护鞘可以安全地撤回，但不应该在没有定向导丝的情况下向前进行推进。如果刺激引起除大跗趾背屈外其他的足趾反应，需要向下调整电极。如果刺激没有引起足够的大跗趾背屈反应，则需要向上调整电极。如果近端电极（2 和 3）的反应较差，但远端电极（0 和 1）的反应较好，则说明电极进入骶孔的位置太偏，不能很好地接触骶神经根。在这种情况下，可以使用套件中提供的备用穿刺针选择靠近骶孔正中的位置重新穿刺。

在确定电极位置满意后，在透视引导下释放倒刺。导入鞘内继续插入电极，直到电极 3 恰好越过骶骨前骨板（图 104.9），在保持电极位置的情况下移除导入鞘。

连接

在骨性标志的引导下定位患者以后脉冲发生器

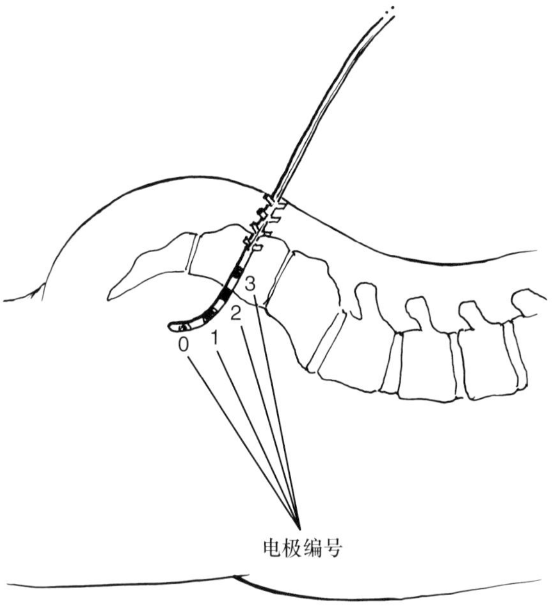

图 104.8 放置测试电极

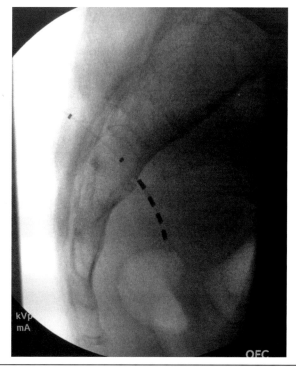

图 104.9 电极最终放置状态

（impulse generator，IPG）口袋位置。口袋通常位于患者髂嵴下方的臀部，骶骨外侧缘的外侧。切口大小为 3～4 cm，斜行。切口的外侧 1～2 cm 作为第 1 阶段手术的切口。延长导线的出口位于 IPG 口袋以略微向上的角度朝向对侧臀部约一掌距离（图 104.9 和图 104.10）。所有切口部位均局部浸润麻醉，并用 15 号手术刀片切开。应注意切口应深达皮下脂肪，防止导线放置过于表浅。延长导线的出口部位也需要局部浸润麻醉，但不需要切开。将隧道装置从切口引入，皮下潜行并在预先麻醉的出口部位穿出（图 104.11）。隧道装置应在皮下脂肪组织平面中穿过，以防止患者在该操作期间的不适。移除隧道装置的内芯，并且将延长导线从切口部位引导通过隧道装置的外套到达出口部位（外部连接器端在前）。重新组装隧道装置，用于将倒刺电极引线引至切口部位。笔者通常弯曲隧道装置以使导线在脂肪下方深处通过并达到切口。在此步骤中放置隧道装置时有几个要点：①在插入隧道装置时要保护导线，以防导线损坏；②隧道装置应尽可能深地插入皮下脂肪组织，防止导线放置过浅；③应将导线引导到 IPG 切口的外侧，以减少导线过长的情况。

电极导线的末端和延伸导线用固定螺钉连接，将连接器护套套在电极导线上（图 104.12A）。轻轻擦净导线上体液，将其完全插入固定螺丝连接处（图 104.12B）。通过用螺丝刀拧紧每个固定螺丝来固定导线，顺时针旋转直到听到一声"咔哒"声。将护套在连接部位以进行保护（图 104.12C），并使用单根不可吸收的线固定（推荐使用聚丙烯缝合线）。在连接部位形成后，将其放置在未来 IPG 切口部位下方的脂肪深面，以便在第 2 阶段术中安全地定位到连接部位，而不会在做切口时无意中损坏引线。如果一阶段试验不成功，还可以在病房移除导线，因为在切口下方可以找到连接部位。

关闭切口及术后随访

用无菌水混合抗生素溶液冲洗切口。切口分两层关闭：用 2-0 号聚乳酸 910（Vicryl）间断缝合关闭深部皮下脂肪，并用 4-0 号聚乳酸 910（Vicryl）连续皮内缝合关闭皮肤。患者在设备调试后出院并在 1 周内返院进行检查伤口和重新编程。试验期患者必须记录排尿日记。第 1 阶试验期通常为 3 周。在试验期结束时，根据排尿日记评估症状改善情况，有大于 50% 的症状改善才能进行第 2 阶段手术。

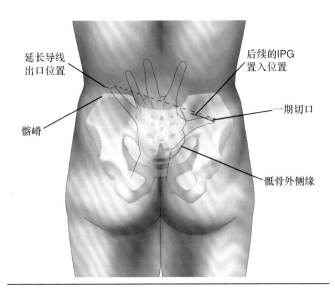

图 104.10　一期手术切口位置。IPG. 脉冲发生器（Courtesy of Zoe Steinberg.）

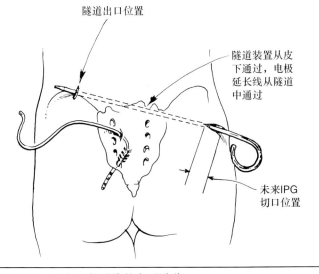

图 104.11　电极延长导线的皮下隧道

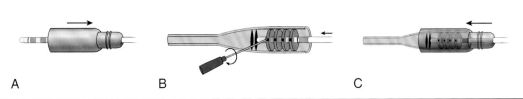

图 104.12　A～C. 电极导线及延长导线的结合部位（Courtesy of Zoe Steinberg.）

二期：手术方法

二期手术包括连接和植入 IPG 以完成骶神经调节系统。先前的切口部位向内侧延伸以容纳 IPG。切口部位进行局部浸润麻醉，并用 15 号手术刀片切开。注意妥善止血以防止血肿形成，同时避免电刀直接接触导线。

找到连接部位并拉出体外。切断延长导线（关闭程序后移除）及导线周围的 Prolene 固定线，使延长导线从连接部位松开。用螺丝刀松开固定螺丝，并将电极导线从连接部位中取出。将保护套置于导线端以保护导线，直到 IPG 口袋构建好，以防止电刀烧灼刺激导线。

使用电刀制作皮下口袋。口袋应在皮下脂肪下方至少 1 英寸（1 英寸 ≈ 2.54 cm）深处。它应该足够大，以便舒适地容纳 IPG，并允许设备平行于皮肤平放。口袋过大会导致 IPG 在口袋中翻转或扭曲，从而导致患者不适及导丝移位或损坏。切口用无菌水溶解后的抗生素溶液冲洗。拆下保护套，擦干电极导线，连接到 IPG，并拧紧固定螺丝固定。将发生器设备放置在口袋中，并将多余的引线妥善放在发生器后面，然后用可吸收的缝线逐层关闭切口，不留无效腔。

移除设备

如果症状没有得到充分改善（单一症状改善 < 50%），则可在手术室中或者病房中在局部麻醉下去除电极及延长导线。局麻并重新打开原切口，找到连接部位并拉出体外，切断延长导线，然后拉动电极引线，以最小阻力方向拉出电极。因为倒刺都在骶孔之外，所以不存在神经损伤的风险。如果在移除过程中电极折断，则应用一切方法完全去除组件。在去除电极之后，可吸收缝线逐层关闭切口，消除无效腔。并且从出口位置移除延伸导线。

操作技术：经皮神经评估

经皮神经评估需要放置于骶孔的临时电极。笔者偏向于向大多数患者提供 PNE 而不是分阶段植入的方法，因为 PNE 不需要麻醉和手术设备。PNE 引线的主要缺点是它没有固定装置，因此容易移位。此外，PNE 只有单个电极，它无法转向适当位置以在多个触点处进行刺激。由于正确的电极位置至关重要，只能通过持续透视引导进行电极放置，并常规放置双侧试验电极。

术前准备

所有患者都需要记录排尿日记，并且术前应适当停止抗凝药物的使用。通常不需要术前清洁方案，也不需要术前应用抗生素。

定位

患者俯卧在可透视的手术床上，将垫卷放置在患者的骨盆下方而非胸部，膝盖和胫骨下方的压力点处垫枕头。患者的手臂置于肩膀上方，并以舒适的姿势放置在枕头上。患者的足部在床脚处露出，以监测运动反应。暴露下背部和臀部准备消毒。

S_3 骶孔评估

穿刺针及穿刺技术与第 1 阶段相同。对于 PNE，有几点需要注意：①在穿刺时需要沿骶骨骨膜进行额外的局部麻醉；②将电缆上的小钩轻触在穿刺针的非绝缘部分而不是将其直接连接到针上来给予刺激。这允许将刺激的脉冲速率减慢至每秒 1 个脉冲，从而区分患者正常运动（如深呼吸）的反应，同时如果患者感到不适，方便立即去除刺激。

理想的感觉反应位于女性的阴道和会阴区域及男性的阴囊和会阴区域。在实践中可更多地依赖于患者的感觉反应，因为在这种情况下它们通常比运动反应更显著。

放置临时电极

在穿刺针位置满意后，移除针芯并插入测试电极直至其远端穿出针尖。测试电极上有两个深度标记，提供电极深度的参考。小心地将穿刺针外鞘与测试电极外鞘一起移除。如需要双侧测试，则同法植入对侧电极。

连接和敷料覆盖

将测试电极导线经皮下穿到骶骨的对侧（图 104.13），然后将引线交叉到侧方合适部位，并连接到刺激导线。穿刺点及引线用纱布包扎，用消毒液消毒，并使用多个 3 M 敷贴覆盖，以确保相关引线妥善覆盖。

术后护理

每个测试导线测试 3 天，分别记录每个测试导线的排尿日记以评估症状改善情况。如果测试第 1 个导线期间症状可以缓解，笔者会让患者在测试期间继续使用此导联。经过 7 天的试验，两个测试线都可在病

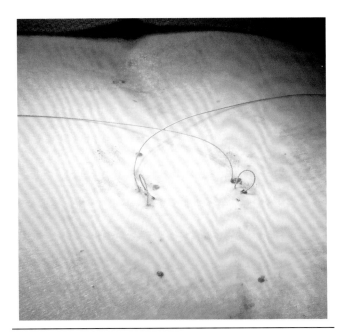

图 104.13　经皮神经测试电极的皮下隧道

房移除，排尿日记的症状改善应超过 50%。如果患者未能达到此症状改善的阈值以植入永久骶神经刺激器，则可以考虑先行第 1 阶段植入，因为该方式可进行更长时间的测试。

并发症

感染

与任何异物植入手术一样，术后部位和植入物感染是常见的并发症，发生率为 3%（Noblett，2014）。最终需要移除植入设备。在重新尝试骶神经调节器放置之前，需要至少 6 周的时间以完全康复。

除了有多重药耐药感染史的患者外，术前抗生素的选择应基于社区感染模式。虽然提倡万古霉素作为预防性使用抗生素用于减少装置感染，但医院政策往往限制其广泛使用。笔者通常使用万古霉素治疗青霉素过敏或既往耐甲氧西林金黄色葡萄球菌感染的患者，其他患者则使用头孢唑啉作为预防性抗生素。

设备调整

手术调整或移除设备并非罕见。IPG 或电极调整率为 7% ~ 32%，移除率 8.5% ~ 18%。以下情况需要进行 IPG 调整：① IPG 位置持续疼痛；② IPG 设备易于移动或"翻转"；③ IPG 放置不理想（即放置过于表浅或沿着皮带位置）。对于以下情况，应考虑进行电极调整：①创伤或体重改变较大导致刺激效果消失；②刺激导致不适或放射至下肢；③永久骶神经调节器植入比初始 PNE 效果差。评估包括重新编程及评估电池寿命和检查阻抗，以及骶骨放射线照相（正侧位）。如果重新编程在改善症状方面不成功，或电阻因为电极折断和（或）放射线照片显示电极位置不理想而导致阻抗增高，那么应该考虑进行电极调整。

致谢

感谢 Zoe Steinberg（www.zoesteinberg.com）对原创插图的贡献。

拓展阅读

Blandon RE, Gebhart JB, Lightner DJ, et al. Re-operative rates after permanent sacral nerve stimulation for refractory voiding dysfunction in women. *BJU Int*. 2008;101(9):1119-1123.

El-Khawand D, Montgomery OC, Wehbe SA, et al. Sacral nerve stimulation during pregnancy: case report and review of the literature. *Female Pelvic Med Reconstr Surg*. 2012;18(2):127-129.

Elneil S, Abtahi B, Helal M, et al. Optimizing the duration of assessment of stage-1 sacral neuromodulation in nonobstructive chronic urinary retention. *Neuromodulation*. 2014;17:66-71.

Gormley EA, Lightner DJ, Burgio KL, et al. Diagnosis and treatment of overactive bladder (non-neurogenic) in adults: AUA/SUFU guideline. *J Urol*. 2012;188(6 suppl):2455-2463.

Hanno PM, Erickson D, Moldwin R, et al. Diagnosis and treatment of interstitial cystitis/bladder pain syndrome: AUA guideline amendment. *J Urol*. 2015;193(5):1545-1553.

Haraway AM, Clemens JQ, He C, et al. Differences in sacral neuromodulation device infection rates based on preoperative antibiotic selection. *Int Urogynecol J*. 2013;24:2081-2085.

Lee EW, Lucioni A, Lee UJ, et al. National practice patterns of infection prophylaxis for sacral neuromodulation device: a survey of high volume providers. *Urology Practice*. 2015;2:38-43.

Marcelissen T, Jacobs R, van Kerrebroeck P, et al. Sacral neuromodulation as a treatment for chronic pelvic pain. *J Urol*. 2011;186:387-393.

Noblett K, Siegel S, Mangel J, et al. Results of a prospective multicenter study evaluating quality of life, safety, and efficacy of sacral neuromodulation at 12 months in subjects with symptoms of overactive bladder. *Neurourol Urodyn*. 2016;35:246-257.

Ordica R, Bradley P, McCullough M, et al. Sacral nerve stimulation revision and removal: patient, device, or doctor? *J Urol*. 2013;189(suppl 4S):e560.

Peeters K, Sahai A, De Ridder D, et al. Long-term follow-up of sacral neuromodulation for lower urinary tract dysfunction. *BJU Int*. 2014;113:789-794.

Roth TM. Sacral neuromodulation and cardiac pacemakers. *Int Urogynecol J*. 2010;21:1035-1037.

White WM, Mobley JD, Doggweiler R, et al. Incidence and predictors of complications with sacral neuromodulation. *Urology*. 2008;73(4):731-735.

专家点评（PHILIP VAN KERREBROECK）

骶神经神经调节（sacral nerve neuromodulation，SNM）已成为公认的治疗难治性排尿功能障碍方式。该技术需要在连接到脉冲发生器的 S_3 神经附近植入电极。电极的放置位置是近期和长期成功的关键，本章详细介绍了放置方法和技巧。

骶神经神经调节治疗过程包括试验阶段，如果临床效果好，则进行永久性植入。在试验阶段期间，可以使植入电极以提供较长期刺激或者使用临时电极。一阶段电极的使用尚未达成共识，但本章提出了支持和反对这些选择的依据。另外一个重要争议是使用局部麻醉还是全身麻醉。在本章中，基于个人经验表达了对局部麻醉下经皮神经评估的偏好。同样也可以考虑在局部麻醉下放置永久电极作为替代方案。

基于作者的丰富经验，本章详细介绍了植入的不同步骤。但是，手术的操作过程通常带有外科医师的个人偏好及习惯。对于 SNM，我们建议操作者阅读本章并尽可能遵循指引。这样做可以避免发生对疗效产生影响的技术问题。

第 105 章

肉毒毒素注射治疗泌尿外科疾病

Ngoc-Bich（Nikki）Le，Michael Belsante

（张　伟　译　王东文　审校）

概述

膀胱内肉毒毒素注射对行为疗法和药物疗法效果差的神经源性和特发性逼尿肌过度活动或尿急性尿失禁是一种很好的治疗选择。其作用机制是阻断从神经末梢突触前释放乙酰胆碱，导致逼尿肌的弛缓性麻痹和膀胱过度活动症状的缓解。注射前，应向患者介绍肉毒毒素注射的临时性，每 6 ～ 9 个月需要再次注射，并且可能需要进行导尿（长期留置尿管或间歇导尿）。研究表明，6% ～ 18% 患有特发性疾病的患者及高达 39% 的神经源性疾病患者，在接受肉毒杆菌注射后需要进行临时导尿。不过可以确保的是，患者对导尿管插入术的需求是短暂的。

患者准备

在进行注射之前，必须进行尿液分析和尿培养确认没有尿路感染。当尿路感染存在时，注射不应该进行。特发性膀胱过度活动症患者的推荐剂量为 100 U，而神经源性逼尿肌过度活跃则为 200 U。应根据制造商的建议重新构建产品。我们通常将肉毒杆菌毒素溶液稀释至 0.5 ～ 1 U/ml。如果注射以动态方式进行，则将患者置于截石位（女性）或仰卧位（男性），并以正常方式准备，如用于室内膀胱镜检查。用稀释的麻醉药（30 ～ 60 ml 盐水中混入 2% 利多卡因溶液）滴注膀胱，将其留在膀胱中 20 ～ 30 分钟。还可以利用尿道内利多卡因凝胶注射进行局部麻醉，或者该操作可以在手术室中所针对性选择全身麻醉的患者进行。

操作流程

可以使用软性或硬性膀胱镜进行注射。对仰卧位的男性使用灵活的软镜，女性在截石位置使用硬镜。注射针可用于两种类型的膀胱镜，尖端长度在 4 ～ 8 mm。使用 4 mm 针头来减少膀胱注射肉毒毒素 A 的额外风

险。在进行肉毒毒素注射泌尿科医师的调查中发现，医师更重视注射的品质，包括注射针避免膀胱的渗漏或膀胱壁穿孔，易于注射，成本，清晰度，避免出血和疼痛，减少对纤软膀胱镜损伤的风险，灵活性。Coloplast 的 BoNee 针头具有 4 mm 超细尖端，符合上述标准。其他可选择的包括 Laborie 针，其具有可调节的尖端长度从 2 ～ 5 mm，以及奥林巴斯弹性针，它有 1 个 4 mm 的尖端，可以变化使用这些针用于软性膀胱镜和硬性膀胱镜。在笔者的实践中，使用了 Coloplast BoNee 针。如表 105.1 描述的那样，为几种常用的注射针选项。

注射模式包括膀胱三角区注射和空白区注射。大多数泌尿科医师使用保留三角区的技术，因为使用空白区注射技术治疗存在膀胱输尿管反流的理论风险。然而，这种风险在包括三角区注射肉毒毒素的研究中尚未得到证实。有证据表明在三角区注射可以控制和改善症状，而不会增加患膀胱输尿管反流的风险。然而，由于关于特发性注射的优越性存在相互矛盾的结论，因此，需要在关于明确三角区注射的建议之前完成进一步的研究。在患有特发性膀胱过度活动症的患者中，笔者在每个注射部位用 1 ml 溶液注射 20 个 0.5 U/ml 的血清素毒素 A（总共 100 U）（图 105.1）。在神经源性患者中，笔者通常使用 200 U 在 20 ～ 30 个部位中注射，浓度为 1 U/ml。尽管注射部位会出血，但笔者仍采用自下而上的方法使整个手术过程保持足够的可视化。图 105.2 显示了注射期间针的深度和之后形成的泡样物。

操作后的情况

患者应在治疗室观察 30 分钟，以确保他或她可以排空膀胱或掌握导尿的程序，血尿不严重，血压稳定。应告知患者可能需要 2 周或更长时间才能从手术中获益。患者应在 4 ～ 6 周内回到诊所就诊，评估膀胱排空状况并讨论对治疗的反应。

表 105.1		常用的肉毒素的注射器内针内窥镜注射针头				
	供货商	产品型号	尺寸	Fr	尖部长度	工作长度（cm）
软膀胱镜	Coloplast	NB1070	22	5	4 mm	70
	Laborie	DIS200	23	6	可调节长度：2 mm、3 mm、5 mm	70
	Laborie	DIS201	23	4.8	可调节长度：2 mm、3 mm、4 mm、5 mm	70
	Olympus	NM-101C-0427	25	6	4 mm	105
		MAJ-655				
		MAJ-656				
硬膀胱镜	Coloplast	NBI035	22	5	4 mm	35
	Cook	G14220	23	5	8 mm	35
	Cook	G15296	23	3.7	8 mm	35
	Cook	G16112	23	5	8 mm	45
	Cook	G15276	25	5	8 mm	35
	Laborie	DIS199	23	4.8	可调节长度：2 mm、3 mm、4 mm、5 mm	35
	Wolf	8652.775	22	3	8 mm	31.3

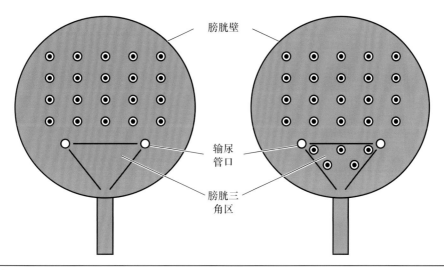

图 105.1　A 型肉毒毒素的站点 A 注射

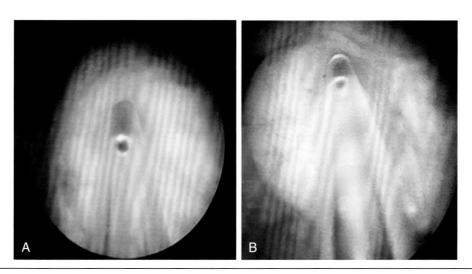

图 105.2　注射时针的深度（A）和注射起水泡后（B）

拓展阅读

Abdel-Meguid TA. Botulinum toxin-A injections into neurogenic overactive bladder—to include or exclude the trigone? A prospective, randomized, controlled trial. *J Urol.* 2010;184(6):2423-2428.

Apostolidis A, Rahnama'i MS, Fry C, et al. Do we understand how botulinum toxin works and have we optimized the way it is administered to the bladder? ICI-RS 2014. *Neurourol Urodyn.* 2016;35:293-298.

Dmochowski R, Chapple C, Nitti VW, et al. Efficacy and safety of onabotulinumtoxinA for idiopathic overactive bladder: a double-blind, placebo controlled, randomized, dose ranging trial. *J Urol.* 2010;184(6):2416-2422.

Harris MA, Harding C, Fulford S, Whiteway J. Risk of urinary tract infection after detrusor botulinum toxin A injections for refractory neurogenic detrusor overactivity in patients with no antibiotic treatment. *BJU Int.* 2011;107:1165, author reply 1165.

Kalsi V, Apostolidis A, Gonzales G, et al. Early effect on the overactive bladder symptoms following Botulinum Neurotoxin Type A injections for detrusor overactivity. *Eur Urol.* 2008;54:181-187.

Karsenty G, et al. Technical aspects of Botulinum Toxin Type a injection in the bladder to treat urinary incontinence: reviewing the procedure. *Int J Clin Pract.* 2014;68(6):731-742.

Kuo H-C. Bladder base/trigone injection is safe and as effective as bladder body injection of onabotulinumtoxinA for idiopathic detrusor overactivity refractory to antimuscarinics. *Neurourol Urodyn.* 2011;30(7):1242-1248.

Manecksha RP, Cullen IM, Ahmad S, et al. Prospective randomised controlled trial comparing trigone-sparing versus trigone-including intradetrusor injection of abobotulinumtoxinA for refractory idiopathic detrusor overactivity. *Eur Urol.* 2012;61(5):928-935.

Molgo J, Lemeignan M, Thesleff S. Aminoglycosides and 3,4-diaminopyridine on neuromuscular block caused by botulinum type A toxin. *Muscle Nerve.* 1987;10:464-470.

Mouttalib S, Khan S, Castel-Lacanal E, et al. Risk of urinary tract infection after detrusor botulinum toxin A injections for refractory neurogenic detrusor overactivity in patients with no antibiotic treatment. *BJU Int.* 2010;106:1677-1680.

Popat R, Apostolidis A, Kalsi V, et al. A comparison between the response of patients with idiopathic detrusor overactivity and neurogenic detrusor overactivity to the first intradetrusor injection of botulinum-A toxin. *J Urol.* 2005;174:984-988.

Rovner E. Chapter 6: Practical aspects of administration of onabotulinumtoxinA. *Neurourol Urodyn.* 2014;33(S3):S32-S37.

Schmid DM, Sauermann P, Werner M, et al. Experience with 100 cases treated with botulinum-A toxin injections in the detrusor muscle for idiopathic overactive bladder syndrome refractory to anticholinergics. *J Urol.* 2006;176:177-185.

Schurch B, Reitz A, Tenti G. Electromotive drug administration of lidocaine to anesthetize the bladder before botulinum-A toxin injections into the detrusor. *Spinal Cord.* 2004;42:338-341.

Schurch B, Stohrer M, Kramer G, et al. Botulinum-A toxin for treating detrusor hyperreflexia in spinal cord injured patients: a new alternative to anticholinergic drugs? Preliminary results. *J Urol.* 2000;164:692-697.

专家点评（APOSTOLOS APOSTOLIDIS）

　　15 年前引入的肉毒毒素 A 注射剂已经彻底改变了与神经源性逼尿肌过度活动相关的难治性尿失禁的治疗，但后来也开始治疗特发性膀胱过度活动症。全球越来越多的中心采用这种最近批准的二线治疗，为现在更具侵入性的三线手术治疗（通常采用扩大膀胱成形术）提供了一种安全有效的替代方案。随着越来越多的泌尿外科医师和妇科泌尿医师参与其中，根据当地医院的偏好和专业知识开发了许多用于提供肉毒毒素注射（Botox，目前唯一批准的品牌）的技术，目前缺乏产品标准化管理的结果，对研究和临床实践的结果进行比较非常困难。使用硬性与软性膀胱镜注射到膀胱外与逼尿肌，注射时包含或排除三角区，由于尚无数量设计适当的研究，注射部位和稀释量仍然是尚未解决的一部分争论。此外，过去 10 年的人体和动物研究结果已经产生关于膀胱中作用机制的模式转变，现在认为它很大程度上涉及膀胱传入神经通路，外周神经也可能是中央神经，进一步发展为逼尿肌活动效应。

　　麻醉的需要和类型及注射过程中抗生素预防的使用也在争论之中。对于某些注射不适感增加的患者，可能需要使用膀胱灌注麻醉药，但早期研究表明一般仅使用尿道内麻醉药的比例较低，使用者均为神经源性保留膀胱感觉和膀胱过度活动症患者。此外，在与使用电动力给药途径的比较研究中，给一些神经源性膀胱患者单独使用利多卡因（10 分量级得分 4 分）会产生相关疼痛，并且手术时间增加至少 20 分钟。关于抗生素的使用，虽然它们的保护作用尚不确定，但产品的数据表和专家意见都建议应该在围术期使用，但不包括氨基糖苷类药物。围术期患者的护理和严格的随访可能对治疗成功至关重要，因为治疗失败后增加的残余和尿路感染可能会早期发生。登记试验表明，肉毒毒素的疗效通常在治疗的前 2 周内达到临床意义，但早期的研究显示，即使在注射后 48～72 小时内也具有显著的临床效果。

　　鉴于缺乏关于注射技术比较的试验，尽管个人经验对于最大化治疗结果非常重要，但在进一步研究完成之前，基于试验的标准化膀胱给药程序方案，按照产品的数据表中严格进行，可能是更具有可比性、安全性和有效性结果的努力方向。严格应用毒素和遵从注射程序过程中的基本技巧和窍门，特别是在繁忙的门诊或手术工作量下，对于最大限度地提高这种全球有推广价值的新疗法，也是非常重要的。

睾丸活检　第 106 章

R. Dale McClure

（穆　颖　译　王璟琦　王东文　审校）

睾丸的操作原则

　　阴囊有两层，一层是血管丰富，表皮多皱的皮肤，另一层是薄的无横纹肉膜。构成睾丸表皮和精索被膜的 3 层筋膜分别是精索外筋膜，提睾肌和精索内筋膜，精索内筋膜与腹横筋膜相关联。睾丸位于鞘膜腔内，即鞘状突的远端延伸。精索的位置从腹股沟内环开始到睾丸和附睾处结束。精索外筋膜旁有提睾神经和血管。精索内筋膜覆盖着输精管，输精管周围是血管、淋巴管、睾丸及附睾动脉、蔓状静脉丛和睾丸自主神经。

　　容易因扭转而造成静脉阻塞是睾丸血液供应的特点。在白膜的中间和四周都布满了血管，这使得其表面的大部分位置都不适合做活检，也没有固定缝线的位置。

　　与睾丸固定术密切相关的有：每个睾丸的动脉血管都起于肾动脉下方腹主动脉的前外侧。当睾丸动脉到达睾丸的顶端，它分成了两个弯曲的分支，一个外侧分支，即睾丸内动脉，另一个内侧分支，即睾丸下动脉。

　　附睾的尾部被附睾、输精管、睾丸动脉及提睾动脉的复杂血管系统血管化了。这个系统在众多血管中提供了一个广阔的吻合环，当睾丸动脉必须被离断以便使睾丸纳入阴囊时这些血管是至关重要的。

　　输精管动脉分支与后附睾动脉形成了附睾-输精管环。在睾丸固定术中，睾丸动脉结扎后，睾丸便依赖于该环和睾丸动脉终端或远端分支的吻合，这两者的结合可能足够支撑睾丸，但也有可能导致睾丸萎缩。

睾丸活检

　　睾丸活检可以作为门诊手术。对于青少年和成年人来说，如果辅以镇静药，如咪达唑仑或地西泮，局部麻醉就足够了。局部浸润的缺点就是可能会损伤精索血管。另一种方法是用一种口径 17 mm 的经皮取样穿刺

针取 1～2 个核心样本。使用这种方法，医师必须固定睾丸并确保附睾在睾丸后侧。这种方法可能存在的缺点是睾丸血管或附睾可能出现意外的不易察觉的损伤。其他的局限性还包括取样量小和细精管组织变形。

　　1. 根据睾丸血管分布的特点，最合适的活检位置是睾丸上极中间或者侧面，因为这些区域睾丸血管分布较少，而血管丰富的前面则不适合（图 106.1）。

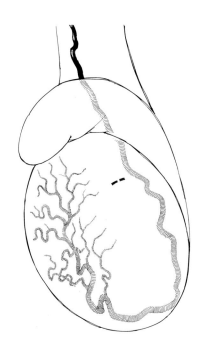

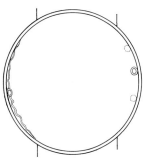

图 106.1　活检应从睾丸上极的中间或侧面取材

2. 术者站于患者左侧。睾丸活检时进行精索阻滞，向下牵拉睾丸以松弛提睾肌。术者左手抓住精索，大拇指在精索前，示指在精索后，阴囊顶端（图 106.2）。当针接近示指的时候，在靠近耻骨结节处，在精索前外侧和前内侧使用 2.5 英寸（1 英寸 ≈ 2.54 cm）25 号针进行精索阻滞，麻醉药用不加肾上腺素的 2% 利多卡因溶液。避免在输精管附近打麻药，以防止损伤输精管。之后术者左手握住睾丸挤向阴囊皮肤，并确保附睾在后侧。用 2% 的利多卡因溶液麻醉皮肤和肉膜。不能将麻醉药打入白膜，不能放松对睾丸的控制。

3. 按照阴囊血管结构依次横切开皮肤、肉膜和鞘膜。挤压肉膜时，切开的各层会自动回缩（图 106.3）。在鞘膜的每侧使用一个止血器以保证术野清晰，但要紧抓阴囊保持其位置不变。控制好睾丸，使其血管最少的区域，即上内侧和上极的边缘部分清晰地暴露出来。在白膜上滴 2 ～ 3 ml 利多卡因并等待 30 秒。

或者术者可以在白膜上利用 5-0 号铬肠线帮助固定睾丸，以防止移动。但这种方法会引发痛感，并且如果睾丸已经通过技术手段稳定住，那该方法就没有必要了。沿着表面细小血管的方向横切白膜。用 15 号刀片切开 4 ～ 5 mm，能够挤出珠子大小的睾丸组织，切的时候要锐利且快速地切开，因为这是手术中疼痛的部分。使用湿润、弯曲的虹膜剪，取到睾丸组织后采用非接触技术浸入固定液如 Bouin 液、Zenker 液或戊二醛缓冲液（图 106.4）。如果需要的话，可以接触标

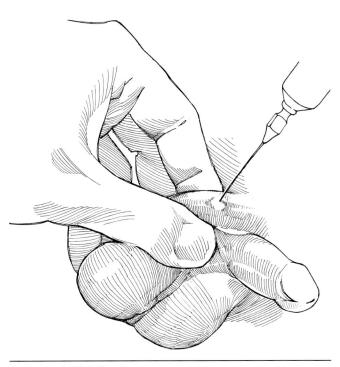

图 106.2   活检入路

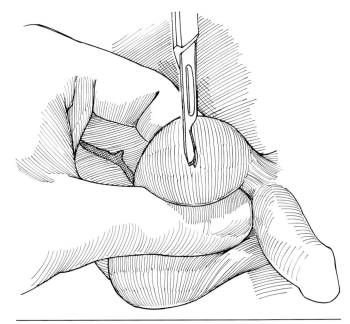

图 106.3   睾丸活检切口

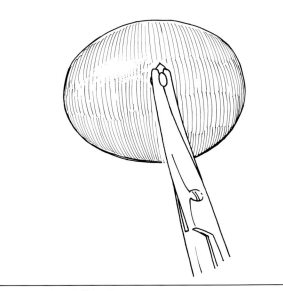

图 106.4   挤压小管切除

本无菌的一端，涂上 Cyto 固定剂，以检查精子。期间术者一定要固定好睾丸。

4. 使用 5-0 号铬肠线缝合 2 ～ 3 针以关闭白膜（图 106.5）。观察止血情况，如果必要可多缝几针。血止住后松开睾丸。鞘膜可以褥式缝合的方式来闭合（图 106.6）。滴入 0.25% 的盐酸丁哌卡因达到 Marcaine 化以减缓术后疼痛。

术后问题

尽管出血是睾丸活检最常见的术后并发症，但最严重的并发症还是附睾的意外损伤。最后，固定剂使用不当或组织遭到破坏都可能给病理医师观察组织造成诸多困难。

进行深部活检，因为睾丸组织可能位于肚脐附近，并建议采取纵切口。如果有性发育不全，建议切除全部性腺。

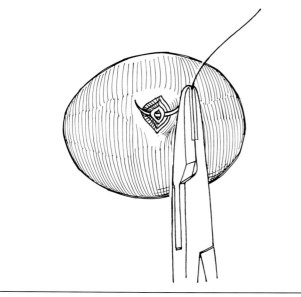

图 106.5　闭合白膜

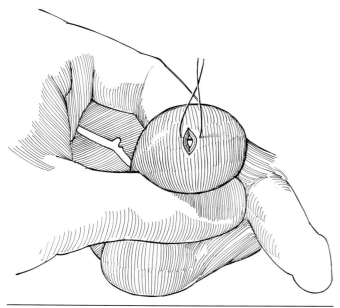

图 106.6　闭合鞘膜

两性人的性腺活检

真两性人：可能会出现同时具有卵巢、睾丸，或卵睾在一起，以最后一种最为常见。医师要寻找卵睾，卵睾多位于阴唇阴囊折叠处或腹股沟管，卵巢往往位于后腹腔。

性腺生殖障碍：卵巢基质位于正常位置。如果是 XX 型或者 Turner 综合征，此种情况下一般不会恶变，不需要切除性腺。但如果是 XY 型，则恶变概率高达 30%，需尽快进行性腺切除手术。

可通过腹腔镜手术查找性腺位置。可通过阴唇、阴囊或者腹股沟管切口寻找。在两性畸形中，应该

拓展阅读

Dabaja AA, Schlegel PN. Microdissection testicular sperm extraction: an update. *Asian J Androl.* 2013;15(1):35-39.
Hopps CV, Mielnik A, Goldstein M, et al. Detection of sperm in men with Y chromosome microdeletions of the AZFa, AZFb and AXFc regions. *Hum Reprod.* 2003;18:1660-1665.
Hotaling JM. Genetics of male infertility. *Urol Clin North Am.* 2014;41:1-17. Review.
Jarow JP. Intratesticular arterial anatomy. *J Androl.* 1990;11(3):255-259.
Palermo GD, Schlegel PN, Sills ES, et al. Births following testicular sperm used with intracytoplasmic sperm injection in non-mosaic Klinefelter's syndrome. *N Engl J Med.* 1998;338:588-590.
Rajfer J, Binder S. Use of Biopty gun transcutaneous testicular biopsies. *J Urol.* 1989;142(4):1021-1022.

专家点评（KATHLEEN HWANG）

睾丸活检主要用于对有正常促性腺激素水平的无精症男性进行诊断性评估，以区分睾丸衰竭和阻塞性不育的病因。患有无精症的不育男性其睾丸组织有多种情况，从无精子发生，到精子成熟障碍，再到正常精子发生。

睾丸活检的首要适应证就是在睾丸检查结果正常、激素水平正常、血清抗精子抗体检测呈阴性、输精管明显的男性身上对非梗阻性无精症和梗阻性无精症进行区分。睾丸活检还可能被用在辨别不育男性是患有非梗阻性无精症（睾丸萎缩，高血清卵泡刺激素水平），临床型精索静脉曲张，还是患有可疑的睾丸病变。

开放手术活检是典型的、标准的检查方法。但是医师们通常使用微创技术，因为只需在诊室进行局部麻醉就能做。这些技术包括经皮穿刺活检、睾丸穿刺活检、睾丸细针穿刺。虽然左右侧睾丸组织有差异，进行双侧活检能提供更准确的诊断，但是对于确诊梗阻性无精症来说单侧睾丸活检通常就足够了。如果要进行单侧睾丸活检，应该检查更大更坚实侧的睾丸。

睾丸活检的主要并发症是出血和感染，包括睾丸、附睾、阴囊。虽然最常见的并发症是出血，但最严重的是附睾的意外损伤，因为它会导致新的无法修复的精道梗阻。

第 107 章　精子获得

Kelly A. Chiles，Peter N. Schlegel

（李春风　译　王璟琦　王东文　审校）

精索阻滞

精子获得手术一般采用精索阻滞麻醉。支配阴囊内容物的神经沿精索走行，而阴囊表面皮肤是由其他神经支配的，需要单独麻醉。准确的精索阻滞方法：通常用左手将精索牢牢地固定在阴囊最上方的阴囊皮肤上进行。术者在分离精索时，一定要确保输精管（精索的最后部分）固定在手指内。在较高水平施行阻滞，不仅能够降低附睾损伤的风险，还能确保阻滞区域中包含了所有传入神经纤维。使用小规格针头（23～25 G），较小规格的针头不需要在穿刺时压迫皮肤穿刺点。针头穿过皮肤进入精索后，回抽以确保穿刺针没有刺入到与精索伴行的血管中。开始在精索周围注射麻醉剂，完全阻滞脉管和附睾的感觉。剩余部分麻醉药（10 ml）在缓慢抽出针头过程中逐步注射。即使直接观察精索，虽然可以实现更准确阻滞；但刺入血管仍然不能完全避免。

麻醉剂通常选用 5～10 ml 的 1% 利多卡因或 0.5% 的丁哌卡因。建议常规使用 8.4% 碳酸氢钠按 9∶1 的比例进行碱化，以减轻酸性溶液注射时产生的疼痛。此外，由于阴囊皮肤不能被精索阻滞麻醉，因此在进行睾丸活检时，需要在穿刺针或者活检枪进入的皮肤部位常规局部麻醉。

睾丸活检

常规的睾丸活检可以通过细针抽吸（FNA）或用经皮活检枪进行。两者都需要皮肤局部麻醉和精索阻滞。局部麻醉后，绷紧睾丸上的阴囊皮肤，左手固定睾丸。FNA 需要可以刺入睾丸的 18～25 G 针头。当针头穿过睾丸薄壁组织时，导致曲细精管破裂及其内容物流出，从而能够稳定的抽吸。经皮穿刺活检需要一个小的皮肤切口，以容纳 14 G、10 cm 的活检枪，切口尽可能小（1 cm）。经皮活检枪检查的组织明显多于 FNA，但 FNA 足以应用于输精管结扎术后或阻塞性无精子症的男性中取出精子。

睾丸穿刺应该从睾丸的前内侧或前外侧进入，以减少损伤被膜下血管的风险。供应睾丸的主要血管在附睾下方走行，并形成多个分支，向中间和后面走向的分支深入到白膜。这些被膜下的血管其实是末端动脉，是睾丸实质区域的唯一血供。损伤这些血管可能导致缺血，并最终影响这些血管分布区域的精子产生和激素分泌。

开放式活检可以取得更多的睾丸组织，可在局部麻醉、脊髓阻滞或局麻镇静下进行。通过 1 cm 的阴囊小切口暴露睾丸后，可以在切口处暴露的白膜上再做 0.5 cm 的切口。生精小管在睾丸压力下自发挤出，并锐性切除（图 107.1）。这类切口与 FNA 或经皮活检不同，需要关闭，可使用 5-0 号聚丙烯缝线关闭白膜，使用 4-0 号可吸收单纤维缝线闭合鞘膜、肉膜和皮肤。用 0.25% 丁哌卡因和肾上腺素进行切口麻醉。

经皮穿刺附睾精子抽吸术

经皮穿刺附睾精子抽吸术（PESA）是一种从附睾中抽吸精子的方法。缺点是可能取到活力低的精子和增加精子 DNA 的损伤。将针头盲穿入附睾，可能增加

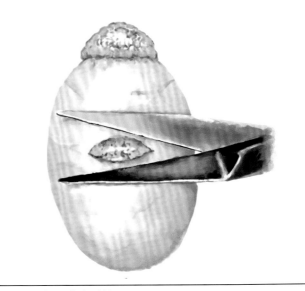

图 107.1　切口睾丸活检

睾丸血管损伤和附睾阻塞的风险。更严重的是，由于睾丸动脉经附睾头和附睾体向下分布到睾丸，如果损伤睾丸动脉，可能导致整个睾丸坏死。此外，引起继发性梗阻的可能性也显著增加。鉴于这些风险及 20% 的精子获得失败率，应考虑改进或者替代这项精子获得技术。当需要从附睾中取出精子时，提倡使用显微镜的辅助，来识别具有最佳活力和最低精子 DNA 损伤的精子生成部位。

显微镜下附睾精子抽吸术

显微镜下附睾精子抽吸术（MESA）可以安全且成功地获取大量附睾精子。在阴囊上做一能暴露睾丸的大切口。打开鞘膜后，可以完全暴露附睾和睾丸。MESA 适用于阻塞性无精子症的精子获得，使用显微镜可以很容易地找到扩张的附睾管（图 107.2）。优先选择含有透明或白色液体的附睾管进行穿刺，因为它们最可能含有健康的、有活力精子。尽管只能吸出几微升精液，但通常每微升中含 100 万个精子。使用双极电凝可以闭合附睾穿刺部位并止血，使用 4-0 号可吸收单纤维丝线缝合鞘膜后将睾丸复位到阴囊。4-0 号丝

线缝合肉膜，5-0 号可吸收单纤维丝线缝合皮肤。应避免使用铬缝线，因为其吸收期间的强烈的炎症反应常常与感染混淆。

显微镜下睾丸切开取精术

使用手术显微镜［显微镜下睾丸切开取精术（microTESE）］进行睾丸精子提取是非阻塞性无精子症精子获得的"金标准"。精子取出率不仅比传统开放手术多处睾丸切开活检（TESE）好，且这种技术也大大降低了睾丸损伤的风险。毫无疑问，microTESE 的成功归功于能够寻找到最有可能存在精子的生精小管，以及保护睾丸末端动脉和彻底止血的能力。手术显微镜提供的 8 ~ 15 倍放大率比放大镜更清晰地看到生精小管之间的细微差别。

从阴囊中部切口暴露睾丸后，可以打开鞘膜以暴露睾丸和附睾。将使用 15° 微超声刀通过赤道白膜中的无血管区横向切开白膜，不切开生精小管（图 107.3）。然后用手将睾丸轻轻地钝性分离（图 107.4）。对已经暴露的组织进行广泛检查，以识别出血点，使用双极电凝仔细止血。下一步检查生精小管，如果没有发现

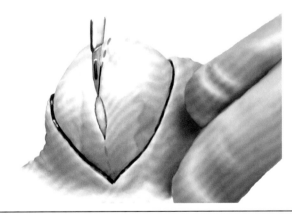

图 107.3　显微镜下睾丸切开取精术的初始横切口

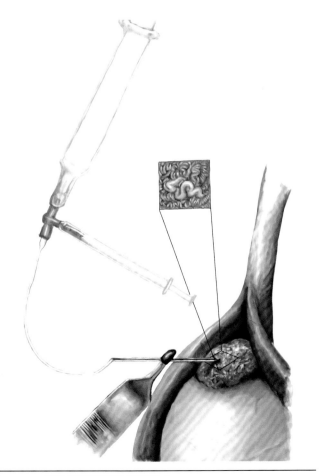

图 107.2　显微镜下附睾精子抽吸术

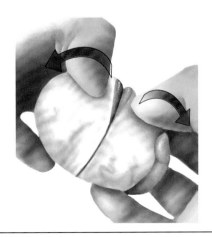

图 107.4　钝性分离睾丸

明显的膨大（反映精子发生）的生精小管，就需要系统地检查睾丸。直径越大、越不透明或越白的生精小管最有可能含有生殖细胞和精子。检查睾丸每个部分的同时，注意保护周围血管（图 107.5）。

　　生精小管的处理是 mocroTESE 成功的关键。剪取潜在精子来源的小管置于精子营养液中，用锋利的虹膜剪刀剪碎小管，再使用 24 号针头将切碎的材料进一步的机械处理。生殖科医师在放大 100 ～ 200 倍的相差显微镜下对处理过的生精小管进行初步的检查。直到发现精子或两个睾丸的可能存在生精功能的小管都被检查后，microTESE 手术就基本完成了。细致止血后，白膜可以用 5-0 号聚丙烯线缝合（图 107.6）。如前所述缝合鞘膜，肉膜和皮肤。精索阻滞和皮下局部麻醉之外，关闭各层时，将 10 ml 局麻药注射到各层中。包括在白膜层和鞘膜层之间滴注 10 ml，并且在肉膜完全闭合之前向阴囊袋中注射 10 ml 局麻药。双侧 microTESE 后，可常规使用高达 60 ml 的局麻药进行充分的术后镇痛。

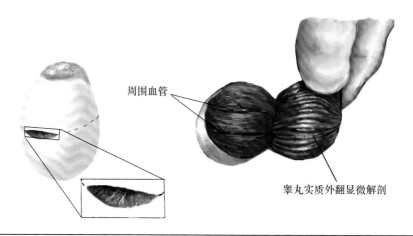

周围血管

睾丸实质外翻显微解剖

图 107.5　显微镜下睾丸切开取精术中保留周围血管

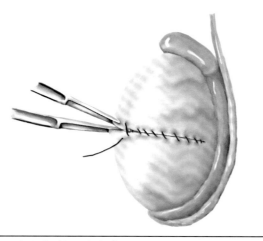

图 107.6　睾丸赤道切口的闭合

拓展阅读

Bernie AM, Mata DA, Ramasamy R, Schlegel PN. Comparison of microdissection testicular sperm extraction, conventional testicular sperm extraction, and testicular sperm aspiration for nonobstructive azoospermia: a systematic review and meta-analysis. *Fertil Steril.* 2015;104(5):1099-103.e1-3. doi:10.1016/j.fertnstert.2015.07.1136; [Epub 2015 Aug 8].

Schlegel PN. Testicular sperm extraction: microdissection improves sperm yield with minimal tissue excision. *Hum Reprod.* 1999;14:131-135.

Sheynkin YR, Ye Z, Menendez S, et al. Controlled comparison of percutaneous and microsurgical sperm retrieval in men with obstructive azoospermia. *Hum Reprod.* 1998;13(11):3086-3089.

专家点评（ALEXANDER W. PASTUSZAK，MD，和 LARRY I. LIPSHULTZ，MD）

本章详细地介绍了精子获得方法的概述和见解。其中还有一些观点值得讨论。如果在体外受精（IVF）当天进行精子获得，正如一些体外受精中心所要求的那样，应该对 PESA 持谨慎态度。假设像作者所报道的那样，失败率为 20%，并且假设 IVF 中心要求高度活力的精子，1/5 的患者将需要进入手术室做 MESA。鉴于目前手术室安排的复杂性，这样冒险不值得。因此，MESA 是我们首选的方法。

我认为 MESA 手术是获取大量健康精子的最好方式。一定要确保在手术室使用 IVF 适用的塑料管来收取精子（通常是放射灭菌）。由于过量的精子需要冷冻保存，所以患者术前一定要完成 FDA 规定的血清学检查，以确保精子库能够接收这些标本。

需要强调的是，一个训练有素的 IVF 实验技术人员对于在 microTESE 过程中快速有效地发现精子至关重要。虽然一个技术熟练、经验丰富的外科医师也很重要，但是训练有素的 IVF 实验技术人员将确定已经找到了足够的精子，从而结束手术，使切除的组织最小化。

第 108 章

精索静脉结扎术

Paul J. Turek

（李春凤　译　王璟琦　王东文　审校）

前言

患者站立时行精索触诊检查，可触及曲张的精索静脉（表 108.1），同时伴有不育、睾丸萎缩、或者是排除了其他原因引起的阴囊痛者，进行精索静脉结扎术。相对适应证包括无精子症（术后精子发现率可达 30% ～ 40%）和低睾酮症（术后血清睾酮可提高 50 ～ 100 ng/dl）。

睾丸、附睾和输精管的静脉连接形成深静脉和表浅静脉网。精索蔓状静脉从阴囊走行到腹膜后，易发生血液反流，精索静脉曲张结扎术的目的是防止滞留的血液回流或者逆流到睾丸，从而改善睾丸功能。输精管静脉可保留，因为不易发生反流，并且是术后主要的静脉流出通道。

表 108.1　临床精索静脉曲张的分级

年级	描述
I	精索静脉曲张仅在 Valsalva 动作期间或之后触及
II	精索静脉曲张看不见但可在常规体检时触及，无须 Valsalva 动作
III	精索静脉曲张肉眼可见，静息时体格检查可触及

现在有 4 种手术方法：①腹股沟下入路法；②腹股沟入路法，可保留睾丸动脉；③腹膜后入路法，可能会把动脉一起结扎；④腹腔镜入路法，与腹膜后入路结扎的静脉水平相同（图 108.1）。最近的一项 Meta 分析表明，使用显微镜（腹股沟或腹股沟下）的技术在治疗精索静脉曲张导致的不育症时，临床疗效最好且并发症最少。

腹股沟下入路法

显微镜下腹股沟下精索静脉结扎术可避免切开肌肉。保留淋巴管可有效避免术后鞘膜积液的发生，睾丸动脉的识别和保留是手术成功的关键。

仪器：手术显微镜系统（10 ～ 12 倍放大倍数）；显微血管钳；Jacobsen 夹；Kittner 分离器；以及 1.5 ～ 3 mm 的高频多普勒超声探头。

体位和切口：患者取仰卧位，轻度的头高脚底位可以使蔓状静脉丛扩张。在静脉麻醉或全身麻醉下，用手指通过阴囊确定腹股沟管外环口的位置。如果使用静脉麻醉，用 1% 利多卡因与 0.25% 丁哌卡因混合进行皮肤浸润麻醉。在外环口上方沿着 Langerhans 线

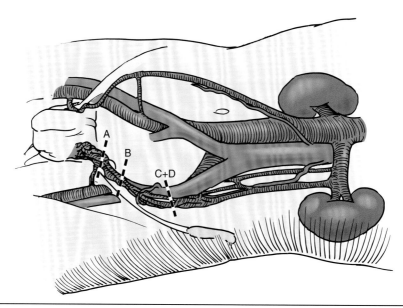

图 108.1　精索静脉曲张结扎的 4 种手术方法的解剖学水平：腹股沟下（**A**）、腹股沟（**B**）、腹膜后（**C**）和腹腔镜（**D**）

做一个 2 ～ 3 cm 的横切口，切开皮肤及皮下组织，到达 Scarpa 筋膜。使用示指轻柔地推开 Scarpa 筋膜，在腹股沟下方钝性游离出精索。

使用 Babcock 钳轻柔夹住精索，慢慢从切口牵拉出来，然后用 Kittner 分离器分开周围附着的提睾肌。用 1 英寸（1 英寸≈ 2.54 cm）Penrose 引流管来包绕固定精索。剪断或结扎所有下方的提睾肌静脉或精索外静脉。

在 Penrose 引流管中插入一个压舌板以提供手术平台，并借助手术显微镜放大 6 ～ 10 倍，切开精索外筋膜（图 108.2）。用蚊氏钳夹住精索外筋膜的边缘，暴露出精索内容物。

检查精索内容物，寻找搏动处来确定睾丸动脉，

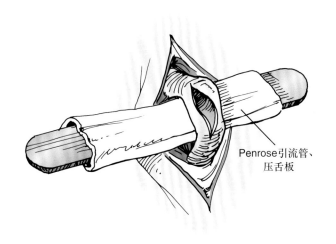

Penrose引流管、
压舌板

图 108.2　在 Penrose 引流管中插入一个压舌板以提供手术平台，纵向切开精索外筋膜，暴露出精索内容物

并确认输精管及输精管静脉位置，分离时避免损伤这些结构。扩张的静脉可能位于动脉的任意一侧，全部结扎（图 108.3）。

在蔓状静脉丛中识别精索内静脉，并用显微手术钳或 Jacobsen 夹分离出来。先使用 4-0 号或 2-0 号丝线结扎或剪断最粗的静脉。其后可以任意安排其他静脉分离结扎的顺序。

围绕着输精管和睾丸动脉分离并结扎与睾丸动脉伴行的静脉。保留透明管道–淋巴管。使用 1.5 mm 高频（20 MHz）多普勒超声探头可有效识别和保护动脉（图 108.4）。至少有 25% 的病例，可能存在多条动脉。如果患者是清醒的，让患者做 Valsalva 动作来查找遗漏的静脉。垂直于精索的方向结扎精索内静脉，可避免重复结扎静脉（图 108.5）。结扎所有的精索内静脉后，使用 25 号针头在精索外筋膜下注入 0.25% 丁哌卡因浸润附近精索，2 ～ 3 针缝合 Scarpa 筋膜，用 4-0 号缝线缝合皮肤。

另外一种手术方法是结扎阴囊静脉。在确定精索并用 Penrose 引流管包绕牵拉后，睾丸就会被牵拉到切口中，不要影响引带。辨认并结扎扩张的精索外静脉和引带静脉。将睾丸还纳入阴囊，然后使用手术显微镜分离精索内静脉，如腹股沟下法描述的一样。用这种方法处理阴囊静脉可能有助于避免术后的复发，但存在争议。

腹股沟入路法

在腹股沟内环水平结扎精索内静脉。切开外斜肌

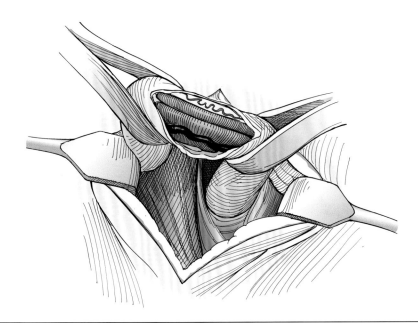

图 108.3　检查精索内容物，睾丸动脉和输精管是要保护的重要结构

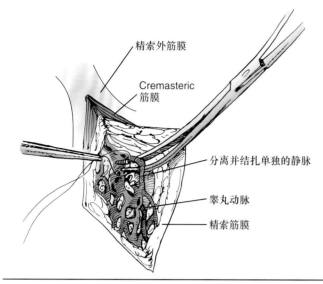

图 108.4　围绕睾丸动脉的所有静脉的精细解剖和结扎

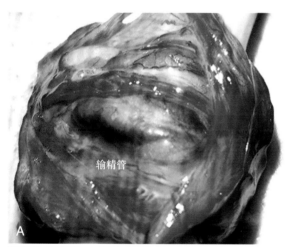

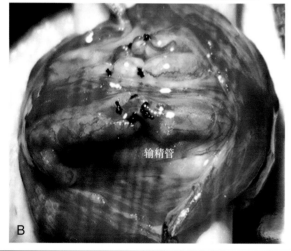

图 108.5　**A.** 完全暴露的腹股沟下精索的视图，显示扩大的静脉和位于下方的输精管；**B.** 精索内完全结扎的精索内静脉的视图。请注意，位于下方的腹膜血管无须结扎

筋膜，相比腹膜后入路更简单、解剖更表浅。尤其对于肥胖患者手术难度较低，可在局部麻醉下进行。

仪器：与上述相同。备自动拉钩。

位置和切口：仰卧位。在耻骨结节和阴囊侧面连线交界上方两横指处沿腹股沟管方向做 3 cm 斜切口（可触及的外环口上方）。

切开 Scarpa 筋膜，轻柔地推开腹膜外斜肌腱膜和外环上覆盖的结缔组织（图 108.6）。置入自动拉钩，由外环口沿腹外斜肌腱膜纤维走行向内环口方向切开腹外斜肌。避免损伤下面的髂腹股沟神经。用蚊氏钳夹住腹外斜肌筋膜的边缘，用拇指和示指提起精索，触诊输精管和动脉。

在耻骨结节附近精索下方穿过一把弯钳或手指，夹住 Penrose 引流管，放置在精索下方，系紧引流管的两端将精索固定。

切开精索内筋膜，暴露精索内容物（图 108.7），分离出输精管。借助放大镜或手术显微镜，使用显微血管钳分离精索筋膜，并分别将 2 ～ 3 支精索内静脉的分支（通常情况下）从精索内动脉、淋巴管之间游离出来，同时避免结扎或损伤这些结构。必要时，可使用 1.5 ～ 3 mm 多普勒超声探头定位动脉。在外环口水平识别并结扎提睾肌静脉。

患者头高足低位，提起精索，寻找腹股沟管底部的静脉分支，用 4-0 号丝线依次结扎；取下 Penrose 引流管，还原精索位置。

使用 4-0 号合成可吸收缝合线（SAS）关闭腹外斜肌腱膜，从外上方开始，注意保护髂腹股沟神经或精索。间断缝合 Scarpa 筋膜，4-0 号 SAS 缝合皮肤。

腹膜后入路法

后腹腔内可以安全地整束结扎精索，包括睾丸动

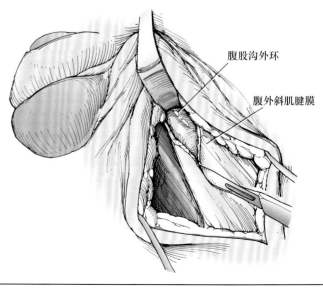

图 108.6　在外环口上方切开外斜肌腱膜，以暴露腹股沟下的精索

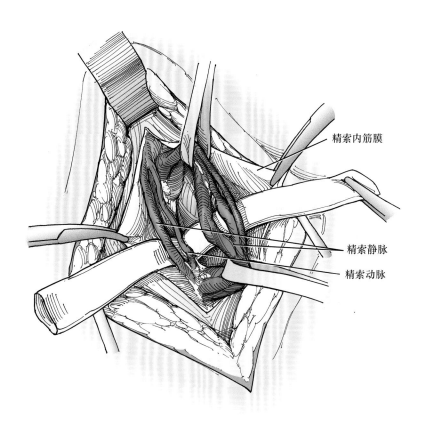

图 108.7　切开精索内筋膜，以暴露腹股沟精索的内容物

脉。由于结扎位置很高，即使结扎了动脉，也有足够的侧支循环代偿。这种方法受到儿童泌尿外科医师的青睐，也更适应于瘦高体形患者。值得注意的是，穿刺套管切口破坏了部分腹壁肌层，由于淋巴管也被结扎，术后易出现鞘膜积液。

　　仪器：基本手术器械；头灯；2.5 ～ 3.5 倍放大镜；自动窄型 Deaver 拉钩；血管钳；组织剪；Kittner 分离器。

　　位置：仰卧位，头部抬高 10°。

　　切口：从髂前上棘内侧二横指开始跨过内环口做一短横向切口，切开皮肤和皮下组织。暴露腹外斜肌腱膜。放入自保持拉钩持续暴露手术野。

　　沿腹外斜肌腱膜纤维将其切开，注意保护下方的髂腹股沟神经（图 108.8）。

　　使用弯钳钝性分离腹内斜肌。小心拉开腹内斜肌。切开腹横肌（图 108.9）。

　　在腹股沟韧带上方 3 ～ 5 cm 处进入后腹腔。

　　用 Kittner 分离器将腹膜向内侧推，在腹膜后脂肪内的血管与输精管汇合处将其暴露。牵拉睾丸来定位精索。放入 Deaver 拉钩来协助暴露。请注意，中间放置的拉钩可以遮挡附着于后腹膜的精索静脉（图108.10）。

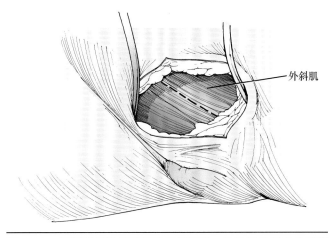

图 108.8　沿腹外斜肌腱膜纤维将其切开，注意保护下方的髂腹股沟神经

　　在静脉下方放置一把弯钳或引流管，将血管提到切口内。在精索与输精管结合的水平上结扎精索。从动脉和淋巴管上锐性和钝性分离扩张的静脉并结扎（通常是 2 支）。如果动脉不明显，就轻柔的去掉精索筋膜，使精索骨骼化。如有必要，可以滴注罂粟碱使动脉扩张并使其搏动幅度增加。输精管、提睾肌血管能提供足够的侧支循环，因此，结扎中的睾丸动脉也不会有危害。

　　冲洗伤口，并关闭腹壁各层。应用 0.25% 丁哌

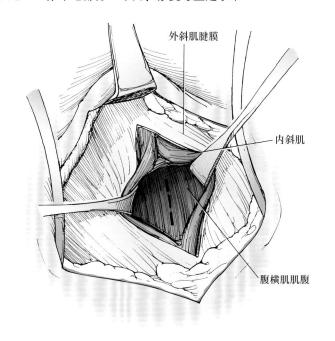

外斜肌腱膜

内斜肌

腹横肌肌腹

图 108.9　直接分离腹内斜肌，露出下方的腹横肌

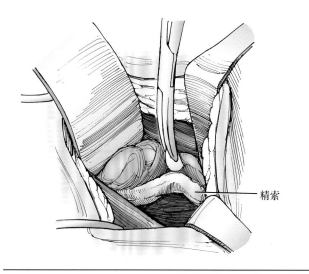

精索

图 108.10　经腹横肌切开术后，从腹膜后间隙进入腹股沟韧带上内侧，腹膜被推入内侧以暴露睾丸血管

卡因浸润皮下组织，使用 4-0 号合成可吸收缝线闭合皮肤。

腹腔镜入路法

对于双侧病变，腹腔镜下精索静脉高位结扎术更有意义。全身麻醉，进入腹腔过程中伴有血管或内脏损伤的风险。但高位入路无法结扎从腹股沟及其下区域内走形的精索外静脉，这可能是术后复发的原因。术后疼痛及恢复时间与开放结扎相似。

位置和切口：取 15° ～ 30° 头低足高仰卧位，使精索静脉充盈及尽量减少盆腔内肠道的干扰。

取脐下弧形切口，置入 11 mm 操作套管，置入观察镜；脐下 1 ～ 2 cm，健侧腹直肌外侧缘置入第 2 个 11 mm 的操作套管，对侧同法置入 5 mm 操作套管。术者站在患者健侧，助手操作观察镜。

顺着输精管远端与精索的汇合来识别内环。将乙状结肠拉向内侧。挤压阴囊，以观察精索静脉的充盈情况。在操作导致动脉痉挛之前，识别睾丸动脉。在精索上方横向设计 T 形切口（图 108.11）。

距离内环 4 ～ 5 cm 处将腹膜抬高，使用抓钳轻轻将精索血管抓到一侧。使用剪刀由远到近切开腹膜，露出血管。

提起腹膜内侧边缘，按 T 形切开，暴露髂血管。通过牵拉睾丸来识别精索血管束周围的静脉，漏扎这些静脉是引起复发的原因。从腹膜后结缔组织和腰部肌肉上轻轻游离出静脉（图 108.12）。

使用一对手术抓钳，钝性分离出静脉（通常有 3 个及以上的分支），同时分离出精索动脉。必要时牵拉睾丸来帮助辨认精索血管。提起静脉束，将它们与动脉分开。血管痉挛可能使辨认血管变得困难，通过使用冲洗器滴下稀释的罂粟碱或利多卡因可以减少血管痉挛。多普勒超声探头也可以帮助识别精索动脉。对于较粗的静脉，在每个静脉束两端分别放置钛夹夹闭，用剪刀剪断钛夹之间的静脉。动脉周围可能仍然存在较细的静脉，应将它们游离出来并夹断或使用低功率双极电凝电灼，或者将睾丸动脉和输精管从后腹膜上游离出来，双重夹住静脉后剪断。将患者置于头高足低位，观察扩张的静脉和切开的腹膜边缘及后腹腔的出血点。吸出血液或冲洗液。最后，关闭所有的切口。通过挤压腹部排空剩余的 CO_2。使用 3-0 号合成可吸收线关闭每个 11 mm 操作器的切口，使用 4-0 号合成可吸收线皮下缝合。

术后处理和并发症

患者在手术当天出院。对于腹股沟下入路的手术，活动限制为 2 ～ 4 天，其余术式活动限制为 7 ～ 10 天。如果因为不育症做手术，应于手术后 3 ～ 4 个月检查精液质量。精索静脉曲张结扎术后自然受孕的平均时间为 7 ～ 8 个月。

动脉损伤可能导致睾丸萎缩。由于远端侧支血供丰富，腹膜后或腹腔镜入路术后出现萎缩的可能性较小。如有输精管损伤应立即修复。严重的精索静脉曲张患者，术后阴囊内仍可有曲张的静脉团块。但是，

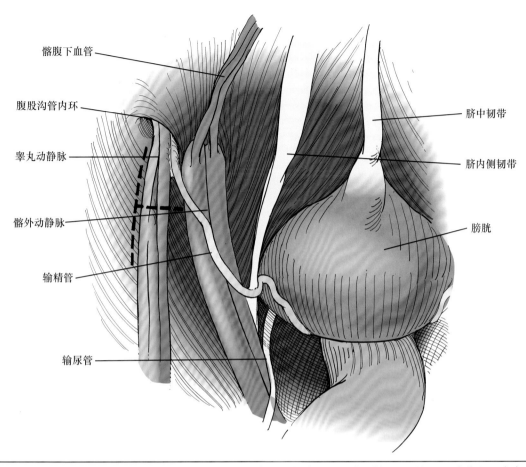

图 108.11　腹腔镜标志包括位于腹股沟环内侧的输精管与外侧的睾丸动静脉。在腹膜上做一 T 形切口（虚线）观察睾丸静脉

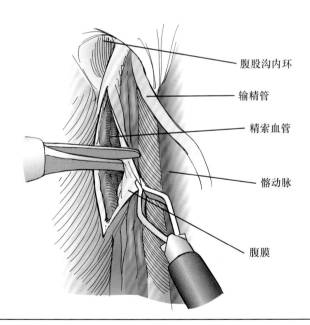

图 108.12　做腹膜切口以暴露腹膜后睾丸血管

如果通过彩色多普勒超声检查，这些扩张静脉中没有观察到反流。如出现精索静脉曲张的复发或持续存在，其原因可能是手术过程中漏掉了静脉或存在不规则的静脉回流。

由于淋巴管阻塞可发生鞘膜积液。患者可能会在手术后几周内出现手术侧睾丸的钝痛，这通常是自限性的。当侧支循环代偿后，不适感会消失。然而，如果睾丸周围静脉也被结扎，由于静脉流出道严重受阻，术后睾丸钝痛可持续达 6 个月。

拓展阅读

Cayan S, Erdemir F, Ozbey I, et al. Can varicocelectomy significantly change the way couples use assisted reproductive technologies? *J Urol*. 2002;167:1749-1752.

Çayan S, Shavakhabov S, Kadioğlu A. Treatment of palpable varicocele in infertile men: A meta-analysis to define the best technique. *J Androl*. 2013;30:33-40.

Goldstein M, Gilbert BR, Dicker AP, et al. Microsurgical inguinal varicocelectomy with delivery of the testis: An artery and lymphatic sparing technique. *J Urol*. 1992;148:1808-1811.

Schlegel PN, Kaufmann J. Role of varicocelectomy in men with nonobstructive azoospermia. *Fertil Steril*. 2004;81:1585-1588.

Tanrikut C, Goldstein M, Rosoff JS, et al. Varicocele as a risk factor for androgen deficiency and effect of repair. *BJU Int*. 2011;108(9):1480-1484.

Weedin JW, Khera M, Lipshultz LI. Varicocele repair in patients with nonobstructive azoospermia: a meta-analysis. *J Urol*. 2010;183:2309-2315.

专家点评（PAUL R. SHIN）

千百年来，精索静脉曲张被认为是与不孕症有关的泌尿系疾病。至于其机制是阴囊温度升高、静脉淤血还是肾上腺代谢物的反流，一直是生殖泌尿科医师争论的话题。然而，毫无疑问的是精索静脉曲张结扎术对于不育夫妇的治疗是有效的。大量文献支持精索静脉结扎术能够提高精液质量、妊娠率及最终婴儿出生率。

随着体外受精技术（IVF）越来越成熟，只需要更少的精子来制造胚胎并解决夫妻的不育问题。当更有效和有利的生殖方法存在时，是否还需要通过精索静脉结扎术来改善精液质量成为一个难题。实际上，有些人认为精索静脉结扎术是一种过时的手术，认为该手术对于夫妻双方都是多余的。

精索静脉结扎可改善约70%患者的精液质量。实现其作用需要一个漫长的时间，女性伴侣的年龄和她的生育潜力必须纳入考虑中。当面临可以选择更快的妊娠途径时，精索静脉结扎术作用的不确定性及其相关的时间过程，是不育夫妻应该考虑的问题。

然而，对于不孕不育的夫妻而言，辅助生殖并不总是最合适的首选干预措施。有些夫妻可能会受到道德、宗教或经济的限制，阻止他们寻求更积极的生育方法。精索静脉结扎术的一个不可忽视的作用是可以显著改善男性生育能力。

理想情况下，这种改善将允许一对夫妇有正常的自然受孕概率。然而，精索静脉结扎术的另一个非常显著的作用是，如果最终选择 IVF 或宫内人工授精（IUI），则可以明显降低辅助水平或优化精子质量。

提高精子质量，让一对夫妇从 IVF 到 IUI 或适时性交，从而减轻整体治疗负担，尤其是对于女性和不育症治疗的经济方面有重要意义。正如 Turek 博士所说的，精索静脉曲张在治疗无精子症男性方面也有其潜在的作用，使其在手术后有发现精子的机会。越来越多的证据表明，它也可以改善血清睾酮的水平。

无论采取何种形式，精索静脉结扎术仍然是一种微创、性价比高、以男性为中心的干预措施。当一对夫妇从整体上考虑生育计划时，精索静脉结扎术可以在整体上提高精子质量方面发挥关键作用。无论一对夫妻的生育之路是通过适时性交，还是更为积极的生育治疗，优化精子质量仍然是整体成功的核心因素。

单纯睾丸切除术 | 第 109 章

Kelly L. Stratton

（张　璐　译　刘修恒　审校）

单纯睾丸切除术

　　单纯睾丸切除术包括经阴囊或腹股沟入路进行的单侧或双侧睾丸的手术切除。双侧睾丸切除术的适应证主要包括前列腺癌患者的手术去势治疗，单侧睾丸切除术的适应证主要包括外伤或扭转后坏死的睾丸切除，以及非手术治疗无效的感染性睾丸切除。另外，在极少数情况下，慢性睾丸疼痛也可视为单纯睾丸切除的手术适应证之一。麻醉方式包括经精索阻滞的局部麻醉、镇静、蛛网膜下腔麻醉或全身麻醉。

　　术前常规备皮消毒，可于阴囊正中褶皱处做垂直方向切口，也可于手术侧睾丸上方阴囊皮肤褶皱处做横向切口（图 109.1）。取横向切口时注意切口应局限在阴囊褶皱内，以避免损伤阴囊大血管。逐层切开至睾丸鞘膜，经睾丸挤出切口，轻柔牵拉睾丸以充分暴露精索。根据治疗需要，可以选择结扎精索，保留附睾睾丸切除术或白膜下睾丸切除术（图 109.2）。

　　将精索游离为 2 束，首先处理输精管，双重夹闭近端输精管，单纯夹闭远端输精管（图 109.3）后锐性离

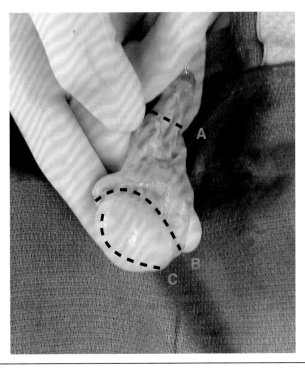

图 109.2　**A.** 单纯睾丸切除；**B.** 附睾保留睾丸切除；**C.** 白膜下睾丸切除

断。以 2-0 号 Vicryl 缝线结扎断端后去除 1 把血管钳，近端输精管以 2-0 号 Vicryl 缝线再次缝扎后去除第 2 把血管钳。同理处理精索血管束，手术过程中确保止血彻底。以 3-0 号 Vicryl 缝线间断缝合肉膜，与切口处注射丁哌卡因后，以 4-0 号铬制肠线或 Monocryl 缝线间断缝合皮缘。

　　若行双侧单纯睾丸切除，同理处理另一侧。手术完成后，伤口表面涂以抗生素软膏，以干燥纱布覆盖，并使用阴囊托向上托阴囊（图 109.4）。

保留附睾的睾丸切除术

　　保留附睾的睾丸切除术后于阴囊内可扪及团块，但该手术操作更易出血，也可能增加附睾炎发生的风险，因此，术中使用手术显微镜有助于手术剥离。

　　同前单纯睾丸切除术中所述，牵拉睾丸后，将手术显微镜视野移至该区域，镜下操作将附睾锐性剥离睾丸。附睾血供主要来自 3 组血管——上支、中间支及尾侧支，使用血管钳钳夹后以 2-0 号丝线结扎（图 109.5）。

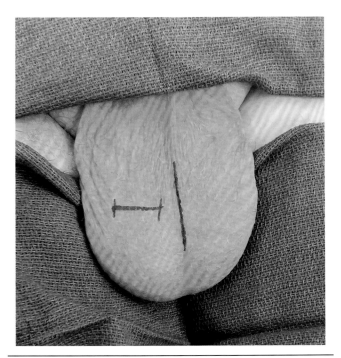

图 109.1　阴囊横向切口或中线垂直方向切口

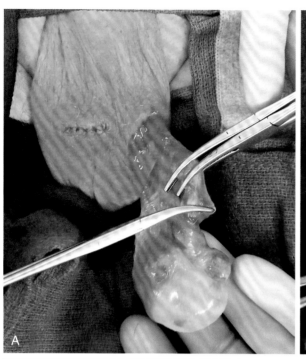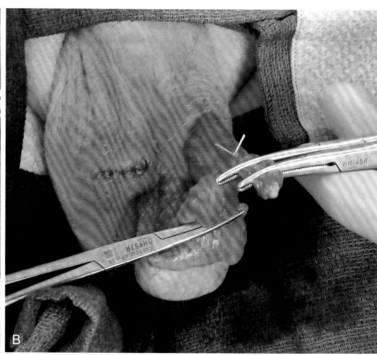

图 109.3　**A.** 游离输精管；**B.** 结扎输精管

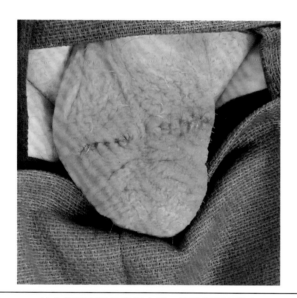

图 109.4　放大视野下结扎附睾血管，将附睾剥离睾丸

用 3-0 号可吸收缝线缝合附睾头侧及尾侧以形成椭圆结构（图 109.6）。将椭圆状的附睾还纳于鞘膜内，以 5-0 号 Vicryl 缝线关闭鞘膜。鉴于该术式易出血的特点，在关闭阴囊皮肤前，应于切口旁穿刺留置引流。缝合切口同前单纯睾丸切除术中所述。

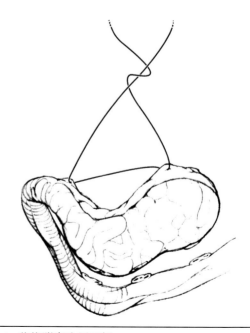

图 109.6　收拢附睾头尾两侧

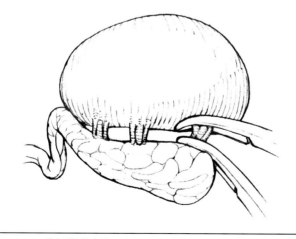

图 109.5　关闭阴囊皮肤

拓展阅读

Issa MM, et al. Epididymal sparing bilateral simple orchiectomy with epididymoplasty: preservation of esthetics and body image. *J Urol.* 2005;174(3):893-897.

Oesterling JE. Scrotal surgery: a reliable method for the prevention of postoperative hematoma and edema. *J Urol.* 1990;143(6):1201-1202.

Weinberg AE, et al. Epididymal Sparing Bilateral Simple Orchiectomy: Cost-Effectiveness and Aesthetic Preservation for Men with Metastatic Prostate Cancer. *Urol Pract.* 2016;3(2):112-117.

专家点评（PARVIZ K. KAVOUSSI）

　　合理把握单纯睾丸切除术的适应证是手术最关键的部分。对于保守治疗或其他手术操作难以控制的慢性睾丸痛的患者，尽管单纯睾丸切除术可作为治疗选择之一，现今仍缺乏 1 级证据确证其有效性。有证据表明经腹股沟入路行睾丸切除术的患者预后较经阴囊入路睾丸切除术患者预后好，所以针对此类患者应谨慎考虑。

　　尽管保留附睾睾丸切除术是一个合理的选择，留置睾丸假体的单纯睾丸切除术也可作为术式选择之一。

第 110 章　输精管结扎术

Victor M. Brugh Ⅲ

（杨　华　译　王璟琦　王东文　审校）

输精管结扎术是男性达到永久性避孕目的的一种可靠措施。准备接受输精管绝育术的男性应该了解手术的过程、手术的风险、术前术后的期望、手术失败率、输精管绝育术避孕永久性和术后无精子症发生前需要采取有效避孕措施等。很多医师在术前 30 分钟至1 小时给予患者苯二氮䓬类药物。在一般情况下，保持手术室处于温暖状态可以使阴囊松弛，有利于输精管的定位和手术操作。输精管绝育术前，常规术前准备。告知患者在输精管切除过程中的预期情况，因此没有"意外"是关键。这将减轻患者的焦虑，有助于为患者获得全面的积极体验。

在精索附近找到输精管，并将其移动至阴囊中线，位于阴茎阴囊结合处和阴囊底部连线 1/3 处。术者用左手拇指和中指固定输精管，中指位于阴囊后部。示指位于拇指头侧、阴囊前部，示指和拇指绷紧阴囊皮肤（图 110.1）。使用三指技术固定好输精管后，使用2% 的利多卡因注射液在示指和拇指之间局麻，先在皮下局部浸润，后沿着输精管走向朝腹股沟管方向进针1 ～ 1.5 cm，进针同时注射麻醉药物，以麻醉输精管周围组织。麻醉过程中，局部浸润时，患者一般有针刺或者烧灼感，输精管周围组织麻醉时，患者会有中度

疼痛（图 110.2）。喷射注射器也可用于麻醉皮肤，使麻醉皮肤时的不适最小化。

术者将尖锐的分离钳前端一侧壁刺入麻醉区域的皮肤，随后刺入两侧壁后进行游离（图 110.3）。使用环形止血钳固定输精管，沿着肉膜和血管鞘暴露输精管；或使用环形血管钳固定输精管后向头侧游离。将输精管游离至切口外，游离输精管系膜和血管1.5 ～ 2 cm（图 110.4），切除 1.5 ～ 2 cm 输精管并封

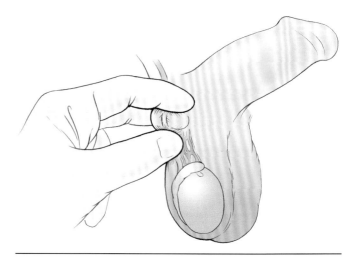

图 110.1　三指法固定输精管

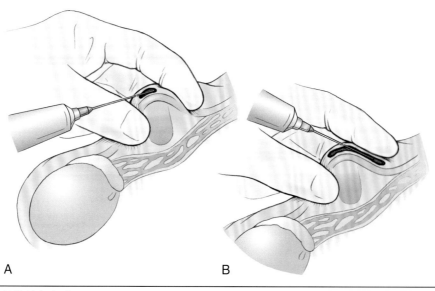

A　　　　　　　　　　　　B

图 110.2　表面麻醉和输精管局部麻醉

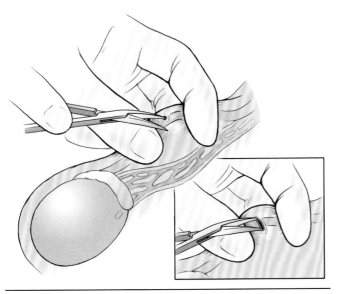

图 110.3　切开皮肤

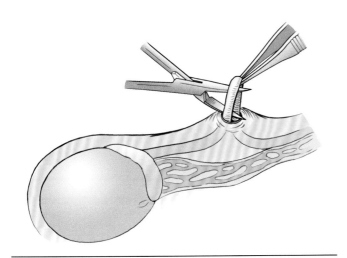

图 110.4　游离输精管

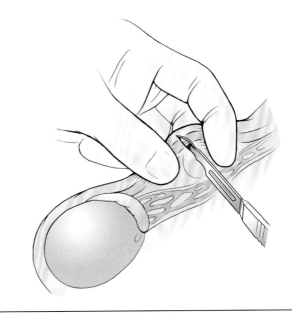

图 110.5　传统的输精管结扎：切开

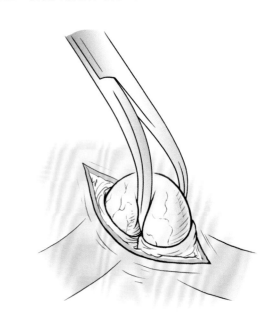

图 110.6　传统的输精管结扎：固定输精管

闭输精管断端。封闭的办法有多种：电凝法、缝合法、使用血管夹或上述方法的联合。使用 4-0 号可吸收线缝合血管鞘两端。用组织隔离断端可以降低术后再通风险。

　　输精管及其周围组织止血后，术者将输精管重新放回阴囊内。通过阴囊中线同一切口以同样的方法进行对侧输精管切除。无明显出血后关闭切口：用血管分离钳使切口皮肤闭合或用可吸收线间断缝合 1 ~ 2 针关闭切口。使用抗菌药膏、无菌 Telfa 等处理切口。

　　以类似的方式，输精管结扎术可以使用手术刀。如前所述，将输精管固定于阴囊中线并麻醉。手术刀横向或纵向皮肤切口切开皮肤（图 110.5）。然后，使用 Allis 钳或布巾钳固定输精管（图 110.6）。用刀将肉膜和血管鞘分开，显露输精管（图 110.7）。输精管结

扎术中有关输精管游离、切除和血管结扎的部分可按前面描述的方法完成。对侧输精管结扎术可通过同一切口进行，止血后用可吸收缝线缝合伤口。

　　手术当天和术后第 1 天患者应尽可能减少活动，并在阴囊伤口局部间断冷敷。使用非甾体类抗炎药或者口服镇痛药可减少术后的疼痛不适。术后第 2 天患者可以淋浴，并恢复日常活动，但术后 1 周内避免举重物，剧烈活动和性生活。恢复正常性生活后，患者需要采取有效避孕措施直至 2 次精液常规检查均未发现精子。

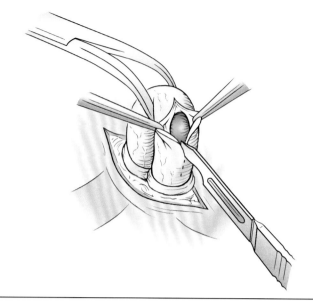

图 110.7 传统的输精管结扎：在血管鞘中游离出输精管

拓展阅读

Adams CE, Wald M. Risks and complications of vasectomy. *Urol Clin North Am.* 2009;36(3):331-336.

Parviz K, Kavoussi MD, Raymond A, Costabile MD. Surgery of the scrotum and seminal vesicles. In: Wein AJ, Kavoussi LR, Novick AC, et al., ed. Campbell-Walsh Urology, 10th ed. Chapter 37. Philadelphia: Saunders; 2012:1001-1022.

Sharlip ID, Belker AM, Honig S, et al; American Urological Association. Vasectomy: AUA guideline. *J Urol.* 2012;188(6 suppl):2482-2491.

专家点评（ARNOLD M. BELKER）

这一章简明扼要，充满了有价值的信息。本章的图表精美直观。虽然编者没有说明，但该手术不需要 10 mm 以上的皮肤切口。局部麻醉药注射后，局部麻醉药在术区的分层浸润有助于打开皮肤后输精管的分离。电凝输精管两端，或使用开放技术：只电凝腹侧断端，使睾丸断端开放（不处理）一般比使用结扎或夹子更可靠，但有后两种封堵方法的丰富经验的人除外。我认为应该做到管腔全层离断来尽量减少输精管的再通。

输精管吻合术和输精管附睾吻合术

Ryan P. Smith，Raymond A. Costabile
（王璟琦 译 王东文 审校）

第 111 章

输精管复通术可以采用局麻、腰麻或者全身麻醉，笔者采用全身麻醉的方式可以防止术中患者体位变动而影响显微镜下操作。患者皮肤准备采用阴囊备皮、聚维酮碘或者氯己定（洗必泰）局部消毒。如患者有腹股沟手术史或者输精管长段缺损，备皮范围应扩大到双侧腹股沟区，以备经腹股沟区切口行输精管复通术。

患者体位

患者应采取恰当的体位以利于术者舒适的坐位或者立位，从而顺利完成手术。患者采取仰卧位并尽量靠近手术床尾，这样术者及助手可以保持前臂、手腕及尺侧手掌的支撑，以减少震颤。手术显微镜放置必须最大限度满足术者的舒适性。如果显微镜配有脚踏板则应放置于术者最方便的地方，双极电凝脚踏板也是如此。

器械设备

输精管复通术需要以下几种特殊的设备及器械：①具有打结平台的直显微镜；②不带锁扣的弯显微持针器；③有齿显微手术镊；④输精管夹（Microspike，ASSI，纽约，美国）或者其他握持输精管装置；⑤直和弯的小尖镊；⑥显微双极电凝；⑦显微剪；⑧1 台手术显微镜，其他包括载玻片及盖玻片、毛细吸管、10 ml 注射器与 24 号留置针组成的微灌洗器、15°眼科刀、细棉签、台式显微镜 1 台。双极电凝应调至低能量以减少组织损伤。缝线包括 9-0 号尼龙线、10-0 号双头针的尼龙线。

切口及输精管准备

输精管再通切口的选择有几种。简单的输精管再通术切口多选择输精管结扎的部位，即输精管变直且容易经皮触摸到的部位。以布巾钳或无损伤输精管钳固定输精管结扎部位，然后于正中缝切开 1.5 cm 小切口。对于复杂的病例，比如长段缺损或者需要行输精

管附睾吻合术者，就需要延长切口以牵出睾丸。也可选择双侧阴囊高位切口，必要时可以延长此切口至腹股沟区，选择这种切口以便睾丸连同完整的鞘膜可以被牵出体外。游离距结扎处 1 cm 长度的输精管，尽量保留血供以便成功行输精管吻合（图 111.1）。以潘氏金属板或平压板置于输精管下方，用 10 号或者 11 号解剖刀垂直切断输精管，或者采用带沟槽的神经夹配合显微刀片切断输精管，可在输精管外膜上临时缝一针牵引线，防止输精管移位。

取近睾侧输精管溢出液在显微镜下观察有无精子，然后以 24 号灌洗针插入腹段输精管腔注射生理盐水判断输精管是否通畅（图 111.2）。如盐水能顺利注入

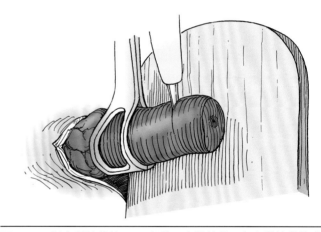

图 111.1 游离距结扎处 1 cm 长的正常输精管，保留输精管外膜及血供以保障成功吻合

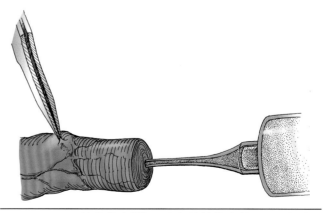

图 111.2 以 24 号微灌洗器插入腹段输精管注射生理盐水验证腹段输精管通畅性

说明远端输精管通畅，可以使用输精管夹或精确缝合远近端管腔，使腹侧输精管及睾丸侧输精管精确对合。输精管应保持足够长度以满足无张力吻合，术中应全程冲洗。之后，术者就可以采用自己偏爱或者熟悉的方法进行输精管吻合。

改良单层吻合法

改良单层吻合法的每层吻合均需要 6 根 9-0 号尼龙线。首先 3 根线全层缝合输精管前壁（包括黏膜层、肌层及外膜），对合管腔后打结（图 111.3）。然后在此 3 针之间再加缝 3 针，只缝合浆肌层（图 111.4）。

翻转输精管夹 180°，全层缝合后壁需 3 针，待缝合完成后，3 针一起打结（图 111.5）。然后间断缝合浆

肌层 3 针，结束吻合术。

双层吻合法

双层吻合法一般采用 10-0 号双针尼龙线。首先用 3 根 9-0 号尼龙线缝合输精管后壁肌层和外膜层 4、6、8 点钟位置。内层吻合采用 10-0 号双头针从 6 点钟位置开始由内向外缝合（图 111.6）。打结之后缝合从两边开始，管腔其余部位需缝合 3 ～ 5 针，缝合层次包括黏膜层及部分肌层。输精管腔用靛胭脂染色、轻柔扩张管腔，以便缝针顺利缝合黏膜层，使用微标记笔标记缝合位点会使缝合更加精确。内层吻合完成后，再用 9-0 号尼龙线缝合输精管浆肌层达到无张力吻合并确保无渗漏。

输精管附睾吻合术

在结扎处切断输精管，并确保腹侧输精管通畅。在腹侧输精管外膜留置 5-0 号或 6-0 号缝线以便牵引输精管。在鞘膜腔切开小口，在其内牵引输精管以便能在鞘膜腔内吻合输精管。

端-侧输精管附睾吻合术

探查附睾，寻找乳白色饱满的附睾管以便寻找成熟运动的精子。在附睾被膜开窗游离暴露 1 根饱满的附睾管（图 111.7）。以显微刀或显微剪或三角针在游离出的附睾管侧面做一小切口，其大小与输精管腔相匹配，然后收集附睾液显微镜下寻找精子（图 111.8）。另一种方法也可以选择完全切断附睾管与输精管端端

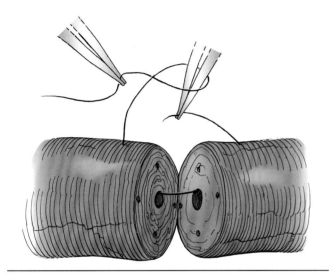

图 111.3　前 3 针先缝合输精管后壁，深度应贯穿输精管全层（包括黏膜、肌层、外膜），精确对合管腔之后打结

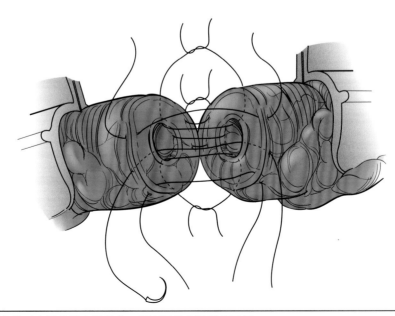

图 111.4　另外的 9-0 号尼龙线于全层缝线之间缝合，深度只缝合输精管肌层

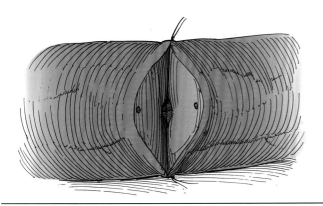

图 111.5　翻转输精管夹 180°，全层缝合另外 3 针，暂不打结吻合。

以输精管外膜上留置的缝线缝合到附睾被膜上，以使输精管腔与附睾管充分对合（图 111.9）输精管内腔应能在无张力状态下缝合到附睾被膜开口处。

在输精管后壁的外膜及肌层以 9-0 号尼龙线缝合到附睾被膜上，以保障两个管腔充分接近（图 111.10）。用 9-0 号或 10-0 号双针尼龙线直接吻合输精管腔与附睾管腔后壁然后打结。术中充分显露附睾管腔是十分必要的，可以借助靛胭脂来显色。所有吻合的缝线缝合完毕后一起打结，所有缝线打结完成之后，以 9-0 号尼龙线缝合肌层及外膜，从而完成第 2 层的吻合（图 111.11）。

端-端输精管附睾吻合术

另一种方法是完全离断附睾管的端端吻合方式，将输精管管腔与附睾管腔直接进行吻合（图 111.12）。

套叠式输精管附睾吻合术

端侧套叠式吻合术是预先在附睾管上呈三角形留置 3 根缝线，然后再切开附睾管（图 111.13）。笔者实

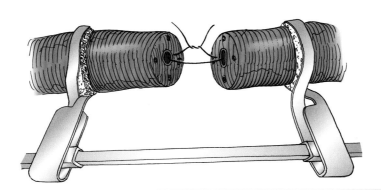

图 111.6　内层吻合从后壁 6 点位开始，10-0 号双针尼龙线由内向外吻合管腔

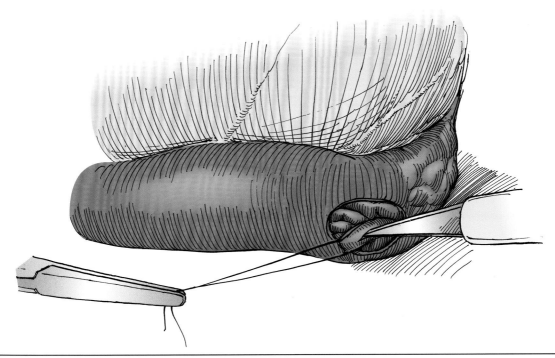

图 111.7　在附睾被膜上开窗，然后游离出一条附睾管

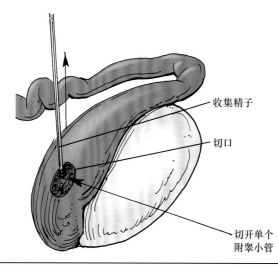

图 111.8   在附睾管侧壁上切一个与输精管内腔大小相等的开口，收集附睾液，寻找精子

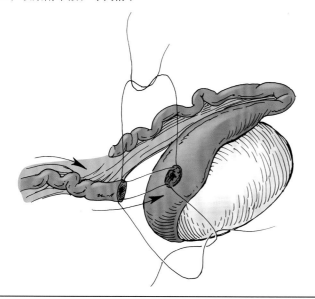

图 111.9   缝线穿过输精管外膜缝合到附睾被膜上，使输精管腔与附睾管充分对合

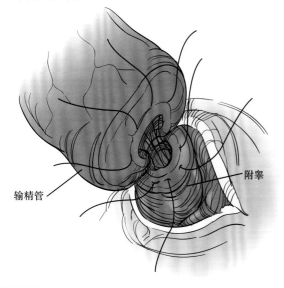

图 111.10   以 9-0 号尼龙线将输精管后壁的外膜及肌层缝合到附睾被膜上，以保障两个管腔充分接近

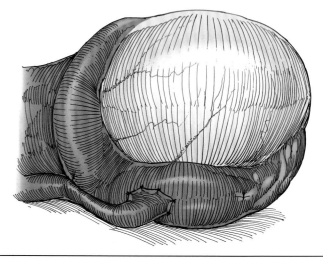

图 111.11   所有吻合的缝线缝合完毕后一起打结，然后以 9-0 号尼龙线缝合肌层及外膜，从而完成第 2 层的吻合

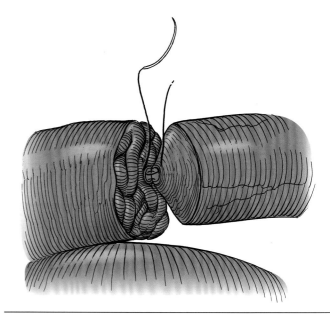

图 111.12   端-端输精管附睾吻合术。将输精管管腔与附睾管腔直接进行吻合

行了一种改良术式：以 2 根 10-0 号双针尼龙线沿附睾管纵轴留置于附睾管内［纵向套叠（VE）或者纵向套叠输精管附睾吻合术（LIVE）］（图 111.14）。缝针留置在原位不拔出，显微刀在两针之间切开附睾管，打结前应收紧缝线使附睾管套入输精管内。第 2 层吻合方法与端-端输精管附睾吻合术相同。

术后处理

　　患者可于手术当日出院，2 周内尽量减少体力活动。术日当天使用冰袋和数日的阴囊托可缩短麻醉镇痛药的使用时间至 48 小时内。多数患者可在 72 小时后从事轻体力工作。为了防止精液渗漏、肉芽肿和狭窄，

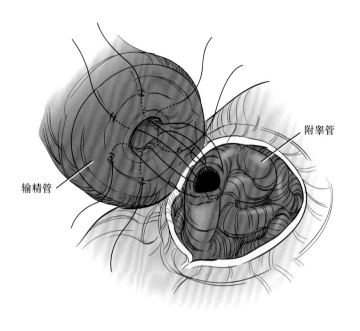

图 111.13　端侧式套叠吻合术是先在附睾管上呈三角形留置 3 根缝线，然后再切开附睾管

术后 3 周内禁止性交及射精。一般在术后 6 ～ 8 周进行精液检查，此后可适当延长精液复查的间隔时间，直至配偶怀孕为止。一般精液检查于术后 6 月内应可见活动精子，但有些延迟再通成功的可见于术后 15 个月，甚至更长时间。

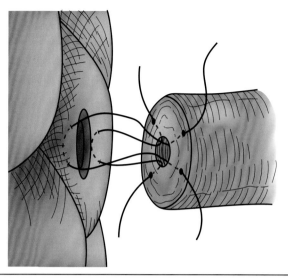

图 111.14　作者提出一种改良术式：以 2 根 10-0 号双针尼龙线沿游离出的附睾管纵轴留置于附睾管内［纵向套叠（VE）或纵向套叠输精管附睾吻合术（LIVE）］

拓展阅读

Belker AM, Thomas AJ Jr, Fuchs EF, et al. Results of 1,469 microsurgical vasectomy reversals by the Vasovasostomy Study Group. *J Urol.* 1991;145(3):505-511.

Hakky TS, Coward RM, Smith RP, et al. Vasovasostomy: a step-by-step surgical technique video. *Fertil Steril.* 2014;101(3):e14.

Herrel LA, Goodman M, Goldstein M, Hsiao W. Outcomes of microsurgical vasovasostomy for vasectomy reversal: a meta-analysis and systematic review. *Urology.* 2015;85(4):819-825.

Schiff J, Chan P, Li PS, Finkelberg S, Goldstein M. Outcome and late failures compared in 4 techniques of microsurgical vasoepididymostomy in 153 consecutive men. *J Urol.* 2005;174(2):651-655, quiz 801.

Sigman M. The relationship between intravasal sperm quality and patency rates after vasovasostomy. *J Urol.* 2004;171(1):307-309.

第 112 章　精液囊肿切除术

Ryan P. Smith

（杨　华　译　王璟琦　王东文　审校）

　　精液囊肿是附着在附睾上部的一种包含精子的囊性结构。精液囊肿通常无症状，保守治疗适合大多数的患者，出现不适症状则提示需要进行临床干预。

　　尽管外科手术应用广泛，但笔者更喜欢使用显微镜手术，它能使人清楚地识别精液囊肿相邻的结构，有助于从附睾中分离出精液囊肿（并远离睾丸血供），并能分离出精液囊肿颈部以便进行结扎和切除。应就以下手术风险对患者进行病情介绍：可能出现附睾阻塞和术后的不孕、附睾损伤、阴囊水肿、阴囊血肿、精液囊肿复发、慢性疼痛、血管损伤导致的睾丸萎缩和感染。

　　患者在全麻下实施精液囊肿切除术效果最好，这样可以限制显微镜手术中人为的移动。我们倾向于采用正中切口，锐性切开至鞘膜水平，阴囊横切口也是一种选择。

　　钝性游离鞘膜，将含有睾丸的鞘膜囊经阴囊切口挤出。切开的肉膜纤维用电凝止血。切开鞘膜直接显露睾丸、附睾和精液囊肿（图 112.1）。

　　将外科显微镜移至手术区域后，采用钝性切开相结合的方法，将精液囊肿与睾丸、附睾游离开。保持精液囊肿完整可以使其切开更加容易，有助于组织层面辨别。切开过程中，用双极显微电凝钳确切止血。当精液囊肿纤细的颈部清晰可辨且充分游离的时候，在靠近附睾和标本的两侧分别结扎颈部并切断（图112.2）。

　　用 4-0 号可吸收缝线连续缝合关闭鞘膜。在关闭的鞘膜下局部麻醉用于术后镇痛。用 3-0 号可吸收缝线关闭肉膜肌层；在完全关闭伤口之前，阴囊内注射局麻药物。伤口处注射局部麻醉后，用可吸收线缝合，对齐切缘关闭伤口。伤口涂抹抗生素软膏，外敷干燥松软的纱布，以及运动支架。

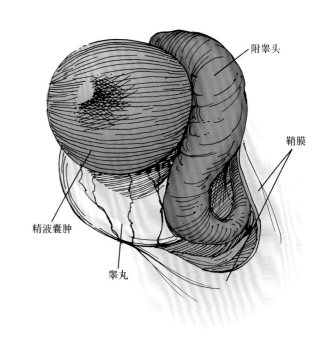

图 112.1　睾丸、附睾和精液囊肿的大致解剖关系

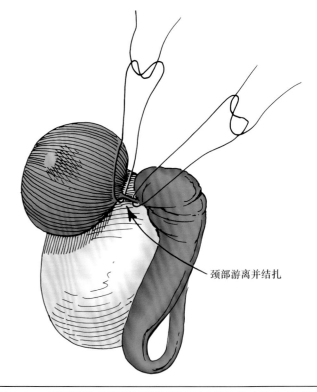

图 112.2　精液囊肿的颈部与附睾相连，准备结扎（放大 10 倍）

拓展阅读

Kauffman EC, Kim HH, Tanrikut C, Goldstein M. Microsurgical spermatocelectomy: technique and outcomes of a novel surgical approach. *J Urol.* 2011;185(1):238-242.

Kavoussi P, Costabile R. Surgery of the scrotum and seminal vesicles. In: Wein AJ, Kavoussi LR, Novick AJ, et al., eds. *Campbell-Walsh Urology.* 10th ed. Philadelphia: Saunders Elsevier; 2010.

Kiddoo DA, Wollin TA, Mador DR. A population based assessment of complications following outpatient hydrocelectomy and spermatocelectomy. *J Urol.* 2004;171(2 Pt 1):746-748.

Zahalsky MP, Berman AJ, Nagler HM. Evaluating the risk of epididymal injury during hydrocelectomy and spermatocelectomy. *J Urol.* 2004;171(6 Pt 1):2291-2292.

专家点评（MOHIT KHERA）

本章对精液囊肿切除术的适应证和手术技术进行了很好的总结。作者还适当地指出了精液囊肿切除术的并发症，如附睾梗阻和不孕症。我通常会推迟对计划妊娠的男性进行精液囊肿切除术。认识到在某些情况下，患者在进行精囊肿切除术后会出现反应性水肿，应适当地向患者交代。此外，许多精液囊肿有时很难找到精液囊肿的颈部。关键是要慢慢来，耐心地进行钝性游离，直到精液囊肿的颈部显露出来。作者提供了一个很有说服力的、简单的和详细的解释，这一常见的泌尿外科手术应如何进行。

第 113 章　附睾切除术

Wayne J. G. Hellstrom

（王文光　李晓东　译　王玉杰　审校）

附睾的解剖学和生理学

附睾是位于睾丸后外侧的一个长而紧密盘曲的单根管道器官。附睾有来自睾丸和输精管的丰富血供，由于这广泛的侧支循环，无论是结扎输精管到附睾的动脉分支还是睾丸到附睾的动脉分支，不会影响附睾的功能。然而在附睾切除术中损伤到睾丸动脉时，会影响睾丸的生育能力和功能。

附睾切除术的适应证

附睾切除术的适应证包括抗生素治疗无效的感染，伴有或不伴有瘘管的脓肿、肿瘤、慢性疼痛、创伤和输精管切除术后综合征（附睾或输精管结节），这其中有部分适应证是存在争议的。当附睾的炎症持续进展，并对药物治疗无效时，提示需要外科干预。

需要注意的是，通过手术切除慢性疼痛患者的附睾，部分患者的疼痛症状不能达到完全缓解。对于输精管切除术后综合征的患者，有些外科医师会在附睾切除术的同时做精索去神经术。

外科技术

虽然附睾切除手术过程相对简单，容易被掌握，但如并存有显著的炎症、纤维化或解剖失真会使手术过程变得困难。

将睾丸从阴囊前方的切口挤出来后，打开睾丸鞘膜，暴露附睾和输精管。外科医师可以从上方或下方入路完成附睾切除术，解剖层次不清时，也可联合使用。

上方入路的方法，结扎输精管的垂直走行部分，电烙或结扎睾丸端管腔。小心地将输精管曲部从精索上游离下来。术者的拇指和示指小心捏住精索，分离过程中保持附睾位于前方（图 113.1）。轻轻切开附睾和睾丸外膜交界处后，提起附睾尾部，仔细进行钝性和锐性游离。通常睾丸动脉和附睾动脉在附睾与睾丸交界中上 1/3 处交汇（图 113.1）。仔细保护睾丸的血

供，仅仅结扎附睾动脉。

下方入路的方法就是在附睾头部放置一个牵拉的器械（图 113.2），仔细游离并提起附睾头部电凝或结扎来自睾丸的输精小管。紧贴附睾进一步游离（远离供应睾丸的血管）可以将附睾完全游离下来。细致地电凝小的出血点，使用可吸收 4-0 号缝线关闭切除附睾部位的白膜边缘（图 113.3）。使用 3-0 号可吸收线逐层关闭阴囊切口，阴囊加压包扎。

如果附睾脓肿和皮肤窦道形成，这个区域需要清创并切除。在这种情况下或遇到比较广泛的出血，需要在阴囊内术区放置烟卷引流管。

术后处理和并发症

大多数附睾切除术可以在门诊完成，术后使用抗生素、镇痛药和加压包扎，即可离院。

附睾切除术的主要并发症是感染和血管损伤。大的出血需要引流并结扎出血的血管。结扎附睾动脉时不小心损伤睾丸动脉可以导致睾丸逐渐萎缩，在对侧

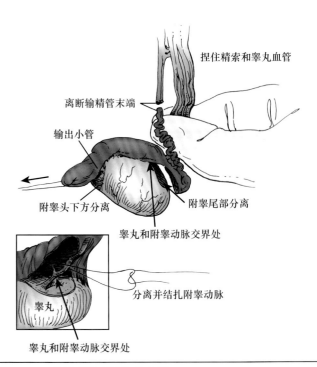

图 113.1　从精索剥离迂曲的血管

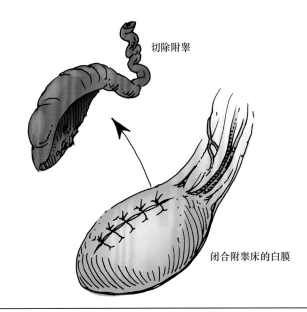

图 113.3 关闭切口

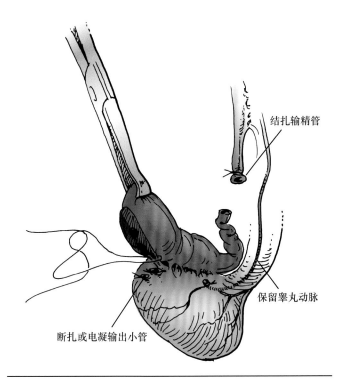

图 113.2 下方游离

睾丸不能提供足量雄激素的情况下，需要检测血清睾酮水平并逐步进行替代治疗。

拓展阅读

Calleary JG, Masood J, Hill JT. Chronic epididymitis: is epididymectomy a valid surgical treatment? *Int J Androl.* 2009;32(5):468-472.
Hori S, Sengupta A, Shukla CJ, et al. Long-term outcome of epididymectomy for the management of chronic epididymal pain. *J Urol.* 2009;182(4):1407-1412.
Siu W, Ohl DA, Schuster TG. Long-term follow-up after epididymectomy for chronic epididymal pain. *Urology.* 2007;70(2):333-336.

第 114 章　隐睾

Sean T. Corbett，Matthew D. Timberlake

（拜合提亚·阿扎提　李前进　刘　强　译　王玉杰　审校）

引言和术前注意事项

男孩在出生后 6 个月阴囊内无法触摸到自发下降的睾丸，可进行睾丸下降固定术。如果患儿双侧都触摸不到睾丸，则需要确认是否存在性发育紊乱。

6 ～ 24 个月大的患儿睾丸固定术一般在门诊即可进行，对于睾丸位置很高，可能采取更加复杂手术技巧时，则应在有放大镜等相应完善设备的手术室进行（表 114.1 和图 114.1）。

2 岁之前，小儿膀胱已充分伸入腹腔，暴露精索前内侧的过程容易被损伤，而且婴幼儿腹股沟区的解剖结构不同于成年人，婴儿浅筋膜结构更厚，很像腹外斜肌腱膜，但真正的腹外斜肌腱膜却很薄，在精索的外侧有纤细的脚状附着。

腹股沟固定术（开放性手术）

可触及高位或腹股沟区的睾丸，一般采用仰卧位经腹股沟区切口的睾丸固定术。全身麻醉开始后可加用骶管麻醉，可以减少麻醉药物的总剂量及减轻麻醉复苏过程中的疼痛。对于年龄较大的儿童，可选择加用局部神经阻滞麻醉。手术的安全步骤包括：①切开腹股沟；②找到并游离睾丸和精索；③修复疝气和组织缺损；④建立一个阴囊内膜袋；⑤将睾丸牵拉并固定到阴囊内膜袋内。

切开腹股沟

从腹外斜肌腱膜表面锐性切开一小切口，使用手

表 114.1　基于术前检查的手术入路

术前检查	手术入路
可触及睾丸，高阴囊位置	阴囊或腹股沟睾丸固定术
可触及睾丸，腹股沟位置	腹股沟睾丸
不可触及睾丸，对侧睾丸增大（可能表示睾丸扭转，睾丸萎缩）	探索确定无活动睾丸的残余和睾丸切除术
不可触及睾丸	腹股沟，腹腔镜，低位结扎，Fowler-Stephens 睾丸固定术，或微血管睾丸固定术

术刀或剪刀沿纤维组织走行延长切开，直至打开外环口（图 114.2）。应注意识别和避开腱膜下方的髂腹股沟神经及其内侧和外侧分支。将腱膜与联合肌腱及下方的睾提肌纤维分离。仔细寻找并小心地从腱膜分离髂腹股沟区神经。用剪刀或精细夹钳分离腹内斜肌，暴露腹股沟管底部。

找到并游离睾丸和精索

确定睾丸在鞘膜内。用精细无齿镊从两侧提起覆盖于鞘膜上的睾提肌纤维（图 114.3），从鞘膜上锐性或钝性结合剥离睾提肌，辨认并保护好精索外动静部。紧贴鞘膜，分离找到交通性的鞘状突。切断睾丸引带，进一步分离至睾丸仅与精索相连。

在鞘膜囊表面打开鞘膜，沿切口向近端切开至精索根部（图 114.4），切除睾丸附件及附睾附件（如果存在这些结构）。检查睾丸的大小及异常情况。分离出足够的精索长度，为进行睾丸手术做好准备。

若要获得满意的阴囊正位，必须附加长度，通过划分腹内斜肌和更多的侧精索筋膜来打开内环。使用花生米状剥离子于腹膜后进行分离，把精索向内侧游离，必要的话，充分游离精索至肾。为了避免睾丸萎缩的发生，尤其是婴幼儿的手术中，应尽可能减少对血管、输精管和鞘膜的剥离。通常情况下，当睾丸位于腹股沟浅囊内时，精索只需少许分离。

修复疝气和组织缺损

在内环处用精细镊、精内弯型或小的直型血管钳在鞘状突腹膜内衬与血管和输精管之间抓住鞘膜边缘。鞘膜一般包绕着精索。在紧贴内环下方，很容易将鞘膜与血管和输精管分开。分离可同时从内侧和外侧进行。随着分离的进程，分开鞘膜的游离边缘可以使分离更清晰，尤其利于将精索从膜上分离。最后，分离精索内筋膜后侧及外侧连接处（横肌），使精索充分向内侧移位。

用蚊氏血管钳钳夹其边缘并完成精索鞘膜囊分离，荷包式缝合腹膜开口；对于小的精索鞘膜囊，用缝扎

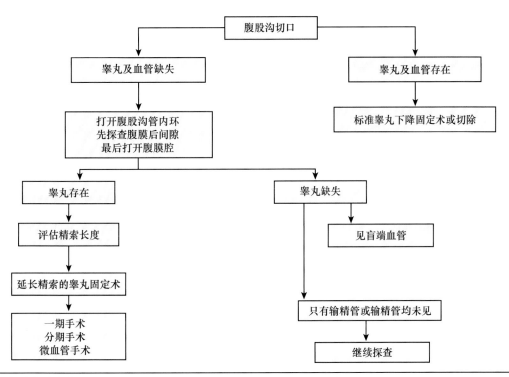

图 114.1　睾丸固定手术治疗流程（Adapted from Hinman F，Baskin LS. Hinman's atlas of pediatric urologic surgery. Philadelphia：Elsevier；2009.）

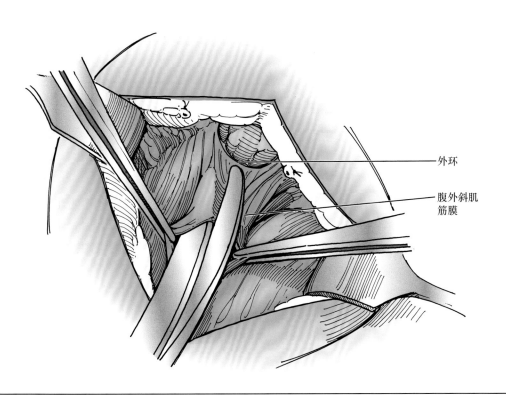

图 114.2　腹外斜肌筋膜切口（Adapted from Hinman F，Baskin LS. Hinman's atlas of pediatric urologic surgery. Philadelphia：Elsevier；2009.）

就足够了（图 114.5）。缝合的操作宜在精索游离度完全得到确定后进行，因为如果缝合关闭过早，随行需要进行的腹膜后剥离可能会撕裂缝合的部位。如果膜被撕裂，连续内翻缝合对开口进行修补。

建立一个阴囊内膜袋

　　沿着睾丸下降的路径将示指放入阴囊。用手术刀在阴囊皮肤表面切开 2 cm（图 114.6A）。使用小手术钳或手术剪充分游离阴囊肉膜上面切开的皮肤，从而

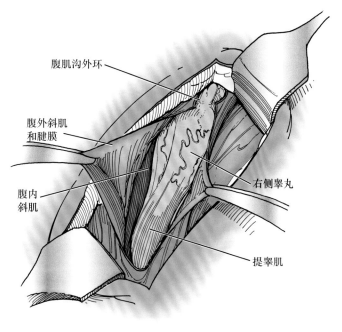

图 114.3　提起覆盖于鞘膜上的睾提肌纤维（Adapted from Hinman F，Baskin LS. Hinman's atlas of pediatric urologic surgery. Philadelphia：Elsevier；2009.）

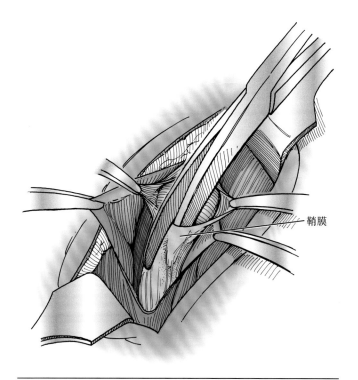

图 114.4　打开睾丸鞘膜（Adapted from Hinman F，Baskin LS. Hinman's atlas of pediatric urologic surgery. Philadelphia：Elsevier；2009.）

形成可放置睾丸的袋状结构，其直径为 1～2 cm（图 114.6B）。在手指指腹的引导下在阴囊肉膜上切开小切口。血管钳扩大肉膜小切口后，用小的 Allis 夹钳夹肉膜边缘（图 114.6C）。

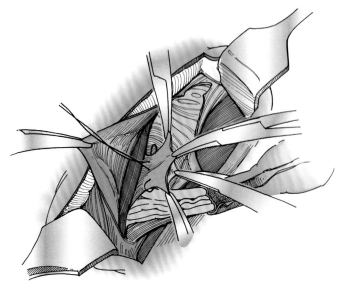

图 114.5　缝合腹膜开口（Adapted from Hinman F，Baskin LS. Hinman's atlas of pediatric urologic surgery. Philadelphia：Elsevier；2009.）

将睾丸牵拉并固定到阴囊内膜袋内

用示指穿过腹股沟切口并沿腹股沟管向下。将夹子夹在示指头上，通过阴囊切口，穿过腹股沟管。抓住白膜的边缘或通过白膜缝合线用夹子抓住。小心地将睾丸向下穿过腹股沟管并从阴囊切口中取出。注意避免旋转睾丸引带。一些外科医师选择闭合睾丸后的肉膜筋膜（图 114.7）。一些人则主张根据阴囊位置，使用可吸收缝合线在小袋内行睾丸固定术。

关闭

用 3-0 或 4-0 号合成可吸收缝合线缝合于腹股沟韧带隔板边缘。或者，用缝合线间断缝合内斜肌，从头部到尾部间断缝合外斜肌，形成一个新的外环（图 114.8）。不要使环太紧。靠近肉膜筋膜处，用可吸收的 4-0 或 5-0 号缝合线皮下缝合皮肤，并使用皮肤黏合剂或适当的敷料密封皮肤。

解决问题

如果睾丸引带在游离到腹膜反折处的仍然过短，可以考虑使用 Prentiss 手法将睾丸直接带入阴囊，该法绕过了腹股沟管的斜度。可以在腹股沟夹层内环处或上方显露睾丸。首先通过横向延长腹股沟侧切口。提高上端的皮肤，切开横筋膜，打开内环的外侧。放置狭窄的牵引器。使用 Küttner 解剖器，直接显露腹膜间隙。沿切口轴切开外斜肌筋膜，切开内斜肌和腹横筋膜。观察浆膜下筋膜下附着于腹膜的输精管或精索

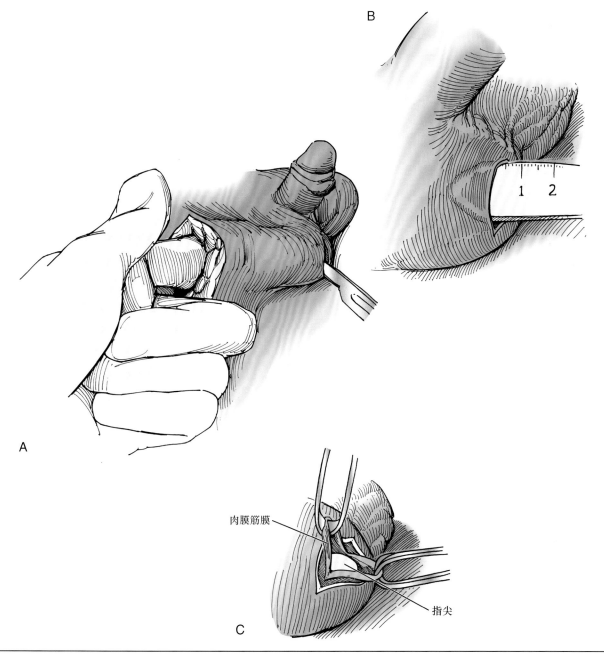

图 114.6　（A ～ C）制作肉膜袋状结构（Adapted from Hinman F，Baskin LS. Hinman's atlas of pediatric urologic surgery. Philadelphia：Elsevier；2009.）

血管，从输精管到其近端（睾丸或盲端）。如果彻底解剖和换位后，引带仍然太短，请考虑另一种方法。表114.2 列出了腹股沟睾丸固定术后的术后问题。

阴囊睾丸固定术

对于患有可触及的高阴囊位置睾丸的儿童，当需要最小的额外长度以获得较好的睾丸下降时，经阴囊方法是合理的。主要手术步骤包括：①分离阴囊；②分离精索；③睾丸的重新固定。通过腹股沟入路可以最好地解决相关的交通性鞘膜积液或疝。

阴囊解剖

将患儿置于仰卧位。在头侧阴囊皮肤皱褶处切开皮肤（图 114.9）。在动睾丸之前通过该切口创建一个子囊袋。使用钝性结合锐性分离皮下组织接近睾丸。有两个因素有利于该皮肤切口向腹股沟区域操作，以便在不进入腹股沟管的情况下进行精索分离：①阴囊皮肤的高顺应性；②从外环到阴囊距离短。如果可以将睾丸降至阴囊中，可以使用垂直或横向阴囊切口。

分离精索

释放睾丸附件，以便识别：①提睾肌纤维内的睾

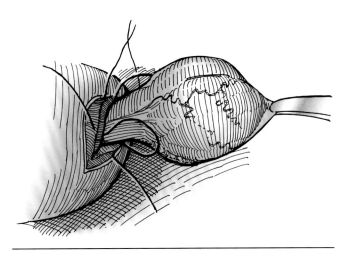

图 114.7　睾丸的重新定位（Adapted from Hinman F，Baskin LS. Hinman's atlas of pediatric urologic surgery. Philadelphia：Elsevier；2009.）

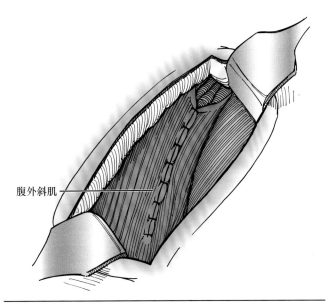

图 114.8　腹股沟区睾丸固定术的闭合（Adapted from Hinman F，Baskin LS. Hinman's atlas of pediatric urologic surgery. Philadelphia：Elsevier；2009.）

丸；②鞘状突；③精索结构。通过钝性分离，在皮肤下面形成一个皮下袋。在随后的分离过程中，在进一步进行之前保护髂腹股沟神经（通常不确定）。小心地将提睾肌纤维和疝囊与精索结构分开。在牵引下，将疝囊在止血钳之间分开并将其缝合-结扎（图 114.10）。

睾丸重新定位

　　将睾丸重新定位到阴囊缝合固定在皮肤与肉膜间或缝线白膜到阴囊隔膜或依赖阴囊上。可以通过吸收缝合线简单的间断缝合缩小袋颈，以防止上升。用水平床垫或皮下缝合线闭合皮肤，确认睾丸仍在新的阴囊部位，使用皮肤黏合剂作为敷料。对于可触及阴囊小块的儿童，通过确定一个含铁血黄素的深色组织残

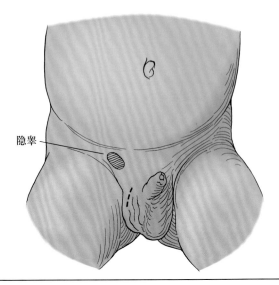

图 114.9　阴囊解剖，阴囊睾丸固定术（Adapted from Hinman F，Baskin LS. Hinman's atlas of pediatric urologic surgery. Philadelphia：Elsevier；2009.）

表 114.2	腹股沟手术后的问题
早期并发症	
术后阴囊肿胀	通常是水肿，而不是感染或血肿
即刻进行性阴囊增大	表明存在不受控制的出血，需要进行探查
睾丸断流术	在分离精索时发生。避免使用放大镜、精密仪器和连续解剖
输精管分裂	在睾丸不可触及的情况下更容易发生。修复可以立即或推迟到患者青春期后
睾丸位置不足	通常由不完全的腹膜后剥离引起；通常可以通过二次手术来纠正
膀胱损伤	避免术前排空膀胱。通过导管引流进行管理
晚期并发症	
睾丸晚期回缩	反复经腹股沟睾丸固定术
鞘膜积液	被认为是由于残留的睾丸鞘膜增生而发生的。如果小且无症状，可忽略不计。大量积液可能需要经阴囊修补（详见第 123 章）
睾丸萎缩	轻度萎缩可归因于发育异常而非手术。对于恶性肿瘤风险增加引起的严重萎缩，睾丸切除术可能是可取的

留物，经阴囊入路可用于确认睾丸消失的诊断。

疑难解答

　　当需要额外的精索长度时，根据需要经阴囊切口进一步切开外环和腹股沟管。如果还需要更长的长度，则可能需要采用标准的腹股沟入路。在以前行睾丸固定术或疝气修补术后睾丸下降不全的患者中，该技术

腺解剖学。

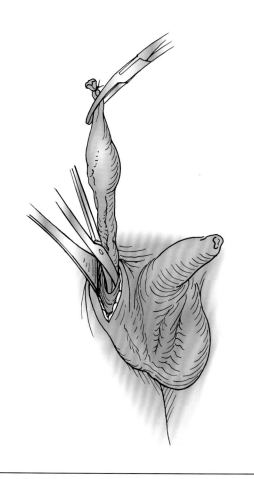

图 114.10　分离精索（Adapted from Hinman F，Baskin LS. Hinman's atlas of pediatric urologic surgery. Philadelphia：Elsevier；2009.）

能够早期识别睾丸和伴随的精索结构。在这种情况下，可能需要仔细的神经分离和整块筋膜分离来获得足够的长度。

不可触及睾丸患儿的探查

患有不可触及睾丸的男童需要进行探查，以确定腹部睾丸或其残余物，或确认在那一侧没有睾丸。这可以通过腹腔镜、腹腔内探查或通过延长腹股沟切口来完成。在 25%～50% 的病例中发现腹内睾丸。在 15%～40% 的病例中发现睾丸缺失或消失可能由产前或发育性血管损伤引起。这种病例的特征通常是闭锁性精索血管和盲性输精管，通常位于内环或远离内环。闭锁性精索血管需要对腹膜后充分探查，以确认睾丸发育不全的诊断。另外，腹部探查还能显示正常的精索结构进入内环不可触及的腹股沟睾丸。腹股沟探查表明存在远端存活或消失的睾丸。

诊断性腹腔镜检察术在隐睾中的应用

诊断性腹腔镜检查被广泛应用于明确隐睾患者性

儿童腹腔镜检查：常规注意事项

小儿腹腔镜检查术应在全身麻醉下进行。麻醉诱导后，必须重复检查阴囊和腹股沟。在患儿放松后，多达 20% 的患儿可能会出现睾丸或睾丸残余，这就无须行腹腔镜检查术。如果睾丸触诊到管内高位，可以进行腹腔镜手术，或采用联合方法进行有限的腹腔内剥离（流动血管和血管），然后进行腹股沟睾丸固定术。

可以放置尿道导管来减压膀胱，以避免在放置端口时受伤。可以放置鼻胃管来给胃减压，防止大网膜进入套管针的路径。

如果由于既往腹部手术的病史而导致粘连，应准备开腹手术相关器械及抗生素。在这种情况下，准备一个备用的剖腹手术器械，并准备好生殖器和腹部，以防需要开腹手术（图 114.11）。

定位

嘱患者取仰卧位，使其平躺在治疗椅子上。在下背部插入 1 条卷好的毛巾，形成脊柱前凸。将桌子倾

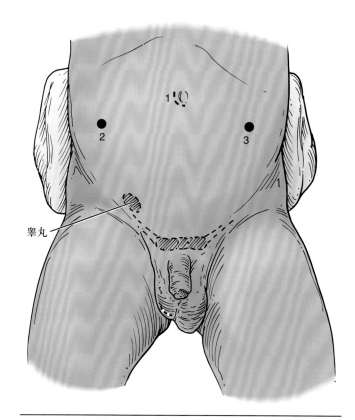

图 114.11　为可能的开腹手术做准备。数字 1、2 和 3 表示套管针位点。（Adapted from Hinman F，Baskin LS. Hinman's atlas of pediatric urologic surgery. Philadelphia：Elsevier；2009.）

斜 30° 取头低足高位来将肠子移出盆骨（在使用腹腔镜后恢复 30° 倾斜）。将桌子横向旋转 30° 可能有助于外科医师将受累的睾丸抬高到小肠上方。既往曾描述过多次腹腔镜检查技术。

腹腔镜下睾丸固定术

睾丸的定位

检查腹膜腔，尤其是下面的肠道。重要的标识见图 114.12。观察对侧环的血管和脉管，然后观察隐睾侧的环。从脐内侧韧带交叉处向外侧跟踪血管。对同侧阴囊施加牵引，使血管更明显。7 种解剖结构中的一种（表 114.3）可能被识别出来。

如果在腹腔镜检查中发现睾丸，可以进行腹腔镜睾丸固定术。根据解剖结果选择根治和分期手术方式（表 114.3）。

从标记点插入腹腔镜端口。首先，旋转镜头，使膀胱上方的前腹壁进入视野。当腹壁从内部透光时，在每个麦氏点（位置 2 和 3）（图 114.13）插入两个 3 mm或 5 mm 的端口。在婴儿中可以使用轻微的头部放置法，以在脐带水平提供足够的操作空间。插入端口，用牢固的抓握或布巾钳提拉体壁，然后旋转套管针以助穿透。避免穿过上腹部下血管，这些血管是通过透视可见的。

站在患者异常睾丸的对侧。用 30° 镜头检查盆腔

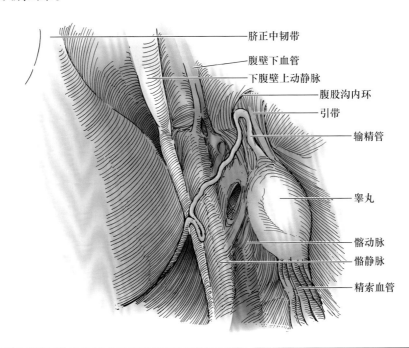

图 114.12　普通腹腔镜标识（Adapted from Hinman F，Baskin LS. Hinman's atlas of pediatric urologic surgery. Philadelphia：Elsevier；2009.）

- 脐正中韧带
- 腹壁下血管
- 下腹壁上动静脉
- 腹股沟内环
- 引带
- 输精管
- 睾丸
- 髂动脉
- 髂静脉
- 精索血管

表 114-3	对于触诊阴性的患者腹腔镜探查的七种解剖可能结果
腹腔镜下表记	注意事项
精索穿过腹股沟内环（表明在腹股沟管内存在睾丸或残留性腺）	如果睾丸可以还纳至腹腔，请考虑进行腹腔镜睾丸固定术。如果不能，改为开腹腹股沟探查是合理的，可以通过将精索血管分离至肾水平来实现
睾丸正好在内环口上方，短鞘状突	合理进行腹腔镜睾丸固定术或改为开放性腹股沟睾丸固定术都是可行的
没有发现睾丸，并且精索结构进入腹股沟管后消失	使用抓钳牵拉精索，以便暴露腹股沟区残留性腺组织。如果有问题，则考虑进行小切口探查腹股沟区
带附件的睾丸及长形的输精管袢位于内环口上方	最好的手术方式为分阶段的 Fowler-Stephens 睾丸固定术。作为手术第 1 阶段，对于精索血管给予钳夹或电灼
没有发现睾丸	寻找精索血管的盲端以证明睾丸缺失（"消失的睾丸"）
发现睾丸萎缩或畸形	通过腹腔镜或通过下腹部肌肉分离性小切口切除睾丸
如果在内环处只发现输精管盲端，又无法辨别其血管，提示睾丸存在	探查整个腹膜后区域直至肾下极，即使需要探查结肠旁区

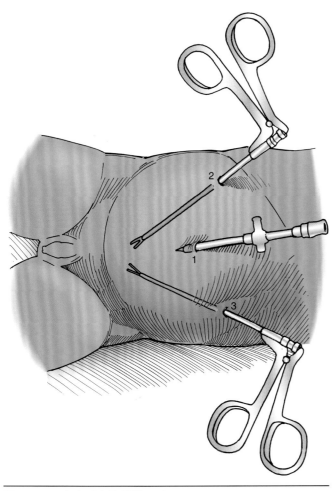

图 114.13　在麦氏点放置端口（Adapted from Hinman F，Baskin LS. Hinman's atlas of pediatric urologic surgery. Philadelphia：Elsevier；2009.）

腹膜腔。定位脐内侧韧带（脐尿管残余）和乙状结肠。向中间移动结肠，使近端进入精索血管。

　　鉴别腹腔内睾丸，掌握引带。如果睾丸可以很容易地拉到对侧腹股沟内环，它很可能被放置在同侧阴囊内。若血管太短，考虑将其分割并分期手术。

一期腹腔镜睾丸下降固定术

　　这种方法适用于腹腔镜检查发现腹腔内或腹股沟高位睾丸与精索血管没有紧密连接的儿童。同样，到达对侧内环的睾丸通常可以放置在同侧阴囊内。

腹膜瓣的建立

　　切开腹膜，于内侧环附近开始，远端至睾丸引带，外侧与睾丸相接（图 114.14，长虚线）。

　　要建立一个大的腹膜瓣来保护输精管和睾丸血液供应，首先在精索血管外侧 1 cm 处打开腹膜，并向肾脏延伸几厘米，然后从输精管向内侧延伸 1 cm，并从内环向骨盆延伸。在精索下方松解腹膜粘连，进一步

新腹股沟环位置

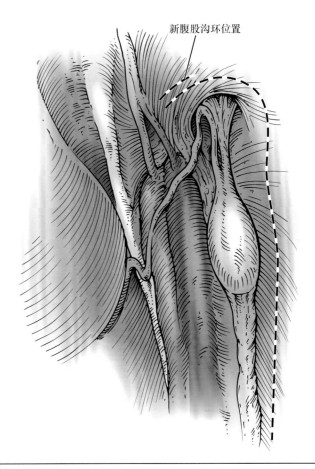

图 114.14　制作腹膜瓣（Adapted from Hinman F，Baskin LS. Hinman's atlas of pediatric urologic surgery. Philadelphia：Elsevier；2009.）

松解睾丸。在解剖过程中，要确定好输尿管的位置。

游离睾丸引带

　　尽可能多地游离睾丸引带，以保存侧支血管系统。松解睾丸引带，通常从内环口处开始。再次确定睾丸是否会到达对侧内环口，以检查睾丸的活动性，以便放置到阴囊中。如果需要更多大的活动度，与附着的腹膜瓣一起牵拉抬起睾丸并继续分离，注意保护输精管上覆盖的腹膜。

Prentiss 法操作和睾丸固定

　　额外的长度可以通过 Prentiss 法获得，其中睾丸通过腹壁下血管后，经过脐带更内侧的位置。术中给膀胱减压，以尽量降低受伤风险。在阴囊处做一个 2 cm 切口（图 114.15）。在膀胱和脐中韧带外侧的脐内侧韧带之间的腹膜上做一个小切口（图 114.14，短虚线）。将扩张器（夹子、Amplatz 扩张器、径向扩张套管针）顺行穿过腹膜切口，经阴囊切口引出，形成位于内侧脐韧带内侧的新腹股沟管。然后收回器械，以逆行的方式将引导夹子或套管回到腹部。夹住睾丸并把它送

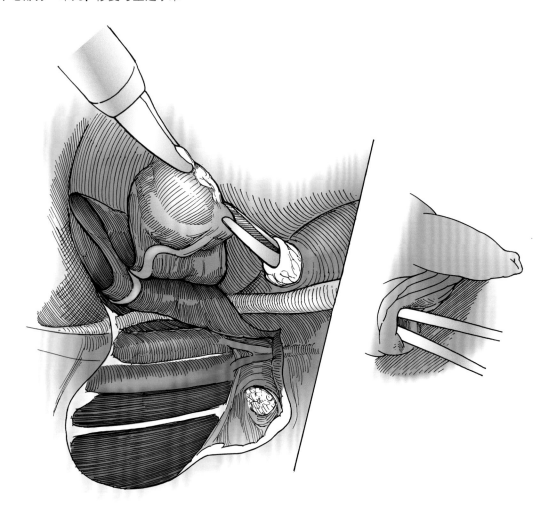

图 114.15　Prentiss 法重置睾丸（Adapted from Hinman F，Baskin LS. Hinman's atlas of pediatric urologic surgery. Philadelphia：Elsevier；2009.）

到阴囊（如果使用的话，可以通过套管来完成）。在这个步骤中，对管道施加压力以减少二氧化碳溢出。在睾丸上牵引力的作用下，从上面分离残留的腹膜粘连。用精细的合成可吸收缝合线将睾丸固定在肉膜肌下方。

缝合关闭

　　用皮下合成可吸收缝合线缝合阴囊切口。将部分壁腹膜重新覆盖于腹膜鞘突上方。检查输精管及相关结构有无扭转，术区有无出血。抽吸出大部分二氧化碳，以减少腹膜刺激，并按顺序取出手术鞘。最后，在拔除内镜鞘之前，在 6 mmHg 的注入压力下检查出血情况。用皮下缝合线缝合皮肤。患儿于麻醉恢复后出院。手术并发症非常罕见。

腹腔镜下两期睾丸固定术（Fowler-Stephens 睾丸固定术）

　　如果腹腔镜检查发现腹内睾丸：①由于精索血管的束缚而不能活动；②与长而环状的输精管有关，则需要两阶段手术。第 1 个阶段包括精索血管结扎，然后间隔一段时间，使睾丸旁支血管从精索外支血管发育。第 2 个阶段是 6 个月后进行的，以及睾丸的固定。每个阶段都可以作为门诊手术进行。

一期手术：腹腔镜下血管结扎术

　　尽可能地向高位分离血管后，将精索血管分成若干束，把血管夹得尽可能高。在每个血管束上用两个 5 mm 的组织夹，或用不可吸收的缝线扎紧。在第 2 阶段，在夹子或缝线之间对血管进行分割，或者可以将血管抬起，并用电灼分开。

　　拔除工作鞘，将气腹降至低压力，检查该区域是否有静脉出血。最后撤出内镜鞘。用 3-0 号聚二噁烷酮（PDS）缝合线缝合 5 mm 切口部位，同时关闭腹膜和筋膜。用皮下缝合线和无菌条或皮肤黏合剂缝合皮肤。

二期手术：睾丸固定

　　二期手术应间隔 6 个月后进行。如前所述定位患者并放置套管。为了获得一个大的腹膜覆盖，以涵盖输精管和侧支血液供应。首先裁取一个宽大的三角腹膜瓣，将腹膜从内环切开至耻骨，并沿睾丸外侧切开，边缘距离精索血管 1 cm。在先前精索血管结扎的部位将切口向中方向延伸，保留侧支血供。在内环位置，腹膜切口应距离输精管 1 cm 处，从内环延伸到骨盆内。直接将精索血管移动到电灼部位，并游离输精管。

用镊子夹住睾丸。评估睾丸的移动性。检查睾丸与附睾、输精管连接。首先，尽可能远地分离睾丸引带，利于保护所有侧支血管。与附着的腹膜瓣一起提起睾丸，并给覆盖于输精管上的腹膜瓣留有一个较宽的腹膜峡部。如前所述，将睾丸放入阴囊。

腹腔镜下睾丸固定术的并发症

腹腔镜下睾丸固定术的术中并发症大多发生在套管放置期间（表 114.4）。由套管位置而引起的术后并发症也有可能发生，见表 114.5。腹腔镜下睾丸下降固定术的术后并发症（表 114.5）。

睾丸回缩是腹腔镜睾丸固定术最常见的术后并发症。其原因通常是睾丸的初始游离不充分或无法通过直接路径引出至阴囊。患儿完全康复后，再通过腹股沟进行手术治疗。向下游离，然后完整切除精索，疤痕组织不必切除。分离进入正常的腹膜后间隙，在那里可能延长精索。睾丸萎缩的原因可能是分离时精索动脉的损伤，或者固定过程中张力过大引起的持续性血管痉挛。

无法触及的睾丸的开放性手术

如果睾丸无法在腹腔镜下定位，可以采取以下几种开放的方法之一：经中线腹腔入路，中线腹膜外入路，或扩大的腹股沟入路（LaRoque 手法）可以用来确定是否存在保留的睾丸和睾丸固定术。表 114.6 概述了这些方法的临床适用性。

经中线腹膜腔的方法

这种方法通常只适用于已知的高位的腹腔内睾丸的儿童，如患有先天性梨状腹综合征的儿童。

下腹部从耻骨至脐作中线切口（图 114.16A），将直肌和下面的蜂窝组织分离。打开腹膜，把肠子包在一边（图 114.16B）。睾丸通常位于腹腔内，通常位于膀胱后面，通常位于短肠系膜上。在直视下斜切腹膜，

表 114.4　腹腔镜睾丸固定早期并发症

通道定位不正确 ● 腹膜外气肿 ● 网膜气肿	造成腹腔内视野障碍；难以辨识标识；应取出并重新定位
腹主动脉或其他主要血管穿孔	将套管针留在原位以填塞出血，并作为急诊剖腹手术时受伤侧的指导
紧张性气腹	由于气腹压力过高造成的，肥胖儿童可能会被忽视，导致静脉回流减少、心动过速和低血压
在套管针放置期间的下腹部血管受伤	灼烧这些血管的路径或扩大切口，在穿刺部位上方和下方进行缝合
肠管损伤	对于套管或腹腔镜鞘穿刺导致的肠管损伤，如破口较小且容易识别，则可通过腹腔镜进行修补；否则需开腹修补。通常极少情况下需进行切断肠道吻合或粪流改道
膀胱损伤	通常可以通过腹腔镜修复或通过耻骨上小切口进行缝合关闭
输尿管损伤	考虑支架置入术，特别是由于电凝造成的损伤时

表 114.5　腹腔镜下睾丸下降固定术的术后并发症

切口出血	手术结束时，在低气腹压力下仔细观察术区和戳卡位置，一般很少发生
切口疝或切口裂开	腹壁关闭不全时可以出现。小的、无症状的疝是可以发现的。切口裂开需要二次手术进行开放修补
可疑肠管损伤	如果术后出现恶心、呕吐、肠梗阻，应考虑肠管损伤的可能，可以留置鼻胃管胃肠减压引流，如果没有改善，行手术探查

表 114.6　腹腔内睾丸经腹腔开放入路

经腹腔入路	适应证
经中线腹腔入路	通常适用于已知的腹内高位睾丸，如梨状腹综合征
中线腹膜外入路	当腹股沟入路时睾丸或睾丸结构活动度差，即使从外环向内环的上方切开及侧面打开外斜肌和内环的腹膜后睾丸活动度仍差时有用
扩大腹股沟切口入路	用于腹腔镜检查时未见腹腔内睾丸，且可见血管及输精管进入内环口

Adapted from Hinman F, Baskin LS. Hinman's atlas of pediatric urologic surgery. Philadelphia：Elsevier；2009.

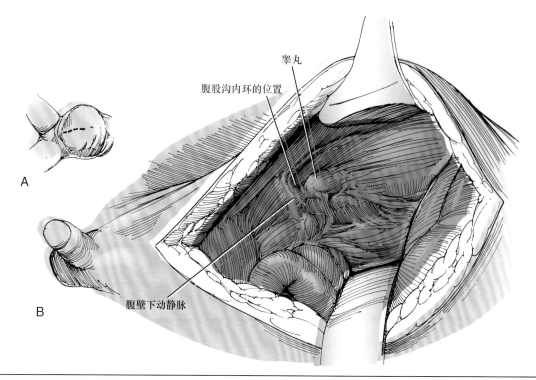

图 114.16　从耻骨到脐的下腹正中切口（Adapted from Hinman F，Baskin LS. Hinman's atlas of pediatric urologic surgery. Philadelphia：Elsevier；2009.）

使腹膜后组织的输精管明显游离。

锐性游离把输精管从膀胱后分离出来，在输精管

两侧各留 1 cm 腹膜（图中未显示），直到达到足够的长度以将睾丸置于阴囊中（图 114.17）。将阴囊内翻至

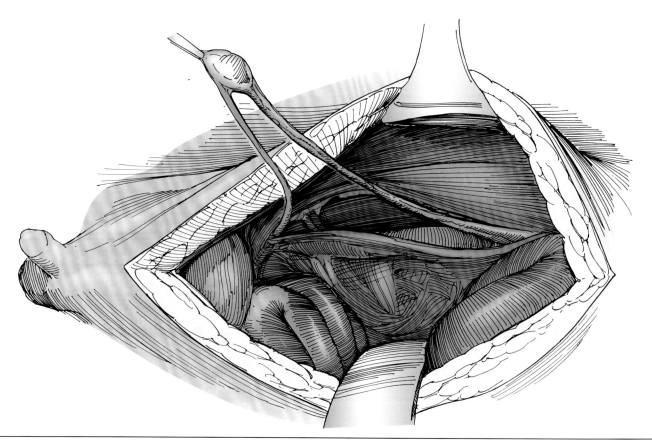

图 114.17　将膀胱后方输精管迅速游离（Adapted from Hinman F，Baskin LS. Hinman's atlas of pediatric urologic surgery. Philadelphia：Elsevier；2009.）

外环处，从外环处用弯钳向下抵达指尖。当手指撤回时，将弯钳抵住手指穿过横筋膜和联合肌腱；然后根据需要用弯钳和手指扩张通道和阴囊，形成睾丸下降通道。在手指的内衬下切开阴囊。在睾丸附近的组织中留置缝合线，引导睾丸通过管道到达阴囊底部。然后可以将睾丸固定在如前所述的肉膜袋中。

扩大腹股沟途径

这种方法可能对腹腔镜检查未发现腹腔内睾丸，但能被看到的血管和输精管进入内环的儿童有用。

可从期望较低位置睾丸的标准的隐睾固定术切口开始手术，但不要扩大腹内斜肌上的切口进入外环。暴露内环，在鞘突起始点处进行牵拉，可将腹内的隐睾拉入手术视野。打开疝囊的前方，寻找延长成环状的输精管或一个附着睾丸的渐细的附睾。在腹股沟管内可以见到盲端的输精管和附睾，它们与睾丸分离并位于疝囊外。

如果仍然未能找到睾丸，打开腹外斜肌，在内环的内侧缘牵开腹内斜肌，然后打开腹膜腔。在闭锁的髂内血管附近，膀胱后方寻找输精管，并与精索血管一起探查至终端，常见一结节，则提示无睾症。输精管应予以切除并送病理学检查。如果发现睾丸，则在睾丸下极白膜缝合一牵引线，牵拉估计血管的长度。如果充分游离血管可以获得足够长度的精索，则可进行传统的睾丸固定术。如果牵拉后发现血管过短，则应该选择两阶段的 Fowler-Stephens 手术或一期低结扎睾丸固定术。

Laroque 切口

对于腹腔内睾丸过低、精索血管过短的患者，Laroque 切口是一种选择。这种方法可以使血管移动到肾脏的下极。这可能使执行原发性腹腔内睾丸固定术，从而避免了 Fowler-Stephens 手术或低结扎睾丸固定术的需要。

延长皮肤切口，缝合腹外斜肌，在原筋膜切口上方 3 cm 新建一个切口，从更高的位置进入腹膜。精索血管外侧切开腹膜，延伸至肾的下极。助手可以使用 Army-Navy 或小型 Deaver 拉钩来帮助暴露。如果可以获得足够的长度，就进行原发性腹腔内睾丸固定术。

高位结扎的睾丸下降固定术（Fowler-Stephens 睾丸固定术）

这一方法对于患有与短主血管索相关的高位睾丸的儿童是有用的，使得其不能直接放置在阴囊中。长环状输精管是完成这一过程所必需的，在这一过程中，通过分割精索内动脉和静脉来获得长度，从而使睾丸依赖于连接的吻合分支的输精管动脉（VA），这条血管贯穿整个环。

一个特殊的解剖模式表明高结扎睾丸固定术为有利候选。这种模式包括：①一个无法触摸到的睾丸，或者可以感觉到睾丸在腹股沟管内滑动；②一个长环状输精管（位于耻骨上，瘦体形可以触摸到）；③一个附着在耻骨的血管和组织上的基本穹隆。

血管动脉是一个长期的复发过程，有几个吻合的分支。精索内动脉的主干（ISA）分支进入睾丸动脉（TA）和靠近睾丸下极的 VA。然后 VA 沿着环行血管进行一个过程，从而提供几个吻合的动脉分支。高结扎技术在睾丸血管短且位于腹部较高位置的情况下是无效的。

如果临床检查不能确定睾丸或输精管环路的位置，可能需要分期手术。第 1 个阶段可以通过腹腔镜完成，这不仅可以使睾丸定位，确定血管和长度，并评估操作的可行性，但也为修剪或充血精索血管提供了机会。或者第 1 个阶段可以作为一个开放的程序完成，通过一个短的腹部切口进入，以允许精索内血管的识别和尽可能高的结扎。

开放性手术技术

在腹股沟折痕处做个切口。确定适用于这项技术的特殊解剖环境。避免牵动睾丸和附睾附近疝囊后壁，扰乱腹股沟管或腹壁血管底。暴露阴道直肌如标准睾丸固定术。扩大腹股沟内环，或者如果需要更大的腹膜后暴露，则切开内斜肌。

打开疝囊，确定附睾，并注意血管的走向，其几个血管拱廊沿疝囊后内侧壁向下循环。将牵引缝合线置于睾丸囊内。对睾丸施加牵引力，以确定肠系膜是否足够长，以便将其带到阴囊。如果肠系膜过短，就需要切除精索内的一些血管。解剖内环内的囊，直到内侧输精管向内侧旋转。保持腹膜的阔舌，其位于更远侧，与输精管相连。考虑在直肠系膜腹膜下进行盐水分离以帮助剥离。横切疝囊，用 4-0 号不可吸收荷包缝线缝合腹膜。小心地将精索内血管与精囊及其伴随血管分离开来，这些血管在腹股沟内环和阴道直肌后壁的松散侧支弓处汇合。

如果精索动脉在第 1 个阶段没有被切断，进行出血试验。用牛头犬钳将 ISA 和静脉压迫在睾丸上。在睾丸的白蛋白膜中隐约可见的血管之间做一个 3 mm 的纵向切口，预计会出现快速出血。如果出血持续 5 分钟，侧支循环充足，高结扎 ISA 是安全的。切口位于动脉血管尾部，为进一步确认，可放置一个"哈巴狗"夹在弧形切口的 1 点位（图 114.18）。如果继续出血，可以安全地切开这个分支，从而进一步调动睾丸。如果需要更长的长度，在第 2 点重复这一过程（图 114.18）。结扎 ISA，用细线缝合束膜切口。如果出血几乎立即停止，侧支循环可能不足。考虑将精索内血管与腹壁下血管吻合术，以维持精索动脉分裂后睾丸的活力。

通过对脐带结构的透视，识别输精管与精囊血管、睾丸及附睾之间的血管吻合弓。通过疝囊的后壁可以清楚地辨认，尤其是存在并行的血管时。这些吻合弓对血液供应很重要。只划分必要的拱廊或拱廊，以便在没有张力的情况下矫正血管环并将睾丸放置在阴囊中。在划分一个主要拱廊之前，轻轻地挤压容器。注意压迫是否阻碍来自透明开口的出血。尽管拱廊受到挤压，但连续出血表明该血管是安全的。止血表明受压血管是不能被切断的。

用单根细线缝合束膜并夹紧，将哈巴狗钳上方的椎弓根切开，双结扎（图 114.19）。抓住动脉附近的结缔组织，暂时松开哈巴狗钳。观察远端切口是否有游离动脉出血，这说明侧支循环充足。结扎动脉的这一

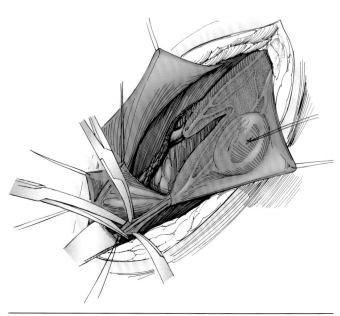

图 114.19　缝合束膜和切开椎弓根（Adapted from Hinman F，Baskin LS. Hinman's atlas of pediatric urologic surgery. Philadelphia：Elsevier；2009.）

端，最大限度地减少拱廊的划分，只采取必要的数量，以释放睾丸，并允许旋转下降肢体的血管循环和主要血管。

旋转睾丸进入阴囊。为了获得额外的无张力长度，打开腹横筋膜到腹上血管的水平。小心地在血管下面形成一个空间，使睾丸和它的血管通过这个空间（图 114.20），继续做标准睾丸固定术。

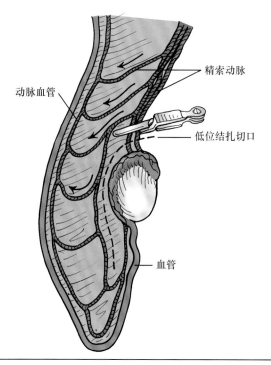

图 114.18　在开放性手术中结扎和离断血管（Adapted from Hinman F，Baskin LS. Hinman's atlas of pediatric urologic surgery. Philadelphia：Elsevier；2009.）

精索动脉

动脉血管

低位结扎切口

血管

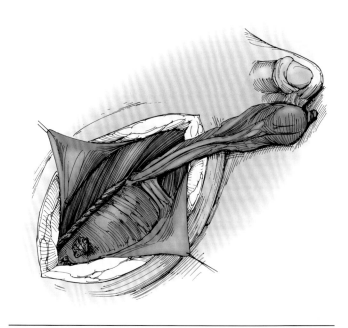

图 114.20　小心地在血管下面形成一个空间，使睾丸和它的血管通过这个空间（Adapted from Hinman F，Baskin LS. Hinman's atlas of pediatric urologic surgery. Philadelphia：Elsevier；2009.）

术后问题

睾丸萎缩是高结扎睾丸固定术最重要的不良结果。其病因可能与以下原因有关：①由于未能将足够的腹膜内侧带入血管；② VA 损伤；③精索血管结扎过于接近而引起侧支血管丢失，睾丸使得拱廊无法运作。局部血液供应的不规则模式有助于预防血管损伤。对输精管或睾丸的损伤也是有可能的。

低位结扎睾丸下降固定术

低结扎睾丸固定术可能对睾丸较低但存在短的血管束的患者有用。该技术通过腹股沟入路进行，包括低精索血管结扎。

做一个标准的腹股沟切口。切开外斜筋膜至内环上方，通过收缩或必要时通过内斜肌上外侧切口扩大腹股沟内环，使腹膜内的睾丸可见或疝囊内的环突出。当睾丸不可见时，将患者置于 Trendelenburg 体位并打开腹膜。识别睾丸，并在上极内侧放置固定缝线，以避免侧支血管。在睾丸和腹膜折叠的牵引下，识别血管侧支血管。

早期识别

低水平的睾丸被短的主血管索栓住后，可能会促使决定进行低结扎睾丸固定术。在操作输精管或血管或从精索分离疝囊之前，必须在手术早期决定是否进行精索的横切。在确定血管解剖结构后，将精索管横切位置尽可能靠近睾丸，以免损伤侧支血管（图 114.21）。还要标出这个切口的延伸位置，它将延伸到长环输精管的上升和下降肢体之间相对无血管的平面，扩大切口有利于血管环的分离。

血管结扎

在进行结扎和切口之前，必须仔细切开覆盖这些部位的腹膜皱褶两侧。结扎精索血管近端，允许远端残端出血。出血表明侧支血流持续（图 114.21）。在两个血管分支之间切开，使环状物展开，睾丸向下旋转至阴囊，分割任何剩余的腹膜外侧附件或外膜附件。确保一个连续的宽 1 cm 的腹膜带作为一个附着的、不受干扰的覆盖物，覆盖在从腹腔内位置到睾丸的血管和侧支上，这种覆盖物有助于保持血管的完整性和血液流动。分离血管肢体之间的任何剩余组织，直到睾丸向下旋转并无张力地到达阴囊。

关闭腹膜，留下一个小孔，使腹膜带出现，没有角度或压迫。再次强调的是，后发出血意味着闭合不

会导致血管损害。使用标准肉膜袋技术将睾丸放置于阴囊后，缩小管腔（图 114.22）。

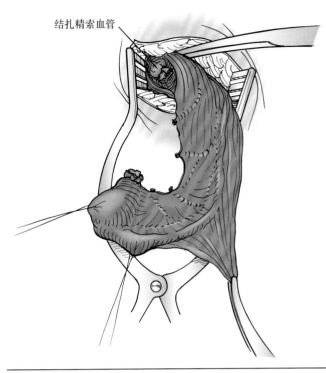

结扎精索血管

图 114.21　结扎精索血管（Adapted from Hinman F，Baskin LS. Hinman's atlas of pediatric urologic surgery. Philadelphia：Elsevier；2009.）

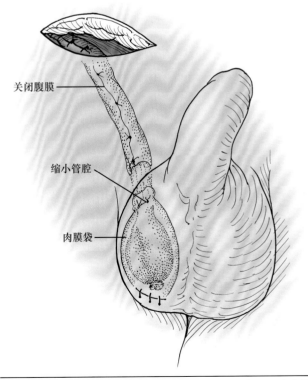

关闭腹膜

缩小管腔

肉膜袋

图 114.22　使用标准肉膜袋技术将睾丸放置于阴囊后，缩小管腔（Adapted from Hinman F，Baskin LS. Hinman's atlas of pediatric urologic surgery. Philadelphia：Elsevier；2009.）

再次睾丸固定术

回顾以前的手术报告，提醒患者及其家属注意睾丸萎缩的高风险和睾丸切除的可能性。回顾睾丸假体的适应证和禁忌证。手术通过腹股沟剥离进行，通常需要腹膜后剥离后进行睾丸移位。

腹股沟解剖

重新进入先前的切口，在每个切口处稍微延伸。在中间，切口可以以曲棍球棒的方式向下延伸。睾丸常见于腹股沟外环和耻骨结节附近，直接解剖位于脐带结构上的脂肪皮下组织以暴露睾丸的下极。在睾丸中间的瘢痕组织内缝合。在牵引下，用直角钳和剪刀在睾丸后两侧解剖（图114.23）。沿腹横筋膜的地板直接解剖。将内侧和外侧附件分离并分开。完成外环水平的解剖，通过在其周围广泛解剖，避免脐带断流，留下一块外斜肌筋膜。通过在筋膜上形成两个切口来实现这一点——一个切口在上部，另一个在下部平行于绳索结构。暴露内斜肌的纤维。通过连接上述切口来切除外斜肌筋膜。1条宽1～2 cm的筋膜应该与脐带相连。在内环处，打开内斜纤维。鉴别输精管、精索血管和以前结扎的囊，轻轻地牵拉睾丸，充分暴露腹膜前壁。

腹膜后解剖

远离血管将腹膜打开，解剖后腹膜下输精管和精索血管后（如初次手术时所做）。用夹子夹住腹膜边缘，使用 Deaver 牵引器进行曝光。腹膜后切开，将附件分开至腹膜内筋膜，直至足够长。可能有必要将精索外侧筋膜和腹壁下血管分开，在高位缝合关闭腹膜开口。

睾丸的重新安置

将睾丸放入肉膜小袋中，如果瘢痕过多，可以用皮肤上的按钮将其固定。将横向筋膜上的2条或3条缝合线放入腹股沟韧带，重建管底，从而在耻骨结节旁边形成一个新的内环，同时保护血管和输精管。用床垫缝合线缝合内斜肌，将外斜肌缝合在一起。

微血管睾丸固定术

微血管睾丸固定术可考虑用于患有与腹腔内睾丸相关的遗传综合征（如先天性梨状腹综合征）的儿童、已知的腹腔内高位睾丸的儿童或在先前的传统手术中失去了腹腔内高位睾丸的儿童。病例包括：①腹股沟淋巴结清扫；②腹膜后精索血管的切除和动员；③腹壁下血管的鉴别和制备；④腹壁下动脉分支与精索动脉的微血管吻合术；⑤睾丸的重新安置。该病例需要微血管设备，包括带有脚踏控制的手术显微镜、3个功率放大镜，以及 BV-6 或 ST-7 针上的 10-0 号或 11-0 号尼龙缝合线。把患儿放在温暖的毯子上，用桌子的延伸部分为外科医师的膝盖留出空间。

腹股沟解剖

打开外斜肌，辨认出睾丸引带和鞘状突。侧移髂腹股沟神经，沿鞘状突进入内环。打开腹膜内环，定位睾丸并在其中放置牵引缝线。暴露精索血管，将睾

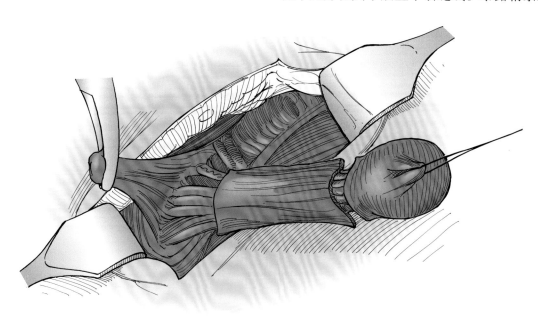

图 114.23　游离腹股沟（Adapted from Hinman F，Baskin LS. Hinman's atlas of pediatric urologic surgery. Philadelphia：Elsevier；2009.）

丸移出腹腔进入腹膜后间隙，仔细解剖腹膜及其血管蒂。关闭腹膜。

腹膜后精索血管的分离和动员

腹膜后沿精索血管直接解剖。在离大血管连接处几厘米的地方进行解剖，用血管环或未缝合的缝线进行标记，这样就可以很容易地识别出动脉和静脉，并将血管的解剖延伸至精索静脉丛汇合处以外。当血管被动员到骨盆时，将血管保留在腹膜的大斑块内（图 114.24）。如果输精管过短，则通过脐外侧韧带下方的睾丸。

下腹部的制备

通过腹横肌后面的内斜肌腱膜解剖，暴露下腹壁动脉及其两个静脉通道。分开供应肌肉的血管和所有分支，分离所有的肌支并用血管带悬吊，评估它们的粗细和血流量。由于单侧血管可具有合适的尺寸以用于吻合，因此应尽可能地远离主血管。在近端放置一个无损伤微血管夹，并将它们分开在直肌下方。

微血管吻合术

在放大镜下，清除动脉和大静脉的外膜，暴露出未受损的内膜。保留另一腹壁上静脉作为交替静脉。定期将肝素盐溶液（10 U/ml）涂于切口末端，结扎或双极电凝血管的肌内分支。

准备一个肉膜袋。将精索血管尽可能高地结扎，并在结扎远端将其分开。检查回流，把睾丸放在育儿袋里，关闭腹膜腔前部的腹膜缺损。

将精索动脉和腹壁上动脉置于显微镜下，置于微血管夹内。用肝素盐水连续冲洗血管末端。用 10-0 号或 11-0 号尼龙线缝合血管（图 114.25）。首先建立动脉吻合术，预计动脉之间的大小会有相当大的差异——斜交或铲状吻合可以弥补相当大的管腔直径差异。缺血时间应控制在 1 小时以内。重复进行静脉吻合术，如果静脉吻合术不可行，结扎并依靠侧支循环。在血管打开时使用肝素（相当于儿童全身剂量的一半），观察并吻合 20 分钟，评价吻合通畅程度。如果发生血栓形成，切除并重新做吻合。对睾丸进行活检，察看切口是否有新出血。

睾丸的重新安置

将睾丸固定于阴囊内，仔细关闭腹股沟切口。随后静脉注射低分子量的右旋糖酐，500 ml/24 h，持续治疗 3 天。

成年人的隐睾症

在青春期后发现隐睾时，如果有一个正常合并对侧下降的睾丸，则考虑行睾丸切除术。50 岁以后的手术风险大于患癌。

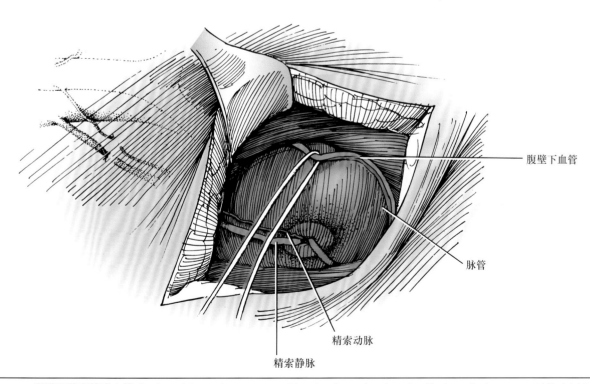

腹壁下血管

脉管

精索动脉

精索静脉

图 114.24　腹膜后游离精索血管（Adapted from Hinman F，Baskin LS. Hinman's atlas of pediatric urologic surgery. Philadelphia：Elsevier；2009.）

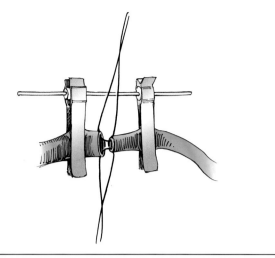

图 114.25　微血管吻合（Adapted from Hinman F，Baskin LS. Hinman's atlas of pediatric urologic surgery. Philadelphia：Elsevier；2009.）

拓展阅读

Bassel YS, Scherz HC, Kirsch AJ. Scrotal incision orchiopexy for undescended testes with or without a patent processus vaginalis. *J Urol*. 2007;177(4):1516-1518.

Elyas R1, Guerra LA, Pike J, et al. Is staging beneficial for Fowler-Stephens orchiopexy? A systematic review. *J Urol*. 2010;183(5):2012-2018. doi:10.1016/j.juro.2010.01.035; [Epub 2010 Mar 19].

Hutcheson JC, Cooper CS, Snyder HM 3rd. The anatomical approach to inguinal orchiopexy. *J Urol*. 2000;164(5):1702-1704.

Kolon TF, Herndon CD, Baker LA, et al. Evaluation and treatment of cryptorchidism: AUA guideline. American Urological Association.

Kozminski DJ, Kraft KH, Bloom DA. Orchiopexy without transparenchymal fixation suturing: a 29-year experience. *J Urol*. 2015 Jun 30;doi:10.1016/j.juro.2015.06.089; pii: S0022-5347(15)04303-7.

Wayne C, Chan E, Nasr A, Canadian Association of Paediatric Surgeons Evidence-Based Resource. What is the ideal surgical approach for intra-abdominal testes? A systematic review. *Pediatr Surg Int*. 2015;31(4):327-338.

睾丸扭转复位术 第 115 章

Hillary Copp, Kai-wen Chuang
（王文光 李晓东 译 王玉杰 审校）

急性睾丸扭转是小儿泌尿外科中为数不多的真正需要急诊手术的急症之一。如果延误了急性睾丸扭转的诊断，将导致治疗的延迟，以至于到无法保留患侧睾丸的境地。因此，从临床的角度看，睾丸扭转的患者应该得到足够的重视。

第一步是区分鞘膜外还是鞘膜内扭转。典型的鞘膜外扭转发生在婴儿，精索、睾丸和鞘膜扭结在一起。患儿表现为一个阴囊内不透光的、有蓝色光晕的固定肿块，往往无痛。多普勒超声检查通常显示没有血流信号。手法复位不适用于鞘膜外的睾丸扭转。外科手术很少能成功地挽救患儿的睾丸，而后只能选择切除睾丸，建议同时行对侧睾丸固定术，但是有证据支持的这一理论仍然存在争议。

相比之下，鞘膜内扭转通常发生于青春期男孩，仅是鞘膜内的精索和睾丸发生扭转。发病突然，通常伴有中至重度阴囊疼痛。紧急的医疗干预对提高睾丸的挽救率至关重要。在可疑的病例中，应进一步查体；可在阻断或不阻断精索的情况下，对阴囊进行触诊，睾丸下极与附睾下极的相对位置异常提示扭转。如仍不能确定诊断，完善彩色多普勒超声检查，可灵敏的检测睾丸及精索的血流量，睾丸扭转时，睾丸的血流信号减少或消失。即使不能立即完善超声，也不能因等待检查而延误治疗。

手法复位

临床怀疑睾丸扭转的患者，等待外科探查的同时可以尝试手法复位来恢复血流和减少疼痛，但是这并不能代替手术。尝试手法复位的方向应当遵循"翻书"的规律，向外侧旋转受累睾丸。如果这样旋转遇到阻力，然后尝试向内侧旋转，因为 33% 的患者睾丸扭转是向外侧旋转的。手法复位成功的标志是疼痛突然消失并且睾丸回到阴囊下方的正常位置。就算手法复位确定成功，外科探查仍然有必要，因为有报道显示高达 32% 的患者仍存在部分扭转，并且会影响睾丸的活力。

外科技术

患者体位

对怀疑有睾丸扭转准备进行阴囊探查术和对侧睾丸固定术的患者，选择仰卧位。如果患者年龄合适可以选择术后骶管阻滞减轻疼痛。用含碘消毒液消毒患者外生殖器，腹股沟和会阴部并常规铺巾。根据医师的判断可以使用单剂静脉抗生素，常用头孢唑啉。

切口

沿阴囊中缝的单一切口可以完成两侧阴囊的手术。另外一种选择是在两侧阴囊的前外侧分别做一短切口。后一种方式的支持者认为两侧阴囊切口对阴囊神经的分布影响更少。

优先处理患侧，经阴囊切口切开肉膜直达鞘膜。再选择相对薄的无血管区锐性打开鞘膜（图 115.1），吸净反应性鞘膜积液，暴露睾丸，检查病变睾丸活力，检查精索扭转的方向和程度，松解和复位精索。

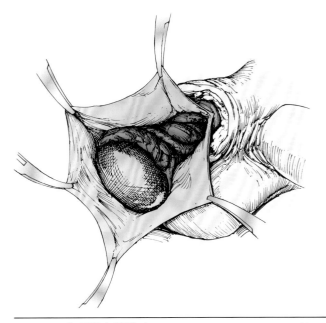

图 115.1 打开睾丸鞘膜（Adapted from Hinman F, Baskin LS. Hinman's atlas of pediatric urologic surgery. Philadelphia: Elsevier, 2009.）

评价睾丸活力

如果精索复位完成后睾丸仍然呈现蓝色，没有转润、转红的状态，一种方法是用热盐水纱布包裹睾丸，待对侧睾丸固定术完成后再评估患侧睾丸的颜色。另一种方法是在睾丸白膜上切一个深达实质小切口，观察10分钟，看是否有活动性出血。切口表面立即出血或10分钟之内有出血，选择睾丸固定。另外，如果没有观察到出血，说明睾丸没有活力，应做睾丸切除。

如果患侧睾丸确定没有活力，分离精索用2-0号薇乔线或丝线结扎精索切除睾丸。对于青春期后睾丸完全发育的患者，在征得患者的同意的情况下，建议睾丸切除和假体植入应同期进行，这样假体位置更加理想，使用鞘膜包裹，并且避免了二次麻醉。平均随访4.8个月后，联合处理没有出现感染和假体脱出的并发症。如果受累侧睾丸确定有活力，行睾丸固定术，将在下一部分叙述。

睾丸固定术的步骤

如果确定受累睾丸有活力，修剪多余鞘膜并沿边缘电凝止血。可将鞘膜边缘翻转到睾丸后方，用3-0号薇乔线间断缝合2～3针，有助于最小化阴囊内积液发生的可能（图115.2）。接下来要做的是选择3处睾丸白

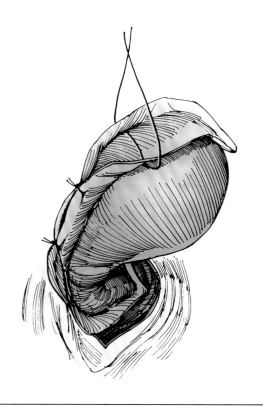

图115.2 鞘膜边缘翻转到睾丸后方（Adapted from Hinman F，Baskin LS. Hinman's atlas of pediatric urologic surgery. Philadelphia：Elsevier，2009.）

膜与肉膜进行缝线固定，一处中间，一处侧面，一处下方。固定线选择可吸收缝线，如4-0号PDS线，并且尽可能小心不要穿透白膜。固定线需要让睾丸贴到纵隔上（图115.3）。这些方式的目的是将睾丸放在鞘膜外的位置防止鞘膜内扭转的复发。对侧睾丸的固定术使用同样的手术方法。肉膜层使用可吸收线关闭，皮肤使用4-0号或5-0号可吸收线间断或连续皮下缝合。

不缝合白膜的睾丸固定术

试验证据显示穿透睾丸实质的固定会对睾丸产生损伤，影响生精功能，改良的肉膜囊睾丸固定术在1995年第1次报道，在阴囊底部再取切口，首先切开皮肤，钝性肉膜和皮肤之间，建立一个足够放入睾丸的肉膜–皮肤囊，然后再将肉膜切开，在肉膜开口周围缝合并标记3个缝线，在确保没有精索扭转的情况下将睾丸及附睾置入肉膜–皮肤囊，第4根线缝在最贴近肉膜的位置，将肉膜与睾丸鞘膜脏层缝合固定，预留缝线进行打结，需注意不能对肉膜开口经过的管道结构造成压迫，再缝合皮肤，最后达到了不缝合白膜而固定睾丸的目的。最近，原作者团队总结了此项技术的29年的临床经验和数据，在预防并发症方面，此项术式有着明显的优势。在1104例睾丸固定术当中，只有8例患者中的14个睾丸出现萎缩、长期疼痛或位置不理想。

术后处理和并发症

睾丸萎缩

睾丸扭转进行阴囊探查的患者进行术后严密随访，

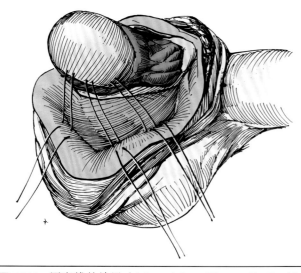

图115.3 固定线的放置（Adapted from Hinman F，Baskin LS. Hinman's atlas of pediatric urologic surgery. Philadelphia：Elsevier，2009.）

应当告知患者的双亲尽管做了固定术仍有睾丸萎缩的可能。特别是症状持续＞10 小时和切开白膜深达实质并没有出现立即出血的睾丸，这类患者术后出现睾丸萎缩的可能性更大。在一系列报道中，做过睾丸固定术的患者有 27% 可能出现睾丸萎缩。

扭转复发

曾经有过睾丸扭转做过固定术的患者扭转复发后极少表现为急性阴囊疼痛的症状。一个回顾性研究报道显示在 1991—2003 年当中 179 例睾丸固定患者有 8 例扭转复发（4.5%）。回顾这 8 个患者病史资料显示再次扭转发生在术后平均 7 年（0.5 ～ 23 年），可能与羟基乳酸聚合物或聚丙烯缝线有关。

生育能力

虽然长期研究应该对患者生育能力的参数进行评价，也应该将精液分析结果与真正的亲子相联系到一起，但是这样的研究很难完成，而就现有的证据显示急性睾丸扭转不会对男性的生育能力造成重大影响。

拓展阅读

Arda IS, Ozyaylali I. Testicular tissue bleeding as an indicator of gonadal salvageability in testicular torsion surgery. *BJU Int.* 2001;87:89.

Bush NC, Bagrodia A. Initial results for combined orchiectomy and prosthesis exchange for unsalvageable testicular torsion in adolescents: description of intravaginal prosthesis placement at orchiectomy. *J Urol.* 2012;188:1424.

Kozminski DJ, Kraft KH, Bloom DA. Orchiopexy without transparenchymal fixation suturing: a 29-year experience. *J Urol.* 2015;194:1743-1747.

Mor Y, Pinthus JH, Nadu A, et al. Testicular fixation following torsion of the spermatic cord–does it guarantee prevention of recurrent torsion events? *J Urol.* 2006;175:171.

Ritchey ML, Bloom DA. Modified dartos pouch orchiopexy. *Urology.* 1995;45:136.

Sessions AE, Rabinowitz R, Hulbert WC, et al. Testicular torsion: direction, degree, duration and disinformation. *J Urol.* 2003;169:663.

第116章 保留睾丸的良恶性睾丸肿物切除术

Cigdem Tanrikut, Marc Goldstein

（张 璐 译 刘修恒 审校）

单纯睾丸切除术

单纯睾丸切除术可用于希望通过手术达到去势水平的前列腺癌患者或需变性的男性患者；偶尔应用于抗生素无效合并脓肿的睾丸附睾炎患者，特别是对于老年或免疫功能不全的患者；极少数情况下，单纯睾丸切除术亦可用于慢性睾丸痛的治疗。麻醉方式有精索阻滞的局部麻醉、镇静、蛛网膜下腔麻醉或全身麻醉。

常规阴囊备皮及消毒后，于手术侧阴囊皮肤褶皱处做一横向切口，避免损伤阴囊的大血管（图 116.1）。若行双侧单纯睾丸切除术，亦可于阴囊正中褶皱处做一纵向切口，易于经单一切口完成双侧睾丸切除。逐层切开肉膜纤维、鞘膜，轻柔牵拉睾丸充分暴露精索。

识别并分离输精管，以 2-0 号丝线结扎；分离提睾肌，游离精索内血管，以 2-0 号丝线结扎精索血管（图 116.2）。单纯睾丸切除术后，如需植入睾丸假体，则需保留睾丸引带及鞘膜，然后将睾丸假体置入鞘膜内，可保持比较自然的外观。

缝合阴囊切口前，应确保止血彻底。以 3-0 号或

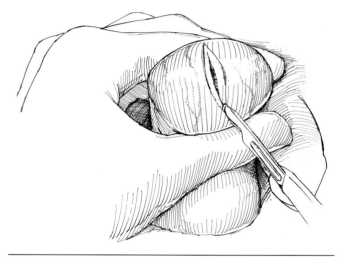

图 116.1 手术侧阴囊横向切口

4-0 号可吸收线间断缝合肉膜层；切口处注射丁哌卡因后，使用皮钩牵拉切口两端，以 5-0 号可吸收线行连续皮内缝合关闭阴囊皮缘（图 116.3）。

行双侧单纯睾丸切除术时，若经横向切口行手术切除，另一侧操作同前所述；若经纵向正中切口，则通过同一切口分别行双侧切除。手术完成后，伤口表面涂以抗生素软膏，以干燥纱布覆盖后使用弹性

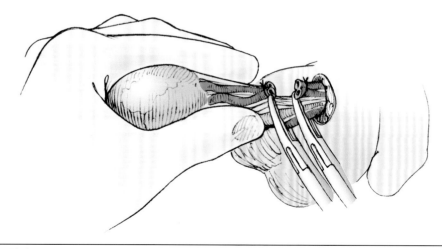

图 116.2 离断结扎后的精索

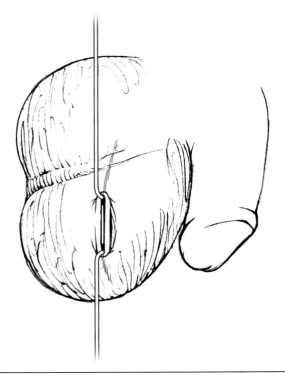

图 116.3　皮内缝合过程中，皮肤拉钩牵拉切口两端

绷带固定。

保留附睾的睾丸切除术

术后于阴囊内可扪及团块，但该手术操作更易出血，术中使用手术显微镜有助于手术剥离。

同前单纯睾丸切除术中所述，牵拉睾丸后，将手术显微镜视野移至该区域，镜下操作将附睾锐性剥离睾丸。附睾血供主要来自 3 组血管——上支、中间支及尾侧支，钳夹后以 2-0 号丝线结扎（图 116.4）。

使用 3-0 可吸收缝线对合附睾头和尾，创建椭圆形结构（图 116.5）.考虑到该手术更易出血的倾向，

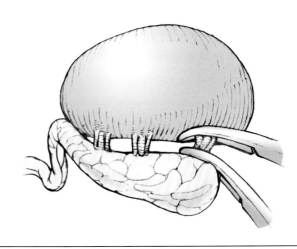

图 116.4　结扎附睾血管，将睾丸与附睾分离

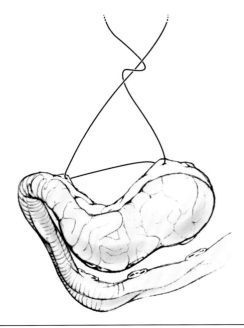

图 116.5　附睾头缝合

在开始闭合之前，应通过独立的穿刺伤口放置引流管。复位鞘膜内附睾，用 4-0 或 5-0 自吸收缝线闭合鞘膜。可按照前文中单纯睾丸切除术的描述完成肉膜和皮肤闭合。

保留睾丸的良恶性睾丸肿物切除术

在睾丸恶性肿瘤中，保留睾丸的指征包括孤立睾丸、对侧睾丸异常、双侧睾丸肿瘤或不育症患者。

手术准备需要 6 ～ 25 倍手术显微镜、冰泥、显微手术器械、用于术中探查触诊阴性病损的超声仪及 30 G 型号缝针。

术前准备和手术入路与根治性睾丸切除术相同（详见第 117 章）。经腹股沟切口游离睾丸，冰泥冰敷 10 分钟使睾丸降温以减少热缺血时间，钳夹睾丸引带，同时用两个橡胶血管夹钳夹精索（图 116.6）。

若肿物难以触及，则在切开白膜前应行超声引导下细针穿刺定位。明确定位后，于手术显微镜 10 倍视野下以 15° 显微刀将睾丸白膜无血管区切开（图 116.7）。使用显微操作细针钝性分离曲细精管，直至可见肿瘤包块。

距正常睾丸实质边缘 2 ～ 5 mm，使用双极电凝显微镊行钝性分离切除睾丸病损（图 116.8）。切除的标本送冰冻切片分析，术中冰冻切片分析极具挑战性，病理学专家的参与是必不可少的。若组织病理学诊断为良性病变，则保留剩余的睾丸组织；若病理学诊断为恶性病变，且对侧睾丸正常，应行病变侧根治性睾

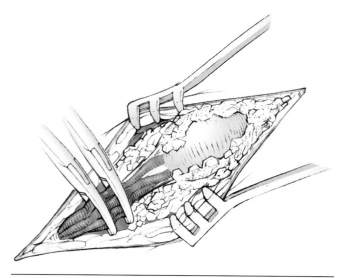

图 116.6　钳夹精索及睾丸引带，冰敷睾丸

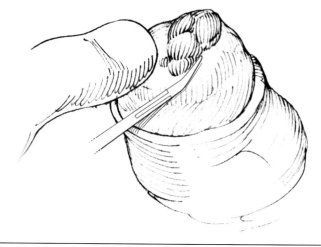

图 116.8　使用显微针游离肿瘤

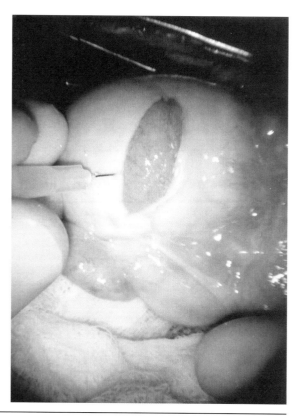

图 116.7　细针穿刺行睾丸肿瘤定位

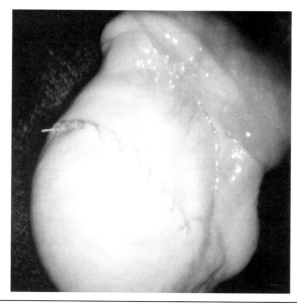

图 116.9　缝合睾丸白膜

116.9）。将睾丸置入睾丸鞘膜内，以 4-0 号或 5-0 号可吸收线连续缝合鞘膜后将睾丸还纳至术侧阴囊内。以 3-0 号可吸收线间断缝合腹外斜肌腱膜，以 3-0 号可吸收线间断缝合 Scarpa 筋膜，皮下组织以 4-0 号可吸收线水平褥式缝合。切口皮缘注射丁哌卡因后以 5-0 号可吸收线行连续皮内缝合关闭皮缘。

丸切除术（详见第 117 章）。然而，若患者有保留睾丸的手术指征，随后应行多次随机活检，只要切缘阴性，且无证据显示睾丸生精小管内生殖细胞瘤，则可保留剩余的睾丸的组织。另外，含精子的睾丸组织还可行冷冻保存。如孤立、有功能的睾丸患者需行根治性切除术，取自切除睾丸内的精子可行深低温保存，以用于体外受精-胞质内精子注射术。

松开夹闭的睾丸引带及精索，使用双极电凝彻底止血后，以 5-0 号可吸收线连续缝合睾丸白膜（图

拓展阅读

Heidenreich A, Weissbach L, Holtl W, et al. Organ sparing surgery in malignant germ cell tumors of the testis. *J Urol*. 2001;166:2161-2165.

Hopps CV, Goldstein M. Ultrasound guided needle localization and microsurgical exploration for incidental nonpalpable testicular tumors. *J Urol*. 2002;168:1084-1087.

Issa MM, Lendvay TS, Bouet R, et al. Epididymal sparing bilateral simple orchiectomy with epididymoplasty: preservation of esthetics and body image. *J Urol*. 2005;174:893-897.

Steiner H, Holtl L, Maneschg C, et al. Frozen section analysis-guided organ-sparing approach in testicular tumors: technique, feasibility, and long-term results. *Urology*. 2003;62:508-513.

专家点评（ALEXANDER W. PASTUSZAK，LARRY I. LIPSHULTZ）

对于恶性睾丸肿瘤患者，行保留睾丸的睾丸恶性肿瘤切除术仍可视为治疗选择之一。随着雄激素剥夺治疗能有效满足大多数前列腺癌患者达到去势水平的需要，应用于前列腺癌手术去势的单纯睾丸切除术正在逐步减少。相比之下，单纯睾丸切除术仍是需行变性手术的男性患者满足手术去势不可或缺的选择之一。

对于单侧 / 双侧睾丸恶性肿瘤或对侧有睾丸恶变可能的患者，适当把握保留睾丸的手术指征是至关重要的。对于单侧睾丸恶性肿瘤的患者，极少选择保留患侧睾丸。仅当患者对侧睾丸存在高恶变可能性时，可以考虑采用保留睾丸的睾丸恶性肿瘤切除术。相比之下，对于双侧恶性睾丸肿瘤的患者，只要条件适宜，应采用保留睾丸的术式。当患者无法保留睾丸时，应采集精子（射精获取或取睾丸内精子）并低温储藏。

在不考虑良恶性诊断及进行任何涉及切除睾丸的操作之前，都应建议患者考虑术后不孕症及雄激素缺乏的风险增加的可能。现有的辅助生殖技术需要通过射精获取的精子，有机会冻存射精获取的精子优于从睾丸获取精子。仅当患者射精获取的精子不足时，可考虑行睾丸切除术时冻存睾丸内精子。为使患者对睾丸切除术有充分的了解，还应与患者商议术后睾酮生成不足或缺乏的风险，以及终身使用激素治疗的可能。

第 117 章 根治性睾丸切除术

Donald A. Elmajian
（张　璐　译　刘修恒　审校）

在睾丸生殖细胞肿瘤患者的多学科综合治疗中，根治性睾丸切除术通常被视为重要的先行方案。根治性睾丸切除术能够提供肿瘤组织学确诊，为肿瘤分期提供重要信息以指导下一步治疗方案，实现肿瘤的局部控制，对于分期较低、可选择术后观察的肿瘤可能达到治愈效果。

除常规体格检查外，术前准备还包括 α- 甲胎蛋白、血清 β 人绒毛膜促性腺激素、尿妊娠试验、血清乳酸脱氢酶、睾丸超声检查，以及胸腹部、盆腔计算机断层扫描（CT）。一部分患者可能拒绝行胸部 CT 检查而选择胸部 X 线检查。我们更倾向术前（而不是术后）行腹膜后 CT 检查以避免术后可能形成的腹膜后血肿对肿瘤分期造成影响。

手术步骤

患者取平卧位，容易识别的解剖学标志包括阴茎和阴囊，中央的耻骨结节，外侧和头侧的髂前上棘，以及尾侧腹股沟韧带（偏瘦男性患者可触及）。于耻骨结节头侧和外侧做一 2 cm 线性切口，沿 Langer 线向外侧延长至 5 ～ 7 cm（图 117.1）。切口可向阴囊方向斜向延长，从而便于取出较大的睾丸肿瘤。

使用电刀逐层切开皮下组织至腹外斜肌腱膜，通常可轻易辨认出 Camper 筋膜及 Scarpa 筋膜，腹壁浅静脉通常位于侧边。进一步分离腹外斜肌腱膜，充分暴露腹股沟管，分别延长至腹股沟外环口和腹股沟内环口水平。识别位于精索上的髂腹股沟神经，将其与精索外筋膜和提睾肌完全游离并牵拉至一侧以避开手术部位（图 117.2）。

在耻骨结节水平行钝性分离精索周边组织后分离提睾肌（图 117.3）。术者的手指沿腹股沟管底壁表面可以很容易地通过精索后面，注意避免分离损伤腹股沟管底壁，以避免术后形成腹股沟直疝。精索应确保使用 0.25 英寸（1 英寸 ≈ 2.54 cm）长的引流管绕过两次后用血管钳夹闭，在肿瘤切除前应尽早控制血管（图 117.4）。术者需进一步进行钝性分离和（或）电切，以完全游离鞘膜外面的筋膜层。牵拉出睾丸，用电刀离断睾丸引带，然后完全游离包裹鞘膜的睾丸，只剩精索牵拉（图 117.5）。在极少数情况下，如需进行组织活检，可行睾丸活检术。

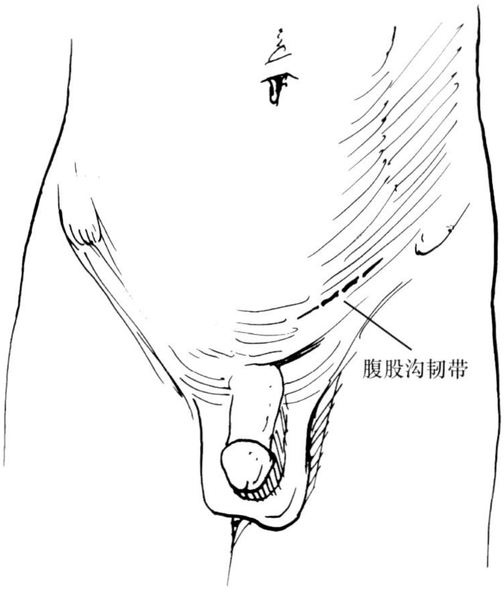

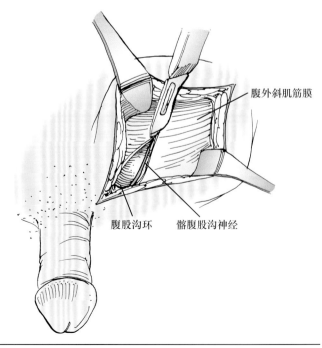

图 117.1　根治性睾丸切除术线性切口

图 117.2　避开髂腹股沟神经

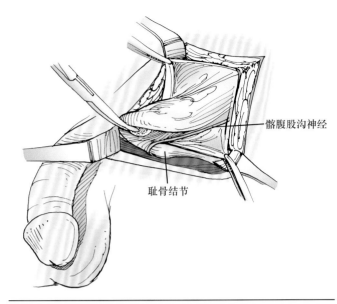

髂腹股沟神经

耻骨结节

图 117.3 游离至耻骨结节水平

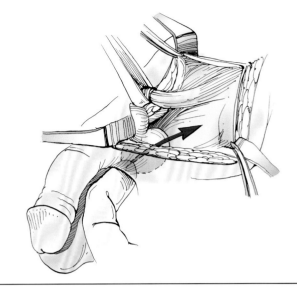

图 117.5 牵引精索

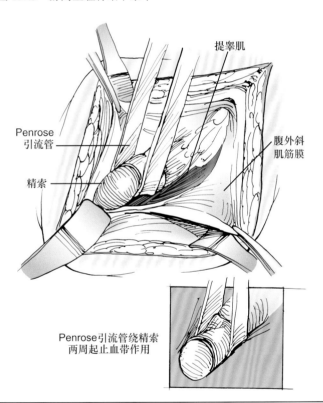

提睾肌

Penrose
引流管

精索

腹外斜
肌筋膜

Penrose引流管绕精索
两周起止血带作用

图 117.4 暴露精索

在腹膜后淋巴结清扫时，为方便去除腹段精索，建议行精索高外结扎。因此，精索需游离至腹股沟内环附近。在此水平应用电刀将提睾肌离断，从而清晰显示精索轮廓、血管以及输精管。用手持拉钩牵拉形成内环口侧缘的腹内斜肌，显露腹膜外脂肪（图117.6）。进一步分离近端精索，可见输精管与精索血管分离，在该位置通常可见覆盖于精索前内侧中央的腹膜反折。

我们选择在此水平离断输精管和精索，并以 2-0 号

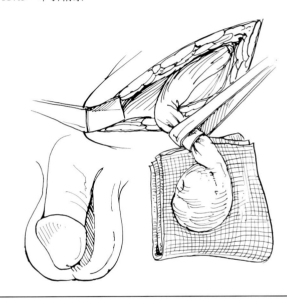

图 117.6 牵拉腹壁肌肉组织及完整游离的精索

丝线结扎输精管。用 0 号丝线双重结扎精索，保留适当长度的结扎线尾有助于行腹膜后淋巴结清扫时对精索残端的识别。冲洗术野后彻底止血。以 2-0 号可吸收线连续缝合腹膜外斜肌腱膜，注意避免缝合髂腹股沟神经。如有需要，可行长效局部麻醉，以助于减少术后疼痛。以 3-0 号可吸收线缝合皮下筋膜层，常规方式缝合皮肤，笔者通常以 4-0 号可吸收线行连续皮内缝合。

拓展阅读

Bochner BH, Lerner SP, Kawachi M, et al. Postradical orchiectomy hemorrhage: should an alteration in staging strategy for testicular cancer be considered? *Urology*. 1995;46(3):408-411.

Djaladat H. Organ-sparing surgery for testicular tumours. *Curr Opin Urol*. 2015;25(2):116-120.

Kennedy C, Harland C, Watson G, Parker C. Retroperitoneal haematoma and pelvic haematoma following orchidectomy. *Br J Radiol.* 1991;64(757):72-73.

Robinson R, Tait CD, Clarke NW, Ramani VA. Is it safe to insert a testicular prosthesis at the time of radical orchidectomy for testis cancer: an audit of 904 men undergoing radical orchidectomy. *BJU Int.* 2016;117(2):249-252.

Skoogh J, Steineck G, Cavallin-Ståhl E, et al. Feelings of loss and uneasiness or shame after removal of testicle by orchidectomy: a population-based long-term follow-up of testicular cancer survivors. *Int J Androl.* 2011;34(2):183-192.

Yossepowitch O, Aviv D, Wainchwaig L, Baniel J. Testicular prostheses for testis cancer survivors: patient perspectives and predictors of long-term satisfaction. *J Urol.* 2011;186(6):2249-2252.

腹膜后淋巴结清扫术 第 118 章

Clint Cary，Richard S. Foster
（张 璐 译 刘修恒 审校）

睾丸肿瘤是一种罕见的疾病，每年确诊的新增病例约 8800 例。然而，睾丸肿瘤是 15～35 岁男性患者中最常见的实质性肿瘤。无论对于早期还是晚期的睾丸肿瘤患者，腹膜后淋巴结清扫（RPLND）是疾病管理中不可或缺的一部分。睾丸肿瘤特有的是，对于适当筛选的患者，手术可能达到转移治愈效果。因此，恰当采用 RPLND 可同时满足诊断和治疗的要求。

术前分期及手术方案制定

在根治性睾丸切除术和病理确诊为非精原生殖细胞瘤后，需进一步行临床分期。

1. 重复检测血清 α‑甲胎蛋白（AFP）及 β‑人绒毛膜促性腺激素（β‑hCG）水平。

2. 胸部计算机断层扫面（CT）或正侧位胸片。

3. 腹部及盆腔增强 CT。

初次腹膜后淋巴结清扫术适应证

1. 临床分期Ⅰ期：根治性睾丸切除术后血清肿瘤标志物阴性，胸腹部影像学正常。

2. 临床分期ⅡA 和ⅡB 期：根治性睾丸切除术后血清肿瘤标志物阴性，胸部影像学正常，非巨大腹膜后病变。

对于临床分期为ⅡA 和ⅡB 期的患者，行初次 RPLND 还是顺铂为主的化学治疗需进行仔细评估，应考虑的因素有生育因素、睾丸组织学结果及手术和短期或长期化学治疗后复发率等。一般情况下，分期为ⅡA 期的患者建议行初次 RPLND，而分期ⅡB 期的患者则可行初次 RPLND 或化学治疗。

化学治疗适应证如下。

1. 巨大腹膜后病变。

2. 腹膜后及胸腹病变。

3. 睾丸切除术后肿瘤标志物升高（无论影像学结果正常与否）。

以顺铂为主的化学治疗后，复查胸部 CT 或 X 线胸片，腹部及盆腔 CT 及血清肿瘤标志物（AFP 及 β‑hCG）。影像学正常（腹膜后团块完全消失）和血清学肿瘤标志物正常的患者应定期复查随访。血清学肿瘤标志物正常但残留腹膜后病变的患者应行化学治疗后 RPLND。残留腹膜后病变和肿瘤标志物升高的患者通常会选择二线化学治疗药物，在这种情况下，治疗方案必须个性化制订。

术前准备

初次及化学治疗后的腹膜后淋巴结清扫术

生育能力是手术关注重点之一。初次 RPLND 中行左侧或右侧神经保留手术，接近 99% 的患者可保持正常的射精功能。而化学治疗后行 RPLND 的患者的神经保留手术则取决于肿瘤位置、患者意愿及术中判断等。因此术前应与患者沟通，告知其术后可能丧失正常的射精能力。术前准备一般较少，并不需要肠道准备及饮食改变。手术时应常规开放两条外周静脉通道（不需要中央静脉通道），并需要预置口胃管，术后无需留置鼻饲管。初次 RPLND 患者术前常规行血型坚定及抗体筛查，化学治疗后 RPLND 患者还应准备 2 U 红细胞（完成交叉配血试验）。考虑到博来霉素对肺有潜在毒性，麻醉过程中应谨慎控制静脉输液量，保持足够的尿量，使用低浓度吸入氧。对于巨大腹膜后病变行化疗后 RPLND 的患者，根据肿块位置及临床情况（姑息或远期复发）等，可能还需要进行肾切除、下腔静脉重建或切除，以及主动脉置换等手术操作。

手术入路及操作

随着时间推移，手术入路已从过去的胸腹正中切口转变为现在更为常用的经腹正中切口。肿块位于低位膈脚时还可选择经腹经膈入路，在部分病例中可避免开胸。

患者取仰卧位，留置 Foley 导尿管。取腹正中切口，逐层切开直至腹腔，辨认并分离镰状韧带，避免损伤肝脏。行腹腔探查及触诊后，使用自动牵引牵拉腹壁。对于Ⅰ期、腔静脉旁或主动脉-腔静脉间小体积肿瘤的患者，松解盲肠至 Treitz 韧带以切开小肠肠系膜根部，直至显露肠系膜下静脉。对于较大肿瘤，需向上延伸到 Toldt 白线至网膜孔切开后层腹膜至盲肠系膜，向胸部牵引右侧结肠及小肠。对于位于主动脉左侧的巨大肿块，采取同上入路，同时结扎肠系膜下静脉和动脉，从侧面避开左侧结肠系膜以暴露左侧腹膜后腔。对于需行改良后的左侧清扫术的Ⅰ期患者，应沿 Toldt 白线从中间松解左侧结肠，以暴露左侧后腹腔及主动脉旁淋巴结组（图 118.1）。

　　打开腹膜后腔，辨认生殖静脉，于生殖静脉上表面的平面进行操作。下腔静脉及左侧肾静脉上邻十二指肠。暴露腹膜后腔后，使用牵引器将小肠无损牵引至肠系膜上动脉旁。然后从左肾静脉起始部向远端，用"分离和卷曲"的手法分离左肾静脉，左肾静脉上表面的大淋巴管应进行结扎以减少术后淋巴漏的风险。同理使用分离和卷曲的手法处理主动脉，以充分暴露

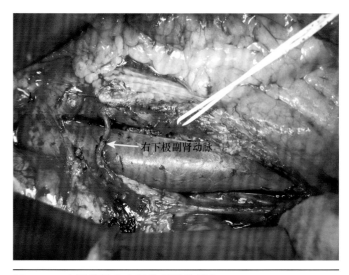

图 118.2　左肾静脉上方行分离卷曲手法

肾动脉下极（图 118.2），术前 CT 可能无法清楚识别。选择右侧神经保留术式时，可从下腔静脉开始进行分离，更易于识别右侧节后交感神经纤维，并追踪至上腹下丛，因此还能将行主动脉操作时可能产生的损伤减到最少。但是从下腔静脉（IVC）开始进行分离，充分暴露右侧肾静脉下极是极为必要的。

　　在主动脉 12 点钟方向紧贴左肾静脉尾端进行分离操作，辨认并分离肠系膜下动脉（IMA）。右侧改良术式时，可保留 IMA。巨大肿块患者需行双侧松解，结

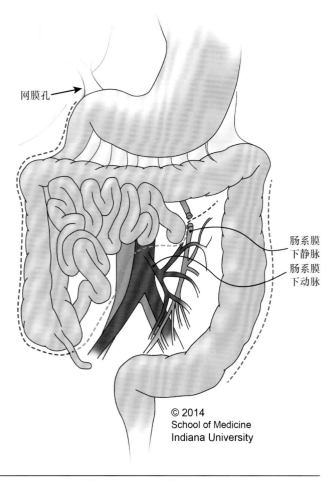

网膜孔

肠系膜下静脉
肠系膜下动脉

© 2014
School of Medicine
Indiana University

图 118.1　显露腹膜后腔。绿色虚线＝右侧改良清扫术；橙色虚线＝左侧改良清扫术；紫色及绿色虚线＝双侧清扫术。IMA，肠系膜下动脉；IMV，肠系膜下静脉（Copyright Indiana University School of Medicine.）

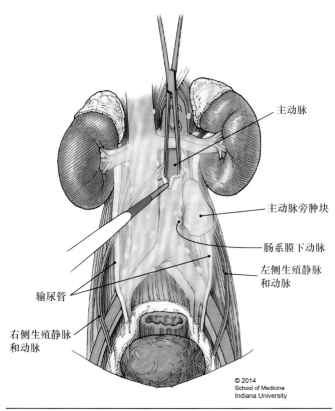

主动脉

主动脉旁肿块

肠系膜下动脉

左侧生殖静脉和动脉

输尿管

右侧生殖静脉和动脉

© 2014
School of Medicine
Indiana University

图 118.3　分离后的前主动脉（Copyright Indiana University School of Medicine.）

扎并离断 IMA，牵引左侧结肠系膜后暴露左侧腹膜后腔。行神经保留术式时，术者需意识到左侧及右侧节后神经纤维于 IMA 远端合并形成上腹下丛。

继续向尾侧分离主动脉，暴露髂总动脉（图 118.3）。行右侧改良术式时，充分暴露右侧髂总动脉；行双侧分离时，应暴露双侧髂总动脉。沿髂总动脉分离至与输尿管交叉处，该处也被视为操作的下界及外侧界。

在右侧改良术式中，从主动脉中央卷曲淋巴管组织，于肾蒂与主动脉分叉区间，沿主动脉中后交界处辨认 3 支腰动脉，结扎离断后充分暴露主动脉-腔静脉间淋巴结组（图 118.4）。行双侧操作时，于主动脉两

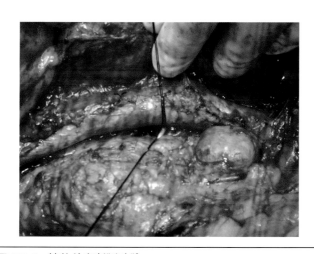

图 118.4　结扎并离断腰动脉

侧进行上述操作，注意血管管理，避免损伤。

然后使用相同手法分离 IVC，从肾静脉根部开始直至髂总静脉分叉处，辨认并结扎离断右侧生殖静脉，卷曲分离中央及两侧淋巴组织，显露腰静脉。向上牵引 IVC 及暴露好的腰静脉可见腹壁，结扎并离断腰静脉，充分显露肾静脉至髂总静脉分叉处 IVC。相比腰动脉（位置相对固定，总共 6 支，中央 3 支，侧面 3 支），腰静脉解剖变异类型多。充分游离主动脉及 IVC，结扎并离断腰动静脉后，清扫所有可见的腹膜后淋巴组织。

淋巴结清扫方式主要分为双侧清扫、左侧改良清扫（用于左侧原发肿瘤）及右侧改良清扫（用于右侧原发肿瘤），取决于术式选择（图 118.5）。单侧清扫术式选择还取决于腹膜后肿块大小、术前化学治疗及位于原发肿瘤对应限定区域内的腹膜后病变（即左侧睾丸肿瘤→左侧主动脉旁淋巴结，右侧睾丸肿瘤→主动脉旁及主动脉-腔静脉间淋巴结）。

腔静脉旁淋巴结组

清扫前，首先将右侧输尿管及肾脏置于牵引器后以避免损伤。腔静脉旁淋巴结组下起自右侧输尿管跨髂总动静脉处。助手可使用 Gil-Vernet 牵引器将 IVC 向中央牵引。紧邻右侧髂总静脉前方、后腹壁及腰肌

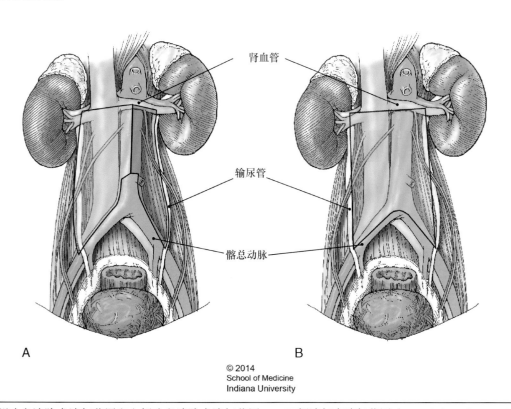

肾血管

输尿管

髂总动脉

© 2014
School of Medicine
Indiana University

图 118.5　**A.** 右侧改良清除术清扫范围和左侧改良清除术清扫范围；**B.** 双侧清扫术清扫范围（Copyright Indiana University School of Medicine.）

筋膜卷曲分离淋巴结组，向上直至右侧肾蒂及膈脚处，注意保留右侧交感干及生殖股神经。

主动脉-腔静脉间淋巴结组

该组下界为右侧髂总动脉跨左侧髂总静脉处。使用 Gil-Vernet 将 IVC 及主动脉向侧面牵引以暴露主动脉-腔静脉间区域。主动脉-腔静脉组淋巴结剥离前纵韧带通常从尾侧向头侧进行，因为手术会使用电凝、外科夹及丝线结扎等，清扫前需提前离断腰动静脉。识别并游离右侧肾动脉根部，清扫周围淋巴组织。向上卷曲淋巴组织直至暴露膈脚，结扎进入膈后的淋巴管以避免术后淋巴漏。

主动脉旁淋巴结组

在左侧改良清扫术式中，可沿 Toldt 白线向中央游离左侧结肠，暴露主动脉及主动脉旁淋巴结组。在双侧清扫术中，离断 IMA 后侧向牵引左侧结肠系膜可从中央进行显露。该组淋巴结下起自左侧输尿管跨左侧髂总动脉处。清扫前首先将左侧输尿管及肾脏向侧面游离并置于牵引器后减少损伤可能。如上所述，结扎离断左侧 3 支腰动脉后，使用 Gil-Vernet 向中央牵引主动脉。将淋巴组织沿左侧髂总动脉、后腹壁及腰肌筋膜行卷曲分离，向上直至左侧肾静脉。从根部结扎离断左侧生殖静脉，暴露左侧肾蒂，清扫肾蒂周围淋巴。清理后腹壁淋巴结时，同前所述，结扎并离断腰动静脉及膈后淋巴管。

生殖静脉

对于右侧原发恶性睾丸肿瘤的患者，右侧生殖静脉应行自腹股沟内环至汇入 IVC 处的全段切除并单独

送病检。对于左侧原发恶性睾丸肿瘤的患者，左侧生殖静脉应行自腹股沟内环至汇入左肾静脉处的全段切除并送病检。

保留神经的淋巴结清扫术

交感神经起源于 T_{10}～L_2 节前神经纤维，突触位于交感干内，然后自 L_1～L_4 发出节后纤维，紧邻 IMA 远端及主动脉分叉处汇入上腹下丛。左右两侧的交感神经链分别于脊柱对应的后外侧走行（图 118.6）。右侧交感链位于下腔静脉后方，而左侧的交感链走行于腹主动脉后外侧。神经保留的 RPLND 旨在提前识别及保留自交感链发出的节后神经纤维。

自 IVC 行卷曲分离手法清扫淋巴组织，识别位于 IVC 后方的右侧交感链便可较易识别右侧神经。L_1～L_4 节后神经纤维斜行跨越腹主动脉前方，于 IMA 远端汇入上腹下丛（图 118.7）。使用 Kittner 海绵轻柔去除外层组织显露神经。使用血管带聚集并轻柔牵引神经，自交感神经链追溯至下腹丛。

左侧交感链位于腹主动脉后外侧，于 IMA 远端跨髂总动脉及远端腹主动脉处，术中可于此处较易辨认左侧神经（图 118.8）。如前所术，可使用 Kittner 海绵及血管带协助显露左侧神经。

手术操作

右侧改良清扫术

右侧改良清扫界限见图 118.5 的绿色区域。图 118.9A CT 所示的腹膜后肿物可考虑采用右侧改良清扫术。在右侧清扫操作中，需从盲肠至 Treitz 韧带打开小肠肠系膜根部，主动脉上方的分离卷曲手法同前所诉，

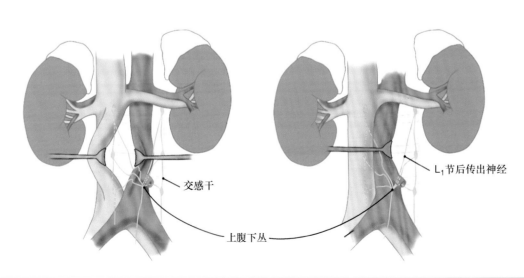

图 118.6   交感神经链

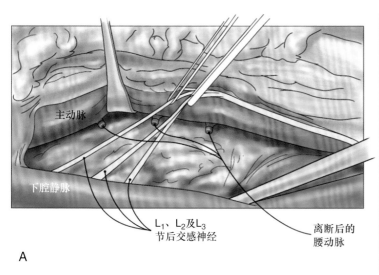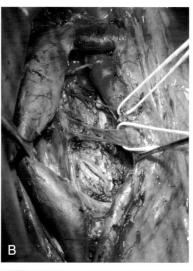

图 118.7　节后神经纤维（Copyright Indiana University School of Medicine.）

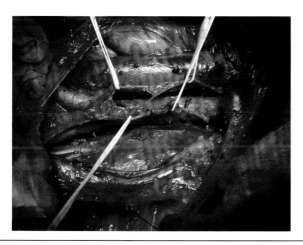

图 118.8　识别左侧神经

术中可完整保留 IMA。右侧节后神经保留技术如前所述，位于右侧的 3 支腰动脉应行结扎离断。处理 IVU 时，应识别、结扎并离断术野中游离的腰静脉。右侧清扫范围包括腔静脉旁淋巴结、主动脉-腔静脉间淋巴结及生殖静脉。应充分清扫腔静脉前后的所有淋巴结组织。

左侧改良清扫术

左侧改良清扫界限见图 118.5 中的紫色区域。图 118.9B CT 所示的腹膜后肿物可考虑采用左侧改良后清扫术。在左侧操作中，沿 Toldt 白线松解左侧结肠，向中部牵引后暴露左侧腹膜后腔。于主动脉前方行卷曲分离手法至跨左侧肾静脉处下方。于 IMA 远端斜跨主动脉处以识别左侧节后神经纤维。位于左侧的 3 支腰动脉应行结扎离断。左侧清扫范围包括主动脉旁淋巴结及生殖静脉。应充分清扫左髂总动脉走行区、主动脉旁及主动脉-腔静脉间的所有淋巴结组织。

双侧清扫术

双侧清扫界限见图 118.5 中橙色部分，图 118.9C CT 所示的腹膜后肿物可考虑采用图双侧清扫术。双侧清扫也需打开小肠肠系膜根部，若病变体积较大，可于盲肠上延至网膜孔打开肠系膜，向胸部牵引右侧结肠及小肠。离断 IMA，侧向牵引结肠系膜。其余操作同前所诉。双侧清扫范围包括腔静脉旁淋巴结、主动脉-腔静脉间淋巴结、主动脉旁及原发肿瘤侧生殖静脉。应充分清扫腔静脉前后及主动脉前后区域的所有淋巴结组织。

缝合及术后护理

对于双侧及右侧淋巴结清扫术后的患者，以 2-0 号铬制缝线缝合小肠系膜，避免小肠与大血管形成瘢痕粘连。若右侧结肠完全游离，以 2-0 号铬制缝线行间断缝合固定于右下腹，避免术后肠扭转可能。对于接受博来霉素治疗的患者液体管理应当格外谨慎。可由麻醉团队行鞘内单次注射阿片类药物行局部麻醉或患者自调式镇痛泵进行疼痛管理。术后 1 天可进清流质饮食，若患者可以耐受，术后第 2 天正常饮食。鼓励术后早期活动。一般情况下初次 RPLND 的住院日为 2～3 天；化学治疗后 RPLND 患者的住院日为 3～5 天。若患者行扩大范围清扫术或额外操作如主动脉置换等，住院时间会相应延长。

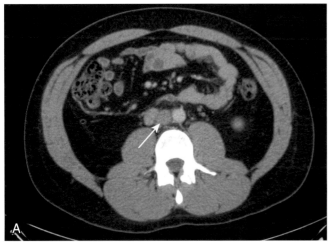

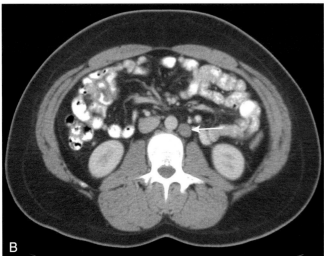

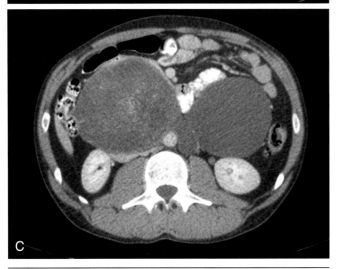

图 118.9 计算机断层扫描影像。**A.** 需行右侧改良清扫术，箭头显示主动脉-腔静脉间肿块；**B.** 需行左侧改良清扫术，箭头显示主动脉旁肿块；**C.** 需行双侧清扫术

拓展阅读

Beck SDW, Peterson MD, Bihrle R, et al. Short-term morbidity of primary retroperitoneal lymph node dissection in a contemporary group of patients. *J Urol.* 2007;178(2):504-506, discussion 506.

Cary KC, Beck SDW, Bihrle R, Foster RS. Clinical and pathological features predictive of nephrectomy at post-chemotherapy retroperitoneal lymph node dissection. *J Urol.* 2013;189(3):812-817.

Cary C, Masterson TA, Bihrle R, Foster RS. Contemporary trends in postchemotherapy retroperitoneal lymph node dissection: Additional procedures and perioperative complications. *Urol Oncol.* 2015;<http://doi.org/10.1016/j.urolonc.2014.07.013>.

Donohue JP, Zachary JM, Maynard BR. Distribution of nodal metastases in nonseminomatous testis cancer. *J Urol.* 1982;2:315-320.

专家点评（JEROME P. RICHIE）

  恶性睾丸肿瘤患者在实施彻底的腹膜后淋巴结清扫术后治愈率极高，尤其是同时接受以铂为主的化疗患者。与其他恶性肿瘤相比，单独的腹膜后淋巴结清扫术（RPLND）对区域淋巴结转移确实有极高的治愈率。尽管初期术后勃起功能障碍及遗精的发生率高，技术的革新已经可能为大部分患者保留射精能力。

  我是从胸腹入路开始学习的，师从 Don Skinner 医生，他是向 Wyland Leadbetter 医生学习这项技术的。和 Wyland Leadbetter 医生深入交谈后，我最终选择在所有患者中采用腹正中切口入路，虽然大部分为晚期患者，结果显示确实能有效进行 RPLND、发病率更低及更快地恢复。手术技术的进展及预期神经保留都极大减少了勃起功能障碍的发生，尤其针对年轻男性患者。

  虽然清扫简化不能被接受，但为该术式增加微创入路是合理的。简化腔静脉后及主动脉后淋巴结清扫或是难以复制开放手术中的彻底清扫都有可能导致术后的高复发率。

  对于小范围淋巴结转移的患者，即使未接受辅助化疗，单独行 RPLND 开放手术已被证实治疗的有效性。所以微创入路要想成为与开放 RPLND 同等地位的标准入路，还需要大量的工作进行实践和验证。

腹腔镜及机器人腹膜后淋巴结清扫术

第 119 章

Geoffrey Steven Gaunay，Ornob Roy，Louis R. Kavoussi，Lee Richstone
（张　璐　译　刘修恒　审校）

1992 年 Rukstalis 和 Chodaks 首次介绍了腹腔镜腹膜后淋巴结清扫术（RPLND）。最初，腹腔镜 RPLND 用于疾病分期，然而，在一些顶尖的医疗中心，腹腔镜 RPLND 能够通过后腹膜腔内的操作等效于开放技术达到治疗性目的。腹膜后的腔镜入路还有恢复期短及出血少等优势。合理应用保留神经的技术可为超过 90% 的患者保留顺行射精功能。近 10 年来，机器人腔镜下 RPLND 得到积极引入和开展，较传统腔镜而言，其技术优势有效缩短了学习曲线。机器人腔镜操作亦可达到良好的广泛可重复性。高清的 3D 视野、改良的人体工程学设计及手腕操作还有效减少术者的术中晃动及疲劳。

分期

睾丸的临床分期在其他章节已做过阐述，分期与腹膜后淋巴结清扫术相对独立。简而言之，行根治性睾丸切除术后，应定期监测相关肿瘤标志物（AFP、HCG 及 LDH），随访至不可检出时可考虑行 RPLND。肿瘤标志物阳性的患者应行化疗，同时还应行胸腹部和盆腔 CT 检查。

适应证

腹腔镜下腹膜后淋巴结清扫术应用于临床实践中，其外科模板基于患者的临床分期不断改良。适用于单侧改良的 LRPLND 的患者包括临床分期为 I 期的非精原细胞瘤或混合性生殖细胞瘤（GCTs）。部分临床分期为 II 期的小体积非精原细胞瘤或混合性 GCTs 患者可考虑采用改良后的双侧 LRPLND。若改良术中发现残余肿瘤，应扩大至标准范围的双侧 LPRLND 手术。化学治疗后有残余肿块但肿瘤标志物阴性的非精原细胞 GCT 患者也可采用 LPRPLND。由于化疗后组织产生的促结缔组织增生性反应，经验丰富的外科医师应该在手术必要性及技术挑战间充分权衡。LRPLND 的适应证还包括临床分期 I 期的睾丸旁横纹肌肉瘤及临床分期 I 期睾丸间质细胞瘤。LRPLND 不应用于纯精原细胞 GCT，有丰富机器人手术经验的术者，可在上述适应证范围内采用机器人操作。

患者准备

所有患者在 LRPLND 前应行机械性肠道准备及交叉配血。接受博来霉素治疗的患者有肺部并发症风险，术前应行肺功能检查及评估患者肺纤维化风险，这也有助于患者的术后管理。此外，术前还需与患者讨论是否保存精子的问题。

淋巴结清扫术式

淋巴结清扫术式在本书的其他章节已做介绍。简言之，右侧 LRPLND 手术范围是：右侧输尿管为外侧界，肾血管为上界，沿主动脉（包括主动脉前淋巴结），髂总动脉与输尿管交叉处为下界之间的所有淋巴组织。亦可常规行主动脉周围淋巴结及保留神经的双侧淋巴结清扫。左侧的 LRPLND 手术范围以右侧输尿管为外界，腔静脉（包括腔静脉前淋巴结）为内界，输尿管与髂总动脉交叉处为下界，肾血管为上界。改良的双侧清扫术式常用于临床分期为 II A 的患者，手术范围局限至对侧肠系膜下动脉（IMA）水平以下。同理，亦可常规行标准双侧淋巴结清扫。本书的标准入路是如前所述行一侧的清扫，若术中怀疑有转移性病变，则行标准的双侧淋巴结清扫。在所有情况下，下腔静脉后和主动脉后的淋巴结需切除，效果同开放 RPLND。对于化学治疗后肿瘤标志物阴性的残余放射性腺病患者，若在条件允许的情况下，应行保留神经的标准双侧淋巴结清扫术。化疗后采用微创 RPLIND 的患者其残余肿块的直径应 < 5 cm。

保留神经的术式

RPLND 术中应考虑保留交感神经纤维以保留顺行的射精能力。腹膜后的节前交感神经纤维发自 $T_{10} \sim L_2$ 胸腰段的脊髓，神经纤维随后汇入神经节内通过突触与脊柱两侧的交感干配对连接。神经纤维束紧贴大血管走行，右侧交感干位于下腔静脉（IVC）下方，左侧交感干位于主动脉侧后方。从交感干发出的神经纤维沿腹主动脉前方走行直至位于主动脉分叉处的上腹下丛。辨别和保留这些结构是神经及功能保留的关键，但肿瘤的手术清除应优先考虑。

腹腔镜下腹膜后淋巴结清扫术

体位和 Trocar 放置

　　LRPLND 的手术室设置见图 119.1。术者和手术助手站在患者的同一侧。两个监视器分别置于患者两侧。手术中采用标准腹腔镜器械，包括 10 mm 的 30° 腹腔镜、气腹针、无损伤抓钳、剪刀、分离钳、冲洗 / 吸引装置。特使设备包括腹腔镜持针器，聚乙烯夹（Hem-o-Lock，Weck Closure System，Triangle Park，NC），可夹持 4-0 号 Prolene 缝线的腹腔镜持针器，氧化纤维素止血（Surgical，Ethicon，Piscataway，NJ），以及腹腔镜

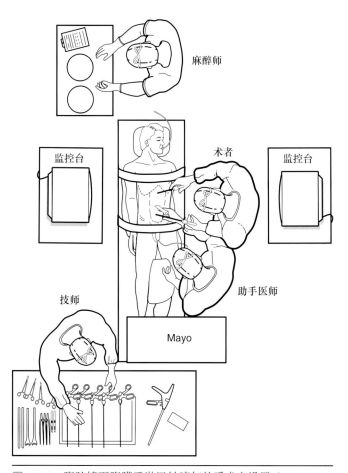

图 119.1　腹腔镜下腹膜后淋巴结清扫的手术室设置（From Allaf ME. Laparoscopic retroperitoneal lymph node dissection. In Bishoff JT，Kavoussi LR，eds. Atlas of laparoscopic urologic surgery. Philadelphia：Saunders；2007：238-249.）

双极电凝钳。

　　采用全身麻醉，留置 Foley 导尿管和胃管。手术全程使用下肢序贯气体加压装置。患者取仰卧位固定于手术台上，双臂固定于躯体旁。脐部置入气腹针建立气腹。沿正中线从剑突下 2 ～ 4 cm 处开始分别等距离放置 4 个 12 mm 腹腔镜 Trocar（图 119.2）。另外，如果需要，可在用于腋中线上髂嵴和肋骨之间放入 1 个 5 mm Trocar 用于牵引。最后旋转手术床，从而使肠道部分远离手术野。行双侧清扫术的体位与单侧类似，操作时手术床向操作侧对侧旋转。需行对侧操作时，手术床向完成操作侧进行旋转即可。然而行化学治疗后的双侧淋巴结清扫时，不可避免会面临技术挑战，所以术前建议准备开放手术器械以备不时之需。

右侧 LRPLND

　　右侧淋巴结清扫首先从完全松解升结肠开始（图 119.3）。从髂血管至结肠肝曲切开 Toldt 线，从最低的操作孔置入扇形牵引器。由手术助手向内侧牵拉肠管，术者使用 3 个头侧的操作孔进行操作。注意避免损伤肠系膜血管。识别十二指肠，使用 Kocher 方法进行锐性分离，避免电凝。这样可以暴露下腔静脉（IVC）的前面、右肾静脉及对侧的肾门。

　　游离结肠后，术者改用最下面的 3 个操作孔。找出不同侧的腹股沟内环，切开腹膜，游离精索残端（图 119.4A）。通过结扎线识别精索，向头端解剖生殖静脉和周围所有淋巴组织，直至其汇入下腔静脉处。应注意避免腹部下血管的损伤及不必要的出血（图 119.4B）。在汇入下腔静脉处双重夹闭并切断生殖血管，从而完全切除生殖静脉和伴随的淋巴组织（图 119.5A）。在清扫淋巴结时需小心操作，避免将生殖静脉丛下腔静脉（IVC）撕脱。夹闭精索静脉并在其跨过下腔静脉处横断（图 119.5B）。接着在与髂血管相交处找到输尿管。使用"分离 / 剥除"的技术清扫位于输尿管和大血管之间的全部淋巴组织。所有淋巴管在切断前必须夹闭，以减少淋巴囊肿等风险。从头端至尾端切开 IVC 外膜，上界至肾静脉，下界至髂血管（图 119.6）。提起腔静脉前和腔静脉旁的淋巴结，钝性分离至腰血管处。这部分淋巴结的范围以髂血管为下界，下腔静脉为内侧界，外侧界为输尿管，上界为右肾静脉（图 119.7）。在清扫过程中，冲洗器 / 吸引器是有效的钝性分离工具。仔细识别腰部血管，双重结扎并离断（图 119.8）。向内上方牵拉 IVC 并充分显露腰部血管，显露出足够的空间以放置血管夹。处理肾下极时

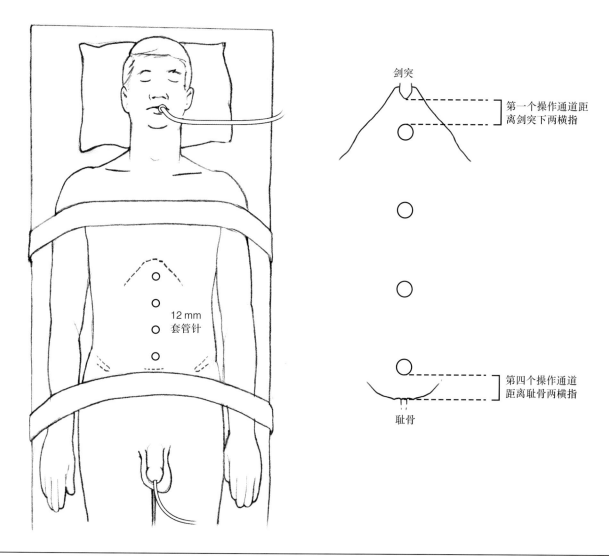

图 119.2　LRPLND 手术体位及套管针的放置

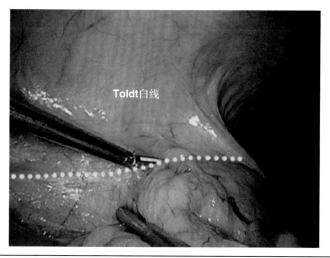

图 119.3　右侧腹腔镜下腹膜后淋巴结清扫术。从髂血管至肝曲面切开 Toldt 白线

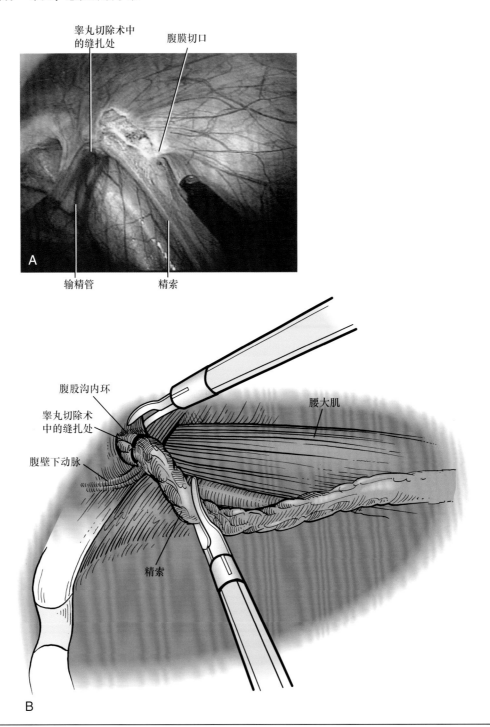

图 119.4　右侧 LRPLND 术。**A**、**B.** 腹膜切口，显露生殖静脉和淋巴组织（**B.** From Allaf ME. Laparoscopic retroperitoneal lymph node dissection. In Bishoff JT，Kavoussi LR，eds. Atlas of laparoscopic urologic surgery. Philadelphia：Saunders；2007：238-249. ）

可能显露及游离肾动脉，避免误伤。游离并切除输尿管内侧的淋巴结组织。保留腰大筋膜（图 119.9A）。下方清扫至可清楚显露髂总动脉和静脉（图 119.9B）。

从头端向肠系膜下动脉开始主动脉腔静脉间（IAOC）淋巴结（图 119.10）。节后交感神经纤维及交感链可能紧邻腰 IVC 后方的腰静脉（图 119.11）。保留神经的手术中，术者必须从淋巴组织中辨别更具纤维性的神经纤维束。使用腹腔镜无损伤 DeBakey 钳处

理 IVC 前侧，吸引器协助钝性分离（图 119.12）。使用"分离-卷曲"手法仔细完整地切除该区域淋巴结组织。结扎显露的腰静脉，淋巴结束多疏松包绕神经纤维。双重结扎清扫 IAOC 区域淋巴结过程中显露的腰静脉。操作过程中应特别注意避免撕脱腰静脉。腰静脉通常毗邻节后神经交感神经的发出点，所以结扎腰静脉前应注意辨别。切除主动脉前的淋巴结，从而暴露主动脉前侧（图 119.13）。完全切除腔静脉和主动脉

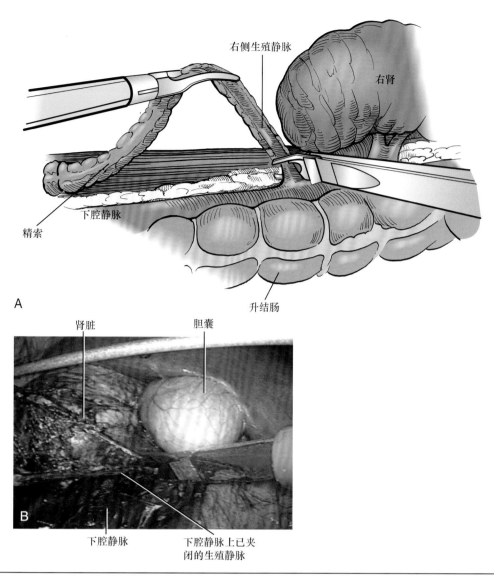

图 119.5　右侧 LRPLND。**A.** 切除生殖静脉；**B.** 横断精囊动脉（**A.** From Allaf ME. Laparoscopic retroperitoneal lymph node dissection. In Bishoff JT，Kavoussi LR，eds. Atlas of laparoscopic urologic surgery. Philadelphia：Saunders；2007：238-249. ）

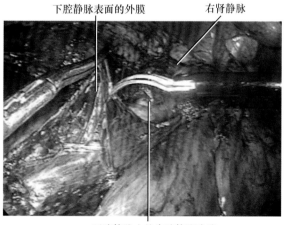

图 119.6　右侧 LRPLND。从头侧至尾侧切开下腔静脉外膜组织

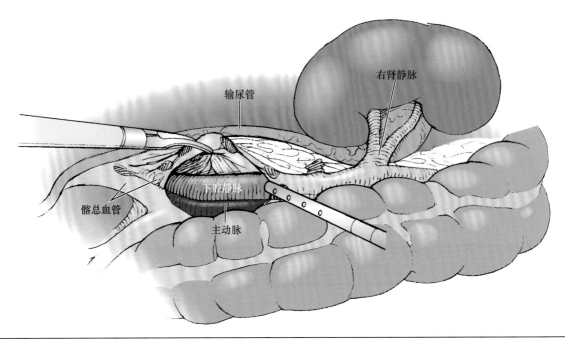

图 119.7   右侧 LRPLND。腔静脉前及腔静脉旁淋巴结清扫范围（From Allaf ME. Laparoscopic retroperitoneal lymph node dissection. In Bishoff JT，Kavoussi LR，eds. Atlas of laparoscopic urologic surgery. Philadelphia：Saunders；2007：238-249.）

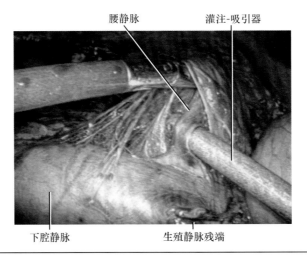

图 119.8   右侧 LRPLND。识别腰静脉，双重夹闭后离断

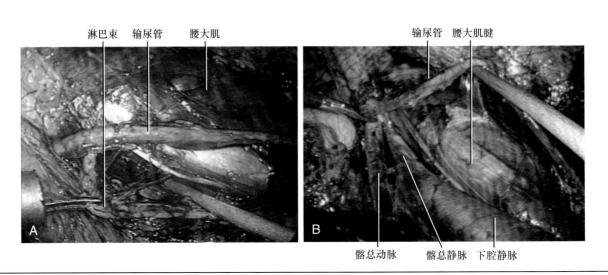

图 119.9   右侧 LRPLND。**A**、**B.** 清扫后界整块连续性切除

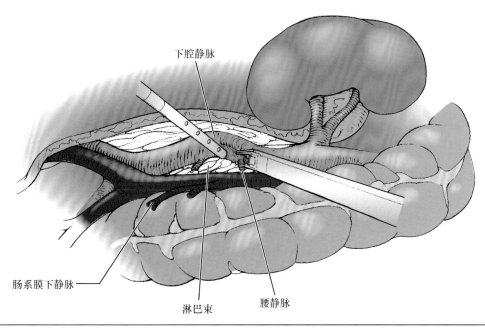

图 119.10　右侧 LRPLND。从尾侧向头侧清扫直至肠系膜下动脉（From Allaf ME. Laparoscopic retroperitoneal lymph node dissection. In Bishoff JT，Kavoussi LR，eds. Atlas of laparoscopic urologic surgery. Philadelphia：Saunders；2007：238-249.）

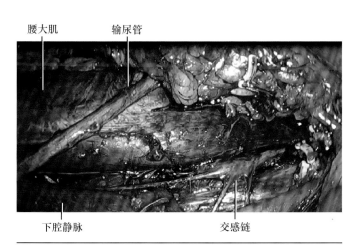

图 119.11　右侧 LRPLND。IVC 后方腰静脉旁识别节后感神经和交感链

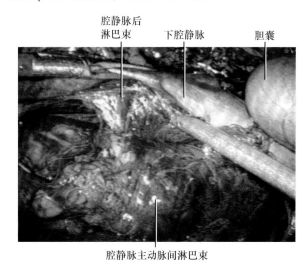

图 119.12　右侧 lRPLND。腹腔镜下使用无损伤 DeBakey 钳向前牵拉下腔静脉，吸引-灌注器行钝性分离

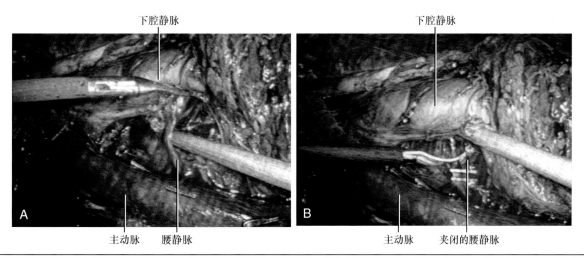

图 119.13　右侧 RPLND。**A、B.** 从主动脉表面剥离主动脉前淋巴结

后的淋巴结。必须始终注意双侧肾动脉及肾静脉的位置。有必要在术前的影像学检查中排除存在于腹主动脉后或环腹主动脉走行的左肾静脉，避免不经意损伤这些血管及肠系膜上静脉（SMA）。头侧清扫范围包括清扫腔静脉旁，腔静脉前及 IAOC 区淋巴结，右肾静脉和左侧肾静脉代表头侧 IAOC 淋巴的清扫范围（图 119.14）。

完全游离 IVC 并向前牵拉以完全切除腔静脉后淋巴结。前纵韧带是后方淋巴结清扫的界限（图 119.15）。清扫完成后，置入 EndoCatch 取物带（US Surgical，Norwalk，CT）取出所有标本。将气腹压降低 5 mmHg 观察出血情况，不需要常规放置引流管。

所有切口在直视下缝合，以避免疝的形成。

左侧腹腔镜下腹膜后淋巴结清扫术

左侧淋巴结清扫术首先切开 Toldt 线，从结肠脾曲至髂总血管游离降结肠。切断脾肾韧带及脾结肠韧带，充分松解脾脏。显露主动脉和 IVC 的前侧，交感链后沿主动脉背内侧走行至腹下丛，游离过程中注意识别。保留神经手术中，术者必须从淋巴组织中仔细识别更具纤维性的神经纤维束。使用夹子固定的血管环可帮助牵拉神经根，轻柔地剥除淋巴组织。识别精索残端并松解伴随的淋巴组织。游离生殖静脉至汇入左肾静脉处，双重结扎并离断（图 119.16）。整块切除所有伴

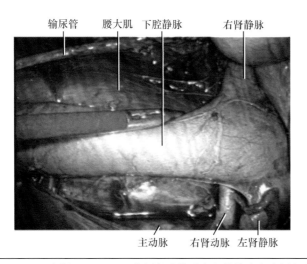

图 119.14 右侧 LRPLND。右侧肾动脉及左肾静脉为向头侧行主动脉腔静脉间的界限标志

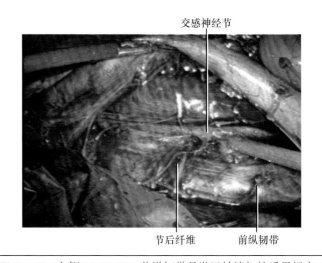

图 119.15 右侧 LRPLND。前纵韧带是淋巴结清扫的后界标志

图 119.16 左侧 LRPLND。从汇入肾静脉处双重夹闭、离断整段生殖静脉（From Allaf ME. Laparoscopic retroperitoneal lymph node dissection. In Bishoff JT, Kavoussi LR, eds. Atlas of laparoscopic urologic surgery. Philadelphia：Saunders；2007：238-249.）

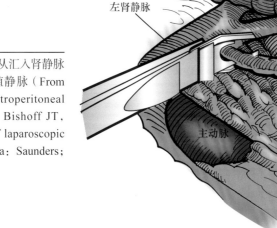

随的淋巴组织，以左侧输尿管外侧界。然后松解主动脉前和主动脉旁淋巴组织，游离并结扎左侧精索动脉及腰动脉（图 119.17）。主动脉后淋巴结清扫同时完成腔静脉后淋巴结清扫。IAOC 区淋巴结清扫与右侧淋巴结清扫中所述大致相同。

清扫完成后，置入 EndoCatch 取物带（US Surgical，Norwalk，CT）取出所有标本（图 119.18）。将气腹压降低 5 mmHg 观察出血情况，不需要常规放置引流管。所有切口在直视下缝合，以避免疝形成。

双侧腹腔镜下淋巴结清扫术

双侧淋巴结清扫从手上睾丸切除侧开始，及患侧开始，过程同单侧清除术类似。不同之处在于，双侧清扫内侧远端的界限扩大至 IMA 以下，大致达主动脉分叉处。包括精索残端等操作在内的患侧清扫完成后，如前所诉向对侧倾斜患者体位已完成淋巴结清扫。术中应注意保留双侧神经。

机器人腹膜后淋巴结清扫术

体位及 Trocar 放置

标准机器人手术操作需要的器械包括 12 mm 30° 观察内镜（intuitive surgical，sunnyvale，CA）、右臂单极弯剪（intuitive surgical）、左臂双极有孔钳（intuitive surgical）、第四机器臂 ProGrasp 钳。床边辅助和腹腔镜操作类似，使用的器械包括施夹钳、灌注-吸引器、EndoCatch 取物袋及射线可透性聚丙烯夹（Hem-o-lok）。患者取仰卧位，手臂固定于身体两侧，身体固定于手术床（图 119.19）。所有受压部分需放置软垫。全身麻醉后留置导尿（Foley 导尿管）及鼻胃管。于脐部使用 Veress 气腹针建立气腹，手术全程使用充气式加压装置维持。

在单侧淋巴结清扫中，在腹正中线脐上建立 12 mm 观察孔，置入 30° 内镜。在腹正中线脐部上方及下方各放置 1 个 8 mm Trocar，第四机器臂 8 mm 操作孔取操

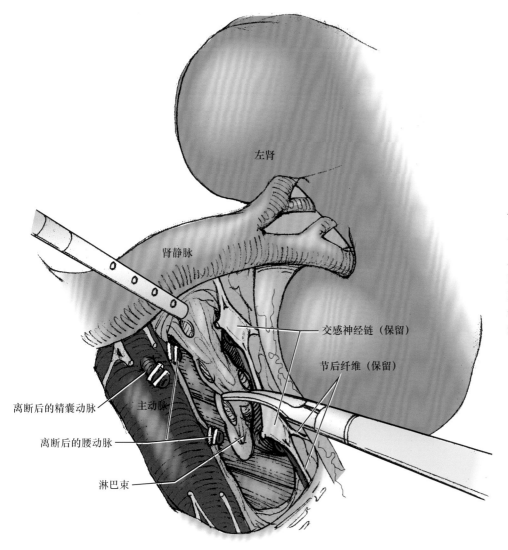

图 119.17　左侧 LRPLND。结扎并离断左侧精囊动脉及腰动脉（From Allaf ME. Laparoscopic retroperitoneal lymph node dissection. In Bishoff JT, Kavoussi LR, eds. Atlas of laparoscopic urologic surgery. Philadelphia：Saunders；2007：238-249.）

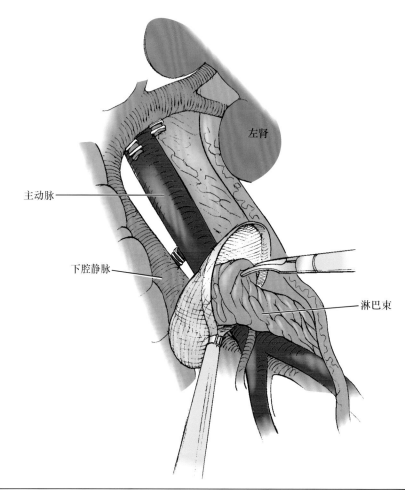

图 119.18　左侧 LRPLND。清扫完成后，使用 EndoCatch 取物袋取（US Surgical，Norwalk）出所有标本（From Allaf ME. Laparoscopic retroperitoneal lymph node dissection. In Bishoff JT，Kavoussi LR，eds. Atlas of laparoscopic urologic surgery. Philadelphia：Saunders；2007：238-249.）

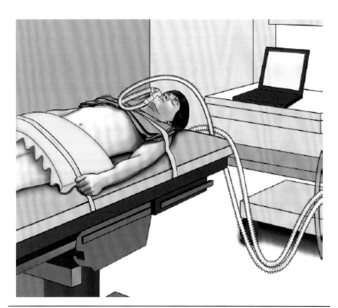

图 119.19　机器人 RPLND 手术中患者体位

作侧腹直肌旁髂嵴最高点。放置 12 mm 辅助 Trocar 时注意充分靠外，避免与机器臂冲突。行右侧清扫术时可于剑突下再放置一个 5 mm Trocar 用于牵引肝。手术

床最大限度向健侧翻转，使肠管滑向健侧，充分暴露患侧。左侧清扫术套管位置见图 119.20。

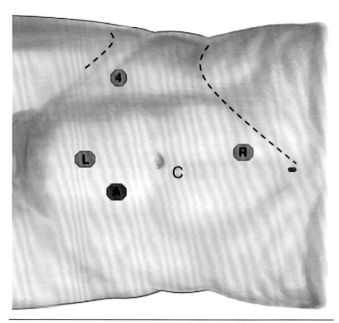

图 119.20　机器人 RPLND 右侧卧位。R. 右侧机器臂；L. 左侧机器臂；C. 观察孔；4. 第四臂；A. 辅助操作孔

双侧淋巴结清扫术中，与腹正中线上脐下 3 cm 建立观察孔，双侧腹直肌旁髂嵴最高点，脐水平及观察孔中点水平分别放置 8 mm 操作孔。于右侧腋前线脐水平建立机器人第四操作臂操作孔，左腹部可建立 5 mm 和 15 mm 辅助操作孔（图 119.21）。患者先取轻度头低足高位（Trendelenburg 体位）并向左倾，再摆成截石位。机器臂置于患者头侧，注意避免干扰麻醉监护设备及呼吸管道。

右侧机器人腹膜后淋巴结清扫术

设备放置及安装置入完毕后，右侧淋巴结清扫术

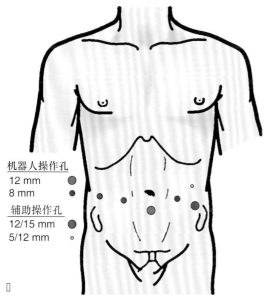

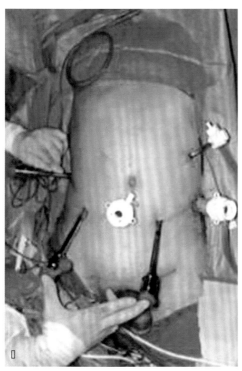

图 119.21　机器人 RPLND 术。A、B. 5 mm 及 15 mm 辅助操作孔放置于左腹外侧

首先切开 Toldt 白线，内侧从髂血管至肝曲松解降结肠。使用机器人操作剪于内侧锐性游离十二指肠，不使用电凝烧灼，显露位于下方的 IVC。充分清除 IVC 表面的外膜组织，显露识别生殖静脉（图 119.22）。充分松解生殖静脉，床旁手术助手完成双重结扎。随后切除从头侧至患侧腹股沟环的生殖静脉及相关的淋巴组织（图 119.23）。切开腹膜，游离并切除精索至之前缝扎处，切除全段生殖静脉。上提腔静脉前及腔静脉旁淋巴结状组织，从 IVC 侧表面及右肾动脉进行剥离。需要清扫的淋巴结范围以髂总血管为下界，IVC 为内侧界，输尿管为外侧界，右侧肾静脉为上界。应合理选择放置血管夹。第四机器臂可外侧牵拉腔静脉旁淋巴结组织，协助从 IVC 表面完成剥离操作（图 119.24）。

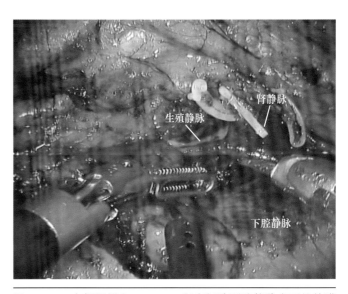

图 119.22　右侧机器人 RPLND。彻底切除下腔静脉表面的外膜组织，显露生殖静脉

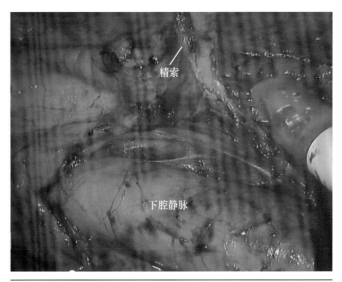

图 119.23　右侧机器人 RPLND。切除从头侧至患侧腹股沟环的整段生殖静脉及相关的淋巴组织

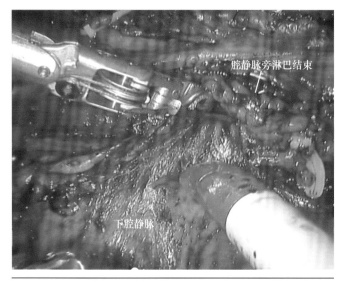

图 119.24　机器人 RPLND。使用第四机器臂外侧牵拉腔静脉旁淋巴结束，便于提供张力，剥离下腔静脉表面

该区域内交感神经链沿 IVC 侧面走行，使用"分离-卷曲"技术行无热能清扫淋巴结组时注意辨认交感链（图 119.25）。腰静脉应行双重夹闭或选择性选用 4-0 号丝线结扎后离断（图 119.26）。夹闭精囊动脉后与横跨腔静脉处横断。处理肾下极时注意区别下极肾动脉及腰血管。清扫范围的远端标志是输尿管与髂血管相交处（图 119.27）。松解输尿管内侧的淋巴结组织，保留下方的腰肌筋膜，此时可以精确剥离结节状的淋巴结。然后术中第四机器臂小心牵拉 IVC 协助下，行 IAOC 区及腔静脉后的淋巴结清扫。识别处理腰静脉时必须特别注意，避免疏忽导致的血管撕脱。清扫范围的上界标志为左侧肾动脉及右侧肾动脉。第四机器臂于内侧牵引十二指肠以充分暴露该区域术野（图 119.28）。

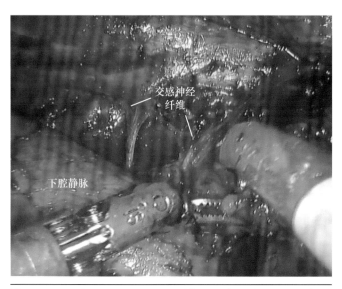

图 119.25　右侧机器人 RPLND。辨识交感链神经纤维，使用"分离-卷曲"技术无热损操作下剥离淋巴组织

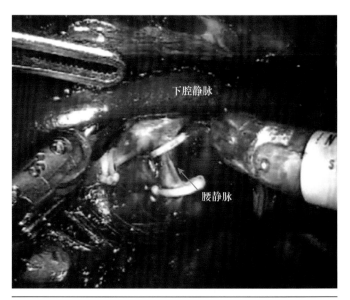

图 119.26　右侧机器人 RPLND。双重夹闭或选择性使用 4-0 号丝线结扎并离断清扫过程中显露的腰静脉

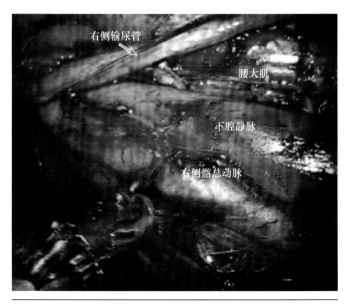

图 119.27　右侧机器人 RPLND。清扫范围远端标志，输尿管与髂血管交叉处

应时刻关注双侧的肾动脉和肾静脉，术前注意排查是否有主动脉后或环主动脉的左肾静脉以避免误伤肾静脉及附近的 SMA。

　　然后清扫尾侧的淋巴结，内侧最下端的标志是 IMA 水平。使用"分离-卷曲"手法从节后交感神经纤维中松解 IAOC 取淋巴结。完整切除后，IVC 可自由移动，IVC 后方及脊柱前之间呈可无残余淋巴结附着的裸化状态，此为淋巴清扫术的后界标志（图 119.29）。使用 EndoCatch 取物袋收集所有标本。气腹压降低 5 mmHg 观察出血情况，不需常规放置引流管。收点器械，移开机器人操作臂。所有切口在直视下缝合，以避免疝的形成。

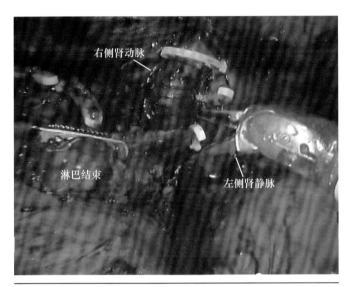

图 119.28　右侧机器人 RPLND。识别左侧肾静脉及右侧肾动脉，此为清扫术头侧界标志，同时结扎周围淋巴组织

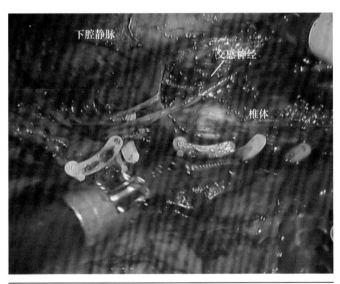

图 119.29　右侧机器人 RPLND。完整切除后，IVC 可自由移动，IVC 后方及脊柱前之间呈可无残余淋巴结附着的裸化状态，此为淋巴清扫术的后界标志

左侧机器人腹膜后淋巴结清扫术

机器人操作臂连接完毕后，左侧淋巴结清扫首先使用单极剪切开 Toldt 白线，近端从脾曲至远端髂血管处内侧松解降结肠。第四机器臂前轻柔内侧牵引结肠协助暴露。离断脾肾韧带及脾结肠韧带，充分松解脾。打开肾结肠韧带，显露主动脉上表面及 IVC。仔细游离左肾静脉，显露并识别生殖静脉汇入肾静脉处。床旁手术助手靠近汇入处双重夹闭生殖静脉。与右侧清扫术中过程类似，沿腹股沟管从头侧至睾丸切除术中输精管结扎处切除生殖静脉及附近的淋巴结组织。游离并显露左侧输尿管，此为淋巴结清扫的外侧界。

松解主动脉前及主动脉旁淋巴结组。夹闭并离

断显露的腰静脉及精囊动脉。同时进行主动脉后及腔静脉后淋巴结清扫。交感链神经纤维上行后沿主动脉背内侧走行至腹下丛。暴露主动脉前表面时必须特别注意识别神经纤维。保留神经术式中，术者必须从淋巴结组织中仔细辨认更具纤维性的神经组织。可使用夹子固定的血管环轻柔牵引神经组织以便于剥除淋巴组织。IACO 区域清扫如右侧清扫术所述。使用 EndoCatch 取物袋收集所有标本。气腹压降低 5 mmHg 观察出血情况，不需常规放置引流管。收点器械，移开机器人操作臂。所有切口直视下缝合以避免疝气形成。

双侧机器人腹膜后淋巴结清扫术

机器人操作臂连接完毕后，从肠系膜根部切开后腹膜，松解右侧的侧向附着处，显露腹膜后腔。盲肠及右侧结肠可拨离术野。肠道充分松解后，显露 IVC，切开前表面的外膜组织。清扫范围以右侧输尿管为右侧界。双侧精索残端暂保留至稍后处理，因为可能需要再调整机器臂。清扫从头侧至髂总动脉，从内侧至输尿管间的淋巴结组织，上界标志为肾血管。仔细识别、夹闭并离断腔静脉前及腔静脉旁的淋巴结组织。第四机器臂可侧向牵拉淋巴结组织提供张力便于剥离 IVC 表面。交感链神经纤维贴近 IVC 侧面走行，使用"分离–卷曲"技术无热操作下剥除淋巴组织。腰静脉双重夹闭或选择性使用 4-0 号丝线结扎后离断。处理肾下极时注意鉴别腰静脉及肾下极动脉。清扫范围远端标志为输尿管与髂血管交叉处。清扫输尿管内侧的淋巴组织，保留腰肌筋膜。然后清扫 IAOC 区淋巴结，完全清扫从主动脉分叉处开始，改良术从 IMA 水平开始，向头部直至肾血管。交感链上行后沿主动脉背内侧走行直至腹下丛。显露主动脉是必须仔细从邻近的淋巴组织中识别神经纤维，使用夹子固定的血管环轻柔牵引神经组织，以便于剥除淋巴组织。

IOAC 区淋巴结清扫完成后，移开机器人操作臂。行左侧淋巴结清扫时，患者最大程度右倾，再次连接机器人操作臂。识别并显露左侧输尿管，以此为清扫范围左侧界。松解主动脉前及主动脉旁淋巴组织。保留神经的术式中应注意保留交感神经纤维。夹闭、离断腰静脉，选择性使用丝线结扎。同时进行腔静脉后主动脉后淋巴结清扫，直至 IMA 水平或髂总动脉。保留神经的术式中处理主动脉前表面时应特别注意保留交感神经纤维。从汇入左肾静脉处识别生殖静脉，并夹闭后离断。

在适当的方位行精索切除与术者的喜好及能力有

关。若使用机器人术式，需调整操作臂至双腿间。若使用 da Vinci Xi（intuitive surgical，sunnyvale，california）机器人可以自由调节操作臂方位，避免术中移动。切开腹膜，解剖精索至之前行睾丸切除术结扎处。使用 EndoCatch 取物袋收集所有标本。气腹压降低 5 mmHg 观察出血情况，不需常规放置引流管。收点器械，移开机器人操作臂。所有切口在直视下缝合，以避免疝的形成。

并发症管理

在 LRPLND 术中，出血是最常见、最主要的并发症，也是转为开放手术最常见的原因，因此术中仔细分离大血管周围至关重要。需掌握主要血管结构的位置，包括肾血管和 SMA。对于经验丰富的术者，大血管的撕裂可不必转为开放手术。静脉出血可直接加压控制。钳夹、双极电凝和缝合是止血的辅助措施，使用 3-0 号不可吸收缝合线可用于控制动脉出血。在 LRPLND 术中，其他并发症包括周围内脏结构的损伤，如肠道、胰腺、肝、脾和肾。必须注意识别和保护副肾血管或多支肾血管。在游离十二指肠、胰腺右侧头部和左侧胰尾时，必须特别注意避免热损伤。

对于大多数患者来说，识别和保留交感链中节后交感神经能够保留交感介导的神经能力。为避免形成淋巴囊肿，术中需使用腔镜用夹仔细结扎淋巴管。乳糜性腹水是不常见的并发症，通常行中链脂肪酸饮食补充支持治疗或完全肠外营养。极少数情况下才需要进行更具侵入性的操作，如穿刺等。

术后护理

在患者出手术室前鼻胃管。患者能行走时拔除尿管。术后疼痛科给予口服镇痛药。患者术后可直接进流质饮食，之后可依照耐受程度辅以其他食物。低脂、中链脂肪酸食物可降低乳糜性腹水的风险。患者通常可在术后 2 天出院，恢复正常活动需 1 ～ 3 周。

拓展阅读

Allaf ME. Laparoscopic retroperitoneal lymph node dissection. In: Bishoff JT, Kavoussi LR, eds. *Atlas of laparoscopic urologic surgery*. Philadelphia: Saunders; 2007:238-249.

Allaf ME, Kavoussi LR. Laparoscopic retroperitoneal lymphadenectomy for testicular tumors. In: Wein AJ, Kavoussi LR, Novick AC, Partin AW, Peters CA, eds. *Campbell-Walsh Urology*. 10th ed. Philadelphia: Saunders; 2012:893-900.

Cheney SM, et al. Robot-assisted retroperitoneal lymph node dissection: technique and initial case series of 18 patients. *BJU Int*. 2015;115:114-120.

Williams SB, Lau CS, Josephson DY. Initial series of robot-assisted laparoscopic retroperitoneal lymph node dissection for clinical stage I nonseminomatous germ cell testicular cancer. *Eur Urol*. 2011;60:1299-1302.

包皮环切术与包皮背侧切开术或多切口包皮切开术

第 120 章

Julian Wan ，Kate Kraft

（齐进春　王崇博　译　黎　玮　审校）

包皮环切术

包皮环切术是最常见的泌尿外科手术之一。它也是历史最悠久、最富有争议的手术之一。其适应证包括宗教信仰，社会习惯及疾病的治疗和预防。后者包括包茎、包皮嵌顿、卫生保健及降低尿路感染和性传播疾病的风险。

去除包皮、暴露阴茎前端，会导致阴茎头微环境的改变。阴茎头的上皮从潮湿、无毛发的过渡性组织变为干燥坚硬的鳞状上皮层。阴茎头表面微环境的改变，可消除有利于尿路病原体生长的微环境，进而降低尿路感染的风险。近期一系列随机对照研究显示，坚韧的角质化表面有利于增加成年男性对人类免疫缺陷病毒感染的抵抗力。

当计划为婴儿行包皮环切术时，应进行仔细的体格检查，以确保没有先天性发育异常而影响手术的实施，尤其是尿道下裂。一个完整的包皮，其腹侧和背侧阴茎皮肤长度相等，且阴茎阴囊连接处也正常存在。任何异常发育都应该重新评估是否应实施手术。应详细询问病史，尤其注意出血问题。应取得知情同意，并应注意患儿是否有巨尿道口以确保手术顺利。

阴茎用含碘溶液消毒做准备，麻醉给药。婴幼儿使用 1 ml 1% ～ 2% 不含肾上腺素的利多卡因或 0.25% 布比卡因，可以使用结核菌素注射器和 26 号针头注射器麻醉。婴幼儿也可应用外用利多卡因-丙洛卡因和 EMLA 乳膏局部涂抹进行麻醉，但需要施用 15 ～ 30 分钟才能完全起效，并且阴茎头和包皮内板的前端可能没有完全麻醉。年龄较大的男孩和青少年，优选全身麻醉。成年男性，可以应用局部、椎管和全身麻醉。止血带可用于成年患者以协助止血，但通常不需常规使用。

套袖切口（双切口）技术

套袖切口技术已被应用于成年人和儿童。

分离包皮。如果是包茎或包皮不易分离，则切开背侧包皮。然后分离粘连并清除积累的包皮垢。使用钝头弯止血钳和浸有碘溶液的纱布可以分离大部分粘连，而不会撕裂阴茎头表面。在阴茎头附近或阴茎体上做任何切口之前，仔细检查阴茎头和尿道口的位置，这个位置可检查到异常（如巨尿道口、具有完整包皮的尿道下裂）。从功能和医疗法律的角度来看，这是至关重要的一步。完全分离包皮，并重新用碘溶液从阴茎头消毒至冠状沟。为了分离系带，在系带下方通过一个细弯钳，以制造一个潜在空间。然后将钳子穿过系带并钳紧 10 秒以离断组织并达到止血目的。将离断的组织快速分离或使用电刀分离。离断系带时要特别小心，不要太靠近腹侧龟头。翻开包皮，用细记号笔，画出外切口的路径，该路径应在冠状沟水平。

翻回包皮，并在距冠状沟 0.5 ～ 1 cm 的位置标记第 2 个内切口。在标记时循冠状沟的曲线。常见错误是在标记时过于靠近冠状沟。

使用 15 号刀片沿标记线切开。选择内切口或外切口为第 1 个切口并不重要。使用新的刀片，用干纱布伸展拉紧皮肤。检查止血情况并控制明显的出血点。避免在腹侧过深地切割皮肤并损伤尿道（图 120.1）。

在两个切口之间隔离出环状皮肤。划开皮肤，把环状皮肤转变成长条状（图 120.2）。这一步可以用锋利的手术刀或剪刀完成。小心地使用电刀，可以有效地分离皮肤，同时最大限度地减少失血。

镊起边缘的皮肤，并和基底肉膜层分离。可以使用剪刀或电刀锐性分离。再使用 5-0 号或 6-0 号可吸收缝合线缝合结扎或使用电凝，可达到良好止血效果。

使用可吸收缝合线将皮肤边缘缝合到新的环形包

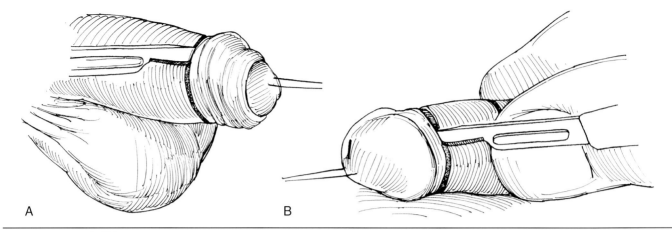

图 120.1 **A、B.** 初始切口

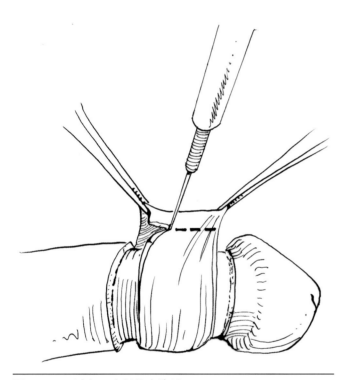

图 120.2 两个切口之间的皮肤环

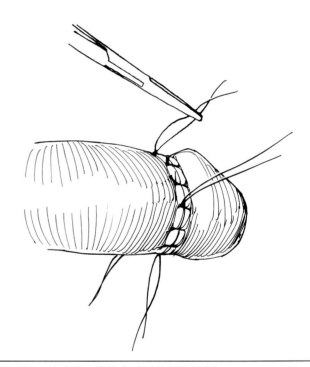

图 120.3 将皮肤边缘缝合到新的环形包皮上

皮上（图 120.3）。婴幼儿和儿童可用 6-0 号缝合线，年龄较大的儿童和成年人可用 5-0 号缝合线。为了防止阴茎皮肤扭转，将背侧第 1 根缝合线放在 12 点钟位置，第 2 根缝线放在 6 点钟位置。将线尾留长并使用蚊式止血钳帮助固定阴茎位置。对于年龄较大的儿童第 2 组缝合线保留在 3 点钟和 9 点钟位置，保留 2 根缝合线通常就足够了。特别应注意的是缝合的位置，并尝试将一些相连的皮下组织缝合起来，以帮助皮肤边缘外翻并使缝合痕迹最小化。另外，可以用 5-0、6-0 或 7-0 号可吸收缝线皮下间断缝合以使缝合痕迹最小化。无缝线技术可以通过细牙镊将皮肤边缘对齐，并使用外科皮肤黏合剂（如 2-辛基氰基丙烯酸酯）来实现。该技术使包皮环切术能更有效地完成，并使术后阴茎

外形更加美观。在青春期前后的患者中应避免无缝线技术，因为会导致勃起引起伤口裂开的风险增加。

可以使用各种敷料。一些医师仅将杆菌肽软膏应用于阴茎前端。另有医师使用防粘连伤口敷料、抗菌透明敷料、纱布或皮肤胶涂层。

替代技术

替代技术可应用于较小的儿童和包皮不易缩回的患者。

诱导麻醉后，做好阴茎准备工作，在包皮适当位置对冠状沟做标记，并将包皮固定到位。提起包皮，在背侧切开包皮至标记水平（图 120.4）。用碘溶液消毒阴茎头并清除包皮垢，分离粘连。注意不要太靠近

包皮内板。

自背侧至腹侧切除包皮，注意在系带处仔细止血。按前述方法重新缝合。

对于有手术适应证但希望保留包皮的家庭和患者，有两种方案可供选择。药物治疗如使用类固醇软膏，如倍他米松软膏。如情况较轻（如包皮环足够松弛，能完全露出尿道口时），每天固定涂抹一层薄薄的软膏，约2周即可以使包皮环松弛到可以完全收缩的程度。由于缺乏明确疗效且有全身吸收的风险，不建议使用2周以上。如果使用软膏无效或者包皮环太紧，可以考虑选择背侧切开或预成形术。

Gomco 夹技术

Gomco 夹是新生儿包皮环切术中最古老的，也是最常用的装置之一。在手术开始之前，应确保所有必要的设备都可用且运行状况良好。小心地拆卸 Gomco 夹，检查底板、顶板、螺丝及圆锥是否完好，确保没有锋利的边缘，底板上标明的尺寸是否与顶板的尺寸相匹配。

为了使疼痛最小化，婴儿可以在手术前 20 ～ 30 分钟以 10 mg/kg 的剂量口服对乙酰氨基酚，并于包皮局部应用利丙双卡因乳膏，可用抗菌透明敷料覆盖尿布以吸收软膏来预先给药。将婴儿固定好后，用碘溶液消毒会阴部并铺好无菌巾，使用 1 ml 1% ～ 2% 不含肾上腺素的利多卡因局部麻醉。使用 26 号针头浸入阴茎根部周围。注射前务必回抽注射器，以避免意外刺入血管内，仔细检查阴茎，大多数婴儿需要直径为 1.1 cm 或 1.3 cm 的 Gomco 环形器械。必要时可准备好其他尺寸（1.45 cm 和 1.6 cm）器械。纵向切开背侧包皮，上翻包皮，清除积聚的包皮垢，确保冠状沟完整显露。

选择足够大的环来匹配阴茎头，但不要太大（图

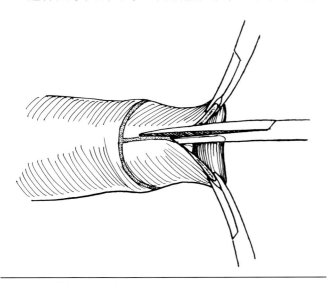

图 120.4　背侧切开包皮

120.5A）。环固定好后，把包皮覆盖在环上面，以确保阴茎皮肤对称且平坦均匀（图 120.5B）。应用底板把包皮提起来穿过孔，确保皮肤是对称的，并且没有扭曲或折叠。使用钳夹拧紧螺丝，拧螺丝时应用支撑底板使阴茎皮肤平坦均匀（图 120.5C）。

夹住约 5 分钟可达到良好的止血效果。这一步的时间不可缩短，不要着急这一步。这个时间限制在器材使用说明的第 1 页就提到了，但是如今仍有一些术者忽略这一点。使用新的手术刀，将包皮从底板上拔出时将其切割在钟罩的两极上，平稳划开，注意不是锯开。

拆开设备。使用钝头弯止血钳轻轻将破损的皮肤边缘从环周去除，仔细止血并应用杆菌肽软膏外敷。必要时可应用外科黏合剂，但通常不是必需的。注意切勿在 Gomco 夹上使用电刀。

塑料套环技术

塑料套环技术只适用于婴儿，需获得监护人的知情同意。在手术开始前，应检查所有仪器和耗材是否可用并准备就绪，可以给予口服和局部应用镇痛药（详见Gomco 技术部分）。小心地将婴儿放在手术台上，用碘溶液消毒阴茎并铺无菌巾，保持严格无菌。以先前描述的 Gomco 技术中类似方法进行局部麻醉。在冠状沟水平做标记，用止血钳扩张包皮，检查尿道口是否正常。使用直止血钳，在距冠状沟约中点处钳夹包皮背侧中线处（图 120.6）。夹闭钳子约 10 秒。用尖剪刀分离钳夹部分。这样会使包皮回缩。用小弯止血钳或柔性探针分离粘连并清除包皮垢，使冠状沟完整显露。

从可用型号中选择合适大小的塑料套环。选择底部边缘能完全覆盖冠状沟的套环。注意其凹槽的位置应该保证止血线能够结扎（图 120.7A）。把包皮拉长盖过套环和阴茎头，用止血钳牵拉包皮使之紧张，使皮肤标记在套环凹槽的水平（图 120.7B）。

将可吸收缝合线（5-0 号肠线）紧紧地系在套环的凹槽中。用外科打结方法打一个紧方结。用剪刀或手术刀切除远端槽外分离的包皮，不要使用电刀。去掉把柄，留下的环会在几天内自然脱落。若环没有脱落，父母应联系医师以便紧急去除。在这种情况下应使用骨切割钳去除环。监护人帮助患者使用 2 周杆菌肽软膏，外涂于阴茎头上。

Revision Circumcision 矫正包皮环切术

残留包皮：打开所有的粘连和瘢痕。使用记号笔，

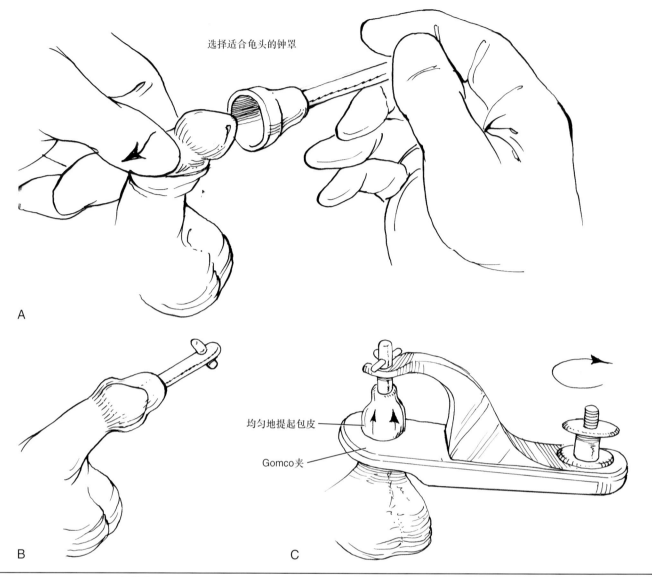

选择适合龟头的钟罩

均匀地提起包皮

Gomco夹

图 120.5 **A ～ C.** Gomco 夹技术

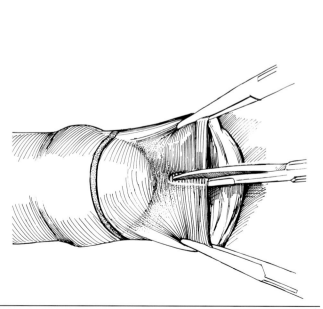

图 120.6 塑料套环技术

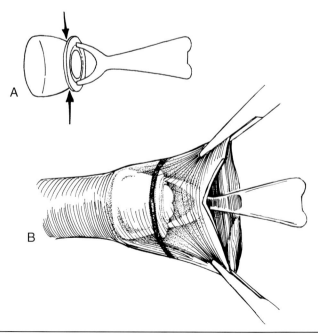

图 120.7 **A.** 固定止血线的凹槽位置；**B.** 通过镊子施加的张力

仔细标记多余的皮肤，并以同套管切口技术描述的方法切除。

隐藏或埋藏的阴茎：处理这种情况方法和隐匿阴茎是一样的（详见第 122 章）。这种情况通常是由于阴茎上覆盖着紧密的瘢痕。暴露龟头后，将阴茎脱套并让阴茎伸直。重新把皮肤分配到腹侧和背侧。尝试对齐缝合以保持对称，并使瘢痕像自然的中缝和皮肤褶皱一样。这些情况因人而异，主要取决于皮肤的情况。

阴茎与包皮不匹配：有时最初的包皮是不均匀的，阴茎的皮肤与龟头明显不匹配。发生这种情况时，应尝试使阴茎皮肤脱套重塑阴茎皮肤。背侧和腹侧留置几根缝合线并横向处理多余的组织，可以将其修剪掉并缝合。当腹侧皮肤缩短时，在背侧皮肤上垂直切开，以允许足够的皮肤向腹侧翻转，如用于尿道下裂修复的 Byars 皮瓣的重建。另一种方法是在阴茎阴囊连接处做一个的横向或倒 V 形切口，深化并充分调动皮肤边缘，然后以垂直缝合，此种 HeinekeMikulicz 方法可以节省 1 ~ 2 cm 的阴茎腹侧皮肤，并将重建阴茎阴囊连接部。

包茎：背侧切开是最简单、最方便的方法，但通常更简单的方法是去除收缩的皮肤，只需修正包皮环切。然而患者又会为他们特殊的瘢痕感到困扰，他们可能会患上一种未受到重视的皮肤病，如闭塞性干燥性龟头炎等。

包皮环切术后问题

最重要的并发症是未识别尿道下裂。去除包皮后修复尿道下裂会更加困难，但这是可避免的问题。如果在局部阻滞麻醉时使用肾上腺素或者使用电烙术，则可能会出现阴茎皮肤和阴茎头坏死。在应用塑料套环或 Gomco 装置的新生儿包皮环切时，切勿使用电烙术。使用塑料套环实施包皮环切术后，监护人必须在 1 周内将婴儿带回复查，以确保套环已经脱落。如果环留置太久，则会导致龟头变形。

如果使用一种老式的包皮环切技术，可能会发生龟头撕裂或龟头被切断，这也可能是某些器材引起的并发症，如 Mogen 钳。立即行龟头再吻合术通常能够取得成功。

切口的边缘可出现来自阴茎表面或系带的出血，直接加压、仔细缝合结扎及电烙术能够有效止血。当婴幼儿出现术中或术后出血问题时，应考虑是否有血液病。使用塑料套环或 Gomco 夹技术时，请确保正确使用器材。Gomco 夹应至少应用 5 分钟才能完全止血。

感染很少见，局部感染可以用局部和口服抗生素和引流治疗。泌尿系感染（如括福尼尔坏疽）虽然非常罕见，但全身应用抗生素积极治疗及坏死组织清创术是必要的。

包皮环切分离时有发生，但通常能够很好地解决。如果它在术后的第 1 周内发生，通常能自动愈合。治疗通常是应用大量抗生素软膏及密切观察。不建议进行皮肤移植和手术治疗。

当切除包皮后还可能残留过长或不均匀的包皮时，治疗通常是修补包皮环切术。

粘连通常是由于残留的包皮黏附在龟头的下缘，可选择分离粘连或修补环切。当皮肤从包皮环切口到龟头上时，会出现皮肤褶皱。包皮垢和其他碎屑可累积在这些死角中。治疗包括切开这些死角，冲洗龟头和阴茎。

如果阴茎皮肤不对称或有褶皱，则可能发生阴茎扭转和勃起疼痛。常规的治疗方法是修剪阴茎皮肤来纠正不对称。垂直切割包皮可能导致阴茎头的分离，切割前分离包皮粘连并注意这种并发症是预防的关键。如果伤及尿道，则治疗包括修复尿道与缝合瘘口。

在闭合时部分皮肤被夹在了里面则会引起内部囊腔，这会形成一个内部空间，随着时间的推移这个空间会积累包皮垢和碎屑。治疗方法是切除囊腔及其内壁。当控制出血的缝合线无意中夹住尿道或腹侧切口太深并伤及尿道时，可发生尿道损伤和尿道皮肤瘘，主要治疗方法是缝合瘘口。当瘘口靠近龟头前端时，最好将龟头下拉分开到瘘口并运用尿道下裂技术重建远端尿道。由于继发性包茎或包扎过紧，可能会发生尿潴留。当溶解缝合线的路径没有下陷而成为角质化隧道时，会出现缝合痕迹，充满了棉绒和其他碎片，表现为许多小黑点和条纹。治疗方法是彻底去除这些物质。为了防止缝合痕迹出现，提倡倒置包埋缝合。尿道口狭窄已被确定为新生儿包皮环切术的长期术后并发症，高达 7% 的行包皮环切术的新生儿后来发展为尿道口狭窄。

包皮切除术（非环切：Lynch 和 Pryor 术）

沿阴茎根部做一环形切口，在阴茎中部皮肤上穿 4 个对称的缝合线，拉起阴茎皮肤。反转阴茎皮肤，顶部面向龟头而不是以往的底部。切 4 个小的均匀间隔的圆周切口，并用标记缝线标记，这将限定包皮切开的部分。使用支撑缝合线，将阴茎皮肤向上拉，从而形成一个新包皮。垂直缝合 4 个小切口以帮助缩小开口的口径

（图 120.8A）。从阴囊提升大约为阴茎部缺陷的中线全层皮瓣，提起皮瓣，保持肉膜蒂完整，将其包裹在阴茎根部周围并缝合，留置导尿管 1 周（图 120.8B）。

总结

　　包皮环切术从来都不是一个小手术。在计划和实施手术时，再小心也不为过。因为它具有复杂的个人、社会和宗教意义，并且在身体一个很微妙的部位进行，所以它理应得到同其他大手术一样的重视。因此，应将其视为同其他重要大手术同等重要的手术，不得降级为手术团队中经验不足的成员来进行准备与操作或是事后才去考虑问题。

　　对于新生儿包皮环切术，需要牢记以下 3 个要点。

　　1. 无论使用哪种器械或式式，熟悉和准备工作都很重要。找到一个适合你的术式并坚持下去，找到不同式式的细微差别。与在成年人和年龄较大的青少年中操作不同，人们不能以婴儿为理由。在开始手术之前，务必确保所有必需的器械、麻醉药和其他必需用品都可用。当手术开始后，不应再去要或者找手术需要的物品，在局部浸润麻醉阴茎时要小心，确保没有血管内注射，并给予正确的剂量。务必牢记，Gomco夹应用至少 5 分钟，以取得良好的止血效果。对于塑

料套环术，请务必在 1 周内进行复查，确保有监护人监护其套环是否脱落。

　　2. 电烙术对成人和年龄较大的儿童有效，但绝不能与任何包皮环切装置如 Gomco 夹一起使用。

　　3. 在进行手术前务必亲自检查婴儿，并确保没有未被识别的异常发育。

　　（1）在缝合前确保止血良好。特别注意从阴茎穿过 Buck 筋膜的小血管。在切除包皮过程中，包皮可能会暂时痉挛而被遗漏。另一个常见的出血部位是系带。

　　（2）确保皮肤边缘对齐良好。两个皮肤缘通常不完全相等。龟头上的包皮内板的上缘可能与阴茎皮肤缘不匹配。试着沿切缘重新分配皮肤，或者允许切缘不匹配，使其在阴茎两侧像"狗耳"一样堆积。切除多余的皮肤后用可吸收线缝合。

　　（3）在青少年和成年人中，术后恢复期间使用硝酸戊酯或其他药物防止勃起。

包皮背侧切开术

　　包皮背侧切开术是可作为治疗和包皮过长的一项独立手术，或作为需要初步暴露龟头的其他手术的辅助治疗。对于需要解决包茎但不希望做包皮环切的家庭和患者，包皮背侧切开是一种有用的替代治疗。

关于治疗包茎的包皮背侧切开术

　　1. 取得家属知情同意，麻醉诱导后，仔细分离包

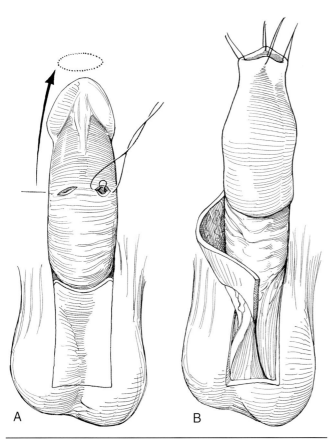

图 120.8　**A**、**B.**包皮延长术

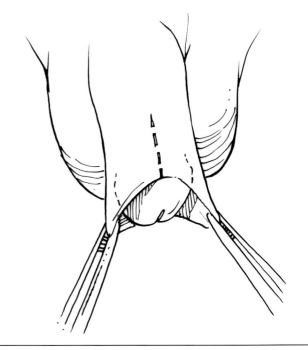

图 120.9　标记包茎背板垂直切口

皮与阴茎头的粘连。

2. 标记垂直切口，延伸至距冠状沟约 1/2 处（图 120.9）。

3. 使用直止血钳钳夹包皮并沿标记线夹紧，钳夹约 10 秒。

4. 使用锋利的剪刀或针式电刀沿着标记线切割包皮，务必注意保护阴茎头免受意外伤害。

5. 充分止血，用 6-0 号或 5-0 号可吸收缝线间断缝合创缘（图 120.10）。

6. 指导患者家属每日 3 ～ 4 次在缝合线上涂抹足量的杆菌肽软膏，直到缝合线完全吸收。嘱家属每天轻轻移动包皮 2 ～ 3 次，防止组织粘连。

关于治疗嵌顿包茎的包皮背侧切开术

此操作用于治疗不能手法复位的嵌顿包茎

1. 首先找出包皮背侧中线，于包皮上翻处寻找连接点，内部光滑的皮肤和外部欠光滑的皮肤之间通常存

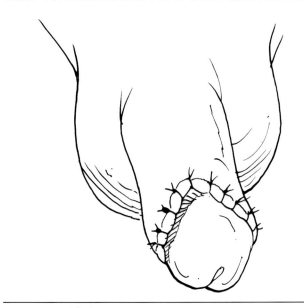

图 120.10　缝合线

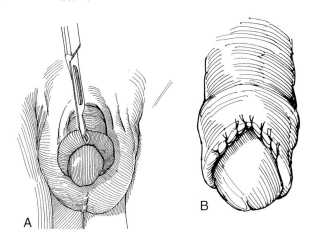

图 120.11　嵌顿包茎的背板切口

在差异。此时做一个垂直切口，如果位置正确，包皮嵌顿即解除（图 120.11）。此时包皮应被释放。活动包皮，检查包皮是否可以在龟头顶部自由上下滑动。如有必要，可延长切口直至成功，但应在冠状沟之前停止。

2. 用 6-0 号或 5-0 号可吸收缝线横向缝合切口。

3. 将包皮复位至自然位置，并于切口涂抹足量的杆菌肽软膏。

可选择的多切口包皮切开成形术

此方法可以在包皮的周围做多个切口，而非背侧单个切口。效果是相同的：每次切割都会增加包皮开口周长。三角形切口可选择 12、4 和 8 点钟位置（图 120.12）。

另一种方案是行 Y-V 成形术。

1. 使包皮回缩以识别嵌顿环。

2. 沿背侧中线切开包皮全层（图 120.13），切口应跨过包茎狭窄段，如果包茎狭窄环包含包皮开口，则应选择三角形切口。

3. 将切口横向延伸 1 ～ 2 cm，形成 Y 形。

4. 将形成的三角形皮瓣向下拉，用可吸收的细缝线缝合切缘。

总结

有行包皮环切术（如龟头炎和包茎）适应证的患者和家属可能有社会、宗教或其他个人原因不能行包皮环切术。对于他们来说，包皮背侧切开、多个切口切开或 Y-V 成形术常为更好的选择。应告知患者及家属在术后一段时间阴茎会出现一定程度的肿胀。表现为阴茎肿胀的外观，但通常在 2 ～ 4 周内自行消退。

当用作辅助治疗时，切开包皮时应注意保护阴茎头免受损伤。当治疗包皮过少时，水肿发炎的组织使解剖学标记模糊不清。始终确保患者在手术台上躺平，并通过尿道口、阴囊中缝和脐定位到中线，这 3 个标记点有助于判断切口的位置。

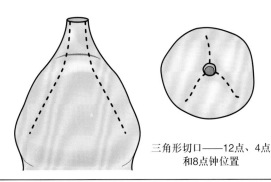

三角形切口——12点、4点和8点钟位置

图 120.12　三角形切口

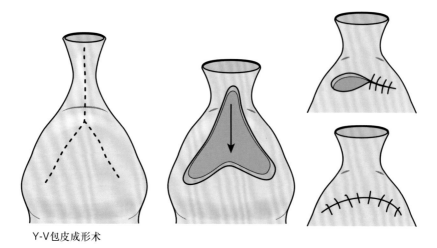

Y-V包皮成形术

图 120.13　包茎 Y-V 包皮成形术

拓展阅读

Auvert B, Taljaard D, Lagarde E, et al. Randomized, controlled intervention trial of male circumcision for reduction of HIV infection risk: The ANRS 1265 trial. *PLoS Med.* 2005;2(11):1112-1122.

Bailey RC, Moses S, Parker CB, et al. Male circumcision for HIV prevention in young men in Kisumu, Kenya: A randomized controlled trial. *Lancet.* 2007;369:643-656.

Barber NJ, Chappell B, Carter PG, Britton JP. Is preputioplasty effective and acceptable? *J Royal Society of Medicine.* 2003;96(9):452-453.

Baskin LS, Canning DA, Snyder HM III, Duckett JW Jr. Surgical repair of urethral circumcision injuries. *J Urol.* 1997;158(6):2269-2271.

Brady-Fryer B, Wiebe N, Lander JA. Pain relief in neonatal circumcision. *Cochrane Database Syst Rev.* 2004;(4):CD004217.

Brandes SB, McAninch JW. Surgical methods of restoring the prepuce: a critical review. *BJU Int.* 1999;83(suppl 1):109-113.

Dias A, Kantor HI. Dorsal slit, a circumcision alternative. *Obstet Gynecol.* 1971;37(4):619-622.

Garry DJ, Swoboda E, Elimian A, Figueroa R. A video study of pain relief during newborn male circumcision. *J Perinatol.* 2006;26(2):106-110.

Gee WF, Ansell JS. Neonatal circumcision: a ten-year overview: with comparison of the Gomco clamp and the Plastibell device. *Pediatrics.* 1976;58(6):824-827.

Gray RH, Kigozi G, Serwadda D, et al. Male circumcision for HIV prevention in men in Rakai, Uganda: A randomized trial. *Lancet.* 2007;369:657-666.

Kaye JD, Kalisvaart JF, Cuda SP, et al. Sutureless and scalpel-free circumcision–more rapid, less expensive and better? *J Urol.* 2010;184(4 suppl):1758-1762.

Kurtis PS, DeSilva HN, Bernstein BA, et al. comparison of the Mogen and Gomco clamps in combination with dorsal penile nerve block in minimizing the pain of neonatal circumcision. *Pediatrics.* 1999;103(2):E23.

Lynch MJ, Pryor JP. Uncircumcision: A one-stage procedure. *Br J Urol.* 1993;72:257-258.

Moreno G, Corbalan J, Penaloza B, Pantoia T. Topical corticosteroids for treating phimosis in boys. *Cochrane Database Syst Rev.* 2014;(9):CD008973, doi:10.1002/14651858.CD008973.pub2; Sep 2.

Munro NP, Khan H, Shaikh NA, et al. Y-V preputioplasty for adult phimosis; A review of 89 cases. *Urol.* 2008;72:918-920.

Nieuwenhuijs JL, Dik P, Klijn AJ, de Jong TP. Y-V plasty of the foreskin as an alternative to circumcision for surgical treatment of phimosis during childhood. *J Ped Urol.* 2007;3(1):45-47.

Redman JF. Circumcision revision in prepubertal boys: analysis of a 2-year experience and description of a technique. *J Urol.* 1995;153(1):180-182.

Schultheiss D, Truss MC, Stief CG, Jonas U. Uncircumcision: A historical review of preputial restoration. *Plast Reconstr Surg.* 1998;101(7):1990-1998.

Snodgrass W. Suture tracks after hypospadias repair. *BJU Int.* 1999;84:843-844.

Van Howe RS. Incidence of meatal stenosis following neonatal circumcision in a primary care setting. *Clin Pediatr (Phila).* 2006;45(1):49-54.

Wan J. Gomco circumcision clamp; an enduring and unexpected success. *Urology.* 2002;59(5):790-794.

Wilkinson DJ, Lansdale N, Everitt LH, et al. Foreskin preputioplasty and intralesional triamcinolone: a valid alternative to circumcision for balanitis xerotica obliterans. *J Ped Surg.* 2012;47:756-759.

专家点评（MARTIN A. KOYLE，MSC，FAAP，FACS，FRCS（ENG.），FRCSC）

包皮及其最终命运将会继续引起大量的讨论和争议。2012 年最新的美国儿科学会关于包皮环切术的指南修订，提示包皮环切术的益处大于风险。这强调了教育和知情同意的重要性日益增加，因此家庭可以在个人、宗教和文化信仰的综合背景下权衡潜在的风险和利益。

老木匠的格言"劈一次柴，要测量两次"同样适用于包皮环切术，以确保切除适当的皮肤。在进行包皮环切或其他任何阴茎手术之前，泌尿外科医师更倾向于确保阴茎正常发育（即排除尿道下裂、系带、阴茎扭转等）。随着时间的推移，也许是基于简单的经验的增加，我已经发展到将 Mogen 夹应用于新生儿的包皮环切术。我很乐意在 3 个月以内的婴儿中使用这种术式。一般来说，我在操作之前应用利丙双卡因乳膏。我常会给尤其是新生儿喂食糖水，这也被证实是有效的。新生儿手术后，阴茎用凡士林纱布包扎（当在 20～30 分钟后再次检查患者时，它总是脱落）。该家属被指示在接下来的 3 周内，每次更换尿布时，在患儿阴茎涂抹大量凡士林。这些并不是返回医院复查，而是在 48 小时和 6 周后给医生发送带有图片的电子邮件（通常他们都有智能手机）。如果出现任何问题，他们会在新环境下重新评估病情，无论是门诊，还是急诊。

在需要行包皮环切术的婴儿中，我更喜欢在全身麻醉下进行手术。而年龄较大的儿童则可选择局部麻醉作为全身麻醉的替代方案。我使用设置为非常低功率的切和凝（通常为 6 和 6）的 Colorado 电刀进行操作。在确保系带发育正常且分离好阴茎头与包皮的粘连后，用电刀切开系带。至于套管包皮环切术，须标记要切除的多余的包皮内板和外板。然后将包皮重新定位在龟头上，并用 Kocher 夹钳住，由护士或助手伸直该装置。然后，非操作手将龟头向内推，保护其不受损伤，同时沿标记好的线环形切割包皮，切割时要远低于金属夹。然后使用电凝术去除黏膜下皮下组织层，注意仔细止血。当达到包皮内板时，再次应用电凝术。切除包皮后，可根据需要修剪多余的黏膜。在儿童中，很多时候黏膜和皮肤只需要黏合剂，而不需要缝合。在年龄较大的男孩中，我偶尔会使用 6-0 号可吸收缝合线进行皮下缝合，然后使用皮肤黏合剂。黏合剂覆盖龟头和包皮内板上的原来的裸露区域，并可降低在愈合阶段发生二次皮肤桥接和粘连的风险。虽然我认为没有必要，但我发现很少会有患儿父母疯狂地打电话。因此，通常使用抗菌敷料覆盖于皮肤黏合剂上，如果担心出血，可加用止血带。在婴儿中，我建议仅使用对乙酰氨基酚，但在年龄较大的男孩中，则再加上布洛芬，两者交替使用 48 小时。凡士林也适用于这些儿童，其后续使用与使用电凝术的患儿相同。

"不完美的包皮环切术"给家庭和初级保健医师带来很大困扰，导致小儿泌尿科医师转诊的人数增加。因此，在开始这种"常规"手术之前，家庭对愈合过程的现实期望和了解也是非常重要的。达到目的的方法不止一种，恰当的术式在某种程度上取决于患者及其解剖结构，但术者对于操作的熟练程度及对患者病情的了解程度则尤为重要。

第 121 章　小儿阴茎弯曲

Aaron P. Bayne，Steven J. Skoog

（齐进春　张雅楠　译　黎　玮　审校）

阴茎扭转

阴茎扭转被定义为阴茎沿着长轴的旋转，它的发生率大约为 1/80。扭转几乎总是以逆时针方向发生（图 121.1）。似乎是继发于中间发育不良的肉膜旋转。阴茎海绵体是正常的，它也可能发生在二次尿道下裂修复、系带修复或包皮环切后。未行包皮环切术的阴茎发生扭曲是由于异位的皮肤和肉膜包围阴茎体所导致，正中缝的位置提供了潜在扭转可能的最佳线索。

术前准备

对于阴茎扭转的男孩来说，理解病因是至关重要的。外科医师应告知家人在修复阴茎扭转时通常需要包皮环切，这应该是术前家属咨询的一部分。一般来说，应术前给予抗生素，并准备好术中行人工勃起，因为阴茎的侧向和腹侧弯曲是常见的严重扭转。

手术修复

手术修复的指征是当阴茎逆时针旋转超过 60°，并且家属有包皮环切的意愿。患者取仰卧位，在严重的情况下，是需要分离到达阴茎和尿道球部的，应分开双腿留出操作空间。对于阴茎和系带扭转，使用 Ticron 和 Prolene 缝线阴茎龟头牵引，以及放置阴茎止血带有助于解剖。缝线的位置水平垂直于尿道，但不要缝合到其他组织。

手术开始时，在冠状沟近端边缘做环形切口，彻底解剖阴茎皮肤至阴茎根部，横断发育不良的肉膜。这些条索通常位于中心并从中轴向近端延伸到阴囊内。必要时可能需要横切背侧悬韧带。作者偶尔发现了腹侧中线切口有助于使阴茎向近端移动接近悬韧带。单纯脱套和切除异常的肉膜能够纠正许多患者的扭转。阴茎脱套后，如果尿道口没有向左旋转，在去除多余的皮肤后，简单地将中缝重新调整到中线足以纠正轻度阴茎扭转。

对于中度扭转的情况，如图 121.1 所示，一个阴茎大约 80° 逆时针扭转的孩子，可以在阴茎背侧皮肤的靠下位置使用广泛的肉膜皮瓣（图 121.2A、B 和图 121.3A），自由使用留在阴茎体皮肤上的缝合线，并分开缝合背部肉膜组织，有助于从阴茎背侧皮肤的下表面解剖肉膜皮瓣。然后可以围绕阴茎体的右侧旋转肉膜皮瓣（图 121.3B），腹侧用 5-0 号 Vicryl 缝线间断或连续缝合，缝合线不应直接放在尿道上。皮瓣旋转程度由需要矫正的阴茎扭转程度决定。这种操作顺时针旋转

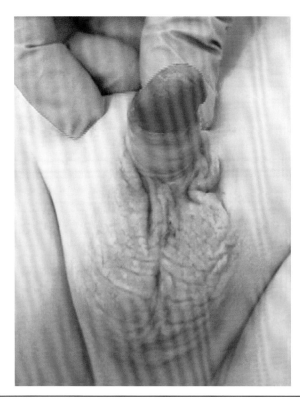

图 121.1　一个逆时针扭转 80° 儿童的术中照片

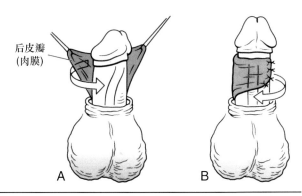

后皮瓣（肉膜）

A　　　　B

图 121.2　**A**、**B.** 阴茎背侧皮肤肉膜皮瓣的转移和放置（From Fisher C，Park M. Penile torsion repair using dorsal dartos flap rotation. J Urol 2004；171：1903-1904.）

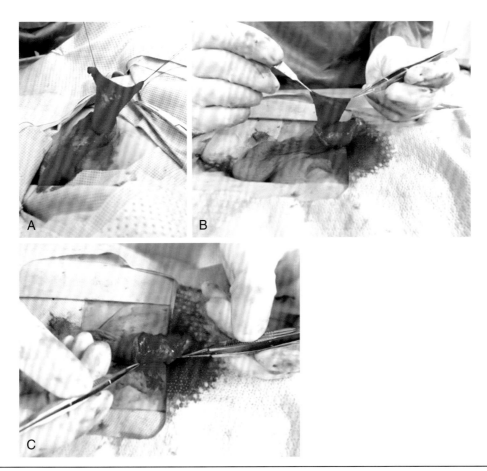

图 121.3　**A.** 带缝合线的背侧游离的肉膜皮瓣；**B.** 围绕阴茎体的右侧旋转肉膜皮瓣；**C.** 腹侧放置肉膜旋转皮瓣可矫正阴茎扭转

阴茎方向，从而纠正逆时针扭转（图 121.3C）。在文献和笔者自己的亲身经历中，这种技巧已经能够纠正 80°～90° 的严重扭转，特别是结合切除异常腹侧肉膜。

在更严重的阴茎扭转病例中，发育不良的肉膜条索必须在阴茎根部和右侧底部切断、缝合基底部，从而将其固定在耻骨联合体上。这通常需要腹侧近端中线切口来帮助解剖和缝合。这有助于顺时针旋转，抵消了异常的逆时针旋转条索。这是通过背侧和右侧解剖直达阴茎交界处，直到显露阴茎下方悬韧带。缝合线应避开 10 点钟阴茎背侧神经处的位置。在此侧面放置足以避开神经并获得良好的旋转。文献中描述了严重扭转伴有索带的患者的尿道松解的基本形式，但是结合作者的经验，没有必要纠正单纯的阴茎扭转。

在去除多余皮肤后，围绕阴茎轴重新调整皮肤直至完成整个过程，这样同时完成了包皮环切。在严重扭转时，外科医师不应该努力地将中线在中缝对齐，因为这会造成无意的阴茎逆时针旋转。应该在涉及包皮环的位置重新调整皮肤。如果需要腹侧中线切口，那么可以在闭合皮肤时重建中缝。在婴儿中，通常用 5-0 号或 6-0 号缝线连续缝合完成中缝重建。然后用生物封闭敷料包裹阴茎周围，以防止渗出，但不要太紧，

以影响排尿。术后护理通常用杆菌肽软膏涂抹阴茎龟头，每天涂 3～4 次。根据敷料情况，可在术后第 2 天或第 3 天去除。如果敷料开始在阴茎根部聚集像止血带一样，应立即将其去除。

阴茎侧弯和没有尿道下裂的阴茎下弯

婴幼儿和小儿阴茎侧弯多数是由于阴茎体的不对称引起的。尽管已经描述了尿道异常，但它们多数属于尿道下裂修复的范围，本章未对其进行介绍。在阴茎体不对称的情况下，尿道海绵体和尿道长度是正常的，不会导致阴茎弯曲。随着勃起，较长的阴茎体会推向较短的阴茎体，产生侧弯并且通常会伴发旋转。侧弯左侧多发，扭转通常是逆时针方向。患有阴茎下弯的小儿不是由尿道异常引起，该疾病阻碍其正常发育。

了解阴茎背神经的感觉分布有助于阴茎弯曲的手术矫正。与背神经解剖相关的最重要的神经解剖学发现，从经典的背侧 11 点和 1 点钟位置沿着白膜表面延伸出多个分支，在耻骨联合下方离开并向远端移动到体侧与尿道海绵体交界处的 5 点和 7 点钟位置。12 点钟的中线位置没有任何神经结构（图 121.4）。

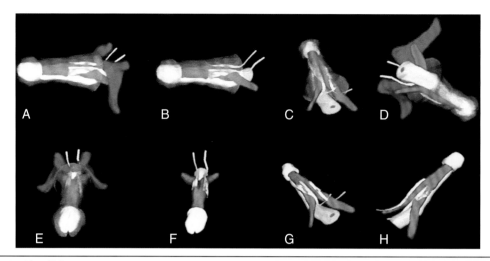

图 121.4 **A ～ H.** 阴茎神经结构（From Akman Y，Liu W，Li Y，Baskin LS. Penile anatomy under the pubic arch：reconstructive implications. J Urol 2001；166（1）：225-230.）

患者术前处置和准备与阴茎扭转相同。笔者在术前常规使用抗生素。需要准备人工勃起的用品，包括阴茎止血带。

阴茎弯曲的手术矫正可以通过以下方式实现，许多不同的手术流程取决于弯曲的严重程度。Nesbit 在 1965 年描述了最容易接受的矫正阴茎弯曲的方法。Nesbit 的手术流程是相同的，无论有侧弯或没有尿道下裂的阴茎下弯。

对于阴茎侧弯及腹侧弯曲，首先做包皮环切切口，然后将阴茎皮肤脱套至其根部。制造人工勃起，人工勃起最好使用止血带或烟卷式引流条在阴茎根部周围收紧，并用直角夹具固定在腹中线，这样使得夹钳和止血带不会意外地诱发或纠正任何扭转。使用注射用水，将蝴蝶 18 号针插入阴茎头或侧腹体。如果插入龟头，重要的是将针足够深地穿过以进入体部。龟头放置的好处是它不会引起任何人工弯曲，并且更容易看到弯曲（图 121.5）。第 2 个好处是这种注射方式没有血肿的风险。侧面注射更容易操作，但具有上述问题，两者都是常用的（图 121.5）。

横向测量阴茎体的弯曲面，神经血管束是可以游离的。最好从近端开始，从 4 点钟和 8 点钟位置横向切开 BUCK 筋膜，然后从背侧白膜完全解剖 BUCK 筋膜与神经血管束（图 121.6A）。然后可以用皮套环或 0.25 英寸（1 英寸 ≈ 2.54 cm）Penrose 排水管牵引神经血管束，以协助神经血管束的抬高和解剖。可以在最大弯曲点处用 Allis 钳抓住白膜，如图 121.6B 中所示，或者用标记笔勾勒出。使用 Allis 钳模拟安装以验证校正曲率。确认位置后，切断白膜。我们发现，在婴幼儿和儿童中使用 Weck 刀对这个手术很有帮助。切

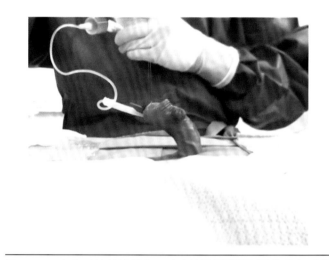

图 121.5 在人工勃起过程中，正确放置蝶形针可以使勃起过程畅通无阻，而放置蝶形针不会在测量弯曲度时产生任何误差

除椭圆形白膜后，用 5-0 号 PDS 缝合线或 Maxon 缝合线封闭，将线头包埋。在更偏侧的偏心位置切除白膜，阴茎体内不成比例将导致侧向弯曲。当处理腹侧弯曲时，在左右阴茎体的相应位置切除椭圆物。在完成第 1 个椭圆物的切除后，创建重复的人工勃起以评估疗效，并确定是否需要进一步切除，这对男孩尤为重要。我们永远不会切除超过 0.5 cm 宽度的椭圆物。严重弯曲时可能需要进行多次切除。在男孩中的侧向弯曲，切口和移植几乎没有作用，因为它很少发育不良或纤维化。

备选方案 1：白膜折叠术（图 121.7A）

白膜折叠术是对 Nesbit 术式的改进，它可用于矫正海绵体发育不成比例所导致的阴茎弯曲。BUCK 筋膜从阴茎轴 4 点钟和 8 点钟富含阴茎血管束的位置开

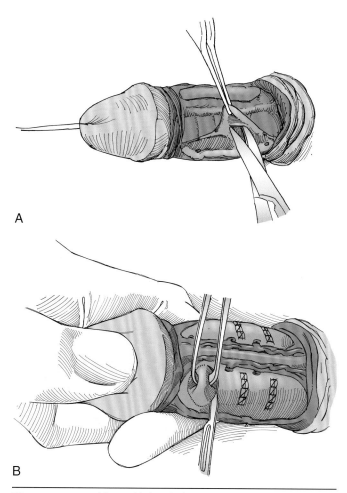

A

B

图 121.6 A、B. 神经血管束的抬高和解剖

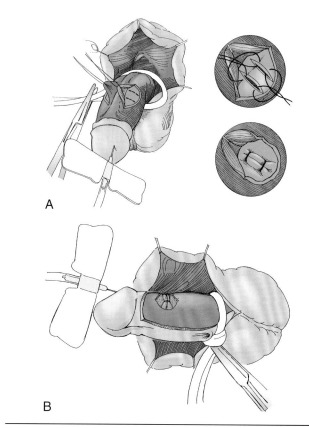

A

B

图 121.7 A、B. 白膜折叠术（From Mingin G，Baskin LS. Management of chordee in children and young adults. Urol Clin North Am 2002；29（2）：277-284. ）

始剥离。在不切除肉膜组织的情况下，以最大的曲度做 2 条通过白膜的切口，切口相距为 4 ～ 6 mm，长约 8 mm。在不切除中间背膜的情况下，切口的外边缘用连续间断缝合进行修补（婴儿和儿童用 5-0 号聚丙烯缝线）（图 121.7B）。上述方法缩短了阴茎，并纠正了阴茎弯曲。在一些严重的病例中，可能需要多次应用折叠术。术后通过人工勃起可以评估手术效果及是否需要进一步的折叠。

备选方案 2：背侧中线折叠术

　　背中线折叠最适用于轻度阴茎腹侧弯曲，尿道正常，而单纯脱套不能纠正的患者。基于这项技术的解剖学研究，显示背神经的位置和 12 点钟位置没有神经结构。白膜的 12 点钟位置是白膜最厚和最强的部分。对于背侧折叠，没有必要游离神经血管束。用人工勃起确定最大弯曲点，在该区域用标记笔标记。在 12 点钟位置用 15 号刀片切开一个切口，然后通过 BUCK 筋膜向下游离并部分进入白膜（图 121.8）。对于婴儿和儿童，切口的长度不应超过 0.75 cm。用无创伤缝合针和 4-0 号或 5-0 号 PDS 或 Maxon 缝线缝合切口的近端

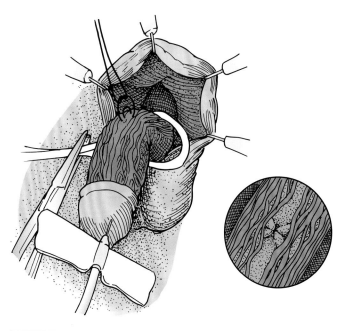

图 121.8 背侧中线折叠术（From Hinman F，Baskin LS. Hinman's atlas of pediatric urologic surgery，2nd ed. Philadelphia：Elsevier；2009：673. ）

和远端。一些学者使用不可吸收的缝合线，如 Prolene 或 Ticron，但并没有大宗报道证实此类缝合线的好处。线结包埋，并将缝合线系在中线（图 121.8）。再次诱

导人工勃起以评估折叠的效果。如果两条平行的背中线折叠缝合不能矫正阴茎，可以沿最大弯曲区或中线以外的位置再次折叠缝合。该技术可有效矫正轻度至中度的阴茎弯曲。这种折叠最常用于腹侧阴茎弯曲，并且由于是单一位置缝合，它比 Nesbitt 折叠更有限，并且几乎不能纠正阴茎扭转。但是由于许多侧弯的男孩也合并有一些腹侧弯曲，因此可将此术式与 Nesbitt 或 TAP 结合使用。

备选方案 3：Yachia 折叠术

这种折叠术包括与包皮环切术相同的手术步骤，脱套阴茎，以及诱导人工勃起。在诱导人工勃起的同时，将 Allis 钳应用于体部的最凸部分以评估弯曲的矫正情况。在由钳夹制成的标记之间形成纵向切口。纵向切口用 4-0 号或 5-0 号 Maxon 或 PDS 缝线横向缝合，包埋线头。通过 Heineke-Mikulicz 原理进行纵向切口并水平闭合，缩短了白膜的长边。闭合切口时可使用小神经钩从中间保持切口边缘并横向拉动，儿童用 5-0 号 PDS 或 Maxon 缝线缝合切口，青少年可用更大直径的缝合线缝合。如果缝合的边缘凸出，可以通过切除表

面的折角来平滑缝合口。

闭合程序与所有描述的程序是相同的。BUCK 筋膜用可吸收的单丝缝线以连续缝合方式重新缝合固定。皮肤在进行包皮环切术后用 5-0 号缝合线间断缝合，生物封闭敷料包裹阴茎。术后处理与阴茎扭转的处理相似。让父母拍摄孩子勃起的照片通常很有用，因为很难在临床上模拟人工勃起，因此需要对照片进行矫正。有报道在临床上使用海绵体内注射前列腺素 E_1，但作者尚未做到这一点。笔者更倾向于让患儿在家庭自然勃起期间拍照。因为大多数家庭都有照相机或手机，这通常不成问题。后续随访最好在 2～3 周时，然后在 6 个月时再次随访，照片证据通常是进一步随访所需的全部内容。

拓展阅读

Akman Y, Liu W, Li YW, Baskin LS. Penile anatomy under the pubic arch: reconstructive implications. *J Urol.* 2001;166(1):225-230.

Fisher FC, Park JM. Penile torsion repair using dorsal dartos flap rotation. *J Urol.* 2004;171(5):1903-1904.

Mingin G, Baskin LS. Management of chordee in children and young adults. *Urol Clin North Am.* 2002;29(2):277-284, v. Review.

专家点评（LAURENCE BASKIN）

阴茎扭转

作者描述了他们用于矫正阴茎扭转的首选技术。据我所知，阴茎扭转挺有意思，无论孩子出生在北半球还是南半球，它都以逆时针方式发生。病因学仍然未知，假说是在发育不良组织继发的发育过程中阴茎的异常旋转。正如作者所指出的那样，轻度至中度病例可以通过对阴茎阴囊交界处进行积极的解剖切除来矫正，同时去除 BUCK 筋膜上方的所有周围组织，如在治疗尿道下裂同时处理阴茎弯曲。

在更严重的病例中，作者通过使用深层固定的 Dartos 皮瓣来矫正扭转，该皮瓣以顺时针方式在阴茎周围拉动，从而补偿和矫正扭转，使尿道口在中线位置。根据我的经验，重要的是向家长提出建议，绝对矫正阴茎扭转以获得在 12 点钟和 6 点钟位置对齐的尿道口可能很困难。另一方面，尿道口上下有一定的角度，在大多数情况下可用通过简单的皮肤整形来矫正。因为这种方法不仅会使阴茎功能良好而且具有良好的美容效果，所以很少主张在大多数阴茎扭转患者中进行更多手术。

阴茎弯曲

用于矫正先天性阴茎弯曲或没有的弯曲的尿道下裂或伴有尿道下裂轻至中度弯曲的患者，我主张背侧中线折叠。该技术已演变为在最大弯曲点处背中线缝合两根 PDS 缝合线，不需要进一步解剖神经血管束或解剖进入 BUCK 筋膜。解剖学研究表明 12 点钟位置是一个无神经区，该技术经受了轻度至中度弯曲患者的时间测试。许多患者现在已经进入青春期，并且没有关于复发的报道。关键是不要将背中线折叠技术的使用扩展到弯曲太严重或手术不成功的患者。为了确定手术的适应证，在人工勃起时如果通过简单地将弯曲的阴茎体矫正成直线位置（正面手指测试），而不能最佳地矫正阴茎，那么我会提倡更积极的技术，如真皮移植来矫正阴茎。此外，如果需要两个以上的折叠缝合线，我也会考虑放弃背侧折叠并采用更积极的方法。在流行病学上，大多数阴茎弯曲的患者可以通过将 Dartos 筋膜和周围组织解剖到阴茎阴囊交界处来治疗。其余弯曲较小的少数患儿可以通过背侧折叠来校正，仅剩很少需要更积极治疗的患儿，例如

需进行真皮移植。

在婴儿中，我选择的缝线是 5-0 号聚丙烯，而且在年龄较大的儿童和青少年中，是 2-0 号 Ticron 缝合线。线结埋藏是很重要的，因为缝线是永久性的。我特别为青少年患者提供咨询，他们可能会觉得背部有一个小的凹凸。

我发现背侧折叠在解剖学上具有战略意义，并取代了需要游离神经血管束或切入 BUCK 筋膜的术式（即替代方案，作者描述的技术 1 和 3）。对于侧向和背侧弯曲，缝线可以放置在对侧使用，与背部折叠相同的原理进行最大弯曲中线折叠。据报道，这些儿童天生就有较大的阴茎。通过最小的干预，可以矫正曲率，从而产生有功能的阴茎。

Rebecca S. Zee，C.D. Anthony Herndon
（齐进春　黄天浩　译　黎　玮　审校）

隐匿性阴茎是一种罕见的泌尿系统疾病，经常促使其父母寻求泌尿外科医师的帮助。有些患者是可以干预的，另一些患者可以等待观察。决定干预应基于与其家人的讨论，内容应包括预期结果以及干预过程中存在的风险和获益。干预的适应证包括但不限于改善外观、尿液淤积于包皮下、排尿喷洒，复发性龟头炎及难以保持卫生等问题。

Maizels 首先根据病因将隐匿性阴茎进行分类。阴茎隐匿的鉴别诊断包括隐匿阴茎、吞没阴茎、束缚阴茎、蹼状阴茎和小阴茎。除了小阴茎以外，其他类型的阴茎隐匿患者无论临床表现如何，其阴茎干长度正常。在新生儿中，这种情况最常见的原因是上覆的阴茎体皮肤缺乏阴茎深筋膜的黏附。宽厚的耻骨上脂肪垫可能会加剧这种情况，因为脂肪垫厚度大于松弛的阴茎长度。新生儿包皮环切术后，多余的阴茎体内部皮肤可能导致阴茎粘连。隐匿阴茎一词被用于描述整个阴茎隐藏在皮肤下面的情况。这发生在两个不同的年龄组：①新生儿和幼儿；②肥胖的青少年。相比之下，"束缚阴茎"是由先前的手术干预引起的，最常见的是包皮环切术，包皮形成瘢痕，包裹阴茎。最后，小阴茎导致阴茎隐匿是由于阴茎本身短小，其伸展的阴茎长度小于平均长度以下 2.5 个标准差。小阴茎患者应参考内分泌评估。

阴茎隐匿的发展归因于几个因素。正如 Casale 等于 1999 年所指出的，新生儿年龄组的所有患儿都在以下方面有一些重合，包括纤维肉膜带束缚阴茎，阴茎皮肤缺乏附着，阴茎阴囊蹼化和耻骨上脂肪过多。一个重要的共同特征就是，阴茎干腹侧皮肤的长度缩短和包皮内部皮肤过长常常导致阴茎粘连的症状。

对于外科医师而言，重要的是要明白在包皮环切术之后可能会发生阴茎隐匿，这说明这种异常是先天性的，而不是新生儿包皮环切的结果。BUCK 筋膜缺乏正常的肉膜筋膜附着导致阴茎耻骨和阴茎阴囊角的丧失，这两者都应在手术干预时处理。另外，这种情况可能是动态的，并且在新生儿包皮切除最初没有被发现。随着新生儿年龄的增长，耻骨上脂肪沉积增加，

可能加剧隐匿。如果隐匿被识别，儿科医师应该避免新生儿包皮环切术。

大多数婴儿年龄组的患儿包皮环切术后 1 年左右出现隐匿。在对这个较年轻的年龄组进行干预时，可以获得有关卫生方面，以及改善负面问题的最佳结果。然而，一些男孩或年轻人直到青春期阴茎隐匿才开始发展。在该队列中，隐匿发生与显著的体重增加和肥胖相关。一线治疗应包括能量摄入的限制。这种年龄稍大的人群的手术选择除了纠正阴茎隐匿以外，还有脂肪抽吸术或切除多余的耻骨上脂肪。尽管长期的成功治疗在新生儿队列中已经被证实，但在青少年队列已经报道了不佳的预后结果。

手术技术

术前外观

临床上，无论是否行包皮环切术，阴茎隐匿都可能具有相似的外观。阴茎可能位于阴茎干外部皮肤的下方（图 122.1A），这可能导致在新生儿包皮环切术中完全切除阴茎干皮肤。在极少数情况下，包皮环切术之前，阴茎可能完全被阴囊皮肤吞没，完全缺乏阴茎干的皮肤（图 122.1B）。很少情况下，包皮环切术后瘢痕可能会收缩，并且阴茎可能会被包裹，导致包皮鼓胀和尿液淤积（图 122.1C、D）。通常，这会使包皮内部皮肤因长期暴露于尿液而引发炎症，这可能在手术修复时创造一些挑战。

切口和暴露

如果患者先前接受过包皮环切术，可能会遇到紧绷的瘢痕，这会增加包皮修复的困难。为了避免对尿道造成损伤，切开瘢痕应首先在阴茎背侧进行。然后进行腹侧对口切开以释放紧绷的阴茎皮肤。如果可行的话，在之前的整个包皮环切瘢痕上做一个环形切口，小心翼翼地完全切除这个纤维化组织，以便在修复后有足够的淋巴引流。如果未行包皮环切，应在距离冠部 3～5 mm 处进行环周切割。将牵引缝合线穿过龟头

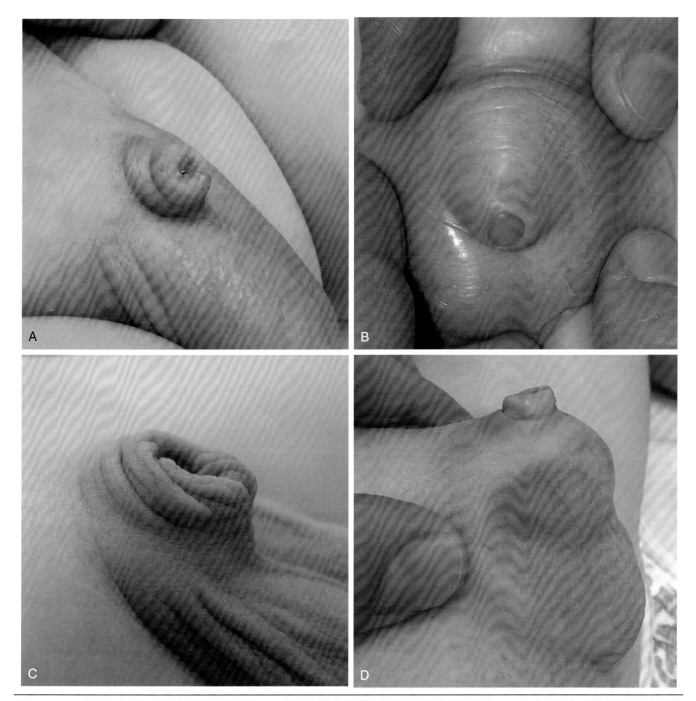

图 122.1　**A.** 未行包皮环切的新生儿隐匿性阴茎；**B.** 阴囊皮肤完全吞没阴茎引起的隐匿性阴茎；**C.** 包皮环切术后瘢痕形成引起的隐匿性阴茎；**D.** 因尿液淤积导致包皮鼓胀而引起的隐匿性阴茎

中线可能有助于更充分的暴露。

脱套、清除纤维肉膜带和阴囊脂肪

　　应仔细游离，并充分地暴露隐匿的阴茎。游离应该在 BUCK 筋膜上方的无血管平面进行。阴茎脱套，充分松解背侧和侧面的异常纤维肉膜筋膜带。同样，也应该松解束缚阴茎腹侧的高强度阴囊脂肪。图 122.2 显示了这些肉膜筋膜带和阴囊脂肪的 1 个例子。

重建耻骨阴茎和阴茎阴囊角

　　外科修复隐匿阴茎的基本原则涉及重建耻骨阴茎和阴茎阴囊角。这是通过将真皮固定在阴茎基部的 BUCK 筋膜下方来实现的（图 122.3）。用单丝不可吸收缝合线如 5-0 号 Prolene 缝线在 12 点、5 点、7 点钟位置进行固定。这种操作应预先设定暴露的阴茎长度，同时特别注意避免损伤背侧神经血管束或腹侧尿道。

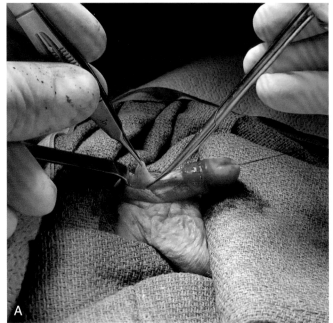

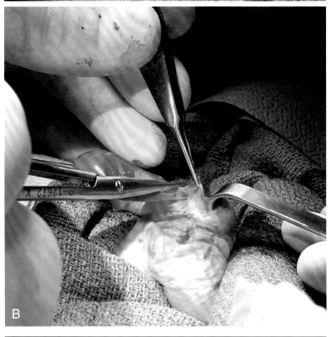

图 122.2　在 BUCK 筋膜上方的无血管平面进行，组织剪脱套阴茎。**A.** 松解背侧和侧面的异常纤维肉膜筋膜带；**B.** 松解束缚阴茎腹侧的高强度阴囊脂肪

皮肤覆盖

可用于覆盖新暴露的阴茎干的皮肤数量将会有所不同。在大多数患者中，有足够的皮肤来实现完整的覆盖。在一些患者中，可用的皮肤量是不够的，这对外科医师提出了挑战。有许多选择可以解决皮肤不足，包括局部皮肤皮瓣和 Z 字形成形术切口，旨在增加阴茎干覆盖，或在极少数情况下，可应用中厚皮瓣移植。

旋转皮瓣

在阴茎蹼化和阴茎干腹侧皮肤缺乏的情况下，可以获得一个旋转的带血管的侧皮瓣来覆盖这个腹侧缺损（图 122.4）。其他皮瓣可能包括展开多余的包皮内板，应用这些皮瓣可以覆盖背部或腹部皮肤缺损。

Z 字形成形术

存在腹侧皮肤但缺乏足够的垂直长度时，可以进行 Z 字形整形切口。通过水平切口，将皮肤宽度的冗余转换为可利用的垂直皮肤（图 122.5）。为了提高美容效果，应避免在阴茎背部进行 Z 字形整形切口。Z 字形成形术也可能有助于规划蹼状阴茎的阴茎阴囊连接处。

阴囊皮瓣和游离全厚度皮瓣移植

在极少数情况下，没有可用的皮肤。可用局部阴囊皮肤作旋转皮瓣，但这将导致阴茎皮肤生长毛发并不太理想。在极少数情况下，唯一的选择是不生长毛发的中厚游离皮瓣。但由于固有感觉的缺失，应该尽量避免这种做法。

外科手术结果

外科医师应该意识到手术结果会因干预年龄而异。评估了 18 名接受隐匿阴茎手术患者的父母满意度和手术结果。在该调查中，4 名患者为青少年，其余 14 名患儿平均年龄为 2 岁。在被调查者中，年龄较小组在卫生、阴茎可及性和消极担忧方面的主观改善结果更好。在年龄较大组中，只有一半的受访者表示卫生方面有所改善，并且消极担忧得到缓解，75% 的受访者表示可及性得到改善。尽管与年龄较小组相比，主观上的改善较少，但推荐青少年年龄组的所有隐匿阴茎都行这种手术。

总结

总之，外科医师应该意识到隐匿性阴茎患者的家庭往往对诊断高度关注。应该让患者父母相信，在大多数情况下，阴茎的长度是足够的。应该告知他们潜在的病因，并使之相信大多数年轻患者在通过手术干预后都会预后良好。同样，外科医师也应该了解隐匿性阴茎的病因，并对可供选择的手术方法有一定的了解以应对如本章中所述的一些患者所面临的潜在缺陷和皮肤覆盖的挑战。

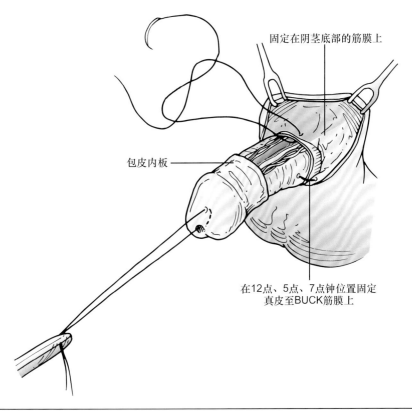

固定在阴茎底部的筋膜上

包皮内板

在12点、5点、7点钟位置固定
真皮至BUCK筋膜上

图 122.3　用单丝不可吸收缝合线如 5-0 号 Prolene 缝线在 12 点、5 点、7 点钟位置将纤维肉膜固定在阴茎底部的筋膜上，重建耻骨阴茎和阴茎阴囊角

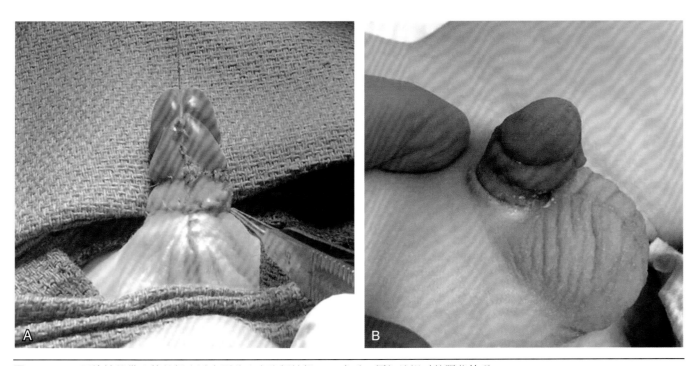

图 122.4　**A.** 用旋转的带血管的侧皮瓣来覆盖这个腹侧缺损；**B.** 术后 4 周初访视时的阴茎外观

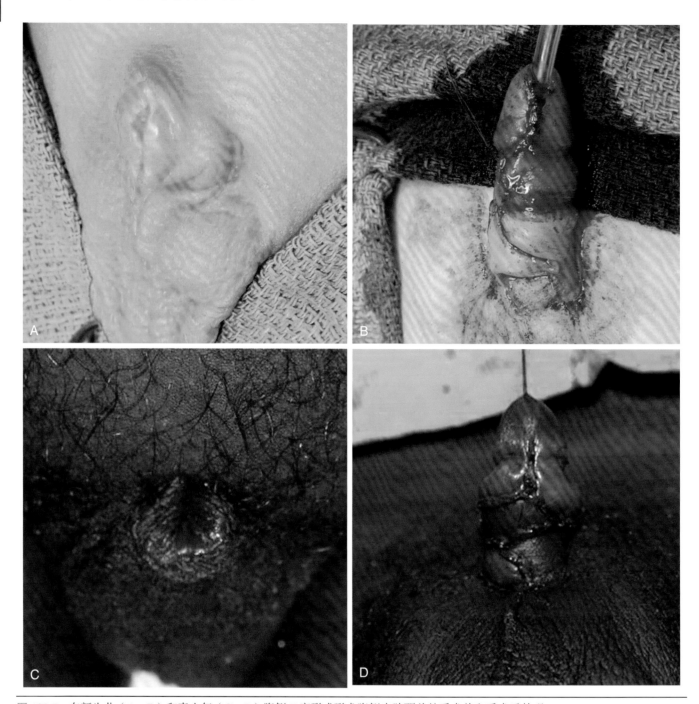

图 122.5 在新生儿（**A**、**B**）和青少年（**C**、**D**）腹侧 Z 字形成形术腹侧皮肤覆盖的手术前和手术后外观

拓展阅读

Casale AJ, Beck SD, Cain MP, Adams MC, Rink RC. Concealed penis in childhood: A spectrum of etiology and treatment. *J Urol.* 1999;162:1165-1168. doi:10.1016/S0022-5347(01)68114-X.

Donahoe PK, Keating MA. Preputial unfurling to correct the buried penis. *J Pediatr Surg.* 1986;21:1055-1057. doi:10.1016/0022-3468(86)90007-2.

Herndon CDA, Casale AJ, Cain MP, Rink RC. Long-term outcome of the surgical treatment of concealed penis. *J Urol.* 2003;170:1695-1697, discussion 1697. doi:10.1097/01.ju.0000083911.59937.c6.

Maizels M, Zaontz M, Donovan J, Bushnick PN, Firlit CF. Surgical correction of the buried penis: description of a classification system and a technique to correct the disorder. *J Urol.* 1986;136:268-271.

Wiygul J, Palmer LS. Micropenis. *ScientificWorldJournal.* 2011;11:1462-1469. doi:10.1100/tsw.2011.135.

<h1 style="text-align:center">可弯曲假体植入术   第123章</h1>

Culley C. Carson

（李广永 译　陈福宝 审校）

由于复合式假体具有更接近人体生理的膨胀和收缩功能，也更能被患者接受，所以可弯曲的假体植入率远低于复合式假体植入，然而可弯曲的假体植入适合复杂性重建手术或者有明显的手部功能受限而又需要植入假体和使用导尿管的患者。三件套假体在美国广泛使用（表 123.1 和图 123.1）。通常按一定的尺寸、型号灭菌并密封分装，或浸泡于杆菌肽或利福平溶液中。手术室应该有各种型号的假体说明书，并备有各种假体装置。

植入方法

最常见的术式有冠状沟下、阴茎阴囊及耻骨下 3 种，大多数医师采用阴茎阴囊途径。会阴切口紧邻肛门，不仅增加手术时间，同时增加了感染的风险。阴茎远端切口尽管能避免损伤阴茎背神经，但会导致龟头的部分感觉丧失。无需行包皮环切术，因为会增加

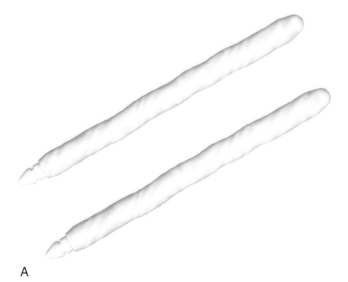

A

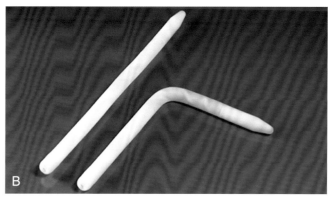

B

图 123.1   **A.** American Medical Systems 系列阴茎海绵体；**B.** Coloplast Genesis Malleable 阴茎海绵体（**A**，Courtesy of American Medical Systems. B，Courtesy of Coloplast.）

感染的风险。如果同时植入人工尿道括约肌或者男性吊带装置，则应分别切口（如会阴和背侧切口），这样会降低假体同时发生感染的风险。

术前准备

术前一天使用广谱抗生素，术后可给予口服抗生素 7 ～ 14 天。革兰氏阳性菌是最常见的假体感染病菌（如表皮葡萄球菌）。手术前一天晚上，嘱患者淋浴时用聚维酮碘或氯已定溶液擦洗外生殖器 10 分钟。患者罹患感染，如尿路感染、压疮或骨髓炎患者，假体

名称	类型	公司 / 联系方式	国家
Promedon tube	可伸缩的	cesaroriz@promedon.com.ar	阿根廷
HR penile prosthesis	可伸缩的		巴西
Silimed Malleable	可伸缩的	www.silimed.com.br	巴西
Jonas（ESKA）	可伸缩的	www.Eska-medica.com	德国
Shah Implant	不可伸缩的		
Virilis Ⅰ and Ⅱ	不可伸缩的	Giant medical：www.giant-medical.com	意大利
Apollo Implant	组织膨胀型	Giant medical：www.giant-medical.com	意大利
Genesis Malleable	可伸缩的	Coloplast	美国
AMS Malleable	可伸缩的	American Medical Systems	美国
AMS Dura Ⅱ	可固定体位的	American Medical Systems	美国

表 123.1   非膨胀式阴茎假体

（From Simmons M，Montague DK. Penile prosthesis implantation：past，present and future. Int J Impot Res 2008；20：437-444.）

植入前需依病因治疗。手术区备皮或者生殖器脱毛后，用聚维酮碘或氯己定醇制剂再次涂擦10分钟。使用抗生素后置入导尿管，患者恢复自主排尿后应尽早拔除。术前1小时静脉滴注抗生素。

如果患者先前植入的假体被移除并重新植入假体，加用抗生素冲洗是有必要的，因为假体包膜通常含有革兰氏阳性球菌的生物膜。如果假体已经感染，可以用7种成分的冲洗液来冲洗进行补救，该方案被称为Muchahy方案。

器械

基本手术器械有：Hegar扩张器，小拉钩，Army-Navy牵引器，Weitlander和Brantley Scott环形切开器，18 F/5 ml硅胶气囊导尿管及12 ml注射器，引流袋及润滑凝胶；杆肽菌和新霉素冲洗液。如果患者有海绵体纤维化，可使用Rosillo海绵体扩张术。

如果行可弯曲假体替换可膨胀假体的手术，则利多卡因局部麻醉阴茎即可。阴茎阴囊切口切断并拆除旧的假体。目前大多数医师主张取出储液囊，以避免后期感染，但引流和保留储液囊的方式已在部分患者身上证实是安全的。

经阴茎腹侧途径

麻醉：即使全身麻醉下，加用局部麻醉也是很有帮助的。可使用长效局部麻醉药（如0.5%丁哌卡因）行阴茎皮肤阻滞。

切口：阴茎阴囊交界处4～5 cm正中切口（图123.2A）。同样也可以采用横切口（图123.2B），但多用于复合式假体植入手术，以便于在腹股沟内环口植入储液囊。阴茎远端正中切口显露阴茎肉膜与Buck筋膜。用小Allis钳或Weitlaner牵引器牵开皮下组织。静脉拉钩、膈拉钩或者使用Brantley Scott环形牵引器，向两侧牵开筋膜。电刀及扁桃体夹自白膜开始向下逐层切开，以减少出血。暴露尿道和海绵体，在尿道一侧选择植入点。浅表血管电凝止血。如海绵体有损伤，用4-0号可吸收缝合线缝合关闭破口。阴茎切口下缘0.5 cm处的白膜上缝2针缝线，电刀在两线之间的海绵体上做一3 cm切口（图123.3）。

组织剪分别向阴茎脚和龟头方向游离，建立白膜下通道，注意避免穿孔（图123.4A）。如果因为海绵体异常勃起、感染或陈旧性瘢痕导致海绵体通道无法建立，可用尿道刀或海绵体刀建立一个潜在的空间。牵开海绵体切口，插入10 mm的Hegar扩张器（亦可用AMS Dilamezinsert扩张器）扩至龟头适宜的位置（图123.4B）。根据假体的型号，以及海绵体曲度，使用扩张器逐级扩张通道至12～14 mm。海绵钳或使用弯血管钳小心解剖有助于扩张至龟头下（图123.4C）。向近侧插入8 mm或10 mm扩张器（图123.4D），注意不要穿透阴茎脚。当扩张器扩至坐骨结节水平时停止。因

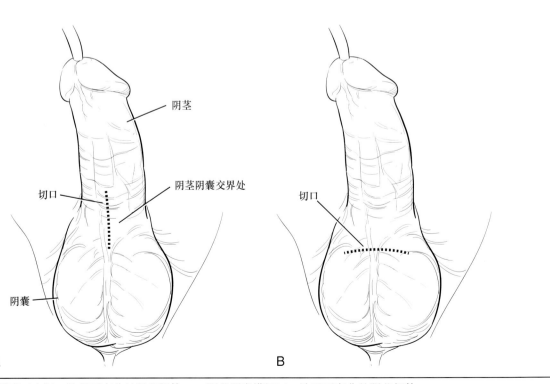

图123.2 A.阴茎阴囊正中切口放置可弯曲的阴茎假体；B.阴茎阴囊横切口，放置可弯曲的阴茎假体

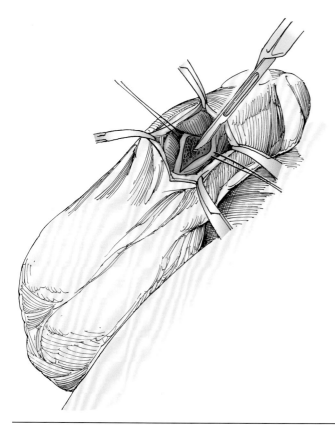

图 123.3　经腹侧中段途径，避开尿道。留置缝线有助于扩张切口，并有助于切口缝合

为假体近端为锥形，所以不必使用较大的扩张器。外伤、阴茎异常勃起、先前已经植入过假体或阴茎硬结症导致扩张困难，可用长剪刀切通海绵体纤维组织后，再行扩张。如果使用尿道刀，应注意其与阴茎海绵体下限的距离，以免损伤尿道。海绵体刀更容易操作，并可避免损伤尿道。如果扩张失败，可以游离阴茎皮肤，切开白膜，通过瘢痕下组织的解剖或切除来创建一个通道。解剖游离阴茎皮肤与海绵体白膜有损伤时，可用聚乙烯纤维或涤纶网眼补片覆盖。如果尿道意外穿孔则应终止手术。留置气囊导尿管 10 天，6 周后再次手术。如果扩张器损伤隔膜且扩张器或假体已穿过隔膜，则可在对侧龟头触及。待扩张后先植入另一侧假体，再转向隔膜损伤一侧反复扩张，植入假体。如果阴茎脚穿孔，可继续扩张，但要注意，不要使穿孔扩大。如果阴茎脚不能支撑假体，通过折叠、缝合，修剪一个 8 cm×3 cm 可吸收合成网状补片或长度为 12 cm 或 14 cm 带蒂血管移植物，作为支撑末端的填充物。如果有必要，网状补片或血管移植物可缝合至耻骨支。使用抗生素溶液对口冲洗海绵体。如果患者既往有男性吊带或人工尿道括约肌装置，应查阅既往手术记录，以确保患者无海绵体手术操作。如果瘢痕影响 2 个圆柱体植入，可选择植入 1 个圆柱体。虽然部分患者满

意，但大部分患者会有轻微的功能障碍。取出假体前更换无菌手套，并测量所需假体的长度。严格按照说明书选择假体型号，特别是 Spectra 假体，为满足远端阴茎体中段的曲度，近端圆柱体需要精确的尺寸。

首先插入近端假体（图 123.5）。假体远端弯曲成一个圈或环（图 123.6）。在助手的协助下将假体插入海绵体内，有可能需多切开一些白膜来植入假体。将静脉牵引器像鞋拔子一样楔入，提起海绵体切口的远端，置入假体。测量长度。如果假体超过海绵体长度，取出后裁剪 0.5 cm 或更多。如果假体太短导致龟头下垂，可在其尖部后方添加填充物。杆菌肽、新霉素冲洗切口。同法行另一侧手术。假体过短可导致龟头弯曲下垂（SST 畸形），假体过长会导致龟头缺血坏死和慢性疼痛。用 3-0 号可吸收关闭白膜（图 123.7）。检查双侧假体的位置并再次冲洗切口，4-0 号可吸收缝线缝合皮下组织，真皮层用 4-0 号可吸收缝线皮内缝合。

继续使用抗生素治疗，并嘱患者在以后的操作、感染和手术中使用抗生素。

会阴途径

将来有可能接受尿失禁手术的患者，应避免会阴手术途径。

麻醉：全麻加阴茎阻滞麻醉（同上）。

体位：截石位。无菌手术塑料贴膜覆盖除肛门以外的术野并将其分别缝合在皮肤上。

切口：正中或倒"U"形切口。暴露尿道球部并游离两侧组织，使两侧贯通（图 123.8）。钝性分离坐骨海绵体肌，沿肌纤维方向分出海绵体脚。双侧海绵脚固定于坐骨结节上，以提供一个标志。10 号刀片或电刀在海绵体脚处做一个 2～3 cm 的切口，进入海绵体组织。切口两缘各缝置 2-0 号可吸收缝线，用于牵引与固定。其余术程同阴茎阴囊途径。

冠状沟下途径

此途径适用于所有的三件套假体且通常能最快愈合。然而，该途径更容易引起龟头部分感觉丧失。

体位：仰卧位。局部麻醉，0.5% 丁哌卡因 10 ml 沿阴茎根部注入肉膜局部浸润麻醉，10 ml 冠状沟下浸润。将阴茎推向耻骨联合，阴茎海绵体内注射 5 ml。

切口：近冠状沟背侧横向切口 1 cm，该切口长度大约是背侧阴茎体的一半。亦可选择包皮环形切口，将阴茎皮肤向阴茎体中段脱套。暴露海绵体。在 2 点钟和

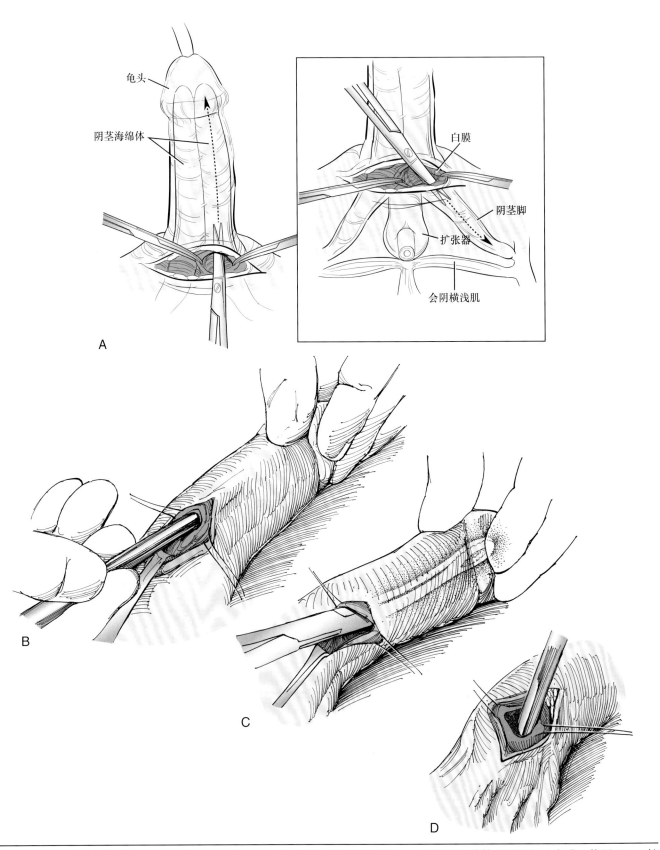

图 123.4　**A.** 通过阴茎阴囊切口，采用锐性和钝性解剖，暴露并游离阴茎海绵体；**B.** 将阴茎海绵体暴露后切入白膜，使用 Hegar 扩张器向近端和远端进行扩张；**C.** Metzenbaum 剪刀；**D.** 手术刀

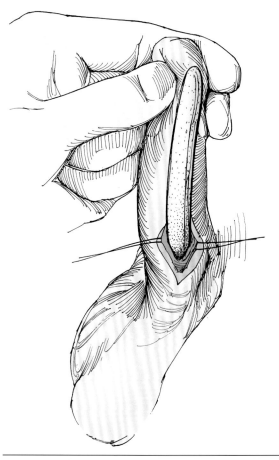

图 123.5　假体近端部分放置于阴茎海绵体脚

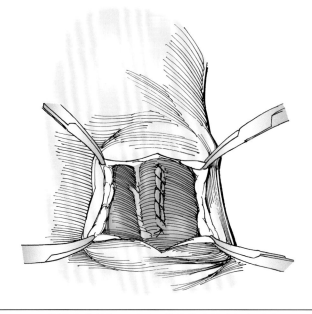

图 123.7　阴茎海绵体切口用可吸收缝线连续或间断缝合

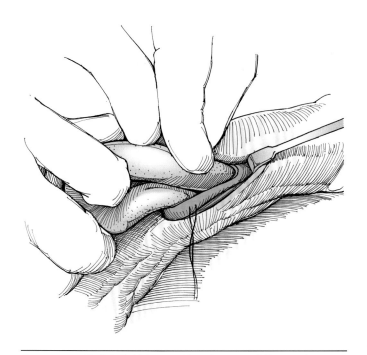

图 123.6　可弯曲的假体折叠后其远端通过海绵体切口放入，注意切口长度要长于假体折叠后的长度

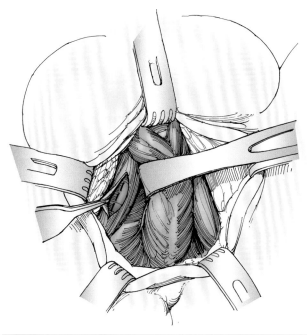

图 123.8　会阴切口使用可弯曲的假体时，暴露阴茎海绵体脚

10 点钟位置切开进入海绵体，以避开背侧神经血管束。留置缝线以帮助暴露。两侧海绵体分别做 1 ~ 2 cm 的横向切口（图 123.9）。

备选：纵向切口（图 123.9 圆点线）可避免神经血管束损伤。在每个切口的两侧留置缝线。测量和扩张同步骤 3。插入假体近端，然后将远端弯曲并插入（步骤 4 和 5）。静脉拉钩将远端提起，植入假体末端，手术结束。如前所述关闭切口（步骤 6）。

阴茎背侧途径

这种途径通常是不可取的，因为背侧淋巴管的阻塞可导致阴茎水肿。

体位：仰卧位。

切口：阴茎近端背侧单一切口。深达白膜，避免损伤神经血管束。牵开皮肤，两白膜预切口两侧各留置一根缝线（图 123.10）。

分别切开白膜。测量并插入假体近端（图 123.11）。其余手术操作如前所述。

经腹侧途径

1% 的利多卡因做阴茎神经阻滞。

海绵体腹侧近端正中做 4 ~ 5 cm 的切口。于阴茎海绵体切开肉膜和 BUCK 筋膜。分别暴露两侧海绵体白膜。用静脉拉钩将阴茎皮肤向两侧牵开，留置缝线，距切口远端 0.1 cm 处切开白膜 2 ~ 3 cm。如图 123.4 和图 123.8 所示，用静脉拉钩牵开远端将假体"楔入"到末端海绵体腔内。

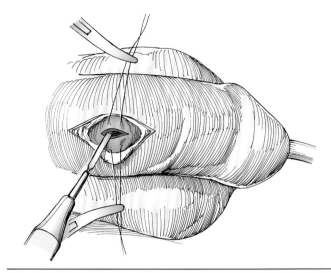

图 123.10　阴茎正中纵切口用于可弯曲的阴茎假体置入。留置缝线有助于暴露和缝合。切口可用电刀或手术刀切开

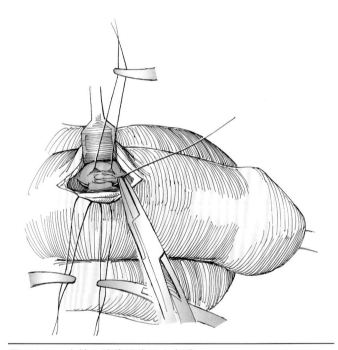

图 123.11　中轴入路将缝线置入白膜

耻骨途径

体位：仰卧位。

切口：耻骨联合下缘做一个横切口。在 BUCK 筋膜和结缔组织下分别暴露海绵体背侧，显露光滑坚韧的白膜（图 123.12）。避免损伤背侧神经血管束。靶形牵引器便于暴露海绵体根部。其余操作同前。

术后注意

扩张不充分或假体尺寸过短，会导致龟头下垂（SST 畸形）。需要再次充分扩张并且放置更长的圆柱

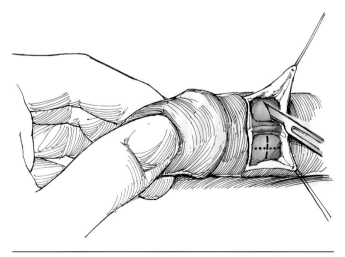

图 123.9　阴茎干远端切口用于置入可弯曲的阴茎假体。使用阴茎包皮环切术切口的背侧半部分，海绵体切口靠近皮肤切口，并纵向切开以促进愈合。这是可弯曲的阴茎假体术最常用的切口

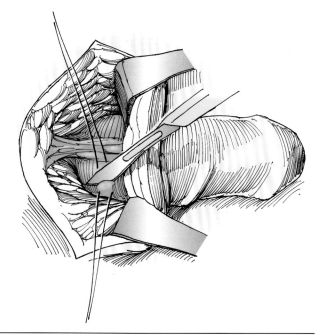

图 123.12　阴茎海绵体的耻骨下途径需要避开正中组织部分，该部分可能有阴茎背神经

体或行阴茎成形术。

扩张过度或假体过长会导致坏死。过早性交也会导致坏死。嘱患者术后 4～6 周方可开始性活动。植入假体过长可能会导致长期疼痛或阴茎弯曲。

如果需要内镜检查，建议应用软膀胱镜。如果需行内镜切除手术，为避免阴茎硬度问题，建议通过会阴尿道造口置入前列腺电切镜。

感染是最严重的并发症，常在术后的前几周内出现，可能需要取出假体。可以尝试切开引流，并给予口服抗生素和伤口冲洗，如果效果不佳，则只能实施补救程序或者移除假体。通过独立污染切口可以取出感染组件（阴囊切口取出泵，腹股沟切口取出储液囊，手术切口取出圆柱体）。如未见明显的脓液或免疫抑制时，通过使用聚维酮碘、过氧化氢（双氧水）和抗生素通过机械冲洗，多达 80% 的假体可以成功补救。

其他部位经血行途径感染的细菌，潜伏期较长。推荐在上述疾病导致的罹患感染或其他来源的菌血症期间预防性使用抗生素。

包皮过短不能覆盖龟头患者可出现包皮嵌顿，可能需要纵切横向缝合。虽然一些外科医师推荐假体植入前常规行包皮环切术，但不做推荐。性交或无性交时会偶发疼痛。如果持续疼痛提示假体感染。患者在寒冷的环境或寒冷天气中，感到龟头发凉，预示假体

感染。

阴茎异常勃起或硬皮病形成的瘢痕，可影响扩张和假体植入。这种情况下，可行海绵体重建：切开瘢痕组织，植入假体，并用如 Gore-Tex 或涤纶重建海绵体外壁。患者必须被告知以上操作将会增加感染和坏死的风险。

拓展阅读

Coward RM, Carson CC. Penile prosthesis implantation. In: Keane TE, Graham SD, eds. *Glenn's urologic surgery*. Philadelphia: Walters Kluwer; 2016:610-619.

Habous M. Malleable (semi-rigid) penile prosthesis (MPP). *J Sex Med*. 2015;12(10):1984-1988.

Le B, Burnett AL. Evolution of penile prosthetic devices. *Korean J Urol*. 2015;56(3):179-186.

Mulcahy JJ. Long term experience with salvage of infected penile implants. *J Urol*. 2000;163:481-482.

Mulcahy JJ. Mechanical, malleable and soft semi-rigid penile implants for erectile dysfunction. In: Carson CC, Kirby RS, Goldstein I, Wyllie MG, eds. *Textbook of erectile dysfunction*. London: Informa; 2009:323-329.

Trost L, Wanzek P, Bailey G. A practical overview of considerations for penile prosthesis placement. *Nat Rev Urol*. 2016;13(1):33-46.

专家点评（DROGO K. MONTAGUE）

在可膨胀阴茎假体植入的早期，时常发生机械故障，需要频繁地手术修理。因此，机械故障率较低的可弯曲式假体植常用来替代可膨胀阴茎假体。随着可膨胀阴茎假体可靠性的提高，可弯曲的假体在美国的使用明显减少。除了本章中提到的使用可弯曲式假体的原因外，另一个重要的原因是花费。在美国以外的国家尤其如此，在这些国家，该手术往往没有纳入医疗保险的范畴。在为脊髓损伤的男性选择假体时，考虑使用可膨胀阴茎假体而不是可弯曲式假体，因为这些缺乏感觉的患者，其装置发生损坏的风险更高[1]。如果使用可弯曲式假体的患者中出现慢性疼痛，可考虑将假体剪短 1 cm。疼痛往往能立即缓解。虽然可弯曲假体的使用率较前低，但其在治疗勃起功能障碍中仍占有一席之地。

参考文献

[1] Zermann DH, Kutzenberger J, Sauerwein D, et al. Penile prosthetic surgery in neurologically impaired patients: long-term followup. *J Urol*. 2006;175(3 Pt 1):1041-1044, discussion 1044.

第124章 可膨胀阴茎假体植入术

Ram A. Pathak, Gregory A. Broderick

（李广永 译 陈福宝 审校）

复合式三件充气式阴茎假体（IPP）是美国最常植入的阴茎假体（图124.1）。最初的IPP是在1973年由Brantley Scott和他的同事提出的。在过去的20年里，IPPs的工艺不断改进，提高了功能及设备寿命，从而提高了患者的接受度。1998年有效地治疗勃起功能障碍（ED）的口服药物"伟哥"的诞生了。随着口服磷酸二酯酶5型（PDE5）抑制剂的诞生，勃起功能障碍这一术语占据了中心地位，与阳痿相关的术语和污名逐渐淡出了人们的视野。据估计，美国有3000万患有ED的男性。ED与衰老、糖尿病、吸烟、高血压、动脉粥样硬化冠状动脉和外周血管疾病的危险因素有关。ED的一线治疗是口服PDE5抑制剂，大多数处方是由初级保健医生开出的。经PDE5抑制剂治疗失败的男性，通常会寻求泌尿外科咨询。不足为奇的是，人口统计学研究表明，1998—2010年，阴茎假体手术量有所下降。Mirheydar等对此做出了相关统计，住院阴茎假体手术从4703例（1998年）下降到2338例（2010年）。在同一时间段内，作者注意到阴茎假体（三段式IPP）比例的增加，以及门诊患者的病例数量的增加。

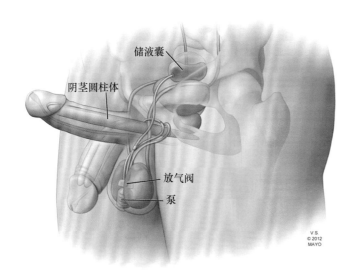

图124.1 三件式可膨胀阴茎假体的膨胀和松弛，包括阴茎圆柱体、储液囊和泵

阴茎假体的类型

在口服PDE5抑制剂、海绵体注射疗法、经尿道栓剂和真空勃起装置（VEDs）治疗后，阴茎假体成为ED患者的三线治疗选择。美国医疗系统（AMS）700系列假体和康乐保Titan假体是美国唯一制造的假体（图124.2）。所选择的设备类型应结合外科医师的偏好和患者的特点。患者因素包括腹围、Peyronie病、体纤维化、脊髓损伤和手的灵活性。三件套阴茎假体被认为是"金标准"，约占美国所有植入假体的70%。两件式（Ambicor）和半刚性假体分别占所有植入假体的20%和10%。IPP最能模拟正常勃起和松弛。IPP提供了良好的刚性和松弛性，这是由于它具有更大的储液能力，从而增强了储液囊液体的排空和圆柱体的填充。IPP现代设备的机械故障率在5年内低于5%，在15年内接近30%。

AMS 700 MS假体有3种类型：CX、CXR和LGX。CX和CXR具有三层设计（弹性内层、编织涤纶莱卡的中间层和硅胶的外层），提供了增粗性膨胀。LGX具有双向编织功能，可以将周长和长度扩展到20%。LGX采用双向编织，允许围长和长度都可以扩展20%。对于患有ED伴有Peyronie病的男性，可使用CX假体。根据作者的经验，当阴茎弯曲度不超过45°时，仅用阴茎植入就可以将阴茎矫直到15°以内。多种外科重建技术可与IPP同时进行；最常见的是在阴茎曲线的相反方向上强制操作充气装置，由医学博士Steve Wilson首先描述。LGX型号的多方向可膨胀的圆柱体可以满足阴茎弯曲的需求。CXR假体可用于与体表纤维化相关的翻修手术，也可用于体表尺寸较小的患者。LGX能够随着时间的推移提供长度扩展，是阴茎弹性良好患者的理想选择，并且是作者在前列腺切除术后ED中选择的假体。在作者的临床实践中，患者在最初的6个月内会间歇性地膨胀和回缩IPP。这种"伸展运动"是在恢复正常性交活动的基础上进行的。建议淋浴前立即给设备充气，淋浴后回缩，每周至少3次。鼓励患者计算实现舒适和功能硬度所需按压泵的次数；随

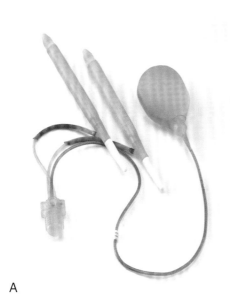
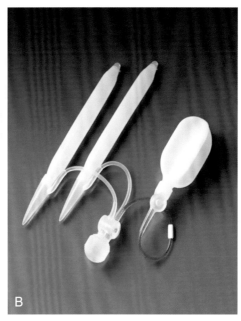

图 124.2　**A.** AMS 700 MS 系列阴茎假体，带有抑制细菌的硅胶表面和隐藏式储液罐（左侧）；**B.** 康乐保接触假体具有生物膜材料，亲水性涂层和三叶草 CL 储液罐（右侧）

着皮膜伸展以容纳更多的填充物，这些应该增加按压泵的次数。

AMS700 系列的几项设计改进促进了设备的植入和使用寿命，这些改进包括预连接的圆柱体和泵、隐藏的带有聚对苯二甲酸酯涂层的薄型储液罐以增强耐用性、各种卡扣式后部延长管和带有一个触摸按钮的瞬间挤压（MS）泵。

康乐保（Coloplast）的 Titan 假体有两种类型：Titan 触觉假体和窄体假体。在设备设计方面，康乐保假体不同于 AMS700 系列。首先，假体是由一种惰性芳香族聚氨酯聚合物生物聚合体构成的，它比硅具有更高的拉伸强度和更高的耐磨性。康乐保 Titan 假体的两个物理特性使其成为治疗复杂 Peyronie 病的理想材料，即抗拉刚度和最大圆柱体直径。康乐保假体立体式贮水器在放水时采用立体式结构，便于放置。圆柱体输入管以零度角离开，允许较小的实体切开和较深的后圆柱体座，减少阴茎的切开或扩张。Coloplast IPP 包含一个锁止阀，以防止自身感染。Henry 等已经证明 Titan IPP 圆柱体也可以增加患者对长度的感知。要获得对阴茎感知长度的最佳满意，需要在植入时积极调整圆柱体尺寸（尽量减少后尖头延长器和最大限度地延长充气气缸长度），并在 12 个月内进行修复（间歇性膨胀和回缩）。

术前准备

手术前应该详细询问病史和做一次全面的体格检查。术前应该记录手术方案，因为它们可能影响切口和细节的选择。具有腹部手术史的患者储液囊会比较困难，病史和体格检查应确定双侧腹股沟疝气修补术、前列腺切除术、膀胱切除术和直肠切除术。每个情况都是有特定的 IPP 水囊放置方式。对于患有严重血管性 ED 和相关心脏病或糖尿病［糖化血红蛋白（Hgb_{A1C}）≥ 8.0 mmol/mol］的男性，术前可进行心脏病或内分泌咨询。接受长期抗凝治疗的男性需要进行专门的评估，以确定他们停止抗凝治疗的风险。接受长期抗凝治疗的男性需要进行专门的评估，以确定他们停止抗凝治疗的风险。根据抗凝的形式，患者最好停用新的口服血液稀释剂 3 ～ 5 天，术后 10 ～ 14 天不使用这些药物。阴囊血肿是 IPP 的并发症。对于不能停止抗凝治疗的男性，应考虑用大剂量的阴茎注射药（Trimix）或 VEDs 进行非手术治疗。

所有患者均应获得术前同意，具体并发症包括出血、感染、设备故障、侵蚀和患者不满意。IPP 术后最不满意的并发症是阴茎没有过去那样长和大。阴茎的尺寸会随着老化而变化，并继发平滑肌含量减少和胶原蛋白含量增加。前列腺切除术后 ED 的男性阴茎缩短会更明显。有关的具体讨论阴茎长度和大小对于某些患者期望很重要。对于有严重 ED 的男性，他们没有夜间勃起和表达对阴茎长度的担忧，我建议行几个月阴茎伸展的 VED 治疗。VED 循环开启 / 关闭每天 15 分钟，不使用收缩带。术前尿液分析和培养应无感染。

使用尿流率和残余尿检查评估尿液刺激性或梗阻症状。如果需要性良性前列腺治疗，那么 IPP 手术应该延迟。可以考虑术后几个月的康复，以恢复正常的排尿再进行 IPP 手术。患者手术前一天晚上和手术当天早上应该用抗菌肥皂淋浴。

感染预防

泌尿外科假体手术有较高的感染风险。尽管文献对 Hgb_{A1C} 的预测价值仍存在争议，但在佛罗里达州梅奥诊所，外科质量委员会已经为选择性假体（Hgb_{A1C} 低于 8.0 mmol/mol）设置了一个截止点。高于此水平，患者接受饮食咨询和内分泌咨询，手术被暂停。Hgb_{A1C} 可能需要几个月的时间来调整新的饮食或降血糖方案。

泌尿系假体手术有较高的感染风险。尽管文献对糖化血红蛋白的预测价值仍存在争议，但佛罗里达州梅奥诊所（Mayo Clinic Florida）的外科质量委员会已经为选择假体移植设定了一个节点：糖化血红蛋白低于 8.0 mmol/mol。超过这一水平时，患者需要接受饮食咨询和内分泌咨询，暂停手术。糖化血红蛋白可能需要几个月的时间来调整新的饮食或降糖方案。

AUA 关于泌尿外科抗菌预防的最佳实践声明（2008 年）要求围术期使用氨基糖苷和第一代或第二代头孢菌素或万古霉素，包括革兰氏阳性和革兰氏阴性菌。笔者倾向于在手术前 1 小时静脉注射万古霉素和庆大霉素。2001 年 5 月，AMS 开始生产具有利福平-米诺环素涂层（InhibiZone）的阴茎假体，抑制术后细菌生长，包括表皮葡萄球菌和金黄色葡萄球菌。该植入物的药物洗脱作用相对较短，1 天和 7 天后利福平和米诺环素显著降低。在植入前，用水溶液激活的时候，用亲水性物质覆盖结肠成形术 IPP 部件，减少细菌黏附。在抗生素溶液中浸泡也能激活结肠成形术 IPP 的亲水涂层；体外研究表明药物洗脱和细菌抑制。亲水性的 Titan 触觉 IPP 在潮湿时具有颜色，必须小心处理。Titan 的所有组成部分都有涂层。最近的文献比较了首次接受 IPP 的患者与接受 AMS 抑制剂利福平-米诺环素或康乐保 Titan 浸泡在利福平-庆大霉素中的患者的感染率在统计学上相似（≤ 1%）。

在患者准备方面，手术前用剃须刀去除男性生殖器的毛发比用理发器去除皮肤创伤小，效果更好。在一项比较试验中，阴囊剃须手术部位感染的风险没有增加。北美性医学协会发表了一份立场声明，主张外科医师在手术时使用剃须刀去除阴囊毛发（www.smsna.org）。作者建议做手术切口前先用倍他定擦洗，再用氯己定-乙醇（氯普）进行皮肤清洁。氯己定-乙醇溶液应在铺单前干燥 3 分钟，以避免电刀点燃的火灾。

手术室设备

- 专有的装配套件、储液囊和圆柱体组应在单独的 Mayo 支架上打开并准备好，并用塑料覆盖。制造商建议不要在布或纸帘上准备或存放假体部件。笔者的偏好是准备一个装有多黏菌素-多孢菌素稀释溶液的大盆，用于频繁的手套清洁，并在处理假体之前洗去血液。Lone Star、Furlow 插入器和一次性 Deaver 牵引器都浸泡在这个盆里，直到需要使用为止。
- 在皮肤切开前打开组件，准备 4 ～ 6 个带硅胶管的蚊氏钳。笔者更倾向于让擦洗技术人员或住院医师推迟打开包装，直到外科医师准备好植入。
- 两个 60 ml 和两个 30 ml 注射器中注入无菌注射盐水。在 4 个注射器上安装专用的填充头。
- 对于康乐保 Titan，在标记的肾盆中使用抗生素浸泡溶液，在第 2 个肾盆中注射生理盐水。对于 AMS Inhibizone 产品，在植入前立即储备 1 个装有生理盐水的填充盆和 1 个用于湿润假体的盆。
- 遵循制造商的假体装配设备准备指南。

建议的手术室设置

- 阴茎假体无菌制备的单独 Mayo 支架。
- 处理阴茎假体前清洗手套用洗手盆。
- 额外的无菌手套。

仪器仪表

- 牵引器：Deaver、静脉牵引器、Army-Navy。
- 组织钳：Debakey，Addison。
- Metzenbaum 和 Mayo 剪刀。
- Babcock 和直角夹钳。
- Foerster 肺夹（用于异位储液罐放置）。
- 1 把 15 号手术刀用于皮肤，一把 12 号手术刀用于海绵体切开。
- 1 个儿科吸引器。
- 1 个 Furlow 插入工具。
- Hegar 扩张器、Uramix 海绵状切开术和 Brooks 扩张器。

- 1 个带无菌生理盐水的量筒。
- 1 个无菌冲洗注射器。
- 2 个 60 ml luer lock 注射器。
- 连接前 1 个 10 ml 鲁尔锁注射器用于冲洗。
- 1 个 14 F Foley 导管、导管塞和引流袋。
- 1 个 Jackson Pratt 排水管。
- 灵活的膀胱镜和视频系统。

辅料

- 1 个大单。
- 6 条无菌单。

液体

- 250 ml 无菌等渗氯化钠 USP 溶液，用于设备填充。
- 1000 ml 非注射无菌盐水。

手术方式

复合式 IPP 可通过耻骨下或经阴囊入路植入。外科医师对每一种方法都有不同的偏好，但没有一种方法比另一种方法更安全。除了偏好和经验，患者因素也可决定治疗方法。在目前的文献中，经阴囊入路在大约 80% 的情况下被采用。本章将详细描述这两种方法。简单地说，经阴囊入路允许更大的近端海绵体脚暴露，避免背神经损伤，并允许直接观察泵的放置。然而，储液器的放置是盲置的，这在有腹部手术史患者中尤其棘手。相反，耻骨下入路允许在直视下放置储液囊，避免阴囊剥离，可能比经阴囊入路完成时间短，但背侧神经血管束损伤是一个值得关注的严重并发症。

阴茎假体是在全身麻醉、脊髓麻醉或硬膜外麻醉下进行的。局部麻醉可以促进恢复，但在复合式植入假体中很少使用（阴部神经阻滞联合阴茎阻滞，将 1% 利多卡因直接注入阴茎海绵体）。

经阴茎口入路植入 AMS 700 LGX 或 Coloplast Taitan 可膨胀阴茎假体

切开和圆柱体尺寸

患者以无菌方式进行准备和覆盖，并取仰卧位，双腿略微弯曲和外展。笔者倾向于取低的结石位（图 124.3）。

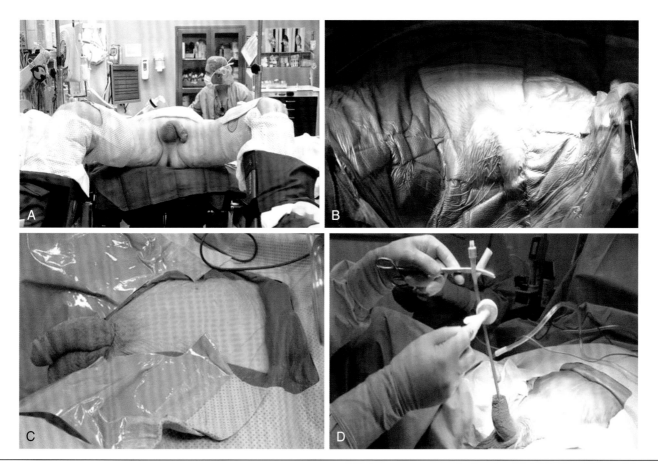

图 124.3　**A.** 患者取截石位，使用腿架和弹力袜。首先用必妥碘擦洗，然后使用 26 ml 涂抹器氯己定进行消毒；**B.** 腹部和会阴部覆盖用 3 M loban（60 cm×45 cm）。假体硬件可以放在腹部，用腹腔镜或骨盆镜辅料覆盖；**C.** 生殖器暴露通过在 Loban 打一个小洞暴露；**D.** 插入 Foley 尿管后使用 3 ml 氯己定涂抹器清洁暴露的尿管

1个新的 16 F Foley 导管或 14 F Foley 导管放置在无菌位置，插入后用 1 支氯丙普 Rep 微型棒清洁暴露的 Foley 导管。手套在盆内清洗，以减少尿道内细菌的污染。1个新的 16 F Foley 导管或 14 F Foley 导管放置在无菌位置，插入后用氯己定小棒清洁暴露在外的 Foley 导管。手套在盆内清洗，以减少尿道内细菌的污染。

Lone Star 牵引器用于提供适当的牵引器。1 个 "尖钩" 牵引器放在尿道口，使阴茎伸展。在再次手术中，笔者避免使用锋利的尿道钩。

在下腹交界处横切开一个切口，这个平面通过肉膜深达解剖识别的白膜。钝钩以六角形的方式放置，以提供足够的手术视野。

白膜内留置 2-0 号 Vicryl 的缝合线，每个海绵体 2 针。这些将用于组织切开术。在每个海绵状体外侧 1 ~ 1.5 cm 处的做一个纵向切口（图 124.4）。在初次手术的病例海绵体切开的长度不可以减小，在海绵体纤维化病例中，切口长度可以延长到 1.5 ~ 3.5 cm。仔细触摸尿道以避免意外伤害。

在 Hegar、Brooks 或 Uramix 扩张器的帮助下进行海绵体表扩张和测量。在初次手术的病例可以省略远端扩张，因为 Furlow 工具容易穿过未处理过的海绵体平滑肌；需要近端扩张来固定圆柱体和圆柱体出口管。记录测量值，并选择适当尺寸的 IPP 圆柱体和后叶尖延长件（RTE）。

- 对于 Titan 假体：通过逆时针扭转运动放置 RTE。
- 对于 AMS 假体：通过将 RTE 卡在假体上放置 RTE，直到听到 "咔嗒" 声。最小尺寸为 0.5 cm。要建立 RTE，从 1.5 cm 尺寸开始。

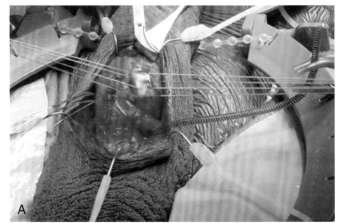

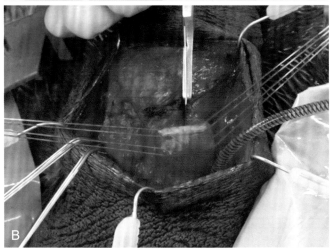

图 124.4　**A.** 使用星状牵引器提供适当的术野。钩形刀片（12 号）可用于组织切开。在白膜内留置 2-0 Vicryl 的缝合线，每个海绵体 2 针；**B.** 在两侧海绵状体外侧 1 ~ 1.5 cm 处行纵向切口

如果发现严重的海绵体纤维化，应使用 Metzenbaum 剪刀或 Uramix 扩张器，并考虑扩大海绵体切除范围（图 124.5）。

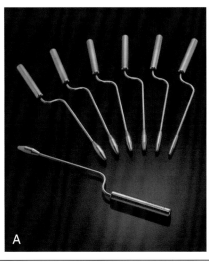

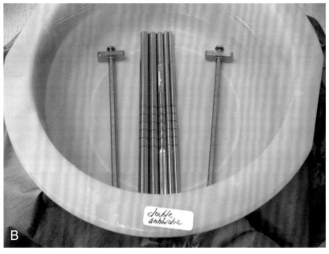

图 124.5　**A.** Brooks 扩张器；**B.** 将 Uramix 海绵切开术和 Furlow 插入工具浸泡在杆菌肽-多黏菌素 B 硫酸盐抗生素溶液中。从手术台或器械台到假体工作台时，应提供一盆生理盐水或双重抗生素溶液清洗手套

圆柱体和储液器准备，储液器放置

在单独的塑料覆盖的 Mayo 支架上，使用无接触技术制备假体储液器（图 124.6）。这包括对储液器进行适当的盐水注入和空气排出。在适当充电后，用"Shod"蚊氏钳夹夹闭管道。假体的制备方法类似（图 124.7）。

储液囊要么被放置在 Retzius 间隙，要么被放置在皮下（异位）（图 124.8）。将患者置于头低脚高仰卧位，确保膀胱完全排空。向下拉同侧睾丸，清理精索侧面；在此过程中可使用一次性 Deaver 牵引器。手掌朝下，用示指识别耻骨结节，稍微向上和侧向移动以识别腹股沟外环（图 124.9）。当识别外环后，重新定

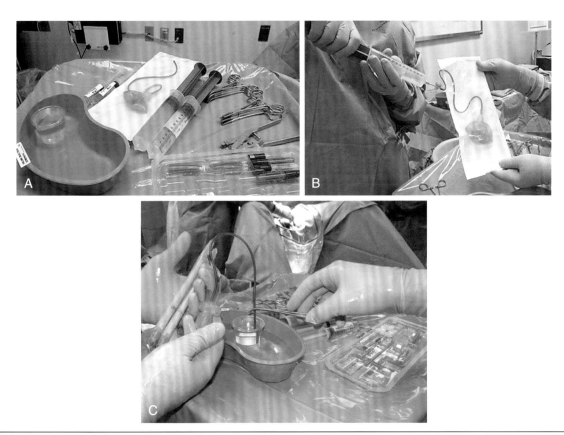

图 124.6　**A.** 阴茎假体部件放在单独的 Mayo 支架上；Mayo stand drape 放在上面。一盆无菌盐水用于硬件准备和填充；**B.** 使用"无接触"技术显示 AMS 球形储罐的底部；**C.** 检查 AMS LGX 圆柱体。请注意，应用 60 ml 注射器注入盐水，这可以快速评估储液囊

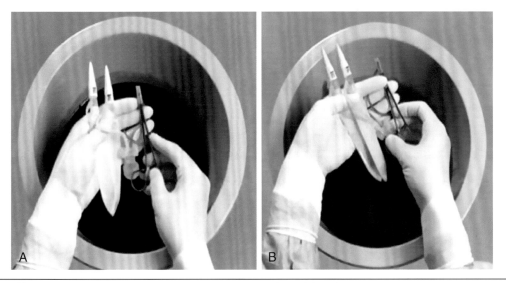

图 124.7　康乐保假体在植入前浸入抗生素溶液中，可以应用利福平和庆大霉素的溶液

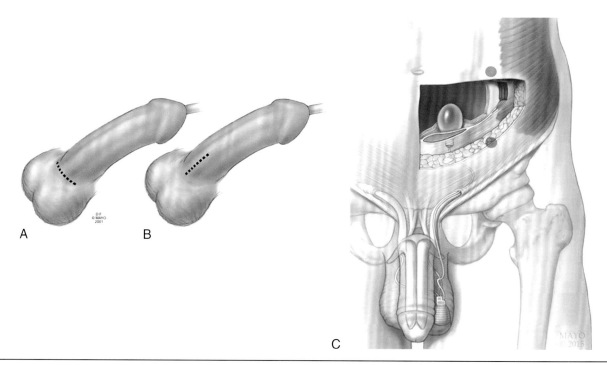

图 124.8　**A.** 经阴茎阴囊的横向或纵向切口；**B.** 储水囊肌肉下置入。对于以前没有腹股沟或腹部手术的男性，通过腹股沟外环进入

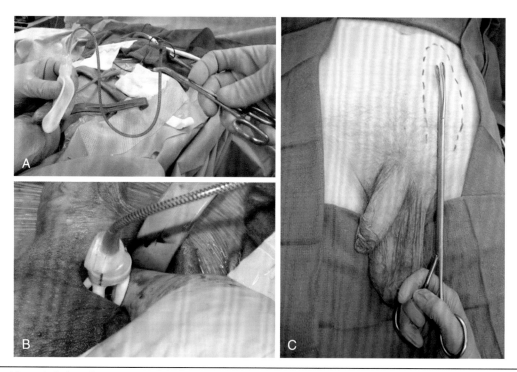

图 124.9　**A.** 康乐保三叶水囊是带有硅胶套蚊式钳夹；**B.** 手掌朝下，用示指识别耻骨结节，稍向上和侧向移动，识别腹股沟外环。识别外环后，将回卷器从侧面重新定位到上部。用 Metzenbaum 剪刀刺穿精索内侧环底部的筋膜；插入示指；**C.** 或者可以选择高位肌肉下放置，Forester 肺抓钳伸向头侧至同侧乳头。在前后和水平面上打开夹钳，以形成皮下空间；抓住并输送储液罐

位横向固定精索的 Deaver 牵引器。助手将组织牵引至环上。用 Metzenbaum 剪刀刺穿精索内侧环底部的筋膜；插入示指但不要扩孔。Retzius 间隙和耻骨后间隙感觉如丝般光滑，不应触及肠管，也不应触及 Foley 球囊。如果担心膀胱穿孔，让助手小心地用生理盐水和甲基蓝染料混合物扩张膀胱。如果情况顺利，请不要打开导管测试膀胱。现在将贮水器放入该空间，并完全充电且检查自动膨胀。有学者主张使用鼻腔窥器来放置储液囊；除非绝对必要，否则作者主张避免金属与假体接触。

对于有腹股沟疝修补术、腹腔镜或机器人前列腺切除术、膀胱切除术或直肠结肠切除术手术史的男性，可以异位放置储液囊。另一个同侧的、横向的皮肤切口通常用于将储液囊放置于腹膜外肌肉下。Morey 等最近描述了通过经阴囊入路进行的高位皮下植入术。将小儿 Deaver 牵引器置入外环，将手术者的示指向上翻掌，识别腹直肌与横肌筋膜之间的间隙，将 Forester 肺抓钳插入肌下间隙，并将头侧指向同侧乳头。夹钳在前后和水平面打开，打开空间，然后可用于无损伤方式抓住储液囊并将其送入空间。

圆柱体放置

现在要注意海绵体的切开。选择适当尺寸的圆柱体，并使用带 Keith 针的 Furlow 插入工具，将每个圆柱体适当放置。Furlow 工具应在每侧横向和远侧定向。Keith 针的输送应该是对称的，侧向的，并且稍微靠尿道口的背侧（图 124.10）。

- 在 Keith 针上使用圆筒缝合线。
- 当 Furlow 插入工具推进到龟头中部时，展开闭孔器并刺穿龟头阴茎。

- 抓住 Keith 针，将圆筒缝合线穿过龟头。
- 近端圆柱体插入阴茎脚，并固定到位。

对于 AMS IPP，在海绵体切开的管道出口处修剪多余的延长管。使用 60 ml 注射器测试设备是否膨胀。触诊海绵体远端末端以确保龟头得到良好支撑；根据需要放大或缩小 RTE。如果在扩张过程中发生海绵体近端穿孔，这时候龟头明显出现不对称，选择较小的圆柱体将更有意义。如果发生圆柱体远端交叉，则龟头下海绵体远端尖端触诊对称。当将两个 Furlow 插入工具或两个扩张器放入近端下体时，不应发生金属撞击金属的"叮当"声。除非发生近端交叉，否则两个扩张器应呈字母"A"形。

- 连接前，用 10 ml 注射器和无菌盐水修剪并冲洗管道。

检查系统的完整性和安装质量。为确认尺寸，触诊龟头以确认适当的圆柱体长度（图 124.11）。

闭合

通过已经预先设置的闭合缝线来关闭海绵体切口。闭合缝合线已经预先放置好。为放置泵建立一个阴囊

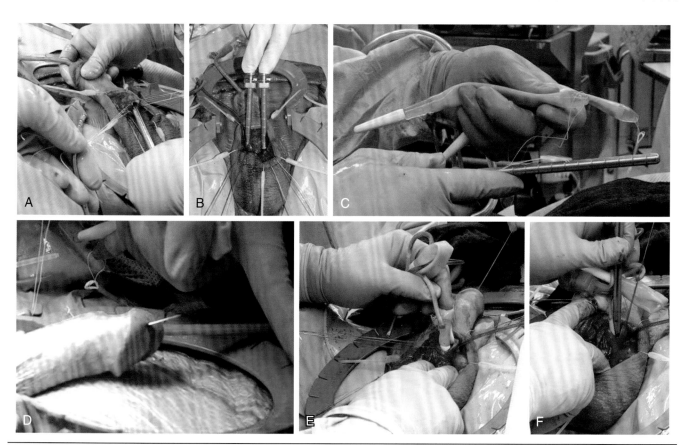

图 124.10　**A.** Furlow 探子用于远端扩张；外科医师应沿外侧扩张到远端，避免穿到对侧。**B.** Furlow 工具在近端切口的位置，两个扩张器应呈"A"形。如果听到金属撞击金属的"叮当"声，应怀疑发生了近端交叉。**C.** 装有 Keith 针和 AMS LGX 气缸的 Furlow 工具。**D.** Keith 针的输送应对称、侧方和略背向龟头。**E.** 通过切口用示指指引放置近端圆柱体。**F.** AMS 抹刀工具有一个设计用于气缸管接头的凹槽，这使得近端气缸输送方便

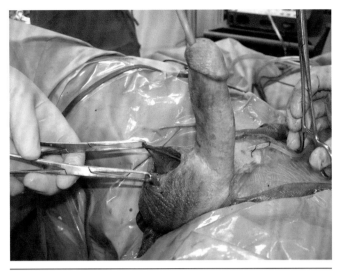

图 124.11   阴茎假体放置在合适的位置；装置多次启动和关闭，以确认龟头的良好远端支撑和勃起外观。小 Allis 钳夹住肉膜层进行关闭切口。需要在储液囊位置对侧放置封闭引流系统

袋，此时可放置一个封闭系统的外科引流管，管道出口应位于储液囊的对面。伤口用抗生素溶液充分冲洗。闭合分两层开始并完成，较深的一层使用 3-0 号铬线，表面皮肤层以 2-0 号 Monocryl 间断缝合（图 124.12）。

耻骨下入路植入 AMS LGX 或康乐保 Titan 可膨胀阴茎假体

切开和圆柱体尺寸

患者以无菌方式进行准备和覆盖，并置于仰卧位置。将 1 根 14 F Foley 导管置于无菌位置，插入后用浸泡了必妥碘的纱布清洁暴露的 Foley 导管，以减少尿道内细菌感染。在耻骨联合部的水平面上，在阴茎根部上方 1.0 ～ 1.5 cm 处做一个 4 ～ 6 cm 的横行耻骨下皮肤切口。切口穿过皮下组织，露出阴茎背部近端的 BUCK 筋膜。

- 尽可能保存中线静脉和淋巴组织。
- 将 2-0 号 Vicryl 或 2-0 号 Polydiaxone 缝合线（PDS）成对固定在背侧神经外侧的白膜上，阴茎悬韧带远侧 2 ～ 3 cm 处。
- 在两条缝合线之间的白膜上做一个 1.5 ～ 2.0 cm 的纵向切口。小心保护尿道以避免意外伤害。膨胀和测量见前面的讨论。

圆柱体和储液囊准备，储液囊放置

如前所述，类似地进行储液囊准备。储液囊的放置是通过垂直切开前筋膜交叉的同一切口进行的；示指识别直肌腹部之间的中线，用 Metzenbaum 剪刀刺穿并直截了当地向下切开，形成示指间隙。

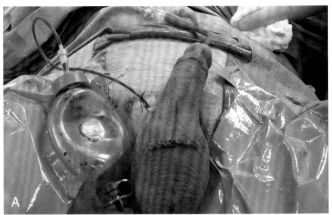

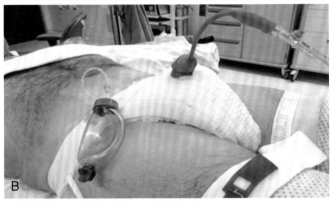

图 124.12   A. 用 2-0 号铬线间断垂直褥式关闭皮肤。注意腹侧中缝用染料标记，以便于闭合对齐。此时可放置一个封闭外科引流系统；管道出口应位于储液囊的对侧；B. 在阴茎周围及阴囊上方和下方放置三角巾弹力绷带。一个小窗口是为了显露阴茎与 Foley 导尿管。"潜望镜敷料"放置 48 小时，术后第二天早上取出 Foley 导尿管

圆柱体放置和泵放置

气缸的放置与前面讨论的类似。用 Hegar 扩张器在阴囊肉膜直接建立出泵空间。

术后处理

阴囊瘀斑和血肿是 IPP 植入术后的常见并发症，多种技术已经建议避免上述并发症的发生。作者的偏好是一个 24 小时的负压吸引系统和一个超大三角弹力绷带。在弹力绷带上切出一个洞，将阴茎伸出并向上覆盖，类似于潜水艇上的潜望镜。留置的 Foley 导尿管可以保留 24 小时。拔除导尿管后，第 2 天将阴茎放入弹力绷带内，压迫并冷敷 48 小时。在 48 ～ 72 小时后开始每日淋浴，必须强调并鼓励注意卫生。鼓励患者在 10 ～ 14 天内复诊进行伤口检查。许多住处较远的患者都有男性护理专家的电话随访。所有患者均在 6 ～ 8 周时接受男性护理专家的设备激活和咨询。患者还被嘱咐每日 3 次轻轻地将泵拉向阴囊底部。

难点

术中并发症可能包括近端或远端穿孔（海绵体脚及舟状窝），近端或远端转位，膀胱或肠道穿孔损伤。尿道穿孔和膀胱或肠道损伤，均应放弃手术避免假体感染。术后感染包括未被注意到的穿孔；尿道口出血和血尿可能是隐性尿道损伤和膀胱损伤的迹象。最常见的术后并发症是假体感染或机械故障。圆柱体尺寸过大会导致膨胀时的屈曲；使用计算机断层扫描或磁共振成像可以很好地鉴别，因为圆柱体在完全膨胀后会呈现强回声影像。假体缩小或远端海绵体纤维化会导致龟头支撑不良，并可能导致 SST 畸形。

机械故障会导致假体的液体流失，泄漏可归因于假体管腔断裂、圆柱体或储液囊泄漏、圆柱体动脉瘤或接头断裂。AMS 700 系列和 Coloplast Titan 系列的许多改进使五年设备故障率低于 5%。

术后最显著的并发症是假体感染。使用抗生素浸泡假体（AMS 700）和带有抗生素的亲水性涂层假体（coloplast titan）进行首次手术的非糖尿病患者的感染率通常为 1% ~ 2%。影响感染率的某些可能危险因素包括再次手术、糖尿病、脊髓损伤、免疫抑制和海绵体纤维化。Brant 和 Mulcahy 介绍了一种补救方案，该方案包括在用一系列溶液连续洗涤后去除和立即再植入。最近，Swords 等引进了一种新型的体内抗生素铸型，该铸型含有合成的高纯度 $CaSO_4$，能够持续向感染区域输送局部抗生素。移植几周后再进行手术。$CaSO_4$ 海绵体移植物可以保留海绵体空间。

阴茎假体手术结果

一般来说，接受阴茎假体植入术的患者都很满意。根据几份问卷调查，患者的满意率为 92% ~ 100%，伴侣的满意率为 91% ~ 95%。事实上，手术后 9 ~ 12 个月，满意度持续改善。不满意与阴茎长度的感知或实际损失、勃起或射精感觉的改变、腺体充血的减少、疼痛、不完美的外观、设备操作困难及伴侣的烦躁或阴道疼痛有关。

总结

对于应用微创治疗失败的 ED 患者，阴茎假体的植入被认为是其治疗的"金标准"。适当的患者咨询、设备选择和手术放置对于优化结果至关重要。

拓展阅读

Caraceni E, Utizi L. A questionnaire for the evaluation of quality of life after penile prosthesis implant: Quality of life and sexuality with penile prosthesis (QoLSPP): To what extent does the implant affect the patient's life? *J Sex Med*. 2014;11:1005-1012.

Carson C. Diagnosis, treatment and prevention of penile prosthesis. *Int J Impot Res*. 2003;15:139-146.

Carson C. Efficacy of antibiotic impregnation of inflatable penile prostheses in decreasing infection in original implants. *J Urol*. 2004;171:1611-1614.

Carson C, Mulcahy J, Govier F. Efficacy, safety and patient satisfaction outcomes of the AMS 700CX inflatable penile prosthesis: Results of a long-term multicenter study. AMS 700CX study group. *J Urol*. 1999;162:715-718.

Carson C, Mulcahy J, Harsch M. Long-term infection outcomes after original antibiotic impregnated inflatable penile prosthesis implants: Up to 7.7 years follow-up. *J Urol*. 2011;185:614-618.

Dhabuwala C, Sheth S, Zmazow B. Infection rates of rifampin/gentamicin-coated Titan Coloplast Penile Implants. Comparison with Inhibizone-impregnated AMS penile implants. *J Sex Med*. 2011;8:315-320.

Eid JF, Wilson SK, Cleaves M, Salem E. Coated implants and "no touch" surgical technique decreases risk of infection in inflatable penile prosthesis implantation to 0.46%. *Urology*. 2012;79:1310-1315.

Grober E, Domes T, Fanipour M, Copp J. Preoperative hair removal on the male genitalia: clippers vs. razors. *J Sex Med*. 2013;10:589-594.

Hatzimouratidis K, et al. European Urologic Association guidelines on male sexual dysfunction. The Netherlands: European Association of Urology, 2015.

Henry G, Carrion R, Jennermann C, Wang R. Prospective evaluation of postoperative penile rehabilitation: penile length/girth maintenance 1 year following Coloplast Titan Inflatable Penile Prosthesis. *J Sex Med*. 2015;12:1298-1304.

Hinds P, Wilson S, Sadeghi-Nejad H. Dilemmas of inflatable penile prosthesis revision surgery: What practices achieve the best outcomes and the lowest infection rates? *J Sex Med*. 2012;9:2483-2492.

Mirheydar H, Palazzi K, Parsons K, Chang D, Hsieh T-C. Hospital-based trends in penile prosthetic surgery. *J Sex Med*. 2015;12:1092-1098.

Montague D, Angermeier K. Surgical approaches for penile prosthesis implantation: penoscrotal vs. infrapubic. *Int J Impot Res*. 2003;15:134-135.

Morey A, Cefalu C, Hudak S. High submuscular placement of urologic prosthetic balloons and reservoirs via transscrotal approach. *J Sex Med*. 2013;10:603-610.

Mulcahy J. Current approach to the treatment of penile implant infections. *Ther Adv Urol*. 2010;2:69-75.

Oberlin D, Matuleqicz R, Bachrach L, et al. National practice patterns for treatment of erectile dysfunction with penile prosthesis implantation. *J Urol*. 2014;193:2040-2044.

Scott F, Bradley W, Timm G. Management of erectile impotence: Use of implantable inflatable prosthesis. *Urology*. 1973;2:80-82.

Serefoglu E, Mandava SH, Gokce A, et al. Long-term revision rate due to infection in hydrophilic-coated inflatable penile prostheses: 11-year follow-up. *J Sex Med*. 2012;9:2182-2186.

Swords K, Martinez D, Lockhart J, Carrion R. A preliminary report on the usage of an intracorporal antibiotic cast with synthetic high purity CaSO4 for the treatment of infected penile implant. *J Sex Med*. 2013;9:1162-1169.

Trost L, Boonjindasup A, Hellstrom W. Comparison of infrapubic vs. transcrotal approaches for inflatable penile prosthesis placement: A multi-institution report. *Int J Impot Res*. 2014;27:86-89.

Wolf JS, Bennet CJ, Dmochowski RR, et al. Best Practice Statement on urologic surgery antimicrobial prophylaxis. *J Urol*. 2008;179:1379-1390.

Wolter C, Hellstrom W. The hydrophilic-coated inflatable penile prosthesis: 1 year experience. *J Sex Med*. 2004;1:221-224.

专家点评（DROGO K. MONTAGUE）

在本章中，相对于作者提出的将阴茎假体植入术作为三线治疗的选择，我在临床诊疗过程中将其作为二线治疗选择。当患者一线治疗失败，在患者第二次就诊时我会与患者讨论所有剩余的治疗选择，包括阴茎假体植入术。我发现许多患者选择了阴茎假体植入。

作者手术时采用低位截石位，而我习惯采用仰卧位，可以根据医生的选择决定患者的体位。在关于耻骨下入路与阴囊入路的讨论中，后一种入路最重要的未提及的优点之一是，在必要时，它可以进行完整暴露。

我同意作者的观点，当阴茎假体植入成功时，患者不满意的原因几乎都是因为阴茎长度没有达到预期。对于有器质性勃起功能障碍但其他方面正常的男性，阴茎假体充气时勃起稍短，部分原因是因为龟头没有肿胀。其他患有勃起功能障碍的男性阴茎长度减少一般是由以下一种或多种因素引起：根治性前列腺切除术、Peyronie 病或腹部肥胖。阴茎假体植入不会恢复失去的长度。我试图通过在检查中展示他们被拉伸的阴茎长度，来为潜在的植入者提供现实的长度预期。根据我的经验，勃起时假体膨胀通常在1 cm 以内。

阴茎动脉血管重建术 第 125 章

William O. Brant，Anthony J. Bella，Tom F. Lue

（李广永 译 陈福宝 审校）

血管重建术有几种手术方式，但都有局限性。最为成功的手术方式是将腹壁下动脉与阴茎背动脉（血供重建）或背深静脉（动脉化）进行吻合。

年龄 < 45 岁的年轻患者可以通过海绵体内注射和刺激试验后超声多普勒检查来诊断阴茎动脉血供减少，彩色多普勒检查可检测背动脉和海绵体动脉之间的交通支和血流方向。罂粟碱海绵体内注射的阴茎动脉造影可找到梗阻的部位。它有 3 个作用：①确定梗阻部位；②确认背动脉和海绵窦之间是否存在交通支；③确定供体（腹壁下）动脉和受体（背）动脉是否正常。血管造影评估腹壁下动脉非常重要，如果腹壁下动脉具有较大的管腔和最少的分支，其手术效果较好。

器械和体位

准备以下器械：基本手本器械，泌尿生殖系统（GU）塑料保护膜，GU 显微手术器械，Andrews 吸引器头，手动双极，显微镜和无菌套。球形注射器，WECK 刀，显微擦，可视背景，血管环，血管夹，血管缝合线，连接 20 号套管针肝素生理盐水注射器，LE-100 针 10-0 号尼龙缝线和 TE-100 针 10-0 号尼龙缝线。将患者置于仰卧位，并放置 Foley 导管。

游离腹壁动脉

在下腹部腹中线旁两指做一垂直切口，或者沿 Langer 线做一斜切口。用剪刀打开腹直肌前鞘，Kocher 钳向两侧分离。此外，腹正中切口可以暴露两侧动脉，以防止一测动脉不能满足手术。

肌肉下结缔组织中显露和游离腹壁下动脉，包括它的两个伴行静脉，并用血管束带做牵引（图 125.1A）。继续向近分离动脉至脐水平，游离和结扎近端血管分支。局部应用盐酸罂粟碱以减少动脉痉挛。

另外，可用腹腔镜游离腹壁下动脉。脐下正中 1 cm 横切口，深达腹直肌前鞘，放置 Hassan 球囊管。囊扩张建立初始腔隙。另外，两个穿刺套管放置与 Hasan

球囊管呈三角形（图 125.1B）。腹壁弓状线以下确认并钝性分离腹壁下动脉，少用电刀。血管环便于头侧游离。轻柔剥离，剪切和分离血管束的分支。近脐处分离近端血管束至髂外动脉起始部。切口头侧用超声刀游离血管束。在阴茎根部做一个小切口，经 Hesselbach 三角置入 10 mm 的穿刺套管。通过小切口轻轻牵拉动脉至阴茎根部，Bulldog 夹夹住干动脉末端，便于微血管吻合。

暴露阴茎血管

在耻骨结节下阴茎根部做一正中小切口，深达 BUCK 筋膜暴露神经血管束（图 125.2）。显露阴茎根部。尽管一些医师通过腹直肌鞘下端穿行腹壁下动脉，但笔者通常将同侧腹股沟环作为腹壁下动脉的穿行道，这样可以避免发生扭曲。尤其小心不要产生扭曲和张力。微血管夹置于游离的血管末端。在放置一个血管环之后，取出近端预置的血管夹，以备后续使用。如果采用腹腔镜手术，通过 10 mm 孔将腹壁下动脉牵拉至腹股沟外环口。

阴茎袢状韧带和悬韧带切断与否，依术者习惯和吻合部位而定。如果切断韧带，阴茎应该被重新悬吊于耻骨骨膜。仅在两条血管吻合部位去除外膜，显微镜下使用 8.0 ～ 10.0 号单丝血管缝线完成吻合术。低张力血管 Bulldog 夹夹住血管，吻合前通常用稀释肝素和（或）罂粟碱溶液冲洗腹壁下动脉。

根据动脉闭塞的情况，外科医师对腹壁下动脉的使用有几种选择。最佳吻合方式是腹壁下动脉分支远端与背动脉近端进行吻合，无须与背动脉直接吻合。笔者认为，腹壁下动脉和背动脉间足够的压力梯度对于吻合术的成功至关重要。因此，吻合前应评估压力梯度，以帮助确定是否可进行血供重建或动脉化。请麻醉师建立动脉通路，用 25 号血管导管穿刺背动脉测量动脉压，同时将有套管的血管导管插入游离的腹壁动脉管腔中，15 mmHg 以上的压力梯度才能保证有足够的流量通过吻合。如果梯度小于 10 mmHg，以背静

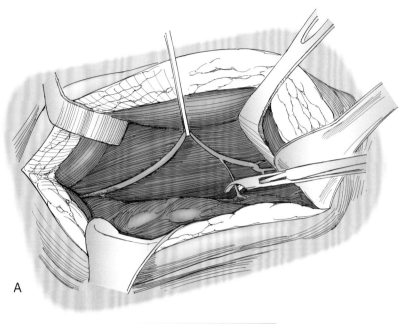

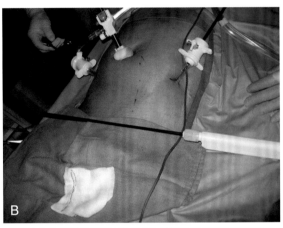

图 125.1 　**A、B.** 切断腹壁下动脉

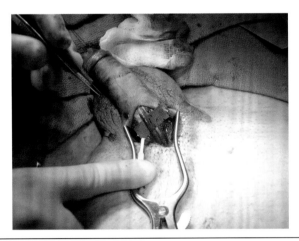

图 125.2 　暴露阴茎血管神经束

脉吻合术进行替代。

吻合术后，给予低分子肝素（5000 U 皮下注射，每 12 小时 1 次，共用 2 天），之后每天口服小剂量阿司匹林或双嘧达莫（潘生丁）3 个月。

腹壁下动脉–背动脉吻合术

动脉解剖：阴部内动脉通过生殖隔，沿耻骨上下支内侧缘走行，形成阴茎动脉。当进入球部，分为球部动脉、背侧动脉、海绵体动脉 3 个分支。尿道球动脉进入尿道球部，阴茎背动脉走行于背深静静与背侧神经之间。它分出很多回旋支来供应海绵体。海绵体动脉由阴茎根部进入海绵体走行到顶端，在海绵窦内分出许多螺旋动脉。阴茎脚动脉是阴茎动脉主要的小分支。供应双侧海绵体脚（图 125.3 ）。

手术在显微镜下进行，暴露与海绵体动脉连接的阴茎背脉，向近端游离 3 cm，避免损伤阴茎背神经。切断血管并准备吻合的管腔，特别注意避免损伤血管内皮细胞。用罂粟碱溶液冲洗，去除外膜 0.5 cm，使用双极电凝止血。去除微血管夹，检查腹壁下动脉的流量。阴茎背动脉上置两个微血管夹，在其间切断。去除血管外膜，用微血管连续维合技术将其远端与腹

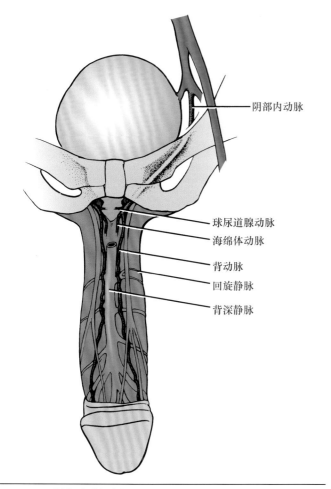

图 125.3　阴茎动脉解剖

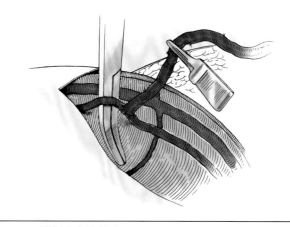

图 125.4　端侧吻合技术（Reproduced with permission of the Mayo Clinic Foundation.）

壁下动脉一级分支做吻合。如管径大小不匹配，可进行修剪，放置血管支架以防止缝合至管腔对侧，缝合最后四针前取出支架，尽管一些外科医师选择腹壁下动脉一级分支端端吻合，但也有一些学者选择腹壁下动脉的二级分支与阴茎背动脉进行吻合。此外，可选择腹壁下动脉与阴茎背动脉端侧吻合（图 125.4，彩图见文末）。

关闭腹部切口。BUCK 筋膜覆盖动脉，关闭耻骨下皮肤切口。次日出院。嘱患者 4 ~ 6 周禁止性生活。

其他手术方式

腹壁下动脉二线分支可与对侧背动脉吻合。供体动脉可与背动脉行端侧吻合，然后腹壁下动脉移到对侧与另一侧背动脉行端端吻合。股动脉和海绵体动脉吻合时可以应用一段大隐静脉。对于有外伤史的年轻患者，腹壁下动脉可与阴茎背动脉进行端侧吻合。此外，腹壁下动脉可与背静脉吻合。

腹壁下动脉-背静脉吻合术

如果阴茎背动脉和全身血压间压力差小于 15 mmHg，那么可行腹壁下动脉与背深静脉吻合。

如前所述游离腹壁下动脉。暴露神经血管束和背深静脉。耻骨联合下，悬韧带和泌尿生殖膈之间游离并结扎背深静脉，可吸收线结扎近龟头的背深静脉分支，同时结扎沿阴茎海绵体走行的大分支血管。用 2 mm leMaitre 瓣膜刀或同型号的 Fogarty 球囊导管可去除背深静脉瓣膜，但并非常规做法。还有一些采用顺行背静脉动脉化技术无须破坏静脉瓣膜的报道。笔者大多采用阴茎根部动静端侧吻合，并且结扎背深静脉远端与近端分支。

游离腹壁下动脉及伴行静脉，通过腹股沟外环口牵拉至阴茎根部，静脉环固定静脉远端和近断。去除 2 ~ 4 cm 的血管外膜。切开阴茎背静脉，用 7-0 或 8-0 号尼龙线进行血管吻合（图 125.5）。松开血管环观察腹壁下动脉血液灌注。取出阻断动脉的微血管夹，观察静脉搏动。

此外，一些外科医师将腹壁下动脉的二级分支与背动脉进行吻合。

术后问题

最严重的并发症是阴茎异常勃起（腹壁下动动脉-阴茎海绵体吻合术）和龟头充血（腹壁下动脉和背静脉吻合术）。前者手术已弃用。为防止龟头充血，应结扎腹壁下动脉-背静脉吻合口远端的静脉通道。吻合前通过背静脉注射亚甲蓝可以观察这些通道。

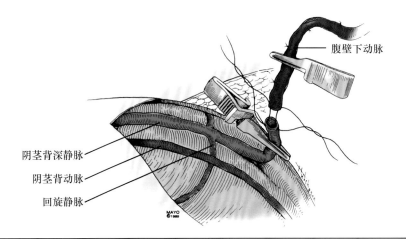

腹壁下动脉

阴茎背深静脉
阴茎背动脉
回旋静脉

图 125.5　阴茎背静脉切开吻合技术（Reproduced with permission of the Mayo Clinic Foundation. ）

拓展阅读

Brant W, et al. Vascular Surgery for Erectile Dysfunction. In: Mulcahy J, ed. *Male sexual function: a guide to clinical management.* Totowa, New Jersey: Humana Press; 2006.

Dabaja AA, Teloken P, Mulhall JP. A critical analysis of candidacy for penile revascularization. *J Sex Med.* 2014;11(9):2327-2332.

Freedman AL, et al. Long-term results of penile vein ligation for impotence from venous leakage. *J Urol.* 1993;149(5 Pt 2):1301-1303.

Lue TF, et al. Functional evaluation of penile veins by cavernosography in papaverine-induced erection. *J Urol.* 1986;135(3):479-482.

Montague DK, et al. Penile venous ligation in 18 patients with 1 to 3 years of followup. *J Urol.* 1993;149(2):306-307.

Trost LW, et al. External Mechanical Devices and Vascular Surgery for Erectile Dysfunction. *J Sex Med.* 2016;13(11):1579-1617.

Wolf JS Jr, Lue TF. High-flow priapism and glans hypervascularization following deep dorsal vein arterialization for vasculogenic impotence. *Urol Int.* 1992;49(4):227-229.

专家点评（WAYNE J.G. HELLSTROM，KENNETH DELAY）

　　国际性医学学会起源于 1978 年第一次国际海绵体重建会议。来自布拉格的 Vaclav Michal 医生的观点是"勃起功能障碍与血管疾病有关"，旁路手术可以为功能性的阴茎提供恢复正常勃起所需的血供。

　　尽管手术方式有许多不同之处，但长期的结果并不能都令人信服，并且这些显微血管手术已经降到三级中心开展。考虑到这一点，在选择的患者（有闭合性盆腔创伤病史的年轻人）中，阴茎血管重建仍然是避免使用阴茎假体的一个很好的选择。在理论上也提高了后尿道牵张缺损修复后的手术效果。为获得最佳效果，患者应符合以下标准：选择动脉造影证实的孤立性动脉病变，年龄小于 45 岁，不吸烟，阴茎彩色多普勒证实无静脉瘘，无全身血管疾病如糖尿病等全身血管疾病。本文作者注意到，腹腔镜已经被用来降低腹壁下动脉游离开放手术的并发症。我们医疗中心成功地使用了一种机器人方法。在游离腹壁下动脉后，可与背动脉或背静脉进行显微血管吻合。然而，目前缺乏相应的数据，这些患者是否能取得良好的效果。尽管如此，大多数接受血管重建术的男性都会出现无效的勃起。

Peyronie 病的治疗策略 第 126 章

Amanda B. Reed-Maldonado，Tom F. Lue

（周 波 译 靳风烁 审校）

概述

治疗阴茎 Peyronie 病（佩罗尼症或阴茎硬结症）的手术方式正在不断演变。自从本书上一版出版以来，治疗 Peyronie 病和阴茎畸形的方法发生了变化。以前，Peyronie 病没有很好的治疗方法。2013 年 12 月，溶组织梭菌胶原酶（商品名 Xiaflex；Auxilium Pharmaceuticals，Chesterbrook，PA）获得了美国食品和药物管理局（FDA）的批准，可用于 Peyronie 病的保守治疗。现在溶组织梭菌胶原酶被纳入我们的治疗系统，使得许多患者免于手术。以往，手术的目的是移除和替换病变的白膜。现在的重点是保护阴茎的基本结构，尽量减少对白膜的破坏，从而降低勃起功能障碍（ED）的风险。目前使用的干预措施缩短了麻醉时间、恢复时间，减少了阳痿、感觉迟钝和感觉异常的长期风险。

外科手术

一个完整的性交史，包括勃起硬度，对于手术计划来说是必不可少的。获取详细的病史和体格检查，包括检查其他纤维增生的情况，如掌挛缩病（又称手掌腱膜挛缩症或迪皮特朗挛缩）和 Ledder-Hose 疾病（足底表面纤维增生）；使用患者提供的勃起阴茎的照片或注射血管活性剂后对勃起阴茎进行临床检查来评估阴茎畸形（后者更加可取，因为它可以更客观地评估硬度和变形）；记录弯曲的程度和方向、阴茎的周长和任何其他畸形，包括沙漏畸形或铰链效应的描述。获得牵张阴茎的长度和周长的测量和评估阴茎的感觉。尽可能拍摄到勃起的阴茎，以便制订治疗计划和术后比较分析。

阴茎超声检查是泌尿科医师所熟悉的一种临床辅助手段，在大多数泌尿科诊所都很容易得到。用高频探头沿背侧和腹侧扫描疲软的阴茎。这允许对斑块、间隔纤维化、海绵体内纤维化，以及海绵体的形状和大小进行系统、三维的评估。重要的是要注意斑块是否钙化，并测量钙化斑块表面的内膜厚度，以确定是否可以选择保留内膜的斑块切除。如果计划移植手术，还建议对阴茎动脉和静脉功能及阴茎动脉分支间侧支循环情况进行彩色多普勒研究。

手术通常在发病后 12 ~ 18 个月，疾病进入慢性期，且畸形已稳定至少 3 ~ 6 个月时进行。如果保守治疗和医疗干预无效则可以手术。外科手术适用于因畸形而影响性交的患者、广泛或疼痛的阴茎硬化斑块的患者，或希望快速见效的患者。

手术计划中最重要的一个环节是建立患者对手术结果的现实预期。确保患者明白手术的目的是恢复阴茎功能，而不是让阴茎恢复到疾病前的状态。充分解释阴茎手术的风险，包括阴茎缩短、畸形复发、感觉减退、持续疼痛、术后勃起功能障碍及可能的外观不良。

治疗原则

手术设计基于畸形的部位和程度（弯曲度、沙漏畸形、Hinge 效应），术前勃起功能，阴茎伸展长度及患者和外科医师的偏好。笔者很少选择白膜延长手术（使用移植或部分切除术），因为这些方法已经被胶原酶注射所取代。由于这些手术会使得术后不良反应和 ED 风险显著增加，故很少采用。但是，它们可以用于经过精心挑选的，被彻底告知手术风险和获益的患者。

1. 对于那些在性交过程中阴茎硬度足够的患者，给予胶原酶注射来矫正斑块相关的弯曲。

2. 如果胶原酶无效或不能完全纠正弯曲，可进一步采用折叠手术来纠正残余弯曲。

3. 对于静脉漏畸形的患者，提供一种白膜加固的方法，或使用同种异体移植物增厚的方法，以防止手术破坏白膜。笔者把这个过程称为白膜外移植过程。

4. 对于钙化斑块的患者，使用保留白膜的钙化斑块切除和手术矫正（如上所述）。

5. 对于术前 ED 对勃起药物没有反应的患者，建议放置阴茎假体。

6. 对勃起药物有反应的 ED 患者可能是重建的候选对象，但必须明白他们可能需要增加药物剂量，或者术后可能不再对药物有反应。

胶原酶注射

胶原酶注射是首选的初始治疗方案，适用于有良好勃起功能和背侧斑块引起的阴茎弯曲（背弯、背-侧弯或静脉漏畸形）患者。Xiaflex 手术需要具有 Peyronie 疾病管理经验，并通过 Xiaflex 风险评估和缓解策略（REMS）认证的专业人员实施。1 个疗程包括两次胶原酶注射，其间隔为 1～3 天，然后是 6 周的阴茎重塑（或拉伸）程序。疗程之间间隔 6 周或更长时间。每个导致弯曲畸形的斑块最多可进行 4 个疗程的治疗。如果弯曲不显著，或者在第 1 个疗程后效果较好，则可能不需要额外的治疗。

注射过程

使用药物让阴茎充分勃起，以便确定和标记注射斑块的靶区。在注射 Xiaflex 前，阴茎应处于疲软状态。在斑块的局部注射局部麻醉药如 0.25% 丁哌卡因，等 5～10 分钟，局部麻醉才会生效。使用前按照制造商的说明书，用所提供的 0.39 ml 稀释液重新配制 Xiaflex 冻干粉。使用一个新的带有 0.01 ml 刻度的 1/2 的注射器，抽出 0.25 ml 的重建溶液（包含 0.58 mg Xiaflex）。接下来，用非优势手的示指和拇指固定斑块。在注射部位涂抹抗生素，并保持干燥。将针横向穿过背侧斑块的全长，或直至针不能向前推进为止，说明针在斑块的中间（图 126.1）。正确的位置是通过注意注射器柱塞的阻力最小来确定的。每隔 2 天向松弛阴茎的靶区斑块注射 0.58 mg 重组的 Xiaflex，间隔 1～3 天注射一次（图 126.2）。虽然没有制药公司的推荐，笔者已经成功地治疗了严重的腹侧曲度和厚的腹侧斑块的

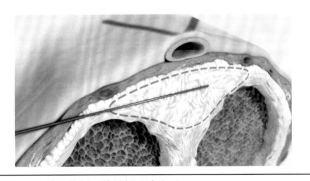

图 126.1　从斑块侧面将针插入病斑（From Xiaflex REMS Training Guide.）

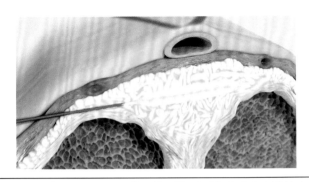

图 126.2　将胶原酶注入斑块。您可能需要多次重定向指针来分布药物治疗（From Xiaflex REMS Training Guide.）

男性。在这些患者中，笔者倾向于将针纵向插入斑块，以避免损伤海绵体或尿道。

塑形过程

在每个疗程的第 2 次注射后 1～3 天进行阴茎塑形，拉伸斑块并教患者如何拉伸。笔者的塑形建议与制造商的有所不同，是基于个人临床经验。在使用 Xiaflex 之前，确保熟悉制造商的建议。笔者建议患者每天拉伸疲软的阴茎 10 次，每次 60 秒，持续 6 周，以最大限度延长注射胶原酶后的阴茎长度。如果患者有静脉漏样畸形，笔者建议患者在 3 天后开始使用手动真空勃起装置（没有收缩环），或者在第 2 次注射后淤血有所改善后开始使用。患者应该慢慢地勃起阴茎，直至感到不适，保持这一姿势维持 3 分钟，然后放松，让勃起消退几秒，每日两次，共 10～15 分钟。

注射后注意事项

告知患者在注射后的几天内可能会感到明显的疼痛，并可能在阴茎、耻骨或阴囊处出现瘀伤。他也可能注意到在塑形过程中或夜间勃起时，感觉到或听到斑块的伸展。这些都是正常现象。患者应在注射后 2～3 周内避免性交。如果他正在服用阿司匹林或抗凝血药，建议在注射后 1～2 天内使用压缩敷料，以避免过多的瘀斑或血肿。建议患者，如果他在勃起时听到爆裂声或感觉突然失去了维持勃起的能力，应该立即就医，因为可能发生了阴茎折断。胶原酶注射的另一个主要并发症是白膜膨出。笔者推测，这可能是由于胶原酶使白膜变薄所致。在解剖学上，白膜外侧面较薄，因此，在注射 Xiaflex 后更容易发生疝。

外科干预措施

16-Dot 折叠

患者仰卧在手术台上，采用局部麻醉轻镇静。用 25 号针将罂粟碱或罂粟碱＋酚妥拉明注射到海绵体中，诱导药物性勃起。按通常的无菌方式准备生殖器区域。在切口部位注射局部麻醉药如 0.25% 丁哌卡因，或在阴茎底部进行阴茎根部阻滞。评估畸形的程度和弯曲方向。

如果没有药物勃起的条件或药物勃起无效，可选用替代方法，也就是在无菌区准备好后创建一个盐水人工勃起。将 21 号头皮针头插入一侧海绵体，另一只手拇指和示指尽可能在近端夹紧海绵体，同时通过头皮针注入生理盐水。用止血带很难放置在最近端的地方，导致阴茎弯曲的范围被低估。此外，止血带直接压迫在阴茎被神经上可能会导致阴茎麻木。

做纵向切口或包皮环形切口。如果患者已经行了包皮环切术，或希望行包皮环切术，或希望避免阴茎纵向瘢痕，则行环形切口。环形切口距冠状沟约 1 cm，使用这个切口而不是之前的包皮环切切口，可以减少术后阴茎远端皮肤水肿。术后由于包皮环切后淋巴引流畸形，可能延长水肿时间。如果患者不关心美观问题，纵向切口是更好的选择，因为它最直接暴露病变区域，术后并发症较低（图 126.3）。

对于背部弯曲，紧邻海绵体纵切勃克氏筋膜。侧面伸至尿道海绵体，沿着弯曲的长度显露腹侧白膜。标出弯曲的中心。标记缝线的入口和出口点，间隔 0.5 ～ 1 cm。将缝合点放置在尿道海绵体外侧 2 ～ 3 mm 处。每 4 个点对应一条缝线；大多数弯曲需要在尿道海绵体两侧各缝合两到三组，以矫正畸形（共 16 或

24 个点）。在某些情况下，可以选择只缝合一组。在极少数有严重畸形角或极长的阴茎患者中，使用四对缝线（32 点）。将 2-0 号编织的聚酯纤维不可吸收缝线穿过全层白膜（图 126.4）。在勃起相对完整的情况下，将缝合线打一个结并用带皮圈血管钳固定，挤压阴茎根部诱导阴茎勃起，评估阴茎勃起时的伸直状态（图 126.5），通过放松或收紧缝线进行纠正，然后重新评估，以使阴茎勃起时处于挺直状态。

腹侧弯曲时，将缝合线放在深背静脉和成对的背动脉之间。对于侧弯，在分离勃克氏筋膜和下面白膜上的神经血管束后，将缝合线放在阴茎凸起侧的外侧。使用 4-0 号延期可吸收缝合线缝合肉膜层，并连续或间断可吸收缝合线缝合皮肤。弹性辅料包裹伤口。

白膜加强：用白膜外移植术矫正沙漏样畸形

患者仰卧在手术台上，采用局部麻醉轻镇静。用罂粟碱或罂粟碱联合酚妥拉明诱导勃起。常规无菌消

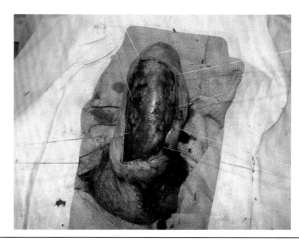

图 126.4　放置 16 个点，缝线 4 条（每条都是 "in-out-in-out"）。沿着阴茎下垂部分的整个长度分布缝线

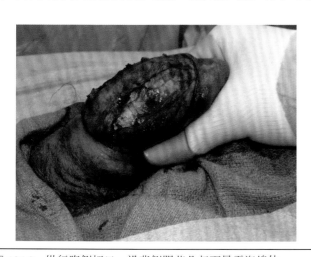

图 126.3　纵行腹侧切口，沿背侧阴茎凸起面暴露海绵体

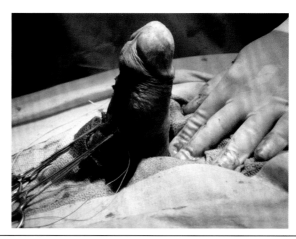

图 126.5　第一次打结后，以皮套钳钳夹线结。如果阴茎没有伸直，则移除皮套钳，收紧或放松缝线；再次评估

毒准备，在切口部位注射局部麻醉药如 0.25% 丁哌卡因，或在阴茎底部进行阴茎根部阻滞。用记号笔评估并标记阴茎畸形（图 126.6），做环形切口，在深筋膜和 Buck 筋膜之间的平面上游离进行脱套（图 126.7）。重新评估畸形的解剖情况和畸形长度。如果存在弯曲，在处理沙漏畸形之前纠正弯曲（图 126.8）。选择最符合患者需要的移植物大小和材料（图 126.9）。调整移植物以适应畸形，并将移植物浸泡在抗生素溶液中 5 ～ 10 分钟。用间断的 3-0 号聚二噁烷酮缝合线（PDSs）将移植物固定在海绵体白膜表面（图 126.10）。

确保移植物的大小与勃起的阴茎相适应，以避免在患者勃起时缩短或卡住阴茎。反复冲洗伤口，尽量减少移植物与患者皮肤的接触，以降低感染风险。最后，如果需要，可生理盐水诱导勃起，以评估移植后的畸形情况，并评估皮肤恢复到解剖位置后的手术效果。可能需要将移植物的厚度增加 1 倍或 3 倍，以适当地矫正勃起时海绵体的凹陷。还可以把移植物的边缘折叠缝合，使其周边更厚，中部更薄，术后效果更好。分 3 层缝合切口，深层用 4-0 号聚乳酸缝合线间断缝合关闭，5-0 号聚乳酸缝合线缝合纵向切口。如果切口是环形的，用 4-0 号聚乳酸缝合线缝合 Dartos 筋膜层，对皮肤可以用间断或连续的可吸收缝合线缝合。（连续缝合线缝起来较快，但如果缝合线松动或断裂，

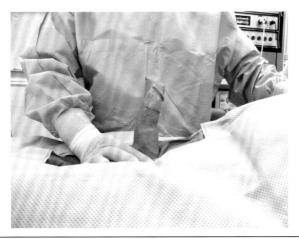

图 126.6　中份背曲，或沙漏样畸形，位于阴茎干中间（左侧面观）

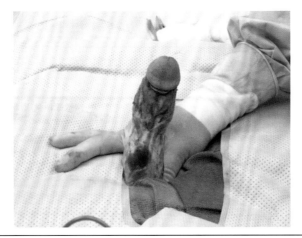

图 126.7　环切切口，脱套，暴露阴茎干中份沙漏样畸形（床头侧观）

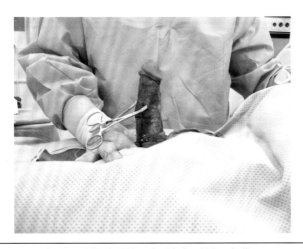

图 126.8　在处理沙漏畸形前，先进行折叠矫正弯曲

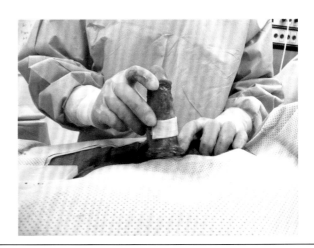

图 126.9　测量 Tutoplast 移植物，并将其置于畸形位置

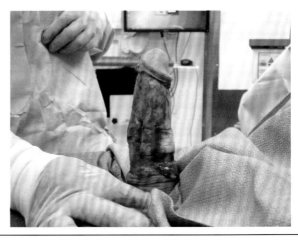

图 126.10　采用间断的 3-0 号聚二噁英缝合线 Tutoplast 移植物。注意：阴茎是直立的，以确保移植物不限制完全勃起

伤口会整个裂开。）用非黏合、无菌 4 cm×4 cm 纱布包扎伤口，松敷自贴弹性加压敷料。1 小时后检查阴茎，确保阴茎灌注良好。24 小时内取除敷料，在接下来的 5～7 天内教会患者如何用类似的方式包扎伤口。患者可在 6～8 周后恢复性交。

注意事项

这种白膜外移植的目的是使阴茎干的薄弱部分变厚。化学处理或伽马射线照射的尸体脱细胞心包或阔筋膜（Tutoplast；Coloplast，Minneapolis，MN）比较薄，很容易处理，在不规则的表面轮廓下很容易变平，而且它有很好的抗拉强度和多向弹性，这对勃起和性交的动态过程很重要。在正常的愈合过程中，当移植物材料被患者部分吸收时，移植物充当支架，允许组织生长。虽然使用自体材料（静脉、真皮移植、筋膜）引起的炎症较少，但它们的主要缺点是需要额外的外科手术获取材料，也增加了感染机会。使用非自体同种异体移植可以避免自体移植，从而减少麻醉时间，加快患者的康复，从而将手术的并发症降到最低。

保留白膜的钙化斑块切除

患者仰卧于手术台。建议全身麻醉。用药物或注射盐水诱导人工勃起。评估钙化斑块的畸形程度和位置（图 126.11）。在切口部位及周围皮下注射局麻药；或者在阴茎根部做一个环形阻滞。根据患者的偏好和畸形部位，选取包皮环形切口或纵向切口。对于多种畸形，包皮环切切口是最好的，因为它允许通过一个切口进入整个阴茎。如果计划阴茎折叠，在切除钙化斑块前先按需置好缝合线。

通过在 DARTOS 筋膜和 BUCK 筋膜之间的平面上游离，来解剖海绵体。用锐性和钝性的解剖方法清理白膜的腹侧面。根据斑块的位置，从腹侧到背侧面至 1 点钟或 11 点钟之间，解剖游离出一个含有侧神经血管束的软组织皮瓣。这避免了对背部神经血管束不必要的操作。如有需要，在切除钙化斑块前，注射稀释的去氧肾上腺素溶液以中止勃起。

钙化或骨化的 Peyronie 斑块形成于与阴茎勃起组织交界的白膜内侧，在解剖时要记住这一点。触诊骨化斑块，用 15 号刀片在钙化斑块的外侧直接纵向切开白膜，使切口略大于斑块，以使剥离更容易，并确保留下足够的背部白膜关闭，而不会把神经血管束缝合进去。用 15 号刀片将钙化斑块从邻近的勃起组织上剥离，齿镊夹住斑块上的膜，用新鲜的刀片将斑块与上覆的白蛋白膜分离 3～4 mm，再用 2.5 倍放大镜放大。该过程的其余部分利用手术刀的"刮削"动作，以剥离膜下下表面的骨化斑块（图 126.12）。根据斑块的大小和密度，可能需要几个新的刀片。也可以用无创钳夹住白斑以方便操作。这个过程是缓慢的，在最坏的情况下可能需要几小时，这取决于斑块的复杂性和大小，以及是否涉及隔膜或对侧白膜。耐心是成功切除这些斑块的关键。

使用 3-0 号聚二噁英缝线从角上开始间断缝合，以关闭白膜缺损。这将避免缝合线缩短，并确保严密缝合。采用间断 5-0 号聚乳酸缝合线将皮肤切口分为两层缝合。使用黏合剂、油纱、无菌 4 cm×4 cm 纱布敷料包扎。术后 1 小时检查龟头灌注，确保敷料不太紧。24 小时内取出敷料，并教患者在接下来的 5 天内如何使用松压敷料。患者应在 6～8 周内避免性交。

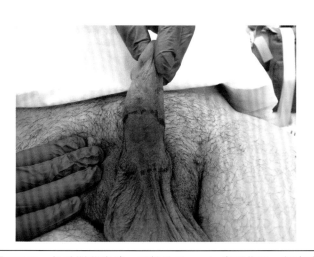

图 126.11　松弛阴茎皮肤，可触及 Peyronie 病斑位置，超声确认 3.5 cm 钙化斑块存在

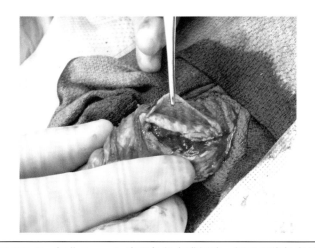

图 126.12　钙化 Peyronie 病斑保留内膜切除。镊子正将保存的内膜抬高到钙化斑块上方（箭头）。可见保存较差的勃起组织

切除和移植

切口和静脉移植技术（Lue）

患者取仰卧位，若进行隐静脉移植，非优势腿应当外展成青蛙腿的姿势，并适当地垫上衬垫。准备生殖器区域。不要用药物诱导勃起，这会增加术中出血并模糊视野。

切口。 做包皮环切切口，尤其是如果患者想要割包皮的话。如果他已经做了包皮环切术，在距冠状沟 1 cm 的地方做一个切口，通过在 DARTOS 和 BUCK 筋膜之间的一层游离来剥离阴茎。

提起 BUCK 筋膜，从海绵体外侧开始。对于背弯的病例，用剪刀沿海绵体白膜上进行解剖。解剖并扎紧深背静脉，然后小心地提起背神经和血管，并将其移到一边。后一个步骤可能比较困难，因为覆盖在斑块上的组织可能受到潜在炎症的影响。

用记号笔标出斑块的范围，人工诱导勃起来判断斑块对弯曲的影响。

在被切开或切除的区域将 21 号头皮针头插入一侧海绵体，用一只手的拇指和示指尽可能在根部夹住海绵体，同时通过头皮静脉针注入生理盐水。

在斑块上做一个 H 形切口（图 126.13）。不要试图切除斑块。为了适应不同程度的弯曲，可能需要不同的 H 形切口（图 126.14）。测量需要的静脉长度。一般的指导原则是，通常需要的隐静脉段在切开后宽度应该是 1 cm。术后静脉很少有挛缩，所以采集比测量所需多 2 cm 的静脉。

在腹股沟区触及股动脉搏动，切开并显露大隐静脉。应注意控制较浅的血管和淋巴管。为了避免长切口，笔者通常会做几个较小的切口，将静脉穿出，用可吸收的缝线结扎分支，彻底止血。然后冲

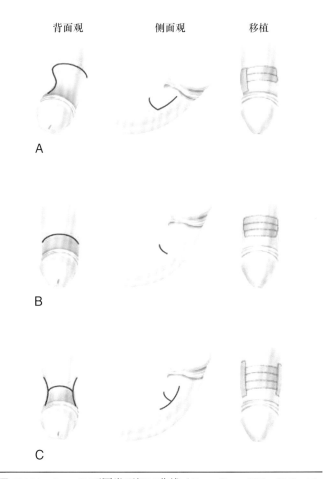

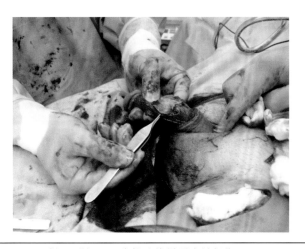

图 126.13　做 H 形切口，牵拉边缘暴露容纳部位

背面观　　　　侧面观　　　　移植

A

B

C

图 126.14　A ~ C. 不同类型切口曲线（From Brant WO，Bella AJ，Garcia MM，et al. Surgical atlas. Correction of Peyronie's disease: plaque incision and grafting. BJU Int 2006；97（6）：1353-1360.）

洗伤口并将移植物用湿纱垫包裹。伤口用可吸收缝线两层缝合，缝合 Scarpa 筋膜和皮下层。打开一段静脉（图 126.15），要确定静脉长度，如果 H 形切口宽 5 cm×3 cm，选择长度约为 17 cm 的静脉，缝合成 5 cm×3 cm 的节段，材料要略有剩余。静脉是所有生物移植材料中挛缩最少的，根据大小裁剪作为移植物更为容易（详见下文）。

静脉制备。 在硅橡胶块上去除静脉的外膜，将静脉分成节段，分段切开时最好选在分支处，以减少术后的渗漏。使用 25 号短针将静脉固定在硅橡胶块上，5-0 号合成可吸收缝线固定相邻静脉段的边角，静脉片之间的相邻边用 1.4 mm VCS 钛合金血管吻合器吻合。移植物在使用前保持湿润。首先使用 4-0 号聚甘醇碳酸缝线将角缝合到位，其余部分以连续扣锁的方式缝合，泄漏往往发生在角上，不扣锁缝合及加密缝合有助于避免渗漏。如果做了多个单独的减张切口，将一个开放的静脉段缝合到每个缺损处（Moriel），尽量用 BUCK 筋膜覆盖移植物。用盐水膨胀试验以消

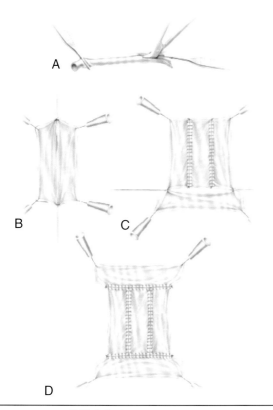

图 126.15　**A ～ D.** 静脉准备（From Brant WO，Bella AJ，Garcia MM，et al. Surgical atlas. Correction of Peyronie's disease: plaque incision and grafting. BJU Int 2006; 97（6）: 1353-1360.）

除弯曲。如果弯曲被过度修正或如果横向弯曲持续存在，则用折皱缝合法纠正（请参阅前面关于 16-Dot 折叠的讨论）。将神经束复位至正常位置，4-0 号可吸收缝线关闭肉膜，5-0 号可吸收性缝线关闭皮肤，适当加压包扎阴茎伤口，1 小时后检查龟头确保包裹不太紧。24 小时内更换敷料，10 天内指导患者每日更换敷料。性交可在 6 ～ 8 周后进行。尿道海绵体从阴茎海绵体上剥离后，腹侧弯曲也可以采取上述相似的办法处理。

皮瓣移植技术（Devine）

　　以腹股沟区阴毛边界线作为供皮区标记一个椭圆形皮瓣标记，徒手或用约 0.012 英寸（1 英寸 ≈ 2.54 cm）（图 126.16A）的取皮刀去除表皮，然后切除真皮，将供体位置分两层关闭。去除移植物上的皮下组织。用 4 根可吸收单丝缝合线将移植物固定在缺损的内边缘和末端，然后沿着整个内边缘缝合，每隔 3 针锁定 1 次（图 126.16B）。在移植物中心向下缝合，使移植物固定在中间隔纤维上。沿着外缘加强缝合。通过重复人工勃起检查，确保缝线是密闭无渗漏的，并证明畸形已经纠正。如果没有，则需要进一步切

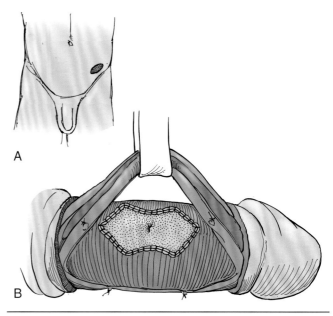

图 126.16　**A.** 取皮部位；**B.** 植皮位置

除斑块。这项技术也可用于异种移植，如猪皮或牛心包。允许术后移植物适当挛缩是非常重要的，挛缩程度为 20% ～ 25%。沿移植物中心向下的缝合是可取的。由于材料多余的原因，人工勃起时往往有一个"驼背"畸形，可用编织的不可吸收缝线做两条纵向缝合作为支撑，以防止过多的膨胀和避免矫形过度。

术后注意事项

　　术后前 3 个月内移植物可产生收缩，在 2 周时，要求患者按摩并轻轻地拉直勃起的阴茎，以对抗这种收缩倾向。术后 6 ～ 8 周性交应该是安全的，过早性生活不利于愈合。3 个月时，真皮移植物开始软化，勃起应变得更直。如果性能力没有恢复，这一手术过程不会影响阴茎假体的植入。在进行假体植入之前，要确定阳痿是有器质性的原因。

其他移植材料

　　许多作者描述了白膜缺损、斑块切开、切除后的自体、生物和合成材料，这些包括来自小腿、真皮、颊黏膜、阴道膜、颞肌筋膜、阔筋膜、小肠黏膜下层、Tutoplast（阔筋膜或心包）的自体材料，以及人造血管移植物。

假体植入

　　对于因 Peyronie 病需要阴茎矫直的阳痿患者，有几种选择：阴茎重塑，简单的折叠（如 16-Dot 折叠），或斑块切开或切除和移植。

重塑

首先放置充气假体并用力拉直弯曲。假体植入后，将假体部分充气至可观察到弯曲的位置，然后用力拉直阴茎，直至听到"啪"的一声。重复这个动作，直至假体完全充气，阴茎尽可能伸直。检查插入的柱状假体。如果弯曲持续存在，暴露斑块并通过其进行横向切口，注意不要损伤柱状假体或尿道。如果缺损小于 2～3 mm，出血最少，则不需要覆盖海绵体的缺损。

折叠

理想情况下，在植入假体之前，先留置折叠缝合线。如果患者已知存在严重弯曲，不太可能通过放置充气阴茎假体来伸直，应在植入阴茎假体之前先放置16点折叠缝合线。这可以通过与用于假体放置的相同的阴茎阴囊切口来实现，在 BUCK 筋膜上进行远端解剖，直至龟头冠状沟，然后通过阴囊切口外翻阴茎。这避免了任何针扎到设备上的风险，也避免了装置长时间暴露在手术视野，从而潜在地降低了感染风险。如果你选择先植入假体，关键是不要损伤圆柱体。在标出弯曲和预定的缝合位置后，假体完全放气（见前面 16 点折叠的部分）。假体应该仍然有远端引导缝线附着在其顶端，因此可以从海绵体中取出，这样就可以在没有损伤风险的情况下放置缝线。在放置折叠缝合线后，假体重新膨胀并依前述方法缝合。

带或不带白膜加固的斑块切口

该技术用于严重沙漏畸形或凹陷的患者。随着假体膨胀，用电刀切开白膜的缩窄区域，直到束缚被突然"弹开"。如果白膜缺陷宽度小于 2～3 mm，可以保持打开状态。如果较大，则用同种异体移植物"包裹"（首选 Tutoplast），如前所述放置，以覆盖额外的海绵体并确保止血良好。用间断的 3-0 号聚二噁英缝合线将移植物缝合在海绵体切口上方，确保假体和尿道的保护。

术后处理及注意事项

笔者不预防术后勃起，因为它们可能改善矫直和协助阴茎灌注。然而，任何形式的性活动在 6～8 周内都是被禁止的。除了在术后 48 小时内使用冰袋外，还应教会患者如何在术后几天内使用弹性的环形敷料，以减轻水肿。如果止血不充分或换药时发生血肿，它们也可能发生在术后勃起较强的情况下，尤其是术后 6～8 周内。血肿可能需要清除，可能是在超声引导下进行。感染可导致移植物或假体丢失，需要重复手术。另外，可能会导致慢性窦道的形成，需要移除移植物及其缝合线。疼痛一般不是广泛存在的问题，虽然有一小部分折叠术患者术后在折叠点会出现疼痛，可以通过局部注射麻醉药物和类固醇混合制剂来解决疼痛问题，每隔几周可重复注射，有时多达 6 个周期。广泛游离神经血管束后龟头可能出现麻木。皮肤坏死可能由敷料太紧所致。如果术前阳痿未被发现，应当采用标准流程进行处理，部分人在二次手术时需要假体。由于移植物挛缩，术后 1 个月及以后弯曲可能复发，但 3～6 个月后二次畸形大都可以消退。术后阴茎弯曲可能复发于对侧。

拓展阅读

Alwaal A, Hussein A, Zaid U, Lue T. Management of Peyronie's disease after collagenase (Ziaflex R). *Curr Drug Targets*. 2015;16(5):484-494.

Jordan G, McCammon K. Peyronie's Disease. In: Wein AJ, Kavoissi LR, Novick AC, Partin AW, Peters CA, eds. *Campbell-Walsh urology*. 10th ed. Philadelphia: Elsevier Saunders; 2012:793-809 [Chapter 28].

Tan R, Sangkum P, Mitchell G, Hellstrom W. Update on medical management of Peyronie's disease. *Curr Urol Rep*. 2014;15:415.

Zaid U, Alwaal A, Zhang X, Lue T. Surgical management of Peyronie's disease. *Curr Urol Rep*. 2014;15(10):1-11.

专家点评（LAURENCE A. LEVINE）

作者对 Peyronie 病的最新非手术治疗和外科矫治方法进行了精彩综述。目前，Xiaflex 已经报告了弯曲方面的效益证据，但没有证据表明它在周径或长度方面的效益。目前，这是 FDA 批准的唯一一种治疗 Peyronie 病的方法，但它并不能治愈 Peyronie 病。显然，获得成功结果最关键的方面仍然是患者的选择。对于慢性或稳定性疾病的患者，可以考虑非手术治疗和手术治疗。对于那些使用或不使用磷酸二酯酶 5 型（PDE5）抑制剂而获得良好硬度的患者，可以采用白膜折叠程序，如 Lue 医生可以实现严重弯曲的矫正。有各种各样的折叠程序，在弯曲校正方面有总体上相似的结果，这些程序最适合弯曲小于 60°～70°、能够承受一定长度损失的男性。对于勃起质量良好但畸形严重的男性，包括曲率超过 60°～70° 或造成铰链效应的不稳定压痕，移植治疗似乎是最好的方法。正如作者所指出的，这种手术具有术后 ED 的最高风险。在有广泛钙化的男性，这是最常见的在最大的压痕和弯曲的部位，我们的做法是切除不良的白膜，以纠正造成铰链的压痕。如果钙化超出了要切除的区域，那么骨化切除术是保存可缝合移植物的外衣的有效方法。采用海绵体外移植技术矫正沙漏畸形是一种新颖的方法，但长期随访未见报道。这里的问题是，是否只是扩大白膜外表面能提供轴向支撑以防止屈曲，以及移植物会被吸收，因为它是放置在血管下平面的。几十年来，移植物的选择一直是个问题。静脉和皮肤移植的缺点是需要二次切口愈合，手术时间延长；对于静脉移植来说，牺牲了将来可能需要的有价值的静脉（如冠状动脉旁路移植术）。正是由于这些原因，我仍然更喜欢 Tutoplast 处理的人心包移植物，因为它很薄，很坚固，不收缩，因此复发性弯曲和狭窄是罕见的。

患者接受适当的术前检查是至关重要的。手术结果在畸形矫正方面显示出良好的效果，但患者的满意度总体上仍处于中等水平。这很可能是由于未能恢复他们曾经拥有的感觉体验。

对于没有植入阴茎假体的患者，术后康复至关重要。放置一个新的髋关节或膝关节，而不经过一段时间的康复，让患者以获得最佳的结果，这对于骨科医师来说是前所未闻的。同样，Peyronie 畸形矫正后，患者应该执行阴茎按摩、睡前低剂量的 PDE5 抑制剂（每个月 1 次）来增强夜间血液流动、滋养假体，理论上可减少术后 ED 的危险。术后 3～4 周开始进行牵引治疗每天 3 小时以上，坚持 3 个月可减少阴茎长度的损失和帮助阴茎恢复伸直。希望随着临床和基础科学的进一步研究，我们将有更加可靠和有效的医疗和外科治疗选择。

Jacob L. Khurgin，Uzoma A. Anele，Arthur L. Burnett
（李耀明　译　靳风烁　审校）

阴茎异常勃起是指与性兴奋或性欲无关的阴茎持续勃起的病理状态。经估算，一般人群的年发病率为 0.34/10 万～ 5.34/10 万。阴茎异常勃起可见于多种病因，包括神经性因素、药物、创伤、血液系统疾病及特发性。基于其不同的临床表现，阴茎异常勃起主要分为两类：缺血性（又称低血流量型或静脉闭塞型）和非缺血性（高血流量型或动脉型）。缺血性的占比高达 95%，在镰状细胞贫血症（sickle cell disease，SCD）的患者中，发生缺血性阴茎异常勃起的比例近 40%。非缺血性阴茎异常勃起多能自行缓解，常不作为急诊。然而，缺血性阴茎异常勃起则属于泌尿外科急诊，因为它可能造成严重后果，如海绵体组织坏死和纤维化，引起永久性勃起功能障碍及其他并发症。

缺血性阴茎异常勃起的特征是海绵体血流减少或完全缺如，阴茎僵硬和疼痛，这种阴茎内的状况非常类似骨筋膜室综合征，在白膜封闭的环境中压力增加而导致循环无法灌注。超过 6 小时的海绵体缺血会造成不可逆的组织损伤（多数阴茎异常勃起的时间会超过 6 小时）。因此建议在异常勃起超过 4 小时或更长就需要立即就诊。如果异常勃起超过 24 小时，组织坏死和纤维化进展，将导致勃起功能障碍（ED）。复发性缺血性阴茎异常勃起（recurrent ischemic priapism，RIP），又称分流型阴茎异常勃起，是一种反复发作的缺血性阴茎异常勃起。通常一次发作会在 3 小时内自行消退，但约 30% 的 RIP 会进展为持续异常勃起，因此，这类患者也需要急诊就诊。

非缺血性阴茎异常勃起的机制是海绵体动脉供血机制破坏引起血流不受控制进入。原因包括：动脉瘤、动静脉瘘、医源性针损伤或骨盆创伤导致的微动脉-窦状隙瘘形成。动-静脉瘘形成后导致海绵状动脉血进入海绵体腔隙内而不是进入螺旋动脉，从而引起不受控制的阴茎充血。虽然阴茎海绵体是肿胀的，但通常不会出现僵硬和疼痛。肿胀可能自发消退，几乎没有远期并发症。

由于缺血性阴茎异常勃起可能产生严重的并发症，因此准确诊断分型对于制定治疗决策至关重要。

术前准备和手术计划

术前准备的第一步是区分缺血性和非缺血性阴茎异常勃起。持续性疼痛通常与缺血相关，是缺血性阴茎异常勃起的重要预测因素。详细的临床病史对于诊断有一定的帮助，如发作持续时间，疼痛的程度，阴茎异常勃起的易感疾病（如镰状细胞贫血症），既往发作病史，生殖器损伤或其他创伤病史和药物使用史等。查体时应触诊阴茎，评估肿胀的程度及有无创伤迹象。缺血性阴茎异常勃起的特点是持续的海绵体坚硬、压痛而不累及阴茎头。

血气分析可以辅助诊断，直接抽取阴茎海绵体内血液送检，出现酸中毒（pH < 7.25）、低氧（PaO_2 < 30 mmHg）和高碳酸（$PaCO_2$ > 60 mmHg），则提示为缺血性阴茎异常勃起。非缺血性的阴茎内采血类似动脉血（pH > 7.40，PaO_2 > 50 mmHg，$PaCO_2$ < 50 mmHg）。此外，还应检查患者是否存在血液疾病或凝血功能异常疾病，因为患者可能不知道自身存在这类潜在的病症。使用尿液毒理学和药物筛选可帮助评估治疗性药物和精神类药物的使用。

阴茎多普勒超声可用于诊断缺血性阴茎异常勃起，需同时检查阴茎体和会阴部，采用蛙腿位（平卧，双腿屈曲外展），同时可查看是否存在瘘管或其他解剖畸形、跨骑伤或阴囊损伤。缺血性阴茎异常勃起发作的特征是海绵体动脉流量减少或缺如，非缺血性发作则具有正常或较高的动脉血流速度。

缺血性阴茎异常勃起的一线治疗方案为通过海绵体穿刺抽吸和冲洗减压。通常需要在操作前使用抗生素。局部麻醉可用利多卡因，丁哌卡因（不含肾上腺素）或两者合用。在阴茎海绵体近端侧面直接插入 16 ～ 18 G 针头抽吸。插入针头后针可同时抽血诊断和治疗性的放血减压、生理盐水冲洗、注射 α 肾上腺素能拟交感药物。放血和冲洗可降低海绵体内压力，恢复动脉血流灌注。注射 α 肾上腺素能拟交感药物联合抽吸和冲洗能够将异常勃起的恢复率从 30% 提升至 80%。去氧肾上腺素，一种 α_1 肾上腺素拮抗剂，常作为首选，其效能高、具有选择性且心血管不良反应较低（对 β 肾上腺素能活性影响小）。每次注射 100 ～ 200 μg，间隔 3 ～ 5 分钟重复，直到肿胀消退，最大剂量可用至 1000 μg/h。虽然海绵体内注射的全身不良反应较低，安全起见，患者仍需接受血流动力学监测，注意是否出现高血压、头痛、心动过速和心律失常。当吸出新鲜的氧合血液，疼痛缓解、阴茎肿胀消退，表示干预成功。如果肿胀持续，可使用阴茎超声检查重新评估。有时缺血性阴茎异常勃起治疗后可发生高流量型阴茎异常勃起，这种情况通常具有自限性，只需要密切观察即可。

对于镰状细胞贫血症所致的阴茎异常勃起，也应该立即采用上述处理，不应拖延。同时咨询血液内科进行专科治疗，通常包括静脉水化、改善氧合、碱化血液、血液置换等。

当症状不能缓解时，为保留勃起功能和防止组织损伤加剧，可以增加侵入性的治疗手段。当确认勃起功能不能保留时，也可采取姑息性的治疗。手术干预对于难治性缺血性异常勃起是有效的。对于何时进行手术尚未达成共识，目前认为对于一线治疗超过 1 小时未缓解的患者进行手术干预是合理的。值得注意的是，随着阴茎异常勃起发作持续时间增加，海绵体组织内缺氧和酸中毒加重，一线治疗的有效率会降低，因此，对于发作超过 24 小时的患者可以直接考虑手术。

相对而言，高流量阴茎异常勃起不作为急诊。观察是合理的选择，约一半的患者会自发消退。在创伤后早期使用冰敷和压迫，可以减少破裂动脉的血管痉挛和血栓形成，有助于肿胀消退。如果高流量的异常勃起持续，应与患者交流可选择的治疗方案，包括继续观察、选择性栓塞和雄激素剥夺。选择性动脉栓塞的有效率在 75% 左右，首选自体血凝块和其他非永久性生物材料，因为永久性勃起损伤率较低（5% vs 39%）。雄激素剥夺具有明显的不良反应，使用较少。在栓塞失败的情况下，可能需要阴茎探查手术结扎假性动脉瘤，处理动静脉瘘。术中使用彩色多普勒超声可以帮助确认病变部位。

患者体位和手术切口

海绵体灌洗和注射 α 肾上腺素能拟交感神经药失败的阴茎异常勃起需要进一步干预。干预的主要目的是排除海绵体内淤滞、去氧合的血液，恢复新鲜的血流灌注。因此，分流手术是主要的治疗方法。方式有经皮远端分流（Winter，Ebbehoj，T 式分流）、开放式远端分流（Al-Ghorab，Burnett）、开放式近端分流（Quackels，Sacher）和静脉吻合分流（Grayhack，Barry）。通常，首先尝试床边灌洗、减压，如果不成功，则进行远端分流手术，很少需要开放式近端分流或静脉吻合术。在急性期进行阴茎假体植入是难治性阴茎异常勃起的新选择。

患者取仰卧位，除静脉或口服镇痛药物外，还应使用足够的局部麻醉药。可选择针对表皮菌群的抗生素如头孢唑啉，同时应该注意无菌操作。

手术技术

经皮远端分流

Winter 分流术（海绵体龟头分流）

仔细触诊僵硬的阴茎海绵体和松弛的龟头，局麻药物直接沿手术路径注入。将一个大口径活检针（18 G 或更大）插入龟头及其临近的阴茎海绵体。平行于阴茎长轴进针，避免向内侧移位造成尿道损伤（图 127.1）。

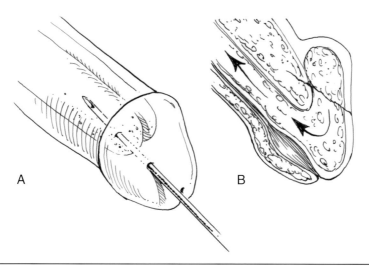

图 127.1　A、B. 通过大号空针进行 Winter 分流（海绵体龟头分流）

重复操作使白膜形成多个窗口，有时需要双侧手术以达到最大的消肿效果。在阴茎疲软后，使用 3-0 号铬制肠线 "8" 字缝合穿刺部位。如果勃起没有缓解，可重复操作或选择其他分流方式。

Ebbehoj 分流术（海绵体龟头分流）

如果 Winter 分流术不成功，可以使用 11 号刀片创建更大尺寸的瘘管。刀片以类似 Winter 分流术的方式经皮穿过龟头（图 127.2）。可根据情况进行多次、双侧刀片穿刺以达到更好的效果。如果渗血明显，可以使用 3-0 号铬制缝合线进行皮肤闭合。

T 式分流（海绵体龟头分流）

使用 10 号刀片以类似 Ebbehoj 分流技术的方式通过龟头刺入阴茎海绵体。刀片平行于尿道外口的方向插入，小心避免尿道损伤。到位后，刀片向远离尿道的方向旋转 90°（在患者的左侧，刀片逆时针旋转，在患者右侧，则顺时针旋转刀片）（图 127.3）。这种方式产生的瘘管面积较前两种分流术式更大，可更有效消肿。在 T 式分流所建立的瘘管中，可以根据阴茎的长度选择 20 ～ 24 F 的直探子插入更近端的阴茎海绵体以排除更多的淤滞血液（图 127.4）。操作可双侧进行，根据情况使用 3-0 号铬制缝线进行皮肤缝合。如果仍然

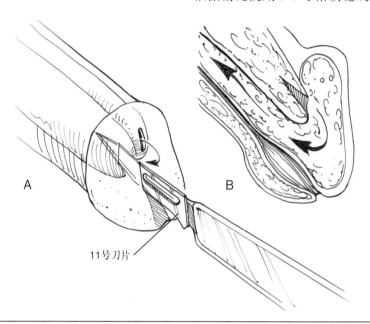

11号刀片

图 127.2　**A**、**B.** 通过 11 号刀片进行 Ebbehoj 分流（海绵体龟头分流）

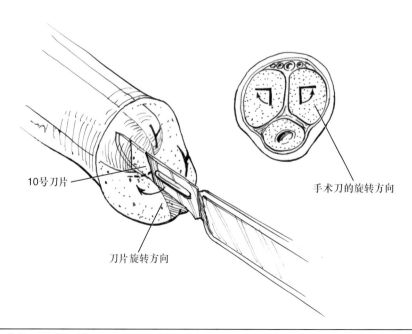

10号刀片

刀片旋转方向

手术刀的旋转方向

图 127.3　旋转刀片，在白膜表面创建 T 形切口

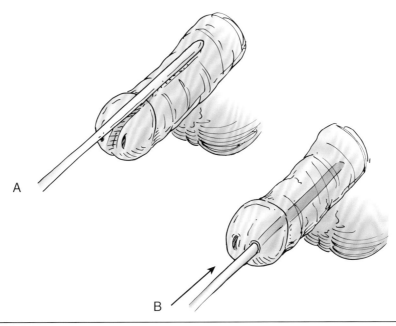

图 127.4　**A、B.** 通过 T 式分流（海绵体龟头分流）探入通道（Redrawn from Garcia MM，Shindel AW，Lue TF. T-shunt with or without tunnelling for prolonged ischaemic priapism. BJU Int. 2008；102（11）：1754-1764.）

没有消肿，则需要进行开放分流。

开放远端分流

Al-Ghorab 分流（海绵体龟头分流）

　　该术式需要在局部麻醉基础上进行全身麻醉。手术目的是在缺血性的阴茎海绵体和尿道海绵体之间形成更大的瘘管（图 127.5）。可以在阴茎根部放置止血带，以最大限度地减少出血，使切开龟头时视野清楚。可以用潘氏引流管作为止血带，用血管钳固定于阴茎根部。Foley 导管放置有助于识别尿道避免损伤。从背侧冠状沟边缘约 1 cm 处做 1 cm 横切口。避免在阴茎海绵体近冠状沟末端做横切口，这样容易损伤感觉神经纤维，甚至可能导致远端阴茎萎缩。通过触诊感知僵硬的阴茎海绵体，解剖并暴露其远端（图 127.6）。Kocher 钳或用 2-0 号缝线临时固定阴茎海绵体远端部分，在双侧白膜上做圆锥形切口，最大直径约为 5 mm（图 127.7）。通过切口从海绵体内排除脱氧的黑色血液，直到血液的颜色和特征发生变化。当消肿后，阴茎海绵体的切口不闭合，皮肤用 3-0 号铬制缝线封闭。

Burnett 分流（海绵体龟头分流）

　　这种技术也称"蛇"式操作，可以作为一线手术

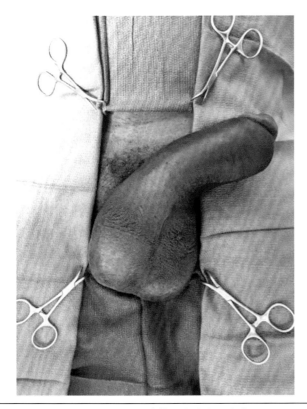

图 127.5　Al-Ghorab 分流（海绵体龟头分流）准备

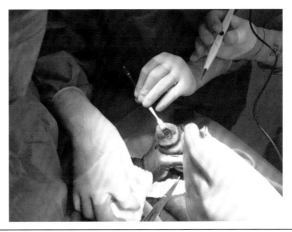

图 127.6　Al-Ghorab 分流（海绵体龟头分流）术中

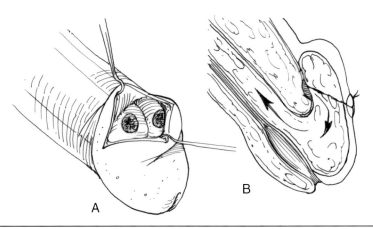

图 127.7　**A、B.** Al-Ghorab 分流术切口

来选择，尤其是对于持续时间较长的阴茎异常勃起患者。类似 Al-Ghorab 做阴茎末端白膜切口，插入 7/8 mm Hegar 扩张器（图 127.8）。扩张器略微偏离尿道并尽可能向近端海绵体插入（图 127.9）。蛙腿位有助于触诊扩张器，确保其在近端海绵体内准确放置。从近端向远端挤压阴茎体使淤血从切口排出（图 127.10）。出现新鲜的含氧血液表明动脉血流恢复，用 3-0 号铬制缝合线缝合皮肤（图 127.11）。即使在难治性和较长时间的阴茎异常勃起发作中，插入带孔的扩张器也具有较高的缓解率。

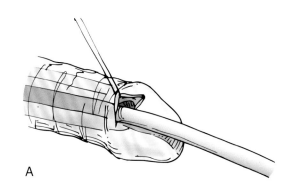

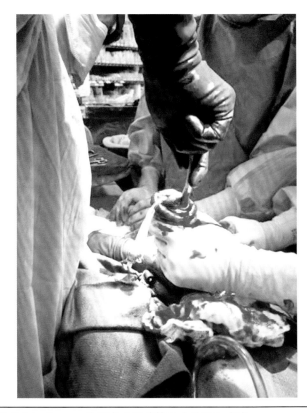

图 127.9　Burnett 分流术（海绵体龟头分流）术中

开放近端分流

Quackels 分流（阴茎海绵体尿道海绵体分流）

　　由于插管式远端分流通常具有较高的成功率，近端分流和静脉分流技术已较少采用。患者取截石位，会阴备皮，留置导尿管，在会阴中线处做长约 5 cm 的纵向切口。切口延伸至球海绵体肌的水平，暴露尿道海绵体下部，切开约 1 cm，同时可能需要切除薄条组织以创造一个通道。注意保护尿道，防止尿道狭窄或形成瘘管。在阴茎海绵体上做平行切口。如前所述，在阴茎海绵体打开后应该灌洗出陈旧血液。待消肿后，使用 5-0 号聚二氧六环酰胺缝线（polydioxanone，普迪

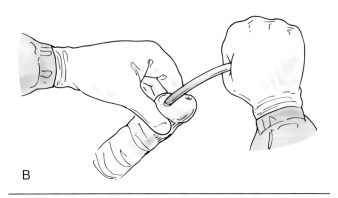

图 127.8　**A、B.** Burnett 分流术（海绵体龟头分流）中插入扩张器（Redrawn from Burnett AL, Pierorazio PM. Corporal "snake" maneuver: corporoglanular shunt surgical modification for ischemic priapism. J Sex Med. 2009; 6（4）: 1171-1176.）

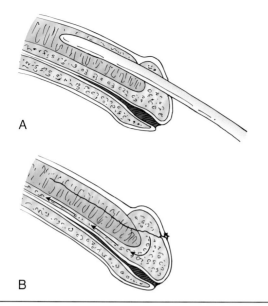

图 127.10 **A、B.** 应用 Burnett 分流术（海绵体龟头分流）排出淤滞血液（Redrawn from Burnett AL，Pierorazio PM. Corporal "snake" maneuver：corporoglanular shunt surgical modification for ischemic priapism. J Sex Med. 2009；6（4）：1171-1176.）

思）连续缝合吻合尿道海绵体和阴茎海绵体。如果没有缓解，可行双侧手术（Sacher 分流术）。在这种情况下，切口和切口应交错至少 1 cm，以防止后期尿道狭窄

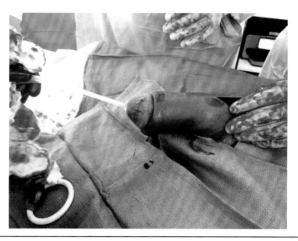

图 127.11 Burnett 分流术（海绵体龟头分流）的皮肤缝合

（图 127.12）。止血后，3-0 号可吸收缝线（polyglactin，薇乔）间断缝合球海绵体肌，肉膜用 2-0 号可吸收缝合线，3-0 号铬制缝线缝合皮肤。根据术中情况是否留置局部引流管。

静脉解剖性分流

Grayhack 分流（海绵体隐静脉分流）

有条件可使用显微镜进行手术。在近端阴茎体的

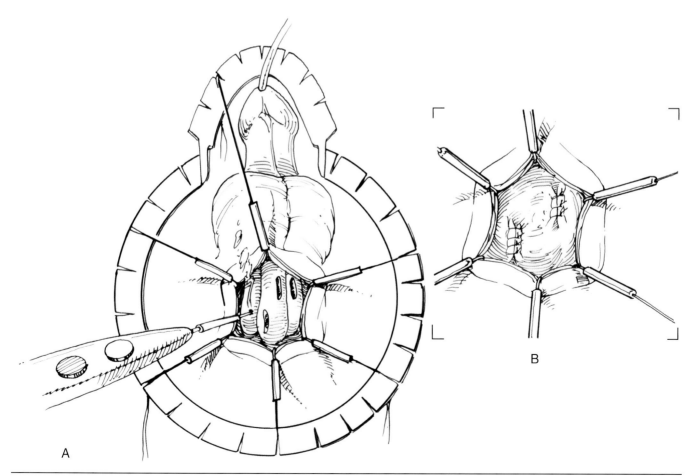

图 127.12 **A、B.** Quackels 分流术（阴茎海绵体尿道海绵体分流）切口

背外侧行纵向 3 cm 切口，切开至白膜。在同侧大腿隐静脉和股静脉交界处做纵向切口。可使用术中超声识别相关的结构。游离结扎隐静脉，最好选择双极电凝。根据隐静脉和股静脉交界处与阴茎切口的距离确定无张力吻合所需的隐静脉长度，并结扎隐静脉的其他分支。用血管钳在阴茎海绵体外侧面和大腿切口之间建立皮下隧道，并牵引隐静脉的游离端至阴茎切口（图127.13）。楔形切除部分白膜，排出滞留的血液。6-0号聚二氧六环酰胺缝线将静脉与白膜切口做端侧吻合形成分流（图 127.14）。使用肝素水冲出血凝块并检测吻合口的密闭性，逐层关闭 BUCK 筋膜及皮肤。术后可使用抗血小板药物如阿司匹林、氯吡格雷，或两者连用以维持分流通畅。

Barry 分流（海绵体背静脉分流）

有条件可使用显微镜进行手术。在阴茎根部背侧做 4 cm 的纵向切口，暴露白膜，或行包皮环切口后脱套暴露白膜。寻及阴茎背静脉的深部或浅表分支，小心避免损伤动脉和神经。游离静脉超过的吻合部位约 3 cm，然后结扎并离断。在阴茎海绵体上切开 5 ～ 10 mm，排出淤血，将静脉近端切开成片状，6-0 号聚二氧六环酰胺缝线做端侧吻合（图 127.15），可以使用阴茎止血带以减少出血使视野清晰。使用肝素水排出血凝块并检测吻合口的密闭性，常规关闭 BUCK 筋膜及皮肤。术后可使用抗血小板药物。

阴茎假体手术

对于持续超过 72 小时的阴茎异常勃起，长期 ED 几乎不可避免。急性期行阴茎假体置入术可有效治疗

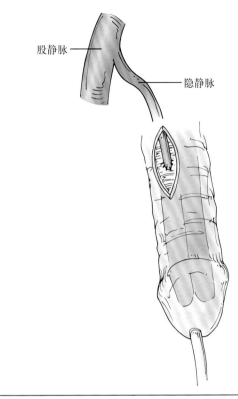

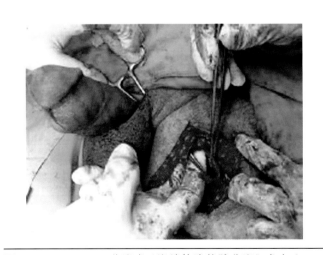

图 127.13 Grayhack 分流术（海绵体隐静脉分流）术中（From Tabibi A，Abdi H，Mahmoudnejad N. Erectile function and dysfunction following low flow priapism：a comparison of distal and proximal shunts. Urol J. 2010；7（3）：174-177.）

图 127.14 Grayhack 分流术（海绵体隐静脉分流）术中：隐静脉与阴茎海绵体端侧吻合（Redrawn from Broderick GA，Kadioglu A，Bivalacqua TJ，et al. Priapism：pathogenesis, epidemiology, and management. J Sex Med. 2010；7（1 Pt 2）：476-500.）

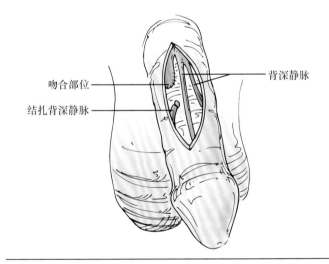

图 127.15 Barry 分流术（海绵体背静脉分流）（Redrawn from Barry JM. Priapism：treatment with corpus cavernosum to dorsal vein of penis shunts. J Urol. 1976；116（6）：754-756.）

阴茎异常勃起，还可避免后期由于瘢痕挛缩引起的阴茎萎缩。此外，由阴茎异常勃起引起的瘢痕形成，后期假体植入的难度会增大，相关并发症发生率如尿道损伤、侵蚀、感染和翻修率均较高。但在急性期进行阴茎假体植入会可能有更高的感染率和侵蚀。

注意事项和不充分的术前教育都会成为急诊手术后问题复杂化的因素。对于一些患者来说，在异常勃

起后早期而不是急性期进行阴茎假体植入是可行的选择。手术技术类似于标准阴茎假体放置。根据外科医师的经验和偏好，可以采用阴茎或耻骨下路径。术前使用广谱的抗生素，术中排尽淤血，大量生理盐水冲洗海绵体腔。标准的术中术后护理可参考阴茎假体植入术章节所述。

术后处理和并发症

术后放置 Foley 导管以使患者舒适并保持切口部位清洁。在术后第 1 天患者活动后进行排空试验。无菌敷料、弹力绷带（如 Kerlix）轻轻加压包扎阴茎 24 小时，注意松紧度，避免压力过大加重缺血。术后使用软垫抬高阴囊 3 天或直到阴囊水肿消退。切口部位伤口护理可使用抗生素软膏，每日 2 次，直到缝合线被吸收。在确保阴茎异常勃起消退、未复发后，再让患者出院。针对表皮菌群的抗生素可与镇痛药物一起服用 1 周。

有时阴茎肿胀不能完全消退，这可能与刺激性损伤导致的组织水肿有关，此时可以用血气分析或彩色多普勒超声检查来确定动脉血流的恢复。高流量阴茎异常勃起可以在缺血性阴茎异常勃起的治疗成功后发生。如果高流量阴茎异常勃起持续，可以在非紧急情况下讨论治疗方案。

约 2/3 的患者术后会发生勃起功能障碍。异常勃起持续时间越久，特别是超过了 24 小时，越有可能导致永久性勃起功能降低。这应该归因于阴茎异常勃起本身有关的缺血性损伤，而不是手术干预。在初诊时，就应该告知患者这种可能性。建议使用经过验证的问卷，如国际勃起功能指数，进行密切随访。患者最终可能需要行阴茎假体手术。

缺血性改变可能会导致明显的组织瘢痕，导致阴茎缩短和畸形。也使得后期的阴茎假体植入手术更具挑战性，并发症的发生率更高。

阴茎感觉的变化是阴茎神经损伤的直接结果。目前没有特效的治疗方式，建议观察，如果发生这种情况可能需要几个月的时间恢复。

由于手术区域毗邻尿道，容易发生尿道损伤，早期发现可获得较好的预后。如发现尿道口流血、血尿或其他怀疑有尿道损伤的迹象，应立即行尿道镜检查。不严重的尿道损伤可单纯予以留置导尿，后期造影（逆行尿道造影或排尿膀胱尿道造影）或尿道镜检查来查看恢复情况。严重的伤害最好在发现时立即进行修复。

采用静脉分流手术后可能发生血栓栓塞，围术期及术后可以考虑使用抗凝及抗血小板药物。

拓展阅读

Broderick GA, Kadioglu A, Bivalacqua TJ, et al. Priapism: pathogenesis, epidemiology, and management. *J Sex Med.* 2010;7(1 Pt 2):476-500.

Burnett AL, Bivalacqua TJ. Priapism: new concepts in medical and surgical management. *Urol Clin North Am.* 2011;38(2):185-194.

Burnett AL, Sharlip ID. Standard operating procedures for priapism. *J Sex Med.* 2013;10(1):180-194.

Levey HR, Segal RL, Bivalacqua TJ. Management of priapism: an update for clinicians. *Ther Adv Urol.* 2014;6(6):230-244.

Montague DK, Jarow J, Broderick GA, et al.; Members of the Erectile Dysfunction Guideline Update Panel; American Urological Association. American Urological Association guideline on the management of priapism. *J Urol.* 2003;170(4 Pt 1):1318-1324.

Salonia A, Eardley I, Giuliano F, et al.; European Association of Urology. European Association of Urology guidelines on priapism. *Eur Urol.* 2014;65(2):480-489.

第 128 章　生殖器损伤的修复

Joshua A. Broghammer, Hunter Wessells
（ 王　鹏　译　靳风烁　审校 ）

生殖器损伤较为少见，由于损伤可同时造成性和生殖功能的影响，对患者的身心健康造成毁灭性的打击。手术修复的目的在于尽可能减少继发损伤、预防勃起功能障碍、保护生殖功能和恢复排尿功能，同时到达一定的整形效果。由于损伤机制因人而异，因此需要根据损伤程度和患者诉求制订个体化的手术方案。大多数生殖器损伤都需要及时进行伤口冲洗，清除失活组织，以及多层闭合以防止破裂和瘘管形成。重建技术的选择应考虑到伤口污染程度和手术修复时间。生殖器损伤很少危及生命，在进行生殖器重建之前，应评估患者全身状况及有无其他重要脏器损伤。

生殖器皮肤缺失

术前规划

用有限的、初始清创的失活组织治疗生殖器皮肤创伤。立即处理小伤口和新鲜、干净的伤口，用生理盐水大量冲洗受污染的伤口，并清除任何异物以降低伤口感染的风险。过度的手术切除会导致可存活的皮肤被切除，而重新评估通常需要多次去手术室。缺血组织会出现迟发性坏死，需要切除；继续使用干至湿的敷料，彻底清创全层皮肤脱落，以及促使创面做好植皮准备。

定位

大多数阴茎和阴囊前壁撕裂或皮肤撕脱的患者都是仰卧位或蛙腿位。将患者置于背侧截石位，有助于显露完全性的阴囊皮肤撕脱伤、伤口延伸至会阴部的损伤或可能涉及尿道的损伤。如果需要进行皮肤移植术，暴露足够的皮肤供应部位。大腿前外侧是一个理想的位置，它能够提供足够的生殖器植皮面积，仰卧位或截石位都可以方便地进行操作，并且取皮后的瘢痕区域在夏季也不易被发现。如果没有大腿皮肤，可以选择腹部或背部皮肤。

撕裂伤和撕脱伤

靠近阴囊和阴茎处的损伤区域应当清创，并用生理盐水冲洗。由于生殖器血供丰富，即使较大面积的撕裂伤，在伤口没有污染的情况下也可以行 I 期缝合。使用 3-0 号可吸收线缝合深部肉膜层，4-0 号普通肠线或尼龙线缝合皮肤。同时可留置 1 根引流管预防感染（图 128.1）。由于阴囊皮肤具有较好的弹性，皮肤缺损 50% 以内时，阴囊伤口也可以行 I 期缝合。发生于阴

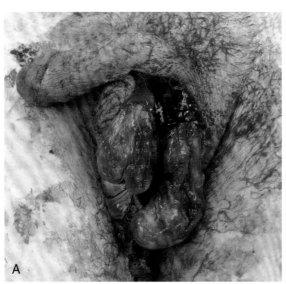
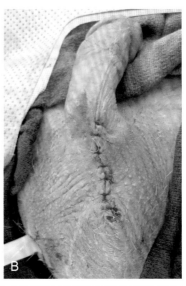

图 **128.1** **A.** 阴囊撕裂伤合并睾丸挤压和右睾丸损伤；**B.** I 期缝合伤口并置入 Penrose 引流管引流

茎干的全层环形损伤可能导致淋巴引流不畅，继发远端皮肤水肿。因此，在清创阴茎干近端皮肤缺损区域时，也应将远端皮肤去除，以便后期行择期皮肤移植。

烧伤

化学烧伤、热烧伤和电烧伤需要根据损伤机制进行特定的干预。用 1% 的磺胺嘧啶银软膏治疗热烧伤，在尝试治疗修复前需等待焦痂从健康组织上脱落。清创坏死组织，并持续换药，直到伤口干净为止。化学烧伤一般首先需要用生理盐水冲洗去污，若为粉末状物质，可轻轻地刷掉，并脱掉所有受污染的衣物。用低压、温水来稀释有害的化学物质，并避免将冲洗液溅到正常皮肤上。用石蕊试纸测受伤区域 pH，以确保去除和中和有害化学物质。某些化学物品需特殊处理。若有碱存在，应在冲洗前刷掉，因为它与水反应生成强碱。由于钠、锂、钾等金属可与水产生放热反应，因此应用矿物油覆盖金属，然后手工去除金属碎片。在准备冲洗处理氢氟酸时，需局部使用葡萄糖酸钙或镁中和可以穿透组织的氟化物离子。氟化物进入体内，可以与镁、钙结合，导致电解质异常，甚至可能导致心搏骤停。人工擦去不溶于水的酚类物质，并局部予以 50% 的聚乙二醇治疗。电烧伤的程度很难确定，因为电流可传播到周围组织。在不能明确存活组织和坏死组织的界限之前，不要盲目进行清创。

咬伤

动物咬伤时首先应使用破伤风内毒素和适当的广谱抗生素，如头孢氨苄、强力毒素等。在猫 / 狗咬伤中，巴氏杆菌是重要的危险因素。如果怀疑巴氏杆菌耐药，则应予以青霉素 V 治疗。人类咬伤时应避免行 I 期缝合，因为人类咬伤更容易发生感染并发症。尽管人类咬伤的伤口中可能存在不同的细菌群，处理时仍可以使用与动物咬伤类似的抗生素治疗。

生殖器皮肤移植

多种技术适用于生殖器皮肤缺损的移植。刃厚移植包括表皮和真皮的部分厚层。它们具有供区皮肤迅速再生的临床优势，而且通常在受体区生长良好。然而，它们具有加剧挛缩的缺点。刃厚移植物的稳定性取决于真皮层的厚度，厚的刃厚移植物可以减少挛缩的发生。移植物可分为薄（0.15～0.3 mm）、中（0.3～0.45 mm）和厚（0.45～0.6 mm）。刃厚移植可分为单片移植和网状移植。网状移植物可通过扩大网眼使移植物尺寸增大，从而覆盖更多的创面。皮肤之间的间隙会重新上皮化，但这是以增加瘢痕为代价的。由于液体能够从网眼流出，从而降低移植物下血肿形成和感染的发生率，因此网状移植能更好地在受体部位存活。

全层移植是指表皮和真皮全层的移植。较厚的真皮层最大限度地减少移植物挛缩并提高功能。此外，他们有更好的纹理和天然肤色的好处。全层移植物厚度的增加可导致移植血供重建延迟，降低移植物存活率。全层移植容易在移植物下形成积液（起泡），感染发生率也较高。由于移植物的大小和位置所限，移植物供体的可用性有限。此外，供体区域需要行 I 期缝合。

阴茎的皮肤移植

阴茎的准备

将患者置于仰卧位或蛙腿位。若阴茎长期换药，切除残留的肉芽组织。阴茎可能会与底部周围皮肤存在粘连，可用 Metzenbaum 剪将阴茎体从周围粘连结构中分离出来。用 4-0 号的可吸收线将阴囊和耻骨处的皮肤固定于阴茎根部，以防止将来阴茎回缩、移植物丢失和阴茎埋藏。缝线应与周围皮肤处于同一水平面，避免太靠近阴茎体或低于皮肤水平，因为这将创建一个裂缝，患者很难清理。去除多余的冠状皮肤，以防周围损伤时出现淋巴水肿。阴茎体准备好移植后，再选择移植方式。

全层移植

因为缺乏较大面积的供体区域，全层移植很少用于完全裸露的阴茎。全层移植最适合小面积的阴茎皮肤缺损，由于全层移植物具有固有的抗摩擦性，这使其成为阴茎重建的合理选择。供区包括但不限于耳后区、腹股沟皱褶、腹下皱褶、臀部皱褶、手臂内侧和肘关节前臂区。

测量受损区域所需的覆盖范围，并在供区部位标出相应的大小。由于移植物缺乏牵引力，在获取移植物时应与伤口大小相同。用手术刀切开组织，用 Metzenbaum 剪刀将移植物从皮下脂肪上剥离。使用 3-0 号可吸收线缝合皮下组织，3-0 号尼龙线缝合皮肤。将多余脂肪从移植物的底部去除，然后用手术刀将移植物戳孔，最后移植到受体区域。

中厚移植

阴茎的中厚移植增加了移植物的存活率，但容易挛缩，适合于阴茎周围皮肤的缺损。用气压取皮机切取一个宽 12.5 cm 的中厚皮瓣，供区包括大腿内外侧及下腹壁。拥有较厚皮肤的大腿后外侧是最为理想的供区部位，因为其上皮可以更为迅速的再生。行外科操作前，腿部备皮，覆盖一层无菌长袜。取一长 15 cm、宽 12.5 cm、厚 0.45 mm 的皮片置于阴茎体上。移植皮片的宽度应足以覆盖阴茎长轴，纵向包裹于阴茎体部分。将移植皮瓣与阴茎腹侧对合，皮瓣修剪为锯齿状缝合，以避免直线缝合导致痛性勃起的发生。

非扩张中厚皮片移植

非网状移植的缺点是液体可积聚于移植皮片下方形成积液，从而降低移植皮片存活率。网状移植可以通过引流移植物下的液体来防止积液。皮片挛缩与较高的网状比有关，如 1∶1.5。作者们使用 1∶1 的网状比和非扩张（未拉伸）的移植物，取得了良好的效果。按前述方法获得一个中厚皮片，将皮片按 1∶1 的比例制成网状。如前所述，将网状移植物置于阴茎上，网眼呈横向包裹，移植物的宽度将覆盖阴茎长轴。纵向包裹于阴茎干，皮片应无张力，网眼无扩张。然后将移植皮瓣与阴茎腹侧对合行锯齿状缝合（图 128.2）。

阴茎皮肤移植物的固定

用 4-0 号肠线将移植物边缘固定在阴茎基部近 / 远端皮肤上。将缝线留长（半长），用蚊氏钳夹固定，以便后续固定敷料（图 128.3）。用 4-0 号肠线将整个移植物与深部的白膜间断缝合，或者在创面上涂抹纤维蛋白胶，将移植物粘合在阴茎上。

使用多层弹力绷带包裹以固定移植皮片于其创面床上。放置一层干净的网状细纱，如 Conformant 敷料，然后再覆盖一层 Kling 敷料和 Kerlix 敷料。将纱布层固定好后，将近端缝线与远端缝线打结固定移植物。每 4 小时用磺胺或多黏菌素 B 或新霉素等溶液使辅料保持湿润，或者使用真空辅助装置固定移植物（图 128.4）。

在取皮区域用肾上腺素浸泡的 Telfa 敷料覆盖治疗，在结束时再覆盖纳米银敷料，如 Mepitel 敷料、Acticoat 敷料或 Xeroform 敷料。在第 1 次换药前，患者需绝对卧床休息，以防止外力破坏移植皮片。5 天后，移除支撑长枕和敷料，再用不具粘连性的油纱覆盖移植皮片 2 周。供体区域的敷料是具有粘连性的，并于下层皮肤出血上皮化时逐步开始脱落。用剪刀剪掉不再粘连的敷料，直到整个敷料脱落。当移植皮片能够较好的存活时，可在供体区域和受者区域涂抹保湿霜，持续数月，以预防皮片硬化和挛缩。

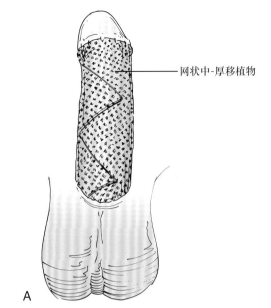

网状中-厚移植物

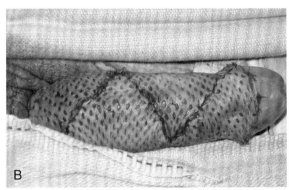

图 128.2 **A.** 阴茎的网状、非扩张中厚移植；**B.** 延迟放置网状、非扩张的中-厚移植物治疗阴茎撕裂伤。腹侧 Z 形成形术用于预防挛缩和痛性勃起

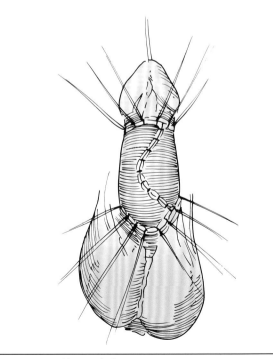

图 128.3 阴茎枕的缝合位置

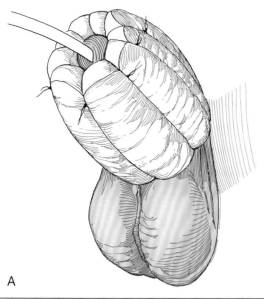

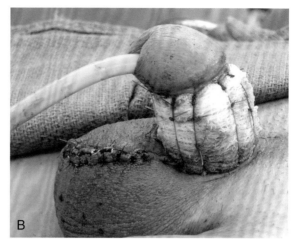

图 128.4　**A**、**B.** 支撑敷料（阴茎枕）以保持阴茎移植物压紧于阴茎创面

替代技术：高危患者分期移植

高风险患者包括营养不良、既往感染、糖尿病控制不佳或存在影响愈合的其他危险因素的患者。我们需谨慎对待这类患者，因为他们更容易发生移植物失活。用前述方法制备移植物如尸体皮（同种异体皮）或猪皮（异种异体皮），并覆盖有问题的伤口。这些替代移植物可作为一种生物敷料来刺激生长因子的产生，从而促进伤口愈合 / 减少伤口感染并发挥正常皮肤的屏障功能。相对同种异体移植物而言，猪皮更便宜更容易得到。应用的时间取决于初始创面情况，包括污染和缺血。在可行自体移植时，可去除放置 1 周的同种异体移植物。如果同种移植或异种移植失败，可继续重复这个过程，因为这提示创面情况不佳。

阴囊的网状刃厚皮片移植

应尽最大努力以实现自身阴囊皮肤 I 期缝合，即使阴囊皮肤在缺损多达 50% 时仍可行 I 期缝合，深层组织可采用 3-0 号的可吸收线间断缝合。皮肤缝合方式根据伤口类型而定，但应间断缝合以减少伤口缺血的发生。若自身皮肤已不可用，且伤口无污染，可采取皮片移植。

准备移植前，应彻底清创，固定睾丸，用 3-0 号的可吸收缝线将睾丸和精索前后两侧固定于中线上。阴囊通常不需要行全层移植。按上文所述的类似方式准备好一张厚为 0.045 mm 的刃厚移植皮片。如果需要完整的覆盖整个阴囊，皮片尺寸应扩大至 12.5 cm×25 cm。将移植皮片制成比例为 1∶1 或 1∶1.5 的网眼状，其比例取决于缺损面积的大小和供体皮肤的可用性。将网

状移植物纵向置于睾丸表面。由睾丸下部至前部缠绕移植皮片，从而形成新的阴囊皮肤。并用 4-0 号的肠线间断缝合固定移植物（图 128.5）。或者在创面上涂抹纤维蛋白胶，将移植皮片黏合在睾丸上。用一层干净的网状细纱覆盖创面，在其上放置第 2 层敷料，如 Kerlex 敷料，用抗生素溶液浸湿并固定（详情请参阅阴茎移植物部分）。真空辅助装置也可用于移植皮片固定，可作为敷料的替代选择。

阴茎断裂

术前准备

如果患者在性交或手淫过程中出现阴茎肿胀、瘀斑、断裂声，并且阴茎勃起迅速消退，应怀疑阴茎断裂（图 128.6）。即使患者受伤后没有立即就诊，也要及时行手术干预。超声检查能在可疑病例中发挥一定作用，但不能常规用于诊断。对于无法排尿、肉眼血尿、尿道口出血的患者，可行逆行尿道造影或膀胱镜检查评估，以确定是否有尿道损伤。专家们推荐使用膀胱镜检查，因为它可以在术中进行，而不会因为检查而给患者造成额外的不适。

手术方式

将患者置于仰卧位或蛙腿位。若怀疑损伤位于腹侧，可沿阴茎中缝做一纵向切开，或者在近冠状沟 1 cm 处做环形切口。逐层切开，显露深部血肿。在近端损伤中，环形切口可能暴露不足。可使用带有皮肤挂钩的 Scott 牵引器或 Weitlaner 牵引器来牵张固定伤口。如

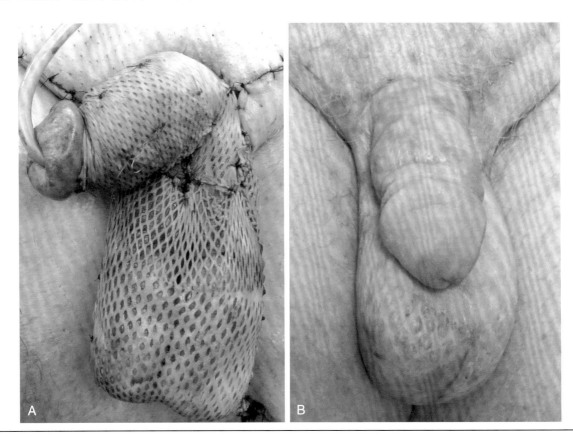

图 128.5 **A.** 应用 1：1 网状、未扩张的刃厚皮片移植于阴茎，1：1.5 网状、扩张的刃厚皮片移植于阴囊；**B.** 术后外观

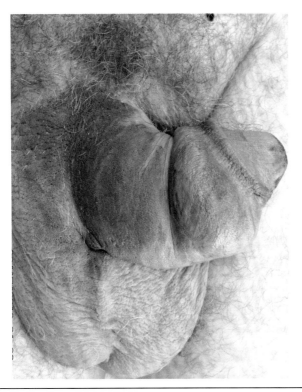

图 128.6 阴茎瘀斑提示阴茎断裂

果 BUCK 筋膜还没有破裂，在损伤部位行纵向切口进入筋膜。避免损伤阴茎背部的神经血管束。清除血块并确定损伤范围。用解剖剪修剪白膜边缘，并用 3-0 可吸收缝线间断缝合关闭（图 128.7）。

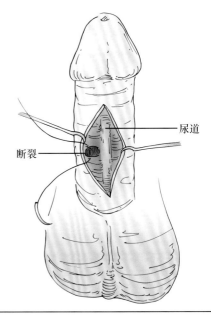

图 128.7 阴茎断裂缝合修复术

用 3-0 号或 4-0 号可吸收缝线对合关闭腹侧肉膜，4-0 号普通肠线缝合皮肤。使用 3-0 号可吸收缝线间断缝合关闭环形切口。最后用 4-0 号普通肠线缝合皮肤。同时预防性使用抗生素，术后 6 周内应避免性交。

复合伤

复杂的阴茎断裂损伤范围可能超过中线，涉及两侧的阴茎海绵体和尿道。为达到更好的修复效果，应将尿道海绵体从整个海绵体锐性分离下来。用 5-0 号可吸收缝线间断缝合尿道损伤口，留置 18 F 导尿管 2 周后，行膀胱尿道逆行造影或排空膀胱尿道造影，以确认尿道是否愈合。

阴茎再植

术前准备

对这类患者应行急诊手术，以缩短阴茎离断部分热缺血的时间。若是由精神疾病发作导致，应采取措施预防患者做更多的自我伤害。术后应行心理咨询，并对精神疾病采取适当的治疗措施。在大多数情况下，即使患者不同意手术修复，也要行阴茎再植术。

将离断的阴茎部分用无菌盐水浸泡过的纱布包裹起来，并置入塑料袋内，之后再将其放入放满冰块的袋子中，从而最大限度地降低缺血损伤，并允许离断后的 24 小时内再植入受者。当准备行再植术时，应修剪清理远端残余部分，并使用大量抗生素溶液冲洗，以降低感染风险。在再植过程中，手术团队必须具备微血管吻合的能力。手术可分为两组同时进行。微血管修复通常由整形外科或手外科医师来担任而不是泌尿外科医师。泌尿外科医师准备近端手术的同时，微血管修复小组可准备切除段，以减少总缺血时间。

手术方式

将患者置于仰卧位。冲洗离断阴茎近端并清创。在放大镜或显微镜帮助下，游离阴茎皮肤边缘 1 cm（图 128.8），有助于正确地识别阴茎背侧神经血管结构。止血带结扎阴茎根部控制出血。在行小范围清创时，找出最大的背静脉并结扎其分支。

放置 18 F 导尿管以固定尿道用 5-0 号可吸收缝线间断缝合关闭尿道黏膜（图 128.9）。被膜做第 2 层的间断缝合。

当尿道修复完成后，用 3-0 号可吸收缝线间断缝合阴茎海绵体白膜（图 128.10）。在一般情况下，不需要对海绵状动脉行再吻合，但若发生近端的断裂损伤，阴茎背动脉单独血液供应无法保证远端血供时，则建议吻合海绵体动脉。在显微镜帮助下，修剪两端静脉呈斜面状，以便于吻合。利用双向 9-0 号尼龙线，连续外翻缝合，无张力吻合静脉。

此外，还可以选择单针缝合法，即在一侧单针连续缝合，围绕缝合一圈后与线尾打结。

在显微镜帮助下用 9-0 号尼龙线吻合背神经外膜，10-0 号尼龙线吻合背侧动脉（图 128.11）。以 3-0 号可吸收缝线间断缝合 BUCK 筋膜和 COLLE 筋膜，4-0 号

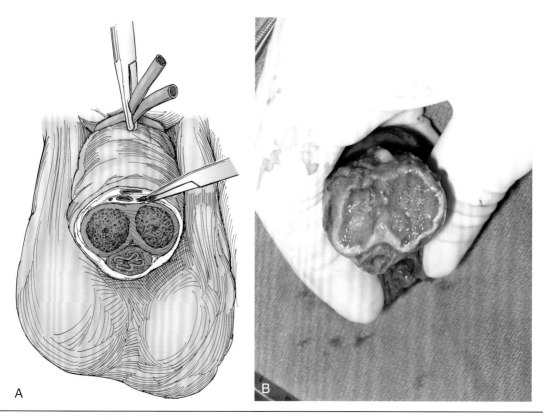

图 128.8　**A、B.** 准备用于再植的阴茎近端残端

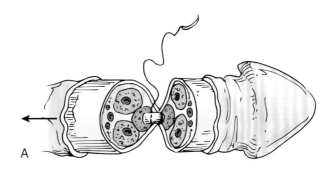

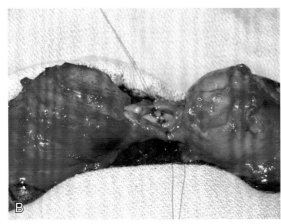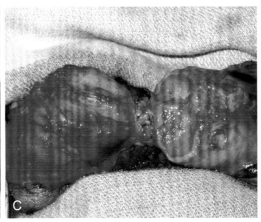

图 128.9 **A.** 通过海绵体外膜和尿道黏膜双层封闭尿道修复离断阴茎；**B.** 吻合腹侧尿道；**C.** 通过 18 F 导尿管完成尿道修复

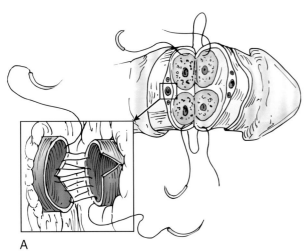

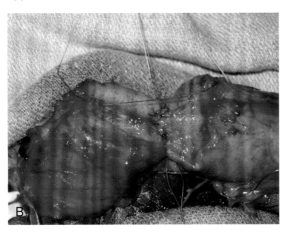

图 128.10 **A、B.** 离断阴茎的海绵体缝合

丝线间断缝合关闭皮肤。若有多余阴茎皮肤，应修剪远端皮肤并将近端阴茎体部皮肤拉出覆盖于白膜吻合口之上以遮盖缝线。

术后护理

术后患者应该持续性使用广谱抗生素。用多普勒定时评估阴茎背部动脉血流情况，避免使用任何缩血管药物，如尼古丁等。让患者处于高温环境中，促进动脉扩张，血液流动。远端静脉淤血可直接抽吸或负压吸引进行处理。留置导尿管，并于 2 ～ 3 周后在尿管拔出之前行尿道逆行造影检查，远端坏疽皮肤，若有必要可行中厚皮片移植。

阴茎部分断裂损伤，当阴茎远端不可修复时，可采用类似阴茎癌的阴茎部分切除术的方式切除缝合（详见第一三一章）。

睾丸破裂

术前准备

睾丸破裂可发生在钝性或穿透性创伤后。当患者睾丸出现肿胀、瘀斑、积血或查体不能触及睾丸时，应高度怀疑有睾丸损伤。在疑似病例中应行急诊探查，在不能确诊的情况下可行超声检查。

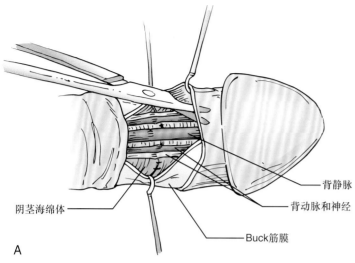

背静脉

背动脉和神经

Buck筋膜

阴茎海绵体

A

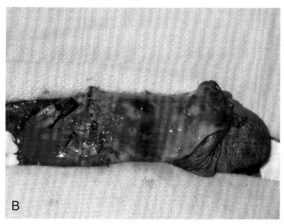

B

图 128.11　离断阴茎的阴背动脉、阴背深静脉和阴背神经的修复

患者体位及手术方式

将患者置于仰卧位或蛙腿位。于阴囊腹侧中线做一纵向切口，从而可以进入双侧睾丸。若是单侧，于患侧阴囊作一横切口，探查阴囊血肿并清除血凝块，检查睾丸并结扎出血血管。对曲细精管进行有限度的清创处理。使用 3-0 号可吸收缝线连续缝合破损处白膜（图 128.12）。如果不能行 I 期缝合，用解剖剪取足够大的鞘膜覆盖创面，用 3-0 号可吸收线缝合，这就避免

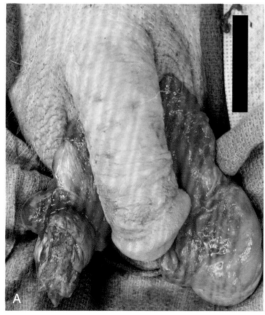

A

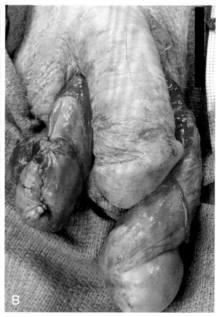

B

图 128.12　阴囊撕裂伤伴有双侧睾丸挤压和右侧睾丸损伤。A. 清除无法存活的曲细精管；B. 手术关闭白膜

了睾丸实质清创。一般情况下应探查对侧睾丸，尤其是在穿透伤存在的情况下，除非已明确排除受伤。

　　在术区做一个小切口放置潘氏引流条，用3-0号可吸收线连续缝合关闭肉膜，用4-0号普通肠线或尼龙线间断缝合皮肤，术后持续抗感染，在引流量减少后可拔出引流条。

拓展阅读

Black PC, Friedrich JB, Engrav LH, et al. Meshed unexpanded split-thickness skin grafting for reconstruction of penile skin loss. *J Urol.* 2004;172(3):976-979.

Morey AF, Brandes S, Dugi DD 3rd, et al. Urotrauma: AUA guideline. *J Urol.* 2014;192(2):327-335.

Wessells H, Long L. Penile and genital injuries. *Urol Clin North Am.* 2006;33(1):117-126.

专家点评（SEAN P. ELLIOTT）

　　作者对生殖器创伤的管理给出了很好的建议，我的评论仅限于生殖器皮肤移植部分。

　　如作者所述，皮肤移植的最佳供体位置是大腿前外侧。除了他们所提到的原因外，我想补充一点，当皮下脂肪较少时，皮肤移植是最容易的。即使是肥胖患者，大腿脂肪也不会在外侧堆积，坚实的大腿肌肉为供皮提供了一个牢固的运行底板。

　　我同意作者的观点，在重建阴茎周围皮肤缺损时，我们必须抵制住期望获得更长阴茎外观的诱惑。初学者尝试将周围的生殖器皮肤尽可能近地固定在阴茎体的白膜上；正如作者所述，多余的生殖器皮肤会导致裂口和恶臭分泌物的淤积，应将周围的生殖器皮肤无张力地固定在与阴茎体自然汇合的地方。

　　正如作者进一步所述，必须去除所有的阴茎体皮肤直到龟头的冠状边缘，甚至不要留下在包皮环切时我们常常会留下环状冠下皮肤。

　　当对阴囊损伤或坏死性筋膜炎进行清创时，应尽可能保持睾丸鞘膜（鞘膜囊积液）完整，尤其是计划分期重建时。当外科医师进行植皮手术时，必须首先去除所有肉芽组织，因为它不是一个适宜的移植床。用手术刀刮掉肉芽组织可能是一个冗长乏味的过程，但如果你只需要做鞘膜切除术就能清除所有肉芽组织，暴露干净的睾丸以准备接受移植，这个过程将会快得多。

小儿尿道外口切开术及尿道远端重建

第 129 章

Jonathan C. Routh

（曾彦恺　陈跃东　译　邢金春　审校）

远端尿道是小儿泌尿外科干预治疗的常见部位。远端尿道重建最常见的适应证是尿道外口狭窄和远端型尿道下裂。较不常见的适应证如包皮环切损伤后阴茎的修复，不在本章的范围之内。

尿道外口切开术

术前准备

尿道外口狭窄可以是先天性的，也可以是后天获得性的。获得性狭窄通常是手术，如包皮环切术或尿道下裂修复术后的结果。先天性狭窄可在尿道外口腹侧缘发现瓣膜组织，该组织阻塞尿道外口表现为尿流明显向上偏斜。获得性狭窄可导致尿道外口针尖样狭窄，进而可导致尿流细小、偏向或是排尿梗阻的症状。

值得注意的是，刺激性排尿症状很少由尿道外口狭窄引起，尽管两者可以共存。不要期望通过尿道外口切开术来纠正儿童排尿功能障碍。

使用 2.5% 利多卡因 /2.5% 普鲁卡因乳膏（EMLA）和生物封闭敷料涂于龟头上保留 60 分钟，可以让能配合的小男孩在门诊诊室里进行绝大部分的尿道外口切开术，而不需要镇静。

患者体位及手术切口

对于门诊诊室手术，男童应取仰卧位在检查台上。可以使用放在大腿上的图书或平板电脑来分散孩子的注意力。

手术技巧

在门诊手术中，术者用两根手指抓住龟头来固定尿道外口。术者可使用直的止血钳或针刺器将腹侧中线组织挤压至尿道外口（图 129.1）。这样就可以在出血最少的情况下切开尿道外口。因为切开尿道外口后

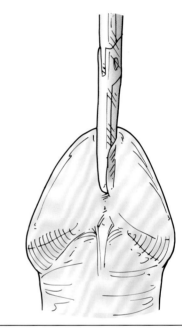

图 129.1　采用细止血钳直部压碎挤压正中线腹侧至尿道外口的龟头部分。挤压线的长度应超过最终期望尿道外口的长度，以利于局部术后愈合

将不可避免地有一定程度的伤口边缘的愈合，所以需要挤压出大约两倍于所需的最终尿道外口大小的组织。而后用细而锋利的直剪剪开挤压的组织（图 129.2）。下面将提到这一点。

在遇到难治的病例或当家属希望避免清醒状态下的门诊手术时，可能需要在手术室进行正式的尿道外口成形术。虽然 "meatotomy" 和 "meatoplasty" 这两个术语的使用常常有些随意，但我们常使用后者来暗示在镇静或全身麻醉下更为复杂的修复过程。在初步的挤压和剪切之后，产生的侧边"狗耳"被重新挤压并修剪，以产生一个略宽的 V 形腹侧缺损（图 129.3）。将 3 种 7-0 号的合成的单股可吸收缝合线放置在龟头的 4、6 和 8 点钟位置上，形成黏膜的外翻，使尿道外口打开固定，减少再狭窄的概率。

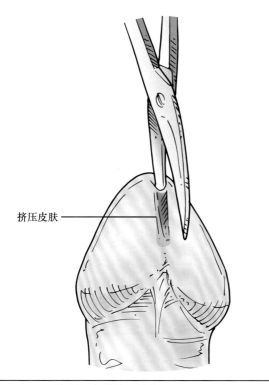

挤压皮肤

图 129.2　用细而锋利的直剪剪开被挤压的龟头皮肤全长

术后处理及并发症

　　尿道外口切开术最常见的并发症是再狭窄。手术结束后，立即将新扩大的尿道外口展示给患儿父母过目，以便他们可以在家进行这种操作，防止复发性狭窄。我们更喜欢使用眼用抗生素软膏，插入尿道外口，轻轻扩张尿道，以达到防止再狭窄的目的。在术后 4 周的时间里，患儿家属每天都要轻柔地进行两次这样的操作。此外，也可以使用类固醇软膏（戊酸倍他米松 0.1%）。尿道外口切开术术后出血是不常见的，出血通常是由于不充分的挤压或超出挤压边缘的过分剪切。

挤压的压力通常用手的压力就足够了。

远端尿道下裂修复

术前准备及手术计划

　　对于远端尿道下裂的修复，术前评估和设计的重要性不应该被过分强调。术者应该把注意力放在重要的体格检查上：尿道外口的确切位置和大小，阴茎弯曲的程度，阴茎头的宽度，尿道板的宽度和特点，包皮的表现和特点，阴茎腹侧皮肤的厚度，阴囊的外观，和任何其他的存在并发异常的表现（例如，如果双侧睾丸都不在阴囊内，则要进一步检查以排除性别发育障碍相关的疾病）。对于"远端"尿道下裂修复，在确定存在严重的阴茎弯曲或是阴茎腹侧皮肤异常菲薄时，需要一次挑战性的近端重建并不少见；充分的准备（计划代替准备）是关键。

　　尿道下裂的修复一般在患儿 6 ～ 12 个月大时进行。不复杂的尿道下裂修复术可以作为门诊手术施行。术前使用预防性抗生素（如头孢唑林）；术后抗生素的使用存在争议。

　　手术视野的放大是至关重要的。手术中至少使用 2.5 倍手术放大镜（我们使用 3.5 倍）是必要的。手术显微镜的使用已被许多小儿泌尿科医师推荐，据报道效果良好。

　　尿道下裂修复的成功与否直接与泌尿外科医师的技术、经验和训练相关。泌尿外科医师必须具备使用和旋转组织皮瓣的经验，并且必须非常小心地处理组织。掌握多种修复技术的应用知识是至关重要的，这样才能恰当地处理手术中的意外发现。没有两

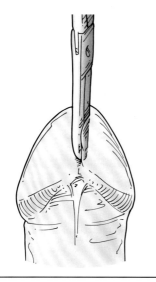
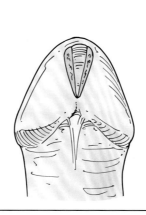
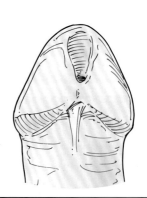

图 129.3　切口两侧边的"狗耳朵"被重新修整，形成一个略宽的 V 形腹侧缺损

个尿道下裂的患儿是完全一样的，因此泌尿科医师必须有足够丰富的经验，为每个患儿提供成功治愈的最佳机会。

患者体位和手术切口

体位

通常是仰卧位。

手术技术的选择

尿道下裂的修复有几种方法，所选择的修复技术很大程度上决定了初始切口。目前，最常用的技术是尿道板纵切卷管（TIP）尿道成形术。然而，正如前面提到的，根据阴茎解剖和外科医师的经验，有几种方法都可以修复尿道下裂。其中最常用的是 TIP，但是由于阴茎解剖结构的变异，笔者会常规使用其他手术方法，这些方法包括 Thiersch-Duplay（没有尿道板切开）、尿道口前移阴茎头成形术（MAGPI）、龟头靠近术（GAP）和 Mathieu（flip-flap）修复术。远端尿道下裂的修复很少需要用到 Inlay、Onlay 或两期修复的方法。如果家属或患者需要，且有足够的组织，包皮也可以予以保留。就本章的目的而言，笔者将主要关注标准的 TIP 和 Thiersch-Duplay 修复术。

术前镇痛

为了减少全身麻醉药物的用量，应使用局部或区域麻醉阻滞。在大多数麻醉中心，术前骶神经阻滞是标准的局部麻醉。然而，近期报道显示，尿道下裂手术后，骶神经阻滞与尿道皮肤瘘之间可能存在关联。因此，在手术开始时，笔者使用 22 号针在正中线处将含有 0.2% 罗哌卡因 3 ~ 4 ml 的麻醉液注入深达耻骨联合凹陷处，进行阴茎神经阻滞。术者在注射前应将注射器回抽，以确保没有将局麻药注射入血管内。

手术技巧

远端 TIP 修复术（图 129.4）

在龟头处放置 4-0 号单股缝线作为固定缝线，以便在手术期间提供牵引。将一根 8 F 的导尿管轻轻地放置在尿道内，以帮助测量腹侧尿道和皮肤的厚度与质量。然后根据这些观察的情况，标记出最初的切口。

用 6-0 号单股缝线固定和标记背侧帽状包皮的两个角。背侧切口起始于冠状沟下方 6 ~ 8 mm 处，从 2 点钟至 10 点钟处，但随后急剧向下斜至包皮角，保留包皮内侧，以形成腹侧"紧致裙"或黏膜围领。在腹侧，切口从包皮角向尿道外口下方 1 ~ 2 mm 垂直延伸。接下来在肉膜和 BUCK 筋膜之间的平面，将阴茎脱套至阴茎阴囊连接处。

人工勃起是通过在阴茎底部放置 1 根外科橡皮筋，然后用止血钳收紧并固定到位。用 25 号蝶形针横向刺入阴茎头或沿着海绵体纵轴插入阴茎头，用可注射的生理盐水轻轻注入阴茎使其膨胀。阴茎弯曲小于 30° 时。可以通过在背部中线（图 129.5）或中线两侧缝合

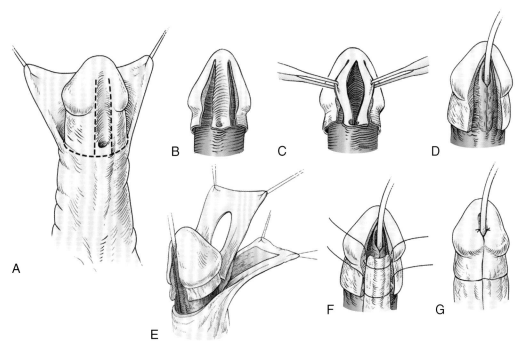

图 129.4 **A ~ G.** 远端尿道板纵切卷管修复术［Redrawn from Snodgrass WT, Nguyen MT: Current technique of tabularized incised plate hypospadias repair. Urology. 2002；60（1）：157-162.］

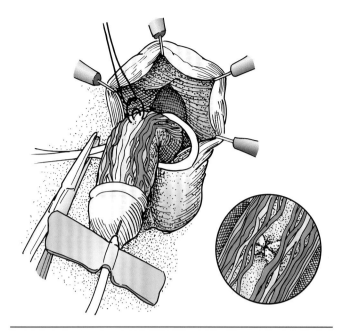

图 129.5 在白膜上的背侧正中线缝合

白膜来矫正。远端尿道下裂很少发生超过 30° 的弯曲，除非在分开的海绵体之间有透明的薄的远端尿道，掩盖真正的近端尿道缺陷。矫正完阴茎后，再做第 2 次人工勃起，确保阴茎矫正成功。

随后注意力再回到尿道成形之上。在注射 0.5% 利多卡因与 1：20 万 U 肾上腺素混合液，或使用如前所述止血带，或两者都使用（笔者通常两者都使用）的协助下，术者可将龟头翼从尿道板上分离下来。建议切口线从将来的远端尿道外口处开始，沿着龟头翼与尿道板的交界处向近端延伸，最后在尿道外口两侧各几毫米处结束。浅层切口可以用 15 号刀片或锋利的直虹膜剪（笔者更喜欢后者），然后用剪刀将龟头翼进一步向两侧松解，以使其之后可以接近无张力地覆盖在新尿道上。应注意保持足够的龟头翼厚度用于缝合，同时避免尿道板两侧穿孔。

将 6 F 或 8 F 支架置入膀胱（通常距新的尿道外口 10 ～ 15 cm，视患者年龄和阴茎长度而定），然后轻轻地提起尿道板边缘，包绕导尿管以检查张力。如果有任何张力存在，术者应该通过尿道板切开做一个尿道板纵切卷管。如果吻合是无张力的（根据作者的经验，这种情况并不常见），那么可以使用标准的 Thiersch-Duplay 修复术。主刀医师和助手保持对称的牵拉，尿道板切口从中部开始。使用 15 号刀片或虹膜剪刀，而后切口向近端和远端延续。切口的近端延伸到尿道外口内，而远端切开在尿道板的尖端结束，不必延伸到龟头。尿道板正中切口的背侧界限是阴茎海绵体下的白膜。

使用 7-0 号单股缝线从近端开始尿道板卷管，笔者使用 PDS（聚二氧六环酮，polydioxanone）。所有尿道板上皮均应卷入尿道腔内。将缝合线置于表皮下，以避免上皮细胞沿缝线生长引起窦道（编织缝线更常用，因此笔者使用 PDS）。这条缝线一直延伸到远端，直至冠状沟和预期的新尿道外口之间的中间点。进一步延长缝合线会增加尿道外口狭窄的风险；如前所述的尿道外口切开术（早前），新尿道外口应该是预期的最终尺寸的两倍左右。

在新尿道和上覆的龟头之间插入肉膜瓣，以及皮肤闭合可以减少尿道瘘的发生率。肉膜瓣从背侧包皮和阴茎体部包皮皮下提起，在同一皮下平面进行解剖，用于游离松解包皮皮瓣。当解剖达到耻骨边缘区域时，应该有足够的移动性使皮瓣在没有张力的情况下向腹侧转位。（皮瓣的）远端被打孔，皮瓣越过龟头，用于覆盖新尿道；7-0 号缝合线将皮瓣的角深部固定于新尿道两侧的龟头翼内。另外，在脱套期间预留的腹侧肉膜可以用作新尿道上的皮瓣。

龟头成形是通过在接近于龟头翼的冠状沟处行 5-0 号单股缝线皮下缝合来完成的。这种针在 8 F 的导管上打结，以确保它不是太紧，可以容纳任何程度的术后水肿。一些作者建议不要尝试将龟头缝合线与下面的卷管的尿道对齐，笔者成功地将 7-0 号 PDS 缝合线缝合在新尿道外口和新尿道外口唇部之间，再次非常小心地避免缩窄新尿道外口。间断的 7-0 号缝线穿过龟头黏膜，完成龟头翼的闭合。然后用 6-0 号单股丝线间断缝合包皮内板黏膜围领。

如果有足够的腹侧皮肤，多余的背侧包皮应在此时切除。如果腹侧皮肤不充足（这是经常发生的情况），那么背部包皮和阴茎体部皮肤就会被从中间剪开到冠状沟处，形成 Byars 皮瓣。在 12 点钟位置，用 6-0 号单股丝线单针皮下缝合将背侧阴茎体皮肤锚定在包皮内板环上。接下来，用缝线皮下缝合将阴茎体皮肤的近端和远端靠在一起，重建（阴茎的）中缝，在 6 点钟处（将皮肤）固定在黏膜围领上。切除任何一侧多余的阴茎体皮肤，用间断的 6-0 号单股丝线完成缝合。

然后术者用先前放置的 4-0 号缝线将导尿管固定在龟头上。

矫正阴茎弯曲

矫正因皮肤、肉膜缺陷或两者皆有而引起的弯曲。腹侧皮肤和皮下肉膜的松解常能解决腹侧弯曲。所有病例在初次解剖时均可保留尿道板，直至确定其弯曲程度及原因。如前所述，人工勃起是通过注射盐水来实现的。矫正阴茎脱套后持续弯曲的方法包括以下几种。

背侧折叠（图 129.5）。正对着（阴茎）最大弯曲处，正中切口穿过肉膜和 BUCK 筋膜，显露出阴茎海绵体背侧的白膜。感觉神经和血管通常位于中线两侧，不会受到损伤。青春期前的男孩不需要切开白膜，因为 6-0 号或 5-0 号聚丙烯单针穿过约 5 mm 的距离，在弯曲小于 30° 时打结就可以实现（阴茎）矫直。

背侧折叠的主要问题是阴茎缩短和青春期弯曲复发。在单次折叠之后，笔者没有注意到阴茎长度显著缩短，但多针折叠应谨慎使用。

术后处理及并发症

对于绝大多数接受阴茎重建的男孩来说，交替使用布洛芬和对乙酰氨基酚就足够了。对于一些需要额外镇痛的男孩，可以使用羟考酮。

因为阴茎重建可能存在显著的术后水肿，所以使用加压辅料包扎。在这方面的管理目标是有一种容易获得、放置简单、易于管理，并且不会自然脱落易于拆除的敷料。笔者使用透明和可透过可吸收液体的塑料薄膜（Tegaderm 或 Op-Site）。薄膜缠绕在阴茎上并固定在阴囊上；然后第 2 层膜缠绕阴茎并固定在耻骨前区。患儿在家里洗几次热水澡后，可以在 2 ～ 3 天内将敷料取掉。取下敷料后，应在尿布上涂上凡士林，防止修复后的阴茎粘在尿布上，这通常需要在术后 1 周。

双尿布技术进一步帮助防止尿液污染修复部位。在距内层尿布前面的顶部约 3 cm 处放置一个硬币大小的孔，导尿管（引流的尿液）通过该孔排到外层尿布处。这项技术也确保了阴茎朝向胸部方向。医师要求家长们在更换内外层尿布之前准备好尿布，以免在试图在尿布上打洞的同时与婴儿发生冲突。导尿管（引流的尿液）可以排到外层尿布里。因此，内层尿布只需要在排便后更换。

如果使用导管引流，笔者更喜欢使用一种小的硅胶导管，导管孔眼靠近膀胱底部。一种 6 F 的 Kendall（Tyco）导管的口径小于新尿道，用成圈的 4-0 号单股丝线缝合于龟头，允许导管有一定的滑动，以适应龟头水肿。对于大多数婴儿来说，可固定在 10 ～ 15 cm

的标记处。如果使用导管，敷料的远端可以直接插入导管。

如果敷料回退到阴茎底部，从而可能导致敷料收缩引起远端肿胀，医师则指导父母拉伸敷料的背侧部分，直到回退的部分分离开，不再是圆周状的缩窄。

阴茎重建后，根据手术的程度，避免洗澡 2 ～ 4 天。包皮环切术后第 2 天开始每日 5 分钟盆浴。阴茎痛性勃起修复后，一般需等待 2 ～ 3 天，视解剖分离程度而定。尿道下裂修复后，当使用导尿管时，我们宁愿避免洗澡，直到拔除导尿管。

减少膀胱痉挛，给予交替布洛芬和对乙酰氨基酚及必要的抗胆碱能药物。应给予大便软化剂和适当的饮食，因为抗胆碱能的方案经常导致便秘，进而可能导致痉挛和尿外渗。

出血是一个罕见的问题。加压三明治敷料包扎可解决除极少数患者外的所有患儿的问题。

如果大男孩术后勃起成为一个问题，使用硝酸戊酯安瓿或口服酮康唑（每晚 1 剂特别有效）来减少术后勃起。

在 5% ～ 30% 的尿道下裂手术之后发生晚期并发症。在排尿培训和青春期时，医师应重新评估患者，以确认患者的满意度和不存在任何问题。潜在的问题包括尿道外口退缩、尿道皮肤瘘形成、尿道外口狭窄、尿道狭窄、憩室的进展、持续性或复发性痛性勃起。其中，狭窄、瘘和尿道憩室是大多数晚期问题的原因。从初次手术的时间开始计算至少 6 个月后才来处理这些并发症。

拓展阅读

Arlen AM, Kirsch AJ, Leong T, et al. Further analysis of the Glans-Urethral Meatus-Shaft (GMS) hypospadias score: correlation with postoperative complications. *J Pediatr Urol.* 2015;11(2):71.e1-71.e5.

Pfistermuller KL, McArdle AJ, Cuckow PM. Meta-analysis of complication rates of the tubularized incised plate (TIP) repair. *J Pediatr Urol.* 2015;11(2):54-59.

Snodgrass W, Villanueva C, Bush NC. Duration of follow-up to diagnose hypospadias urethroplasty complications. *J Pediatr Urol.* 2014;10(2):208-211.

Snodgrass WT, Bush N, Cost N. Tubularized incised plate hypospadias repair for distal hypospadias. *J Pediatr Urol.* 2010;6(4):408-413.

Steven L, Cherian A, Yankovic F, et al. Current practice in paediatric hypospadias surgery; a specialist survey. *J Pediatr Urol.* 2013;9(6 Pt B):1126-1130.

John C. Thomas，John W. Brock，Ⅲ
（曾彦恺　陈跃东　译　邢金春　审校）

即使是最有经验的小儿泌尿外科医师，近端尿道下裂的修复仍然是一个具有挑战性的重建手术。并发症的发生率在 20% ～ 60%。虽然手术的基本步骤与远端修复相似，但纠正与近端尿道下裂相关的阴茎弯曲手术方式有很多，而且需要决定做一期或两期手术。

术前准备及手术计划

根据外科医师的偏好和经验，人们可能会选择术前服用睾酮，以帮助增大龟头的大小，尽管其有效性存在争议。我们更喜欢在手术前 2 周和 4 周给予 25 mg 睾酮肌内注射。

手术技巧

切口如图 130.1 所示，然后将阴茎脱套至阴茎耻骨连接处，近端至尿道下裂的尿道外口。如果患儿的阴囊裂成两半，可以从中缝向会阴方向纵向切开，为以后的修复做准备。在阴茎脱套后，术者使用止血带和 18 号蝶形针行人工勃起，并注射生理盐水（详见第

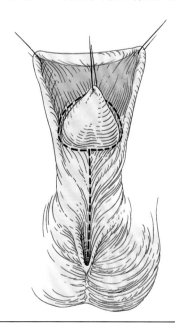

图 130.1　近端尿道裂修复术的初始切口（From Wein AJ，ed. Campbell-Walsh urology，vol 4，9th ed. Philadelphia：Elsevier；2007：3736.）

121 章的描述）。

腹侧弯曲（＜ 30°）

轻度的弯曲可以通过在最大弯曲处对侧的海绵体白膜的中线做背侧折叠来处理。这项技术避开位于中线两侧的神经血管束。侧弯可以用白膜折叠法（TAP）或 Yachia 法来处理，这两种方法在第 121 章都有详细描述。

腹侧弯曲（＞ 30°）

尿道板游离

当遇到更严重的阴茎弯曲，可以使用多种技术来纠正弯曲。这类弯曲突出了海绵体腹侧和背侧发育的不均衡。因为尿道板丰富的血液供应来源于近端海绵体，术者可沿尿道板两侧进行解剖，将尿道板从海绵体上完全分离提起（图 130.2）。该解剖分离首先用剪刀仅在尿道板的外侧经 Buck 筋膜平行切开直到尿道板外侧的白膜，避免损伤阴茎背侧的神经血管束。解剖分离的重点是要松解海绵体组织的 Y 形主体支柱，这有助于（术后）远端阴茎头的翘起。

腹侧海绵体延长

如果在尿道板完全分离提起的情况下阴茎仍有弯曲，应进行腹侧海绵体延长。我们通常是这样做的，首先横切尿道板，然后从 3 点钟至 9 点钟位置全层横切进入海绵体。作为一种选择，如果尿道板被认为是不健康的，可以在移植前切除尿道板（图 130.3）。移植材料的选择可以多种多样，但最常用的是局部采集的真皮移植或单层小肠黏膜下层（SIS）移植。然后用 6-0 号可吸收缝线外加几针锁边缝合将移植物缝合到切开的海绵体的边缘（图 130.4）。另一种选择是，在完整的尿道板下进行移植，或者在海绵体最大弯曲处的腹外侧进行几处部分海绵体切开。这些切口伸展（腹侧）海绵体而不需要移植。

尿道成形术

选择何种类型的尿道成形术取决于尿道板是完整

最常用的手术方法是使用 Byars 皮瓣进行两期手术。颊黏膜的使用将在单独的章节中讨论。

尿道板纵切卷管尿道成形术

这项技术是由 Snodgrass 推广的，在卷管尿道成形之前在背侧的尿道板做一个正中纵行切口。尿道板在预先放置的 6 F 或 8 F 支架上形成卷管，使用间断或连续的 6-0 号或 7-0 号 PDS（聚二氧六环酮）缝线进行缝合。然后将周围的海绵体组织覆盖在第 1 层周围，用 6-0 号可吸收缝线连续缝合在一起。

Onlay 横行包皮岛状皮瓣

这种技术是由 Duckett 推广开来的，包括制作一个长方形的包皮内板皮瓣，并在向下旋转后缝合到尿道板上，形成尿道的腹侧。这种技术可能最适合用在尿道板菲薄面不适用 TIP 技术的患儿。最初，在背侧包皮内板皮肤上放置 4 根 5-0 号丝线作为牵引缝线。测量 8 ～ 10 mm 宽，长度等于或仅比尿道板稍长一点的包皮内板备用。用手术刀做切口，然后适当加深，以保留深部肉膜蒂上的皮肤瓣。肉膜蒂被仔细地解剖至阴茎背侧的根部。然后将皮瓣向腹侧旋转，从原始的尿道外口开始，用 7-0 号 PDS 皮下缝合线将其缝合至尿道板的一侧。留置 8 F 导尿管，在将皮瓣缝合到尿道板的另一侧之前，对皮瓣进行适当的修整。将肉膜蒂加盖在尿道两侧的白膜上，用来覆盖新尿道吻合线，从而形成第 2 层的覆盖，减少瘘口形成的发生率（图 130.5 和图 130.6）。

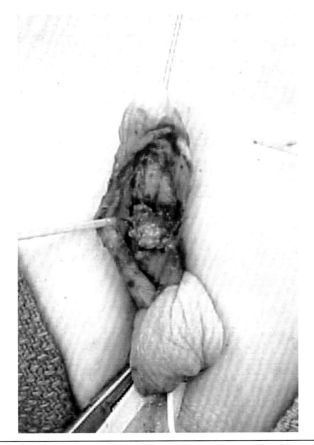

图 130.2 尿道板从海绵体上完全分离提起，无论是否需要腹侧移植

的还是被横断。如果（尿道板）是完整的，那么就可以进行尿道板纵切卷管（TIP）尿道成形术或基于皮瓣的修复术。下面只简要讨论 TIP 修复，TIP 修复术在第一二九章中进行更详细的描述。当尿道板被横断时，

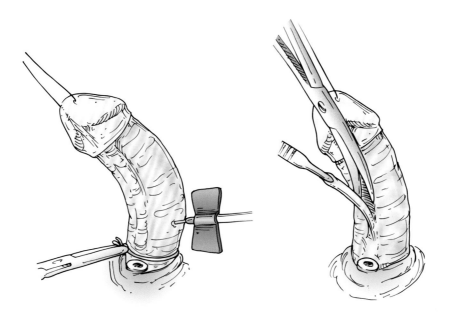

图 130.3 畸形或瘢痕化的尿道板切除

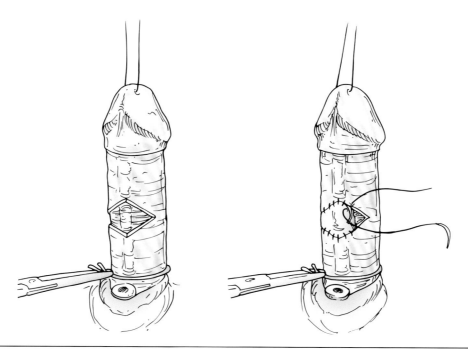

图 130.4　单层小肠黏膜下层移植

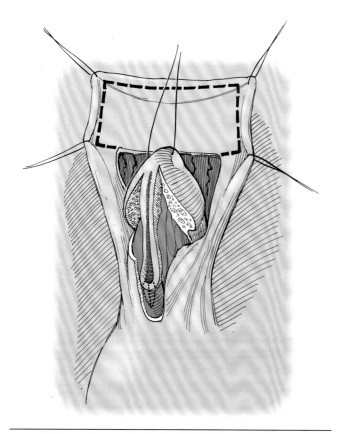

图 130.5　Onlay 横行包皮岛状皮瓣，尿道板切口的扩大

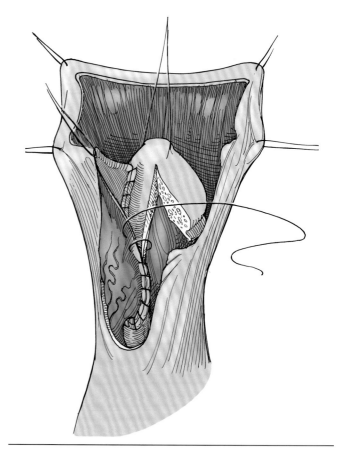

图 130.6　Onlay 横行包皮岛状皮瓣，皮瓣的旋转

两期修复术

一期手术：这种技术最适用于严重的阴茎下弯，此处已经横断的尿道板被下降至近端，尝试使其卷管成形，让尿道外口上升至阴茎阴囊交界处，以避免在 II 期手术时并入附有毛发的阴囊皮肤。最常用的皮瓣

是带蒂背侧包皮皮瓣（Byars 皮瓣）。该技术包括在冠状沟缘近端 6～7 mm 处做初始圆周切口，并进一步脱套至阴茎耻骨连接处，近端至尿道下裂尿道外口。然后用剪刀在中线剪开背侧包皮，而后在 12 点钟位置缝合到包皮围领上。在裸露的阴茎体腹侧面重新分配皮

瓣，并在尿道外口和冠状沟之间用 6-0 号可吸收缝合线将其间断缝合在一起。或者，如果没有天然的冠状沟，皮肤可以在龟头之间被剪开。最后，可以按照标准的方式制作龟头翼，这些皮瓣可以被剪开，并与最远端尿道板一起，用于以后的龟头成形（图 130.7）。术后使用敷料包扎，并且尿液通过导尿管引流至少 7～10 天。

二期手术：二期手术应不早于一期手术后 6 个月。手术从人工勃起开始，以确保没有残留的阴茎弯曲。在确认阴茎是直的之后，在阴茎腹侧做一个 10～15 mm 宽的 U 形切口。这一切口绕过尿道下裂的尿道外口腹侧。这些切口用剪刀加深，然后尿道板在中线处用 6-0 号 PDS 缝线以 Thiersch-Duplay 的方式连接缝合起来（图 130.8）。该处的第 2 层覆盖最好由周围的皮下组织或鞘膜瓣完成。为了完成后者，从阴囊中挤出睾丸，并在阴囊最远端打开鞘膜。然后继续向近端解剖，从精索向外环水平将鞘膜游离。将睾丸放回阴囊，用 6-0 号可吸收缝合线将皮瓣缝合在整个成形的尿道上（图 130.9）。必须小心避免向上牵拉睾丸鞘膜。笔者发现关闭睾丸上的肉膜层有助于防止其向上移动。第 129 章讨论了远端尿道下裂的龟头解剖分离和重建。而后在腹侧中线附近用 5-0 号或 6-0 号可吸收缝线间断缝合阴茎皮肤。笔者已经发现，在一些病例中，使用耻骨上

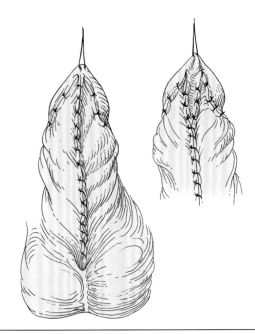

图 130.7　带蒂背侧包皮皮瓣吻合术（From Wein AJ, ed. Campbell-Walsh urology, vol 4, 9th ed. Philadelphia：Elsevier；2007：3736.）

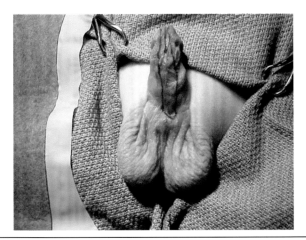

图 130.8　为二期修复手术所推荐的切口

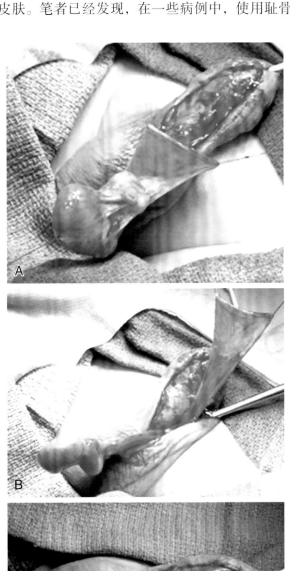

图 130.9　**A～C.** 阴囊的闭合（From Snodgrass WT. Hypospadias. In：Wein AJ, Kavoussi LR, Novick AC, et al, eds. Campbell-Walsh urology, 10th ed. Philadelphia：Elsevier Saunders；2012：3518.）

导尿管和尿道支架引流尿液 7 ～ 10 天，对术后恢复是有帮助的。术后使用敷料包扎，可由患儿家属在 3 ～ 5 天内取掉。

分期手术的另一种方法：尿道板近端分离

在一期手术时，在尿道下裂的尿道外口水平将尿道板近端与其分开。远端尿道板如果宽且健康，则用 Snodgrass 技术将其卷管。阴茎下弯的矫正可以通过背侧折叠、海绵体移植或两者兼而有之来完成，然后用 Byar 皮瓣填补近端尿道下裂尿道外口和新形成的管状新尿道之间的残余间隙。在二期手术时，尿道缺损区域的转置皮瓣可以被卷管（图 130.10 ～图 130.12）。

颊黏膜和近端尿道下裂

颊黏膜可作为嵌入的移植物来增大不足的尿道板或作为一种二期修复术中覆盖的移植物。这个移植物是从唇或颊内侧取下的。

移植物采集：唇（图 130.13）

这个移植物是从下唇采集的。作者发现放置一些 4-0 号丝线对移植物采集是有帮助的。根据患儿的年龄，从牙龈到唇可见边缘 3 ～ 4 mm 处勾画出切口线，可以获得一片相当大的移植物。在采集前，可以在黏膜下注射 1 : 20 万 U 肾上腺素。在采集移植物之后，移植物被脱脂后可以使用。笔者采用不常规缝合关闭供瓣区。

移植物采集：颊

鼻插管是有帮助的，必须识别和避免 Stensen 管，即直接面对的第三磨牙。如前所述，移植物可以浸润，然后用手术刀和剪刀快速切除。解剖的后缘应该是扁

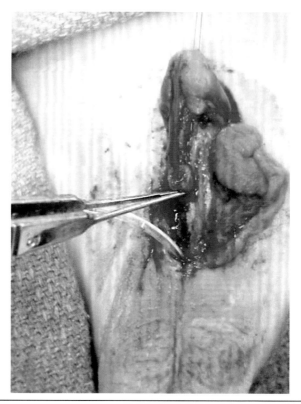

图 130.11 近端尿道与远端尿道板之间的间隙

桃体前缘，必须注意不要越过下颌角。如前所述，移植物已准备好，作者不缝合关闭移植部位。

移植物可以用 6-0 号或 7-0 号可吸收缝线间断缝合到宿主床上。术者可以考虑用小切口缝合移植物，以避免形成血清肿或血肿，这两种情况都可能阻碍移植成功。移植物通常用牙科卷或凡士林纱布加固到位，尿道内留置导尿管，无菌加压敷料放置在阴茎周围。有时，作者除了使用尿道支架外，还使用耻骨上导尿管将尿液从手术区域引流 7 ～ 10 天。颊黏膜也可作为一种嵌入移植体。这项技术是用来扩大小但健康的尿道板。类似于 Snodgrass 术式，尿道板在中线切开，然后移植物被放置在由此产生的正中缺陷，此时尿道板就可以像 Thiersch-Duplay 术式那样组合在

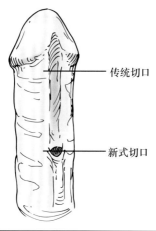

图 130.10 尿道板的近端分离

传统切口

新式切口

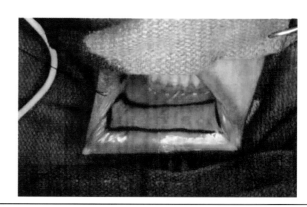

图 130.13 唇移植物的采集情况

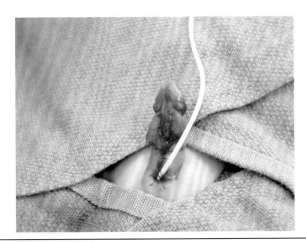

图 130.12 在完整远端尿道板卷管前，完成的近端尿道下裂一期修复术

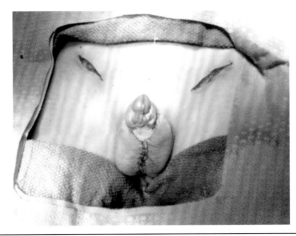

图 130.14 腹股沟全层皮肤移植用于阴茎皮肤覆盖

一起。

术后处理

如果采集了颊黏膜，笔者建议患儿术后 24 小时内清流质饮食，年龄较大的患儿可以使用一种特殊的漱口水，每日用 3 次漱口水漱口。

皮肤覆盖

在尿道下裂近端修复中，皮肤覆盖可能具有挑战性，因为大部分皮肤在一期手术中用于后期尿道重建。可以旋转阴囊皮瓣来覆盖近端阴茎；然而，在皮肤严重短缺的情况下，如在重做的修复手术中，笔者更喜欢全层皮肤移植，因为它具有尽可能少毛发的特点。笔者最常用的是从腹股沟区取的移植物（图 130.14）。采用椭圆形移植物切口，并在供体部位两侧延续切口，以确保足够的无张力闭合。切口向下延伸至皮下脂肪组织，使真皮包含在移植物内，将移植物脱脂并缝合

到受体部位。缝合移植物是随意的，但要有助于防止血清肿或血肿的形成。缝线材料是可吸收的，在移植物上放置支撑并固定到位。外科医师会在门诊 4 ～ 5 天内将这种敷料取掉，以评估移植是否存活。

并发症

术后立即出现的并发症包括出血或感染。多达 60% 的患者可出现延迟性并发症，包括窦道形成、尿道憩室、移植物挛缩、尿道外口狭窄和部分或完全尿道裂开。此类并发症的再手术时间应不早于前一次修复术的术后 6 个月。

拓展阅读

Gargollo P, Borer J. Two-Stage repair of hypospadias. In: Smith JA Jr, Howards SS, Preminger GM, eds. *Hinman's atlas of urological surgery.* 3rd ed. Elsevier Saunders; 2012:109-112.

Snodgrass WT. Hypospadias. In: Wein AJ, Kavoussi LR, Novick AC, Partin AW, Peters CA, eds. *Campbell-Walsh urology.* 10th ed. Philadelphia: Elsevier Saunders; 2012:3503-3536.

专家点评（EARL Y. CHENG）

近端尿道下裂的修复仍然是泌尿科医师面临的重大挑战。虽然越来越多的远端尿道下裂可以一期修复并有很高的成功率，但对于近端尿道下裂则不能这样说。目前对于一期修复是否优于两期修复还没有达成共识。在过去的几十年里，我们看到主流观点从两期修复转向了一期修复，现在又回到了二期修复。在我们的医疗机构中，我们发现，由于每一例近端尿道下裂的解剖结构各不相同，人们无法对某一种修复方法的优越性作出归纳。

决定哪一种修复方式最适合哪一个病例的两个主要解剖因素是尿道板的完整性和存在阴茎下弯的程度。对于近端尿道下裂，尿道板健康，阴茎弯曲＜30°的病例，我们认为一期修复是合理的。然而，这只代表了近端尿道下裂的少数病例。在一些中间病例中，尿道板被认为不够健康，不足以完成纵切和卷管，但阴茎弯曲的程度可以用背侧折叠技术来矫正，我们倾向于原始的尿道板上嵌入包皮移植物，随后在一期或两期手术中完成卷管。

不幸的是，在许多情况下，尿道板不够健康，不足以完成纵切和卷管，阴茎弯曲的程度也不适合背侧折叠技术。在这种情况下，我们赞成两期手术的方法，其中一期手术涉及分割尿道板和在本章中所述用单层 SIS 阴茎海绵体移植。在二期手术的时候使用 Byars 皮瓣来创建新尿道已经使用了几十年。Byars 皮瓣的传统用法是将阴茎体两侧的包皮皮瓣转位至腹侧，并在中线处重建皮瓣。长期随访显示，由于瘘管、狭窄和憩室等诸多问题，采用这种两期修复术的再手术率很高。我们发现，由此成形的新尿道往往移动度增加合并扭曲，可能是由于重建的尿道支撑不良。这种移动度增加会导致尿流不畅及导管插入困难。因此，最近我们倾向于使用带血管蒂的包皮皮瓣，它被转移到腹侧，就像一期颊黏膜尿道成形术的缝合方式一样缝在阴茎海绵体上。这种皮瓣是和用于传统的 Onlay 修复术类型相同的皮瓣。皮瓣的远端也可以被嵌入裂开的龟头，它允许龟头尿道板深层开裂。如有必要，由于给予皮瓣的空间可能有限，可将放置于龟头的皮瓣部分变薄。使用这种方式缝合包皮皮瓣新尿道板具有统一的完整性，并从邻近的阴茎海绵体得到更可靠的支撑。二期手术卷管后重建的新尿道在解剖学上比 Byars 皮瓣重建尿道更恰当。我们常规使用睾丸鞘膜进行二次覆盖。我们过去 5～10 年的经验显示，这种二期的技术似乎优于传统的二期 Byars 皮瓣修复。然而，需要长期随访来验证这些初步发现。

从对近端尿道下裂所描述的大量技术可以清楚地看出，一种手术方式并不适合所有的尿道下裂。我们还没有确认一种理想的术式可以适用于所有病例。然而，随着未来多中心改进的数据库的使用和长期随访数据，我们希望能够更好地改进我们的技术和选择适当的患者来解决这个挑战性的问题。

阴茎部分切除术 第 131 章

Mark L. Gonzalgo, Dipen J. Parekh

（杨 立 译 王志平 审校）

术前准备与手术计划

阴茎部分切除术是治疗发生在阴茎中部至远端的浸润性肿瘤的标准术式。为达到最佳的肿瘤控制效果，过去一般推荐切除标本至少包含瘤体周围 2 cm 的组织，但是即使只切除肿瘤周围 1 cm 的范围，其肿瘤复发率也是可以接受的。阴茎癌的微浸润受肿瘤分级影响，在决定最终病变程度及具体手术切除范围时应考虑到这一点。阴茎部分切除术的首要目标是肿瘤控制，次要目标之一是保留患者站立排尿的功能。阴茎部分切除术后残留的阴茎长度因人而异，为达到最佳的功能预后，推荐保留至少 3 cm 左右的阴茎。若残余阴茎过短，经阴茎排尿无法控制尿流，效果不如行会阴部尿道造口术。当阴茎部分切除术无法保证切缘阴性，或残余阴茎过短无法有效控制尿流时，可考虑行阴茎全切＋会阴尿道造口术。

体位与切口

取仰卧位，常规术区准备，铺无菌单后，用手术手套或手术巾将肿瘤包裹从而与手术区域隔离。可使用 Penrose 引流管、红色橡胶导尿管或普通塑料管置于阴茎根部作为止血带。手术开始时，可在尿道插入 Foley 导尿管以方便术中游离尿道。

距离肿瘤近侧边缘 1.5～2 cm 在阴茎体处环形切开（图 131.1A）。切口深度从阴茎皮肤到 BUCK 筋膜（图 131.1B）。结扎并切断阴茎背深及背浅静脉，由 Buck 筋膜继续向下直至切除深度到达阴茎白膜。

手术技巧

切断阴茎海绵体，保留尿道海绵体（图 131.2）。期间可暂时性松开止血带，以辨别出血的血管断端，

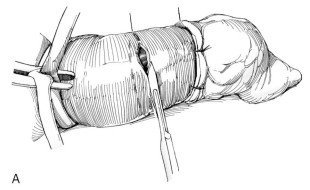

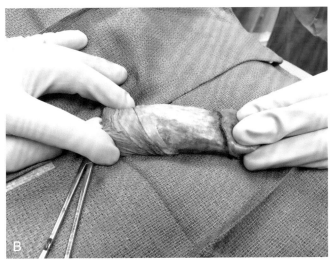

图 131.1 阴茎部分切除术手术切口示意图（**A**）及术中照片（**B**）

并用可吸收线缝扎。阴茎断端取部分组织行冰冻病理检查。

尿道应从尿道海绵体处横断，距离肿瘤 1～1.5 cm（图 131.3）。尿道断端的背侧应修整成匙状，有利于重建尿道并可防止新尿道口的狭窄。

阴茎海绵体断端应用 2-0 号可吸收线横行、间断缝合，缝线应穿过海绵体中隔（图 131.4）。用 2-0 号或 3-0 号可吸收线穿过尿道口尿道海绵体切缘，止血带可暂时松解以便辨别需要缝合的出血血管。

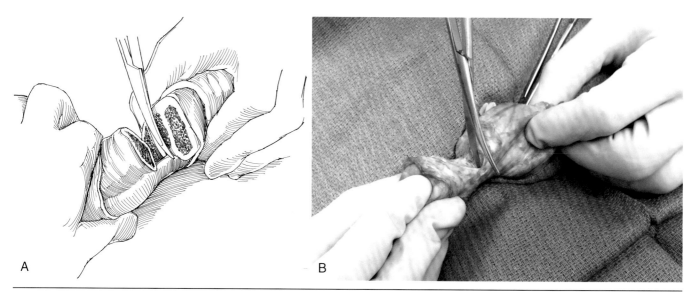

图 131.2　离断阴茎海绵体示意图（**A**）及术中照片（**B**）

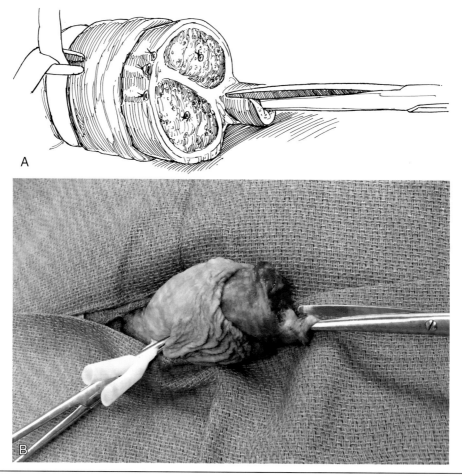

图 131.3　横断尿道示意图（**A**）及术中照片（**B**）

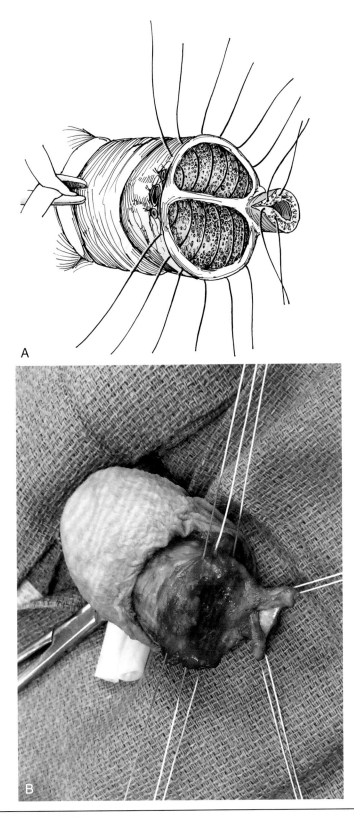

图 131.4　横向缝合海绵体示意图（**A**）及术中照片（**B**）

阴茎皮肤在阴茎腹侧中线用 3-0 号或 4-0 号可吸收缝线间断缝合（图 131.5A），匙状成形的尿道与阴茎皮肤对合以便在开口处 12 点钟位置形成一个斜面的尿道口，剩余的阴茎皮肤可在背侧用 3-0 号或 4-0 号可吸收线进行缝合（图 131.5B）。无菌敷料包扎并留置 18 F Foley 导尿管 3 ～ 5 天（图 131.5C）。

术后处理及并发症

阴茎部分切除术后的早期并发症包括感染、出血及尿道外口狭窄。术前应用抗生素可降低感染发生率；切开皮肤前用手术手套将肿瘤隔离出术野，有助于减少肿瘤外溢；长椭圆形尿道外口可减少尿道外口狭窄的发生率。

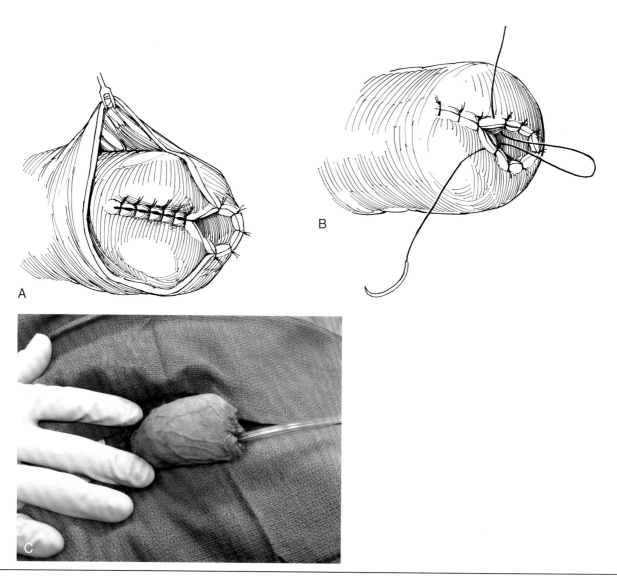

图 131.5　缝合阴茎皮肤示意图（**A**、**B**）及术后照片（**C**）

拓展阅读

Philippou P, Shabbir M, Malone P, et al. Conservative surgery for squamous cell carcinoma of the penis: resection margins and long-term oncological control. *J Urol.* 2012;188(3):803-808. doi:10.1016/j.juro.2012.05.012; [Epub 2012 Jul 19].

Pompeo AC, Zequi Sde C, Pompeo AS. Penile cancer: organ-sparing surgery. *Curr Opin Urol.* 2015;25(2):121-128. doi:10.1097/MOU.0000000000000149.

Veeratterapillay R, Sahadevan K, Aluru P, et al. Organ-preserving surgery for penile cancer: description of techniques and surgical outcomes. *BJU Int.* 2012;110(11):1792-1795. doi:10.1111/j.1464-410X.2012.11084.x; [Epub 2012 May 2].

阴茎全切术 第 132 章

Zachary A. Hamilton，Jeffrey M. Holzbeierlein
（杨　立　译　王志平　审校）

术前准备及手术计划

　　阴茎癌在欧美地区男性当中相对罕见，主要发生在高龄、未行包皮环切术及卫生状况较差者。其危险因素包括人乳头瘤病毒（HPV）感染、卫生状况差、吸烟、性滥交。病变早期常被漏诊，因而大多数浸润性阴茎癌发病时表现已十分明显（图 132.1）。在行阴茎全切术前，应通过活检进行组织学检查确诊，以评估浸润深度及肿瘤分级。对于部分肉眼即可确诊的病例，可于术中切除病变后行冰冻切片检查。当肿瘤体积巨大，或部分切除无法保证足够的切缘时，应行阴茎全切术；另外，当部分切除术后无法保留足够长度的阴茎以至于患者无法站立排尿时，也应行阴茎全切术。

　　术前应进行全面的病情检查，包括仔细的腹股沟淋巴结触诊以及胸部、腹部、盆腔 CT。这些检查有助于判断有无淋巴结转移或远处转移以及转移的程度，这是评估阴茎全切术后生存预后及制订治疗方案的最重要因素。此外，还应进行实验室检查，特别是血清钙离子浓度检测。进展期阴茎癌患者常合并有血钙异常，需在术前进行纠正。由于多数进展期阴茎癌常继发感染，故术前抗生素治疗十分重要。

体位及切口

　　将患者置于高截石位（同经会阴前列腺切除术体位），保护双下肢，避免损伤腓神经导致足下垂。用外科手套包裹肿瘤以隔离肿瘤组织，丝线缝合，或将避孕套套在阴茎上（图 132.2）。绕阴茎做椭圆形切开（图 132.3）。

手术技巧

　　1. 电刀切开皮下组织，于近耻骨处离断海绵体。

　　2. 用电刀切断阴茎悬韧带，用 2-0 号丝线结扎阴茎背浅静脉。

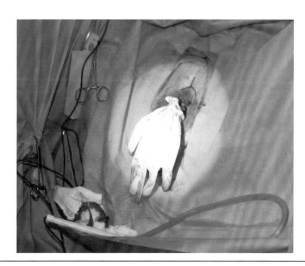

图 132.2　阴茎全切术术前准备

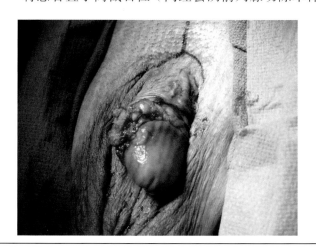

图 132.1　阴茎癌肉眼观

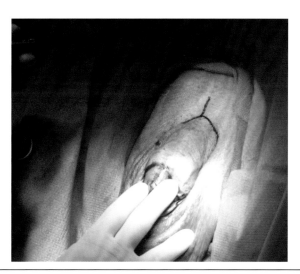

图 132.3　阴茎全切术手术切口

3. 切开阴茎腹侧 BUCK 筋膜，以便辨别尿道。用 Metzenbaum 剪刀从阴茎体上锐性游离尿道，保留足够长度的尿道使其能达到会阴部，便于行会阴尿道造口术。锐性切开尿道以保护血供，在尿道远端 12 点钟处用 3-0 号丝线标记。继续从阴茎体游离尿道直到耻骨支（图 132.4）。

4. 锐性分离及电刀联用，游离双侧阴茎体直至阴茎体嵌入耻骨支处，用电刀切断阴茎体，将双侧阴茎残端分别用 2-0 号可吸收线连续锁边缝合。通常情况下切除阴茎体后会留下一个相对较深的洞，2-0 号可吸收线及 UR-6 号针缝合会相对更容易。

5. 用 15 号手术刀片在会阴部做 1 ～ 2 cm 的椭圆形或倒 "Y" 形切口，深度达到真皮及皮下脂肪。从该切口伸入 Tonsil 钳，到达阴茎残端，钳夹留置的 3-0 号丝线，将尿道断端轻柔地牵引至会阴切口外，注意勿钳夹尿道以免破坏血供，缓慢小心牵引以避免尿道成角。

6. 锐性切断多余的尿道，然后在断端 12 点钟处匙面成形尿道外口，尿道必须无张力地置于会阴部。从尿道断端匙面切口处开始，用 4-0 号单股可吸收缝线环绕尿道做圆周样间断缝合（图 132.5），缝合时尿道一侧进针宜浅，而会阴部皮肤及皮下脂肪一侧进针可相对深一些。留置 Foley 导尿管，一般以 18 F 或 20 F 为宜，确认导尿管能够平滑地插入。用凡士林纱布包裹会阴部尿道开口处的导尿管，以免刺激尿道黏膜。

7. 用 2-0 号尼龙线垂直褥式缝合阴囊皮肤与耻骨弓上皮肤。切口缝合层次宜深，以关闭无效腔及防止积液。于创面深处放置 Penrose 引流管，从伤口一侧穿出（图 132.6）。固定引流管于皮肤上，末端放置安全别针以免引流管脱出。

8. 用 Kerlix Fluffs 纱布绷带包扎，并用弹力内衣或者运动短裤托住敷料。

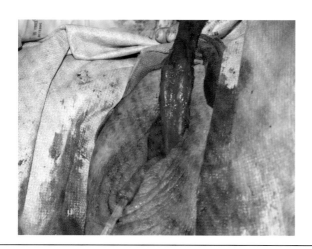

图 132.4 尿道切口

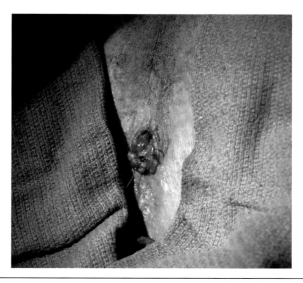

图 132.5 尿道造口术完成

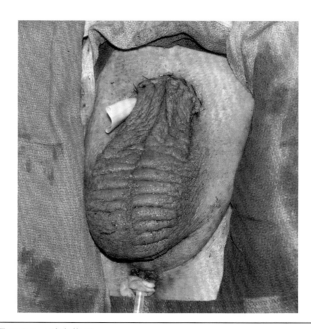

图 132.6 引流位置

术后处理

术后患者应留院观察一晚并给予静脉抗生素。如果伤口敷料未浸透，Penrose 引流管可在术后次日早晨拔除。Foley 导尿管通常需要留置 1 ～ 2 周，待尿道造口愈合良好后拔除。留置导尿期间应给予三联抗生素软膏涂抹尿道造口处。另外，如果怀疑患者有术前潜在感染或患者卫生状况较差，还应给予口服抗生素治疗。

并发症

尿道外口狭窄是最常见的并发症，一旦患者发现排尿时尿流变小，立即用尿道探条扩张尿道外口，通常能够成功地保持尿道外口开阔。

若患者在术后短时间内出现勃起，则可能并发出血，但这一情况较为罕见。留置 Penrose 引流管有助于观察可能的术后出血，并能防止血肿的形成。对于严重出血的病例，通常需要打开伤口寻找出血部位，并进行锁边缝合。伤口感染并非罕见并发症，特别是对于肥胖患者及合并有糖尿病的患者而言。浅层皮肤感染可通过抗生素治疗，而深部感染则需切开引流。应对切口进行清创、包扎，切口二期愈合。

尿道坏死可发生在术后感染的患者或合并有糖尿病的患者，此时应仔细清创，清除所有失活的尿道组织。皮肤皱褶可能脱回到尿道边缘，有助于预防远期尿道外口狭窄。

拓展阅读

Barocas DA, Chang SS. Penile cancer: clinical presentation, diagnosis, and staging. *Urol Clin North Am*. 2010;37:343-352.

Hakenberg OW, Compérat EM, Minhas S, et al. EAU guidelines on penile cancer: 2014 update. *Eur Urol*. 2015;67(1):142-150.

Moses KA, Winer A, Sfakianos JP, et al. Contemporary management of penile cancer: greater than 15 year MSKCC experience. *Can J Urol*. 2014;21(2):7201-7206.

第 133 章

髂腹股沟淋巴结清扫术

Pranav Sharma, Kamran Zargar-Shoshtari, Julio M. Pow-Sang

（杨 立 译 王志平 审校）

对于新确诊为阴茎癌的患者，治疗的首要目标是原发肿瘤的完整切除及评估腹股沟与盆腔淋巴结转移情况。阴茎癌的转移扩散主要是通过区域淋巴系统，首先转移至腹股沟淋巴结链，其次是髂淋巴结及盆腔淋巴结。腹股沟淋巴结转移可发生在单侧或双侧，也可以通过交叉引流从一侧腹股沟转移至另一侧，然而目前尚未有经腹股沟淋巴结转移至对侧盆腔或从右侧盆腔转移至左侧盆腔的报道，也没有阴茎肿瘤经淋巴引流直接转移至盆腔的报道。转移灶超出真骨盆范围，转移至腹膜后淋巴结时，其转移途径已经超出了阴茎的区域引流系统，代表出现全身转移。

手术指征

区域淋巴结转移存在与否及程度是估计阴茎癌患者远期生存率的重要参考因素。因此，详细的腹股沟及骨盆体格检查和断层扫描影像是进行准确临床分期的基本。对于体格检查腹股沟无异常的患者，是否处理腹股沟淋巴结取决于原发肿瘤的分期与分级。对于病理分级为 G_1 或 G_2、分期为 T_{is}、T_a 或 T_{1a}，无淋巴血管侵犯的患者，发生腹股沟淋巴结转移的风险较低（< 5%），此时选择临床密切监测，定期行影像学检查及腹股沟查体是最合适的方案。对于病理分级为 G_3 或 G_4、分期为 T_{1b} 及以上（伴有淋巴血管侵犯）的患者，即使腹股沟体格检查正常，也有 20% ～ 30% 的患者存在腹股沟淋巴结转移。对于高危阴茎癌、腹股沟触诊无异常的患者，推荐行预防性腹股沟淋巴结清扫，有研究表明，与单纯临床监测相比，预防性腹股沟淋巴结清扫可获得更好的 5 年总体生存率（74% vs 63%），而当出现腹股沟触诊阳性（cN^+）之后再行腹股沟淋巴结清扫，5 年肿瘤特异性生存率仅有 16% ～ 45%。

对于单侧（cN_1）或双侧（cN_2）腹股沟触诊阳性的患者，其腹股沟淋巴结转移的概率要大得多（约 50%）。过去对于可疑病例（比如低危的阴茎癌），常给予 4 ～ 6 周的抗生素治疗以排除感染或炎症引起的腹股沟淋巴结肿大，而现行的指南推荐对于任何临床可疑结节，均应行细针抽吸活检（FNA），以便即刻诊断。对于 FNA 阳性或 cN^+ 的患者，推荐行腹股沟淋巴结清扫，可以获得准确的分期及制订恰当的治疗方案。

对于明确的腹股沟淋巴结肿大（cN_3）或巨大肿块的患者，应考虑先行新辅助化学治疗，对于治疗有效的患者，可考虑行腹股沟淋巴结清扫。对化疗有效的患者经手术治疗，5 年生存率可达 37%，而对化疗无效的患者，疾病进展快，预后差。

标准腹股沟淋巴结清扫

术前准备及患者体位

预防性使用抗生素后，患者取仰卧位，下肢外旋外展。患者穿着弹力袜，袜口达到膝关节以上，术后袜口可至大腿水平，以预防术后下肢淋巴水肿。为预防下肢静脉血栓形成，还可使用静脉加压装置。铺单范围上至脐，下至耻骨结节及双侧大腿，左右至髂前上棘（图 133.1），留置 16 F Foley 导尿管。

手术切口

可供选择的手术切口很多，包括 Gibson 切口、S

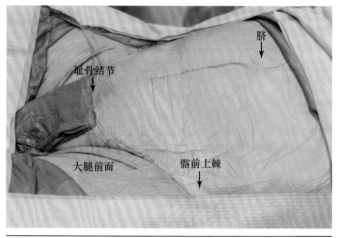

图 133.1 腹股沟淋巴结清扫前患者体位及手术范围，所有主要解剖标志清晰可见

形切口、T 形切口、椭圆形切口和平行于腹股沟韧带的直切口。当表层组织因感染或之前手术治疗被破坏，或肿瘤直接浸润侵犯时，可选择椭圆形切口，切除该部分皮肤及皮下组织（图 133.2）。而对于更多的局限性病变，应取腹股沟韧带下 2 cm 左右与其平行的直切口（图 133.3）。切除范围前面为腹股沟韧带，中间为长收肌、侧面为缝匠肌（图 133.4）。切口底面由浅层的阔筋膜及深层的耻骨肌组成。

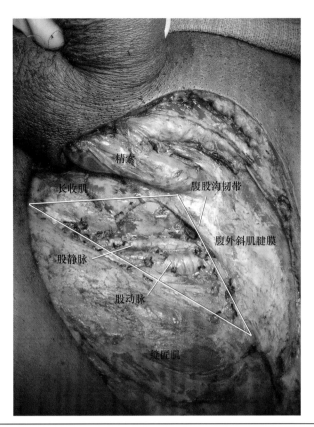

图 133.4　标准腹股沟淋巴结清扫边界：股三角的上界为腹股沟韧带、内侧为长内收肌、外侧为缝匠肌。股神经、动脉和静脉在股三角内由外向内排列

手术技巧

浅层腹股沟淋巴结清扫术

自髂前上棘至耻骨结节下 2 cm 做平行于腹股沟折痕的斜切口，皮肤和皮下组织瓣的范围由手术边界的上方约 8 cm 至下方约 6 cm（图 133.5）。注意保护皮瓣血供，可以最大限度地减少术后皮肤坏死、感染或伤口裂开的概率。另外，处理皮瓣边缘时应轻柔，并用

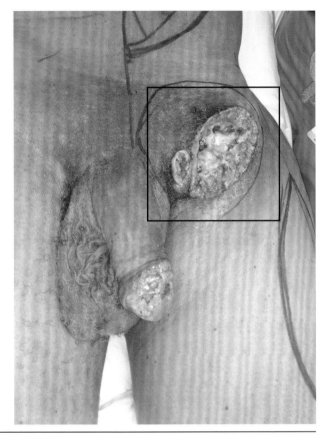

图 133.2　1 例原发性阴茎肿瘤和局部进展期腹股沟淋巴结转移（cN₃），病变直接侵犯皮肤，需要广泛的局部切除

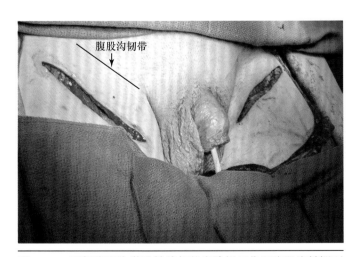

图 133.3　双侧腹股沟淋巴结清扫的皮肤切口位于腹股沟皱褶下方两横指，平行于腹股沟韧带

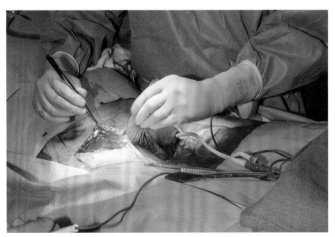

图 133.5　在腹股沟淋巴结清扫的最初步骤中，皮肤和皮下皮瓣被分离成为上、下两层

盐水纱布覆盖。勿使用镊子夹持皮瓣边缘，因为这可能破坏组织，影响其血供。

皮肤及皮下组织游离妥当后，暴露 Scarpa 筋膜下方的手术平面（图 133.6）。建立腹股沟淋巴结清扫的上界并延伸至腹外斜肌腱膜、腹股沟内环及精索内侧（图 133.7）。清除腹股沟韧带上的浅筋膜及结缔组织直至大腿阔筋膜，切除所有浅腹股沟层淋巴结。

深层腹股沟淋巴结清扫术

在腹股沟韧带下方沿外侧缘切开阔筋膜，沿阔筋膜向下游离至缝匠肌的外侧及长内收肌内侧较薄的筋膜。钝性与锐性结合，切除深层腹股沟淋巴结，切除时可使用夹子小心地结扎淋巴管，避免淋巴漏（视频133.1）。在股三角内游离股血管使其骨骼化，沿股静脉、股动脉、股神经由内侧向外侧进行清扫。股神经和股血管系统的分支为上覆的皮下组织提供营养，离断并充分止血，保留运动神经。沿股血管上部继续游离，直至到达股管，在大隐静脉与股静脉交界处结扎

大隐静脉。

当腹股沟浅层及深层淋巴结均被切除后，游离髂前上棘上附着的缝匠肌，将缝匠肌移位形成旋转皮瓣，覆盖在股血管及神经上。然后将缝匠肌瓣用 2-0 号 Vicryl 线间断缝合到腹股沟韧带的反折处。为预防淋巴管囊肿，应处理好所有切缘的淋巴系统，在组织皮瓣下留置至少 1 根 Jackson-Pratt 负压引流管。接着用 2-0 号或 3-0 号 Vicryl 线逐层缝合伤口，肌肉及皮下组织需缝合在一起以消除任何潜在的死腔，这样做可以最大限度地减少术后积液（如血肿形成）的风险，而术后积液可能成为潜在的感染源。皮肤切口可以用钉皮机吻合或用 3-0 号 Monocryl 线连续皮内缝合。如果皮肤缺损过大无法对合，或已失去活力，则需行皮片移植。

术后治疗

强烈建议术后立即下地行走。仅在使用了肌皮瓣或其他大型皮瓣的情况下，患者需卧床休息 48 ～ 72 小时。当每日引流＜ 30 ～ 50 ml 时，可拔除 Jackson-Pratt 负压引流管。对于既往有下肢深静脉血栓形成或肺栓塞病史的患者，一旦确定不会增加出血风险，围术期（少于 28 天）应给予低分子肝素皮下注射，以尽量减少血栓栓塞事件的发生。

改良的腹股沟淋巴结清扫术

1988 年，Catalona 介绍了一种改良的淋巴结清扫术，用于临床腹股沟正常但原发性阴茎肿瘤高危的患者。该方法采用较短的皮肤切口，超内侧切口面积有限，游离顺序不是从股动脉外侧或尾侧进行到卵圆窝，不结扎大隐静脉，也不需要翻转肌皮瓣（图 133.8，视频 133.2），仅清扫腹股沟区超内侧象限的淋巴结。该

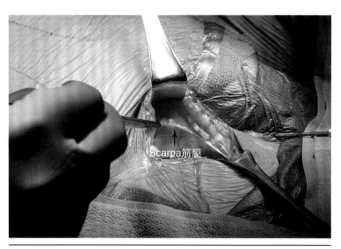

图 133.6　在 Scarpa 筋膜下暴露并清扫浅表淋巴结

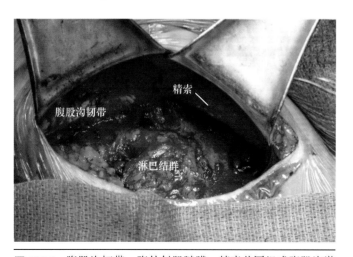

图 133.7　腹股沟韧带、腹外斜肌腱膜、精索共同组成腹股沟淋巴结清扫的上边界

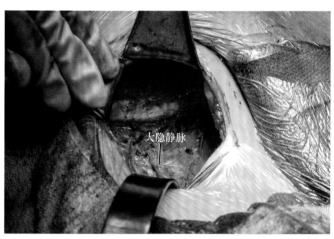

图 133.8　改良腹股沟淋巴结清扫术中保留大隐静脉

方法可以维持预期的肿瘤控制（因为这是腹股沟淋巴结转移最频繁的部位），并通过限制切口长度来降低手术并发症的发生率，还可以减少手术创伤，减少下肢淋巴回流系统的破坏。然而值得注意的是，笔者建议使用这种改进的技术将每个切除的淋巴结做冰冻切片分析，如果在冰冻切片上发现任何阳性的淋巴结，则改行标准腹股沟淋巴结清扫术。

腹直肌肌皮瓣

在某些情况下，可能存在软组织缺失或初始受损皮瓣，特别是在局部进展期肿瘤、放射治疗或挽救性手术患者中。腹直肌肌皮瓣是腹股沟淋巴结清扫术患者的一种动态选择。腹直肌肌皮瓣的优点包括拥有独立的血液供应，有足够的体积来消除无效腔，切取移植物后伤口易缝合，有额外的皮肤允许腹股沟缺损的无张力闭合。在阴茎癌患者中，当有固定的淋巴结（cN_3）累及覆盖的 Scarpa 筋膜或皮肤时，广泛切除浅表组织对充分的肿瘤控制至关重要，此时这项技术可能具有价值（图 133.2）。此外，这种替代覆盖的选择对于既往有腹股沟手术史或放疗史，以及一期缝合后伤口裂开或皮瓣坏死的患者的挽救性治疗可能有价值。

腹直肌是一种薄而平的肌肉，具有双重的血液供应。下半部分由腹壁下动脉供血，上半部分由腹壁上动脉供血，上覆筋膜及皮肤则由两条动脉的穿支供应。这种广泛的血管网使得其成为覆盖腹股沟创面的理想选择。例如，一个下端的、基于上腹壁的垂直或横向腹直肌肌皮瓣，可以在腹股沟处提供足够的覆盖，覆盖范围可达 20 cm。

对于腹直肌肌皮瓣移植而言，患者在整个手术过程中都是仰卧位。腹股沟淋巴结清扫完成后，准备好接受皮瓣的部位，确保对所有不能存活的组织进行细致的止血和清创（图 133.9），然后测量创面缺损，并在同侧或对侧腹直肌上方的皮肤上标记适当大小的皮瓣（图 133.10）。在标记好的腹直肌肌皮瓣的上、中、外侧做皮肤切口，分离皮下组织、腹直肌前鞘和腹直肌（图 133.11）。腹直肌与腹直肌后鞘之间的平面呈弧形，随后找到腹壁下动脉，切除该皮瓣剩余的下段皮肤和皮下组织层来游离皮瓣。腹直肌与耻骨的远端连接可以切开，以增加皮瓣的灵活性。多普勒超声也可用于评估从椎弓根到腹直肌肌皮瓣的血供是否充足。

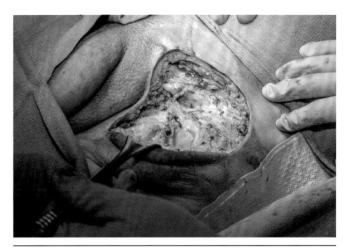

图 133.9 在挽救性腹股沟淋巴结清扫术和腹直肌肌皮瓣替代术中，广泛切除和清除所有不能存活的组织后，准备皮瓣移植部位

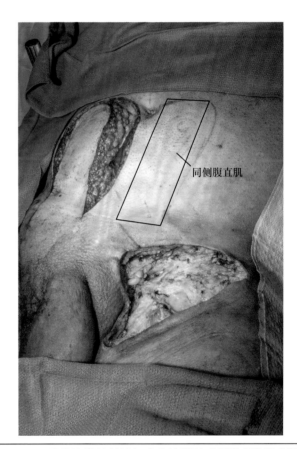

图 133.10 腹股沟淋巴结清扫术中计划行对侧腹直肌肌皮瓣替代术

随后切开皮瓣基部和待移植区之间的皮肤和皮下组织，直到腹外斜肌腱膜水平（图 133.12）。然后将皮瓣的顶端穿通至腹股沟缺损处（图 133.13），并用可吸收的 2-0 号 Vicryl 线间断缝合（图 133.14）。皮瓣底部采用低吸力引流，供区皮肤缺损一期缝合。术后，患者维持 48 ～ 72 小时的卧床休息，采用与标准腹股沟淋巴结清扫相似的抗血栓栓塞和抗生素预防方案。

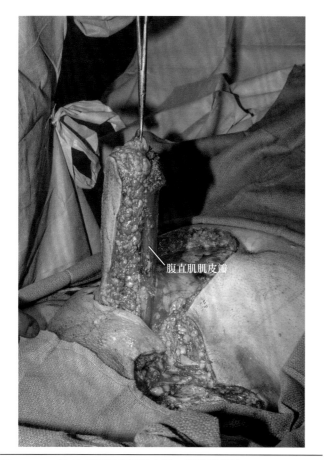

图 133.11   游离对侧腹直肌肌皮瓣，覆盖腹股沟

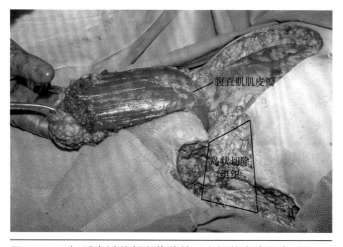

图 133.12   切开皮瓣基部和待移植区之间的皮肤和皮下组织，直到腹外斜肌腱膜水平

盆腔淋巴结清扫术

对于两个及两个以上腹股沟淋巴结阳性或腹股沟淋巴结外侵犯的阴茎癌患者，由于盆腔淋巴结受累的风险较高，建议采用同侧盆腔淋巴结清扫术（PLND）进行适当的手术治疗和分期。在两个腹股沟淋巴结阳性的患者中，有 23% 的患者存在盆腔淋巴结阳性，而在 3 个腹股沟淋巴结阳性或至少一个腹股沟

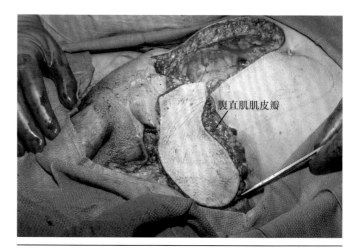

图 133.13   腹直肌肌皮瓣的顶端穿通至腹股沟缺损处

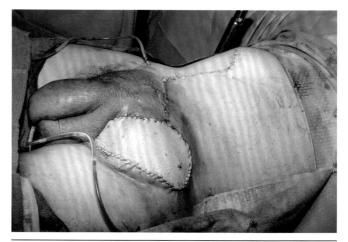

图 133.14   挽救性腹股沟淋巴结清扫，广泛局部切除并行腹直肌肌皮瓣替代术后照片

淋巴结存在外侵犯的患者中，有 56% 的患者盆腔淋巴结阳性。高危病例的预防性 PLND 对盆腔淋巴结阳性微转移患者也有一定的治疗潜力，报道的治愈率在 16%～20%。

盆腔淋巴结清扫通常经腹膜外耻骨上中线入路进行。PLND 的边界包括髂总血管近端分叉、髂腹股沟神经外侧分叉和闭孔神经内侧分叉。在 PLND 过程中，所有的淋巴结组织被从闭孔区、髂内区和髂外区切除，骨盆中任何临床阳性的淋巴结也被切除（图 133.15）。为防止术后盆腔淋巴囊肿的发生，必须仔细应用手术夹或结扎淋巴管。此外，轻柔止血与结扎以防止过多的静脉出血和盆腔血肿。

同侧 PLND 可以与 ILND 同期进行，也可以延迟进行，双侧 PLND 仅适用于双侧腹股沟淋巴结转移的患者，因为尚没有阴茎癌从腹股沟淋巴结转移至对侧盆腔淋巴结的报道。与单纯腹股沟淋巴结转移的患者相比，盆腔淋巴结转移患者的预后更差（5 年肿瘤特异

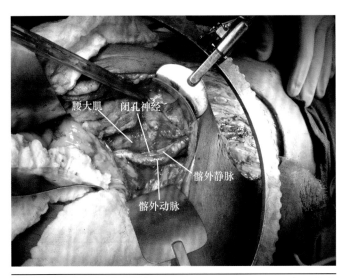

图 133.15　cN₃ 患者腹股沟淋巴结清扫术后行同侧盆腔淋巴结清扫术。髂血管和闭孔神经暴露清楚

（图中标注：腰大肌　闭孔神经　髂外静脉　髂外动脉）

性生存率 71% vs. 33.2%）。但是基于 Ⅱ 期临床研究数据显示，新辅助紫杉醇、异环磷酰胺和顺铂化学治疗可能会改善预后。

单侧腹股沟淋巴结清扫术

单侧腹股沟淋巴结清扫术适用于迟发的（距原发肿瘤接受治疗 1 年以上）腹股沟复发患者，但该手术方式仍然存在争议。然而，对于局部复发的腹股沟疾病，挽救性的单侧 ILND 与标准 ILND 相似，如果在该区域以外有腹股沟复发，则扩大清扫范围。挽救性 ILND 后的肿瘤特异性生存率已有报道（中位时间为 16.4 个月）。因此，对于没有隐匿性远处转移的患者来说，它可能是一种可选的手术方式。因为在这种情况下，多方式联合治疗的作用还未得到充分肯定。

术后并发症

腹股沟淋巴结清扫与患者发病率显著相关，近期文献报道的总体并发症发生率为 58%，严重并发症发生率为 10%（Clavien ≥ Ⅲ），伤口感染发生率为 43%，血肿形成发生率为 24%，皮瓣问题（如伤口裂开或坏死）发生率为 16%。同时也有报道称深静脉血栓和肺栓塞的发生率在 5% ～ 7%。

由于 ILND 可破坏深部皮下组织的血供，可导致皮瓣边缘坏死。小面积的失活组织可以清除并二期愈合，但更大面积的组织缺损不容易愈合，可能需要皮片移植。

伤口感染可能发生在血运障碍的区域，积液的死腔（如淋巴、血浆）也可能是细菌浸润的潜在来源。术前应预防性使用抗生素以减少感染风险。但当怀疑有伤口感染时，应进行培养以明确潜在的致病微生物（如革兰氏阴性杆菌、葡萄球菌、白喉杆菌、某些溶血性链球菌），口服抗生素治疗应持续数周，直到没有明显感染迹象，所有皮下积液被清除为止。

浆液性囊肿和淋巴囊肿分别是血浆和淋巴液的淤积，它们形成于大面积的无效腔内，可能有助于细菌感染的播散。手术后在皮瓣下使用引流管可最大限度减少其发生率，但大量有症状的积液可能需要通过间歇抽吸或持续经皮闭式引流进行治疗。

下肢和阴囊淋巴水肿也可能是 ILND 后潜在的一个远期并发症，其发生的原因是生殖器和腿部的淋巴引流被破坏。长期穿着弹力袜，坐或躺在床上时抬高腿部，或使用利尿药，都可能有助于缓解这一并发症。

动态前哨淋巴结活检

仅根据病理标准来看，多达 77% 接受了腹股沟淋巴结清扫的患者可能出现阴性结果。此外，如前所述，该手术的并发症发生率高达 30% ～ 50%。故有学者认为，对 ILND 的手术指征把握应更加严格，如前哨淋巴结活检（SNB），可能最大限度地减少病理阴性患者接受手术的机会。

前哨淋巴结活检依赖于这样一种假设，即一组特定的淋巴结是原发阴茎肿瘤腹股沟转移的第 1 个部位。1977 年，Cabanas 等最先介绍了阴茎癌患者前哨淋巴结活检的概念。笔者基于阴茎背侧淋巴管造影，将最靠近上腹部浅静脉的淋巴结标记为前哨淋巴结。然而，这种方法没有考虑到个别患者的解剖变异。当时的技术也不可靠，难以复制，并且假阴性率较高。1994 年，Horenblas 和他的同事改进了前哨淋巴结活检的方法，即下面所介绍方法的基础。

临床诊断为腹股沟淋巴结阴性的阴茎癌患者可选择动态前哨淋巴结活检（DSNB）。最初的评估应包括腹股沟超声检查，以避免在广泛的肿瘤浸润导致淋巴回流完全阻塞时，淋巴管造影结果呈假阴性。对具有体积增大、形态异常、无门样回声、回声高、结节坏死或多普勒成像上可见异常的血管分布等异常超声特征的淋巴结行针吸活检。

随后，在手术前一天或手术前 4 小时进行淋巴造影。首先在原发性阴茎肿瘤周围皮下注射 0.3 ～ 0.4 ml ⁹⁹ᵐ 锝纳米胶体，然后用一个双头放射相机拍摄接下来

15～20分钟的淋巴流动情况。之后，再进行5分钟的静态前视图和侧视图，并在注射后2小时再次重复。最后，将接受原发阴茎肿瘤直接淋巴引流的淋巴结标记为前哨淋巴结。

在随后的手术中，在原发阴茎肿瘤周围皮内注射1 ml专利蓝染料，15分钟后在先前标记的皮肤部位做一个小切口，通过追踪通向蓝色淋巴结的蓝色淋巴通道来寻找前哨淋巴结。此外，放射探头通过搜索显示至少两倍于正常背景放射量的放射性浓集灶进行辅助检测。

找到前哨淋巴结后，将其切除并送病理检查。对切除区域进行触诊，以确保切除所有可触的异常组织。标本应在2 mm石蜡切片上进行HE染色。免疫组化染色应使用能同时抗高分子量和低分子量细胞角蛋白的抗体。如果结果为阳性，则在4周内进行腹股沟淋巴结清扫。

基于上述技术，超声辅助的动态前哨淋巴结活检对每一侧腹股沟和每个患者的敏感度分别为95%和94%。在没有淋巴前超声检查的情况下，敏感性分别下降到92%和91%。假阳性发生率为5%，总并发症发生率为7.6%，包括淋巴囊肿、血肿、感染和阴茎阴囊淋巴水肿。

微创腹股沟淋巴结清扫术

腹腔镜腹股沟淋巴结清扫术及机器人辅助的腹腔镜腹股沟淋巴结清扫术已被用于局部进展期阴茎肿瘤的治疗。与传统开放手术相比，微创手术的肿瘤学预后相似，但并发症更少。

Bishoff等首先在1例$pT_3N_1M_0$期阴茎癌患者的尸体标本中描述了内镜下腹股沟的解剖。然而，微创手术也应遵循开放手术所遵循的外科和肿瘤学原则。手术切除的边界与开放入路相似，腹股沟韧带和精索位于上方，长内收肌位于内侧，缝匠肌位于外侧。大隐静脉可以保留，也可不保留，这取决于完成腹股沟淋巴结清扫所需的手术暴露范围。

适合行微创性ILND的患者包括无法触及腹股沟淋巴结的阴茎癌患者和高风险原发性阴茎肿瘤患者（pT_{1b}-T_4，G_3/G_4，伴有淋巴血管侵犯）。Tobias-Machado等报道了一组临床腹股沟淋巴结阴性患者行内镜下腹

股沟淋巴结清扫后，肿瘤控制和美容效果良好。与开放肿瘤相比，内镜下腹股沟淋巴结清扫获得的淋巴结数量相当，且在18.7个月的中位随访时间内无复发或进展。且内镜手术的总体并发症发生率也显著低于开放手术（20% vs. 70%），伤口相关并发症更少。

微创机器人辅助手术技术比标准腹腔镜手术更精确和灵巧，因为它具有三维视野和更先进的放大技术。最近，Josephson等和Sotelo等分别介绍了他们各自的机器人辅助视频内镜下ILND（RAVEIL）技术，用于腹股沟触及或未触及淋巴结患者。对10例临床T_1～T_3N_0期阴茎癌患者的一期前瞻性研究表明，RAVEIL技术可以对腹股沟转移性阴茎癌患者进行准确的分期。然而，究竟这些内镜手术方法能否作为标准开放手术的替代治疗方案，且能否获得同等的肿瘤疗效，有待更大样本的长期前瞻性研究证实。

拓展阅读

Catalona WJ. Modified inguinal lymphadenectomy for carcinoma of the penis with preservation of saphenous veins: technique and preliminary results. *J Urol.* 1988;140:306.

Combs PD, Sousa JD, Louie O, et al. Comparison of vertical and oblique rectus abdominis myocutaneous flaps for pelvic, perineal, and groin reconstruction. *Plast Reconstr Surg.* 2014;134:315.

Horenblas S, Jansen L, Meinhardt W, et al. Detection of occult metastasis in squamous cell carcinoma of the penis using a dynamic sentinel node procedure. *J Urol.* 2000;163:100-104.

Kean J, Hough M, Stevenson JH. Skin excision and groin lymphadenectomy: techniques and outcomes. *Lymphology.* 2006;39:141.

Leijte JA, Valdes Olmos RA, Nieweg OE, et al. Anatomical mapping of lymphatic drainage in penile carcinoma with SPECT-CT: implications for the extent of inguinal lymph node dissection. *Eur Urol.* 2008;54:885.

Lughezzani G, Catanzaro M, Torelli T, et al. The relationship between characteristics of inguinal lymph nodes and pelvic lymph node involvement in penile squamous cell carcinoma: a single institution experience. *J Urol.* 2014;191:977.

McDougal WS. Preemptive lymphadenectomy markedly improves survival in patients with cancer of the penis who harbor occult metastases. *J Urol.* 2005;173:681.

Neto AS, Tobias-Machado M, Ficarra V, et al. Dynamic sentinel node biopsy for inguinal lymph node staging in patients with penile cancer: a systematic review and cumulative analysis of the literature. *Ann Surg Oncol.* 2011;18:2026.

Protzel C, Alcaraz A, Horenblas S, et al. Lymphadenectomy in the surgical management of penile cancer. *Eur Urol.* 2009;55:1075.

Spiess PE. *Penile cancer: diagnosis and treatment.* New York: Springer Science & Business Media; 2013.

Tobias-Machado M, Tavares A, Ornellas AA, et al. Video endoscopic inguinal lymphadenectomy: a new minimally invasive procedure for radical management of inguinal nodes in patients with penile squamous cell carcinoma. *J Urol.* 2007;177:953.

阴茎的激光治疗　第 134 章

Douglas F. Milam

（杨　立　译　王志平　审校）

阴茎病损的激光治疗始于 20 世纪 80 年代，激光光疗已成功应用于阴茎良恶性肿瘤的治疗。在过去的数十年里，已发表的有关激光治疗的诸多研究成果，对于激光能量可成功治疗的疾病种类已经形成了普遍共识，本章节包括了已在实践中得到证实的相关内容。

激光光疗在各种治疗阴茎良性或恶性病变的方式中往往是最有效和最快捷的。施行激光治疗通常在手术室，然而，当有适当的激光防护时，一般病房环境下也可使用激光。尖锐湿疣等阴茎良性病变通常用激光疗法。同局部治疗不同，阴茎良性病变往往可以对激光治疗产生应答。有多种不同类型的激光器可用于阴茎手术。选用何种适当类型的激光，是由疾病进展程度和所需的凝固深度决定的（图 134.1）。

激光的选择

阴茎治疗中最常见的激光是二氧化碳（CO_2）激光。这是一种连续激光波，从机头中传送不可见的 10 600 nm 的光束能量。CO_2 红外波长可被大多数玻璃大部分吸收，所以不能应用于传统的玻璃光学纤维。CO_2 激光包括一个铰接臂和机头。波束可以紧密聚焦，产生切割作用，也可以散射，从而在一个较大的范围产生浅表凝固。CO_2 激光能量在组织中非常容易被水吸收。因此，CO_2 激光特别适合处理一些非常表浅的病变（1 mm），如尖锐湿疣和增殖性红斑。玻璃或塑料透镜制成的防护眼镜可以足够有效的防护 CO_2 激光。

钕（Nd：YAG）激光在以前是最常用于泌尿外科的激光，但现在已被钬激光替代。钕激光器工作时是连续波模式，产生一种不可见的波长为 1064 nm 的光波，作用深度可以达到 8 ～ 10 mm。所有常见的可用于泌尿外科的激光中，钕激光系统的作用深度最深。像磷酸氧钛钾（KTP）激光一样，钕激光产生的组织损伤太大，因而不能用于表浅良性疾病的治疗。钕激光可作为保留阴茎的治疗手段用于阴茎癌患者，其较深的凝固深度可以形成一个安全的凝固带，借此可安全治疗较小的浸润性病变。用钕激光治疗时需要佩戴特殊波长的防护眼镜。

磷酸氧钛钾（KTP）激光实际上就是将连续的钕激光束通过磷酸氧钛钾倍频晶体形成的。钕激光波长为 1064 nm，是 KTP 激光的 2 倍。KTP 激光可产生中

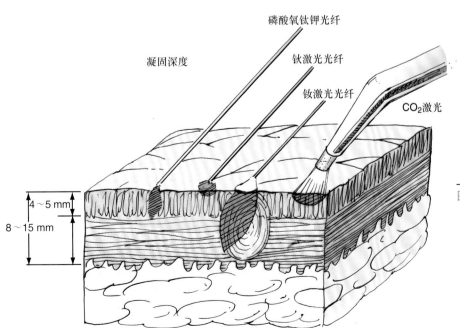

磷酸氧钛钾光纤

凝固深度

钛激光光纤

钕激光光纤

CO_2激光

4 ～ 5 mm

8 ～ 15 mm

图 134.1　不同激光的凝固深度

等深度的凝固层，可制成光纤通过手柄或内镜而工作。KTP 激光可产生 4 mm 深的凝固层。这种深度通常不适合治疗尖锐湿疣或是增殖性红斑，但对于完全表浅性鳞状细胞癌或其他相关疾病却非常有用。使用 KTP 激光时同样需要佩戴特殊波长的防护眼镜。

泌尿外科内镜治疗中最常使用的钬激光对于阴茎皮肤疾病并不特别适合。钬激光是一种 2070 nm 脉冲激光，有很高的能量。钬激光的能量可被组织很快吸收而不会做往复运动，因而可以用于泌尿系结石的治疗。这一特性也同样决定了它不适合治疗阴茎表浅病损。绝大多数可用钬激光治疗的病损使用 CO_2 激光治疗效果更佳。

诊断指标

阴茎尖锐湿疣

阴茎尖锐湿疣的最佳治疗选择是 CO_2 激光。由于 CO_2 激光能被强烈吸收，所以它可以集中在一个非常薄的组织上。治疗时应该从低能量开始。用于治疗阴茎尖锐湿疣，5 W 是一个安全的初始设置。功率可以按需增加，这取决于组织效应，但很少会需要超过 10 W 的功率。CO_2 激光能量由激光手持式装置引导，通过将手持式装置升高 1 ～ 2 cm，使激光束略微散焦，成为环状而非针尖样。激光在病变表面往复运动，可以使尖锐湿疣凝固。激光在病变边缘要轻度重叠，以保证完全覆盖。一旦病变出现彻底凝固，可用湿纱布分离。由于凝固深度较表浅，可以保留真皮层的结构完整。应注意在较大的治疗区域之间留下可供皮肤再生的桥接。烧灼凝固范围应在 1 cm 之内，这样可以大大加快愈合速度。如果病变特别大，则应保留含有尖锐湿疣组织的皮肤桥接，在原治疗区域的正常上皮细胞再生后，应计划择期二次手术。

二氧化碳激光最适宜类似湿疣的治疗（图 134.2）。小心控制激光束避免损伤尿道。阴茎的皮肤应该伸展开，以消除皮肤皱褶。散焦瞄准光束放置在病变的一边。仔细治疗病变基底，但有必要超过正常皮肤 1 mm 或更少一些。独立的病变应进行彻底激光照射（图 134.3）。光束运动足够快避免了组织烧焦。治疗后，病变可用湿纱布分离，留下存活的真皮。

图 134.4 提出了一个更复杂的问题。该病例中，可以看见两个湿疣（图 134.4 A）。较小的病灶大小约 1 cm，可在 1 个疗程内完成治疗，而较大的病灶直径达 4 cm，无论激光治疗还是手术切除均达不到理想效果（图

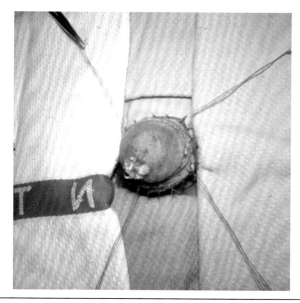

图 134.2　激光治疗阴茎尖锐湿疣的术前准备照片

134.4 B）。对整个病损区域的治疗可能会留下大面积灼伤，将来需要植皮，因而我们可以选择在距离病灶边缘 1 cm 左右行环形切除，这两种类似的治疗方法可以使尖锐湿疣患者愈合后无瘢痕形成。

增殖性红斑

增殖性红斑尤其适合使用二氧化碳或 KTP 激光治疗。使用二氧化碳激光治疗此类病变已有相当多的经验。治疗过程是通过 CO_2 激光能量散焦光束照射病变组织，推荐烧灼范围超过正常组织 1 mm。与治疗湿疣相比，在治疗增殖性红斑中一个典型的不同就是对于表浅组织不做清除，但整个病变组织应该均匀凝固。该病通常通过单一激光治疗即可。但是，当病变面积较大时，需要考虑多种治疗措施。这一点在使用 KTP 激光的时候显得尤为重要，因为它比二氧化碳激光凝固深度更大。

小的增殖性红斑病变（图 134.5）可能会接受一个彻底的照射，无论是使用 CO_2 激光或是 KTP 激光。治疗过的组织在原来位置被正常组织替代，但色素、上皮细胞会减少。图 134.6 A 所示的是一名因 T_1 期阴茎鳞癌行龟头部分切除术的患者出现多发性增殖性红斑。尽管通常情况下增殖性红斑以红色为主，但也可呈现为白色，正如活检证实的病例那样。上述病例的增殖性红斑接受了 CO_2 激光治疗。图 134.6B 所示为完全愈合后正常的腺上皮。

鳞状上皮癌

鳞状细胞癌可通过激光疗法来治愈。如果患者能

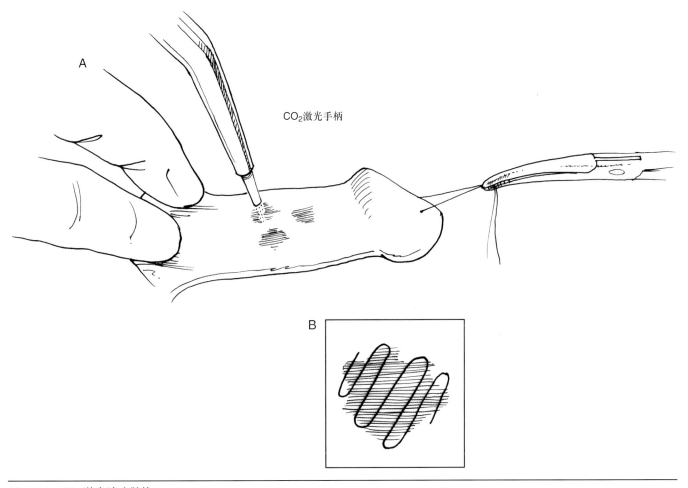

CO_2激光手柄

图 134.3　CO_2 激光治疗肿块

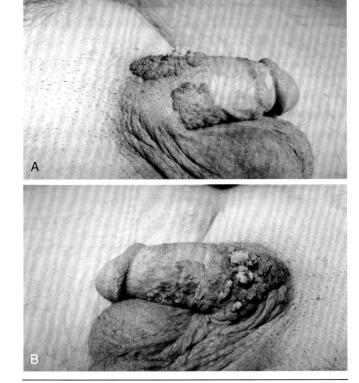

图 134.4　激光治疗阴茎尖锐湿疣

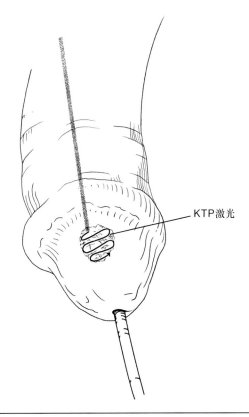

KTP激光

图 134.5　KTP 激光治疗增殖性红斑或黏膜原位癌

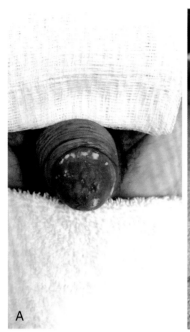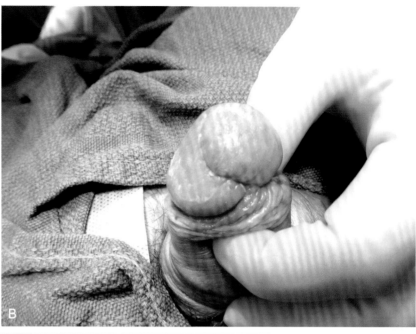

图 134.6   多发增殖性红斑。**A.** 龟头部分切除术前；**B.** 治疗后的正常上皮

够理解这种疗法存在治疗不充分的风险，该疗法可作为一种保留阴茎的方式使用。有文献报道阴茎鳞癌患者行激光治疗后复发率可达 30%，但如此高的复发率似乎并不影响进一步手术后的肿瘤控制。大多数泌尿外科医师将根治性切除视为阴茎浸润性鳞状上皮癌的常规疗法。肿瘤切缘的大小标准随时间而变化，近期的研究表明 5 mm 切缘的疗效与传统的 2 cm 切缘相等。然而，当肿瘤较小或单发，或者其他这样那样的原因，使根治性治疗没有充分的条件时，钕激光凝固疗法不失为一种切实可行的选择。组织被缓慢地烧灼以防止急速炭化。而碳化可大大增加浅表组织的吸收，同时减小凝固区的深度。使用以 10 W 为初始值的连续波钕激光束，外科医师可缓慢且很有条理的处理病灶和其周围 2 ～ 5 mm 的正常组织。病灶被彻底凝固后，通常还需要照射病灶的对侧，以确保彻底覆盖。但是轻微的炭化对治疗是没有效果的。钕激光疗法可造成深三度烧伤，如果病灶体积较大而且面积较广时，医师还是要考虑到切除和皮肤缝合。完全康复需要几周。尽管如此，激光疗法还是有着更好的美容效果。

龟头孤立性癌（图 134.7）可通过该疗法来治疗。其表面应用水冷却以防止炭化。通过使用靶向激光束病变可被精确地照射（图 134.8）。治疗时应至少超过正常组织边界 2 mm，治疗 2 周后烧伤焦痂完全形成（图 134.9）。在完全恢复后，仅有少部分组织瘢痕残留（图 134.10）。

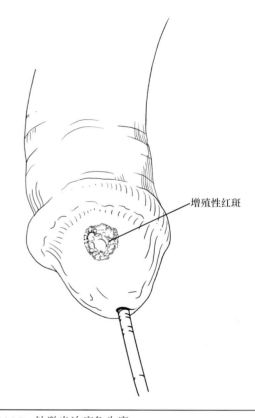

增殖性红斑

图 134.7   钕激光治疗龟头癌

其他少见情况

阴茎珍珠疹

阴茎珍珠疹为发生在冠状沟的体积较小（1 ～ 3 mm）的白色或肉色圆形病变，常多发。该病变是良性的，但因为其与尖锐湿疣有相似之处，故临床上也值得关

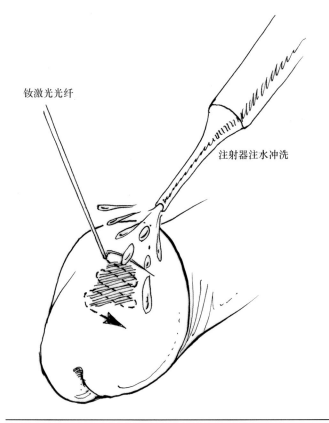

钕激光光纤

注射器注水冲洗

图 134.8　龟头癌示意图

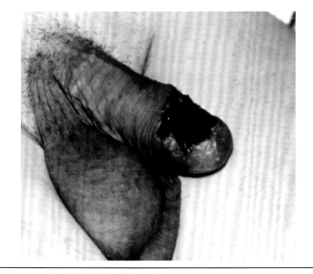

图 134.9　治疗后形成的灼伤焦痂

注。治疗阴茎珍珠疹最常见的方法是 5 W 的精准 CO_2 激光能量。病灶一般小于尖锐湿疣，治疗后不需要擦拭。因为其良性且多发，术中注意保护病损之间的皮肤有助于快速愈合。该病还可用铒激光治疗。通常采用的治疗参数为能量 400 ～ 500 mJ，频率 8 ～ 10 Hz，作用深度 1.5 ～ 3 mm。

术后处理

术后恢复时间的长短与组织损伤的深度直接相关。

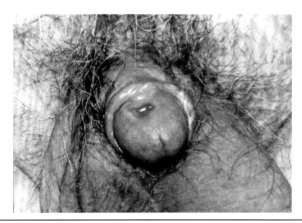

图 134.10　治疗后的小面积组织缺损

因此，CO_2 激光治疗后的损伤恢复速度明显快于钕激光。术后无须特殊治疗。须告知患者治疗后术区可能会有一些渗血，直到上皮组织再生。一般来说，CO_2 激光治疗后 1 周就有上皮组织开始再生，2 ～ 3 周后基本修复。再生的区域通常没有皮肤色素，因为治疗通常会杀死黑色素细胞。患者须知道这也许会在原来湿疣生长的地方留下白色的斑点。不过，通常再生的上皮区域和正常阴茎外形相同。如 CO_2 激光治疗 Queyrat 增生性红斑后二者就无差异。除非色素沉着，原来的病变区域很难辨认。

同 CO_2 激光产生的较小的组织凝固相较，钕激光疗法会产生大而深的组织凝固，因此其术后恢复期较长，且常常导致轻微的畸形，即使是直径 1 ～ 1.5 cm 的病变，完全恢复通常都需要 6 周。皮肤组织和深层组织将会坏死脱落。就像烧伤后一样，在 6 ～ 12 个月内常见的典型的皮肤挛缩可使瘢痕直径减小。然而，除非最终用薄层上皮组织替代，否则都会导致轻度的组织缺损。比起损伤更大的切除手术，大多数患者还是愿意选择接受这种状况。

拓展阅读

Fathi R, Tsoukas MM. Genital warts and other HPV infections: established and novel therapies. *Clin Dermatol.* 2014;32(2):299-306.

Kaul A, Corbishley CM, Watkin NA. Diagnosis and management of premalignant penile lesions. In: Culkin DJ, ed. *Management of penile cancer.* New York: Springer; 2014.

van Bezooijen BP, Horenblas S, Meinhardt W, Newling DW. Laser therapy for carcinoma in situ of the penis. *J Urol.* 2001;166(5):1670-1671.

Windahl T, Andersson SO. Combined laser treatment for penile carcinoma: results after long-term followup. *J Urol.* 2003;169(6):2118-2121.

Zukiwskyj M, Daly P, Chung E. Penile cancer and phallus preservation strategies: a review of current literature. *BJU Int.* 2013;112(suppl 2):21-26.